服部リハビリテーション技術全書

第3版

編集　蜂須賀研二　産業医科大学名誉教授

編集協力
（五十音順）

大丸　幸　九州栄養福祉大学リハビリテーション学部教授
大峯三郎　九州栄養福祉大学リハビリテーション学部教授
佐伯　覚　産業医科大学若松病院・リハビリテーション科診療教授
橋元　隆　九州栄養福祉大学リハビリテーション学部教授
松嶋康之　産業医科大学医学部講師・リハビリテーション医学

医学書院

服部リハビリテーション技術全書

発　行	1974年2月15日	第1版第1刷
	1983年6月15日	第1版第9刷
	1984年5月1日	第2版第1刷
	2013年2月1日	第2版第21刷
	2014年4月1日	第3版第1刷Ⓒ

編　集　蜂須賀研二
　　　　はちすかけんじ

発行者　株式会社　医学書院
　　　　代表取締役　金原　優
　　　　〒113-8719　東京都文京区本郷1-28-23
　　　　電話　03-3817-5600（社内案内）

印刷・製本　横山印刷

本書の複製権・翻訳権・上映権・譲渡権・公衆送信権（送信可能化権を含む）は（株）医学書院が保有します．

ISBN978-4-260-01757-2

本書を無断で複製する行為（複写，スキャン，デジタルデータ化など）は，「私的使用のための複製」など著作権法上の限られた例外を除き禁じられています．大学，病院，診療所，企業などにおいて，業務上使用する目的（診療，研究活動を含む）で上記の行為を行うことは，その使用範囲が内部的であっても，私的使用には該当せず，違法です．また私的使用に該当する場合であっても，代行業者等の第三者に依頼して上記の行為を行うことは違法となります．

JCOPY 〈(社)出版者著作権管理機構　委託出版物〉
本書の無断複写は著作権法上での例外を除き禁じられています．複写される場合は，そのつど事前に，(社)出版者著作権管理機構（電話03-3513-6969，FAX 03-3513-6979，info@jcopy.or.jp）の許諾を得てください．

執筆者一覧（執筆順）

蜂須賀研二	産業医科大学名誉教授
浅山　滉	長尾病院・参与
梅津祐一	小倉リハビリテーション病院・院長
橋元　隆	九州栄養福祉大学リハビリテーション学部教授
大丸　幸	九州栄養福祉大学リハビリテーション学部教授
深浦順一	国際医療福祉大学福岡保健医療学部教授・言語聴覚学
大峯三郎	九州栄養福祉大学リハビリテーション学部教授
浜村明徳	小倉リハビリテーション病院・名誉院長
佐伯　覚	産業医科大学若松病院・リハビリテーション科診療教授
大隈秀信	熊本託麻台リハビリテーション病院・リハビリテーション部部長
新小田幸一	広島大学大学院医歯薬保健学研究院教授
田中宏太佳	中部労災病院・リハビリテーション科部長
河津隆三	九州労災病院・リハビリテーション科部長
丹羽義明	九州労災病院・中央リハビリテーション部主任理学療法士
石橋敏郎	九州栄養福祉大学リハビリテーション学部准教授
大川裕行	西九州大学リハビリテーション学部教授
濱田哲郎	九州労災病院・中央リハビリテーション部主任理学療法士
江西一成	星城大学大学院健康支援学研究科教授
髙橋精一郎	九州栄養福祉大学リハビリテーション学部教授
明日　徹	産業医科大学病院・リハビリテーション部副技師長
坂本親宣	九州栄養福祉大学リハビリテーション学部教授
舌間秀雄	産業医科大学病院・リハビリテーション部技師長
木村美子	九州栄養福祉大学リハビリテーション学部教授
佐藤裕司	九州栄養福祉大学リハビリテーション学部准教授
佐野幹剛	九州栄養福祉大学リハビリテーション学部准教授
武本暁生	産業医科大学病院・リハビリテーション部療法科長
村上公照	九州労災病院・中央リハビリテーション部主任作業療法士
長尾哲男	九州栄養福祉大学リハビリテーション学部教授
成光瑞恵	前九州リハビリテーション大学校准教授
近藤　敏	県立広島大学保健福祉学部教授
吉田真理子	熊本保健科学大学保健科学部准教授
久野真矢	九州栄養福祉大学リハビリテーション学部教授
深町晃次	九州栄養福祉大学リハビリテーション学部講師
本村　暁	行橋記念病院・副院長

松嶋康之	産業医科大学医学部講師・リハビリテーション医学
和田　太	産業医科大学医学部准教授・リハビリテーション医学
石束隆男	製鉄記念八幡病院・病院長
古澤一成	吉備高原医療リハビリテーションセンター・副院長
中村　健	和歌山県立医科大学医学部准教授・リハビリテーション医学
中西亮二	熊本機能病院・副院長
山永裕明	熊本機能病院総合リハビリテーションセンター・センター長
栢森良二	帝京平成大学健康メディカル学部教授
上田まり	北九州八幡東病院・リハビリテーション科
花山耕三	川崎医科大学医学部教授・リハビリテーション医学
里宇明元	慶應義塾大学医学部教授・リハビリテーション医学
石井麻利央	聖マリア病院・リハビリテーション科
原口和史	日本海員掖済会門司病院・副院長
山鹿眞紀夫	熊本リハビリテーション病院・副院長
美津島　隆	浜松医科大学附属病院・リハビリテーション科病院教授
肱岡昭彦	北九州総合病院・副院長
伊藤英明	産業医科大学医学部・リハビリテーション医学
植田尊善	総合せき損センター・副院長
加藤徳明	産業医科大学医学部・リハビリテーション医学
吉村　理	広島大学名誉教授
佐伯　満	北九州市立総合療育センター・所長
松尾圭介	北九州市立総合療育センター・副所長
津田　徹	霧ヶ丘つだ病院・院長
岩永　勝	産業医科大学医学部・リハビリテーション医学
岡﨑哲也	産業医科大学医学部講師・リハビリテーション医学
小田太士	新吉塚病院・リハビリテーション科
髙橋真紀	新吉塚病院・リハビリテーション科
山本　満	埼玉医科大学総合医療センター・リハビリテーション科教授

第3版序

　『服部リハビリテーション技術全書　第3版』は，改訂の企画が持ち上がったのが1999年11月，発刊が2014年4月なので14年5か月間という異例の長期間を要してしまいました．

　初版の『リハビリテーション技術全書』は，わが国のリハビリ医療の先駆者である服部一郎先生および細川忠義先生・和才嘉昭先生らにより，リハビリ医療の理論ではなく訓練方法や道具・装置に重点を置く実践の書として1974年2月に出版されました．服部先生はリハビリテーションという用語やリハビリ医療システムもまだなかった終戦後まもないころ，九州労災病院に赴任して訓練道具や装置を自作し，試行錯誤を繰り返しながら理学療法部門を立ち上げ運営し，そのスタッフ教育の一環として書きためた資料がこの技術全書の原点となりました．1965年福岡市に長尾病院を開院して地域医療に取り組みリハビリ医療を実践しながら，九州労災病院と九州リハビリテーション大学校の協力のもとで夜はひたすら技術全書の執筆に専念し，約10年の歳月を費やして958頁の技術全書を書き上げました．そして全国のリハビリ養成校関係者や実地リハビリ医療に取り組む医師や理学療法士，作業療法士，言語聴覚士から標準的な教科書として愛読されていました．特に適切で明解な挿絵はこの技術全書の特徴であり，養成校の試験問題や国家試験問題にもしばしば引用されるなど，確固たる地位を築きました．

　第2版は，初版と同様に服部先生が九州労災病院と九州リハビリテーション大学校の協力のもとで，3年を費やし随所に改訂を加え1984年5月に発行されました．長尾病院を引き継がれた服部文忠理事長・院長の話によれば，改訂作業中は外出も控え毎晩遅くまで執筆作業に没頭されていたとのことです．第2版も幅広い読者に支持され，また服部先生のリハビリ医療に対する熱い思いと穏やかな人柄が伝わってくる名著でした．

　第2版発行から十数年が経過して，時代の流れと乖離してきた箇所や追加すべき新しい技術が散見されるようになり，1999年7月末に医学書院横田公博氏より改訂の相談がありました．そのため，長尾病院：服部文忠理事長・院長，産業医科大学リハビリテーション医学講座：蜂須賀研二，佐伯覚助教授，大峯三郎技師長，湯之児リハビリテーション病院：浅山滉院長が集まり，以下の基本方針で改訂をお引き受けすることにしました．①服部先生の基本概念を継承する．②可能な限り第2版の記載や挿絵は残し，特に挿絵の様式は堅持する．③使われなくなった手技を削除し，新しい概念や治

療法の実際を追加する．この基本方針を遵守するため，服部先生と面識のあった少人数の先生方で分担執筆することにしました．当初，服部先生が1人で執筆されたので，数名程度で分担すれば改訂は期限内に苦も無くできると信じて疑いませんでした．しかし，実際に改訂作業を始めてみると極めて広範囲に渡る内容であり，執筆量も多く，執筆者の多くは予定の期間内に原稿が仕上がらず，出版が延び延びとなり挫折しかかっていました．

その後2011年4月に再度，医学書院坂口順一氏より，あらためて第3版完成への相談と激励があり，6月から医学書院塩田高明氏も新たに編集に参加して，改訂内容や執筆者選択を議論する改訂チームを拡大し〔産業医科大学リハビリテーション医学講座：蜂須賀研二，佐伯　覚診療教授，和田　太准教授，同リハビリテーション部：舌間秀雄技師長，明日　徹副技師長，武本暁生療法科長，九州栄養福祉大学（旧九州リハビリテーション大学校）：橋元　隆教授，大峯三郎教授，木村美子教授，長尾病院：浅山　滉参与〕，最終的には執筆者を全体で62人に増やして，専門性を尊重するとともに1人分の負担を軽減することにしました．これらの経過のもとで漸く発行の運びとなりました．

まず，当初既に原稿を提出していただきながら完成に至らなかった先生方に心よりお詫び申し上げます．また今回，著者として参加いただいた先生方には，服部先生の基本概念を継承して記載や挿絵を活用しながら執筆するという面倒な条件を快くお引き受けいただいたことに感謝します．これまで技術全書は服部先生がほとんど1人で執筆されていたので，第3版は分担執筆ですが，文章や図表に統一感が出るように校正し調整することにエネルギーを費やしました．これらの作業の多くは医学書院塩田・富岡信貴両氏によるものです．なお，改訂にあたり古い文献は新しいものに入れ替えるか，または割愛しましたので，旧版の文献表記が一部あいまいになった点があることをご了承下さい．

今回の改訂で技術全書が蘇り，引き続き診察机や治療台の横に常備される本となり，医師はセラピストの手技を理解して適切なリハビリテーション運営の一助となり，セラピストは標準的な手技を理解し修得する機会になれば幸いです．

2014年2月

蜂須賀研二

第2版序

　昭和49年に上梓した初版が予想以上に長期間に亘って広範な支持を得たことに対して，心から安堵すると共に，その責任の重大さに改めて身の引き締る思いがする．10年の歳月を経た今日，初版がなお存続するに値するかどうかは永年心の隅に燻り続けてきた処であるが，数章を全面的に書き換え，いくつかの疾患の治療手技を追加し，さらに随所に追補，加筆，訂正を行って第2版とすることで何とか解決した．内容の大半がリハビリテーションの基本的技術に係わるものであることから，リハビリテーション医学の最近の著しい進歩を考慮に入れても，なお通用し得るものと信じる．中には現在すでに使用されなくなった治療手技について解説しているが，わが国のリハビリテーションが開花するまでの過程を知る上で，必ずしも無駄でないと思い敢えて削除しなかった．最初1年で済むと思った改版に3年も要し，容易ならぬ苦業であることを痛感した．

　初版の時と同じく長尾竜郎，永江和久両部長を初めとする九州労災病院と九州リハビリテーション大学校のスタッフの方々から全面的に援助を頂き心から感謝している．
　また第2版については，京大亀山正邦教授，群馬大平井俊策教授，東大高倉公朋教授，佐賀医大渡辺英夫教授，産業医大井上尚英教授，九大成瀬悟策教授，慶応大千野直一講師，総合脊損センター赤津隆所長，七沢老人リハビリテーション病院福井圀彦副院長，東京都補装具研究所加倉井周一所長，中伊豆リハビリテーションセンター窪田俊夫研究室長，国立身体障害者リハビリテーションセンター初山泰弘部長，東京都老人総合研究所笹沼澄子部長，東北労災病院佐直信彦部長，大阪労災病院川村次郎部長，冷凍運動学研究所山内寿馬所長，日生クリニック大野喜暉博士など，多くの方々から貴重な資料と御教示を頂いた．深甚なる謝意を表して止まない．また東大リハビリテーション部上田敏講師には，その著書からの引用転載を許して頂き，多くの質疑応答を何度も繰り返させて頂いた．また浅木医院三好正堂院長には，多数の文献を貸与して頂き，その開業の繁忙の中から親しく討論を共にして疑問を解決して頂いた．心から御礼を申し上げたい．また長尾病院の同僚堀江陽，石田文章の両先生には筆者を支えて改版に専念することを可能にして頂いた．感謝の気持で一杯である．そして福岡リハビリテーション同好会での研究発表には教えられるものが多く，全国のセラピストの方々の業績と共に至る処に引用させて頂き感謝の他はない．原稿の清書は樫村言語治療士に負う処が多く，その労を心から多とするものである．

最後にこの改版の動機を与えて下さった医学書院所沢綾子女史，図表を初めとし随所にさまざまな工夫を凝らし，第2版を見違えるようにして頂いた鶴岡八郎氏に心から御礼を申し上げたい．

　この本は学術書ではなく，これからリハビリテーションを始め，また実施しようとする人のため，座右の書たるべく，あらゆる点で配慮を尽した．筆者らの意図を行間から汲み取って頂ければ，これに過ぎる満足はない．

　1984年2月

服部一郎

第1版序

　リハビリテーションという言葉がわが国ではまだなかった終戦後間もない昭和23年，九州労災病院に赴任して理学療法棟を設計し，運営するとともに，まず着手したのは当時のスタッフに対する一般理学療法の理論と実技の教育であった．そのときの草稿に加筆したのが本書の第2〜4部に他ならない．その後数年にして運動療法の必要性に迫られたが，1冊の専門書，一人の指導者，1台の器具すらもなかったので，病院内の義肢工場のなかで平行棒から滑車まで一つ一つ手製し，文字どおり手さぐりで患者を教師として試行錯誤しつつ一歩一歩と前進していった．そしていつとはなしに理論と実技が形づくられ，一つの体系を成すに至った．

　その後，外国の専門書が自由に入手できるようになって彼我の理論と実技を比較したとき，微細な点においては歴然としてその差は明らかであったが，その大綱においては決して間違っておらず，ほとんど一致していることを知ったときの喜びは今もって忘れることができない．これが第5, 6, 7部の骨子となっている．また，第1部，第10部ではリハビリテーションに関する基本的な問題を論じているが，これは外国の影響を殆ど受けず，深く内省を繰り返してきた上で彼我を対比し，さらに長尾病院で開業医としての10年の経験を加味してできた所産ともいえる．

　もちろん，この昭和23年より今日に至るまでに，多くの内外の専門家から受けた貴重な教示は，どれほど筆者ならびにスタッフを勇気づけ，新しい知識を得ることに役立ったかは言い盡せない．

　この本に紹介した理論と技法は筆者らの永年の経験から築きあげたものを中心としているが，それにも限度がある．これら専門家の方法を追加引用することによって，一層完全な体系が出来上ったといっても過言ではない．

　わかり易くするために図表を多くしたが，筆者らが独自に見出した技法でも，同じものが既に出版されていたときには，その著者の名前を付して明らかにし，そのなかで筆者らのやり方を追記した．

　今思えば，18年間の九州労災病院在任中リハビリテーションのスタッフは，筆者の息つく暇もない訓練と多くの試みに喜んで従い，協力してくれた．そして後任の原　武郎・長尾竜郎部長，また九州リハビリテーション大学校の松本義康，赤津　隆部長らによって，スタッフはさらに鍛えられ大きく成長した．この永年寝食を共にしたスタッフの代表として，細川，和才両君に共著者として参加してもらったが，辛苦を共にした多くのスタッフが背

後にいることを著者らは忘れてはいない．

　第5, 6, 7部は細川，第8, 9部は和才，第11部は筆者が主として受け持った．しかし互いに意見交換を活発におこない，全体としての統一のため筆者がかなりの追加と加筆訂正をした．この本が従来の本より少しでも親しめる点があるとすれば，細川，和才を代表とする全スタッフの賜であり，もし不備の点があるとすれば筆者の負うべき責と思っている．

　日常ありふれた疾患について，医師にはリハビリテーションの駆使し方と要領を述べ，セラピストには実際のやり方や注意を具体的にくわしく解説した．本書を橋渡しとして，医師とセラピストが容易に対話できることを信じて稿を終えた．この本は図書室の棚の上に並べて置かれるものではなく，診察机や治療台の上に手垢にまみれて置かれるべき性質の本である．医師とセラピストとの共通の広場となることができるならば，筆者らの喜びこれに過ぎるものはない．

　　1974年1月

　　　　　　　　　　　　　　　　　　　　　　　　　　　　　服部一郎

第1版謝辞

　最初に九州労災病院初代院長・内藤三郎先生に心から感謝を捧げる．先生と労働省，労働福祉事業団の援助なくしては多額の費用を要した日本最初のリハビリテーションに関する開拓的研究は成立しなかったであろう．また当時九州大学教授であられた天児民和先生より贈られたADLに関する1冊の本は，この方面への一つの開眼ともなった．心より感謝の意を表する．

　また陰に陽に励まし，貴重な示唆と資料をいただいた大島良雄東大名誉教授，故ドロール教授(リヨン大学)，水野祥太郎阪大名誉教授，東京病院・砂原茂一院長，矢野良一九大名誉教授，杉山　尚東北大教授，児玉俊夫岡山大教授，伊藤久次伊東温泉病院院長，木村　登久大教授，津山直一東大教授，佐々木智也東大教授，竹光義治旭川医科大教授，野島元雄愛媛大教授，石田肇日本医大助教授，小林　晶九大講師に厚く感謝の意を表する．
　そしてまた，わが国のリハビリテーションを共に論じては倦くことがなく，常に最新の知識を提供し，援助された東大中央診療部リハビリテーションセンター・上田　敏先生には心から感謝したい．

　さらに本書のため貴重な文献と教示をいただき，引用転載を心よく許していただいた玉川鉄雄講師(東大)，下河辺征平博士，横山　巌・福井圀彦・土肥　豊博士(七沢病院)，平方義信博士(鹿教湯温泉療養所)，武智秀夫・明石謙博士(岡山大)，長沢誠司・古賀良平・芳賀敏彦博士(東京病院)，鬼木泰博博士(水俣市立病院)，原　武郎博士，松本義康博士，安藤正孝・赤津　隆博士(九州リハビリテーション大学校)，川島　祐博士(日大有賀内科)，三好正堂先生(在アメリカ)，荻島秀男先生(東京都養育院付属病院)，博田節夫先生(星ヶ丘厚生年金病院)，花籠良一博士(都立府中病院)，権藤重雄長尾病院副院長，ならびに教えられるところが多かった多くのセラピストの方々に深く謝意を表する．

　また多くの参考資料を提供された八重州リハビリ，酒井医療，久保田製作所，西ドイツHanau社の方々，筆者の在任中もまた辞した後も常に心よく多くの調査や資料を提供していただいた九州労災病院リハビリテーションセンターの方々，それに一切の雑用を引き受けて多忙な開業の合間の執筆を可能とされた木村・酒井長尾病院両理事，原稿の整理と清書に永年にわたって倦むことのなかった小柳病院　大淵明子嬢と妻安子に厚く感謝する．

最後にこの本を企画し，助言し，激励された医学書院・所沢綾子氏と膨大な原稿と図表を整理してここまで持ってきていただいた鶴岡八郎氏には心から厚くお礼を申し上げたい．

　この本はこれだけの多くの方々の厚意があってこそ，出来上がったことを私共は改めて知り感謝するものである．

1974年1月

著者を代表して
服部一郎

目次

第 1 部　リハビリテーション総論 ───────── 1

第 1 章　リハビリテーションの概念
　　　　　　　　　　　　── 蜂須賀研二　2
　1　米国のリハビリテーションの歴史 ── 2
　2　わが国のリハビリテーションの成り立ち
　　　　　　　　　　　　　　　　　── 2
　3　脳卒中片麻痺患者のリハビリテーション
　　　　　　　　　　　　　　　　　── 3
　4　リハビリテーション領域の区分 ──── 3
　5　リハビリテーションの概念 ────── 4

第 2 章　医学的リハビリテーション
　　　　　　　　　　　　── 蜂須賀研二　5
　1　リハビリテーション医学の診察 ──── 5
　2　リハビリテーション実施の手順 ──── 6
　3　カンファレンス ─────────── 8

第 3 章　障害診断と評価 ──── 蜂須賀研二　10
　1　障害診断 ───────────── 10
　2　評価 ────────────── 12

第 4 章　リハビリテーション処方
　　　　　　　　　　　　── 蜂須賀研二　14
　1　リハビリテーションチーム ───── 14
　2　リハビリテーション処方 ────── 14

第 5 章　問題患者 ──── 浅山　滉・蜂須賀研二　16
　1　問題患者とは ──────────── 16
　2　背景 ──────────────── 16
　3　事例 ──────────────── 17
　4　対応 ──────────────── 17

第 6 章　リスク管理 ── 浅山　滉・蜂須賀研二　19
　1　医療安全とリスク管理 ─────── 19
　2　リハビリテーション部門におけるリスク
　　　管理 ──────────────── 21
　3　特定分野別のリハビリテーション医療の
　　　リスク ─────────────── 22

第 7 章　施設と設備 ──────── 梅津祐一　24
　1　医療保険によるリハビリテーション ── 24
　2　介護保険によるリハビリテーション ── 24

第 8 章　身体障害 ────────── 梅津祐一　26
　1　身体障害者手帳 ──────────── 26
　2　障害年金 ───────────── 27
　3　主治医意見書 ─────────── 27

第 9 章　障害評価表 ──────── 蜂須賀研二　30
　1　知的スクリーニングテスト ───── 30
　2　関節可動域測定 ───────── 30
　3　筋力テスト ─────────── 31
　4　片麻痺テスト ─────────── 42
　5　手指機能評価 ─────────── 44
　6　歩行・バランス ───────── 47
　7　失調 ──────────────── 53
　8　日常生活活動，生活関連活動，生活の質
　　　　　　　　　　　　　　　　── 53
　9　疾患特有の評価 ─────────── 53
　10　痛みの評価 ──────────── 57
　11　高次脳機能障害 ─────────── 57

第 2 部　リハビリテーション技術総論 ───────── 63

第 1 章　理学療法総論 ──────── 橋元　隆　64
　1　理学療法の定義 ─────────── 64
　2　理学療法の分類 ─────────── 65
　3　理学療法に必要な器具 ─────── 71

第 2 章　作業療法総論 ──────── 大丸　幸　72
　1　作業療法の定義 ─────────── 72

	2	作業療法の捉え方 ………………… 73
	3	作業療法の機能 …………………… 75
	4	作業療法の手技 …………………… 77

第3章 言語聴覚療法総論 ────── 深浦順一 79
- 1 言語聴覚士の定義 ……………………… 79
- 2 言語聴覚療法の対象と特徴 …………… 79
- 3 言語聴覚療法の実際 …………………… 79
- 4 言語聴覚療法の提供分野 ……………… 80

第4章 補装具療法総論 ────── 大峯三郎 81
- 1 補装具の定義（福祉用具と補装具）… 81
- 2 補装具の目的，構造と処方のポイント ……………………………………… 82
- 3 補装具にかかわる専門職種 …………… 82
- 4 補装具費支給制度と給付方法 ………… 84
- 5 補装具費支給制度における問題点 …… 86

第5章 地域リハビリテーション総論
────────────── 浜村明徳 88
- 1 地域リハビリテーションの定義 ……… 88
- 2 リハビリテーション医療と地域リハビリテーション …………………………… 88
- 3 在宅リハビリテーション ……………… 90
- 4 地域リハビリテーション推進の課題 … 92

第3部　理学療法総論 ─────────────────────────── 95

第1章 理学療法概説 ────── 佐伯　覚 96
- ■ 運動療法 ………………………………… 96
- 1 定義と分類 ……………………………… 96
- 2 運動の基本型と訓練肢位 ……………… 96
- 3 運動療法における用量の問題 ………… 101
- 4 患者側の前準備 ………………………… 102
- 5 運動療法の前処置と開始時期 ………… 102
- 6 運動療法の実施場所 …………………… 102
- 7 予防的運動療法と維持運動療法 ……… 102
- 8 周術期の運動療法 ……………………… 103
- 9 聴覚的刺激 ……………………………… 104
- 10 運動療法の禁忌症 ……………………… 104
- 11 基本的器具操作手技 …………………… 105
- ■ 物理療法 ………………………………… 107

第2章 評価 ────────── 大隈秀信 108
- 1 理学療法を行ううえで必要な評価とは ……………………………………… 108
- 2 一般的な理学的評価 …………………… 108
- 3 廃用症候群の評価 ……………………… 114
- 4 早期離床における評価のポイント …… 115

第3章 測定機器 ─────── 新小田幸一 118
- 1 測定と計測，単位系 …………………… 118
- 2 形態学的側面の測定 …………………… 118
- 3 筋力測定 ………………………………… 119
- 4 バランス，動作の計測 ………………… 123

第4章 訓練用具 ─────── 田中宏太佳 132
- 1 平行棒 …………………………………… 135
- 2 姿勢鏡 …………………………………… 136
- 3 歩行訓練用階段 ………………………… 136
- 4 歩行動作訓練器具 ……………………… 137
- 5 肋木 ……………………………………… 138
- 6 関節可動域保持増大，全身耐久力増強のための用具 …………………………… 139
- 7 筋力強化用具 …………………………… 141
- 8 水治運動療法用具 ……………………… 143
- 9 運動療法に共通する基本用具 ………… 144

第5章 運動療法室 ────── 河津隆三 147
- 1 運動療法室の機能と設備 ……………… 147

第4部　理学療法の実際 ────────────────────────── 151

第1章 筋力強化訓練 …………………………… 152
- ■ 回復理論 ─────────── 丹羽義明 152
- 1 筋機能回復 ……………………………… 152
- 2 運動を支える脳 ………………………… 152
- 3 運動制御理論 …………………………… 158
- 4 脳損傷者の治療介入 …………………… 159
- 5 運動療法以外の治療介入 ……………… 166
- ■ 筋力強化運動 ────────── 石橋敏郎 168
- 1 筋力維持強化運動の必要性 …………… 168

- 2 筋力の3要素とそのトレーニング内容 …… 169
- 3 効果的な筋力トレーニングプログラム設定のポイント …… 169
- 4 筋力トレーニングを効果的に進めるポイント …… 170
- 5 筋力強化運動の手順 …… 173
- 6 筋力強化運動の基本型 …… 177
- 7 筋力強化運動の注意点 …… 183
- 8 筋力強化運動を実施するうえでのリスク管理 …… 185

第2章 筋弛緩訓練 ── 大川裕行 187
- 1 弛緩の定義と意味 …… 187
- 2 弛緩の方法 …… 187
- 3 呼吸法 …… 188
- 4 漸進的弛緩法 …… 188
- 5 弛緩体操 …… 191
- 6 筋電(EMG)フィードバック …… 191
- 7 徒手的操作，ほか …… 192

第3章 全身調整訓練 ── 大川裕行 194
- 1 定義と目的 …… 194
- 2 対象 …… 194
- 3 方法 …… 194

第4章 協調性訓練 ── 濱田哲郎 201
- 1 協調運動障害について …… 201
- 2 協調運動障害に対するアプローチ …… 201

第5章 関節可動域訓練 ── 江西一成 212
- 1 強直と拘縮，その成因 …… 212
- 2 定義と分類 …… 213
- 3 関節可動域改善の治療順序と物理療法との併用 …… 213
- 4 予防を主とした手法 …… 214
- 5 矯正的手法(伸張法) …… 218
- 6 主な関節可動域の回復訓練のまとめ …… 231
- 7 特殊な関節可動域回復訓練 …… 239

第6章 姿勢回復(調整)訓練 ── 新小田幸一 245
- 1 姿勢調整の基礎的知識 …… 245
- 2 姿勢の善し悪し …… 247
- 3 姿勢矯正のための訓練 …… 250
- 4 姿勢戦略と姿勢安定性・定位 …… 253

第7章 座位・歩行訓練 ── 髙橋精一郎 260
- 1 範囲と進め方 …… 260
- 2 介助の原則 …… 260
- 3 体幹・下肢 …… 260

第8章 ADL訓練 ── 橋元 隆 302
- 1 日常生活活動(ADL)の概念 …… 302
- 2 ADLの分類 …… 302
- 3 生活領域の階層性 …… 303
- 4 できるADLとしているADL …… 303
- 5 ADL指導のポイント …… 304
- 6 身のまわり動作指導の実際 …… 310
- 7 機器の使用 …… 325
- 8 社会活動に伴う移動上の指導方法 …… 332

第9章 温熱療法 ── 明日 徹 336
- 1 温熱療法序論 …… 336
- 2 ホットパック・パラフィン療法(ペロイド療法) …… 341

第10章 寒冷療法 ── 坂本親宣 348
- 1 定義と歴史 …… 348
- 2 生理学的作用 …… 348
- 3 分類 …… 349
- 4 適応と禁忌 …… 349
- 5 冷却装置の種類と目的 …… 350
- 6 症状別の寒冷療法 …… 351
- 7 治療上の注意 …… 352

第11章 水治療法 ── 坂本親宣 354
- 1 定義と分類 …… 354
- 2 水の物理的特性 …… 354
- 3 水の成分がもつ特異的作用 …… 356
- 4 浴形式療法の基本的知識 …… 357
- 5 水治温度療法 …… 359
- 6 水治機械療法 …… 361
- 7 特殊水治療法 …… 363
- 8 全身浴施行上の注意 …… 367

第12章 電気療法 ── 舌間秀雄 369
- 1 高周波療法 …… 369
- 2 超音波(超音射)療法 …… 373
- 3 電気刺激療法 …… 378

第13章 光線療法 ── 木村美子 398
- 1 赤外線療法 …… 398
- 2 紫外線療法 …… 402
- 3 レーザー療法 …… 409

第14章 牽引療法 ── 濱田哲郎 412
- 1 分類 …… 412
- 2 効果 …… 412
- 3 頸椎牽引 …… 414
- 4 腰椎牽引 …… 416

第15章 マッサージ療法 ── 坂本親宣 420
- 1 作用機転 …… 420

	2	生理的効果 ……………………… 420			第 16 章	そのほかの物理療法 ——— 坂本親宣 428	
	3	手技の種類 ……………………… 421			1	ペロイド療法 …………………… 428	
	4	原則と注意点 …………………… 424			2	熱気を用いた物理療法 ………… 429	
	5	マッサージの功罪 ……………… 425			3	イオン浴 ………………………… 430	
	6	適応症と禁忌 …………………… 425					

第 5 部　作業療法総論 ——————————————————————————— 433

第 1 章	作業療法概説 ——— 佐藤裕司 434		2	上肢機能の評価 ………………… 439
1	作業活動が治療に使われてきた歴史 … 434		3	高次脳機能障害の評価 ………… 441
2	作業活動の種類 ………………… 434	第 3 章	訓練用具 ——— 武本暁生 449	
3	活動分析（動作分析）…………… 435		1	作業療法の訓練用具とは ……… 449
4	作業活動の適応 ………………… 437		2	代表的作業種目と訓練用具 …… 449
第 2 章	評価と測定機器 ——— 佐野幹剛 438	第 4 章	作業療法室 ——— 村上公照 472	
1	作業遂行の評価 ………………… 438		1	基本的構造・設備 ……………… 472

第 6 部　作業療法の実際 ——————————————————————————— 475

第 1 章	筋力強化訓練 ——— 村上公照 476		第 5 章	失行症・失認症 ——— 吉田真理子 511	
1	作業療法における筋力強化訓練の考え方 …… 476		1	失行症の作業療法 ……………… 511	
2	作業療法における筋力強化訓練の実際 …… 476		2	失認症の作業療法 ……………… 512	
第 2 章	関節可動域訓練 ——— 長尾哲男 481		第 6 章	高次脳機能障害 ——— 久野真矢 515	
1	関節可動域訓練の設定 ………… 481		1	高次脳機能障害とは …………… 515	
2	作業活動における関節可動域訓練の実例 … 481		2	原因疾患，症状 ………………… 515	
第 3 章	協調性・巧緻性訓練 ——— 成光瑞恵 486		3	脳の側性化と機能局在，神経ネットワーク …… 515	
1	協調性・巧緻性訓練の対象 …… 486		4	評価 ……………………………… 516	
2	協調性・巧緻性訓練の基礎と要点 …… 486		5	リハビリテーション …………… 517	
3	作業活動への導入と展開 ……… 487		6	今後の課題と目標 ……………… 521	
4	作業活動の実際 ………………… 487		第 7 章	職業前訓練 ——— 佐藤裕司 522	
5	作業活動例 ……………………… 488		1	医学的支援 ……………………… 522	
第 4 章	ADL・IADL 訓練 ——— 近藤　敏 492		2	福祉就労 ………………………… 524	
1	ADL と IADL …………………… 492		3	障害者手帳と就労支援制度 …… 525	
2	自助具 …………………………… 495		第 8 章	レクリエーション，そのほか ——— 深町晃次 527	
3	デイケア・デイサービスにおける ADL・IADL 指導のポイント …… 507		1	レクリエーション ……………… 527	
			2	音楽療法 ………………………… 528	
			3	園芸療法 ………………………… 529	

第 7 部　言語聴覚療法の実際 ―― 531

- 第 1 章　失語リハビリテーション ―― 本村　暁 532
  - 1　失語リハビリテーションの概略 532
  - 2　失語リハビリテーションの実際 533
- 第 2 章　摂食・嚥下障害 ―― 松嶋康之 538
  - 1　摂食・嚥下障害の病態 538
  - 2　摂食・嚥下障害の原因 539
  - 3　診断法 539
  - 4　訓練法 541
  - 5　口腔ケア 545
  - 6　専門職種の立場からの対策 545

第 8 部　福祉用具 ―― 549

- 第 1 章　福祉用具概説 ―― 和田　太 550
  - 1　福祉用具 550
  - 2　福祉用具の分類 550
  - 3　福祉用具の導入と活用 551
  - 4　福祉用具の給付・貸与 552
  - 5　福祉用具にかかわる職種 552
  - 6　義肢装具外来 553
- 第 2 章　義足・義手 ―― 大峯三郎 554
  - 1　義足 554
  - 2　義手 567
- 第 3 章　四肢・体幹装具 ―― 579
  - 1　上肢装具 ―― 吉田真理子 579
  - 2　体幹装具 ―― 明日　徹 585
  - 3　下肢装具 ―― 新小田幸一 592
  - 4　靴型装具 ―― 舌間秀雄 610
- 第 4 章　移動補助具 ―― 橋元　隆 618
  - 1　杖 618
  - 2　白杖 620
  - 3　松葉杖 622
  - 4　歩行器，歩行車，シルバーカー 624
  - 5　車椅子 626
- 第 5 章　自助具，そのほかの福祉用具 ―― 吉田真理子 642
  - 1　食事動作を支援する用具 642
  - 2　更衣・整容動作を支援する用具 644
  - 3　排泄動作を支援する用具 644
  - 4　入浴動作を支援する用具 646
  - 5　起き上がりと移乗動作を支援する用具 647
  - 6　コミュニケーションを支援する用具 649
  - 7　調理動作を支援する用具 651
  - 8　余暇・娯楽活動を支援する用具 651
  - 9　そのほかの用具 651

第 9 部　地域リハビリテーション ―― 653

- 第 1 章　在宅訓練と生活指導 ―― 大丸　幸 654
  - 1　訪問リハビリテーションの概要 654
  - 2　在宅訓練と生活指導の一連活動に必要なこと 657
  - 3　地域保健としての訪問活動 659
- 第 2 章　施設訓練 ―― 大丸　幸 661
  - 1　施設訓練の概要 661
- 第 3 章　住環境整備 ―― 大丸　幸 665
  - 1　病気や障害とともに暮らすということ 665
  - 2　暮らしに必要な住環境を支援するということ 669
- 第 4 章　介護保険 ―― 大丸　幸 670
  - 1　介護保険の位置づけ 670
  - 2　介護保険とリハビリテーション 671

第 10 部　疾患別リハビリテーション — 675

第 1 章	脳卒中 — 676	
1	急性期 — 石束隆男 676	
2	回復期 — 佐伯　覚 680	
3	維持期（生活期）— 梅津祐一 699	
第 2 章	外傷性脳損傷 — 田中宏太佳 706	
第 3 章	脊髄損傷 — 720	
1	頸髄損傷 — 古澤一成 720	
2	胸・腰髄損傷 — 中村　健 739	
第 4 章	脊髄小脳変性症 — 中西亮二 749	
第 5 章	パーキンソン病 — 山永裕明 759	
第 6 章	多発性硬化症 — 中西亮二 770	
第 7 章	筋萎縮性側索硬化症 — 山永裕明 777	
第 8 章	末梢神経障害 — 784	
1	Bell 麻痺 — 栢森良二 784	
2	急性炎症性脱髄性多発根神経炎（ギラン・バレー症候群）— 上田まり 788	
3	シャルコー・マリー・トゥース病，慢性炎症性脱髄性多発根神経炎 — 松嶋康之 790	
4	ポリオ後症候群 — 蜂須賀研二 792	
5	感覚性ニューロパチー — 蜂須賀研二 795	
第 9 章	進行性筋ジストロフィー — 花山耕三 798	
第 10 章	多発性筋炎 — 里宇明元 804	
第 11 章	筋痛・捻挫・靱帯損傷 — 石井麻利央 816	
第 12 章	骨関節疾患 — 820	
1	変形性膝関節症，人工膝関節置換術 — 原口和史 820	
2	変形性股関節症，人工股関節全置換術 — 山鹿眞紀夫 824	
3	骨折 — 美津島　隆 828	
4	肩関節周囲炎 — 肱岡昭彦 832	
第 13 章	骨粗鬆症 — 松嶋康之 838	
第 14 章	関節リウマチ — 伊藤英明 842	
第 15 章	脊椎疾患 — 植田尊善 851	
第 16 章	閉塞性動脈硬化症 — 加藤徳明 866	
第 17 章	切断 — 吉村　理 871	
第 18 章	脳性麻痺 — 佐伯　満 889	
第 19 章	二分脊椎 — 松尾圭介 905	
第 20 章	呼吸器疾患 — 津田　徹 910	
第 21 章	循環器疾患 — 岩永　勝 933	
第 22 章	糖尿病 — 岡﨑哲也 949	
第 23 章	がん — 和田　太 952	
第 24 章	感覚障害と疼痛 — 松嶋康之 958	
第 25 章	熱傷 — 伊藤英明 962	
第 26 章	廃用症候群 — 小田太士 967	
第 27 章	褥瘡 — 河津隆三 971	
第 28 章	高齢者と認知症 — 髙橋真紀 974	
第 29 章	障害者スポーツ — 山本　満 978	

和文索引 — 983
欧文索引 — 999

第1部

リハビリテーション総論

リハビリテーション医療に関与する医師，セラピスト，看護師，そのほかの医療福祉関係者にとって基本的で重要な概念と知識をわかりやすくまとめた．リハビリテーションチームの運営やリハビリテーション技術を使いこなすための基礎固めとしたい．

第 1 章
リハビリテーションの概念

リハビリテーション(以下, リハビリ)は, Oxford English Dictionary によれば,「①投獄, 常用癖, 疾病ののち, 訓練や療法により健康な状態またはあたりまえの人生に戻すこと. ②冷遇期間ののち, これまでの権利や評判を回復すること. ③建物や環境の特徴を前の状態に戻すこと」と記載されている. 英語で表記された rehabilitation には, 医学用語と一般用語の両方があるが, わが国ではリハビリは医学用語として用いられる.

1 米国のリハビリテーションの歴史

リハビリは, 物理医学と社会復帰などの心理社会的再適応の 2 つの要素を含んでいる.

古来より温泉やマッサージなどの非観血的で物理的な手法を用いた伝統的な治療法があった. これらに運動療法, 装具療法, 温熱療法, 水治療法, 電気刺激などの物理的治療手段を加え, 臨床医学としての物理医学 physical medicine が確立してきた.

Frank H Krusen は「物理医学の父 father of physical medicine」と呼ばれた. Krusen は Temple 大学で物理療法プログラムを開始し, 1936 年に Mayo Clinic に移り物理医学科を開設, 物理医学の 3 年間レジデント研修プログラムを米国で最初に確立させ, その発展に大きな功績を上げた. physical medicine and rehabilitation(PM&R)の確立に向けた活動もこのころから始まり, 1943 年に Baruch 委員会が設立され, Krusen は委員長として PM&R の教育・研究推進の提言をまとめた.

一方, Howard A Rusk は, 障害された身体的機能を最大限に回復させ, 心理社会的に再適応させる rehabilitation を空軍病院で開始した. rehabilitation は全米軍病院に広まり, Rusk はさらに New York 大学にリハビリセンターを開設した. これらの功績から Rusk は「リハビリの父 father of rehabilitation」と呼ばれている. 物理医学とリハビリは重複する部分もあるが相補的な内容もあり, 両者は 1949 年に PM&R として統合され現在に至っている. なお, 名称としては「物理医学とリハビリ」あるいは「リハビリ医学 rehabilitation medicine」が用いられるが, わが国ではリハビリ医学の名称が一般的である.

2 わが国のリハビリテーションの成り立ち

わが国にも, 古くから物理的手法を用いる治療は行われていたが, 西洋医学のような科学的体系化はなされていなかった. 日清戦争(1894～1895)や日露戦争(1904～1905)では, 切断を被った負傷兵に恩賜の義肢が支給された. 乃木希典陸軍大将は, 日露戦争で両側前腕を切断した兵士のために能動義手を作ることを発案し, その義手はドレスデン衛生博覧会にも出品されたが, 実用性はなかったとの逸話がある. 1920 年代には高木憲次教授の肢体不自由児に対する療育の取り組みがあり, 1942 年にはわが国の最初の肢体不自由児施設「整肢療護園」が開設された. 高木はこのことから「肢体不自由児の父」と呼ばれている.

第二次世界大戦後, 米国から新しい医学が導入され, 理学診療科が設置されるようになったが, その後は米国の進歩から取り残され, 古い米国の物理医学に相当する理学診療科が存続することに

なった．そしてようやく1963年にわが国にも日本リハビリ医学会が発足し，理学療法士，作業療法士の養成学校も開設され，東大病院リハビリ部が設置されるようになり，物理医学とリハビリの融合であるリハビリ医学の第一歩を踏み出すことになった．1996年には医療法施行令一部改正により，「理学診療科」が「リハビリテーション科」に変更され，リハビリ医学の時代が到来した．この理学診療科からリハビリ科への変更が，米国の物理医学とリハビリの融合と同等の意義があるとすれば，米国から約50年の遅れであった．

3 脳卒中片麻痺患者のリハビリテーション

　脳卒中片麻痺患者の急性期治療は，神経内科医あるいは脳神経外科医により脳卒中ケアユニットや集中治療室で実施され，急性期リハビリ訓練はリハビリ医の診察のもとでベッドサイドから開始される．急性期治療を受けて直接自宅に復帰できる患者もいるが，多くは発症後2週～2か月に，回復期リハビリ病棟に転床する．回復期リハビリ病棟では集中的リハビリ訓練が実施され，自宅復帰，社会復帰，職場復帰のために，障害の評価，指導，調整，社会資源の活用などの専門的な取り組みがなされる．7割程度の患者は回復期リハビリ病棟より自宅に戻ることができる．このなかで就業年齢にあり原職復帰する者もいるが，職業的リハビリを受ける者や，就労は困難で介護保険を活用してデイケアやデイサービスなどの福祉サービスを受ける者もいる．その一方，自宅復帰は困難で長期療養型病床や施設入所を余儀なくされる者もいる．

　このように脳卒中リハビリには，患者の年齢・性別，片麻痺重症度，併存する疾患や障害，日常生活の自立度，家庭の状況や介護力，経済状況，発症からの期間など多くの要因が関与しており，その経過や成果は多様である．しかし，標準的な脳卒中リハビリの流れを見ても，医学的リハビリのみでは患者や家族のリハビリニーズに応えることができないのは明らかである．

表1-1　リハビリテーションの領域

領域
1. 医学的リハビリ
2. 社会的リハビリ
3. 職業的リハビリ
4. 教育的リハビリ

4 リハビリテーション領域の区分

　一般にリハビリの領域は，医学的リハビリ，社会的リハビリ，職業的リハビリ，教育的リハビリに分けられる（**表1-1**）．医学的リハビリとは，リハビリ医学に基づき精神や身体の機能に障害を生じる疾病や，疾病により生じた障害の診断と治療を行い，機能の改善や代償，社会資源の活用などにより，充実した日常生活や社会生活を送れるようにして心理社会的再適応を促す取り組みのことである．さらに治療手段の特徴は，物理療法，運動療法，装具療法など，物理医学的手法を重視する点である（医学的リハビリに関しては第1部第2章で詳しく取り上げる）．

　社会的リハビリは，世界保健機関（WHO）の報告では「全リハビリ過程の妨げとなるすべての経済的・社会的困難を減少させ，障害者を家族，地域社会，職場に適応できるように援助し，社会に統合あるいは再統合することを目指すリハビリ過程の1つ」と定義されている．具体的には，患者・高齢者・障害者のリハビリに関する社会保障（社会保険，国家扶助，社会福祉，公衆衛生および医療，雇用，災害補償など），地域リハビリサービス，社会福祉サービス，社会環境整備などである．

　職業的リハビリは，同じくWHOの報告によると「職業指導，訓練，適職への就職など，障害者がふさわしい雇用を獲得し，または職場に復帰することができるように計画された職業的サービスの提供」である．働くことにより，障害者の社会参加や自立生活，さらには生活の質を向上させることが期待される．

　教育的リハビリは，障害児や人に対して教育の場や教育という手段を用いて行われるリハビリ活

動である．障害児教育や特別支援教育は，この教育的リハビリに含まれる．

5 リハビリテーションの概念

リハビリには4領域があり（**表1-1**），対象となる障害者やその状況，関与する人々の専門的立場により，リハビリの概念にも若干の相違がある．本書は，初版から医学的リハビリに焦点を合わせ，病院リハビリ科やリハビリ部で実施するリハビリ技術に関して明快に記載している．したがって，今版でも医学的リハビリの実学に重きを置くことにする．

医学的リハビリとは，リハビリ医学に基づく医療の一部であり，身体機能に障害を生じる疾病の診断と治療，さらにこれらの疾病により生じる障害の診断とその治療を行い，障害された機能の改善，代償，社会資源の活用などにより，充実した日常生活や社会生活をおくれるようにして，心理社会的に再適応を促す取り組みのことである．

一方，わが国では「リハビリ」という言葉が「訓練」の同義語として用いられる傾向がある．リハビリには，訓練ばかりではなく，疾病や障害の診断，調整，社会資源の活用なども含んでいる．そのため，訓練と同義語として使用するのは適切ではない．

■ 参考文献

- Kottke FJ : Physical medicine and rehabilitation : past, present, and future. Jpn J Rehabil Med 34(1) : 20-33, 1997
- 千野直一：リハビリテーション医学総論．千野直一（編）：現代リハビリテーション医学，第3版．金原出版，pp1-25, 2009
- Delisa JA : Physical Medicine and Rehabilitation, 4th ed. Philadelphia, Lippincott Williams & Wilkins, 2005
- Kottke FJ, Lehmann JF : Krusen's Handbook of Physical Medicine and Rehabilitation, 4th ed. W. B. Saunders, Philadelphia, 1990

第 2 章
医学的リハビリテーション

医学的リハビリの概念は第 1 章で述べた．医学的リハビリがほかの臨床科の医療行為と異なる点は，物理療法，運動療法，装具療法などの治療手段を駆使し，代償手段，福祉機器，社会資源などを活用して，実際の日常生活や社会生活の向上を目指すことである．また，社会的，職業的，教育的リハビリとの相違は，疾患や障害の診断および機能障害の改善により力点を置くことである．社会的，職業的，教育的リハビリの適応が予想される場合も，まず医学的リハビリを優先してあるいは並行して実施すべきである．医学的リハビリ介入により機能障害(生理学的・解剖学的異常)を改善，代償手段や社会資源も活用して活動制限や参加制約を軽減し，患者の自宅復帰，社会参加，職場復帰，就学に取り組む(以下，医学的リハビリのことを単にリハビリとする)．

1 リハビリテーション医学の診察

リハビリの手順は，リハビリ医が患者を診察する手順を参考にするとよい(表 1-2)．リハビリ医はまず患者の問診をして主訴，現病歴，既往歴，家族歴を聞く．主訴は一般に患者の訴える主な自覚症状のことであり，右片麻痺の患者であれば「右上下肢が動かない」という表現になり，あるいはこの状況を医学的に表現すると「右片麻痺」となる．現病歴は，正しい疾病診断に到達できるように疾病の特徴を押さえながら聞いていく．既往歴や家族歴は診断の助けとなり，発症あるいは再発予防として重要なものもある．

次に，生活状況，就業状況，住環境についての情報収集は，疾病や障害の診断のためばかりでは

表 1-2　リハビリテーション医の診察手順

1. 問診：主訴，現病歴，既往歴，家族歴
2. 情報収集：生活状況，就業状況，住環境
3. 全身的理学所見：血圧，脈拍，呼吸，貧血・黄疸の有無など
4. リハビリ医学的診察所見：神経学的所見，筋骨格所見，運動機能所見
5. 障害評価：身体機能，日常生活，社会生活
6. 検査：末梢血，生化学，心電図，筋電図，X 線，CT，MRI
7. リハビリ処方

なく，リハビリ治療目標を設定するのに役立つ．

全身的理学所見としては，血圧，脈拍，呼吸，貧血・黄疸の有無，咽頭・舌，頸部，胸部の聴診・打診，腹部の触診，下肢の浮腫の有無などの診察をする．

またリハビリ医学的診察では，全身を系統的に診察し身体機能や解剖学的所見をとらえ，日常生活や社会生活の問題を明らかにする．片麻痺患者を例にあげれば，意識レベル，見当識(現在の自分や自分の置かれている状況を正しく認識できること)，意欲や気分，言語，失行・失認などの精神および神経心理機能，さらに脳神経を診察する．次に四肢の主な関節の可動域，筋萎縮の有無と筋力，痙性麻痺や弛緩性麻痺の有無とその重症度，失調の有無を診る．そのうえハンマーを持ち，上下肢の深部腱反射および Babinski 反射などの病的反射を調べ，起立歩行が可能であれば歩行状態を観察する．

続いて，全身的理学所見に基づき，身体機能，日常生活，社会生活の障害を評価する．たとえば，日常生活活動は Barthel 指数(BI)を用いて評価するが，評価に準備や時間を要するものや特殊な技

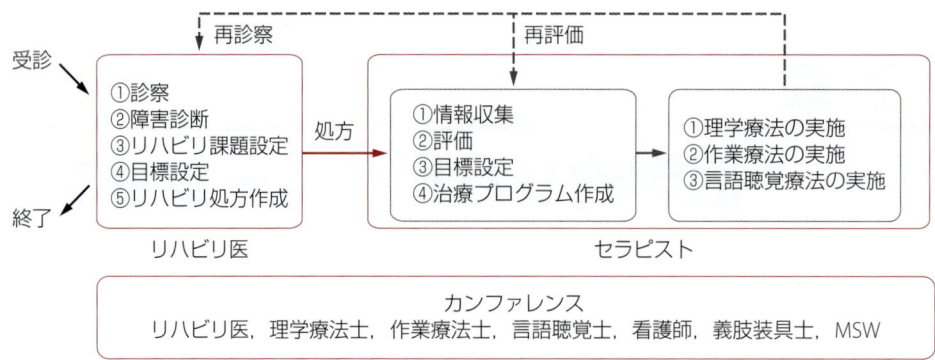

図1-1 リハビリテーション実施の手順

術を要するものはセラピストに依頼する．

さらに必要に応じて臨床検査を依頼する．たとえば，脳梗塞片麻痺で梗塞部位の情報がなければ核磁気共鳴画像法（MRI）を依頼し，手にしびれがある場合は頸椎単純X線撮影，MRI，針筋電図や神経伝導検査を依頼する．

これらの問診，リハビリ医学的診察所見，障害の評価結果，検査結果をもとに総合的に疾病と障害の診断をしてリハビリ課題を設定し，目標設定をして治療方針を定め，リハビリ処方を作成する．初診外来患者など，評価や検査の結果がすべてそろわない場合は，病歴や全身的理学所見をもとに仮の障害診断とリハビリ課題を設定して，リハビリ処方を作成する．

データがそろわないことを理由にリハビリ処方作成を先延ばしにすると，リハビリ訓練開始も遅れてしまう．データがそろい次第，再検討することを前提にして，速やかにリハビリ処方を作成する．

2 リハビリテーション実施の手順

リハビリの開始は，リハビリ医が患者を診察して行う障害診断，リハビリ課題設定，目標設定，リハビリ処方作成である（図1-1）．セラピストは，患者のリハビリ処方を受け取り，必要な医療情報と目標設定が適切に記載されていれば，ただちに治療プログラムを作成し，専門的技術を駆使したリハビリ治療を開始する．さらに情報収集や目標設定が必要な場合は，基本方針に基づき評価を実施し，目標を設定して治療プログラムを立案し治療を開始する．

入院期間は，急性期病院ではきわめて短く，回復期病院も短縮されつつある．セラピストはリハビリ処方を受けてから2～3日間評価のみを行い，しかるのちに治療プログラムを立案して治療を開始するのではなく，リハビリ処方に基づきただちにリハビリ治療を開始し，並行して評価するのがよい．リハビリ医は，回診なども含めると毎日患者を見て，少なくとも週1回は診察をし，状況の変化に応じて適切な指示をだす．セラピストは，1～4週を経過した時点で機能改善の再評価を実施し，必要があれば目標の再設定，治療プログラムの再作成をして治療を継続する．目標を達成すれば，自宅退院，療養型病院転床，施設入所など，転帰を設定してリハビリ治療を終了または外来継続とする．

リハビリ実施にはこのように一定の手順はあるが，急性期病院，回復期リハビリ病院，療養型病院，診療所など医療機関により実施内容は異なるので，医療機関の特性に合わせる工夫が必要である．以下それぞれの段階を解説する．

A　リハビリテーション処方

医療としてリハビリを実施するには，リハビリ医の作成したリハビリ処方が必要である．リハビリ医が不在の医療機関では担当医がリハビリ処方

を作成するが，リハビリ医を採用または育成する必要がある．リハビリ処方の詳細は第1部第4章で述べるが，患者の氏名，年齢，性別，診療報酬上の疾患区分，主病名，合併症，リハビリ課題，訓練内容，訓練量や回数，注意事項などを記載する．リハビリ課題とは，リハビリ医学的診察所見の結果から，治療項目として取り上げる事項を一覧にしたものである．

B 情報収集

病歴や生活状況は主治医，リハビリ医，看護師，臨床心理士，医療ソーシャルワーカー（MSW）が把握し，カルテに記載している．セラピストは重複した聞き取りは避け，リハビリ処方，カルテ，カンファレンスを活用して情報収集し（表1-3），それぞれの専門領域に関する不足した医療情報に限定して聴取する．

各専門職種が重複した情報収集をすると実質的な訓練時間は減少し，患者は同じ話を何度も繰り返すことになる．これらの状況を回避するには，リハビリチーム間でカルテを共通にする，あるいは電子カルテを導入して医療情報を共有し，医療効率を上げる工夫を要する．

C 評価

セラピストの評価は，リハビリ医の診察に相当する行為であり，服部は「情報収集と情報処理とを兼ね備えたものである」と述べている．評価というと，徒手筋力テストなどの検査を連想するが，検査や測定ばかりではなく，患者の主訴，現病歴，既往歴，家族歴，生活歴などの情報収集，面接，観察も評価の一部である．すなわちリハビリにおける評価とは，精神身体の機能や構造およびさまざまな障害の状況を把握し判断することである（評価に関しては第1部第3章で述べる）．

D 目標設定

目標設定とは，全身的理学所見，リハビリ医学的診察所見，障害評価に基づいて，リハビリ課題の達成レベルを予測して到達点をあらかじめ定め

表1-3 セラピストの情報収集手段

情報内容	収集手段	担当者
病名，現病歴，既往歴，家族歴，生活状況，住環境	カルテ，リハビリ処方	リハビリ医
全身的理学所見，リハビリ医学的診察所見	カルテ	リハビリ医
障害診断とその原因	リハビリ処方，カルテ	リハビリ医
精神身体機能構造および障害	情報収集，測定・評価	セラピスト
病棟生活，ADL	カンファレンス，カルテ	看護師
生育・教育・生活の精神心理的状況	カンファレンス，カルテ	臨床心理士
社会的背景，経済的問題	カンファレンス，カルテ	MSW

ることであり，比較的短い期間に達成できる当面の目標（短期目標）と，最終的に達成できる最終目標（長期目標）がある．回復期リハビリ病院では短期目標と長期目標を設定することはできるが，そのほかの医療機関では必ずしも明確に設定できない．

現在，医療機関は急性期，回復期，維持期（生活期）のいずれかに分化が進み，病院機能によりリハビリ目的と治療期間が異なる．急性期病院の入院期間は2週間程度と短いため長期目標を設定できない．また，維持期（生活期）病院では症状は固定しているので，短期目標と長期目標の区別を付けがたいこともある．したがって，まず当面の目標を設定することをすすめる．

目標設定とは，到達できる状態を予測することであるが，経験のあるリハビリ医やセラピストは日常臨床レベルの目標設定に難渋することは少ない．予後の予測式は多数あるが，臨床現場で用いるのは煩雑であり，的中率も高くない．脳卒中片麻痺患者を例にとると，まず，下記の手順に従い目標を設定し，2～4週後に再評価・再設定をすると，適切に予後を推定できる．なお，予後推定はあとになればなるほど，容易である．

①脳卒中の患者では，まず患者のリハビリ医学的診察所見，画像所見さらに関節可動域（ROM），筋力，片麻痺重症度などの機能障害をとらえ，

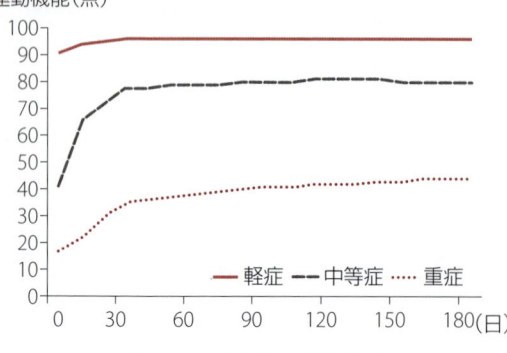

図 1-2　片麻痺の回復経過

表 1-4　片麻痺上肢回復予測テスト

〔テスト項目〕 全可動域にわたる 手指集団屈伸運動	〔将来の回復程度〕
発症日よりできる	ほとんどすべてが実用手
1 か月以内にできる	多くが実用手
1 か月から 3 か月目までにできる	多くは廃用手，一部が補助手
3 か月を経過してもできない	すべて廃用手

歩行や日常生活活動（ADL）を評価する．これらの所見のなかで，改善が期待できる箇所を総合的に加味して目標設定する．現在の患者の状態を適切に把握することが出発点である．

②標準的な片麻痺の回復経過を理解し参考にする．Fugl-Meyer 評価で機能障害を評価した典型的な 3 症例を示す（図 1-2）．軽症片麻痺では 10 日程度まで改善し，中等症では 30 日程度まで改善し，その後はほとんど改善しなかった．重症では 60 日まで改善し，180 日でもわずかではあるが改善を示した．

③これまで担当した片麻痺患者で，重症度や年齢がほぼ同程度の事例を参考にする．

④服部の片麻痺上肢回復予測テスト（表 1-4）や片麻痺歩行回復予測テスト（表 1-5）を参考にする．

⑤阻害因子を見つけ，想定した予後を調整する．全身状態不良，重大な合併症，高齢，意欲の欠如，筋力低下，関節拘縮などは，阻害因子となる．

3　カンファレンス

カンファレンスは，リハビリ医療をチームとして実践するのに必須の会議であり，主な構成員はリハビリ医，看護師，理学療法士，作業療法士，言語聴覚士，臨床心理士，MSW などである．その目的は，治療方針を確認し，診察所見や評価結果を共有し，目標を確認し，セラピストの役割を調整し，リハビリ医療の質を向上させることである．また，カンファレンスはセラピストの臨床教育にも有用であり，リハビリ医やセラピストの間に連帯感を育み，精神的な支えともなる．

カンファレンスの開催は，リハビリ介入を開始して 3〜7 日以内に開催する．カンファレンスの司会は，患者の疾病や病態，機能障害や活動制限などを熟知し，専門職種の業務内容を掌握しているリハビリ医が担当する．なお症例の選択，カルテや画像の準備，資料の作成や記録など，適宜，役割を分担してリハビリチームとして運営する．まず，リハビリ医より患者の画像や検査結果を提示しながら疾病や障害の診断，リハビリ課題または治療目標，リハビリ処方，注意事項などの説明を行い，セラピストからは専門的な評価，治療プログラム，訓練進行状況を報告する．看護師からは病棟生活の状況，MSW からは家庭や社会的背景，経済的問題を報告してもらう．参加者全員が情報を共有し，治療方針，治療内容，治療期間，設定した目標などを討議し，必要があれば目標や治療プログラムを再設定して，チーム全体としての結論を出す．特に，問題の多い患者の場合は十分な意見交換を行う．

一方，カンファレンスはよいことばかりではなく，高いコスト，効果が不明確，長い時間の確保という問題を合わせもっている．カンファレンスは経費がかからないように見えるが，参加者の人件費，さらに未実施となるリハビリ料が減収となり，これらを合計すると高コストになる．また，

表 1-5 片麻痺歩行回復予測テスト

発病初期に可能な下肢の運動		将来の歩行回復程度
1. 空中屈伸	患肢を空中に持ち上げ，膝の屈伸可能	歩ける． 独立歩行になるのは 80〜90%． 介助歩行になるのは 10〜20%．
2. 伸展挙上	患肢を伸ばしたまま，ベッドより持ち上げることが可能．膝は多少屈曲していてもよい．	90% は歩ける． 独立歩行になるのは 60〜70%． 介助歩行になるのは 20〜30%．
3. 立膝保持	立膝を保持することはできる．2，3秒は保持できるがズルズルと伸びてしまうのは立膝不能とする．	90% はなんとか歩ける． 独立歩行になるのは 30〜40%． 介助歩行になるのは 50〜60%．
4. 挙上・立膝不能	上の動作はすべて不能で，多少膝をまげる位か，完全に動かないもの．	70% はなんとか歩ける． 独立歩行になるのは 30%． 介助歩行になるのは 40%． 歩行不能にとどまるのは 30%．

　カンファレンスはリハビリ医療の質的向上に寄与するが，その患者に対する効果を明らかにするのは困難である．さらに，忙しい医療関係者が一堂に会するのは，大変な作業である．これらの状況をふまえて，カルテ共通化や電子カルテで医療情報を常に共有化，事前にカンファレンス資料を準備する．短時間で的確なプレゼンテーションができるようにし，効率的で有意義なカンファレンスにする工夫が重要である．

■ 参考文献
- Kwakkel G, Wagenaar RC, et al : Predicting disability in stroke — a critical review of the literature. Age Ageing 25(6) : 479-489, 1996
- Counsell C, Dennis M, et al : Predicting functional outcome in acute stroke : comparison of a simple six variable model with other predictive systems and informal clinical prediction. J Neurol Neurosurg Psychiatry 75 (3) : 401-405, 2004

第 3 章
障害診断と評価

1 障害診断

A 疾病と障害

　リハビリを実践するには，障害を適切にとらえることが基本である．特に四肢の運動機能に障害が生じる病態では，疾病の治療が成功しても障害に対する介入がなければ，患者は自宅に退院してから快適な家庭生活や社会生活を送ることはできない．たとえば脳卒中片麻痺患者は，降圧剤や高コレステロール改善薬を処方して健康を管理し再発を予防するだけでは，歩行障害の改善，食事・着替え・入浴などセルフケアの自立は達成できない．言語障害，嚥下障害，肩関節の疼痛，足部変形，職場復帰など，さまざまな問題に対処する必要がある．すなわちリハビリ医療とは疾病ばかりではなく，障害に着目した治療を実践することである．

　一般的には，障害は身体または精神の器官や系としての異常を意味するが，リハビリ医学ではもう少し範囲を広げて，これらの異常により日常生活や社会生活を送るうえで生じる支障を含めている．すなわち，障害とは精神身体機能や身体構造の問題，個人の活動および生活や人生の場面に生じる難しさのことである．

B 国際生活機能分類（ICF）

1 国際障害分類とその変更点

　急性に発症する疾患の多くには原因があり，それが臓器に病的状態を発現するプロセスであり，これらの疾病は国際疾病分類第10版（ICD-10）に基づき分類される．これまでは疾病の主体は急性感染症が代表であり，病因→病理→発現の疾病構造とそれに対応する医療システムの開発，病態の解明，治療手段の確立，治療成果の検討が行われ，このプロセスにICDは有用なツールであった．しかし，診断や治療技術の向上，社会構造の変化に伴い慢性疾患の比率が大きくなり，また，疾病ばかりではなく，それにより引き起こされた障害の重要性が増加し，ICDのみでは直面する問題をとらえきれない状況になってきた．

　そこで障害という発想が不可欠となり，1980年に世界保健機関（WHO）は国際障害分類 International classification of impairments, disabilities and handicaps（ICIDH）を定めた．ICIDHでは疾病と障害の関係を明確にし，障害を機能障害 impairment，能力障害 disability，社会的不利 handicapの3相の構造に分類した（図1-3）．ICIDHはリハビリ医療を理解するうえで大変有用であり，障害を把握してリハビリ処方を行うのにも便利であった．

　しかし2001年，WHOはICIDHを改訂して，国際生活機能分類 International classification of functioning, disability and health（ICF）を発表した．ICFは，人間の健康の重要な要素として生活機能と障害の状態を記述するために，統一的かつ標準的な言語と枠組みを提供することにした．これまで機能のマイナス面（障害）を障害構造として分類していたが，ICFではプラスの面から健康状態に関係した生活機能のさまざまな状態を体系的に分類することにしている（表1-6）．新たに背景

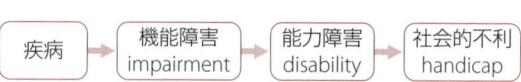

図1-3　ICIDHの障害構造

表1-6 ICF 構成要素の概観

	心身機能・構造		活動・参加		背景因子	
肯定的側面	生活機能				促進因子	非該当
	心身機能	身体構造	活動	参加	環境因子	個人因子
	身体系の生理機能(心理的機能を含む)	器官・肢体とその構成部分などの，身体の解剖学的部分	課題や行為の個人による遂行	生活・人生場面(life situation)へのかかわり	人々が生活し，人生を送っている物的な環境や社会環境，人々の社会的な態度による環境を構成する因子	個人の人生や生活の特別な背景(社会的・文化的に大きな相違がある)
否定的側面	障害				阻害因子	非該当
	機能障害		活動制限	参加制約	環境因子	個人因子
	心身機能または身体構造上の問題		個人が活動を行うときに生じる難しさ	個人がなんらかの生活・人生場面にかかわるときに経験する難しさ		

因子として環境因子と個人因子の観点を追加し，肯定的側面である生活機能と促進因子を「心身機能・構造」「活動・参加」および「背景因子」に分類した．否定的側面である障害は，それぞれ「機能障害」「活動制限」「参加制約」とした．

2 ICF 医学モデル

ICF は，医療福祉分野に限らず，広く一般に用いることを前提に開発された．リハビリ医療では，健康状態であった者が疾病や外傷を生じて障害をきたし，専門職の治療介入により疾病の改善，障害の消失や軽減，あるいは個人のよりよい適応と行動変容がもたらされる．このような状況で生活機能を軸に障害を分類するのは，医療福祉の立場からは回りくどい思考過程となる．

一方，医療現場では生活機能のマイナス面，すなわち障害に対して治療介入を行うので，ICF 医学モデル(生活機能の否定的側面)を主軸に置いて機能障害，活動制限，参加制約に分類するほうが臨床上は便利である．

3 機能障害

機能障害とは，心身機能または身体構造上の問題のことであり(表1-6)，ICIDH の機能障害と一致する(図1-4)．

心身機能には，精神機能，感覚機能と痛み，音声と発話の機能，心血管系・血液系・免疫系・呼吸器系の機能，消化器系・代謝系・内分泌系の機

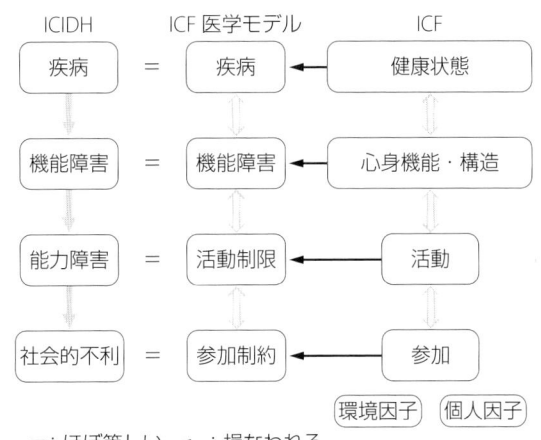

図1-4 ICF と ICIDH の相違

能，尿路・性・生殖の機能，神経筋骨格と運動に関連する機能，皮膚および関連する構造の機能，が含まれる．一方，身体構造には，神経系の構造，目・耳および関連部位の構造，音声と発話にかかわる構造，心血管系・免疫系・呼吸器系の構造，消化器系・代謝系・内分泌系に関連した構造，尿路性器系および生殖器系に関連した構造，運動に関連した構造，皮膚および関連部位の構造，が含まれる．身体構造とは，器官・肢体とその構成部分などの身体の解剖学的部位のことであり，身体構造が損なわれた状態とは，四肢の切断，外傷や疾病後の四肢の変形などが該当する．

4 活動制限，参加制約

活動制限とは個人が活動を行うときに生じる難しさ，参加制約とは個人がなんらかの生活・人生場面にかかわるときに経験する難しさのことであり（表1-6），それぞれICIDHの能力障害，社会的不利にほぼ一致する（図1-4）．

活動とは課題や行為の個人による遂行のことで，参加は生活・人生場面へのかかわりのことである（表1-6）．活動と参加には，学習と知識の応用，一般的な課題と要求，コミュニケーション，運動・移動，セルフケア，家庭生活，対人関係，主要な生活領域，コミュニティライフ・社会生活・市民生活の項目が含まれる．これらのなかでも，明らかに参加の範疇と言える内容（例：コミュニティライフ）もあれば，どちらにも含まれる内容（例：コミュニケーション）もある．単純化すると，活動は個人レベル，参加は社会レベルであるが，必ずしも明確に区分できない．

C 障害の見方と診断

障害診断にあたっては，自覚的訴え，現病歴，日常生活や社会生活の状況，全身的理学所見，リハビリ医学的診察所見，検査結果，画像所見などを加味して診察上の異常所見をまとめ，これらのなかから機能障害，活動制限，参加制約に該当するように集約して総合的に判断する．単なる専門用語の選定ではなく，原因，病態，治療を含めて考えながら障害診断をする．

たとえば，左片麻痺患者の下肢に筋力低下がある場合，障害は単に筋力低下とするのではなく，その原因は片麻痺に由来するものか，あるいは変形性膝関節症，神経根症，不動によるいわゆる廃用，年齢に関連する一次性筋肉減少症，栄養に関連する二次性筋肉減少症なのかを鑑別して診断を行うべきである．原因によりリハビリ治療の内容が異なる．さらに筋力低下という機能障害ばかりではなく，これが日常生活上，椅子からの立ち上がり，階段昇降，歩行に影響を与えていないか，さらには社会生活上，買い物やバスの乗り降りに支障が生じていないかなど，活動や参加レベルにも注意を払う．これらの障害のなかから，リハビリ治療の対象とする項目を抽出してリハビリ課題として取り上げ，リハビリ処方作成時にはリハビリ課題欄に記載する（リハビリ課題の取り扱い方法は，第1部第4章で述べる）．

2 評価

評価により，障害の種類と程度および残存能力を明らかにすることができる．評価の目的は，①治療方針をより明確にする，②リハビリ治療プログラムを立案する，③治療効果を判定する，④予後を推定する，などである．したがって，評価はリハビリ医療の根幹をなすものである．

評価は必要時に適宜実施するが，定型的には最初に（初期評価），途中で（中間評価），退院時や終了時に（最終評価）行う．中間評価では初期評価と比較して改善の有無を判定し，改善のない場合は訓練手技や訓練量を変更する．最終評価では初期評価内容からの改善点を明らかにし，治療効果に関する簡潔な考察を加える．また，中間評価で予想どおりの効果が上がらないことが判明した場合，初期評価が不十分，目標設定の誤り，阻害因子の影響，患者側の偶発的なこと，訓練量不足や未熟な技術など，原因を究明して対策を立てることが重要である．

A 評価に必要な医療情報

障害の原因，発病からの期間と経過，全身状態・既存障害・併存疾患，精神心理・知的状態，年齢・性別などは，カルテやリハビリ処方によりある程度情報を収集することができる．これらの事項は，訓練実施や改善の経過を促進するものもあれば阻害するものもある．

たとえば，小脳出血の失調症は訓練によりある程度改善するが，脊髄小脳変性症の失調症は訓練実施にもかかわらず進行する．発症からの期間が長い，全身状態が不良，併存疾患が多い，知的低下，高齢などは，回復を阻害する要因となり，その逆の状態では回復を促進する可能性がある．社会的背景や経済的問題は医療ソーシャルワーカー（MSW）より情報が得られ，これらは自宅退院，在宅介護，職場復帰に大きな影響を与える．

B 診察所見，手術所見

　全身的理学所見，リハビリ医学的診察所見はカルテに記載されているので，セラピストはこれらを活用し，情報が不足している箇所を中心に評価する．臨床検査所見，画像所見，手術所見も重要であり，カルテでまたはカンファレンス時に確認する．たとえば筋炎患者では，クレアチンキナーゼ(CK)が上昇すれば，リハビリ訓練により筋細胞の崩壊が増加した可能性があり，運動量の調節を要する．関節リウマチでは，C反応性蛋白の上昇は病気の活動性亢進を意味する．骨折患者では，X線で仮骨を確認する．

C 障害評価テスト

　障害を評価する多数のテストがある．このテストは，妥当性があり目的とする障害を適切にとらえることができ，信頼性があり，誰が評価してもあるいは評価を繰り返しても再現性がよいことが重要である．さらにほかの医療機関のリハビリ医やセラピストも使用しており，障害の内容や程度に関して共通に理解し成果を共有でき，国際比較ができることが望ましい．そのため，妥当性や信頼性の確立した障害評価テストを用いるのがよい（具体的な障害評価テストは第1部第9章で述べる）．

■ 参考文献
- 世界保健機関（著），障害者福祉研究会（編）：国際生活機能分類―国際障害分類改定版．中央法規出版，2002
- 厚生省大臣官房統計情報部：疾病，傷害および死因統計分類提要〈ICD-10 2003年版準拠〉1-3巻．厚生労働統計協会，2006-2009
- 世界保健機関：WHO国際障害分類試案＜仮訳＞．厚生省大臣官房統計情報部，1984
- 蜂須賀研二：障害のとらえ方．蜂須賀研二，佐伯　覚編：実地医家に役立つリハビリテーションの知識と技術―在宅でのチーム医療をめざして．医歯薬出版，pp8-18, 2009
- Cruz-Jentoft AJ, Baeyens JP, et al : Sarcopenia : European consensus on definition and diagnosis : Report of the European Working Group on Sarcopenia in Older People. Age Ageing 39(4) : 412-423, 2010

第 4 章
リハビリテーション処方

1 リハビリテーションチーム

　現在の医療現場では，リハビリチームの標準的構成はリハビリ医，理学療法士，作業療法士，言語聴覚士，看護師，義肢装具士，医療ソーシャルワーカー（MSW）である．これらの専門職種の業務を表1-7に示したが，それぞれの専門性を尊重しつつ相互に協同しながらチームとして治療に取り組むことが重要である．ただし，義肢装具士はリハビリチームの標準的構成員であるが，一般に医療機関職員ではなく製作会社の社員であり，義肢装具外来では主要な専門職種として必ず参加するが，院内のカンファレンスには参加しないことが多い．また，臨床心理士は，心理的問題のある患者や高次脳機能障害の患者には必要な専門職種であるが，すべての医療機関で配置されているとは限らない．さらに，専門的なリハビリ施設では対象患者に応じて聴能訓練士，視能訓練士，教員などもチームに参加することがある．

　リハビリチームの業務に関する指示は，看護師には指示箋，理学療法士・作業療法士・言語聴覚士にはリハビリ処方，義肢装具士には義肢装具処方，医療ソーシャルワーカーには依頼書を作成して，構成員に医療行為としてのリハビリ医の基本方針を伝え一丸となりリハビリ治療に取り組む．リハビリチーム構成員とは，病棟回診やリハビリ室の視察あるいはカンファレンスのときに情報交換を行う．相互に意思疎通をはかり治療に取り組むことでチームワークを緊密にし，よりよいリハビリ医療を行うようにする必要がある．

2 リハビリテーション処方

　リハビリ医療行為を実施するには，医師の指示

表1-7 標準的リハビリテーションチーム

職種	役割
リハビリ医*	疾病や障害の診断・検査・治療を行う．リハビリ処方を作成し，リハビリチームを統括する．
看護師*	健康や障害の管理，生活の評価，介助，指導などを行う．
理学療法士*	運動療法や物理療法などを用いて身体機能や基本的動作能力を改善させる．
作業療法士*	主に作業を用いて応用的動作能力および社会的適応能力を改善させる．
言語聴覚士*	言語障害，嚥下障害，聴覚障害の評価と訓練を行う．
義肢装具士*	義肢や装具の採型，製作，適合などを行う．
MSW*	患者家族の経済的，心理的，社会的問題の解決，調整，支援を行う．
臨床心理士	臨床心理学に基づく知識や技術を用いて心の問題の評価や助言を行う．
そのほか（聴能訓練士，視能訓練士，教員，……）	

＊：標準的構成員

が必要である．患者の機能や障害の状況を把握し，リハビリ医療を熟知した医師，すなわちリハビリ医がリハビリ処方を作成する．しかし，リハビリ医療機関やリハビリ関連施設の急増により，セラピスト養成は順調に進み人材も豊富となったが，リハビリ医療を統括しリハビリ処方を作成する肝心のリハビリ医の養成が限られた大学や施設でしか実施されていない状況がある．回復期リハビリ病院など多くの医療機関ではリハビリ医が不在であり，ほかの診療科目を専門とする医師がリハビリ処方を行い，指示を受けるべきセラピストのほうが指示を出すべき医師よりリハビリ医療に関する知識が多いという矛盾が生じている．大学はさらなるリハビリ医の養成に取り組むことと，

```
氏名：○○　　○○　　年齢：68歳　性別：男
疾患区分：脳血管リハ
主病名：脳梗塞右片麻痺
合併症：高血圧症，糖尿病，右変形性膝関節症
リハビリ課題：#1　右片麻痺，#2　右膝関節症，#3　痛み（右肩・膝），#4　関節可動域制限（右肩，足関節），#5　日常生活活動制限，#6　歩行障害，#7　家庭復帰の問題
注意事項：
訓練事項：
<PT>
#1, 3, 4　右膝関節ホットパックしながら，起立矯正台を用いた右足関節持続伸張
#6　右短下肢装具を用いて平行棒中歩行訓練
<OT>
#1　右上肢サンディングなどを用いた筋再教育
#5　日常生活活動訓練（整容，トイレ動作を優先）
#7　住環境の情報収集
```

図 1-5　リハビリテーション処方

表 1-8　主なリハビリテーション課題一覧

機能障害	活動制限，参加制約，阻害因子
・麻痺（単麻痺，片麻痺，対麻痺，四肢麻痺）	・日常生活活動制限＜項目＞
・筋力低下＜部位＞	・座位障害，立位障害
・痙性，固縮，不随意運動	・歩行障害，移動障害
・関節拘縮＜部位＞	・コミュニケーション障害
・感覚障害＜部位＞	・家庭復帰の問題
・疼痛＜部位＞	・住居（改造など）の問題
・嚥下障害	・対人関係の問題
・言語障害	・仕事，職場復帰，通勤の問題
・遂行機能障害	・復学，通学の問題
・記憶障害	・家庭生活の問題
・注意障害	・社会生活の問題
・失行，失認	・介護者，介護量の問題
・情動障害	・経済的な問題
・膀胱障害	・義肢，装具，福祉用具
・直腸障害	
・呼吸障害	
・切断＜部位＞	

各医療機関でもリハビリ医の採用や育成に積極的に取り組むことが重要である．

リハビリ処方の書式は，リハビリが行われる医療機関の役割，処方作成者（リハビリ医あるいは他科医），カルテ方式（紙カルテか電子カルテか，自由記載か選択式か）により相違があるが，患者の氏名，年齢，性別，診療報酬上の疾患区分，主病名，合併症，リハビリ課題，訓練内容，訓練量や回数，注意事項，などが必須事項である．リハビリ処方の自由記載方式の一例を図 1-5 に示す．

リハビリ課題とは，リハビリ医学的診察所見の結果より，患者の機能障害，活動制限，参加制約に該当する異常所見を抽出し，そのなかから治療項目として取り上げる事項を一覧にしたものである（表 1-8）．リハビリ課題は問題点リストとほぼ同一であり，リハビリ介入で治療対象とする障害項目のリストである．つまりリハビリ科として治療対象としない事項はリハビリ課題に含める必要はない．たとえば，右片麻痺の患者で右上下肢の運動麻痺と感覚障害があるが，感覚障害による失調や巧緻性障害は生じていないので訓練対象としない場合は，感覚障害をリハビリ課題として取り上げる必要はない．また，心筋梗塞の既往があり運動負荷に注意を要する場合も，リハビリ課題として心筋梗塞を取り上げるのではなく，合併症や注意事項の欄に記載すればよい．

このリハビリ課題を集約するとリハビリ治療方針となるので，リハビリ医が患者を最初に診察したときにリハビリ課題を設定することが重要である．そのあとはリハビリチームが統一してこのリハビリ課題を使用すると，共通の基盤で患者を理解するのに役立つ．リハビリ課題が適切に設定できれば，リハビリ治療の基本方針は明確となる．

リハビリ処方には，リハビリ医とセラピストの信頼と協力が前提条件である．リハビリ医は診察，検査，画像などに基づき疾病や障害の診断をして，十分なリハビリ知識のもとでセラピストを納得させるリハビリ処方の作成を心がける．一方，セラピストは個々のリハビリ技能はリハビリ医よりも優れているが，リハビリ医の知識とセラピストの技能をあわせて，リハビリ医の治療方針のもとで自分のもてる専門知識と技能を発揮すると，最大の治療効果をあげることができる．

第 5 章
問題患者

1 問題患者とは

　問題患者は医学的に明確に定義された用語ではないが，治療困難な疾病や障害があるか，あるいは患者の期待どおりの改善が得られないことが背景にあり，患者・家族の過度の不安，不平不満，理不尽な要求，攻撃的態度への対応に難渋し，しかも医療者側になんらかの陰性感情を生じさせる患者のことを意味する．医療全般の立場からは，医療費支払い能力のない患者，生活費がなく自宅退院が困難な患者も深刻な問題であるが，ここではリハビリ医療の立場から障害が背景にある患者を中心に述べることにする（図1-6）．

　なお，モンスターペイシェントという言葉もしばしば用いられるが，問題患者と同様に医学的に明確に定義された用語ではない．モンスターペイシェントとは医療現場で医師・看護師，専門職種，事務員に対して，自己中心的で理不尽な要求を繰り返し，暴言や暴力をふるう患者のことである．モンスターペイシェントのなかで身体障害があり，医療関係者との信頼関係の破綻により暴言・暴力を振るう患者の場合は問題患者に含めてもよいが，モンスターペイシェントは自己中心的な価値観が前提であるので問題患者と同義ではない．

2 背景

　重度の障害が生じると，そのこと自体，程度に相違はあるものの患者に精神心理的な混乱，現状否認，不安，抑うつなどの症状を引き起こす．障害が重度であれば，リハビリ訓練を行っても機能障害の改善に乏しいことがある．

　たとえば片麻痺患者で回復期リハビリ病棟に入

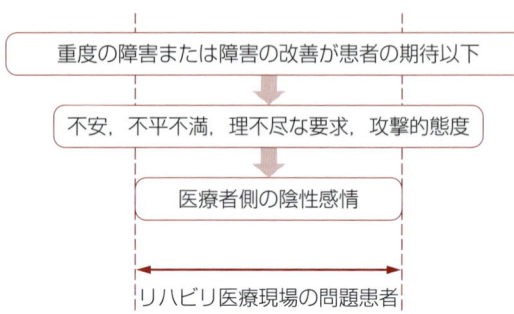

図 1-6　リハビリ医療現場の問題患者

院し，十分な訓練を実施しても歩行障害が残存する場合，医療者側にとっては合理的な帰結であり疑問の余地はない．しかし，患者は「○○病院に行けば治る」「医師やセラピストが正しい治療を行えばもとどおりになる」など，非現実的な過度の期待を抱いていることがあり，患者の希望と現実との間に乖離が生じる．

　一方，重度の障害ばかりではなく，障害の改善が患者の期待を下回る状況も，問題患者が生まれる要因となりうる．その場合，患者は精神心理的に混乱を生じ，回復のみられない現状を否認し，過度に不安となりパニックに陥る，夜勤帯になると30分おきにナースコールをして対応を要求する，改善しないのはセラピストが不適切な訓練をしたからと医療者側を非難し攻撃する，抑うつ的になる，などの症状を呈することがある．

　さらに医療者側の些細な行き違いが状況の悪化を加速させる．たとえば，訓練開始時間が20分間遅れたと暴言をはく，看護師の更衣介助の手順が担当者により異なると大声を出して騒ぐ，CT撮影に呼ばれたのに受付で30分以上も待たされたと怒鳴る，など枚挙に暇がない．これらは病院

側の努力で改善できるものもあれば，現在の医療制度上やむを得ないこともある．一方，患者自身のパーソナリティの問題，家族の非協力的姿勢や否定的な態度，患者の社会生活上のトラブルの経歴などが判明することもある．

このような状況下では，医療者側は患者のリハビリ治療が円滑に進まないのは患者の責任である，患者のためにいつも医療スタッフは振り回され負担が増大している，嫌な患者であり要求に応じたくない，など陰性感情をもつに至る．医療者側が陰性感情をもち，患者への対応が防御的あるいは非積極的になればなるほど，患者の不安や怒りは増強し，医療者-患者関係は破綻して悪循環に陥る．すなわちリハビリ医療現場における問題患者とは，端的には医療者-患者関係の破綻によりリハビリ実施が困難になった患者のことである．

3 事例

A 事例1

頸髄損傷（C5）の亜急性期患者で，リハビリ病院に転床したが自力で体位交換や移動が困難な状態であった．医療者側との信頼関係も未確立で，患者の期待や不安も大きく，些細な行き違いが大きな問題とされてしまった．夜間の頻回なナースコールもあり，医療者側に陰性感情が生じたため，問題患者のレッテルを貼られてしまった．

特に統合失調症やうつ病があり，自損行為により脊髄損傷になった患者では，一般にリハビリ医療関係者は精神障害者の対応に慣れていないため陰性感情が生じやすい．リハビリ医療関係者はこれらの疾患や障害の学習をして臨床経験を重ねることが重要である．また，慣れた医療関係者が勤務し，複数の患者が入院しており，ピアカウンセリングも期待できる専門施設へ紹介することもよい．

B 事例2

次の患者はより軽度の障害である．交通事故による大腿骨骨折で，急性期病院にて観血的整復固定術を実施したあと，リハビリ病院に入院した．整形外科主治医からは「骨折は治療したので，あとはリハビリです」と説明を受け，大きな期待をもって転床したが，膝関節にすでに伸展−25°の拘縮があり，ROM訓練を集中的に実施するも改善に乏しく，歩行障害が残存した．このような状況下で訴えは心気的となり他覚的所見との乖離を認め攻撃的になったので，リハビリ医療者は陰性感情をもち問題患者のレッテルを貼ってしまった．整形外科主治医の適切な説明とリハビリ病院での医療者-患者関係の確立に問題があったと考えられる．

4 対応

まずリハビリ医や専門職が疾患や障害の十分な知識と経験をもつことが第一である．次に，良好な医療者-患者関係を築くためには，リハビリ医師あるいはリハビリチームのキーパーソンが，①受容，②共感，③支持，④適切な医学情報の提供の観点から患者と接してリハビリチーム内で情報を共有することが求められる．

受容のポイントは，患者・家族から障害，機能回復，訓練，介護などの心配や疑問を傾聴することである．次に，患者や家族の心配や苦労を否定するのではなく共感し，さらにこれまでの取り組みを「よく頑張りましたね」と支持する．医療関係者は患者の訴えよりも一段階上のコメントをしなくてはならないとの思いがあり，否定的な返答とより高度な説明をする傾向がある．しかし，対応の原則は受容，共感，支持である．

良好な医療者-患者関係が確立すると，患者・家族が受け入れがたい内容，たとえば，麻痺は改善しない，家族の過度の干渉が患者自立を阻害する，などの指摘であっても理解が得られるようになる．リハビリ医は医療者-患者関係が確立している状況のもとで，患者・家族が理解できる言葉で的確に診察所見や検査結果，病気や障害の概要，リハビリ訓練内容と経過，その後の予測，家族の役割，介護などの説明をし，質問にも十分に答え，適切な医学情報を提供する．これらの手順を踏めば，良好な医療者-患者関係を確立・維持でき，問題患者の発生を未然に防げるであろう．

リハビリ医療はチームアプローチである．医師やセラピストの1人が問題を抱え込むのではなく，あるいは患者に抱え込まれるのではなく，リハビリチームで情報を共有しながら，陰性感情をもつに至った背景を分析して対策を検討し，医療者-患者関係の再構築をはかることが大切である．

第 6 章 リスク管理

1 医療安全とリスク管理

　医療安全とは医療の現場で患者や医療従事者の安全を確保する取り組みのことであり，これまでは医師や看護師の個人責任のもとで実施されていたが，システムとして確立したものではなかった．1999年の横浜市立大学病院事件と都立広尾病院事件を契機に，医療現場における患者の安全確保が社会的関心事として大きく取り上げられた．その後，厚生労働大臣が医療安全対策の構築と推進を表明し，国を挙げての緊急課題として取り上げ，2001年を「患者安全推進年」と位置づけた．この基本方針に沿って，医師会，病院，診療所，関連学会が主体的にこの問題解決に取り組んできた．日本医師会は「安全性」「有効性」「患者中心志向」「適時性」「効率性」「公平性」を医療に求める6つの目標としている[1]．

　医療安全は，医師やセラピストの個人的な努力や責任感のみでは確保できない．2002年10月には医療機関は，①医療安全を確保するための指針を策定し，②管理運営を行う委員会を開催し，③従業員に対する研修を実施し，④医療機関内の事故報告をして改善策立案，が義務づけられた．2007年4月からは無床診療所にも拡大され，院内感染対策，医薬品および医療機器にかかわる安全確保も義務づけられた（**表1-9**）．詳細は，「医

表1-9　安全管理体制の整備

	一般病院	有床診療所	無床診療所	特定機能病院
医療安全管理体制の整備				
(1)医療の安全を確保するための指針の策定	○	○	○	○
(2)委員会の開催	○	○	×	○
(3)従業者に対する研修の実施	○	○	○	○
(4)医療機関内における事故報告	○	○	○	○
・医療安全管理者の配置	△	△	△	◎
・医療安全管理部門の設置	△	△	△	◎
・患者相談窓口の設置	△	△	△	○
院内感染対策の体制の確保				
(1)院内感染対策のための指針の策定	○	○	○	○
(2)委員会の開催	○	○	×	○
(3)従業者に対する研修の実施	○	○	○	○
(4)医療機関内における事故報告	○	○	○	○
・院内感染対策担当者の配置	△	△	△	◎
医薬品にかかわる安全確保のための体制の確保	○	○	○	○
医療機器にかかわる安全確保のための体制の確保	○	○	○	○

◎：専任者を義務化，○：義務化，△：推奨（指導），×：不要（適用除外）

〔日本医師会（編）：医療従事者のための医療安全対策マニュアル．日本医師会，2007より引用〕

表 1-10　インシデント・アクシデント患者影響度分類

	レベル	障害の継続性	障害の程度	内容	具体例
インシデントレポートで入力	0	—	—	エラーや医薬品・医療用具の不具合がみられたが，患者に実施されなかった	未然に防げた事例
	1	なし	—	患者への実害はなかった	なんらかの影響を与えた可能性は否定できない
	2	一過性	軽度	処置や治療は行わなかった	観察の強化，バイタルサインの軽度変化，安全確認のための検査の実施
	3a	一過性	中等度	処置や治療を要した	消毒，湿布，皮膚の縫合，シーネ固定，鎮痛剤の投与，短期の入院延長 ＊骨折の場合：保存的療法で，入院日数の延長が短期，退院が可能であった
アクシデントレポートで入力	3b	一過性	高度	濃厚な処置や治療を要した	バイタルサインの高度変化，人工呼吸器の装着，手術または処置 ＊骨折の場合：手術，観血的処置，手術が患者の病態から保存的治療を選択したが，入院日数が大幅に延長した
	4a	永続的	軽度〜中等度	永続的な障害や後遺症が残ったが，有意な機能障害や美容上の問題は伴わない	
	4b	永続的	中等度〜高度	永続的な障害や後遺症が残り，有意な機能障害や美容上の問題を伴う	
	5	死亡	—	死亡（原疾患の自然経過は除く）	
そのほか	99	—	—	上記以外に該当しないもの　分類が困難なもの	施設上の問題，医薬品の紛失や破損，医療従事者に発生した事態など

このなかには，不可抗力によるもの，過失によるもの，予期せぬ事態などが含まれる．
影響度レベルの判断は，「発症時」に判断して対応する．その後，症状が固定した段階で 2 回目のレベル判断を行うものとする．

〔産業医科大学病院医療安全対策委員会：医療安全対策マニュアル．産業医科大学病院，2012 より引用〕

療従事者のための医療安全対策マニュアル」[1]または「リハビリテーション医療における安全管理・推進のためのガイドライン」[2]を参照すること．

ここで医療安全とリスク管理に関する概念と用語を整理しておく．

①リスク管理：リスク・マネジメントとも呼ばれ，医療安全管理とほぼ同義である．医療組織として一連の取り組みにより，事故の発生と損害の程度を許容できる範囲にまで減らすこと．

②インシデント：誤った医療行為が実施前に発見されるか，誤った医療行為が実施されたが，結果として患者に影響を及ばさなかったもの．いわゆる「ヒヤリ・ハット」と同義である．

③アクシデント：医療事故に相当し，人身事故一切を含む．

④医療事故：医療にかかわる場所で発生する人身事故一切を含んでおり，医療従事者が被害者である場合（例：患者に殴られた）や医療者側に責任のない場合（例：患者がよそ見をして階段を踏み外し骨折した）も含まれる．

⑤医療過誤：医療事故のなかで，発生の原因に医療機関あるいは医療従事者の過失が関与しているもの．

⑥Heinrich の法則：Heinrich は 1 件の重大な傷害の裏には 29 の軽い傷害があり，その裏には 300 件の無傷の事故があると述べた．医療安全の立場からは，1 件のアクシデントの裏には 300 以上の「ヒヤリ・ハット」があることを示している．

⑦インシデント・アクシデントの患者影響度分類を表 1-10 に示す[3]．インシデントはレベル

0〜3a，アクシデントはレベル3b〜5とする．

2 リハビリテーション部門におけるリスク管理

A　訓練中止基準

リハビリ医が患者を診察してリハビリ処方を作成する際，リスクは注意事項の欄に明記している．セラピストは安全を確保しながらリハビリ処方箋に基づき訓練を実施する．リスクに関する情報が不足する場合は，リハビリ医と連絡を取り状況を確認する必要がある．

入院患者では，毎朝，看護師による検温時のチェックと主治医への報告，あるいは主治医の回診を受けてからリハビリ室へ出棟している．リハビリ室ではセラピストの観察で問題がなければ訓練を開始し，もし気分が優れない，顔色が悪い，脱力があるなどの異常を認めた場合は，ただちにバイタルサインをチェックする．

訓練の中止基準(表1-11)の「2．途中で訓練を中止する場合」に該当すれば，セラピストの判断でただちに訓練を中止し，患者を休ませリハビリ医あるいは看護師に連絡する．「3．いったん訓練を中止し，回復を待って再開」に該当すれば，患者を10分以上休ませ，状態が落ち着くようであれば負荷を軽くして訓練を再開する．この状況はリハビリ医あるいは看護師にのちほど報告する．「1．積極的な訓練を実施しない場合」に該当すればひとまず患者を休ませ，リハビリ医に連絡して訓練を中止にするか，負荷の軽減，訓練種目の変更，あるいは訓練場所をベッドサイドに移して実施するか指示を仰ぐ．

B　アクシデントとその対応

リハビリ室で遭遇するアクシデントは，心肺停止，意識消失(血管迷走神経反射，起立性低血圧，てんかん，脳卒中再発作，心室性頻拍，心室細動など)，バイタルサインの急激な変化〔徐脈(Adams-Stokes症候群，ジギタリス製剤の服用中)，頻脈(心房細動，上室性・心室性不整脈，Wolff-Parkinson-White(WPW)症候群，甲状腺機能亢進)，発熱，高血圧(疼痛，不安)〕，転倒・打撲，治療機器による熱傷・疼痛，接続チューブやバルーンカテーテルの抜去，患者同士のトラブル，患者の離院などが想定される．万が一アクシデントが発生したら，初動体制の原則に従い，前もって作成し周知しているマニュアルに沿った行動を取る．必要に応じて助けを求め，リハビリ医や看護師に連絡して救急処置や医療上の対応を行う．患者や家族への説明は1人では行わず，上司の指示と了解のもとで行動し，診療録に記録を残し，あとで医療事故報告書を提出する．医療安全担当者と事故原因と経過および今後の対応策を協議し再発を予防する．なお，医療事故の報告は個人責任を追及するのではなく，システムとして対応するのが目的である．

心肺停止の対応は重要であるため熟知する必要がある．呼名に反応せず，自発呼吸がなければ，ただちに大声を出して助けを求め，院内緊急コールを依頼し，AED(自動体外式除細動器)を取り寄せる．まず2回息を吹き込み(人工呼吸)，反応がなければ医師や救急隊員が到着するまで心臓マッサージと人工呼吸を繰り返す(図1-7)．AEDが先に届けば除細動を優先して行う．成人では突発性心肺停止の70%は心室細動が原因であり，除細動を行わないと退院時生存率はほぼ0%である．

C　リハビリテーション医療機器

ホットパック使用時に患部に熱傷を生じることがあり，感覚障害がある場合は十分な注意が必要である．体の中に金属が挿入されている部位へのマイクロウェーブ照射，ペースメーカー挿入部への電気刺激などは禁忌である．懸垂式トレッドミル歩行訓練装置，ロボット訓練機器，経頭蓋直流電気刺激，経頭蓋磁気刺激などに関しても，安全性に十分な配慮が必要である．

表 1-11　訓練の中止基準

1. 積極的な訓練を実施しない場合
   1) 安静時脈拍数 40/分以下または 120/分以上
   2) 安静時収縮期血圧 70 mmHg 以下または 200 mg 以上
   3) 安静時拡張期血圧 120 mmHg 以上
   4) 労作性狭心症を現在有する
   5) 心房細動があり著しい徐脈または頻脈がある
   6) 心筋梗塞発症後で循環動態が不良である
   7) 著しい不整脈がある
   8) 安静時胸痛がある
   9) リハビリテーション実施前にすでに動悸・息切れ・胸痛がある
   10) 座位でめまい，冷や汗，嘔気がある
   11) 安静時体温が 38℃以上
   12) 安静時酸素飽和度(SpO_2) 90%以下
2. 途中で訓練を中止する場合
   1) 中等度以上の呼吸困難，めまい，嘔気，狭心痛，頭痛，強い疲労感などが出現した
   2) 脈拍が 140/分を超えた
   3) 運動時収縮期血圧が 40 mmHg 以上，または拡張期血圧が 20 mmHg 以上上昇した
   4) 頻呼吸(30 回/分以上)，息切れが出現した
   5) 運動により不整脈が増加した
   6) 徐脈が出現した
   7) 意識状態が悪化した
3. いったん訓練を中止し，回復を待って再開する場合
   1) 脈拍数が運動時の 30%を超えた．ただし，2 分間の安静で 10%以下に戻らないときは以後の訓練を中止するか，またはきわめて軽労作のものに切り替える
   2) 脈拍数が 120/分を超えた
   3) 1 分間 10 回以上の期外収縮が出現した
   4) 軽い動悸，息切れが出現した
4. そのほかの注意が必要な場合
   1) 血尿が出現している
   2) 喀痰量が増加している
   3) 体重が増加している
   4) 倦怠感がある
   5) 食欲不振時・空腹時
   6) 下肢の浮腫が増加している

〔日本リハビリテーション医学会診療ガイドライン委員会(編)：リハビリテーション医療における安全管理・推進のためのガイドライン．医歯薬出版，2006 より引用〕

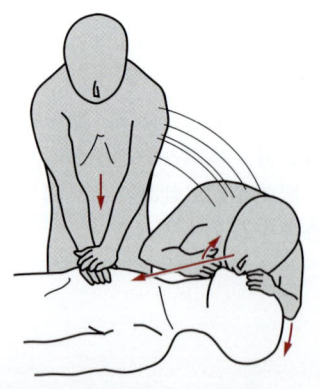

① 2 回の肺への呼気吹き込み(5 秒以内)
② 15 回の胸骨圧迫心臓マッサージ(100 回/分の速度)
図 1-7　1 人で行う心肺蘇生法

3 特定分野別のリハビリテーション医療のリスク

A 脳卒中

　リスクとして注意すべき点は，早期離床，脳卒中再発作や症候性てんかん，転倒骨折である．

　離床に関しては，くも膜下出血，心原性脳塞栓症など配慮を要する病態がなければ，発症日〜3 日目までに離床が行われるようになった．近年，Bernhardt ら[4]は 71 名の無作為化割付比較試験を実施し，超早期離床(発症後 24 時間以内にベッドから出て，椅子座位または立位を少なくとも 1

日2回は実施する)は安全に実施できることを証明した．早期離床はバイタルサインをチェックしながら座位や起立を行えば大きな問題はなく，脳卒中再発作も離床により生じることはない．

脳出血患者では7〜15％に痙攣を合併し，発症後2週間以降に出現した痙攣は再発しやすいので抗てんかん薬投与がすすめられる．

転倒予防として，まず下肢の筋力強化を実施し，歩行時はセラピストが必ず麻痺側に位置するようにし，転倒を未然に防ぐようにする．

B 循環器系疾患

リスク管理上は，心肺停止やバイタルサインの急激な変化を生じ，致命的な結果に至ることもあるので，適切な判断と対応を要する．具体的な状況は表1-11に示した．

C 転倒骨折

片麻痺など歩行が不安定な患者は，転倒し大腿骨頸部骨折を生じる可能性が大きい．病棟やリハビリ室内には転倒の要因となる障害物を置かず，段差も解消すること．転倒しても骨折しないように，骨粗鬆症があれば薬物療法を行い，必要があればヒッププロテクターを使用する．

■ 引用文献
1) 日本医師会：医療従事者のための医療安全対策マニュアル．日本医師会, 2007
2) 日本リハビリテーション医学会診療ガイドライン委員会(編)：リハビリテーション医療における安全管理・推進のためのガイドライン．医歯薬出版, 2006
3) 産業医科大学病院医療安全対策委員会：医療安全対策マニュアル．産業医科大学病院, 2012
4) Bernhardt J, Dewey H, et al：A very early rehabilitation trial for stroke(AVERT)：phase II safety and feasibility. Stroke 39(2)：390-396, 2008

第 7 章
施設と設備

2006年度の診療報酬および介護報酬改定におけるリハビリの見直しにより，急性期から回復期までのリハビリは医療保険で対応し，維持期(生活期)のリハビリは主に介護保険で対応する方針となった．一貫した良質なリハビリサービスの提供には，医療保険と介護保険の連携が重要となる(図1-8)[1]．さらに，2007年度改定時の厚生労働省通達において，医療保険におけるリハビリと介護保険におけるリハビリ(通所リハビリ，訪問リハビリ)の併用は原則として禁止された．これらの制度変更に伴い，医療保険を利用し機能維持を目的に通院リハビリを継続してきた患者が介護保険での通所リハビリに移行する症例が急速に増加している．また，2009年度介護報酬改定において，通所リハビリと通所介護の差別化がより進行し(表1-12)，通所リハビリ事業所へのリハビリスタッフ配置基準が厳しくなり，通所リハビリの質的向上が制度上強化されつつある．

1 医療保険によるリハビリテーション[2]

医療保険においては，リハビリ医療からいわゆる「集団療法」が廃止され，一部を除き「個別療法」のみでの対応となった．新たに心大血管疾患リハビリ，脳血管疾患等リハビリ，運動器リハビリおよび呼吸器リハビリの4つの疾患別体系となったほか，長期にわたり効果が明らかでないリハビリが行われているとの指摘をふまえ，疾患ごとに算定日数上限が設定されている．

維持期のリハビリは，在宅系サービスと施設系サービスに分けられる．在宅系サービスには通所リハビリ(デイケア)と訪問リハビリがあり，通所型サービスの基本的機能としてADLと活動性の向上，介護負担の軽減，社会交流があげられる．

2 介護保険によるリハビリテーション

介護保険の施設系サービスとして大きな役割を果たすのが介護老人保健施設である．医療保険でリハビリを行っても十分な回復が得られず在宅生活が困難な場合，継続的なリハビリを行うことによる在宅復帰を目指す施設である．介護老人保健施設では，移乗，移動，排泄，食事摂取などの向上をはかり，必要とされる介護量の軽減により在宅復帰につなげるためのリハビリを行うことが重要である[3]．

多職種協働によるリハビリマネジメントという概念が取り入れられ，セラピストはその中心的役割を担う．これは在宅復帰への大きな道しるべができたことを意味する．さらに，短期集中リハビリがより強化できるようになり，退院後早期あるいはADLの低下によって在宅生活が困難となった利用者を対象として，3か月の集中した手厚いリハビリの実施が可能となった．この制度によってADLが改善し，再び在宅生活を送る利用者が増えてきている．

しかし，医療保険で提供可能なリハビリに比べ，介護保険によるリハビリ量ははるかに乏しい(表1-13)[4]．今後，QOLをより向上させる意味で，維持的なリハビリに対して質量ともさらなる充実が求められる．

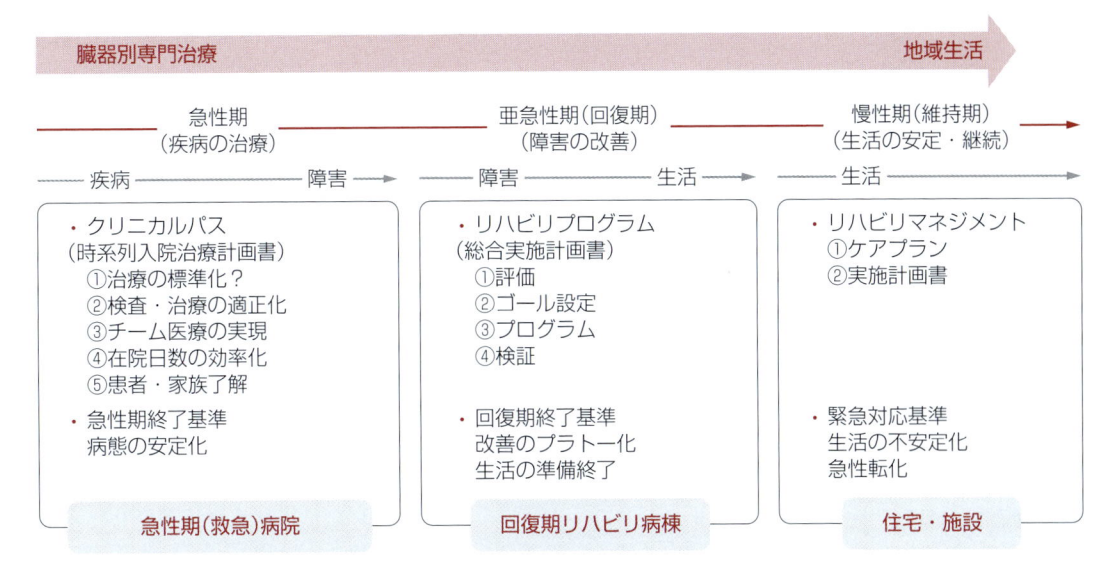

図1-8 リハビリテーション医療の流れ（異なるプロセス管理）

	急性期（疾病の治療）	亜急性期（回復期）（障害の改善）	慢性期（維持期）（生活の安定・継続）
流れ	臓器別専門治療 ───── 疾病 ─ 障害 →	障害 ─ 生活 →	生活 ─── 地域生活 →
内容	・クリニカルパス（時系列入院治療計画書） ①治療の標準化？ ②検査・治療の適正化 ③チーム医療の実現 ④在院日数の効率化 ⑤患者・家族了解 ・急性期終了基準 病態の安定化	・リハビリプログラム（総合実施計画書） ①評価 ②ゴール設定 ③プログラム ④検証 ・回復期終了基準 改善のプラトー化 生活の準備終了	・リハビリマネジメント ①ケアプラン ②実施計画書 ・緊急対応基準 生活の不安定化 急性転化
場所	急性期（救急）病院	回復期リハビリ病棟	住宅・施設

〔栗原正紀：医療の連携の要としての回復期リハ病棟．日本リハビリテーション病院・施設協会，他（編）：回復期リハビリテーション病棟—質の向上と医療連携を目指して，第2版．三輪書店，pp45-51, 2010 より引用〕

表1-12 通所リハビリテーション・通所介護の人員基準，施設基準概要

	通所リハビリ・介護予防通所リハビリ	通所介護・介護予防通所介護
人員	・医師 ・理学療法士，作業療法士，言語聴覚士，看護師，准看護師もしくは介護職員	・生活相談員 ・看護師または准看護師 ・介護職員 ・機能訓練指導員
施設	・リハビリ専用室：3 m² に利用定員を乗じて得た面積以上とするなど ・リハビリの実施に必要な専用の機械および器具 ・消火設備そのほか	・食堂および機能訓練室：3 m² に利用定員を乗じて得た面積以上とするなど ・相談室，静養室，事務室 ・通所介護の提供に必要な設備および備品 ・消火設備そのほか

■ 引用文献
1) 栗原正紀：医療の連携の要としての回復期リハ病棟．日本リハビリテーション病院・施設協会，他（編）：回復期リハビリテーション病棟—質の向上と医療連携を目指して，第2版．三輪書店，pp45-51, 2010
2) 梅津祐一：脳血管疾患等リハビリテーション．総合リハ 40(1)：15-21, 2012
3) 徳永武男，梅津祐一：脳卒中維持期リハビリテーション．Medical Practice 27(10)：1721-1725, 2010
4) 浜村明徳：維持期リハビリテーションとは．日本リハビリテーション病院・施設協会（編）：維持期リハビリテーション—生活を支えるリハビリテーションの展開．三輪書店，pp2-8, 2009

表1-13 医療保険と介護保険によるリハビリテーション提供内容の相違に関する実態調査

リハビリ提供量
1. 介護保険の専門職の人員は医療保険に比べ圧倒的に少ない
2. 介護保険のリハビリ提供量は医療保険に比べ圧倒的に少ない（1週間のリハビリ提供量換算）
   1) 介護老人保健施設で約 1/5
   2) 通所リハビリで約 1/10
   3) 訪問リハビリで約 1/14

リハビリ提供内容
1. 機能訓練，歩行訓練にかかわる割合は各事業所とも共通して多い

第 8 章
身体障害

リハビリ医療の対象の多くは身体障害である．リハビリを実施してADL能力は向上しても，機能障害は不変あるいはわずかな改善にとどまることが多い．発症（受傷）からリハビリを実施してある程度経過したのち，社会的サービスの提供を受ける際には，基本的に後述する認定を受けなければならない．日常リハビリ医として依頼されることが多い診断書，意見書について述べる．

1 身体障害者手帳

身体障害者手帳とは，身体障害者が健常者と同等の生活を送るために最低限必要な援助を受けるための証明書にあたる．障害の種類は，視覚障害，聴覚障害，音声・言語機能障害，咀嚼機能障害，肢体不自由，内部障害である心臓機能障害，呼吸器機能障害，腎臓機能障害，膀胱または直腸機能障害，小腸機能障害，免疫機能障害，肝臓機能障害の計12種類ある．1，2級は重度（特別障害者），3級以下は中度・軽度（一般障害者）に区別される．

本章ではリハビリ医療のなかで作成頻度の高い「肢体不自由」と「音声・言語機能障害」について概説する．

A 肢体不自由

肢体不自由は，機能の障害の程度をもって判定するものであるが，その判定は，強制されて行われた一時的能力でしてはならない．肢体の疼痛または筋力低下などの障害も，客観的に証明でき，または妥当と思われるものは機能障害として取り扱う．全廃とは，関節可動域（ROM）が10°以内，筋力では徒手筋力テストで2以下に相当するものをいう．

機能の著しい障害とは，以下に示すおのおのの部位でROMが日常生活に支障をきたすとみなされる値（概ね90°）のほぼ30％（概ね30°以下）のものをいい，筋力では徒手筋力テストで3に相当するものをいう．軽度の障害とは，日常生活に支障をきたすとみなされる値（概ね90°で足関節の場合は30°を超えないもの），または，筋力では徒手筋力テストで各運動方向平均が4に相当するものをいう．

肢体の機能障害の程度の判定は，義肢，装具などの補装具を装着しない状態で行う．ただし，人工骨頭または人工関節については，当該関節機能全廃として定めるところである．乳幼児期以前に発現した非進行性の脳病変によってもたらされた脳原性運動機能障害については，その障害の特性を考慮し，上肢不自由，下肢不自由，体幹不自由の一般的認定方法によらず別途の方法による．

B 音声・言語機能障害

言語機能は，音声を用いた意思伝達の機能である．この機能の障害には大きく分けて，咽喉頭腫瘍などによる切除後に生じる音声を発する器官の障害である音声機能障害と，脳卒中などによる言語を構成するための神経調節機能の障害である言語機能障害に分けられる．3級の障害では，まったく音声が発せないか，音声を言語に構成することができないため，意思疎通には音声言語を用いることができない．4級の障害では家族や肉親などには理解が可能であるが，初めてそれを聞く人には理解できない．

2 障害年金

障害年金は，障害の原因となった病気やけがの診察のために初めて病院にかかった日（初診日）から1年6か月を経過した日，または病気やけがが治った日（症状固定を含む）のどちらか早い日（障害認定日）において，一定の障害の状態にあると認定された場合に支給される．障害認定日において，障害等級の1級，2級または3級に該当し（さらにこのほか，一時金給付である障害手当金の対象となる「3級より軽度の障害状態」がある），ほかの受給要件を満たしていれば障害年金を受給できる．なお，この等級は身体障害者手帳の等級とは異なる．

3 主治医意見書

主治医意見書は，介護保険利用において，その認定には不可欠なものとなっている．近年，介護保険認定審査会において，これまで以上に主治医意見書は重要な位置を占めるようになった．調査項目が削減されることにより，これまでの確認事項であった認知症関係項目などの多くは，主治医意見書の内容に委ねられ，情報提供が重要となってきた．

また，コンピュータによる一次判定結果を生活状況に応じて是正しうるのは，審査会での調査員による特記事項および主治医意見書からの情報のみである．特に，主治医意見書の内容は，個々の生活において必要な介助量という観点から備考欄への記載が必要であり，かかりつけ医には生活支援の視点が求められている．さらに，病状の安定性や予後についての記載は今後より一層重要になる．

「主治医意見書は要介護認定に際してあまり重きをおかれていない」という判断で記載するケースも耳にする．介護保険サービス利用者の実像に迫り，必要なサービスを提供しうる前提条件である適切な介護認定内容を確保できるかどうかは，主治医意見書の対応次第である．必要な医学的情報を積極的に記載し，主治医意見書を通して介護支援専門員などとの連携体制を構築していくことが重要な課題である．

A 主治医意見書の書き方と留意点

主治医意見書作成の前提条件として，①記載漏れはないか，②誰もが判読できる文字か，③医学的専門用語が多すぎないか，④十分な情報収集を行ったか，⑤認知症の生活上の理解は十分か，⑥介護の視点で記入しているか，⑦患者を十分診察しているか，などがあげられる．

主治医意見書のフォーマットは図1-9に示し，具体的に記入上の注意点を述べる．

a. 診断名

利用者が何歳であり，65歳を挟んで何号被保険者であるかという確認を行う．40〜65歳未満の第2号被保険者の場合，指定された16疾患に該当するかどうかの確認を行い，第1診断名に記載し，その診断根拠などを後欄に明記する．65歳以上の第1号被保険者の場合も，介護にかかわる主たる傷病名を第1診断名として記載し，カルテ病名やその順番に縛られず，また現在治療中でない病名であっても主治医意見書に際して記入することが必要である．

b. 傷病の経過

傷病の経過，特記事項については，関係病院・施設・関係者などの固有名詞の記載は避ける．また，主に介護にかかわる内容を簡明に記載する．

c. 特別な医療

介護度評価・時間加算に直接かかわるもので，洩れのないようにする．

例：点滴，酸素，ストーマ・褥瘡，IVHなど

d. 心身の状態に関する意見

「寝たきり度」「認知能力」についても介護度評価の大きな指標となっており，その意味と評価について十分理解のうえ，できるだけ直近の診察所見と本人・関係者の問診などから，最も近いと思われる評価を行う．訪問調査員も同様な評価項目チェックを行っており，認知能力の評価などが病院と自宅などの環境差で，あるいは患者を長期に診ているかなどで，大きく相違する場合があるので注意をする．

e. 精神・神経症状の有無

認知症以外の精神・神経症状名を記載する．

例：失語，構音障害，せん妄，傾眠傾向，失見当識，失認，失行など

図 1-9 主治医意見書

f. 身体の状態
　実際の理学所見に基づき可能な範囲で図示も含めた正確な評価・表記に努める．身長・体重は実測が望ましい（実測不能であれば推定値）．

g. 介護に関する意見
　症状の安定性と介護の予後に関する見通しと連動して，状態悪化などを予防しカバーするような注意点と医学的管理・介護サービスの必要性について述べるもので，現状サービスの追認ではなく，幅をもったサービスの選択肢と望ましい医療対応をすすめる記載とする．

h. そのほか特記すべき事項
　本人の実態像を審査会が把握するに足る内容の補足が望ましい．
①介護するうえでどのくらい「手間」がかかるか記載する．
②生活の不具合について具体的に記載する（住宅環境や介護者の有無なども介護プランに影響するため）．
③火の不始末や性の問題行動など，介護に困難をきたす点を記載する．
④医学的管理の必要性と根拠を具体的に記載する．
⑤認知能力の判定方法（改訂長谷川式簡易知能評価スケールなど）と結果を記載する．
⑥認知症例での日内変動・日差変動，季節変動の有無や程度の記載は望ましい．

　本章では3種の診断書，意見書の作成法について述べたが，ほかに労災保険や自賠責の後遺障害診断書なども作成頻度は高い．基本的な考え方は前述した診断書や意見書に準じて作成できるものと考える．

■ 参考文献
- 身体障害者福祉法第15条に規定する指定医師の実務提要．北九州市保健福祉局，2010
- 平岡久仁子：障害年金．日野原重明（編）：医療文書の正しい書き方と医療補償の実際—診断書から社会保障まで，改訂第5版．金原出版，pp78-85，2007
- 介護保険主治医意見書について．北九州市保健福祉局地域支援部会介護保険課認定審査係，2010

第 9 章
障害評価表

多数の障害評価方法が報告され使用されているが，妥当性や信頼性があるものを中心に主要なものを示す．

1 知的スクリーニングテスト

簡易精神状態検査 mini-mental state examination（MMSE）は，Folstein らが[1]1975 年に発表した簡易認知機能検査であり，時間の見当識，場所の見当識，3 物品の記銘，3 物品の遅延再生，計算，呼称，復唱，口頭命令，読字，書字，図形模写の 11 項目からなる．MMSE は全般的な知的スクリーニングに適しており，総点は 30 点で 24 点以上を正常域とする．森らが日本語訳（表 1-14）を報告しており[2]，コントロールに相当する非神経病患者群では 28.7±1.8 であった．なお，現在は精神状態短時間検査日本版（MMSE-J，日本文化科学社）が市販されている．

改訂長谷川式簡易知能評価スケール（HDS-R）[3]（表 1-15）は認知症のスクリーニングとしてわが国では最も広く使用されている検査であり，年齢，日時の見当識，場所の見当識，3 語の記銘，計算，数字逆唱，3 語の遅延再生，5 物品の記銘，語流暢性の 9 項目からなる．総点は 30 点で，20 点以下であると「認知症疑い」と判定する．感受性や特異性も高く，MMSE との併存的妥当性がある．

2 関節可動域測定

関節可動域（ROM）は，関節可動域表示ならびに測定法[4]（表 1-16）に準拠して，四肢や体幹が基本肢位（表 1-16：参考図の太い実線）から他動的にどれだけ移動したかを 5°刻みの角度で測定して表示する．基本肢位は概ね解剖学的肢位（図 1-10）と一致するが，肩関節の水平屈曲・伸展および外旋・内旋，前腕の回外・回内，股関節の外旋・内旋の測定では解剖学的肢位とは一致しないので，表 1-16 参考図で確認すること．角度の表示は中間位 0 法を採用しているので基本肢位は 0°であり，屈曲あるいは伸展すれば数値は増加する．

測定に際し角度計は十分な長さの柄がついているものを使用し，参考図をもとに柄を基本軸と移動軸に合わせ，角度計の中心を両軸の交点に置く．運動に応じて角度計の中心を移動させても，移動軸を平行移動させてもよい．多関節筋が関与する場合はその影響を除いた肢位で測定する．たとえば，足関節の背屈を測定する際は，膝関節を軽度屈曲させ下腿三頭筋の緊張を緩める．記載された測定法と異なる肢位，自動運動で測定，多関節筋緊張肢位，痛みがある場合などは，その旨明記する．

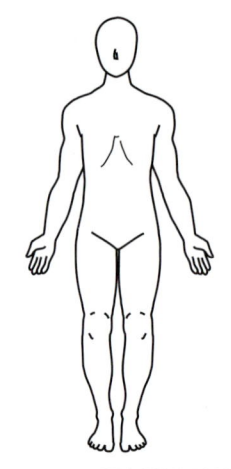

図 1-10　解剖学的肢位

表1-14 簡易精神状態検査(MMSE)

	質問内容	回答	得点
1(5点)	今年は何年ですか.	年	
	今の季節は何ですか.		
	今日は何曜日ですか.	曜日	
	今日は何月何日ですか.	月	
		日	
2(5点)	ここは何県ですか.	県	
	ここは何市ですか.	市	
	ここは何病院ですか.		
	ここは何階ですか.	階	
	ここは何地方ですか.(例：関東地方)		
3(3点)	物品名3個(相互に無関係) 検者は物の名前を1秒間に1回ずつ言う.その後,被検者に繰り返させる. 正答1個につき1点を与える.3個すべて言うまで繰り返す(6回まで). 何回繰り返したかを記せ.　　回		
4(5点)	100から順に7を引く(5回まで).あるいは「フジノヤマ」を逆唱させる.		
5(3点)	3で提示した物品名を再度復唱させる.		
6(2点)	(時計を見せながら)これは何ですか. (鉛筆を見せながら)これは何ですか.		
7(1点)	次の文章を繰り返す. 「みんなで,力を合わせて綱を引きます」		
8(3点)	(3段階の命令) 「右手にこの紙を持ってください」 「それを半分に折りたたんでください」 「机の上に置いてください」		
9(1点)	(次の文章を読んで,その指示に従ってください) 「目を閉じなさい」		
10(1点)	(何か文章を書いてください)		
11(1点)	(次の図形を描いてください)		
		得点合計	

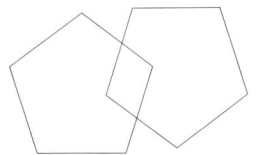

〔森　悦朗,三谷洋子,他：神経疾患患者における日本語版Mini-Mental Stateテストの有用性.神経心理学1(2)：82-90,1985より引用〕

また,ROM最大値付近の感覚は臨床上参考になる.固い感じがする場合は骨性要素の可動域制限,柔らかい場合は炎症や浮腫,しっかりした感じがする場合は筋・関節包・靱帯の短縮,痙性や固縮がある場合は中枢神経要素が推定できる.ROMの判定は個人による変動が大きいので,測定値のみではなく,健側や参考可動域を考慮して総合的に判定する.関節可動域評価表の例を示す(表1-17).

3 筋力テスト

筋力は臨床的には徒手筋力テスト manual muscle test(MMT),定量的臨床評価には徒手筋力計 hand-held dynamometer(HHD),臨床研究には等運動性筋力計 isokinetic dynamometer(IKD)を用いる.筋力測定は,①筋および筋を支配する末梢神経や中枢神経の障害と程度を推定,②運動機能や活動状況の判定,③治療効果の判定などに役

表1-15　改訂長谷川式簡易知能評価スケール（HDS-R）

1	お歳はいくつですか？（2年までの誤差は正解）		0 1	
2	今日は何年の何月何日ですか？　何曜日ですか？ （年月日，曜日が正解でそれぞれ1点ずつ）	年 月 日 曜日	0 1 0 1 0 1 0 1	
3	私たちが今いるところはどこですか？ （自発的にでれば2点，5秒おいて家ですか？　病院ですか？　施設ですか？　のなかから正しい選択をすれば1点）		0 1 2	
4	これから言う3つの言葉を言ってみてください．あとでまた聞きますのでよく覚えておいてください． （以下の系列のいずれか1つで，採用した系列に○印をつけておく） 1：a)桜　b)猫　c)電車　2：a)梅　b)犬　c)自動車		0 1 0 1 0 1	
5	100から7を順番に引いてください．（100-7は？，それからまた7を引くと？ と質問する．最初の答えが不正解の場合，打ち切る）	(93) (86)	0 1 0 1	
6	私がこれから言う数字を逆から言ってください．（6-8-2，3-5-2-9を逆に言ってもらう． 3桁逆唱に失敗したら，打ち切る）	2-8-6 9-2-5-3	0 1 0 1	
7	先ほど覚えてもらった言葉をもう一度言ってみてください． （自発的に回答があれば各2点，もし回答がない場合以下のヒントを与え正解であれば1点） a)植物　b)動物　c)乗り物	a：0 1 2 b：0 1 2 c：0 1 2		
8	これから5つの品物を見せます．それを隠しますのでなにがあったか言ってください． （時計，鍵，タバコ，ペン，硬貨など必ず相互に無関係なもの）		0 1 2 3 4 5	
9	知っている野菜の名前をできるだけたくさん言ってください． （答えた野菜の名前を右欄に記入する．途中で詰まり，約10秒間待っても答えない場合にはそこで打ち切る） 0〜5=0点，6=1点，7=2点，8=3点，9=4点，10=5点		0 1 2 3 4 5	
			合計得点	

〔加藤伸司，長谷川和夫，他：改訂長谷川式簡易知能評価スケール（HDS-R）の作成．老年精神医学雑誌2(11)：1339-1347, 1991 より引用〕

表1-16　関節可動域測定
1. 上肢測定

部位名	運動方向	参考可動域角度	基本軸	移動軸	測定肢位および注意点	参考図
肩甲帯 shoulder girdle	屈曲 flexion	20	両側の肩峰を結ぶ線	頭頂と肩峰を結ぶ線		屈曲／伸展
	伸展 extension	20				
	挙上 elevation	20	両側の肩峰を結ぶ線	肩峰と胸骨上縁を結ぶ線	背面から測定する．	挙上／引き下げ
	引き下げ（下制） depression	10				

（つづく）

表 1-16（つづき）

部位名	運動方向	参考可動域角度	基本軸	移動軸	測定肢位および注意点	参考図
肩 shoulder（肩甲帯の動きを含む）	屈曲（前方挙上） forward flexion	180	肩峰を通る床への垂直線（立位または座位）	上腕骨	上腕は中間位とする．体幹が動かないように固定する．脊柱が前後屈しないように注意する．	
	伸展（後方挙上） backward extension	50				
	外転（側方挙上） abduction	180	肩峰を通る床への垂直線（立位または座位）	上腕骨	体幹の側屈がおこらないように90°以上になったら前腕を回外することを原則とする．→［5. そのほかの検査法］参照	
	内転 adduction	0				
	外旋 external rotation	60	肘を通る前額面への垂直線	尺骨	上腕を体幹に接して，肘関節を前方90°に屈曲した肢位で行う．前腕は中間位とする．→［5. そのほかの検査法］参照	
	内旋 internal rotation	80				
	水平屈曲 horizontal flexion (horizontal adduction)	135	肩峰を通る矢状面への垂直線	上腕骨	肩関節を90°外転位とする．	
	水平伸展 horizontal extension (horizontal abduction)	30				
肘 elbow	屈曲 flexion	145	上腕骨	橈骨	前腕は回外位とする．	
	伸展 extension	5				
前腕 forearm	回外 supination	90	上腕骨	手指を伸展した手掌面	肩の回旋が入らないように肘を90°に屈曲する．	
	回内 pronation	90				

（つづく）

表 1-16 関節可動域測定（つづき）

1. 上肢測定

部位名	運動方向	参考可動域角度	基本軸	移動軸	測定肢位および注意点	参考図
手 wrist	屈曲（掌屈）flexion (palmar flexion)	90	橈骨	第2中手骨	前腕は中間位とする．	
	伸展（背屈）extension (dorsiflexion)	70				
	橈屈 radial deviation	25	前腕の中央線	第3中手骨	前腕を回内位で行う．	
	尺屈 ulnar deviation	55				

2. 手指測定

部位名	運動方向	参考可動域角度	基本軸	移動軸	測定肢位および注意点	参考図
母指 thumb	橈側外転 radial abduction	60	示指（橈骨の延長上）	母指	運動は手掌面とする．以下の手指の運動は，原則として手指の背側に角度計をあてる．	
	尺側内転 ulnar adduction	0				
	掌側外転 palmar abduction	90			運動は手掌面に直角な面とする．	
	掌側内転 palmar adduction	0				
	屈曲（MCP）flexion	60	第1中手骨	第1基節骨		
	伸展（MCP）extension	10				
	屈曲（IP）flexion	80	第1基節骨	第1末節骨		
	伸展（IP）extension	10				
指 fingers	屈曲（MCP）flexion	90	第2〜5中手骨	第2〜5基節骨	→[5. そのほかの検査法] 参照	
	伸展（MCP）extension	45				
	屈曲（PIP）flexion	100	第2〜5基節骨	第2〜5中節骨		
	伸展（PIP）extension	0				

（つづく）

表 1-16（つづき）

部位名	運動方向	参考可動域角度	基本軸	移動軸	測定肢位および注意点	参考図
指 fingers	屈曲(DIP) flexion	80	第2〜5中節骨	第2〜5末節骨	DIPは10°の過伸展をとりうる．	
	伸展(DIP) extension	0				
	外転 abduction		第3中手骨延長線	第2, 4, 5指軸	中指の運動は橈側外転，尺側外転とする． →［5. そのほかの検査法］参照	
	内転 adduction					

3. 下肢測定

部位名	運動方向	参考可動域角度	基本軸	移動軸	測定肢位および注意点	参考図
股 hip	屈曲 flexion	125	体幹と平行な線	大腿骨（大転子と大腿骨外顆の中心を結ぶ線）	骨盤と脊柱を十分に固定する．屈曲は背臥位，膝屈曲位で行う．伸展は腹臥位，膝伸展位で行う．	
	伸展 extension	15				
	外転 abduction	45	両側の上前腸骨棘を結ぶ線への垂直線	大腿中央線（上前腸骨棘より膝蓋骨中心を結ぶ線）	背臥位で骨盤を固定する．下肢は外旋しないようにする．内転の場合は，反対側の下肢を屈曲挙上してその下を通して内転させる．	
	内転 adduction	20				
	外旋 external rotation	45	膝蓋骨より下ろした垂直線	下腿中央線（膝蓋骨中心より足関節内外果中央を結ぶ線）	背臥位で，股関節と膝関節を90°屈曲位にして行う．骨盤の代償を少なくする．	
	内旋 internal rotation	45				
膝 knee	屈曲 flexion	130	大腿骨	腓骨（腓骨頭と外果を結ぶ線）	屈曲は股関節を屈曲位で行う．	
	伸展 extension	0				

（つづく）

表 1-16 関節可動域測定（つづき）
3. 下肢測定

部位名	運動方向	参考可動域角度	基本軸	移動軸	測定肢位および注意点
足 ankle	屈曲（底屈） flexion (plantar flexion)	45	腓骨への垂直線	第5中足骨	膝関節を屈曲位で行う．
	伸展（背屈） extension (dorsiflexion)	20			
足部 foot	外がえし eversion	20	下腿軸への垂直線	足底面	膝関節を屈曲位で行う．
	内がえし inversion	30			
	外転 abduction	10	第1，第2中足骨の間の中央線	同左	足底で足の外縁または内縁で行うこともある．
	内転 adduction	20			
母指（趾） great toe	屈曲（MTP） flexion	35	第1中足骨	第1基節骨	
	伸展（MTP） extension	60			
	屈曲（IP） flexion	60	第1基節骨	第1末節骨	
	伸展（IP） extension	0			
足指 toes	屈曲（MTP） flexion	35	第2〜5中足骨	第2〜5基節骨	
	伸展（MTP） extension	40			
	屈曲（PIP） flexion	35	第2〜5基節骨	第2〜5中節骨	
	伸展（PIP） extension	0			
	屈曲（DIP） flexion	50	第2〜5中節骨	第2〜5末節骨	
	伸展（DIP） extension	0			

（つづく）

表 1-16（つづき）
4. 体幹測定

部位名	運動方向		参考可動域角度	基本軸	移動軸	測定肢位および注意点
頸部 cervical spines	屈曲（前屈） flexion		60	肩峰を通る床への垂直線	外耳孔と頭頂を結ぶ線	頭部体幹の側面で行う．原則として腰かけ座位とする．
	伸展（後屈） extension		50			
	回旋 rotation	左回旋	60	両側の肩峰を結ぶ線への垂直線	鼻梁と後頭結節を結ぶ線	腰かけ座位で行う．
		右回旋	60			
	側屈 lateral bending	左側屈	50	第7頸椎棘突起と第1仙椎の棘突起を結ぶ線	頭頂と第7頸椎棘突起を結ぶ線	体幹の背面で行う．腰かけ座位とする．
		右側屈	50			
胸腰部 thoracic and lumbar spines	屈曲（前屈） flexion		45	仙骨後面	第1胸椎棘突起と第5腰椎棘突起を結ぶ線	体幹側面より行う．立位，腰かけ座位または側臥位で行う．股関節の運動が入らないように行う． →［5. そのほかの検査法］参照
	伸展（後屈） extension		30			
	回旋 rotation	左回旋	40	両側の後上腸骨棘を結ぶ線	両側の肩峰を結ぶ線	座位で骨盤を固定して行う．
		右回旋	40			
	側屈 lateral bending	左側屈	50	ヤコビー（Jacoby）線の中点にたてた垂直線	第1胸椎棘突起と第5腰椎棘突起を結ぶ線	体幹の背面で行う．腰かけ座位または立位で行う．
		右側屈	50			

（つづく）

表1-16 **関節可動域測定**(つづき)
5. そのほかの検査法

部位名	運動方向	参考可動域角度	基本軸	移動軸	測定肢位および注意点	参考図
肩 shoulder（肩甲骨の動きを含む）	外旋 external rotation	90	肘を通る前額面への垂直線	尺骨	前腕は中間位とする．肩関節は90°外転し，かつ肘関節は90°屈曲した肢位で行う．	
	内旋 internal rotation	70				
	内転 adduction	75	肩峰を通る床への垂直線	上腕骨	20°または45°肩関節屈曲位で行う．立位で行う．	
母指 thumb	対立 opposition				母指先端と小指基部（または先端）との距離(cm)で表示する．	
指 fingers	外転 abduction		第3中手骨延長線	2, 4, 5指軸	中指先端と2, 4, 5指先端との距離(cm)で表示する．	
	内転 adduction					
	屈曲 flexion				指尖と近位手掌皮線(proximal palmar crease)または遠位手掌皮線(distal palmar crease)との距離(cm)で表示する．	
胸腰部 thoracic and lumbar spines	屈曲 flexion				最大屈曲は，指先と床との間の距離(cm)で表示する．	

表 1-17-1　主な部位の関節可動域評価表

部位	運動方向	参考角度	測定日（　）	測定日（　）	測定日（　）
頸部	屈曲（前屈）	60			
	伸展（後屈）	50			
肩	屈曲	180	/	/	/
	伸展	50	/	/	/
	外転	180	/	/	/
	内転	0	/	/	/
	外旋	60	/	/	/
	内旋	80	/	/	/
肘	屈曲	145	/	/	/
	伸展	0	/	/	/
前腕	回外	90	/	/	/
	回内	90	/	/	/
手	屈曲（掌屈）	90	/	/	/
	伸展（背屈）	70	/	/	/

部位	運動方向	参考角度	測定日（　）	測定日（　）	測定日（　）
胸腰部	屈曲（前屈）	45			
	伸展（後屈）	30			
股	屈曲	125	/	/	/
	伸展	15	/	/	/
	外転	45	/	/	/
	内転	20	/	/	/
	外旋	45	/	/	/
	内旋	45	/	/	/
膝	屈曲	130	/	/	/
	伸展	0	/	/	/
足	屈曲（底屈）	45	/	/	/
	伸展（背屈）	20	/	/	/

「関節可動域表示ならびに測定法」に準拠して測定する．
四肢の測定値が，右 40，左 60 の場合は，「40/60」と記入する．
手指は**表 1-17-2** に記載し，足指，そのほかの部位は必要に応じて別に記載する．

表 1-17-2　手指の関節可動域評価表

1. 左手指

部位	指	運動方向	参考角度	測定日（　）	測定日（　）	測定日（　）
MCP	母指	屈曲/伸展	60/10	/	/	/
	示指	屈曲/伸展	90/45	/	/	/
	中指	屈曲/伸展	90/45	/	/	/
	薬指	屈曲/伸展	90/45	/	/	/
	小指	屈曲/伸展	90/45	/	/	/
IP	母指	屈曲/伸展	80/10	/	/	/
PIP	示指	屈曲/伸展	100/0	/	/	/
	中指	屈曲/伸展	100/0	/	/	/
	薬指	屈曲/伸展	100/0	/	/	/
	小指	屈曲/伸展	100/0	/	/	/
DIP	母指	—	—	—	—	—
	示指	屈曲/伸展	80/0	/	/	/
	中指	屈曲/伸展	80/0	/	/	/
	薬指	屈曲/伸展	80/0	/	/	/
	小指	屈曲/伸展	80/0	/	/	/

2. 右手指

部位	指	運動方向	参考角度	測定日（　）	測定日（　）	測定日（　）
MCP	母指	屈曲/伸展	60/10	/	/	/
	示指	屈曲/伸展	90/45	/	/	/
	中指	屈曲/伸展	90/45	/	/	/
	薬指	屈曲/伸展	90/45	/	/	/
	小指	屈曲/伸展	90/45	/	/	/
IP	母指	屈曲/伸展	80/10	/	/	/
PIP	示指	屈曲/伸展	100/0	/	/	/
	中指	屈曲/伸展	100/0	/	/	/
	薬指	屈曲/伸展	100/0	/	/	/
	小指	屈曲/伸展	100/0	/	/	/
DIP	母指	—	—	—	—	—
	示指	屈曲/伸展	80/0	/	/	/
	中指	屈曲/伸展	80/0	/	/	/
	薬指	屈曲/伸展	80/0	/	/	/
	小指	屈曲/伸展	80/0	/	/	/

「関節可動域表示ならびに測定法」に準拠して測定する．
測定値が屈曲 30，伸展 0 の場合，「30/0」と記入する．
手指のそのほかの可動域は，必要に応じて別に記載する．

表 1-18 徒手筋力テスト(MMT)の段階と基準

筋力の段階		基準
5	Normal(N)	最大抵抗に抗して全可動域を動かせるか，最終範囲を保持することができる.
4	Good(G)	重力に抗して全可動域を動かせるが，最大抵抗に抗してテスト肢位を保持することはできない.
3	Fair(F)	重力に抗して全可動域を動かせるが，抵抗が加わると動かすことができない.
2	Poor(P)	重力の影響を最小にした肢位では，全可動域を動かすことができる.
1	Trace(T)	筋収縮を視覚的に検知できる，あるいは触知できるが，関節運動はない.
0	Zero(Z)	筋収縮をまったく触知できない，あるいは視覚的に検知できない.

表 1-19-1 主な上肢体幹筋の筋力評価表

部位と運動方向		筋	測定日( )	測定日( )	測定日( )
肩甲骨	外転	前鋸筋	/	/	/
	挙上	僧帽筋上部	/	/	/
	下制	僧帽筋下部	/	/	/
	内転	僧帽筋中部菱形筋	/	/	/
肩	屈曲	三角筋前部	/	/	/
	伸展	広背筋大円筋	/	/	/
	外転	三角筋中部	/	/	/
	外旋	外旋筋群	/	/	/
	内旋	内旋筋群	/	/	/
肘	屈曲	上腕二頭筋腕橈骨筋	/	/	/
	伸展	上腕三頭筋	/	/	/
前腕	回内	回内筋群	/	/	/
	回外	回外筋群	/	/	/

部位と運動方向		筋	測定日( )	測定日( )	測定日( )
手	屈曲	橈・尺側手根屈筋	/	/	/
	伸展	橈・尺側手根伸筋	/	/	/
指	MCP 屈曲	虫様筋	/	/	/
	MCP 伸展	総指伸筋	/	/	/
	PIP 屈曲	浅指屈筋	/	/	/
母指	MCP 屈曲	短母指屈筋	/	/	/
	MCP 伸展	短母指伸筋	/	/	/
	IP 屈曲	長母指屈筋	/	/	/
	IP 伸展	長母指伸筋	/	/	/
	外転	長・短母指外転筋	/	/	/
頸部	屈曲	胸鎖乳突筋			
	伸展	伸筋群			
体幹	屈曲	腹直筋			
	伸展	伸筋群			

筋力が右 3，左 4 の場合は，「3/4」と記入する．
手指や体幹のそのほかの筋力は必要に応じて別に記載する．

立ち，リハビリ医療上最も使用頻度の高い検査である．測定法の詳細は，Hislop[5]や Kendall[6]の成書，Hislop の日本語版[7]を参照すること．

1 徒手筋力テスト(MMT)判定基準

MMT の判定基準を表 1-18 に示す．筋力は 0～5 の 6 段階に評価するが，あくまでも順序尺度であり，4(Good)は 2(Poor)の 2 倍の筋力があるわけではない．大腿四頭筋の筋力 3(Fair)は最大筋力の 7～8％に過ぎず，3 は中央値でもない．筋力判定上は，5(Normal)と 4 の占める範囲が広く，基準も主観的であり，5 と 4 の判定には経験を要する．5 であれば検者が最大に徒手抵抗を加えても動きを止めることはできない．

筋力段階の中間的表現としてプラス(2+)またはマイナス(2-)表示を追加してもよい．Hislop[5] は 2+ と 2- の例外を除き，プラス・マイナスの表記はすすめられないと記載している．しかし，5 と 4 の範囲が大きいため，筋力の左右差や微妙な改善を診断する場合には，5-，4+ などプラス・マイナス表記を加えるのは臨床的には有用である．主な部位の筋力評価表を示す(表 1-19)．

表 1-19-2　主な下肢筋の筋力評価表

部位と運動方向		筋	測定日 (　/　)	測定日 (　/　)	測定日 (　/　)
股	屈曲	腸腰筋			
	伸展	大殿筋			
	外転	中殿筋			
	内転	内転筋群			
膝	屈曲	大腿二頭筋 半腱・膜様筋			
	伸展	大腿四頭筋			
足	屈曲(底屈)	下腿三頭筋			
	伸展(背屈)	前脛骨筋			
足趾	MTP 屈曲	足の虫様筋			
	MTP 屈曲	長・短指屈筋			
	PIP 屈曲	短指屈筋			
	DIP 屈曲	長指屈筋			
母趾	MTP 屈筋	足の短母指屈筋			
	MTP 伸展	足の短母指伸筋			
	IP 屈曲	足の長母指屈筋			
	IP 伸展	足の長母指伸筋			

筋力が右 3、左 4 の場合は、「3/4」と記入する．
下肢のそのほかの筋力は必要に応じて別に記載する．

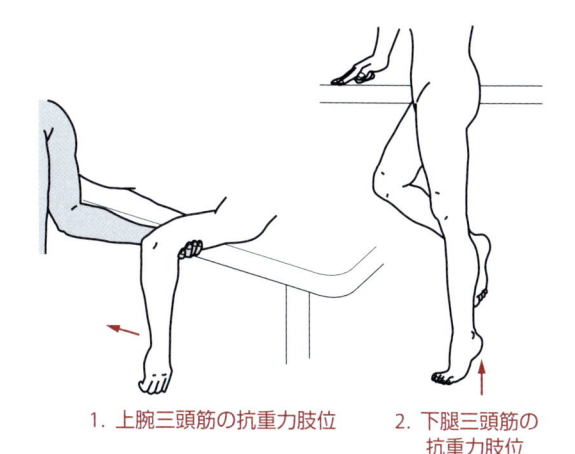

1. 上腕三頭筋の抗重力肢位　　2. 下腿三頭筋の抗重力肢位

図 1-11　正しい抗重力肢位

2　徒手筋力テスト実施時の注意点

MMT の際、まず被検者には測定部位の全可動域を動かすように説明し、その最終範囲付近で検者の加える徒手抵抗に抗して、その関節角度を保持するように指示する．測定時に注意する点は、①ごまかし(代償)運動、②不適切な抗重力肢位、③疲労や痛み、④意識的操作などである．

(1) ごまかし運動

ごまかし運動とは、代償筋を用いて異なる方向へ運動する、あるいは反動や重力を用いて動かすことである．たとえば、上腕二頭筋の筋力は前腕回外位で測定するが、上腕二頭筋が弱い患者では前腕を中間位にして腕橈骨筋を働かせて肘を屈曲させることがある．測定時は、肢位と運動方向を正確に設定し、さらに測定肢の近位部を十分固定することが大切である．

(2) 不適切な抗重力肢位

MMT 測定時に不適切な抗重力肢位にならないように注意する．たとえば、上腕三頭筋では椅子座位で前腕を下方に伸ばすように肘を伸展する、下腿三頭筋では背臥位で測定するといった誤りを目撃することがある．正しい測定肢位を図 1-11 に示す．筋力が 3 前後の場合では、特にこの抗重力肢位が重要である．

(3) 疲労や痛み

筋疾患や末梢神経疾患では疲労を生じやすく、痛みのある場合も測定する筋数を減らし手短に実施する．測定値には「疲労あり」「痛みあり」とコメントを添える．

(4) 意識的操作

精神心理的問題を有する患者や示談交渉中の患者のなかには、意識的あるいは無意識的に筋力低下を示すことがある．被検者が途中で力を抜く、評価値に再現性がないなど簡単にこの異常に気づくが、実際の筋力は生活状況より推定する．

3　徒手筋力計(HHD)

HHD の一般的構造は小型の本体とセンサーパッドからなり、四肢体幹の等尺性筋力を手軽に定量的に測定できる利点がある．3 回測定して最大値を採用するが、関節角度やセンサーの位置により筋出力は異なるので、関節角度とセンサーの位置はすべての症例で一定にし、被検者には反動をつけて伸展あるいは屈曲しないように指導す

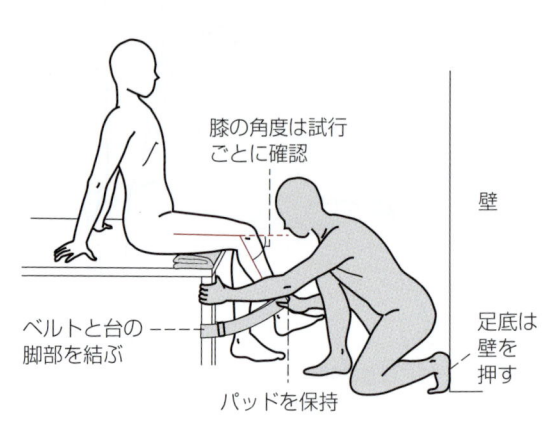

図 1-12　ベルトを用いた徒手筋力計の測定

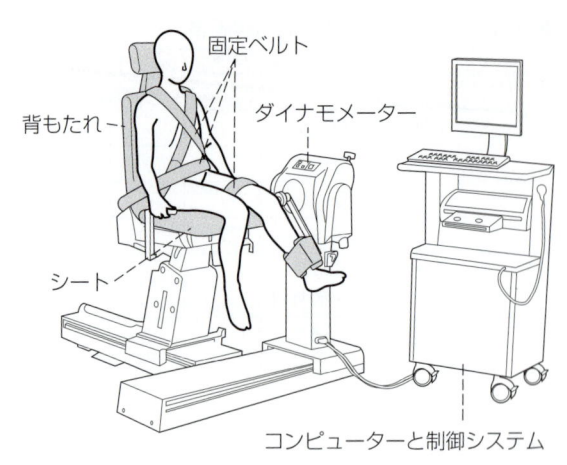

図 1-13　等運動性筋力計 Biodex System 4 Pro®

る．大きな筋出力部位（例：大腿四頭筋）に対しては，センサーをベルトで固定するなどの工夫を要する（図 1-12）．健常者の HHD による膝伸展筋力（kg，平均値±標準偏差）は，20歳代男性 60.4±8.1，女性 37.1±8.9，40歳代男性 49.4±10.0，女性 33.3±5.7，60歳代男性 40.0±8.5，女性 26.2±5.6，80歳代男性 24.7±4.7，女性 18.8±3.2 と報告されている[8]．

4 等運動性筋力計（IKD）

IKD は四肢あるいは体幹を一定の角速度で動かすように制御しながら，トルクを測定する装置である（図 1-13）．大型で操作がやや複雑であり高価なのが問題である．最大トルク値，トルク値/体重比が用いられる．筆者らが調査した健常男性の膝伸筋/屈筋の等運動性筋力（10 rpm，Nm，平均値±標準偏差）は，20歳代 165.4±36.2/107.8±21.4，30歳代 167.7±28.9/109.0±23.6，40歳代 136.1±31.3/83.2±11.9，50歳代 130.2±16.3/76.3±1.8，60歳代 110.9±15.6/64.1±10.7 であった．

4 片麻痺テスト

脳卒中急性期の包括的評価として，神経内科や脳外科領域では National Institute of Health Stroke Scale（NIHSS）が国際的に広く使用されている[9]．評価項目は，意識水準，意識（質問，従命），最良の注視，視野，顔面麻痺，上肢の運動（右，左），下肢の運動（右，左），運動失調，感覚，最良の言語，構音障害，消去/無視であり，総合点は 0〜42 点であり点数が大きいほうが重症である．

片麻痺機能障害のリハビリ評価は，わが国では Brunnstrom ステージ Brunnstrom Recovery Stage（BRS）が最もよく用いられる[10]．BRS は，上肢，手指，下肢の 3 部位に分け，共同運動と分離運動の発現状態に基づきⅠ〜Ⅵに判定する（表 1-19）．多くのリハビリ医やセラピストは BRS を熟知し，わが国の共通の尺度となっているが，各段階の区別が不明瞭であり訓練効果を判別するには不向きである．

ステージの判定は 1 つ以上の運動が可能な最も高いレベルとする．ⅡとⅢの区別が曖昧になりやすいので，筆者は以下のとおりにしている．Ⅱの共同運動が「わずか」とは，上肢では屈曲共同運動が発現しても臍に達しない，伸展共同運動が発現しても乳頭に達しない，下肢では屈曲共同運動が発現しても膝屈曲が 45°に達しない，伸展共同運動が発現しても膝伸展が 45°に達しない状態とする．Ⅲは，上肢では屈曲共同運動が発現して臍を越える，あるいは伸展共同運動が発現して乳頭を越える場合，下肢では屈曲共同運動が発現して膝屈曲が 45°を超える，あるいは伸展共同運動が発現して膝伸展が 45°を超える場合とする．

わが国で考案された片麻痺機能障害の包括的評価法は，脳卒中機能障害評価法 stroke impair-

表1-20 Brunnstrom Recovery Stage

判定ステージ	上肢	月 日	月 日	月 日	月 日	月 日	月 日
I	□随意運動なし						
II	□連合反応の出現 □屈筋共同運動やその要素のわずかな出現 □伸筋共同運動やその要素のわずかな出現						
III	□明らかな動きを伴う屈筋共同運動 □明らかな動きを伴う伸筋共同運動						
IV	□手を腰の後ろに回す □腕を前方水平位に挙上 □前腕を肘90°屈曲位で回内・回外						
V	□上肢を肘伸展前腕回内位で側方水平に挙上 □上肢を肘伸展位で前方頭上に挙上 □前腕を肘伸展前方または側方水平位で回内外						
VI	□各関節の分離運動						

判定ステージ	手指	月 日	月 日	月 日	月 日	月 日	月 日
I	□随意運動なし						
II	□随意的指屈曲がわずかに可能						
III	□集団屈曲，鉤状握りは可能，伸展不能						
IV	□不十分な全指伸展 □横つまみ可能						
V	□対向つまみ □円柱握り，球握り □随意的指伸展（範囲は一定せず）						
VI	□全種類の握り □全可動域にわたる指伸展 □すべての指の分離動作						

判定ステージ	下肢	月 日	月 日	月 日	月 日	月 日	月 日
I	□随意運動なし						
II	□レイミスト現象 □屈筋共同運動やその要素のわずかな出現 □伸筋共同運動やその要素のわずかな出現						
III	□明らかな動きを伴う屈筋共同運動 □明らかな動きを伴う伸筋共同運動						
IV	□座位で足を床の後方に滑らせて膝を90°以上屈曲 □座位で足を床から離さずに背屈						
V	□立位でほぼ股伸展位で膝屈曲 □立位で足を少し前方に踏み出し足背屈						
VI	□立位で骨盤挙上の範囲を超えて股外転 □座位で股関節の内外旋						

判定は1つ以上の運動が可能な最も高い段階とする．
評価肢位は，上肢I・IIは臥位，III以降は座位，手指は指定なし，下肢はI・IIは臥位，IIIは臥位・座位，IVは座位，Vは立位とする．

〔Brunnstrom S : Movement therapy in hemiplegia : A neurophysiological approach. Harper & Row, New York, 1970 より引用〕

表 1-21　脳卒中機能障害評価法（運動機能を抜粋）

1. **上肢近位**(knee-mouth test)
   座位において患肢の手部を対側膝（大腿）上より挙上し，手部を口まで運ぶ．この際，肩は90°まで外転させる．そして膝上まで戻す．これを3回繰り返す．肩，肘関節に拘縮が存在する場合は可動域内での運動をもって課題可能と判断する．
   0：まったく動かない．
   1：肩のわずかな動きがあるが手部が乳頭に届かない．
   2：肩肘の共同運動があるが手部が口に届かない．
   3：課題可能．中等度のあるいは著明なぎこちなさあり．
   4：課題可能．軽度のぎこちなさあり．
   5：健側と変わらず，正常．

2. **上肢遠位**(finger-function test)
   手指の分離運動を，母指～小指の順に屈曲，小指～母指の順に伸展することによって行う．
   0：まったく動かない．
   1：1A：わずかな動きがある．または集団屈曲可能．
   　 1B：集団伸展が可能．
   　 1C：分離運動が一部可能．
   2：全指の分離運動可能なるも屈曲伸展が不十分である．
   3：課題可能(全指の分離運動が十分な屈曲伸展を伴って可能)．中等度のあるいは著明なぎこちなさあり．
   4：課題可能．軽度のぎこちなさあり．
   5：健側と変わらず，正常．

3. **下肢近位（股）**(hip-flexion test)
   座位にて股関節を90°より最大屈曲させる．3回行う．必要ならば座位保持のための介助をしてかまわない．
   0：まったく動かない．
   1：大腿にわずかな動きがあるが足部は床から離れない．
   2：股関節の屈曲運動あり，足部は床より離れるが十分ではない．
   3～5：knee-mouth test の定義と同一．

4. **下肢近位（膝）**(knee-extension test)
   座位にて膝関節を90°屈曲位から十分伸展（-10°程度まで）させる．3回行う．必要ならば座位保持のための介助をしてかまわない．
   0：まったく動かない．
   1：下腿にわずかな動きがあるが足部は床から離れない．
   2：膝関節の伸展運動あり，足部は床より離れるが，十分ではない．
   3～5：knee-mouth test の定義と同一．

5. **下肢遠位**(foot-pat test)
   座位または臥位，座位は介助しても可．踵部を床につけたまま，足部の背屈運動を強調しながら背屈・底屈を3回繰り返し，その後なるべく早く背屈・底屈を繰り返す．
   0：まったく動かない．
   1：わずかな背屈運動があるが前足部は床から離れない．
   2：背屈運動あり，足部は床より離れるが十分ではない．
   3～5：knee-mouth test の定義と同一．

ment assessment set (SIAS) である[11]．運動機能，筋緊張，感覚，関節可動域・疼痛，体幹機能，高次脳機能，非麻痺側機能に関する全22項目に対し0～5点で評価し，合計点は0～76点になる（表1-21）．点数が大きいほうが機能は良好であり，多くの項目で評価尺度が統一され，座位で簡単に評価できるのが特徴である．

国際的に最も広く使用されている包括的評価法は Fugl-Meyer 評価（FMA）である[12]．評価項目は，上肢(肩・肘・前腕，手関節，手と指の動作，協調運動・速度，小計66点；表1-22-1)，下肢(股・膝・足，協調運動・速度，小計34点；表1-22-2)，バランス(14点)，感覚(24点)，他動的関節可動域/関節痛(88点)からなり，それぞれ0, 1, 2の3段階に評価し合計点は0～226点となる．なお，このなかで上下肢運動機能の合計点は0～100点である．FMA は点数が大きいほうが機能は良好であり，信頼性や妥当性も検討されている．国際誌に片麻痺患者のリハビリに関する投稿をするには，少なくとも運動機能はFMAで評価することをすすめる．

片麻痺の機能障害のなかで，過度の痙縮は運動を阻害し変形や拘縮を促進するので臨床上大きな問題となる．痙縮の評価は国際的にも国内的にも修正 Ashworth 尺度（MAS，表1-23）が広く用いられている[13]．妥当性や信頼性の検討もなされている．痙性は姿勢や運動速度に影響されるので，安定した評価値を得るためには座位で，ゆっくりとした速度で他動的に四肢を動かし評価する必要がある．

脳卒中患者の大まかな障害度評価法として，修正 Rankin 尺度(mRS)は世界的に広く用いられている[14,15]．まったく症状はない(Grade 0)から死亡(Grade 6)まで7段階に障害を判定するが(表1-24)，一部，機能障害や参加制約の要素が混在している．急性期治療や無作為化比較試験では標準的評価法であるが，リハビリ治療計画立案やリハビリ成果判定には十分ではない．

5 手指機能評価

リハビリ医療現場で最も使用されている手指機能評価に，簡易上肢機能検査(STEF)がある[16]．

表 1-22-1 Fugl-Meyer assessment ─上肢運動機能

上肢運動機能の評価項目	点数範囲	実施日( )	実施日( )	実施日( )
A. 肩/肘/前腕	0～36			
Ⅰ. 反射-活動*1 　上腕二頭筋反射，指屈曲反射；上腕三頭筋反射 　0：なし，2：1～2反射あり，4：3反射あり	0～4			
Ⅱ. a) 屈筋共同運動の6要素 　肩後退・挙上・外転・外旋，肘屈曲，前腕回外 　[0：不可，1：部分的，2：可能]×6	0～12			
b) 伸筋共同運動の3要素 　肩内転内旋，肘伸展，前腕回内 　[0：不可，1：部分的，2：可能]×3	0～6			
Ⅲ. 屈筋・伸筋共同運動の混合3動作 　手を腰骨，肘伸展位で肩屈曲90°，肘90°屈曲位で前腕回内外 　[0：不可，1：部分的，2：可能]×3	0～6			
Ⅳ. 共同運動から分離した3動作 　肘伸展位で肩外転90°，肩屈曲180°，肘伸展位で前腕回内外 　[0：不可，1：部分的，2：可能]×3	0～6			
Ⅴ. 正常反射-活動*2 　上腕二頭筋，指屈曲，上腕三頭筋 　0：高度亢進，1：一部亢進，2：亢進なし	0～2			
B. 手関節5動作*3 　肘90°で手関節安定性，屈伸，肘0度で手関節安定性，屈伸，ぶん回し 　[0：不可，1：部分的，2：可能]×5	0～10			
C. 手指7動作*4 　指集団屈曲，指集団伸展，握り a, b, c, d, e 　[0：不可，1：部分的，2：可能]×7	0～14			
D. 協調運動/速度*5 　指鼻試験を5回繰り返す，振戦，測定異常，速度低下 　[0：著明，1：少し，2：なし]×3	0～6			
上肢運動機能合計(A+B+C+D)	66			

*1：0：3反射とも出現なし，2：屈曲 and/or 伸展反射出現，4：3反射出現．
*2：Ⅴは，Ⅳの得点が6の場合のみ算定する．3反射中2つ以上が高度亢進していれば「0」，1つが高度亢進または2つが亢進していれば「1」，高度亢進なしまたは亢進1つであれば「2」とする．
*3：(1) 肩0°，肘90°，前腕回内位で，15°の手関節背屈位を保持(手関節安定性)，(2) 同じ肢位で，手関節の最大掌屈・背屈を反復，(3) 肩を軽度屈曲外転し，肘0°，前腕回内位で，15°の手関節背屈位を保持，(4) 同じ肢位で，手関節の最大掌屈・背屈を反復，(5) 手関節のぶん回し．(1)と(3)の手関節背屈位保持は，背屈できても抵抗に抗することができなければ「1」と判定する．
*4：握り a：MCP 伸展で PIP と DIP を屈曲．抵抗に抗する力が弱い場合は「1」．握り b：母指内転つまみ，弱い引っ張りに抗することができない場合は「1」．握り c：母指と示指で鉛筆を指腹つまみ．握り d：母指と示指の掌側で円筒つまみ．握り e：球(テニスボール)つまみ．弱い引っ張りに抗することができない場合は「1」．
*5：速度低下は，障害側上肢で指鼻試験を5回繰り返す時間が非障害側よりも6秒以上遅い「0」，2～5秒遅い「1」，2秒未満「0」と判定する．

STEFは大きさ，形，重さ，素材の異なる10種類の物品を把持し，移動させ，離すという作業を行い，実施に要した時間を測定して，左右別に合計点(最大値は100点)を求める．検査物品，手引書，検査シートの一式が市販されている．

1966年ごろより拓杏園の今田・福田らが手指機能指数(FQ)の概念を定め，10種類の検査物品を操作する時間を測定しFQを算出する方法を報告した[17]．医療から職業リハビリまで使用可能であるが，現在の使用は特定の施設に限られてい

表 1-22-2 Fugl-Meyer assessment —下肢運動機能

下肢運動機能の評価項目	点数範囲	実施日( )	実施日( )	実施日( )
E. 股/膝/足	0～28			
Ⅰ. 反射-活動*1 　膝蓋腱反射；ハムストリング反射，アキレス腱反射 　0：なし，2：あり，4：最大	0～4			
Ⅱ. a) 屈筋共同運動の3要素 　股屈曲，膝屈曲，足背屈 　[0：不可，1：部分的，2：可能]×3	0～6			
b) 伸筋共同運動の4要素 　股伸展，股内転，膝伸展，足底屈 　[0：不可，1：部分的，2：可能]×4	0～8			
Ⅲ. 屈筋・伸筋共同運動の混合2動作 　椅子座位で90°を超えた膝屈曲，足背屈 　[0：不可，1：部分的，2：可能]×2	0～4			
Ⅳ. 共同運動から分離した2動作 　立位で膝屈曲90°以上，足背屈 　[0：不可，1：部分的，2：可能]×2	0～4			
Ⅴ. 正常反射-活動*2 　膝蓋腱反射，ハムストリング反射，アキレス腱反射 　0：高度亢進，1：一部亢進，2：亢進なし	0～2			
F. 協調運動/速度*3 　背臥位で踵膝験を5回繰り返す．振戦，測定異常，速度低下 　[0：著明，1：少し，2：なし]×3	0～6			
下肢運動機能合計(E+F)	34			

*1：0：3反射とも出現なし，2：屈曲 and/or 伸展反射出現，4：3反射出現．
*2：Ⅴは，Ⅳの得点が4の場合のみ算定する．3反射中2つ以上が高度亢進していれば「0」，1つが高度亢進または2つが亢進していれば「1」，高度亢進なしまたは亢進1つであれば「2」とする．
*3：速度低下は，障害側下肢で踵膝験を5回繰り返す時間が非障害側よりも6秒以上遅い「0」，2～5秒遅い「1」，2秒未満「0」と判定する．

表 1-23 修正 Ashworth 尺度（MAS）

グレード	説明	測定日( )	測定日( )	測定日( )
0	筋緊張の亢進はない．			
1	わずかな筋緊張亢進があり，患肢を屈伸する時にひっかかり，その後緩む感じ，あるいは可動域の終末でわずかな抵抗がある．			
1+	軽度の筋緊張亢進があり，ひっかかりと引き続き残りの可動域(1/2以内)でわずかな抵抗がある．			
2	より明らかな筋緊張亢進がほぼ全可動域であるが，患肢は容易に動かすことができる．			
3	著しい筋緊張亢進があり，患肢を他動的に動かすことは困難である．			
4	患肢は屈曲や伸展しても固くて曲がらない．			

〔Bohannon RW, Smith MB：Interrater reliability of a modified Ashworth scale of muscle spasticity. Phys Ther 67(2)：206-207, 1987 より引用〕

表1-24 修正Rankin尺度(mRS)

グレード	説明	測定日 ( )	測定日 ( )	測定日 ( )
0	まったく症状はない.			
1	明らかな障害はない：症候はあるが，すべての日常の勤めや活動は行える.			
2	軽度の障害：発症以前の活動がすべて行えるわけではないが，自分の身の回りのことは介助なしに行える.			
3	中等度の障害：なんらかの介助を要するが，歩行は介助なしに行える.			
4	中等度から重度の障害：介助なしに歩行はできず，自分の身体的要求にも答えられない.			
5	重度の障害：寝たきり，失禁そして常に介護と見守りを要する.			
6	死亡			

〔篠原幸人，峰松一夫，他：modified Rankin Scaleの信頼性に関する研究—日本語版判定基準書および問診表の紹介. 脳卒中29(1)：6-13, 2007より一部改変〕

る．

　上肢および手指の集中的訓練の効果判定に用いる運動機能評価法に，Wolf motor function testがある[18]．上肢の運動6項目と物品操作9項目の15項目からなり，それぞれの課題遂行時間（秒）を測定して合計が得点となる．また，機能的能力スコアは，「まったく動かせない」を0，「健常に近い動作が可能」を5の6段階に評価し，合計点は75点である．日本語版（表1-25）が報告されており[19]，より重度症例の運動能力をSTEFよりも詳細に評価することができる．motor activity logは，Taubらにより開発された患側上肢の使用状態を評価する方法であり[20]，14項目に関して一定期間の使用頻度amount of use（AOU）と動作の質quality of movement（QOM）を評価する．これも日本語版（表1-26）が報告されており[21]，上肢の集中的訓練や磁気刺激などの効果判定として有用である．

6 歩行・バランス

　歩行の評価の前に神経学的所見と筋骨格系所見を把握し，次に椅子座位からの起立と立位保持の状態を確認する．短距離の歩行ができるようであれば，歩行時の全身所見（姿勢，左右対称性，円滑性，安全性，歩行速度）および局所所見（上肢の振り，遊脚期の股・膝・足の動き，立脚期の膝・足の安定性，体幹・骨盤の動き）を観察する．

　病態に関連する特有な歩行パターンとして，片麻痺歩行，対麻痺歩行，失調歩行，パーキンソン病様歩行，動揺歩行，鶏歩，間欠性跛行などがある（表1-27）．

　全般的な歩行状態は，歩行自立，監視，部分介助，介助，歩行不能などに分類するが，国際的には機能的歩行分類（FAC）[22]が用いられる（表1-28）．各カテゴリーの基準が明確に示されており信頼性や妥当性も検討されている．

　歩行機能ばかりではなく，椅子からの立ち上がり，快適で安全な歩行，方向転換，腰掛けるという一連の動作を観察し測定する方法に起立歩行時間試験Timed Up and Go Test（TUG）がある[23]．TUGは複雑な機器を必要とせず，いつでもどこでも簡単に実施でき，動的バランスと歩行能力を簡便に評価できる（表1-29）．信頼性と妥当性も検討されており，20秒以内では歩行自立，30秒以上の場合は移動に介助を要する傾向がある．健常高齢者（60～69歳）のTUGは平均8.1秒（7.1～9.0）である[24]．

　10m歩行試験（10MWT）は，簡単で信頼性と妥当性に優れ，感度のよい歩行機能評価法である[25]．多くの方法があるが，われわれは3mの助走路を含め，16mの歩行路を快適速度で歩くように指示する．速度が一定となった10mにおいて歩行時間（秒）を測定し，歩行速度を算出する．60歳代の健常高齢者では1.25～1.43 m/sec（7～8秒）程度であるが，最大速度にて測定するとこれよりも40～60％早くなる．

　6分間歩行試験（6MWT）は，運動耐久性を調

表1-25 日本語版 Wolf motor function test

評価項目	課題遂行時間	FAS
机に対して横向き座位(机と椅子の距離，10 cm)		
1. 前腕を机へ：肩の外転を用いて前腕を机の上に乗せる．	秒	
2. 前腕を箱の上へ：肩の外転を用いて前腕を箱の上に乗せる．	秒	
3. 肘の伸展：肘を伸展させ，机の反対側へ手を伸ばす．	秒	
4. 肘の伸展・負荷あり：肘の伸展により重り(450 g)を机の反対側へ移動させる．	秒	
机に対して前向き座位		
5. 手を机へ：机の上に麻痺手を乗せる．	秒	
6. 手の箱の上へ：箱の上に麻痺手を乗せる．	秒	
7. 前方の引き寄せ：肘や手首の屈曲を用いて，机の反対側から重り(450 g)を引き寄せる．	秒	
8. 缶の把持・挙上：開封していない缶(350 mL)を把持(円筒握り)し，口元まで挙上する．	秒	
9. 鉛筆の把持・挙上：鉛筆を3指つまみでつまみ上げる．	秒	
10. クリップの把持・挙上：クリップを2指つまみでつまみ上げる．	秒	
11. ブロックの積み重ね：ブロックを3つ積み上げる．	秒	
12. トランプの反転：3枚のトランプを1枚ずつ，つまみ(指尖つまみ)裏返す．	秒	
13. 鍵の操作：鍵穴にさしてある鍵をつまんで，左右に回す．	秒	
14. タオルの折りたたみ：タオルを1/4に折りたたむ．	秒	
机に対して前向き立位，患者の側方に高さ110 cmの台を設置		
15. 重りの持ち上げ：机におかれた重り(1 kg)の輪をつかんで持ち上げ，側方にある台の上に置く．	秒	
最終スコア(合計)	秒	

〔評価方法〕
- 各動作を口頭で2回説明し，検査者が見本を示す(患者は練習しないこと)．
- 上記の動作をなるべく速く行ってもらい，それぞれの課題遂行時間を記録する．
- 動作の質は6段階(0〜5)で評価し，functional ability scale(FAS)の欄に記入する．
- 120秒以上かかる場合や動作が不可能な場合は，中断し120秒として記録する．

functional ability scale(FAS)

0：まったく動かせない．
1：機能的に動かすことは困難だが，随意的動きはみられる．片手で行う課題でも健側の支持が相当量必要である．
2：課題への参加は可能であるが，動きの微調整や肢位の変更には健側による介助が必要である．課題は完結できるが，動作スピードが遅く，120秒以上を要する．両手で行う課題では，健側の動きを補助する程度の動きなら可能である．
3：課題を遂行することは可能だが，痙性の影響が大きい，動作スピードが遅い，あるいは努力性である．
4：ほぼ健常に近い動作が可能だが，動作スピードがやや遅く，巧緻性の低下，動線の拙劣さなどが残存している．
5：健常に近い動作が可能

〔Lyden PD, Lu M, et al：A modified National Institutes of Health Stroke Scale for use in stroke clinical trials：preliminary reliability and validity. Stroke 32(6)：1310-1317, 2001 より引用〕

べる検査であり，歩いた距離が指標となる[26]．まず，平らな30 m歩行路に2〜3 mごとにマークを付け，両端にコーンを置き，できるかぎり早く歩くように指示し，6分間の歩行距離を測定する．信頼性や妥当性の検討もなされており，高齢者や各種疾患にも広く用いられている．60歳代の健常高齢者では6 MWTは400〜700 m程度であり，女性は男性よりも約10％少ない．

Borg scaleは，運動時の自覚的な強度を点数化したものであり，運動や歩行レベルの自覚的強度指標として，あるいは運動能力の指標として用いられる[27,28]．Borg scaleは最大が20点，修正Borg scaleは最大が10点である(表1-30)．通常，6 MWTの際に修正Borg scaleで運動強度を確認する．呼吸リハビリで，呼吸困難や息切れの重症度判定に修正Borg scaleが用いられる．

表1-26 日本語版 motor activity log

	動作評価項目	AOU	QOM
1	本/新聞/雑誌を持って読む.		
2	タオルを使って顔や身体を拭く.		
3	グラスを持ち上げる.		
4	歯ブラシを持って歯を磨く.		
5	髭剃り/化粧をする.		
6	鍵を使ってドアを開ける.		
7	手紙を書く/タイプを打つ.		
8	安定した立位を保持する.		
9	服の袖に手を通す.		
10	物を手で動かす.		
11	フォークやスプーンを把持して食事をとる.		
12	髪をブラシや櫛でとかす.		
13	取っ手を把持してカップを持つ.		
14	服の前ボタンをとめる.		
	合計		
	平均(合計÷該当動作項目数)		

〔評価尺度〕
AOU(使用頻度)
0:患側はまったく使用していない(不使用:発症前の0%使用).
1:場合により患側を使用するが,きわめて稀である(発症前の5%使用).
2:時折患側を使用するが,ほとんどの場合は健側のみを使用(発症前の25%使用).
3:脳卒中発症前の使用頻度の半分程度,患側を使用(発症前の50%使用).
4:脳卒中発症前とほぼ同様の頻度で,患側を使用(発症前の75%使用).
5:脳卒中発症前と同様の頻度で,患側を使用(発症前と同様:100%使用).

QOM(動作の質)
0:患側はまったく使用していない(不使用).
1:動作の過程で患側を動かすが,動作の助けにはなっていない(きわめて不十分).
2:動作に患側を多少使用しているが,健側による介助が必要,または動作が緩慢か困難(不十分).
3:動作に患側を使用しているが,動きがやや緩慢または力が不十分(やや正常).
4:動作に患側を使用しており,動きもほぼ正常だが,スピードと正確さに劣る(ほぼ正常).
5:脳卒中発症前と同様に,動作に患側を使用(正常).

〔髙橋香代子,道免和久,他:新しい上肢運動機能評価法—日本語版 Motor Activity Log の信頼性と妥当性の検討.作業療法 28(6):628-636, 2009 より引用〕

表1-27 歩行パターン

片麻痺歩行	障害側の膝伸展位・尖足位で,下肢を外側に半円を描くように振り出す.
対麻痺歩行(はさみ歩行)	両側の膝伸展位・尖足位で,股関節を閉じるようにして歩く.
失調歩行	両足を左右に広げ,振り出す足の位置も不定で,よろめくように歩く.
パーキンソン病様歩行	体幹を前傾し小刻み,すり足し,加速する歩行.
動揺歩行	中殿筋の筋力低下のために,患側立脚時,対側の骨盤が下降し体幹を患側に傾け歩く.
鶏歩	前脛骨筋の筋力低下があり,足を高く持ち上げて足部をペタンと着地させて歩く.
間欠性跛行	脊柱管狭窄症や下肢動脈閉塞により,歩行途中で歩くのが困難となるが,休めば回復する.

生理的コスト指数 physiological cost index (PCI) は,心拍数が酸素摂取量と比例することを利用した簡便な歩行効率評価法である[29].まず安静時の心拍数を測定し,30 m 程度の周回路を快適な速度で 3 分間歩行させ,心拍数と歩行距離を求める.PCI は,〔3 分間歩行時心拍数 (beats/分) − 安静時心拍数 (beats/分)〕を歩行速度 (m/分) で割り,算出する.高齢者,脳卒中,脊髄損傷,脳性麻痺,関節疾患の歩行効率評価,義肢装具の有効性の評価として用いられる.今田によれば健常男性の PCI は 0.27 ± 0.08,脳卒中片麻痺患者は 0.97 ± 0.46 であった[30].

Berg バランス尺度 Berg Balance Scale (BBS) は,高齢者のバランスと転倒リスクの評価目的で作成された[31].BBS では,日常生活における難度の異なる動的バランスと静的バランスに関する 14 項目を,それぞれ 0〜4 の 5 段階に評価して合計点は 56 点になる(表1-31).必要な物品は,ストップウォッチ,肘掛けつき椅子,巻尺または定規,スリッパ,足台であり,評価に要する時間は 20 分程度で,対象は高齢者ばかりではなく,幅広い疾患に適応がある.信頼性や妥当性も検討されている.BBS が 45 未満であると転倒の危険性が高く,在宅健常高齢者(60〜69 歳)では通常 55 程度である.

表1-28 機能的歩行分類(FAC)

カテゴリーと基準	測定日 (　　)	測定日 (　　)	測定日 (　　)
1：機能的歩行不能 　患者は歩くことができない，平行棒のなかでのみ歩ける，あるいは平行棒の外では，2人以上の監視または身体介助が必要である．			
2：歩行可能―要身体介助（レベルⅡ） 　患者は平地歩行の間，転倒防止のために1人の介助が必要である．この介助とは，バランスを維持し動きを補助するばかりではなく，連続して体重支持が必要な状態のことである．			
3：歩行可能―要身体介助（レベルⅠ） 　患者は平地歩行の間，転倒防止のために1人の介助が必要である．この介助とは，バランスまたは動きを補助するために，連続的または間欠的に軽く触れることである．			
4：歩行可能―要監視 　患者は介助なしで平地を歩くことができる．しかし判断が困難，心機能障害が疑われる，作業を行うために言語的指示を要するなどのために，1人が傍で見守る必要がある．			
5：歩行可能―平地レベルのみで自立 　タイル，絨毯，舗装など平らな所では自立して歩くことができる．しかし，階段，斜面，不整地を歩くのに，監視や身体介助を要する．			
6：歩行可能―自立 　患者は平地や不整地，階段，斜面を自立して歩くことができる．			

〔Holden MK, Gill KM, et al：Gait assessment for neurologically impaired patients. Standards for outcome assessment. Phys Ther 66(10)：1530-1539, 1986 より引用〕

表1-29 起立歩行時間試験(TUG)

準備	肘掛け，背もたれのある椅子（約46 cmの高さ），椅子の3 m先にコーン（目印） ストップウォッチ，杖などの使用は可
練習	1　被検者は椅子に腰掛け，体は背もたれに，腕は肘掛けに，杖などを手に握る． 2　以下の説明をする．検者の"はじめ"の合図で立ち上がり，快適で安全な速度で3 m先のコーンまで歩き，方向転換して，椅子に戻り腰掛ける． 3　慣れるために，実際に一回試行させる．
測定	1　検者の"はじめ"の合図で立ち上がり，快適で安全な速度で3 m先のコーンまで歩き，方向転換して，椅子に戻り腰掛ける． 2　検者はこの一連の動作に要する時間を測定する．
注意	通常の靴と歩行補助具を用いる．身体的介助はしない．

Podsiadloは「快適で安全な」歩行速度を用いたが，「通常の速度」「自分で設定した速度」「迅速で安全な速度」を用いた報告もある．

〔Podsiadlo D, Richardson S：The timed "Up & Go"：a test of basic functional mobility for frail elderly persons. J Am Geriatr Soc 39(2)：142-148, 1991 より引用〕

表1-30 Borg scale

1. Borg scale

スケール	自覚症状
6	
7	非常に楽である
8	
9	かなり楽である
10	
11	楽である
12	
13	ややきつい
14	
15	きつい
16	
17	かなりきつい
18	
19	非常にきつい
20	最高にきつい

2. 修正 Borg scale

スケール	自覚症状
0	まったく感じない
0.5	ほんのわずか（気づく程度）
1	わずか
2	少し
3	中等度
4	ややつらい
5	つらい
6	
7	非常につらい
8	
9	
10	非常に非常につらい（最大限）

〔Borg GA, Sherman MA, et al：A comparative study of strength and endurance capacity in some groups of American and Swedish athletes. J Sports Med Phys Fitness 17(11)：33-40, 1977，Borg GA：Psychological bases of perceived exertion. Med Sci Sports Exerc 14(5)：377-81, 1982 より引用〕

表 1-31　Berg バランス尺度(BBS)

評価項目と基準	評価日 (　　)	評価日 (　　)	評価日 (　　)
1. 座位からの立ち上がり(支えに手を使わないで立ってください) (　)4：自力で手を使わないで立ち上がり，安定した立位がとれる． (　)3：自力で手を使い立ち上がれる． (　)2：数回試みると，手を使い立ち上がれる． (　)1：立ち上がりや立位保持に，わずかな介助が必要である． (　)0：立ち上がるのに中等度から最大の介助が必要．			
2. 支えなしで立つ(何もつかまらないで2分間立っていてください) (　)4：2分間，安全に立っていることができる． (　)3：2分間，監視のもとで立っていられる． (　)2：30秒間，支えなしで立っていられる． (　)1：30秒間，支えなしで立つには，数回試みる必要あり． (　)0：30秒間，支えなしで立つことはできない． この課題が4であれば，次の課題は4点とし，4. の課題に進む．			
3. 背もたれなしで座り，足は床か踏み台の上に置く(腕を組み2分間座ってください) (　)4：2分間，安全にしっかりと座っていられる． (　)3：2分間，監視のもとで座っていられる． (　)2：30秒間，支えなしで座っていられる． (　)1：30秒間，支えなしで座るには，数回試みる必要あり． (　)0：30秒間，支えなしで座ることはできない．			
4. 立位から座位へ(お座りください) (　)4：手を少し使い，安全に座る． (　)3：手を使い加減しながら座る． (　)2：加減するためにふくらはぎを椅子に押し当てながら座る． (　)1：1人で座れるが，加減できずドスンと座る． (　)0：座るのに介助が必要．			
5. 移乗〔ピポット移乗のために肘掛付きとなしの椅子を用意する．ベッドと椅子でもよい．患者に肘掛け付き椅子へ，次に肘掛けなしの椅子への移乗を指示する〕 (　)4：手を少し使い，安全に移乗できる． (　)3：手を確実に使い，安全に移乗できる． (　)2：声かけや監視のもとで，移乗できる． (　)1：移乗には1人の介助が必要である． (　)0：移乗には2人の介助か安全のための監視が必要である．			
6. 閉眼で支持なし立位(目を閉じて10秒間立っていてください) (　)4：10秒間安全に立位保持できる． (　)3：10秒間監視のもとで立位保持できる． (　)2：3秒間立位保持できる． (　)1：3秒間，目を閉じられないが，転倒はしない． (　)0：転倒しないように介助が必要である．			
7. 両足をそろえた支持なし立位(両足をそろえて何もつかまらないで立ってください) (　)4：1分間，自力で足をそろえて安全に立つことができる． (　)3：監視があれば，1分間足をそろえて安全に立つことができる． (　)2：足をそろえて自力で立つことはできるが，30秒間の姿勢保持は困難である． (　)1：姿勢をとるのに介助を要するが，15秒間は立つことができる． (　)0：姿勢をとるのに介助を要し，15秒間の姿勢保持も困難である．			
8. 立位で手を伸ばし前方リーチ(腕を90°に上げできるかぎり指を前に伸ばしてください)〔検者は指の先に定規を当て，前方リーチの間，指は定規に当たらないようにする．最も体を前に傾けたときの測定値が前方距離である．可能であれば体幹の回旋を防ぐため，両手でリーチするように指示する〕 (　)4：確実に25 cm前方リーチできる． (　)3：12 cm前方リーチできる． (　)2：5 cm前方リーチできる． (　)1：前方リーチできるが監視が必要である． (　)0：前方リーチを試みるとバランスを崩すか，外からの支えが必要である．			

(つづく)

表1-31　Bergバランス尺度（BBS）（つづき）

評価項目と基準	評価日 (　　　)	評価日 (　　　)	評価日 (　　　)
9. 立位姿勢で床から物を拾い上げる（足もとの靴やスリッパを拾ってください） （　）4：安全かつ容易にスリッパを拾い上げることができる． （　）3：スリッパを拾い上げることができるが，監視が必要である． （　）2：拾い上げは困難であるがスリッパから2〜5 cmまでは手が届き，自力でバランスはとれる． （　）1：拾い上げは困難で，こころみる間，監視を要する． （　）0：こころみることはできない，あるいはバランスを崩したり転倒したりするのを防ぐために介助を要する．			
10. 立位姿勢で左右の肩越しに後ろを振り向く（左の肩越しに後ろを振り向いてください．次は右を振り向いてください） （　）4：両方とも振り向き，体重移動もうまくできる． （　）3：一側のみ振り向けるが，他側へは体重移動が少ない． （　）2：横を向きまでであるが，バランスは保てる． （　）1：振り向くときは監視が必要である． （　）0：バランスを崩したり転倒したりしないように介助が必要である．			
11. 一回転（完全に一回転して，いったん止まり，反対方向に一回転してください） （　）4：4秒以下で安全に一回転できる． （　）3：4秒以下で一方向のみ安全に一回転できる． （　）2：ゆっくりであれば安全に一回転できる． （　）1：回転する際，近接監視や声かけが必要である． （　）0：回転する際，介助が必要である．			
12. 支持なし立位の間，踏み台や足台に交互に足を置く（足を交互に4回踏み台や足台に乗せる） （　）4：自力で安全に立位をとり，足乗せを20秒間に8回できる． （　）3：自力で立位をとり，20秒を超えるが足乗せを8回できる． （　）2：監視のもとで介助なしに足乗せを4回できる． （　）1：3回以上足乗せができるが少しの介助を要する． （　）0：転倒しないために介助を要するか，試みることはできない．			
13. 片足を前に出した支持なし立位（して見せる）〔足を他側の足の直前におく．もしできなければ，前足の踵と後足のつま先の間を十分とる（3点と判定するには，歩幅は足の長さを超え，歩隔はほぼ正常である）〕 （　）4：自力で継ぎ足位をとることができ，30秒間立位保持できる． （　）3：足を他側の足の前にして自力で立位をとり，30秒間立位保持できる． （　）2：自力で小さく足を踏み出し30秒間立位を保持できる． （　）1：踏みだしに介助を要するが15秒間立位を保持できる． （　）0：踏み出しや立位の間にバランスを崩す．			
14. 片足立ち〔つかまらないで，できるかぎり片足で立つ〕 （　）4：自力で脚をあげ，11秒以上立位を保持できる． （　）3：自力で脚をあげ，5〜10秒間，立位を保持できる． （　）2：自力で脚をあげ3秒またはそれ以上立位を保持できる． （　）1：脚をあげ3秒間保持できないが，自力で立位保持はできる． （　）0：こころみることはできないか，転落を防止するために介助を要する．			
合計点（0〜56）			

〔Berg K, Wood-Dauphinée S, et al : Measuring balance in the elderly : preliminary development of an instrument. Physiother Can 41(6) : 304-311, 1989 より引用〕

7 失調

運動失調とは，麻痺や不随意運動がないにもかかわらず円滑な運動制御ができない状態のことであり，小脳性，感覚性，前庭迷路性に分けられる．小脳性失調患者は，四肢の運動失調，立位・座位・起立歩行障害，姿勢調節障害，眼球運動障害，構音障害などを生じる．診察時には眼振検査，指鼻試験，踵膝試験，Romberg試験などを行う．上肢失調の評価や訓練として上肢協調テスト（図1-14）やSTEFを行う．なお軽症片麻痺も細かな複雑な動作が早くできないので，協調テストを追加して評価することがある．重症度や治療の総合的な評価としてinternational cooperative ataxia rating scale（ICARS）[32]が国際的に用いられるが，煩雑なのでscale for the assessment and rating of ataxia（SARA）が報告され[33]，信頼性や妥当性も検討されている．SARA日本語版は難病情報センターのホームページに公開されている（表1-32）．SARAは8項目からなり，失調なしが0，最重度失調が40であり，数分程度で評価できる．

8 日常生活活動，生活関連活動，生活の質

国際的に用いられわが国でも頻用される日常生活活動 activities of daily living（ADL）の評価は，Barthel指数（BI）[34]と機能的自立度評価法（FIM）[35,36]である．

BIは，基本的ADLの10項目の自立度を2～4段階に評価し，すべて自立していれば100とする（表1-33）．簡便であり，リハビリ領域以外でも用いられており，信頼性や妥当性もある．

FIMは，13運動項目〔食事，整容，清拭，更衣（上半身），更衣（下半身），排尿，排便，トイレ動作，ベッド移乗，トイレ移乗，浴槽移乗，移動，階段〕と5認知項目（理解，表出，社会的交流，問題解決，記憶）を自立度に基づき7段階に評価する（表1-34）．BIに比して評価が複雑であるが，より定量的に自立度を判定できるのでリハビリ専門施設ではFIMが標準的に使用される．

より応用的なADL，すなわち食事の準備や買い物などの生活関連活動 activities parallel to daily living（APDL）は，Lawtonの手段的ADL[37]，老健式活動能力指標[38]，フレンチャイ活動指数 Frenchay activities index（FAI）[39]で評価する．わが国では自記式FAIが用いられ在宅中高齢者標準値も設定されている[40]．

生活の質の評価方法は多数報告されているが，包括的な評価には sickness impact profile[41]，Nottingham health profile[42]，short-form 36（SF-36）[43]など，脳卒中に特異的な評価に stroke impact scale[44]，関節リウマチに特異的な評価に arthritis impact measurement scale 2（AIMS 2）[45]などがある．

日常生活や社会生活および生活の質の評価の詳細は，ほかの成書を参照すること．なお，BI，FAI，日常生活満足度（主観的な生活の質）のインタビュー版の評価ソフトは，産業医科大学リハビリテーション医学講座のホームページよりダウンロードできる．

9 疾患特有の評価

脊髄損傷の傷害と重症度の判定には，米国脊髄損傷学会機能障害尺度（ASIA impairment scale，図1-15）が用いられる[46]．

パーキンソン病の障害全体像を分類するには，ホーエン・ヤールの重症度分類[47]を用いる．一側に障害が限局するステージⅠから寝たきり状態のステージⅤまで5段階に分類する（表1-35）．

慢性閉塞性肺疾患などに伴う呼吸困難の指標として，わが国ではヒュー・ジョーンズ分類[48]が普及しており，呼吸器科ばかりではなくリハビリ領域でも広く用いられている．最も軽症のⅠ度から最重度のⅤ度まで5段階に分類する（表1-36）．一方，欧米ではMRC息切れスケールが基準となっている．

心不全患者の日常生活における身体活動の指標として，NYHA心機能分類[49]が用いられる．最も軽症のクラスⅠから最重度のクラスⅣまで4段階に分類し（表1-37），日常臨床やリハビリ医療現場で患者の状態を表現するのに広く利用されている．

1. 鉛筆(HB)を用い，紙面上方 10 cm の位置から図の中をめがけて点を打つ．肘を机につけてはならない．毎秒 1 点の速度で，検者の拍手に合わせながら 50 点打つ（50 秒の予定）鉛筆でテストできない場合は，サインペンなど使用のものを明記．

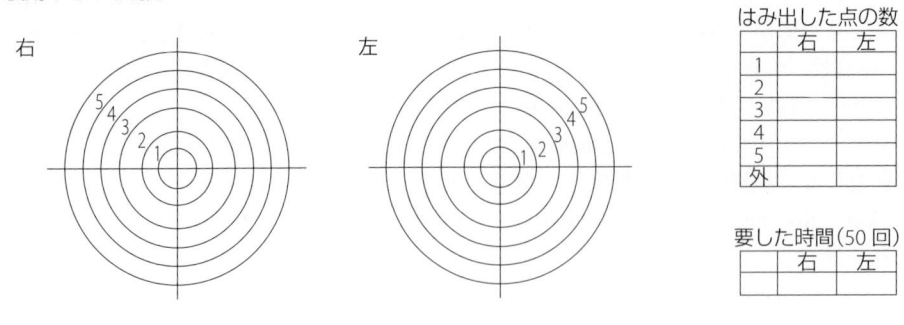

はみ出した点の数

	右	左
1		
2		
3		
4		
5		
外		

要した時間(50 回)

右	左

2. たて線の切れ目をぬって曲線を描く．線にさわらないように注意しながらできるだけ速く．（鉛筆 HB 使用，肘は浮かせない）

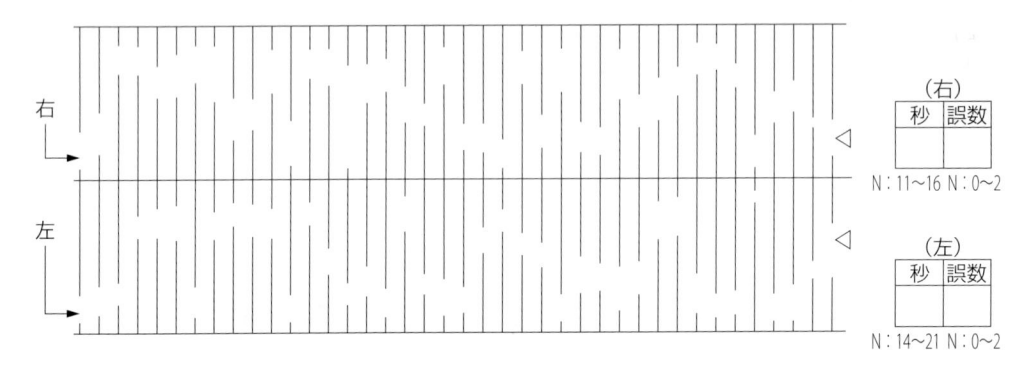

(右)

秒	誤数

N：11～16　N：0～2

(左)

秒	誤数

N：14～21　N：0～2

3. 円の中に 1 つずつ点を打ち右へ進む．（鉛筆 HB 使用，肘は浮かせない）

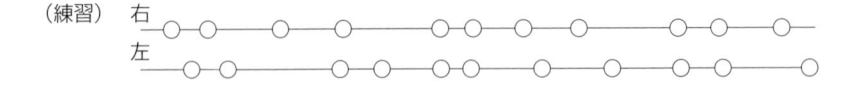

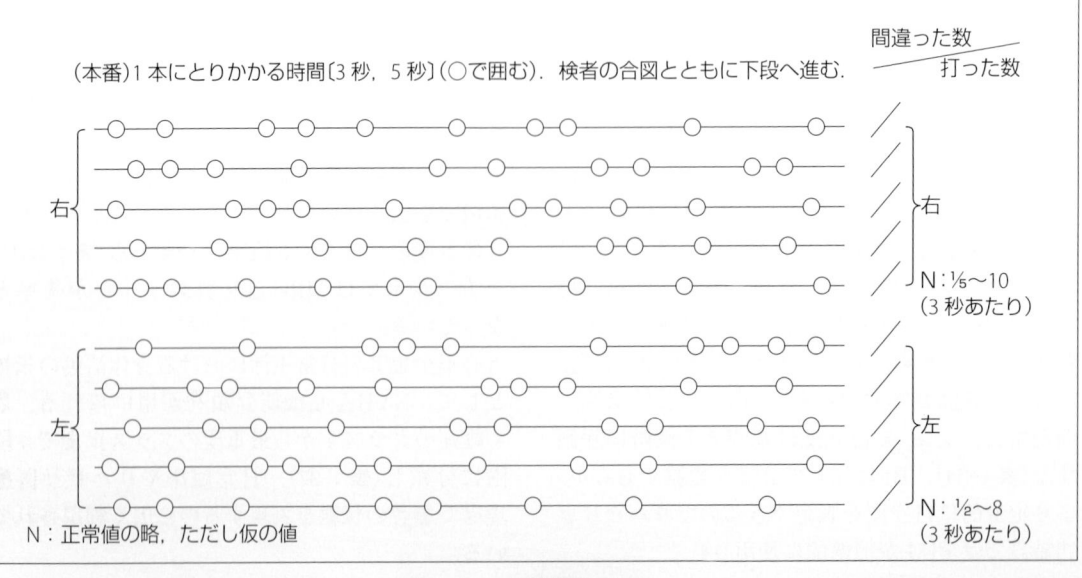

(練習)　右
　　　　左

(本番) 1 本にとりかかる時間〔3 秒，5 秒〕（○で囲む）．検者の合図とともに下段へ進む．

間違った数 / 打った数

右

N：⅛～10
（3 秒あたり）

左

N：½～8
（3 秒あたり）

N：正常値の略，ただし仮の値

図 1-14　上肢協調テスト

表 1-32　SARA 日本語版

1. 歩行	2. 立位
以下の 2 種類で判断する．①壁から安全な距離をとって壁と平行に歩き，方向転換し，②帰りは介助なしで継ぎ足歩行(つま先に踵を継ぎで歩く)を行う．	被検者に靴を脱いでもらい，開眼で，順に①自然な姿勢，②足を揃えて(親趾同士をつける)，③継ぎ足(両足を一直線に，踵とつま先に間を空けないようにする)で立ってもらう．各肢位で 3 回まで再施行可能，最高点を記載する．
0：正常．歩行，方向転換，継ぎ足歩行が困難なく 10 歩より多くできる．(1 回までの足の踏み外しは可) 1：やや困難．継ぎ足歩行は 10 歩より多くできるが，正常歩行ではない． 2：明らかに異常．継ぎ足歩行はできるが 10 歩を超えることができない． 3：普通の歩行で無視できないふらつきがある．方向転換がしにくいが，支えは要らない． 4：著しいふらつきがある．時々壁を伝う． 5：著しいふらつきがある．常に，1 本杖か，片方の腕に軽い介助が必要． 6：しっかりとした介助があれば 10 m より長く歩ける．2 本杖か歩行器か介助者が必要． 7：しっかりとした介助があっても 10 m には届かない．2 本杖か歩行器か介助が必要． 8：介助があっても歩けない．	0：正常．継ぎ足で 10 秒より長く立てる． 1：足を揃えて，動揺せずに立てるが，継ぎ足で 10 秒より長く立てない． 2：足を揃えて，10 秒より長く立てるが動揺する． 3：足を揃えて立つことはできないが，介助なしに，自然な肢位で 10 秒より長く立てる． 4：軽い介助(間欠的)であれば，自然な肢位で 10 秒より長く立てる． 5：常に片方の腕を支えれば，自然な肢位で 10 秒より長く立てる． 6：常に片方の腕を支えても，10 秒より長く立つことができない．
Score	Score

3. 座位	4. 言語障害
開眼し，両上肢を前方に伸ばした姿勢で，足を浮かせてベッドに座る．	通常の会話で評価する．
0：正常．困難なく 10 秒より長く座っていることができる． 1：軽度困難，間欠的に動揺する． 2：常に動揺しているが，介助なしに 10 秒より長く座っていられる． 3：時々介助するだけで 10 秒より長く座っていられる． 4：ずっと支えなければ 10 秒より長く座っていることができない．	0：正常． 1：わずかな言語障害が疑われる． 2：言語障害があるが，容易に理解できる． 3：時々，理解困難な言葉がある． 4：多くの言葉が理解困難である． 5：かろうじて単語が理解できる． 6：単語を理解できない．言葉が出ない．
Score	Score

5. 指追い試験	6. 鼻-指試験
被検者は楽な姿勢で座ってもらい，必要があれば足や体幹を支えてよい．検者は被検者の前に座る．検者は，被検者の指が届く距離の中間の位置に，自分の人差し指を示す．被検者に，自分の人差し指で，検者の人差し指の動きに，できるだけ早く正確についていくように命じる．検者は被検者の予測できない方向に，2 秒かけて，約 30 cm，人差し指を動かす．これを 5 回繰り返す．被検者の人差し指が，正確に検者の人差し指を示すかを判定する．5 回のうち最後の 3 回の平均を評価する．	被検者は楽な姿勢で座ってもらい，必要があれば足や体幹を支えてよい．検者はその前に座る．検者は，被検者の指が届く距離の 90%の位置に，自分の人差し指を示す．被検者に，人差し指で被検者の鼻と検者の指を普通のスピードで繰り返し往復するように命じる．運動時の指先の振戦の振幅の平均を評価する．
0：測定障害なし． 1：測定障害がある．5 cm 未満． 2：測定障害がある．15 cm 未満． 3：測定障害がある．15 cm より大きい． 4：5 回行えない．	0：振戦なし． 1：振戦がある．振幅は 2 cm 未満． 2：振戦がある．振幅は 5 cm 未満． 3：振戦がある．振幅は 5 cm より大きい． 4：5 回行えない．
(注)原疾患以外の理由により検査自体ができない場合は 5 とし，平均値，総得点に反映させない．	(注)原疾患以外の理由により検査自体ができない場合は 5 とし，平均値，総得点に反映させない．
Score / Right / Left	Score / Right / Left
平均(R+L)/2	平均(R+L)/2

表1-32 SARA 日本語版（つづき）

7. 手の回内・回外運動	8. 踵-脛試験
被検者は楽な姿勢で座ってもらい，必要があれば足や体幹を支えてよい．被検者に，被検者の大腿部の上で，手の回内・回外運動を，できるだけ速く正確に10回繰り返すよう命じる．検者は同じことを7秒行い手本とする．運動に要した正確な時間を測定する． 0：正常．規則正しく行える．10秒未満でできる． 1：わずかに不規則．10秒未満でできる． 2：明らかに不規則．1回の回内・回外運動が区別できない，もしくは中断する．しかし，10秒未満でできる． 3：きわめて不規則．10秒より長くかかるが10回行える． 4：10回行えない． （注）原疾患以外の理由により検査自体ができない場合は5とし，平均値，総得点に反映させない．	被検者をベッド上で横にして下肢が見えないようにする．被検者に，片方の足をあげ，踵を反対の膝に移動させ，1秒以内で脛に沿って踵まで滑らせるように命じる．その後，足を元の位置に戻す．片方ずつ3回連続で行う． 0：正常． 1：わずかに異常．踵は脛から離れない 2：明らかに異常．脛から離れる（3回まで） 3：きわめて異常．脛から離れる（4回以上） 4：行えない．（3回ともに脛にそってかかとをすべらすことができない） （注）原疾患以外の理由により検査自体ができない場合は5とし，平均値，総得点に反映させない．
Score　Right　Left 平均(R＋L)/2	Score　Right　Left 平均(R＋L)/2

〔難病情報センターホームページよりダウンロード．http://www.nanbyou.or.jp/upload_files/sca_sara.pdf〕

表1-33 Barthel 指数（BI）

	評価項目	評価日（　）	評価日（　）	評価日（　）
食事	10：自立（自助具などの装着可，標準的な時間内に食べ終える） 5：部分介助（たとえば，おかずを切って細かくしてもらう） 0：全介助			
車椅子からベッドへの移乗	15：自立（車椅子のブレーキやフットレストの操作も含む，歩行自立も含む） 10：軽度の部分介助または監視 5：座ることは可能であるが，ほぼ全介助 0：全介助または不可能			
整容	5：自立（洗面，整髪，歯磨き，髭剃り） 0：部分介助または全介助			
トイレ動作	10：自立（衣服の操作，後始末を含む．ポータブル便器などを使用している場合はその洗浄も含む） 5：部分介助（体を支える，衣服・後始末に介助を要する） 0：全介助または不可能			
入浴	5：自立 0：部分介助または全介助			
歩行	15：45m以上歩行（補装具の使用の有無は問わない，ただし，車椅子・歩行器は除く） 10：45m以上の介助歩行（歩行器使用を含む） 5：歩行不能の場合，車椅子にて45m以上の操作可能 0：上記以外			
階段昇降	10：自立（手すりや杖を使用してもよい） 5：介助または監視を要する 0：不能			
着替え	10：自立（靴，ファスナー，装具の着脱を含む） 0：上記以外			

（つづく）

表 1-33(つづき)

評価項目		評価日 ( )	評価日 ( )	評価日 ( )
排便コントロール	10：失禁なし(浣腸，坐薬の取扱いも可能) 5：時に失禁あり(浣腸，坐薬の取扱いに介助を要する者も含む) 0：上記以外			
排尿コントロール	10：失禁なし(尿器の取扱いも可能) 5：時に失禁あり(尿器の取扱いに介助を要する者も含む) 0：上記以外			
	合計点(0〜100)			

〔Mahoney FI, Barthel DW：Functional evaluation：the Barthel Index. Md State Med J 14：61-65, 1965 より引用〕

表 1-34 機能的自立度評価法(FIM)の採点方法

点数	介助	自立度
7	不要	完全自立
6	不要	修正自立(時間がかかる，補装具や安全性の配慮を要する)
5	要	監視，準備，指示，促し
4	要	75％以上を自分で行う．
3	要	50〜74％を自分で行う．
2	要	25〜49％を自分で行う．
1	要	25％未満しか自分で行わない，全介助

10 痛みの評価

リハビリ医療現場では，腰痛など痛み自体がリハビリ治療対象となる場合と，リハビリ治療対象患者が痛みを併せもつ場合がある．いずれにしても痛みは主観的な感覚であり評価が困難であるが，痛みの程度を横線中に示す visual analogue scale(VAS，図 1-16)[50]，痛みの程度を 6 段階の漫画の顔の表情のどれに近いかで示す face scale(図 1-17)，痛みの強さ感情面も含めた多次元評価スケールの McGill Pain Questionnaire(MPQ)[51]がある．

VAS はきわめて単純な検査であるが信頼性と妥当性があり，世界的に頻用されている．検者は統一的な方法で実施し，被検者は説明を十分理解できていることが重要である．また，痛みの感じ方は個人により異なるので，A 氏の痛みは VAS で 5.0 であり，B 氏の痛みも VAS で 5.0 であっても，実際の痛み自体が同程度とは限らない点に注意を要する．MPQ は多くの言語に翻訳されて世界中で使用されているが，標準化された日本語版はない．

11 高次脳機能障害

高次脳機能障害とは，運動麻痺や感覚障害では説明できない言語，動作，認知などに関する脳神経機能の障害のことであり，知的機能，失語，失行，失認，記憶障害，遂行機能障害，注意障害，などが含まれる．なお，行政的高次脳機能障害は，記憶障害，遂行機能障害，注意障害，社会的行動障害に限定しているが，ここでは医学的立場から本来の定義でこの用語を用いる．高次脳機能障害評価の詳細は成書に記載されているので，広く用いられている評価方法を紹介する．

知的スクリーニングは，前述した MMSE と HDS-R が用いられる．標準的検査はウェクスラー成人知能検査(WAIS-III，日本文化科学社)であり，言語性 IQ，動作性 IQ，全 IQ と言語理解，知覚統合，作動記憶，処理速度の 4 つの群指数が得られる(第 10 部第 2 章参照)．

失行は標準高次動作検査〔日本高次脳機能障害学会(編)，新興医学出版社〕，物体・画像認知，総合失認，色彩失認，シンボル失認，視空間の認知と操作，地誌的見当識に関しては標準高次視覚検査〔日本高次脳機能障害学会(編)，新興医学出版社〕，半側空間無視に関しては BIT 行動無視検査日本版(新興医学出版社)が用いられる．記憶障害に関しては，三宅式記銘力検査(東大脳研式記銘力検査，医学出版社)，ウェクスラー記憶検査(WMS-R，日本文化科学社)，遂行機能障害は

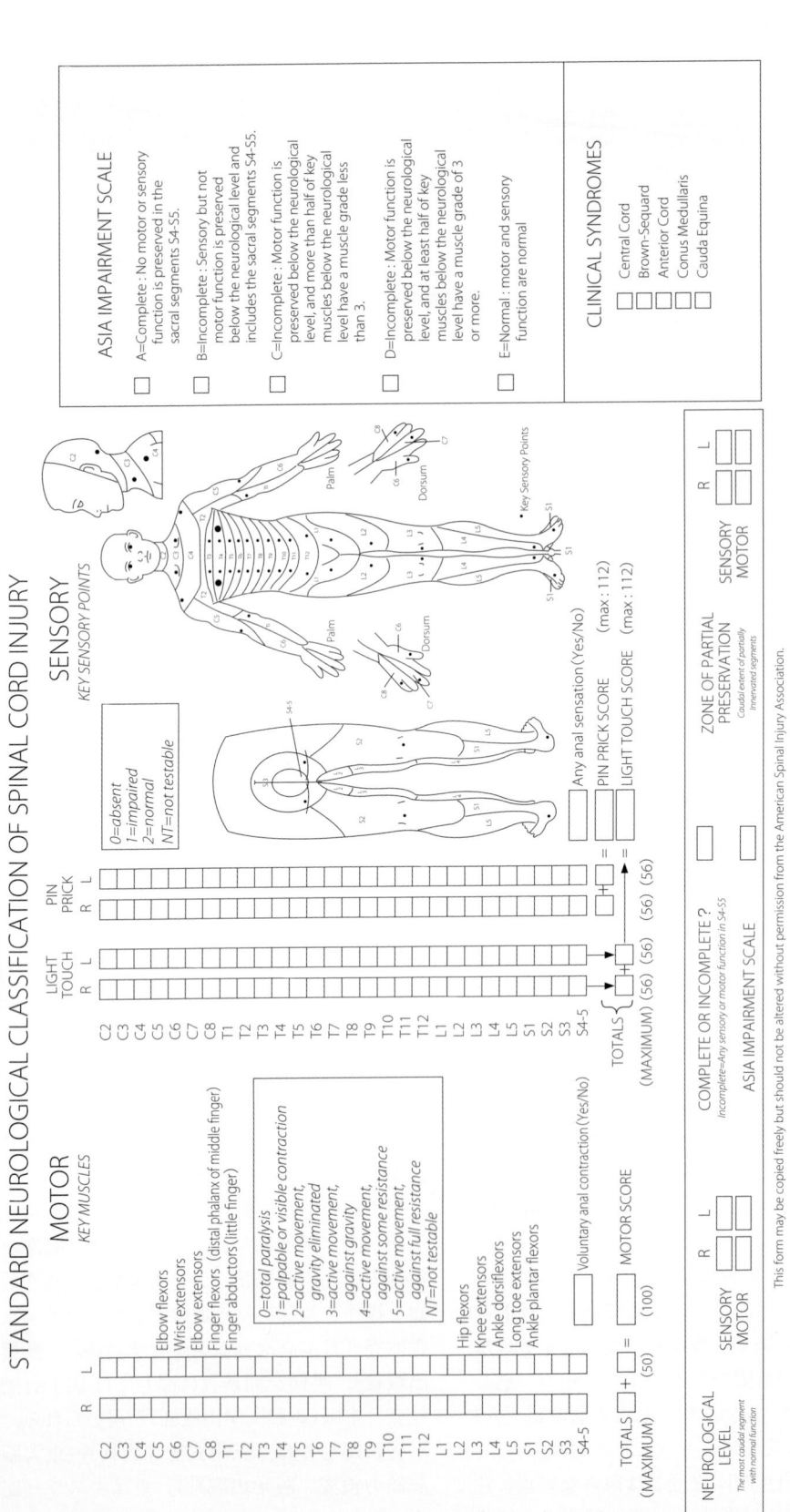

図 1-15　米国脊髄損傷学会機能障害尺度（ASIA impairment scale）

表 1-35 ホーエン・ヤールの重症度分類

ステージ	説明
I	一側の障害であり，機能障害は最小限，またはまったく認められない．
II	両側の障害または正中部の障害がある．ただし姿勢バランスの障害は伴わない．
III	立ち直り反応の障害が出現する．機能障害は軽度から中等度であり，仕事の内容によっては継続可能．日常生活に介助を要しない．
IV	症状が進行して重度の機能障害が認められる．起立・歩行は介助なしでかろうじて可能だが，日常生活に多くの介助を要する．
V	介助なしには寝たきりまたは車椅子の状態．

〔Hoehn MM, Yahr MD：Parkinsonism：onset, progression and mortality. Neurology 17(5)：427-442, 1967 より引用〕

表 1-36 ヒュー・ジョーンズ分類

グレード	説明
I	同年齢の健常者とほとんど同様の労作ができ，歩行，階段昇降も健常者並みにできる
II	同年齢の健常者とほとんど同様の労作ができるが，坂，階段の昇降は健常者並みにはできない
III	平地でさえ健常者並みには歩けないが，自分のペースなら1マイル(1.6 km)以上歩ける
IV	休みながらでなければ50ヤード(約46 m)も歩けない
V	会話，衣服の着脱にも息切れを自覚する．息切れのため外出できない

〔Hugh-Jones P, Lambert AV：A simple standard exercise test and its use for measuring exertion dyspnoea. Br Med J 1 (4749)：65-71, 1952 より引用〕

表 1-37 NYHA 心機能分類

クラス	患者の症状
I	身体活動に制限はない．日常の身体活動では疲労，動悸，呼吸困難や狭心症状は生じない．
II	身体活動の軽度の制限がある．安静時には無症状であるが，日常的な身体活動で疲労，動悸，呼吸困難や狭心症状を生じる．
III	身体活動の著しい制限がある．安静時には無症状であるが，日常的より軽い活動で疲労，動悸，呼吸困難や狭心症状を生じる．
IV	症状なしにいかなる身体活動も行うことはできない．安静時にも心不全症状がある．わずかな身体活動でも症状は増悪する．

〔Dolgin M：Nomenclature and criteria for diagnosis of diseases of the heart and great vessels：The Criteria Committee of the New York Heart Association, 9th ed. Little Brown & Co, Boston, pp253-256, 1994 より引用〕

図 1-16 Visual Analogue Scale(VAS)

痛みなし ├──────────────┤ 感じ得る最大の痛み

紙に10 cmの横線を引き，両端に「痛みなし」と「感じ得る最大の痛み」を記入する．
線の途中に中央の印や「軽度」「中等度」などの文字も記載してはならない．
検者へは，「この線の左端は痛みのない状態，右端は感じ得る最大の痛みの状態とします．現在，あなたが感じている痛みの強さをこの線の上に印を付けてください」と一定の方法で説明する．
痛みの程度は，左端から付けた印までの長さをcm(小数点1桁)で表す．

〔Huskisson EC：Measurement of pain. Lancet 2(7889)：1127-1131, 1974 より引用〕

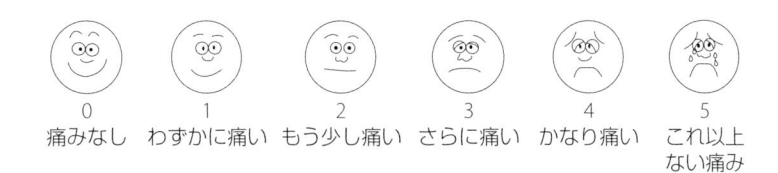

図 1-17 Face Scale

0 痛みなし　1 わずかに痛い　2 もう少し痛い　3 さらに痛い　4 かなり痛い　5 これ以上ない痛み

痛みの程度を，笑っている顔から泣いている顔の6段階の表情で表現し，患者に選択してもらう方法．

〔Hockenberry MJ, Wilson D：Wong's essentials of pediatric nursing, 8 ed. Mosby, St. Louis, 2009 より一部改変〕

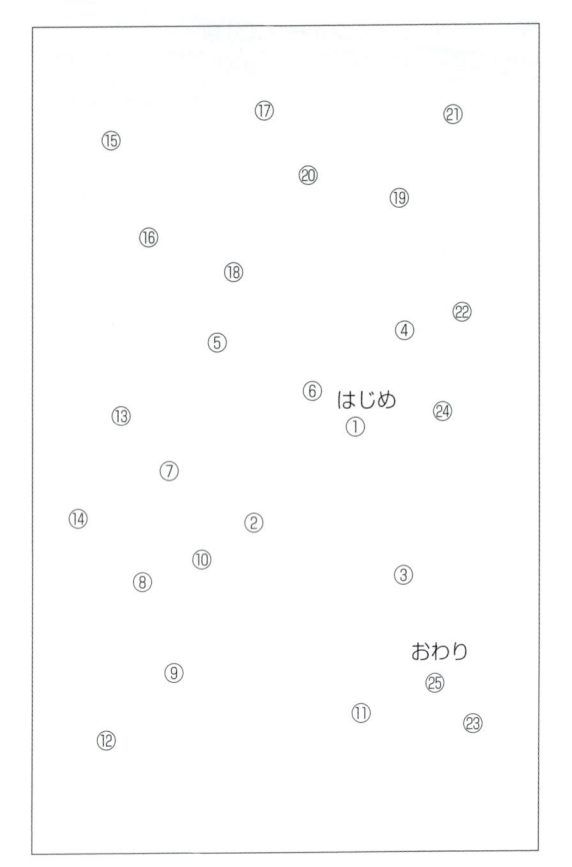

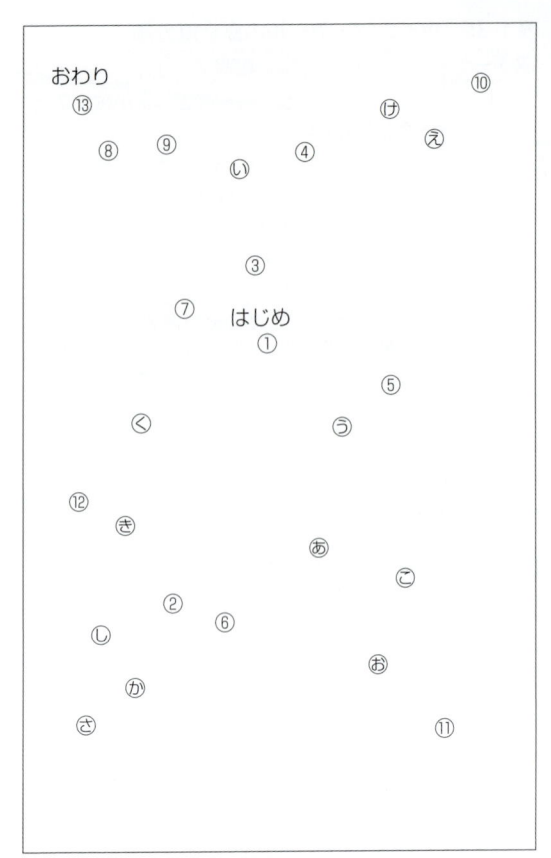

図 1-18　trail making test 検査用紙（左図：Part A，右図：Part B）

遂行機能障害症候群の行動評価日本版（BADS，新興医学出版社），ウィスコンシン・カード分類課題（WCST-KFS 版は脳卒中データバンクホームページよりダウンロード），注意障害は標準注意検査法〔日本高次脳機能障害学会（編），新興医学出版社〕，trail making test（図 1-18，第 10 部第 2 章参照）[52]などが用いられる．

失語症の評価は，わが国では標準失語症検査〔SLTA，日本高次脳機能障害学会（編），新興医学出版社〕が最も広く使用されている[53]．また，The Western Aphasia Battery をもとに日本語版が作成され[54]，失語指数が算出でき，検査得点から失語症分類ができる（杉下守弘，医学書院）．

■ 引用文献
1) Folstein MF, Folstein SE, et al："Mini-mental state". A practical method for grading the cognitive state of patients for the clinician. J Psychiatr Res 12(13)：189-198, 1975
2) 森　悦朗，三谷洋子，他：神経疾患患者における日本語版 Mini-Mental State テストの有用性．神経心理学 1(2)：82-90, 1985
3) 加藤伸司，長谷川和夫，他：改訂長谷川式簡易知能評価スケール（HDS-R）の作成．老年精神医学雑誌 2(11)：1339-1347, 1991
4) 日本リハビリテーション医学会評価基準委員会：関節可動域表示ならびに測定法．リハ医学 32(4)：208-217, 1995
5) Hislop HJ, Montgomery J：Daniels and Worthingham's muscle testing：techniques of manual examination and performance testing, 9th ed. Elsevier, St. Louis, 2013
6) Kendall FP, McCreary EK：Muscles：testing and function, with posture and pain, 5th ed. Lippincott Williams & Wilkins, Baltimore, 2005
7) Hislop HJ, 他（著），津山直一，他（訳）：新・徒手筋力検査法．原著第 8 版．協同医書出版社，2008
8) 平澤有里，長谷川輝美，他：健常者の等尺性膝伸展筋力．PT ジャーナル 38(4)：330-333, 2004

9) Lyden PD, Lu M, et al : A modified National Institutes of Health Stroke Scale for use in stroke clinical trials : preliminary reliability and validity. Stroke 32(16) : 1310-1317, 2001
10) Brunnstrom S : Movement therapy in hemiplegia : A neurophysiological approach. Harper & Row, New York, 1970
11) Chino N, Sonoda S, et al : Stroke impairment assessment set (SIAS) : a new evaluation instrument for stroke patients. Jpn J Rehabil Med 31(12) : 119-125, 1994
12) Fugl-Meyer AR, Jääskö L, et al : The post-stroke hemiplegic patient. 1. a method for evaluation of physical performance. Scand J Rehabil Med 7(11) : 13-31, 1975
13) Bohannon RW, Smith MB : Interrater reliability of a modified Ashworth scale of muscle spasticity. Phys Ther 67(2) : 206-207, 1987
14) Rankin J : Cerebral vascular accidents in patients over the age of 60. Ⅱ. Prognosis. Scott Med J 2(5) : 200-215, 1957
15) 篠原幸人, 峰松一夫, 他：modified Rankin Scale の信頼性に関する研究―日本語版判定基準書および問診表の紹介. 脳卒中 29(1) : 6-13, 2007
16) 金子 翼, 生田宗博：簡易上肢機能検査の試作. 理療と作療 8(3) : 197-204, 1974
17) 今田 拓, 福田忠夫, 他：手指機能評価基準の考察と実際―Finger Function Quotient (FQ). 総合リハ 5(6) : 407-417, 1977
18) Wolf SL, Catlin PA, et al : Assessing Wolf motor function test as outcome measure for research in patients after stroke. Stroke 32(7) : 1635-1639, 2001
19) 高橋香代子, 道免和久, 他：新しい上肢運動機能評価法―日本語版 Wolf Motor Function Test の信頼性と妥当性の検討. 総合リハ 36(8) : 797-803, 2008
20) Taub E, Miller NE, et al : Technique to improve chronic motor deficit after stroke. Arch Phys Med Rehabil 74(4) : 347-354, 1993
21) 高橋香代子, 道免和久, 他：新しい上肢運動機能評価法―日本語版 Motor Activity Log の信頼性と妥当性の検討. 作業療法 28(6) : 628-636, 2009
22) Holden MK, Gill KM, et al : Gait assessment for neurologically impaired patients. Standards for outcome assessment. Phys Ther 66(10) : 1530-1539, 1986
23) Podsiadlo D, Richardson S : The timed "Up & Go" : a test of basic functional mobility for frail elderly persons. J Am Geriatr Soc 39(2) : 142-148, 1991
24) Bohannon RW : Reference values for the timed up and go test : a descriptive meta-analysis. J Geriatr Phys Ther 29(2) : 64-68, 2006
25) Wade DT, Wood VA, et al : Walking after stroke. Measurement and recovery over the first 3 months. Scand J Rehabil Med 19(11) : 25-30, 1987
26) Balke B : A simple field test for the assessment of physical fitness. Rep Civ Aeromed Res Inst US 53 : 1-8, 1963
27) Borg GA, Sherman MA, et al : A comparative study of strength and endurance capacity in some groups of American and Swedish athletes. J Sports Med Phys Fitness 17(1) : 33-40, 1977
28) Borg GA : Psychophysical bases of perceived exertion. Med Sci Sports Exerc 14(5) : 377-381, 1982
29) MacGregor J : The evaluation of patient performance using long-term ambulatory monitoring technique in the domiciliary environment. Physiotherapy 67(2) : 30-33, 1981
30) 今田 元, 鈴木堅二, 他：Physiological Cost Index による脳卒中片麻痺患者の歩行機能評価. リハ医学 28(6) : 491-494, 1991
31) Berg K, Wood-Dauphinée S, et al : Measuring balance in the elderly : preliminary development of an instrument. Physiother Can 41(6) : 304-311, 1989
32) Trouillas P, Takayanagi T, et al : International Cooperative Ataxia Rating Scale for pharmacological assessment of the cerebellar syndrome. The Ataxia Neuropharmacology Committee of the World Federation of Neurology. J Neurol Sci 145(2) : 205-211, 1997
33) Schmitz-Hübsch T, du Montcel ST, et al : Scale for the assessment and rating of ataxia : development of a new clinical scale. Neurology 66(11) : 1717-1720, 2006
34) Mahoney FI, Barthel DW : Functional evaluation : the Barthel Index. Md State Med J 14 : 61-65, 1965
35) Keith RA, Granger CV, et al : The functional independence measure : a new tool for rehabilitation. Adv Clin Rehabil 1 : 6-18, 1987
36) 千野直一(編著)：脳卒中患者の機能評価―SIAS と FIM の実際. シュプリンガー・フェアラーク東京, 1997
37) Lawton MP, Brody EM : Assessment of older people : self-maintaining and instrumental activities of daily living. Gerontologist 9(3) : 179-186, 1969
38) 古谷野亘, 柴田 博, 他：地域老人における活動能力の測定―老研式活動能力指標の開発. 日本公衆衛誌 34(3) : 109-114, 1987
39) Holbrook M, Skilbeck CE : An activities index for use with stroke patients. Age Ageing 12(2) : 166-170, 1983
40) 蜂須賀研二, 千坂洋巳, 他：応用的日常生活動作と無作為抽出法を用いて定めた在宅中高年齢者の Frenchay Activities Index 標準値. リハ医学 38(4) : 287-295, 2001
41) Bergner M, Bobbitt RA, et al : The Sickness Impact Profile : development and final revision a health status measure. Med Care 19(8) : 787-805, 1981
42) Hunt SM, McKenna SP, et al : The Nottingham Health Profile : subjective health status and medical consultations. Soc Sci Med A 15(3 Pt 1) : 221-229, 1981
43) Ware JE Jr, Sherbourne CD : The MOS 36-item short-form health survey (SF-36). I. Conceptual framework and item selection. Med Care 30(6) : 473-483, 1992
44) Duncan PW, Wallace D, et al : The stroke impact scale version 2.0. Evaluation of reliability, validity and

sensitivity to change. Stroke 30(10) : 2131-2140, 1999
45) Meenan RF, Mason JH, et al : AIMS2. The content and properties of a revised and expanded Arthritis Impact Measurement Scales Health Status Questionnaire. Arthritis Rheum 35 : 1-10, 1992
46) Ditunno JF Jr, Young W, et al : The international standards booklet for neurological and functional classification of spinal cord injury. Paraplegia 32(12) : 70-80, 1994
47) Hoehn MM, Yahr MD : Parkinsonism : onset, progression and mortality. Neurology 17 : 427-442, 1967
48) Hugh-Jones P, Lambert AV : A simple standard exercise test and its use for measuring exertion dyspnoea. Br Med J 1(4749) : 65-71, 1952
49) Dolgin M : Nomenclature and criteria for diagnosis of diseases of the heart and great vessels : The Criteria Committee of the New York Heart Association, 9th ed. Little Brown & Co, Boston, pp253-256, 1994
50) Huskisson EC : Measurement of pain. Lancet 2(7889) : 1127-1131, 1974
51) Melzack R, et al : Pain assessment in adult patients. McMahon SB, Koltzenburg M (eds) : Wall and Melzack's Textbook of Pain, 5th ed. Churchill Livingston, Philadelphia, p299, 2006
52) Reitan RM : The validity of the Trail Making Test as an indicator of organic brain damage. Perceptual and Motor Skills 8 : 271-276, 1958
53) 竹田契一：失語症の検査法．長谷川恒雄（編）：失語症の基礎と臨床．金剛出版，pp329-366, 1980
54) 杉下守弘，亀和田文子：WAB 失語症検査．失語症研究 7(3) : 222-226, 1987

第 2 部

リハビリテーション技術総論

リハビリテーション医療を実践するには，リハビリテーション科医師を中心として，理学療法士，作業療法士，言語聴覚士，看護師，義肢装具士，医療ソーシャルワーカー，そのほかの専門職種の存在は必須である．リハビリテーション技術のなかで最も重要な理学療法，作業療法，言語聴覚療法，補装具療法，地域リハビリテーションに関して，技術総論の観点から解説する．

第 1 章
理学療法総論

1 理学療法の定義

A 理学療法士法及び作業療法士法での捉え方

　服部は，理学療法について次のように定義し，歴史的経緯を述べている．

　理学療法とは，温度（温熱・寒冷）・水・電気・光線などの物理的因子を外部から人体に応用したり，マッサージ・徒手矯正のように他動的に人体を動かすか，運動療法のように自分で動かしたりして，疾病また外傷の治癒をはかる療法である．

　1965年に理学療法士及び作業療法士法が制定される以前，理学療法は物理療法 physical therapy, physikalische Therapie, physiothérapie といわれ，もっぱら物理的因子を利用した水治・電気・光線療法と，マッサージ・徒手矯正が主で，系統的な運動療法はほとんど行われていなかった．つまり患者は勝手に運動らしいものを行い，医師もマッサージ師などもこれを系統的に指導することはなかった．運動療法の重要性が認識され始めたのは，第2次世界大戦後といえる．

　理学療法士及び作業療法士法（昭和40年6月29日法律第137号）は，第2条に定義として『この法律で「理学療法」とは，身体に障害のある者に対し，主としてその基本的動作能力の回復を図るため，治療体操その他の運動を行なわせ，及び電気刺激，マッサージ，温熱その他の物理的手段を加えることをいう』と記しており，ここから以下の認識がわかる（図2-1）．
・理学療法の対象者は身体障害者である．
・基本的動作能力とは，座る，立つ，歩く，といった体幹や上・下肢を屈伸する運動能力をいう．
・手段として，治療体操そのほかの運動（運動療法）および物理的手段（物理療法）を用いる．

　なお，平成25年11月27日医政医発1127第3号にて，『理学療法士が，介護予防事業等において，身体に障害のない者に対して，転倒防止の指導等の診療の補助に該当しない範囲の業務を行うことがあるが，このように理学療法以外の業務を行うときであっても，「理学療法士」という名称を使用することは何ら問題ないこと．また，このような診療の補助に該当しない範囲の業務を行うときは，医師の指示は不要であること』が通知された．

B 治療技術，科学としての捉え方

　1982年に世界理学療法連盟（WCPT）では，「理学療法は運動療法，指導，熱，冷，光，水，マッサージ，電気などを使う身体的治療の技術および科学である．治療目的には疼痛の緩和，循環の増進，障害の予防と改善，筋力，可動性および協調性を最大限に回復することなどがある．理学療法には，神経損傷や筋力の障害程度を測定するための電気的および徒手的テスト，各種機能測定テスト，関節可動域測定，肺活量測定などを医師の診断補助として，また経過を記録するために行うことも含まれている」と定められている．また，「理学療法士は障害を予防し病人および障害者を社会復帰させるために働くとともに，予防医学においても活動的であり，また臨床研究も行う」とされ，「理学療法は運動療法と物理療法を治療手段として用いる身体治療の技術であり，科学である」と明言されている．

　イギリス理学療法協会 the Chartered Society of Physiotherapy の定義は「理学療法とは，疾病と傷害の予防と治療ならびに日常生活活動能力を

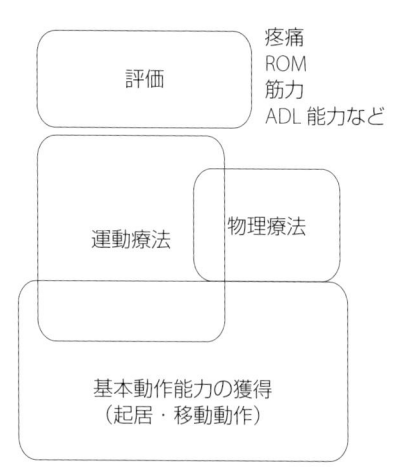

図2-1 理学療法の骨格

表2-1 理学療法の大分類(服部による，一部改変)

理学療法	一般理学療法：物理療法（受動的理学療法）	温度，水，電気，光線などの物理的因子を利用して治療するもの（マッサージなどを含む）
	運動療法（積極的理学療法）	他動的にまた自動的に（自力で）体を動かして治療するもの

含む機能の発達と回復をはかるため，物理的手段を使い，リハビリテーションの過程を援助すること」である．この定義では，理学療法は疾病と傷害の予防と治療を行うとされ，より広い概念で捉えている．

2 理学療法の分類

理学療法は，非常に多くの物理的因子，器具・器械の力と他動的・自動的運動を利用するので，いろいろな名で呼ばれ多岐にわたる．一般的には各定義にいわれている治療手段としての物理療法と運動療法とに区分した基本的な分類と，服部が述べている治療に利用される素材（エネルギー）による分類，そして治療目的に従った分類がある．歴史的変遷を理解する意味からも，それぞれについて一部解釈を加え記載する．

A 基本的分類

理学療法の基本は，表2-1のように大きく2つに分けられる．一般理学療法 general physical therapy では，物理療法やマッサージに代表される．一般に患者は治療台の上で楽な姿勢をとり，セラピストから治療を受けるだけでよく，まったく被動的であり，患者に積極性がなくてもできる．この意味で受動的理学療法と呼んでもよい．

運動療法はこれに反して回復訓練，訓練療法，機能訓練ともいわれ，外国では英語で therapeutic exercise, medical gymnastic, remedial exercise, ドイツ語で Bewegungstherapie, Ubungstherapie, Heilgymnastik, フランス語で kinésithérapie と呼ばれ，そこに多少のニュアンスの差はあるが，セラピストの指導のもとに患者自身がある目的のため運動を行うものであることでは一致している．患者にリハビリへの意思がなければできない．積極的理学療法といってよい．

今日の医学的リハビリにおいて，理学療法は患者自身が積極的に訓練を行う運動療法が主であり，一般理学療法（物理療法）が従であることには異論はない．ただ一般理学療法（物理療法）にも，それ相当の根拠もあるわけであるから，決して軽視すべきものではなく，運動療法にうまく併用しなければならない．

1 運動療法とは

運動療法は，さまざまな疾病や傷害，解剖学，生理学，運動学，などの知識を基礎として，変形を矯正し，筋骨格系の機能を改善し，健康状態を維持するために処方された身体の運動である．また，関節可動域（ROM）訓練や筋力強化訓練のように対象が比較的個別的で，治療としての要素が強い訓練と，単なる動きではなく動作として成立させるため機能的統合を必要とする機能統合訓練に大別される．

そこに一層の統合性と実践性を加えたものが，日常生活活動（ADL）訓練となってくる．その訓練も，動き自体が中心となる起居動作（寝返りや起きあがり，座位動作など）や移動動作（ベッドから車椅子へのトランスファー，さらに歩行など）と，動きに加えて対象や目的が多様・高等化する身のまわり動作（食事や排泄，入浴，更衣，整容

表 2-2 物理療法の種類と目的

種類			目的と意義	
温熱	伝導	ホットパック パラフィン浴	表面	筋緊張の緩和（γ線維の活動低下），鎮痛（閾値の変化），新陳代謝の促進
	輻射	赤外線		
	ジアテルミー	超短波 極超短波 超音波	深部 最深部	
	対流	渦流浴 気泡浴 気泡振盪浴	（水の効果とマッサージ作用）	
寒冷	コールドパック アイスマッサージ 低温ガス		急性期	筋緊張の緩和（γ線維の活動低下），鎮痛，消炎
電気	低周波		筋緊張の緩和，鎮痛	
	TENS		神経・筋活動の促進	
光線	紫外線		上皮生成，殺菌作用（褥瘡，静脈瘤潰瘍の治療），新生児黄疸，乾癬症の治療，ビタミンD代謝促進	
	レーザー		鎮痛（熱効果，圧効果，光化学効果）	
振動			筋活動の促進・強化，鎮痛，痙性の抑制，痰喀出	

〔土肥信之，岩谷 力，他：リハビリテーション処方必携—運動療法・物理療法・作業療法．医歯薬出版，pp50-51, 1991 より一部改変〕

など）といわれるものに大別される．以下に運動療法の種類を示す．

(1) 治療的運動療法

疾病や症状の個々を選択・集中的に治療する．疼痛，ROM，筋力，協調性・巧緻性，速度・耐久性，などの改善をはかることを目的とする．

(2) 機能統合的運動療法

障害に則した所作活動が遂行できるように訓練，指導する．起居・移動動作と身のまわり動作訓練，などがこれにあたる．

(3) 特殊的運動療法

疾病や症状に対して特別にプログラムされたもので，各種徒手療法，呼吸訓練，腰痛体操，などがある．

2 物理療法とは

物理療法は，医療機器や自然界に生じる物理的刺激を用いて生体に応用する治療方法である．温熱や寒冷，あるいは電気や光線などの物理的エネルギーの作用により，循環機能や運動機能の改善や代謝の活性化を促し，痛みや炎症の軽減などの治療効果を目指す．臨床的には物理的エネルギーの形態や生体への効果により，表2-2のように分類される．

B 治療に利用される素材での分類

この分類でよく誤解されるのは，利用される素材（エネルギー）に対する解釈である．たとえば電気を利用するものがすべて電気療法に属するのではなく，電気エネルギーをそのまま治療に利用するものが電気療法であって，形をかえた別種のエネルギーとして電気を人体に適用し，治療に利用する場合は電気療法ではない．

たとえば超音波療法・赤外線療法・紫外線療法は確かに電気を使用するが，装置の中でそれぞれ違った形のエネルギー，つまり超音波・赤外線・紫外線に転換されたうえで，人体に適用され治療に使用されるので，電気療法ではない．これに反し，高周波は電気として人体に適用され，そのうえで熱が発生することから電気療法である．

また，2つの違った形のエネルギーを併用して

表 2-3　理学療法の分類〔治療に利用される素材（エネルギー）による分類〕（服部，一部改変）

1. 加熱または冷却した空気を使用する療法
   a. 熱気療法
      全身浴
      部分浴
      圧注
   b. 極低温療法（全身曝射，局所冷凍）
2. 光線を利用する療法（光線療法）
   日光療法（天然紫外線療法）
   炭素弧光療法
   紫外線療法
   〔人工紫外線（太陽燈）療法〕（熱石英燈，冷石英燈）
   可視光線療法（赤色光線療法，青色光線療法）
   赤外線療法（赤外線放射器，白熱燈，電光浴）
   レーザー療法
3. 電気を利用する療法（電気療法）
   平流療法
   （イオン導入）
   低周波療法
   中周波療法
   高周波療法（ジアテルミー，超短波，極超短波）
   静電気療法
   電気水治療法（四槽浴，電気全身浴）
4. 超音波を利用する方法（超音波療法）
5. 水を利用する療法（水治療法）
   a. 水をそのまま利用するもの
      ● 浴形式
      水治温度療法（浴，漸温部分浴，交代浴）
      水治機械療法（渦流浴，気泡浴，水中マッサージ，滝浴）
      水治運動療法（ハバードタンク，運動浴）
      （水治化学療法－各種温泉浴）
      特殊治療浴〔気泡浴，人工炭酸浴，湿性砂浴，ブラシ浴（，薬浴，腸洗浴）〕
      ● 湿布・パック形式
      湿布
      パック
      ● 圧注・灌注形式
      圧注
      灌注
      水中圧注
   b. 水を蒸気として利用するもの
      全身蒸気浴
      蒸気箱浴
      局所蒸気浴（ベルトレー）
      蒸気圧注
   c. 水を氷として利用するもの
      アイスマッサージ（寒冷療法の一部）
6. ペロイドを利用する療法（ペロイド療法）
   全身浴
   半身浴
   局所浴（坐浴，手腕浴，足浴）
   全身湿布
   半身湿布
   局所湿布
   （ホットパック）
7. そのほかの物理的素材を利用する療法
   パラフィン〔浴，パック（パラフィン療法），湿布〕
   ホットパック
   乾性砂浴
   ペルチエ効果（寒冷療法の一部）
   薬物〔イオン導入，薬浴，腸洗浴，エチルクロライド噴霧（寒冷療法の一部）〕
8. （他動的）被動的運動を利用する療法
   マッサージ
   牽引
   Zander 器具そのほかの他動運動器具による運動，他動運動，徒手矯正，伸張運動
   マニプレーション，モビライゼーション
   陽圧・陰圧（加圧・減圧）交互作用
9. 能動的運動を利用する療法
   運動療法の大部分のもの（**表 2-4** を参照）

治療するため分類しにくいものがある．たとえば電気水治療法の四槽浴は，部分浴というものの明らかに電気の作用を主とした電気療法である．しかし電気全身浴は，全身水浴としての作用も大きい水治療法でもあり，一方，通電もするので電気療法にも属する．

ペロイド療法は，水と必ず結合した形で利用されるので水治療法の一種といえるが，一方，ペロイドという特殊の微細粒子の熱的性質を治療に利用するため独立して考える．ホットパックもこの意味ではペロイド療法のうちに属させてもよいものである．パラフィンは，熱的性質からいえばペロイド療法に似るが，材料としてはまったく違ったものである．そこで以上の場合には，その主たるものによって分類するほかない．

表 2-3 のように，1つひとつを治療に使う素材（エネルギー）として検討してみると9系統に分類される．このなかには古典的なものも新しいものもすべて含まれる．このうちのあるものは現在リハビリに盛んに利用され，一部は過去のものとなり，まったく利用されていない．また古くからある手技でリハビリとしては利用されないが，1つの治療手技として現在まで依然として利用されているものもある．ここでは概論的に触れる．

1 加熱または冷却した空気を利用する療法

熱気療法とは，熱せられた空気による表在性の温熱療法であるが，現在治療的リハビリではほとんど利用されていない．1960年代後半ごろまで一部の施設には，理学療法の1つの手技として部分熱気箱浴〔当時トルコ（ローマ）浴と呼ばれていたが，現在では社会的に誤解を招くこともありまったく用いられていない〕と，高熱療法として全身熱気箱浴が残っていた．

一方，1970年代山内によって始められた極低温療法は，−180℃に冷却した空気による画期的な鎮痛作用を利用したものであった．

2 光線を利用する療法

光エネルギーを利用するもので，光線療法 actinotherapy, Licht-und Sonnentherapie と呼ぶものである．このなかでリハビリに最もよく用いられるものは，温熱療法としての赤外線である．

日光療法 heliotherapy, natürliches Sonnenbad は，太陽光線，特に天然紫外線を利用して行う療法で，空気の清浄な高山または高原の療養所で行われた．主として肺結核，虚弱体質，貧血，手術後の回復に利用された．一種の気候療法の要素も含んでいる．全身浴・局所浴ともに用いられ，この照射方式に有名な Rollier の方法がある．現在，治療としてはあまり利用されない．最近では，人工的光線であるレーザーがよく用いられている．

3 電気を利用する療法

電気エネルギーをそのまま利用するもので，平流を利用する平流療法，低周波として利用する低周波療法，中周波療法，さらに高周波として利用する高周波療法がある．

そのほか，数千Vの高電圧であるが，1mA以下の電流を流して治療する静電気療法 static electricity therapy がある．その生理的作用は低周波に似た作用を呈し，第1次世界大戦当時盛んに利用された．心理的な効果のみとするものもあり，一時まったくすたれたが，最近は民間療法として一部に行われている．もちろんリハビリとは関係がない．

電気水治療法は，水治療法にもまたがるが，電気全身浴のように電気の作用のほうが強いものをいう．

またイオン導入は，平流または低周波で薬物を人体に入れるものであるが，薬物の効果が主であるから後述 7 の薬物効果を主とするものに分類する．

4 超音波を利用する療法

超音波の機械的振動を利用するもので，独特の総合的作用をもっている．リハビリに利用されるとともに，スポーツ傷害の治療にもよく用いられている．

5 水を利用する療法

同じ水でも水，蒸気，氷と形を変えて利用するので，3つに大きく区分する．水として利用するものは浴，湿布・パック，圧注・灌注に大別され，非常に多くの種類がある．蒸気は浴，圧注の形で利用され，氷はアイスマッサージとして用いられる．しかし現在，一般的なリハビリ施設で蒸気を利用したものはほとんど見かけない．

6 ペロイドを利用する療法

ペロイドという微細な粒子に水を結合させて利用する温熱療法で，特別の熱的性質をもつ．水と併用するので水治療法のなかに分類されることもあるが，1つの系統として独立させるべきであろう．

7 そのほかの物理的素材を利用する療法

以上 1 〜 6 に分類されないものをまとめた．パラフィン・ホットパック・砂は，熱的性質でペロイドと共通点をもつが，ペロイドには入れにくいのでそのほかの素材を利用するものとしてまとめた．一方，ペルチエ効果を利用して電気エネルギーで寒冷温度をつくり，寒冷として治療に応用するものは，エチルクロライド噴霧，アイスマッサージとともに寒冷療法としてまとめられる．

8 （他動的）被動的運動を利用する療法

これと次の 9 は，機械療法 mechanotherapy として運動療法，マッサージを含む広い総称とし

表 2-4 理学療法の分類（治療目的による分類）(服部．一部改変)

1. 温度による効果を目的とする療法
   a. 温熱効果を目的とするもの（温熱療法）
   - 伝導によるもの
     ペロイド（浴，湿布）療法
     ホットパック・パラフィン療法
     水治療法の一部（温湿布・パック，圧注，灌注，蒸気圧注，湿性砂浴）
     乾性砂浴
   - 伝導・対流によるもの
     水治療法の一部〔浴形式（微温以上），蒸気浴〕
     熱気療法
   - 輻射によるもの
     赤外線療法（赤外線放射器，白熱燈，電光浴）
     可視光線療法（赤色光線療法，青色光線療法）
     炭素弧光療法
   - 高周波振動によるもの
     高周波療法（ジアテルミー，超短波，極超短波）
   - (・機械的振動によるもの)
     超音波療法
   b. 寒冷効果を目的とするもの（寒冷療法）
     アイスマッサージ（氷）
     ペルチエ効果による電気
     エチルクロライド噴霧
     寒冷浴（部分・全身浴）
     極低温療法（全身瀑射，局所冷凍）
2. 運動による効果を目的とする療法（運動療法）
   a. 基本手技
   - 筋弛緩訓練
   - 体力回復訓練
   - 関節可動域回復訓練
   - 筋力・筋機能回復訓練
   - 姿勢回復訓練
   - 協調性回復訓練
   - 複合基本動作（機能統合）訓練
   - 日常生活動作訓練
   b. 基本手技を総合し利用する訓練
   - 呼吸理学療法
   - 姿勢調整体操（腰痛体操，側弯体操など）
   - 断端訓練
   - EMG バイオフィードバック療法
   - そのほか多くのもの
3. 特殊な効果を目的とする療法
   - 薬物効果
     イオン導入（電気療法，超音波療法）
     水治療法の一部（薬浴，腸洗浴）
   - 鎮静効果
     水治療法の一部（冷湿布・パック，持続微温浴，気泡浴，人工炭酸浴，部分浴，漸温部分浴）
     電気療法（平流療法）
   - 刺激効果
     水治療法の一部（冷浴，交代浴，ブラッシ浴，灌注・圧注，特に Scotch 圧注，Kneipp 療法）
     熱気全身浴
   - 発汗効果
     熱気浴
     蒸気浴（水治療法）
     電光浴（赤外線療法）
     パック（水治療法）
   - 化学効果
     紫外線・日光療法
   - 筋収縮保持
     低周波療法（電気療法）
   - 微動マッサージ効果
     超音波療法
   - マッサージ効果
     マッサージ療法
     水治機械療法（渦流浴，気泡浴，水中圧注，Vicky 圧注）
     間欠的牽引
   - 脊椎椎間孔拡大，関節配列不整矯正
     牽引療法
     マニプレーション，モビライゼーション
   - 末梢循環改善効果
     graded vasopneumatic compression vasculator

てよく使用されている．要するに運動というエネルギーを利用するが，そのうちで Zander 器具は他動的運動要素が強いものである．そのほか ROM 改善などのために用いられる器具は，必ずしも他動運動のみでなく，支助自動運動といった要素も含むが，主たるものは他動運動とみなされる．このほかマッサージ，他動運動，徒手矯正などがある．

9 能動的運動を利用する療法

8 で述べた他動的要素の強いものを除いた，一切の運動療法が属する．なお EMG バイオフィードバック療法，ニューロリハビリ，ロボット運動療法，などもここに入る．

C 治療目的による分類

治療目的によっては，表 2-4 のように分類できる．表 2-3 の分類とも大きく変わりはないし，重複する部分もあるが，処方するためには表 2-4 の分類が理解しやすい．

もちろん 2 つ以上の治療目的をもつものも少なくない．たとえばハバードタンク浴は運動と温熱を目的としているし，超音波は微動マッサージの

表 2-5 理学療法の基本的器械・器具

運動療法に用いる器具	備考	物理療法に用いる器具
1. **必要不可欠な器具** 　訓練用マットとその付属品	付属品はプッシュアップ台 吊り 徒手による訓練用	ホットパックおよびその加温装置 パラフィン浴
治療台 　傾斜台 　滑車式抵抗運動器および重錘セット一式 　吊り下げ装置 　平行棒 　肋木 　姿勢矯正用鏡 　メディシンボール 　各種車椅子 　各種杖(調節式) 　すわり台(高さ各種) 　訓練用踏段 　呼吸訓練装置および呼吸測定器 　各種測定用具 　バーベルまたは亜鈴	各種砂のう，病室における滑車訓練セット含む 高低幅の調節式 角度計，握力計，など	高周波治療器 (超短波，極超短波) 渦流浴 赤外線 電気刺激治療器
2. **備えることが望ましい器具** 　訓練用階段 　肩回旋器 　回内・回外訓練器 　手関節訓練器 　固定自転車またはレストレーター 　トレッドミル(訓練用) 　各種矯正歩行板 　体操棒 　歩行器 　各種玩具・絵本	 小児用	気泡振動浴装置 ハバードタンクまたは訓練用浴槽 超音波 紫外線

〔日本リハビリテーション医学会訓練用器具委員会(委員長　津山直一)：理学療法の基本的器械器具案．1971 より引用〕

ほか深部界面での温熱効果も期待される．したがって，この場合は主なものに従って分類した．

1 温度による効果を目的とする療法

温熱療法と寒冷療法とに大きく大別される．温熱療法は熱の移動形式によって4～5系統に分けられる(第4部第9章参照)．

2 運動による効果を目的とする療法

水治運動療法，EMGバイオフィードバック療法も含め，すべての運動療法が入る．積極的に患者自身に運動をさせて治療効果をねらうものと，他動的に運動をして治療目的を達するものとがあることは，表2-4の分類で示したとおりである．

3 特殊な効果を目的とする療法

水治療法，熱気療法，光線療法の一部，超音波療法，マッサージ療法，牽引療法，マニプレーション，陽圧・陰圧交互作用，など，それぞれの効果によってだいたい10種類に分けられる．

水治療法・熱気療法でここに属するものは，温熱効果も無視できないが，むしろ温熱を利用した発汗や刺激など，ほかの目的を達しようとしているので温熱療法には入れない．

この表2-4からわかるように理学療法は種々の治療技術があるが，大部分が温めるか運動させるかの目的に使用され，しかも機能の改善と密接に関連している．3 特殊な効果を目的に使用す

る療法はどちらかといえば運動器系，神経系以外の内科的領域の治療に利用されるものが多く，機能の改善との関係はうすい．結局どのように温め，どのような形で運動させるか，がポイントとなる．

3 理学療法に必要な器具

運動療法機器は，本来その施設の特性，対象疾患，取り扱い患者数，リハビリ室の広さ，スタッフ数などによって，その種類や台数が決められるべきである．しかし，2006年4月からの医療保険の改正に伴い，リハビリに関する診療報酬が疾患別区分に変更され，①対象疾患の規定（脳血管疾患など，運動器疾患など，呼吸器疾患など，心大血管疾患など），②人員の規定（医師，理学療法士，作業療法士，言語聴覚士数の規定），③リハビリ室の広さの規定（理学療法室，作業療法室，言語聴覚室），④器械・器具の規定，が設けられているため，その施設基準に準じていることが多い．

代表的なものとして規定されている器械・器具は，1971年に日本リハビリ医学会により，理学療法・作業療法に具備すべき訓練用器械・器具として示されているものが基準となっている（表2-5）．また，これより先に1968年労働省労働基準局の通達（昭和43年10月29日基発第686号）により，リハビリ医療指定施設の指定要綱で，具備すべき医療器械器具が制定されたのが制度的な始まりである．

一般に，運動療法機器は運動療法室に設備され，患者が共同で使用する機器と，車椅子，杖，松葉杖，などのように個人に限局して使用する機器がある．

運動療法室に設備される運動療法機器は，取付固定器具と移動器具，それに付属的な器具に大別される．取付固定器具の代表が，平行棒や訓練用階段，矯正用起立板，肋木，滑車垂錘運動器，肩関節回旋器，手関節掌背屈運動器，頭上・床滑車，懸吊装置，などがあげられる．これらはいずれも建築と同時に床，天井，壁などに取り付けられるが，日常使用頻度の高いものから，今ではほとんど使用されないもの（肩関節回旋器や手関節掌背屈運動器など）がある．また，最近では筋運動や動作解析装置のように大型化し，精巧な機器も多く，取り付け位置は十分検討されなければならない．

移動器具としては，治療台（ベッド），訓練用マット（フロアー型やプラットホーム型），斜面台，トレッドミル（訓練用），固定自転車（エルゴメーター），筋力トレーニング装置，各種高さの訓練用腰かけ台，歩行訓練用斜面・段などが設置される．これらにしても常時移動させるものではなく，運動療法室自体のレイアウトが大きな問題となる．回復期リハビリ病棟などでは，使用する個別的で簡易的な器具が設備され，日常的に使用している器具・道具でのADL・IADLの指導訓練が重要となってくる（第3部第3～5章参照）．

■参考文献

- Kovacs R : A manual of physical therapy. Lea & Febiger, Philadelphia, 1949
- Holzer W : Physikalische Medizin in Diagnostik und Therapie. Wilhelm Maudrich, Wien, 1947
- 服部一郎：理学療法とその処方の仕方．整形外科12(4)：322-330, 1961
- 服部一郎：医学的リハビリテーション概説．九州大学温泉紀要18(3), 1966
- 土肥信之，岩谷　力，他：リハビリテーション処方必携—運動療法・物理療法・作業療法．医歯薬出版，pp50-51, 1991
- 日本リハビリテーション医学会訓練用器具委員会（委員長　津山直一）：理学療法の基本的器械器具案．1971
- 山内寿島，野上貞夫，他：極低温療法の応用と運動療法—慢性関節リウマチを中心として．理・作・療法15(5)：497-502, 1981
- 溝呂木忠，千野直一：バイオフィードバック治療．理・作・療法11(1)：4-12, 1977
- 眞島英信：生理学．第17版．文光堂，1978.
- Sidney L（著），天児民和（監訳）：温熱療法．医歯薬出版，1966
- 田原弘幸，髙橋精一郎（編）：理学療法学概論．第3版．神陵文庫 2010
- 沖田　実（編）：物理療法．第2版．神陵文庫 2009

第 2 章
作業療法総論

1 作業療法の定義

理学療法士及び作業療法士法(昭和40年6月29日法律第137号)第2条2項に,作業療法の定義として,「身体又は精神に障害のある者に対し,主としてその応用的動作能力又は社会的適応能力の回復を図るため,手芸,工作その他の作業を行わせることをいう」とある.その後,2010年4月の厚生労働省医政局長通知(医政発0430第1号)では,理学療法士及び作業療法士法第2条2項の「作業療法」の定義に,ADL・IADL・職業関連活動・福祉用具の訓練や住環境への適応訓練,発達障害や高次脳機能障害などに対するリハビリが含まれていることが明言され,作業療法士の専門性とその実績が改めて確認されている.また,日本作業療法士協会では1985年6月13日第20回総会において,「身体又は精神に障害のある者,またはそれが予測される者に対し,その主体的な活動の獲得を図るため,諸機能の回復・維持及び開発を促す作業活動を用いて,治療,指導及び援助を行うこと」と定義した.その後,同協会では,「作業療法の基本的な枠組みと考え方(平成20年)」[1]を示し,作業療法の対象・目的・手段と方法について次のように説明している.

A 対象

作業療法の対象は,乳幼児から高齢者まで,疾病や外傷などにより身体機能または精神機能に障害がある人,あるいはそれらの可能性のある人たちである.こうした心身機能の障害は,日常生活活動,遊び,仕事などの活動に制限を生じさせ,そのことにより患者はさまざまな活動や社会生活への参加に制約を受けることになる.作業療法士は,活動の制限や社会参加の制約には心身機能のみならず,患者をとりまく人的・物理的な環境因子,ライフスタイル,生育歴,役割意識,などの個人因子も影響を及ぼすことをふまえて作業療法を行うことになる.

B 目的

作業療法の目的は,作業活動を用いて患者の基本的能力の改善をはかり,生活に必要な応用的能力や社会的適応能力を向上させ,環境や資源を整えることで社会参加の促進をはかることにある.この基本的能力,応用的能力,社会的適応能力,環境資源などの獲得に向けた介入は,患者の疾病や障害,発症からの時期,回復過程などに応じて調整される.また,作業活動を行うことが本人の自尊感情を回復させることにもつながるため,患者の作業遂行そのものの支援も作業療法の重要な目的となる.

C 手段と方法

作業療法では,治療・指導・援助の手段として種々の作業活動を用いる.作業活動には,感覚,運動活動,生活活動,創作,表現活動,仕事,学習活動,などが含まれる.作業療法士の介入は,患者の状態やニーズを把握し,利用する作業活動の特性を理解し,患者と手段として用いる作業活動との関係の分析に基づき,作業療法計画の立案,治療・指導・援助の実施,再評価という一連の過程を通して行われる.介入にあたり作業療法士は患者との協業の視点を重視し,患者の意思を尊重すること,インフォームドコンセントを得ることが重要となる.

2 作業療法の捉え方

作業療法は，人間が歩き，手を使い，生活するなかから必然的に生まれた治療法であり[2]，作業活動を手段とする「からだ」と「こころ」のリハビリとして体系づけられる．作業療法の捉え方はさまざまで，日本の作業療法の基盤は，これまで診断学の体系化に即した疾患別アプローチの手法として位置づけられてきたが，今日では次のような変化がみられている．

A 世界保健機関（WHO）に準拠する作業療法の捉え方

世界保健機関（WHO）が国際疾病分類（ICD）の補助として1980年に採択した国際障害分類（ICIDH）によって，作業活動は身体疾患だけでなく精神疾患においても障害へのリハビリとして意義がある取り組みであることが明確にされた．たとえば，目でみえるような精神疾患による生物学的形態障害ははっきりわからないとしても，これまで病気や障害と認めがたかった対人関係のまずさ，融通のきかなさを機能障害として捉える[3]ことができるようになったのである．

また，生活のしづらさや発病による離職などの能力障害や社会的不利益を生活障害として捉えることにより，作業療法の生活支援学としての位置づけも台頭し始めた．その背景にはWHOが2001年にICIDHの改定版として国際生活機能分類（ICF）を採択したことがある．この採択によりそれまでの疾病の結果の分類から，すべての人間を対象にした健康という視点から出発し，生活機能を分類するものとした．人には本来もっている生活機能があり，その生活機能とは，心身機能や身体構造で構成された個体が活動や参加を行うことで成り立つものであるとし，そうした生活機能がうまくいかない状態を障害と呼ぶ，という考え方である[1]．

B 病気・健康・障害に対応する作業療法の捉え方

筆者らは，1981年に北九州市において精神障

表2-6　地域生活支援のための4軸評価

	評価項目
生活活動	集団活動に参加できるか/必要なときに休めるか 課題遂行能力は適当か 対人能力は適当か 問題解決能力は適当か
家族機能	生活歴/現病歴で家族関係に問題があるか 家族の情緒反応に問題があるか 家族関係に問題があるか 家族の支援能力に問題があるか
障害受容	「悲哀の仕事」の過程に問題があるか 生活目標に伴う問題があるか 支援（者）の受け入れに問題があるか 継続医療や服薬履行に問題があるか
固有の支援	支援者の確保に問題があるか 日常生活の場の確保に問題があるか 通所/訪問/地域生活支援事業の活用に問題があるか 危機介入システムの利用に問題があるか

害者のデイケアを始める際，障害者の捉え方として，病気・健康・障害の3つの側面に同時対応していくことを作業療法プログラムの作成理念とした[4]．精神障害者の病気・健康・障害の3つの側面への同時対応とは，そのとき患者が安心場面，緊張場面，ストレス状況のいずれにあるかによって，3側面の割合が変化して特性が目立つようになるため，その時々に応じ，病気に対応する姿勢，健康に対応する姿勢，障害に対応する姿勢に切りかえることで病気や障害を克服し，生活機能の向上をはかろうとするものであった．たとえば，緊張のために挨拶ができないなどの障害の側面には緊張状態を和らげる環境調整を，ストレスのために被害妄想をおこすなどの病気の側面には医療介入の要否判断や医療連携を，穏やかで安心できる場面ではその人らしさや伸ばしたい健康な側面に目を向ける，など作業療法の場面ではありのままの患者を自然に捉えていくことができるからである．

このことについて筆者は，作業療法のなかに，本人に働きかける技術としては病態や適応水準，行動特性の捉え方と対処技術の施し方があり，家族に働きかける技術としては日中の過ごし方や家族の援助機能の捉え方と家族同士の支えあいへの支援があり，生活環境に働きかける技術としては退院後におこりやすい問題リストの点検があるこ

図解

医療
早期介入
発達障害・認知症など,特別支援教育

保健
地域保健
介護予防,精神保健,難病など,就学・就労移行支援,就労継続支援(A型・B型)

福祉
地域福祉
地域リハビリ,更生相談所業務,福祉サービスの活用

発達障害者支援法
発達障害者支援センター

障害者総合支援法
障害程度区分認定

医療リハビリ → 急性期リハビリ ⇄ 回復期リハビリ ⇄ 維持期リハビリ ← 地域リハビリ

訪問リハビリ
危機介入

医療保険制度
機能分化

介護保険制度
要介護認定

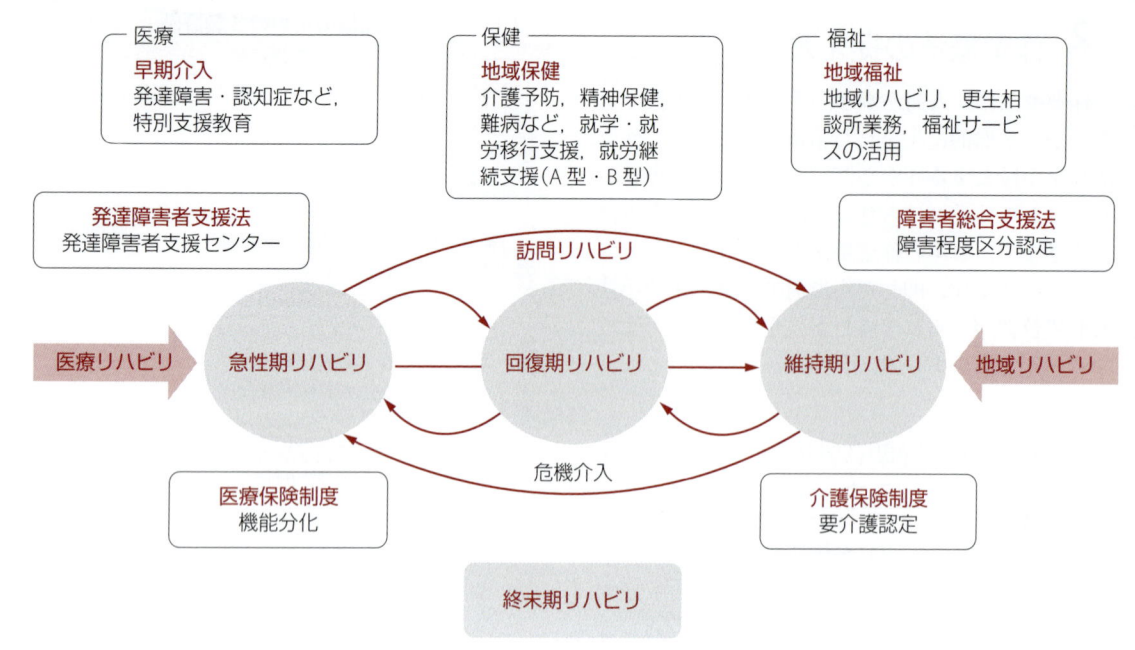

終末期リハビリ

図 2-2　総合的な医療サービスを提供する作業療法

(日本作業療法士協会理事会資料改編,2011)

とを提示した[5].

また,これらの相互情報に基づいて医療から保健福祉への継続リハビリが行えるように調整するプロセスにおいて,作業療法士は個別性を配慮した地域生活の支援に具体的に介入することができ,そのために生活活動・家族機能・障害受容・固有の支援の4つの評価軸(表2-6)[6]で情報を整理することが,ソーシャルワークの実践となるとした.この捉え方は,1999年からの介護保険制度下や,障害者総合支援法下にあるように,悪い面(病気・障害)だけに着目するのではなく,よい面(健康)から引き出していくという,自立促進の手法としても周知のこととなっている.

C　総合的な医療サービスを提供する作業療法の捉え方(図2-2)

1990年以降から進められてきた社会保障構造改革により,医療に対するニーズが大きく変化したことで,医療・保健・福祉サービスを総合的に供給するシステムが必要とされ,国民の健康増進から治療,リハビリまで含めた総合的な医療サービスを提供する作業療法が求められている.具体的には,医療的リハビリと地域リハビリを切り口に急性期・回復期・維時期(生活期)を循環するリハビリにおける作業療法を中軸にして,発達障害・認知症などの早期発見・支援や特別支援学校での早期介入における作業療法,介護予防や精神保健,難病者のための地域保健における作業療法,地域リハビリや更生相談所業務,福祉サービスを活用できる保健福祉における作業療法,の在り方が求められているのである.

すなわち,病気になる以前からの健康維持・促進および早期発見・支援する早期介入の作業療法があり,急性期から回復期・維時期(生活期)および退院後の在宅や地域への橋渡しをする医療的リハビリの作業療法があり,病気・障害があっても生活定着や就学・就労支援および再発予防,危機介入に関与する地域保健の作業療法があり,終末期のターミナルケアができる作業療法があり,ひいては誰もが等しく社会参加できるように家族や地域の人々とも協業して健康環境の町づくりをする作業療法などの実現が始まっている.こうした作業療法の根拠として,医療保険制度,介護保険

表2-7 作業療法の分類（治療目的から）(和才)

1. 身体機能の改善を目的とするもの
  a. 形態上の障害に対する作業療法
  b. 運動機能上の障害に対する作業療法
  c. 生理機能上の障害に対する作業療法
2. 精神機能の改善を目的とするもの
  a. 診断の一助としての作業療法
  b. 治療としての作業療法
  c. 回復ゴールに対しての作業療法
3. 社会機能面での評価と訓練を目的とするもの
  a. 日常生活動作の評価と訓練
  b. 庇護的生産動作の評価と訓練
  c. 職能評価と訓練

表2-8 身体障害のための作業療法の分類(和才)

1. 身体機能の回復をはかるもの
  a. 関節可動域の増大
  b. 筋力の増強
  c. 協調性の改善
  d. 耐久性の増強
  e. 代償機能の増進
2. 心理機能の調整と改善をはかるもの
  a. 感情や緊張のはけ口を与える
  b. 疾患や障害の認識
  c. 障害や環境への適応
  d. 依存心の除去と自立
  e. レクリエーション的効果
3. 日常生活動作の評価と訓練
  a. 主として上肢中心の日常所作
  b. 自助具や手副子の活用
  c. 家事動作
4. 職能評価と訓練
  a. 趣味，適性，能力の観察
  b. 職場での障害部位の適応
  c. 仕事に対する耐久性
  d. 特殊技能の維持
  e. 復職の可能性の発見

制度，障害者総合支援法，発達障害者支援法，などを理解しておくことが必要である．

3 作業療法の機能

リハビリの目的が，「1940年代でのADL能力の向上や生活自立を目指すものから，1970年代にはIL運動の思想からQOLが注目されるようになり，1990年代になるとQOL向上のためのADL向上が再び強調されるようになった」[7]ことは，介護保険制度導入前後のリハビリ前置の考え方にも表れている．

A 作業活動の意義

作業療法では，日常生活の諸動作や仕事，遊びなど人間にかかわるすべての諸活動を一貫して「作業活動」と呼び，作業活動を治療あるいは生活支援や自立促進の手段とする「からだ」と「こころ」のリハビリに寄与するものとしてきた(表2-7)．

「からだ」の作業療法(表2-8)については，理学療法と作業療法の比較において，服部は，「理学療法では直接的な運動を手技とするが，作業療法ではセラピストは作業の出来高で障害程度，また回復状況の評価もできる．つまり図2-3の作業でいうと切断して溜まった木片の量によってやった仕事の量が間違いなくわかるし，その木片の出来高の向上は回復を数的に表わしていることになる」と説明している．

「こころ」の作業療法については，治療者-患者関係，対象物それ自体(作業活動)，集団のもつ力動的意味の3つを精神科作業療法の治療的要因[8]としている．作業療法で日常生活の諸動作を治療訓練するとは，①日常生活基本能力(運動機能・精神機能)，②日常生活応用能力(食事や買い物など，生活で行われる活動)，③社会生活適応能力(地域活動への参加・就労や就学)，④環境資源獲得能力(社会資源収集や社会資源の活用)の4つを維持または改善するために，作業活動の使い方に着眼しながら，日常生活の暮らし方を支援することといえる．

病気や障害があってもその人らしい暮らしやすさを支援し，自立促進する方法としての作業活動の使い方を考える．たとえば「機織り」の作業活動は，四肢筋力向上や巧緻性のための訓練として，あるいは抑うつ気分や怒りをおさえきれない気持ちの発散方法として，あるいは注意障害が残っても機織りの糸の太さや色の変化で適応できるようになる訓練として，などの使い方をする．その一方で，完成した「機織り物」という治療の副産物は，生活作業の意味ある産物としての意義を問うこともできる．すなわち，作業療法では治療の副産物によって喜びや満足を体験できるだけでなく，副産物を友人にプレゼントすることで他

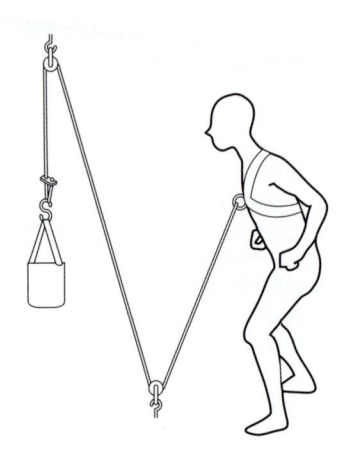

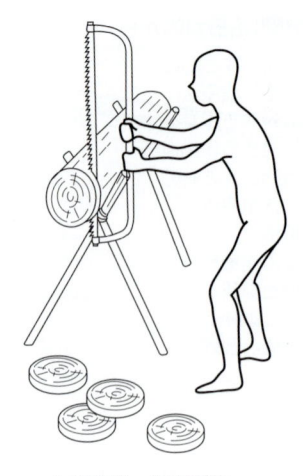

滑車・重り抵抗運動　　　　　木工作業，鋸引所作
1. 理学療法　　　　　　　　2. 作業療法

図 2-3　理学療法と作業療法の比較(服部)
脊柱可動域，筋肉改善を目的として

生活作業評価と計画の手順

①評価：生活支援が必要な事項や自立促進する事項の把握
医学的/目的別評価，病気/障害/健康の評価

②計画：暮らしやすさの方法と必要な支援に焦点化
患者との面接，理由づけや説明責任の実行

③環境調整：支援が必要な事項と自分でできる事項の見極め
環境の調整（人的・物理的），社会資源や諸制度の活用

生活機能向上プログラム
私の生活作業は？

	支援が必要な事項	自立を促進する事項
家事や日常の身の回り作業		
手仕事などの生産的作業		
趣味などの余暇的作業		
地域活動などの作業		

ADL・IADL・QOL の向上

図 2-4　作業療法の機能

医療
・医療の入口・出口の機能強化（連携パス）
・早期発見・支援や危機介入の手法との連携

保健
・予防医学に基づいた介護予防や精神保健・難病支援
・医学的基盤に根差した生活支援技術

福祉
・暮らしやすさを支援するための更生相談
・福祉サービスの活用支援

図 2-5　作業療法の手技

者とのつながりを保持したり，社会参加の足掛かりとできたりするのである．このように，作業療法の機能とは，生活能力にまつわる ADL や IADL と，暮らしやすさの喜びを味わう QOL とをともに向上させていくことであり，具体的には作業療法士が作業活動の使いこなし方に精通していくことで可能となっていくのであろう．

B　生活機能向上プログラム(図2-4)

作業療法の包括的な目的は，患者個別の「生活

表 2-9 作業療法の手技向上のためのクリニカルリーズニング

作業療法の手技向上のためには，クリニカルリーズニングを捉えられるようになることが求められる．作業療法の様相は複雑なため，それにあたっては，作業の知識を学び，作業を分析し，適応し，段階づける技能が必要となる．さらに影響を及ぼした遂行作業と環境要因の分析を行い，他者の作業参加に関する技能・態度を習得することが作業療法の手技向上の要である．そのためにも以下のような思考過程を繰り返す必要がある．

1. Scientific Reasoning（科学的）
疾病特性，年齢的事項，実践技術論などに関する知識のすべてを面接や検査・観察所見と照合するなかで行われる思考過程．
2. Narrative Reasoning（物語的）
クライエントの置かれている状況の意味を理解するのに使用される思考過程．この患者にとって意味ある作業は何か？
3. Pragmatic Reasoning（実用的）
臨床場面では，時間，費用，空間，資源，技術など制限がある．現実の条件に合わせて，臨機応変に進めるために用いられる思考過程．
4. Ethical Reasoning（倫理的）
道徳的に正しいか，公平・平等か？　害を与えていないか？　を検討するための思考過程．

機能向上プログラム」であり，次のように実施する．

①評価

患者の生活支援や自立促進を促す生活作業項目を把握するために，医学的評価や目的別の評価方法[9,10]により，病気や障害の特性と健康な側面とを理解する．

②計画

患者の暮らしやすい方法と必要な支援に焦点化するため，患者と面接して，計画した内容の理由づけや説明責任を担うことを経て，患者の生活ニーズに対応したプログラムを具体化する．

③環境調整

患者が支援を必要とする事項と自分でできる事項とを見極めるために，患者の環境（人的環境・物理的環境）の調整や，社会資源および諸制度活用の情報提供ができるようにする．人的環境の調整とは患者の家族や身近な人がもつ支援機能の調整，物理的環境の調整とは障害に対処できるようにする福祉用具や住宅改造などであり，社会資源および諸制度とは，フォーマル・インフォーマルな資源情報のアセスメントや開発などである．

このように，患者個別のニーズに対応した生活機能向上への対処技術を焦点化する機能が，作業療法の持ち味である．

4 作業療法の手技（図 2-5）

作業療法の手技が拡大していることは，1960年代の高齢者福祉政策の始まりから，1990年代の社会保障構造改革などを経て，医療に対するニーズが大きく変化したことと関係が深い．医療分野では，医療の入口・出口の機能強化により急性期・回復期・維持期（生活期）の作業療法に分化され，早期発見・支援や危機介入の手法と連携できる作業療法手技が必要とされている．保健分野では，予防医学に基づいた介護予防や精神保健および難病支援などの場面において，医学的基盤に根差した生活支援技術としての作業療法手技が必要とされている．福祉分野では，病気や障害があっても暮らしやすい生活を支援するための更生相談や，福祉サービスの活用を支援できる作業療法手技が必要とされている．

いずれも医療・保健・福祉分野において，病気・健康・障害への3つの側面に同時対応でき，国民の健康増進から医療，社会参加まで総合的にサービス提供できる，ノーマライゼーション[11]やインクルージョンおよび終末期の概念を含んだリハビリとしての作業療法が求められている．そのために作業療法の手技は，医学的作業療法（表2-3），生活支援学としての作業療法[12]，地域作業療法[13,14]と変遷するなかでの多様な作業療法

の手技の発展とともに，これらを循環し統合するものに拡大されている．WFOT（世界作業療法士連盟）では，2002年の作業療法士教育の最低基準の改定により，「作業療法教育者は実践家育成・研究能力・論文作成能力と国際情報に明るく，実践・教育・研究に高い能力を有し，作業療法士以外の専門資格や修士以上の学位および人・作業・環境の視点で教育できる資質があることが求められている」としている．また，卒業生の要件として，人・作業・環境の関係とその健康との関係，治療的・専門的人間関係，作業療法の過程，専門的なリーズニングと行動，専門的実践の文脈がもてること，などとしている．表2-9に示すクリニカルリーズニング(Schell, 1988)とは，臨床家がクライエントへの働きかけを計画し，方向を決め，実行し，結果を反すうする際にたどる道すじ（思考過程）であって，日本の作業療法臨床でも活用されており，作業療法手技の向上に貢献している．

■引用文献
1) 日本作業療法士協会：作業療法ガイドライン実践指針（2008年度版）．p3, 2008
2) 大丸　幸：地域での作業療法の現状と課題．松下正明（編）：精神医療におけるチームアプローチ，臨床精神医学講座S5．中山書店，p401, 2000
3) 中沢正夫：精神保健と看護のための100か条―精神保健のための50か条・精神科看護のための50か条．萌文社，p216, 1993
4) 大丸　幸：地域リハビリテーション（精神科の立場から）．第5回九州地区PTOT合同学会，pp93-105, 1983
5) 大丸　幸：生活援助のためのリハビリテーション情報の提供とソーシャルワーク．精神科臨床サービス5(2)：209-214, 2005
6) 大丸　幸：作業療法の実践マネジメント．日本作業療法士協会（監修）：精神障害．協同医書出版，p263, 2010
7) 田島明子：リハビリテーションとQOL．支援1：150-155, 2011
8) 大丸　幸：作業療法の治療理論．日本作業療法士協会（監修）：精神障害．協同医書出版，pp120-125, 1994
9) 古川　宏（編）：作業療法のとらえかた．文光堂，2005
10) 日本作業療法士協会学術部（編）：精神科リハビリテーション関連評価法ガイド．2002
11) 大丸　幸，吉田隆幸（編著）：ノーマライゼーション実践学―凡人から達人をめざす作業療法士道．青海社，2003
12) 矢谷令子（監修），田川義勝，他（編）：社会生活行為学．医学書院，2007
13) 日本作業療法士協会，寺山久美子（編）：地域作業療法学．協同医書出版社，2001
14) 矢谷令子（監修），小川恵子（編）：地域作業療法学，第2版．医学書院，2012

第 3 章
言語聴覚療法総論

1 言語聴覚士の定義

言語聴覚士は，言語聴覚士法で規定された国家資格である．国家資格の実現は，1963年医療制度調査会答申以来多くの月日を要したが，1997年12月19日の法成立により達成された．

第2条で言語聴覚士は「厚生労働大臣の免許を受けて，言語聴覚士の名称を用いて，音声機能，言語機能又は聴覚に障害のある者についてその機能の維持向上を図るため，言語訓練その他の訓練，これに必要な検査及び助言，指導その他の援助を行うことを業とする者」と定義されている．

さらに第42条では，「言語聴覚士は，保健師助産師看護師法(昭和二十三年法律第二百三号)第三十一条第一項及び第三十二条の規定にかかわらず，診療の補助として，医師又は歯科医師の指示の下に，嚥下訓練，人工内耳の調整その他厚生労働省令で定める行為を行うことを業とすることができる」とされ，第2条とともに業務の範囲が規定されている．なお，そのほか厚生労働省令で定めるものとしては，機器を用いる聴力検査，聴性脳幹反応検査，補聴器の装用訓練，器具の使用や抵抗運動を伴う言語訓練・音声訓練が該当する．

2 言語聴覚療法の対象と特徴

対象は，コミュニケーション障害と摂食・嚥下障害である(表2-10)．コミュニケーション過程は，聞く過程，言葉を理解するあるいは伝えたい内容を考えて言葉にする過程，言葉を表出する過程，に分けられる．この3つの過程の障害は，さらに細かく分けることができ，その治療内容は障害によって大きく異なる．

また，目標設定も対象障害とその原因疾患に

表 2-10　言語聴覚療法の対象
1. コミュニケーション障害
   a. 聴覚機能障害
   b. 言語機能障害
   ● 言語発達障害
   ● 失語症・高次脳機能障害
   c. 発声・発語機能障害
   ● 構音障害(器質性構音障害，運動障害性構音障害，機能性構音障害)
   ● 吃音
   ● 音声障害
2. 摂食・嚥下障害

よって異なる．器質的異常がない場合あるいは治癒しているのに障害が残存する場合は，正常な機能(能力)の回復が目標となる．原因の治癒が期待できず障害が残る場合あるいは進行する場合は，代償的手段の利用などを通して，コミュニケーションレベルの改善や経口摂取・栄養管理を目標とすることになる．障害の回復においても，運動系の障害によるものは6か月程度で機能が固定することが多いが，認知系の障害における機能回復は長期にわたることが多い．

3 言語聴覚療法の実際

言語聴覚療法は，一般的には評価，訓練・指導・助言，再評価という流れを総称したものである．その具体的内容は，障害の種類，原因，重症度，年齢，環境，などで大きく異なる．

A 評価

評価過程では，種々の情報収集と検査結果から，障害の有無判定，障害のタイプ診断(言語病

理学的診断），重症度判定，訓練適応の有無判定，予後予測，そして訓練方針の立案を行う．

1 情報収集

本人・家族との面接により，主訴，現病歴，既往歴，家族歴，などを聴取する．特に本人・家族が何を求めて相談に来ているかを正確に把握することは重要である．また，本人との会話のなかで言語機能やコミュニケーション能力の評価も行う．小児においては，養育者と児のコミュニケーション関係をよく観察しておくことは重要である．関連職種からの情報，他施設からの情報も必要に応じて収集する．

2 検査

小児においては，発達検査，知能検査，言語発達検査は必須の検査である．障害別で固有な検査としては，聴覚障害では各種聴力検査，言語発達障害ではコミュニケーション能力検査，構音障害では発声発語器官検査と構音検査，吃音では吃音検査などがある．

成人（高齢者）において主にみられる失語症では失語症検査やコミュニケーション能力検査，高次脳機能障害では記憶，遂行機能，注意，視知覚などの高次脳機能関連検査，などを実施する．知的機能の低下がみられる場合も多いので，知能検査も必須の検査である．運動障害性構音障害では発声発語器官検査と構音検査を行う．摂食・嚥下障害に対しては，発声発語器官検査により運動機能の評価を行うとともに，種々の摂食・嚥下機能検査を実施する．特に咽頭期の嚥下機能評価に，嚥下造影検査と嚥下内視鏡検査は有用である．

B 訓練・指導

訓練法は対象障害，年齢によって異なる．訓練法には，機能レベルの回復を期待する訓練と実用的レベルの訓練がある．実用的レベルの訓練では，拡大・代替コミュニケーション手段の獲得や代償的摂食法の獲得を行い，日常生活レベルの向上をはかる．

失語症では，刺激促通法，機能再編成法，de-blocking法，行動変容法，melodic intonation therapy，PACE，認知心理学的アプローチ，実用的コミュニケーション訓練，などの方法が取られる．言語発達障害に対しては，行動療法，S-S法，インリアルアプローチ，TEACCHプログラム，遊戯療法，などが用いられている．

構音障害では，発声発語器官の運動訓練，構音訓練を実施する．正常な構音を獲得できない場合は，モーラ指折り法などを用いて発話速度のコントロールを行い，発話全体の明瞭度を向上させる．それでも明瞭度が向上しない場合，あるいは進行性疾患のため悪化する場合は，コミュニケーションボードやパソコンを利用した拡大・代替コミュニケーション手段獲得の訓練を行う．

摂食・嚥下障害に対する訓練としては，食物を使用した直接的嚥下訓練と食物を使用しない間接的嚥下訓練がある．たくさんの方法が提案されており，障害のタイプにより適切な訓練法を選択する．また，直接的嚥下訓練を実施する場合は，誤嚥・窒息のリスク回避と訓練前後の口腔・咽頭の管理を十分に行わねばならない．

C 助言

コミュニケーション活動と摂食活動は，生活場面において実現されることが重要である．障害がありながら日常生活を送り，また能力を改善させていくためには，周囲の関係者の日常的支援が必要である．そして，それは適切な支援でなければならない．そのためには言語聴覚療法開始時点から，家族，職場の上司や同僚，学校の担任教師，などへ助言を行うことが重要である．

4 言語聴覚療法の提供分野

言語聴覚士は，医療，介護，福祉，学校教育，養成教育，研究，などの諸機関に勤務している．医療分野が約78％と最も多く，介護と福祉分野がおのおの8％ずつとなっている．近年，介護分野に勤務する言語聴覚士の数が急増しており，高齢者に対する認知機能，摂食・嚥下機能への取り組みを行っている．介護老人保健施設，通所リハビリ，訪問リハビリにおける言語聴覚療法の提供は，今後ますます重要性を増すことが予想される．

第 4 章
補装具療法総論

1 補装具の定義
（福祉用具と補装具）

　補装具は，身体障害者福祉法（昭和24年12月26日法律第283号）ならびに児童福祉法（昭和22年12月12日法律第164号）によって規定されており，身体障害者および身体障害児の日常生活や社会生活の便宜をはかるために，その援護として失われた身体機能を補うことを目的としており，補装具費支給制度において定められた法律用語である．したがって補装具は，①障害者などの身体機能を補完または代替し，かつその身体への適合をはかるように製作されたものであること，②障害者などの身体に装着することにより，その日常生活においてまたは就労もしくは就学のために，同一の製品につき長期間に渡り継続して使用されるものであること，③医師などによる専門的な知識に基づく意見または診断（医師の意見書，あるいは身体障害者更生相談所に来所の場合には判定書）に基づき使用されること，が必要とされ，この3つの条件をすべて満たしたものとして定義されている[1,2]．

　リハビリの分野では，福祉用具，日常生活用具，補装具（更生用），医療用（治療用）装具などと，さまざまな用語が現在用いられており，これらの用語の概念を明確に理解し，整理することが必要となる．福祉用具は，福祉用具の研究開発及び普及の促進に関する法律（平成5年5月6日法律第38号）に基づくもので，「心身の機能が低下し日常生活を営むのに支障のある老人又は心身障害者の日常生活上の便宜を図るための用具及びこれらの者の機能訓練のための用具並びに補装具をいう」として定義づけられており，補装具以外も含まれ

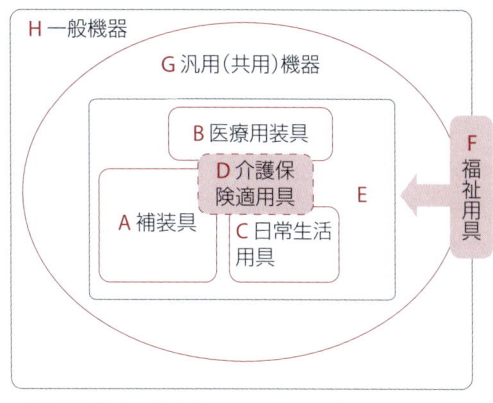

A：社会福祉系・社会保険系における補装具，B：主に社会保険系における医療用装具，C：社会福祉系における日常生活用具，D：介護保険適用具（A，B，Cの一部），E：A，B，C以外の用具，F：A，B，C，E，Gを含む福祉用具，G：障害者などにも利便性の高い一般汎用機器，H：一般機器

図 2-6　福祉用具の概念—福祉用具，補装具，日常生活用具の関係
〔黒田大治郎：障害者のリハや介護に役立つテクニカルエイドと環境整備—福祉用具の公的支給制度．臨床リハ21(11)：1076-1081，2012より一部改変〕

る．したがって補装具，日常生活用具，医療用装具や自助具などは福祉用具の一部として概念づけることができる（図2-6）[3]．

　日常生活用具は，在宅での日常生活を便利または容易にすることや，介護する家族の負担を軽減するための用具機器類として位置づけられており，給付，貸与などのかたちで支給される．医療用装具は，コルセット，訓練用仮義足，ギプス床，松葉杖，諸装具，副子（スプリント），保護帽，サポーター，義眼，補聴器などがあり，主に四肢・体幹の変形や機能障害に対する治療を目的として給付される．また，治療の一手段として補装具が一時的に使われることがあるが，この場合には医

療保険制度による療養費払いで給付が行われる．

身体障害者福祉法および児童福祉法（障害者総合福祉法）における補装具は，失われた身体機能を代償・補完することで，症状固定後の日常生活や社会参加を支援することを目的として給付される．したがって補装具の交付は，治療を終えて症状が固定していることが前提であり，さらに身体障害者手帳を取得していることが条件となる．

2 補装具の目的，構造と処方のポイント

補装具費支給制度において補装具は，肢体不自由関係，視覚障害関係，聴覚障害関係，そのほか，など機能障害ごとに分類されており，それぞれに必要となる種目ならびに区分，名称が細分化され，個々の障害特性に準じて給付される仕組みとなっている．臨床や生活場面（職場や学校なども含む）で主に使用される肢体不自由関係での補装具には，義肢，装具，車椅子，杖や歩行器，などの歩行補助具が含まれる（表2-11）．身体障害者および身体障害児がこれらの補装具を用いて機能障害や能力障害に働きかけ，身体機能や生活機能の維持・改善をはかることで，最終的には日常生活での活動性の向上，さらには社会活動における参加・活動の制限や制約を軽減させることがその主な目的となる．より具体的には，義肢では欠損した四肢に義手や義足を装着し，その機能を代行することや美容上の目的で，装具では四肢・体幹にこれらを装着することで支持性の確保，変形の矯正と予防，関節保護，歩行能力の改善，などを目的として作製される．歩行補助具については，行動範囲の拡大と安全性の確保，歩行時の質・量の改善を目的としている．

近年，補装具の進歩は目覚ましく，特にその機能や構造が大きく変化している．義肢では骨格構造義肢が主流となり，坐骨収納型ソケットのように新しい概念に基づくソケットデザインの開発，マイクロコンピュータ制御による膝継手やエネルギー蓄積型足継手にみられる高機能化と多様性などで切断者のQOLが飛躍的に向上している．また上肢切断では，能動義手から筋電義手への普及

が進みつつある．装具では，金属製からプラスチック製やカーボン繊維製へと素材が変化し，さらに新しい装具デザインや各種継手の多様化によって，歩行時の歩容や歩行能力が質・量ともに大きく改善している．車椅子では，新素材による軽量化やモジュラー化による品質の向上，種々のスポーツに特化した車椅子の開発が進み，障害者のQOL向上に大きく貢献している．

これらの補装具は医師によって処方が行われるが，専門職のチームアプローチによる適切な補装具の検討が欠かせない（後述）．処方には少なくとも，①義肢装具を装着する部位，②義肢装具の型，③材質，④継手の種類，④医学的禁忌，などの内容を最低限含んでおく必要がある[4]．さらに，処方に際していくつか留意しなければならない点があるが（表2-12），特に下肢切断者では閉塞性動脈硬化症や糖尿病による高齢切断者の割合が急増しており，易疲労性，軽量化，安全性を重視した膝継手や，易創傷性に配慮したソケットの選択，装着性，など身体的特性を考慮した義足の処方が必要となる．装具では，機能性もさることながら，装着性，装飾性や患者の希望，などの配慮も忘れてはならない．下肢機能低下に対する移動手段として，車椅子や高齢化に伴う転倒防止などで歩行器や歩行補助具を導入する際には，生活環境調整を含めた対応が必要となる場合が多く，処方時にはこれらの点も含めて考慮しておく必要性がある．

3 補装具にかかわる専門職種

補装具の処方，採寸・採型，製作，適合判定などについては主に医師，理学療法士・作業療法士，義肢装具士，リハビリエンジニア，医療ソーシャルワーカー medical social worker（MSW）や看護師などの専門職種が包括的にかかわっている．介護保険に該当する場合については，介護プランや介護支援などにかかわる介護保険関連職種（福祉用具専門相談員，福祉用具プランナー，福祉住環境コーディネーター，介護支援専門員など）の役割が重要となる[5]．

表 2-11 補装具の種目範囲

	種目	区分・名称・基本構造など
肢体不自由関係	義肢	義手：肩義手，上腕義手，肘義手，前腕義手，手義手，手部義手，手指義手
		義足：股義足，大腿義足，膝義足，下腿義足，仮義足，足根中足義足，足指義足
	装具	上肢装具：肩装具，肘装具，手背屈装具，長対立装具，短対立装具，把持装具，MP屈曲装具およびMP伸展装具，指装具，BFO
		下肢装具：股装具，先天性股脱装具，内反足装具，長下肢装具，膝装具，短下肢装具，ツイスター，足底装具
		靴型装具：長靴，半長靴，チャッカ靴，短靴
		体幹装具：頸椎装具，胸椎装具，腰椎装具，仙腸装具，側弯矯正装具
	座位保持装置	
	車椅子	普通型，リクライニング式普通型，手動リフト式普通型，前方大車輪型，リクライニング式前方大車輪型，片手駆動型，リクライニング式片手駆動型，レバー駆動型，手押し型，リクライニング式手押し型
	電動車椅子	普通型(4.5 km/時，6 km/時)，手動兼用型(切替式，アシスト式)，リクライニング式普通型，電動リクライニング式普通型，電動リフト式普通型
	歩行器	四輪型(腰掛けつき)，四輪型(腰掛けなし)，三輪型，二輪型，固定式，交互型
	歩行補助杖	松葉杖，カナディアンクラッチ，ロフストランドクラッチ，多点杖，プラットフォーム杖
視覚障害関係	盲人安全杖	普通用，携帯用
	義眼	普通義眼，特殊義眼，コンタクト義眼
	眼鏡	矯正眼鏡，遮光眼鏡，コンタクトレンズ，弱視眼鏡
聴覚障害関係	補聴器	標準型箱型，標準型耳掛型，高度難聴用箱型，高度難聴用耳掛型，挿耳型(レディメイド)，挿耳型(オーダーメイド)，骨導型箱型，骨導型眼鏡型
そのほか	重度障害者用意思伝達装置	ソフトウェアが組み込まれた専用のパーソナルコンピューターおよびプリンタで構成されたもの，もしくは生体現象(脳の血液量など)を利用して「はい・いいえ」を判定するもの
児童のみ	座位保持いす 起立保持具 頭部保持具 排便補助具	

〔樫本 修：障害者自立支援法による補装具費の支給．総合リハ 35(8)：745-750, 2007 より引用〕

1 医師

医師は，補装具の処方，適合判定，社会復帰に至るまでのチーム医療の責任者としての重要な立場にある．とりわけ補装具の処方，適合判定業務がその主なものとなるが，採寸・採型などに際しても義肢装具士に具体的な指示を与えることで，適切な義肢装具の製作を指導する役割をもつ．

表 2-12 義肢装具処方の際の留意点

1. 年齢
2. 性別
3. 疾患
4. 切断端や変形の状態
5. 健側肢および全身状態
6. 目的(職業，使用環境，など)
7. 意欲(認知機能)
8. 費用と負担

〔正門由久：処方概論．日本整形外科学会，他(監修)：義肢装具のチェックポイント．第7版．医学書院，p3, 2007 より一部改変〕

表 2-13 補装具・医療用装具費支給の公的制度とその要件

区分	補装具（更生用）	医療用（治療用）装具
法律	社会保険系 労働者災害補償保険法[*2] 国家公務員災害補償法[*2] 地方公務員災害補償法[*2] 船員保険法[*2] 介護保険法[*3] 社会福祉系 障害者総合支援法[*4] （身体障害者福祉法・児童福祉法）	自動車損害賠償保障法[*1] 健康保険法[*3] 国家・地方公務員等共済組合法[*3] 私立学校教職員共済法[*3] 国民健康保険法[*3] 生活保護法[*5]
性格と目的	身体障害者（児）が身体の損傷・欠損・機能低下を補うために身体の一部をほかの方法で代替する手段として用いるもの	治療上必要なもので疾病障害者などの回復改善をはかる
種目	代表例（詳細は表 2-11 参照）	健康保険の対象となる治療用装具，訓練用仮義足
身体条件	障害が固定し永続する場合，損傷機能不全治療，社会的不利解消	症状が変化する場合（急性期〜亜急性期），損傷機能不全治療
使用期間	日常的・継続的に使用したときの耐用年数が定まっている破損消耗の場合は，再交付/修理が認められる	不定/短期間の場合が大半である 引き続き同じ種類のものの支給は認められない
そのほか	社会保険系 両方給付できる制度であるが身体的使用状況，使用目的，種目などの限定条件がある	

＊数字：公的制度適用の優先順位を表す
〔黒田大治郎：障害者のリハや介護に役立つテクニカルエイドと環境整備—福祉用具の公的支給制度．臨床リハ 21 (11)：1076-1081, 2012 より一部改変〕

2 理学療法士・作業療法士

製作された補装具による具体的な装着訓練を通して，機能的・能力的改善をはかる．さらに実用的な ADL の獲得，応用動作訓練や生活場面での補装具使用に際しての住環境整備なども行う．

3 義肢装具士

医師の処方に基づいて，補装具の採型・採寸，製作，修正や調整を行う重要な役割をもつ．処方に際して補装具に関連する新しい材料，部品，デザインや機能などについての情報提供を行う．

4 リハビリテーションエンジニア

障害者のニーズに合った補装具の研究開発，適合や修正，アライメント調整に関する工学的側面からの支援を行う．

5 医療ソーシャルワーカー

補装具交付に関する手続きや，精神面・経済面における支援活動が主な役割となる．

6 看護師

補装具装着に際して，創傷や疼痛などの合併症における看護上のケア，ならびに他専門職への情報提供や障害者に対する動機づけ，心理的サポートの役割を担う．

4 補装具費支給制度と給付方法

補装具費の支給は，損害賠償制度，医療保険制度，労働者災害補償制度，社会福祉制度（障害者総合支援法 平成 17 年 11 月 7 日法律第 123 号など），公的扶助制度（生活保護法 昭和 25 年 5 月 4 日法律第 144 号），など各種の法律・制度によって実施されるが，支給については制度間の優先順

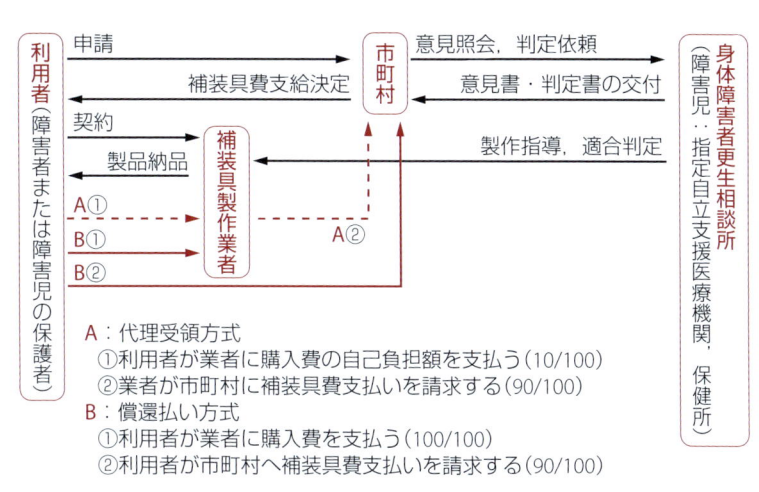

図2-7 補装具費支給の流れ
〔樫本 修:障害者自立支援法による補装具費の支給.総合リハ 35(8):745-750, 2007 より引用〕

位がある(表2-13).

A 障害者総合支援法による補装具費支給(図2-7)[1]

障害者総合支援法の適用者(身体障害者手帳の所持者)を対象として,補装具費支給が行われる.補装具にかかわる障害者負担は定率1割負担であるが,所得に応じた負担上限月額が設けられている.

補装具費支給の申請窓口は市町村であり,市町村は身体障害者更生相談所に意見照会・判定を依頼する.更生相談所は申請された補装具種目について医師意見書による文書判定や診察による直接判定を行い,これに基づいて市町村は補装具費支給の決定を行う.補装具製作後は,更生相談所あるいは医師による仮合わせ・適合判定が行われ,完成後に申請者に引き渡される.

B 医療保険制度による仮義肢・医療用装具費支給(図2-8)[3]

疾病あるいは老後や不慮の事故に備えて加入し,拠出金をかけておく社会保険制度(健康保険,国民健康保険,介護保険,船員保険,などの医療保険)による給付である.医療保険制度ではあくまでも医療用に使用される仮義肢や装具が給付対象となる.補装具費支給手続きについては,医師の診断書が必要となる.義肢装具製作後,医師による仮合わせ,適合判定が行われ納品となる.

C 労働者災害補償保険法による訓練用仮義肢・医療用装具費支給(図2-9)[6]

労働者災害補償保険法による補装具費支給の対象となる障害者は,業務上の労働災害や通勤災害により被災し,労災認定を受けた者となっている.義肢装具費の支給手続きについては,療養給付と労働福祉事業としての支給があり,2本立て保険制度となっている.療養中の訓練用仮義足,医療用装具は治療材料での療養給付の形で,本義足は創治癒後に障害認定を受けてから労働福祉事業として支給される.訓練用仮義肢および医療用装具は,所管の労働基準監督署を窓口として,医師による採型指導を受けてから義肢装具製作業者に処方が出される.所轄の労働基準監督署で訓練用仮義肢および医療用装具製作の承認を受けたあと,義肢装具の製作が始まり,仮合わせ,適合チェックを経て,義肢装具が交付される.

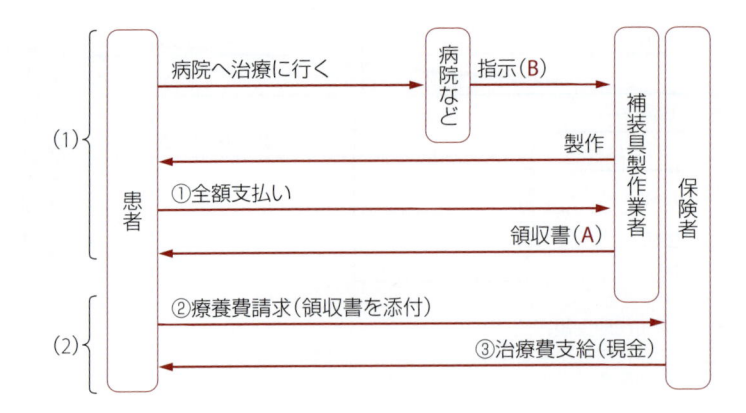

(1)製作依頼～受託・製作・納品①
(2)療養費の支給請求～支払い②③
A：代金領収書，B：保険医意見書

図2-8 医療保険（療養費の支給）における補装具費支給の流れ
〔黒田大治郎：障害者のリハや介護に役立つテクニカルエイドと環境整備—福祉用具の公的支給制度．臨床リハ21(11)：1076-1081, 2012 より引用〕

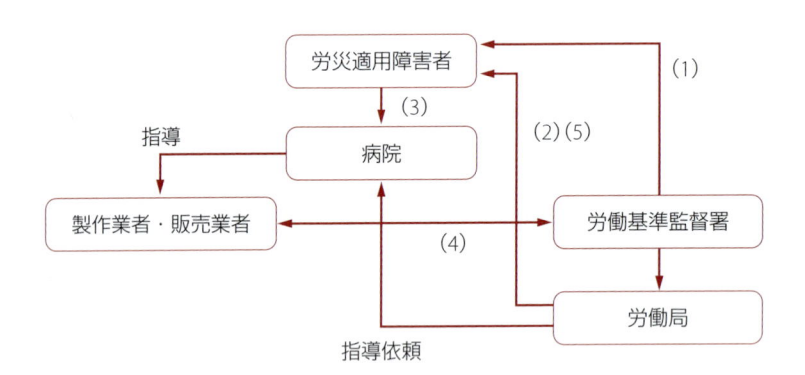

(1)支給申請
(2)承認
(3)承認書提出
(4)見積～注文～製作～納品～請求～支払い
(5)交付

図2-9 労働者災害補償保険法における補装具費支給の流れ
〔黒田大治郎：障害者のリハや介護に役立つテクニカルエイドと環境整備—福祉用具の公的支給制度．臨床リハ21(11)：1076-1081, 2012 より引用〕

5 補装具費支給制度における問題点[3]

わが国における社会保障制度は，相互扶助を共通理念として成立しており，複数の社会保険系あるいは社会福祉系の公的制度のもとで，補装具をはじめとして福祉用具，日常生活用具や治療用装具などの支給が行われている．しかしながら，支給体系がその主管官庁主導型の縦割り行政的に構築されており制度間の連携がない点，制度ごとに給付対象種目の異同がある点や，制度名，対象者，手続き機関が制度間で相違があり煩雑かつ複雑な点，給付時の制度適用に優先順位がある点，公的

制度によっては支給品目の制限あるいは拒否される場合がある点，などいくつかの問題も指摘されており，解決すべき課題が残されている．

■ 引用文献
1) 樫本　修：障害者自立支援法による補装具費の支給．総合リハ 35(8)：745-750, 2007
2) 伊藤利之(編)：補装具費支給事務マニュアル─適正実施のための Q & A．中央法規出版, 2007
3) 黒田大治郎：障害者のリハや介護に役立つテクニカルエイドと環境整備─福祉用具の公的支給制度．臨床リハ 21(11)：1076-1081, 2012
4) 正門由久：処方概論．日本整形外科学会，他(監修)：義肢装具のチェックポイント，第 7 版．医学書院, pp2-5, 2007
5) 浅見豊子：装具マネージメントの実際．総合リハ 40(10)：1277-1284, 2012
6) 豊永敏宏：労働者災害補償保険法による手続き．義装会誌 16(1)：22-27, 2000

第 5 章
地域リハビリテーション総論

1 地域リハビリテーションの定義

A わが国における地域リハビリテーションの考え方

　地域リハビリの考え方や推進方策などについては，わが国においても国際的にもさまざまな意見がある．

　まず，リハビリ体制が未整備な地域（国）において，一般市民が専門職の肩代わりをするような活動として捉える考え方がある．また，「地域」を寒冷地，山間部，過疎地，坂・階段の多い地域など，自然・社会環境的側面からその特性を捉えて地域リハビリの意義を論じる場合もある．そのほか，目標も，在宅での日常生活の自立から，権利や人権の尊重，社会参加まで幅広く捉えようとするものまであり，活動の広がりや方法などが異なっている．

　これらのことをふまえたうえで，日本リハビリテーション病院・施設協会では，1991年に当面は多くの活動を包括すべく考え方やその方向性を整理することを決定し[1]，2001年に表2-14のように活動指針を追加して改定した．

　当協会では，実際の地域リハビリ活動の柱として次の3つをあげている[1]．まずは直接的な援助活動（在宅・施設リハビリ活動）の充実である．従来，各種の支援活動は医療・保健・福祉分野に分かれていたが，介護保険制度によりその一部は包括された．医療保険におけるリハビリサービスを含む諸活動が量的にも質的にも利用者に納得できるサービスとなるよう充実することが第一の課題となる．

　次には，必要な人に求められるサービスを適確に提供できる体制づくり，地域リハビリのシステムづくりが課題となる．具体的な援助活動とそれを提供する人が，一定の地域で，都合よく利用できるように組織化されること，それをつくっていくための活動，つまり地域リハビリの組織化活動，ネットワークづくりも欠かせない．組織化されることによって，サービスも総合的で継続的なものになる．

　加えて，地域社会全体，特にまわりの人々がこれらの問題を理解し，人と人との支え合いが可能となるよう，一般の人々への働きかけ，教育・啓発活動を継続すること，つまり地域の受け皿づくりの活動も重要である．

　表2-14に示した活動指針などから，地域リハビリにおける現在の活動課題を表2-15に整理した[2]．

2 リハビリテーション医療と地域リハビリテーション

　日本リハビリテーション病院・施設協会では，これからの高齢者のリハビリ医療を，「疾病の治療，合併症の予防，慢性疾患の制御を行いつつ，各種障害の診断・評価を行い，的確な予後予測に基づき，生活機能およびQOLの向上を目的に，多職種協働で総合的・包括的にチームで実践する医療」[2]として進めるべきであるとした．かつ，漫然としたリハビリではなく，発症からの時期に応じて適切なリハビリが実施できる体制づくりを目指し，図2-10のようにリハビリ医療の流れと課題について示している[2]．

　地域リハビリは，表2-15の当面の活動課題にも示したように，これらのリハビリ医療を包括する．

表 2-14 地域リハビリテーションの定義と活動指針

地域リハビリの定義

地域リハビリテーションとは，障害のある人々や高齢者およびその家族が住み慣れたところで，そこに住む人々とともに，一生安全に，いきいきとした生活が送れるよう，医療や保健，福祉及び生活にかかわるあらゆる人々や機関・組織がリハビリテーションの立場から協力し合って行う活動のすべてを言う．

地域リハビリの活動指針

- これらの目的を達成するためには，障害の発生を予防することが大切であるとともに，あらゆるライフステージに対応してリハビリテーション・サービスが継続的に提供できる支援システムを地域に作っていくことが求められる．
- ことに医療においては廃用症候の予防および機能改善のため，疾病や障害が発生した当初よりリハビリテーション・サービスが提供されることが重要であり，そのサービスは急性期から回復期，維持期へと遅滞なく効率的に継続される必要がある．
- また，機能や活動能力の改善が困難な人々に対しても，できうる限り社会参加を促し，生ある限り人間らしく過ごせるよう専門的サービスのみでなく地域住民も含めた総合的な支援がなされなければならない．
- さらに，一般の人々や活動に加わる人が障害を負うことや年をとることを家族や自分自身の問題としてとらえるよう啓発されることが必要である．

〔浜村明徳：地域リハビリテーション支援体制．日本リハビリテーション病院・施設協会（編）：高齢者リハビリテーション医療のグランドデザイン．青海社，pp76-77, 2008〕

表 2-15 地域リハビリテーションにおける当面の活動課題

1. 直接的援助活動
   a. 障害の発生予防の推進
   b. 急性期〜回復期〜維持期リハビリの体制整備
2. 組織化活動（ネットワーク・連携活動の強化）
   a. 円滑なサービス提供システムの構築
   b. 地域住民も含めた総合的な支援体制づくり
3. 教育啓発活動
   a. 地域住民へのリハビリに関する啓発

（日本リハビリテーション病院・施設協会，2001）

急性期リハビリ：急性期病床（早期離床，早期リハビリ開始）

回復期リハビリ（亜急性期）：回復期リハビリ病棟，など（機能回復，ADL 向上，自宅復帰）

維持期リハビリ（生活期，慢性期）：
- 在宅：通所リハビリ，訪問リハビリ，短期入所，など（生活機能の維持・向上，自立生活の推進，介護負担の軽減，QOL の向上）
- 入院・入所：医療・介護療養病床，老人保健施設，など（生活機能の維持・向上）

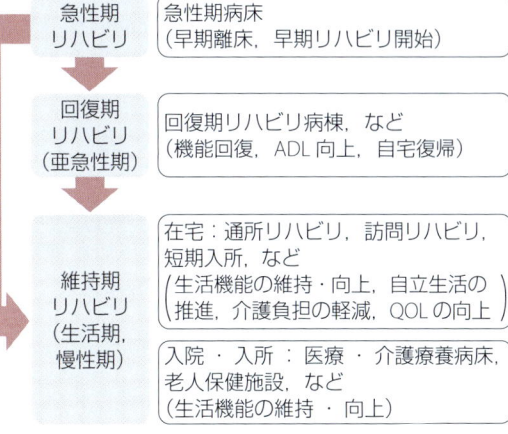

図 2-10 リハビリテーション医療の流れと課題

急性期では，早期離床と早期リハビリを実施し，廃用症候群を予防，ADL の早期自立を目指したリハビリが課題となっている．障害が残存し集中的リハビリが必要なケースは，回復期リハビリへ早期に移行したい．

回復期（亜急性期）は，回復期リハビリ病棟でのリハビリが主流となっている．回復期リハビリ病棟は，診療報酬制度で規定された専門の病棟であり，職種や人員，設備などの施設基準を満たしていなければならない．また，脳血管疾患や大腿骨頸部骨折など入院できる疾患も規定されており，発症からの日数や回復期リハビリ病棟の入院期間も制限が設けられている．この時期に機能の回復や ADL の自立，そして在宅復帰を目指して濃厚なリハビリが提供される．

発症から一定の期間（約 6〜9 か月）が過ぎ，病状も比較的安定している，いわゆる慢性期にある人々へのリハビリを維持期（生活期，慢性期）リハビリと称する．生活期リハビリは，入院・入所によるサービス（老人保健施設などの入所リハビリ，医療・介護療養病床の入院リハビリ）と在宅サービス（通院リハビリ，通所リハビリ，訪問リハビリ）に分けられるが，多くは介護保険のサービスとして整備されている．その内容は「回復期までのリハビリが終了し，獲得された家庭生活や社会生活を維持・継続していくことを保証するためのリハビリである．健康管理や自立生活の支援，介護負担の軽減などをはかるため，各種の在宅および施設でのリハビリサービスを総合的かつ継続的に提供し，障害のあるものや家族の安定した日常生活が維持・継続されることを目的とする」[3]とされ，生活機能の維持・向上，自立生活の推進，介護負担の軽減，QOL の向上などが目標となる．

3 在宅リハビリテーション

A 地域ハビリテーションと在宅リハビリテーション

　地域リハビリと在宅リハビリは同様の意味合いで使われることも多いが，地域医療と在宅医療，地域福祉と在宅福祉との関係と同様に，意味合いが異なるものと考える（図2-11）[4]．つまり，在宅リハビリとは，「地域リハビリにおける直接援助活動であり，在宅に暮らす人々に対し，リハビリの立場から行われる通所リハビリや訪問リハビリなどの直接サービス活動」ということになる．

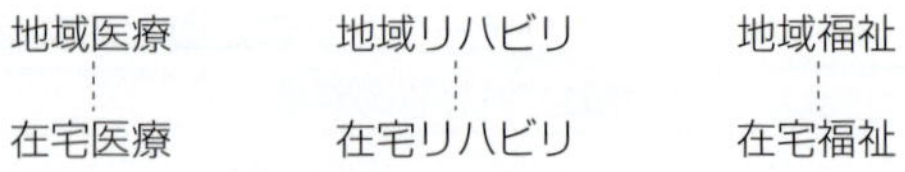

B 在宅リハビリテーションサービス

　ここでは，在宅リハビリとして実施されている通院（外来）リハビリ，通所リハビリ（いわゆるデイケア），訪問リハビリについて紹介する．

1 通院（外来）リハビリテーション

　通院（外来）リハビリは，診療所や病院の外来に通い，医師による診察や理学療法士・作業療法士・言語聴覚療法士によるリハビリを行うもので，障害や疼痛などの軽減，機能障害の回復，ADLの向上，生活機能の維持・向上，などを目的とする．

　回復期のリハビリを行い在宅復帰した人のうち，継続したリハビリの実施によりさらに生活機能の向上や安定が予測される場合に，一定の期間行われることが多い．

　利用者の障害の内容や改善の可能性などによってリハビリ量は決められるが，診療報酬上で回復期の期間を過ぎると，月ごとの算定量の上限（13単位／月）が定められている．また，今後は利用者の通所リハビリや訪問リハビリなど，介護保険サービスへの移行が促進される流れにある．

2 通所リハビリテーション

a．概要

　わが国では，老人保健法で1983年に病院・診療所の老人デイケアが開始され，1987年に老人保健施設のデイケアが始まった．介護保険制度によって，デイケアは「通所リハビリテーション」と名称変更された．

　わが国の介護保険における通所系サービスには，通所リハビリと通所介護があり，概ね，通所リハビリは病院，診療所，介護老人保健施設など医療系施設で，通所介護は特別養護老人ホームなどの福祉系施設で実施されている．

　諸外国の通所ケアを参考にすると，通所リハビリの機能は，①日常の健康管理，②心身・生活機能の維持・向上（リハビリ），③閉じこもりの予防，④介護負担の軽減（レスパイトケア）が中心となる（図2-12）[5,6]．この4つの機能をもつ通常の通所リハビリに加えて，リハビリを中心とした短時間（1～2時間）型の通所リハビリもある．

　図2-12に示すように，健康管理，リハビリ機能は通院リハビリと，閉じこもりの予防，介護負担の軽減の機能は通所介護と，その機能が重複している．通所リハビリには理学療法士，作業療法士などの配置が必須であり，医師の関与は明確であるが，実際の利用者像に大きな差異がなく，介護報酬改定のたびにその機能分担が話題となる．今後は，通院リハビリから短時間型の通所リハビリへの利用者の移行が進められるものと思われる．

b．利用者

　利用者は，要支援以上の要介護度にあるものが利用でき，疾病による制限はない．報酬上は，退院・退所直後など，集中してリハビリを必要とする利用者の評価（短期集中リハビリテーション実施加算）は高く設定されているが，実際には，長期にリハビリを行い生活機能の維持を目的とする利用者が多い．しかし，なんらかの理由で生活機能が低下した場合，リハビリ量を増やせない課題も抱えている．

　利用頻度は，要介護度に従った支給限度額内で自己決定できるが，2～3回／週が最も多い．

地域医療	地域リハビリ	地域福祉
在宅医療	在宅リハビリ	在宅福祉

図2-11　地域リハビリテーションと在宅リハビリテーションの関係

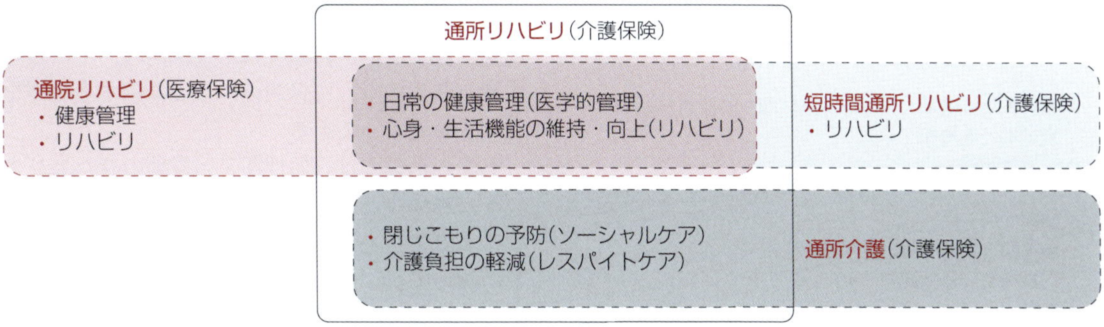

図 2-12 通院リハビリテーション，通所リハビリテーション，通所介護の機能

表 2-16 訪問リハビリテーションの種類

		病院，診療所，老健	訪問看護ステーション
医療保険	対象	・40歳未満の医療保険加入者（家族を含む） ・40歳以上で介護保険非該当のもの	
	実施頻度	・20分を1単位として週6単位まで実施可能 ・1月にBIまたはFIMが5点以上悪化した場合は，6月に1回，14日に限り1日4単位実施可能 ・退院・退所後3か月までは週12単位実施可能	・原則，週3日以内，1日あたり30〜90分（厚生労働大臣が定める疾病などの場合は，毎日実施可能）
介護保険	対象	・40歳以上で介護保険該当のもの	
	実施頻度	・20分を1回として，週6回まで実施可能 ・退院・退所日から1か月は概ね週2日以上・1日あたり40分以上，2〜3か月は概ね週2日以上，1日あたり20分以上実施することで加算	・20分を1回として，週6回まで実施可能

医療保険は20分を1単位，介護保険は20分を1回と規定

c. 援助内容

生活機能の維持と向上に目的があり，必要な健康と体力の維持・増進に加え，リハビリ専門職の専門性を活かした個別評価，基本動作・ADL（食事・排泄・入浴・更衣・整容）の自立に向けた支援が行われる．さらに，より活動的な生活につなげるため，買い物・調理・園芸・地域への外出などのIADLの支援も取り組まれている．日ごろ行っていた活動を体験することで，生活意欲や自信を取り戻し，活動的な生活が過ごせるよう支援される．

3 訪問リハビリテーション

a. 概要

訪問リハビリとは，居宅において療養を行っている寝たきりの高齢者などに対し，診療に基づく計画的な医学管理を継続して行いつつ，理学療法士・作業療法士などが訪問し，基本的動作能力・応用的動作能力・社会適応能力の回復をはかるための訓練などを行うことをいう．

訪問リハビリは，表 2-16 に示すように制度的には医療保険と介護保険から，提供機関としては病院，診療所，介護老人保健施設，訪問看護ステーションから実施されており，複雑な体系となっている．しかしサービス提供体系は複雑なものの，援助内容に大きな差異はない．また制度上，訪問看護ステーションからの医療保険サービス提供は制限されており，介護保険サービスを1つでも利用していれば，医療保険からの訪問リハビリは基本的に利用できないこととなっている．

実際は，訪問リハビリが必要であると思われても，退院後は訪問介護や通所介護などのサービスが優先される現実もある．加えて，短期集中的なリハビリは退院・退所時期に限られ，在宅生活を

表2-17　地域リハビリテーションにおける連携

1. 地域医療連携
   a. 時期的
      急性期と回復期，急性期と維持期，回復期と維持期，維持期と維持期
   b. 医療施設間
      病院と病院，病院と診療所，病院と施設，診療所と施設
   c. 職種間
      同職種間，多職種間
   d. 保険
      医療(保険)と介護(保険)
2. 地域(間)連携
   a. 医療と関係分野間
      医療と行政，医療と保健，医療と福祉，医療と職業，医療と教育，医療と生活関連(住宅，建築，交通など)
   b. 医療と当事者・住民(または，その組織)

送るなかで一時的に生活機能が低下した場合，迅速な対応ができないことも課題となっていた．この一時的な生活機能の低下に対しては，2012年の診療報酬改定(医療保険)で対応が可能となった．

　一方，ニーズは高いとされながらもサービス実施機関が少なく，介護保険サービスのなかで最も利用の乏しいサービスとなっている．また，地域格差も大きく，地域によっては訪問リハビリを実施する機関が皆無に等しい地域も散見される．このような状況を改善するため，2012年の介護保険制度改正においては，サテライト型訪問リハビリ事業所の開設も認められるようになった．

b. 利用者

　具体的な利用者としては，①障害があり，通院や通所リハビリが困難な人，②実際の生活場面での指導やかかわりが効果的な人，③障害が重度な人，④環境調整や整備が必要な人，などが対象となる．しかし，後述するように訪問リハビリは，在宅での生活機能改善を目的とすることから，通院や通所リハビリの利用者もサービスを利用することが可能である．特に退院・退所直後や，一時的に生活機能が低下した場合に有効なリハビリサービスといえる．

c. 援助内容

　制度的には，利用者の病状，住環境，介護力などを考慮し，運動機能やADL能力の維持および向上を目的として行う体位変換，起座または離床訓練，起立訓練，食事訓練，排泄訓練，生活適応訓練，基本的対人関係訓練，などに関する指導を行うこととなっている．

　実際の活動では，急性期・回復期のリハビリのように麻痺などの機能障害に対する治療が中心になることは少なく，基本動作訓練やADL訓練などの能力障害に対する訓練・指導が主体となる．また，家屋や屋外の環境，家族の介護力などを評価し，必要に応じて住宅改修などの環境整備，福祉機器の導入，介助方法の指導も重要な役割となる．

　在宅生活は，利用者個々人で住環境や介護者の状況が大きく異なるため，国際生活機能分類international classification of functioning disability and health(ICF)で示されている個人因子，環境因子を考慮したかかわりが重要である．したがって，単なる機能訓練ではなく，利用者の日常生活を多面的に評価するとともに，介護者の介護能力や住環境を総合的にとらえ援助を行うことが重要である．

4　地域リハビリテーション推進の課題

A　地域リハビリテーションにおける連携

　地域リハビリにおいて，組織化，ネットワークづくりの重要性は述べたとおりである．さまざまなサービス提供機関がかかわりをもっていても，目標や役割が整理されていなければニーズに応えられない．また，1つの組織のサービスだけでは，総合的で変化するニーズに対応できない．

　地域リハビリの立場からの各種連携を表2-17[2)]に例示した．目的や立場を異にする組織の連携が種々存在し，多様である．また，それらの連携組織が緩やかであっても，情報の交換や協働作業などを目的につながることも重要である．いわゆる連携活動の連携である．

　しかし，これまでの地域リハビリ活動をとおし，連携の推進は大きな課題として取り組まれたものの，目標に到達した経験はない．また，制度

の変化や地域によっても具体的な連携・ネットワークの課題は変わる．関係者の交代によっても連携の質が左右される．その意味では，地域連携は終わりのないテーマとも思われる．

栗原[7]は，連携の基本（リハビリの流れのなかで）として，①互いを知り，尊重すること（パートナーシップの構築），②信頼関係（face to faceの関係づくり），③互いの利点・欠点を理解しあうこと（利用者のニーズに即した相互扶助），④目に見える媒体（情報交換の場と方法の工夫，地域ケアカンファレンス，研究会など），⑤相手に必要な情報の提供，などが重要であるとしている．

全体的な課題は数多いが，医療施設間の連携に限ると，地域諸機関の機能の分担，連携をリードする組織，連携の方法（連携パスなど），などに課題がある．2008年の診療報酬改定において，地域連携診療計画管理料や地域連携診療計画退院時指導料として，連携する保険医療機関との間で，3回/年程度の情報交換会が行われることを前提に，地域医療連携が評価されることとなった．また，診療報酬上で設けられている連携パス（大腿骨頸部骨折，脳卒中）は，全国的にも限定的な運用にとどまっており，今後，運用の煩雑さを越えた積極的な活用が期待される．2012年の改定では，医療と介護の連携を推進する改定が行われ，地域全体の連携をはかる流れが強化された．

B 地域包括ケアシステムと地域リハビリテーションの推進

今後の高齢社会における在宅ケア・在宅リハビリの推進をはかるには，高齢者の在宅医療にかかわる医師に，疾病の治療，リスク管理だけでなく，機能障害・ADLを把握し能力低下を見逃さない（起居動作・ADLの定期的チェック，リハビリ適応の判断）こと，生活機能を診て（患者・家族・多職種から情報聴取，生活機能向上の可能性を判断），関係者に指示すること，などの役割が期待される．しかし，わが国の医師教育体制や専門医療偏重の医療システムからすると，これらの機能をかかりつけ医に求めることは容易でない．

そこで，日本リハビリテーション病院・施設協会では，『高齢者リハビリテーション医療のグランドデザイン』[2]のなかで，在宅におけるリハビリの普及を目指し，在宅リハビリテーションセンターの設置を提案した．在宅リハビリテーションセンターは，かかりつけ医のリハビリ的支援を1つの機能としてもつ（機能については後述）[2]．

また，国においては2025年を目処に，地域包括ケア体制づくりを推進することとなった．このなかで，①日常生活圏域内において，医療，介護，予防，住まいが切れ目なく，継続的かつ一体的に提供される「地域包括ケアシステム」の確立をはかること，②小・中学校区レベル（人口1万人程度の圏域）において日常的な医療・介護サービスが提供され，人口20〜30万人レベルで地域の基幹病院機能，都道府県レベルで救命救急・がんなどの高度医療への体制を整備することが目標とされている．医療・介護分野のなかでの連携やチームづくり，両者の連携を重視している．

一方，国は地域リハビリ推進のため，1998年度から都道府県リハビリテーション協議会の設置，都道府県リハビリテーション支援センターの指定，などを行う「地域リハビリテーション支援体制整備推進事業」を開始し，1999年度には2次医療圏ごとに指定された地域リハビリテーション広域支援センターを軸として，一層地域に密着した事業の展開をはかってきた[8]．現在，全国約30都道府県で継続して実施され，200か所あまりの地域リハビリテーション広域支援センターが機能しているとされる．広域支援センターでは，介護予防活動の支援や医療・介護のネットワークづくりの活動が行われている．

このように10数年にわたって培われた地域リハビリテーション支援体制整備推進事業の財産は，地域包括ケアシステムの構築に十分に活用できると考えられるため，在宅リハビリテーション推進拠点（たとえば，在宅リハビリセンター案）の設置を含め，リハビリテーションが機能する地域包括ケア体制の推進がはかられるべきであろう．在宅リハビリテーションセンターの支援機能として，①かかりつけ医へのリハビリ的支援（リハビリ適応の判断，リハビリ計画の策定など），②ケアマネジャー・ヘルパーなどに対する在宅リハビリに関する相談支援，③介護予防事業へのリハビリ専門職の支援，④住民・関係者のリハビリ的教

94 第5章 地域リハビリテーション総論

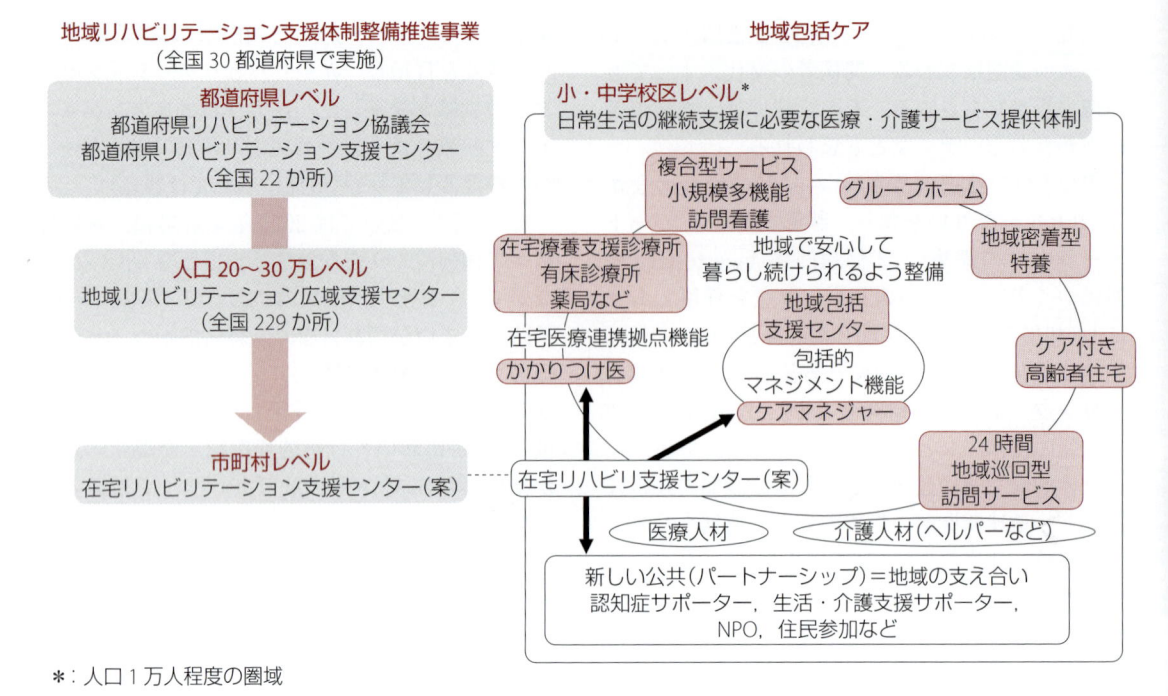

図2-13 地域包括ケアシステムと地域リハ支援体制整備推進事業
〔浜村明徳：平成23年11月7日 第3回介護保険サービスに関する関係団体懇談会資料より〕

育・啓発活動，⑤外来リハビリ・通所リハビリ・訪問リハビリなどのサービス提供，などが考えられる．

図2-13に，地域リハビリテーション活動と地域包括ケア体制のイメージを示した．

■ 引用文献
1) 澤村誠志，他：地域リハビリテーションシステムの構築について．日本リハビリテーション病院協会報10：7-9, 1991
2) 日本リハビリテーション病院・施設協会(編)：高齢者リハビリテーション医療のグランドデザイン．青海社，2008
3) 維持期におけるリハのあり方に関する検討委員会：平成9年度，維持期におけるリハのあり方に関する検討委員会報告書．日本公衆衛生協会，1998
4) 浜村明徳：地域リハビリテーション．大内尉義，他(編)：新老年学，第3版．東京大学出版会，pp1487-1506, 2010
5) 浜村明徳：地域リハ諸活動の実際．澤村誠志(監修)：地域リハビリテーション白書1993．三輪書店，pp34-59, 1993
6) 浜村明徳：求められている諸活動．澤村誠志(監修)：地域リハビリテーション白書2．三輪書店，pp52-74, 1998
7) 栗原正紀：脳卒中の地域医療連携パスについて．平成19年度第2回リハビリテーション研修会資料．日本リハビリテーション病院・施設協会，pp72-102, 2008
8) 澤村誠志，他：地域リハビリテーション支援活動マニュアル．地域リハビリテーション支援活動マニュアル作成に関する研究班，1999

第3部

理学療法総論

理学療法はリハビリテーション医療のなかでも大きな比重を占めている．そこで理学療法を概説し，臨床的にしばしば用いられる評価，代表的測定機器や訓練用具，標準的な運動療法室の設計に関して解説する．

第 1 章
理学療法概説

理学療法はリハビリテーション医学の重要な治療手段の1つである．今日の理学療法は，運動療法が中心的な役割を担い，物理療法が補助的に用いられている．本章では，運動療法を行う際に必要な運動に関する基礎知識，一般的注意，基本操作手技をまとめるとともに，そのほかの理学療法として物理療法についても触れる．

運動療法

1 定義と分類

運動療法 therapeutic exercise は第2部第1章で詳しく定義したが，簡単にいえば器具を使い，または使わないで運動によって疾病または外傷を治す療法である．治療目的からは，①関節可動域（ROM）の維持・改善，②筋力の強化，③耐久力の増加，④運動の協調性の改善，⑤呼吸訓練，⑥日常生活動作訓練，⑦そのほか，に分類できる．

しかし立場を変えると，大きな分類として全身運動療法 general exercise と局所運動療法 local exercise とに分けられる．全身運動療法とは，全身体力の回復をはかるもので，それは結果として，間接的であるが局部障害の回復促進につながる．これはすべての療法に共通のことである（第4部第3章参照）．局所運動療法とは，筋力低下やROM制限などの局部的障害の改善を目的とした訓練で，第4部第5章以降のすべての訓練がこれに属する．およそすべての疾患において，この全身運動療法と局所運動療法とを併用することが理想であるが，ともすれば全身運動療法は忘れられがちである．

このほか，運動療法を機能個別訓練と機能統合訓練 functional training との2つに大別する考え方もある．機能個別訓練は，ROM回復訓練，筋力・筋機能回復訓練，協調性回復訓練のような可動域増大，筋力強化，協調性回復といった，1つに絞られた目的のために行われる訓練である．機能統合訓練とは，上肢なら上肢，下肢なら下肢，またさらに大きくは全身といったように，全体としての統合された機能の回復をはかる訓練である．換言すれば各障害をそれぞれに応じた機能個別訓練で回復させ，そのうえで全体として統合された機能の向上をはかる，仕上げの訓練が機能統合訓練である．そして機能統合訓練がある程度できあがると，さらに最後のADL訓練に移っていく．したがって機能個別訓練とADL訓練とはこの機能統合訓練を共通部分とし，さらに切断訓練，呼吸訓練などの特殊訓練がこれらのものに接している．これを図示すれば図3-1のようになる．なお水治療法については第4部第11章に総説的にまとめている．

2 運動の基本型と訓練肢位

運動療法の基本型となる運動は，運動の力源，筋の収縮と弛緩の相，各筋の協調，という3つの面から眺めてみると理解しやすい．訓練肢位も訓練の出発点で重要である（表3-1）．

A 力源よりみた運動基本型

運動をおこす力により他動運動と自動運動とに大別される．運動療法に用いられる運動は，力源からいうとすべて以下のいずれかを単独または組み合わせて用いている．

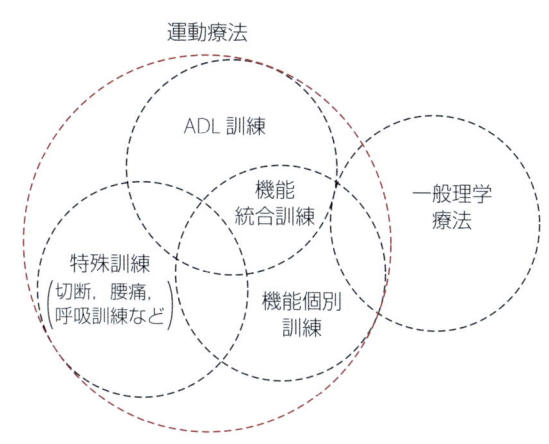

図 3-1 運動療法の区分（治療序列よりみた）

一般理学療法と機能個別訓練とは，疼痛の除去軽減という点で少し共通の部分がある．それは筋弛緩訓練と温熱療法が処方にあるからである．特殊訓練は1つの目的に対して個別訓練から始まり，統合訓練，そしてADL訓練も含んだ形で一貫して体系的に行うので，この3つのものに共通した部分をもつ．

1 他動運動

他動運動とはセラピスト，器具，または患者自身の健康な部位によって他動的に動かされる運動である．このなかで患者自身の健康部位による他動運動を自己（自助）他動運動と呼ぶ．

2 自動運動

自動運動は患者自身の筋力で動かす運動であるが，これは3つに分けられよう．

a. 自動支助運動

自動支助運動とは，徒手または懸垂などで半分は他動的に助けられて自動運動をするもので，他動運動から自動運動への移行部分にあたる．このうちでセラピストの徒手的操作によって行われるものは，支助の加減を微妙に調節しえて理想的である．半自動的に動く器具によっても行われる．また自分の健康部位の力でも支助されうる．

b. 自動運動

これは全く支助もされず抵抗（負荷）もない運動であり，自由自動運動とも呼ばれたが，現在では通常，自動運動と呼ばれる．正確にいうとまったく抵抗のないものから，本当は若干の抵抗に対して行われる自動運動まで含む．たとえば手指のよ

表 3-1 運動の基本型

力源より
1. 他動運動 passive movement
   a. セラピストの徒手によるもの
   b. 自動的に動く器具によるもの
   c. 患者自身の健康部位によるもの〔自己（自助）他動運動〕auto-passive movement
2. 自動運動 active movement
   a. 自動支助運動 active assistive movement
   b. 自由自動運動 free active movement
   ・無抵抗自動運動（主として遠位関節）
   ・自重抵抗自動運動（主として近位関節）
   c. 抵抗自動運動 resisted or resistive active movement
   ・セラピストの徒手によるもの
   ・器具によるもの
   ・患者自身の抵抗によるもの

筋収縮と弛緩の相より
1. 筋収縮の相
   a. 静的収縮 static contraction
   ・等尺性収縮 isometric contraction
   ・同時収縮 cocontraction
   b. 動的収縮 kinetic contraction
   ・等張性収縮 isotonic contraction
     求心性収縮 concentric contraction
     遠心性収縮 eccentric contraction
   ・等運動性収縮 isokinetic contraction
2. 筋弛緩の相
   a. 安静時弛緩 relaxation
   ・静止静弛緩 static relaxation
   ・求心静弛緩 concentric relaxation
   ・遠心静弛緩 eccentric relaxation
   b. 随意収縮時弛緩 decontraction
   ・静止弛緩 static decontraction
   ・求心弛緩 concentric decontraction
   ・遠心弛緩 eccentric decontraction

うな遠位の関節の前腕中間位での屈伸運動はまったく抵抗がかかっていないが，肩・股関節のような近位の関節の運動は外見上なんの抵抗もないようにみえても，実際は自分の肢節の重さという抵抗に打ち克って動いている．したがって前者を無抵抗自動運動，後者を自重抵抗自動運動と呼び区別したい．これはこの2つに区別されるというより，この両極端の間のあらゆる運動が自動運動に含まれているといったほうがよい．

c. 抵抗自動運動

これは運動の過程中，セラピストのかける徒手的抵抗，器具（重りなど）による抵抗に打ち克って行う自動運動で，これを抵抗自動運動と呼んでいる．

B 筋収縮と弛緩の相よりみた運動基本型

人体の運動は筋の収縮と弛緩よりなる．したがって運動を収縮と弛緩の相より，次の基本型に分けることもできる．

1 筋収縮の相

筋肉に運動中枢よりインパルスが伝達されると筋収縮がおこる．その収縮には種々の相があり，いろいろな言葉で呼ばれているが，要約すると次のようになろう．

a. 静的収縮

これは筋収縮を関節運動の有無からみた場合，筋収縮があるにもかかわらず，関節運動のない静止状態における筋収縮を指している．

(1) 等尺性収縮

抵抗に対して筋が収縮する場合，筋の張力が増し，収縮しているにもかかわらず，筋の起始部〜停止部が一定の長さを保っている収縮の相であり，関節運動はおこらない．この実際面は第4部第1章をみられたい．

(2) 同時収縮

共同収縮，協力収縮とも呼ばれている．外観は等尺性収縮に類似しているが，主動筋(動筋)，拮抗筋がいずれも同時に収縮し，張力が増しており，同じく関節運動はおこらない．これは中枢神経系の初期の治療手技としてRoodによって利用された．

b. 動的収縮

これは筋収縮を関節運動の有無からみた場合，静的収縮とは反対に，筋収縮時に関節運動が伴うものをいう．

(1) 等張性収縮

抵抗に対して筋肉が収縮し，張力がかかり，関節運動がおこる場合の相で，筋の起始と停止の動きの方向により，さらに次の2つの相に分類する．

・求心性収縮

これは筋収縮時に筋の起始と停止が近づいていく，つまり張力が抵抗より大きい場合にみられる相で，生理的な筋収縮の相としてよくみられる．短縮性筋収縮ともいえよう．

・遠心性収縮

これは求心性収縮と反対に，筋収縮時に筋の起始と停止が遠ざかっていく，つまり抵抗が張力より大きい場合にみられる相で，伸張性筋収縮ともいえよう．この実際面については第4部第1章を参照されたい．

(2) 等運動性収縮

等張性収縮のとき，抵抗に対して筋収縮をおこさせると関節運動がおこる．しかしこのときは運動速度はあまり問題とされていない．またいかに速度を一定にしようと努力しても等速にはなりえない．これに対して全可動域にわたり筋収縮速度，つまり運動速度が一定で等速である収縮がある．これはギアー，油圧，エレクトロサーボ機構などを有する等速性筋力測定機器(Kin-Com®, Biodex®, Cybex®, など)を使用して初めて可能となる(詳しいことは第3部第3章を参照)．

2 筋弛緩の相

次に筋肉の弛緩の相についてみると，これも筋収縮の場合と同じく2つに区分されよう．第一は主動筋，拮抗筋のいずれにもインパルスが送られない，つまり筋収縮が試みようとされない安静時にみられる弛緩の相である．第二は主動筋にインパルスを送る場合，その拮抗筋にみられる弛緩の相である．

a. 安静時弛緩

これは安静時に主動筋，拮抗筋にみられる筋弛緩の相で，他動運動に関連づけてみる場合，次の3つの相が考えられる．

(1) 静止静弛緩

まったく脱力した状態で，主動筋，拮抗筋にみられる弛緩の相を指す．

(2) 求心静弛緩

これは上の静止静弛緩の状態にある筋で，一側の筋を他動的に伸展する場合，その拮抗筋では筋の起始停止が近づいていく．たとえば肘関節の屈曲を他動的に行うときは，他動的に伸展される三頭筋の拮抗筋である二頭筋がこの求心静弛緩の相を示す．

(3) 遠心静弛緩

これは上の静止静弛緩のとき，他動的に伸展される筋(上の例では三頭筋)にみられる．つまり筋

の起始停止は遠ざかっていく．この状況下での静弛緩の相がこれである．

b. 随意収縮時弛緩

これは随意収縮を試みた場合に，拮抗筋にみられる弛緩の相で，同じく関節運動に関連づけて考えた場合，次の3つの相がみられる．

(1) 静止弛緩

これは主動筋が等尺性収縮にある場合の拮抗筋にみられるもので，筋の起始停止は静止状態にある．この状況下における弛緩の相がこれである．静止静弛緩との相違は，静止弛緩では主動筋にインパルスが伝達されているが，静止静弛緩ではインパルスは伝達されていず，サイレントである．両者を区別するため，安静時の弛緩に「静」の一字を挿入し区別した．

(2) 求心弛緩

これは主動筋が遠心収縮にある場合，その拮抗筋にみられるもので，筋の起始停止が近づいていく形の弛緩の相である．求心静弛緩との相違は，同じくあくまで主動筋に随意収縮がおこっていることである．

(3) 遠心弛緩

これは主動筋が求心性収縮にある場合，その拮抗筋にみられる起始停止が遠ざかる形の弛緩の相で，遠心静弛緩との相違は同じくインパルスが主動筋に送られていることである．

以上を表3-1にまとめた．

C 関節運動における各筋の協調

一見たやすく行われている関節運動も，詳細にみると多数の筋の協調のうえに成立している．これを手関節掌屈を例にとって説明しよう．

1 主動筋 prime mover

動筋 agonist ともいわれる．関節運動の主力となる役割を果たす筋で，尺側・橈側手根屈筋，長掌筋がこれに属する．

2 共同筋 synergist

主動筋を助ける補助的な筋で，補助動筋 assistant mover とも訳されている．深・浅指屈筋，長母指外転筋，長母指屈筋がこれに属する．

3 固定筋 stabilizer, fixator

これは関節運動の行われる部位より中枢側にあって，関節運動がスムーズに行えるように，その部位や近傍関節を固定するもので，上腕三頭筋などがこれに属する．

4 拮抗筋 antagonist

主動筋と相反した反対運動をする主動筋で，尺側手根伸筋，長・短橈側手根伸筋がこれに属する．

一般に主動筋の筋力に対する非常に軽い負荷に抗して関節運動が行われるときは，主動筋のみの収縮がおこる．負荷が少し大きくなると，固定筋が収縮し，中枢側の関節を固定する．そして負荷が増すにつれて，共同筋が援助し始め，さらに重い負荷には関節固定と力の調節に拮抗筋まで動員される．

訓練において筋力が低下した主動筋に過重の負荷をかけると，周囲の共同筋，固定筋，拮抗筋まで動員され，混乱した運動パターンを呈し，協調性に欠け，主動筋の機能獲得にはつながらないので，主動筋を正しくコントロールして訓練するようにすることが，最も大切であると Kottke は述べている．

D 訓練肢位（姿勢）

発病早期ではベッド上の安静肢位の状況が二次的な障害を左右するように，回復期に入って積極的な訓練を受ける時期では，訓練肢位が治療にきわめて大切である．訓練肢位は四肢・体幹の支持機構とバランス機構の回復程度，そのとき行われる訓練の種類に応じて適切なものが選ばれる．このとき考慮すべきこととして，患者にとっては安全であり疲労の少ないこと，セラピストにとっては手技が正確に，しかも効率的に行われることがあげられ，固定性，安定性，支持性，方向性が確保されなければならない．したがってそれぞれの手技に応じた多彩な肢位があるが，ここでは図3-2に図示する基本型に的を絞って述べる．

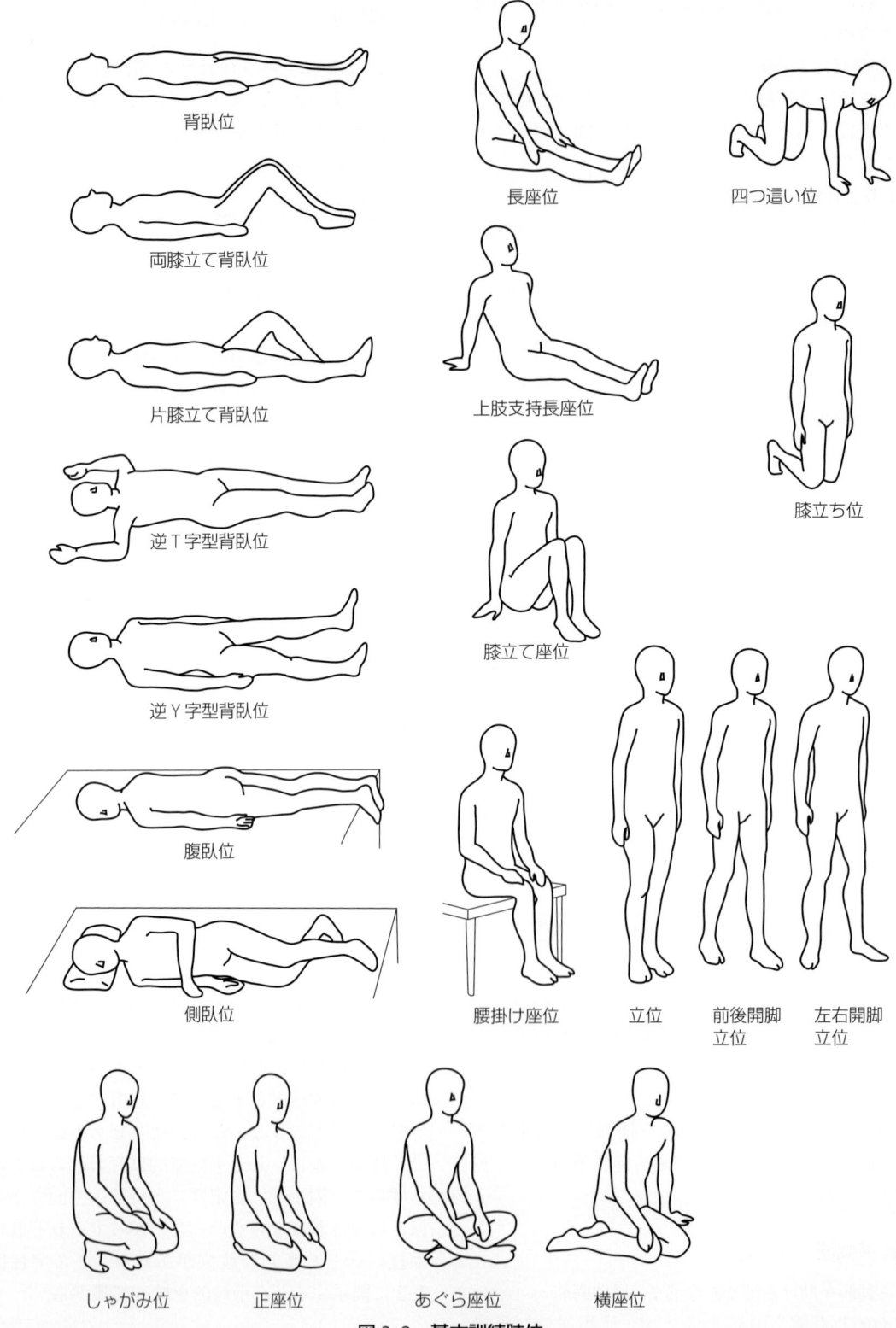

図 3-2 基本訓練肢位
腹臥位の逆T字，逆Y字型は省略した．

1 背臥位　supine

a. 膝立て背臥位　crook lying
　上下肢，体幹のいずれの訓練にも用いられ，活用範囲が広い．基本的なものとして両膝立てと片膝立てとあり，訓練時の腰椎前弯増強を防止する．骨盤牽引時にも必要である．

b. 逆T字型背臥位　reverse T
　上肢を上に広げた形がアルファベットのTの字の逆になっていて，広い固定ができるため下肢訓練時の体幹動揺を防止するのに役立つ．しかし通常は両上肢をやや外転して治療台の両側を握る八の字型を使うことが多い．

c. 逆Y字型背臥位　reverse Y
　下肢を広げた形から名づけられ，上肢訓練時にb.と同じ体幹動揺防止効果をもつ．

2 腹臥位　prone

　背臥位と同じで逆T字型，逆Y字型がある．顔を横に向け，タオルケットを腹の下に敷き，足関節部の底屈を避けるため治療台の端より出す配慮をする．

3 側臥位　side position

　安定性・固定性の観点では問題があるが，ベッド枠などをしっかり握らせるか，下になった下肢を股・膝関節で屈曲させるとよい．

4 座位　sitting position

　さまざまな座位があるが代表的なものに限定する．

a. 長座位　long sitting
　背臥位から半臥位 half lying を経て最初に到達する肢位である．最初はバランスが不完全なためバックレスト，ギャッチベッド，そのほかにより支持され，次にベッド枠，サイドレールなどを握り，さらに上肢を治療台につく座位（上肢支持長座位），最後に上肢支持なしの座位となる．

b. 膝立て座位　crook sitting
　長座位同様，支持の有無により2つに分かれる．

c. 腰掛け座位　sitting on chair
　椅子座位，端坐位とも呼ばれ，利用範囲が広い．安全性，固定性のためには背もたれがあったほうがよい．一般に上肢の支えの有無で2つの場合が考えられる．

d. あぐら座位　crossed leg sitting
　体幹の安定性がよく，上肢の訓練によい．

e. そのほか
　わが国に特有のしゃがみ位 squatting や正座位 kneel sitting また横座位（横座り）side sitting などは，訓練肢位というより訓練により到達した最終肢位である．

5 四つ這い位　all-fours，膝立ち位　kneeling

　バランスの完全な場合の訓練肢位である．

6 立位　standing position

　重心が高くなるので，訓練に際して安定性，固定性の配慮が必要で，運動の動きと方向により前後・左右のバランスの確保が要求される．次の2つがある．

a. 前後開脚立位　walk standing
b. 左右開脚立位　stride standing

3 運動療法における用量の問題

　運動量は運動強度×持続時間で示されるが，これを決めるには多くの因子を考慮しなければならない．これについては第1部第4章で述べているが，基本的な事項については繰り返し強調しておく．

①初回量は最小限にとどめる．過量を処方するよりむしろ控えめの量で始めてみる．
②運動直後と翌日の反応（全身状態，疲労度，疼痛）をみて増減する．
③増量するときは漸増する．
④運動療法室での訓練のほかに，自習訓練（維持的訓練，予防的訓練）の運動量も加算して考える．
⑤隔日長時間運動するより，毎日短時間運動するほうが効果的である．
⑥目的に応じ運動強度または持続時間で加減する．
⑦同じ運動時間でも，短時間の休息時間をはさむインターバル訓練のほうが負担が少ない．

4 患者側の前準備

1 服装

浴衣やネグリジェなどは，歩行障害患者では下肢にまとわりつくので危険である．また女性では裾が開いて思い切って運動ができない．したがって男女ともゆったりとしたズボンやスラックスをはかせる．トレーニングウェアが最もよい．

2 履物

スリッパは避けて，滑らないゴム底の運動靴にする．

3 排泄，食事，訓練時間の問題

訓練前には，特に高齢者では必ず排尿，排便させておく．また高齢者，虚弱者では起床直後は避ける．高齢者では目覚めた後30〜60分は力が落ちているからである（これを low morning ebb と呼ぶ）．昼寝でも同様である．多発性硬化症では昼さがりに最も疲労が出るので，訓練は起床後か夕方がよいとされている．

5 運動療法の前処置と開始時期

運動療法をする場合，普通前処置もなくすぐ始めるが，できれば軽い全身調整訓練をしてから始めたほうがよい．また運動部位に疼痛のあるときには極超短波，ホットパック，渦流浴などの温熱療法を実施したり，寒冷を応用したりして疼痛またそれに由来する筋攣縮を緩解させる（第4部第10章）．筋痙直が強いときにも緩解のために行う．また皮膚，腱，筋などによる関節拘縮に伸張を加える場合には，疼痛緩解，筋弛緩，組織軟化のため水治療法を行う．

運動療法の開始時期はその手技によって異なるが，急性期で全身状態のよくない場合，局所の疼痛と発熱が著明にある場合は，原則として実施しない．そしてこれらの急性症状が消退するや否や始める．しかし，寒冷療法のように急性期に疼痛，炎症症状を積極的におさえる必要があれば実施してもよい．

一方，手術後の場合，症例により開始時期はまちまちであるが，手において，皮膚，軟部組織の手術後であれば抜糸後ただちに，腱の手術後であれば屈筋腱については2〜3週後，伸筋腱については3〜4週後より開始するのが一般的である．また手の腱の手術で，屈伸筋腱とも約3週後を1つの目処とする意見もある．

骨折後は，骨折の部位，方向，感染の有無，軟部組織の損傷，など非常に多数の因子が関与していて，症例により異なり一律にいえない．整形外科主治医の判断に待つほかない．

6 運動療法の実施場所

運動療法室のみが運動療法を実施するところとは限らない．教えられた運動を自習したり，指示された体力維持的なものを行ったりする場所としては，ベッドサイドはもちろんのこと，廊下，階段，スロープ，庭園，屋上と施設内のあらゆるところが利用されうる．回復が進むにつれ，セラピストと対面で行う運動より，自習的また体力維持的運動のほうが増していく．このため施設内のありとあらゆるところを使いやすいように配慮する．

7 予防的運動療法と維持運動療法

多くの疾患において，1つ障害があると必ずほかの障害も併発してくる．たとえば疼痛で安静をとっていればROM制限がおこり，ひいては筋力低下をきたす．この反対に筋力低下があればROM制限がおこる．したがって二次的障害が合併してくる前に，それを予想して最初から予防的な運動療法を積極的に組み合わせて行うべきである．リハビリプログラムのうちは一次的障害に対する運動療法とともに，この予防的運動療法を組み合わせて実施する．

また治療というものは，リハビリのみならず食餌・薬物療法などどんなものでも，積極的に病状を改善していくために行うものと，現状を維持するために行うものとの二面を常にもつ．現状を維持するというより中止すれば病状が悪化するた

め，続けざるをえない場合もある．たとえば，パーキンソン病で生涯にわたってL-ドパなどの抗パーキンソン剤を与え続けているのと似て，多くの障害では，軽度のものを除き，中等度以上のものには絶えずリハビリを続けないと病状が増悪することが多い．

また，二次的に生じる障害の防止，もしくは放置すれば再獲得した機能が低下することの防止のために，リハビリを行うことが多い．たとえば片麻痺の高齢者，筋萎縮性側索硬化症の患者などでは，感冒などのちょっとしたことで2〜3日寝込むとたちまち歩行能力が落ちて，その回復に2〜3倍の時間がかかる．また脊髄損傷患者に絶えず規則的な起立訓練をしていないと，尿路結石そのほかの障害がおこるのがよい例である．このような意味での現状維持的理学療法または予防的運動療法では，リハビリ初期に集中的に行った一次的障害に対する濃厚な運動療法と違って，最小限のものを短時間でよいから継続的に毎日行う．

近年，長期の臥床や運動不足により，原疾患の二次的障害として廃用症候群を呈する症例が急増している．特に高齢者の場合，筋力や体力の予備能が低く，容易に廃用症候群をきたし，寝たきり状態に陥りやすい．予防的運動療法の視点として廃用症候群を早期に発見あるいは予測し，可及的早期に介入することが重要である．その意味でも，患者の日常の身体活動量が低下していないかに留意する．

8 周術期の運動療法

麻酔・手術技術の進歩により手術による直接死亡がきわめて少なくなった今日，死亡の危険性があるとすれば，術後肺炎を主とする呼吸器合併症を生じる場合である．それを予防することで，死亡のリスクを回避し入院期間を短縮することができる．近年，呼吸理学療法を中心とした合併症予防と早期離床，ADLの早期獲得を目的として周術期リハビリが導入されつつある[1]．具体的には，術前約1〜2週前より呼吸運動療法を中心とした周術期リハビリ訓練を開始し，術後リハビリへ継続していく．術前リハビリを実施することで，術前にリハビリを実施しない場合に比べ，術後合併症の発生が大幅におさえられる．呼吸リハビリガイドラインによれば，周術期の運動療法は「適応であり有用性を示すエビデンスが示されている」とされ推奨されている．

1 術前運動療法のポイント

運動耐久能を改善し，また術後の心肺機能低下と筋力低下を予防するために，術前からの運動療法が推奨される．運動プログラムに関しては，患者の病態と運動能力を把握したうえで，運動種目・頻度・強度・時間を適宜決定する．

2 術後運動療法のポイント

早期離床には上述した呼吸器合併症を予防する効果をはじめとして，さまざまな効果がある．体位変換と体位管理は離床の基本であり，局所の圧迫や摩擦・ずれなど物理的な力を軽減することが褥瘡予防につながる．また，安静臥床は起立耐久能の低下原因となるため，早期離床を積極的に行う．

運動プログラムは，手術の種類と手術法に即して作成するとともにリスク基準を設定する．クリニカルパスの利用が推奨されるが，患者個々人の状態に合わせて調節する．リハビリの阻害となる術後の疼痛に対しては，適宜除痛を考慮する．

術後には，肺血栓塞栓症や深部静脈血栓症などの静脈血栓塞栓症を生じることがある．ベッド上安静，観血的処置，各種カテーテル使用中の周術期に多く発生し，致死的静脈血栓症の約20％は手術後に発症している．高齢，心肺疾患，肥満ではさらに多くなる．わが国での発生率は欧米に比して高くないとされてきたが，近年増加傾向にある．わが国の関連学会でまとめられた「肺血栓塞栓症および深部静脈血栓症の診断，治療，予防に関するガイドライン」[2]によれば，手術部位や術式，危険因子に応じて予防することが重要であり，各科ごとに推奨予防法が示されている．低リスク群には早期離床や積極的運動，中リスク群には弾性ストッキングや間欠的空気圧迫法，それ以上の高リスク群にはヘパリン（抗凝固薬）を併用する．特に，低リスク群には早期からの積極的運動が予防に有効であることを強調しておきたい．

図 3-3 輪むすびとフック，S 環へのかけ方

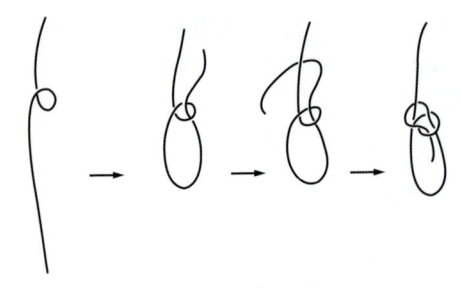

1. 輪むすびのしかた
この結び方は引けば引くほど固くしまり，絶対に解けない．解くときは長いほうのロープを反対に押すとすぐ解ける．結び方は矢印の方向に，解き方は反対にする．

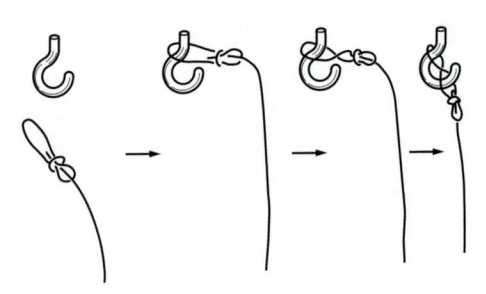

2. フック，S 環へのかけ方
1 で輪むすびにしたものを S 字状にねじってかけるとロープを押したり引いたりしてもはずれない．

図 3-4 フレームへの結び方

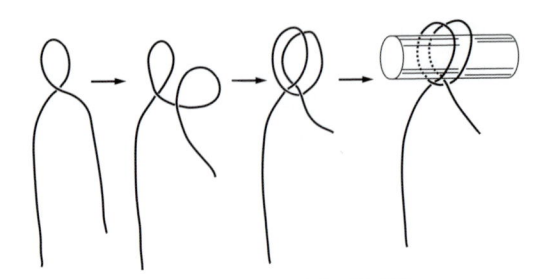

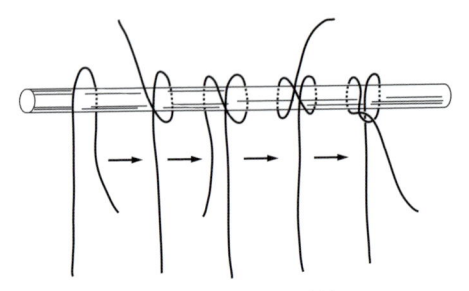

1. 直接結びつける方法
引けば引くほど固くしまり，絶対に解けない．解くときは長いほうのロープを反対に押すとすぐ解ける．

2. 環をつくりはめこむ方法
図のように二重輪をつくり，フレームに横よりはめこむ．

9 聴覚的刺激

　力仕事または激しい運動を続けているとき，それに従事する者自身がかけ声を出して力を集中したり，またそばの者が激励の声を出して衰えようとする力を振り絞って出させたりすることは，日常よく行われている．このような聴覚から入ってくる刺激によって鼓舞激励して力を最大限に出させ，衰えようとする力に活を入れることを聴覚的刺激 auditory stimulation，または言語性刺激 verbal stimulation と呼んでいる．運動療法，特に筋力低下があるものや可動域制限のあるものの運動で「そら，も少し，頑張って」「そら，もう一息」「頑張って頑張って，それ」というふうにセラピストが励ます声は，きわめて効果的である．ここというところで，すかさず刺激を与えるようにしたい．最もよいタイミングは運動がまさに下向きになろうとするときである．

10 運動療法の禁忌症

　運動療法はやり方や用量を注意すれば急性期でも，意識障害があってもベッド上でできるものがある．また患部に対して直接できなくても，ほかの健康な部分に行うことによって全身の体力の回復を促進したり，機能低下を防止して間接的に貢献したりすることができる．今までの経験では運動療法を行いすぎて症状が悪化した例より，むしろあまりにも慎重すぎて運動療法の開始が遅く回復を遅らせた例のほうがはるかに多い．特に高齢者においてはこの傾向が顕著となる．
　元来，運動療法のなかで最も患者に負担の少ない手技は他動運動であろう．脳卒中では死の徴候が目前に迫っていない限り，意識がなくても他動運動は病状になんら影響を与えるものでない．したがって体力の著しい低下，全身衰弱があっても他動運動は行える．ただ回復の見込みがなく，そ

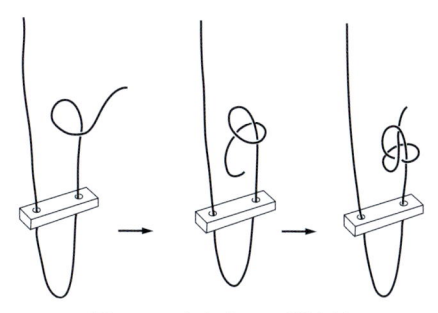

図 3-5　自在木への固定法
図のようにして一端を円坐にする．こうすると絶対に解けない．解くときには長いロープを向こうに押すとすぐ解ける．

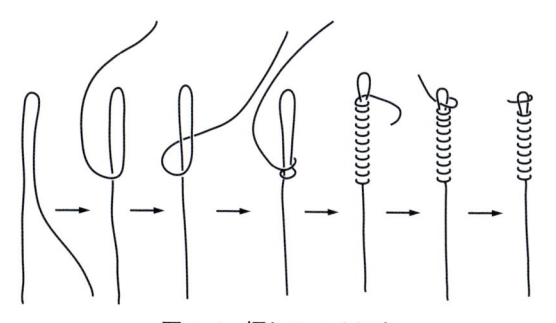

図 3-6　握りのつくり方
図のようにして握りをつくる．解くときはロープの端の短いほうを向こう側へ押し，環より抜き，長いほうを引くと解ける．

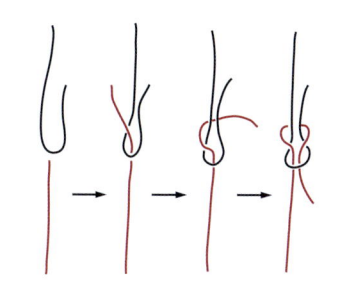

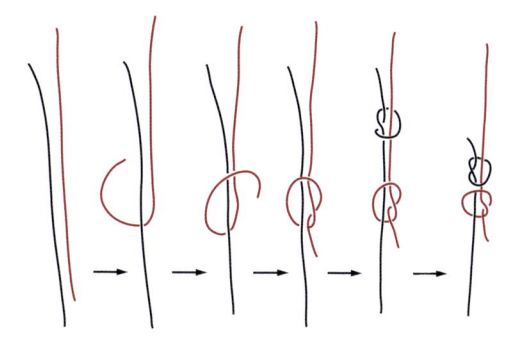

図 3-7　ロープ同士の結び方
最後にロープの両端を引っ張ってしめる．

れをしても意味がないときには実施しない．また骨折，腱縫合のときは自動運動を最初に始める．これは負担が少ない．

この他動運動，自動運動，そのほかこれに準じる負担の軽い筋固定位訓練などを除いて，臥位，座位，立位で行う運動療法の基準としてAnderson基準-土肥変法（第1部第6章**表1-10**）が有用である．

11 基本的器具操作手技

運動療法を実際に行ううえにおいて，ロープ，吊帯，滑車の操法は最も基本的で，日常大切なものなので図を中心にして述べる．

1 ロープの操法

日常最も多い操作はフック，S環，フレームへの連結方法である．また長さを調節する自在木へのとめ方，ロープとロープとの連結も多いであろう．

①輪むすびのしかた：**図 3-3 1** に示す．
②フック，S環へのかけ方：**図 3-3 2** に示す．
③フレームへの結び方：2通りの方法がある．**図 3-4** に示す．
④自在木への固定法：ロープの長さを調節するとき必要で，**図 3-5** に示す．
⑤握りのつくり方：**図 3-6** に示す．
⑥ロープ同士の結び方：**図 3-7** に示す．
⑦収納のしかた：**図 3-8** に示す．

2 吊帯の操法

吊帯 sling は四肢末端の固定に用いられる．普通1輪法か2輪法で固定するが，巻きつけるときもある．**図 3-9** に示す．

3 滑車の操法

滑車については第3部第4章で述べる．その目的はロープの牽引方向を自由に変えるためにあるから，首振り滑車がよいが，これがないときは**図 3-10**のようにナス環をフックまたはS環との間

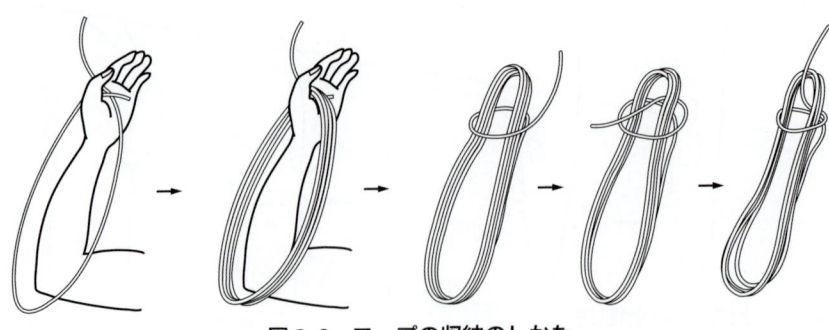

106　第1章　理学療法概説—運動療法

図3-8　ロープの収納のしかた

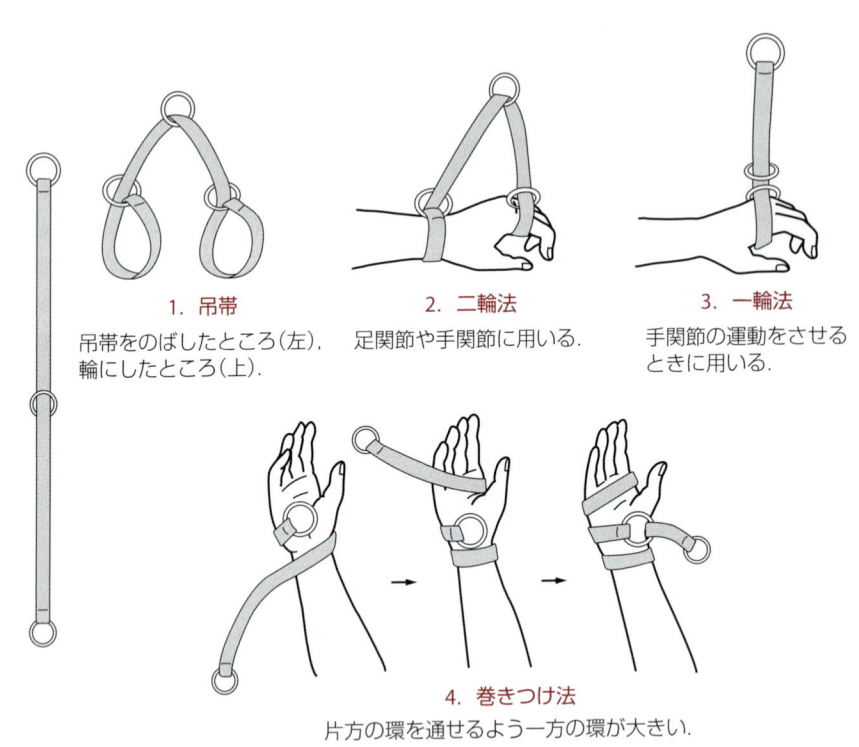

1. 吊帯
吊帯をのばしたところ（左），輪にしたところ（上）．

2. 二輪法
足関節や手関節に用いる．

3. 一輪法
手関節の運動をさせるときに用いる．

4. 巻きつけ法
片方の環を通せるよう一方の環が大きい．

図3-9　吊帯の操法
〔Guthrie Smith, Hohmann より一部引用〕

に入れて首を振らせる．また静止滑車として図3-10 1のような方法と，動滑車として図3-10 2のような方法がある．なお体幹前後屈運動に重りを抵抗とする場合は，床フックを利用して滑車を固定する．

4　スプリングの操法

連結には直列法と並列法とがあり，図3-11に示す．

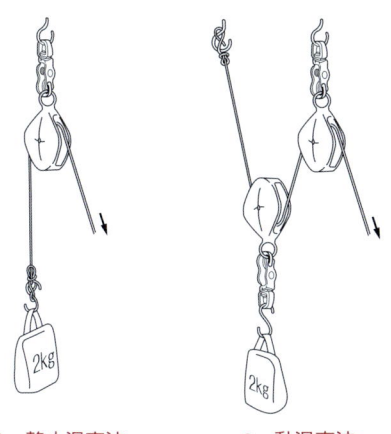

1. 静止滑車法　　2. 動滑車法

重りの移動距離が静止滑車の1/2になるので，天井の低いときに用いられる．

図 3-10　滑車の操法

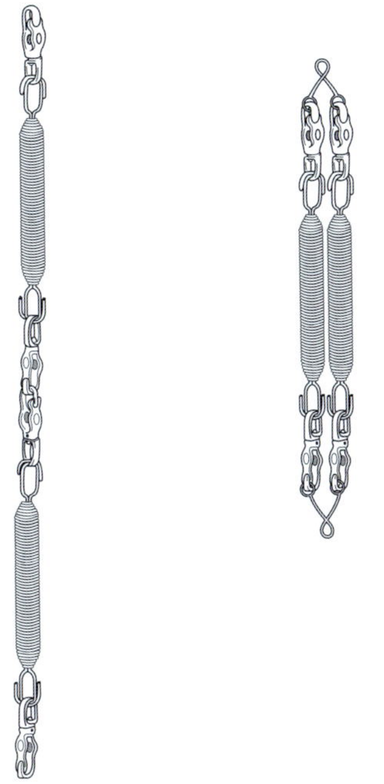

1. 直列法　　2. 並列法

図 3-11　スプリングの操法

直列法は牽引距離を2倍にしたいとき，並列法は牽引抵抗を2倍にしたいときに用いる．

物理療法

　物理療法とは，熱，電気，光線，水，力，などの物理的エネルギーを利用した治療体系である（表 3-2）．現在，物理療法は，運動療法，機能訓練，ADL訓練との併用，前処置，自主訓練で実施されている．各物理療法については，第4部で述べる．

表 3-2　物理療法の分類

種類	タイプ	臨床例
温熱療法	深達性温熱 表在性温熱 寒冷	ジアテルミー ホットパック アイスパック
機械的療法	牽引 圧迫 水 音波 波動	機械的牽引 弾性包帯・弾性ストッキング 過流浴，プール 超音波 振動機器
電磁気療法	電磁波 電流 磁気刺激	紫外線，レーザー 経皮電気神経刺激（TENS）

■ 引用文献
1) 佐伯　覚：医療における予防的リハビリテーション．里宇朋元（編）：最新整形外科学体系第4巻　リハビリテーション．中山書店，pp23-26, 2008
2) 肺血栓塞栓症および深部静脈血栓症の診断，治療，予防に関するガイドライン（2009年改訂版）．http://ja-sper.org/ja/groupwork/guideline/

■ 参考文献
- Frontera WR, Gans BM, et al : DeLisa's Physical Medicine and Rehabilitation: Principles and Practice, 5th ed. Lippincott Williams & Wilkins, 2010
- Kottke FJ, Lehmann JF : Krusen's Handbook of Physical Medicine and Rehabilitation, 4th ed. WB Saunders, 1990
- 赤星和人：運動療法．木村彰男（編）：リハビリテーションレジデントマニュアル，第3版．医学書院，pp106-126, 2010
- 豊永敏宏：運動器疾患の進行予防ハンドブック―予防・治療・リハビリテーション．医歯薬出版，2005
- 山田裕子，他：周術期リハビリテーション．里宇明元，他（編）：リハビリテーション医学の新しい流れ．先端医療技術研究所，pp149-53, 2005
- 管　俊光，中野恭一：術後の呼吸リハビリテーション．MEDICAL REHABILITATION 68 : 17-24, 2006
- 渡部一郎：物理療法のエビデンス．総合リハ 39(4) : 317-322, 2011

第 2 章
評価

1 理学療法を行ううえで必要な評価とは（表3-3）

理学療法の重要な役割として，回復期におけるADL，特に歩行をはじめとする移動動作能力の獲得があげられる．理学療法を開始するにあたって，全身状態やこれらの移動動作能力を把握したうえで，関節可動域（ROM）や筋力の測定，運動麻痺の評価，全身持久力の評価，などの一般的な理学的評価が行われる．平衡機能，協応性，柔軟性，敏捷性，など，そのほかの体力構成要素の評価や，知覚，意識状態，知能，高次脳機能障害の評価，などが必要となる場合もある．これらの評価に基づき，問題点の抽出とゴール設定が行われ，リハビリプログラムが実行される．

理学療法のもう1つの重要な役割は，廃用症候群発生の予防やいったん生じてしまった廃用症候群に対するリハビリである[1]．廃用症候群は，いかなる疾患にも，急性期・回復期・維持期（生活期）のいかなる病期にも発生する可能性があり，不活動と廃用の悪循環に陥りやすい．また，安静を強いられた個体の全身の諸臓器に生じうるため，理学療法を開始するにあたっては，全身をくまなく観察する必要がある．具体的には筋萎縮や筋力低下に対する評価，関節拘縮に対するROMや変形，疼痛の評価，呼吸循環機能低下に対する全身持久力の評価，などの一般的な理学的評価に加えて，意識や精神状態，栄養状態の評価も必要である．

廃用症候群予防の最も有効な対策は，いうまでもなく早期離床である．早期離床には，疾患の再発や進行，呼吸循環系の調節異常や機能不全，患者が抱える合併症の悪化，などさまざまなリスク

表3-3 理学療法を行ううえで必要な評価

1. 一般的な理学的評価
   a. ROMの測定
   b. 筋力の測定
   c. 運動麻痺の評価
   d. 全身持久力の評価
   e. そのほかの体力構成要素の評価
2. 廃用症候群の評価
   a. 関節拘縮の評価
   b. 筋力低下・筋萎縮の評価
   c. 呼吸循環機能の評価
   d. 骨萎縮の評価
   e. 深部静脈血栓症の評価
   f. 栄養状態の評価
3. 離床に関する評価
   a. 意識状態や神経症状の評価
   b. 起立性低血圧の評価
   c. 血圧の上昇や頻脈の評価
   d. 心電図モニター
   e. 血中酸素濃度の評価

を伴っている．セラピストは，患者の全身状態をよく把握し，離床に伴う意識や神経症状の変化，呼吸循環系の状態などを評価しながら，その許容範囲において積極的に離床をすすめなければならない．セラピストにとって，離床に伴うリスクを評価し的確に対応する能力は，早期リハビリの最も重要な技術といえる．

2 一般的な理学的評価

A 関節可動域の測定

関節の拘縮は，代表的な廃用症候群の症状であり，運動麻痺や術後の固定，安静臥床による不活動によって比較的短期間に生じてしまう可能性がある．拘縮による動作の制限や疼痛は，歩行や

表 3-4　筋力評価法のまとめ

1. 徒手筋力テスト（MMT）
2. 筋力測定器具，機器による筋力評価
   a. 等尺性筋力測定機器
   - 握力計，ピンチ力計
   - ハンドヘルドダイナモメーター
   b. 等運動性筋力評価装置
   - 高額，大がかりな機器
3. 1RM による筋力評価
   - 漸増抵抗運動による筋力訓練で利用される
4. 筋電図放電の定量化による評価

表 3-5　1RM または複数回 RM の測定の基本手順

1. 最大下負荷による運動を数回繰り返すことによって準備運動を行う．
2. 各試行間に 3～5 分の休息を挟み，4 試行内で 1-RM（または複数回 RM）を決定する．
3. 被検者が実施できる範囲内の負荷量（最大負荷量の 50～70％程度）をまず選択する．
4. 選択した繰り返し回数を完遂できなくなるまで，負荷量を 2.5 kg ずつ 20 kg まで徐々に増加する．すべての繰り返し挙上運動は，各試行くまなく同じ運動スピード，同じ可動範囲で行われるべきである．
5. 首尾よく挙上された最終重量は，1-RM もしくは複数回 RM の絶対値として記録される．

〔アメリカスポーツ医学会（編），日本体力医学会体力科学編集委員会（監訳）：運動処方の指針―運動負荷試験と運動プログラム，原書第 8 版．南江堂，pp91-92, 122-127, 2011 より作成〕

ADL 動作の障害の原因となるため，ROM を全身にわたって測定し，動作障害の原因となる関節拘縮を評価する必要がある．ROM 測定の詳細は，第 1 部第 9 章で述べられているので参照されたい．

B　筋力の測定（表 3-4）

筋力強化訓練は理学療法の基本であり，歩行やそのほかの移動動作，セルフケア障害の原因になっている筋群の筋力を詳細に評価したうえで，筋力低下筋を重点的に強化することが重要である．安静臥床や不活動，術後の固定などによる筋力低下に対する筋力強化訓練だけではなく，脳卒中などの麻痺側下肢の筋力も，抵抗運動が可能なら筋力を評価し積極的に強化する．麻痺側の膝伸展筋力は，歩行時の膝折れなど歩行の安定性に影響し，短下肢装具を作製する際にも足関節制動の程度を決める目安の 1 つとなる[2]．

理学療法における筋力評価の基本は，徒手筋力テスト（MMT）による 6 段階評価である．外力による抵抗運動が可能な MMT 3 を超える筋力の評価にあたっては，MMT だけでは評価の客観性が不十分な場合があり，下肢筋などの比較的強い筋力の判定においては，検者の主観や体力によってばらつきが生じる可能性がある．

そのため臨床研究で訓練の効果を客観的に示したい場合などには，しばしば各種筋力測定機器を利用した定量的な筋力評価が行われる．従来，等運動性収縮による筋力評価装置が研究領域の筋力測定によく用いられてきたが[3]，大がかりで高額な機器のため，最近は研究などに利用される頻度は相対的に低下している．代わりにハンドヘルドダイナモメーターに代表される，安価で手軽に操作可能な等尺性収縮による筋力測定機器が，臨床的によく使われるようになっている[4]．また，握力計やピンチ力計は，上肢の筋力測定器具として広く用いられている[5]．

ダンベルなどの重りやパワーリハビリなどで用いられる筋力トレーニング機器を用いて，等張性収縮による 1RM（1Repition maximum）や複数回 RM が測定され，筋力強化訓練の抵抗負荷量として利用される[6]．また定期的に測定を繰り返し，抵抗運動の負荷量を漸増していくことで，漸増抵抗運動による筋力強化訓練が行われる．このとき測定された 1RM の負荷量は，経時的な筋力の評価値として用いられることがある（表 3-5）．筋持久力のうち静的筋持久力は，一定の力の等尺性収縮を維持できる時間（足上げで膝伸展位の保持や握力計で一定筋力の保持）などで評価し，動的筋持久力は，足の上げ下ろしなど一定の負荷の運動の繰り返しが可能な回数や時間で評価する[7]．あるいは，等運動性筋力評価装置による反復運動時の仕事量の減衰率，などの筋疲労で筋持久力を評価することもある．

そのほか表面筋電図による筋放電の積分値を，筋力の定量的評価として用いることもある（図 3-12）[8]．

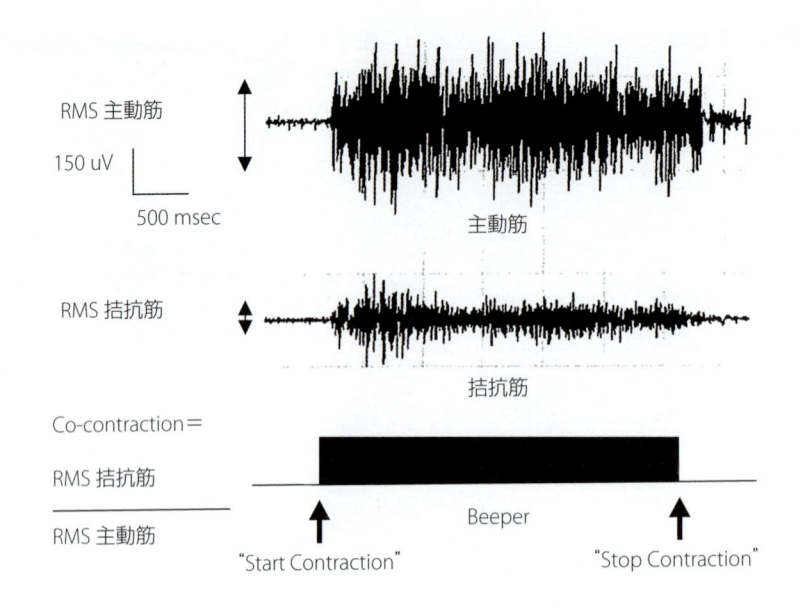

図 3-12　主動筋と拮抗筋の筋放電を定量化
RMS(Root Mean Square)の測定．この文献では拮抗筋の筋力への関与も検討している．
〔Chae J, Yang G, et al : Muscle weakness and cocontraction in upper limb hemiparesis : relationship to motor impairment and physical disability. Neurorehabil Neural Repair 16(3) : 241-248, 2002 より引用〕

C　運動麻痺の評価

　脳卒中の片麻痺に対して，わが国ではBrunnstromステージがよく用いられている．片麻痺の回復程度を，連合反応の出現や共同運動としての随意運動の出現，共同運動からの分離など，片麻痺の質的変化を目安に6段階に評価する方法である．上田はBrunnstromステージをもとに12段階の評価方法を報告した[9,10]．そのほかSIAS(Stroke impairment assessment set, 脳卒中機能障害評価法)があり，国際的にはFMA(Fugl-Meyer assessment)が用いられている(第1部第9章表1-21参照)．また，握力や麻痺肢の随意的な可動範囲の測定などの定量的評価を，麻痺の回復の指標として用いる方法は古くから臨床研究で使われており，それなりに客観性のある評価法と考えられる[11]．

　麻痺肢の随意運動の可動域を，MMTを用いて細かく評価することも臨床的に有用である．たとえばMMT3以下の筋力の各段階における随意運動の範囲を，全関節可動域の1/2を目安に+－で表現すると，麻痺肢の随意的な動きの範囲を大雑把だが定量的に表現でき，急性期からの随意運動の回復を簡単に記載するときに有用な場合がある(表3-6)．脊髄損傷の麻痺の評価もMMTが用いられるのが一般的である．広く利用されているAmerican Spinal Injury Association(ASIA)の機能障害尺度では，脊髄の各髄節に対応した上下肢の筋の1つをkey muscleとして代表させ，MMTで四肢の麻痺を評価している(第1部第9章図1-15参照)．

D　全身持久力の評価

　6MWTや10MWT歩行速度などのフィールドテストは，特殊な装置や測定技術を必要とせず多数の患者に実施可能であり，全身持久力や歩行能力の評価として病院や施設の臨床現場で広く利用されている．6MWTは，酸素摂取量を測定する定量的な運動負荷試験の結果と相関があり，2002年にアメリカ胸部医学会がガイドラインにまとめ，詳しくその実施方法を紹介している(表

表3-6　随意運動の可動範囲を加味した徒手筋力テスト(MMT)1〜3

MMT 評価		MMTによる筋力の定義	随意運動の可動範囲を加味した MMT 評価 (全可動域に達しない場合)
3	Fair	重力に抗して全可動域動く	重力に抗して，抵抗を加えずに 可動域の1/2以上の動き→3−(F−) 可動域の1/2以下の動き→2+(P+)
2	Poor	重力の影響を除いて全可動域動く	重力の影響を除いて，抵抗を加えずに 可動域の1/2以上の動き→2−(P−) 可動域の1/2以下の動き→1+(T+)
1	Trace	筋収縮のみ	

表3-7　6 MWT の手順

1. 屋内のまっすぐで平坦な30 mの歩行路で行われる．3 mごとにマーク，コースの両端にコーンを置く．
2. 少なくとも検査10分前には安静座位をとり，血圧と心拍数を測定する．
3. 起立しスタート前の主観的な呼吸困難感や疲労感をBorg scaleを用いてチェックする．
4. 歩行を開始させ，できるだけ長い距離を歩くように指示し，適時励ましながら6分間，片道30 mの歩行路の往復を繰り返す．
5. 検査終了時にBorg scaleをチェック，往復回数から歩行距離を算出する．

〔American Thoracic Society : ATS statement : guidelines for the six-minute walk test. Am J Respir Care Med 166(1) : 111-117, 2002 を筆者訳〕

3-7)[12]．ガイドラインでは，主に肺疾患や心疾患の治療前後の比較，疾患の機能状態や生命予後の評価などを適応としているが，リハビリ領域の評価としてもしばしば利用されている．6 MWTの中止基準は，①胸痛，②呼吸困難，③下肢の痙攣，④ふらつき，⑤著しい発汗，⑥顔面蒼白，など臨床症状や訴えが主であり，運動の前後で必ずBorg scaleによる自覚的負荷強度や疲労度のチェックを行うようになっている(第1部第9章表1-29)．歩行のパフォーマンスを評価する6 MWTや10 MWT歩行速度の測定は，脳卒中患者などに対する体力トレーニングなどの臨床研究においても，全身持久力や筋力，歩行能力改善の指標としてしばしば用いられている[13,14]．

最大酸素摂取量($\dot{V}O_2$-max)は，最も標準的な全身持久力の評価指標であり，健常者の体力評価や運動訓練に広く利用されている(図3-13)．しかしながら正確な意味での$\dot{V}O_2$-maxの実測は，個人の最大限の努力を必要とするため，さまざまな

リスクや障害を抱えるリハビリ患者においては実施困難なことが多い．臨床的には，自覚症状やバイタルサイン，心電図変化などに基づいた運動中止基準を設けて，基準限度内の酸素摂取量の最高値を測定する(表3-8)．

無酸素閾値 anaerobic threshold(AT)は，最大下の運動負荷で実測が可能で，全身持久力の評価や運動処方における負荷強度の指標にも利用できる．ATのほか，心拍数100〜120のときの酸素摂取量を体力の指標としたり[15]，多段階運動負荷試験で得られた酸素摂取量と心拍数の回帰式に年齢別の予測最大心拍数を用いて外挿的に$\dot{V}O_2$-maxを推定する方法(図3-14)，心拍数と酸素摂取量の回帰係数を心拍酸素係数として全身持久力の指標としたりする方法，など[16]，最大下の運動負荷でのさまざまな体力評価が試みられている．

220−年齢などから得られる予測最大心拍数と安静時心拍数の実測値の差(最大心拍予備能)に，任意のKarvonen係数をかけあわせた値を安静時心拍数に加え，運動強度の目安の心拍数としてとして用いることもよく行われている(図3-14)．運動負荷方法は，トレッドミル歩行や自転車エルゴメーター駆動で行われることが多いが，障害者の場合，運動障害のため十分な強度の負荷が困難なことが多いため，さまざまな障害に応じた運動負荷方法が工夫されている(表3-9)[17]．

E　そのほかの体力構成要素の評価

全身持久力や筋力は代表的な体力構成要素であるが，身体活動を遂行する能力としてそのほか，

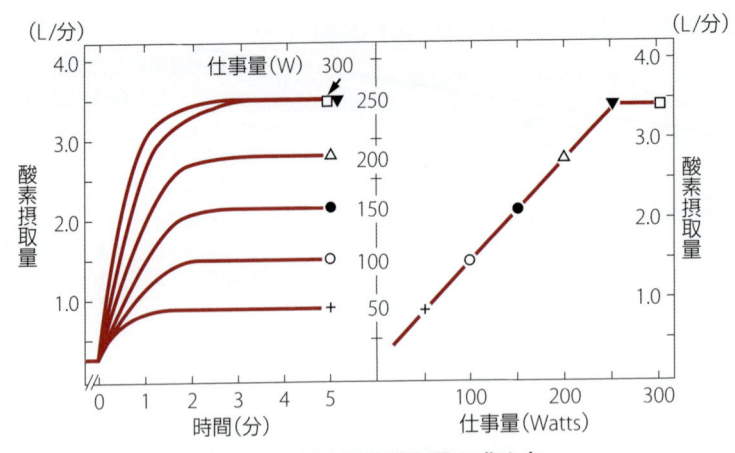

図 3-13　最大酸素摂取量の求め方
理論的には運動負荷を増大しても，酸素摂取量が増大せずプラトーに達したときの酸素摂取量．
〔Astrand PO, et al(著)，朝比奈一男(監訳)：オストランド運動生理学．大修館書店，pp204-235, 1976 より引用〕

表 3-8　運動負荷試験の中止基準

1. 絶対適応
   a. ほかの虚血の証拠が伴っており，仕事量の増大に反して収縮期血圧がベースライン値から 10 mmHg＞低下
   b. 中等度から高度の狭心症(標準スケール 3 として定義)
   c. 中枢神経症状の増大(運動失調，めまい，失神類似，など)
   d. 灌流不良所見(チアノーゼまたは蒼白)
   e. 心電図または収縮期血圧のモニタリングが技術的に困難
   f. 被検者が中止を要請
   g. 持続的心室頻拍
   h. 異常 Q 波を伴わない ST の上昇(10 mm 以上，V1 あるいは aVR を除く)
2. 相対適応
   a. ほかの虚血の所見がなく，仕事量の増大に反して収縮期血圧がベースライン値から 10 mmHg＞低下
   b. ST あるいは QRS 変化(2 mm＞水平または下降型)または著明な軸偏位
   c. 多源 PVC，三連発 PVC，上室性頻拍症，心ブロック，徐脈を含む持続性心室頻拍以外の不整脈
   d. 疲労，息切れ，喘鳴，こむら返り，跛行
   e. 心室頻拍と識別できない脚ブロックや心室内伝導障害
   f. 増強する胸痛
   g. 血圧の過度の上昇(収縮期血圧 250 mmHg＞あるいは拡張期血圧 115 mmHg＞)

〔アメリカスポーツ医学会(編)，日本体力医学会体力科学編集委員会(監訳)：運動処方の指針—運動負荷試験と運動プログラム，原書第 8 版．南江堂，pp91-92, 122-127, 2011 より作成〕

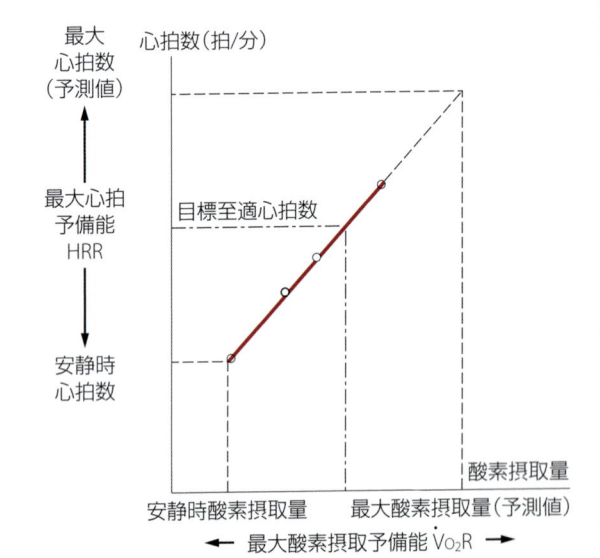

目標至適心拍数＝［K×(最大心拍数－安静時心拍数)］＋安静時心拍数
K：Karvonen 係数(目標至適強度)，図は K=0.5，50%HRR としたとき．

図 3-14　Karvonen 係数を使った目標至適心拍数の求め方
図では，運動負荷試験から得られた回帰式を用いて予測最大酸素摂取量も求めている．
〔大隈秀信，大林武治，他：高齢者の体力とスポーツ．リハビリテーション Mook 13 高齢者のリハビリテーション．金原出版，pp141-149, 2005 より作成〕

表 3-9 脳卒中患者に対する運動負荷試験のプロトコール

報告者(年)	運動様式	プロトコール	体力の指標	中止基準
Moldover (1984)	背臥位エルゴメーター	20 W 3 分間ペダル駆動のあと,各 stage ごとに 20 W 負荷を増大して 3 分間,50 rpm のペダル駆動.各 stage 間に 1 分間の安静を挟む.		自覚症状,心電図異常
Yoshida (1985)	トレッドミル歩行	傾斜 0°,4 分ごとに速度を増加(14 m,22 m,29 m,37 m,44 m,51 m,59〜66 m/分)	LT	疲労感,歩行能力の限界
Majima (1985)	トレッドミル歩行	快適歩行の 50% の速度で 5 分間歩行,引き続き快適歩行の 120% の速度で 5 分間歩行,休憩をおき,5°の傾斜をつけて快適歩行速度で 5 分間歩行	心拍数 100,120 のときの酸素摂取量	
Sonoda (1989)	体幹前後屈運動	椅子に座り体幹前後屈を各 stage 3 分間,頻度は stage ごとに漸増 20 → 35 → 50 rpm	心拍酸素係数	
Tukagoshi (1993)	トレッドミル歩行	0% 傾斜,5 m/分より歩行開始,30 秒ごとに 5 m/分速度を増加,歩行可能な最大速度に達したら,30 秒ごとに傾斜を 2% 増加	AT	歩行不能,下肢疲労,呼吸促迫
Ohkuma (1994)	反復起立運動	60 cm の座面高から頻度 10 rpm 4 分間の反復起立を開始,引き続き,20 rpm の反復起立を連続して実施,1 分ごとに 5 cm 座面高を低減	AT	自覚症状,HR max 90% 以上,運動の継続困難
Majima (1995)	エルゴメーター	0 W 3 分間,40 rpm のペダル駆動のあと,1 分ごとに 15 W 負荷強度を漸増しながらペダル駆動を実施	AT	疲労感,心電図異常,収縮期血圧 200 mmHg 以上
Mori (1995)	床上基本動作	臥位 → 座位保持 → 立位保持 → 上肢挙上 (10 rpm) → 寝返り (7 rpm) → 骨盤挙上 (13 rpm) → 起きあがり (10 rpm) → 足踏み (60 歩/分) → 立ち上がり (10 rpm),各動作を 2〜4 分の休憩をおきながら 4 分間実施	心拍酸素係数,心拍数 100 の酸素摂取量	自覚症状,心電図異常,血圧 200 mmHg 以上
Hara (1996)	片手駆動エルゴメーター	25 W より開始,毎分 5 W 漸増負荷	心拍酸素係数,心拍数 100 の酸素摂取量	自覚症状,心電図異常,血圧 200 mmHg 以上
Macko RF (1997)	トレッドミル歩行	あらかじめ傾斜 0°のトレッドミル歩行テストを行い,被検者ごとに機能的な歩行速度を決定.次に一定の速度によるトレッドミル歩行テストを実施,2 分ごとに傾斜角度を増加し漸増負荷	HR,心電図	
Tsuji (1999)	骨盤挙上運動	3 rpm 4 分間の骨盤挙上運動から開始,骨盤挙上の頻度を 4 分ごとに 6,12,18,24 rpm と漸増	心拍酸素係数	自覚症状,心電図異常,血圧 200 mmHg 以上

〔Liu M, Tsuji M, et al : Physical fitness in person with hemiparetic stroke. Keio J Med 52(4) : 211-219, 2003 より一部改変〕

平衡機能,協応性,柔軟性,敏捷性,なども重要な体力構成要素と考えられている.広義に体力を考えるときには,免疫力などの防衛体力や精神的要素まで含めて体力としてとらえる場合もあるが,ここではふれない.これらの体力構成要素の評価には,さまざまなパフォーマンスによるテストが考案されている.

簡便で臨床的実用性の高い動的バランスの定量的評価法として,timed up and go test が広く利用されている(第 1 部第 9 章表 1-29 参照).Functional reach(FR)は,立位で上体を前方に移動させ,伸ばした上肢の移動距離でバランス能力を評価する.Berg Balance Scale は,高齢者のバランス能力を評価する目的で開発され,体力トレーニングなどの海外文献ではよく用いられている(第 1 部第 9 章表 1-31 参照).この検査では ADL を

表3-10 高齢者(65〜79歳)対象の新体力テスト実施要項(文部科学省)

テスト項目	測定内容	測定方法	評価
ADLテスト	テスト実施の可否	質問紙に回答	採点
握力	筋力	直立位で握力計を持ち左右2回測定	左右おのおののよいほうの記録を合計
上体起こし	筋持久力	膝90°屈曲仰臥位,両腕を胸の前で組む.膝を固定してもらい肘と大腿がつくまで上体を起こす	30秒間の回数
長座体前屈	柔軟性	長座位で上体が90°になる位置より前方に置いた箱を体を前屈することによって押す	箱の移動距離
開眼片足立ち	平衡機能	両手を腰に置き,片足立ち	持続時間を左右計測
10m障害物歩行	歩行機能	20cm高の障害物を2m間隔で置き,またがせて10m歩かせる	10m歩行にかかる時間
6MWT	歩行機能	普段歩く速さで6分間歩行	歩行距離

〔大隈秀信,大林武治,他:高齢者の体力とスポーツ,リハビリテーションMook 13 高齢者のリハビリテーション.金原出版,pp141-149, 2005より引用〕

反映した14項目のテストが行われ,各項目0〜4点,56点満点で評価される.動的バランスと静的バランス両方の評価を含む包括的なバランス能力の評価法として有用であるが,テストの項目数が多く実施にかなりの時間を要する難点がある.

柔軟性は,立位や座位での体前屈能力で評価することが多い.先に述べた6MWTや10MWTによる歩行のパフォーマンステストは,全身持久力や筋力以外に平衡機能,敏捷性などさまざまな体力構成要素を総合的にみている面があるので,テストの結果を判定する際に留意する必要がある.

1999年に文部科学省は,65〜79歳の高齢者を対象に新体力テストの要項を発表した(表3-10).若年者向けの体力評価のように非日常的な高い出力レベルの能力を評価するのではなく,日常生活における心身の機能を反映し,実施にあたっては安全で簡便であることが重要である.

3 廃用症候群の評価

廃用症候群は,長時間の安静や臥床を強いられたことによって生じる精神活動まで含む全身諸臓器の機能低下と,その二次的障害の総称である.安静による筋活動の不足と臥床による抗重力負荷の不足が,筋骨格系や呼吸循環器系,内分泌系,神経系などに重大な影響を与える[18].

筋力低下に対してMMTや各種筋力測定機器を用いた筋力評価を行う(表3-4).筋萎縮の評価法としては,上腕周囲長,上腕筋囲長の計測〔上腕周囲長(cm)−π×上腕三頭筋部皮下脂肪厚(cm),π=3.14〕,皮脂厚の計測や生体電気インピーダンス測定による筋量の推定,二重エネルギーX線吸収測定法による筋量測定,超音波断層法による筋厚の測定,CT・MRIによる筋断面積の測定などがある.

関節拘縮に対してROMを計測し,異所性化骨などの有無はX線検査によってチェックする.

呼吸循環器系の廃用に対しては,起立性低血圧や離床の際の耐久性の低下やリスクを評価する.主にベッドサイドで,座位や立位,簡単な運動を試行し,血圧や心拍数をチェック,必要ならば心電図モニターやパルスオキシメーターによる血中酸素濃度のモニターを行う.

骨萎縮の評価として,骨のX線撮影のほか,骨密度の測定が二重エネルギーX線吸収測定法 dual energy X-ray absorptiometry (DXA), CTを用いる定量的CT法 quantitative computed tomography (QCT),超音波を用いる超音波骨量測定法 quantitative ultrasound (QUS) 法などによって行われる.骨密度が若年者の80%未満の場合は,骨粗鬆症を疑い精査をすすめる.

深部静脈血栓症は,患肢のうっ血,腫脹,疼痛,色調変化,などの症状を呈することで気づかれるが,無症状のことも少なくない.運動時に肺塞栓を引き起こすことがあり注意を要する.リスクの

表3-11 リハビリテーション栄養アセスメントのポイント

1. 栄養障害を認めるか評価する．何が原因か評価する．
2. サルコペニア（広義）を認めるか評価する．何が原因か評価する．
3. 摂食・嚥下障害を認めるか評価する．
4. 現在の栄養管理は適切か．今後の栄養状態はどうなりそうか判断する．
5. 機能改善を目標にしたリハビリを実施できる栄養状態か評価する．

〔若林秀隆：リハビリテーションと臨床栄養．Jpn J Rehabil Med 48(4)：270-281, 2011 より引用〕

表3-12 栄養状態評価の指標

1. 身体計測
   a. 身長・体重：BMI，体重変化率，身長体重比，％平常時体重
   b. 皮厚：上腕三頭筋部皮厚(TSF)
   c. 筋囲：上腕筋囲(AMC)，上腕筋面積(AMA)
   d. 体脂肪率
2. 血液生化学など
   a. 総蛋白，アルブミン，コレステロール，コリンエステラーゼ
   b. RTP(rapid turnover protein)
   - トランスフェリン
   - レチノール結合蛋白
   - トランスサイレチン
   c. 末梢血総リンパ球数
   d. 尿中クレアチニン(クレアチニン身長係数)
   e. 蛋白代謝動態
   - 窒素平衡
   - 尿中3-メチルヒスチジン
   f. 血中ビタミン，微量元素

〔東口髙志：NSTの運営と栄養療法—単独管理の基本とチーム連携．医学芸術社，pp8-16, 50, 52, 72-81, 2006 より一部改変〕

ある患者には，D-dimer の測定でスクリーニングし，下肢血管などに対する超音波カラードップラー法で診断を確定する．

廃用症候群を有する患者にリハビリを行う場合，低栄養の合併の有無に留意する．低栄養には，エネルギー摂取量がエネルギー消費量より少ない状態が続き栄養不良となった場合（飢餓），手術や外傷，骨折，感染症，などの侵襲的な急性疾患で蛋白質の異化の亢進を伴う低栄養（侵襲），癌や慢性疾患による悪液質，などがある[19]．いずれも廃用症候群を生じる病態と深く関連し，不活動による筋萎縮に加え低栄養状態によっても筋肉量が減少している可能性がある．さらにこれらの低栄養状態にある患者に対して過度の筋力強化訓練を行った場合，筋肉の蛋白質の分解が亢進し，かえって筋肉量を減少させる可能性がある．廃用症候群に伴う筋肉量の減少を防ぎ増大させる観点からも，リハビリを開始するにあたっての患者の栄養状態の把握は重要である（表3-11）[19]．栄養状態は，身体計測指標と血液生化学指標などによって総合的に評価される（表3-12）[20]．可能ならば，リハビリスタッフも含めたNSTによる総合的評価とアプローチが行われることが望ましい．

表3-13 Japan coma scale(JCS)

Ⅲ. 刺激しても覚醒しない状態（3桁の点数で表現，deep coma, coma, semicoma）
300. 痛み刺激に全く反応しない
200. 痛み刺激で少し手足を動かしたり顔をしかめる
100. 痛み刺激に対して払いのけるような動作をする

Ⅱ. 刺激をすると覚醒する状態（2桁の点数で評価, stupor, lethargy, hypersomnia, somnolence, drowsiness）
30. 痛み刺激を加えつつ呼びかけを繰り返すとかろうじて開眼する
20. 大きな声または体を揺さぶることにより開眼する
10. 普通の呼びかけで容易に開眼する

Ⅰ. 刺激しないでも覚醒している状態（1桁の点数で評価, delirium, confusion, senselessness）
3. 自分の名前，生年月日が言えない
2. 見当識障害がある
1. 意識清明とは言えない

〔篠原幸人，小川 彰，他（編）：脳卒中の治療ガイドライン 2009．協和企画，pp287-228, 331-334, 341, 2009 より引用〕

4 早期離床における評価のポイント

脳卒中の治療ガイドライン2009によると，脳卒中発症後，著明な意識障害や重篤な合併症がない場合，神経症候の増悪がないことを確認してから可及的早期に離床を開始するとしている．この場合，意識状態の把握と神経症候，特に運動麻痺の変化を細かく評価する必要がある．意識状態の評価には Japan coma scale(JCS，表3-13)や Glasgow coma scale(GCS，表3-14)がよく用い

表 3-14　Glasgow coma scale (GCS)

1. 開眼 (eye opening ; E)	E
自発的に開眼	4
呼びかけにより開眼	3
痛み刺激により開眼	2
なし	1
2. 最良言語反応 (best verbal response ; V)	V
見当識あり	5
混乱した会話	4
不適当な発語	3
理解不明の音声	2
なし	1
3. 最良運動反応 (best motor response ; M)	M
命令に応じて可	6
疼痛部へ	5
逃避反応として	4
異常な屈曲運動	3
伸展反応(除脳姿勢)	2
なし	1

〔篠原幸人, 小川　彰, 他(編)：脳卒中の治療ガイドライン2009. 協和企画, pp287-228, 331-334, 341, 2009 より引用〕

られる．運動麻痺の評価は, Brunnstromステージや SIAS による麻痺肢の評価などが用いられるが, さらに細かく随意運動の可動範囲, MMT や握力による筋力をあわせて記録しておくと, 急性期の麻痺症状の微妙な変化を判断するうえで有用なことがある.

脳卒中患者に限らず, 長期臥床を余儀なくされた患者の離床に際して最も注意すべきことは, 座位や立位をとらせることによって生じる血圧の低下である[21]. 臥床による静脈環流の増大が長時間になると, 利尿ホルモン分泌増加や抗利尿ホルモン分泌抑制, レニン低下などにより体液量が減少する. 加えて廃用による心収縮能の低下や血管収縮による血圧の神経性調節能の低下もおこるため, 起立性低血圧が生じやすくなっている[22]. 特に頸髄損傷者や高位の胸髄損傷者では, 腹部内臓器の血管収縮による血流の再分布機構が働きにくく, 座位や立位で容易に起立性低血圧をおこすことがある. 急激な血圧の低下時に, 患者はめまいや気分不良を訴え, 一過性に意識が消失する場合もある. 特にティルトテーブルに固定されて自由な体動が困難な状態での起立は, 血圧低下による失神をおこしやすいので十分注意する. 意識の低下が生じた場合には, あわてずに即座に起立位から臥位へ体位を戻すと, 通常意識は速やかに回復する.

このように長期臥床状態からの離床に際しては, 血圧のモニターが欠かせない. 座位や起立位にした患者からは目を離さず, 絶えず話しかけて意識レベルの変化に目を配ることは, 血圧の低下を察知するうえで非常に有用である. 座位や起立位をとらせて意識障害が生じたまま気づかずに放置した場合, 脳梗塞などの重大な病態が発生する可能性があるので注意を要する. 離床のための訓練として座位や起立をとらせて血圧が低下しても, 意識状態を観察しながら臥位と座位(あるいは立位)を繰り返すうちに血圧の低下が鈍化する場合が多いので, 一度の血圧の低下であきらめずに患者の耐久性がゆるせば何度か離床を試みる必要がある. 血圧の低下に伴い通常心拍数は上昇するので, 血圧低下を知るうえで参考になる.

一方, 脳卒中急性期には, しばしば非常に高い血圧の上昇があり, そのあとも血圧の高値が続くことがある. 特に脳梗塞の場合, 発症後早期には積極的な降圧療法を行わないのが一般的であるから, 血圧が高い状態でリハビリが開始となる場合が少なくない. 長期臥床に伴う低体力や脱水状態では, 安静時の高頻拍やわずかな体動での高い心拍数の上昇がみられることも多い. 離床の際の心拍数や血圧の上昇に関する明白な中止基準はないが, 運動療法の中止基準などを参考に判断する. あまり中止基準を厳しくすると, 離床行為そのものができなくなることも多いので, 主治医と相談しながら病期や全身状態, 患者の訴えや症状などを総合的に判断しながら座位や立位を行う. 離床による全身調整作用や体力の改善で, これら心拍数や血圧の異常な変動は改善する可能性が高いので, 可能なかぎり離床を進めていくべきである.

運動中の不整脈や頻脈, 徐脈に対して心電図モニターによる監視が必要なことがある. 慢性閉塞性肺疾患などの呼吸器疾患を有する患者では, 軽度の運動負荷で血中酸素濃度が著しく低下することがあり, 運動中の血中酸素濃度をパルスオキシメーターなどでモニターしながら運動療法をすすめる場合もある.

■ 引用文献

1) Hirschberg GG(著), 三好正堂(訳) : リハビリテーション医学の実際—身体障害者と老人の治療技術. 日本アビリティーズ協会, pp32-45, 1980
2) 渡辺英夫 : 脳卒中の病態から短下肢装具を選択する. 日本義肢装具学会誌 23(2) : 107-112, 2007
3) Eng JJ, Kim CM, et al : Reliability of lower extremity strength measures in persons with chronic stroke. Arch Phys Med Rehabil 83(3) : 322-328, 2002
4) Bohannon RW : Test-retest reliability of hand-held dynamometry during a single session of strength assessment. Phys Ther 66(2) : 206-209, 1986
5) Chen HM, Chen CC, et al : Test-retest reproducibility and smallest real difference of 5 hand function tests in patients with stroke. Neurorehabil Neural Repair 23(5) : 435-440, 2009
6) Ouellette MM, LeBrasseur NK, et al : High-intensity resistance training improves muscle strength, self-reported function, and disability in long-term stroke survivors. Stroke 35(6) : 1404-1409, 2004
7) 伊佐地隆 : 片麻痺患者の膝伸展筋持久力. 帝京医学雑誌 31(1) : 29-42, 2008
8) Chae J, Yang G, et al : Muscle weakness and cocontraction in upper limb hemiparesis : relationship to motor impairment and physical disability. Neurorehabil Neural Repair 16(3) : 241-248, 2002
9) 上田 敏, 福屋靖子, 他 : 片麻痺機能テストの標準化—12段階「片麻痺回復グレード」法. 総合リハ 5(10) : 749-766, 1977
10) 上田 敏, 長谷川恒雄, 他 : 片麻痺手指機能テストの標準化—12段階手指機能テストおよび5段階上肢能力テスト. リハ医学 22(3) : 143-160, 1985
11) Sunderland A, Tinson D, et al : Arm function after stroke. An evaluation of grip strength as a measure of recovery and a prognostic indicator. J Neurol Neurosurg Psychiatry 52(11) : 1267-1272, 1989
12) American Thoracic Society : ATS statement : guidelines for the six-minute walk test. Am J Respir Care Med 166(1) : 111-117, 2002
13) Eich HJ, Mach H, et al : Aerobic treadmill plus Bobath walking training improves walking in subacute stroke : a randomized controlled trial. Clin Rehabil 18(6) : 640-651, 2004
14) Lee MJ, Kilbreath SL, et al : Comparison of effect of aerobic cycle training and progressive resistance training on walking ability after stroke : a randomized sham exercise-controlled study. J Am Geriatr Soc 56(6) : 976-985, 2008
15) 間島 満, 上田 敏 : 脳卒中片麻痺患者の体力に関する検討—40代および50代の脳卒中片麻痺患者について. リハビリテーション医学 22(2) : 64-72, 1985
16) Tsuji T, Liu M, et al : Bridging activity as a mode of stress testing for persons with hemiplegia. Arch Phys Med Rehabil 80(9) : 1060-1064, 1999
17) Liu M, Tsuji M, et al : Physical fitness in person with hemiparetic stroke. Keio J Med 52(4) : 211-219, 2003
18) 後藤正樹, 幸田 剣, 他 : 廃用症候群を治すには—現状と問題点. 総合リハ 37(4) : 295-299, 2009
19) 若林秀隆 : リハビリテーションと臨床栄養. Jpn J Rehabil Med 48(4) : 270-281, 2011
20) 東口高志 : NSTの運営と栄養療法—栄養管理の基本とチーム連携. 医学芸社, pp8-16, 50, 52, 72-81, 2006
21) Rowell LB : Human circulation : regulation during physical stress. Oxford University Press, 137-173, 1986
22) 江西一成 : 立位・起立とリハビリテーション—脳血管障害者における座位・起立の重要性. 臨床リハ 16(5) : 476-480, 2007

第 3 章
測定機器

理学療法の評価には，主に視覚をもとにして行われる定性的評価法 qualitative evaluation と，機器を用いて数値をもって表現される定量的評価法 quantitative evaluation がある．ここでは，臨床で行う定量的評価法を実施する際に使用される頻度の高い測定機器について述べる．

1 測定と計測，単位系

A 測定と計測の違い

日本工業規格（JIS Z8103：2000）によれば，「測定 measurement」と「計測 measurement, instrumentation」は厳密に区別されている．測定とは，たとえば身長計により測った身長が 1.76 m（1 m の 1.76 倍）であったとすると，その値が基準の値の何倍となっているか，そして単位を用いてその結果を示す一連のプロセスである．一方，計測とは，たとえば機器を用いてある動作中の関節角度，床反力，関節モーメント，などを求め，それらの得られた値をもとに，動作の成り立ちや治療効果の判定などに有効な情報を提示するという目的を達成する一連のプロセスである．したがって，正確性，信頼性，妥当性を満たした測定があって，初めて適切な計測が可能となる．

B 単位系

多くの定量的評価は，測定された数値とともに単位が添えられる．わが国では，1991 年に日本工業規格（JIS）による単位の記載法は，国際単位系〔The International System of Units, SI 単位系（JIS Z 8203：国際単位系 SI およびその使い方）〕に準拠して表示する決まりとなっている．

C 機器による取得情報

使用する測定機器は，取得したい情報によって異なる．ここでは，形態学的側面，身体機能面にかかわる情報を取得するときに使用される機器について述べる．

2 形態学的側面の測定

A SPINAL MOUSE® による脊柱カーブの測定

図 3-15 は，脊柱の弯曲度測定を行う Idiag 社製 SPINAL MOUSE® である．SPINAL MOUSE® は図 3-15 1, 2 のように，本体のほかに無線で送信された信号の受信機部とその信号の処理と解析を行うパーソナルコンピューター部からなる．本体のローラーを基点となる脊椎に軽く押し当て，クリック後に滑らかに最下部の脊柱までローラーを移動させる．SPINAL MOUSE® からの信号はコンピューターに送られ，上下椎体の水平面に対する角度が画面上に表示される．測定ではあらかじめ水性ペンなどで当てる脊柱にマークしておけば，再現性が確保される．また，図 3-15 3〜6 のように直立時のほか，体幹前屈・後屈・側屈の可動域の測定も可能である．

B 筋硬度測定

筋硬度は，筋硬度計により測定される．たとえばストレッチによる筋のリラクセーション効果を触診（徒手）で判定することにより，正確性，再現性などの諸問題をできるだけ解消できる．図 3-16 1, 2 にそれぞれアナログ式とデジタル式の筋

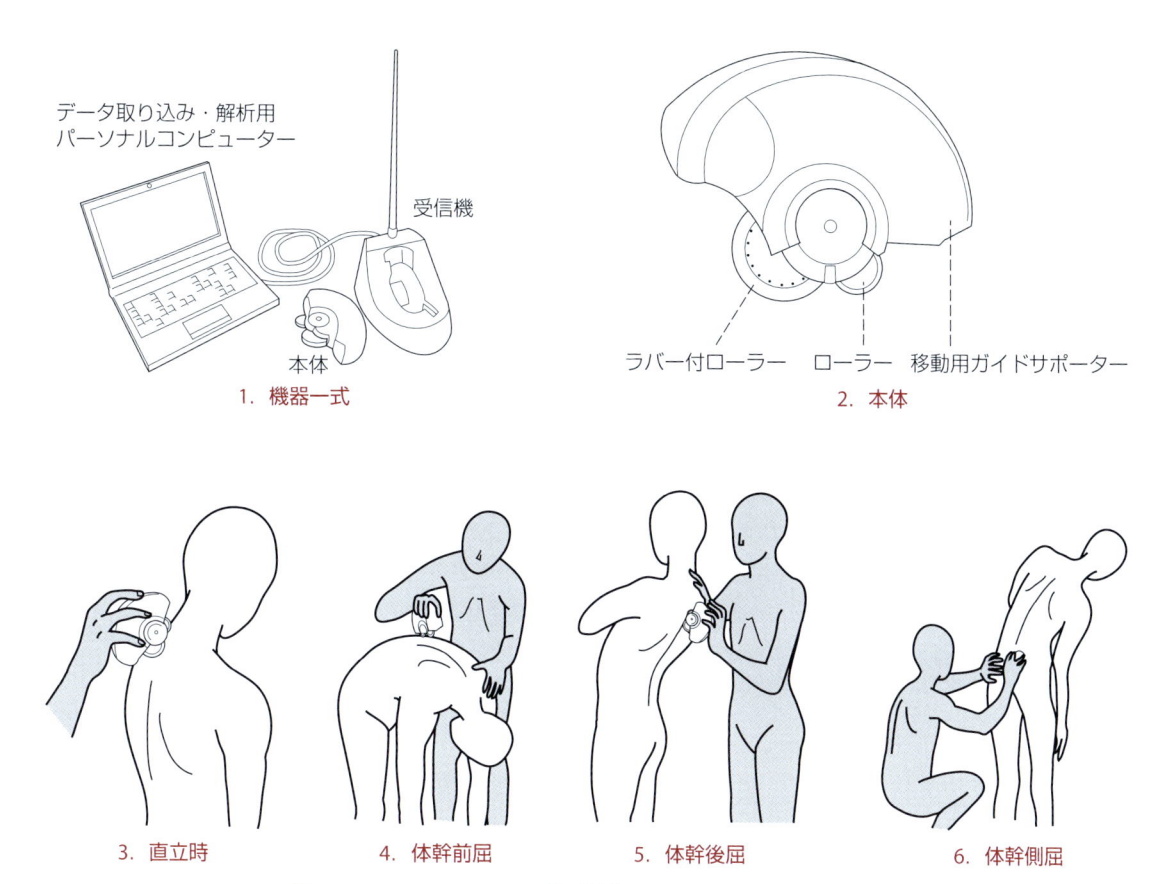

図 3-15　SPINAL MOUSE®の測定セットとローラーの当て方

1. 機器一式
2. 本体
3. 直立時
4. 体幹前屈
5. 体幹後屈
6. 体幹側屈

硬度計が示されている．

実際の測定では測定精度を高めるために，押圧ハンドルとステムをもって押圧ハンドル底部がストッパー部に接するまで押し下げる．これを慣れるまで繰り返す．次に目盛りがゼロとなっていることを確認後，測定子を測定する部位に垂直に当て，押圧ハンドル底部がストッパー部に接触するまで押す．そして数値を読み取る．数値は力の単位 N（ニュートン）で出力される．

3　筋力測定

身体機能のなかでも特に筋力は，姿勢，運動・動作の耐久性の維持と向上を目指す理学療法では重要な要素である．ここでは筋力の測定に使用される等速性筋力測定器とハンドヘルドダイナモメーター（HHD）を中心に述べる．

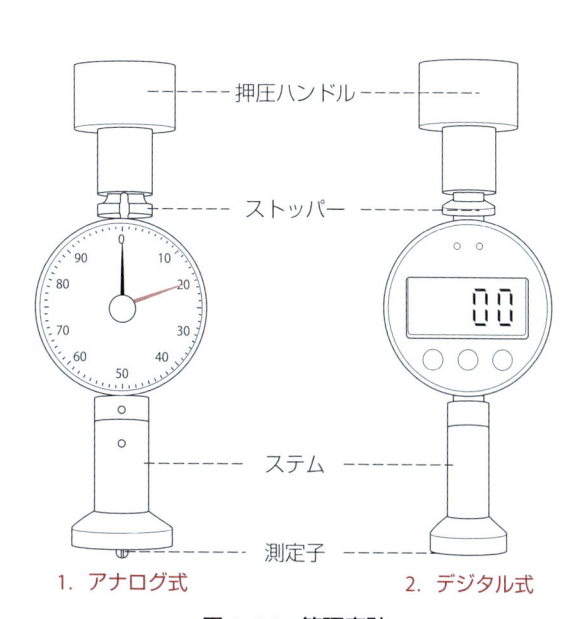

1. アナログ式
2. デジタル式

図 3-16　筋硬度計

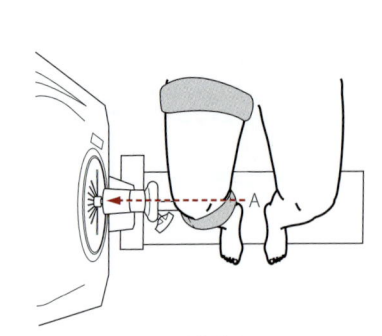

1．上方
2．前方

1：ダイナモメーターの回転軸と膝関節運動軸を一致させる．
2：アームと下腿長軸が距離(B)を隔てて平行となるように，また，可能なかぎり膝関節運動軸(A)はアームに垂直となるように患者を位置させる．

図 3-17　等速性筋力測定器 Biodex における膝関節屈伸筋力測定時の設定
〔小林　武：筋力計測機器．内山　靖，他(編)：計測法入門―計り方，計る意味．協同医書出版社，pp117, 2008 より改変〕

A　等速性筋力測定機器

　等速性筋力測定機器には，Cybex や Biodex があり，等速性運動 isokinetic movement のほかに，等尺性運動 isometric movement 時の筋トルクも測定可能である．これら2つの製品に限っていえば，ほぼ同様な機構をもっており，着目している関節を動かす筋が産生する関節まわりの回転トルク(モーメント)を測定している．Biodex Medical Systems 社の等速性筋力測定器 BIODEX SYSTEM 4 Pro(Biodex)には，ダイナモメーター部分にトルクメーター，角度センサー，角速度センサーが組み込まれており，運動時にこれらがとらえた情報をパーソナルコンピューターに送り，ソフトウェアを介して記録と解析が行える(第1部第9章図1-14参照)．

1　等速性筋力測定機器の構成

　背もたれは角度，シートは高さと前後位置が患者の体格・形態に即して調整できるようになっている．コンピューターおよび制御システム部は，種々の測定条件をパーソナルコンピューターを用いて設定する部分である．

2　被検者の位置設定法

　図 3-17 は，Biodex における膝関節の屈曲と伸展時に，筋トルクを測定する場合の設定法を示している．Biodex のアームの回転軸を膝関節の運動軸に合わせ，シートをスライドさせながらダイナモメーターの高さを調整し，回転軸と膝関節の運動軸を結ぶ線がアームに直角となるように設定する．あわせて，アームと下腿長軸が平行となるように位置を調整する[1]．シートベルトと大腿ベルト，下腿ベルトをしっかり締める．回転角速度，運動範囲〔運動させる関節可動域(ROM)〕を設定し，実際の測定に入る．

3　運動速度の設定

　設定はすべてパーソナルコンピューターのソフトウェア上で行う．通常，回転角速度を一定にした等運動性収縮 isokinetic contraction 時の回転トルクを測定するように設定することが多い．等速性運動のモードでは，筋の求心性収縮 concentric contraction 以外に遠心性収縮 eccentric contraction のモード設定も可能であるが，後者は筋断裂などの危険性が高いため，測定にあたっては

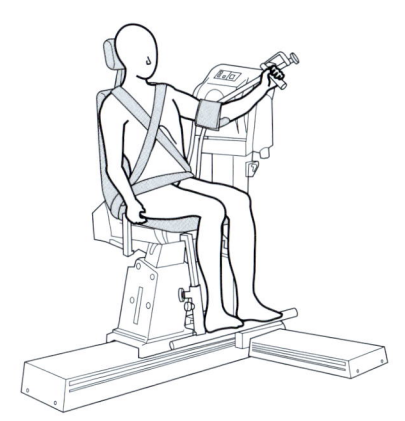

1. 肘関節の屈曲と伸展測定用
2. 足関節の内がえしと外がえし測定用 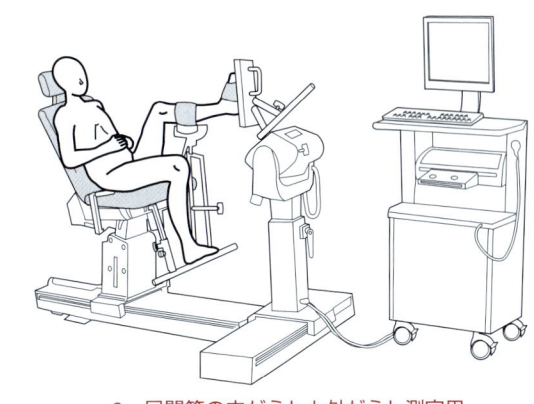
3. 前十字靱帯再建術後の測定用 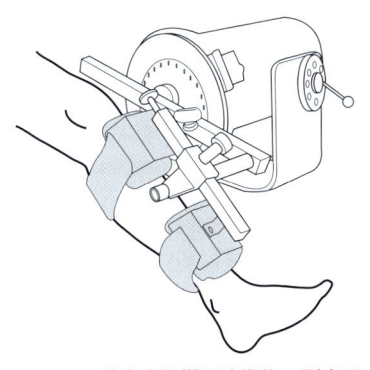
（脛骨の前方引き出しを防御）
4. 閉鎖的運動連鎖 closed kinetic chain（CKC）運動測定用 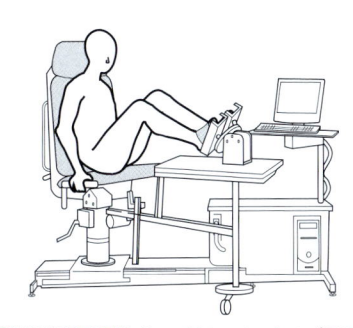

図 3-18　等速性筋力測定機器の各種オプション

患者の病態に十分注意する必要がある．等速性運動の回転角速度をゼロに設定すれば，任意の角度での等尺性収縮 isometric contraction 時の筋トルクも測定できる．

4 種々のアタッチメント

ダイナモメーターのヘッド部分を水平および鉛直方向に回転し，種々のアタッチメントを交換すれば，関節の運動方向，患者の体位，測定条件に即した設定ができる（図3-18）．

5 重力補正と較正

ダイナモメーターに連結されるレバー部分はもちろん，被測定肢には重量がある．実際には運動が抗重力方向であれば，このトルクは負荷としてはたらき，逆に重力に従う方向であれば，介助としてはたらく．したがって正確な回転トルクを求めるには，この重量によるトルクを補正する必要がある．較正 calibration 作業はPCのソフトウェアに従い，トルクと回転角速度について10日〜2週間に1回の頻度で行う．

6 等速性筋力測定機器で得られる情報

角度は，設定した運動範囲での時系列データとして得られる（図3-19）．設定運動範囲まで至らず，途中で反対方向への運動へ切り替えてもトルクを測ることができる．

計算されたトルク値は，患者の形態学的な差を除くため，体重で除した正規化値を用いるのが一般的である．トルクは力と距離の積で構成される物理量であり，仕事と同じ次元をもつため，等速性筋力測定機器で測定された仕事をもとに，運動

1. トルク曲線

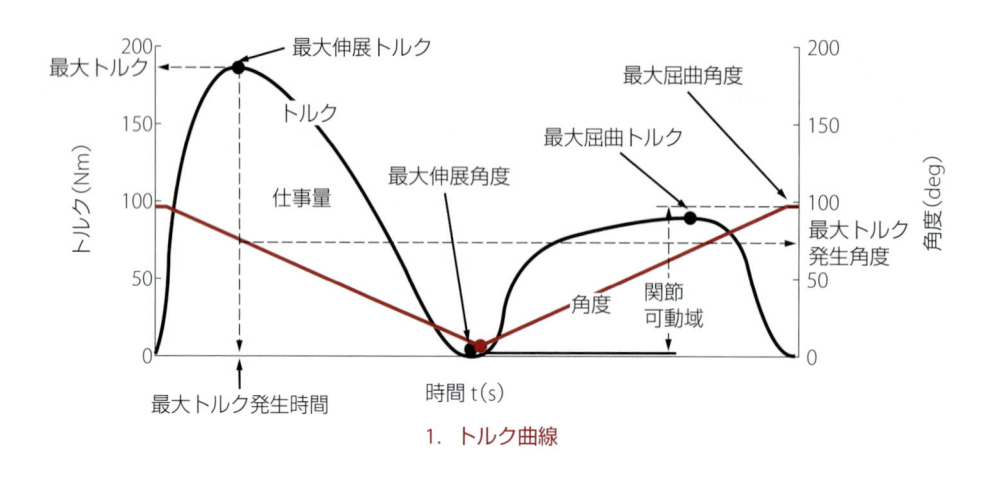

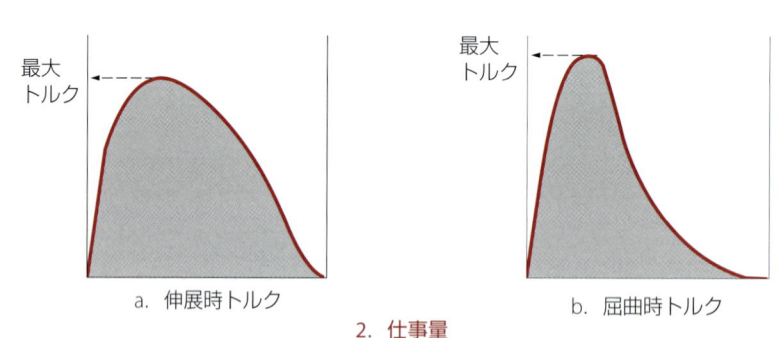

2. 仕事量

a. 伸展時トルク　　b. 屈曲時トルク

最大トルクは屈曲時(b)のほうが伸展時(a)よりも高いが、仕事量（網掛け部の面積）は伸展時が大きい．

図 3-19　角度変化とトルク曲線
〔小林　武：筋力計測機器．内山　靖，他（編）：計測法入門—計り方，計る意味．協同医書出版社，p120, 2001 より改変〕

による仕事量（仕事の積分値）を求めることができる．この仕事量は，図3-19 2 のトルク曲線で網掛けした部分に相当する[1]．パワーは，単位時間あたりの仕事量であり，仕事量を時間で除して求められる[1]．このため，パワーは仕事量の平均値的な性格をもつ．

B　ハンドヘルドダイナモメーター

ハンドヘルドダイナモメーター hand-held dynamometer（HHD）は，安価で，スペースを必要せずポータブルである点が重宝されたため，臨床の場でも広く使用されている等尺性収縮時の筋力測定器である．

1 HHDの構造と測定法

図3-20にHHDの1例を示す．測定値を液晶表示させる本体と，圧センサーの組み込まれたスポンジ製のパッドからなる．液晶記録部は前腕部に面ファスナー止めする方法と，離して使用する方法とがある．測定する関節角度を決定し，その角度で患者に力いっぱい関節を動かすように指示する．セラピストは当てたパッドを跳ね返されないように押しつけて測る．HHDの多くはパッド部分に押し返す力を関知するセンサーがある．関節まわりのトルク（モーメント）は，関節中心からパッドの中心までの距離に，パッドで測った力を乗じて求める．なお，トルク値は等速性筋力測定機器と同様に，体重正規化して用いるのが一般的である．

2 HHDによる筋力測定時の注意点

HHDによる筋力測定では，パッドの身体への固定性が悪い場合，試行ごとに得られた値が大き

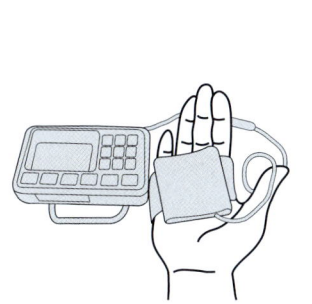

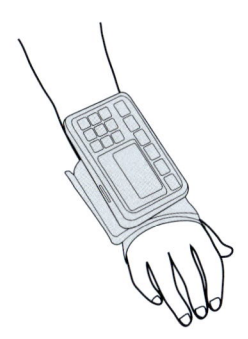

1. 記録部とパッド　　2. 前腕部に取り付けての使用　　3. 離しての使用

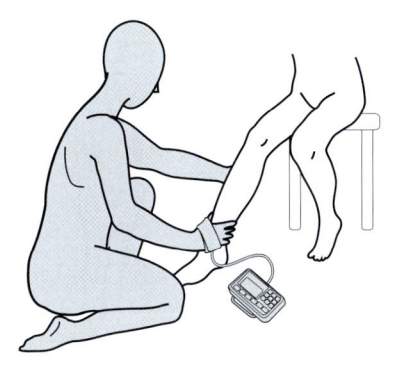

図3-20　ハンドヘルドダイナモメーター（HHD）

く異なる可能性がある．また，セラピストが患者の力に打ち勝てず，押しやられるときも，得られる値は信頼性に乏しくなる．このようなことを防ぐには，関節角度が一定で，正確な等尺性収縮時の筋力が測定できる条件を確保するために，伸縮性の低いベルトなどを用いて，たとえば測定肢と検査台の脚とを結ぶなどの工夫が必要である（第1部第9章図1-13参照）．また，セラピストの姿勢が不適切な場合も正確な測定が困難になるため，セラピストは押し返されないように一側下肢の足底を壁に当てて突っ張ったり，パッドを保持しない側の上肢でベッド端を把持するなどして，適切な測定環境を考慮する．

4　バランス，動作の計測

姿勢やバランス，歩行をはじめとする諸動作の計測では，床反力計 force plate, force platform 単独か，これと3次元あるいは2次元動作解析装置とデータの時間同期化を行って，運動学 kinematics および運動力学 kinetics にかかわる情報を取得するのが一般的である．しかし，より詳細な解析を行う研究目的がある場合は，ここでは触れないが，筋電計などを加えるなど，多くの情報を取得して総合的な解析を行うこともある．

A　床反力計

床反力計は可搬型のもの（図3-21 1, 2）と，床埋込型（図3-21 3, 4）があるが，測定値の精度は後者のほうが高い．床反力を関知する圧力センサーは鉛直方向（z方向）のみでなく，左右方向（側方，x方向），前後方向（y方向）を検出できるように配置されているため，x-y-z方向の3次元における力，すなわち床反力（Fx, Fy, Fz）の測定が可能である（図3-21 5, 6）．また機器によっては，床反力計面に鉛直な軸回りの測定可能な仕様もある（図3-21 7）．

1　床反力計の使用法

床反力計には主として2つの使用法がある．1つ目は床反力計上で足位を変化させずに，一定時間の静止立位のバランスを計測する，いわゆる重心動揺検査や，足位は変化させず維持したままの上肢動作や体幹側屈・前屈運動時の床反力の挙動を計測するものである．足位はRomberg姿勢のように閉脚足位にするか，爪先を開いた開脚足位にするかを決める（図3-22 1〜3）．正確性，再現性を期すには足位設定用の治具が必要である（図3-22 4）．

2つ目の使用法は，歩行のように床反力計上を移動する動作を計測するものである．

これら2つとも，複数の床反力計を使用する場合，一瞬たりとも同時に両下肢で同じ床反力計を踏むと，それぞれの正確な下肢の床反力も圧中心も正確な値は得られないので注意を要する．

サンプリング周波数は，床反力計上での静止立位計測では30〜50（Hz），歩行などや動的要素の多い動作計測では100（Hz）以上に設定する．

124　第 3 章　測定機器

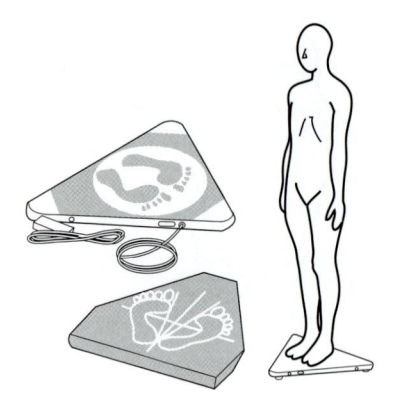

1. 可搬型 GP-7（アニマ社）

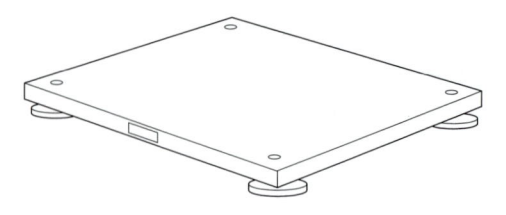

2. 可搬型 9260AA（Kistler 社）

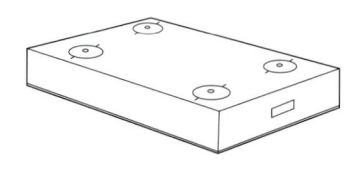

3. 床埋込型 9281E/EA（Kistler 社）

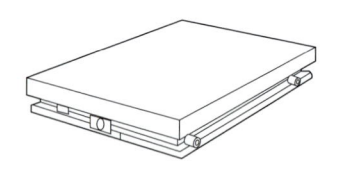

4. 床埋込型 BP400600 シリーズ（AMTI 社）

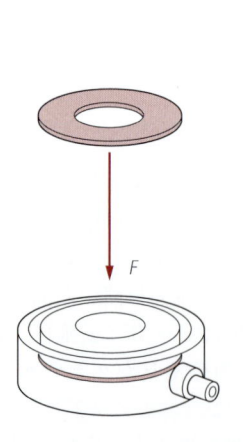

5. 一方向センサーの組み込み
（Kistler 社）

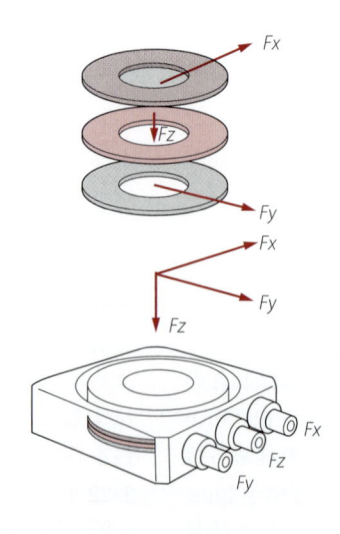

6. 3 次元センサーの組み込み
（Kistler 社）

7. トルクセンサーの組み込み
（Kistler 社）

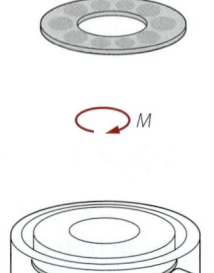

図 3-21　床反力計とセンサー構造

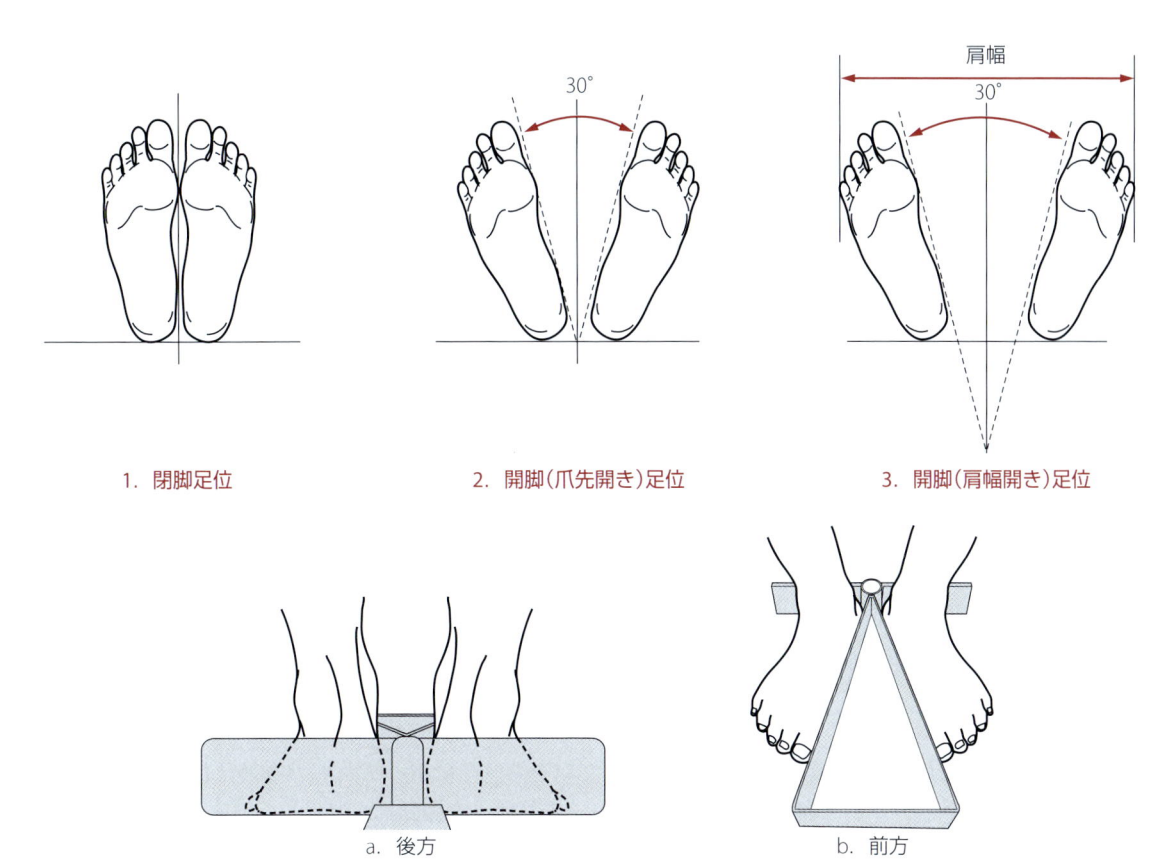

1. 閉脚足位　　2. 開脚(爪先開き)足位　　3. 開脚(肩幅開き)足位

a. 後方　　b. 前方

4. 正確な足位決定のための治具

図 3-22　床反力計上での足位の決め方(足位を変えない検査項目の場合)

2　床反力計の較正

床反力計は高い精度を求められるデリケートな機器であり，試行のたびに，無負荷の状態でリセットスイッチを押してから測定を開始する．センサ出力および精度の確認・補正・較正などのメインテナンス作業は，年1度の頻度で専門の取扱業者に依頼する．

3　床反力計で得られる情報

a. 床反力と圧中心点

図 3-23 1 のように，静止立位，歩行にかかわらず床面上に置かれた下肢に荷重されると，床と足部の接触した面には面の微小部分ごとに異なる方向と大きさをもった無数の力のベクトル(f_1, f_2, ……, f_n)が存在する．力学的解析では，これらの力のベクトルを合成して1本の力のベクトル F が床面の1点，すなわち圧中心点 P(center of pressure ; COP)に作用しているとして考える．この F が床反力 floor reaction force または ground reaction force であり，鉛直(Fz)，左右(Fx)，前後(Fy)の各成分に分けられる(図 3-21 5〜7, 図 3-23 2).

b. 重心動揺検査

一般に，重心動揺検査では重心の挙動をとらえていると誤解されているが，実際は COP の挙動を観察している．すなわち，重心動揺計でとらえているのは COP であって，重心そのものではない(重心動揺計と称する機器で重心は計測できない)．COP の移動は，COP 座標(x_i, y_i)の変化としてとらえることができる．通常，いわゆる重心動揺検査と称されている検査では，測定時間内で COP の移動した長さであり，$\sum_{i=1}^{N}\sqrt{(x_{i+1}-x_i)^2+(y_{i+1}-y_i)^2}$ で計算される軌跡長(LNG)が得られる．COP 動

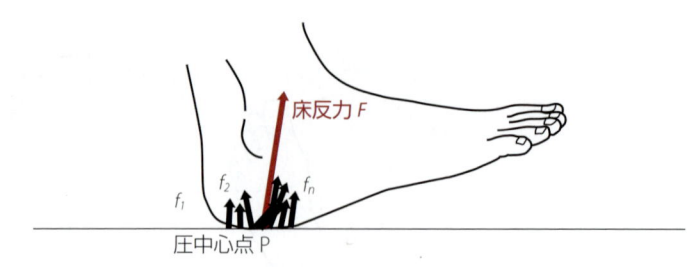

1. 床反力と圧中心点

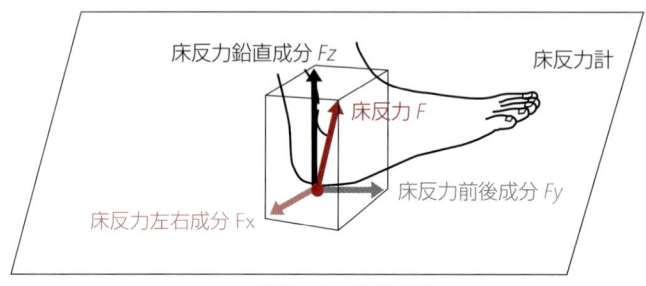

2. 床反力の3次元成分

図 3-23　床反力と圧中心点(COP)，床反力の 3 次元成分

揺の面積では，軌跡の外周に接する長方形の面積で$(x_{imax} - x_{imin}) \times (y_{imax} - y_{imin})$で計算される矩形面積(REC Area)，$(x_i, y_i)$の平均座標を$(\overline{x_i}, \overline{y_i})$で表し，それぞれ左右および前後方向の標準偏差である(SD_{Lat}, SD_{AP})を$\left(\sqrt{\frac{1}{N}\sum_{i=1}^{N}\sum(x_i-\overline{x_i})^2}, \sqrt{\frac{1}{N}\sum_{i=1}^{N}\sum(y_i-\overline{y_i})^2}\right)$としたとき$\pi \times SD_{Lat} \times SD_{AP}$で求められる集中面積(SD Area)のほか，軌跡で閉じられた図形の包絡面積(ENV Area)がある．これらの指数で，開眼条件での測定値に対する閉眼条件での測定値の百分率をロンベルグ率 Romberg index という．これらの変数は，健常者であれば一定の範囲内に収まる(収束する)が，たとえば運動失調症の患者では値が大きくなり，動揺が大きくなる．しかし，パーキンソン病は筋固縮により関節運動の自由度が低く，逆にこれらの値は小さくなる例が多いので，計測にあたり測定値の解釈には十分な注意を要する．

図 3-24 は，オリーブ橋小脳変性症患者に対する TRH(thyrotropin releasing hormone, 甲状腺刺激ホルモン放出ホルモン)の効果を，30 秒間の静止立位(開眼と閉眼の 2 条件)を計測したときの length, square, area の変化でみたものである．

TRH 投与によりこれらの変数は値が小さくなっており，身体動揺が改善していることを示している．

c. 歩行計測

床反力計を用いた歩行計測では，先に述べた 3 次元床反力が活用できる．図 3-25 には 1 鉛直成分 Fz, 2 前後成分 Fy, 3 左右成分 Fx を右下肢は実線，左下肢は破線で示す[2]．図 3-25 の朱の部分は力積 impulse と呼ばれ，それぞれの下肢の立脚期における床反力 F と微少時間(dt)で積分した $\int_{踵接地時}^{爪先離地時} F_i dt$ で求められる変数で[2]，立脚肢が床面に与えた実質的な力の総量であるため，歩行の動的要素を表している．図 3-25[2]では，Fy の力積しか示されていないが，Fx, Fz についても同様に計算できる．力積は，立脚時間が長くなるとそれだけ大きな値となるため，立脚時間で除した平均力を採用することも多い．これらの値は計測システムのソフトウェアで計算，提示することが可能である．

B　動作解析装置

動作解析装置は，身体標点にマーカーを貼付して，それらの空間座標変化を光学式カメラや赤外

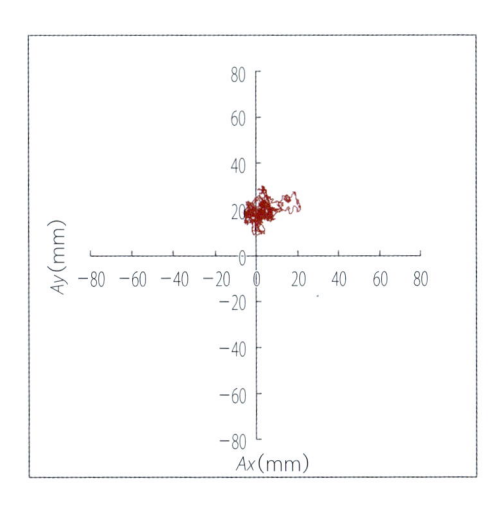

LNG 100.33（cm），REC Area 6.04（cm²），
ENV Area 2.84（cm²）

1．TRH 治療開始前日（開眼）

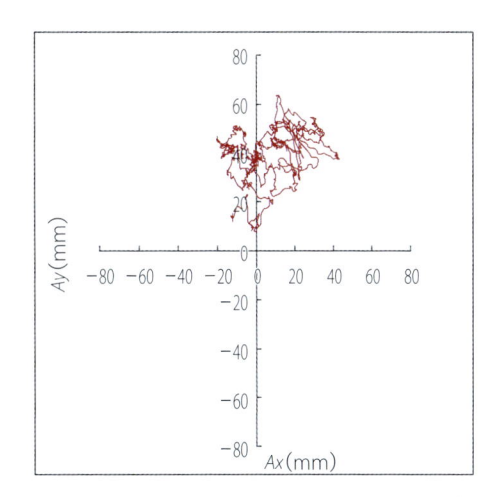

LNG 124.5（cm），REC Area 35.38（cm²），
ENV Area 7.58（cm²）

2．TRH 治療開始前日（閉眼）

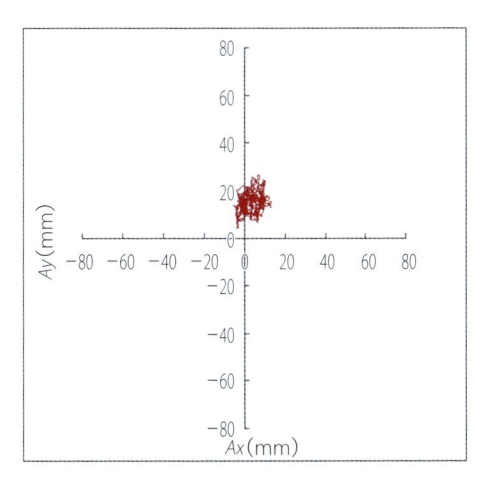

LNG 88.41（cm），REC Area 4.19（cm²），
ENV Area 2.45（cm²）

3．TRH 投与 3 日目点滴終了 30 分後（開眼）

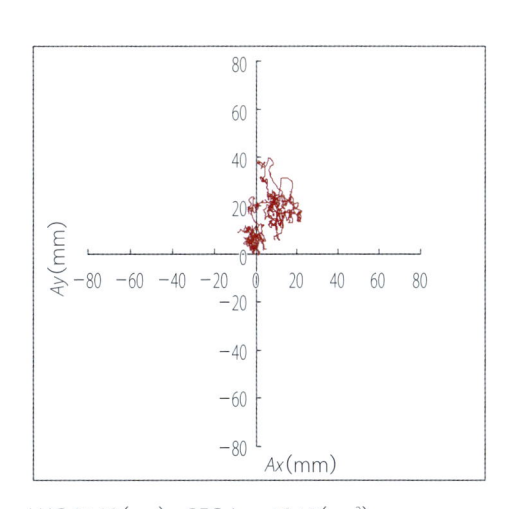

LNG 95.92（cm），REC Area 12.15（cm²），
ENV Area 4.22（cm²）

4．TRH 投与 3 日目点滴終了 30 分後（閉眼）

図 3-24　COP 移動に現れた TRH 投与の効果（オリーブ橋小脳変性例）

線カメラでとらえて解析を行う専用のソフトウェアを使用することによって，動作中の 2 次元あるいは 3 次元における関節角度と角速度，角加速度などの運動学的情報を取得可能とする機器である．

1　動作解析装置の種類

距離の長い歩行や，被検者の位置が大きく変わる動作，手指機能などより詳細で，高い精度を求める計測には，1,000 万画素以上の分析能と 1 秒あたりの取り込みフレーム数が 100 以上を可能とするハイスピードカメラ（Vicon や MotionAnalysis などの解析システム）が適している（**図 3-26**）．
一般の運動療法室のように，計測空間に制限がある条件での計測では Kinema Tracer などのシステムを適用する．

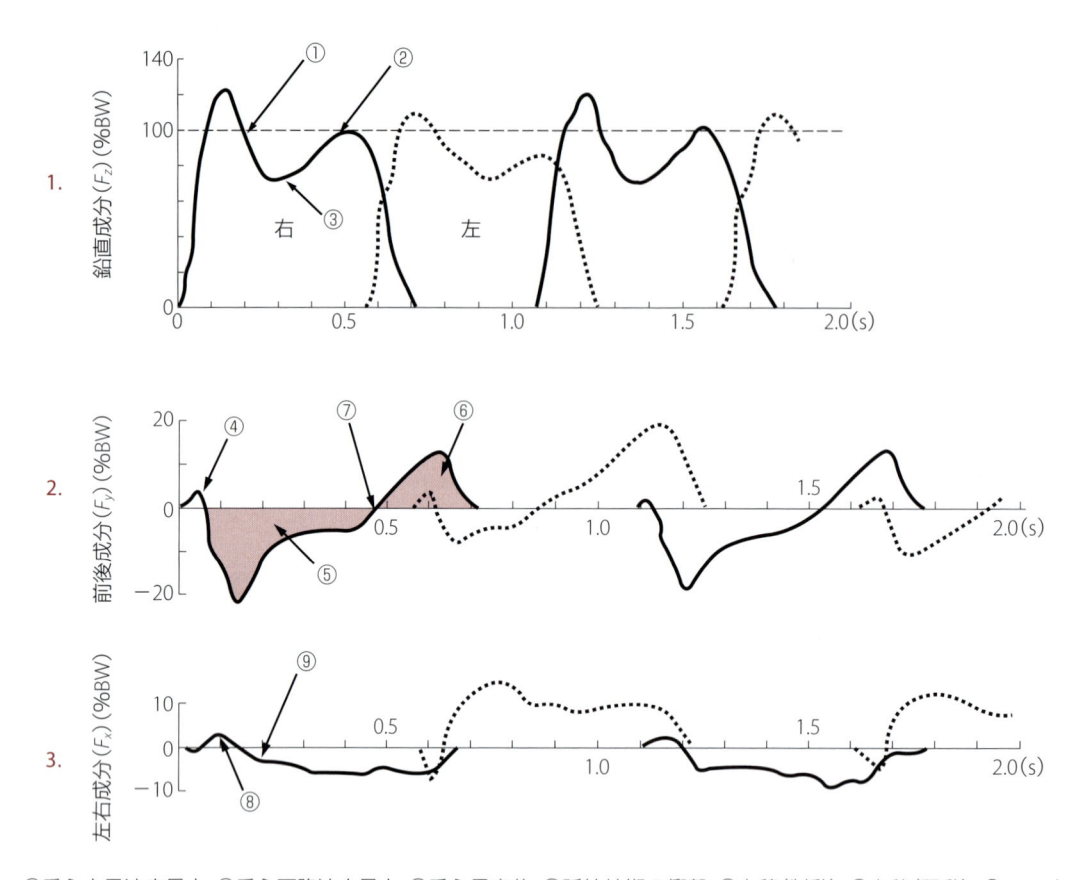

①重心上昇速度最大，②重心下降速度最大，③重心最高位，④踵接地期の衝撃，⑤力積（制動），⑥力積（駆動），⑦COP座標とCOMの水平面座標が一致（立脚中期に相当），⑧足底外側接地期，⑨足底内側接地期．網掛け部分は力積を示す．BW：body weight；1のF_z，2のF_y，3のF_xはそれぞれ上方，前方，右方を（＋）で表す．

図 3-25　健常人の自然歩行時の床反力
〔殷　祥洙，他：床反力計による歩行計測．臨床歩行分析研究会（監修），江原義弘，他（編）：臨床歩行計測入門．医歯薬出版，p109, 2008 より改変〕

2 動作解析装置の較正

動作解析装置の較正は，空間座標の原点，前後・左右・上下（鉛直）の各方向，軸および軸上の単位距離をシステムに設定する作業である．作業はソフトウェア上で行われる．床反力計も同時に使用するときは，床反力計の原点，軸の方向，軸上単位距離を同一にするように，計測を行うたびに較正作業を実施する必要がある．

3 動作解析装置によって得られる情報

専用のソフトウェアを用いて，身体標点に貼付した赤外線マーカーの空間座標を動作解析装置にて同定し，さらに床反力計からの情報を時間同期させることにより，動作中の関節角度，関節モーメント/関節トルク Joint moment/Joint torque，関節パワー joint power に関する情報が求められる（図 3-27）[3]．また，慣性特性をもとに動作解析装置により得られた画像情報から重心モデルを用いて，身体各部の COM を合成し，動作時の身体全体の COM を求めることも可能である．

関節モーメントは，動作中に生体内の力から生まれる着目する関節まわりのモーメントである．しかし，たとえばここで伸展モーメントとは，伸展筋のみによって生じているモーメントであるということではなく，靱帯，関節包，そのほかの軟

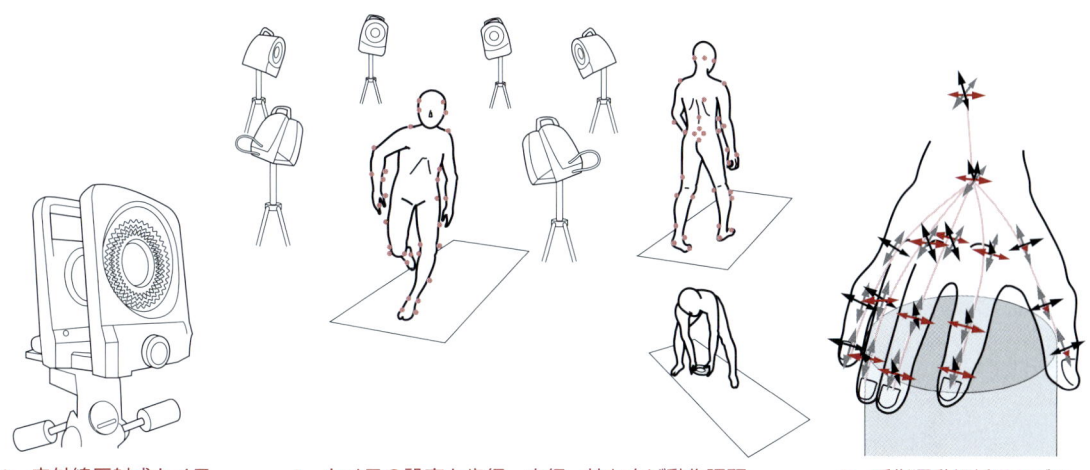

1. 赤外線反射式カメラ　　2. カメラの設定と歩行・走行・持ち上げ動作課題　　3. 手指運動解析用モデル

図 3-26　赤外線反射式ハイスピードカメラを使用した 3 次元動作解析システム Vicon MX

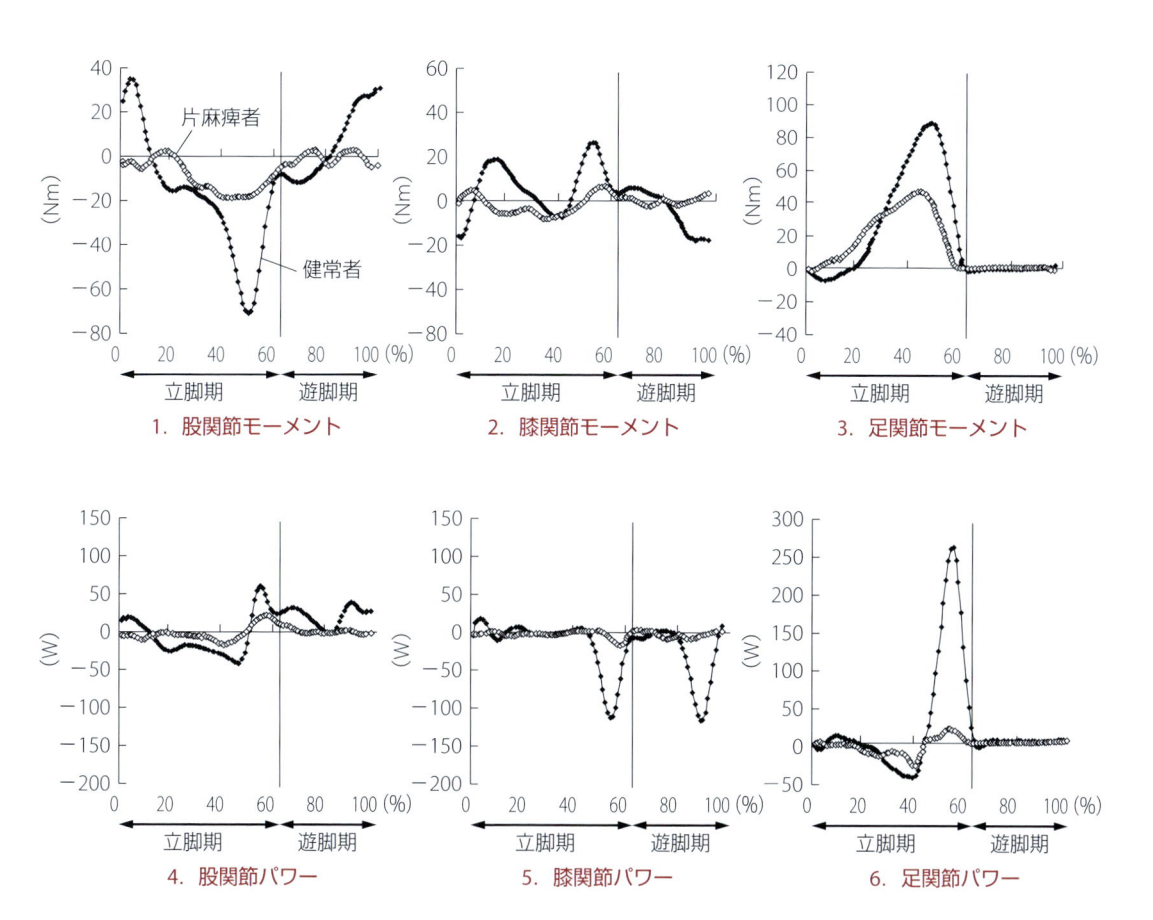

1. 股関節モーメント
2. 膝関節モーメント
3. 足関節モーメント
4. 股関節パワー
5. 膝関節パワー
6. 足関節パワー

■：健常者，□：片麻痺者．横（時間）軸は，1 歩行周期を 100％として表示．

図 3-27　歩行中の関節モーメントとパワー（健常者と片麻痺者）

〔櫻井愛子：大規模な歩行計測システムによる歩行計測．臨床歩行分析研究会（監修），江原義弘，他（編）：臨床歩行計測入門．医歯薬出版，p157, 2008 より一部改変〕

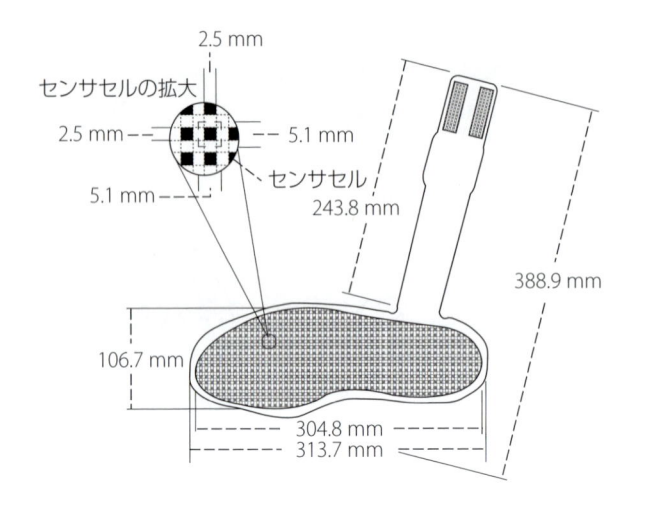

1. F-Scan®センサー (Model 3000) のサイズと用途に合わせたカット法

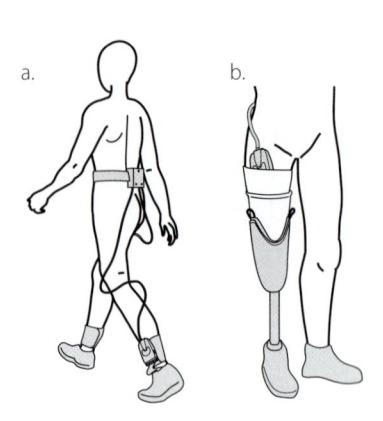

2. F-Scan®センサー(a)とF-Socket™(b)使用例

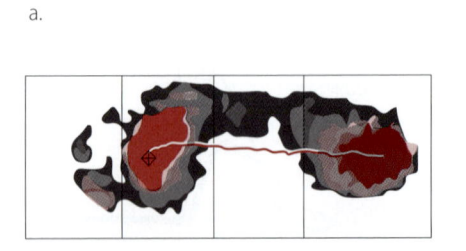

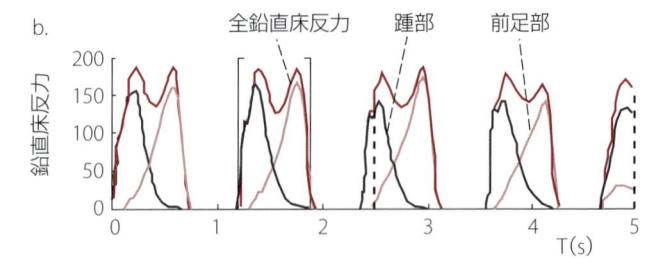

3. F-Scan®システムによる歩行中の足底圧(a)の分布表示と各部位の床反力(b)

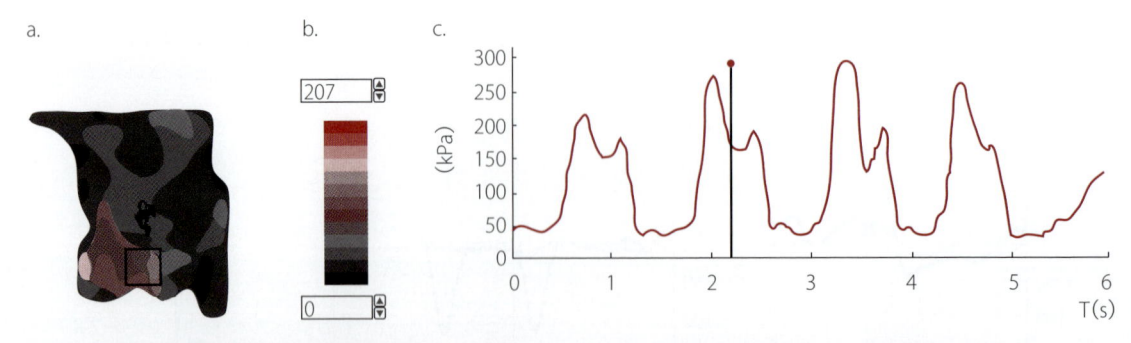

4. F-Socket™システムによる歩行中の義足ソケット内圧(a)，圧レベル表示(b)，当該箇所の内圧(c)

図 3-28　圧センサーと F-Scan® F-Socket™ の使用例と結果の表示例
〔いずれも Tekscan 社のホームページ http://www.tecscan.com/ より改変〕

部組織の抵抗を含めた発揮されるすべてのモーメントの総和(差し引き)が，関節を伸展させるモーメントであるということである．

関節パワーは，関節モーメントと関節角速度の積である．関節パワーは，たとえば関節が伸展運動を行いながら正の値のときは，伸展筋が求心性収縮を，負の値のときは遠心性収縮を行っていることを意味する．

4 動作解析装置使用時の注意点

　動作解析装置による計測で信頼できる情報を得ることは，空間内での標点マーカーの座標を正確に同定することから始まる．マーカーの貼付位置によっては皮膚の滑動や衣服の摩擦によるマーカーの引き剝がれなどがおこる可能性がある．また使用したカメラの少なくとも1台は当該マーカーを捕捉していることが必要である．マーカーが計測中に一時的に隠れるような動作では，ソフトウェア上で欠落データの補完が可能であるが，いくつもの連続する欠落データは測定精度に影響を与えるので注意を要する．

　家庭用のビデオカメラを使用しても，画像解析ソフトウェアを用いれば，簡易的ではあるものの，2次元での動作解析が可能である．しかし正確に標点座標を同定できるのは，たとえばカメラ光軸に垂直な面での運動で，その幅も歩行ならせいぜい2ないし3歩程度に限定される．そして運動面がカメラ光軸に垂直ではない運動・動作は正確に測定されないので，その限界を知って使用するべきである．

C　圧分布測定器

　歩行時の足底圧の分布や義足歩行時にソケット内圧などに関する情報は，圧センサーを身体に接触させて測らないと得られない．

1 フィルム型圧センサー

　F-Scan®やF-Socket™は圧センサーに属し，立位あるいは歩行時に足部に負荷される圧を測定できるデバイスである．これらは圧力感応型の特殊インク（顔料）を封入して圧着したもので，負荷された圧の大きさによってその電気抵抗値が変化する性質をもっており，抵抗値の変化に伴う電流変化を検出してセンシングに応用している．これらのセンサーは圧測定箇所の形状に合わせて，カットできる厚さ0.2mm程度の薄いフィルム状のセンサーである（図3-28）[4]．いずれもADコンバーターを介してパーソナルコンピューターと接続するシステム構成となっており，圧の状況を青の低圧から赤の高圧に段階づけてリアルタイムで表示が可能である．またデータ保存後，床反力，COPの軌跡を時系列で表示することもできる．

2 圧センサー使用にあたっての注意点

　前述のタイプの圧センサーは，負荷を徐々に加え，その後逆に減らしていくときでは出力に差が生じるヒステリシス hysteresis 現象，同じ荷重量でも長時間の負荷により出力が徐々に増加するクリープ creep 現象，反復荷重により出力が上昇する現象，が存在することを知ったうえで使用するべきである[5]．

■ 引用文献

1) 小林　武：筋力計測機器．内山　靖，他（編）：計測法入門―計り方，計る意味．協同医書出版社，pp106-143, 2001
2) 殷　祥洙，他：床反力計による歩行計測．臨床歩行分析研究会（監修），江原義弘，他（編）：臨床歩行計測入門．医歯薬出版，pp95-118, 2008
3) 櫻井愛子：大規模な歩行計測システムによる歩行計測．臨床歩行分析研究会（監修），江原義弘，他（編）：臨床歩行計測入門．医歯薬出版，pp139-158, 2008
4) F-Scan. Tekscan. http://www.tekscan.com/ (Retrieved 06/10/2012)
5) Hachisuka K, Takahashi M, et al : Properties of the flexible pressure sensor under laboratory conditions simulating the internal environment of the total surface bearing socket. Prosthet Orthot Int 22(3) : 186-192, 1998

■ 参考文献

- JIS Z 8103 (2000)：計測用語．日本規格協会，pp1-3, 2000
- 国際単位系(SI)は世界共通のルールです．産業技術総合研究所 計量標準総合センター．2010 http://www.aist.go.jp/aist_j/topice/to2002/to20020909/si_all.pdf (Retrieved 06/10/2012)
- SPINAL MOUSE®. Idiag AG http://spinalmouse.ro/en (Retrieved 06/10/2012)
- トライオール：NEUTONE http://www.try-all-jpn.com/neutone/pdf/tdm-nl.pdf (Retrieved 06/10/2012)
- 姿勢・運動機能の計測．内山　靖，他（編）：計測法入門―計り方，計る意味．協同医書出版社，pp145-150, 2001
- Kito N, Shinkoda K, et al : Contribution of knee adduction moment impulse to pain and disability in Japanese women with medial knee osteoarthritis. Clin Biomech 25(9) : 914-919, 2010
- Image J. National Institute of Mental Health http://rsb.info.nih.gov/ij/ (Retrieved 06/10/2012)

第 4 章
訓練用具

運動療法に用いられる器具は，非常に広い範囲にわたっている．そこで本章ではどこでも使用されている基本的な器具について，その構造，種類，特徴と欠点，利用範囲，付属品，治療目的のための必要な条件，などについて解説する．

なお，訓練用具を使用して1つの治療目的，たとえば筋力強化や関節可動域(ROM)増大という目的に対して行う実際の方法は，第4部で述べる．

運動療法に用いられる器具は表 3-15 のように分類される[1]．これは日本リハビリテーション医学会の関連機器委員会によって作成された運動療法の分類に，市販の運動療法機器を当てはめる作業によって作成されたものである．

本章では，表 3-15 のなかで理学療法室に設置され，患者が共同で使用し，その大部分は理学療法で日常使用される共用器具を対象とする．この共用器具は，建築と同時に床・天井・壁などに取り付けられ固定される取り付け固定器具，固定されず移動できる移動器具，さらに軽量でどこにでも携帯できる携帯器具に分けられる．

表 3-15　運動療法機器の分類

運動療法分類	機器分類
mobility exercise	
Ⅰ. ROM or flexibility exercise	1. 歩行訓練用機器・歩行補助具 　a. 杖・クラッチ：T字杖，ほか，多点杖(三脚杖，四脚杖，ほか)，松葉杖，ロフストランドクラッチ，肘台付杖，プラットホームクラッチ，そのほかの上腕支持クラッチ 　b. 歩行器：四輪型，三輪型，二輪型，固定型(滑り式)，交互式 　c. 懸垂免荷歩行装置，可動免荷装置 　d. 平行棒，歩行練習用階段 2. 上肢関節可動域訓練機器 　a. 指はしご，肋木 　b. 前腕回内回外運動器，手関節屈曲伸展運動器，肩輪転器 　c. オーバーヘッドフレームとセット一式：オーバーヘッドフレーム，滑車，砂のう，重錘，握り輪，ロープ，吊り帯，そのほか 　d. スプリングバランサー，アームサスペンション 　e. スケートボード，サンディングボードとセット一式 3. 上下肢交互運動器 　　交互滑車運動器，交互運動器 4. 各種 CPM，ほか 　a. 各種 CPM 　b. そのほかの動力による他動運動器 5. 治療浴装置 　a. 渦流浴装置 　b. 気泡浴装置 　c. ハバードタンク

(つづく)

表 3-15(つづき)

Ⅱ. passive stretching	
A. manual passive stretching	該当機器なし
B. prolonged mechanical (positional passive) stretching	a. 斜面台(傾斜台)，足関節矯正起立板と矯正板，ウェッジ b. 起立台，スタンディングテーブル c. オーバーヘッドフレームとセット一式(Ⅰ.2.c.)
C. cyclic mechanical stretching	各種 CPM，ほか
Ⅲ. active inhibition	該当機器なし
Ⅳ. joint mobilization and manipulation	該当機器なし
strengthening exercise	
Ⅰ. manual strengthening exercise	該当機器なし
Ⅱ. machanical strengthening exercise	
A. isometric exercise	1. 下肢機能訓練(運動)器(具)，上肢/下肢機能訓練(運動)器(具)，上下肢体幹機能訓練(運動)器(具) 　a. 大腿四頭筋運動器(クアドリセップチェア®，ほか) 　b. 滑車装置 　c. オーバーヘッドフレームとセット一式(mobility exercise Ⅰ.2.c.) 2. 運動器具 　a. セラバンド，セラボール，フレックスバー，セラピーパテ，ほか 　b. 重錘バンド，スチールバンド，亜鈴(ダンベル)，バーベル，ほか 3. 筋力測定・運動器 　筋機能評価運動装置：Cybex®，Biodex®，Kincom®，Lido®，Merac®，OrthotronⅡ®，Primus®，Cardiomed®，Moflex®，コンビット®，ハイドロマスキュレーター®，ほか
B. isotonic exercise	1. 上肢機能訓練(運動)器(具)，下肢機能訓練(運動)器(具)，上肢/下肢体幹機能訓練(運動)器(具) 　a. 肩輪転器(ショルダーホイール)，前腕回内回外運動器，手関節屈曲伸展運動器(リストロール，リストマシン) 　b. ゴム式手指運動器 　c. プッシュアップ台 　d. ステップマシン(ステアクライマー，ステッパー) 　e. 大腿四頭筋運動器 　f. 滑車装置，万能滑車運動器，交互牽引滑車運動器 　g. ボートマシン，ローイングマシン 　h. オーバーヘッドフレームとセット一式(mobility exercise Ⅰ.2.c.) 2. 運動器具 　a. ハンドグリップ運動器，エキスパンダー，セラバンド，セラボール，トーションバー，セラプラスト，セラピーパテ，エクササイズパテ，ほか 　b. 重錘バンド，亜鈴(ダンベル)，バーベル，メディシンボール，砂のう，スチールバンド，スチールバッグ，ほか 　c. レッグツイスター 3. 下肢機能訓練器 　多用途筋運動装置，トレーニングシステム：Nautilus®，Eagle®，Universal DVR systems®，Keiser CamⅡ®，コンパス，フリーモーション®，ほか 4. 筋力測定・運動器 　筋機能評価運動装置 5. エルゴメーター 　a. 自転車エルゴメーター 　b. リカンベントエルゴメーター 　c. 上肢エルゴメーター

(つづく)

表 3-15　運動療法機器の分類（つづき）

運動療法分類	機器分類
streng thening exercise	
C. isokinetic exercise	1. 筋力測定・運動器 筋機能評価運動装置
total body（cardiopulmonary, conditioning）endurance exercise	
Ⅰ. aerobic endurance exercise/anaerobic endurance exercise	a. エルゴメーター各種 b. トレッドミル各種 c. ステップマシン各種 d. そのほか
Ⅱ. training in special circumstances	
A. underwater exercise	a. 治療プール，歩行浴槽，運動浴槽，ハバートタンク，ほか b. 水中トレッドミル c. 水中運動用具各種
B. hypoxia training/hill training	
C. circuit training	
motor coordination or educability exercise	
Ⅰ. coordination and balance exercise	a. ペグボード，振り子，STEF，ピンチエクササイザー，ワークベンチ，スタッキングコーン，ほか b. 平行棒 c. 肋木 d. 可動式免荷装置 e. トレッドミル各種 f. バランス訓練各種，重心動揺測定訓練装置
Ⅱ. neurophysiological approaches/techniques	
A. proprioceptive neuromuscular facilitation technique	a. 滑車装置 b. セラバンド，エキスパンダー，ほか c. 筋力測定・運動器：筋機能評価運動装置（Moflex®） d. 上肢/下肢体幹機能訓練（運動）器（具）（Free Motion®）
B. movement therapy（Brunnstrom approach）	a. サンディングボード，ほか b. 滑車装置 c. グリップ，ハンドエクササイザー，セラプラスト，エクササイズパテ，ほか
C. Vojta approach	該当機器なし
D. neurodevelopmental technique（NDT）（Bobath approach）	a. 姿勢保持シート，ほか b. 移動可能な姿勢保持装置（ジェットモービル，グラスホッパー，ほか） c. ロール，ボール
E. sensorimotor approach（Rood approach）	a. ブラシ，バイブレーター，氷，ゴムバンド，おもちゃ，砂のう，ボール，ロッキングチェア，ほか b. ロール，ブロック，ほか c. セラバンド，プッシュアップ台セット，亜鈴，ほか
F. sensory integration approach（Klein-Vogelbach approach）	a. 不安定板，ほか b. ハンモック，ブランコ，ベスティビュレーター，ほか c. ロール，ボール
G. cognitive therapeutic exercise	タブレット，ボーゲン，ブリッジ，単軸プラットホーム，多軸プラットホーム，ローラーボックス，傾斜プレート，シーソー，バネ付プラットホーム，回転プラットホーム，ポールキャスター，スプリングケース（認知運動療法キット®），ほか
H. motor relearning program（MRP）for stroke patients（Carr & Shepherd approach）	a. 姿勢保持シート，ほか b. 移動可能な姿勢保持装置 c. ロール，ボール

（つづく）

表 3-15(つづき)

skill and performance	(省略)
speed/splint training	(省略)
relaxation exercise	(省略)
そのほか，上記分類に含まれないもの，運動療法室に備える機器，ほか	

プラットホーム型治療台，テーブル(治療台)，平行棒，肋木，歩行訓練用階段，ほか，姿勢矯正用鏡，斜面台(傾斜台)，ベッド，運動療法用マット，各種車椅子，各種歩行補助具，バーベル，亜鈴(ダンベル)，バイオフィードバック機器，ほか

1 平行棒

1 構造，種類，特徴

平行棒とは，歩行訓練に際して手で支えるために適切な高さと幅をもつよう平行に置かれた2本の棒である．理学療法室では一般的に移動式の平行棒が使用されるが，対象疾患や年齢などを考慮してさまざまな様式が工夫されている．小児から成人まで使用できるためには，長さ350 cm内外・高さ40～100 cm・幅40～60 cmまで調節できなければならない．

かつセラピストが1人で容易に操作できるものが望ましい．この目的のために連動昇降式平行棒(図3-29)が開発されている．高さは，無段階調節式の同期昇降機能により，2つの支柱をそれぞれ調節することなく，側面の高さのスケール表示を参考に片側の支柱を操作することで，同じ手すりのもう一方の支柱も同時に同期して昇降し調節できる．手すりのロック・解除は，片側の台板に設けられたペダルを踏むだけの動作で可能になっている．これらの機能とガススプリングの補助により，使用者の体格・状態に合わせて容易に適切な高さに調節できるようになっている．使用者に合わせた手すり間の幅の調節も可能で，全体の幅を狭めてコンパクトに収納もできる．

小児用昇降式平行棒(図3-30)は，小児障害者の歩行訓練を目的として手すりを細く，全体を小型化したものである．手すりの幅調節が簡単にでき，高さ調節をガススプリングの補助とノブ操作によるピンの差し込みの固定により同時に行う．二重固定機構式の器具を採用すると安全性が高まる．

片麻痺用昇降式平行棒(図3-31)は，片麻痺患者の歩行訓練を目的としたもので，片手を使用して往復の歩行訓練を連続で行えるように，楕円形の手すりのついた平行棒である．

一方，高齢者や中枢神経障害者などでは，手すりを固く握りしめることによって体を支えようとし，杖歩行にスムーズに移行できない場合がある．そのような患者には，支持台昇降式平行棒(図3-32)を使用する．握る手すりに代えて，幅の広い板を用い手のひら全体で身体を支えて使用することで，適切な歩行訓練を促すことができる．

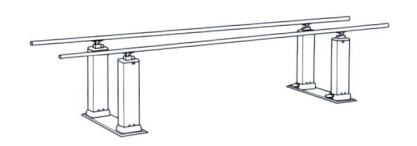

図 3-29 連動昇降式平行棒

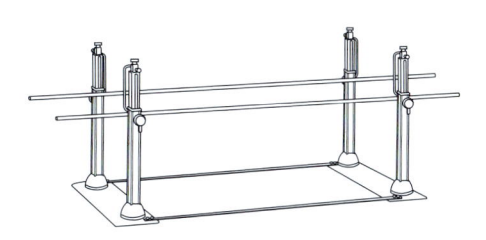

図 3-30 小児用昇降式平行棒

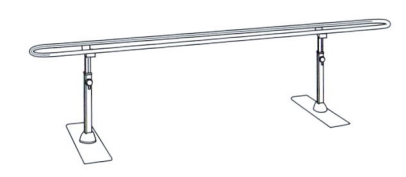

図 3-31 片麻痺用昇降式平行棒

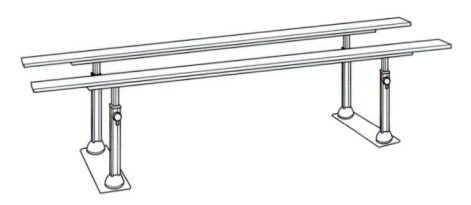

図 3-32　支持台昇降式平行棒

2 利用範囲

a. 起立訓練，立位バランス訓練

座位バランスの完成した患者が車椅子より立ち上がり，バランスをとる．

b. 歩行訓練

あらゆる歩行障害，たとえば片麻痺，対麻痺，そのほかの下肢麻痺，切断，関節リウマチ，下肢骨折，外傷，失調症の歩行訓練において，免荷または支持を行う用具として利用される．また，杖歩行・松葉杖歩行の初期の転倒防止のために平行棒間を歩行させる場合もある．

c. 筋力強化訓練

杖歩行に必要な上肢の広背筋・上腕三頭筋の訓練になる上半身挙上運動や，歩行に必要な下肢の中殿筋・腰方形筋の訓練にも利用する．

d. 関節可動域保持，矯正訓練

下肢骨折や片麻痺発症の初期に，10 cm の高さの台の上に健脚で乗り，手で平行棒を握り患部を前後左右に振る股関節可動域保持増大訓練で利用されることもある．また，凍結肩(いわゆる五十肩)に対して行う Codman 体操の練習に際し，平行棒を握り，支持固定として利用する．

2 姿勢鏡

1 構造，種類，特徴

姿勢鏡(図 3-33)は，全身を映せる長方形の鏡で，起立歩行時の正しい姿勢のとり方の理解，不良姿勢と歩容の矯正指導に用いる．鏡本体は 5 mm 厚のガラスを使用すると，歪みなく全身を映すことができる．姿勢鏡を 2, 3 台揃えれば，脚部を交差させ，二面鏡，三面鏡として使用できる．姿勢確認シートを鏡面に取り付けると，透明

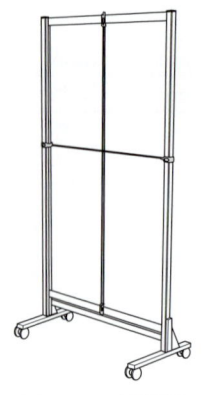

図 3-33　姿勢鏡

シートを通して鏡を見ながら姿勢指導に利用できる．鏡裏面に取り付けた場合，バランス評価の記録撮影などの背景として使用することができる．通常の鏡として使用したいときは，シートを裏面に掛けることにより収納できる．

2 利用範囲

a. 姿勢，歩容の矯正訓練

義肢・装具装着の初期，片麻痺，下肢骨折，脊椎変形(円背・側弯)，失調，パーキンソニズムなどによる異常姿勢を示す患者が，自分で観察し，またはセラピストにより指導されて矯正するのに利用する．

b. 不随意運動のコントロール訓練

脳性麻痺やそのほかの不随意運動を示す場合，頭上に砂のうなどを載せて，頭・頸・体幹の不随意運動のコントロールやバランスをとる訓練などに利用する．

c. 顔面神経麻痺の表情筋の練習訓練

顔面神経麻痺の初期には，顔面筋の血行状態を改善するためにマッサージを行う．その後の回復期に顔面筋の分離運動や再教育を目的とした手技を，鏡を使用した視覚バイオフィードバックを行いながら実施するのに利用する．

3 歩行訓練用階段

1 構造，種類，特徴

階段の昇降訓練を行うことを目的とした運動療

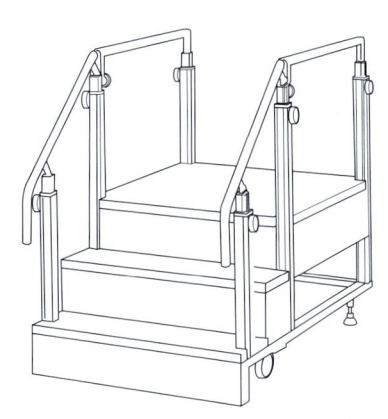

図 3-34　歩行訓練用階段(3段)

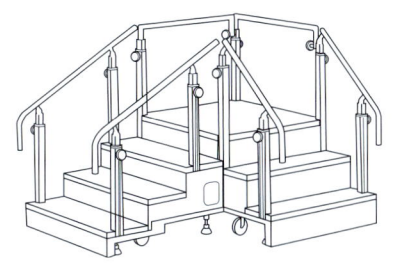

図 3-35　歩行訓練用階段(コーナー型)

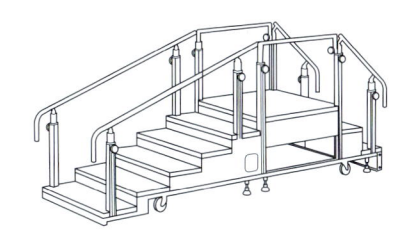

図 3-36　歩行訓練用階段(ストレート型)

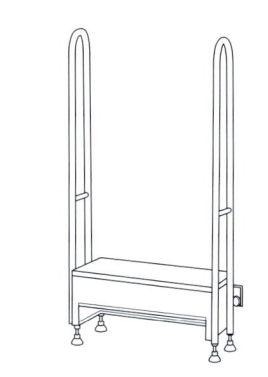

図 3-37　バスステップ

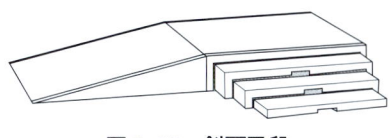

図 3-38　斜面及段

法機器である．2段(蹴上げ20 cm)や3段(蹴上げ15 cm：図 3-34)のみのものもあるが，3段と5段(蹴上げ10 cm)など，高さの異なる2種類の階段の組み合わせからなるものもあり，理学療法室の片隅にはめ込むコーナー型(図 3-35)，どこにでも置けるストレート型(図 3-36)などの組み換えが可能になっているものも多い．また，それぞれ左右両側についている手すりの高さは調節可能である．踊場と階段はいずれもキャスターとアジャスターを備え，移動が容易で，据え付け時には十分な安定度が得られる．オプションとしてバスステップ(図 3-37)を併設することも可能である．

2 利用範囲

a. ADLとしての階段昇降訓練
下肢障害を主とする患者が手すりと松葉杖，杖で昇降の練習をするのに使用する．

b. 筋力増強訓練
階段昇降は最も簡単で効率がよく，しかも安全な体幹・下肢筋の筋力強化法で，まだ歩行不安定な初期でも恐怖心をおこさずに訓練することができる．

4 歩行動作訓練器具

A　斜面及段(図 3-38)

応用歩行動作訓練のごく初歩の諸動作の訓練に役立つように，大きい台，斜面，引き出し式段からなる．歩行訓練用階段と同様に，歩行障害者が斜面昇降，段昇降などに用いる．段が4段になっており異なる高さを設定できるため，座位からの立ち上がり訓練の際に，筋力の程度に合わせて高さを段階的に変更できる．加えて段が収納式であるために蹴込み幅を調節でき，使用していない場

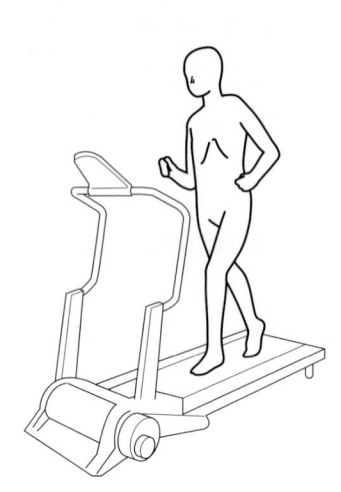

図3-39　トレッドミル

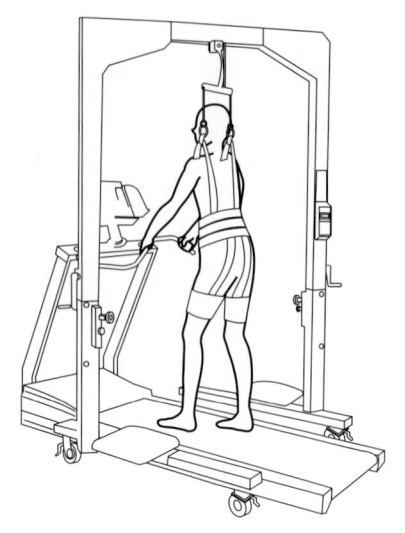

図3-40　免荷装置付きトレッドミル

合には収納して省スペースをはかれる．また，歩行の切り返しを行えるように，最上段には広いスペースがある．歩行の際の転倒防止のために，斜面と最上段はゴム張りになっている．この器具は車椅子での斜面昇降や階段昇降訓練にも用いることができる．

B　トレッドミル（図3-39）

　運動負荷試験用装置で，歩行・走行に対する生理的反応の研究に使用されるが，歩行訓練器具として使用することもできる．歩行ベルトの工夫によって，スピードの変動の減少，接地感触の良好さ，ベルトのずれや摩擦の減少を得ることができる．手すりに非常用停止スイッチを設け，身体に装着した引き紐式非常用停止スイッチを装備し，使用者や機器の操作者が即座に操作できる工夫により安全性を確保することができる．またベルトの勾配をつくることによって，坂や段差を想定した下肢の振り出し訓練や負荷に対する評価を行える．手すりの高さを任意に変えることによって，良好な歩行姿勢を保持し転倒を防止することが可能である．

C　免荷装置付きトレッドミル（図3-40）

　ケーブルで患者の体重を免荷し，脳卒中や脊髄損傷などの麻痺性疾患の患者での効率的なバランス訓練や歩行訓練を行うことができる．また下肢関節機能障害，腰痛，肥満，関節炎などの患者で，自重による下半身への負荷を軽減した運動療法が可能になる．免荷量を体重比で定量的に設定できるようにすると，再現性のある継続的な歩行訓練が行える．

5　肋木

1　構造，種類，特徴

　肋木（図3-41）は壁面に取り付け，一方から使用する片面用と，両方から使用できる両面用のものがある．装置は単純で使用しやすく，障害の程度と種類に応じて使用方法を変えると広範囲な目的に簡単に応用できる．以前は木製品が使用されており湿気などによる変形が出現したが，最近はスチール製のフレームを使用しているために堅牢である．棒の色分けや各段の番号表示により訓練の定量化をはかり，訓練目標の設定や確認を容易に行うことができる．懸垂運動や滑車による交互牽引運動などの場合には，肋木用懸垂桿（図3-42）を取り付けて使用する．

図 3-41 肋木

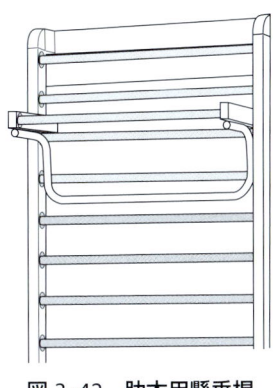

図 3-42 肋木用懸垂桿

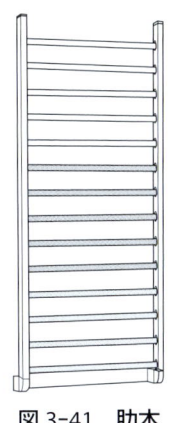

2 利用範囲

a. 変形防止，正常な姿勢・肢位の保持・姿勢矯正訓練

円背や脊椎側弯，パーキンソニズムの前屈姿勢，腰痛症における骨盤傾斜の異常などのとき，肋木を利用して正常な姿勢を保持し，異常姿勢の進行を防止，矯正する．

b. 関節可動域保持・矯正訓練

凍結肩（いわゆる五十肩）・関節炎・関節外傷など，種々の原因で関節拘縮または ROM 制限をきたした患者に，可動域の保持と矯正を目的に利用する．振り子運動によるリズミカルな運動，自動運動，全体重または体重の一部を利用した自己他動運動，患者2人の組み合わせによる他動運動などいろいろなものが行われる．たとえば簡単なものとして，肩の ROM 増大を目的に横木を下から上に段々と握らせていく動作などである．

c. 筋力・耐久性の保持・増強訓練

全体重や体重の一部を利用して等尺性または等張性収縮をさせて，筋力・耐久力保持増強運動をさせるなど，非常に多くの方法がある．

d. 運動時の身体固定，固定による代償運動の防止

たとえば頸部の運動をさせるときに肋木に体幹をしっかりと固定し，このとき出現する体幹の代償運動を防ぐ．また腹筋の筋力強化訓練のときに足先を肋木に差し込み，下肢の固定に利用する．また種々の高さの腰掛台に座る練習の場合の支持に利用される．

このほか，滑車の固定として利用する際は，いろいろな高さが設けられ，肩・膝の自己他動・交互運動の練習などに適している．

6 関節可動域保持増大，全身耐久力増強のための用具

A 肩関節輪転運動器（図3-43）

肩関節の ROM の増大と筋力強化を目的とした分回し運動ができる．ブレーキをかけないときは最初のみ自動運動で，あとは慣性により他動運動となる．ブレーキをかけたときは，耐久力増強を主とした抵抗自動運動となる．

B 前腕回内外運動器（図3-44）

上肢下垂・肘関節 90°屈曲位で，前腕回内外の運動を行う用具である．抵抗器によるトルク・ワンタッチレバーと定張力バネを使用すると，運動範囲および上下の位置は使用者や目的に応じてスムーズに調節できる．

C 手関節掌背屈運動器（図3-45）

手関節の掌背屈運動をする用具で，手関節の可動域の増大と筋力強化を目的としている．上肢下垂・肘関節 90°屈曲位で使用する．

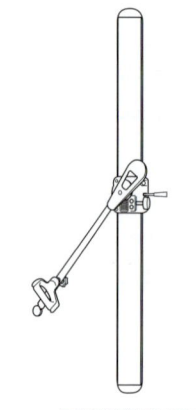

図 3-43　肩関節輪転運動器 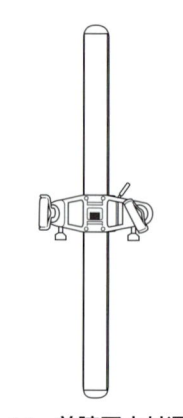　　図 3-44　前腕回内外運動器 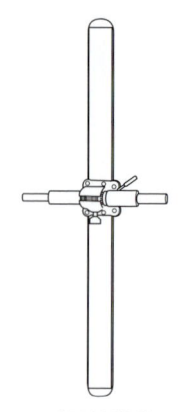　　図 3-45　手関節掌背屈運動器

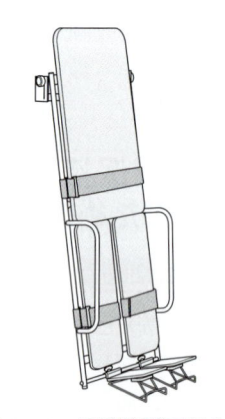

図 3-46　足関節矯正起立板 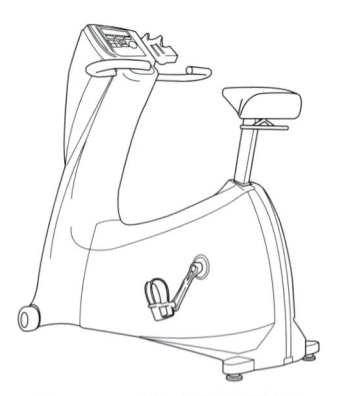　　図 3-47　自転車運動訓練器

D　足関節矯正起立板（図 3-46）

尖足・内反足・外反足を自分の体重を利用して矯正する装置で，片麻痺・対麻痺患者の利用度が多く，筋痙縮を改善するのに役立つ．角度調整器により本体を任意の角度に設定することで，患者の足に加わる体重が調節される．起立板に加えて，尖足矯正用板・内外反足矯正用板を使用することもでき，安全のために身体固定ベルトや手すりなどが装備されている．

E　自転車運動訓練器（自転車エルゴメーター）（図 3-47）

サドルとハンドルの上下調節ができ，抵抗の調整も可能である．下肢の筋力・耐久力の総合的増強，交互運動，関節可動域の保持や増大などに用いられる．

F　肩関節持続的他動運動訓練装置（図 3-48）

肩関節の手術後などに癒着・拘縮・静脈血栓症の防止，ROM の維持などを目的に使用し，治癒を促進する．機構として，水平屈曲伸展・内外転・内外旋といった基本動作のほか，内外転と外内旋の動きを複合して行うことで上肢を対角線方向に挙上させて引き下げる動作が可能で，使用頻度の高い運動モードをあらかじめプログラミングをしたり，スピードの設定を細かく行えたりする機能を備えている機種もある．

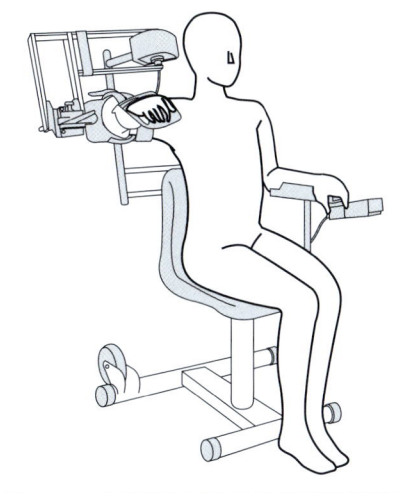

図 3-48　肩関節持続的他動運動訓練装置

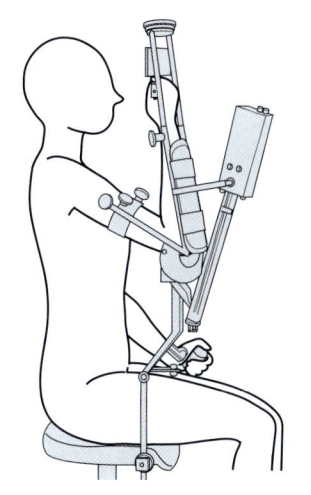

図 3-49　肘関節持続的他動運動訓練装置

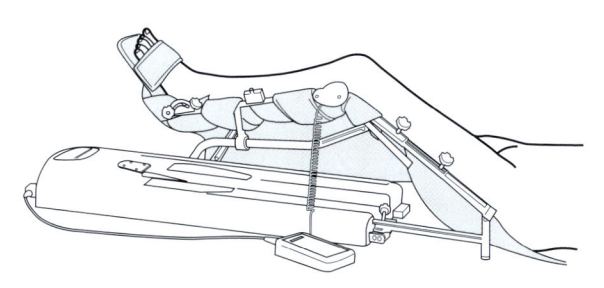

図 3-50　膝関節持続的他動運動訓練装置

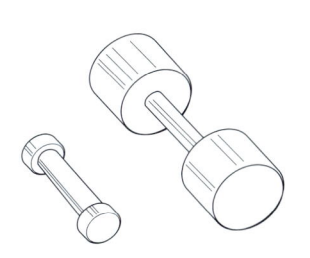

図 3-51　ダンベル

G　肘関節持続的他動運動訓練装置
（図 3-49）

　肩関節と同様に，肘関節の手術後などに癒着・拘縮・静脈血栓症の防止，ROM の維持などを目的に使用し治癒を促進する．肘の屈曲や伸展運動とともに回内・回外運動が可能であり，座位姿勢のみならずベッドサイドに横付けし，アームサポートの高さ・角度や傾きの調節を個別に行うことで，臥床時期から使用できる機能も備えている機種もある．

H　膝関節持続的他動運動訓練装置
（図 3-50）

　股関節および膝関節の伸展・屈曲運動を行うための装置である．術後初期の ROM の許容域を運動範囲として設定すると，あらかじめ設定された ROM から拡張できる許容値をチェックして容易に調整できる機能を備えている．設定された抵抗以上の力が膝関節にかかった場合，それまでとは逆方向に運動させることで，過伸展・屈曲を防止できる機種もある．また誤動作によるリスクを回避するために，操作ロック機能や非常停止の機能を備えている機種が望ましい．

7　筋力強化用具

A　ダンベル（図 3-51）

　重量を利用して抵抗自動運動を行うものである．軽いときには単一筋の訓練になるが，重くなると多くの筋の協力を必要とし，複合動作筋の訓練となる．ダンベルは手に直接持つほかに，種々のホルダーなどに取り付けて行う．

図 3-52　重錘バンド

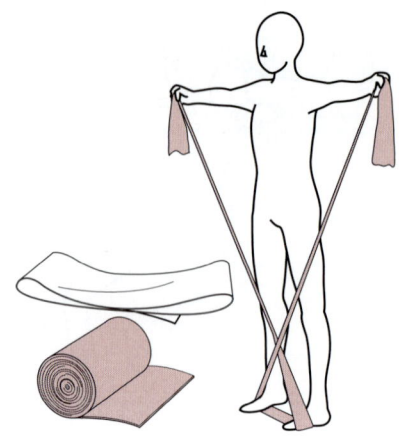

図 3-53　訓練用バンド(ロール)

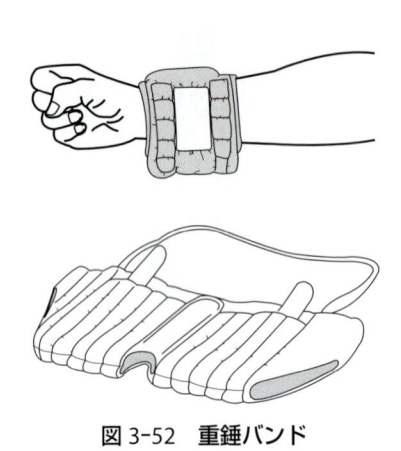

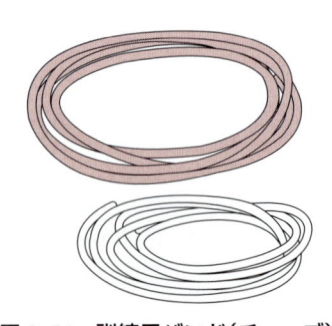

図 3-54　訓練用バンド(チューブ)

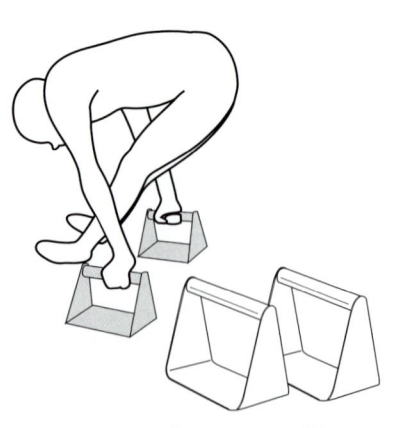

図 3-55　プッシュアップ台

B　重錘バンド(図 3-52)

形成フォームのバンドに重りを入れて，手首・足首に巻き付けて四肢の運動の際の抵抗とする．脱着は容易であるが，ごく軽い抵抗であり，重い負荷にはならない．

C　訓練用バンド

ゴムの弾力性を利用し，弱い抵抗自動運動に使用する．また支助自動運動にも利用される．製品化されたものは，ロール状(図3-53)またはチューブ状(図3-54)などさまざまで，数種類の伸縮性を選択できる．

D　プッシュアップ台(図3-55)

車椅子駆動患者の除圧動作や松葉杖歩行に必要な筋の強化訓練に用いられ，マットやベッド上で使用する．患者自身を重りとして上半身の持ち上げ運動を行う．

E　滑車・錘運動器

単式滑車・錘運動器，複式滑車・錘運動器(図3-56)がある．いずれも重りと滑車とを組み合わせたものである．1つのレバー操作で重りの連結や分離ができるので，重りをそのつど掛け替える必要がなく，簡単に操作できることが長所である．

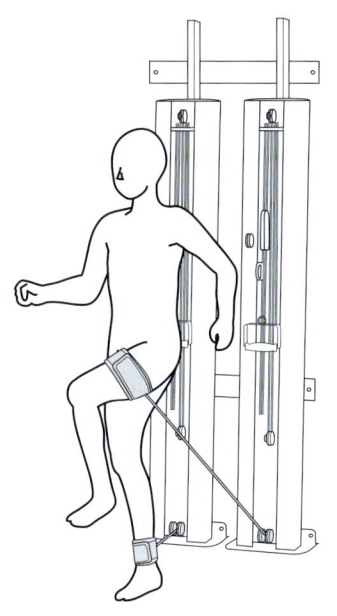

図 3-56　複式滑車・錘運動器

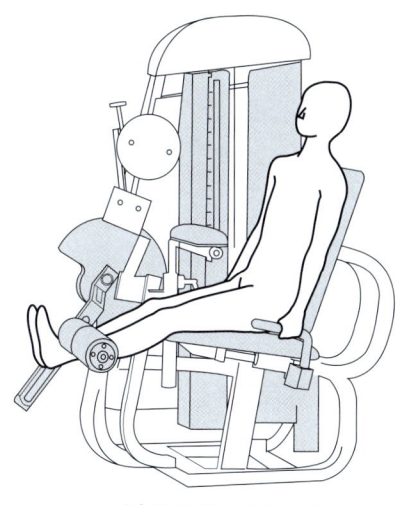

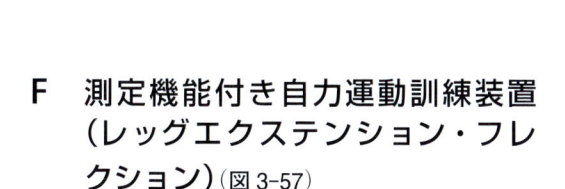

図 3-57　測定機能付き自力運動訓練装置

F　測定機能付き自力運動訓練装置（レッグエクステンション・フレクション）（図3-57）

　膝関節の複合的トレーニングにおいて，1台の機械で伸展・屈曲の両方向の運動を行い，適切なポジショニングによって段階的に負荷をかけることができる．膝関節にかかる抵抗は関節角度に応じて変化する．筋に負担のない運動を行うにあたって，常に最適な抵抗がかかるように可動域中の抵抗を変化させる必要がある．患者の体格の違いに対して，座面角度，背もたれ前後位置，足首パッド，アーム角度，体幹前後パッドなどの調節機能によって最も適した位置をとることができる．

8　水治運動療法用具

　温水のもつ浮力や流体抵抗および温熱をうまく利用すると，水中で種々の運動療法ができる．その特徴は，わずかな筋力でも運動可能であることや温水を加えつつ運動療法ができることである．これには建築と同時に作られる運動用プールと，建築後に搬送すればよい水中運動浴槽とがある．本章では後者について述べたい．

A　渦流浴槽（図3-58）

　温水による温熱効果と噴流刺激によるマッサージ効果により，新陳代謝の促進と鎮痛効果をもたらす．本装置は上肢や下肢の水治療および浴中マッサージを目的とした浴槽で，浴槽内には気泡の混入した噴流を発生するノズルが設けられている．この噴流による刺激を直接，または浴槽に沿って放流したときに生じる渦流の水流を患部に当てて水治療を行う．噴流の強弱調節，噴流ノズルの方向調節，噴流ノズルの個別の選択，および連続または間欠運転の機能を選択することにより，治療目的に応じた最適な対応が可能である．
　機器製作における工夫として，①下肢治療において浴槽に移乗する場合，腰を座面上に載せやすく，下肢を浴槽内に移す場合も安定した姿勢が確保できるように，座面形状を横長とし浴槽本体幅よりも張り出した形状にする．②上肢を治療する場合，少しでも浴槽本体に患者が接近でき，治療中の姿勢保持が患者の負担とならないように，下部外側の本体幅を浴槽縁幅よりも狭める．③週間タイマーを装備すると曜日ごとに加温の開始や停

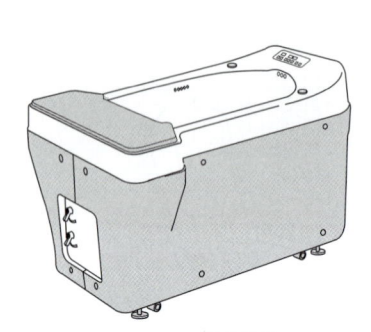

図 3-58　渦流浴槽

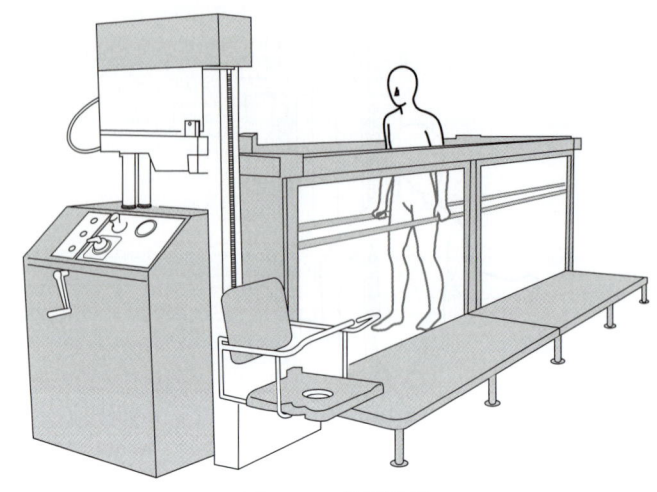

図 3-59　歩行浴槽

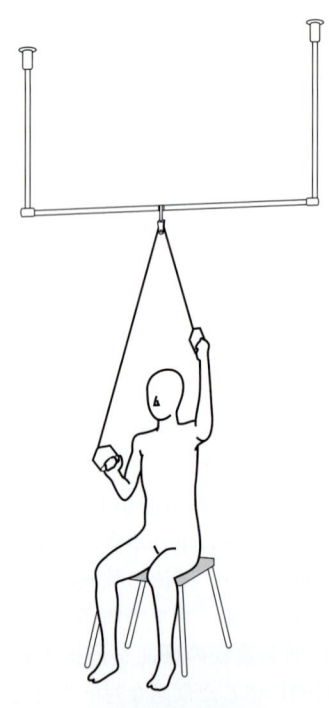

図 3-60　滑車

B　歩行浴槽（図3-59）

　水位を変化させることにより患者への水の浮力および抵抗を変化させ，歩行訓練を行う機器である．水の浮力を利用して歩行能力障害者の負荷を軽減すると同時に，水の抵抗に抗して歩行訓練を行うことにより，機能回復をはかる．また観察窓を設けておくと，水中運動を外部より観察できる．

9　運動療法に共通する基本用具

A　滑車（図3-60）

　トレーニング室の天井・壁を利用して，パイプを設置し，交互牽引運動や抵抗運動を行うことを目的とした装置である．条件として，回転が滑らかで摩擦抵抗を少なくするためにボールベアリングを使用することが必要である．また，運動に際してロープは絶えず左右に振れるので，滑車はあらゆる方向に自由に回転し，首を振れることも必要である．滑車はフックにかけたり，机や椅子にまたは梁などに取り付けて使用したりするために，しっかり固定され少しぐらい乱暴に取り扱ってもとれないこと，および付け替えることも多いので取り外しと固定が簡単に行えることも重要である．

止時間を設定でき，加温ヒーターや保温マット，空焚き過昇温防止装置を装備すると湯温の管理が手間をかけず安全に実施できる，などがあげられる．

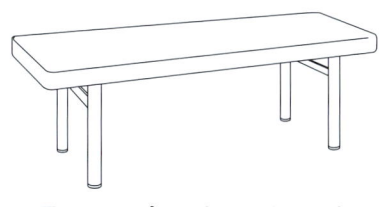

図 3-61　プラットホームマット

B　プラットホームマット(図 3-61)

　マット面の高さを床から 45 cm にすることによって，車椅子からの移乗を行いやすくし，安全かつ効率的にマット運動を行うことができる．脚にアジャスタを付けることによって床の凹凸による訓練台の不安定さを取り除き，マット面を水平に合わせることが容易になる．また，マット上でさまざまなトレーニングを行うためにマット面のスペースに十分な広さも必要である．衛生的な訓練環境を維持するために，抗菌防汚素材を使用していることが望ましい．

C　斜面台(図 3-62)

1　構造，種類，特徴

　頭を上にして傾斜するベッドで，起立訓練や足関節の可動域拡大訓練を主な目的にした機器である．ベッド起立角度調節，フットプレートの角度と間隔調節，起立角度や訓練時間および訓練段階などを任意に設定できるプログラミング，遠隔操作および動作を音声で報知する機能，などを備えていることが望ましい．また，ベッドの高さ調節ができると，杖歩行・車椅子・ストレッチャーなどに合わせて患者の移乗がスムーズに行える．安全装置として，訓練中に気分が悪くなった場合に使用する患者用緊急ダウンスイッチ，異物が挟まったときのためにテープスイッチによる自動停止装置などを備えていることが必要である．

2　利用範囲

　利用範囲は，①片麻痺，対麻痺，そのほか廃用が重度な患者の起立性低血圧に対する漸進的順応，②起立不能対麻痺患者の尿路結石予防，③現

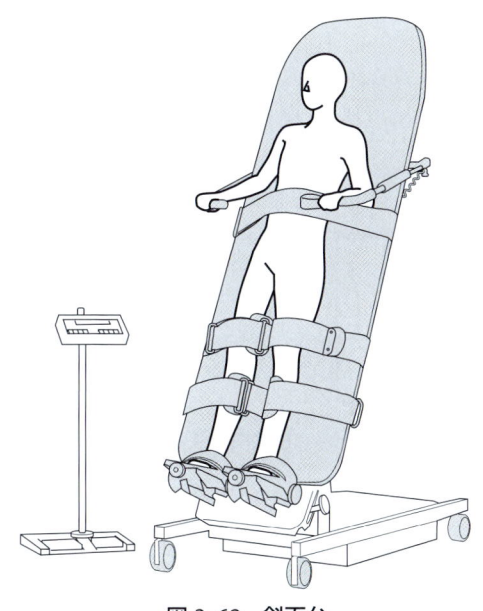

図 3-62　斜面台

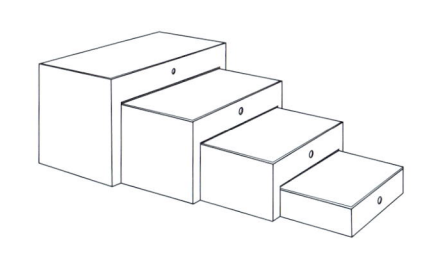

図 3-63　練習用腰掛台

在歩行が不能であるが将来歩行の見込みのある患者に対し，下肢筋トーヌスを維持することによる直立感覚減弱の予防や陽性支持反応による促通を行うなどのつなぎの訓練の実施，④胸部呼吸運動の助長，⑤体重負荷による下肢の骨粗鬆症防止，⑥褥瘡の予防および治療，⑦脊髄損傷の屈曲拘縮や尖足の予防，⑧長期臥床患者の体位変換，などである．

D　練習用腰掛台(図 3-63)

　高さの違った 4 種類の腰掛台からなる．各種麻痺，関節リウマチ，関節炎，外傷など，患者の立ち上がりトレーニング時の腰掛けとして，また踏み台や小型階段として歩行訓練にも使用できる．床上座位や屈み姿勢をとれない患者がその姿勢を

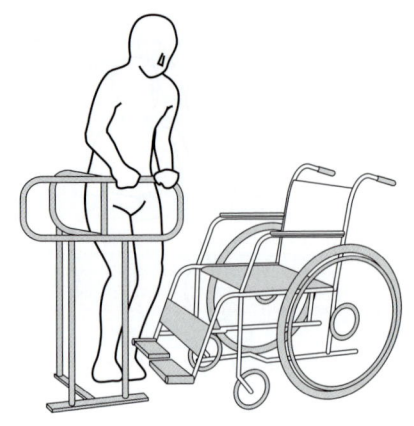

図 3-64　移乗用手すり（T 型）

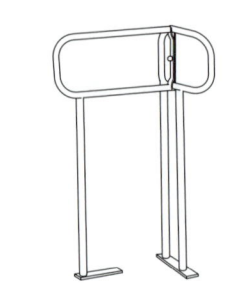

図 3-65　移乗用手すり（L 型）

練習する場合，次第に高さを低くしていくときに利用する．和室動作には必要で，車椅子動作にも使用できる．ブロックが一体として収納が可能なため，置き場所のスペースをとらずに，トレーニングスペースを有効に使用することができる．

E　移乗用手すり

　ベッドから車椅子などへの移乗や，ベッドからの立ち上がりなどの訓練，生活環境での立ち上がり動作のサポートなどさまざまな用途で使用できる．麻痺の左右にかかわらず，さまざまな患者の使用に適したT型（図 3-64）と省スペースで設置できるL型（図 3-65）の2種類があり，ベース板部に小型のキャスターを装備すると，手すり本体を容易に移動・設置できる．

F　オーバーヘッドフレーム（図 3-66）

　運動療法室の壁・床・天井を利用して金網を取り付け，網目およびパイプを利用してあらゆる角度からの滑車訓練・牽引訓練などの多様な運動が行える．訓練用ベッドからだけでなく，車椅子やマットなどを用いたさまざまな訓練にも対応する

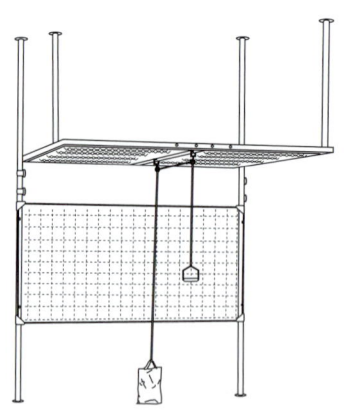

図 3-66　オーバーヘッドフレーム

ことができる．壁・床・天井などへの取り付け工事を行わない自立タイプの場合，キャスターやアジャスタを装備することで移動が容易となる．重りを使用して関節可動域訓練や筋力強化訓練を行うので，フレームや金網などが堅牢であることが必要である．

■ 引用文献

1）田中信行，千田益生，他：運動療法および運動療法機器の分類．リハビリテーション医学会誌 42(11)：737-742. 2005

第 5 章
運動療法室

近年のわが国の医療施策は経済状況が反映されてか（財政面を中心に考えられた結果），効率化に主眼が置かれている．具体的には以前よりの急性期病院，回復期病院，一般病院という大きな枠組みに加え，2003年より導入された診断群分類包括評価（DPC/PDPS）では急性期病院をⅠ～Ⅲ群に分け，それぞれの病院での機能分化がはかられている．

これに伴い，リハビリもそれぞれの病院群によって，訓練の内容やセラピストの動きなどに変化が求められている．急性期病院では短い入院期間のなかで発症初期からベッドサイドでのリハビリを行うことが必然的に多くなり，回復期病院では病棟でのADLを含めたリハビリの実施が必要と考えられるために，病棟での訓練を行うことが多くなった．したがって以前のようにリハビリ室へ来室もしくは搬送され，運動療法室で行う運動療法がリハビリと認識された時代からは，だいぶ様相が変わってきた．そのために施設・設備を考えるうえで，それぞれの病院の機能に合わせた運動療法室の設備が必要となっている．

1 運動療法室の機能と設備

病院施設により，運動療法室に求められる機能に違いがある．まずは運動療法室の一般的な施設設備について説明し，次に急性期病院と回復期病院での運動療法室の特徴について説明する．

A 運動療法室の主な設備（図3-67）

リハビリ室は運動療法を行う対象患者が多く入院する病棟と同一平面，もしくはそこに近いフロアに設置されることが望ましい．また，忘れてはならないのが患者搬送経路である．多くの病院では看護師もしくは看護助手が，一部ではセラピストが患者を搬送する業務を担うため，リハビリ室のできるだけ近くに病棟直通のエレベーターを設置することが訓練時間の確保および搬送業務の効率を考えても理想的である．

1 運動療法スペース

運動療法は主に，中枢疾患に対する運動療法と運動器疾患に対する運動療法，廃用症候群に対する運動療法，の3つに大別される．

それぞれ若干重点が置かれるポイントが異なるため，運動療法室内でのセラピストの動きにも若干の差があり，中心となる使用機器の使用頻度も異なってくる．したがって急性期，回復期にかかわらず，対象疾患の割合によりスペースの使い方が変わってくる．

中枢疾患の患者が多い場合は，麻痺の合併が多く，起立や歩行など主に移動に関する基本的な動作が運動療法には求められる．したがって肋木や手すりを使用した起立訓練や平行棒内歩行訓練，理学療法士の介助による歩行訓練などが行われるため，これらの機器や歩行スペースなどの確保に留意する．

運動器疾患の患者が多い場合は，徒手的な筋力維持強化訓練や関節可動域訓練などが求められることが多い．したがって座位もしくは臥位で行われることが比較的多く，患者の人数に応じたプラットホームなどのスペースが必要となる．

さまざまな要因により生じる廃用症候群の患者が多い場合は，前述の両疾患群に対する訓練要素が必要であるが，少なくとも運動療法室で行う場合は耐久性の改善に注目し，できるかぎり臥床させず，起立，歩行訓練を中心に行うことが望まし

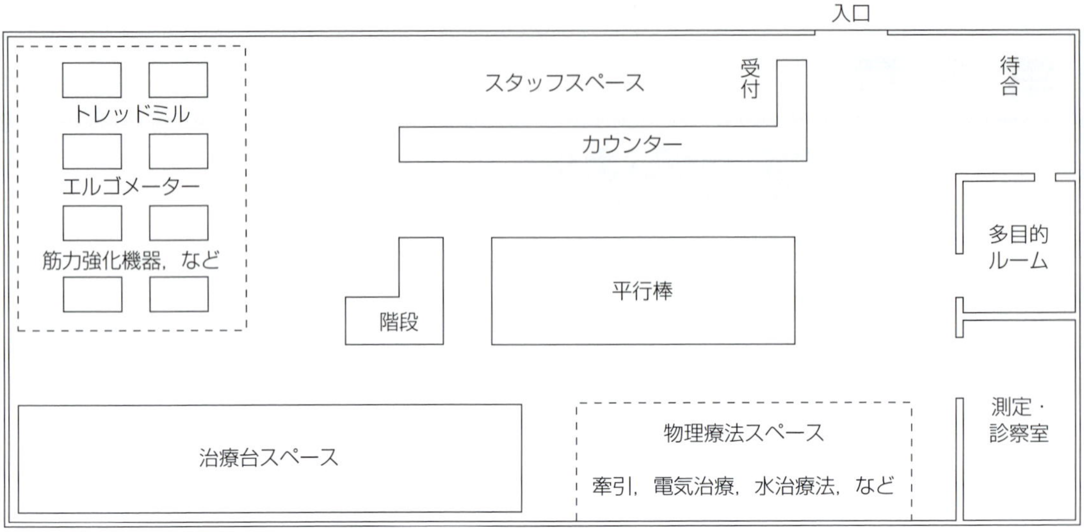

図 3-67　運動療法室の一例（一般病院）

一般的な病院では物理療法機器や治療台の使用頻度が高いために，入口から移動しやすい場所を確保する．
歩行訓練は平行棒や階段設備周囲のスペースを利用する．
身体計測などはプライバシーも配慮し閉鎖スペースを準備する．
スタッフスペースは全体を見渡せるようにカウンター仕切りのオープンスペースとする．

く，中枢疾患の場合に準じてスペースの配分を考えることが必要となる．

2 リハビリテーション室

面積の制約を受けることが多いために，空間スペースを有効にとるなどの観点からも壁付けの機器を選択することが多い．そのためには，計画段階から壁付けの機器の重量を想定した壁の強度について配慮する必要がある．また，さまざまな合併症をもった患者を対象とするため，酸素や吸引の配管も忘れてはならず，リハビリ室の広さに応じて適当数の配管接続部を壁もしくは天井に設置する．

3 床

木製二重張りが望ましいが，できなければ適度のクッション性がある床材を選択する．歩行障害患者にとっては，床がやわらかすぎても床反力が失われるために歩行しにくくなる．

4 窓

採光を考え，できるかぎり多くもしくは開口を広くとることが理想的ではあるが，方角によっては照射熱の問題も生じるため，特に部屋が広い場合日差しや空調にも注意が必要である．

5 天井

できるかぎり高いほうが心理的にもリラックスでき，良好な訓練効果が得られると考える．

6 収納

運動療法中の転倒などのリスク管理の観点からは，運動療法に必要のないものはできるだけフロア上にないほうがよいため，収納スペースを備品に合わせて準備する．収納倉庫はできるかぎり広くとると備品の整理などに有用となる．十分な広さがとれない場合は，訓練に必要な歩行器や杖などの保管場所を前もって決めておくことも重要である．

7 IT 設備

現在，電子カルテを導入する病院が徐々に増加している．リハビリ分野でも電子カルテもしくはリハビリ診療支援システムを導入する病院が多くなり，これに伴ってパソコン入力のための机などのスペース，パソコン設置場所もセキュリティ対

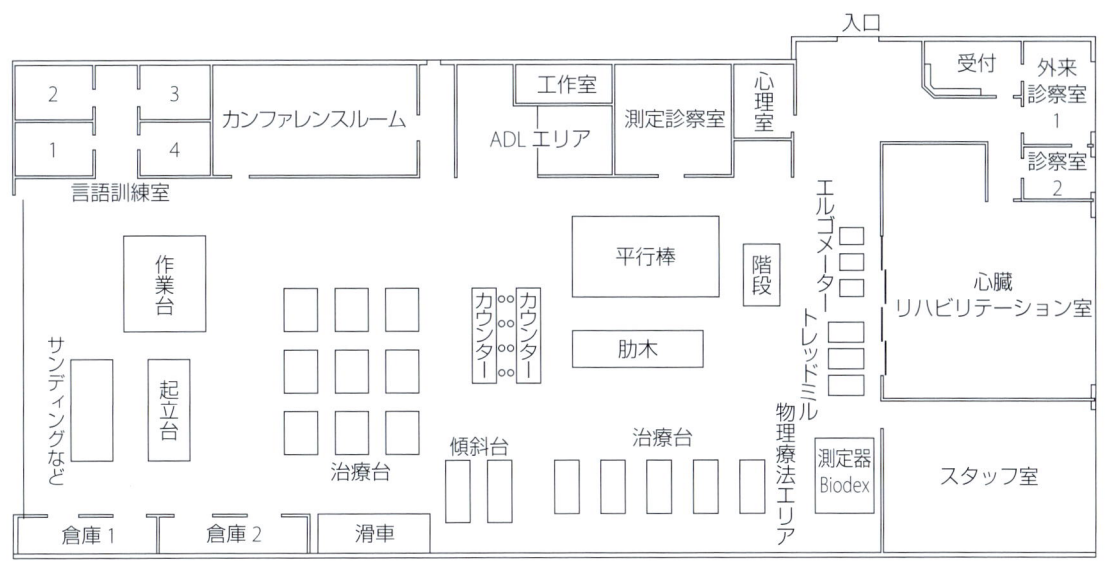

図 3-68　運動療法室の一例（急性期病院）

策も含め考慮する必要がある．また，パソコン導入に際しては院内 LAN などのネットワークで各部署との接続を行う．

　有線 LAN で行う場合には OA フロアが必要となるが，現在は適度なクッション性をもった OA 床材も選択できるようである．もし改築などで OA フロアなどの対応が難しい場合は，院内無線 LAN の導入により解決がはかられる．

8　物理療法機器

　物理療法は運動療法の補助療法として行われることが多く，疼痛緩和やリラクセーションなど運動療法をスムーズに行ううえで有用なものである．導入機器によっては水回りの設備工事が必要なものもあり，湿気対策など換気面でも注意を要する．また，電気を使用するものも多く，電源の場所や数なども機器に合わせて準備する．

9　多目的スペース

　チーム医療の観点より，最近はカンファレンスが重要視されている．必ずしも設置する必要はないが，できれば多目的スペースをリハビリ室内に確保し，プライバシーにも配慮したスペースとして評価やカンファレンスなどに利用できることが理想的である．

10　特殊設備

　特に歩行訓練では，応用歩行としてさまざまな環境での訓練が必要となることもある．運動療法室内に地面を再現することは不可能であるが，屋上スペースを利用したさまざまな地面や段差の再現などの屋外訓練場を設ける場合もある．また全身調整訓練や予防医療の一環として屋内プール設備を設ける場合もあるが，これらは施設の方針によることが大きい．

B　急性期病院における運動療法室
（図 3-68）

　急性期病院ではベッドサイドでのリハビリを行うことが多くなるために，改めてリハビリ室を運動療法領域，作業療法領域にはっきりと分けて設計する必要はないだろう（言語療法は診療報酬上専用の個室が必要と定められている）．

　空間的な境界を設けないことによりお互いの訓練状況が理解しやすくなったり，患者にとっても

自分の担当セラピストの接点（連携）が目の前で確認できたりするために，安心感も得られる．また，セラピスト間の情報交換も行いやすくなるなど，メリットは大きい．しかし両者のリハビリ内容は異なるために設備はそれぞれ特有なものを揃えなければならず，そのための場所の確保は必要である．

急性期から運動療法室で運動療法を開始する場合は，急変時の対策も整えておかなければならない．救急カートやAEDの設置，また可能であればモニター類も場合によっては準備することが望ましい．

また，理想的にはリハビリ対象患者が多い病棟の一部に，ベッドサイドで行う運動療法（床上・起居動作〜起立訓練）から1ランク活動性を上げる場合に使用することを想定した，最低でも70 m² 程度のスペース（ミニ運動療法室）を設けることも望ましいと考える．ここでは短距離の歩行や移乗，起立訓練をベッドサイドよりもスペース的に余裕をもって行うことを想定する．このようなスペースを設けることで，超急性期から急性期にかけての不安定な病態であっても，病棟モニターなどの管理下に運動療法ができることや，急変時にすぐに処置に移れるなどリスクに配慮した運動療法が行いやすいという利点がある．

C 回復期病院（リハビリテーション専門病院）における運動療法室

リハビリ専門病院（主に回復期病院）でのリハビリは，自宅復帰が主な目標となる．そのため，運動療法室内には生活場面を想定した訓練設備も必要となる．実際の訓練は基本的動作の強化および応用が主体となるため，歩行スペースや階段の設置，また筋力強化や耐久性の改善を目的とした運動機器（エルゴメーターやトレッドミル，各種筋力強化機器など）などを使用しながら自宅復帰へ向けての運動療法を行う．

また，病棟での訓練も回復期リハビリの大切な要素であり，病棟も運動療法室の一部と考えることもできるため，病棟の設備についても一般病棟よりもいろいろと配慮が必要となる．回復期病院には，現時点での診療報酬上の施設基準のなかにも「病室に隣接する廊下の幅は内法による測定で，1.8 m 以上であることが望ましい．ただし，両側に居室がある廊下の幅は，2.7 m 以上であることが望ましい」ことや「病室の床面積は，内法による測定で，患者1人につき，6.4 m² 以上であること」などと定められており，この基準をベースにそれぞれの病院独自の設備を整えることが必要である．

病棟での生活は急性期病院とは目的が大きくことなり，病棟生活でのADL活動自体が訓練の一部となる．そのためにトイレや風呂などはできるだけ一般の家庭でも再現できるような設備とするのが望ましい．また，その病院が対象とする疾患によっては，四肢麻痺患者で使用する特殊トイレを設置することもある．風呂については一般家庭にあるような埋込み式の浴槽のある浴室も再現する．これらの病棟内の設備をうまく利用し，運動療法の視点から日常生活における具体的な基本動作の獲得・強化を行っていく．

第 4 部

理学療法の実際

リハビリテーション科医師より処方や指示を受けた際に，理学療法士が駆使する理学療法の実際を，技術の観点から多くの図表を交えながら具体的にわかりやすく解説する．初版，第2版では物理療法に多くの頁を費やしていたが，第3版では使用頻度が低くなってきた装置や治療法は一部削除し簡略化した．

第 1 章
筋力強化訓練

回復理論

1 筋機能回復

　筋力低下は，筋による随意的な力の発生が制限されることと定義されるが，低下は運動に関連する大脳皮質の運動野，皮質脊髄路，脊髄，運動神経細胞，神経筋接合部および筋など，どの部分の障害でも生じる可能性がある．上位運動ニューロンの損傷は，皮質脊髄路などの下行路に影響し，髄節レベルでのシナプス変性を生じさせる．このため，筋力低下は随意的に高い閾値の運動単位を動員することの困難，あるいは低い閾値の運動単位の発動頻度の増加困難に起因すると考えられ，筋力の低下は上位運動ニューロン障害を形成する症状の1つである．

　一方，抗重力下の環境において目的とする動作を円滑に達成するためには，随意筋の収縮に先行した近位筋の予測的な収縮による姿勢制御が不可欠となる．脳損傷者では，予測的姿勢制御の欠如が報告されているが[1~3]，抗重力下となる座位や立位で脳損傷者に麻痺側の上肢挙上を筋機能回復の課題学習として行わせると，麻痺側や後方にバランスを崩す光景をよく見受ける．以上の点から，上位運動ニューロン障害者の筋機能の回復は随意性と姿勢制御の双方の回復をはかり，環境に適応させていくことが必要と考える．

　本項では筋機能の回復を，さまざまな環境に適応可能な動作能力を獲得するための，個々において適正化された随意性と姿勢制御の回復としてとらえ，上位運動ニューロン障害である脳損傷者の筋機能回復を中心に述べていく．

2 運動を支える脳

　運動制御は複雑な神経系システムであるが，随意性および姿勢制御を基本とした運動制御には3つの側面が考えられる（図4-1）．第一は随意的プロセスで，正確な制御を必要とし，上肢の巧緻運動を可能とする制御で，大脳皮質からの信号により遂行され，その信号は線条体，脳幹，および外側皮質脊髄路を介して皮質下層に伝達される．第二は情動的プロセスで，捕食や逃避などの情動行動であり，大脳辺縁系や視床下部から脳幹への投射が重要で，定型的な運動パターンが誘発される．第三は自動的プロセスで，眼球運動や嚥下などの生得的運動パターンや歩行におけるリズミカルな四肢の運動など，無意識のうちに自動的に動作の遂行がなされる．基本的な神経機構は脳幹と脊髄に存在し，遠心的な情報伝達は，いわゆる内側運動制御系（網様体脊髄路や前庭脊髄路など）から脊髄に伝達される（図4-2）．

　このように，運動行動の想起と実行は階層的に制御され，脊髄を中心とする下位機構，脳幹や大脳皮質運動野を中心とする中位機構，より高次な大脳皮質連合野を中心とする高位機構が想定され，運動・感覚の統合が重要となる．さらに，小脳は変化する環境と課題への対応において姿勢応答の大きさを調整し，大脳基底核（基底核）は変化する課題と環境条件に対応して筋活動パターンをすばやく変化させて，神経機構の活動様式をより環境に適合するためにモニターしながら制御していく．

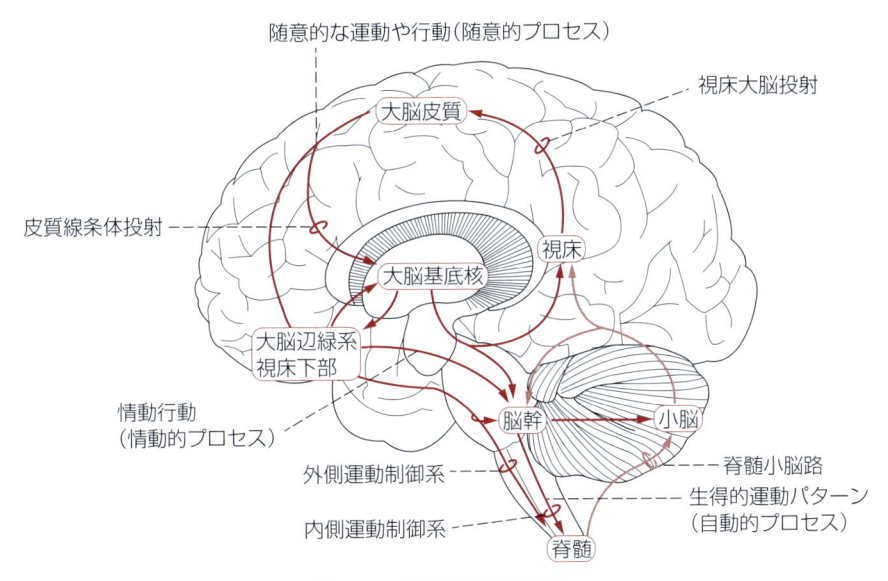

図 4-1　運動制御の枠組み

〔高草木薫, 松山清治：脳幹・脊髄の神経機構と歩行. BRAIN and NERVE 62(11)：1117-1128, 2010 より引用〕

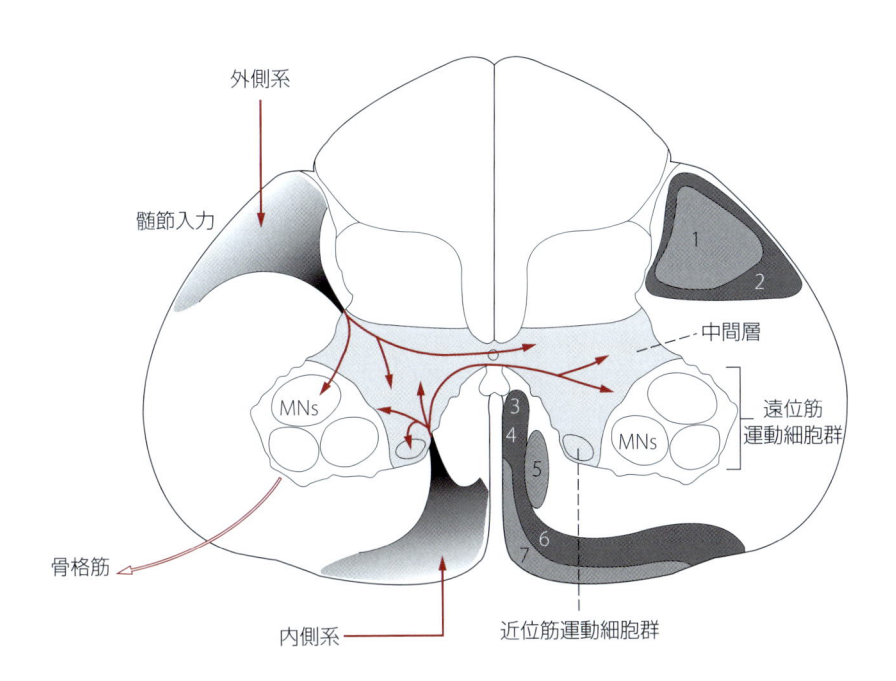

1：外側皮質脊髄路, 2：赤核脊髄路, 3：内側皮質脊髄路, 4：間質核脊髄路
5：視蓋脊髄路, 6：網様体脊髄路, 7：前庭脊髄路, MNs：運動神経細胞

図 4-2　脊髄外側系と内側系による脊髄の支配様式

〔森　茂美：運動の階層制御. 宮本省三, 他(選)：運動制御と運動学習. 協同医書出版社, pp23-47, 1997 より一部改変〕

A　大脳皮質の機能

1　前頭前皮質の役割

　前頭前皮質以外のほかの脳領域では，側頭連合野は形態認知処理を，頭頂連合野は空間認知を，海馬や扁桃体は記憶情報を，小脳は運動記憶情報を，など好みの情報を処理するが，前頭前皮質は脳領域からの多種多様な情報を統合する．その処理機能は，各領域から意味のある情報を選択し，選択結果の保持と操作(狭義のワーキングメモリー)，目的の答えの生成，答えに基づく制御情報の出力を行い，さらにフィードバック結果から制御情報の出力が適切であったか否かの評価を行う，など入力系でも出力系でも階層的に最高次的な役割をもつ．

2　感覚情報の処理

　環境の変化が生じるなかで，目的とした運動を達成するためには視覚，聴覚などの特殊感覚および体性感覚などの各種感覚系から情報収集を行い，その情報を統合して運動出力へと変換させて環境への適応をはかることが必要となる．これらの処理過程は大脳皮質の一部が担うのではなく，全体がシステムとして機能することにより成り立つ．

a. 体性感覚の処理

　一次感覚野で受容された末梢からの求心性情報は，次に隣接される高次感覚野に送られ統合される．この領域は同一の感覚様式に属する感覚情報に限定され，この処理の後，情報は異なる感覚様式を処理する連合野に送られ，複数の感覚情報が統合される．その情報は最終的に前頭連合野に集約され，自己を取り巻く環境の認知と，その環境に適応した行動に必要な企画および調整が行われる．運動連合野は，この情報をもとに行動を支える運動プログラムを組み立て，一次運動野から皮質下に向けて情報伝達して行動が実行される．
　また，四肢の運動による筋紡錘からの運動・感覚情報処理は，体性感覚野のみならず一次運動野を中心とした運動領域との連携が重要となる．たとえば両手を組み合わせると，求心性感覚情報をもとに脳は両手を1つの効果器として使用するように，両手間の中枢神経結合の重み付けを変化させて，片側の随意性が低くても両手が動いているような感覚が形成されると推測される．このような随意運動の制御や学習において重要である運動・感覚の処理には，階層的構造が存在する．単純な手の運動感覚には感覚野と運動野が，片手と物体との運動・感覚には下頭頂葉の活動，両手と物体との運動・感覚にはこれに加えて上頭頂葉の活動が必要となり，運動と感覚の一体化が重要となる．

b. 視覚情報の処理

　視覚情報は，網膜から視床の外側膝状体を経由して後頭葉へ送られ，2つの経路を介して処理される．1つは一次視覚野から側頭葉を経由する腹側経路で，形態認知を行い物体が何であるのか処理が行われる．もう1つは頭頂葉への背側経路であり，空間的認知から物体がどこにあるのかの処理が行われる(図4-3)．この空間的情報は，行為に必要な運動情報に変換したあと，前頭前野および運動前野に伝達され，ほかの感覚情報と統合され行為の企画・準備が行われる．この前頭-頭頂間結合は，大脳皮質における運動制御の基本的な神経システムとなる．

c. 感覚処理の機能分化

　感覚情報の処理に関しては，右半球の前頭葉から頭頂葉領域が身体に関する内受容的な情報処理を優先的に行い，自己の身体像の脳内再現に重要な役割を果たしている．一方で，言語機能および手と物体との連合した機能は左半球が優位となり，自分と外界とを連合する外受容的な情報処理の機能を優先的に保有するなど，情報処理における機能分化が認められる．

B　小脳の機能

　小脳は，運動時における筋緊張運動の制御に関与し，協調的な運動の制御に中心的な役割を果たしている．小脳は，古小脳，旧小脳および新小脳に分類され(図4-4)[4]，古小脳は前庭器官と密接な関係があり片葉小節葉に一致し，主に外側前庭神経核に投射して平衡覚，眼球運動に関係する．旧小脳は求心路として主に脊髄からの入力を受けるため，脊髄小脳とも呼ばれ，主に室頂核と中位

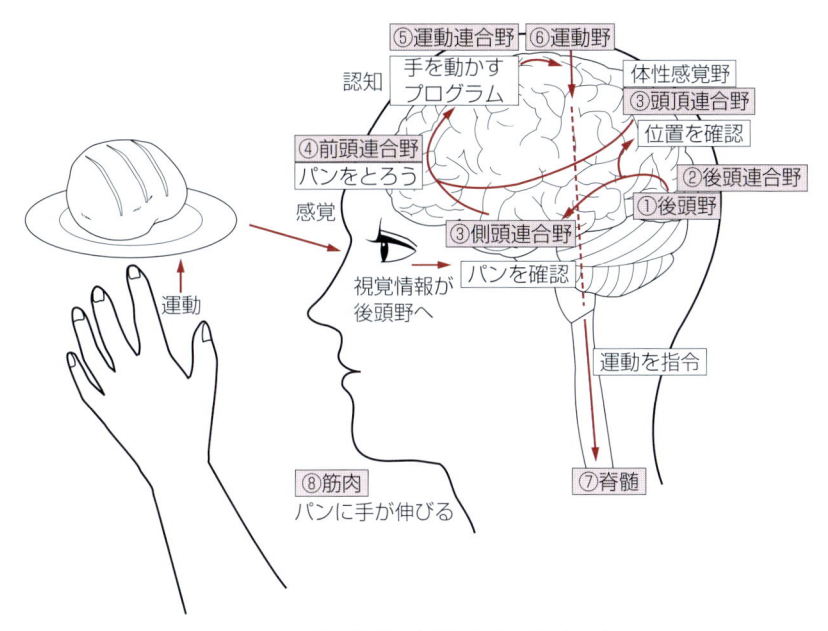

図 4-3 視覚情報の処理過程と運動出力
〔香川真二：臨床導入としての認知理論．大西秀明，他（責任編集）：脳科学と理学療法．三輪書店，pp156-163, 2009 より一部改変〕

核に投射して筋緊張の調節に関与して姿勢や体幹の機能を制御している．また，歩行中の脊髄central pattern generator(CPG)の活動情報は腹側脊髄小脳路を介して小脳に送られるが，各種体性感覚系の受容器由来の情報も，背側脊髄小脳路を介して小脳にフィードバックされている．苔状線維系の情報は，顆粒細胞-平行線維を経由してプルキンエ細胞に伝達される一方，下オリーブ核からの登上線維入力は何らかの誤差信号をプルキンエ細胞に伝達し，平行線維-プルキンエ細胞シナプス伝達の効率に長期的に影響を与える．

このように，小脳は課題を繰り返す間に感覚情報から誤差の検出を行い，長期抑制により誤差を減少させた修正結果を脳幹下行路のニューロンを介して伝達し，脊髄内ニューロンの活動調節による誤差学習を行う（図 4-5）[4]．

C 大脳基底核の機能

基底核は，脳のほぼ中心部に位置し，線条体，淡蒼球，視床下核，黒質から構成される 4 つの神経核の総称である．線条体はさらに尾状核と被殻

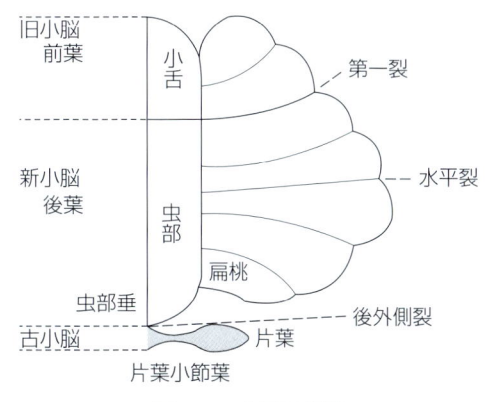

図 4-4 小脳の構造
〔望月仁志，宇川義一：小脳性の歩行障害．BRAIN and NERVE 62(11)：1203-1210, 2010 より引用〕

に，淡蒼球は内節と外節，黒質は緻密部と網様部にそれぞれ分類される（図 4-6）．

基底核は，大脳皮質の広範囲の領野から入力を受けるが，大脳皮質からの情報は基底核の神経核のうち線条体に入力され，基底核で処理されたあと，淡蒼球内節および黒質網様部より出力されて，一部は脚橋被蓋核や中脳歩行誘発野などの脳幹へ情報が伝達されるが，しかし大部分は，再び

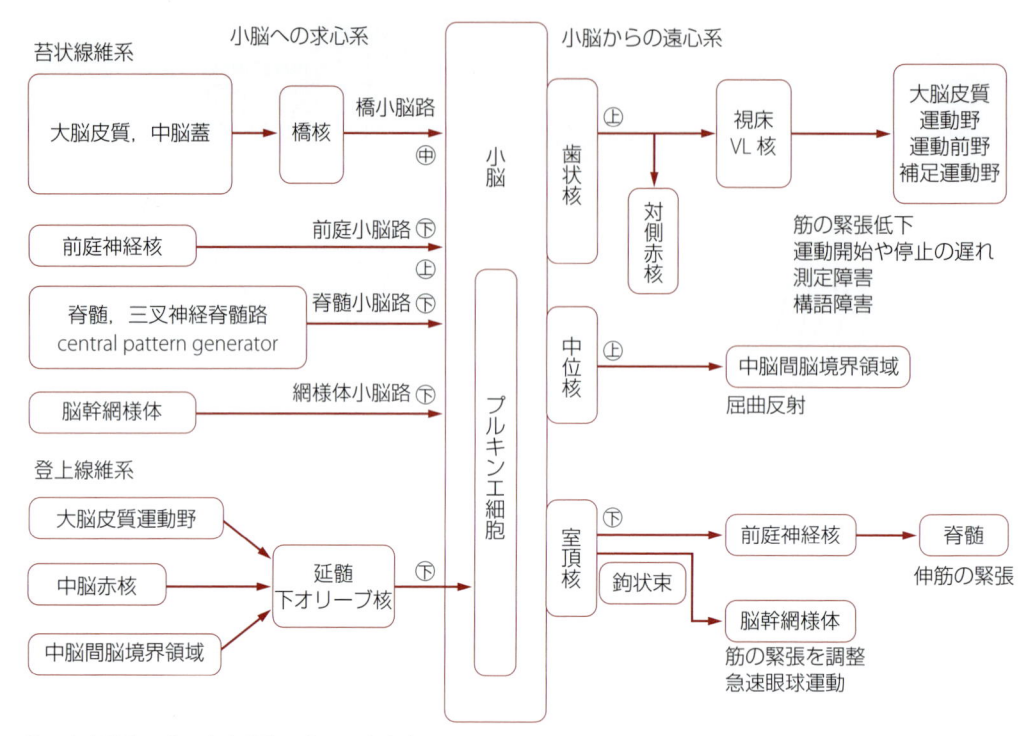

図4-5 小脳の回路

苔状線維系　小脳への求心系

大脳皮質，中脳蓋 → 橋核 → 橋小脳路 ㊥

前庭神経核 → 前庭小脳路 ㊦
　　　　　　　　　　　　　㊤

脊髄，三叉神経脊髄路
central pattern generator → 脊髄小脳路 ㊦

脳幹網様体 → 網様体小脳路 ㊦

登上線維系

大脳皮質運動野
中脳赤核　　　　→ 延髄下オリーブ核 ㊦
中脳間脳境界領域

小脳　プルキンエ細胞

小脳からの遠心系

歯状核 ㊤ → 視床VL核 → 大脳皮質運動野，運動前野，補足運動野
　　　　　↓
　　　　対側赤核

筋の緊張低下
運動開始や停止の遅れ
測定障害
構語障害

中位核 ㊤ → 中脳間脳境界領域
　　　　　　屈曲反射

室頂核 ㊦ → 前庭神経核 → 脊髄
　　　　　　　　　　　　伸筋の緊張
　　　　鉤状束
　　　　　　→ 脳幹網様体
　　　　　　　筋の緊張を調整
　　　　　　　急速眼球運動

㊤：上小脳脚，㊥：中小脳脚，㊦：下小脳脚

図4-5　小脳の回路
〔望月仁志，宇川義一：小脳性の歩行障害．BRAIN and NERVE 62(11)：1203-1210, 2010 より引用〕

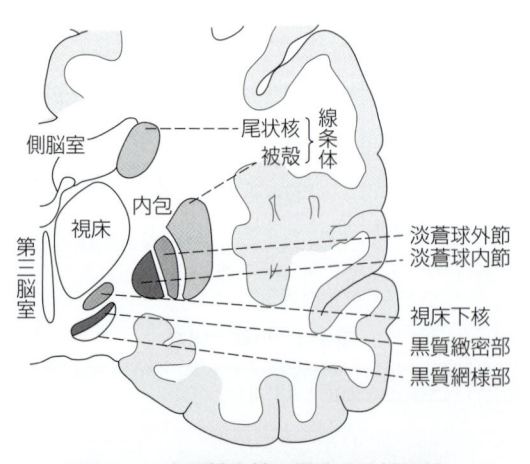

図4-6　大脳基底核を構造する神経核

側脳室，尾状核，被殻｝線条体
第三脳室，視床，内包
淡蒼球外節，淡蒼球内節
視床下核，黒質緻密部，黒質網様部

〔松尾善美：パーキンソン病の脳科学と臨床．大西秀明，他（責任編集）：脳科学と理学療法．三輪書店, pp224-233, 2009 より引用〕

視床を介して大脳皮質に伝達され，いわゆる大脳皮質-基底核ループを形成している．

基底核の入力部である線条体と，基底核の出力部である淡蒼球内節や黒質網様部への連絡は，主に線条体から直接に至る直接路と，線条体から淡蒼球外節と視床下核を経て淡蒼球内節に興奮性に作用して基底核出力部の抑制を強化する間接路の2つの回路から形成される．

基底核の出力部である淡蒼球内節および黒質網様部は抑制性に投射して，大脳皮質や下位運動中枢に定常的に抑制作用を及ぼす．基底核の出力ニューロンは，ほとんどすべてがγアミノ酪酸(GABA)作動性の抑制性であり，きわめて高い自発的活動を示す．したがって黒質網様部は脳幹を強く抑制するが，もし，この抑制が一定以上の強さで常に働いていないと，ゲートからあふれ出た運動信号が統制のとれていない運動を引き起こす．すなわち，基底核が行動の選択におけるゲートの役割を果たしている．

淡蒼球内節や黒質網様部からの持続的抑制がこ

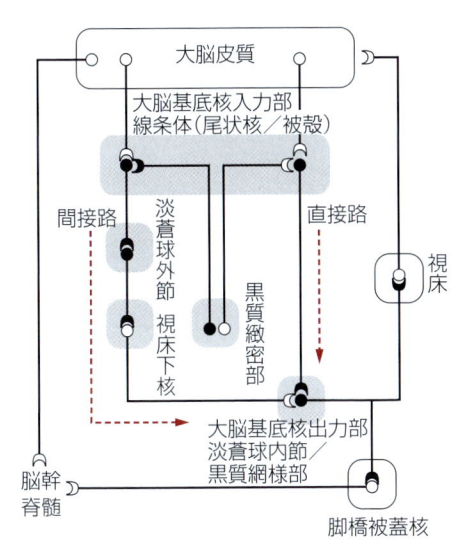

図 4-7　大脳基底核の回路

〔松尾善美：パーキンソン病の脳科学と臨床．大西秀明，他（責任編集）：脳科学と理学療法．三輪書店，pp224-233, 2009 より引用〕

の役割を果たし，ゲートを閉めることにより脳幹の複数の信号をすべて無効としている．しかしながら，ゲートは常時閉じているだけでなく，適切なときに適切なやり方で開かなければならない．これは，線条体から淡蒼球内節や黒質網様部に伝えられる GABA 作動性の抑制信号によっておこる．黒質網様部や淡蒼球内節のニューロンとは対照的に，線条体の出力ニューロンは自発的活動がきわめて低い．しかしながら，適切な環境のもとでは線条体が一時的に，あるいは持続的に発動して淡蒼球内節や黒質網様部のニューロンの持続的活動を抑制することにより，ゲートを開き脱抑制となる（図 4-7）[5]．

このように，基底核の働きは大脳皮質で計画された運動プログラムに基づいて必要とされる運動を促通し，不要な運動を抑制することであるが，運動の速度や力などのパラメータには関与せずに環境に適合した運動の順序を選択して自動的に遂行させる．

また，黒質緻密部は線条体へドパミン作動性ニューロンを投射しているが，黒質緻密部のドパミン作動性ニューロンの活動は運動発現には影響せず，運動課題における報酬に関連して発動する．基底核はある行動によってどのような成果が得られるかを予測し，予期しないときに報酬が与えられるとドパミンは増加する．報酬を与えられることが予測可能な場合は持続的に活動しているが，予測された報酬が得られなかった場合は減少し，成果と予測が一致するようになるまで運動を変化させて最適な運動を習得させる強化学習に関与する．また，ドパミンの減少は基底核内の神経回路を変調させ，結果として基底核出力部からの抑制出力は亢進する．パーキンソン病はドパミンの減少により生じる疾患であるが，抑制出力の亢進は大脳皮質の活動低下を生じさせて運動の減少を誘発し，基底核からの中脳歩行誘発野や視床下部歩行誘発野に対しての過剰な抑制作用と，大脳皮質からの脳幹への興奮性の減少は，筋緊張の亢進や歩行障害を誘発していくと考えられる．

行動の選択に最適な神経回路が基底核の中には存在するが，行動の選択がいつも基底核の処理メカニズムによりおこるとは考えづらく，大脳皮質からの情報が強ければ報酬が期待されない場合でも行動はおこる．報酬に基づく情動的な基底核のメカニズムと，感覚信号に基づく認知的な大脳皮質のメカニズムという，異なる情報間の競合結果として行動の選択は決定される．

D　脳幹・脊髄の機能

運動に適応した姿勢や筋緊張レベルは自動的に調節されるが，この過程を意識することはない．歩行や姿勢の制御に関与する基本的な神経機構は脳幹と脊髄に存在するが，脳幹は大脳皮質，基底核，大脳辺縁系（辺縁系）および小脳から豊富な線維投射を受けて運動を制御するうえで重要な神経機構を形成しており，脳幹や脊髄に損傷がない場合でも大脳皮質や基底核，小脳の損傷によって歩行や筋緊張の異常は表出される．

基底核の出力は，大脳皮質への投射系（大脳皮質-基底核ループ）と脳幹への投射系（基底核-脳幹系）を介して運動を制御するが，前者は随意的な運動に関与するのに対して後者は自動的な筋緊張の調節に関与する．また，辺縁系や視床下部から脳幹への投射系は情動行動に関与し，視床下部からの脳幹の投射は自律神経反応を伴う情動行動を誘発する．

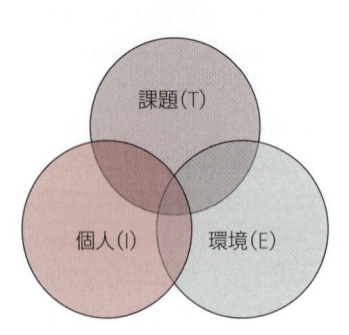

T：task，I：individual，E：environment
図4-8 人の運動・姿勢における個人，環境，課題の関係を示す姿勢制御システム
〔Shumway-Cook A，他（著），田中　繁，他（監訳）：モーターコントロール—運動制御の理論から臨床実践へ，原著第4版．医歯薬出版，p163, 2013 より改変〕

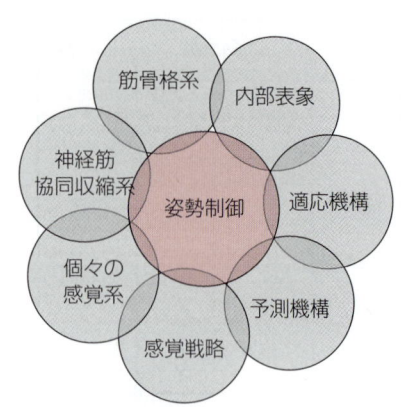

図4-9 姿勢制御に関与する多くの要素
〔Shumway-Cook A，他（著），田中　繁，他（監訳）：モーターコントロール—運動制御の理論から臨床実践へ，原著第4版．医歯薬出版，p167, 2013 より改変〕

　大脳皮質から脳幹への投射において，脳幹の網様体には一次運動野より運動前野からの皮質網様体路投射が優位であり，運動前野由来の線維の多くは網様体内側に終始する．この領域は脊髄に神経線維を投射する網様体脊髄路が豊富に存在する領域で，運動時の姿勢筋緊張や歩行時の肢運動の制御に重要な役割をもつことが考えられる．姿勢制御は目的とする随意的な運動を実現するための予測的運動過程と考えられるが，予測的な運動過程には大脳皮質，基底核および小脳と脳幹とを連絡する神経機構と，それに伴う目的とする運動を実行するための運動プログラムが必要となる．脳幹網様体を薬理的手段により不活動にすると，随意的運動に先行する予測的姿勢制御が活性化されないことが報告されている[6]．皮質からの脳幹投射の大部分が運動プログラムの生成に関与する運動前野に起始することを考えると，皮質-脳幹-脊髄投射系は随意運動を円滑に実行可能とするための予測的な姿勢制御を担い，この姿勢制御を基盤として皮質脊髄路が上下肢および手指の巧緻な運動の遂行を可能としていると考えられる．

3 運動制御理論

　運動は歩き，走りといった基本的なことから，捕食などの複雑なものまで多岐にわたるが，運動制御とは運動するために必要なさまざまな神経機構を調整する能力とされ，治療介入では随意性と姿勢の制御が重要となる．

A 運動に影響を与える要因

　人は環境のなかで巧みに動きを変化させ行動しているが，運動は個人，課題そして環境の3つの要素の相互的な作用から生じ，個人が運動を組織化して実行するうえにおいては，課題と環境の制約を受ける（図4-8）．このように，課題と環境に適合する個体の能力が機能的な動作遂行を決定するため，課題の難易度の序列化や環境による影響を図などを用いて可視化させて，運動学習戦略を決定していくことは有用である．

B 姿勢制御のメカニズム

　姿勢制御は，定位と安定性という二重課題に対して空間中の身体位置を制御することである．姿勢定位は，運動課題に関与する複数の体節間および身体と環境との間の関係を適切に維持する能力とされ，姿勢安定性は，支持基底面に身体質量中心（質量中心）を制御する能力と定義される．空間中での身体位置の制御には，さまざまな運動課題と環境のなかで定位と安定性の要素が必要とされるが，野球において飛んでくるボールをダイビングキャッチするなど，運動課題によっては安定性

を犠牲にして適切な定位を得ることが優先される場合もある.

このような運動中の中枢神経機構は,環境に適応するための自己における調整システムとしてとらえられる.運動は課題と環境との相互作用を受け,自己において組織化され発現されるが,内在要素としては,筋骨格系,神経筋協同収縮系,個々の感覚系,感覚戦略,予測機構,適応機構,内部表象,などが概念化されている(図4-9)[1].

筋骨格系は,関節可動域(ROM)や柔軟性,筋特性などの生体力学的な関係で,身体アライメントの不良や筋力低下は質量中心の安定化を妨げる要因となる.神経筋協同収縮系は,階層的に組織化され,応答の迅速化を可能とする筋活動の協同収縮(シナジー)調整であり,従来の反射階層理論の反射反応が1つの要素として役割を果たすことになる.個々の感覚系は,視覚系,前庭系,体性感覚系があり,それらの多様な感覚情報を統合する過程が感覚戦略と考えられる.予測機構は,過去の経験や学習に基づいて随意的な運動に先立って体幹や近位筋を収縮させることにより姿勢を調整し,適応機構は,課題や環境の変化に対応して合目的的な行動を可能とするために,運動・感覚過程を修正(筋出力パターンの変更や筋収縮の組み合わせの変更)する高次の認知機能であり,内部表象は,活動のイメージ化の役割を果たす.

1 安静立位時の制御

安静立位において身体を鉛直な状態に保持する要素として,適切なアライメントの確保により質量中心をずらそうとする重力の影響を最小にすること,筋緊張および抗重力筋活動による姿勢緊張によって重力の作用による身体の崩れを防ぐこと,があげられるが,ROMの制限や変形は姿勢制御において基本的な問題となる.また,視覚系,前庭系,体性感覚系からの入力は,重力と環境との関係から空間での身体位置と運動との相互関係において重要であり,安静立位ではすべての感覚系要素がかかわっている.

2 外乱時の制御

不意に支持面が動いたり,予期しない歩行周期においてスリップしたりなど,外乱時の姿勢制御は複数の筋を協同収縮系としての単位で結合して制御することにより,すばやい対応が可能となる.

外乱に対する姿勢制御の神経機構に関して,English[7]は歩行中の脊髄のCPG活動に関する情報を伝達する,腹側脊髄小脳路の破壊後に外乱を与えると,肢間協調の回復が阻害されることを報告しているが,外乱後の肢間協調には脳幹および小脳の神経機構が重要な働きをすると考えられる.また,外乱を規則的な条件にて与えると,姿勢応答の大きさと拮抗筋応答の幅が練習により減少して収縮することが報告されており[8],予測的姿勢制御は熟達した運動に先立ち,フィードフォワード的に姿勢筋を活性化させるだけでなく,外乱に適合させて姿勢調節の大きさを収縮させる場合も使用されている.

外乱時の姿勢制御に関与する感覚情報は,視覚系を介して送られる運動器への伝達信号の応答潜時は200ミリ秒と遅延するのに対して,体性感覚の応答潜時は80～100ミリ秒と敏速である.そのため成人では支持面が急激に移動して不安定になり,短時間で外乱動揺を補償するという条件下では視覚は主要な役割を果たさず,優先的に体性感覚情報に依存している.

4 脳損傷者の治療介入

脳損傷などにより中枢神経システムの破綻が生じると,神経機構はその機能を最大限に発揮することが困難となり,表出される動作はさまざまな環境のなかでの適応能力が損失される.

この失われた機能を回復させるためには,環境に適応可能となる自己における調整システムを,治療介入により再構築していくことが必要となる.

A 脳損傷による運動機能障害

脳損傷者は,筋緊張および運動パターンの異常を伴う筋出力を特徴とする上位運動ニューロン障害としてとらえられ,表出される運動機能障害は陽性徴候,陰性徴候,適応的徴候に分類される(図4-10)[9].

陽性徴候は,伸張反射(狭義の痙縮)亢進(図4-

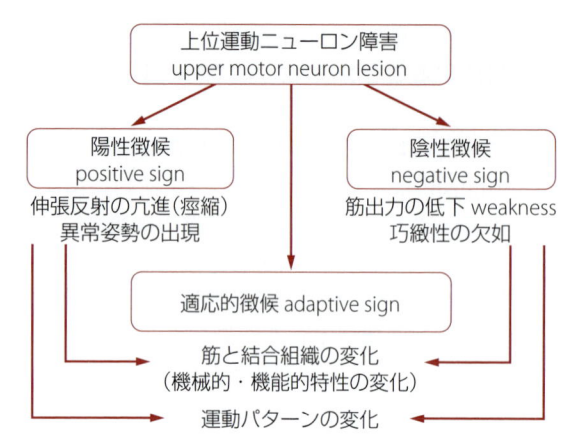

図 4-10 上位運動ニューロン障害による運動機能障害
〔望月　久：脳卒中における機能障害と評価．理学療法科学 22(1)：33-38, 2007 より引用〕

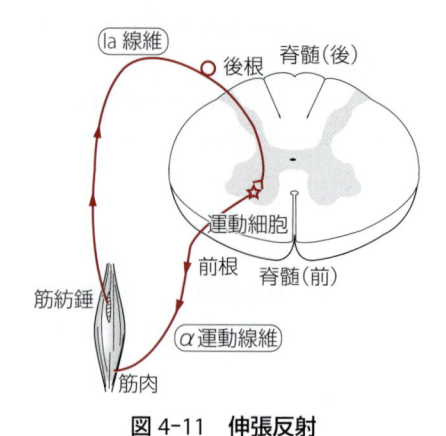

図 4-11 伸張反射
筋が引き伸ばされると筋の中にある筋紡錘がそれを感知して，引き伸ばされた筋が反射性に収縮する．

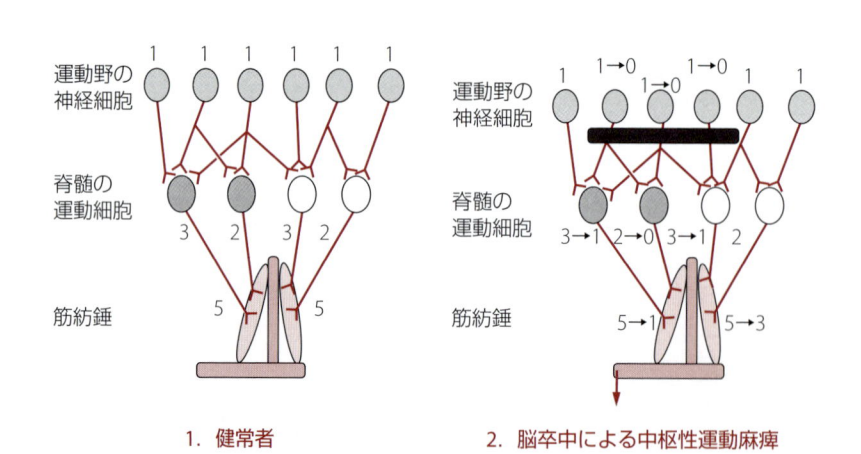

図 4-12 中枢運動麻痺のモデル
図中の数字は入力されるニューロンの数を示す．2 の黒い部分が病巣部を示し，障害されたニューロンからの信号が途絶え，筋出力の低下と協調性の低下が生じる．
〔望月　久：脳卒中における機能障害と評価．理学療法科学 22(1)：33-38, 2007 より引用〕

11)や異常姿勢の出現であり，陰性徴候は，筋力（筋出力）低下と巧緻性の欠如として表出される．筋力低下は，力を出そうと努力しても力を発揮できない筋出力の絶対量が不足している状態であり，巧緻性の欠如は，運動の実行に際して協調的な筋活動ができない状態で，自由度の高い選択的な運動が不能となる．適応的徴候は，筋と結合組織の変化（機械的・機能的特性変化）や筋トーヌスの亢進，運動パターンの変化が含まれ，筋トーヌスの亢進は骨格筋の受動的な運動に対する抵抗性としてとらえられ，筋や関節周囲組織の二次的変化に影響を受ける．また，運動パターンの変化は筋力の不均衡，巧緻性の欠如および筋トーヌスの亢進などにより姿勢が適応的に変化した状態をいう．望月[9]は陰性徴候である筋出力の低下と巧緻性の欠如について，脳損傷により本来的に備わっている運動ニューロン間の線維連絡が損傷され，残存する運動ニューロンの活動により表出される筋収縮様式であり，解剖学的に定まる筋の走行により決定されるとしてモデル化をはかっている（図 4-12）．

また，予測的な姿勢制御において体幹の姿勢緊

表4-1 基本的共同運動パターン(上肢)

	屈筋共同運動	伸筋共同運動
肩甲帯	挙上・後退	前方突出
肩関節	屈曲・外転・外旋	伸展・内転・内旋
肘関節	屈曲	伸展
前腕	回外	回内
手関節	(掌屈・尺屈)	(背屈・橈屈)
手指	(屈曲)	(伸展)

〔上田 敏：目でみるリハビリテーション医学,第2版.東京大学出版会,p16,1994より一部改変〕

表4-2 基本的共同運動パターン(下肢)

	屈筋共同運動	伸筋共同運動
股関節	屈曲・外転・外旋	伸展・内転・内旋
膝関節	屈曲	伸展
足関節	背屈・内反	底屈・内反
足趾	伸展(背屈)	屈曲(底屈,鷲趾形成)

〔上田 敏：目でみるリハビリテーション医学,第2版.東京大学出版会,p16,1994より一部改変〕

張は重要となるが,脳損傷者では上下肢に加えて体幹部にも筋緊張の異常(陽性徴候)や筋出力低下(陰性徴候)が生じるため,異常な姿勢緊張によってあたかも重力に潰されているかのような過剰な屈曲姿勢を呈していたり,反対に体幹伸筋群の過剰な収縮によって固定的な姿勢を呈していたりすることが多い.このため,動作時に適切な姿勢緊張の調節が欠如するために病前とは異なる運動パターンとなり,各関節の選択的な随意運動が困難となる.

B 脳損傷者の回復過程(表4-1~4)[10]

発作直後は完全麻痺で,一見弛緩様であるが(BrunnstromステージⅠ),やがて連合反応が上下肢の近位筋の一部(大胸筋・僧帽筋の上部,股内転筋群)におこり,随意収縮がおこる(ステージⅡ).随意的な筋収縮は次第に強くなり,やがて共同運動の形をとって集団運動ができるようになるが,上肢では屈筋パターン,下肢では伸筋パターンが早く出現し優勢となる.やがて屈筋共同運動,伸筋共同運動のいずれも随意的にほぼ完全におこせるようになるが,共同運動以外の自由な運動はできない.この時点では連合反応,姿勢

表4-3 連合反応

1. 対側性連合反応 contralateral associated reactions
   a. 上肢(対称性)*
      健肢の屈曲→患肢の屈曲
      健肢の伸展→患肢の伸展
   b. 下肢
    - 内外転・内外旋については対称性(Raimisteの反応)
      健肢の内転→患肢の内転(と内旋)
      健肢の外転→患肢の外転(と外旋)
    - 屈伸に関しては相反性*
      健肢の屈曲→患肢の伸展
      健肢の伸展→患肢の屈曲
2. 同側性連合反応 homolateral associated reactions
    - 主に同種*
      上肢の屈曲→下肢の屈曲
      下肢の伸展→下肢の伸展

*:例外も決して少なくない.
〔上田 敏：目でみるリハビリテーション医学,第2版.東京大学出版会,p17,1994より引用〕

表4-4 姿勢反射

1. 緊張性頸反射(TNR)—上部頸髄レベル
   a. 非対称性緊張性頸反射(ATNR)
      頸部の捻転→顔の向いた側の上下肢の伸筋優位
              →反対側の屈筋優位
   b. 対称性緊張性頸反射(STNR)
      頸の屈曲→上肢屈筋優位,下肢伸筋優位*
      頸の伸展→上肢伸筋優位,下肢屈筋優位*
2. 緊張性迷路反射(TLR)—延髄レベル
      背臥位→上下肢伸筋優位
      腹臥位→上下肢屈筋優位
3. 緊張性腰反射 tonic lumbar reflex
   (島本・時実—脊髄レベル?)
    - 上半身を右に捻転したとき
      右→上肢屈筋優位,下肢伸筋優位
      左→上肢伸筋優位,下肢屈筋優位
4. そのほか
      側臥位→上位側の上下肢の屈筋優位
          →下位側の上下肢の伸筋優位
      立位 →上肢屈筋優位
          →下肢伸筋優位

*:下肢については人間では上肢と同じパターンをとるという時実の説に従っている.
〔上田 敏：目でみるリハビリテーション医学,第2版.東京大学出版会,p17,1994より引用〕

反射などの影響が最も強い(ステージⅢ).これを頂点(折り返し地点)として,そのうちにだんだんと共同運動に近いが多少異なったパターンの運動が可能となり(ステージⅣ),さらに回復すれば共同運動から離れた個々の独立した運動が可能とな

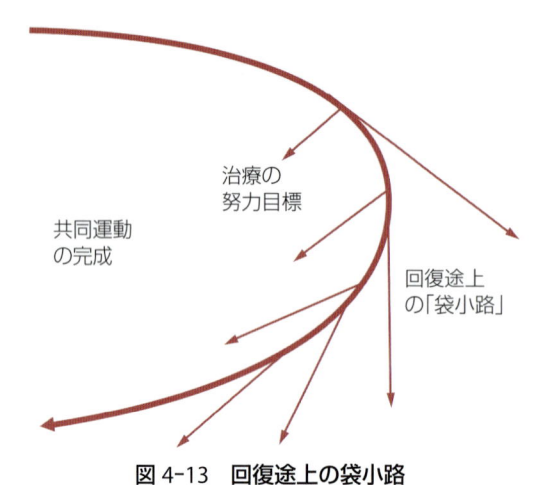

図4-13 回復途上の袋小路
〔上田 敏：目でみるリハビリテーション医学 第2版．東京大学出版会，p36, 1994より一部改変〕

り（ステージⅤ），最後には共同運動をほとんど完全に脱して自由にどんな運動もほぼ完全な形でできるようになる（ステージⅥ）．しかしながら，いずれの麻痺でも，すべての症例が完全にもとどおりに最終段階まで回復するのでなく，その損傷の度合に応じて中途の段階で停止することになる（図4-13）[10]．

C 脳損傷後の脳活動変化

1 運動再学習と脳活動変化

脳損傷後の機能回復においては，損傷周辺部の可塑的な再組織化が重要となる．Nudoら[11]はリスザルの一次運動野に脳梗塞をつくり，麻痺側手でのエサ取りを課題学習として行わせた結果，学習群では一次運動野の手の領域が拡大され機能が回復したが，学習を施行しなかった群では一次運動野の手の領域が消失していたことを報告し，運動課題の学習に伴う脳の可塑性変化と同時に，不使用により退行性の変化が生じることを示している．

損傷した脳は，運動制御機能を再獲得するために多様な戦略を取ると考えられる．損傷初期の運動課題学習においては，損傷運動野とは対側の運動・感覚野の活動が活発となり，その後の経過で損傷対側の活動は減少し，代わって損傷周辺部の活動が優位になる．これは脳損傷の発症直後からしばらくの間は，損傷対側の活動が麻痺側の運動機能を支えて，損傷周辺部の機能が回復するまで重要な役割を果たしているためのようである．人は，10歳ぐらいまでは一次運動野および運動前野とも対側および同側性支配が機能するが，成人になると両側性支配は運動前野のみ残存し，一次運動野の同側性支配は脳梁を介した抑制性入力のため機能が減弱される．脳損傷によりこの抑制が消失すると，損傷対側の支配機能が出現し，一時的に麻痺側の運動機能を支える．

しかしながら，脳梗塞の好発部位である内包に損傷が生じ，運動制御に関与する下行路の著明な損傷により運動機能が低下すると，損傷対側の運動関連領野の活動は長期間認められる．慢性期脳卒中患者を対象としたconstraint-induced movement療法（CI療法）により機能回復が認められた報告において，軽症群では麻痺側の運動に伴う脳活動の賦活が損傷側にシフトしていたが[12]，より重度な患者では脳活動の賦活が損傷対側であったとし[13]，対象とする患者群の重症度より脳内の再編成の機序が異なることを示している．このように，損傷後に認められる損傷対側の運動関連領野の活動は，麻痺側の運動制御において機能的役割を果たすが，損傷対側の活動が活発化することに由来する脳梁抑制は，運動機能回復の鍵になると考えられる損傷側の運動・感覚野の回復機能を抑制させる現象が生じる．

使い慣れた脳内ネットワークが破綻された状態で，脳は目的とする運動制御を可能とするため必要と思われる情報を可能なかぎり多く関連領域に伝達し，最も効率的で最適な代償的ネットワークを構築していく作業を行う．再学習初期における脳活動の亢進は，適切な脳内ネットワークの形成と並行して生じるが，このとき認められる広範囲な脳領域での過活動は，脳の再学習過程を示し運動機能の回復とともに徐々に収束していく．このような現象は健常者の課題に対する運動学習にも同様に観察され，脳の本質的な運動制御・学習戦略であると考えられる．

D　治療介入の進め方

1　評価による障害構造の把握

　評価により脳損傷者の障害構造を把握することは，治療目標を決定するうえで重要となる．さまざまな動作において，患者が示す運動形式は環境と課題との相互関係の結果として生じた適応形式ととらえることができるが，国際生活機能分類（ICF）に基づき，生活機能を心身・身体機能（機能障害），活動（活動制限），参加（参加制約）における包括的概念として捉え，否定的側面である障害構造を相互的作用から理解することは有用と考える（第1部第3章参照）．しかしながら，動きを構造的に思考するうえでICFの「活動」には広範な動作・活動が含まれることから，実行能力と実行状況が同じ範疇で扱われていることに不都合さがある．実行能力はNagi分類の機能的制限と同じと考えられる．活動制限を動作・行為の実行状況のみとして，実行能力は機能的制限として機能障害との間に組み込むことにより，機能障害と動作能力である機能的制限，環境要因を含んだ活動制限としての実行状況を，それぞれ双方向に思考可能となる．

　これを姿勢制御システムモデル（図4-8, 9）に基づき推論すると，環境と動作課題が同じ場合，動作遂行に対する戦略の違いは一部サブシステムの機能不全を包含した，個人の自己調整システムの適応行動の結果としてとらえられる．評価は機能的制限での動作能力の評価を基軸として行い，サブシステムの機能の有効性を推論し，さらに環境への影響と推論を進めていく．具体的にはリハビリ室など標準的な環境下での動作課題に対して表出される動作戦略の観察を行い，なぜそのような戦略を選択しているのか，その手法や方法から戦略要素の分析を行い，サブシステムとの関連性を推論していく．その際の各サブシステムの評価は認知機能，ROM，筋力，感覚など，機能の評価となる．

2　治療介入の捉え方

　治療介入は，自己調整システムに基づき，改善する目的と到達目標を明確にして課題学習の難易度を決定するが，必要と考えられる機能の代償的補填（装具の使用など）を行い，学習環境を整備したうえで運動学習を進めていくことが肝要となる．

　新たな運動課題に取り組む初期段階には，これまで獲得してきた経験と外的環境に関する情報から課題に対する種々の情報収集および処理が必要となり，患者の注意能力を含めた高次な神経系の活動が重要となる．次の段階として，患者の注意は課題の内容だけでなく，実施する課題に対するパフォーマンスに向けられ，課題の反復学習によって正確性や課題達成速度の向上をはかっていく．さらに最終段階として，運動課題は実際の生活環境において自動的に適用可能となることが必要となるため，運動のパラメーターを変えていく課題や異なる課題を混在させてのランダム学習，会話しながらの課題達成（同時課題）など，課題に注意を集中しなくても無意識で課題の実行が可能となるよう運動記憶を定着させる．

　再学習初期の脳活動亢進は，運動機能の回復とともに徐々に収束していくことから，脳の可塑的変化を継続的に促すためには，課題学習をただ単純に繰り返すだけでなく，難易度を段階的に高めるような課題設定と反復練習による学習量が重要となる．

　また，運動学習を行ううえで患者へのフィードバックは重要な要因となる．フィードバックには，自らの感覚情報を処理しての内的なフィードバックと治療者からの外的なフィードバックに分類される．さらに，外的フィードバックは患者の学習課題に対する情報処理をどの段階で焦点化させるかにより，同時フィードバックと最終フィードバックに分類される．同時フィードバックは治療者のハンドリングや視覚的および聴覚的に教示されることが多く，最終フィードバックは運動終了後に患者が課題を実行した際に得た感覚情報である運動記憶を顕在化する役割を担うが，フィードバック情報は患者の注意・認知の観点から端的に要点をまとめて2～3つとすることが肝要となる．また，患者の運動・感覚の入力情報を高めるうえで治療者のハンドリングによる外的なフィードバックは重要となり，運動パターンや自己における調整システムの適正化に有益となる．

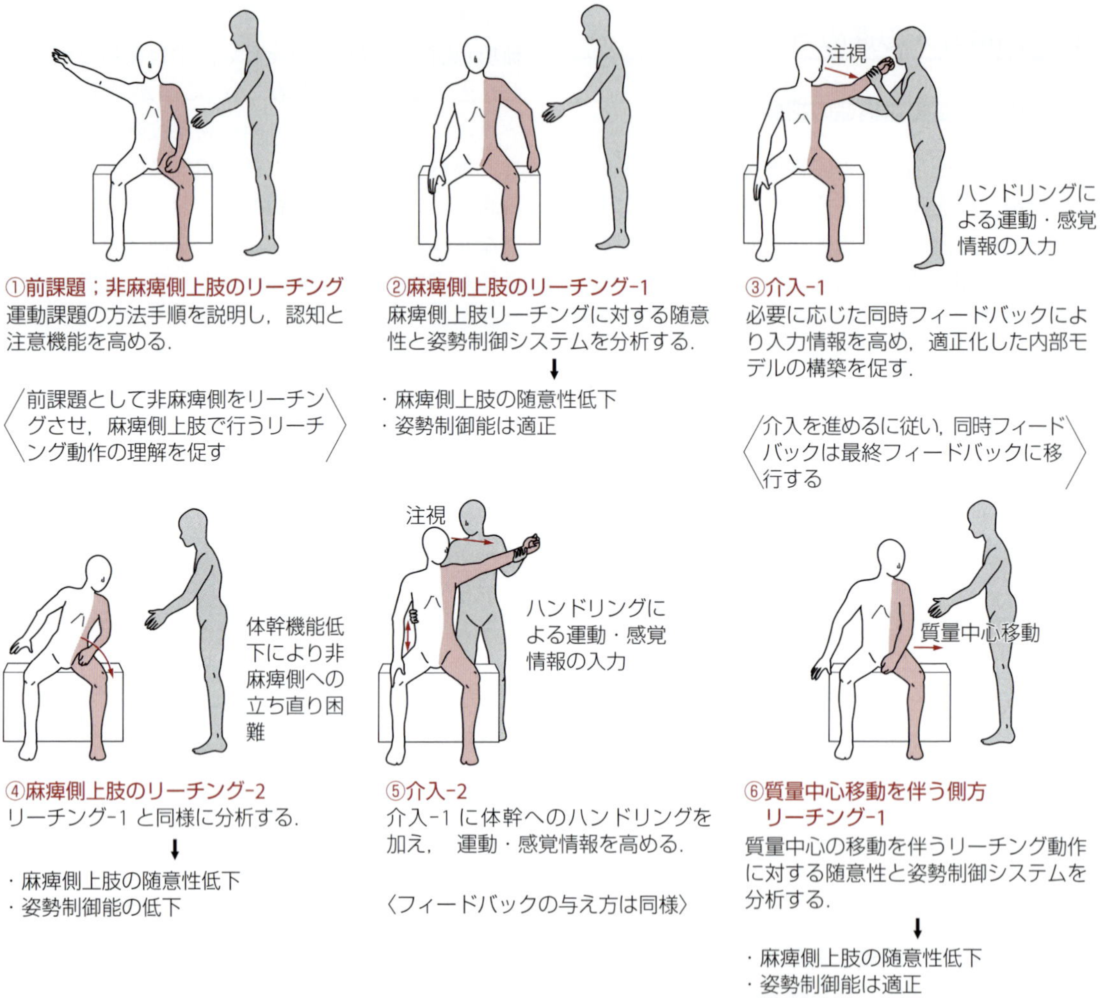

①**前課題；非麻痺側上肢のリーチング**
運動課題の方法手順を説明し，認知と注意機能を高める．

〈前課題として非麻痺側をリーチングさせ，麻痺側上肢で行うリーチング動作の理解を促す〉

②**麻痺側上肢のリーチング-1**
麻痺側上肢リーチングに対する随意性と姿勢制御システムを分析する．

・麻痺側上肢の随意性低下
・姿勢制御能は適正

③**介入-1**
必要に応じた同時フィードバックにより入力情報を高め，適正化した内部モデルの構築を促す．

ハンドリングによる運動・感覚情報の入力

〈介入を進めるに従い，同時フィードバックは最終フィードバックに移行する〉

④**麻痺側上肢のリーチング-2**
リーチング-1と同様に分析する．

・麻痺側上肢の随意性低下
・姿勢制御能の低下

体幹機能低下により非麻痺側への立ち直り困難

⑤**介入-2**
介入-1に体幹へのハンドリングを加え，運動・感覚情報を高める．

ハンドリングによる運動・感覚情報の入力

〈フィードバックの与え方は同様〉

⑥**質量中心移動を伴う側方リーチング-1**
質量中心の移動を伴うリーチング動作に対する随意性と姿勢制御システムを分析する．

・麻痺側上肢の随意性低下
・姿勢制御能は適正

図4-14-1　座位での麻痺側上肢リーチング課題（左片麻痺）

3　課題学習の実際

抗重力下となる座位で，脳損傷者の麻痺側上肢のリーチングを課題学習とした筋機能回復（上肢挙上の随意性と姿勢制御の回復）をはかる手順を述べていく（学習場所は標準的環境としてリハビリ室を想定）．

患者に課題学習の手順を説明し，課題学習に対する認知と注意を促す．最初に前課題として非麻痺側上肢のリーチングを行い，麻痺側上肢で行うリーチング動作の理解を促す．続いて麻痺側上肢をリーチングさせ，自己の調整システムとして表出される運動適応を，麻痺側上肢の随意性と姿勢制御システムの観点から分析する．ここから随意性低下に関与する要因と姿勢制御システムを構成するサブシステムの機能不全を抽出し，随意性と個々のサブシステムの機能の向上および全体システムの適正化をはかるため介入を加えていく．まず，視覚的フィードバックを与える目的で挙上する上肢を注視させ，セラピストは必要に応じたハンドリングと聴覚的な同時フィードバックを加えて運動・感覚の入力情報を高めていき，自己の適正化された調整システムに基づく内部モデルの構築を促す．フィードバックは介入を進めていく過程において，患者の運動記憶の顕在化をはかるため最終フィードバックへと移行していく（図

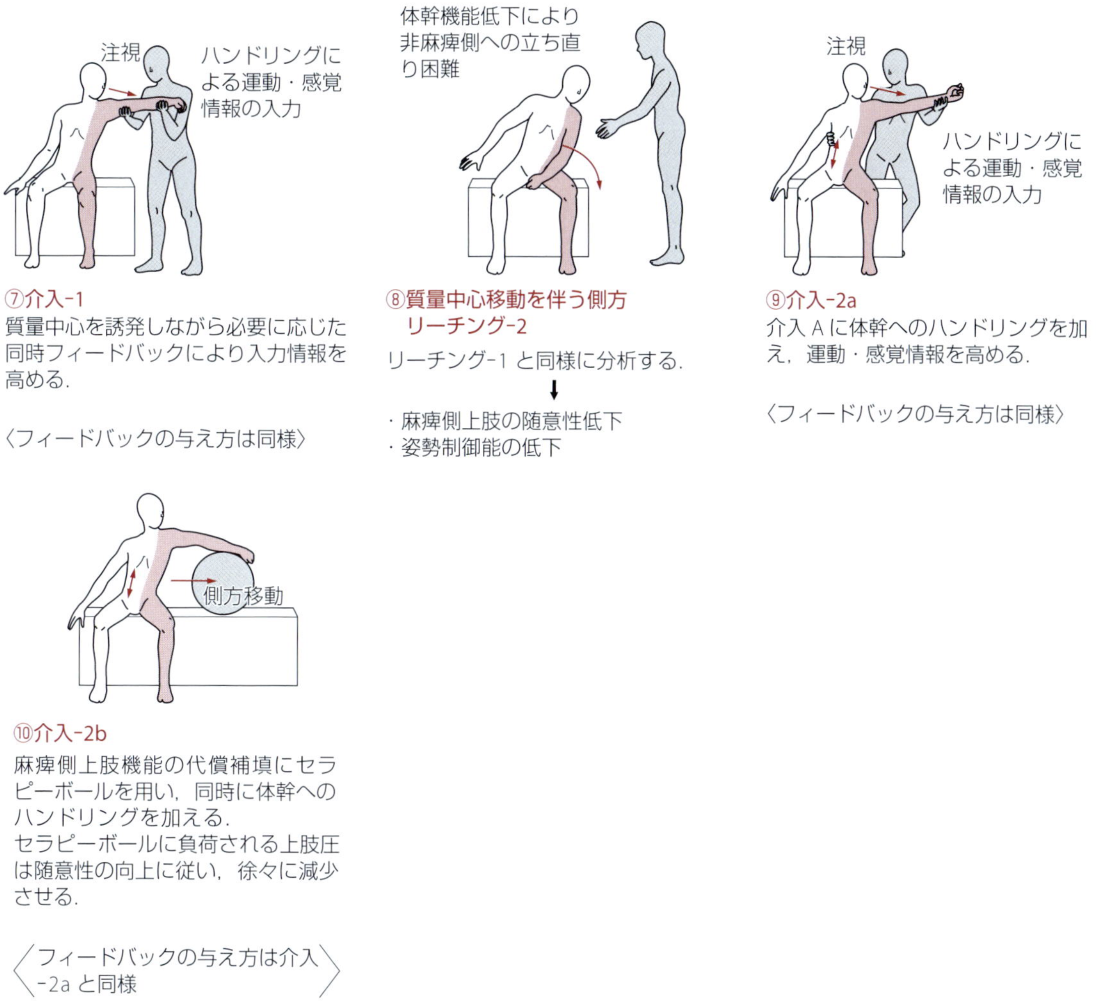

⑦介入-1
質量中心を誘発しながら必要に応じた同時フィードバックにより入力情報を高める．

〈フィードバックの与え方は同様〉

⑧質量中心移動を伴う側方リーチング-2
リーチング-1と同様に分析する．

↓

・麻痺側上肢の随意性低下
・姿勢制御能の低下

⑨介入-2a
介入Aに体幹へのハンドリングを加え，運動・感覚情報を高める．

〈フィードバックの与え方は同様〉

⑩介入-2b
麻痺側上肢機能の代償補填にセラピーボールを用い，同時に体幹へのハンドリングを加える．
セラピーボールに負荷される上肢圧は随意性の向上に従い，徐々に減少させる．

〈フィードバックの与え方は介入-2aと同様〉

図4-14-2　座位での麻痺側上肢リーチング課題（左片麻痺）

4-14）．

リーチングの難易度は課題と環境との関係から決定され（図4-15），一定方向から多方向（順序性→ランダム），座面にラバーなどを設置して支持基底面の安定から不安定へと変化させるほか，質量中心の保持から移動を伴ったリーチング，手指機能を必要とする物品操作など，徐々に難易度を高めながら行っていく．学習が進むに従い，課題学習は環境要因を変えてリハビリ室内から病棟へと移行していく．さらに学習は座位から立位でのリーチング練習へと進められるが，座位から立位への姿勢変化は質量中心の高位と支持基底面の狭小化から座位姿勢より重力の影響を受けやすいた

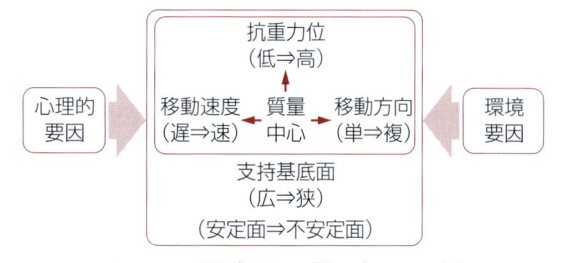

図4-15　運動課題と難易度との関係

め，より高い姿勢制御能が必要となり，安定性を確保する目的で代償機能の補填など学習環境の整備が必要となる（図4-16）．

体幹機能低下により非麻痺側への立ち直り困難

注視

ハンドリングによる運動・感覚情報の入力

代償機能の補填（装具を適応）

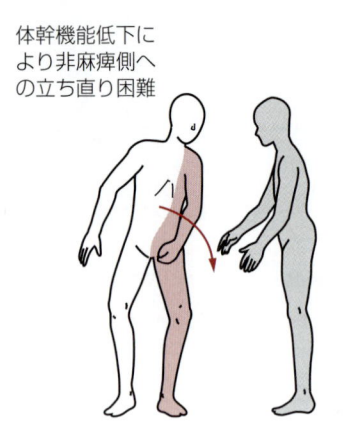

1. 麻痺側上肢のリーチング
座位と同様な観点で分析する．

↓
・麻痺側上肢の随意性低下
・姿勢制御能の低下

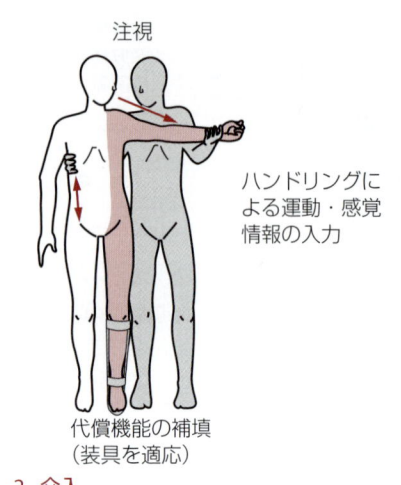

2. 介入
立位では姿勢制御の難易度が高くなるため，下肢装具の適応など必要に応じた学習環境の整備を行う．

図 4-16　立位での麻痺側上肢のリーチング課題（左片麻痺）

5 運動療法以外の治療介入

A 経頭蓋磁気刺激（TMS）

　脳損傷者の運動機能の回復は，脳の可塑性による脳内ネットワークの再構築に由来するが，損傷側半球の運動関連領域の脳活動の回復は機能回復において重要と考えられる．健常者では脳梁を介して左右の大脳半球は同等に互いに抑制しあいバランスがとれているが，脳損傷後は興奮性が増大した損傷対側半球が運動機能を支えるため相対的に活動亢進状態となり，損傷側半球へ異常な抑制作用が生じて，本来の運動機能の回復に必要である損傷側半球の活動低下を招いて運動機能の回復を妨げている．

　このような脳損傷者に対する運動機能回復を目的とした治療手段として，非侵襲的な経頭蓋磁気刺激 transcranial magnetic stimulation（TMS）による治療効果が報告されている[14]．TMSは，刺激コイル内に非常に短いパルス電流を流すことで周囲に磁場を発生させ，生体内で渦電流を誘起するという電磁誘導を応用した刺激方法である（図4-17）．これらの刺激は，シナプス長期増強やシナプス長期抑制様の変化を引き起こすとされ，刺激部位の興奮性を高めたり低下させたりする効果を発揮する．1 Hz 以下の低頻度 TMS は刺激部位を抑制し，5 Hz 以上の高頻度 TMS は興奮性の作用をもち，経頭蓋的に大脳皮質を安全に刺激可能である．また，損傷対側運動野への低頻度 TMS は損傷対側運動野の興奮性を低下させ，損傷対側運動野から損傷側運動野への脳梁抑制を減少させることによって損傷側運動野の活性化を引き起こし，機能を改善させると考えられている（図4-18）[15]．

　今後は効果を持続させるため，運動療法を組み合わせた治療法など新たな介入法の確立が待たれる．

B 表面筋電図バイオフィードバック

　身体機能のなかで，たとえば脳・心臓・筋肉は活動の結果，絶えず電気的変化を生じているが，それを感じとれないし，またその電気的活動を調節することもできない．バイオフィードバックとは，通常では意識されない生体情報を工学的な手段によって意識上にフィードバックすることにより，体内状態を意識的に調節することを可能にする技術や現象の総称とされている．

5 運動療法以外の治療介入　167

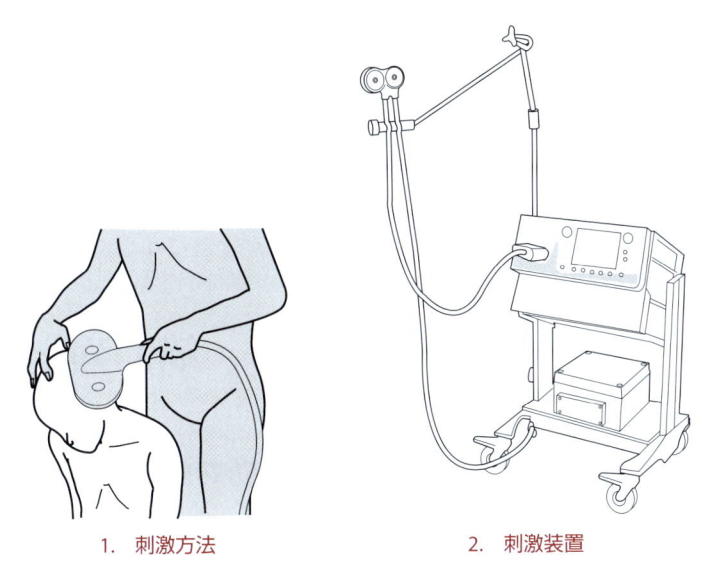

1. 刺激方法　　　　2. 刺激装置

図 4-17　経頭蓋磁気刺激(TMS)
頭皮上にコイル(1 では 8 の字コイルを使用)を置き，コイルに電流を流すことにより脳内に渦電流を発生させ刺激を行う．

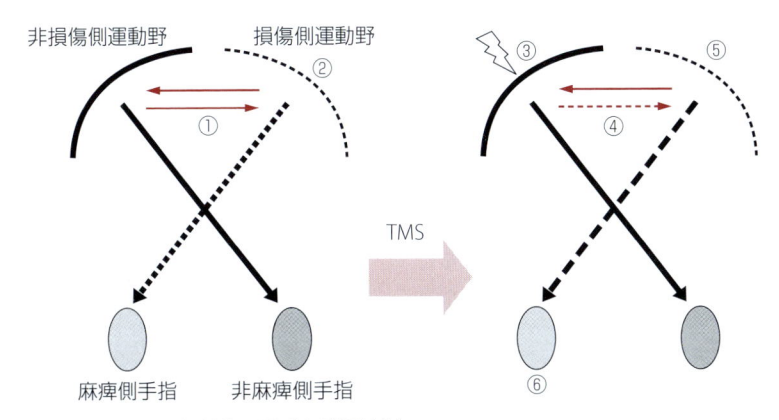

①患側運動野への相対的に過剰な脳梁抑制
②相対的に過剰な脳梁抑制による損傷側運動野の機能低下
③TMS により非損傷側運動野の興奮の抑制
④過剰な脳梁抑制の減少
⑤脳梁抑制の減少による損傷側運動野の活性化
⑥麻痺側手指機能の改善

図 4-18　TMS による麻痺側機能改善の機序
〔生駒一憲：脳卒中慢性期患者の健側経頭蓋磁気刺激療法．神経治療 23(6)：641-644, 2006 より一部改変〕

　筋電図バイオフィードバックは，1960 年代より脳損傷者の麻痺筋に対して用いられてきたが，機器が高価なことや簡便に使用できないなどの理由により，普及度はそれほど高くはなかった．しかしながら，近年の工学技術の発達により小型軽量化のうえ低価格となり，ノイズ除去の処理技術

表4-5 表面筋電図バイオフィードバック療法の適応

促通	麻痺筋の促通（脳損傷，脊髄損傷，末梢神経麻痺） 萎縮筋の筋力強化（骨折などの運動器疾患，廃用）
抑制	過緊張筋の抑制（脳損傷，脊髄損傷，痙性斜頸，顔面痙攣）

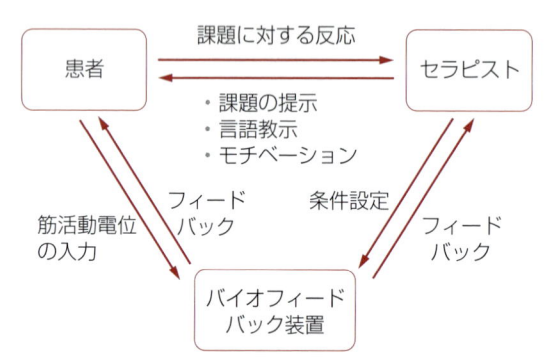

図4-19 患者とセラピストによる筋電図バイオフィードバックの利用
〔甲田　宗嗣，工藤弘行，他：表面筋電図バイオフィードバックの臨床応用．PTジャーナル44(8)：693-699, 2010より引用〕

も進んだことから，比較的容易な使用が可能となっている．

筋電図バイオフィードバックは，筋活動より発生する微弱電流を計測してフィードバックすることで，不足した筋活動の促通や過剰な筋活動を抑制してリラクセーションを獲得することなど，適切な筋活動を促すことが可能であり，新しい運動課題の獲得や運動パターンの適正化に対して有効である（表4-5）．具体的には，患者はセラピストにより提示された課題学習を実行すると，患者から得られた筋活動電位は筋電図バイオフィードバック装置に入力され，視覚および聴覚的情報としてセラピストと患者にフィードバックされる．セラピストは適宜，どのように運動すればよいのかなど必要に応じた言語教示やハンドリングにより学習の適正化をはかることが可能となる（図4-19）[16]．

筋活動は目標とする活動電位の程度により，①積極的に筋力強化を促す目的で，漸増抵抗運動法に従った活動電位の目標値設定，②筋の選択的収縮を促し，かつ対象筋以外の筋収縮が伴わない目標値設定，③慢性疼痛が生じている部位の定常的に活動状態にある周辺筋に対して，疼痛を増強させない範囲内で収縮と弛緩を繰り返して筋虚血を伴った，疼痛の悪循環是正するための目標値設定，の3つの筋活動レベルがあげられる．治療の際は，病態と障害特性を理解したうえで治療内容を選択していく必要性がある．

筋力強化運動

1 筋力強化運動の必要性

高齢者がいつまでも健康的に安全に暮らしたり，スポーツ選手が高いパフォーマンスを発揮したりするために，骨格筋の果たす役割は大きい．たとえば，毎日繰り返し行う起立動作を円滑に実行するには，下肢の筋力だけでなく全身持久力と合わせて局所的な筋持久力も必要不可欠である．また，短距離走の陸上選手は短時間に高い筋出力を発揮できなければ好成績を出すことはできない．しかし，なんらかの疾患に罹患して手術を受けたり，加齢および廃用などの原因により骨格筋の能力が低下したりすると，少なからず日常生活やスポーツ活動に影響することになる．

なんらかの原因により骨格筋の能力が低下した場合には，できるだけ早期に筋力を回復させる適切なアプローチが必要となる．そのアプローチは疼痛や腫脹を最小限におさえつつ，筋の柔軟性を維持してROMを低下させない，効率よく安全なプログラムが求められる．特に高齢者または障害を有する患者に対する筋力トレーニングは，効率的かつ安全に実施されなければ身体活動を高める手段とはならない．

高齢者の日常生活能力と下肢筋力の関連性について，池添ら[17]は起居移動動作能力と関連しているのは膝伸展筋力と足関節背屈筋力であるとしている．また，ADLのなかで，いかに骨格筋に対して効果的な負荷をかけた動作や行為を取り入れているかが重要な鍵となる．骨格筋の特性を十分考慮したうえで，患者の活動制限や参加制約を改善するために必要な要素を見きわめて，効率的に筋力強化運動を実施するべきである．

表 4-6 筋力の3要素とそのトレーニング内容

要素	負荷量 (％1RM)	回数 (1セット)	セット数	インターバル
最大筋力	80〜120%	10回	3〜5セット	1〜2分間
筋パワー	60〜80%	10〜20回	6〜8セット	3〜5分間
筋持久力	40〜60%	20〜30回 (できるかぎり多く)	5〜10セット	90秒以内

2 筋力の3要素とそのトレーニング内容

A 最大筋力

最大筋力とは，自分の意思で物を持ち上げたり，押したり引いたりできる最大の力であり，その大きさは一般的に筋の断面積に比例する．ベンチプレスで1回だけ持ち上げることができる最大重量1RM（repetition maximum）は，大胸筋と三角筋を中心とした上肢の最大筋力であり，握力や背筋力などのように機器を用いて測定することもある．最大筋力は，筋の出力レベルを決める重要な因子であり，筋の収縮する速度には関係ないとされる．

最大筋力すなわち筋肥大を目的としたトレーニング内容として，1RMの80〜120%（100%以上には介助が必要である）の強めの負荷にて約10回を1セットとして，セット間のインターバルを短め（1〜2分間）に設定して3〜5セット実施することが多いが，セットごとに負荷量を増やすなどの工夫が必要である（表4-6）．

B 筋パワー

筋パワーとは，一定時間内にどれだけ大きな仕事（パフォーマンス）を生み出すことができるかを示す能力であり，筋力と筋収縮速度の積で表される．この能力は走る，跳ぶ，蹴るなどの瞬発系のパフォーマンスと深くかかわる要素であり，スポーツ活動には欠かせない要素である．

筋パワーを向上するためのトレーニングは，1RMの60〜80%の中等度の負荷にて10〜20回を1セットとして，できるだけ素早く運動してインターバルを長め（3〜5分間）にとり6〜8セット実施するが，セットごとに徐々にスピードを上げるように努力する（表4-6）．

C 筋持久力

筋持久力とは，筋を一定時間収縮した状態に維持したり，一定の運動を反復して繰り返したりする能力である．この能力は筋肉内の血液循環量に深くかかわり，筋内の毛細血管が発達しているほうが筋持久力は高い．ヒトが日常生活のなかで繰り返す，立ったり座ったりの動作には，最大筋力よりむしろ筋持久力が関連している．

局所的筋持久力の改善には，1RMの40〜60%の軽い負荷で可能なかぎり反復運動を連続して行い，セット間のインターバルは90秒以内と短めに設定して5〜10セット実施する（表4-6）．

3 効果的な筋力トレーニングプログラム設定のポイント

筋力レベルに適した効果的な筋力トレーニングのプログラム作成にあたって考慮するべき事項は，①負荷量（運動強度），②運動回数とセット数，③インターバル（セット間の休息時間），④運動様式，⑤筋収縮速度，などの各要素と相互関係である．

また，筋力トレーニングにより向上した筋出力を効果的に運動，動作，行為に結びつける必要がある．遂行不能になった活動の直接的な原因となる要素を見きわめたうえで，ターゲットを絞り込んで問題の解決に結びつけなければならない．たとえば，大腿骨頸部骨折患者の術後における股関節周囲筋の強化を効果的に進めるうえでは，外転

運動はもちろん立ち上がり動作や排泄行為との関連性を見ながら，トレーニング内容の微調整をはかるべきである．

　筋力を維持強化するための抵抗運動は，レジスタンストレーニング resistance training（RT）と呼ばれ，ROM 運動と並んで臨床で実施される頻度が高い．RT は，米国スポーツ医学会 American college of sports medicine（ACSM）によるガイドラインのなかで「エビデンス A」にランクされているので，その効果も大きい[18]．RT のプログラムは，等尺性，求心性，遠心性の 3 つの筋収縮様式と片側および両側の単関節運動もしくは多関節運動の有効な組み合わせが必要とされる．

　RT の具体的内容は，トレーニングに対する患者の経験レベルによって適切に変化させるべきである．初心者であれば 8～12 RM で開始するのに対して，スポーツ選手などの RT 熟練者には 1～6 RM の強い負荷量または 1～12 RM の広範囲の負荷量を用いる．適度な収縮リズム（1～2 秒に 1 回）で行い，セット間の休息は 3～5 分間として，トレーニング頻度は初心者では 2～3 回/週とするが，徐々に頻度を高めて経験者では 4～5 日/週とする．

　筋力トレーニングにより筋線維が微細な損傷を受けると，運動により消費された筋肉内のグリコーゲン量が，適切な休息とエネルギーの補給によって運動前よりも増加する「超回復」という現象がみられる．このように筋力トレーニング後に適切な休養と十分な栄養を補給すると，筋線維一本一本の肥大がおこると同時に，筋線維数も増加することにより筋断面積は増大する．筋力トレーニング後の変化として，初期は新たに参加する運動単位の増加や複数の運動単位の同期化などの中枢神経系の働きによることが大きく，中期以降の変化として筋断面積が増大する．

　筋力トレーニングの実施に伴う身体機能の変化は，①身体組成の改善，②エネルギー供給能力の増進，③筋活動を調整する能力の改善を基盤とした筋機能の総合的な向上，である．筋力強化運動によって筋機能を総合的に高めることにより，行動体力が向上して，結果的に ADL 能力およびパフォーマンスを高めることになる．

4 筋力トレーニングを効果的に進めるポイント

　筋力トレーニングの効果を最大限に引き出すためには，以下 A～J の 10 項目のポイントを考慮して実行するべきである．

A　筋力トレーニング前後における筋の柔軟性の確保

　筋力トレーニングを実施するなかで強化したい筋群を繰り返し収縮させた状態が続くと，筋線維が硬化して柔軟性が低下する危険性が高い．強い筋収縮を繰り返して引き出しながらも柔軟性を維持するためには，筋活動の前後に必ず入念にストレッチを実施する必要がある．効果的なストレッチの内容としては，筋の起始と停止の位置関係および筋の走行を考慮して，できるだけ筋線維を引き離す方向へ関節を動かすことが望ましい．

　たとえば，ハムストリングなどの二関節筋を多く含む筋は，膝関節を伸展した状態で股関節を屈曲する動きに合わせて，股関節の位置を内旋・外旋方向に回旋しながら内側ハムストリングと外側ハムストリングを分けて個別にストレッチするとよい．静的ストレッチと動的ストレッチを組み合わせて，セルフストレッチを基本とするが，不十分である場合にはパートナーストレッチを導入するべきである．

B　筋力トレーニングの特異性

　筋力強化運動の効果の表れ方は，トレーニングの実施内容に左右される．これはトレーニング効果の「特異性 specificity」と呼ばれ，トレーニングの動作様式，筋収縮様式および持続時間によって効果が変化する．

　たとえば，筋力トレーニング時の運動速度の特異性について，低速と高速での筋力トレーニングの効果を比較すると，低速で筋力を強化しても高速で発揮される筋力に効果はないが，逆に高速で筋力を強化すると低速での筋力も同時に強化される．よって，筋パワーを改善するには高速での筋

力トレーニングを実施するほうが適している．
　また，筋力強化の関節角度特異性について，関節運動を伴わない等尺性収縮運動では，筋をより伸張した状態にてトレーニングを実施すれば効果が高いとされる．しかし，痛みを伴う関節に対する筋力トレーニングは，関節への負担を考慮して筋力が発揮しやすい位置を選択することも必要である．

C　遅発性筋痛への対応

　遠心性収縮を取り入れたトレーニングは，筋への負荷量に対して少ない運動単位 motor unit で対応することに加えて，代謝量も少ないのが特徴である[19]．筋肥大および筋力強化には効果的であるが，筋組織へのダメージが大きいためにトレーニング後に「遅発性筋痛」が生じる．この主な原因は，筋および腱線維と結合組織の微細損傷とされ，その発生を予防すると同時に早期の回復が望まれる．
　その対策として，①運動前に入念な静的・動的ストレッチとウォーミングアップを実施して，筋の柔軟性と筋温を高めること，②筋への負荷量や回数を段階的に増やすこと，③遠心性収縮を取り入れる前に等尺性収縮や求心性収縮などを事前に実施すること，④運動終了後に軽めの有酸素運動やストレッチなどのクールダウンを必ず実施すること，が考えられる．
　高齢者もしくは障害者に対して遠心性トレーニングを導入する場合には，特に慎重に対応するべきである．トレーニング開始初期には遠心性トレーニングを積極的に用いるべきではない．その理由は，高齢者における筋損傷後の修復および再生能力が若年者に比べて低いからである[20]．よって，等尺性および求心性トレーニングを充分実施したあとに実施するか，遠心性トレーニングの回数を徐々に増やすなどの配慮が必要である．また，トレーニング終了後にはアイシングやストレッチを充分実施するとともに，休息を長めにとる配慮が必要である．

D　インナーマッスルとアウターマッスル

　筋肉は構造的に表層にあるアウターマッスルと深層にあるインナーマッスルに大別される．機能面からみると，アウターマッスルは関節を大きく動かす粗大な筋であるのに対して，インナーマッスルは関節を安定させる比較的小さな筋である．たとえば，頸部の屈伸運動に関与しているのは，アウターマッスルである胸鎖乳突筋とインナーマッスルである頭・頸長筋である．頸部が安定して動くためには，それぞれの頸椎が円滑に動く必要があり，この運動を引き出しているのがインナーマッスルである．したがって，筋を強化する場合には，アウターとインナーと両方の筋力をバランスよく強化しないと ADL やパフォーマンスの向上には結びつかない．インナーマッスルのトレーニング方法として，肩関節では特に腱板（rotator cuff）に対して実施するトレーニングや，腹部では腰痛改善のために実施する腹横筋のトレーニングであるコアトレーニングがある[21]．

E　末梢の筋と中枢の筋との関連性，共同筋と固定筋との関連性

　ヒトがさまざまな動作を遂行するうえで，上下肢それぞれにおいて末梢と中枢にある筋群の関連性は重要である．つまり，遠位部での運動が円滑に遂行されるためには，近位部での安定性と固定性が欠かせない．遠位部での運動の速度が速ければ速いほど，近位部での固定が必要となる．よって，中枢の筋はより大きな力（パワー）を生み出す原動力になるのに対して，末梢の筋はスピードと巧緻性が求められる．それらの特徴を十分ふまえたうえで，上肢では肘関節・手関節・手指の運動が円滑に遂行されるために肩甲骨周囲筋の固定性が不可欠であり，下肢では膝関節・足関節・足趾の円滑な運動遂行のために骨盤周囲と股関節周囲筋の安定性が不可欠である．
　また，屈筋と伸筋などの動筋と拮抗筋を同時に収縮する練習を取り入れるべきである．具体的には，上肢は腕立て伏せ，下肢はスクワットにて，肘と膝関節を軽度屈曲した状態で保持する練習を

取り入れるとよい．中枢部の安定性を確保するトレーニングを優先して実施するべきである．

F　開放運動連鎖と閉鎖(的)運動連鎖

　筋力強化エクササイズの運動形態には，開放運動連鎖 open kinetic chain(OKC)と閉鎖(的)運動連鎖 closed kinetic chain(CKC)がある．OKCとは，足底や手掌が地面に接地せずに手足がフリーな状態で筋が収縮する方法であるが，非日常的な動きが多い．これに対してCKCは，床からの反作用 reaction を利用して筋の収縮を引き出す方法であり，手掌や足底に感覚刺激に対応した動きが必要となる．CKCは下肢全体としての協調性も高めることができるために，神経-筋協調機能 neural adaptation の向上も期待できる[22]．

　前十字靱帯損傷後の早期における筋力強化運動においては，大腿骨に対する脛骨の前方偏移を最小限におさえた状態で，大腿四頭筋の筋力強化を実施する必要がある．そのためには，早期よりスクワット(クウォーター，ハーフ)，ステップ動作およびランジ(踏み出し)動作を積極的に導入するべきである．さらにCKC運動は，スポーツ活動中の基本的運動に結びつきやすい利点がある．レッグプレスやブリッジ運動などは，OKCとCKCの中間の運動形態であるために semi-closed kinetic chain(SCKC)と呼ばれ，体重負荷が少ない状態で可能な運動なので，筋力の回復が不十分である場合にも実施可能である[23]．

G　マシントレーニングとフリーウェイトの比較

　マシントレーニングは，簡単かつ安全であることに加え，姿勢も安定して使用できて関節の動きもある程度制限して使用できる特徴がある．フリーウェイトに比べて，運動負荷量を正確に設定できるので，必要以上の筋力を発揮することがなく，身体をきちんと固定した状態で行え，初心者でも安全に実施可能である．マシンは500 g～数kgのプレートをレバー1つで自由に変えられるために，患者の筋力レベルに応じた細かい負荷の設定が可能である．また，マシンを使って運動するとその軌跡が常に一定であるので，強化したい筋肉にターゲットを絞ってトレーニングをすることが可能である．さらに，運動の開始時点を意識したトレーニング(初動負荷理論)の導入も可能である．

　それに対して，鉄亜鈴や重錘を用いたフリーウェイトによる筋力強化運動は，設定した運動課題との微妙なズレが関連する筋相互間の働きをより強めることになる．患者自身がトレーニング方法を正確に認識したうえで実施しないと効果が半減するばかりでなく，けがを引き起こすことになりかねない．その反面，適切な方法でトレーニングを遂行すると複雑な運動過程のなかで，運動に関与するいくつかの筋群の協力的な筋収縮力を強めてパフォーマンスの改善につながる．さらに，片側および両側で行う単・多関節運動を組み合わせることにより，総合的筋力の改善に役に立つ．

　近年，CybexやKin-com，Biodexなどの等速性運動機器を使用して，一定の角速度に設定した遠心性収縮トレーニングが導入されている．この機器の特徴として，さまざまな筋の収縮形態(他動運動，等尺性，等張性，等速性運動)およびその組み合わせによる身体の各関節での運動を，客観的に評価・トレーニングすることが可能である．特に，等速度運動では300°/秒までの任意の角速度での評価とトレーニングが可能であるため，スポーツ選手のスポーツ特性に応じて適切な角速度を選択することができる．

　筋力の発揮特性として，筋肉の起始と停止が近づきながら収縮する求心性収縮より，起始と停止が離れながら収縮する遠心性トレーニングにて発揮される筋力のほうが強力であり，筋力強化運動の効果は高い[24]．さらに，求心性収縮では角速度が遅い運動での筋力が発揮しやすいのに対して，遠心性収縮では角速度が速い運動での筋力を発揮しやすい．その特徴をふまえたうえで，求心性収縮では遅い角速度，遠心性収縮では速い角速度で，確実に筋力強化運動を実施すると高い効果が引き出せる．

H　高齢者に対する抵抗運動

　高齢者は，筋断面積および毛細血管密度の有意

な減少が観察されることから，加齢に伴う筋の量的な喪失が認められる．加齢に伴い筋容量は低下するが，残存筋の収縮能力はあまり衰えないとされる．よって，高齢者は日ごろから運動する習慣をつくり，筋の廃用性の筋力低下を防ぐ必要がある．筋力強化運動を継続して実施するためには，運動内容がシンプルでわかりやすい内容であることに加えて，定期的に効果判定を行い動機づけにする工夫が必要である．

高齢者に対して適切な筋力強化運動を実施すれば，筋肥大が観察される．若年者と比較して高齢者の筋肥大反応は弱まるが，強い抵抗運動を継続して実践すると，筋力に加えて最大酸素摂取量，毛細血管密度，筋断面積なども増加する．高齢者に対して筋力強化運動を安全に実行するためには，リスク管理を徹底することに加えて，より効率的に実行してその効果を維持することが重要となる．たとえば，変形性膝関節症患者に対しては，膝関節への負担を軽減して筋力強化を行うために，水中運動や自転車エルゴメーターを用いるなどの配慮が必要である．

I 運動学習の視点からとらえる筋力強化運動

筋力強化運動は，基本的に「過負荷の原則」に則り，適切な筋収縮の種類で，負荷の強さ，反復回数，運動時間などを適切に処方することが求められる．しかし，どんなに効果的な運動処方であっても，その処方を受けた患者自身がよりアクティブに取り組み，その運動を継続しなければ効果が認められない．

近年，筋力強化運動においても，神経-運動器協調機構を基本とした関節トレーニング[25]や運動学習の視点を取り入れた方法が導入されている．これらの方法に共通していることは，筋力を効果的に発揮するためには適切な「感覚入力」が必要不可欠であり，感覚器と効果器との密接な連携が重要ということである．具体的には，筋力は神経から収縮する命令（信号）を受けて初めて活動するので，パフォーマンスの向上に結びつくためには，筋をより素早く作動する反応速度の向上が重要な鍵となる．この反応速度の向上のためには，さまざまな形で感覚的な刺激を皮膚や関節に与えて，それにできるだけ素早く反応して筋肉を収縮させる練習を繰り返して行う必要がある．

J 筋のバランスを考慮したトレーニングの重要性

筋力強化運動では，左右同名の筋に対して同等にトレーニングすることが重要である．上下肢にはそれぞれ利き手・利き足があり，活用度に優位性があることをふまえ，左右同様に筋力を強化することがADLおよびパフォーマンスの向上に結びつく．筋力に左右差がみられると疼痛・変形を引き起こす原因となる危険性が高い．

また，筋は動筋と拮抗筋の力関係を考慮に入れてトレーニングする必要がある．たとえば，膝関節では大腿四頭筋とハムストリングス，体幹では腹直筋と脊柱起立筋，肘関節では上腕二頭筋と上腕三頭筋の力関係である．この筋力比は研究報告により若干の違いはあるが，その比率を維持しつつ筋力トレーニングする必要がある．この筋力の比率が崩れると関節への負担が増加し，疼痛・炎症の発生につながる[26]．

次に脊椎の運動には，椎骨の運動に個別に作用する筋と，椎骨全体の動きに作用する筋がともに関係していることに注意する．たとえば頸部には，個別に作用する頭（頸）長筋と全体に作用する胸鎖乳突筋のバランスが重要であるとともに，手部や足部では複雑かつ精巧な働きをする比較的小さな手内筋（足筋）と，外部から入り込んでくる粗大な筋力を有する前腕筋（足外筋）の関係も重要である．

日常生活やスポーツ活動においては，それぞれの骨格筋が個別に作用しているのではなく，さまざまな状況に応じて協力しあって作用していることを考慮して，その関連性を考えて筋力トレーニングを実施する必要がある．

5 筋力強化運動の手順

筋力強化運動を開始する前には，必ずウォーミングアップを実施する必要がある．自転車エルゴメーターや関節の屈伸運動などの軽い有酸素運動

1. 第1期

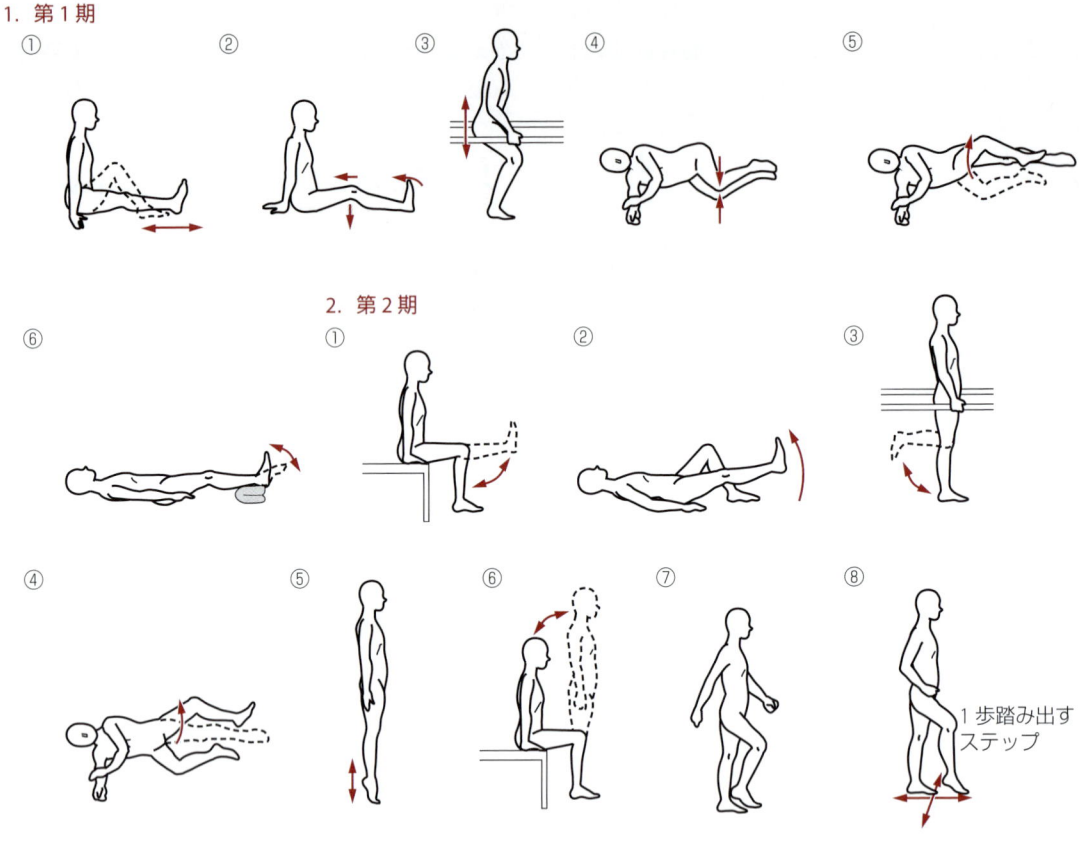

2. 第2期

図 4-20-1　人工膝関節全置換術の筋力トレーニング

を実施して，筋温だけでなく呼吸循環機能を高める．続いて筋の柔軟性を高めるために，静的および動的ストレッチを実施する．さらに，最大努力にて運動を実施する前に，軽めの強さで3〜5回程度繰り返して練習運動を実施する．

以下，整形外科疾患に対する手術後の筋力低下を最小限に予防して，術前以上の筋力を回復するために実施する筋力強化運動のあり方を中心に述べる．術後早期より廃用性の機能低下を最小限におさえるために，入院時より退院後の指導を含めて理学療法士が適切な指導を行う必要がある．患部の状況に応じて適切な負荷量や回数を患者の状態に応じて調節することになるが，その具体的内容は，疼痛の増強，腫脹の増大，ROMの減少，などを指標として決定する．

人工膝関節全置換術 total knee arthroplasty（TKA）後の，一般的な筋力トレーニングの内容を以下に示す[27]（図4-20）．

1 第1期（術後2週まで）

①膝の自動屈伸運動（ヒールスライド）：背臥位または長座位にて実施する．

②大腿四頭筋のセッティング：足関節を背屈して膝を下に押し付け，膝蓋骨をできるだけ上方に引き上げながら，等尺性収縮をリズムよく繰り返し行う．

③立位でのスクワット：両手で上体を保持して，痛みのない範囲内で膝関節をゆっくり屈伸する．

④側臥位にて股関節45°屈曲・外旋位して，膝関節90°屈曲位にて両下肢を閉じるように力を入れる（clams）．

⑤側臥位にて股関節の内転運動を実施する．

⑥背臥位にて足関節の底背屈運動を繰り返し行う（pumps）．

3. 第3期

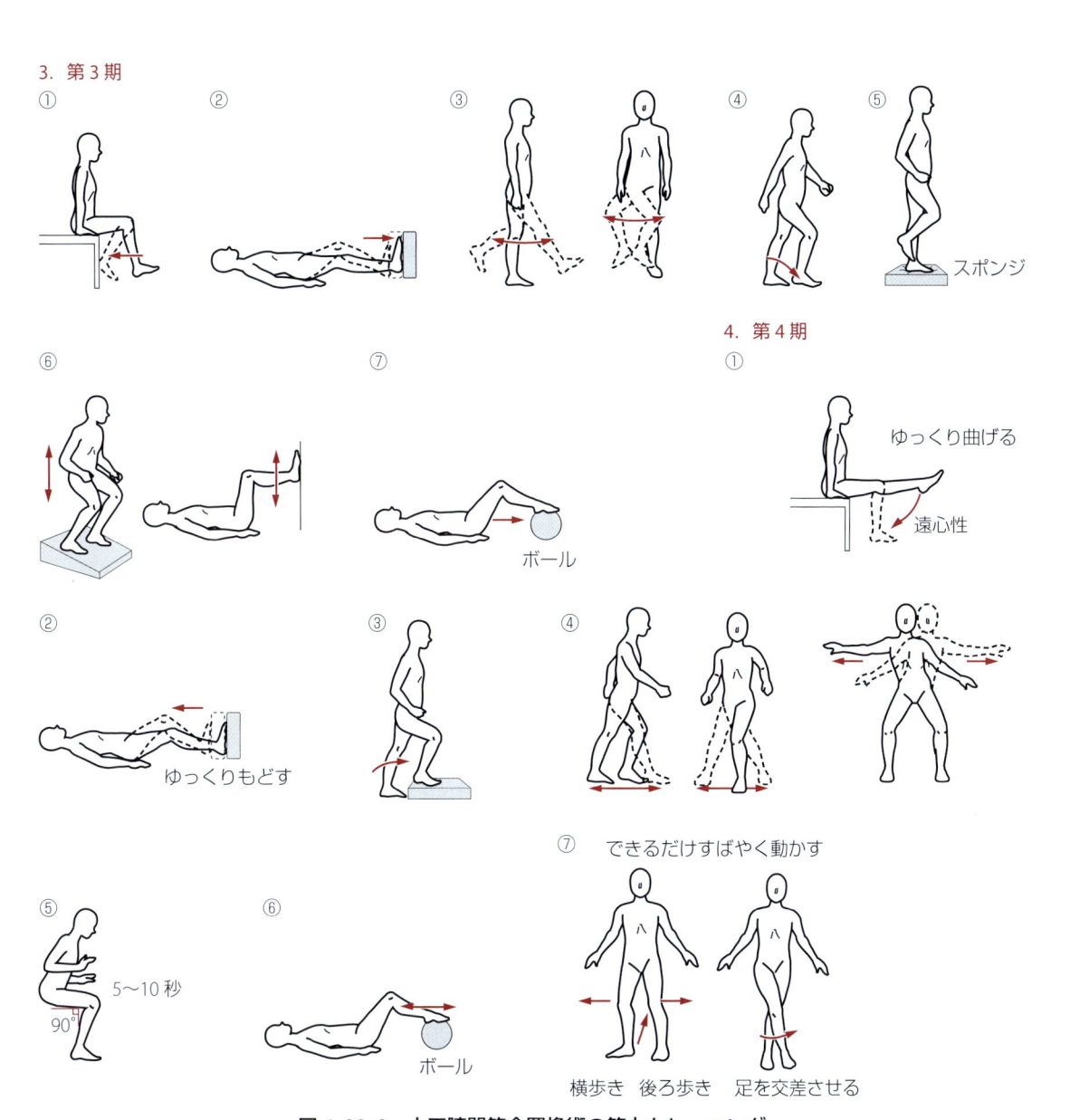

図 4-20-2 人工膝関節全置換術の筋力トレーニング

2 第2期（術後4週まで）

①端坐位にて膝関節の伸展運動を繰り返し行う．
②下肢伸展挙上運動 straight leg raising (SLR)：反対側の下肢を立てて，足関節を背屈して膝関節をできるかぎり伸展したまま，上下運動を繰り返し行う．
③立位にて膝関節を屈曲する (curls)．
④側臥位にて股関節の外転運動を実施する．
⑤立位にて足関節を底屈して踵を上下する．
⑥座位から立位への起立動作を繰り返し行う．
⑦足踏み運動または立位運動を行う．
⑧多方向へのステップ動作を実施する．

3 第3期（術後2〜12週まで）

①端坐位にて膝関節の屈曲運動を行う．
②レッグプレス (press) と足関節の底屈運動を行う．

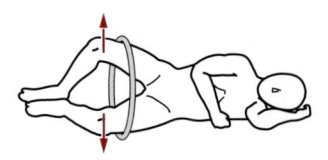

① 側臥位で膝の上にかけたセラバンドを伸ばすようにゆっくり股関節を外転・内転する運動.

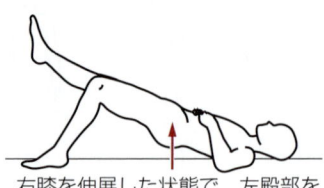

② 右膝を伸展した状態で，左殿部を安定させた状態でゆっくり上下する運動.

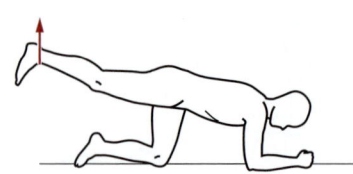

③ 右膝を伸展した状態で，ゆっくり上下させる運動.

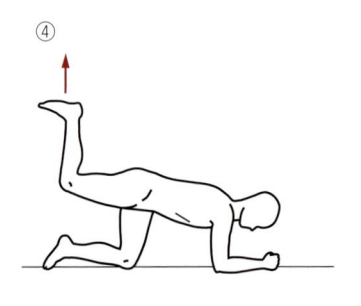

④ 右膝を屈曲した状態のまま，ゆっくり上下させる運動.

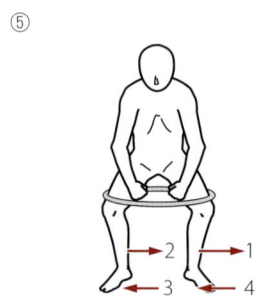

⑤ スクワットの状態（股・膝関節軽度屈曲位）で，膝の上にかけたセラバンドを伸ばすように股関節を外転・内転する運動.

図4-21 股関節周囲筋の強化方法
特に大殿筋と中殿筋に対して

③立位にて，股関節の伸展，屈曲，外転，内転運動を行う．
④前方へのランジ（踏み出し）動作を実施する（lunging）．
⑤片脚立位の保持を練習する（靴，靴下，スポンジ上それぞれの状態で開眼，閉眼時）．
⑥斜面上でのスクワット運動と膝関節90°屈曲にて壁のスライド運動を実施する．
⑦背臥位にてボールの上に足部を載せて股関節を伸展しつつ，支持性の向上をはかる．

4 第4期（術後6〜12週まで）

①端坐位にて膝関節の遠心性屈伸運動を行う．
②レッグプレスと足関節の遠心性カフ運動を実施する．
③ステップアップ運動，サイドステップアップ運動，ステップダウン運動をそれぞれ実施する．
④多方向へのランジ動作，バランスを保持しながら前方や側方にできるだけ上肢を伸ばし，遠くのものをつかむように体重をかけるバランスリーチ運動を実施する．
⑤膝関節90°屈曲位にて5〜10秒間保持する．
⑥背臥位にてボールに足部を乗せて，バランスをとりながら股関節と膝関節の屈伸運動を行う．
⑦敏捷性のトレーニング：横歩き，後ろ歩き，足を交差させる運動を素早く行う．

筋力回復への基本指針として，早期の筋萎縮を最小限におさえるために，炎症により安静を最優先すべき時期や観血的術後早期の段階においても，痛みを増強しない範囲内で筋収縮運動を促す必要がある．筋収縮運動の効果として，局所の血液循環を促進して腫脹・浮腫の改善と同時に，廃用性の筋力低下を予防できる[28]．その際，筋収縮活動を引き出すために低周波通電を利用したり，疼痛の軽減および循環の改善を目的とした温熱療法を積極的に活用したりする．

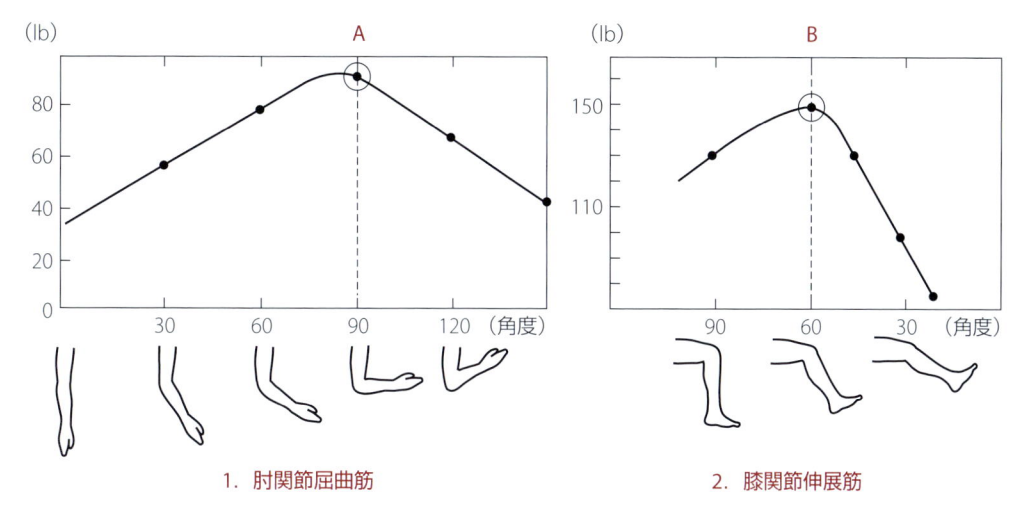

図4-22　筋力と関節角度との関係（力曲線）

関節角度により発揮される最大筋力は変化する．等尺性運動においては，肘関節の屈曲は90°屈曲付近（A），膝関節の伸展は60°屈曲付近（B）でそれぞれ最大筋力が発揮されるので，等張性運動ではその角度で最大に負荷がかかるようにする．

〔Williams, Hetal, Lissnerらの論文より一部改変〕

　大腿骨頸部骨折後患者に，下肢の筋力トレーニングを継続して実施すると歩行能力が向上し[29]，膝蓋大腿痛（PF痛）症候群患者に，股関節外転および外旋筋力をトレーニングするとADL中の疼痛が軽減した．また，膝前十字靱帯再建術後患者に，早期よりハムストリングのトレーニングを実施することにより，筋力および膝機能の回復が認められた[30]．股関節周囲の筋力が低下すると，股関節の動きだけでなく痛みが増強する危険性が高くなる．それに対して，股関節を中心とした体幹および下肢全体の筋力を効果的に強化すると，関節の制御力が高まるとともに関節の痛みも軽減することになる．股関節疾患後の筋力強化のキーマッスルは，殿部の後面に位置する大殿筋と側面に位置する中殿筋であり，この2つの筋力を強化するトレーニングを術後早期より導入する必要がある．この2つの効果的な筋力強化方法を図4-21に紹介する[31]．

　筋力低下は，疼痛，ROM制限，過度の安静などさまざまな原因によりおこるが，その主な原因は運動麻痺である．末梢性運動麻痺は，脊髄の前角細胞から前根，神経叢，末梢神経，筋に至る神経-筋系のどこに障害がおこっても，その支配筋に筋力喪失ないし低下をきたし，障害部位によっては知覚障害を伴う．

6 筋力強化運動の基本型

A　筋収縮の相からみた分類

　筋力強化運動には，大きく分けて2つの目的がある．1つは，重量挙げのように瞬間的に発揮する筋力を高める内容で，最大筋力および筋パワーを強化する方法である．もう1つは，繰り返して使用する筋を局所的に高めるために実施する内容で，筋持久力を強化する方法である．

　最大筋力の強化には，静的な筋収縮である等尺性運動のほうが，高い収縮力を引き出すことが可能であり効率が高い．それに対して筋持久力の強化には，動的な筋収縮である等張性運動のほうが優れている．その理由として，関節の運動を伴った筋収縮の継続により，局所的な筋機能の改善だけではなく，呼吸・循環機能の向上にもつながるためである．

1 等尺性運動　isometric exercise

　等尺性運動は，ほぼ全力に近い最大収縮を3～10秒，通常6秒間維持する．1回の収縮時間が長

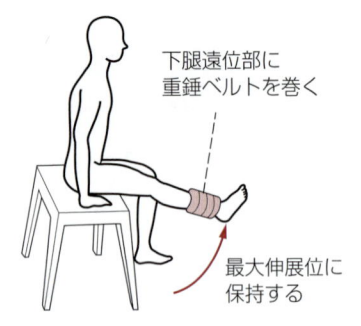

① 重りを下腿遠位部に取り付けた状態で膝関節を最大伸展位に 5 秒間保持する．
② 重りの負荷量を少しずつ増やしていく．
③ これ以上増加したら保持不可能な最大限の重量を見つける．この最大抵抗重量が 1 RM である．

図 4-23　大腿四頭筋の 1 RM の測定方法

測定時の注意点として，伸展保持が不可能になったとき（抵抗重量が筋力より大きくなったとき）に急に膝関節が屈曲するので，これを防ぐためにセラピストが踵を下方より保持しておく．また，測定に時間をかけすぎると筋が疲労するので，できるだけ素早く測定する．

表 4-7　筋力のレベルと筋力強化運動との関係

筋力のレベル	運動の内容	運動の種類
0〜1	筋再教育	等張性運動
2	自動介助運動	等張性運動・等尺性運動
3	自動運動	等張性運動・等尺性運動
4〜5	自動抵抗運動	等張性運動・等尺性運動

いほど効果が高いわけではなく，最大筋力より低い収縮力しか発揮できない場合には，収縮時間を長くするか回数を増やす．等尺性運動を実施する場合の設定関節は，最大筋力が発揮できる位置がよく，肘関節は約 90°，膝関節は約 60°で実施するとよい（図 4-22）．収縮回数は，最大より小さい収縮力にて 2〜3 分の休息を入れた 3 回を 1 セットとして，1 日に数セット行う．等尺性運動の収縮範囲は狭いので，収縮している筋を目で確認して意識を集中して行うが，大腿四頭筋のように種子骨（膝蓋骨）がある場合には動きを引き出す．つまり，大腿四頭筋の収縮時に膝蓋骨の引き上げと関節面への圧迫を意識する．

等尺性運動の利点は，骨折，関節炎，疼痛などの影響により関節を動かせない場合にも実施可能であることに加えて，特別な道具を必要としないために，いつでもどこでも実施できる点である．さらに，急性期における廃用性筋萎縮の防止や，筋力維持の目的で実施されることが多い．

また 5 秒間保持できる最大重量を 1 RM として測定し，この 1 RM を基準として負荷を設定する．1 RM の具体的な測定方法を図 4-23 に示す．測定には表面筋電図 surface electromyography（EMG）を使用して，筋の活動電位を測定して患者にフィードバックすると効果的に収縮を引き出すことになる．週に一度は 1 RM を測定して負荷量設定の基準として参考にする．1 RM は数値で表されるため，具体的にその増量を患者に示すことができ，筋力強化運動に対するモチベーションの向上に結びつきやすい．

2　等張性運動　isotonic exercise

等張性運動は，関節運動を伴った動的な筋収縮による運動であり，筋力と外部抵抗の関係により求心性運動と遠心性運動に分けられる．

a. 求心性等張性運動　concentric isotonic exercise

外部抵抗力よりも筋力が強い場合の収縮運動であり，比較的簡単であるために実施しやすい運動である．最大筋力の 1/2 以上の抵抗をかけた場合には筋力強化になり，2/3 以上の抵抗時に最も効果的である．1/2 以下の場合にも回数を増加すれば筋持久力の向上になる．等張性運動は運動時の動きがとらえやすいので，運動回数，抵抗としての重量などの運動量を決めやすく，患者に対しても指導しやすい．

b. 遠心性等張性運動　eccentric isotonic exercise

最大筋力より少し大きな抵抗で収縮している筋を徐々に伸展していく方法がある．この方法は筋力の回復が不十分な場合に，徒手による筋力強化運動のなかでよく用いられている．遠心性収縮により仕事量や力積が増大し，その結果として予備筋力の強化や耐久力が向上する．遠心性収縮のトレーニングを効果的に引き出すには，チューブやゴムなどの弾力性のある素材を使用するとよい．

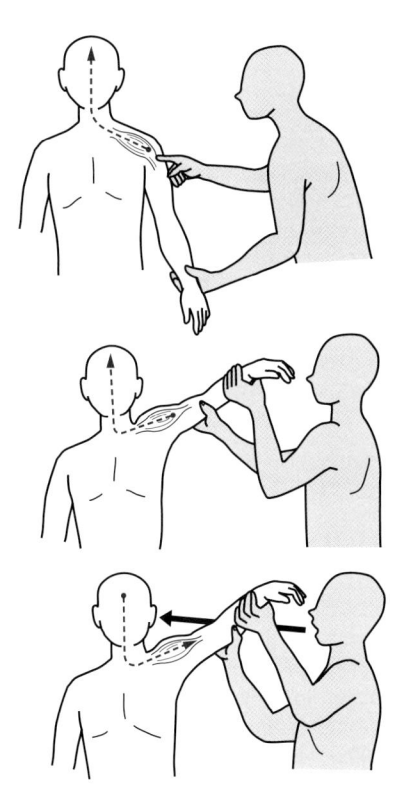

① セラピストは回復を目指す筋を指で触れて,「この筋が今から運動しようとする筋ですよ」と患者に説明し, 動かそうとする部位と筋を認識させるとともに意識を集中させる.

② 次にその筋が収縮したときにおこる運動を他動的に2, 3度行い（三角筋であれば肩関節の外転運動, 上腕三頭筋であれば肘関節の伸展運動), 筋の運動感覚を認識させる.

③ 目的とする筋に全神経を集中させ, できてもできなくてもその筋の収縮を引き出す努力をするように指示する. その際セラピストは「挙げて, 挙げて, もっと挙げて」というように声をかける. 関節運動が不可能である場合には, セラピストがその運動を代行して行い, 他動運動と自動介助運動を交互に実施する.
できれば, 麻痺側で実施する前に非麻痺側で同じ筋で運動を行わせて, 患者により筋収縮, 関節運動感覚の確認をあらかじめ行っておく.

図 4-24　筋再教育の(具体的)方法

B　筋力に応じた運動からみた分類

　筋力の程度は, 徒手筋力テスト(MMT)によって表 4-7 のように zero より normal まで6段階に分けられる(第1部第9章表 1-18 参照). 等尺性運動は筋力のレベルが P 以上で, その筋の程度に応じて実施されるが, 常に同じパターンである. これに対して等張性運動では, あらゆる筋力のレベルに応じて実施することが可能であり, 応用範囲が広い.

1 筋再教育　muscle reeducation

　この運動は急性期において麻痺が生じた直後の筋収縮がまったくみられない状態(筋力0)や, 筋収縮がわずかにみられるが, 関節の運動ができない状態(筋力1)の時期に実施する方法である. 中枢神経による意識下で伝達される筋運動感覚を強調して利用した神経生理学的アプローチであり, 自動介助運動の初期にも利用される. 麻痺筋に対する筋再教育の流れを図 4-24 に示す.
　実施にあたって以下の点に注意して実践する.
① 運動開始時の肢位は筋収縮が容易な伸展位より始め, ROM の最大限まで範囲を広げる. ただし痛みのある場合には疼痛がない範囲内で行い, 患者に疼痛の恐怖感を決して与えてはいけない.
② 運動時には当該関節の近位部を十分に固定しておく. その理由は, 運動にあまり集中しすぎて共同筋や固定筋の収縮を誘発しないようにするためである.
③ 運動は状況に応じて1～3セットとし, セット間に1～3分間の休息を入れる. 数セットを1クールとすると, だいたい1日2クール程度行うのが最適である.
④ 筋収縮が認められ始めたときは自動介助運動のほうを多く実施して, できれば3回ずつ連続して行い, その運動の記憶を保持させる.
⑤ 中枢性麻痺の場合は, このほかに姿勢反射, 連

1. 水平面での運動

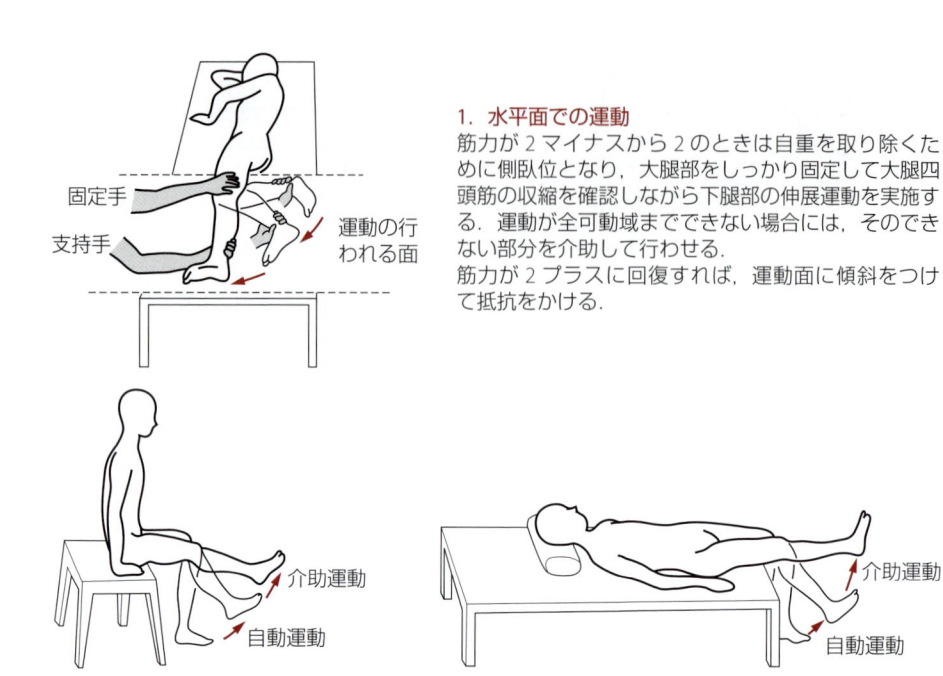

筋力が2マイナスから2のときは自重を取り除くために側臥位となり，大腿部をしっかり固定して大腿四頭筋の収縮を確認しながら下腿部の伸展運動を実施する．運動が全可動域までできない場合には，そのできない部分を介助して行わせる．
筋力が2プラスに回復すれば，運動面に傾斜をつけて抵抗をかける．

（固定手／支持手／運動の行われる面）

2. 垂直面での運動

筋力が2プラスになれば垂直面にて運動を行う．その際，全可動域の運動ができない場合には，そのできない部分のみ最小限の介助を行う．端坐位では大腿直筋が弛緩するので内側・中間・外側広筋の運動となるのに対し，背臥位で行うと大腿四頭筋全体の運動となるので，肢位を変化させて行うとよい．

（介助運動／自動運動）

図4-25 徒手による自動介助運動の方法

合反応，固有受容器，外受容器の刺激などを加えてさらに促通を強化する．

筋収縮がかなり回復して全可動域でなくても関節運動が多少できるようになれば，次の自動介助運動に切り替える．この時期には低周波通電による他動運動は不要となる．

2 自動介助運動 active assistive movement

筋力が回復して全可動域ではなくても，自重を除いた状況で関節運動が可能になれば，自重が負荷されない状態での運動や介助方法を工夫する．自動介助運動であってもMMTが2マイナスの場合には，運動中終始介助が必要でほとんど他動運動に近い状態から，軽い抵抗であればそれに打ち勝って全可動域にわたって運動が可能となる場合もあり，筋力の回復に応じて介助の方法を変化させる必要がある．

3 徒手による自動介助運動（図4-25）

患者の筋力の回復段階に応じて，他動運動から自動介助運動，自動運動，抵抗運動へと介助の内容を微妙に変化させるためには，セラピストの手が最適である．徒手による介助は特別な器具を必要とせず，場所を選ばずに実施できるので応用範囲が広い．しかし，この方法はマンツーマンでの治療であるために，セラピストの時間と労力を消耗することになる．この場合の注意点を以下に示す．

a. 介助の加減

自動介助運動であっても，その介助量は最小限にとどめるように加減し，少しでも自動運動が可能となれば介助を止め，軽い抵抗を与える．

b. 運動量

全可動域にわたって運動が完全にできる3～5回を1セットとして設定し，数セットを1クールとして，1日に最低1クール実施する．

図 4-26　遠心性等張性運動の方法

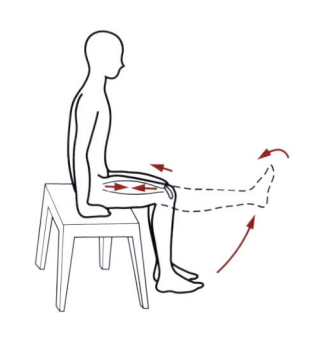

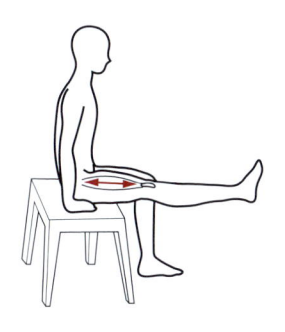

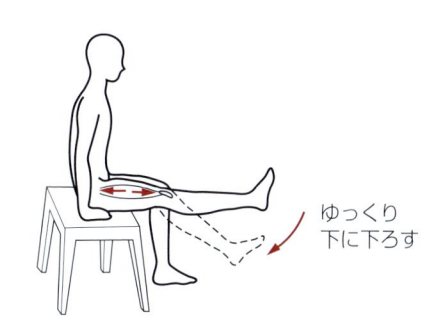

1. 求心性等張性収縮　　2. 等尺性収縮　　3. 遠心性等張性収縮

図 4-27　大腿四頭筋の自動運動の方法

c. 遠心性等張性運動

自動運動では完全に伸展できない範囲をセラピストが他動的に介助して伸展し，介助に保持する練習を繰り返して実施する（図 4-26）．

4 懸垂による自動介助運動

オーバーヘッドフレームに取り付けた懸垂装置に運動する部分を支持して自重を取り除いたうえで，運動が行いやすい円弧を選択して実施する．その後，運動面を傾斜させて自重を利用して運動を行いやすくしたり，逆に傾斜を抵抗として負荷をかけたりする．このとき，振り子運動にならないように1動作ごとに運動の開始時と終了時には確実に停止するように指導する．

運動量は MMT が2や2マイナスの場合，1セットを運動が完全にできる回数として数セット実施する．筋力が向上して MMT が2プラスとなると，抵抗をつけないで10回，傾斜抵抗をつけて10回の合計20回の繰り返し運動を1セットとし，これを最低1日1回は実施する．

5 自動運動　active movement

抵抗を加えると運動はできないが，運動肢の重さには打ち勝って運動が可能である MMT が3のときに行う運動である．自重を抵抗とした自動運動の場合には，運動の最終肢位は水平となることが多いので，ゆっくり挙げ（求心性等張性収縮），この位置で1〜2秒止めて（等尺性収縮），そしてゆっくり下げていく（遠心性等張性収縮）ことを繰り返す．特に，遠心性等張性収縮は意識的にゆっくり下ろすようにしないと惰性で下がってしまうので注意する（図 4-27）．運動量は1セットを10回の繰り返し運動として，数セットを1クールとして1日1〜2クール実施する．

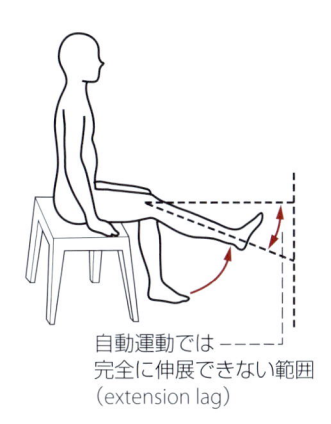

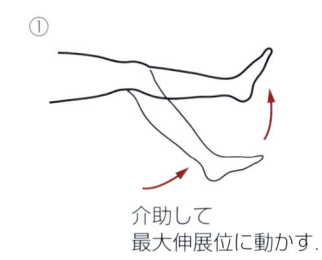

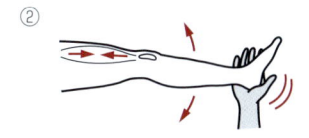

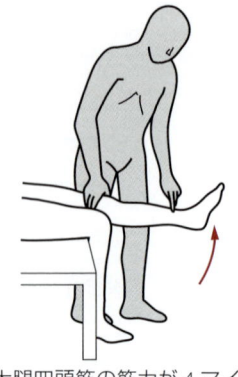

1. 大腿四頭筋の筋力が4マイナスの場合は抵抗を指先で与えたり，下腿の近位部に抵抗を与えたりする．
2. 大腿四頭筋の筋力が4または4プラス，5に近い場合は抵抗を手掌または肘を伸ばして加えて，足関節に近い部位に加える．

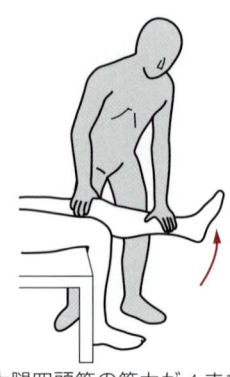

図4-28 膝伸展運動に対する抵抗の加え方

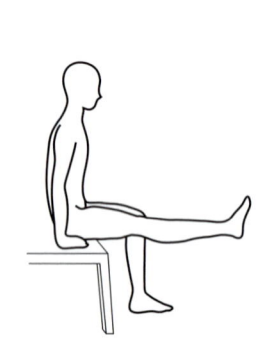

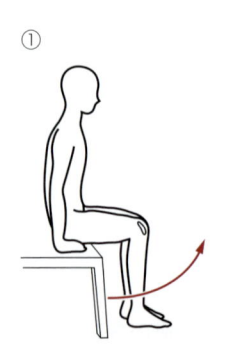

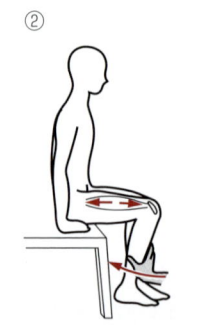

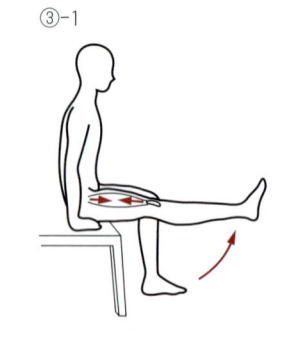

① 患者に力をいれてもらう前に筋を伸張するように抵抗を加える．

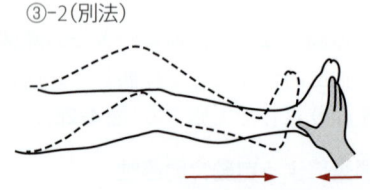

② セラピストが屈曲方向に押す．

③-1

③-2（別法）伸展する前にセラピストが屈曲方向に抵抗を加える．

図4-29 抵抗運動により筋活動を効果的に引き出す方法

6 抵抗自動運動　resistive active movement

　この運動はMMTが4または5であり，外部抵抗力よりも筋力のほうが強い場合に行われる．MMTが5でも筋力強化運動を行うのは，脊髄損傷後の上肢の筋力，または重労働者の社会復帰に向けての準備，スポーツ選手に対する筋力向上，には欠かせないからである．

a. 徒手による抵抗自動運動

　抵抗の加減と関節運動に合わせた抵抗方向など負荷を微妙に変化させられる一方で，セラピストの負担も大きいので，適切な器具や機器を使用する．

(1) 固定方法
運動肢以外の中枢部分をきちんと固定しないと，代償運動をおこして運動効率の低下をきたす．
(2) 抵抗の与え方
運動肢に対して抵抗を常に直角に与えるようにする．このときセラピストが加える抵抗の部位によって変化する．関節運動を実施する際はその角度で出しうる最大筋力が変化するので，それに応じて抵抗量を変化させる(図4-28)．また，抵抗は急激にかけずに常に緩やかにゆっくりと与え，運動に際して筋収縮時間を長くする．1動作に2～3秒かけて行う．
(3) 運動量
最初は軽い抵抗で自動運動を10回繰り返す．次に最大筋力を引き出せる抵抗を加えて10回繰り返す．これを1セットとして1日2～3セット行う．
(4) 収縮の型
抵抗を加えながら求心性等張性収縮と等尺性収縮および遠心性等張性収縮を行う．すべての運動の開始時点には，筋を伸張する方向に軽い抵抗を加えると運動を引き出しやしやすい(図4-29)．
(5) 注意点
骨折後にその付近の関節運動を行う場合には，固定部位および抵抗を加える部位を常に骨折部を保護する位置にもっていき，抵抗も慎重に加えて骨折の癒合に悪影響を与えないように十分注意する．

b. 重りによる抵抗自動運動
重りを直接把持したり，身体に取り付けて運動したりするものと，装置の中に抵抗として重りが装備しているものがある．身体に直接つける用具には鉄亜鈴，バーベル，ダンベル，重錘バンド，セラバンドなどがある(第3部第4章参照)．

c. セラバンドやゴムチューブによる抵抗自動運動
セラバンドの弾性力に負けないように，できるかぎり筋を収縮させて引き伸ばして保持し，ゆっくり戻して遠心性等張性収縮を意識する．セラバンドは色の違いにより弾力性が異なるので，患者の筋力に応じて最適なものを選択して使用する．セラバンドをかける部位は，股関節の外転の場合には膝関節より上にかけて，膝関節に負担をかけないように注意する．

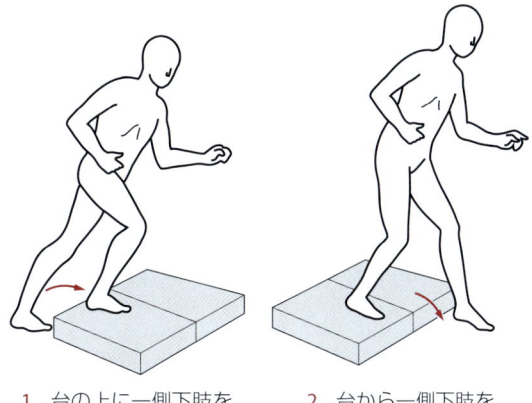

1. 台の上に一側下肢を挙げる．
2. 台から一側下肢を前方に下ろす．

図4-30　荷重下での筋力強化方法

d. 荷重下での筋力強化方法
CKCの特徴をふまえて，荷重が許可されれば以下のような運動を積極的に取り入れる．

高さが10cm程度の台を用意して，一側下肢を台の上に置いた状態から，前方の下肢に十分に体重をかけるようにして，ゆっくり後方の足部を台の上に挙げて両足をそろえる(図4-30 1)．次に，台の上に両足を揃えた状態から，台上に残す下肢で体重を十分支えながら台から下肢をゆっくり前方に下ろす(図4-30 2)．姿勢が不安定であれば，平行棒内において上肢で上体を支えながら行い，姿勢が安定すればクッション性の台を用いて不安定な状況で練習する．

7 筋力強化運動の注意点

1 手技の選択

筋力強化の目的(瞬発力か筋持久力か，維持か改善か)，筋力の程度，原因疾患(進行性変性疾患か回復可能なものか)，経過時期(急性期か回復期か)，ROM制限の有無，関節を動かしてよいかの可否(手術後の腱・筋か否か，縫合術後，骨折後，ギプス固定中かなど)，疼痛の有無，姿勢と肢位に制限があるか，体力，場所，などを考慮して患者に対して最適なものを選択する．つまり等尺性収縮か等張性収縮か，求心性か遠心性か，等張性運動であれば筋再教育から抵抗自動運動まで

どれがふさわしいか，器具は何を使用するのか，介助と抵抗はどのように加えるのか，などを十分考慮して実施する．

2 場所による選択

筋力強化運動は，どこでも可能であり，運動療法室でのみ行うものではない．病室ではもちろん，廊下や松葉杖をついているときや，車椅子に乗っているときにもできる．

3 抵抗の加減

筋力強化運動は，抵抗の加減が重要である．単に重量の増減の問題ではなく，患者の姿勢や肢位に応じて微妙な加減が必要である．

4 運動量

運動療法の一般原則に従って，運動量は翌日まで疲労や疼痛を残すほどであってはならない．1セットや1クールをどの程度にするか，最初は低く設定して，筋力の向上に応じて徐々に増やしていく．休息時間を1動作間，1セット間，1クール間に適切に入れる．

5 固定

動筋が起始する体幹，上下肢をセラピストの手やベルトなどで十分に固定する．固定していないと十分な筋力が発揮できないばかりでなく，代償運動の出現にもつながる．

6 姿勢，肢位

目的とする運動が最も実施しやすく，安定した姿勢にて実施することにより，代償運動を防いで疲れにくくなる．

7 患者への説明と励まし

運動の前に患者に対して筋力強化運動の目的，方法をきちんと説明し，協力的に参加して最大限努力するように指導する．筋力強化の結果を随時知らせて力づける．

8 代償運動

抵抗が強すぎると無意識に共同筋で代償してしまうので注意する．固定を十分にしないと，目的とする筋の筋力強化ができない．たとえば大腿四頭筋を強化したいときに，股関節が屈曲したり，体幹を後屈したりして代償してはいけない．代償運動がみられる場合には，正しい方法を指導するべきであるが，それでも改善しない場合には負荷量を減らすべきである．

表 4-8　筋力維持強化運動の記録

- 運動筋　　　大腿四頭筋
- 関節運動　　膝関節伸展
- 種別　　　　抵抗自動運動
- 方法　　　　10 RM/3 kg
- 体位　　　　座位

9 麻痺筋に対する強化方法

筋電図からみると，下肢や体幹のように長時間の緊張性(tonic)機能が必要な部位に対しては等尺性運動が適している．それに対して，上肢，特に素早い動きや巧緻性が必要である手指に対しては，相動性(phasic)機能が必要であるため等張性運動が適切である．

10 記録の仕方

セラピストは筋力維持強化運動を施行したときには，必ず詳細に記録を残しておく．例を表4-8に示す．

11 筋力強化運動を行ううえでの基本的なガイドライン

主な内容を以下に示す[31]．

① 運動を行う前にはウォーミングアップを必ず実施する．
② 個々の運動を行う際には，定められた適切な方法に従って行うこと．
③ 個々の運動は少なくとも1セットで最低8〜12回繰り返して行い，ある程度の疲労を感じるまで実施する．
④ 決められた回数(通常8〜12回)を完全に遂行できれば，抵抗量を増大する(その増大量は約5%とする)．
⑤ 大きな筋群(上肢，肩甲帯周囲，胸部，腹部，背部，腰部，下肢)を主に強化し，最低でも8〜10種類のトレーニングを実施する．

表 4-9 合併症を有する場合の運動処方の例

	高血圧	糖尿病	肥満
頻度(回/週)	3～7	4～6，または軽度から中等度の強度で毎日	5，または毎日
持続時間(分)	30～60	20～60	40～60，または20～30で毎日
強度(%$\dot{V}O_2$-max)	40～70	50～85	40～70
内容	抵抗運動は低負荷・高頻度で行う．	運動強度のモニタリングとして，心拍数に加えて自覚的運動強度を使用する．	初期はエネルギー消費を高めるため，運動強度よりも持続時間を増やす．

〔アメリカスポーツ医学会(著)，日本体力医学会体力科学編集委員会(監訳)：運動処方の指針，第6版．南江堂，2001より引用〕

⑥筋力トレーニングプログラムの初期の目的は，短時間で効果的・効率的な方法で，全身的にバランスよい身体つくりを心がけることである．

⑦筋力トレーニングは，週に最低でも2日は実施する．休息時間は，筋へのダメージからの回復に必要不可欠であり，およそ48時間を要する．負荷量が軽い場合には休息時間は短くてよい．

⑧持ち上げる動作(求心性)と下げる動作(遠心性)の両方を筋力トレーニングには取り入れる．抵抗運動に弾みや反動をつけるような運動は，安全性を損なうために行わないようにする．

⑨各関節の構造と機能の特徴を考慮した筋力トレーニングを実施することにより，関節機能の改善も期待できる．それぞれの運動を各関節の全可動域を十分使用して行う．

⑩筋力トレーニング時の呼吸状態は，息をこらえて止めないようにする．通常，求心性運動時には呼気を意識して，遠心性収縮時には吸気を意識する．

⑪可能であれば，筋力トレーニングにはパートナーがついて，補助やフィードバック，励ましや回数を数えるなどの援助が望ましい．

8 筋力強化運動を実施するうえでのリスク管理

筋力強化運動を効率的かつ安全に行うためには，さまざまなリスクを回避して実施しなければならない．たとえば慢性呼吸不全患者では，骨格筋の機能障害が認められ，健常者と比べて最大筋力がおよそ20～30%減少し[32]，心疾患患者では廃用による末梢の浮腫形成に伴い，無酸素閾値 anaerobic threshold(AT)が低下している[33]．さらに，高齢者が筋力強化のために抵抗運動を行う際には，心拍数および収縮期血圧が上昇する危険性があるため，虚血性心疾患に起因する突然死に十分注意する必要がある．

よって，高齢者のなかでも高血圧，糖尿病，肥満などの合併症を有する患者に対しては，負荷強度を健常者より低く設定した運動処方が望ましい(表4-9)[34]．また，高齢者に対して筋力トレーニングを安全に実施するためには，運動負荷量が低くても効果がみられるように休息時間を短くするなどの工夫をしたり，ウォームアップやクールダウンのなかでストレッチや準備運動を念入りに実施したりする，などの工夫が必要である．

■引用文献
1) Shumway-Cook A, Woollacott MH : Motor control : translating research into clinical practice, 3rd ed. Lippincott Williams & Wilkins, Philadelphia, pp2-19, 152-182, 2006
2) Laessoe U, Voigt M : Anticipatory postural control strategies related to predictive perturbations. Gait Posture 28(1) : 62-68, 2008
3) Alexander NB, Mollo JM, et al : Maintenance of balance, gait patterns, and obstacle clearance in Alzheimer's disease. Neurology 45(5) : 908-914, 1995
4) 望月仁志，宇川義一：小脳性の歩行障害．BRAIN and NERVE 62(11) : 1203-1210, 2010
5) 松尾善美：パーキンソン病の脳科学と臨床．大西秀明，他(責任編集)：脳科学と理学療法．三輪書店，pp224-233, 2009
6) Takakusaki K, Saitoh K, et al : Role of basal ganglia-brainstem pathways in the control of motor behav-

7) English AW : Interlimb coordination during locomotion. Am Zool 29(1) : 255-266, 1989
8) Horak FB, Diener HC, et al : Influence of central set on human postural responses. J Neurophysiol 62(4) : 841-853, 1989
9) 望月　久：脳卒中における機能障害と評価．理学療法科学 22(1)：33-38, 2007
10) 上田　敏：目でみるリハビリテーション医学，第2版．東京大学出版会，1994
11) Nudo RJ, Wise BM, et al : Neural substrates for the effects of rehabilitative training on motor recovery after ischemic infarct. Science 272(5269) : 1791-1794, 1996
12) Schaechter JD, Kraft E, et al : Motor recovery and cortical reorganization after constraint-induced movement therapy in stroke patients : a preliminary study. Neurorehabil Neural Repair 16(4) : 326-338, 2002
13) Johansen-Berg H, Dawes H, et al : Correlation between motor improvements and altered fMRI activity after rehabilitative therapy. Brain 125(Pt 12) : 2731-2742, 2002
14) Takeuchi N, Tada T, et al : Repetitive transcranial magnetic stimulation over bilateral hemispheres enhances motor function and training effect of paretic hand in patients after stroke. J Rehabil Med 41(13) : 1049-1054, 2009
15) 生駒一憲：脳卒中慢性期患者の健側経頭蓋磁気刺激療法．神経治療 23(6)：641-644, 2006
16) 甲田宗嗣，工藤弘行，他：表面筋電図バイオフィードバックの臨床応用．PTジャーナル 44(8)：693-699, 2010
17) 池添冬芽，市橋則明：高齢者の動作獲得に必要な筋力と筋力増強法．PTジャーナル 44(4)：277-285, 2010
18) 室　増男：筋力増強の代表的方法と効果．PTジャーナル 44(4)：269-276, 2010
19) Ebben WP, Feldmann CR, et al : Muscle activation during lower body resistance training. Int J Sports Med 30(1) : 1-8, 2009
20) 久保　晃，荒畑和美：高齢者筋力の標準化と増強効果．PTジャーナル 35(6)：395-401, 2001
21) 山口光國，筒井廣明：プロアスリートの障害後の筋力増強—パフォーマンス向上のために．PTジャーナル 35(6)：402-409, 2001
22) 市橋則明：Closed Kinetic Chain での下肢機能障害の分析と臨床への応用．岡西哲夫，他(責任編集)：下肢関節疾患の理学療法．pp171-180, 三輪書店，2001
23) 竹村雅裕，宮川俊平：理学療法(スポーツ外傷・障害診療実践マニュアル)．MB Orthop 23(5)：181-187, 2010
24) 髙柳清美：筋力・持久力訓練．細田多穂，他(編)：理学療法ハンドブック，改訂第3版．協同医書出版社，pp74-83, 2000
25) 井原秀俊：関節トレーニング—神経運動器協調訓練，改訂第2版．共同医書出版社，1996
26) Thompson BJ, Smith DB, et al : Influence of acute eccentric exercise on the H : Q ratio. Int J Sports Med 32(12) : 935-939, 2011
27) Bade MJ, Stevens-Lapsley JE : Early high-intensity rehabilitation following total knee arthroplasty improves outcomes. J Orthop Sports Phys Ther 41(12) : 932-941, 2011
28) Choi B, Kim M, et al : The effects of an isometric knee extension with hip adduction (KEWHA) exercise on selective VMO muscle strengthening. J Electromyogr Kinesiol 21(6) : 1011-1016, 2011
29) Sekir U, Gur H, et al : Early versus late start of isokinetic hamstring-strengthening exercise after anterior cruciate ligament reconstruction with patellar tendon graft. Am J Sports Med 38(3) : 492-500, 2010
30) Teyhen DS, et al : Strengthening your hip muscles. J Orthop Sports Phys Ther 43(2) : 65, 2013
31) 渡邉　修，米本恭三：筋力トレーニングの処方．臨床リハ 12(7)：578-586, 2003
32) 山田　深，里宇明元：呼吸器疾患における筋力トレーニング．臨床リハ 12(7)：593-598, 2003
33) 近藤健男，出江紳一：心疾患における筋力トレーニング．臨床リハ 12(7)：599-604, 2003
34) アメリカスポーツ医学会(著)，日本体力医学会体力科学編集委員会(監訳)：運動処方の指針—運動負荷試験と運動プログラム，第8版．南江堂，2011

■参考文献
- 星　文彦：中枢神経障害に対する運動療法の変遷と動向．PTジャーナル 45(7)：541-549, 2011
- 内山　靖：ICFに基づく理学療法の展望と課題．理学療法学 34(4)：99-102, 2007

第 2 章
筋弛緩訓練

　弛緩 relaxation という言葉は，一般には仕事からくる過緊張，疲労，倦怠をとるため，ゴルフなど趣味に頭を切り替えて心身をゆっくりとさせることに使用されている．しかし，ここでいう筋弛緩とは積極的に筋を弛緩するということで，筋弛緩訓練 relaxation exercise と呼んでいる．これは運動療法のなかの一手技であるが，わが国ではあまり利用されていない．

1 弛緩の定義と意味

　弛緩とは，Jacobson[1]によれば，骨格筋線維に収縮がまったくなく伸びている状態を意味している．つまり収縮ゼロの状態である．この反対は緊張 tension であり，このときは筋線維が収縮している．筋が弛緩にあるときには，筋電図では放電がほとんどない．

　弛緩は，随意筋である骨格筋にしか意識的にはおこしえないが，骨格筋に弛緩がおこると，間接的に自律神経支配下にある平滑筋（心臓，血管，胃腸などに存在）もリラックスする．これは，胃腸などの内臓器官の不調が骨格筋に投影されて筋緊張をおこし，ひいては痛み，こわばりを惹起する事実が認められているから当然であろう．このため，弛緩はいわゆる自律神経失調症，心身症の治療に利用されることはもちろんのこと，さらに進んで精神的，肉体的ストレスからの解放といった健康法にまで利用されている．

　リハビリにおける弛緩訓練の目的の1つは疼痛緩和である．もともと緊張があると，そのインパルスは脊髄に伝えられ，シナプスに促通する方向に作用する．このような促通状態にあるときは，普通では痛みをおこさない程度の閾値以下のインパルスも痛みとして感じられるが，反対に筋が弛緩していればシナプスに抑制の方向に働くので，普通では痛みを感じる程度のインパルスも痛みとならない．

　またリウマチのように痛みが常時存在すると，二次的に筋緊張がおこり，これは局部の循環障害をおこし，さらに疼痛を増悪させるという悪循環がある．そこで，弛緩によりこれを断ち切り，疼痛をやわらげ，ひいては不安をとり，睡眠を深くし，全身状態を調整して治癒の方向に向かわせる．また訓練に際し，必要以外の部分におこる筋緊張をとり，疲労を少なくし，能率的に運動を行わせることもできる．成瀬[2]は脳性麻痺の筋トーヌス亢進を基本的な行動特徴としてとらえ，催眠とともに覚醒時に体系的に弛緩感覚を獲得させることで自己弛緩の学習を行い，持続的に弛緩効果が出てくることを確認している．

2 弛緩の方法

　これには大きく2つの方法がある．1つは佐々木[3]がいうように心理的弛緩（安静感）を得ることから出発して，生理的な筋緊張をとることに進む方法である．これは自律訓練法 autogenic training であり，導入手段にイメージや言語公式を用い，自己催眠的要素が大きい．この方法は現在，心理的治療の有力な手段として活用されている．

　もう1つは Jacobson によって始められた方法で，これは反対に生理的弛緩から出発するとともにそれを主目的とし，習熟すれば二次的に心理的弛緩も得られるものである．この方法では骨格筋の収縮と弛緩を反復練習して筋感覚を高めて，深い弛緩に入っていく．リハビリにおいてはこのJacobson の方法が多く用いられている．

　しかしこの2つの方法は出発点，目的，手段に

相違はあるというものの，最終的には心身交互作用によって心身両面の弛緩が得られ，その姿勢などは共通のものが多く，本質的に異なるものではない．心理療法としてこの2つは現在用いられているが，Jacobsonの方法は精神的緊張や不安の強いとき，強迫的，完全主義的傾向があまりに強いときに利用価値があると佐々木[3]は述べている．このJacobsonの方法はprogressive relaxationと呼ばれ，わが国では「積極的休養法」（向後[1]）あるいは「漸進的弛緩法」（池見，佐々木[3]）と訳されている．このほか，近年では筋電図バイオフィードバックが有力な手技として登場してきた．

3 呼吸法

呼吸respirationは，自分の感情や生理的需要を反映する．心身両面の緊張によって呼吸のリズムは乱れ，心理的弛緩，生理的弛緩により呼吸のリズムは整う．これは自律神経系の働きによって引き起こされる反応であるが，反対に呼吸を制御することで感情や生理的反応を変化させることができる．呼吸の制御は筋弛緩訓練の前提条件であり，必要不可欠である．

心身ともに弛緩した状態ではゆっくりとした呼吸となる．筋弛緩状態では，酸素需要量が低下するために大きな換気は必要としない．筋弛緩訓練での呼吸法は，鼻から吸い口から吐き，個人の自然なペースで穏やかな呼吸であることを意識して行う．深呼吸は必要ない[4]．

A 腹式呼吸 abdominal respiration，横隔膜呼吸 diaphragmatic respiration

できるだけ安楽な姿勢となり，呼吸に伴う胸部，腹部の運動を確認する．右手を胸部に，左手を腹部に置き，吸気により左手が持ち上げられ呼気により左手が沈むことを意識する．このとき右手は動かないことが理想である（図4-31）．

4 漸進的弛緩法 progressive relaxation

この方法では，1つの筋群からほかの筋群へと

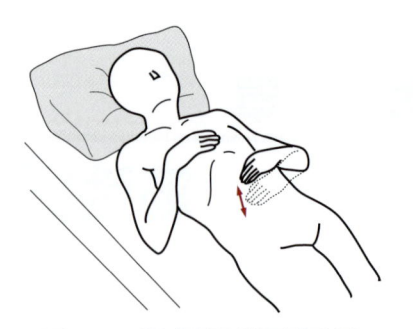

図4-31 腹式呼吸（横隔膜呼吸）

1つひとつ意識的に緊張と弛緩とを繰り返し練習して，次第に全身の弛緩に入っていく．まず筋を緊張させたときにおこる緊張感を積極的に覚えさせ，次に反対の消極的な何もしないという弛緩の感覚を体得させていく．この原法では自己暗示は排され，患者の強い忍耐と長い訓練，それに完全な弛緩の体得が要求されるが，リハビリではそれほど完全なものでなくてもよいので，必要な部分だけを要約する．

1 前準備

ブザーや電話などがない静かで，他人から邪魔されない部屋がよい．1人で練習するときは鍵をかける．

体を締めつけるようなもの，たとえばベルト，ネクタイ，コルセットはゆるめる．姿勢は最初は背臥位，習熟すれば背もたれと肘掛けのある椅子座位でもよい．背臥位では両下肢は少し開き，両上肢は手掌を下にして回内位で伸展し，体より少し離す（図4-32）．手や足を組んではならない．

2 筋緊張感の感受性増幅教育

①まず前述の姿勢で閉限させ3～4分間静かに休息させる．

②次に右上肢の手関節を図4-33 1のように背屈位に数分間置いておくと，前腕背側の肘関節より何か一種のボンヤリとした，部位を明確に指摘できない，緊張した一種の感覚を感じる．これをJacobsonは緊張感 tenenessと呼んでいる．これを前腕，特に手関節の屈側に他動的牽引からおこる引きつり感 strainと混同しないよう注意する．この緊張感という筋の感覚が体得できないものは次の弛緩ができない．患者は

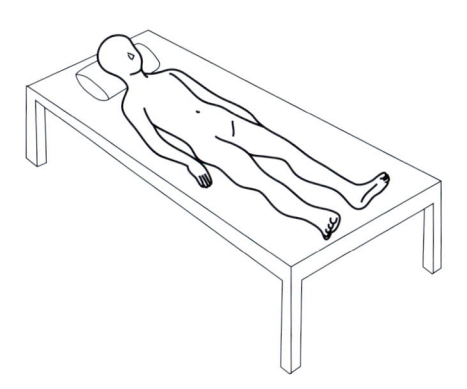

1. 背臥位(池見，佐々木)
頸部が浮き上がらないように，枕を深くするが，肩にかからないように注意する．肘，手，指，膝のそれぞれの関節は，やや屈曲位をとる．両脚はわずかに開き，足も少し外旋している．膝関節をわずかに屈曲させるためには，毛布や薄いかけ布団をたたんで膝の下に置くとよい．女性の場合，羞恥心がおこらないように毛布などをかけるほうがよい．

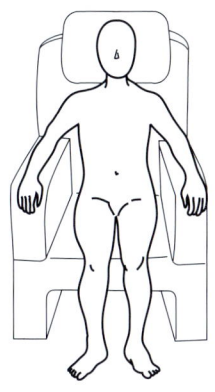

2. 腰かけ座位
背，頸部，頭部をもたせかける．両腕を肘かけに置きにくい場合は下に置いてもよい．

図 4-32 漸進的弛緩法における姿勢

手関節を何度も屈曲したり伸展したりさせることがあるが，これは止めさせる．
③緊張感がわかったら，背屈をやめると手掌は自然に下に落ち（わざと落とすのではない），緊張感が薄れていく．この緊張感の消失がつまり筋弛緩なのである．弛緩は積極的にリラックスするものでなく，自然に結果としておこる．ここのところの理解が難しい．
④もう一度，手関節を強く背屈して，その後リラックスすることをくり返した後，そのまま30分リラックスした状態でいる．
⑤以降，毎日1時間にわたって練習を繰り返すが，2日目には前日の手関節伸筋のリラックスを復習し繰り返すほか，図 4-33 2 のように新しく手関節掌屈をして屈筋の緊張を体得し，ついでリラックスをおこすように練習する．

3 全身の筋の弛緩

その後，肘関節の屈筋，次に伸筋と次第に1つずつ追加していく．そして左上肢についても行い，右下肢，左下肢，体幹，頸部，顔面と進んでいく．そのスケジュールは表 4-10 のようになっている．慣れると一部分がリラックスすれば，すでに訓練を受けた残りの部分も同時にリラックスするようになるし，さらに熟練すると仕事をしながらでも，仕事に不必要な筋の弛緩を行うことができるようになる．これを選択的筋弛緩 selective relaxation といっている．これによって筋緊張が長く続くために二次的におこる痛み（たとえば緊張性頭痛 tension headache）を防止することもできる．リハビリでは，このような全身にわたる弛緩はできるに越したことはないが，局部的な訓練でも目的は達せられよう．主なものを図 4-33 3〜14 に示す．

4 弛緩した筋の確認

完全に弛緩した筋は他動運動のときにまったく抵抗がなく，上下肢ではそれを持ち上げて離すと，重くドタリと落ちる．完全に意識喪失をした人体を抱えるときの，手足の重いあの感じである．神経学における Wartenberg[5] の下肢懸振性テスト test for pendulousness of the legs でもわかる．これは机の上に下肢を下垂して腰かけさせ，両下肢を持ち上げて離すと，弛緩していれば振り子のように揺れ続けるが，少しでも緊張しているとすぐ止まる．これで多くの患者をテストす

第2章 筋弛緩訓練

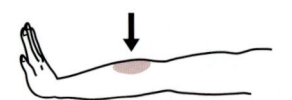

1. 手関節伸筋
手関節を背屈させ，前腕伸側の緊張を感じる．次に背屈をやめると，手掌は下に落ち，この緊張感が消えることに気づく．これが筋弛緩である．

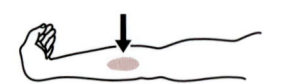

2. 手関節屈筋
手関節を同様に強く屈曲させる．

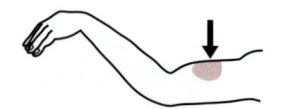

3. 肘関節屈筋
肘を強く屈曲する．矢印のところに緊張感を覚える．

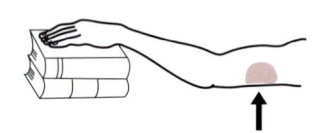

4. 肘関節伸筋
肘を伸展して重ねた本の上に置く．

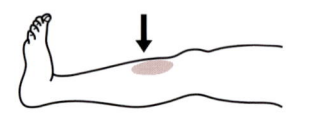

5. 足関節背屈筋
足関節を強く背屈する．

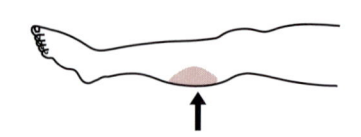

6. 足関節底屈筋
足関節を強く底屈する．

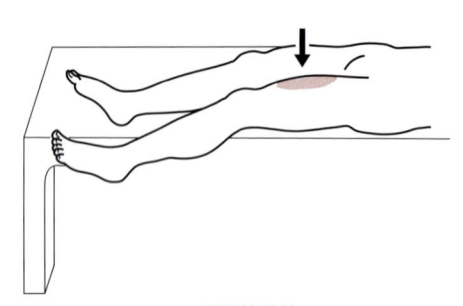

7. 膝関節伸筋
膝より下を台の縁より出して伸展させてみて緊張感を覚える．

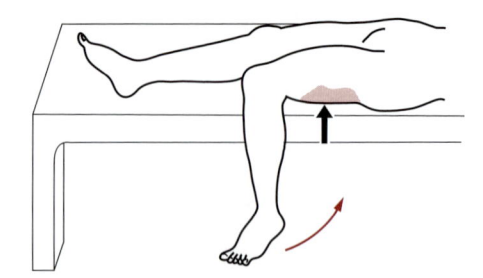

8. 膝関節屈筋
台の端から膝より下を下垂して屈曲を始めると，大腿後面に緊張感を覚える．

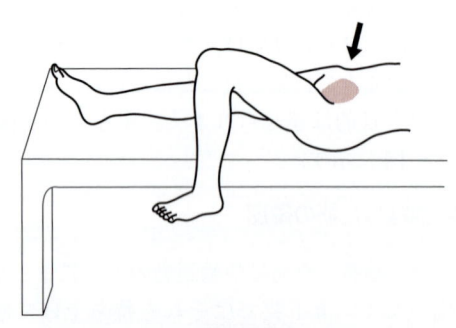

9. 股関節屈筋
下腿を下垂して少し股関節で屈曲すると緊張感を腹部の奥に感じる．

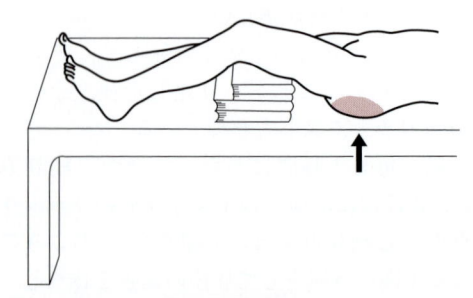

10. 股関節伸展
膝の下に本を敷くと，殿部に緊張感を覚える．

図4-33-1　筋緊張感の認識(Jacobson)

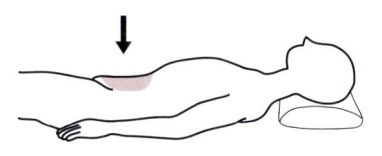

11. 腹筋
腹をひっこめるようにすると腹部全体に緊張感を覚える.

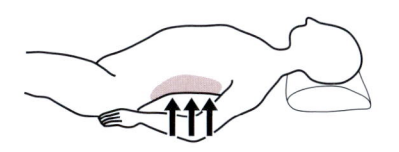

12. 腰筋
背をそらせると脊柱の両側に緊張感を覚える.

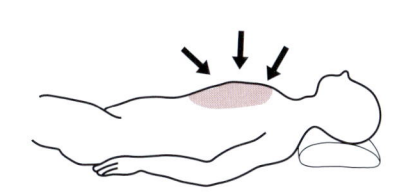

13. 呼吸筋
深呼吸すると胸部全体にかすかであるが, 広く緊張感を覚える.

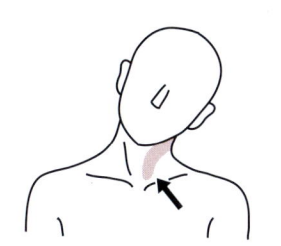

14. 頸筋
側屈すると屈側に緊張感を覚える.

図 4-33-2　筋緊張感の認識(Jacobson)

表 4-10　筋弛緩訓練のスケジュール

部位		日数
右上肢		6
左上肢		6(右上肢のほうも続ける)
右下肢		9(両上肢のほうも続ける)
左下肢		9(両上肢, 右下肢も続ける, 以下同じ)
体幹		3
頸		2
顔	前額	1
	眉	1
	眼瞼	1
	眼球	7
	口	2
	唇	1
	舌	2
	発語筋	3

〔Jacobson E(著), 向後英一(訳):積極的休養法—リラックスの理論と実際. 創元社, 1972 より引用〕

ると, いかに筋を弛緩させることを知らないかがわかる. しかし近年は, 筋電図バイオフィードバックで弛緩しているかの判断が簡単になった.

5 弛緩体操

筋緊張が強く, 力を抜くことがどうしてもできない患者に行う. 特に頸部, 肩, 胸, 背部の筋に多く, このときは前もって温熱とマッサージ(軽擦を主とした)をすれば多少役立つ. 背臥位, 椅子坐位, 立位, 歩行位とそれぞれの姿勢で行われる. 多くは呼吸運動と組み合わせられ, 吸気時に収縮, 呼気時に弛緩させる(表 4-11).

6 筋電(EMG)フィードバック[4]

筋電(EMG)フィードバック electromyographic biofeedback は, 身体内部の生理学的な情報を電気的に観察できる装置(筋電図)を用い, 不十分な身体機能(緊張や弛緩状態を患者自身が認識している機能)のフィードバックを即時的に患者に与えることで, 緊張や弛緩状態を制御する.

緊張している筋など目的の部位にセンサーを置き, 筋電信号を視覚や聴覚を介して患者に知らせ, 患者はその筋電信号が望ましい信号になる(ここでは緊張に伴い亢進状態の筋電信号を鎮静化させる)ように集中することで, 緊張の緩和をはかる.

表 4-11 弛緩体操

1. 背臥位（体の力を抜いて，気楽に横たわり，眼を閉じる）
   a. 腕を体の両わきに，力を抜いて横たえる，手を軽くにぎって，こぶしをつくる→こぶしを強く閉じる．そして再びゆるめる（片側，交互に，両側）．
   b. 腕を寝台の上に伸展して，下に押しつける，そしてゆるめる（片側，交互に，両側）．
   c. 腕を体の両わきに，力を抜いて横たえ，指を伸展させる→手を緊張させて持ち上げる→ゆるめて落とす．
   d. 前腕を持ち上げる→ゆるめて落とす．
   e. 腕を伸展して持ち上げる→ゆるめて落とす（片側，交互に，両側）．
      腕は，あまり高く持ち上げさせない．高く上げすぎると，腕が落とされるときに，肘関節で力が抜けて折れ曲がる結果の強いはね上がりがおこらないように，防御性緊張がおこるからである．これらの練習は同じような仕方で，下肢にも応用すべきである．
   f. 頭を少し持ち上げる→下ろす．
   g. 上半身を起こす→ゆるめて，ころがるように落とす．
2. 腰掛位
   a. 腕を伸展して上げる→ゆるめて落とす（片側，交互に，両側）．
   b. 腰を浮かせる（きちんと座って），さらにまっすぐにおこす（力を抜いて背中をまるくして座る→体全体を沈める）．
   c. 腰を浮かせ，腕を伸ばして上げる→さらに座り直して，腕の力を抜いて落とす（片側，交互に，両側）．
      b と c は，呼吸運動と同期して行うのがよい．
      （体全体を沈める→呼気→弛緩）
      （きちんと座る→腕を伸展する→呼気→収縮）
   d. きちんと座り，頭を持ち上げる，力を抜いて体全体を沈める，頭を前にたらす（後にはたらさない）．
   e. きちんと座る→頭を持ち上げる→腕を伸展して上に上げる→力を抜いて体全体を沈める→腕と頭を前にたらす（片側，交互に，両側）．
   f. いすの前 3 分の 1 に座り，手でしっかりと持っている→下肢を伸展して，踵を軸に内旋，外旋を行う．
3. 立位
   a. まっすぐ立って，頭をもたげる→頭を前方にたらす．
   b. 腕を伸展して上げる→力を抜いて落とす（片側，交互に，両側）．
   c. 上半身の力を抜いて前に傾け，再び直立する．
   d. 腕を上げる→伸展する→上半身と腕の力を抜いて前に落とす．
      a〜d まで，呼吸にあわせて行う．
   e. 腕の力を抜いて，2，3 回ブラブラさせる．
4. 歩行位
   a. 歩調をとって歩く→腕を伸展して上げる→落としてブラブラさせる（片側，交互に，両側）．
   b. 歩調をとって歩く→腕を上げる→伸展したまま，つま先立ちで歩く→腕の力を抜いて落とし，再び普通に歩く（片側，交互に，両側）．
   c. 歩調をとって歩く→腕を上げる→伸展する→腕を上半身の力を抜いて落とす→腕をブラブラさせる．
      a〜c まで呼吸にあわせて行う．
      自信のない患者は，歩行の際に，弛緩と同時に，無理のない運動形式に慣れる．
5. 四つ這い
   この導入姿勢は，脊柱と肩甲部の弛緩を得るのに適している．

〔Kleinsorge H, Klumbies G : Technique of Relaxation : Self-relaxation. John Wright & Sons, Bristol, 1965 ［邦訳］池見酉次郎，佐々木雄二（訳）：自律訓練の指導実際．岩崎学術出版社，1970 より引用〕

7 徒手的操作，ほか

A マッサージ[4,6]

　マッサージ massage は古くから軟部組織に対して適応されるテクニックであり，軽擦法，強擦法，揉捏法，叩打法，振戦法，圧迫法，伸張法からなる．血液やリンパ液の循環を促進することで，痛み，筋緊張や心理的なストレスを軽減させる．特に軽擦法は，患部に手を当てて軽い圧迫（5〜6 kg）を加えながら末梢から中枢に向かって血流に沿って"なでる"．軽い刺激の軽擦法は，緊張の緩和に最もよいといわれている．一方，強い刺激は緊張をもたらすので注意が必要である．

B 他動運動，ストレッチ[7]

　自己他動運動を含め他動運動，関節可動域（ROM）訓練やストレッチには緊張した筋を弛緩させる作用がある．筋を伸張して張力を変化させると，筋腱移行部にある腱受容器が刺激される．腱受容器は筋の活動張力を敏感に検出する張力受容器である．腱受容器を支配する Ib 群線維は外力により筋を伸張すると興奮し，その閾値は Ia 群線維よりも高い．Ib 群線維の側枝は，Ia 群線維と同様に脊髄灰白質に投射し，反射路を形成する．Ib 群線維は Ia 群線維と異なり，直接運動ニューロンに投射することなく介在ニューロンに終止し，シナプスを介し，抑制的に運動ニューロンに作用する（自原抑制 autogenetic inhibition）．これにより，ゆっくりとした持続的な伸

張で筋の張力に変化をおこすと，対象筋の緊張は抑制される．一方，急激な筋の伸張は緊張をもたらすので注意が必要である．

C そのほか

これらのほかにも，瞑想，ヨーガ，アロマセラピー，など数多くのテクニックがあるが，治療としての論理的根拠が明確でなく，エビデンスが不十分なものも少なくない．個々人の治療目標に到達する一手段として適応となりうるかを検討すべきである[1]．

■引用文献

1) Jacobson E(著)，向後英一(訳)：積極的休養法―リラックスの理論と実際．創元社，1972
2) 成瀬悟策：脳性マヒ者の心理的リハビリテイション(1)―弛緩行動について．九州大学教育学部概要：教育心理学部門 11(2)：33-46, 1967
3) Kleinsorge H, Klumbies G：Technique of Relaxation：Self-relaxation. John Wright & Sons, Bristol, 1965［邦訳］池見酉次郎，佐々木雄二(訳)：自律訓練の指導実際．岩崎学術出版社，1970
4) 金子秀雄：実習1：リラクセーションテクニック．細田多穂(監修)，他：運動療法学テキスト．南江堂，pp39-40, 2010
5) Wartenberg R(著)，佐野圭司(訳)：神経学的診察法．医歯薬出版，1956
6) 栗山節郎：アスレチックマッサージ．栗山節郎(編著)：新・アスレチック・リハビリテーションの実際．南江堂，p97, 2000
7) 工藤典雄：脊髄．小澤瀞司，他(総編)：標準生理学，第7版．医学書院，pp331-333, 2009

第 3 章
全身調整訓練

　最も基本的な訓練であり，リハビリにおける患者管理の基本である．年齢，性別，病期，症状，障害の重軽にかかわらず，すべての患者が対象となる．患者の状態にあわせて積極的に有酸素運動を行う．何か特別な訓練種目があるわけではなく，抗重力姿勢への姿勢変換，筋収縮を伴う運動（自動運動），場合によっては筋収縮を伴わない運動（他動運動）を通じて，全身の運動機能，生理機能，精神機能を維持・改善するすべての運動・訓練の総称である．

1 定義と目的

　全身調整訓練 general conditioning exercise とは，病気または外傷からの回復途上の患者，またほとんど回復し社会復帰前の状態の患者，心身に大きな問題はなくても日常的に不活動傾向のある患者が，心身の引き締め，リラックスのため，また普段使用しない身体部位の鍛錬として，そして全身機能の維持・回復のために行う訓練である．
　この訓練は，単に筋力低下や関節可動域（ROM）制限といった障害そのものに対するものでなく，筋，骨，関節，神経，皮膚をはじめ，全身の循環機能，呼吸機能，腎機能，精神機能などに積極的に働きかけ，全身機能の向上をはかるためのものである．結果として局部障害の改善に役立つことはもちろんであるが，その根底には全身状態の回復なくして局部の回復はありえない，という考えがある．
　訓練内容は，まず臥床を避けて積極的に抗重力姿勢をとらせること，手術直後など局所の安静を必要とする患者には安静時間を最小限にして筋収縮を伴う全身運動をできるかぎり長時間行わせることである．たとえば，臥床中の患者にはギャッ

チベッドで座位をとらせたり，臥位のままできる運動をさせたり，下肢骨折でギプス固定中の患者は非障害側下肢と上半身，上半身に障害のある患者には下半身の運動を行わせるなど，臨機応変に効果をあげるようにする．特に，入院中の患者は入院そのものが不活動の原因となるため，可能な運動を全身的にできるだけ長時間行わせる．

2 対象

　この訓練は，健康者にとっては体力維持のための運動（水泳やウォーキング，ジョギングなど）に相当する．なんらかの障害がある患者には，その原因疾患の回復時期，障害程度，体力に応じて，適当な運動を選択し，負荷強度の増減，休息時間の増減，また運動を繰り返す回数の加減によって訓練量を調節することになる．したがって，全身調整訓練の対象はすべての患者である．

3 方法

　いつでもどこでも誰もが実施できる運動を提供しなければならない．患者の訴えやバイタルサインを参考に，有酸素運動機能の改善のため，軽度から中等度の運動を休息時間を含めて 30 分以上実施することを標準とする．姿勢は，臥位，座位，立位に分けられるが，臥位の状態を最小限にすることが原則になっている．

A 臥位での全身調整訓練 general conditioning exercise in lying position

　臥位の状態にある患者に対しては，まず他動運動により全身の関節の動きを確認する．次に，図

基本姿勢

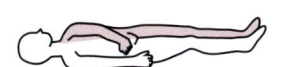

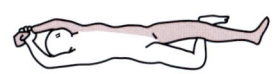

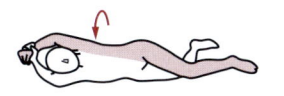

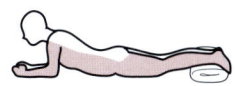

① 健手で麻痺手を握り上にあげ，健脚を麻痺脚の下へさしこむ．
また肩に痛みや挙上制限のある場合は麻痺手を腹部に乗せる．

② 健脚の下腿で床を押さえ，麻痺側を上にして全身をひねる．

③ 腹臥位となる．長くこの姿勢をとるときは足にクッションを入れて尖足を防止する．

a. 片麻痺（細川，服部，和才）

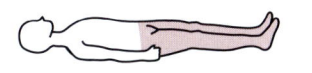

基本姿勢

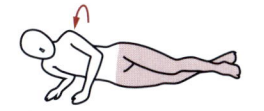

① 手を使って半側臥位になるまで全身を回転させる．この動作を始める前に下腿を交差させておくと回転しやすい．

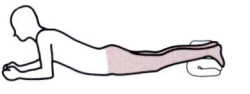

② 次に体をひねって腹臥位になる．長くこの姿勢をとるときは足にクッションを入れておく．サイドレール，ベッド枠を握って寝返りすればもっと簡単である．

b. 対麻痺（Buchwald）

1. 寝返り動作（障害部位を着色部で示す）

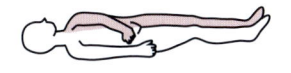

基本姿勢

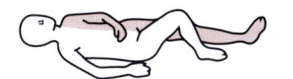

① 健脚を立膝し，肩を外転し肘を少し曲げる．

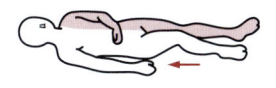

② 手と脚の力で体を押し，上方へ体をずらす．
ベッド上でするときはベッド枠，サイドレールを握ってする．
下方移動は困難であるがベッド枠，サイドレールを利用すれば割合簡単にできる．

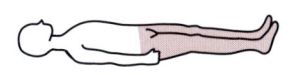

a. 片麻痺

基本姿勢

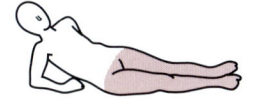

① 寝返り動作の要領でやや上向きの側臥位をとり，下方の手は肘をたて上方の手は後につく．

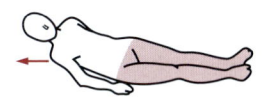

② 両手で全身を押し上げて上方に体をずらす．
ベッド枠，サイドレールを利用すると上方移動は簡単にできる．
下方移動は難しい．

b. 対麻痺

2. 縦移動（細川，服部，和才）

図 4-34 腹臥での全身調整訓練

バックレスト

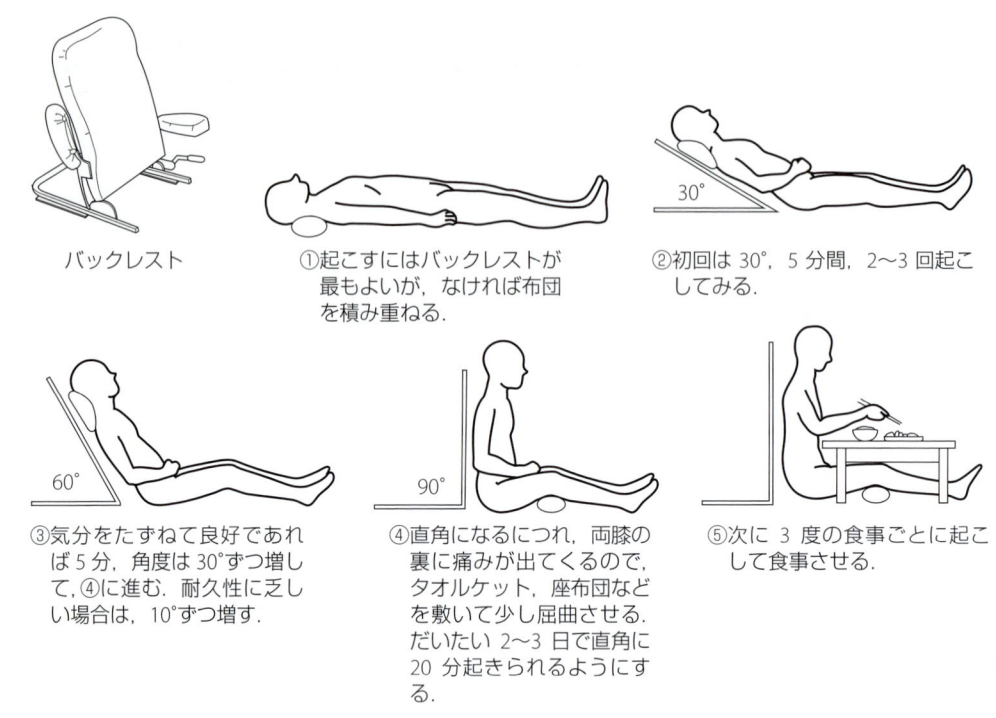

①起こすにはバックレストが最もよいが，なければ布団を積み重ねる．

②初回は 30°，5 分間，2～3 回起こしてみる．

③気分をたずねて良好であれば 5 分，角度は 30°ずつ増して，④に進む．耐久性に乏しい場合は，10°ずつ増す．

④直角になるにつれ，両膝の裏に痛みが出てくるので，タオルケット，座布団などを敷いて少し屈曲させる．だいたい 2～3 日で直角に 20 分起きられるようにする．

⑤次に 3 度の食事ごとに起こして食事させる．

図 4-35　バックレストによる他動的起座(服部・細川・和才)

4-34 1 のようにベッド上で患者自ら寝返りを行わせる．寝返りは臥位での全身調整訓練となる．また，ベッド上で患者が自ら頭側，尾側への水平移動を行うことも有効である(図 4-34 2)．

自ら起き上がることのできない患者には，ギャッチベッドやバックレストを用いて可能なかぎり抗重力姿勢(座位姿勢)をとらせる(図 4-35)．あるいは，ティルトテーブルを用いて臥位から立位をとらせる．また，起立機構付車椅子を用いると，容易に座位が立位への姿勢変換が可能となる(図 4-36)．3 週間の安静臥床は，30 年歳をとるよりも悪影響を及ぼす[1〜3]．抗重力姿勢をとらせる際，セラピストは患者の血圧を連続的に注意深く観察し，血圧の変化に注意する．患者が自ら起き上がれない時期にも，病棟では褥瘡予防のための体位変換や清拭が行われているが，このときも可能なかぎり患者自らに動いてもらうことが重要である．

B　座位での全身調整訓練 general conditioning exercise in sitting position

座位で患者の血圧の維持が確認できれば，車椅子上で座位姿勢を保持することや，自ら車椅子を操作することが座位での全身調整訓練となる．車椅子駆動に負荷をかける場合は，車椅子に取り付けた重りを引かせる(図 4-37)．車椅子ローラー(図 4-38)やトレッドミル(図 4-39)，アームクランク(図 4-40)は，車椅子使用者に定量的な負荷を持続して与えることができる有効な手段である．また，下肢への荷重困難な患者に固定自転車(自転車エルゴメーター)を漕がせることも，効果的な全身調整訓練の実施方法である(図 4-41)．股関節手術後の患者にアームクランク運動を行わせると治療効果が向上する[4]．

その際，患者の心拍数を観察して運動強度を確認する．一般的には，個人の予備心拍数 heart rate reserve(HRR)の 40〜50％の強度〔40〜50％ HRR：0.4〜0.5×(最高心拍数－安静時心拍数)＋安静時心拍数〕で週 180 分間を目標とする．30

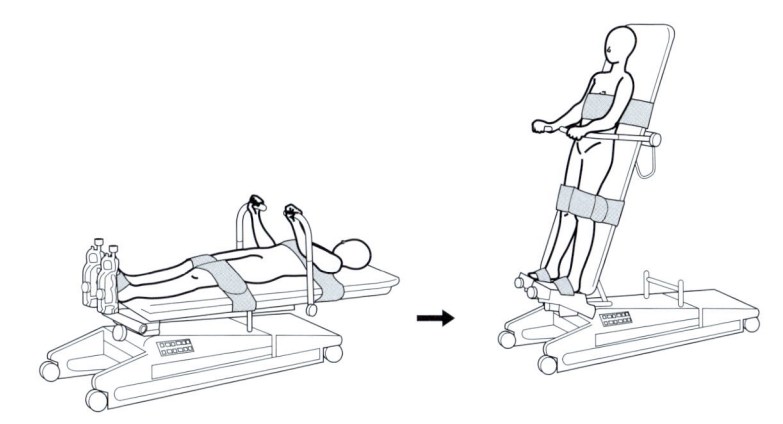

1. ティルトテーブル

水平から直立まで自由に傾斜する起立補助装置．足関節の底背屈，内外反を加減できる足底板，身体を固定するバンド，上肢の支持を可能にする握りが付いている．

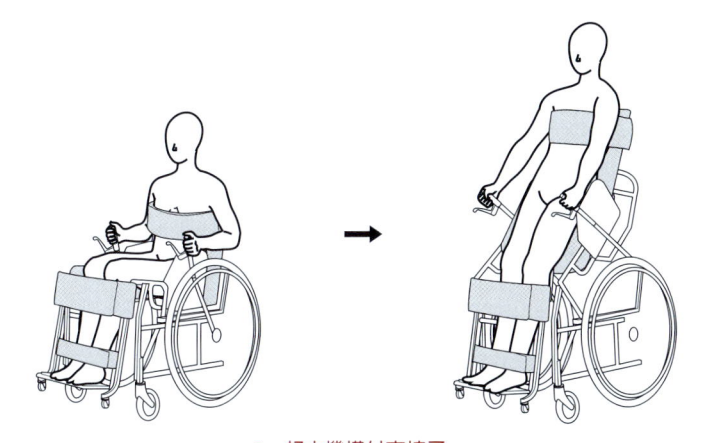

2. 起立機構付車椅子

車椅子のレバーを操作して座位から立位への姿勢変換を容易に行える．

図 4-36　ティルトテーブルと起立機構付車椅子

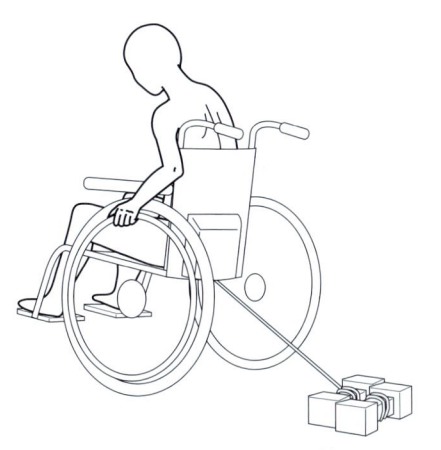

図 4-37　重りをつけた車椅子

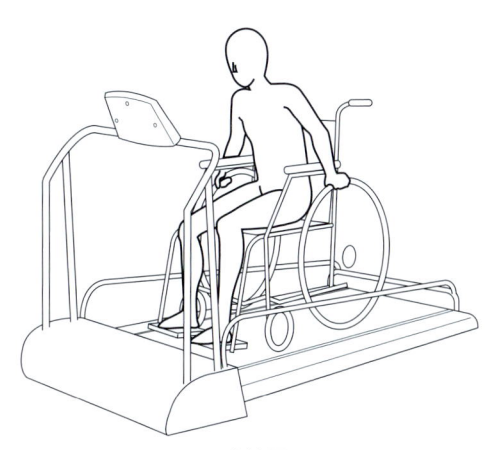

図 4-38　車椅子ローラー

198　第3章　全身調整訓練

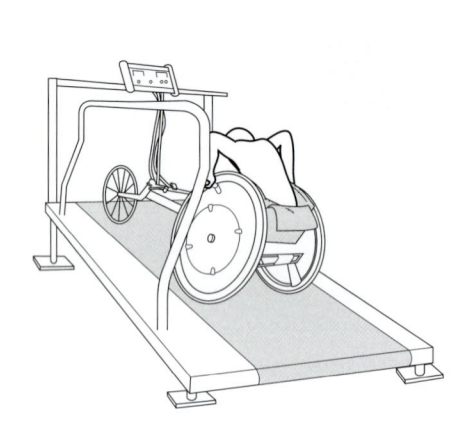

図4-39　車椅子トレッドミル　　図4-40　アームクランク　　図4-41　自転車エルゴメーター

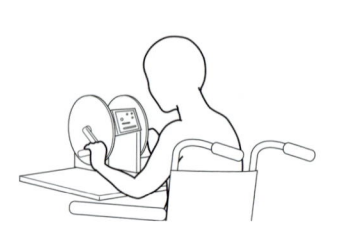

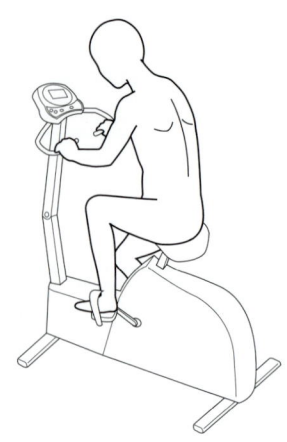

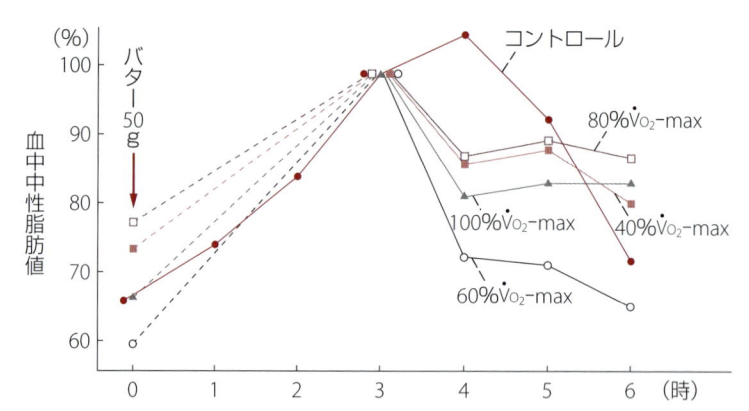

1. 脂質投与後，各種運動強度を負荷した場合の血中中性脂肪値の変化
〔伊藤　朗，他：成人病の運動処方における諸問題．体力科学 28(2)：187, 1979 より引用〕

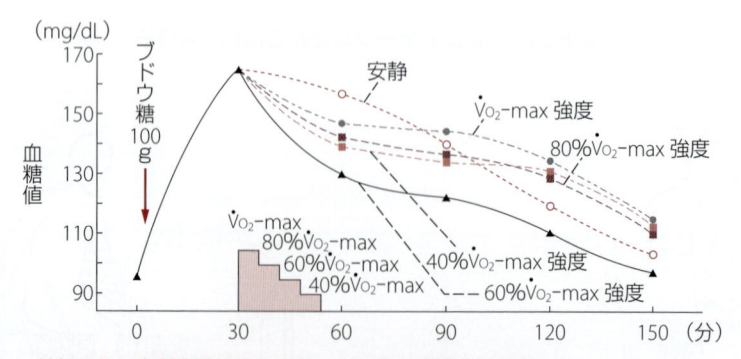

2. 糖投与後に各種運動強度を負荷した場合の血糖値の変化
（伊藤　朗：糖尿病治療研究会報, 1980 より）

図4-42　各種運動強度を負荷した場合の脂質，糖質の血中濃度の変化

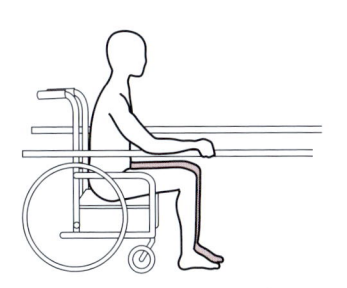

① 健手あるいは健脚で患脚を手前へよせ，健脚も同様に手前へ引く．

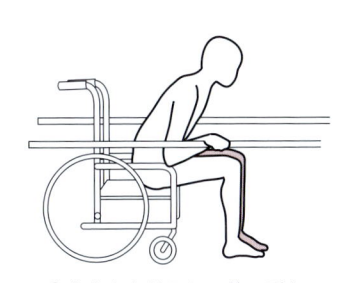

② 上半身を前屈し，体の重心が足底の上にくるようにする．健脚に力を入れ，同時に健手で体を前に引き起こしながら起立する．

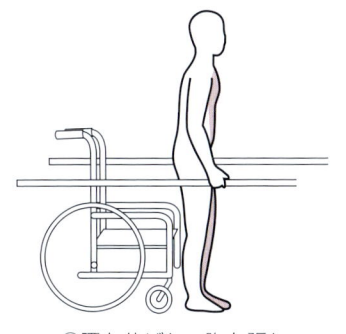

③ 腰を伸ばし，胸を張り，前方を見させ，姿勢を矯正する．

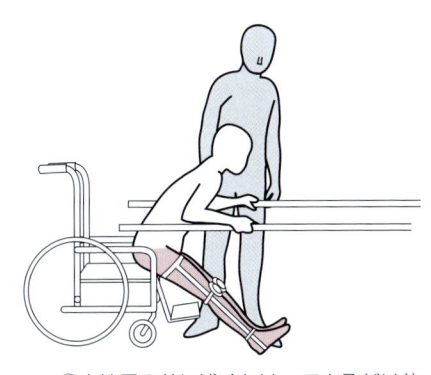

1. 片麻痺（細川，和才，服部）

① 車椅子の前に浅くかけ，できるだけ体を前屈し，平行棒の前方を握り，一気にひきよせて立つ．患者の足が床に滑るときは図のようにセラピストは自分の足を当てて防ぐ．

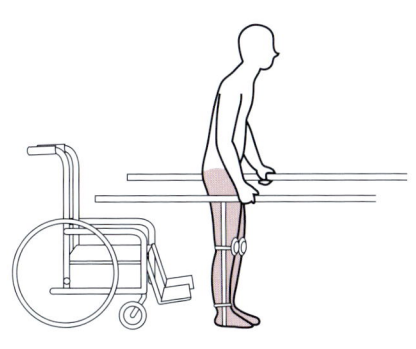

② 座るときに車椅子が近いと，最初の間患者はドシンと座るので，長下肢装具(KAFO)の上端がテコの作用をして脚全体が浮き上り，大腿骨折の危険がある．

2. 対麻痺

図 4-43 起立動作

分/日を 6 日/週でも，60 分/日を隔日で 3 日/週でも構わない．また，30 分×1 回の運動時間を 15 分×2 回にしても構わない．大切なことは日常的に目標とする心拍数を規定の時間，実運動で維持することである．糖質や脂質などの代謝と運動強度の関係は明らかになっている(図 4-42)[5, 6]．

または，座位で患者の血圧の維持が確認できれば立位へと進める．起立・着座の反復運動は重力を利用した最も効果的な全身調整訓練である(図 4-43 1)．椅子からの起立が困難であれば，手すりを用いたり，クッションで座面を高くしたり，安全な実施に配慮する．回数は 100 回以上を目標に，最初は患者に無理のないペースで行い，徐々に 1 分あたりの反復回数(6 回程度)を決めて規則的な運動が行えるようにする．このときも患者の心拍数を観察し 40〜50％HRR を目標とする．

C 立位での全身調整訓練 general conditioning exercise in standing position

立位で患者の血圧の維持が確認できれば，歩行へと進める．患者が自らの体重を支持することが

困難であれば,積極的に下肢装具を活用する(図4-43 2)).トレッドミルは歩行可能な患者に定量的な負荷を持続してかけることができる(第3部第4章図3-39参照).患者の体重を下肢で支えられない場合にも歩行可能なトレッドミルがある(第3部第4章図3-40参照).階段昇降,坂道歩行(登坂)などは,歩行よりも負荷強度が強く,患者の全身機能はより刺激される.また,屋外歩行(散歩)は,比較的長時間の継続が可能で,患者の精神機能にも好影響を与える.

■ 引用文献
1) Saltin B, Blomqvist G, et al : Response to exercise after bed rest and after training : a longitudinal study of adaptive changes in oxygen transport and body composition. Circulation 37/38(suppl Ⅶ) : Ⅶ1-78, 1968
2) McGuire DK, Levine BD, et al : A 30-year follow-up of the Dallas Bedrest and Training Study : I. Effect of age on the cardiovascular response to exercise. Circulation 104 : 1350-1357, 2001
3) McGuire DK, Levine BD, et al : A 30-year follow-up of the Dallas Bedrest and Training Study : Ⅱ. Effect of age on cardiovascular adaptation to exercise training. Circulation 104 : 1358-1366, 2001
4) Hirschberg GG, et al : Rehabilitation 2nd ed : A Manual for the Care of the Disabled and Elderly. Lippincott, 1976 [邦訳] 三好正堂(訳):二次障害の予防.三好正堂(訳):リハビリテーション医学の実際―身体障害者と老人の治療技術.日本アビリティーズ協会,pp32-43, 1980
5) Mendelsohn ME, Overend TJ, et al : Improvement in aerobic fitness during rehabilitation after hip fracture. Arch Phys Med Rehabil 89(4) : 609-17, 2008
6) 中野昭一(編):図説・運動の仕組みと応用:運動・生理・生化学・栄養.医歯薬出版,2001

第 4 章
協調性訓練

　われわれが身体運動を円滑に効率よく行うことができるのは、筋群の選択と組み合わせ spacing、筋出力の時間 timing、筋出力の強さ grading の3つの要素から構成される神経系の制御によるものである。この制御された運動のことを協調運動 coordination という。

　末梢から入力された感覚情報はきわめて複雑な経路を経て小脳で処理された後、大脳や大脳基底核へ送られ、大脳からの運動指令に直接的、間接的な影響を与える[1]。この運動にかかわる入出力系に機能不全が生じ、運動の協調性が低下した状態を協調運動障害 coordination disorder という。

　ここでは協調運動障害に対するアプローチ、すなわち協調性訓練について述べる。

1 協調運動障害について

　狭義の協調運動障害は、小脳およびその入出力系の機能不全である運動失調 ataxia と同じ意味で使われる[2]。運動失調は、小脳機能障害による小脳性運動失調、固有感覚障害による感覚性運動失調、前庭機能障害による前庭迷路性運動失調、前頭葉や頭頂葉障害による大脳性運動失調に大きく分けられる[3]。

　小脳性運動失調は、四肢における測定障害 dysmetria と反復拮抗運動障害 dysdiadochokinesis、体幹における共同運動障害 dyssynergia が主たる症状である。感覚性運動失調は、脊髄癆などに代表されるように固有感覚情報の低下を視覚的に代償しているため、Romberg 徴候が陽性となる。迷路性運動失調は、平衡機能障害が主となる。大脳性運動失調では、大脳-小脳間の機能不全に伴い小脳性運動失調と同様の症状がみられる。

　また、これら神経系疾患以外の運動器疾患においても、関節周囲組織に存在する機械受容器（メカノレセプター；mechanoreceptor）から中枢への情報伝達が障害されることにより、関節可動域（ROM）や筋力といった量的な運動器障害にとどまらず、神経-運動器間の協調障害が生じる。

2 協調運動障害に対するアプローチ

　協調運動障害に対するアプローチは、前述した障害の型により表出される症状が異なることを理解し、対象者固有の障害の状態や重症度、病期の進行度合いを評価し把握したうえで、その訓練効果はもとより転倒などの安全性も十分に検討されなければならない。

　協調運動の運動療法の原則は、①軽めの負荷で行う、②やさしい課題から難しい課題へと段階的に進める、③運動を反復する、の3つとされる[2]。

　また、視覚的情報の利用や固有感覚情報を賦活することもアプローチのポイントとなる。具体的なアプローチについて以下に述べるが、1つの方法に固執することなく、各種のアプローチを組み合わせることで最大限の効果が得られるよう試みるべきである。

A　Frenkel（フレンケル）体操

　この体操は、脊髄癆による下肢の固有感覚性協調障害の治療法として開発されたもので、その基礎は障害部位の代償のため残存している感覚系のうち、特に視覚、聴覚、触覚の利用によって運動を随意的にコントロールしようというところにあ

① 背臥位になり，下肢の運動が見えるようにクッションなどで体幹を起こしておく．踵を床につけたまま対側の膝関節の横に位置するまで膝を屈曲し，もとに戻す．足関節は背屈位にて行う．

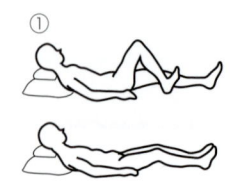

② 踵を床につけたまま対側の膝関節の横に位置するまで膝を屈曲し，外側に倒した後再び膝を立て，もとに戻す．

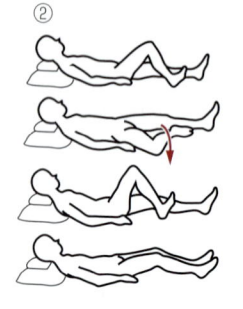

③ ①と同様の動作を下腿の中間の位置で行う．

④ ②と同様の動作を下腿の中間の位置で行う．

⑤ 踵を対側の膝に乗せ，膝屈曲位のまま挙上する．対側の膝関節の横に下ろし，もとに戻す．

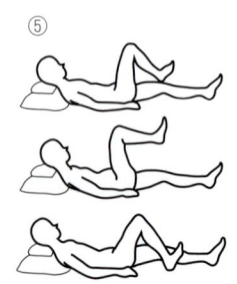

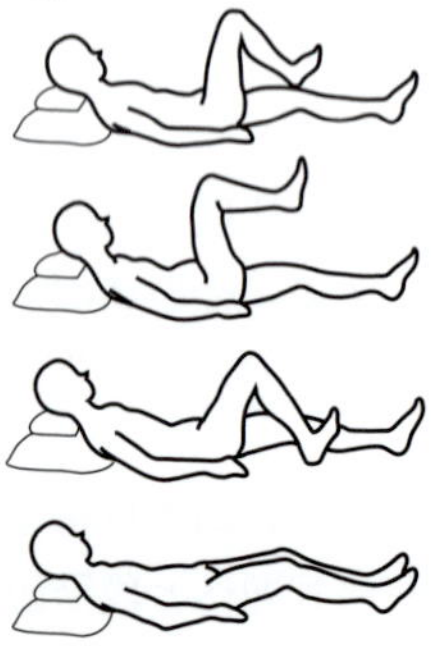

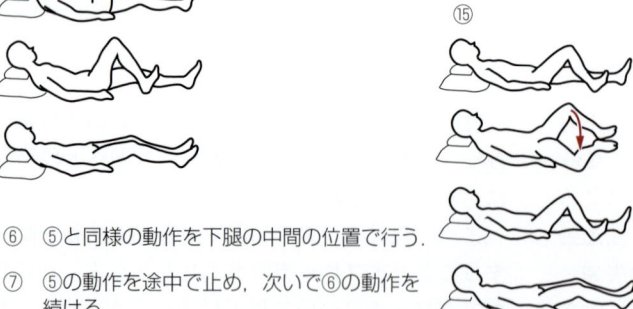

⑥ ⑤と同様の動作を下腿の中間の位置で行う．

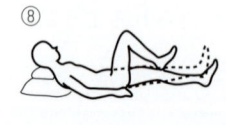

⑦ ⑤の動作を途中で止め，次いで⑥の動作を続ける．

⑧ 対側の脛骨の上を末梢から中枢へ，次いで中枢から末梢へ滑らせ，もとに戻す．

⑨ 両下肢を揃えて挙上し膝を屈曲し，伸展してもとに戻す．

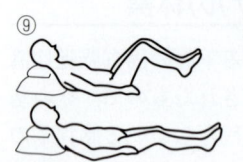

⑩ 踵を床につけたまま対側の膝関節の横に位置するまで膝を屈曲し，挙上する．踵を対側の膝の上に乗せ，もとに戻す．

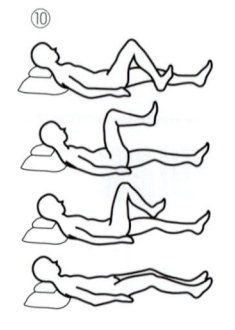

⑪ ⑩と同様の動作を下腿の中間の位置で行う．

⑫ ⑩と同様の動作を踵をつけずに行う．

⑬ セラピストが指差した対側の下腿の任意の箇所を踵で触れ，もとに戻す．

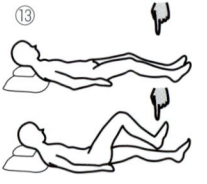

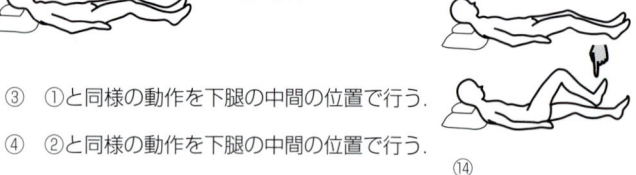

⑭ 空間の任意の箇所を指差したセラピストの指先を母趾で触れ，もとに戻す．

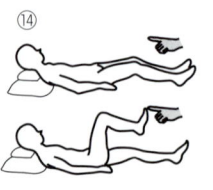

⑮ 踵を床につけたまま対側の膝関節の横に位置するまで膝を屈曲し，膝を外側に倒すとともに対側の膝を屈曲する．倒した膝を戻しながら対側の膝を伸展し，もとに戻す．

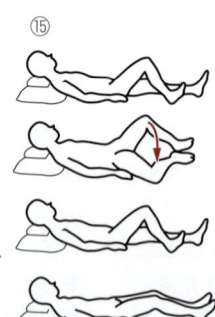

⑯ ⑮と同様の動作を下腿の中間の位置で行う．

⑰ 座位にて，足を組むように対側の大腿部の上に乗せ，もとに戻す．または交差させるように足部を対側の足部の外側につき，もとに戻す．

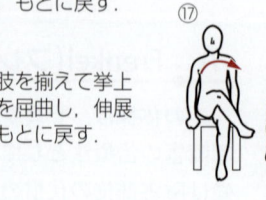

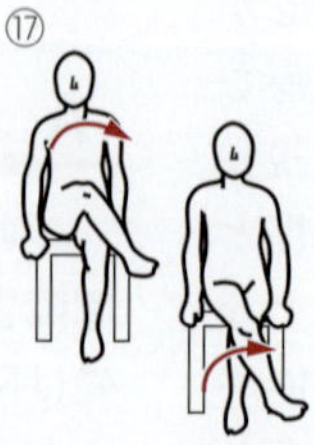

⑱ 座位にて，縦横に数字が並んだボードに対し，足部で数字を触れ，もとに戻す動作を繰り返す．はじめは数字の順序どおりに，次にセラピストが指示した数字で行う．

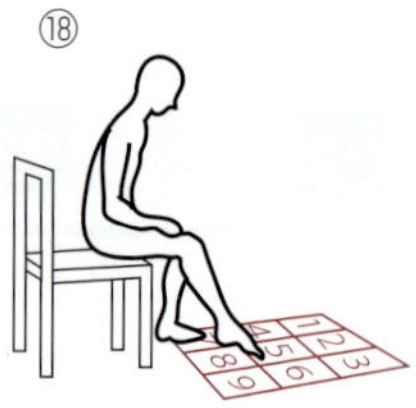

⑲ 椅子からの立ち上がりと着座を繰り返す．はじめは上肢の支持を用いて行い，徐々に支持を軽減して行う．

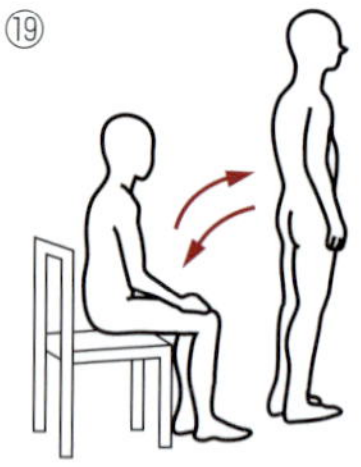

⑳ ⑱と同様の動作を立位にて行う．

㉑ 足形を等間隔に配置した路面の上を歩行する．

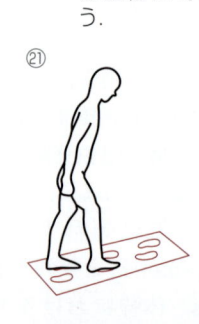

図 4-44 Frenkel 体操

る．つまり，固有感覚がわずかにでも残っていれば，四肢の変化に最大限の注意を払い，そのわずかな感受性を拡大する．また，視覚や聴覚情報を交え，四肢の運動に関する新たな基準をもつことがその原理といえる[4]．その本質は注意の集中，正確性，反復学習にあり，そのほかの運動療法と変わりはない．

1 方法（図4-44）

1) 系統的に順を追って行う：軽症の場合でもまず臥位より始め，それに習熟した後，座位，立位など次の段階へと進める．
2) やさしい動作より始める：単純な動作から複雑な動作へ，一側の運動から両側同時の運動，さらに両側同時の異種運動へ，広い範囲から狭い範囲へ，速い動作からゆっくりとした動作へと進める．
3) 開眼から閉眼へ．
4) 障害の軽度側から重度側へ．
5) 1つの運動を連続して3～4回行う．
6) 疲労を避けるため十分休憩をとる．
7) セラピストの監視と号令のもと，ゆっくりと正確に行う．
8) 運動は正常可動域範囲で行う：深部覚障害により可動域範囲を超えないよう留意する．
9) 転倒に十分注意する：下肢失調がある場合は特に注意し，立位は平行棒内から始め，セラピストが必ず横について行う．

2 臨床的効果および問題点

Frenkel体操は，感覚性運動失調に対して効果が認められる．それは，視覚代償によるフィードバック機構を反復練習によって強化することでフィードフォワード機構が形成され，運動の再構築がおこるためであると考えられる．しかし視覚代償による効果が得られにくい小脳性運動失調に対しては，改善は少ない[1]．

B 重り負荷法 loading weight

重り負荷による効果の生理学的機序としては，末梢での刺激が固有感覚求心性神経を興奮させることで，筋紡錘から中枢への求心性インパルスが増大し，その部位への意識の集中やフィードバックが容易となり，運動制御能が向上するものと考えられている．

1 方法

使用される重りは，上肢へは200～400g程度，下肢へは300～600g程度が一般的であるが，筋力や症状によってはそれ以上必要とする場合もあり，患者の症状と装着しての改善度により適宜調整する．

負荷する部位（図4-45）は，上下肢の末梢部や中枢部，骨盤帯などで，負荷量と同様に失調症状の改善やADLの向上がはかれるよう，その部位を探す必要がある．

2 臨床的効果および問題点

四肢への負荷により関節運動能の改善のほか，体幹の安定性向上もはかれる場合があり，また靴や杖への装着により歩行が安定することは臨床上経験されることである．しかし，負荷による効果がみられない，あるいはかえって動作が不安定となる場合もあり，その適応には十分な検討が必要である．

南雲ら[5]は，負荷となる重りに比べて筋力が十分にある場合，重り負荷のため初期動作は緩徐な動きとなるが，いったん動き始めると重りからの慣性の影響も加わり，より大きな変位を招来してしまうと述べており，負荷量の決定には十分な観察と適宜の調整が必要である．ただし重りの重さにより重力方向の安定度を増すことが目的ではなく，あくまで感覚情報の賦活を促すことを念頭に置かなければならない．

負荷装着の効果は一時的なもので，負荷除去後はその効果が持続されないとされており，ほかの運動療法と併用することが望ましい．

C 弾力包帯装着法

高橋らは，小脳性失調で四肢の近位部関節を弾力包帯によって緊縛すると，運動失調が軽減しADLも楽になることを見出した．重り負荷法と同様に，圧迫により筋紡錘からの求心性インパルスが増加することによる効果であると考えられる．

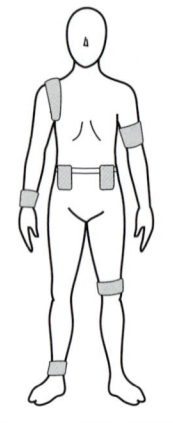

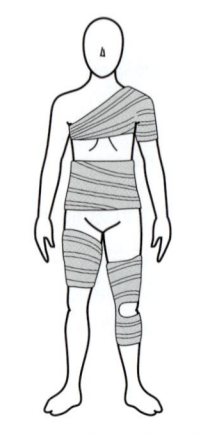

図4-45 重り負荷法　　図4-46 弾力包帯装着法

表4-12　PNFの促通要素と主な効果

促通要素	期待される主な効果
1. PNF運動パターン	筋収縮力の増大，反応時間の短縮，加速度の増大
2. 筋の伸張	筋収縮力の増大，柔軟性の改善
3. 関節の牽引	筋収縮力の増大，可動域の増大
4. 関節の圧縮	筋収縮力の増大
5. 抵抗	筋収縮力の増大，柔軟性の改善
6. 発散と強化	筋収縮力の増大
7. 正常なタイミング	協調性の改善
8. 他動運動，自動介助運動	協調性の改善
9. 用手接触(皮膚刺激)	筋収縮力の増大
10. 口頭指示(聴覚刺激)	筋収縮力の増大
11. 視覚刺激	協調性の改善

1 方法

装着部位(図4-46)は，肩関節や肩甲帯，腰部や股関節・膝関節など四肢の中枢部が選択され，巻く強さも症状に合わせて検討する．特に筋緊張が低下した部位の筋腹に装着することで，効果が得られやすいとされる．

2 臨床的効果および問題点

体幹および四肢の中枢部の固定性を高めるとともに，関節のある特定方向への運動を制御あるいは誘導することで動作の改善をはかる．

南雲ら[5]によると，体性感覚障害のない失調症状に対して手指の早い動作を抑制し巧緻動作向上をはかるには，50～200gの重り負荷よりも，特に肩関節と肩甲帯の両方を固定する弾力包帯装着法が有用であるとされる．

除去後は，重り負荷同様にその効果は持続されないので，装着した状態でほかの運動療法の併用が必要である．

D　固有受容覚性神経促通法 proprioceptive neuromuscular facilitation (PNF)

PNFとは，筋や腱，靱帯，関節包に分布する固有受容器に対し，関節の圧縮・牽引，筋の伸張，運動抵抗，などの刺激を加えることで神経筋機構の反応を促通する方法である．実際には，表在感覚や視覚・聴覚なども刺激される．

1 方法

小脳性運動失調症には，等尺性収縮，求心性収縮および遠心性収縮を一連の運動のなかで強調し強化していく"combination of isotonics"，運動の変換と反復を強調する"dynamic reversal"，同時収縮による安定性を求める"rhythmic stabilization"，などが有用である[6]．

2 臨床的効果および問題点

表4-12に示すさまざまな促通要素とその効果をふまえることで，患者の症状に応じたアプローチが可能となるが，セラピストに技術が必要とされること，持続的効果に乏しいこと，などの問題点がある．

E　筋力強化

運動失調の定義自体には筋力低下や麻痺は含まれない．しかし拮抗筋とのアンバランスや中枢筋の固定作用の不十分さ，活動性低下に伴う廃用性筋萎縮などの種々の原因により，臨床上筋力の低下を伴うケースは多い．

小脳性運動失調では，筋力特性の1つである筋力不均衡 muscle imbalance から拮抗筋の筋力の

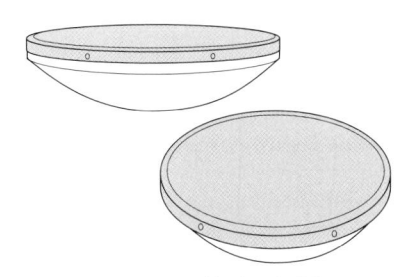

図 4-47　お椀型不安定板

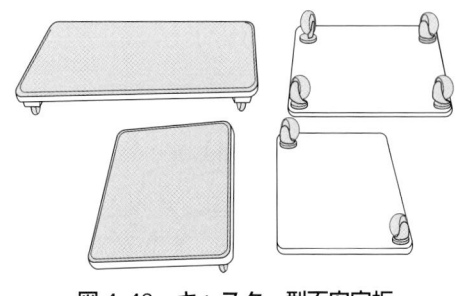

図 4-48　キャスター型不安定板

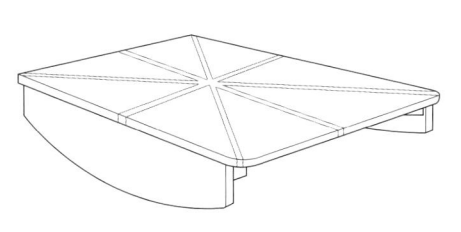

図 4-49　大型舟底型不安定板

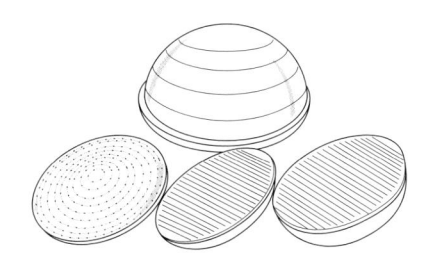

図 4-50　各種の不安定板

アンバランス，特に伸筋に対する屈筋の筋力低下が多くみられる．また動作時の不安定性の出現や活動範囲の狭小化により，廃用性筋力低下，全身耐久性の低下がみられ，重症度と病期の進行とともに著明となる．

福田ら[7]は，脊髄小脳変性症に対しマシントレーニングを用いて拮抗筋群のアンバランスに着目してアプローチを実施し，運動失調と動作性に改善がみられたことを報告している．

F　不安定板を用いた方法

1940年代にSherringtonにより，初めて固有感覚 proprioceptive sense という語が提案された．1960年代には知覚性終末受容器の一種であり，力学的変形を感知するメカノレセプターが，筋や腱だけではなく靱帯や軟骨といった関節周囲組織にも多数存在することが証明されている．末梢からの固有感覚情報を中枢へ伝えるメカノレセプターの機能を回復・賦活させる方法として，各種の不安定性器具を用いた運動療法が提案されてきた．

Freeman[8,9]らは軸付きの不安定板を用いた方法を提唱し，後に固有受容性訓練 proprioceptive exercise として体系化され，井原[10]は神経運動器協調訓練としての動的関節制動訓練 dynamic joint control training（DYJOCトレーニング）を提唱し発展させている．

また井原[10]は，神経運動器協調とは一言で言えば筋作動の正常パターンを目指すことであるとし，その基本的概念として，①関節メカノレセプターの機能重視，②地面からの情報入力機能改善，③閉鎖運動連鎖系での訓練，④動的支持組織間，筋と静的支持組織間の神経運動器協調性の改善，⑤筋の遠心性収縮相の重視，⑥多関節運動連鎖の促進，⑦両肢間相互の機能転換の向上，⑧不意な外力への反応改善による予測制御の確立，をあげ多種の運動方法の1つの手段として，不安定板による方法を紹介している．その一部を次に示す．

1　不安定板の種類

お椀型（図4-47），キャスター型（図4-48），大型舟底型（図4-49）などのほか，各種の不安定板（図4-50）がある．

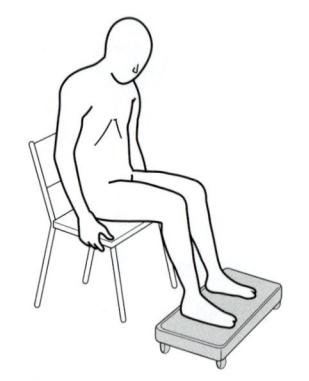

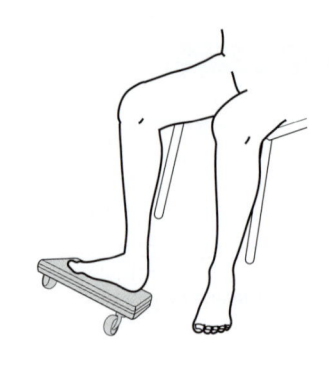

1. 座位にて両足で不安定板を制御する. 2. 座位にて流れる不安定板を片足で制御する.

図 4-51　座位での不安定板制御

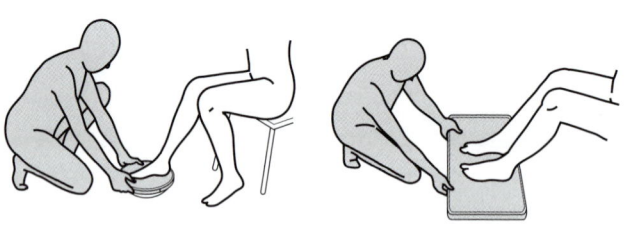

図 4-52　座位での外力に抗した不安定板制御
不安定板に加えられる外力を制御する.

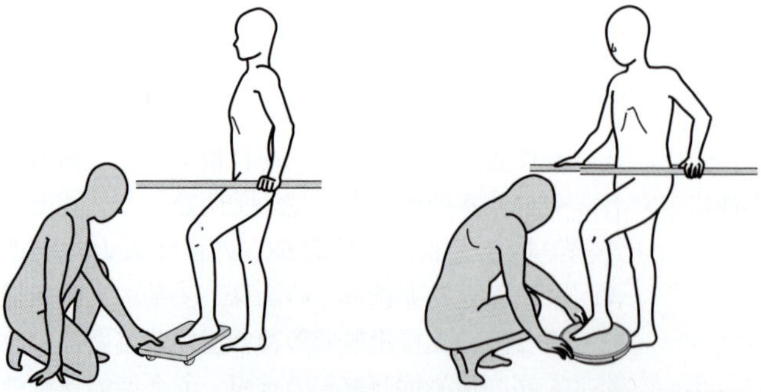

図 4-53　平行棒内立位での外力に抗した不安定板制御
支持立位にて不安定板に加えられる外力を制御する.

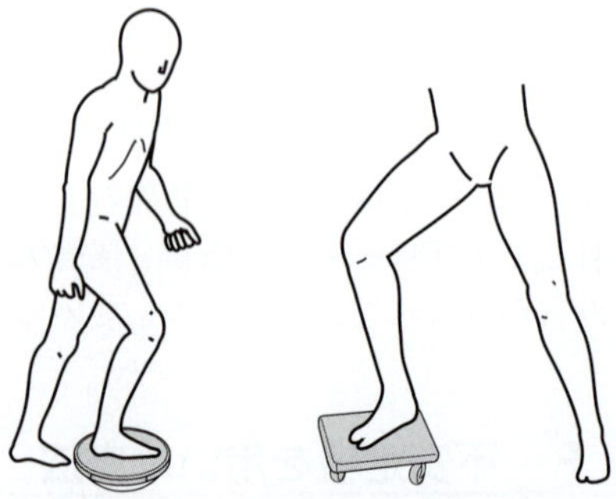

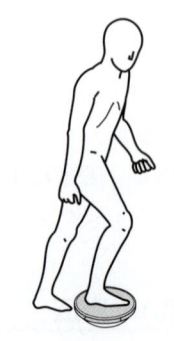

図 4-54　立位での不安定板制御
立位にて不安定板の制御訓練を行う.

2 方法

不安定板の選択に加え，座位や立位のほか四つ這い位や臥位などの肢位，一側または両側，外力に抗しての制動など，組み合わせにより多種多様な方法が考えられる（図 4-51～59）．

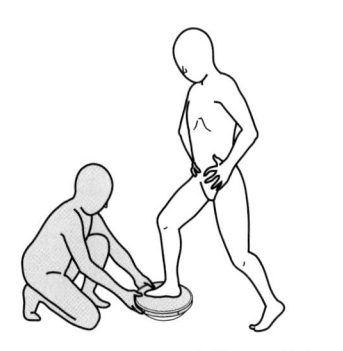

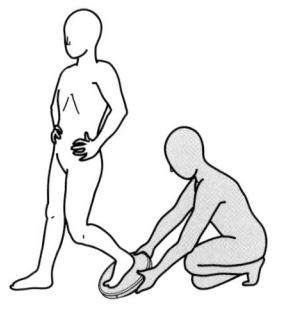

図 4-55　立位での外力に抗した不安定板制御
半歩前進位，半歩後進位にてセラピストが加える不安定板の不意な動きに対抗する．

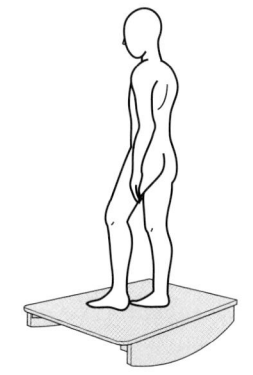

1. 大型不安定板の揺れをおこし，これを制御する．
2. 両側で別々の不安定板に乗り，セラピストが加える外力に対してバランスを保つ．

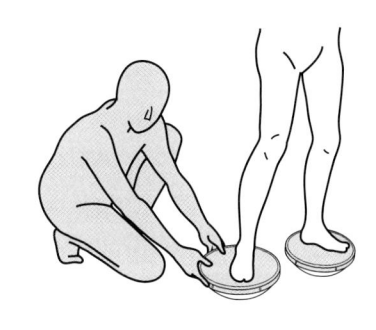

図 4-56　立位での不安定板制御

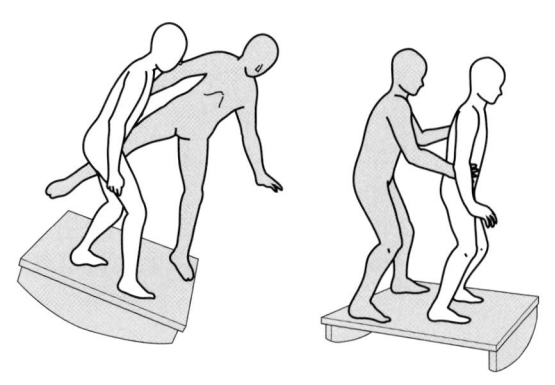

図 4-57　立位での外力に抗した大型不安定板制御
セラピストが足で大型不安定板の揺れをおこし，その揺れに対し身体の平衡をとる．
不安定板の向きを変え，異なる動揺方向に対しても対応する．

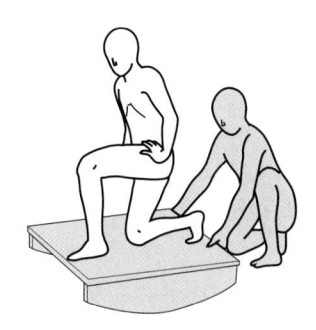

図 4-58　片膝立ち位での外力に抗した大型不安定板制御
片膝立ちで乗った大型不安定板の不意な揺れに対してバランスを保つ．

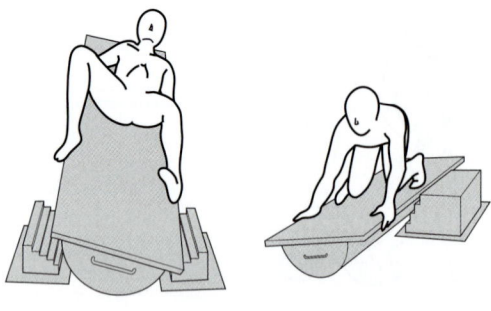

図 4-59　臥位，四つ這い位での大型不安定板制御
大型半円筒型不安定にて体幹訓練を行う．

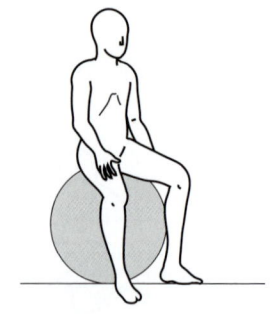

図 4-60　開始姿勢

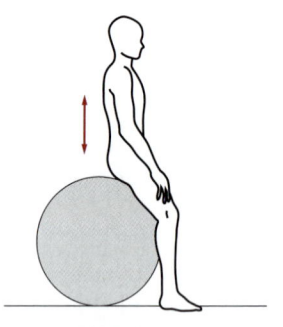

図 4-61　体幹の上下へのバウンド
体幹はまっすぐに保持し，大腿四頭筋の活動で足部を床に押し付けるようにして下肢の力でボールを弾ませる．足部は床につけておく．動作中，体幹は硬くして動かないようにするのではなく，ダイナミックにスタビライズする．脊椎に牽引と圧縮の力が交互に加わることで，脊柱周囲の安定筋の活動性をコントロールしやすくなる．

G　ボールセラピー，ボールエクササイズ

1 方法

　富田[11]は，ボールを使うことにより身体におこる平衡反応で，無自覚的に体幹や股関節の動きを引き出すことができ，また固有感覚や前庭迷路さらには内臓感覚など身体内部を感じる感覚と，視覚や聴覚など外部に働きかけることのできる感覚との間で協調をはかることができるとして，ボールセラピーを紹介している．その一部を次に示す．

　開始姿勢は図4-60のようにボールの真上に座り，脊柱は中間姿勢を保ち，両大腿が平行もしくは股関節をやや外転位とし，股関節と膝関節はともに屈曲90°以内とする．この位置からボールの弾みを利用して体幹を上下にバウンドさせる（図4-61～63），ボールを左右に転がして体幹を側屈させる（図4-64），ボールを前後に転がし骨盤を前傾・後傾させる（図4-65），などの運動を行う．

　また井上[12]は，ボールの「支える・弾む・転がる」の3つの特性のうち，バランス向上には支える・転がるが主に利用されるとして，8種類のバランス向上運動を示している（図4-66）．

2 実施上の注意点

①床の材質によっては，ボールが滑りやすくなり危険であるためマットなどを用いる．
②患者の身長によりボールの大きさを使い分ける．
③ボールの空気圧が高すぎると床との接触面が小さくなり，ボールが転がりやすく不安定となる．運動の難易度を低くする場合は，空気圧を低めにする．
④患者の不安感が大きい場合や身体能力により動揺が大きい場合は，転倒・転落防止のためにベッドや壁でコーナーをつくり，ボールの転がり具合を調整する．

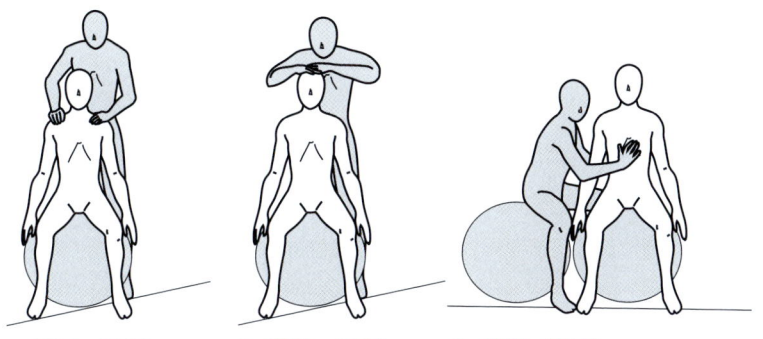

2 協調運動障害に対するアプローチ 209

1. 両肩への圧力　　2. 頭部への圧力　　3. 胸部への圧力

図 4-62　体幹のスタビリティの促通
自力でボールを弾ませると体幹のダイナミックなスタビライズが困難な場合，セラピストが両肩や頭部，胸部に他動的に圧力を加えることで体幹のスタビリティを促通する．

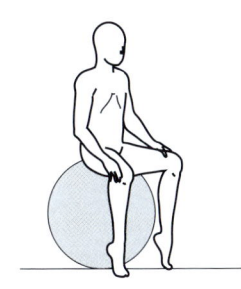

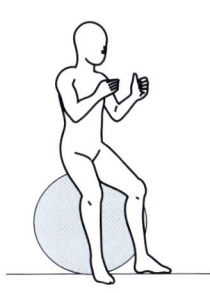

1. 踵を上下に動かす．　　2. 上肢を前方で上下に振る．　　3. 上下肢を交互に動かし踏みをする．

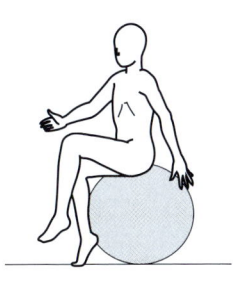

図 4-63　上下肢の運動によりボールを弾ませる力源を変える

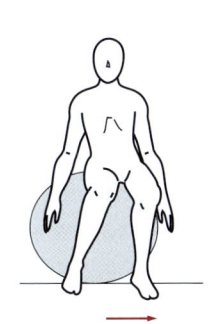

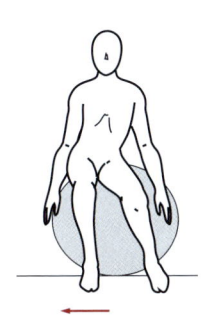

図 4-64　左右への骨盤の移動
ボールを左右に転がし，骨盤を左右に移動させ腰椎を側方に運動させる．胸郭は固定せずダイナミックにスタビライズして，腰椎をモビライズする．肩甲帯や頸部は力を抜いて自由に動かせるようにする．

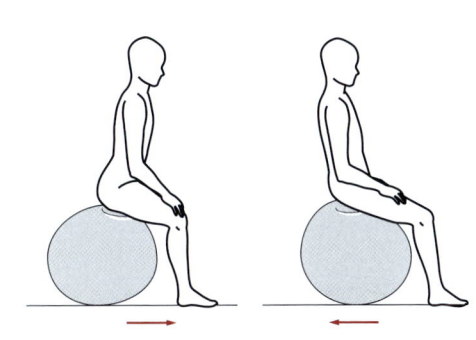

図 4-65　前後への骨盤の移動
ボールを前後に転がし，骨盤を前傾・後傾させる．脊椎を屈曲・伸展させず，ダイナミックにスタビライズさせた状態で腰椎をモビライズする．

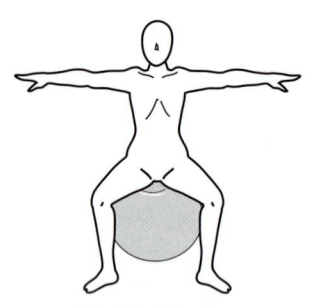

1. 上肢側方挙上バランス
ボールの上に腰掛け，両上肢を外転 90°程度まで挙上保持し座位を保持する．

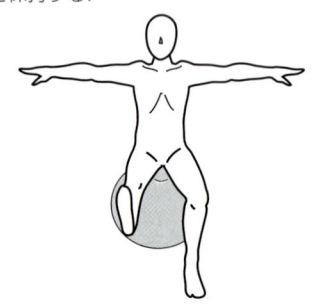

2. 上肢側方挙上・下肢挙上バランス
1 のように座位を保持し，一側下肢の下腿部を持ち上げ，膝伸展位と座位を保持する．

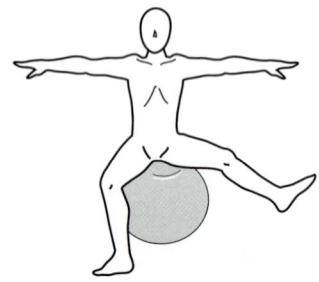

3. 上肢・下肢側方挙上バランス-1
ボールをまたいで腰掛け，両方肢を外転 90°程度まで挙上保持し，なおかつ一側下肢も側方挙上し座位を保持する．

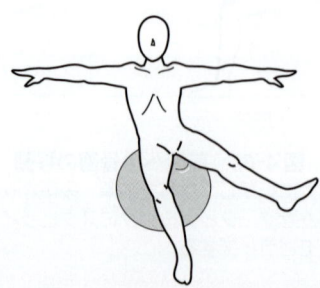

4. 上肢・下肢側方挙上バランス-2
3 と同様の動作を行うが，ボールに腰掛けるとき一側の殿部のみ腰掛ける．かなり座位バランスが不安定になるので，転倒に注意する．

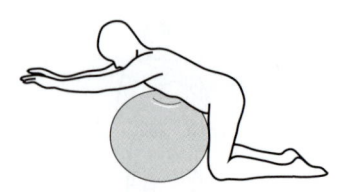

5. うつ伏せ上肢挙上バランス
ボールの上にうつ伏せになり体をあずけ，両上肢を前方挙上する．

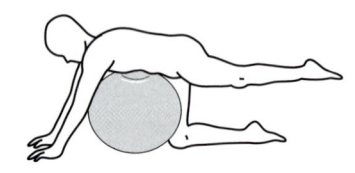

6. うつ伏せ下肢伸展バランス
ボールの上にうつ伏せになり体をあずけ，一側下肢の股・膝関節を伸展させ上方へ持ち上げる．この動作時，より不安定にならないために両手掌は床につかせ保持する．

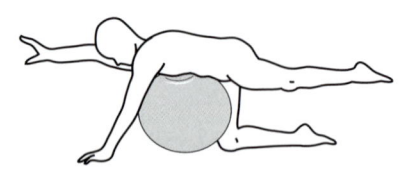

7. うつ伏せ上肢挙上下肢伸展バランス
ボールの上にうつ伏せになり体をあずけ，一側下肢の股・膝関節を伸展させ上方へ持ち上げ，さらに対側の上肢を前方挙上させる．この動作時，同様の手掌は床につかせ保持する．

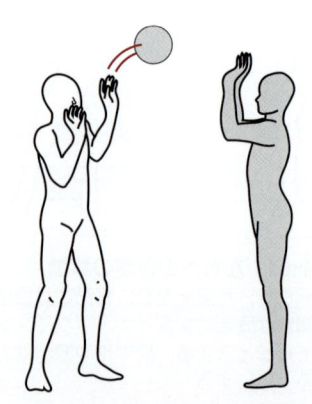

8. ボール投げバランス
2～3 m 程度離れた正面前方，左，右斜めから投げられたボールを受け取り，投げ返す．立位バランスが不安定な患者は，平行棒内で行うほうがよい．

図 4-66　バランス向上運動

■引用文献

1) 沖田一彦：協調性運動．吉尾雅春（編）：標準理学療法学 運動療法学総論，第3版．医学書院，pp225-235, 2010
2) 望月 久：協調運動障害に対する理学療法．理学療法京都(39)：17-22, 2010
3) 菊本東陽，伊藤俊一：小脳性運動失調症に対する運動療法の工夫．理学療法 19(4)：526-531, 2002
4) 星 文彦：フレンケル体操の再考．理学療法 18(7)：694-699, 2001
5) 南雲浩隆，前田眞治，他：運動失調に対する重錘負荷・弾性緊縛帯装着の有効性の検討—円模写軌跡分析から．作業療法 26(6)：555-566, 2007
6) 内山 靖：小脳性運動失調症の運動療法．吉尾雅春（編）：標準理学療法学 運動療法学各論，第3版．医学書院，pp139-154, 2010
7) 福田弘毅，中島健二：脊髄小脳変性症に対するマシントレーニングを用いたリハビリテーション．神経治療 25(2)：163-167, 2008
8) Freeman MAR, et al：Treatment of ruptures of the lateral ligament of the ankle. J Bone Joint Surg 47-B：661-668, 1965
9) Freeman MAR, et al：The etiology and prevention of functional instability of the foot. J Bone Joint Surg 47-B：678-685, 1965
10) 井原秀俊：関節トレーニング—神経運動器協調訓練．協同医書出版社，1996
11) 富田昌夫：バルーン療法（ボールセラピー）．細田多穂，他（編）：アドバンス版 図解理学療法技術ガイド—より深く広い理学療法技術の習得をめざして．文光堂，pp130-150, 2005
12) 井上和久：ボールエクササイズ．細田多穂，他（編）：アドバンス版 図解理学療法技術ガイド—より深く広い理学療法技術の習得をめざして．文光堂，pp811-815, 2005

第 5 章
関節可動域訓練

　関節可動域 range of motion(ROM)制限は，関節自身の外傷，疾患の直接の障害として発生するが，一方，関節外の障害(たとえば麻痺，疼痛など)に続発して二次的にも発生する．そのためどのような障害の場合でも，評価の際には ROM テストをまず行ってスクリーニングする必要がある．そして同時にリハビリに従事するものは，患者にたとえその時点で ROM 制限がおこっていなくても，将来発生する可能性のある状況であるならば，最初からその予防のため治療プログラムを組み，対策を立てておく必要がある．なかでも，さまざまな理由による長期の安静臥床や関節の不動による ROM 制限は，その大半が適切な予防的処置で回避できるものである．したがって，ROM 回復訓練は運動療法のうちの最も基本的な手法である．

1 強直と拘縮，その成因

　リハビリテーション医学大辞典によれば，強直 ankylosis とは関節構成体そのものの変化によって生じる ROM 制限，拘縮 contracture とは皮膚・筋・神経などの関節構成体以外の軟部組織の変化によって生じる ROM 制限，であるとしている．しかし，臨床的には両者をはっきり区別しがたい．また一般には，強直はリハビリの手法ではほとんど治療困難なものを指し，拘縮は完全，またはある程度改善される余地のある ROM 制限を指すことが多い．

　この拘縮が生じる機構として，上田(敏)は次のように要約している．結合組織には粗なもの loose connective tissue と密なもの dense connective tissue とがあり，前者は関節包，筋内結合組織層，皮下組織など，いずれも常に動きのある部位であり，組織学的には膠原線維と細網線維が網状をなし，一定の構造をもたない．これに対し密な結合組織は，筋被膜，腱膜などのように，密な目の詰んだ網状をなしている．瘢痕をつくるのもこの種の組織である．創傷部が治癒していく過程で，その部の運動が保たれていれば，粗な結合組織ができてくるが，もし治療期間中運動が制限されると，密な結合組織が増殖し，その部の運動性は著しく妨げられる．これが外傷後の拘縮の発生機序であるが，それ以外の場合の拘縮，すなわち最もみられる関節の不動化 immobilization による拘縮のメカニズムもこれと同様と思われる．すなわち運動の欠如によって，粗な結合組織が短縮して密な結合組織となり，弾力性・伸展性を失うものと考えられる．このようなプロセスは，関節包，筋被膜，筋内結合組織層，靱帯，などにおいて生じる．

　正常な関節を固定した場合でも 4 週間経てば相当な程度の拘縮が生じ，損傷を受けた関節の場合には 2 週間もすれば完全な拘縮が発生するといわれる．肩の損傷例では，関節の動きを保ったままの治療では 18 日で回復したのに対し，7 日間固定したものでは 52 日，14 日間固定では 121 日，21 日間固定では実に 300 日を回復に要したというデータもある．

　拘縮を促進する因子としては，関節固定(不動化)のほかに，浮腫，循環障害，外傷などもある．

　脳卒中の場合では，痙直の強いものほど ROM 制限が早くおこり，早いときは 2〜3 日目に，可逆的ではあるものの尖足を発生する．同じ運動麻痺であるポリオのような末梢性弛緩性麻痺では，同様の ROM 制限が発生するのに少なくとも数か月は要する．これは痙直の強い筋が一定肢位で固定され，短縮した状態におかれることから当然の

ことと考えられる.

以上のことから，早期からの関節拘縮に対する予防措置がいかに重要で不可欠なことであるかを理解することができる.

2 定義と分類

ここでいう ROM 回復訓練とは，ROM 制限が生じないようにする予防的手法から，すでに発生してしまったものに対して ROM の改善をはかる矯正的手法（伸張法）までの広い範囲にわたる，すべての手法を総称するものとする.

この訓練に利用される手法は，第3部第1章表3-1 に示した力源よりみた運動のように，他動運動と自動運動とに大別される．また臨床的には，予防的手法と，すでに発生した ROM 制限を改善する矯正的手法とにも分けられる．前者には，体位変換，他動運動，自己他動運動，ROM 維持訓練，などが属する．予防的手法といっても，ごく軽度の ROM 障害であれば改善にも役立つ．後者にはセラピストの徒手による徒手矯正，器械・重りによる器械矯正，患者自身の力による ROM 矯正訓練が属し，これらをまとめて伸張法 stretching という（表4-13）.

3 関節可動域改善の治療順序と物理療法との併用

理学療法，作業療法に治療序列があるように，ROM 改善と予防にも手段のうえで1つの順序があり，またほかの手段との組み合わせも大切である．

A 治療順序

ROM 制限の予防と改善の手段には力源として表4-13のようにセラピスト，器具の力を借りる完全に他動的のものから，患者自身の健常部位の力で行うなかば他動的，なかば自動的のもの（自己他動ないし支助自動運動），患者自身の力で行う自動運動と抵抗自動運動まである．実際にこれらを行うにあたっては，1つの順序がある．

表4-13 関節可動域回復訓練の分類

1. 予防的手法	2. 矯正的手法（伸張法）
a. スプリント装着	a. 徒手矯正
b. 体位変換	b. 器械矯正
c. 他動運動	c. ROM 矯正訓練
d. 自己他動運動	
e. ROM 維持訓練	

まず予防的手法では，意識障害のため覚醒が得られない，あるいは全身衰弱・消耗状態のため自分で行うことがきわめて困難な場合などには，他動的 passive な体位変換，他動運動をするほかない．意識状態が清明であれば，その運動に少しでも患者自身の力で参加するようにする．そのとき，その部位の自動運動が困難であれば，まず患者自身の健常部位の力による自己他動運動の形で行い，次に少しでも自動運動が可能であれば自動運動の形で行うようにする．この際に滑車や吊帯（スリング）を利用するとよい.

次に，すでに発生している ROM 制限に対する矯正の場合は，上記とは反対で，まず患者自身の力を利用する可動域矯正訓練や，器具の力を利用した器械矯正で自動的 active に行い，どうしてもそれ以上の改善を認めないときや，困難のある場合（たとえば疼痛や皮膚・筋・腱の短縮，癒着がある）に，セラピストの力による他動訓練を用いた徒手矯正を，いわば最後の手段または仕上げの方法として行うようにする.

B 物理療法との併用

ROM 制限のおこった原因にもよるが，物理療法を併用したほうが効果のあることがある.

1 温熱療法

他動運動，自己他動運動，可動域保持訓練のような予防的手法では，疼痛，強い筋攣縮がない限りそれほど必要ではない．併用する場合であっても乾性・湿性どちらでもよい.

矯正的手法（伸張法）の場合は，ある程度の痛みを伴うことが大半なので，必ず前処置として温熱療法を行う．このときは，どちらかというと乾性より湿性を用いる．大関節の場合は，運動浴，水

中運動タンク内での矯正が最も効果的である．小関節では渦流浴，ホットパックが適している（第4部第9章，第11章参照）．

2 寒冷運動療法

打撲，捻挫，脱臼後の関節部に早期から，局部に圧迫を加えないエチルクロリド噴霧により疼痛と攣縮をとり，他動運動，自動運動を行わせてROM制限予防と改善を目指す．これを寒冷運動療法 cryokinetics と呼んでいる．

またスポーツ領域では，急性外傷時の患部に対して安静 rest，冷却 icing，圧迫 compression，挙上 elevation という RICE 処置が行われ，ここに寒冷療法と運動療法の一部が取り入れられている．

C 関節可動域保持増大のための用具の利用度

なお第3部第4章（または第10部第1章 **2** 参照）で ROM 保持増大に役立つ器具をまとめて解説しているが，これらの器具による運動の多くは当該関節のかかわる運動のうちの一部を，同じパターンで同じ程度に他動的に繰り返すことになり，積極的な ROM 増大には至らないまでも，現存する ROM の維持および ROM 制限の予防という点では効果がある．

しかし患者自身の力を利用して行う ROM 維持訓練や，筋収縮と弛緩の相を利用しつつ行うセラピストによる他動運動，また支助自動運動などと比較した場合，肩関節輪転運動器などは痛みに対する微妙な加減ができないこともあり，矯正という点では効果は少なく，反対に痛みを増強する危険を伴うこともある．さらに筋力回復も含めた総合的効果という点では見劣りすることも事実で，その有効な利用範囲は症状固定に近い，痛みの少ない場合の自主訓練に限られる．

4 予防を主とした手法

ROM 制限には関節自体に障害はないが，周囲または関連部位の障害のため二次的に発生するものがある．たとえば，末梢神経損傷や脳・脊髄な

表 4-14 関節可動域保持（可動域制限発生の予防）のための手法

	意識のない場合 （脳卒中などの場合）	意識正常の場合
急性期	スプリント装着，体位変換，他動運動	
急性期以後		自己他動運動，ROM維持訓練（伸張法）
慢性期		ROM維持訓練，装具装着（伸張法）

体位変換は意識喪失のときのほか，意識があっても自力でできない場合や脊損のように局部の安静を必要とするときは他動的に行う．

どの中枢神経損傷などによる運動麻痺，四肢切断などのときに生じる主動筋-拮抗筋間のアンバランス，筋自体の疾患や外傷による筋短縮，関節近傍皮膚または皮下組織，筋の癒着または瘢痕化などのために発生する ROM 制限がそうである．しかし以上のような原因はまったくないが，内科的疾患や手術のための長期間臥床，過度の安静や一定肢位の長期間の保持などのために発生するものがある．たとえばポリウレタンフォームの厚い敷布団のため発生する殿部陥入による股関節屈曲，布団の重みによる尖足，などがそうである．これは高齢者で特に多い．

このような ROM 制限は一般に拘縮と呼ばれ，対応の仕方によっては完全に予防できるが，なかには同じ運動麻痺でも中枢神経障害性，特に痙直の強い例では拘縮が不可避の場合がある．また，脳卒中またはそれ以外の疾患で長期臥床に伴って生じる両側性の下肢屈曲拘縮は，予防の困難なものの1つである．

したがって，あらゆる障害においてこの拘縮が発生する可能性のあることを常に念頭において，可能なかぎり早い時期からあらゆる方法でその発生を防止する．そして ROM 制限が不可避の場合は，後の運動機能のことを考えた良肢位の保持を選択しなければならない．

この予防的手法の順序は前に触れたが，整理すると**表 4-14** のようになる．この際，単に患側のみならず，健側にも行う必要があることがある．特に高齢者ではこの留意が必要である．適例は脳卒中の場合にみられる健側肩の ROM 制限で，**表 4-15** に示す．以下，各手法について述べる．

表 4-15 高齢者脳卒中における関節拘縮(上田)

1. 肩関節屈曲制限(浴風園生存例 80 例)

麻痺側	屈曲上限度	健側
0	180°	2
8	179〜150°	26
43	149〜120°	43
20	119〜90°	8
8	89〜60°	1
1	59〜30°	0
0	29〜0°	0
80	計	80

2. 下肢の拘縮(浴風園生存例 84 例)

		高度	中等度	軽度	計			高度	軽度	計
屈曲拘縮	両側性	9	8	12	29 }37	尖足	両側性	9	2	11 }39
	片側性	0	0	8	8		片側性	13	15	28
伸展拘縮	両側性	1	1	2	4 }7					
	片側性	1	2	0	3					

A　スプリント装着 splinting と良肢位保持

　原因はなんであれ，関節拘縮のおこる可能性のあるときは，当該関節を良肢位(機能的肢位または便宜肢位)におく．これは ROM のおよそ中間位 neutral position にあたり，この位置では筋の萎縮と関節包の拘縮癒着を最小限におさえうるため最も回復しやすいとされている．しかし一方，廃用性筋萎縮を最小限にするには筋を緊張位または伸長肢位におくほうがよいことなどが知られていることから，むしろ良肢位保持の目的は，不幸にして関節が強直したときに，日常生活を行ううえで最も都合のよい角度にしておくことにある．

　たとえば児玉らは，股関節を例にとり，股関節屈曲 20°，外転 10°，外旋 10°という良肢位では，全強直しても歩行や椅子座位は可能であるが，高度の外転あるいは内転位で強直すると座位はもちろん歩行も困難になるとしている．このような肢位を不良肢位と呼ぶ．この良肢位を図 4-67 に示す．

　骨折，関節外傷のように整形外科医によって最初から治療される場合は，この良肢位での固定が行われるが，内科医によって取り扱われることの

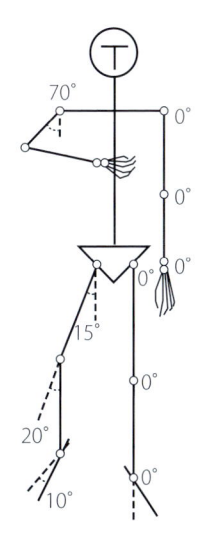

1. 右側　2. 左側
　良肢位　基本的肢位

図 4-67　関節良肢位(児玉ら)
角度は中間位ゼロ表示法で示す．
足関節は 0°とする考えもある．

多い急性期の運動麻痺や関節リウマチなどの患者では，この良肢位という考えが少ないことから，あとでリハビリの遂行に困難をきたす場合がある．急性期治療の時期から，良肢位保持のようなその後のリハビリを意識した考え方が普及するこ

とが期待される.
　リハビリでよく取り扱う症例のスプリントは以上の良肢位を目標になされるが，そのスプリントの種類は第8部第3章を参照されたい.

B　体位変換 position change

　体位変換は，本来臥位だけでなく座位でも行うことで，ROMの保持，良肢位保持，拘縮防止に限らず，褥瘡，呼吸系感染，神経圧迫の防止や循環の改善にも役立つ．片麻痺，脊髄炎の場合や神経麻痺，関節疾患または中毒などで意識障害が重篤で背臥位などを強制される場合に，スプリント装着，他動運動とともに大切な基本手技である.

C　他動運動と自己他動運動

　広義の他動運動とは，セラピストの徒手，患者の健常部位，また器具の力により，関与筋が主動筋，拮抗筋とも弛緩し脱力した状態で他動的に行われる運動を指している．しかし一般には，このうちのセラピストによって行われるものを他動運動と称し，患者自身の健常部位で行うものを自己他動運動と呼んでいる.
　なお，この他動運動または次のROM維持訓練のような自動運動を主とするものはROMの保持が主であるが，①筋の生理的長さとトーヌスの維持，②筋の機械的運動による局所循環機能の改善，③固有受容器の刺激による運動感覚の誘発，などのような効果も併せもっている.

1　他動運動（セラピストによる）

　主として四肢の関節に行われる．前述したように意識障害のある場合，運動麻痺のある場合，また意識はあっても両側性障害で自己他動運動ができない場合に行う.
　運動麻痺の場合，少しでも自力で運動ができるようになったら次の自己他動，支助自動運動を行うようにし，その足らないところをセラピストが補うようにして，できるだけ随意的な筋収縮と弛緩を誘発するようにする．運動麻痺がないリウマチのような場合は，極力自動運動としてROM維持訓練を行い，できない部分をセラピストが介助して行う.

　他動運動に際しての注意を次に示す.
①疼痛のない程度にとどめ，無理に動かさない.
②その関節のもつあらゆる運動を全可動域にわたって行うが，その際，関節面の凹凸の法則に十分留意する.
③その障害の程度に応じてゆっくりと行う.
④骨折，腱縫合などの外傷または手術後では，動かしてはいけない部分を十分に固定し保護したうえで行う.
⑤体位を頻繁に変えないように，同一体位でできるものをまとめて行う.

　肩関節を例にとり図4-68で説明する．肩関節は多くの関節のなかでも複雑な機構と機能をもち，さらに他動運動により最も疼痛をおこしやすい．肩関節および関連関節は，肩甲帯 shoulder girdle と呼ばれる．その主なものは肩甲骨関節窩-上腕骨頭との間の glenohumeral joint（略して肩甲上腕関節）と，正確には関節とはいえないが肩の機能上重要な，上腕骨頭と烏口肩峰アーチとの間の上腕上部関節 suprahumeral joint である．このほかには肩峰-鎖骨，鎖骨-胸骨，胸骨-肋骨，肋骨-椎骨，肩甲骨-肋骨（胸郭）の諸関節を加えた7部分からなる．これらの関節は軽重の差はあるにしても，全関節がうまく協調して，肩関節のもつあらゆる運動を滑らかに遂行している．このなかで肩関節の機能回復上留意すべきことは，肩甲上腕リズム scapulohumeral rhythm，肩甲面と前額面での外転の違い，いわゆる上腕上部関節と外転運動の関係の3つがあげられる.

　図4-68の説明からわかるように，肩の障害をおこさない他動運動をするには，セラピストはこれらの機能解剖上のことを頭に入れ，前額面での他動運動は避け，強いて行うなら外転運動では80°付近で上腕を外旋して行う．また家庭などでセラピスト以外のものが行う場合は，安全な肩甲面での外転のみを行うようにするのがよい．なお，次の配慮も必要となる.
①肩甲骨との協調運動を欠く片麻痺などの場合，特に痙性の強いときは，他動運動の前準備として，あらかじめ肩甲骨を他動的に上下・前後に十分動かす（mobilization）.
②他動運動を肩甲面で行うが，前述の肩甲上腕リ

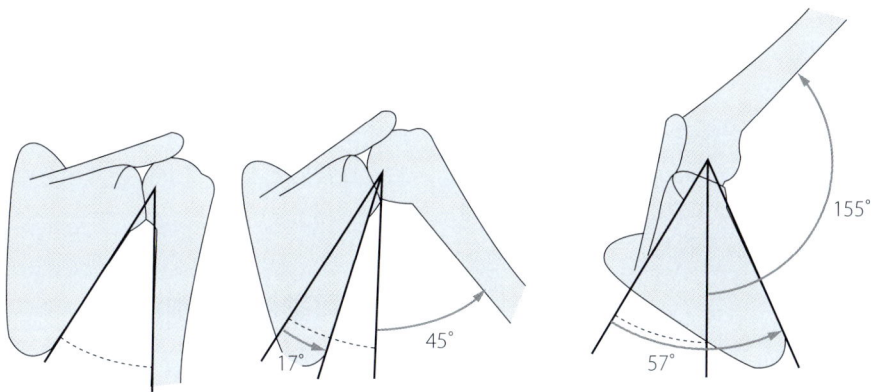

1. 肩甲上腕リズム(Lanz，X線撮影での模式図)

肩外転は肩甲上腕関節と肩甲肋骨関節との協調運動からなり，たとえば 90°の外転の場合，前者が 60°，後者が 30°で動いていて，その割合は大体 2：1 である．この両者のリズミカルな協調上に外転が成り立っている．

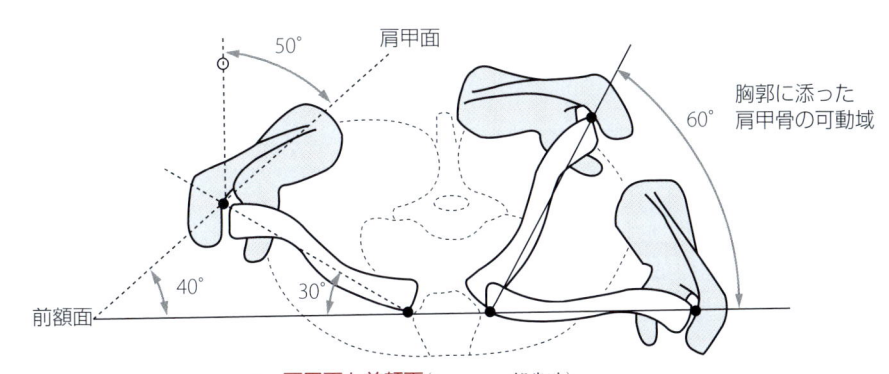

2. 肩甲面と前額面(Lanz，一部省略)

肩甲骨は胸郭に沿って 60°の可動域をもち，普通は前額面と 40°の角度をなす平面上に位置している．この平面を肩甲面という．上肢の日常動作の大半は矢状面とこの肩甲面との間で行われていて，回旋筋腱板 rotater cuff や三角筋の筋作用走向も肩甲面に一致し，この面での動きでは関節包のねじれもなく，効率的である．なお第 10 章第 1 部**図 10-9** を参照されたい．

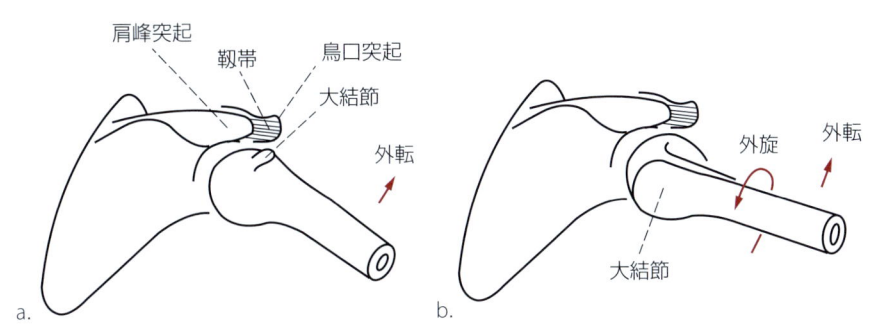

3. いわゆる上腕上部関節と外転

肩甲面での外転が合理的な効率のよい運動であるほかに，もう 1 つ大切なことは，この肩甲面での外転では大結節は烏口肩峰靱帯に衝突せず，その下をうまくくぐりぬけることである．ところが前額面での外転は三角筋の作用走向に一致せず，下部関節包もねじれ，さらに大結節は烏口肩峰靱帯と衝突し(a)，rotater cuff を痛め，滑液包を障害する．これを避けるためには 80°外転したところで上腕骨を外旋したうえでさらに外転を続ければ大結節は後方にこられ，肩峰の下を無事通過できる(b)．つまり前額面での外転は非生理的であり，これを行うには細心の注意が必要となる．

図 4-68 肩関節の問題点

ズムを頭に思い浮べ，セラピストは肩甲骨を他方の手でつかみ，上腕の外転と同時に肩甲骨も動かす．
③片麻痺では，肩甲骨が後退・下制・下方回旋をし，上肢はWernicke-Mannの屈曲パターンをとりやすいので，セラピストは肩外旋・肘伸展・前腕回外位に上肢を保持して肩全体を前に突き出すように指示し，これと同時に軽い抵抗を逆方向に加える．これを背臥位，側臥位，坐位でも頻回に行う．

すべての関節について肩のように詳しく説明することは省略するが，**図4-69**に主な関節について示す．

2 自己他動運動

前述したとおり，自分の健常部位で患部を動かすものである．すべての関節，またすべての運動について行えるものではなく，たとえば片麻痺において健側の手で麻痺側肩関節の屈曲（前方挙上），水平内外転，内外旋，肘関節の屈伸，前腕回内外，手指屈伸，健側の足で麻痺側股関節内外転，屈曲程度に限局される．**図4-70 1**にその一部を示す．

また**図4-70 2~4**のように健常部位の力で滑車，球竿棒を利用して行うこともできる．この場合も，他動運動時の注意に準じる．

3 持続他動運動 continuous passive motion（CPM）

近年，電動装置を備えた機器による他動運動も行われるようになっており，その機器または装置がCPM（continuous passive movement，持続他動運動装置）と呼ばれている．これは関節に対する外科手術後や外傷後の早期に，適切な運動範囲を一定速度で他動運動を遂行することが，その後の回復に好結果を及ぼすというSalterらの報告に従ったものである．商品としてのCPMは，いくつかのメーカーから提供されているが，共通する機能は運動の速度設定と可動範囲（関節角度）設定および運動時間の設定が正確に行えることである．対象とする関節も，四肢のあらゆる部位に対応する装置が存在するものの，効果的で頻繁に使用されているのは膝関節用である．特に，人工膝関節置換術 total knee arthroplasty（TKA），膝前十字靱帯（ACL）損傷再建術術後で使われることが多い．ただし，最近TKAでは離床とリハビリ開始の早期化が著しく，術翌日からのリハビリ開始も日常的となり，CPMを使用しない場合も多い．

D 可動域維持訓練

一般にROM exerciseと呼ばれているものである．いままで述べた予防的手法のなかで最も効果的なものである．この訓練に用いられる運動は**表4-13**に示したように，多少介助されて，なかば他動的なかば自動的の支助自動運動と，負荷をかけない自由自動運動が主体となっている．したがって単にROM増大というだけでなく，等張性収縮と弛緩がおこるため，筋収縮性の維持，改善にも役立つ．しかし主体はあくまでROMの維持，改善にあるので，①全関節可動域にわたって行われる，②当該関節のもつあらゆる運動をすべて行う，③現在のROMの限界を少しでも越えるように運動する，④律動的な反動運動を利用して行う，⑤何度も繰り返して行う，という点で筋力強化のための自動運動とは違った特徴をもっている．

反動をつけたり，軽い抵抗ないしは重りによる慣性を利用したりするときは，インディアンクラブ（**図4-71**）を利用すれば最も定型的にできる（**図4-72**）．このほか医療用体操ボールもこの意味で利用できる．

5 矯正的手法（伸張法）

すでに発生したROM制限の改善のため行うものである．徒手矯正，器械矯正，可動域矯正訓練などを含み，これらを総称して伸張法 stretchingと呼ぶ．この伸張法は先に述べた予防的手法と同じ効果をもつが，このほかに①比較的新しい癒着を剝離し可動性を増大する，②短縮または拘縮のある筋，筋膜，腱，靱帯などを伸張し可動域を増大する，というような特徴をもっている．

また伸張法は，利用される矯正の力源，治療される時間，利用される運動様式により**表4-16**の

5 矯正的手法（伸張法）　219

A. 背臥位でするもの
　1. 肩関節

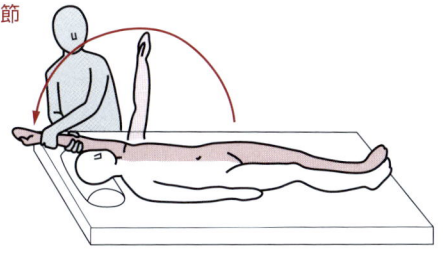

a. 屈曲（前方挙上）
肘を伸展したまま前方挙上する．挙上時ベッド枠が邪魔になるときは肘を頭上で屈曲して行う．

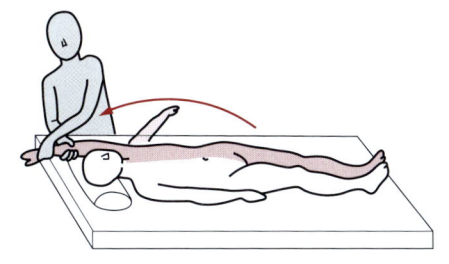

b. 外転（側方挙上）
肘を伸展したまま側方挙上する．片麻痺など肩甲骨の協調運動を欠くときは図 4-68 と本文を参照し，肩甲面で注意して行う．

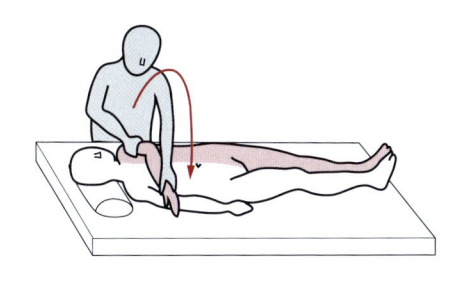

2. 肘関節

c. 水平内外転
肩をひきのばすようにして水平内外転を行う．

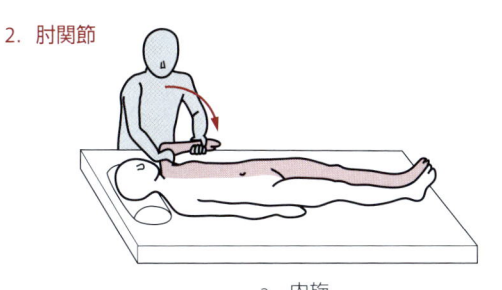

a. 内旋
上腕を 80°外転し，前腕を立てた位置から内外旋を行う．

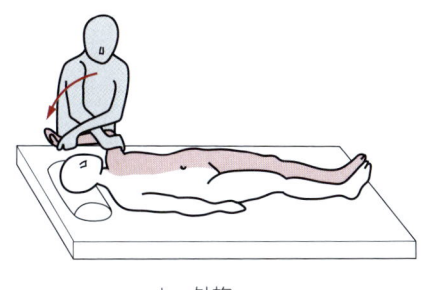

b. 外旋

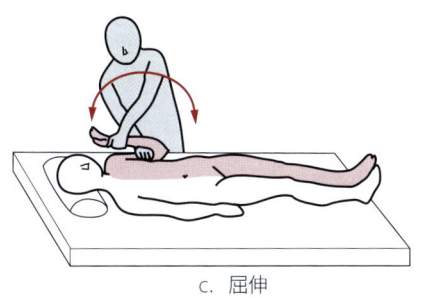

c. 屈伸
上肢を体側へつけ，手で上腕を固定し屈伸を行う．

3. 前腕

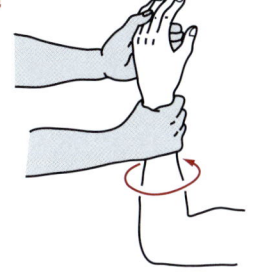

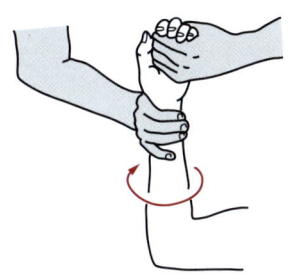

a. 回内　　b. 回外
肘を 90°屈曲した位置で回内外を行う．

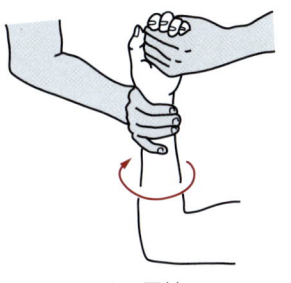

4. 手関節

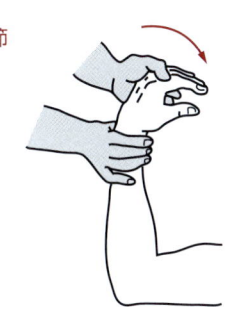

a. 掌屈
手で前腕を固定し，掌背屈を行う．

図 4-69-1　主な他動運動
着色部は患部を示す．

第5章　関節可動域訓練

A. 背臥位でするもの
 4. 手関節（つづき）

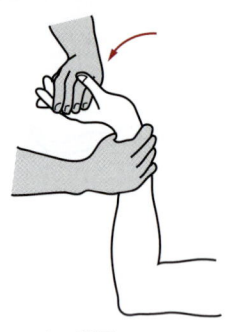

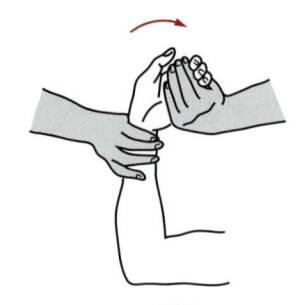

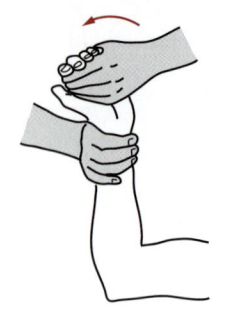

b. 背屈　　　　c. 尺屈　　　　d. 橈屈
手で前腕を固定し尺・橈屈する.

5. 手指

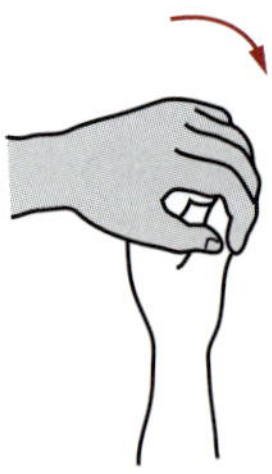

a. 屈曲 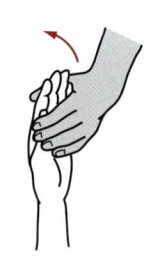　　b. 伸展
指屈曲時はセラピストの手で巻きこむようにして屈曲し,指伸展時は指腹前面にセラピストの手掌をあて指の過伸展にならないよう注意する.

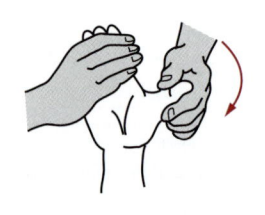

6. 拇指

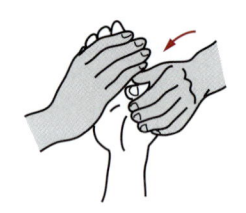

a. 屈曲 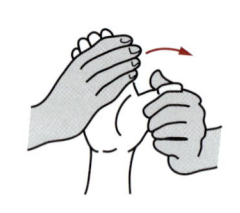　　b. 伸展
伸展セラピストの手で四指を握って手を固定し,屈伸する. このほか手掌面の内外転,対立も行う.

c. 分回し運動
同様にして分回し運動をする.

7. 股関節と膝関節

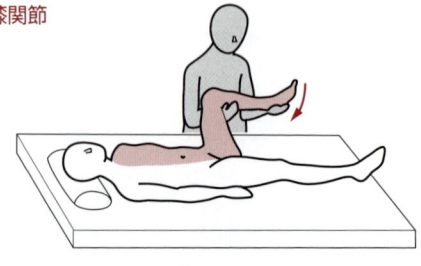

a. 股・膝屈伸
①一方の手を膝の下に当て,他方の手で踵をつつむように下から握り,股・膝を屈曲する.

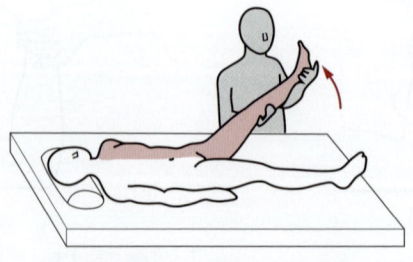

②股を屈曲したまま膝を伸展する. 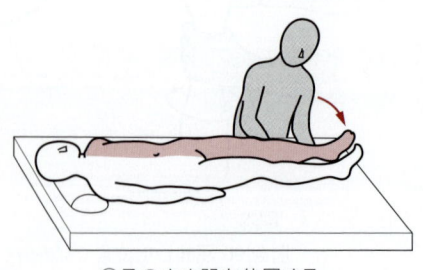　　　③そのまま股を伸展する.

図 4-69-2　主な他動運動

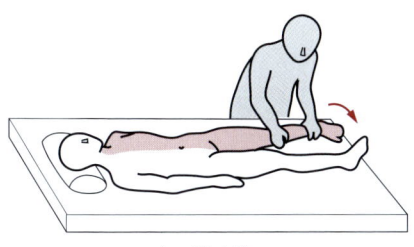

5 矯正的手法(伸張法)　221

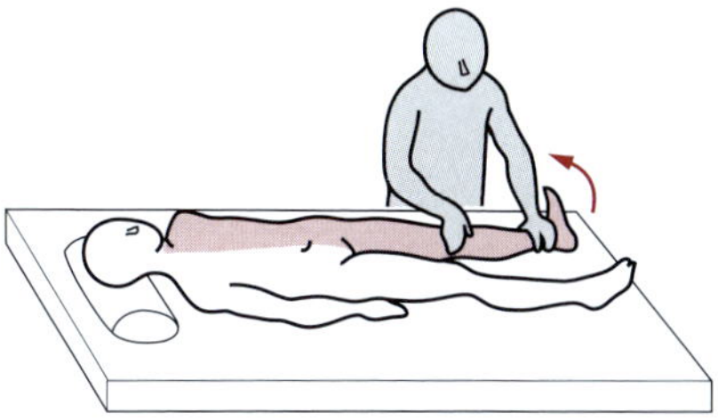

b. 股内旋　　下肢伸展位で内外旋する．　　c. 股外旋

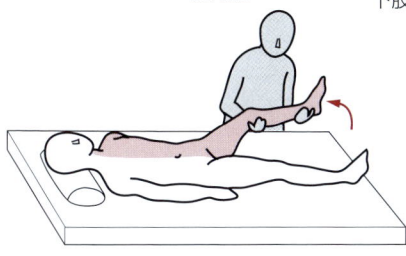

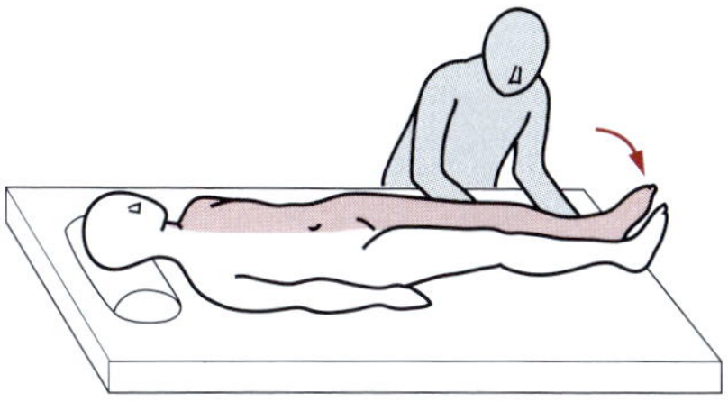

d. 股外転　　下肢伸展位で内外転する．　　e. 股内転

8. 足関節

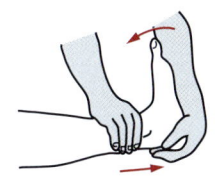

a. 背屈	b. 底屈	c. 内反(内がえし)	d. 外反(外がえし)
踵を握り，アキレス腱を伸ばすと同時にセラピストの前腕屈側面で足底を押して背屈させる．	足背に足底へ押すと同時に踵を下腿の下に押して底屈させる．	足首をセラピストの手で固定し，内外反する．もし助手がいるならば助手に下腿を固定させ，セラピストは一方の手で前足部を，他方の手で踵部を握り，前足部と踵部を同時に内外反するともっとよい．	

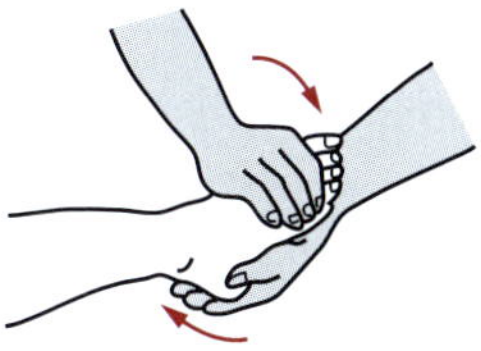

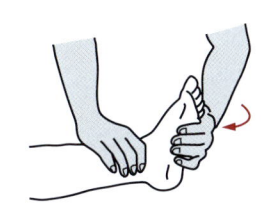

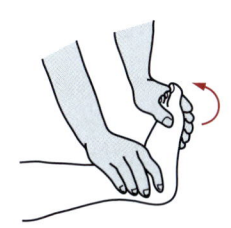

9. 足指

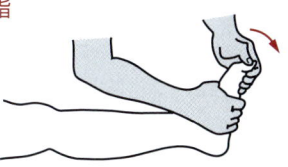

a. 屈曲 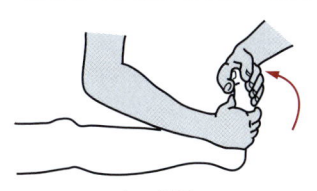　　　　　　　　　b. 伸展
足指を巻きこむようにして屈曲し，また伸展する．

B. 腹臥位でするもの

1. 股関節

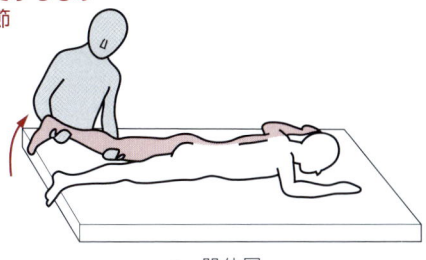

a. 股伸展
下肢全体を持ち上げ伸展する．骨盤が挙上しないように注意する．

2. 肩関節

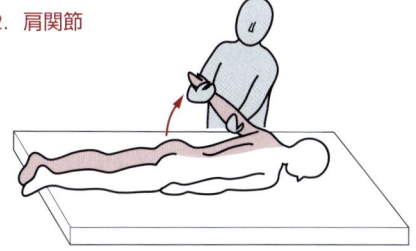

a. 伸展(後方挙上)
上肢全体を持ち上げ，後方挙上する．肩がベッドより離れないように注意する．

図 4-69-3　主な他動運動

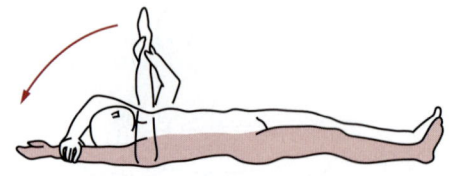

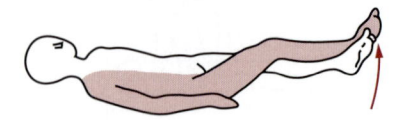

片麻痺では肩を前方に突き出すようして屈曲（前挙），股屈曲を図のように行う．

1. 健常部位でするもの

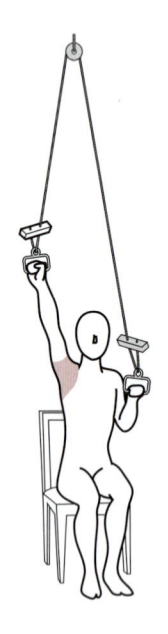

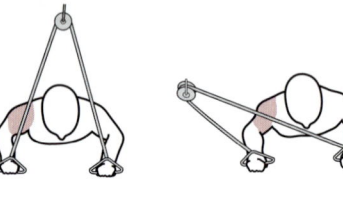

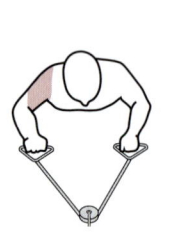

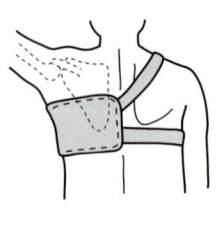

上肢全体，特に肩関節の挙上運動が主となる．背もたれのある椅子にまっすぐに座らせてする．滑車と体の位置で前方，側方，後方と変化させることができる．なお肩甲上腕関節に拘縮のある場合は肩甲骨の固定のため図のようなベルトを用いる．可動域の保持が主で，矯正力は弱い．片麻痺では滑車を斜め前方に置き肩甲面の運動に終始させ，80°からはゆっくりさせる．肩関節の解剖を無視した運動はむしろ肩を痛め，凍結肩や肩手症候群を誘発する．

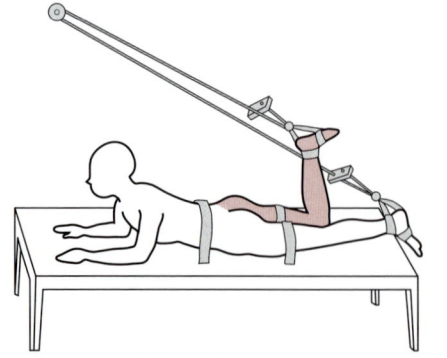

膝屈伸運動ができるが，片麻痺また一側下肢麻痺のように一側が健在か，拮抗筋の一方がある程度作動しなければできない．

2. 滑車を利用するもの（Guthrie Smith）

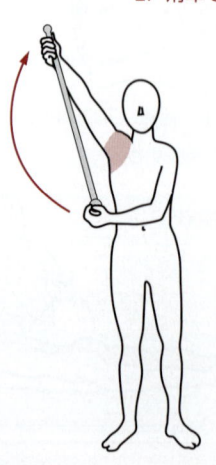

肩関節に主として行われる．
3. 球竿棒を利用するもの（Guthrie Smith）　　**4. 肩梯子を利用するもの**

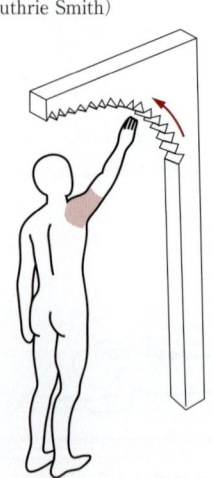

図 4-70　自己他動運動

図 4-71 主に関節可動域維持に用いられるインディアンクラブ

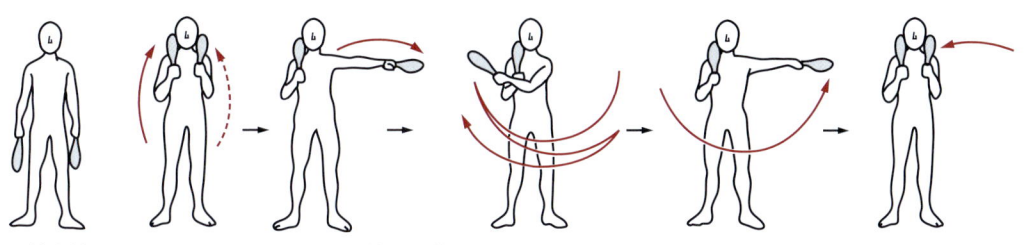

開始姿勢　　第 1 運動(片手左右振り，反対側も同様に行う)

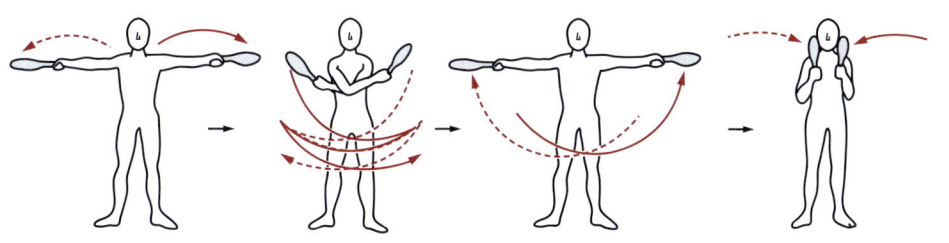

第 2 運動(両手交差左右振り)

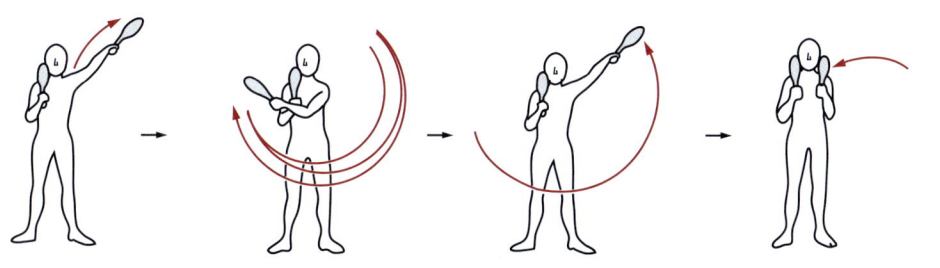

第 3 運動(片手左右大振り，反対側も同様に行う)

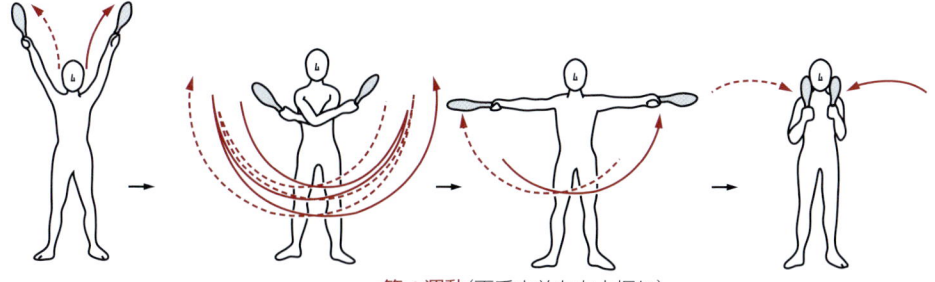

第 4 運動(両手交差左右大振り)

図 4-72-1　インディアンクラブ体操
その一部のみを示す．

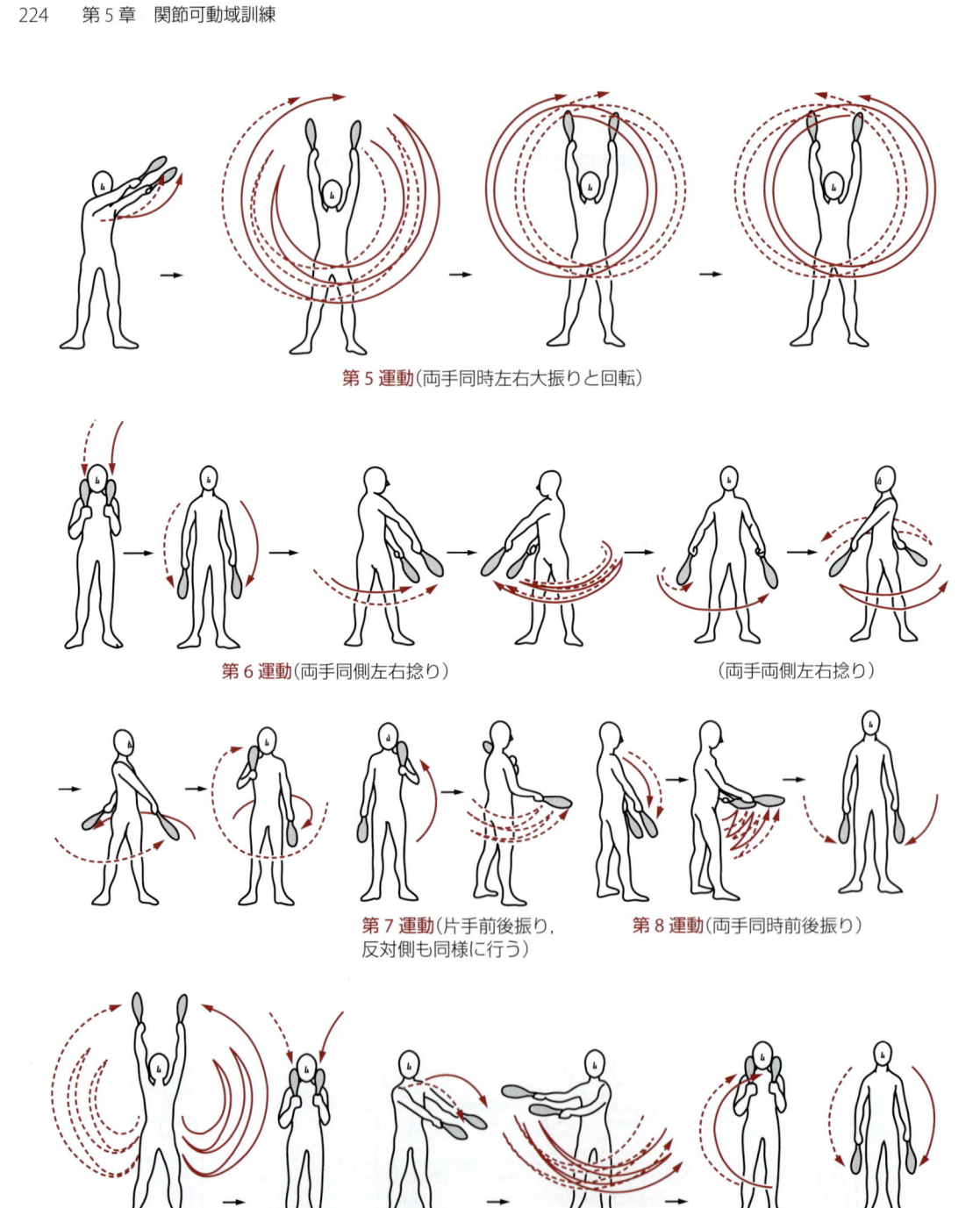

224　第5章　関節可動域訓練

第5運動(両手同時左右大振りと回転)

第6運動(両手同側左右捻り)　　　　　　　　　(両手両側左右捻り)

第7運動(片手前後振り，反対側も同様に行う)　　第8運動(両手同時前後振り)

第9運動(両手同時前後大振り)　　第10運動(両手同側左右振り)　　終了姿勢

第1運動から第10運動までは中断することなく，スムースに移っていく．

図 4-72-2　インディアンクラブ体操
その一部のみを示す．

表4-16 伸張法の種類

1. 治療時間より
   a. 暫時的伸張法：強い力を短時間に集中して伸張するもの
   b. 持続的伸張法：弱い力を長時間連続させて伸張するもの（重りによる伸張）
2. 運動より
   a. 他動的伸張法
   b. 支助自動的伸張法
   c. 自由自動的伸張法
   d. 抵抗自動的伸張法
   　1)拮抗筋強化法
   　2)弛緩相利用法
3. 力源より
   a. セラピストの徒手操作を利用するもの
   b. 器械器具の力を利用するもの：重り，スプリング，浮力
   c. 患者自身の力を利用するもの：罹患部位の関節筋自体の力，健常部位の力，体重，特別の肢位

ようにいろいろと分類される．そして実際に手技として用いられるときは表4-16の2と3の各因子がそれぞれ組み合わされている．

セラピストは医師より処方を受けた場合，このなかから最も有効と思われる方法を選択して実行する．

A 運動様式によるテクニック

1 他動的伸張法

関節周囲軟部組織の病変に基づく拘縮に用いられる．拘縮関節の関与筋をできるだけ弛緩させて，セラピストが徒手で，また患者自身の健常部位での力で，または器具の力で伸張矯正するものである（図4-73）．

2 支助自動的伸張法

短縮筋の拮抗筋に随意収縮を行わせて自動的に伸張させつつ，セラピストがさらに力を加えたり，患者自身のほかの部分の力や器具の力を加えたりして行う方法である．もちろんこのとき，あくまで患者自身の拮抗筋の随意収縮が伸張の主力とならねばならないが，実際は支助の力のほうが大きくなる（図4-73）．

3 自由自動的伸張法

2 の支助自動的伸張法において，介助力を用いず，短縮筋またはその拮抗筋の随意的収縮のみで可動域を広げていくものである．

2 と 3 は拘縮の程度が軽く，主として疼痛や攣縮によって筋短縮がおこっているときに用いられる．これは予防的手法のなかのROM維持訓練とほとんど同じである．

4 抵抗自動的伸張法

この抵抗自動的伸張法は，中枢神経系の障害に起因する痙直や強剛を伴う拘縮に対して効果があり，疼痛を最小限にする．そしてこのときの抵抗は，セラピストの手によらなければ微妙な加減が困難であり，器具や患者自身の力では，この場合あまり効果はない．

a. 短縮筋の拮抗筋強化による方法

短縮筋とその拮抗筋との間に著明なアンバランスがあるとき，拮抗筋に抵抗を加えて筋力を強化し，この筋力が強化された拮抗筋によって短縮筋の伸張をはかる．しかし伸張というより拘縮予防の色が濃い．

b. 強い弛緩の相を用いる方法

短縮筋に抵抗を与え強い収縮をおこさせ，ついで急に弛緩をさせると，強い収縮後には強い弛緩の相がえられるので，そのときタイミングよく徐々に短縮筋を他動的に伸張する（図4-74）．こ

226　第5章　関節可動域訓練

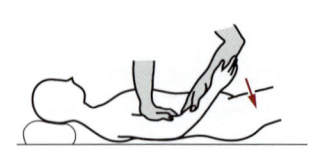

1. セラピストの力による矯正
2. 重りによる矯正

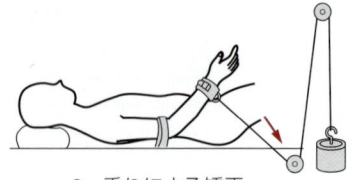

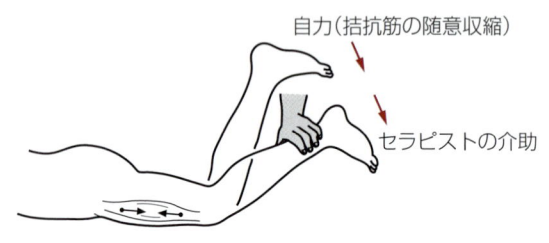

自力（拮抗筋の随意収縮）
セラピストの介助
3. 実際にはセラピストの矯正力が主となる．

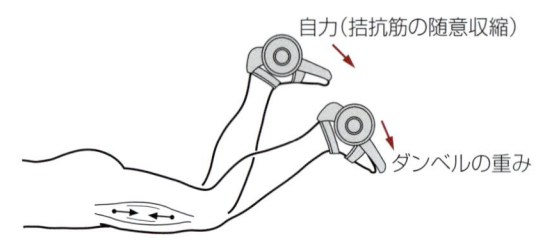

自力（拮抗筋の随意収縮）
ダンベルの重み
4. 実際には自動運動が主となる．ダンベルの重みが過大にならないようにする．

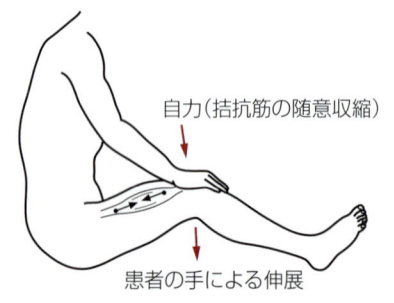

自力（拮抗筋の随意収縮）
患者の手による伸展
5. 最もよく用いられる．拮抗筋の随意収縮が主であれば支助自動，患者自身の押す力が主であれば自己他動となる．

図 4-73　他動的伸張法と支助自動的伸張法
1，2：屈曲筋短縮に対して，3，4，5：ハムストリング短縮に対して

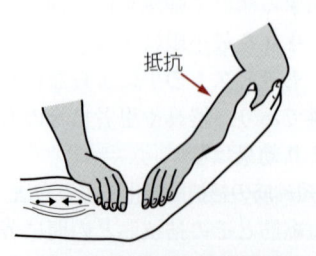

抵抗
1. セラピストの徒手的抵抗に対して，短縮筋（二頭筋）の等尺性収縮を強くおこさせる．

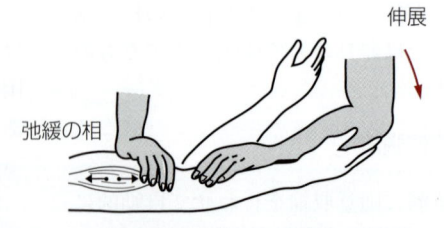

弛緩の相　　伸展
2. 急に抵抗をとり，短縮筋の弛緩を急におこさせると同時に，すかさずセラピストは伸張させる．

図 4-74　収縮後の強い弛緩の相を用いる伸張
肘屈筋短縮に対して

の際の収縮は等尺性収縮が望ましい．これが最も効果的である．

B 力源によるテクニック

　実際の治療にあたっては，どんな力源を利用して伸張するかが大切で，表4-16の3に示したようにセラピストの力か，器械器具の力か，患者自身の力か，そのいずれかを選ばねばならない．

　前述したように拘縮の原因，伸張が容易か困難か，つまり拘縮の程度，患者の体力と協力度合い，拘縮部位，保有する器具の種類によって決まる．ただ原則として，順序はまず患者自身の力，それが困難な場合に器械器具またはセラピストの力を利用するものに移る．またこれらを組み合わせるようにする．

1 患者自身の力を利用するもの

　拘縮関与筋のうちの短縮筋または拮抗筋の筋収縮を自動的に使うか（自由自動的伸張法），図4-72のように支助自動的に使うか，ほかの健常部位の力で他動的に行う（自己他動運動，図4-70）かの3つの方法がある．自己他動運動の場合，力の方向変換に滑車，力の伝達に球竿棒や肩梯子を使う．

　またよく利用されるのは，図4-75に示すように患者自身の体重をかける方法である．また図4-76のように，特別の肢位をとってする方法もある．このように体の固定には肋木，平行棒そのほかの固定器具を利用する．したがって，これらは次の項目に分類してもよいが，重り，スプリング，浮力のように器具自身に矯正を生み出す力はないことから，患者自身の力を利用するもののグループに分類する．

2 器械器具の力を利用するもの

　上述したように，1 の患者自身の力と器具の力の両方を組み合わせたものが多い．この場合の器具は単に固定に利用するものでなく，伸張力をもつものである．

a. 重り

　砂のう，ダンベル，鉄亜鈴などの重りを患部に直接つける直達法と，滑車を利用して牽引の形となる介達法とがあり，これを図4-77に示す．この方法には，痛みのおこらない軽い重量で，しかも時間と重りを漸進的に増しつつ持続的に行う場合（持続法）と，重い重量で短時間行う場合（暫時法）とがあり，図4-78にこれを示す．また肩関節に対するCodmanの訓練（図4-79），インディアンクラブを握って律動的な反動をつける運動もひとつの重りを利用した方法である．しかし後者は元来，柔軟性の維持が最大の目的で，そのひとつを図4-72に示してある．

b. スプリング，ゴム

　重りの代わりにスプリング，ゴムの収縮力や伸張力を利用し，持続的にまた律動的に利用する．図4-80にその例を示す．ナックルベンダー（図4-81）もこの一種である．

c. 浮力

　図4-75の4～7で示す体重による伸張法を運動浴のなかで利用すると，深さにより図4-82のように体重負荷量は変化する．足，膝，股などの下肢の関節に疼痛を伴う場合などは，浮力に加え，温熱の疼痛緩和作用も期待して利用される．

3 セラピストの力によるもの（伸張法）

　セラピストの徒手による力を利用して可動域を増すもので，徒手矯正として利用されてきた．表4-16の2のように他動的伸張法，支助自動的伸張法，抵抗自動的伸張法とある．矯正力の加減が初心者には難しいため，熟練が必要である．特に骨折後，手術後早期の治療として，自動運動とともに図4-83に示すようなセラピストによる伸張法を行う場合もある．

C 伸張法を行うときの注意

　伸張法はある程度強い力を利用するので慎重に行う必要があるものの，その反面慎重過ぎても適切な効果を得ることができない．この伸張法を行う必要のあるとき，医師とセラピストは十分に協議し，病状の十分な理解，禁止となる運動，許される運動の程度，時間，固定支持部位，そのほかの詳細を確認しておくことが不可欠である．

　実施に際してセラピストは次の点に留意する．
①温熱療法，寒冷療法をあらかじめ使用して，可

228　第5章　関節可動域訓練

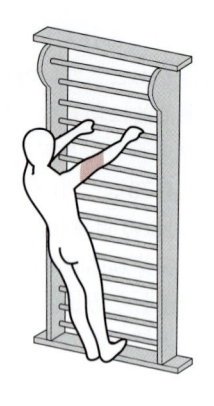

1. 右肘の屈曲位拘縮のとき，図のように体を後方にそらせて伸張する．

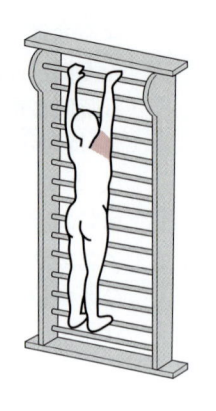

2. 肩の挙上制限があるとき，肋木に懸垂して伸張する．

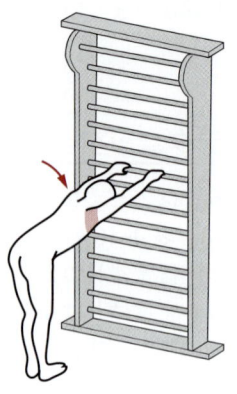

3. 2と同じく挙上制限があるとき体幹前屈によって伸張できる．

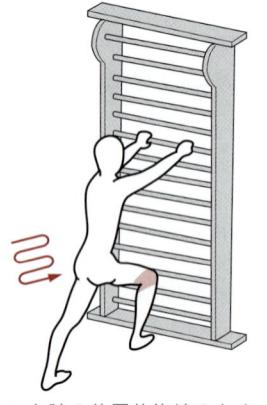

4. 右膝の伸展位拘縮のとき，図のように肋木で支持して，体重を前にかけ反動をつけて膝を屈曲する．

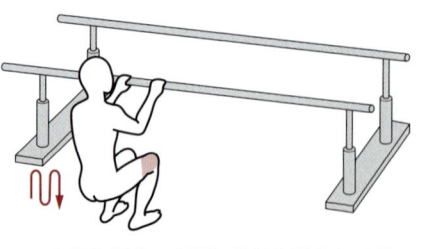

5. 4と同じ場合，上下に体幹を動かして体重をかけて，反動をつけて膝を屈伸するが，平行棒を利用することもある．

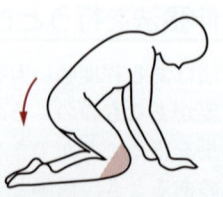

6. 膝の屈曲制限のとき，座って体重をかけて伸張する．温水中ですれば一層効果的である．

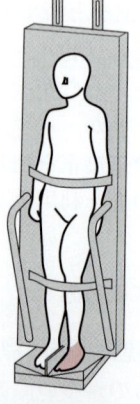

7. 左足内反，尖足の場合，足関節矯正起立板（図3-46）に立って体重で伸張する．矯正角度はくさびの角度で加減する．矯正力は大きく，持続矯正に適する．

図4-75　体重を利用する伸張法

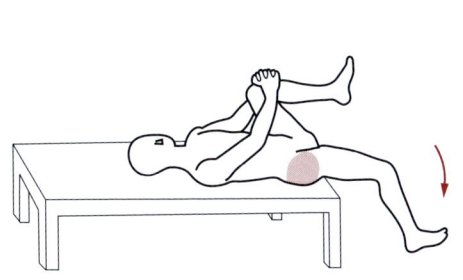

1. 両手で左の膝をおさえて股関節を強く屈曲させて骨盤を固定する．右股関節を自力で伸展して伸張する．
（Thomasのテストのときの肢位）

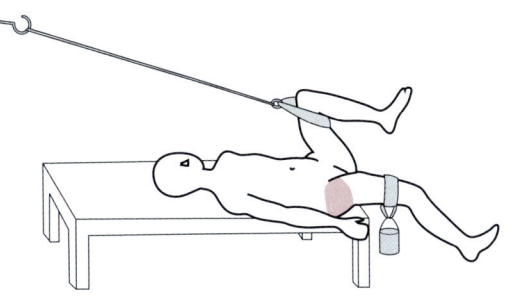

2. 骨盤を保持するため健側脚を股関節で最大屈曲して吊帯と紐で固定する．患側大腿部に重りをかけて股関節を伸展伸張する．
（Hohmann, Jecel-Stumpf）

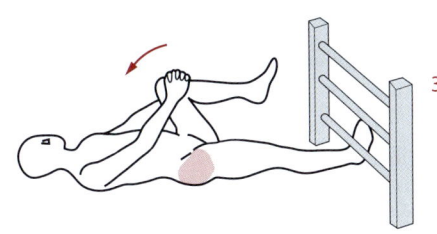

3. 右足先を肋木に引っ掛けて固定する．両手で左の膝をおさえ股関節を強く屈曲させる．左股関節屈曲に伴う骨盤の回転によって右股関節を伸展伸張する．

図 4-76　患者自身の力と肢位を利用する伸張法
右股屈筋短縮に対して

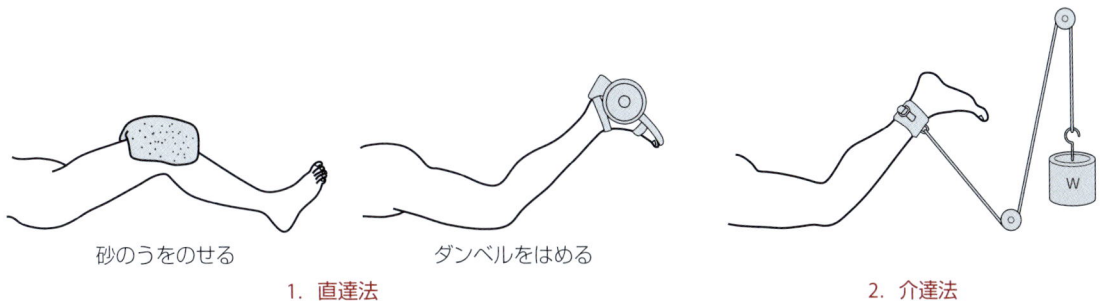

砂のうをのせる　　ダンベルをはめる
1. 直達法　　　　　　　　　　　2. 介達法

図 4-77　重りを利用した伸張法
ハムストリング短縮に対して

能なかぎり痛みを軽減する．
② 患者は心身の緊張をほぐすように，楽な弛緩した肢位，場合によって反射抑制肢位をとる．
③ 固定支持点，力を加える点を慎重に考えて，事故をおこさないようにし，セラピストは体の支持や制動を自由に調整できるようにしておく．
④ あせらず，ゆっくり少しずつ行い暴力的な手法を用いない．
⑤ 処置後，全身，局所反応に注意し，特に局所の疼痛，腫脹，発熱をおこさないようにする．
⑥ 処置後もその肢位を適宜保持して，効果を持続するようにする．

D　禁忌症

結核，リウマチ，感染などの関節および関節周辺の炎症，特に急性期，また外傷直後関節周辺の靱帯損傷が予想されるときも禁忌となる．また重

230　第5章　関節可動域訓練

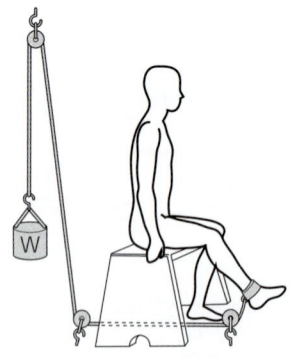

1. 座位での伸張法
（暫時法，持続法）

3〜6 kg の重りで 10〜30 分かけて牽引矯正する．120°までの伸展位拘縮のあるものに用いられる．同じことを腹臥位でもできる（大腿四頭筋短縮）．

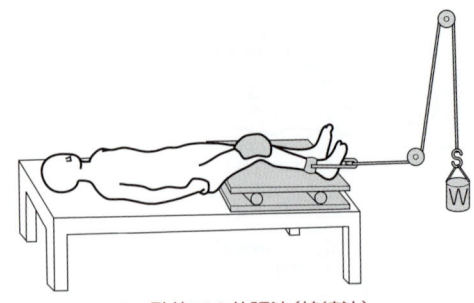

2. 臥位での伸張法（持続法）

ベッドの上に板，丸太のコロ，板の順に置き，その上に下肢を乗せる．下肢の末端はバンドをつけ，その先に牽引金具をつけて牽引する．一方，屈曲位にある膝の上に砂のうを乗せ，膝を伸展するように働かせる．50°までの屈曲位拘縮のある場合に都合がよい（股屈筋・ハムストリング短縮）．

図 4-78　時間による伸張法
重り利用

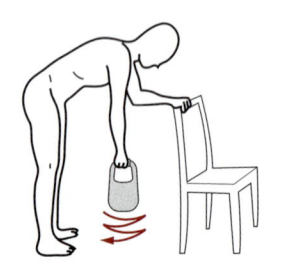

①片手は椅子や机にもたせ，前屈位になって患側の手を下にたらす．手の力を抜き反動をつけて前後に振り動かす．

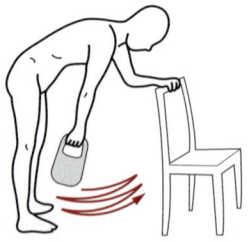

②反動をつけて左右に振り動かす．

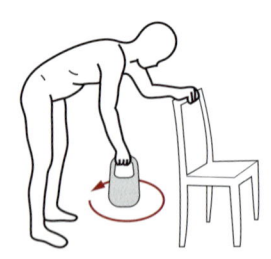

③反動をつけて右回りにまるく回す．次に左に回す．

図 4-79　肩関節の可動域回復訓練
律動的反動を利用する Codman の訓練．
第 1 日目は手に何も持たずこの運動をする．翌日から図のように砂のう，アイロン，ハンカチまたはふろしきに 1 kg ぐらい重りを入れたものをさげて行う．もしさげて行ったとき痛みが増せば，さげないでするか，重さを減らす．

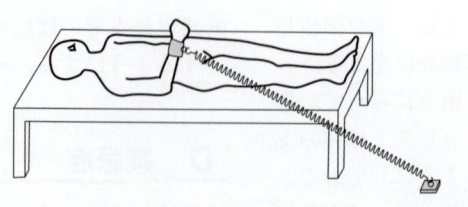

床フック

図 4-80　スプリングによる伸張法
肘の伸展制限に対するスプリングによる牽引で，軽い拘縮に対応できる．

虫様筋板　中手板　　　　　　　　　　　輪ゴム
　　　　　　　　　　　　　中手板

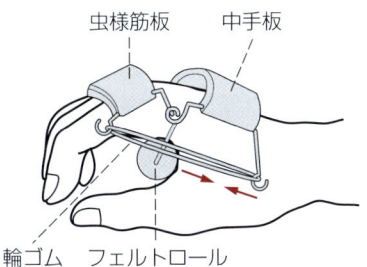

輪ゴム　フェルトロール　　　　　　　　　　　フェルトロール
1. 正ナックルベンダー　　　　　　　2. 逆ナックルベンダー
矯正力や抵抗はゴムの弾力性を利用し，
適当にとりかえて使用する．

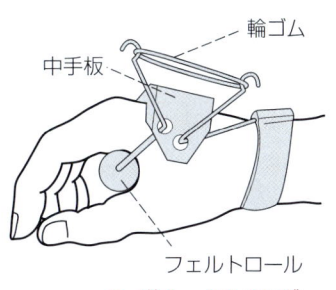

図 4-81　ナックルベンダー

とで，内反足・外反足に対して矯正的効果を上げるとされている．図 4-85 1 ⑦で示す尖足の斜面板歩行も同様である．

　脳性麻痺の内旋歩行に用いられる内旋矯正板，内転歩行(はさみ足歩行 scissors gait)に用いる内転矯正板，ひきずり歩行やパーキンソニズムの小刻み歩行に用いる置き梯子は，矯正というより異常な歩行パターンからの離脱と再教育に役立つ．

6　主な関節可動域の回復訓練のまとめ

　本章で多くの関節を例にとってさまざまな方法を図示したが，ここでは各関節拘縮の通常の方法をまとめて系統的に図示し，その特徴を解説する．セラピストはこのなかから最適な方法を選択し利用するとよい．ただし，徒手的伸張法とほかの手技との組み合わせは省略している．なお，伸張には砂のう，徒手，ベルトなどを利用して十分な固定を行うことで，より効果的となる．

①肩関節拘縮：屈曲，外転，伸展，内・外旋の制限に分けて図 4-86 に示す．図 4-68 で示した問題点をよく考慮して行う．
②肘関節拘縮：屈曲，伸展の制限に分けて図 4-87 に示す．
③前腕回内外拘縮：図 4-88 に示す．
④手関節拘縮：掌屈，背屈の制限に分けて図 4-89 に示す．
⑤指関節拘縮：これはナックルベンダーや徒手的に行うほかはないので省略する．

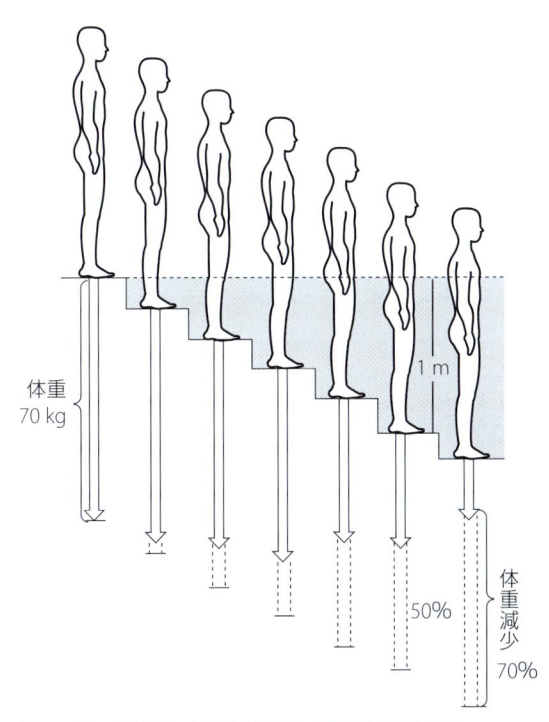

図 4-82　浮力による負荷としての体重の変化
(Gillmann)
水深が深くなるにつれて体重が軽減される．したがって負荷を加減できる．

体重 70 kg　　1 m　　50%　　体重減少 70%

度な骨粗鬆症のあるとき，外傷直後で出血が想定されるときも行わない．

E　矯正を目的とした歩行訓練

　図 4-84 で示す平行棒付属品としての内反・外反矯正板は，この上で歩行する(図 4-85 3 ②)こ

232　第 5 章　関節可動域訓練

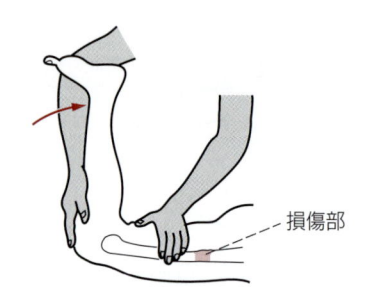

1. 大腿四頭筋の伸張法（大腿骨部の損傷）
①大腿骨骨折部より下部をセラピストの一方の手で十分に固定する．
②もう一方の前腕全体で下腿全体を支えるように当てる．
③セラピストの体重を②の腕にかけて静かに押す．
④患者に膝を伸展させる．そのとき膝が伸びないように体重をかけて受けとめる（等尺性収縮）．
⑤次に膝の伸展をやめさせ，そのまま機を逸せずタイミングよく体重をかけてゆっくりと愛護的に少し膝を曲げる（弛緩の相の利用）．
⑥これを繰り返す．
⑦最後に患者に 5〜6 回自動運動をさせる．

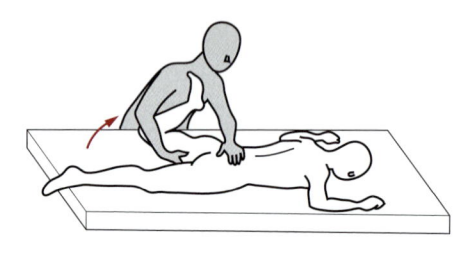

損傷部

2. 大腿四頭筋の伸張法
（大腿骨骨折なく 2 関節法）
①左手で骨盤を十分に固定する．
②右手で膝を曲げた患肢を腋の下へかかえこみ，大腿前面に前腕，手掌を当てる．
③静かに大腿を持ち上げ股関節を伸展させる．

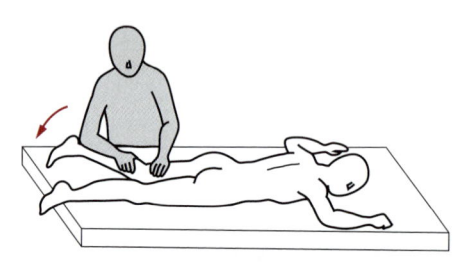

3. 膝屈曲筋群の伸張法（1 関節法）
①左手で大腿下部を十分に固定する．
②右前腕全体を下腿後面に広く当てる．
③静かに下腿を押しさげ伸展する．
④これを繰り返す．
⑤最後に患者に 5〜6 回自動運動をさせる．

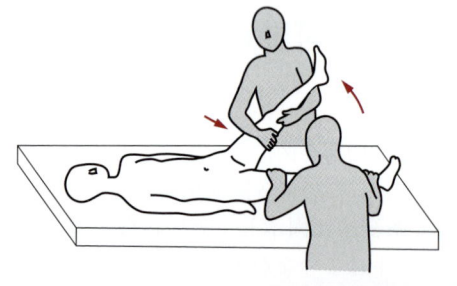

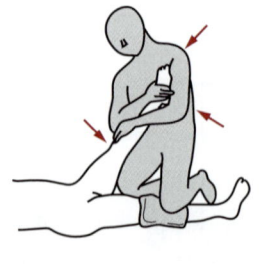

4. 膝屈曲筋群の伸張法（2 関節法）
①健脚を助手が両手で押さえて固定する．
②麻痺脚をセラピストがだき，一方の手で膝の上を押さえる．
③膝をできるだけ伸ばした状態で股関節屈曲を行う（セラピスト 1 人でするときは右図のようにして行う）．

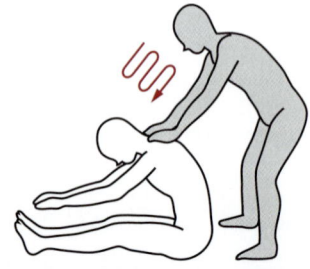

5. 膝屈曲筋群の伸張法（2 関節法）
患者は長座位で座り，両手をそろえて前へ出す．セラピストは患者の後に立ち，両手を両肩に当てる．セラピストは 1,2,3 と号令をかける．その号令に合わせて患者は体幹を前屈，股関節を屈曲しながら両手で足先を握るように努力する．セラピストは同様に号令に合わせて両肩を前へ反動をつけながら押し，体幹，股関節を屈曲させる．運動に際し患者の膝は常に伸展位に保ち，屈曲させてはならない．脊椎変形症や骨粗鬆症がある場合は禁忌である．

図 4-83　他動的伸張法
徒手矯正

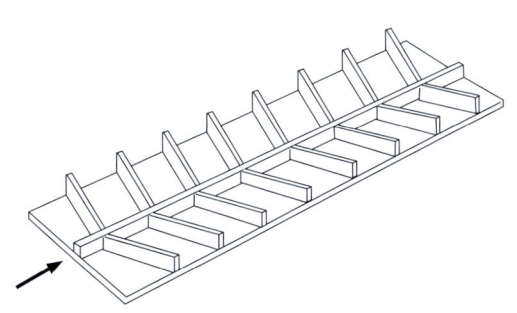

1. **内旋矯正板** eversion placement ladder (Levitt)
内旋歩行をするもの(主として脳性麻痺)の矯正に用いる.

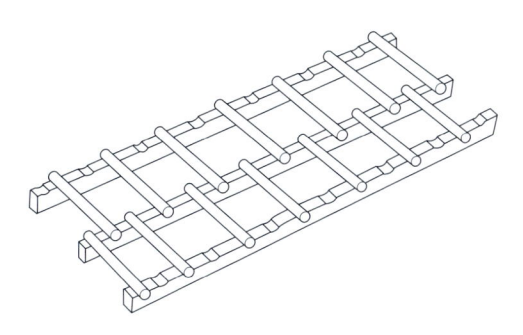

2. **置き梯子** placement ladder
ひきずり歩行を防ぐために用いる.

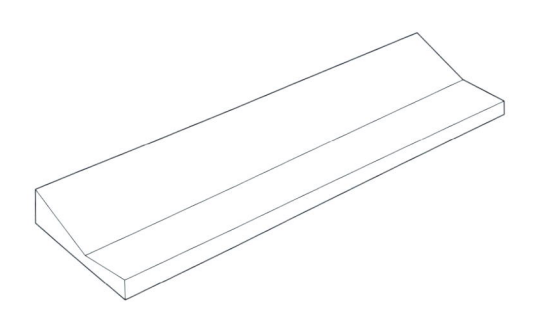

3. **内反矯正板**
内反足の矯正に用いる.

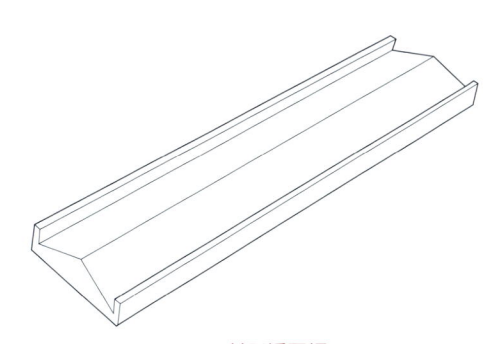

4. **外反矯正板**
外反足の矯正に用いる.

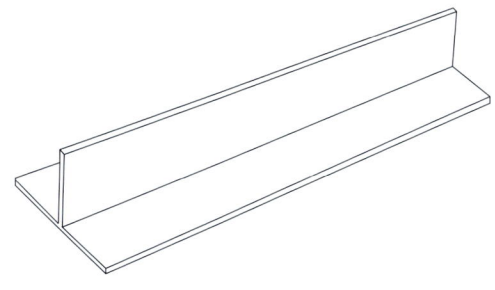

5. **内転矯正板**
内転歩行(はさみ足歩行)の矯正に用いる.

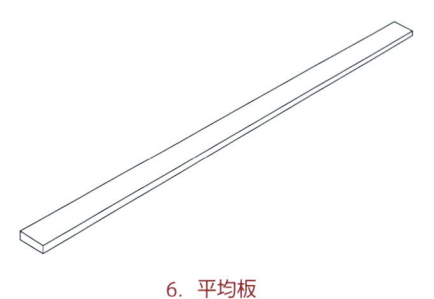

6. **平均板**
失調のある患者にこの上を歩かせる.また歩行バランスの練習に一般患者にも用いる.

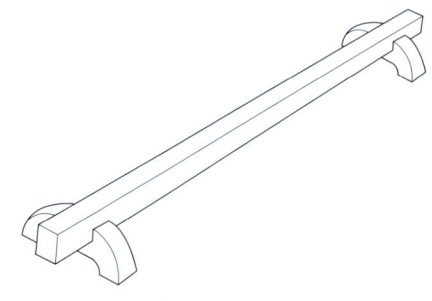

7. **平均台**
平均板と同じように用いるが,平均板がうまくできてから用いる.

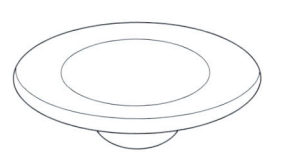

8. **平衡円板**(服部,細川)
立位バランスの上級練習に用いる.平行棒間で用いないと危険である.

図 4-84 平行棒付属品

1. 背屈制限（尖足，そのほか）

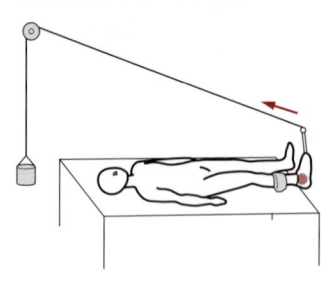

①背臥位で足関節底屈用靴を用い滑車を介して重りをかける．これがないときは木で同様のものが簡単にできる．

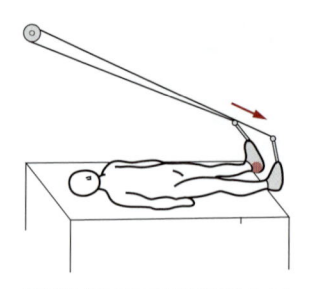

②背臥位で自己他動運動を行う．特徴は図 4-87 ②⑤と同じ．腓腹筋に短縮のある場合に用いる．

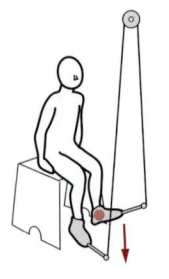

③座位で同様に行う．ひらめ筋に短縮のある場合に用いる．

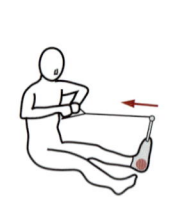

④直接紐を介して矯正を行う．軽い拘縮を伸展するのに利用される．

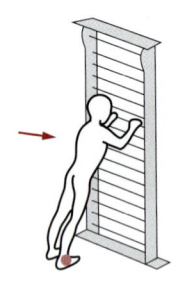

⑤距離をはなし，両手を伸ばして肋木を握る．体重をかけ前傾する．矯正力はやや大きく，著明な尖足時には利用できない．

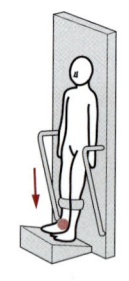

⑥足関節矯正起立板（図 3-46）を利用する．

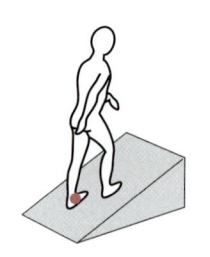

⑦傾斜面を踵をつけて登る．拘縮の軽いもの，予防に利用される．

2. 底屈制限（踵足，そのほか）

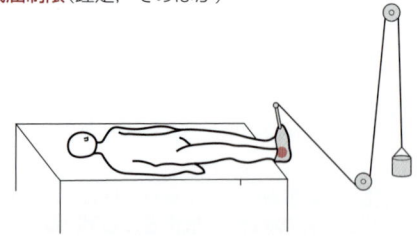

①背臥位で1①のように滑車を介して重りで矯正する．

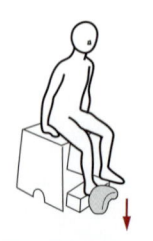

②座位で直接砂のうをかけて行う．

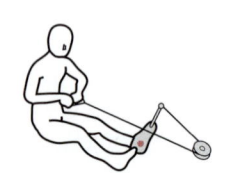

③滑車を介して矯正を行う．特徴は1④に同じ．

3. 内・外反足

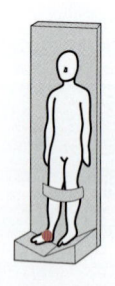

①足関節矯正起立板（図 3-46）を利用する．図は内反矯正であるが，反対にすれば外反矯正となる．

②内反矯正板（図 4-84 3）の上を歩行させる．軽い内反足に適し脳性小児麻痺などに利用される．外反足には外反矯正板（図 4-84 4）を利用する．

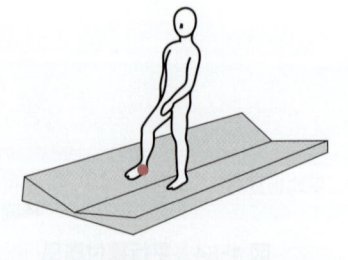

図 4-85　足関節拘縮に対する方法

1. 屈曲（前挙）制限

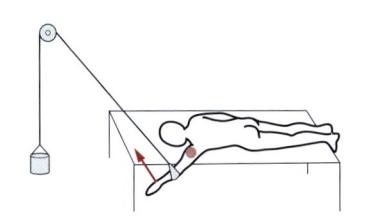

①腹臥位で滑車を介して重りをかける．矯正力の加減が簡易にでき，床フックと滑車を 1 個増加すれば，すべての角度の拘縮に利用できる．背臥位でも同様にできる．

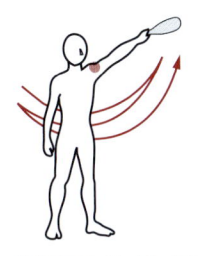

②立位でインディアンクラブを前後に振る．ROM 維持と柔軟性維持に役立つ．

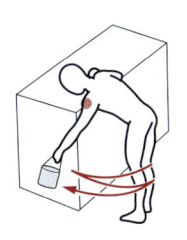

③テーブルによりかかって前屈位で前後に砂のうを振る．ごく軽い拘縮，たとえば凍結肩によい．

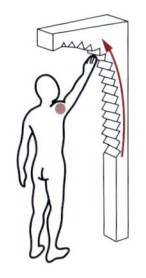

④前向きになって肩梯子を利用する．ほかのものに比較すれば効果は少ない．

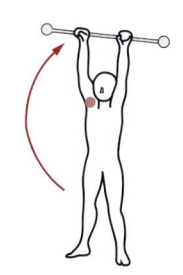

⑤球竿棒を両手で握り挙上する．矯正力は割に少ない．

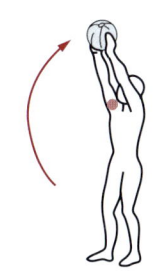

⑥医療用体操ボールを両手でつかんであげる．ROM 保持によい．

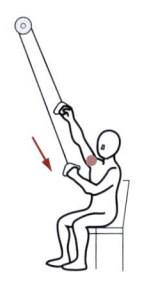

⑦滑車による自己他動的矯正で，図 4-70 2 のように椅子の位置を変える．

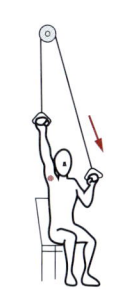

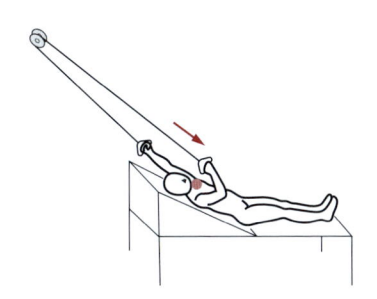

⑧背臥位でも滑車は利用できる（図 4-70 2）．

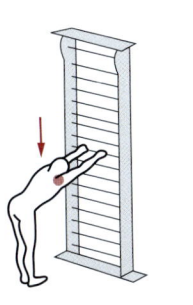

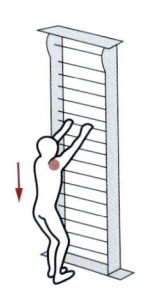

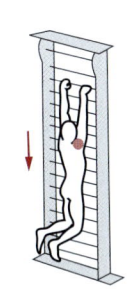

⑨矯正に肋木は実によく利用する．前屈運動，膝屈伸，懸垂と患者への矯正力は自由に加減できる．

図 4-86-1　肩関節拘縮に対する方法

236　第5章　関節可動域訓練

2. 外転(側挙)制限(それぞれの特徴は1と同じ)

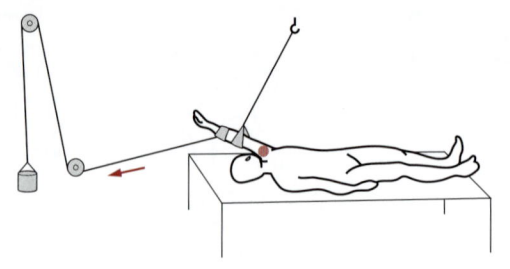

①滑車を介して重りをかけ，上腕を吊帯でつる．あらゆる角度の拘縮に利用される．

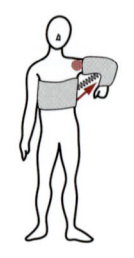

②外転副子の形として，ネジで支えを伸ばして挙上していく．持続的に利用できるが，矯正範囲が小さい．

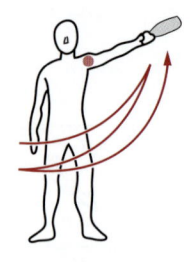

③インディアンクラブを体の前で左右に振る．

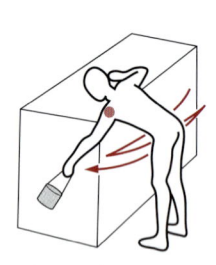

④テーブルによりかかり，体の前で左右に振る．

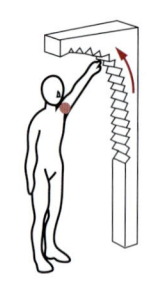

⑤横向きになって肩梯子を利用する．

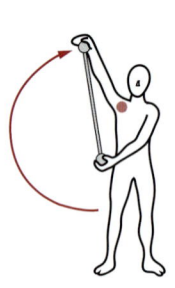

⑥球竿棒を側方につきあげる．矯正力は割にある．

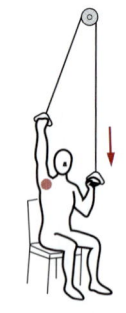

⑦滑車を体の真上におき，側挙させる．矯正力は中程度である．予防にも最適である．滑車の位置の変化により矯正範囲が加減できる(図4-70 2)．

3. 伸展(後挙)制限(それぞれの特徴は1と同じ)

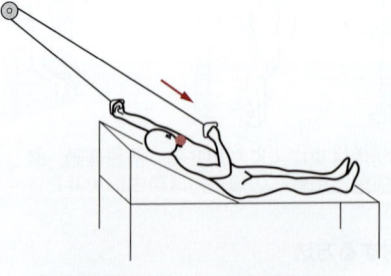

⑧まだ臥位しかとれない患者に適している．脳卒中後の片麻痺によい(図4-70 2)．

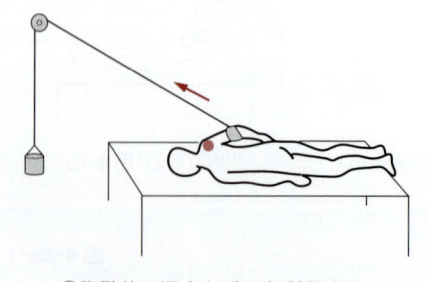

①腹臥位で滑車と重りを利用する．

図4-86-2　肩関節拘縮に対する方法

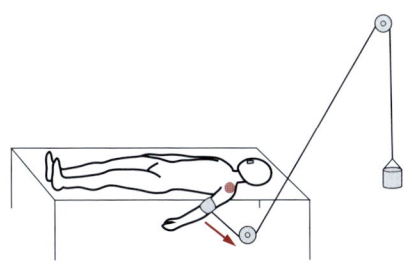

②背臥位で治療台の端に寄り，床・天井滑車と重りを利用する．

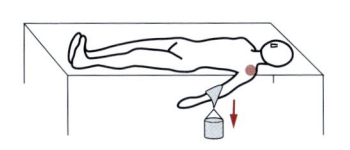

③同様に重りを直接かける．矯正範囲が後挙約30°までしか利用できない．

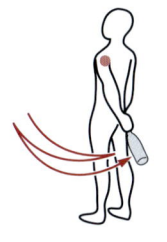

④インディアンクラブを後方に振る．

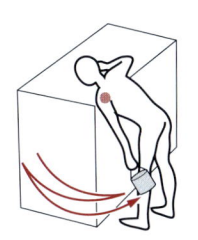

⑤重りを前屈位で後方に振る．

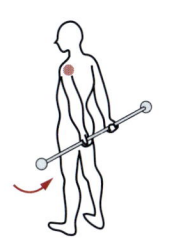

⑥球竿棒を後方にあげる．

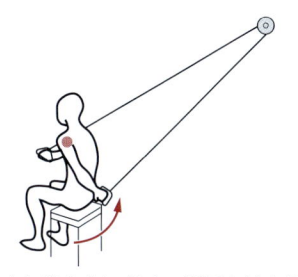

⑦滑車を後上方におく．矯正力は中等度．予防にも最適である（図4-70 2）．

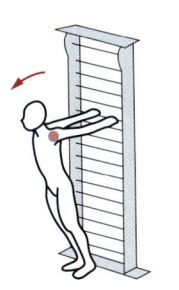

⑧肋木を後にして体を前に傾ける．

4. 内・外旋制限（それぞれの特徴は1と同じ）

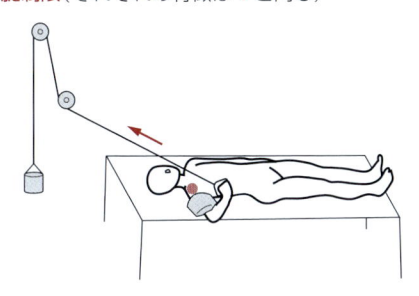

①背臥位で滑車を介して重りをかけ，外旋する．

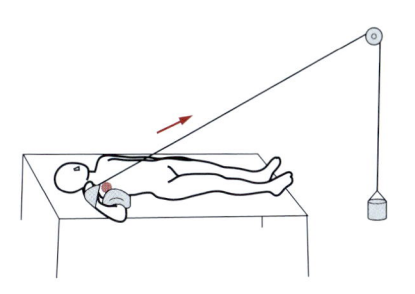

②背臥位で滑車を介して重りをかけ，内旋する．

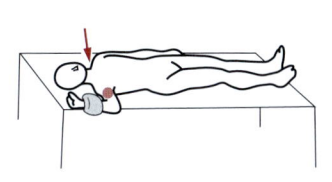

③同様に重りを直接かけて外旋する．矯正利用範囲が小さい．

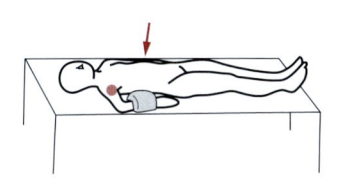

④同様に重りを直接かけて内旋する．矯正利用範囲が小さい．

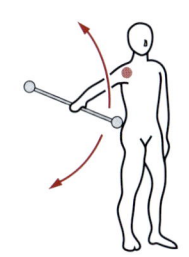

⑤球竿棒を利用する．反動をつけて内・外旋する．ROM維持，柔軟性の維持に役立つ．

図4-86-3　肩関節拘縮に対する方法

1. 屈曲制限

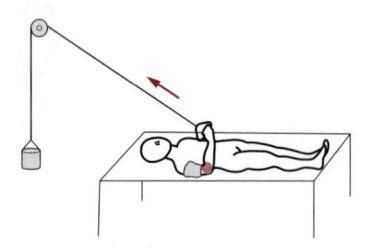

①背臥位で滑車を介して重りをかける．

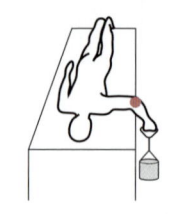

②腹臥位で直接重りをかける．矯正利用角度が小さい．

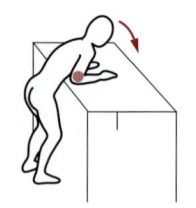

③机の上で体重をかける．矯正力は中等度まで加減できるが，矯正利用範囲が小さい．

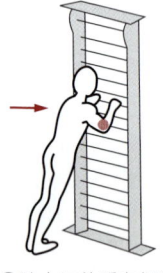

④肋木に体重を押しつける．足と肋木との距離をはなせば矯正力が増加する．

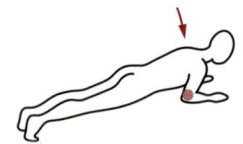

⑤腕立て姿勢より体重をかけて矯正する．簡易にでき，矯正力が大きい．その反面，骨折，関節炎などのリハビリ初期には利用できない．

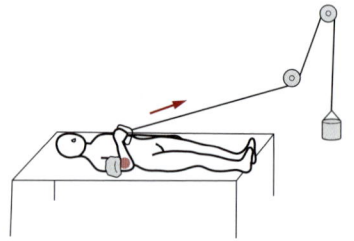

2. 伸展制限

①背臥位で滑車を介して重りをかける．

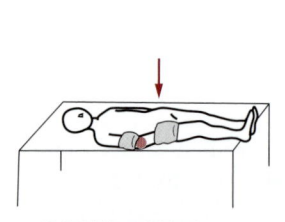

②背臥位で直接重りをかける．

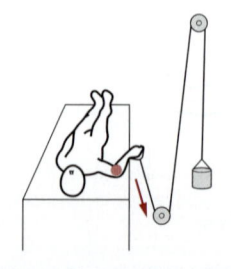

③上腕90°外転して同様に滑車と重りを利用する．②と同じく直接重りをかけてもできる．

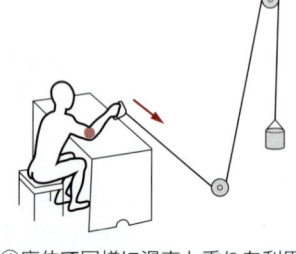

④座位で同様に滑車と重りを利用する．②と同じく直接重りをかけてもできる．

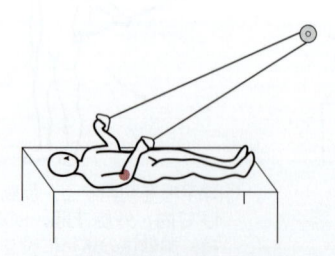

⑤自己他動運動を滑車を利用して行う．矯正力は中程度で，可動域の維持，拘縮の予防に適している．

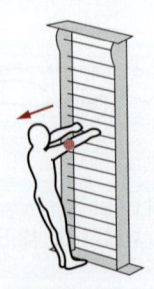

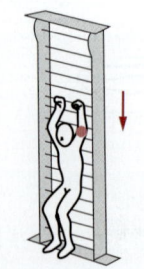

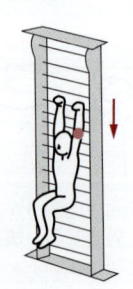

軽く体重をかける．体重を半分かける．全体重をかける．
⑥肋木を利用した伸張法で，矯正力を適当に加減できる．

図 4-87　肘関節拘縮に対する方法
固定は砂のうよりベルトのほうがよい．

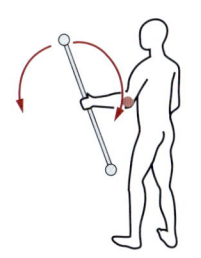

①球竿棒を肘屈曲位で反動をつけて内外旋する．特徴は図4-86-③④⑤に同じ．

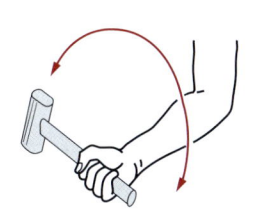

②金槌を利用する．柄の握る位置（長さ）によって矯正力を加減できる．

図4-88　前腕回内・外拘縮に対する方法

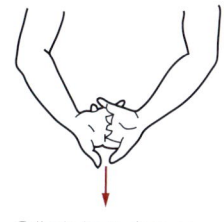

①指を組み合わせ，前腕を回内し，前方につき出す．拘縮の予防，可動性の維持によい．

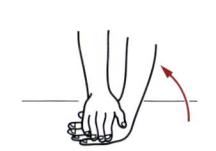

②拘縮のあるほうの左手を机の上にのせ指を真直に伸ばして手関節を中間位におく．健手でその上をしっかりと押さえて固定する．次に前腕を立てて手関節を背屈させる．強い矯正力を加えうる．この反対にすれば掌屈させうる．

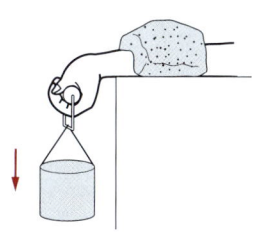

③手掌を上に向けて机の端より出し，手に重りを握って背屈させる．前腕部は手または砂のうで固定する．握力のないときはベルトでとめる．中等度の矯正力がある．この反対にすれば掌屈となる．

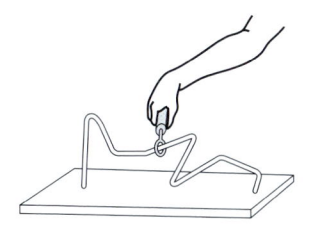

④手肘関節運動誘導器（図10-14）を利用する．前腕の矯正をも同時に行えるが，拘縮の予防，可動性の維持にとどまる．

図4-89　手関節拘縮に対する方法

⑥股関節拘縮：屈曲，伸展，内・外転，内・外旋の制限に分けて図4-90に示す．
⑦膝関節拘縮：屈曲，伸展の制限に分けて図4-91に示す．
⑧足関節拘縮：背屈，底屈の制限，内・外反足に分けて図4-85に示した．
⑨体幹運動制限：第4部第6章 **3**「姿勢矯正のための訓練」参照．

7　特殊な関節可動域回復訓練

疾患に特化した特殊な訓練法で，かつその効果の主体がROMの増大保持にあるものを示す．その詳細は第10部で述べるので，ここではその名称と概要をあげておく．

1 Codman体操 Codman exercise

肩外転筋を収縮させないように体幹前屈位となり，垂れ下がった上肢や重りを持ったうえで肩関節の運動を行う．その運動は振り子運動，または肩関節の若干の自動運動であり，詳細は図4-79を参照されたい．

2 Williams体操 Williams(flexion)exercise

腰部・股関節の屈曲運動を強調し，腰椎部の伸展位および腰椎の前弯を防止し，かつ腹筋を強化するものである．詳細は第10部第15章を参照されたい．

1. 屈曲制限

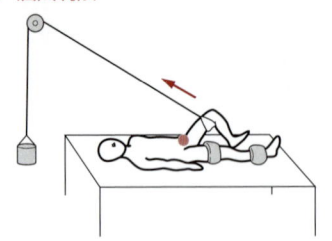

①背臥位で滑車を介して重りをかける．矯正力が加減でき，ほとんどすべての角度の拘縮に利用できる．

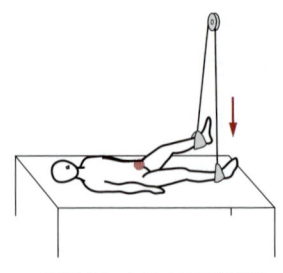

②滑車による自己他動運動で，可動性の維持，拘縮の予防に利用される．

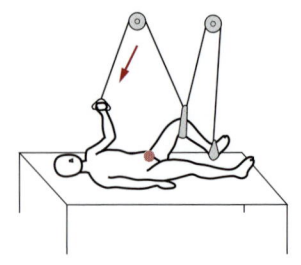

③滑車を利用した自己他動運動で，手で紐を引くと股，膝関節は屈曲し，紐をゆるめると下肢の自重により股，膝は伸展する．脊髄炎，脊髄損傷などの完全下肢麻痺に主として利用され，可動性の保持，拘縮の予防が主である．

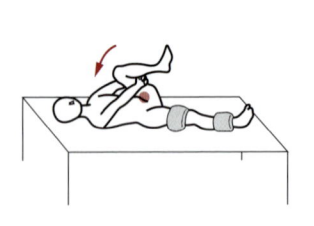

④両手で大腿部を握り，股関節を屈曲させる．矯正力は割合に弱く，90°以上の拘縮に用いられる．

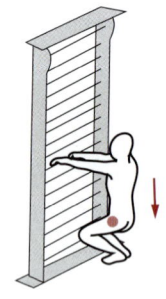

⑤肋木あるいは平行棒を利用して行う．矯正力はある程度加減でき，また60°以上の拘縮に適している．温水中で行えばなおよい．

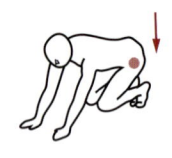

⑥膝立位より体重をかけて矯正する．手のつく位置により矯正力を加減できる．膝に屈曲制限のあるときにも応用できる．

2. 伸展制限

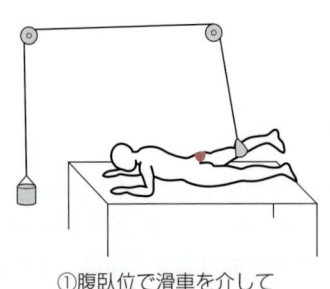

①腹臥位で滑車を介して重りをかける．

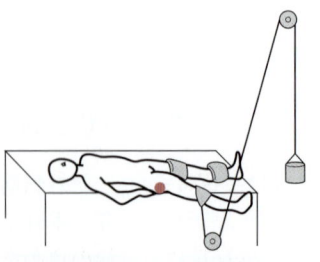

②背臥位でも同じようにできる．

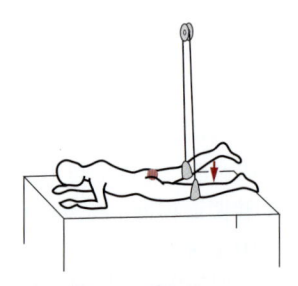

③滑車による自己他動運動で，1②に同じ．

図 4-90-1 股関節拘縮に対する方法
固定は砂のうよりベルトのほうがよい．

3 Klapp の匍匐運動 Klapp exercise

四つ這い姿勢でいろいろな運動をして脊柱の変形の矯正，および体幹筋の強化をはかる訓練であり，詳細は図 4-92，第 4 部第 6 章 **3** D 「特発性側弯症に対する訓練」を参照されたい．

7 特殊な関節可動域回復訓練　241

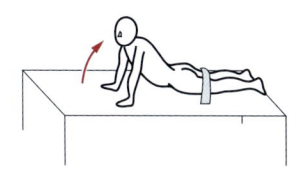

④腹臥位で両手を伸ばして伸展する．過度の脊椎伸展により矯正力が不十分となりやすい．

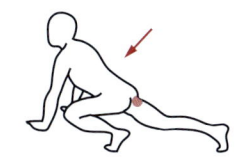

⑤拘縮脚を伸ばし，反対脚を深く曲げ，両手を伸ばしてついた肢位をとる．腰を前方へ突き出して股を伸展させる．矯正力もやや強く，簡単に行える．

3. 内・外転制限

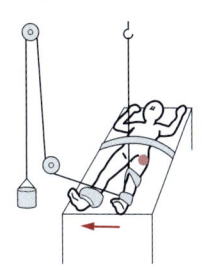

①滑車を介して重りをかけ，下肢を吊帯でつる．③と違って片側牽引のため他側を砂のうで，また骨盤をベルトで十分に固定する．図は内転しているが，外転はその反対にする．バルローゼイ型治療台が最も確実に固定できる．

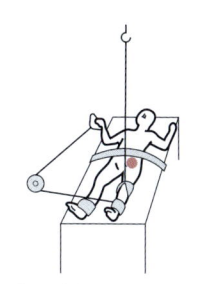

②下肢を吊帯でつり，滑車を介して手で内転させる．可動性の保持，拘縮の予防に利用される．図は内転しているが反対にすれば外転できる．

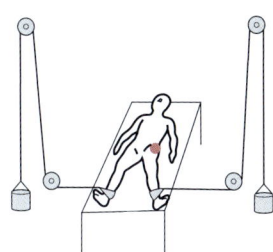

③滑車を介して重りをそれぞれ両脚にかけ，外転させる．両脚を同時に外転牽引するため骨盤，脊柱の側屈が防止できる．

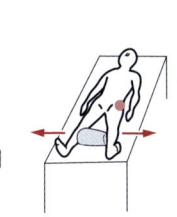

④両大腿の間に枕，砂のうを入れ，次第に開排していく．徒手矯正後これを使用，持続させるのに便利である．

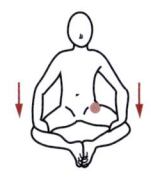

4. 内・外旋制限

⑤あぐら座りに似た座りをして，両足底を合わせ〔楽座(オガミアシ)という〕，両手で両膝を下に押す．両股関節に軽い拘縮のあるとき，また内転筋を伸張するときに用いる．この運動は同時に股外旋の運動を伴う．

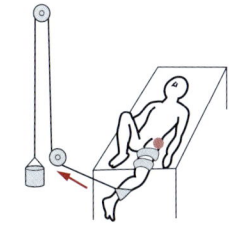

①膝を90°屈曲し，滑車を介して重りをかける．図は外旋しているが，反対にすれば内旋できる．

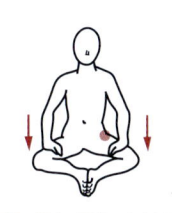

②③⑤と同じ方法は外旋に役立つ．

図 4-90-2　股関節拘縮に対する方法

1. 屈曲制限

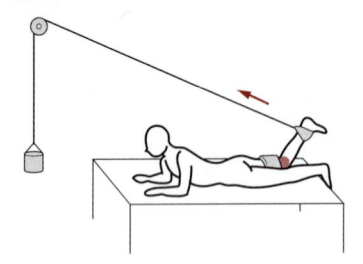

①腹臥位で滑車を介して重りをかける．矯正力は加減できるが 90°以上の屈曲制限では紐が体に邪魔され使用できない．

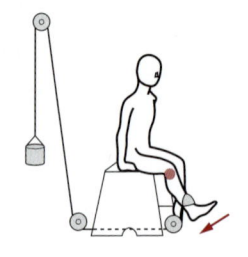

②図 4-78 1 参照．重り，時間が自由に調節できる．

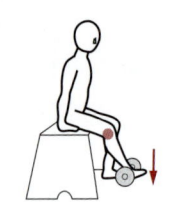

③椅子座位で大腿四頭筋用深靴に重りを直接かける．矯正力は自由に加減できるが，40°以上の屈曲制限では矯正力が落ちる．

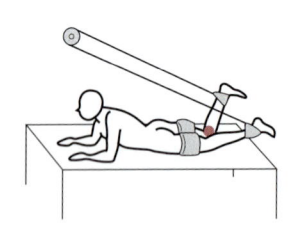

④腹臥位をとり滑車を利用して自己他動運動をする．特徴は図 4-87 2 ⑤に同じ．

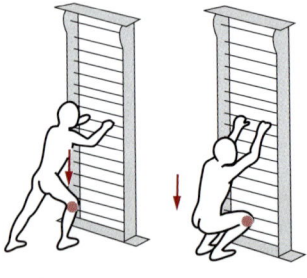

⑤肋木あるいは平行棒を利用して体重をかけて行う．運動プールを利用すればなおよい．

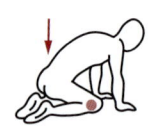

⑥図 4-75 6 参照．体重を利用する．

2. 伸展制限

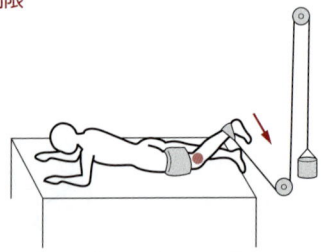

①腹臥位で滑車を介して重りをかける．

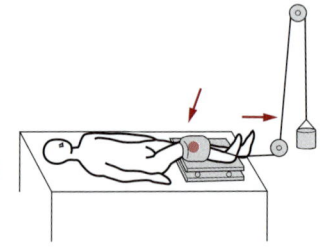

②コロと重りを利用する（図 4-78 2 参照）．

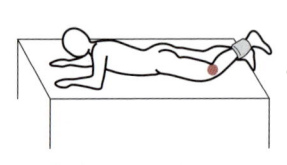

③腹臥位で足関節部に重りを直接かける．矯正力は自由に加減できるが，40°以上の伸展制限では効果が減少する．

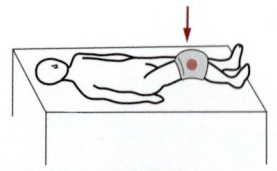

④背臥位で直接膝の上に砂のうを乗せる．30°以下の伸展制限に利用できる．

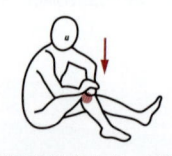

⑤長座位をとり，両手で拘縮のある膝を押し伸ばす．軽い拘縮と 30°以下の伸展制限の場合に利用される．

図 4-91　膝関節拘縮に対する方法

1. 滑り運動

2. 蛇くねり運動

①上半身をあげ始める．　②高くあげる．

③前の方に手をつく．　④下半身を引きよせるようにとぶ．

⑤手を前に伸ばす．

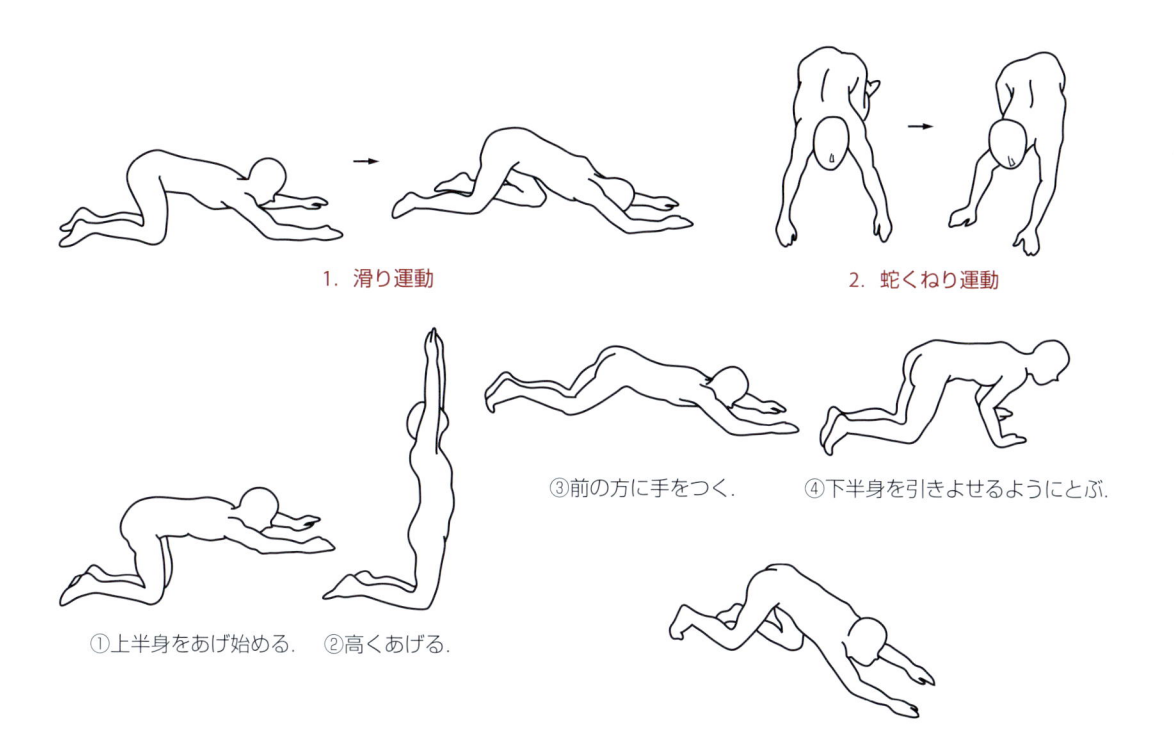

3. 兎とび運動

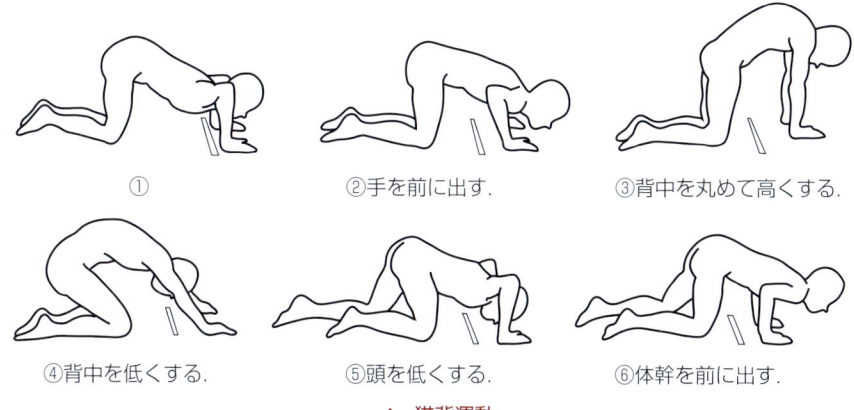

①　②手を前に出す．　③背中を丸めて高くする．

④背中を低くする．　⑤頭を低くする．　⑥体幹を前に出す．

4. 猫背運動
（体の下にある棒で前進程度がわかる）

図 4-92-1　Klapp の匍匐運動

（Maigne より引用）

■ 参考文献
- 児玉俊夫, 津下健哉：外来の小整形外科. 南江堂, 1959
- Guttmann L（著）, 内藤三郎（訳）：脊髄損傷者の取扱とリハビリテーション. 九州労災病院理学療法科教育資料, 1958
- 強直, 拘縮. 上田　敏, 大川弥生（編）：リハビリテーション医学大辞典. 医歯薬出版, p123, 178, 1996
- 中村　裕：英国立脊髄損傷センターにおける rehabilitation の実際について-1. 整形外科 14(7)：1962
- US Department of Health, Education and Welfare：Strike Back at Stroke. US government printing office, Washington, 1958.（[邦訳] 大島良雄（監修）：卒中に打ち勝て―中風患者の運動練習法. 医道の日本社,

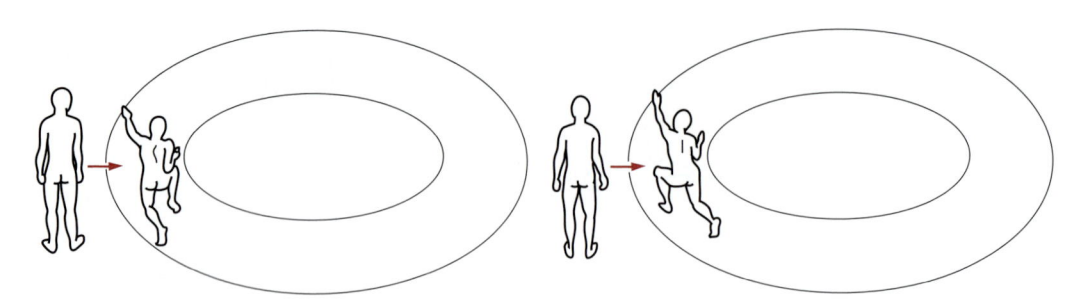

1. 同側手足交差四つ這い
右凸胸椎側弯の場合，右凸側を中心にして側弯矯正葡萄線で円を描いてまわる．右側手足は近づいて交差している．

2. 対側手足伸展四つ這い
S字状側弯（胸椎右凸，腰椎左凸）の場合，左上肢を前に右下肢を後方に同時に投げ出し右側を中心にして円を描いて這う．

5. 四つ這い運動

図 4-92-2　Klappの葡萄運動

(Maigneより引用)

1965)
- US Department of Health, Education and Welfare : Strike Back at Arthritis. US government printing office, Washington, 1960.（[邦訳] 天児民和(監修)：リハビリテーション的更生指導と理学療法．南江堂, 1960.）
- Scharll M(著), 水野祥太郎(監訳)：整形外科的治療体操．医歯薬出版, 1964
- Peper W(著), 間中喜雄, 他(共訳)：カイロプラクテック―脊椎手技療法．医道の日本社, 1962
- Hohmann G, Jegel-Stumpf L : Orthopädische Gymnastik. Georg Thieme, Stuttgart, 1957（[邦訳] 水野祥太郎(監訳)：体操療法整形外科を中心として．医歯薬出版, 1965.）
- Guthrie Smith OF : Rehabilitation, Re-education and Remedial Exercises. Bailliere, Tindal and Cox, London, 1952
- Maitland GD : Peripheral Manipulation. Butterworths, London, 1970
- 上田　敏, 朝長正徳, 他：脳卒中リハビリテーションの社会復帰面―老年者における成績を中心に．綜合臨牀 13(1), 1964
- 和才嘉昭, 原　武郎：関節可動性改善の手技に関する考察．九州リハビリテーション大学校理学療法科教育資料, 1970
- 天児民和, 赤津　隆：脊髄損傷患者の治療とリハビリテーション．臨床と研究 44(3)：554-565, 1967
- 松村　秩：運動療法の原理(2)．理学療法と作業療法 4(1)：41-46, 1970
- 武富由雄：運動療法の実際(2)．理学療法と作業療法 5(1)：265-269, 1971
- 上田　敏：目でみるリハビリテーション医学．東京大学出版会, 1971
- 松本義康, イワン・アーカート, 他：マニプレーションの実際―徒手的治療法の手技解説．金原出版, 1969
- 中山彰一：脳卒中の理学療法．第3回リハビリテーション研修会テキスト(厚生省療養所科主催, 国立療養所福岡東病院担当), 1980
- Cailliet R(著), 荻島秀男(訳)：肩の痛み．医歯薬出版, 1971
- V Lanz, T, Wachsmuth W : Praktische Anatomie. Band I/Teil III, II Auflage. Springer-Verlag, Berlin, 1958
- Rocher C : Rééducation psychomotrice par poulie-thérapie, 2e. Masson et Cie, Paris, 1972
- 米本恭三, 他：筋の萎縮と廃用萎縮．医学のあゆみ, 116(5)：337-345, 1981
- 服部一郎, 細川忠義：図説脳卒中のリハビリテーション―家庭での処置から病院での訓練まで, 第2版．医学書院, 1978
- 赤津　隆：脊髄損傷を伴う胸腰部脊柱骨折の保存的治療．日整会誌, 52(8)：1049-1059, 1978
- Salter RB, Simmonds DF, et al : The biological effect of continuous passive motion on the healing of full-thickness defects in articular cartilage. An experimental investigation in the rabbit. J Bone Joint Surg Am 62(8)：1232-1251, 1980

第 6 章

姿勢回復（調整）訓練

正常な姿勢の維持・獲得，および異常姿勢・病的姿勢からの脱却によって，もとの姿勢に近づけること，さらには特に動的活動時に安定した姿勢，あるいは外乱を受けてもただちに立ち直れるようなバランス機能を維持することは，ADLのレベルを上げ，それによって高いQOLの獲得にいたるという理学療法の目的につながる大きな意味をもつ．

理学療法の柱である運動療法のなかに含まれる治療体操は，上述の大きな役割を達成するうえで必ず重視すべきアプローチで，古くはヨーロッパ諸国において盛んに行われてきた．わが国では，その思想が広く伝えられ，姿勢異常や低下した平衡機能に対する治療手段として普及してきている．ここで扱う姿勢回復（調整）訓練は，運動療法の1つとして扱われ，治療体操に含まれる．

「姿勢回復（調整）」が上述の治療体操のような，機能的な原因による異常な姿勢の状態を，ストレッチや筋力強化やある種の矯正によって，できるだけもとの状態に近づけるというだけの「姿勢回復（調整）」であれば，すでに超高齢社会に突入しているわが国では，そのような狭い範囲での運動療法は大きな意味をなさないものとなっている．つまり，21世紀に入り高齢者人口の増加がもたらした，医学的にも社会的にもさらに医療経済学的にも取り組まなければならない高齢者の転倒の問題などを考えれば，静的および動的な条件で生じる不良な姿勢からの脱却，外乱に対するバランスの崩れから立ち直る能力の体得は，避けて通れない．そのためのアプローチを理学療法のなかに構築することは，きわめて重要な意味がある．

ここでは，「姿勢回復（調整）」にこれら2つの意味をもたせる．まず姿勢調整の基礎的知識に触れたあと，これら2つの姿勢回復のアプローチについて記述する．

1 姿勢調整の基礎的知識

A 構え，肢位，体位

姿勢 posture とは，身体全体にかかわる状況（形や位置）を説明する用語である．そして，頭部，四肢，体幹などの相互関係がどのようになっているかを説明する用語に，構え attitude がある．構えに類似する用語として肢位があり，身体各部の位置と方向を説明するものとして，解剖学的立位肢位や良肢位保持のような説明のために用いられる．さらに，身体全体を重力の作用する方向との関係で説明する用語として体位 position があり，臥位，座位，立位などの表現がこれに当たる[1]．

B バランス，安定性，支持基底面，定位

姿勢の状況を説明するための用語にバランス balance がある．そして，バランスの善し悪しの説明において，「姿勢がよい（適切に姿勢が制御されている）」には，姿勢の安定性 stability と定位 orientation が確保されているという2つの意味が含まれている[2]．

「安定性がよい」あるいは「安定している」とは，重心〔質量中心 COM（center of mass），COG（center of gravity）〕が，支持基底面（base of support；BOS）内に確保されている状況にあることである．BOS とは，身体が身体以外の体外部分と接触している部分でつないだ閉曲線で囲まれる面のことである．図4-93 1は両脚起立位を

246 第6章 姿勢回復(調整)訓練

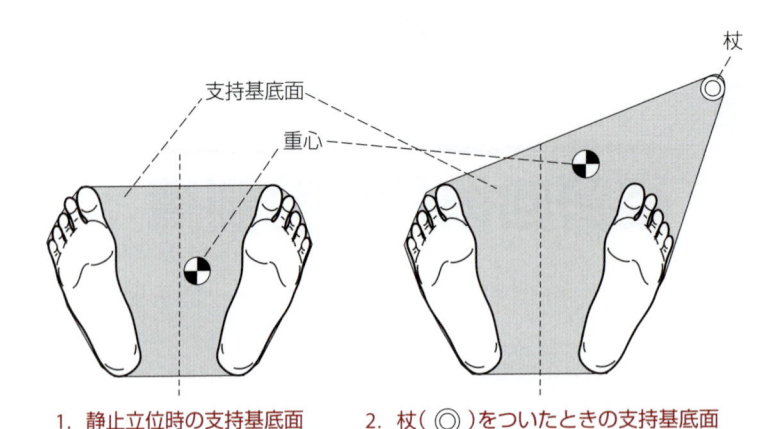

図4-93 支持基底面(BOS)と重心(COM)，杖をついたときの支持基底面の拡大による安定性確保

1. 静止立位時の支持基底面
2. 杖(◎)をついたときの支持基底面

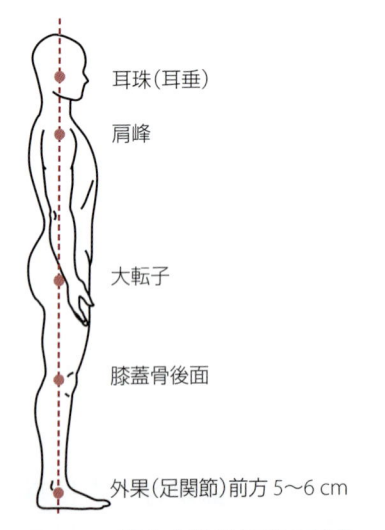

図4-94 静止立位保持時の重心線通過位置
● ：は各身体標点と重心線の交点

- 耳珠(耳垂)
- 肩峰
- 大転子
- 膝蓋骨後面
- 外果(足関節)前方 5〜6 cm

とっているときのBOSを示し，足底が床面に接していない部分もBOSに含まれる．図4-93 2 では杖を使用して右前方のBOSを拡大させ，COMを受容できる範囲が広がり，COMをBOS内に確保しやすくなっている．

一方，定位とは，身体各体節の相互関係および環境との関係を適切に達成できているか否かを指す．たとえば机上に置かれたコップの水を飲む動作では，適切な位置まで机に近づき，上肢関節角度を調節したあと，手掌と手指でコップを把持し，水をこぼさないように口まで運び，頸部の伸展運動も加わった飲水動作が行われる．この動作では，その人と机(高さを含む)，置かれたコップの位置と重さ，注がれている水の量は環境であり，上肢，頸部の関節角度あるいは机が低い場合は，体幹の屈曲とその姿勢を支える下肢の位置と関節角度は身体相互間の構えとして扱われる．その構えと環境との相互関係が適切な条件，すなわち定位が確保されて初めて，効率的でかつ安全な水を飲むという一連の行為が達成される．

ADLでは，安定性と定位の2つの要素を確保しながら目的動作を行うことが安全な活動につながる．しかし，サッカーのゴールキーパーのように，スポーツ活動では定位を優先し，安定性は犠牲にすることもある．

C 静的姿勢と動的姿勢

姿勢という用語は一見，静的条件で語られる印象があるが，それは一面であって動的側面をとらえて初めて姿勢調整・制御が把握できる．ここでいう静的姿勢 static posture とは，座位姿勢や静止立位のように，COMの空間座標が移動を始め，力学的変数に著しい変化の出現しない安定した姿勢である．

一方，動的姿勢 dynamic posture とは，活動・動作の準備態勢にあるときや，歩行，走行，椅子からの立ち上がり動作，物品の運搬，など時間と

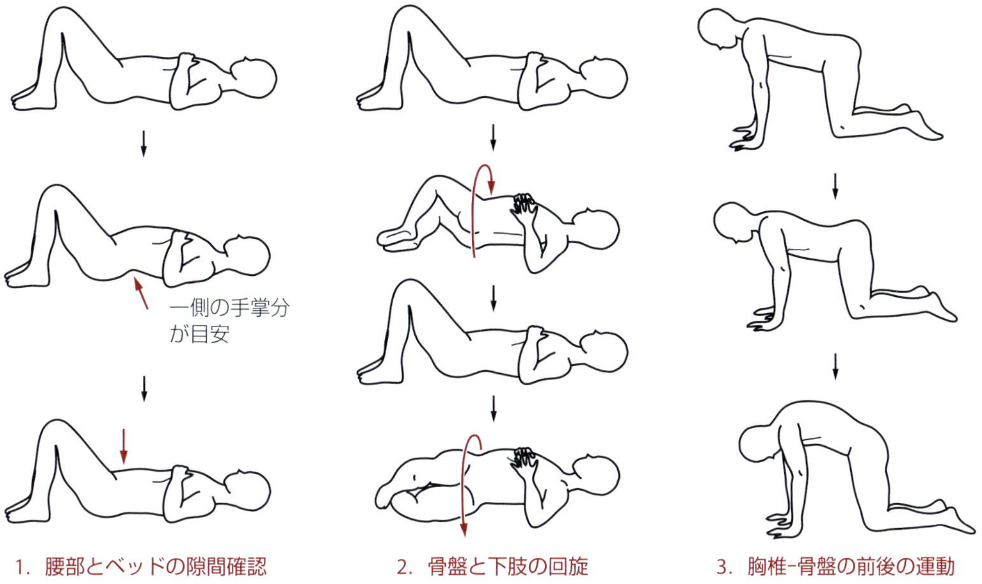

1. 腰部とベッドの隙間確認　　2. 骨盤と下肢の回旋　　3. 胸椎-骨盤の前後の運動

図 4-95　背臥位と四つ這い位での運動

ともに身体体節の動きに従ってCOMの空間座標が移動し，運動学的要素としての関節角度の変化，加えて床反力や関節モーメントなどに運動力学的変化を認める姿勢である．

しかしながら，機器を使用し，運動学的および運動力学的データに基づき定義しなければ，視覚的観察によって「静的」と「動的」の境界を決定することは困難である．

D　運動制御と姿勢制御

運動・姿勢の本質やメカニズムを考慮して，良好かつ適切な運動の成り立ちを考えるとき，運動制御 motor control，姿勢制御 postural control は，第4部第1章図4-8のように3つの要素から考えることができる．すなわち課題（task；T），個人（individual；I），環境（environment；E）である．これらは相互作用をもっている[2]．

課題は，行うべき運動，動作のことであり，たとえば同じ目的動作でも難易度が関係する．個人は，課題を実行する本人であり，個人の能力レベルの問題が関係する．環境は，たとえば課題を行うときのBOSの条件（固くしっかりして動かない，柔らかく不安定でぐらぐらする）や，立ち上がり動作時の椅子の高さなどが関係する．広い意味での環境条件である．これらT，I，Eからの各条件のもとで行われるのが実際のADLである．

E　姿勢やバランスに必要な要素

姿勢の安定性と定位に必要なシステム（系）には，筋骨格系 musculoskeletal system，神経筋系 neuromuscular system，筋協同収縮系 synergy，視覚，体性感覚，前庭覚などの感覚系 sensory system のほか，多くの要素が複雑かつ相互にかかわり合っている（第4部第1章図4-9）[2]．

2　姿勢の善し悪し

A　正しい姿勢

健常者の立位では，図4-94に示した身体の各標点を重心線が通過する．このようなアライメントは，エネルギーの消費ができるだけ少なくてすむような姿勢アライメントである[1]．そして，健常成人の脊柱は，頸椎で前弯 lordosis，胸椎で後弯 kyphosis，腰椎では再度前弯をとり，脊柱全体ではS字状のカーブ，すなわち生理的弯曲をなす．

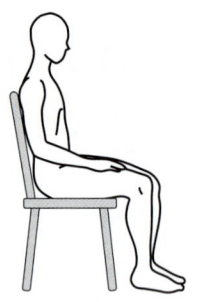

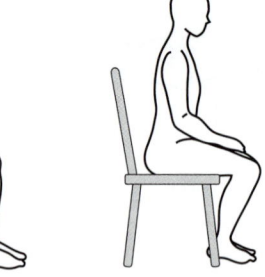

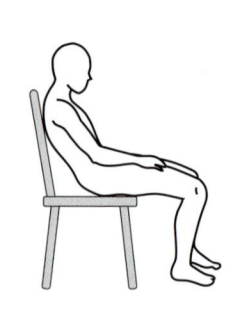

1. 望ましい座位　　2. 腰椎前弯増強座位　　3. 腰部の支持性のない座位

図4-96　望ましい座位姿勢とその確認

B 良姿勢保持訓練

　良姿勢保持訓練は，正しい姿勢を認識することから始まる．そのためには，肢位にかかわらず，適度の筋緊張のもとに"背筋がまっすぐに伸びている"ことが感じられるように，姿勢に気をつけることが良姿勢の保持につながることを患者に理解させることが重要である．そしてこれらが達成されるためには，身体の可動性・柔軟性，および筋力の維持・向上を目指した，基本的姿勢保持能力の確保が前提となる．

1 臥位と四つ這い位

　背臥位で両膝屈曲位になり，極度の腰椎前弯がないか確認する．一側の手が腰部に差し込める程度を目安とし，もし隙間が広ければ，腹筋を収縮させ隙間をせばめる(図4-95 1)．
　次に両肩をマット上に着けたまま，骨盤と下肢を1つとして左右に回旋させる．このときゆっくり行い，最初は回旋側へ45°程度まで，次に膝外側がマットに触れるまで回旋させる(図4-95 2)．最後に四つ這い位になり，前後方向の胸椎から腰椎骨盤にかけての運動を促す(図4-95 3)．いずれも数回繰り返す．

2 座位

　背もたれ付きの椅子を利用する．足底は全面を床面に接触させ，広く安定したBOSを確保する．肩が殿部の上に載せられている感覚を感じ取る．顎は水平に，頭部は両肩の中央に位置させる(図

1. 正面　　2. 壁を背にした立位

一側の手掌分が目安

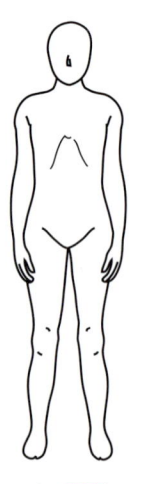

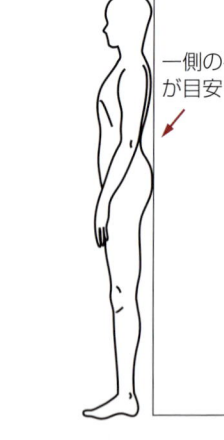

図4-97　望ましい立位姿勢とその確認

4-96 1)．一方，図4-96 2のように腰椎の前弯が増強した姿勢では腰部筋の疲労をおこしやすく，図4-96 3も腰部に支持がなく上背部と頭頸部に負荷の強くなる姿勢であり，避けるべき姿勢である[3]．

3 立位

　足幅を肩幅より広めにとり，左右の下肢に均等に荷重する(図4-97 1)．猫背や前屈み姿勢は筋疲労や腰痛につながることを理解しながら，良姿勢を意識する．同一の体重計2台に左右の足部を振り分けて立位をとれば，視覚によるフィードバックを利用した荷重状況が確認でき，同時に鏡も利

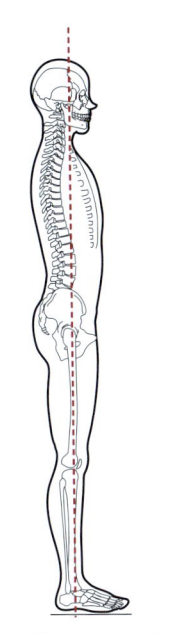

1. 正常アライメント

【アライメント】

頭部：中立位，前後の偏位なし．
頸椎：正常な弯曲，わずかに前方凸．
肩甲骨：上位胸郭に載る．
胸椎：正常な弯曲，わずかに後方凸．
腰椎：正常な弯曲，わずかに前方凸．
骨盤：前傾．上前腸骨棘は恥骨結合と同一鉛直面上．
股関節：中立位．
膝関節：中立位．
足関節：中立位．

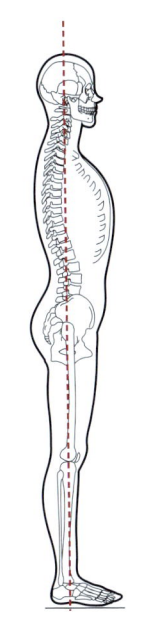

2. 前弯姿勢

【アライメント】

頭部：中立位．
頸椎：正常な弯曲，わずかに前方凸．
胸椎：正常な弯曲，わずかに後方凸．
腰椎：過伸展（前弯）．
骨盤：前傾．
膝関節：わずかに過伸展．
足関節：わずかに底屈．

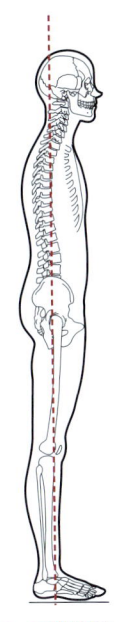

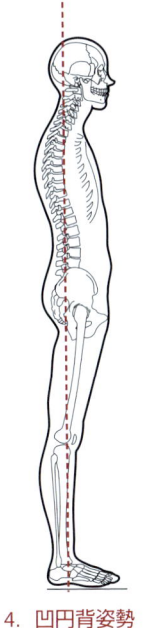

3. 平背姿勢

【アライメント】

頭部：前方．
頸椎：わずかに伸展．
胸椎：上部で屈曲が増加，下部は平坦．
腰椎：屈曲（平坦）．
骨盤：後傾．
股関節：伸展位．
膝関節：伸展位．
足関節：わずかに底屈．

4. 凹円背姿勢

【アライメント】

頭部：前方．
頸椎：わずかに伸展．
胸椎：上部体幹の後方移動を伴う屈曲の増加（長い幅をもつ後弯）．
腰椎：下部腰椎の屈曲（平坦化）．
骨盤：後傾．
股関節：骨盤後傾に伴い過伸展．
膝関節：過伸展．
足関節：中立位．通常は，膝過伸展すると底屈位となるが凹円背ではおこらず．

図 4-98 姿勢アライメントの分類
〔Kendall FP, Mccreary EK, et al：Muscles：testing and function, 5th ed. Williams & Wilkins, Baltimore, pp64-67, 2005 より引用〕

用すれば荷重の均等化の獲得が容易となる．次に壁を背にして踵を壁から 10 cm 程度離して立ち，頭部，肩甲骨，殿部が壁面に軽く触れられるか確認する（図 4-97 2）．鏡を利用し，患者の服の上と鏡にカラーテープを縦に貼り，2 つの縦縞を一致させる方法は高齢者にすすめられる[2]．

C 望ましくない姿勢アライメントの分類

1 矢状面での変化

図 4-98 に，Kendall ら[3]による姿勢アライメント分類のなかから，理想的なアライメントのとれた姿勢と，筋機能不全に基づく 3 型の不良姿勢である，前弯姿勢 lordotic posture，平背姿勢 flat posture，凹円背姿勢 sway-back posture をあげた．

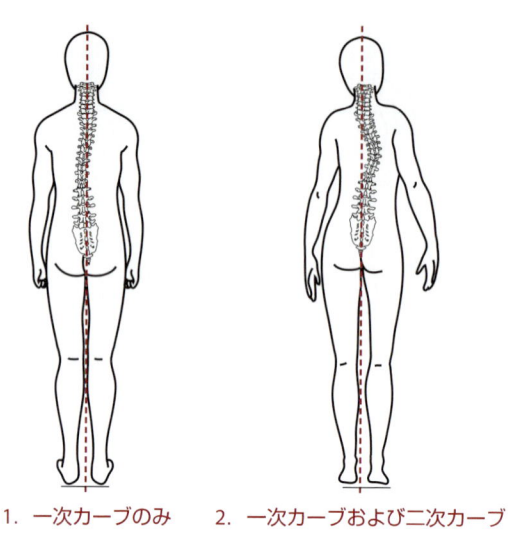

1. 一次カーブのみ　　2. 一次カーブおよび二次カーブ

図4-99　脊柱側弯症（前額面での変化）

1. 背筋の伸張
2. 腰部の伸張
3. 下部腹筋の収縮と腰部の伸張

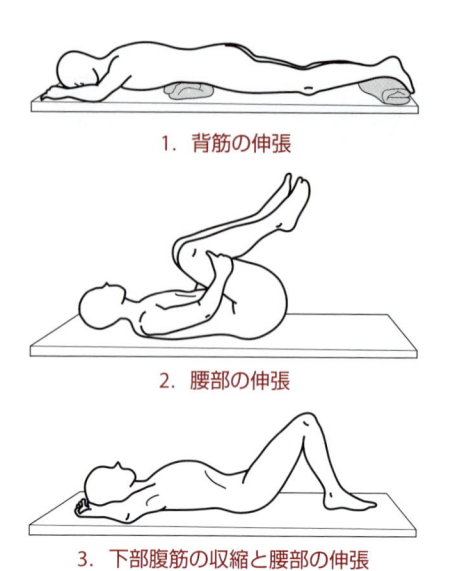

図4-100　腰部の伸張と下部腹筋の収縮

2 前額面での変化

図4-99に，前額面での変化が特徴的である，脊柱の側弯の状況を示した[3]．側弯症はその病態から機能性側弯症と構築性側弯症に大別される．前者は，疼痛や習慣的な姿勢，脚長差などが原因となって生じる側弯であり，一過性で原因を取り除くことが可能である．

後者は，側弯に加え回旋を伴っているもので，原因不明の特発性脊柱側弯症と，先天性側弯症，進行性筋ジストロフィーのような，疾患の進行に伴う筋力の左右差による筋原性側弯症，外傷性側弯，神経原性側弯，間葉系疾患による側弯，脊髄麻痺後や放射線治療後におこるそのほかの側弯症がある．重要なことは，側弯症という用語で説明される前額面での変化に加え，多くの例では脊柱のねじれ（回旋）を伴っていることである．

3 姿勢矯正のための訓練

変形は，疾病による病理的なものが原因であるとは限らず，習慣的な日常生活や学校での姿勢や，職場での長時間にわたる望ましくない姿勢でのデスクワークなどが原因である例もある．そのため，訓練だけでなく生活指導や机，椅子などの作業環境，ベッドや枕などの寝具も含めた生活環境条件にかかわる指導も含める必要がある．以下に，Kendallの不良姿勢分類[3]に基づいた訓練の手法を示す．

A　前弯姿勢に対する訓練

腰椎前弯の改善を中心に行う．腹臥位で図4-100 1のようにタオルを下腹部と下腿遠位前面に置き，軽い背筋の伸張から始める．その後図4-100 2のように両下肢を上肢で抱え込み，骨盤を強く後傾させる[3]．また背臥位では，下部腹筋の収縮と腰部の伸張を行う（図4-100 3）．立位では腰椎前弯は骨盤の前傾を伴っており，腹筋の強化は個別に実施する必要がある[3]．また，股関節屈曲筋とハムストリングスの短縮をおこしている例が少なくない．これらの筋の伸張法は，1関節筋と2関節筋に対し個別に行う．

B　平背姿勢に対する訓練

平背は，腰椎の生理的側弯の減少ないしは消失した状態である．さらに骨盤の後傾，股関節伸展・下腿三頭筋の短縮を伴う．このため，前弯は図4-101のような方法にて形成を促す．加えて

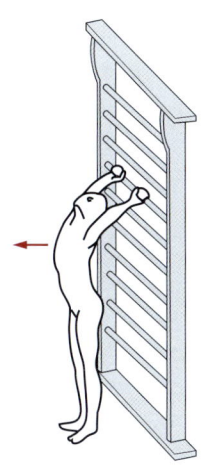

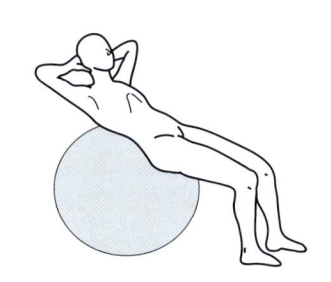

1. 肋木利用　　　2. バルーン利用

1：肋木を背にして殿部が助木に軽く触れる程度に足部を離して立位をとる．両上肢挙上位で肋木を把持し，殿部が肋木から前に出るように胸を張る．しばらく保持して数回同じように繰り返す．
2：バルーンに仰向けになり，しっかり足部を床に押しつけ，後頭部に置いた手を離して挙上位とする．前弯の程度はバルーンの空気量や直径の長さで変化させる．

図 4-101　前弯形成法

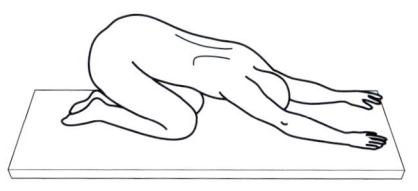

1. 自重を利用した軽い持続伸張

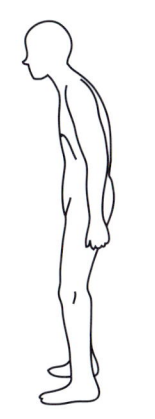

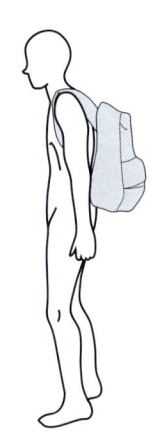

2. 通常の立位姿勢　　3. 1.2 kg のナップザックを背負う

1：高齢者は矯正ではなく，軽い自動運動での持続的伸張を心がける．図の姿勢で30秒程度保持して座位へ戻り，数回繰り返す．
2：通常の立位姿勢では円背姿勢が観察される．
3：ナップザックを背負った立位姿勢．ナップザックを背負うことにより，頭部の前方移動と体幹前傾が改善されている（上部体幹と鉛直線のなす角度は30°～25°に改善）．
　図では重量1.2 kgのナップザックを背負い，円背と前傾姿勢を矯正．ナップザックの重量とストラップの長さの調節により，最適な条件を選ぶ．

図 4-102　高齢者の円背姿勢に対する運動療法と介入の工夫

背筋と股関節伸展筋の強化をはかる．

C　凹円背姿勢に対する訓練

　凹円背姿勢は，円背の一種である．胸椎は後弯が増加し，これに腰椎と腰仙部の前弯が加わるが，腰仙部の陥没様の変化が顕著である．そのために肩関節内転筋と大胸筋を伸張して，短縮の改善をはかる．加えて増強された胸椎前弯を低減し，背筋の強化もはかる．

　高齢者におこる円背では，骨粗鬆症をおこしている例が少なくない．このため矯正という考え方はとらず，あくまで軽い負荷で長い時間をかけた伸張を行う．そのほか，図4-102のようにナップザックの重量が1～1.5 kg程度となるよう調節し，これを背負って歩行を中心とする活動を行うことがすすめられる．

D　特発性側弯症に対する訓練

　脊柱側弯症 scoliosis は，前額面にとどまらない脊椎および体幹の3次元的ねじれ変形を呈している．このなかで最も数の多い特発性脊柱側弯症には，0～3歳で発症する乳児期特発性側弯症，4～10歳に発症する学童期特発性側弯症，小学校高学年～中学校に発症する思春期特発性側弯症 adolescent idiopathic scoliosis（AIS）がある．

　理学療法での対象として多いのはAISで，女子が男子の5～7倍の発生率を示す．AISに対する運動療法，装具療法，電気刺激などのうち，装具療法の効果は種類によりまちまちである．効果ありとされているものも，主カーブの角度が35°

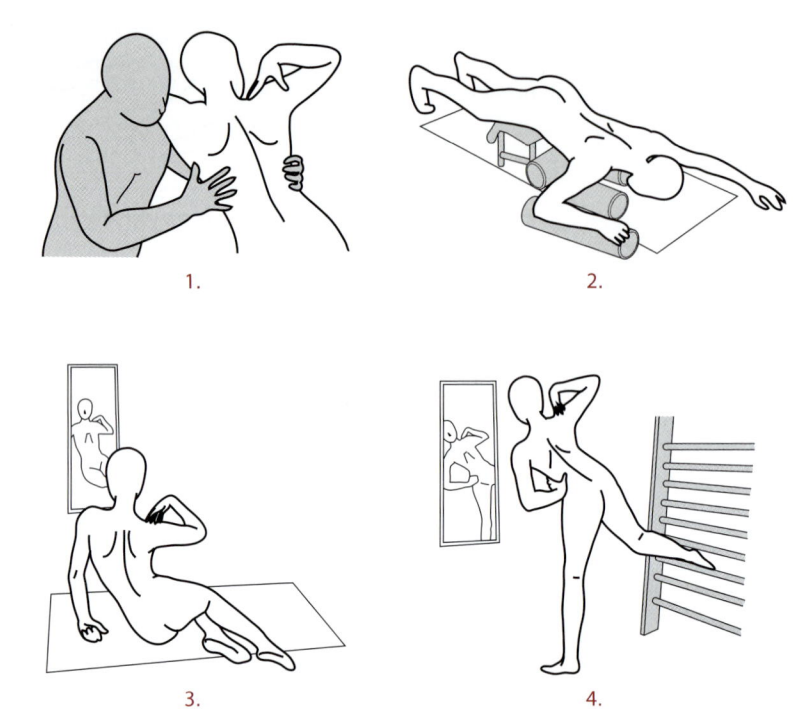

1：立位で特に胸部を回旋させながらの呼吸をセラピストが誘導し，平背を改善させる．
2：腹臥位で，下にタオルを乗せたつぶれないロール上に肋骨を置いて，平背を改善させる．
3：横座りによる矯正を行う．
4：肋木の横に立ち，肋木に一側足部を乗せて荷重の大半は他側下肢にかける．

図 4-103　Schroth 法による側弯体操
3 と 4 では鏡による視覚フィードバックを利用

未満に限定され，明確なエビデンスの存在が示されていない[4]．しかし，AIS に対する運動療法の効果は議論がなされ，Fusco らの 2011 年のシステマティックレビューによれば，運動療法の効果として Cobb 角の改善ほか，筋力，移動性，バランスの改善が示されている[5]．以下に主な運動療法について述べる．

1 Klapp の匍匐運動

第 4 部第 5 章図 4-92 2 の Klapp の匍匐運動は，匍匐運動で体幹筋を強化しながら脊柱カーブを矯正するものである．Klapp の匍匐運動のみによる AIS へのアプローチは，側弯した脊柱には後弯やねじれを伴っており，効果的な運動方向を設定することが困難で，あくまで補助的な療法として使用されるべきであるとする提言もある[6]．

2 Schroth 法

Schroth 法は，ドイツで AIS の治療に開発され発展してきた手法[5]であり，多くの報告で良好な結果が示され，AIS の理学療法のゴールドスタンダードとなっている．図 4-103 1 は立位でセラピストが誘導し，胸部体幹をねじりながら呼吸運動を行わせている．この方法が 3 次元的変形のねじれに対し唯一の効果をもつ．図 4-103 2 では腹臥位で肋骨をロール上に乗せて自重で姿勢矯正を行っている[7]．図 4-103 3 は立位で意識的に変形を鏡で確認後，主カーブの胸椎変形矯正を数分間の横座りによって行っている[7]．図 4-103 4 は，荷重の大半を主カーブの反対側下肢に与えた立位になり，左右非対称な姿勢で矯正を行っている[7]．

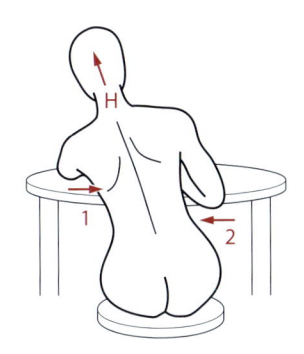

図4-104 ADLを通した脊柱カーブを矯正するScoliologic® Best Practice法による側弯体操(座位の例)
矯正が適切に行われている座位姿勢であり，胸部(1)と腰部(2)の凹みは伸張されている．
頭部は脊柱の延長線上に乗っている(H)．

3 Scoliologic® Best Practice法

Scoliologic® Best Practice法は，日常生活のなかで取り入れられる姿勢矯正法で，たとえば図4-104のように座位姿勢での簡便な方法によって変形の進行をおさえる体操である[8]．

4 SEAS法

SEAS(scientific exercise approach to scoliosis)法は，自己矯正と脊柱の安定化を強調した方法である[9]．図4-105では，矯正にかかわる体幹筋の強化とそれに必要な各筋の持久力をはかる運動で構成されている．また，この方法はほかの体操と比較し，よりダイナミックな要素が取り入れられている(特に図4-105 3〜5)．図4-105 6, 7はほかの体操でも行うこともあるが，装具を装着して脊柱の矯正を行いながら，胸椎の後弯と腰椎の前弯を確保する体操で，セラピストの用手によるアプローチも駆使して行われる．

4 姿勢戦略と姿勢安定性・定位

外部からの刺激，あるいは自らの身体動揺で作り出すバランスへの脅威である外乱 perturbation に応答する姿勢戦略 postural strategies を引き出すことは，**1 B** で述べた姿勢の安定性と定位の確保と合わせて，人がより確実かつ安全に日常の活動を遂行するうえで重要な要素となる．座位，立位におけるこれらの機能が適切に維持されていない高齢者の例では，転倒の危険性が高くなる．転倒は，骨折，捻挫，打撲などの身体的ダメージに限られず，活動に対する自己効力感の低下と不安をもたらし，身体機能・能力の衰退に至らしめるという負の循環をつくり出す．

A 外乱に対する姿勢応答

人が外乱を受けたときの応答には，たとえば立位では外乱の大きさにより分けられる．外乱の量が小さくゆっくりとした外乱には最も応答の小さい足関節で(足関節戦略 ankle strategy)，中等度の大きさと速さの外乱には股関節で(股関節戦略 hip strategy)，大きく速い外乱には下肢の踏み出し(踏み出し戦略 stepping strategy)で応答する[2]．これらはいずれも外乱を受けた結果であり，転倒しないようにBOSから逸脱しそうな重心座標をBOSの安定性限界 stability limit 内に保持する(足関節戦略と股関節戦略)か，新たなBOSをつくる(踏み出し戦略)かの，いずれかの応答が用いられる[2]．

B 姿勢戦略の賦活

立位での姿勢戦略を賦活する訓練は，図4-106 1〜3のように，まずはじめのうちは自ら身体を揺動する自己揺動から足関節を導き出す．不安な患者は前後に椅子を置いてその間に起立して行う．股関節戦略は蒲鉾形の板の上で起立することにより，足関節戦略が使いづらくさせると導きやすい(図4-106 4)．踏み出し戦略では前後だけでなく，段階を追ってセラピストが与える側方外乱への応答も誘導する(図4-106 5, 6)．3つの戦略獲得は，下肢関節の適切な可動域が得られていることが条件である．筋収縮の即応性は，外乱の大きさと速さの変化によって高められる．

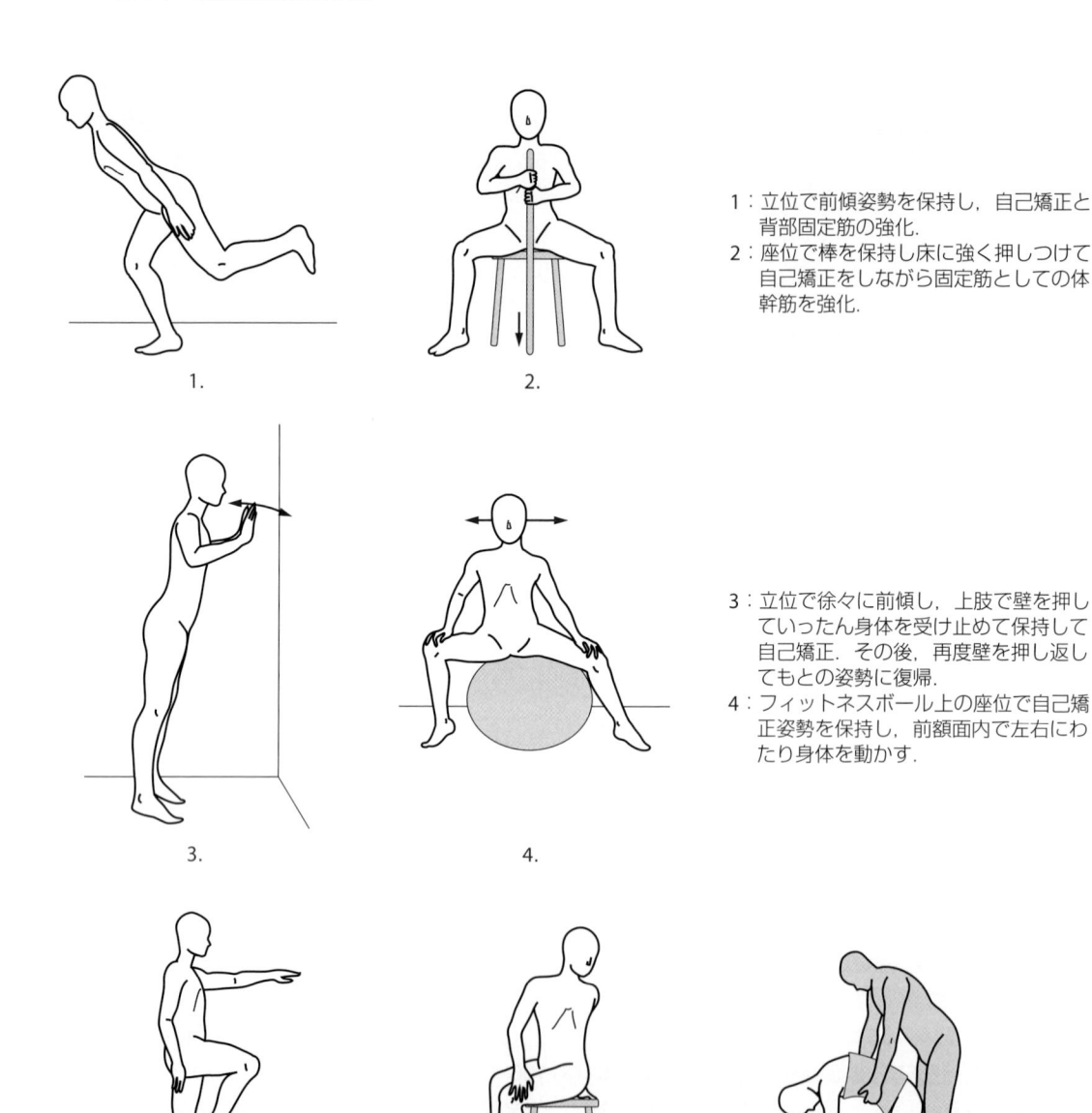

1：立位で前傾姿勢を保持し，自己矯正と背部固定筋の強化．
2：座位で棒を保持し床に強く押しつけて自己矯正をしながら固定筋としての体幹筋を強化．
3：立位で徐々に前傾し，上肢で壁を押していったん身体を受け止めて保持して自己矯正．その後，再度壁を押し返してもとの姿勢に復帰．
4：フィットネスボール上の座位で自己矯正姿勢を保持し，前額面内で左右にわたり身体を動かす．
5：立位で下肢屈曲と対側の前方上肢の挙上を繰り返し，その場で足踏み．
6：座位にて前屈み姿勢を含む全運動面にわたる脊柱の可動域の獲得（装具による矯正力の向上を目的）．
7：装具を装着し，四つ這い位にて装具による圧迫力で前額面と横断面上での矯正を確保しながら，胸椎の後弯と腰椎の前弯の維持と自己矯正の筋持久力の向上をはかる．

図4-105　SEAS法による側弯体操
〔Romano M, Negrini A：The SEAS concept of exercises for scoliosis. Physiother Theory Pract 27(1)：110-114, 2011 より改変〕

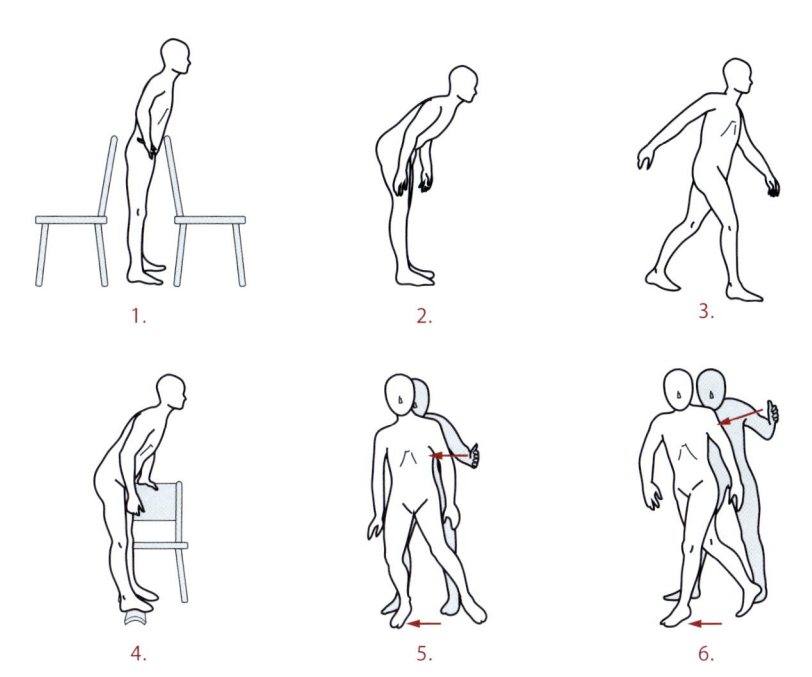

1：患者の安心感を担保するために前後に椅子を置き，自己揺動による足関節戦略から開始する．
2：自己揺動による股関節戦略．
3：新しい支持基底面を作り出す踏み出し戦略．
4：蒲鉾状の棒上での股関節戦略の賦活(安心感を与えるため，初期は椅子を上肢で支持することを許す)．
5，6：セラピストの与える外乱に対する側方への踏み出し戦略の誘導．

図 4-106　姿勢戦略の賦活訓練

C　重心の制御能力の賦活

1　座位

　座位でバランスボール(以下ボール)を用いて重心制御能力を高める訓練では，バランス能力が低レベルの患者は，ボールホルダー(図 4-107 1)や突起の突いたシッティングボールでボールが転がらないように，あるいは壁を背にした場所や壁のコーナーなどを利用して，より安定した条件で行う．ボールのサイズは患者の身長を，空気圧はバランスの程度を考慮して選択する(高い空気圧では，ボールの占める BOS が狭くなり安定性を低くする)．

　ボールを使用した座位での訓練法では，重心を図 4-107 2 の網掛け部で表す BOS 内に保持しながら運動を行う．基本姿勢では足幅を若干広めにしてボールの上に殿部を置き，体幹を鉛直位とした座位をとる(図 4-107 3)．次に体幹をゆっくりと前傾して数秒間保持したあと，また直立位に戻す運動を数回繰り返す(図 4-107 4)．同様に後傾と左右への側屈も行う．体幹・頭部の回旋では，体幹の鉛直位を保持しながら行い，重心が大きく動揺しないように注意させる(図 4-107 5)．異なる上肢運動と保持を通して，重心制御能力を賦活する運動では，基本姿勢のときよりもそれだけ重心位置が上方にあり，高度の重心制御能力が要求される(図 4-107 6, 7)．また，能力に応じてこれらの運動に頭部・体幹の回旋運動を組み合わせも取り入れる．

　図 4-107 8 は，一側下肢伸展挙上とその保持である．このとき BOS は図 4-107 9 のように，より狭くなっているため特に側方へバランスを崩さないように行う．定位能力に関しては，図 4-107 10 のような斜め前方に置いた対象物へのリーチ動作を繰り返すことにより，重心制御を行いながら身体各体節間と対象物(環境)との相互関係を適切に保つ定位能力が強化される．対象物の

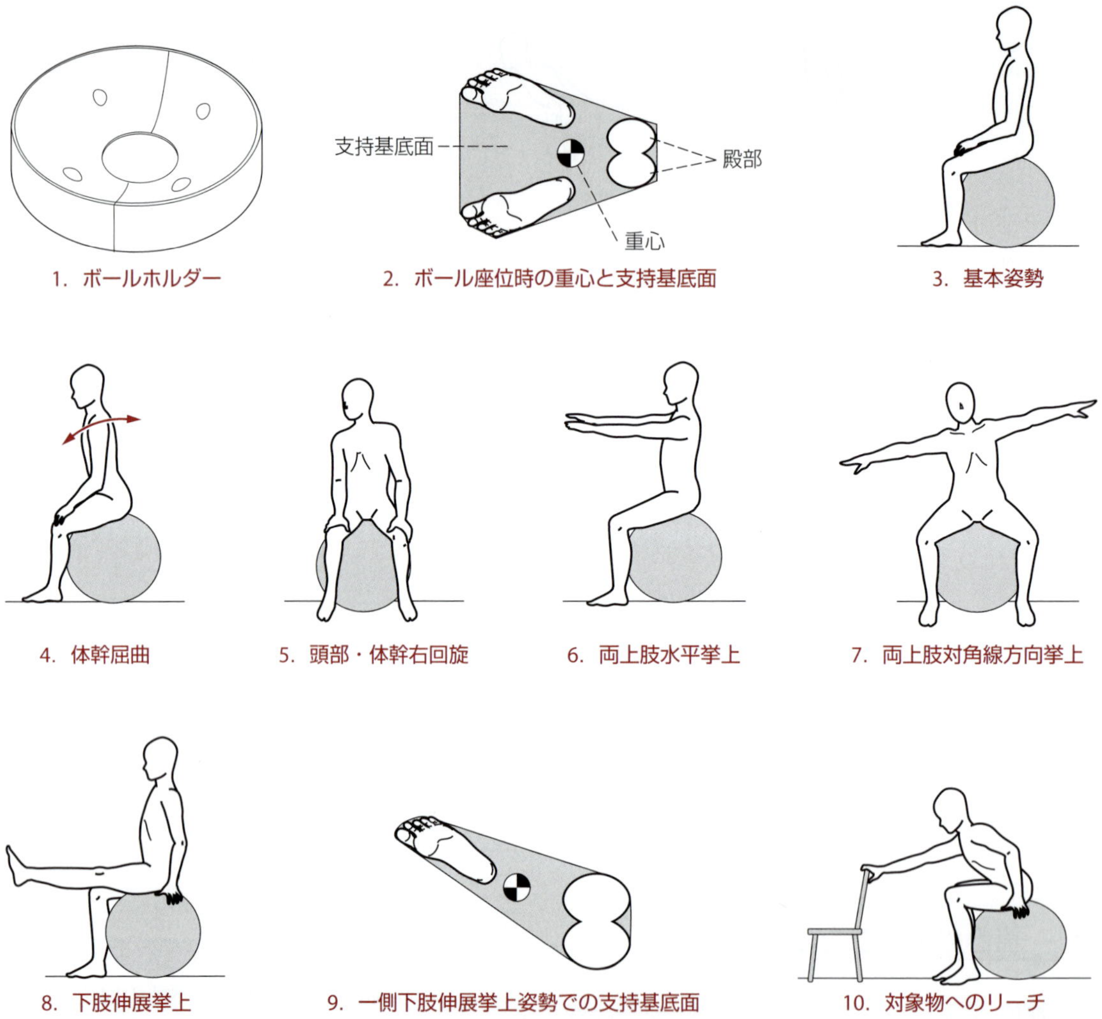

256　第6章　姿勢回復(調整)訓練

1. ボールホルダー
2. ボール座位時の重心と支持基底面
   支持基底面／殿部／重心
3. 基本姿勢
4. 体幹屈曲
5. 頭部・体幹右回旋
6. 両上肢水平挙上
7. 両上肢対角線方向挙上
8. 下肢伸展挙上
9. 一側下肢伸展挙上姿勢での支持基底面
10. 対象物へのリーチ

図 4-107　バランスボールを用いた座位での重心制御能力(安定性)向上を目指した訓練

位置を左右斜め前後方向や側方に置けば、身体各体節間と身体と物品との定位条件に変化が与えられる。

2 立位

立位ではBOSは座位より狭くなり、重心位置も高くなるため、重心制御にはさらに高い能力が要求される。図 4-108 1, 2 は継足立位と下肢交差立位によりBOSの幅を狭くした条件での重心制御を行っている。図 4-108 3 は右斜め後方の絵画を肩越しに見るような頭部の回旋である。頭部回旋により、前庭系の刺激を与えてもふらつきがおこらないように、始めはゆっくりとした速さで行う。図 4-108 4 は単脚起立と頭部回旋を、図 4-108 5〜7 は立位で新聞を読む課題で足部条件変えてBOS条件を変化させて行うことにより、認知課題を加えた複数の課題要素(新聞を読むことと、倒れないように重心の制御を行うこと、2つの注意力をふり分ける)を取り入れて課題の難易度を変化させている[10]。

図 4-108 8 は、ゴムバンドの一端を右足底で踏みつけながら左上肢で左上斜方へ引き上げる課題で、上下肢で交差性(対角線方向)の運動での重心制御能力を高める。図 4-108 9〜14 はいずれも立位での物品へのアプローチ(リーチや拾い上げ、受け渡し[10])で、環境要素である物品、BOS

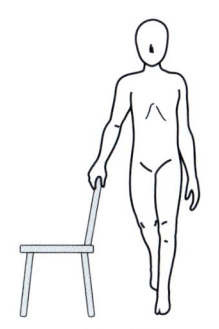

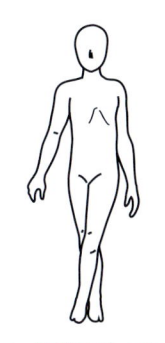

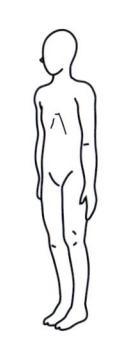

1. 継足立位
2. 下肢交差立位
3. 立位の頭部回旋（対象物の追視）
4. 単脚立位での頭部回旋
5. 立位で新聞を読む
6. 新聞を読みながら単脚立位
7. 新聞を読みながら継ぎ足立位・歩行
8. ゴムバンドの対角線方向引っ張り

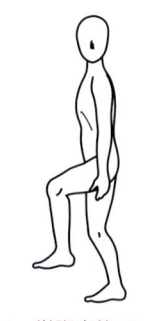

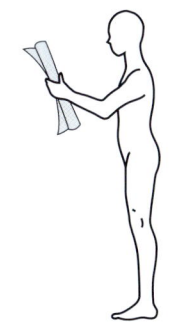

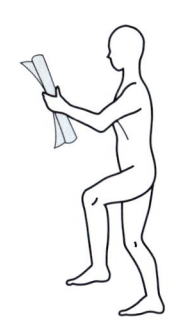

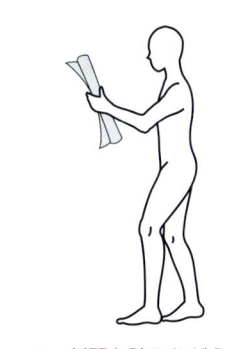

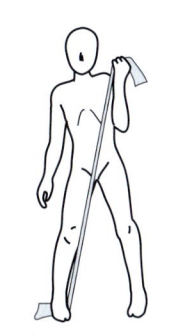

図 4-108-1　立位での重心制御能力（安定性）向上を目指した訓練

と身体の各体節との適切な相互関係（定位）を得ながら，姿勢安定性を確保する能力を高める．

図 4-108 15 は，頭部を当てないように前かがみ姿勢での通り抜けであり，重心の制御に加えて環境（頭上の障害物）を避けるためにどの程度かがむべきか，定位の課題でありながら認知課題としての要素が含まれる．同様に図 4-108 16 の障害物のまたぎ動作も，下肢挙上に伴う重心の上方移動とその後の前方移動と新たな BOS の創作の課題に加え，どの程度まで下肢挙上するかという認知課題としての要素も含まれている．図 4-108 17 は歩きながらすれ違いざまに相手を振り返る動作であり[10]，歩行に動的要素が加わった複合動作課題である．この課題では歩行を中断しないで振り返ることができるように，また頭部の回旋方向を変えてすれ違う向きを変えて行う．

D　姿勢回復（調整）訓練を行うに当たっての注意事項

以下に高齢者や集団で姿勢回復（調整）訓練を行う際に，セラピストが心得ておくべき注意事項[11]をまとめた．

1　柔軟性・可動性の訓練

オーバーストレッチに注意する．また，高齢者は骨粗鬆症を併存している例が少なくなく，柔軟性・可動性の訓練の基本は自動運動である．認知症など理解力に問題を有する例は，セラピストが誘導し，痛みを生じない範囲で徒手的に軽いストレッチを行う．

2　筋力・持久性の改善・向上訓練

十分なウォームアップを行ってから実際のプログラムに入る．患者がその訓練種目に拒否的で

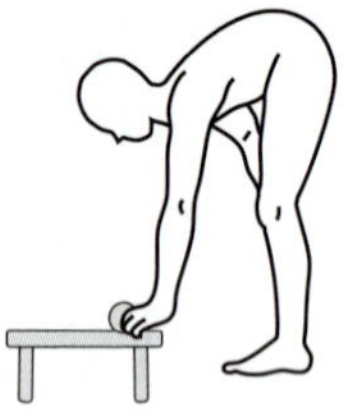

258　第6章　姿勢回復(調整)訓練

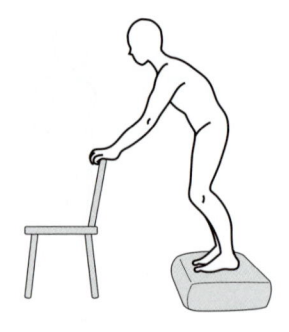

9. 対象物へのリーチ(下方)
10. 対象物へのリーチ(前方)
11. しゃがみ姿勢で物品拾い上げ(フォーム上)
12. 物品受け渡し(2人) 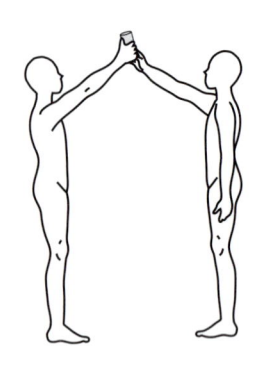
13. 物品受け渡し(2人) 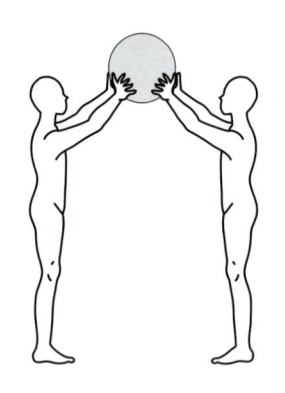
14. 物品受け渡し(不安定な支持基底面，3人以上) 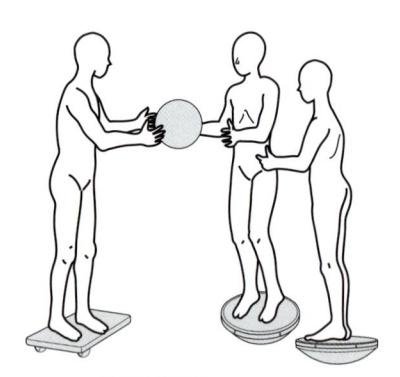
15. 通り抜け 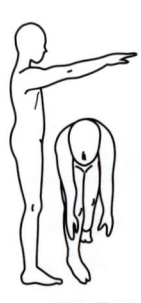
16. 障害物またぎ(安定した支持基底面) 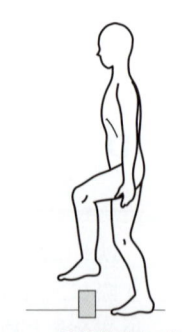
17. 歩行中の振り向き動作 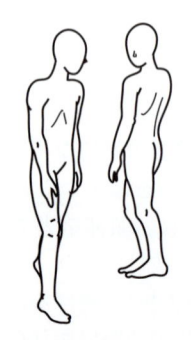

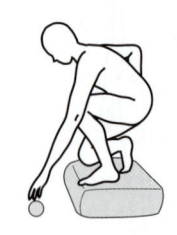

図4-108-2　立位での重心制御能力(安定性)向上を目指した訓練

あったり，痛みを訴えたり(過負荷の場合が多い)するときは，安全な運動ではないことを理解する．

3 姿勢戦略と姿勢安定性・定位

　重心がBOSの外周に近づくにつれ転倒の危険性が高くなることを，患者に実施前から理解させておく．バランスが不良な患者の場合に，別のセラピストが適切な位置に待機する．特に集団訓練では1人の転倒がドミノ式に複数の転倒事故を発生させる危険性のあることを心得ておく．このため，立位で行うべき訓練要素も座位で行い，それらの要素を再配置・再構成する．

　また，患者には「倒れそうになっても，決してほかの方をつかまえたり引っ張ったりしないでください．そのようなときは必ず私たちが助けます

から」と伝える．日ごろから担当セラピストが信頼してもらえるような，患者との信頼関係の構築に努めることが重要である．

4 人工関節置換術を受けた患者

関節運動方向によっては，亜脱臼あるいは脱臼の可能性があることを心得ておく．また，あらかじめどの範囲の可動域が許されるかを情報として得ておく．

5 身体機能・能力の日内変動

下肢ROMは，午前が午後よりも狭く，同様に上下肢筋力，Functional Reach testの得点，Timed Up and Go testの時間，動作の動的要素も午前は劣る[12]．これらはいずれもバランス能力，転倒との関係をもつ因子であり，特に午前の早い時間帯での患者の訓練には十分注意する．

■ 引用文献

1) 中村隆一，齋藤 宏，他：姿勢とその制御をめぐって．基礎運動学，第6版補訂．医歯薬出版，pp347-348, 2012
2) Shumway-Cook A，他（著），田中 繁，他（監訳）：モーターコントロール—運動制御の理論から臨床実践へ，原著第3版．医歯薬出版，2009
3) Kendall FP, McCreary EK, et al：Muscles：testing and function with posture and pain, 5th ed. Baltimore, Williams & Wilkins, 2005
4) Janicki JA, Poe-Kochert C, et al：A comparison of the thoracolumbosacral orthoses and providence orthosis in the treatment of adolescent idiopathic scoliosis：results using the new SRS inclusion and assessment criteria for bracing studies. J Pediatr Orthop 27(4)：369-374, 2007
5) Fusco C, Zaina F, et al：Physical exercises in the treatment of adolescent idiopathic scoliosis：an updated systematic review. Physiother Theory Pract 27(1)：80-114, 2011
6) Iunes DH, Cecílio MB, et al：Quantitative photogrammetric analysis of the Klapp method for treating idiopathic scoliosis. Rev Bras Fisioter 14(2)：133-140, 2010
7) Weiss HR：The method of Katharina Schroth-history, principles and current development. Scoliosis 6：17, 2011 (http://www.scoliosisjournal.com/content/6/1/17) (Accessed June/14/2012)
8) Scoliosis 3DC-Schroth Method Exercise http://scoliosis3dc.com/schroth-method/best-practice-of-germany/ (Accessed June/14/2012)
9) Romano M, Negrini A：The SEAS concept of exercises for scoliosis. Physiother Theory Pract 27(1)：110-114, 2011
10) Rose DJ：FallProof!™ — A comprehensive balance and mobility training program, 2nd ed. Human Kinetics, Champaign, 2010
11) Scott S：Able bodies balance training. Human Kinetics, Champaign, 2008
12) 新小田幸一：動的立位バランス機能が時間帯により変動する原因の解明を高齢者の転倒予防に導く研究．科学研究費補助金研究成果報告書（課題番号：18500408), 2009

■ 参考文献

- Weiss HR, Klein R：Improving excellence in scoliosis rehabilitation：a controlled study of matched pairs. Pediatr Rehabil 9(3)：190-200, 2006

第 7 章
座位・歩行訓練

1 範囲と進め方

　日常生活を行う基本として，寝返り→起き上がり→座位→立ち上がり→歩行の一連の動作が行えなければならない．これらの動作を行うには，第4部第1〜6章までの訓練でそれぞれの運動機能が獲得できていることが前提となる．

　本章で扱う基本動作の種類を表4-17に示す．これは回復の過程に従って積み重ねられた形となっている．しかし患者のなかには寝返り・起き上がりはできないが，座位をとらせると保持ができたり，立たせると立位保持が可能だったりする場合もしばしばみられる．低レベルの基本動作から順序に沿って進めていくことが大切であるが，ある動作ができないからといってその動作ばかりに時間をかけると患者の意欲低下を招いたり，失望感を与えたりしてしまうこともある．順序に沿わなくても表4-17に示した動作のなかで相接した動作を並行させたり，前後させたり工夫しながら進めていくことも必要である．

2 介助の原則

　自力で動作ができない時期は，全面的に介助を行って動作を完成させる．動作が可能になるにしたがって介助量を減らし，患者の最大能力を発揮させることで動作の遂行をはかる．

　また動作は必ずいくつかの部分から成り立ち，そのなかに中心となる動作があるので，その部分を徹底して練習する．いつまでも介助が必要な動作については患者の能力を超えているので，目標を変えて能力に応じた動作を指導する．これらの基本動作は患者の必要性や体力，身体的条件に応じて運動量を設定する．

　たとえば「脳卒中治療ガイドライン2009」（日本脳卒中学会）では，脳卒中後遺症に対しては，機能障害および能力低下の回復を促進するために，早期から積極的にリハビリを行うことが強くすすめられる（グレードA，エビデンスⅠa〜Ⅱ）として，運動障害やADLに対するリハビリの実施を奨励している．加えて発症早期より効果的な能力の回復を促すために，練習量や頻度を増やすことを推奨している（グレードA）．早期からのリハビリの介入は研究的にも経験的にも回復効果のあるものとして理解されている．

3 体幹・下肢

A 臥位基本動作

　臥位から座位に移るには横向きや寝返り動作が不可欠である．これらの動作では肩・骨盤の回旋が必要である一方，高齢者や麻痺のある患者には難しい動きであるから，マット上で十分に練習を行う．

1 骨盤挙上

　背臥位・立膝位から骨盤（殿部）を浮かせる運動である．片麻痺患者では，最初は下腿下部を押さえて介助する．自力で立膝が可能になれば独力で行わせる（図4-109）．骨盤挙上は体力や筋力・気力の低下防止にも役立ち，高齢者でも実施可能である．腰部に疼痛が生じないように注意する．

2 立膝骨盤ひねり

　背臥位・立膝位で両膝を合わせたまま膝を左右に倒すことで，骨盤を回旋させる運動である．寝返りや歩行時の骨盤の滑らかな動きの準備とな

3 体幹・下肢 261

表 4-17 基本動作の種類

体幹・下肢	
1. 臥位基本動作 　a. 骨盤挙上 　b. 立膝骨盤ひねり 　c. 横向き(側臥位) 　d. 寝返り 　e. 縦移動 2. 起座基本動作 　a. 臥位から起座位への介助 　b. 介助起座 　c. 独力での起座 3. 座位・膝立ち保持基本動作 　a. 座位バランス訓練 　b. 座り方 　c. 座位体幹前屈運動 　d. 膝立ちバランス訓練 4. 座位移動基本動作 　a. 片麻痺患者の座位による移動訓練 　b. 対麻痺患者の座位による移動訓練	5. 起立基本動作 　a. 介助起立訓練 　b. ベッドサイド半起立訓練 　c. 独力での起立訓練 　d. 床からの立ち上がり訓練 6. 立位保持基本動作(立位バランス訓練) 　a. 平行棒内立位バランス訓練 　b. ベッドサイドでのステップ踏みこし訓練 　c. 階段でのステップ踏みこし訓練 　d. 片麻痺患者の階段昇降訓練 7. 歩行基本動作 　a. 平行棒内歩行訓練 　b. 平行棒外1本杖歩行訓練 　c. 平行棒外松葉杖歩行訓練 　d. 応用歩行訓練 8. 移乗動作 　a. ベッドから車椅子への移乗動作訓練 　b. 車椅子からトイレへの移乗動作訓練 　c. 床から車椅子への移乗動作訓練 9. 車椅子での段差の昇降

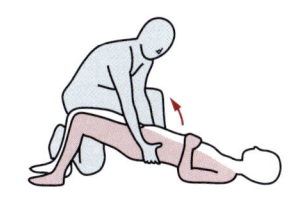

①介助して両膝を立てさせ殿部を挙上させる. できないときは骨盤を上からまたは下より支持する. 最初は膝を深く屈曲させる.

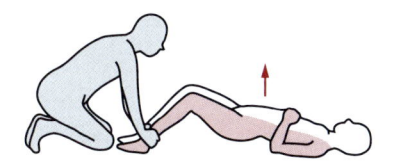

②多くは健脚だけでできる. しかし麻痺脚は立膝できないことが多いため, 下腿下部を押さえて介助する.

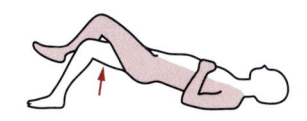

③さらに筋力がついてきたら健脚に麻痺脚を重ねて行う. 軽い麻痺では逆に麻痺脚に健脚を重ねる. 筋力がつくに従い膝は浅く屈曲して行う.

図 4-109　骨盤挙上

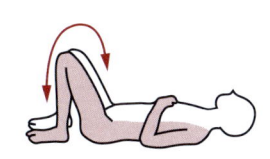

1. 立膝骨盤ひねり
深く立膝をし, 両膝をピッタリ合わせたまま, 膝を左右交互に倒す. できないときは図 4-109 ②のように介助する.

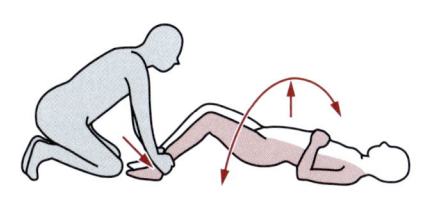

2. 骨盤挙上での骨盤ひねり
下肢の支持が不安定な場合は, セラピストが下腿下部を固定する.

図 4-110　骨盤のひねり運動

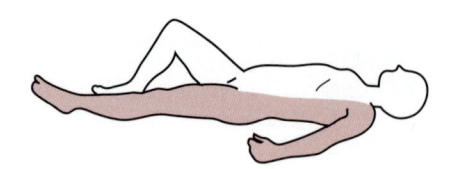

①麻痺手を下に敷きこまないよう外側に伸ばし，健脚を立膝する．

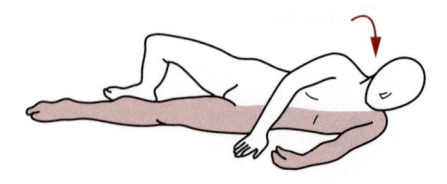

②頭を持ち上げ頸を前屈し，健脚で布団を蹴ってふんばると同時に，上半身を回す．サイド柵または紐があれば容易にできる．

1．麻痺側下

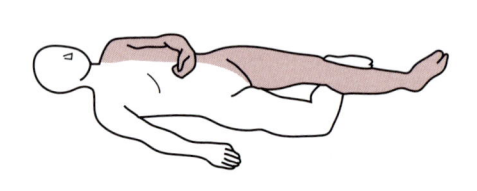

①健脚を麻痺脚の下へ差しこみ，麻痺手を腹部に乗せる．

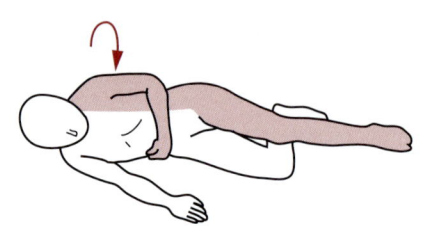

②頸と肩を回すと同時に，健脚外側で床を押して加勢する．麻痺側下より難しい．

2．麻痺側上

図4-111　横向きへの動き
麻痺側上への横向きでは麻痺側上肢を寝返る側に回旋させることが重要．健側上肢で麻痺側上肢や肩甲帯の回旋を助ける方法も教える．

る．下肢の支持性が高まれば，骨盤挙上の姿勢で骨盤を左右に回旋させる方法もある（**図4-110**）．

3 横向き（側臥位）

　背臥位から寝返りあるいは起き上がりに移る途中の姿勢である．この姿勢がとれないと腹臥位や座位には移れない．この姿勢がとれると自ら背部や殿部の圧迫を除くことが可能になり，褥瘡予防に役立つ．頭部と上になる側の肩甲帯の回旋が不可欠であり，骨盤帯や下肢のひねりも必要である（**図4-111**）．これらのポイントを繰り返し練習することが大切である．片麻痺患者が健側に向くときには，麻痺側の上肢・肩甲帯を健側上肢で抱え込んで横向きになることで，動作が容易になる．

　自力でできない場合は介助が必要であるが，セラピストは横向きになる側に立ち，上になる側の肩甲帯と骨盤を持って自分のほうに回旋させる．この際ベッドから落ちないように，横向く側のベッドにスペースをとり，自分が柵代わりとなって患者の体を受け止めるように位置取りをする

（**図4-112, 113**）．

4 寝返り

　背臥位から腹臥位への動きである．横向きができれば寝返りは容易である．背部の圧迫からの回避やマット上の移動ではこの姿勢を用いることもある（第4部第3章図4-34参照）．2005年の理学療法士協会の調査では「寝返りが可能な人は不可能な人に比べて起き上がり自立の可能性が10.6倍高い」と報告されており，より難しい動作を可能にするための基本動作となる．

5 縦移動

　移動は主に頭部方向に行う（第4部第3章図4-34参照）．移動では床との摩擦が生じるため，皮膚の損傷をおこさないように注意する．特に知覚障害を有する場合は，移動後に皮膚の状態を確認する必要がある．

3 体幹・下肢 263

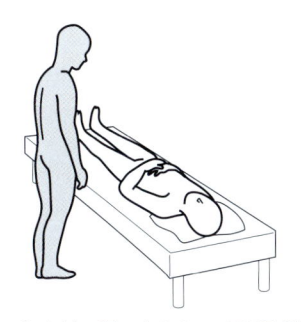

① 患者の腰のあたりで寝返る側に立つ.

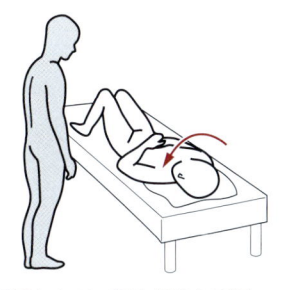

② 両膝を立て，顔と視線を寝返りする側へ向けさせる.

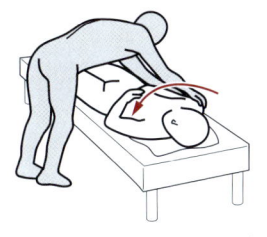

③ 腰，肩を持って，手前に回転させる.

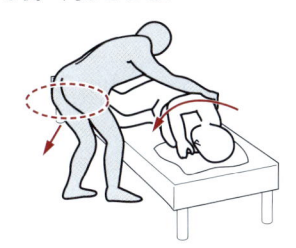

④ 両脚を前後させ，腰を曲げ，少しずつ，腰を後ろへ引くように下ろしていく.

図 4-112　仰向けから横向きになる場合の介助方法
患者の肩と骨盤を保持して回旋する．セラピストは上肢・腰で引っ張らずに，体幹を後ろに引くようにすると負担が少ない．

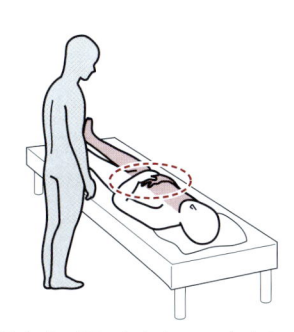

① 患者の腰のあたりで，麻痺のない側に立つ.

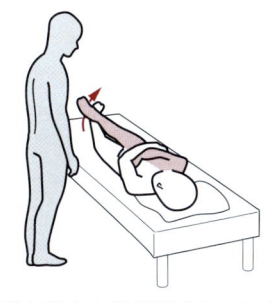

② 左脚を右脚の足首あたりから，下に入れさせる.

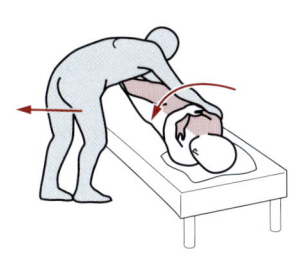

③ 顔と視線を寝返りする側に向け，左手で右腕をつかむ.

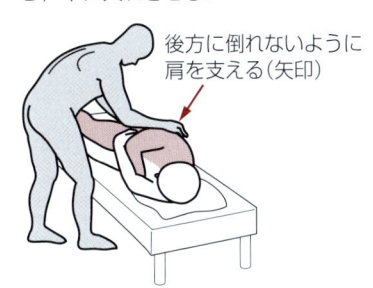

④ 肩と腰をもって，手前に回転していく.

後方に倒れないように肩を支える（矢印）

図 4-113　片麻痺のある人が横向きになる場合の介助方法（右片麻痺患者の場合）
健側上肢で麻痺側上肢を保持させ（丸印内），回旋時に麻痺側が残らないように注意する．

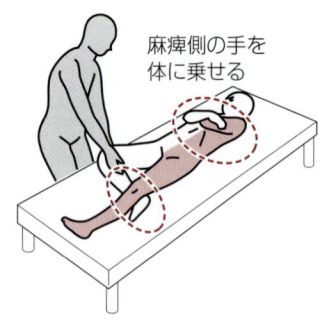

①健脚を下に入れさせる．腰を曲げたほうが起き上がりやすい．

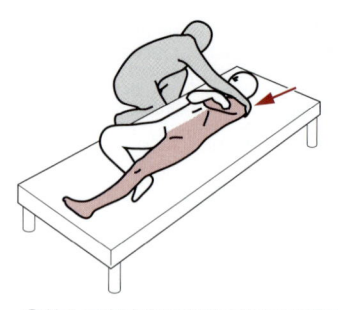

②首と肩を支えて状態を起こす準備をする．

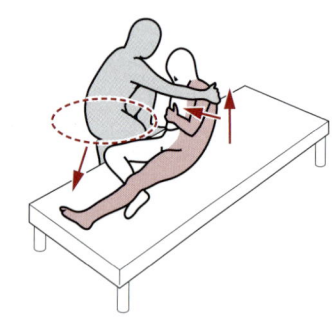

③腰を落としながら，患者の上体を引き寄せる．

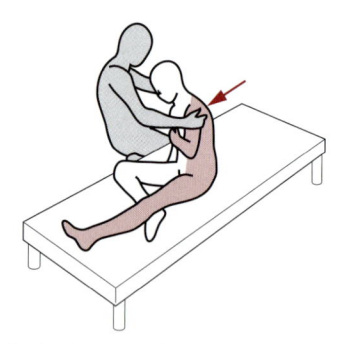

④引き起こしながら，セラピストは座り込む．

図 4-114　マット上での起き上がりから長座位への介助（左片麻痺患者の場合）

B　起座基本動作

臥位で横向きや寝返り動作が獲得できれば，次には起座への訓練に移る．臥位での動作が完全に習得できていなくても起立性低血圧などの予防の観点から，早期に座位への移行を計画する．早期には介助が必要となるケースも多い．セラピストはバイタルチェックを実施し，リスク管理を適切に行う．

1　臥位から起座位への介助

自力で起座位ができない場合は介助を必要とする．最初は数分から開始し，徐々に時間を延ばす．片麻痺患者の場合は，セラピストは健側に位置して頭・頸部と麻痺側肩を支えながら，体幹を健側に回旋させながら起こす．このとき自らの腕や体幹を使って持ち上げないように注意する（図4-114）．

ベッド上で端坐位をとる際の介助では，起座位よりも体幹の回旋が必要で，下肢をベッドから出して下垂させるのに合わせて殿部を軸にして上半身を起こすことが，セラピストの負担を少なくするコツである（図4-115）．

2　介助起座

a. バックレストによる他動的起座（全介助）

独力で起座位を保持できない場合は，バックレストを用いて起座位をとらせる（第4部第3章図4-35参照）．中等度以上や高齢の片麻痺患者，四肢麻痺患者，長期臥床者，高齢者，などでは起立性低血圧や起座への順応不全の症状を呈することがあるので，他動的に起座位をとらせて慣らしていく．一般にバックレストを使うが，ギャッチベッドや畳んだ布団などを使ってもよい．もたれ座位が15分程度できれば座位バランスが不十分であっても車椅子に乗り，座位の耐久性をつけるようにする．

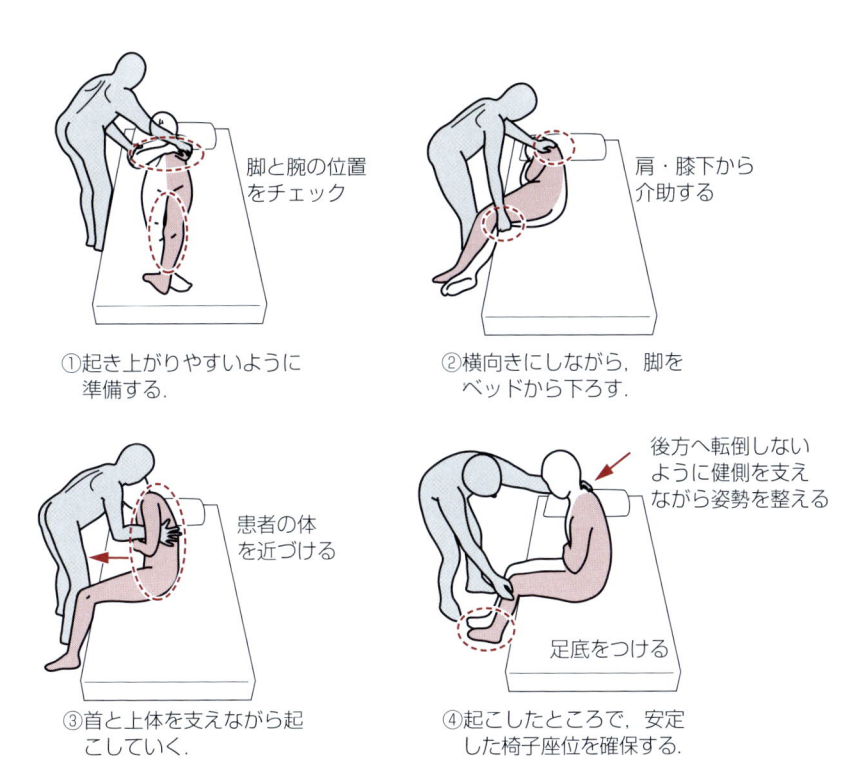

図4-115 ベッド上での起き上がりから端坐位への介助（左片麻痺患者の場合）

① 起き上がりやすいように準備する．（脚と腕の位置をチェック）
② 横向きにしながら，脚をベッドから下ろす．（肩・膝下から介助する）
③ 首と上体を支えながら起こしていく．（患者の体を近づける）
④ 起こしたところで，安定した椅子坐位を確保する．（後方へ転倒しないように健側を支えながら姿勢を整える／足底をつける）

b. 器具使用による起座（半介助）

バックレストで90°まで起きることができると同時に座位バランスも獲得できているときは，ベッドのベッド柵やロープを使った起座の方法を実施する（図4-116）．これらの器具を使ってもできない部分はセラピストが介助する．片麻痺患者ではロープよりもベッド柵を使ったほうがやりやすく，対麻痺患者では腹筋が使えればベッド柵で，使えない場合はロープなどがよい．

3 独力での起座位

介助の必要がなくなれば，上肢を用いた独力での起座位がとれるように練習する．片麻痺患者の起座の方法を図4-117 1に，対麻痺患者の起座の方法を図4-117 2に示す．

C 座位・膝立ち保持基本動作

起座位がとれるようになると，次には座位の安定性を高めるためのバランス訓練や立位・歩行に向けての準備が必要である．

1 座位バランス訓練

独力で起座位をとれる場合は，座位バランスを獲得していることが多い．しかし介助を要する場合はバランスが悪く，介助がなければ倒れてしまうため，バランスの訓練が必須となる．前述の理学療法士協会の調査では「1分間の座位保持可能な人は不可能な人に比べて，立ち上がり自立の可能性が3.7倍高い」と報告されている．座位は垂直面（矢状面・前額面）での動作で，重力の影響を大きく受けるために姿勢の安定性が求められる．

最初は長座位で訓練する．片麻痺患者への訓練方法を図4-118 1に，対麻痺患者への訓練方法を図4-118 2に示す．長座位での安定性が獲得できたら，次はベッドを用いての端坐位で訓練する．前方へ倒れないように足底は床に着け，セラピストは前方に立って転倒防止の対応を行う（図

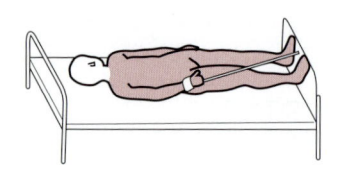

①輪にしたロープを右前腕にはめて手で握る．
②ロープを引き寄せながら頭と上半身を起こす．
③左手を伸ばしベッドに手をつく．
④左手で上半身を押し，右手でロープを引き寄せながら起き上がる． 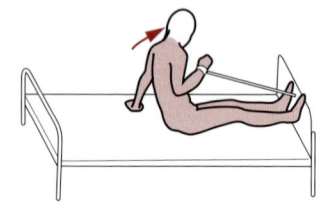

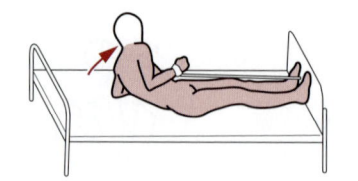

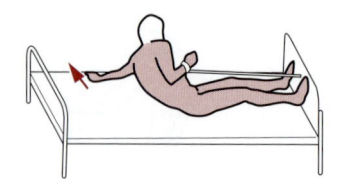

1. ロープを利用するもの(Lawton)
頸髄損傷のうち，あるものは四肢麻痺でもこの方法で起き上がれる．片麻痺は麻痺手を使わないで健手だけでこのロープを使って起きられるが，次の2のほうがやりやすい．

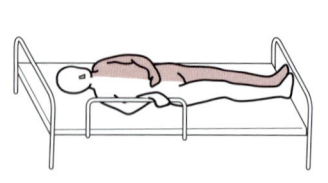

①健手でサイド柵を上から，できるだけ遠くを握る．
②上半身を引き起こす．

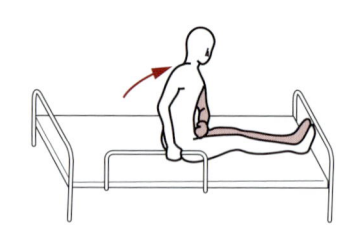

2. サイド柵利用(片麻痺)

図 4-116 器具使用による起座

4-119)．対麻痺患者の訓練も同様であるが，多くは体幹筋の筋力が弱く，端坐位では不安定になりやすい．基本的には上肢で支えてバランスを保つ方法を訓練する．端坐位よりも車椅子上での訓練のほうが有効である．指導要領は次のとおりである．
①できれば姿勢鏡の前で傾いているのを見させて直させる．
②少しでも傾いたら「傾きましたよ．まっすぐな姿勢に戻しましょう」と声かけをして姿勢の調整を促す．
③傾いたときは支えずに傾く方向に軽く数回押して，姿勢反射による立ち直りを誘発する．
④体幹を直立できず，次第に頭を垂れて前屈するときには両肩または頭を下に押して抵抗を加え，それに対する頭部・体幹の伸展を促す．
⑤片麻痺患者で体幹が側方または後方に傾くときは，麻痺側殿部の下に小枕を敷く．
⑥長座位で後方に倒れやすいのは，股関節屈曲可動制限かハムストリングスの短縮が多いので対応を行う．

前後左右に押しても倒れないときはバランスが獲得できたものとみてよい．

次に体幹の左右側屈と回旋の動きを中心としたバランス訓練に移る．図4-120は左片麻痺患者の訓練方法である．座位の安定を高めるとともに，立ち上がりや車椅子への移乗の際に体重移動をスムーズに行うために必要な動きであり，自主訓練としてとり入れてバランス能力の強化を行う．座位バランスの獲得ができない患者については介助で座位をとらせたり，車椅子に座らせたりして臥床時間を極力少なくする．臥位で天井ばかり見ているよりも座位で周囲の環境を把握し，慣れていくことは精神的にも好影響を与える．

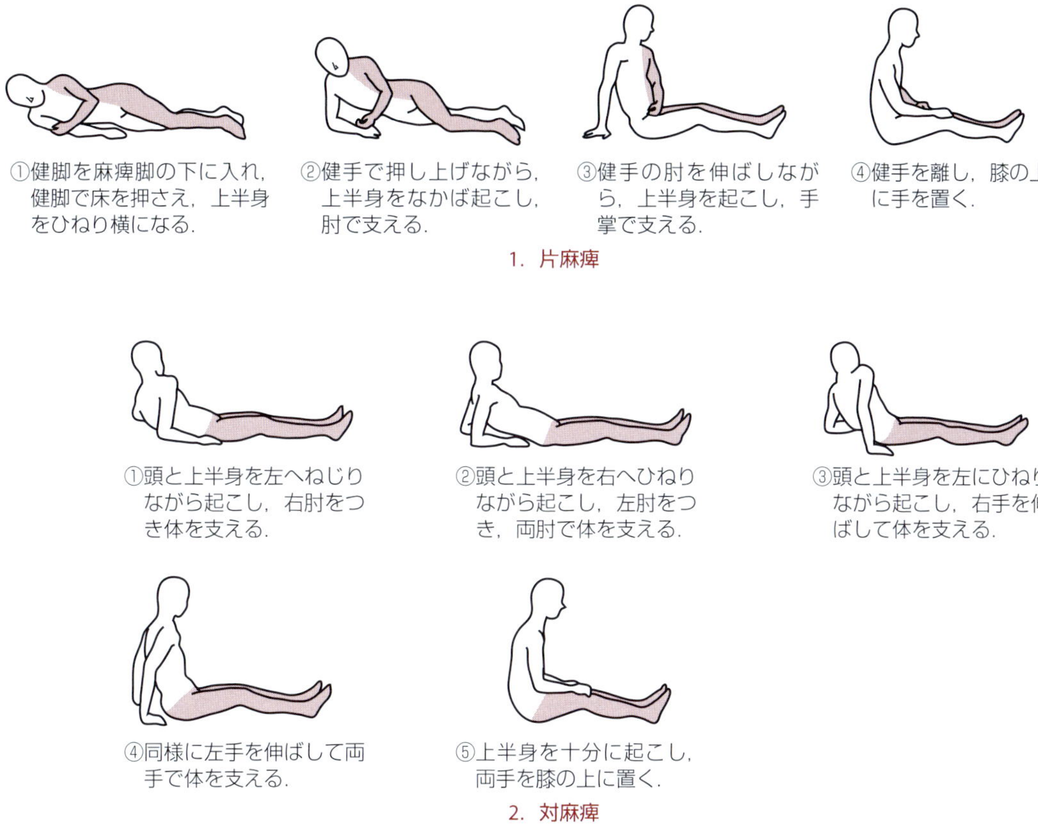

1. 片麻痺

①健脚を麻痺脚の下に入れ，健脚で床を押さえ，上半身をひねり横になる．

②健手で押し上げながら，上半身をなかば起こし，肘で支える．

③健手の肘を伸ばしながら，上半身を起こし，手掌で支える．

④健手を離し，膝の上に手を置く．

2. 対麻痺

①頭と上半身を左へねじりながら起こし，右肘をつき体を支える．

②頭と上半身を右へひねりながら起こし，左肘をつき，両肘で体を支える．

③頭と上半身を左にひねりながら起こし，右手を伸ばして体を支える．

④同様に左手を伸ばして両手で体を支える．

⑤上半身を十分に起こし，両手を膝の上に置く．

図 4-117 独力での起座位

2 座り方

　座位バランスを獲得し，独力で起座もできるようになれば，ベッドやマット上で最も安定した座り方をとらせる．この場合セラピストが指導しなくても大半の患者が障害に応じて最も楽で安定した方法を選ぶようになる．対麻痺では長座位が多く，片麻痺では長座位，片足投げ出し，横座りが多い．患者にとって楽であっても，二次的に問題が発生する危惧のある座り方については指導が必要である．座位が決まったところで横・縦移動動作（第 4 部第 3 章図 4-34 参照）を指導する．

3 座位体幹前屈運動

　片麻痺患者では座位バランスが安定してきたら，ベッドで端坐位をとり，正面や斜め方向に体幹前屈運動を行う（図 4-121）．立ち上がりや車椅子への移乗の際に必要な動作である．病室などで自主練習として行うことも指導する．

4 膝立ちバランス訓練

　この訓練も移動動作や立ち上がり動作の前準備として行うが，片麻痺患者では麻痺側下肢の支持性の訓練になる．片麻痺患者では，膝を曲げた横座りから健側上肢を支えとして四つ這い位となり，健側上肢で健側大腿部を保持しながら体幹を起こして膝立ち位をとる．体重の前後・左右への移動，体幹回旋などを行う．

　膝立ちバランスが安定すると，次は片膝を立ててのバランス訓練を行う．片麻痺患者では健側下肢を前方に立てて，前後・左右への体重移動を行う（図 4-122）．

268　第7章　座位・歩行訓練

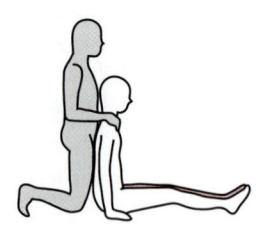

①手で肩を，下腹・大腿部で背部を支え，座位感覚を記憶させる．次に肩より手を離したり，背中より下腹部を離して瞬間でもバランスをとることを訓練させる．

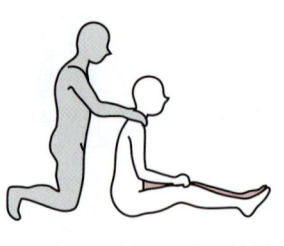

②肩を手で支え，時折手を離す．倒れかけた際は支える．少し前屈位をとらせ，片麻痺の場合は健側に重心をかけることを教える．うまくいかないときは図4-119⑤の小枕を殿部に敷く．

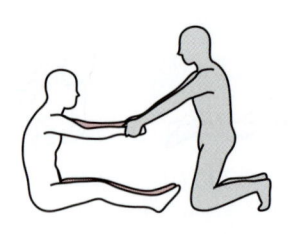

③前から患者の手を握り，時折離す．次は患者がセラピストの手に自分の手を触れるだけにしてバランスをとる．時折手を離してみる．

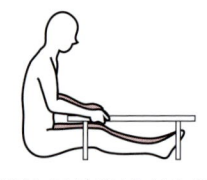

④バランスがだいたいとれたら，何かを握りながら（枕，ベッド柵，ベッド枠）長時間座って，1人でバランスをとり続ける．

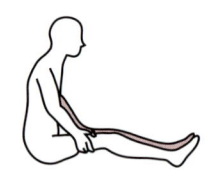

⑤自分の大腿を保持してバランスをとらせる．時折手を離し，倒れそうになればまた大腿を保持する．

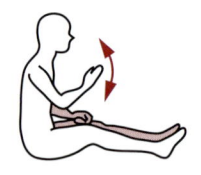

⑥最後に手を何にも触れずに座らせる．手を上げたり，伸ばしたりさせる．また2の対麻痺のバランス訓練をさせる．

⑦図4-120のバランス訓練をさせる．そしてセラピストは患者の体を前後左右に押してみて，倒れなければ座位バランスは完成したといえる．

1. 片麻痺

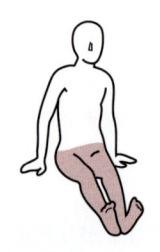

①1①に同じ．
②両手が健在であるから床の上に手をついてバランスをとらせる．
③図4-120のバランス訓練をさせる．

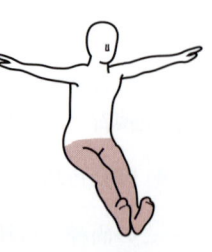

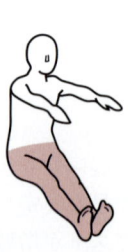

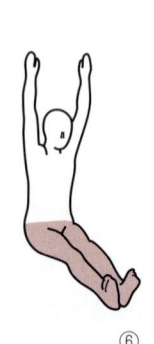

次に両上肢を横，前，上にあげてバランスをとることを覚えさせる（バランス訓練）．

2. 対麻痺

図4-118　長座位での座位バランス訓練

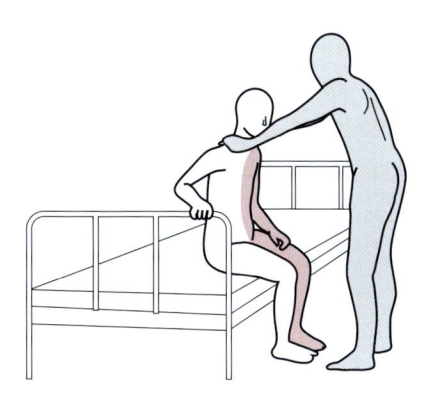

①患者はベッド枠を握り，セラピストは肩を支え，時折手を離しては，倒れる寸前に支える．両足が床面に着くことが最も大切な点で，④のように台を置くか，ベッドの脚を切って低くする．

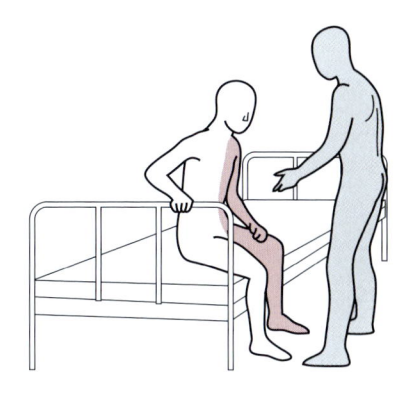

②ベッド枠につかまるだけで，倒れないように努力させる．

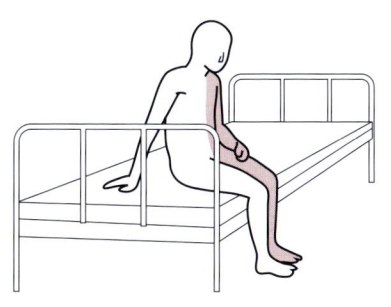

③布団に手をついて倒れないように努力させる．

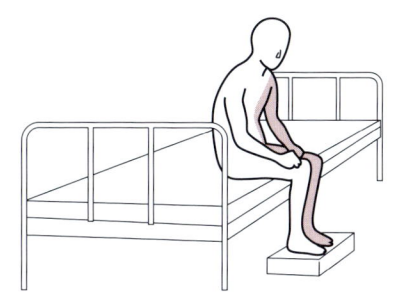

④自分の大腿をつかまえてバランスをとる．時折手を離して倒れそうになれば，またつかむ．

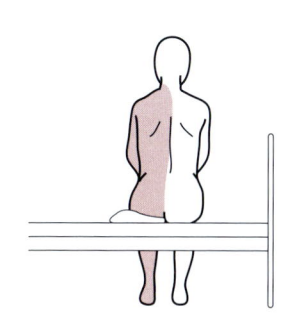

⑤バランスがどうしてもとれないときは殿部に小枕を敷くと，やりやすい．

図 4-119　端坐位でのバランス訓練（左片麻痺患者の場合）

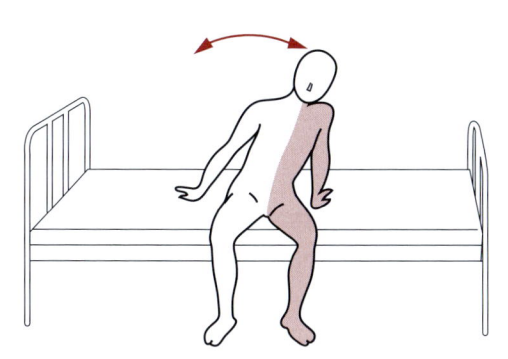

1. 体幹左右側屈運動
下肢を開き両足を床に着け，手指を斜め後方に向けて両手をつく．上半身を左右交互に傾け，上肢に体重をかける．

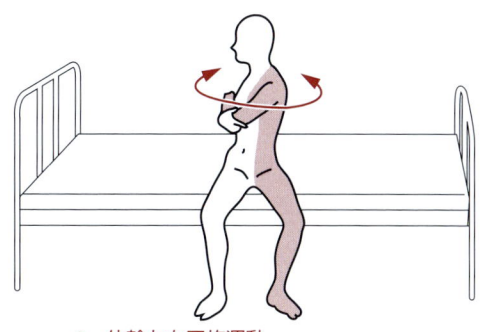

2. 体幹左右回旋運動
1と同じ姿勢をとり，腕を組んで患手を支え，できれば肩の高さまで上げ，上半身を左右交互に回す．

図 4-120　バランス訓練（左片麻痺患者の場合）

1. 正面位

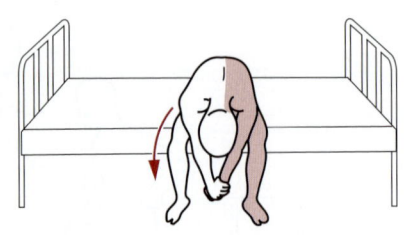

股を大きく開き，麻痺手の手首を健手で握り伸展し，股の間に下げ体幹を深く前屈し，股をのぞくような運動を繰り返す（股のぞき）．

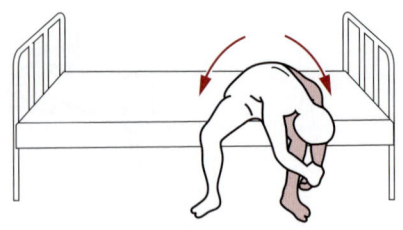

2. 斜位

正面位と同じく膝を接吻するように，斜めに深く左右交互に前屈する運動を繰り返す（膝接吻）．

図4-121　座位体幹前屈運動（左片麻痺患者の場合）

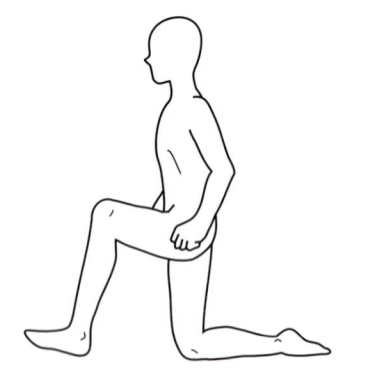

図4-122　膝立ちから片膝立ちバランス訓練

D　座位移動基本動作

ここでは片麻痺患者や対麻痺患者の座位や四つ這い位での日常的な移動方法について示す．

1　片麻痺患者の座位による移動訓練

立位や歩行に自信のある患者は，室内では短い距離でも自発的に立って歩くが，立位・歩行が不安定な患者には座位による移動（いざり）を指導する（図4-123）．健側上・下肢で支え，横向きの姿勢のまま移動する．体重支持面が狭いので，転倒（特に後方）に注意しながら上・下肢の位置取りを指導する．上方・前方への座位による移動の指導方法（図4-124 1），側方への座位による移動の指導方法（図4-124 2）を示す．

座位による移動は好ましい移動方法とはいいがたく，歩行不可能な患者に限って指導するほうがよい．歩行の可能性のある患者には，補装具を使ってでも歩行動作を習得させるべきである．

2　対麻痺患者の座位による移動訓練

対麻痺患者では立位・歩行が困難なものが多く，日常生活でも室内移動では座位による移動を用いる頻度が高い．一般に対麻痺患者は長座位をとるが，この座り方では後方への移動が容易である（図4-125）．これは上半身を持ち上げる力が弱くても，後ろに上肢を出して体幹を引き寄せるようにすれば移動できる．前方へは上半身を持ち上げたうえで体幹を前に押し出すので，プッシュアップ力が強くないとできない．さらに下肢が障害物に引っかかったり，開いたり，膝が屈曲したりすると困難度が増す．側方へは体幹が先に移動して下肢はその場に残るので，その都度上肢で下肢を抱えて移動させなければならない面倒さはあるが，方向転換には必要な動作である（図4-126）．

E　起立基本動作

これは端坐位や椅子座位からの立ち上がる動作で，背もたれがなくても座位がとれ，バランスもよくなければこの訓練はできない．初期の訓練は平行棒内で行われる．

「脳卒中治療ガイドライン2009」では，起立・着席訓練や歩行訓練などの下肢訓練の量を多くすることは，歩行能力の改善のために強くすすめられる（グレードA，エビデンスⅠa～Ⅱb），として訓練の必要性を強調している．

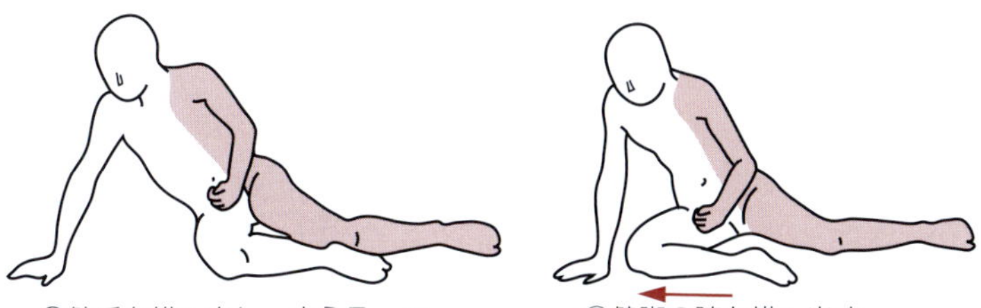

3 体幹・下肢　271

①健手を横へ出し，支える．この手の出し方で，斜め前方，斜め後方にも進む．　②健脚の膝を横へ出す．　③健手で殿部を浮かし，膝を支点として健側殿部を横に出す．このほかさまざまな座位による移動がある．

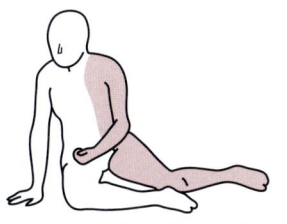

図 4-123　座位による移動（左片麻痺患者の場合）

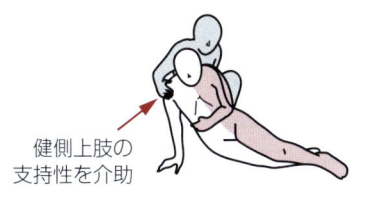

健側上肢の支持性を介助

①セラピストは患者の後方につき，患者は麻痺脚の下に健脚を入れ，床に手をつかせる．　②セラピストは腰と肩を保持，介助する．　③患者は手に体重を移動させ，押してもらいながら，健脚で床を蹴るようにして移動する．

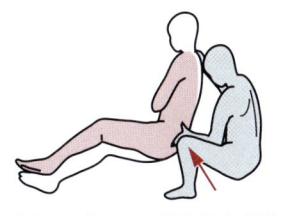

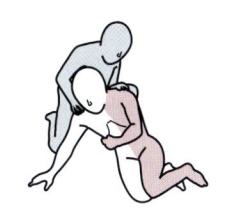

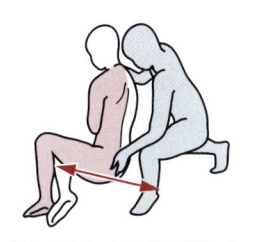

④セラピストは腰が浮いたところを動くほうへ介助して移動させる．

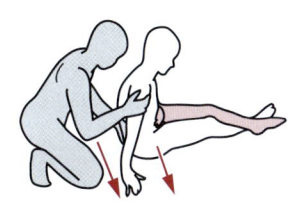

患者は前方移動・後方移動の要領で，脚を組む．セラピストは腰を浮かした所を横へ移動させる．

1. 上方・前方への座位による移動　　2. 側方への座位による移動

図 4-124　座位による移動の指導方法（左片麻痺患者の場合）

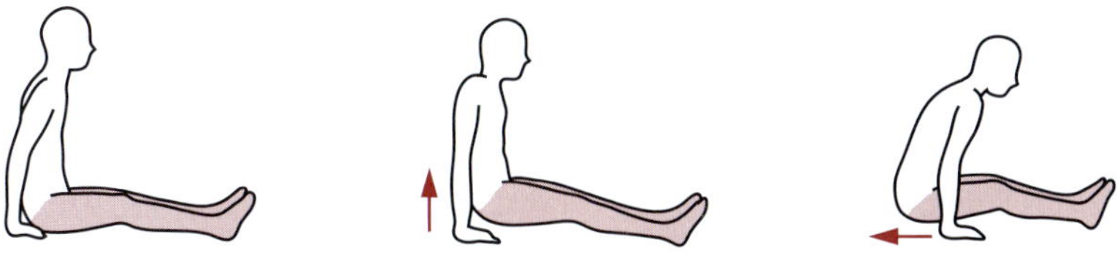

①膝を伸ばし，両手を腰より出し，後ろのほうへ置く．　②全体重を両手にかけ，殿部が床から離れるまで十分に肘を伸ばす．　③体を後ろへ滑らせる．次に肘をゆっくり曲げて殿部を床へ下ろす．この動作を繰り返して後方へ移動する．

図 4-125　後方への座位による移動（対麻痺患者の場合）

4 理学療法の実際

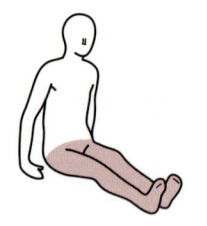

①膝を伸ばし，左手は腰へつけて，右手は腰より離して右側へ置く．　②全体重を両手にかけて，殿部が床から離れるまで十分に肘を伸ばす．　③体を持ち上げたまま体を右方へずらし，殿部を下ろす．　④上半身を少し前へ傾け，左手をついてバランスをとり，右手で右足を握って右へ移す．次に右手をついてバランスをとり，左手で左足を握って右へ移す．この動作を繰り返す．

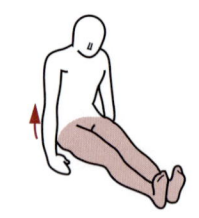

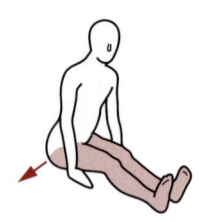

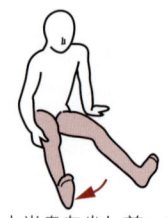

図 4-126　側方への座位による移動（対麻痺患者の場合）

1 介助起立訓練

a. 斜面台での他動的（介助）起立訓練

　バックレストなどを使っても他動的なもたれ座りができないとき，あるいは独力での座位ができないとき，平行棒内で立てないときに斜面台 tilting table を用いる．このようなケースでは立位獲得は難しいが，全身調整や機能維持の目的で使われることが多い（第3部第4章図3-62参照）．外国では片麻痺患者や対麻痺患者に対して，バックレストによるもたれ座りをさせる代わりに，斜面台を使った起立訓練を多用するようである．

　片麻痺患者に関しては，バックレストと斜面台の使用による機能改善の優劣はなく，バックレストで起座がとれなかったものは斜面台を使っても立位や歩行ができるようにはならない．対麻痺患者においては，斜面台で起立させることで，車椅子座位や補助具を使っての立位保持ができることもあり，利用度は大きい．

　斜面台の使用法は次のとおりである．
① 患者を斜面台の上に乗せる．
② 対麻痺患者では，下肢に弾力包帯，腹部には腹帯を当てる．四肢麻痺患者では，それに加えて，上肢を心臓の高さでアームサポートに乗せて固定し，起立したときに麻痺部に流入する血液を最小限にとどめて低血圧の発生を防ぐ．
③ 骨盤，膝，四肢麻痺では，圧迫しない程度に胸部をベルトで固定する．
④ 血圧を測定して安定するのを確認する．
⑤ まず斜面台を15°に傾斜させて血圧や気分，顔色などをチェックし，変化の有無を確認する．
　1）気分が不変であれば多少血圧が低下してもそのままで5分間続け，そのあとに30°の傾斜にする．
　2）多少気分が悪くなっても血圧が低下しなければそのまま5分間継続し，変化がなければ45°に角度を上げる．
　3）気分が悪く，めまいなどを訴え，血圧が低下してきたら一度水平に戻して観察する．必要であれば呼吸介助を行い，回復すれば10°の傾斜で起立させる．
⑥ 初回は10分程度とし，できれば1日2回行う．回を増すに従って時間と傾斜角度を増やし，60〜80°で30分起立できるようにする．血圧の変化を確認しながら弾力包帯を外していく．
⑦ 片麻痺患者では必ずしも血圧は低下しないため，傾斜角度の進め方を早めてもよい．ただし，血圧の変動には十分注意を払う．

b. 平行棒内起立訓練（半介助）

　最初は多くの患者が椅子座位から立位に移る際には，セラピストの介助を必要とする．これは起立に必要な筋の筋力低下やそのほかの障害によるものが大半であるが，起立の要領がわからないこともある．最初はセラピストが腰ベルトや転倒防止ベルトを握ってかかえ上げるように介助する（図4-127）．慣れるに従って介助量を減らしていく．

　片麻痺患者の場合は，大腿四頭筋や大殿筋，体

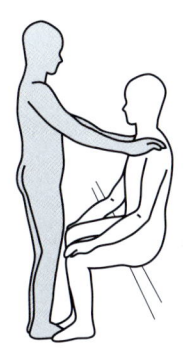

①椅子の座面に浅く，腰掛けさせる．セラピストは前方に立つ．

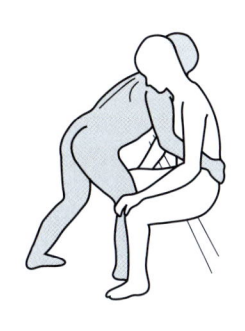

②脇の下から，腰に手を回す．

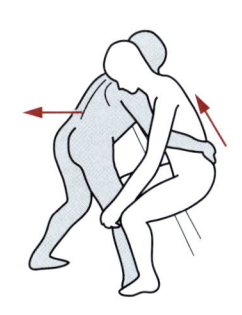

③腰を落とし，患者の上体を前方へ倒すように誘導し，肩に患者の上体を乗せるようにする．

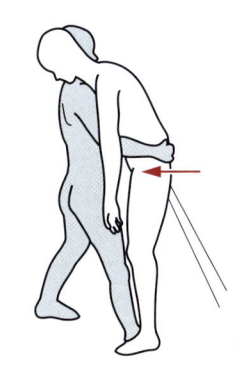

④殿部が浮いてきたら，バランスをとりながら立たせていく．セラピストは体幹を後ろに倒しながら膝を伸ばして患者の腰を浮かせ，立ち上がったら患者の骨盤を自分のほうに引き寄せて立位をとらせる．

図 4-127　起立訓練（全介助の場合）
セラピストはできるだけ，患者に近づく．自分の体重移動をしっかりと行うことで，患者の動作を誘導しやすくなる．

幹筋群の筋力が著しく弱く，起立の際に膝や股関節の固定ができずに膝折れ・腰折れがおこるケースとおこらないケースでは対応方法が異なる．

①膝・股関節の固定ができる場合は，麻痺側や後方への転倒に注意しながらセラピストは前方から指導する（図4-128）．膝・股関節の固定やコントロールができても，ROM制限や足関節尖足などがあれば，立ち上がりの際の体重移動や起立後の体重負荷ができないので，可動域への対応は十分に行っておくことが大切である．基本的に，装具は必要ないが，反張膝や尖足がある場合には膝装具（KO）や短下肢装具（AFO）が必要である．

「脳卒中治療ガイドライン2009」でも，脳卒中片麻痺患者で内反尖足がある場合は，歩行改善のために短下肢装具を用いることがすすめられる（グレードB，エビデンスⅡb），としている．

②膝折れや腰折れがおこる場合は，なんらかの方法で防止しなければならない．特に膝折れに対しては装具を用いることで防ぐことができる．どのような装具を使用するかは麻痺の程度によって選択するが，大半は長下肢装具（KAFO）の装着となる（下肢装具については第8部3章**3**参照）．

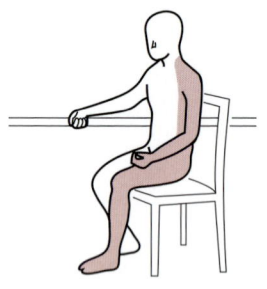

①健脚を後ろに引き，平行棒または手すりの少し前のほうを握る．

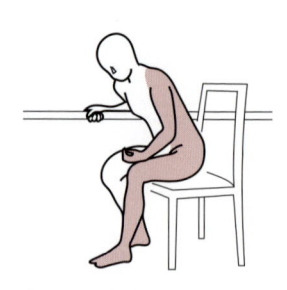

②上半身を十分に前屈し，頭をグッと下げて体の重心が健脚足部の上にくるようにする．

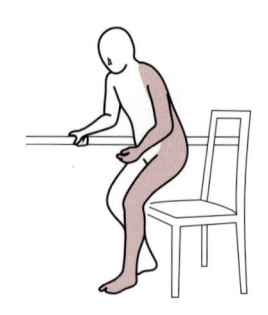

③健脚で立つと同時に手で体を前に引く．上半身前屈，頭の下げ方が足りないときはセラピストが頭を下に押すと同時に立たせる．
立つと腰と膝が曲がり，上半身は前かがみとなりへっぴり腰となる．そして頭を下げ下を見る．

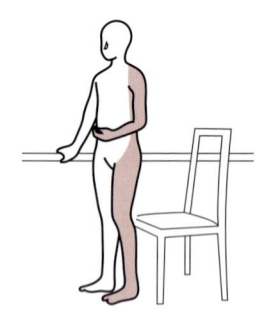

④腰と膝を伸ばし，胸を張り，前を見させる．

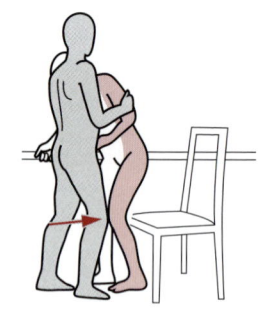

⑤腰折れには，セラピストが患者の両腕を握り，右膝を患者の左膝に当て，押し気味にして固定し，抱え上げる．

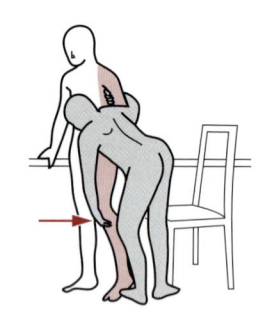

⑥屈曲パターンの強いときは麻痺側に立ち，浮き上がって床から離れかかる足を自分の左足で軽く踏みつけ，右手で麻痺側の肘を抱え，左手で麻痺側の膝を押して伸ばす．

図4-128 平行棒内での起立訓練（左片麻痺患者の場合）

③対麻痺の場合は，膝折れがおこるのでKAFOが基本である（第4部第3章図4-43参照）．腰折れをおこす場合は，骨盤ベルトpelvic bandを併用して骨盤の支持を行う．

c. 平行棒・手すり・テーブルを前にした対面起立訓練

Hirschbergは徹底した起立訓練を行ったが，三好によれば，その基本的考えはSineやWilliamsによって受け継がれている．それは以下のようにまとめられる．

開始時期は座位バランスが完成したときである．通常，平行棒内起立では健手で平行棒の先のほうを握り，上肢の力も動員して上半身を引き起こすことで健側下肢の筋活動を介助していたが，Hirschbergは健側下肢のみで起立させ，健手はバランスを乱さないために前にある手すりに添えているだけである．最初は介助が必要であるが短期間で自力での起立となる．

①最初は肘掛けがあり，高さの調節ができる（座面にクッションを置いたり，椅子の脚に補高台を置いたりしてもよい）椅子を用意し，椅子座位で膝屈曲角度が50°程度の高さから始める．

②手すりを前にして椅子座位をとり，体幹が前傾しても手すりに当たらない程度の距離をとる．両脚の外側幅は肩幅程度に開く．

③健側体幹が傾くほど健側下肢に十分に体重を掛けて立つ．しっかりと立位を保持したあとに椅子座位に戻る．セラピストは健側から介助を行う．

④立つ・座るの動作を10～13回（1セッション），

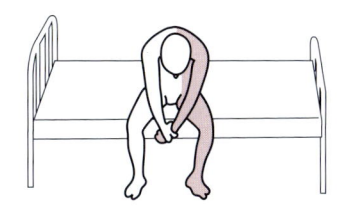

① 股を開き，患手を健手で握って下に伸ばし体幹を前傾する．前に倒れそうなときはセラピストが両肘を支える．

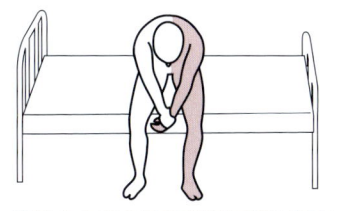

② そのままの前傾姿勢で腰を浮かし，ゆっくり立ち上がり，ゆっくり腰を降ろす．うまく立てないときは，セラピストが両肘を支えて前に誘導するが，抱え上げてはならない．膝は軽度屈曲位で止める（正面尻餅つき）．

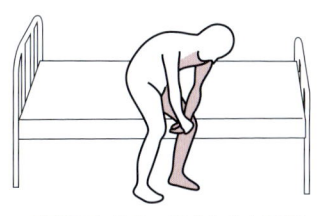

正面を向かず，強化したい下肢をベッド側につけて，少し斜めに腰かけるほか，1と同じ（斜め尻餅つき）．

1. 体幹前傾位正面半起立

2. 体幹前傾位斜め半起立

図4-129　ベッドサイド半起立（左片麻痺患者の場合）

確実にできるようになれば，座位の高さを徐々に低くしながら訓練する．最終的には膝関節屈曲90°で起立できるようにする．訓練頻度は1日5セッションほどであるが，患者の機能や理解力，意欲などを考慮して調整する．

この方法の利点としては，次のことがHirschbergやSine, Williamsらによって強調されている．

- 下肢に対する漸増抵抗運動 progressive resistive exercise（PRE）である．
- バランスの練習も兼ねる．
- 全身的な体力回復訓練 setting-up exercise または re-conditioning である．
- 次の段階の歩行・階段歩行や移乗動作に直結している．
- 失敗がなく，失敗感を与えない．
- 介助しないか，介助を最小限にする．
- 前方に倒れる恐怖感がない．

患者は後方へ傾いてバランスを失うことが多いが，それは前方に倒れるという恐怖心からであり，テーブルを使うと恐怖心が除かれるとしている．下肢筋力の低下した患者には，平行棒につかまって立つという方法も必要である．これらはきわめて効率的な方法である．

2 ベッドサイド半起立訓練

平行棒内で立つ・腰かける動作が可能になれば実施する．自主練習としてベッドサイドで実施させてもよい．

最初の間はセラピストが前に立ち，前方への転倒防止など，安全を確保する．起立は体幹前傾位で行い，起立の方向は正面と斜めがある．起立の際は下肢筋力強化のため，膝を完全伸展位にさせず，軽度屈曲位で止める（図4-129）．

3 独力での起立訓練

何の介助もない状態で椅子座位から自力で起立を行う．対麻痺患者では補装具なしで起立することは不可能なため，ここでは片麻痺患者や，ある程度下肢筋力がある患者を対象に説明する．

起立の際には，危険防止のために前方に平行棒や手すりを置くほうがよい．起立の要領は平行棒内起立と同様である．何の支えもなく，体重を下肢に移して一度で立ち上がり，膝を伸展させて垂直立位をとるように指導するとともに，立位保持の際に反張膝にならないように注意する．反張膝がおこる場合は装具の適応を検討する．立ち上がるときに腰を浮かせては腰かける動作を繰り返す場合は，バランスがよくないか，下肢と体幹の協調運動ができないことが多く，いつまでも一度で立てない患者は独立歩行の可能性が低い．また，前述の理学療法士協会の調査では「1分間立位保持が可能な人は，不可能な人に比べて10m屋内歩行自立の可能性が3.4倍高い」と報告されている．起立の能力が歩行に与える影響は大きい．

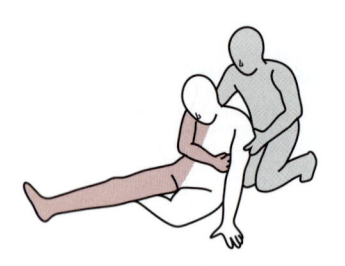

①セラピストは麻痺している側に位置し，患者は健脚を膝で曲げ，麻痺脚の下に入れる．

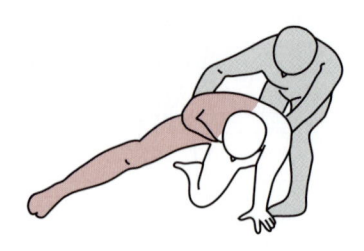

②患者自身が左前方へ体重を移し，殿部を浮かす動作に合わせて，セラピストは骨盤を自分に引き寄せながら，持ち上げていく．

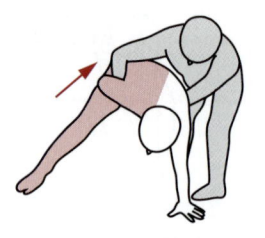

③患者は左手，右脚，左脚で支え，セラピストは左側へ倒れないように支える．

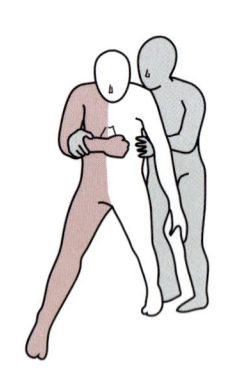

④患者の左脚を後ろに引いていくように体重移動を誘導していく．

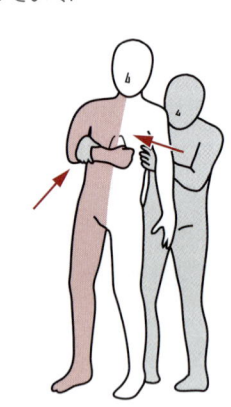

⑤立位になったら，足をそろえてバランスを取る．

図4-130　床からの立ち上がり（右片麻痺患者の場合）
ここではセラピストがいるが，独力で立ち上がるパターンも同様である．③〜④で，健側上肢で健側下肢を伝わりながら立位をとるとより安定性が高まる．

4 床からの立ち上がり訓練

ベッドや椅子からの起立ができるようになれば，床からの立ち上がり訓練を開始する．

a. 片麻痺患者の床からの立ち上がり訓練

床からの立ち上がり・座る動作につながり，和式の日常生活に必要な動作である．床から直接立ち上がる方法（図4-130）や机やテーブルを利用した立ち上がり方がある（図4-131）．

立ち上がれば，次には座る動作を訓練する．床から直接立ち上がる順序とは逆の動きである（図4-132）．この動作は健側上肢の手と麻痺側下肢の位置関係が重要で，体重支持面積を広くとれて，立ち上がりの際に麻痺側下肢を体幹に引き付けやすい位置を設定する．立ち上がるときにバランスを崩しやすいので，セラピストは後方に位置して後方への転倒を防ぐ．

b. 対麻痺患者の床からの立ち上がり訓練

両手に松葉杖をもって，杖で床を押しながら立ち上がる方法（図4-133）と片手に松葉杖を持ち，片手は床に手をついて立ち上がる方法（図4-134）がある．膝折れや骨盤の横ずれなどを防ぐためにはKAFOなどの装具を装着しなければ不可能である．いずれも上肢で杖を床に押さえつけて体幹を起こす力や下肢の支持性と骨盤の安定性が必要であるため，十分な運動機能や能力が求められる．セラピストは立ち上がり中の転倒や松葉杖の引き寄せ中のバランスに注意を払い，どの方向への転倒にも介助ができるように準備する．四方にマットを敷いて，転倒した場合でも衝撃が小さくなるように配慮する．

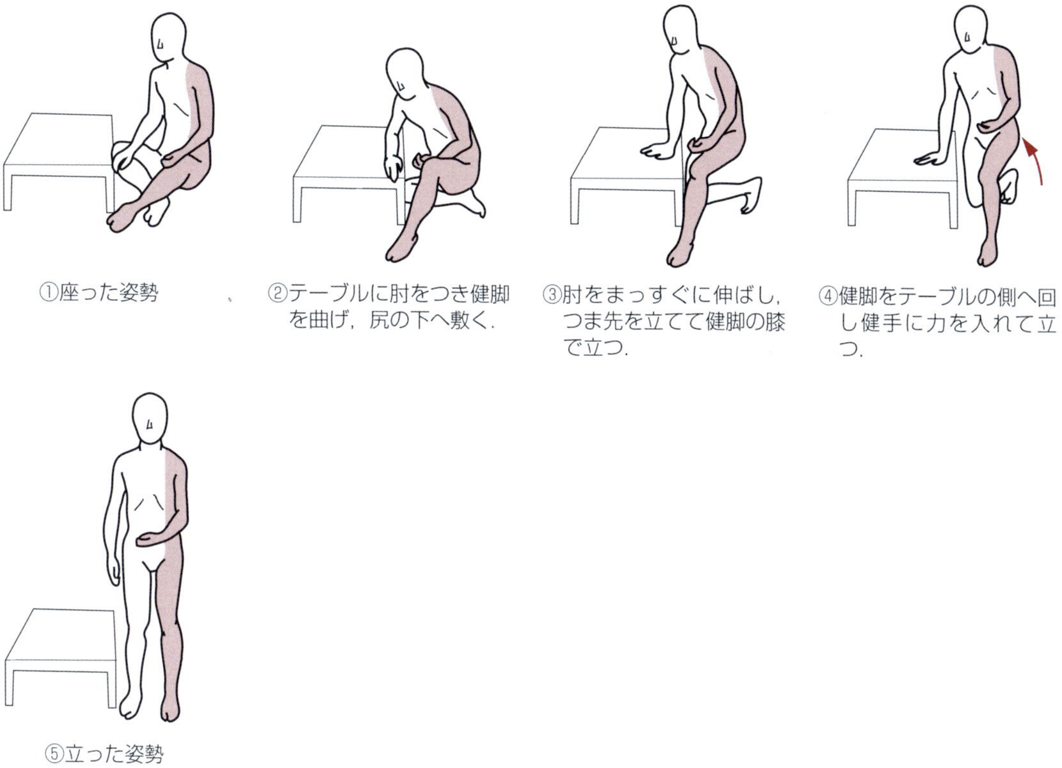

①座った姿勢　　　　②テーブルに肘をつき健脚　　③肘をまっすぐに伸ばし，　　④健脚をテーブルの側へ回
　　　　　　　　　　　を曲げ，尻の下へ敷く．　　　つま先を立てて健脚の膝　　　し健手に力を入れて立
　　　　　　　　　　　　　　　　　　　　　　　　　で立つ．　　　　　　　　　　つ．

⑤立った姿勢

図4-131　テーブルを利用した床からの立ち上がり（左片麻痺患者の場合）

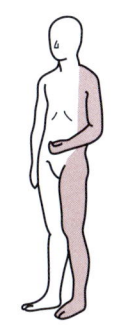

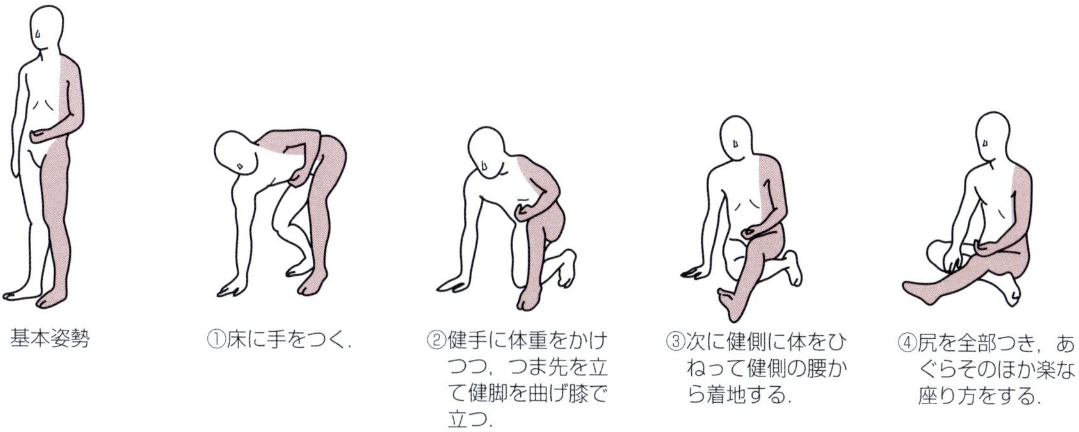

基本姿勢　　①床に手をつく．　　②健手に体重をかけ　　③次に健側に体をひ　　④尻を全部つき，あ
　　　　　　　　　　　　　　　　つつ，つま先を立　　　ねって健側の腰か　　　ぐらそのほか楽な
　　　　　　　　　　　　　　　　て健脚を曲げ膝で　　　ら着地する．　　　　　座り方をする．
　　　　　　　　　　　　　　　　立つ．

図4-132　床への座り動作（左片麻痺患者の場合）
立位から床に座る場合は①→④へ，立ち上がる場合には④→①の順で行う．

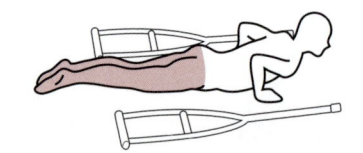

基本姿勢　①全体重を両手にかける．　②両手で上半身を押し上げて骨盤を持ち上げる．

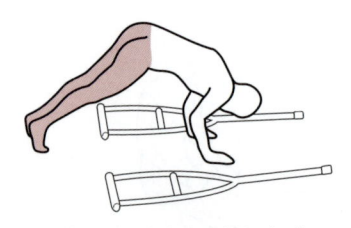

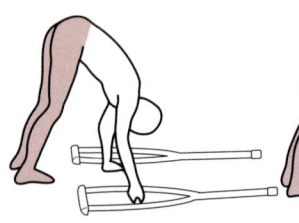

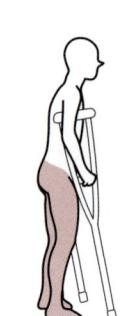

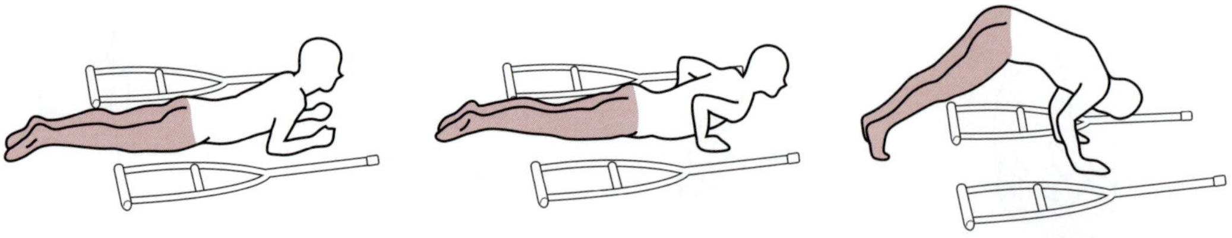

③体重が足と手にかかるように両手を足に寄せる．松葉杖の握り手を下より逆握りし，手背で体重を支える．　④松葉杖の一側の腋窩あてを肩に当てる．　⑤他側でも同様に行う．　⑥松葉杖の杖先を交互に手前に引き寄せつつ，腕で押して上半身を立てる．　⑦腋窩に松葉杖を入れ，逆手握りを普通の握り方に直す．

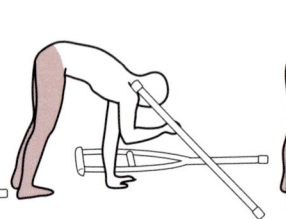

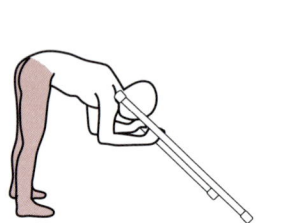

図4-133　松葉杖両手握りでの床からの立ち上がり動作（対麻痺患者の場合）

F　立位保持基本動作（立位バランス訓練）

　独力で起立ができれば並行して立位バランス訓練を行う．最初は安全のために平行棒内で訓練する．平行棒を握っての体重移動，次の段階として，片麻痺患者であれば1本杖，対麻痺患者であれば松葉杖を使ってバランスをとる練習を行う．

1　平行棒内立位バランス訓練

　疾患に関係なく，立位が可能な患者に対して実施される．特に立位安定性の向上や歩行動作を習得する患者には不可欠な訓練である．

a. 片麻痺患者の平行棒内立位バランス訓練
①健手で平行棒を握って起立する．
②健手を平行棒から離す．最初は瞬間しかできないが，徐々に長く離せるようになる．離せたら上肢をあらゆる方向に動かすように指導する．
③下肢を左右に開き気味にして麻痺側下肢に体重をかけ，麻痺側へ身体を傾ける．次に健側へ身体を傾け，体重移動をさせる．
④下肢を前後に開き，体重を前方・後方へ交互にかける．
⑤麻痺側下肢を前方・後方に交互に踏み出して体重をかける．健側下肢でも実施する．図はベッドサイドでの実施であるが，平行棒内でも同様に行う．

b. 対麻痺患者の平行棒内立位バランス訓練
①平行棒内で立位保持の後，左右交互に体幹を傾け，体重移動を行う．
②平行棒から左右交互に手を離してバランスをとる．
③片手バランスが安定すると，両手を離してバランスを保つ訓練をする．

2　ベッドサイドでのステップ踏みこし訓練

　立位バランスが安定したところで，自主練習としてベッドサイドでベッド枠（サイド柵）か廊下で手すりを握ってステップ踏みこしを行う．バランス訓練のほか，麻痺側下肢の支持力強化も兼ねる

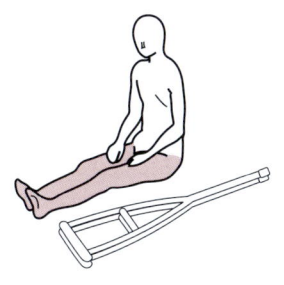

基本姿勢
松葉杖を重ねる．

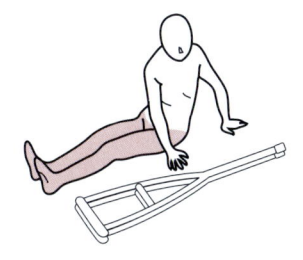

①上体を回し，回した方向に両手をつく．

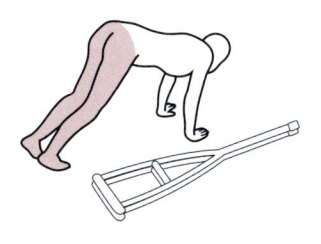

②全体重を両手にかけ，上半身を押し上げて骨盤を持ち上げる．

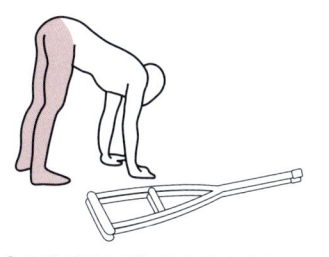

③体重が足と手にかかるように両手を足に寄せる．

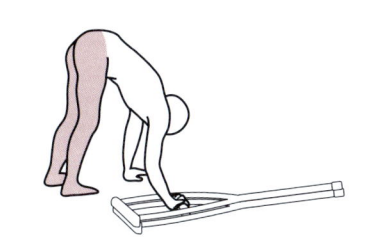

④松葉杖の握り手を下より逆握りし，手背で体重を支える．

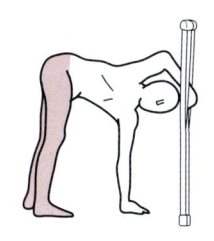

⑤両松葉杖の杖先を左右に少し開いて立てる．

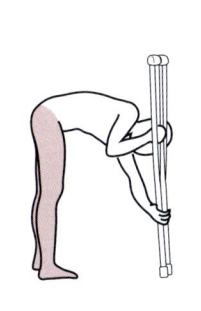

⑥左手で松葉杖の支柱を逆握りする．

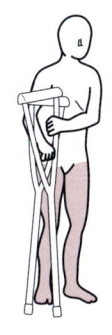

⑦上体を起こし，松葉杖の両方の握りを逆握りし，腋窩あてを右の肩に当てる．

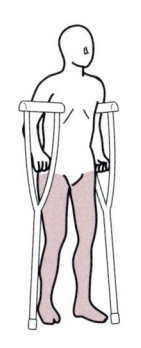

⑧左の松葉杖を腋窩に当てる．

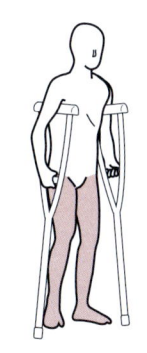

⑨右の松葉杖の握りを握りかえて，腋窩にあて両方で支えて立つ．

図4-134 松葉杖片手握りでの床からの立ち上がり動作（対麻痺患者の場合）

（図4-135）．歩行準備動作にもなる．

3 階段でのステップ踏みこし訓練

平地でのステップ踏みこしが安定すると，次に階段を利用したステップ踏みこしを練習する．階段昇降動作の準備となる（図4-136）．

4 片麻痺患者の階段昇降訓練

Hirschbergは，片麻痺患者の早期プログラムに起立や階段昇降訓練が実行しやすく，しかも効果的なことを1958年に発表したが注目されなかった．しかし三好は，これを追試して効果を確認したうえで紹介した．服部らも自習用階段をつくり（図4-137），平行棒内歩行を行う前に歩行準備訓練として利用している．平地歩行より心理的な安定感のあること，体幹や下肢の筋力・協調性・可動域の改善に役立ち，循環・呼吸器系障害の漸増運動訓練にもなることが強調されている．

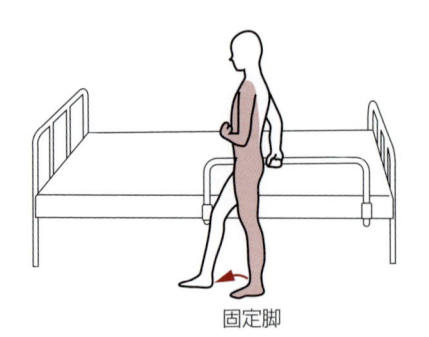

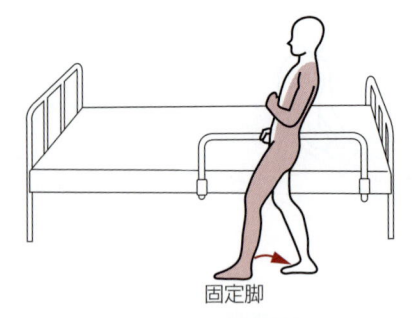

図4-135 ベッドサイドでのステップ踏みこし（左片麻痺患者の場合）
麻痺脚と健脚をそろえてベッドサイドに立ち，サイド柵を握る．麻痺脚を固定して動かさず，健脚を前後に出してステップを踏む．

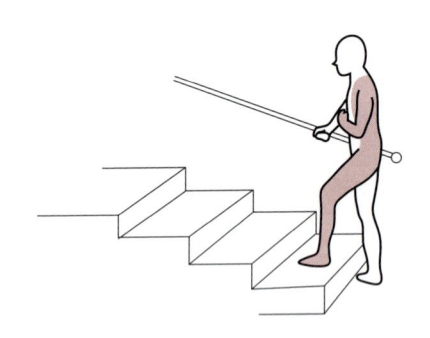

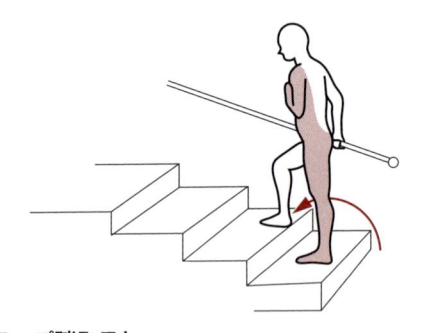

図4-136 階段でのステップ踏みこし
手すりを握り，麻痺脚を第1段目に乗せ，健脚を下に置き立つ．麻痺脚を固定して動かさず，健脚を上げ下げしてステップを踏む．

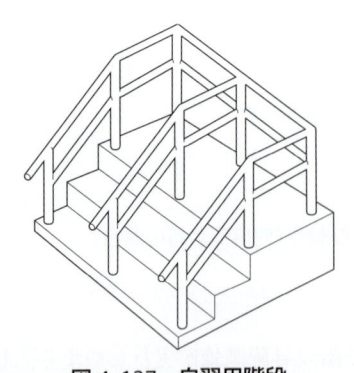

図4-137 自習用階段
廊下そのほか患者が随時自由に利用できるところに置く．

G 歩行基本動作

平行棒，松葉杖，1本杖を使って歩く基本的動作の訓練で，これまでの基本動作の大半はこの歩行基本動作のいわば前段階である．

この歩行基本動作訓練は，重症者ではおおよそ図4-138に示す順序で行われ，ここで十分に動作を獲得したうえで日常の場においてADL訓練の移動動作に移る．

歩行訓練の前段階は，歩行基本動作としてリハビリ室内である程度保護下で行われ，後段階ではADL訓練の移動動作訓練として実際の日常の場で保護されずに，むしろ慣れることを主眼に実施される．前者はあくまでも基本動作の習得であり，後者はその現実の場での仕上げである．両者は実際には並列的に同時進行で行われつつ，次第に比重が移っていくことになる．

1 平行棒内歩行訓練

平行棒は最も確実な支えである．片手または両手を離して立位バランスが保てるようになったら，並行して平行棒内の歩行を開始する．

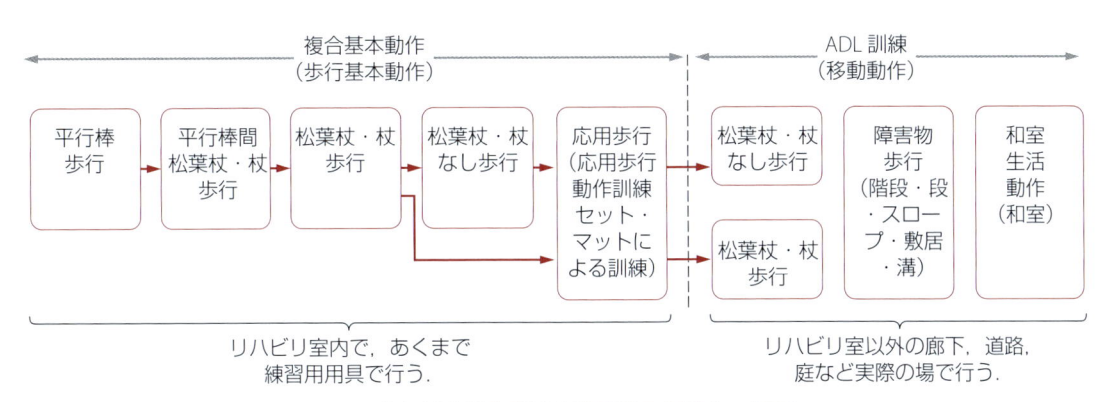

図 4-138　歩行基本動作訓練と移動動作訓練との関係 (服部)

杖を出す．　麻痺脚を出す．　健脚を出す．

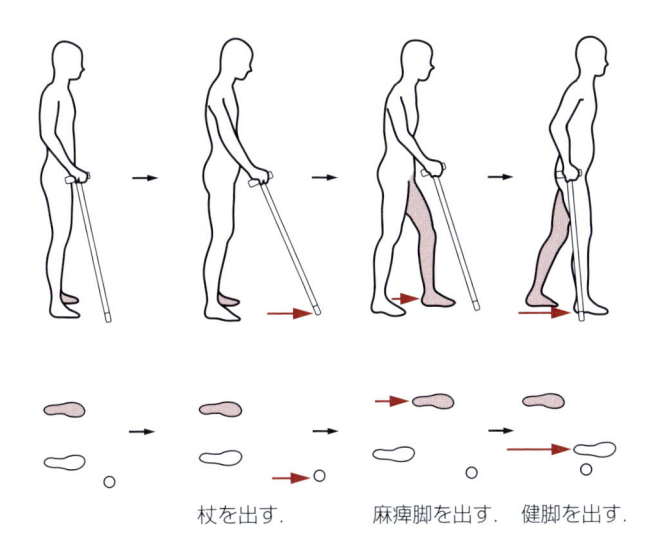

図 4-139　常時 2 点支持歩行(3 動作歩行)(杖-麻痺側下肢-健側下肢サイクル，健側前型)(左片麻痺患者の場合)

a. 片麻痺患者の平行棒内歩行訓練

基本は杖を使った常時 2 点支持歩行(3 動作歩行)である．1 本杖では不安定な場合に，1 本杖ではなく平行棒を使って行う方法である．

① 平行棒の高さを患者の健側下肢大転子の高さに合わせる．
② セラピストは麻痺側に立ち，麻痺側の肘を持ち上げ気味に支え，麻痺脚が前に出やすくなるようにする．
③ 麻痺脚が出ないときには，セラピストは自分の足で麻痺側下肢を押し出してやる．
④ 基本は図 4-139 の杖-麻痺側下肢-健側下肢の順で行わせるが，できないときには杖-健側下肢-麻痺側下肢の順で実施してみる(図 4-140)．
⑤ 訓練当初は平行棒にもたれてもよいが，最終的には平行棒に依存しないようにする．
⑥ 最初は下肢に視線がいきがちであるが，最終的には 2〜3 m 程度先を見ながら歩行させる．
⑦ 最初は平行棒内で方向転換ができないので，平行棒の他端まで歩かせる．端についたときには椅子あるいは車椅子に座らせて，休息を取らせる．
⑧ 麻痺側下肢が出にくいことの原因の大半は股関節屈筋群の筋力低下，下肢の痙直，尖足や内反足にあるが，筋力があっても下肢の振り出しの要領がわからないことや，振り出すときにバラ

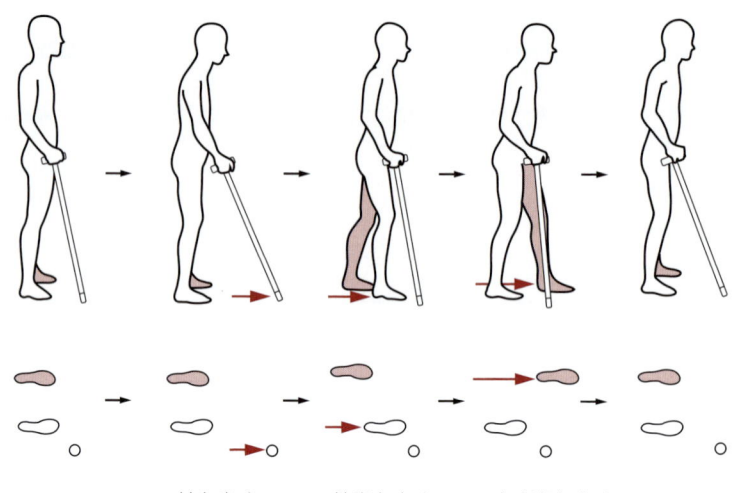

図4-140 常時2点支持歩行（3動作歩行）（杖-健側下肢-麻痺側下肢サイクル，麻痺側前型）（左片麻痺患者の場合）

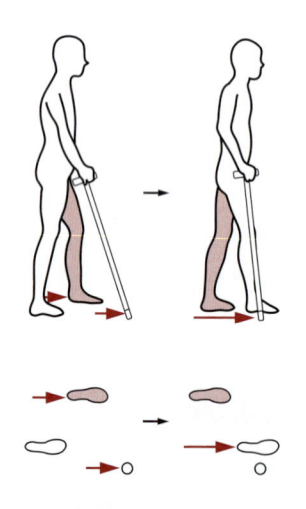

杖を出す．　健脚を出す．　麻痺脚を出す．

図4-141 2点1点交互支持歩行（2動作歩行）（左片麻痺患者の場合）

杖と麻痺脚を同時に出す．　健脚を出す．

ンスが崩れること，片脚支持や転倒への恐怖心などが絡み合っている．このような場合は，左右下肢への体重移動やステップ動作などの訓練をさせたり，尖足があって床に引っかかる場合には装具をつけさせたりして恐怖心を和らげる．それでも脚がでないときには，分回し歩行 circumduction gait を教えるとうまくいくことがある．

図4-139の杖-患側下肢-健側下肢の3動作歩行が獲得できれば，図4-141の2点1点交互支持歩行（2動作歩行）の訓練を行う．これは体重支持が健側下肢の1点になる時期があるため，下肢筋力と片脚立バランスがなければ不可能である．平行棒外で3動作歩行ができる患者でも，一度平行棒内に戻って訓練をする．

b. 対麻痺患者の平行棒内歩行訓練

麻痺の程度によって異なるが，基本的に訓練させる歩行パターンの順序は，図4-142～147で示す松葉杖歩行パターンと同様である．松葉杖の代わりに平行棒を使って訓練をする．最初は4点ひきずり歩行（杖-杖-脚-脚の順で4動作）から始めて，交互ひきずり歩行（図4-142），同時ひきずり歩行（図4-143），小振り歩行（図4-144）・4点歩行（図4-145），最後に大振り歩行（図4-146）と2点歩行（図4-147）の順で行う．その際の指導要領は，次のとおりである．

①セラピストは，患者が倒れそうなときはすぐに支えられるよう，常に後方に位置する．
②腰が横に折れて一方の平行棒に当たるときは，そちら側に手を入れて腰折れを直させる．それでも直らないときは，すぐにセラピストが身体を支えて戻す．
③殿部を後方に突き出して身体がジャックナイフのように折れるときは，セラピストが殿部を後

3　体幹・下肢　283

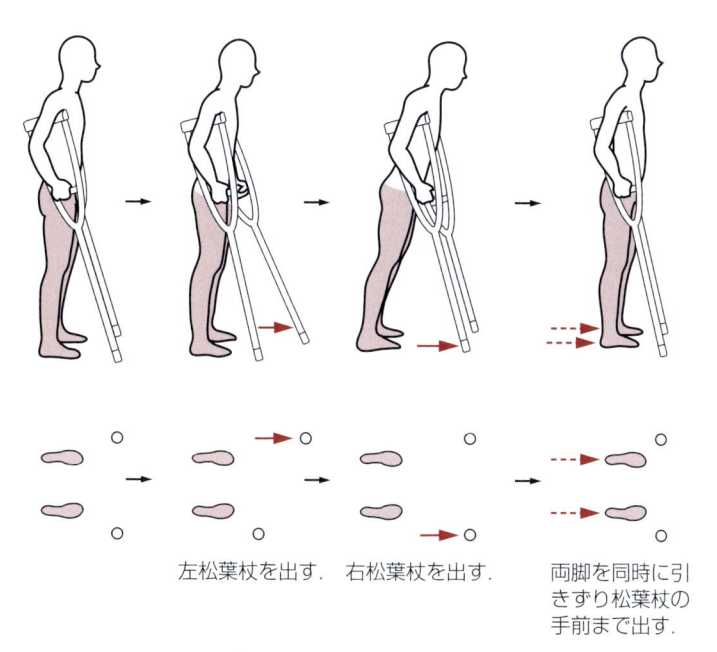

左松葉杖を出す．　右松葉杖を出す．　両脚を同時に引きずり松葉杖の手前まで出す．

図 4-142　交互引きずり歩行（対麻痺患者の場合）

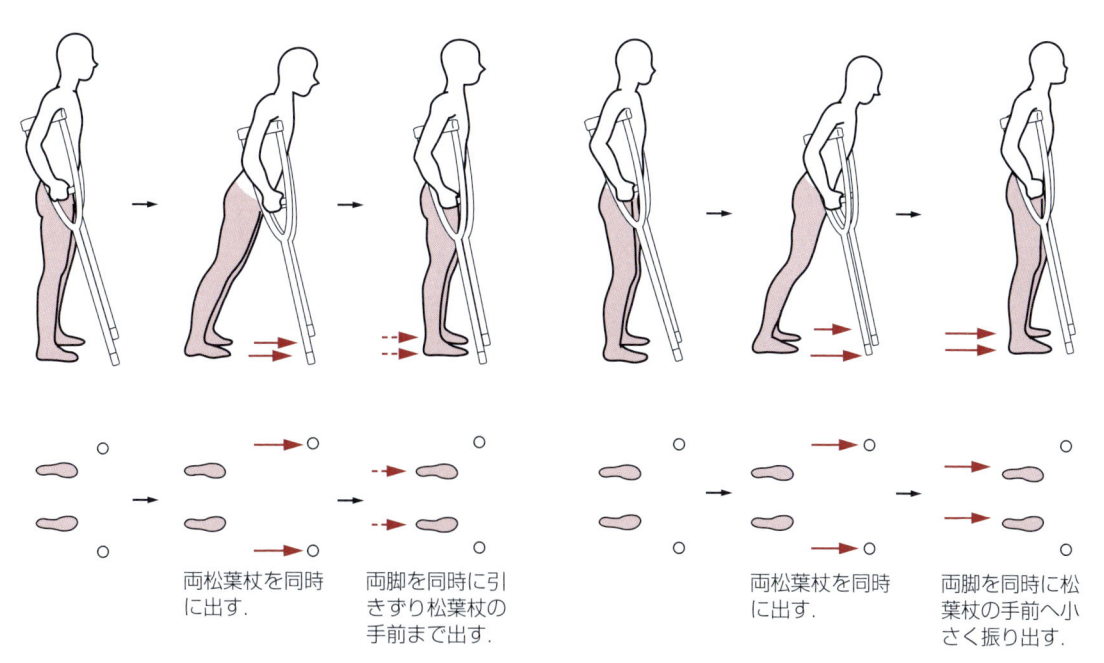

両松葉杖を同時に出す．　両脚を同時に引きずり松葉杖の手前まで出す．

図 4-143　同時引きずり歩行（対麻痺患者の場合）

両松葉杖を同時に出す．　両脚を同時に松葉杖の手前へ小さく振り出す．

図 4-144　小振り歩行（対麻痺患者の場合）

284　第7章　座位・歩行訓練

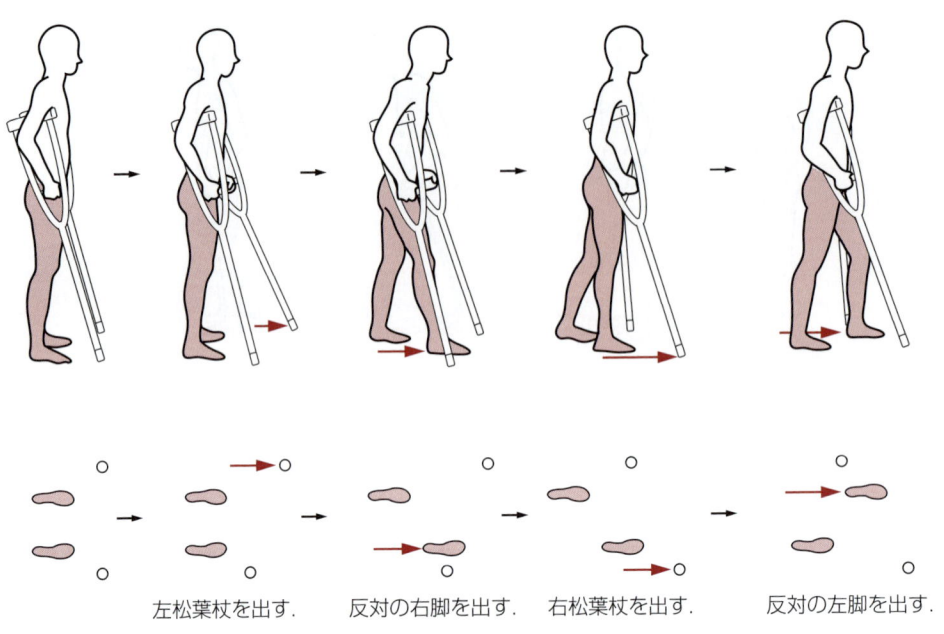

左松葉杖を出す．　　反対の右脚を出す．　右松葉杖を出す．　　反対の左脚を出す．

図4-145　4点歩行（対麻痺患者の場合）

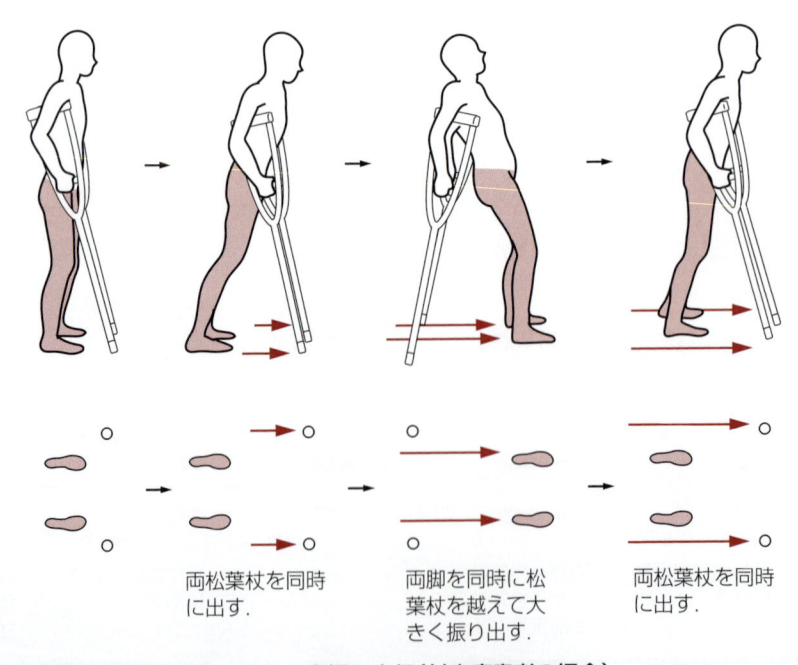

両松葉杖を同時に出す．　両脚を同時に松葉杖を越えて大きく振り出す．　両松葉杖を同時に出す．

図4-146　大振り歩行（対麻痺患者の場合）

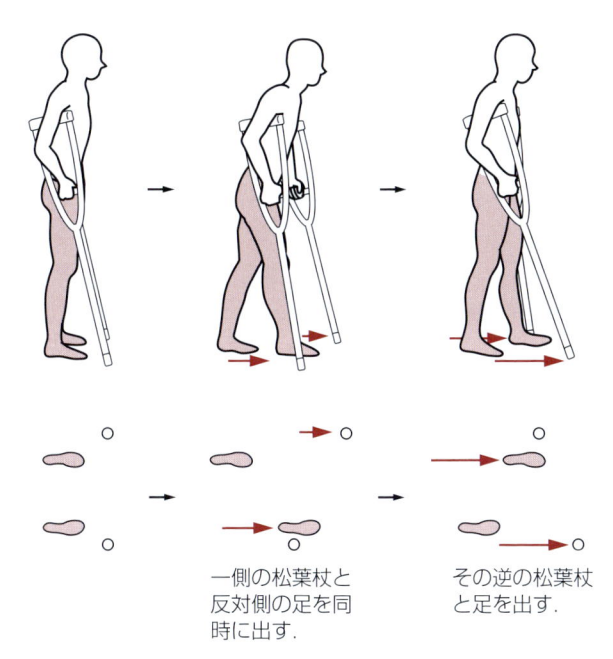

一側の松葉杖と反対側の足を同時に出す．

その逆の松葉杖と足を出す．

図4-147　2点歩行（対麻痺患者の場合）

方から押して，股関節を伸展位にさせる．
④腰方形筋の筋力が「3」以上あるときは，股関節屈筋群の活動がなくても骨盤を反対側に傾けて，下肢を引き上げると同時に体幹をひねり，その反動で下肢を前方に振り出すことができる．したがって，腰方形筋を hip hiker と呼んでいる．
⑤腰方形筋の筋力が「3」未満のときは，④での振り出しができないので，まずは小振り歩行を練習し，次いで大振り歩行を教える．

2 平行棒外1本杖歩行訓練

平行棒外で1本杖を使ってバランスが安定してくるのと並行して，室内歩行，さらには屋外歩行の訓練を開始する．前述の理学療法士協会の調査では「10 m屋外歩行が可能な人は，不可能な人に比べて自立となる可能性が3.22倍高い」と報告されている．室内での歩行が安定すれば，屋外歩行も指導すべきである．

a. 歩行パターン

片麻痺のみならず，1本杖歩行では杖と脚を出す順序により，いくつかのパターンがある．服部らは1960年にⅠ型歩行，Ⅱ型歩行として発表したが，1964年には片麻痺患者の杖歩行についてはそれぞれを，常時2点支持歩行（図4-139，140），2点1点交互支持歩行（図4-141）と改名した．これとは別にHirschberg, Lewis, Thomasは，同じ歩行を3-point gait, 2-point gait として記載している．ここでは1本杖の使用頻度の高い片麻痺患者を対象として説明する（図4-139〜141）．平行棒外でもバランスが安定してくるのと並行して1本杖歩行を訓練する．

(1) 常時2点支持歩行（3動作歩行）

図4-139, 140のように健側下肢を前に出すときには，残りの麻痺側下肢と杖の2点で支持しており，麻痺側下肢を出すときには健側下肢と杖，杖を出すときには健側下肢と麻痺側下肢というように，常に2点で体重を支持しているパターンで歩行するものである．常時2点で体重支持をすることから安定性があり，軽症の患者を除いて片麻痺患者の3/4は，このパターンから歩行を開始する．

この歩行パターンならびに2点1点交互支持歩行（2動作歩行）では，一側下肢を前に出すときに体重を支持していた下肢よりも後ろに出すパターン（後型），並んで両下肢の位置が揃うパターン（揃い型），支持していた下肢よりも前になるパ

1. 後型　　2. 揃い型　　3. 前型

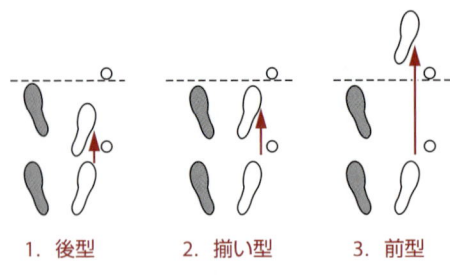

図 4-148　常時 2 点支持歩行（3 動作歩行）パターンの 3 型

ターン（前型）の 3 型に分けられる（図 4-148）．この 3 型は歩行が安定するに従い，後型→揃い型→前型の順に変化していく傾向があるが，多くは揃い型→前型の変化である．

この歩行では脚を出す順序には，杖→麻痺側下肢→健側下肢のパターン（図 4-139）が主であるが，杖→健側下肢→麻痺側下肢のパターン（図 4-140）で歩行する患者をみることがある．このパターンで歩く患者は，麻痺側下肢の振出しができず，2 点での支持が不安定で麻痺側下肢を引きずる傾向がある．いずれの順序であっても 2 歩進むのに 3 動作が必要なことから，歩行速度は遅い．

(2) 2 点 1 点交互支持歩行（2 動作歩行）

この歩行パターンでは，2 点（杖と患側下肢）と 1 点（健側下肢）で交互に体重を支持する．バランスの安定性のよい患者に実施し，歩行速度は速い．軽度の麻痺で下肢機能のよい患者では，このパターンから訓練を開始することもあり，常時 2 点支持歩行からこの歩行に移行してくる患者もいる．

このパターンにも後型，揃い型，前型があるが，常時 2 点支持歩行患者と比べると後型→揃い型の変化を示す患者は少なく，特に後型で歩行する患者はきわめて少ない．

いずれの型であれ，2 動作で 2 歩進むので 3 動作歩行に比べると歩行速度は速い．

(3) 不規則支持歩行

これは下肢の運びと無関係に杖をつくものである．この歩行は高齢者に多く，体重支持というより転倒予防などのための安定性確保に杖を利用している．

b. 指導要領

片麻痺患者も含めて 1 本杖歩行の指導方法は次のとおりである．

①片麻痺患者では，1 本杖の代わりに松葉杖を使わせるセラピストもいるが，片麻痺患者に関しては安定性が高いとは考えられない．
②片麻痺患者で不安定な杖歩行をするとき，セラピストは患者のほうに向いて，麻痺側斜め前方に立つ．
③片麻痺患者以外で下肢に痛みがあるときには，両手で杖を前についで体幹を前屈位して歩いているものがいるが，この歩行は止めさせる．
④杖は，一般的に前につく傾向が強いので，斜め前（足先の横 15 cm，前 15 cm）の位置に杖先がくるようにつかせる．この位置が最も安定し，杖の操作をしやすい．
⑤歩行時に杖がふらつき，不安定な場合には，杖の握りを腰にあてて歩かせる．
⑥一側下肢の疼痛や外傷では，杖を健側あるいは患側下肢側につく方法があるが，体重支持や麻痺側保護の点から健側下肢側に杖をつくほうが妥当である．

c. 杖なし歩行訓練

1 本杖歩行をしているうちに不規則歩行になったり，歩行バランスが向上したりしてくれば，時々杖を浮かせ，杖なしで歩かせてみる．必ずしも常時 2 点支持歩行から 2 点 1 点交互支持歩行に移行してからではなく，常時 2 点支持歩行中であっても歩行バランスが安定すれば杖なし歩行を訓練させてよい．これは実生活では室内でも屋外でも，短距離を杖なしで歩くことが求められるからである．

完全な杖なし歩行に移る時期は，杖歩行と杖なし歩行との比較で，杖なし歩行のほうが早い速度で歩けるようになったときや，患者が杖なしでも不安を感じなくなったときと考えればよい．

3　平行棒外松葉杖歩行訓練

平行棒内で図 4-142～147 の基本的な松葉杖歩行パターンを習得し，立位・歩行バランスが安定したら，平行棒外で歩行訓練を行う．

a. 歩行パターン

松葉杖歩行には，杖と脚を出す順序により，いくつかの歩行パターンに分けられる（図 4-142～147）．

(1) 4点ひきずり歩行 4 point shuffle gait

杖→杖→脚→脚の順で脚を引きずりながら前に出す歩行で，両脚は揃い型となる．杖と脚の組み合わせはなく，患者の出しやすい方法でよい．常に3点で体重支持をすることから最も安定性がよく，歩行開始初期に使われる方法である．1歩分を進むのに4動作が必要なことから，歩行速度は遅い．

(2) 交互ひきずり歩行 shuffle-alternate gait

杖→杖→両脚の順で，両脚は揃い型となる歩行で，1歩分を進むのに3動作が必要である．両脚を前に出すときには両杖だけで支えなければならないが，患者には比較的容易な歩行パターンである（図4-142）．歩行の初期や，骨盤帯周囲筋の筋力低下や欠如している患者に対して広背筋を使って訓練させる．

(3) 同時ひきずり歩行 shuffle-simultaneous gait

両杖→両脚の順で行う歩行で，両脚は揃い型である（図4-143）．2動作で1歩分を進むので，歩行速度は速くなる．両杖を同時に出すことから，瞬時であっても両脚で体重を支えなければならないので，安定性が求められる．これができれば小振り歩行を訓練する．

(4) 小振り歩行 swing to gait

両杖→両脚の順で行う歩行で，形は同時ひきずり歩行と同じであるが，この歩行では両脚は引きずらず，浮かせた状態で前に出す点が異なる．両脚は揃い型で，松葉杖を出した幅と同じ長さを出し，杖より前に脚を出すことはない．立ち止まったときの杖と脚の距離は常に同じである（図4-144）．脚を出すときは両杖のみで体重を支えるため，杖の操作と両脚を引き上げる能力が求められる．腰方形筋が働かなくても，広背筋を使って骨盤を引き上げることで歩行可能である．引きずらないことで，凸凹の路面や低い障害物があっても歩行できる．

(5) 4点歩行 4 point gait

左杖→右脚→右杖→左脚のように，片方の杖を出し，次に反対側の下肢を出すといった歩行パターンである（図4-145）．これは健常者が行う歩行パターンを4動作に分割したものであり，正常歩行パターンに類似している．骨盤挙上筋の筋力がある患者に実施する．股関節屈筋群の筋力がまったくなくても，骨盤を挙上し体幹の回旋で下肢を振り出すことが可能であるが，少しでも筋力が残っていれば歩行は容易である．通常，交互ひきずり歩行の次の段階として実施する．この歩行は常に3点支持のため，安定性がよい．

歩行速度はやや遅いが，正常歩行のようにみえて見かけもよい．

(6) 大振り歩行 swing through gait

両杖→両脚の順で脚を振り出すが，脚は出した杖よりも前に出し，1歩の幅が大きく歩行速度は速い（図4-146）．杖を支えとして振り子のように脚を降り出すため，杖の操作能力や支持性の高さが要求される．小振り歩行ができるようになったら，この歩行を指導するが，初めて行うときは股関節が屈曲し，ジャックナイフのようになりやすく，後方へ転倒しやすくなる．セラピストは骨盤のコントロールを補助し，恐怖心を取り除くようにする．

(7) 2点歩行 2 point gait

左杖・右脚→右杖・左脚の順で歩くパターンで，杖と脚の位置は揃い型となる．正常歩行と同様2動作で2歩進むので歩行速度も速い（図4-147）．股関節屈筋群が働いていると実用性が増す．通常4点歩行ができるようになってから指導する．

(8) 3点歩行 3 point gait

両杖・麻痺側下肢→健側下肢の順で行う歩行である（図4-149）．対麻痺患者に使うことはほとんどなく，一側下肢の障害で体重負荷ができず，1本杖では麻痺側下肢の保護が十分にできない患者に用いる．骨折や捻挫などの疾病が対象となる．

歩行は大振り歩行に似て速度も速く，安定性もよい．

b. 指導要領

対麻痺患者をはじめとして，下肢の機能障害のある患者への松葉杖歩行の指導方法は次のとおりである．

① 松葉杖の高さや握り手の高さが合っているかの再点検．
② 装具の再点検．
③ 転倒防止ベルトの装着の確認．
④ できればセラピストは助手とともに前後につく．1人のときは後ろにつく．

りでは杖が前にあるため，平地のときよりも長めになることから，杖の接地位置を少し横広くすると操作しやすい．降りの際は逆に杖が短めになることから，体幹に近い位置に接地させると安定しやすい．セラピストは昇りは患者の麻痺側後方に位置し，後方への転倒に備える．降りは麻痺側前方で患者の視野に入る位置で指導する．

(2) 台昇降訓練

これは歩道から車道の間や，日本家屋の廊下と畳の間の段差など，1段の段差の昇降時に用いるパターンである．昇りでは，杖→健側下肢→麻痺側下肢の常時2点支持歩行(3動作歩行)を基本として，健側下肢→杖・麻痺側下肢の2点1点交互支持歩行(2動作歩行)や健側下肢→杖→麻痺側下肢という特殊な3動作の方法もある．

降りについては，杖→麻痺側下肢→健側下肢の3動作を基本として，杖・麻痺側下肢→健側下肢の2動作での方法がある(図4-150).

(3) またぎ動作訓練

• 溝またぎ

杖→麻痺側下肢→健側下肢の順で行う(図4-151)．狭い溝の幅から開始し，徐々に広げて日常生活で経験する溝の幅にする．杖→健側下肢→麻痺側下肢の順で行う人もいるが，麻痺側下肢が残ると溝を越えるほどの持ち上げや振出しができない場合には溝の縁に脚がひっかかるので，このパターンは下肢機能が良好な患者に限定される．

• 敷居またぎ

敷居にできるだけ近づいて溝またぎと同様，杖→麻痺側下肢→健側下肢の順で行う．杖→健側下肢→麻痺側下肢の順で行う場合もあるが，このパターンでは溝またぎと同様麻痺側下肢が敷居にひっかかり，危険が多い．杖→麻痺側下肢→健側下肢では麻痺側下肢が敷居を越えられないときは，そのまま中止することができるので安全性が高い．股関節屈曲が不十分な患者は，麻痺側下肢を分回し歩行の要領で外から回してまたぐ．

(4) 階段昇降訓練

最初は訓練用階段で手すりを利用しながら，蹴上げ10 cm程度から開始し，徐々に高くして日常使用する階段の高さで訓練する(第3部第4章

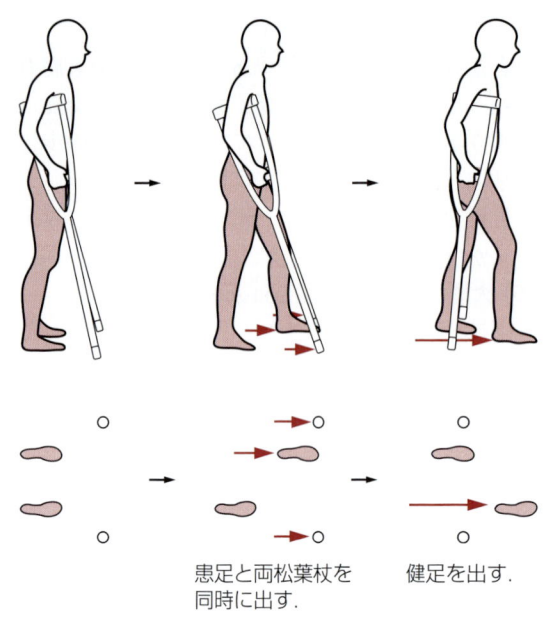

図4-149　3点歩行

患足と両松葉杖を同時に出す．　健足を出す．

⑤歩行中，膝折れがおこり，殿部が後ろに突き出るときは前方に押す．
⑥患者への支持は腰部付近で行い，松葉杖はつかまない．
⑦腋窩あてにぶら下がり，腋窩で体重を支えない．橈骨神経麻痺(松葉杖の間違った使い方による場合には，松葉杖麻痺ともいわれる)をおこすことがある．腋窩あては常に腋窩より2～3横指下の高さにし，上腕と側胸部で挟んで固定させて上肢の伸展力で体重を支持させる．
⑧下肢外傷のときは，患側下肢に体重負荷をさせてよいかどうか確かめる．

4 応用歩行訓練

1本杖歩行，松葉杖歩行でどのような歩行パターンを示していても，確実性が少しでもあれば歩行訓練と並行して，障害物をよける訓練や階段昇降訓練などの応用歩行を指導する．杖の操作性やバランスの向上にも有効である．

a. 1本杖による応用歩行訓練

ここでは片麻痺患者を対象として方法を説明する．

(1) 斜面歩行訓練

平地歩行と同様の歩行パターンを指導する．昇

1. 昇り
2. 降り

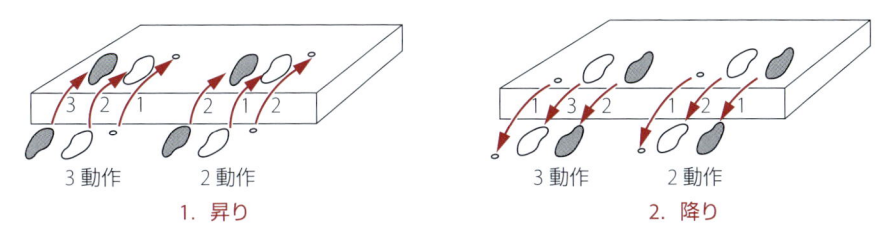

図4-150　1本杖による台昇降訓練(左片麻痺患者の場合)

これはすべてのものの基本となる足の運びで，3動作で昇るときは杖健患サイクル(1)で，降りるときは杖患健サイクル(2)でするのが安全でやりやすい．しかし必ずしもこれにこだわることなく，麻痺脚に膝屈曲位で体重を支持する能力のある場合は患者のやりやすいものでしてよい．

内転歩行(はさみ歩行)の傾向のある患者は，一般に台を降りるとき患脚を先に降ろすと内転が強く現れ，降りることが困難になる．もし麻痺脚に膝屈曲位で体重を支持する筋力がある場合は，杖健患サイクルで台を降りるとよい．

参照)．手すりの高さは1本杖と同じ高さにする．昇降時は杖を手すりの上に載せて一緒に握る．手すりを使った昇降が安全にできるようになれば，次には杖のみで訓練する．

昇りは，杖(または健手)→健側下肢→麻痺側下肢，降りは杖→麻痺側下肢→健側下肢の順で，3動作を基準として行う(図4-152)．図4-152 1, 2は基本的な昇降のパターンであり，この方法を習得させる．下肢機能の問題や恐怖心などで前昇り・前降りができない場合は，図4-152 3, 4の横昇り・横降りを指導する．降りる際に階段から転落するような恐怖心をもつ患者に対しては，図4-152 5のように後降りを教えるが，実用的ではないため恐怖心を取り除いて前降りを指導するほうがよい．その際にはセラピストは患者よりも一段下(患者の前方で麻痺側)に位置し，片脚は一段下，他方の脚は二段下に置き，患者が前のめりになっても支えられるよう準備をしておく．昇りに際しては同様に麻痺側の一段下に位置して，声を掛けながら安心感を与えるようにする．

麻痺側下肢が上段に残っても段鼻につま先が引っかからずに降ろせる場合は，図4-152 6のように杖→健側下肢→麻痺側下肢の順で降りてもよい．最終的には交互に下肢を踏み出して昇降ができるように指導する．訓練用階段がないときは，高さの違う台を合わせて平行棒内で訓練してもよい．

(5) 椅子起座動作訓練

訓練用腰かけ台を使い，最初は肋木を握って高

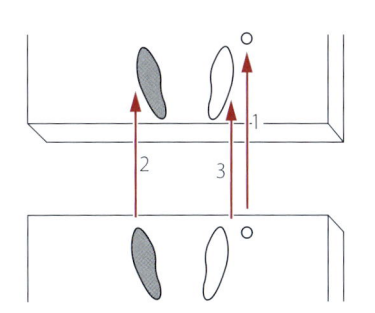

図4-151　1本杖による溝またぎ(左片麻痺患者の場合)

い台から次第に低い台に腰かけて立ち上がりを繰り返す．低くなると図4-153のように台に手をついて座り，立ち上がりの際にも手をついて行う．この動作は車椅子への移乗にも応用できる．

b. 松葉杖による応用歩行訓練

ここでは対麻痺患者を対象に，KAFOを装着した状態での4点歩行として説明する．

(1) 斜面歩行訓練

右杖→左脚→左杖→右脚の順で歩く．昇りは杖が前方にあるため，平地のときよりも高くなって腋窩あてで腋窩を突き上げるようになる．突き上げを避けるために，杖の接地位置の横幅を広くとる．脚は常に後型を保ち，バランスを安定させる．降りの際には逆に杖は体幹に近づけ，幅も狭くして安定性を確保し，脚は常に後型を保つ(図4-154)．セラピストは患者の不安定な側に立ち，昇りは後方に，降りは前方に位置して安全を確保する．

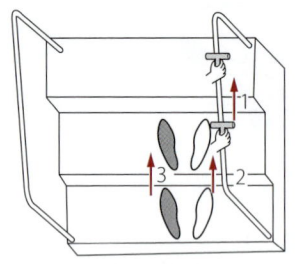

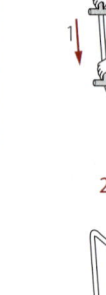

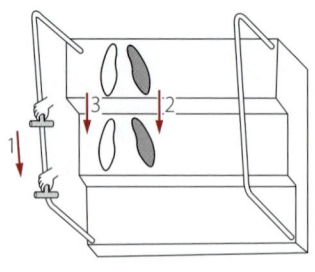

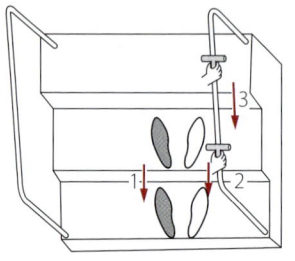

1. 前昇り（杖健患サイクル）
2. 前降り（杖患健サイクル）
3. 横昇り（杖健患サイクル）
4. 横降り（患健杖サイクル）
5. 後降り（患健杖サイクル）
   初期に行うと，恐怖心をとり除いてよい．
6. 変則降り（杖健患サイクル）
   普通は杖患健サイクルで降りるが，下肢内転筋の痙直がつよく，下降に際しはさみ歩行となり，健脚の邪魔をするときは，麻痺脚に筋力があり膝屈曲で体重を支持することができるときに限り，この杖健患サイクルで降りる．

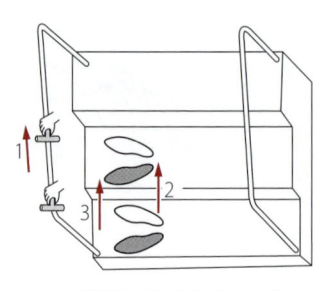

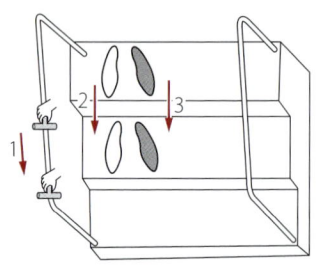

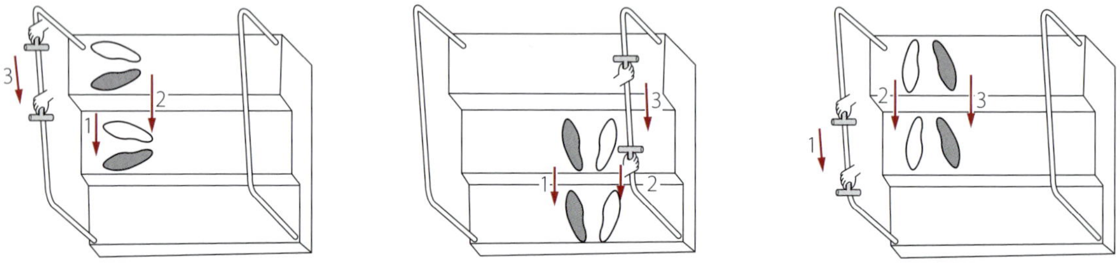

図 4-152　階段昇降訓練（左片麻痺患者の場合）

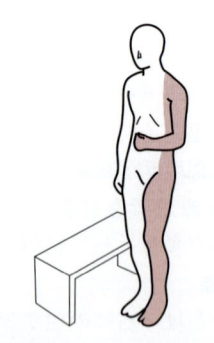

基本姿勢
健脚を椅子に近づけて立つ．

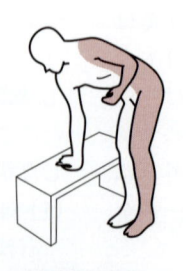

①健手を腰板の上に置く．

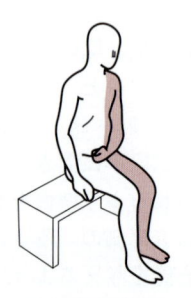

②身体全体を回しながら座る．

図 4-153　椅子起座動作訓練（左片麻痺患者の場合）

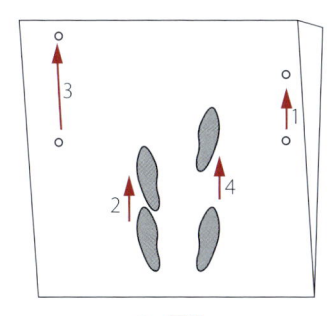

1. 昇り
左右松葉杖間距離を大きく広げる．松葉杖より先に足を出さないようにする(後型)．

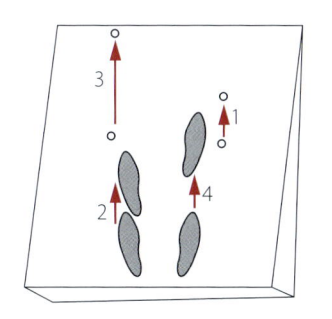

2. 降り
左右松葉杖間距離を小さく狭める．後型とする．

図 4-154　松葉杖による斜面歩行(対麻痺患者の場合，4 点歩行)

(2) 台昇降訓練

昇りでは，初期に指導する斜め前昇りとやや高度な正面からの前昇りがある．降りでは，初期に行う後降りや斜め前降り，やや高度な前降りがあり，下肢機能や安定性，杖の操作能力などを判断して方法を選ぶ(図 4-155)．斜面と違って台の高さに応じた杖の接地位置の調節が困難であるため，肘伸筋が強くて体幹を引き上げる能力が必要である．日常生活のなかで実用的に使われることはほとんどない．

(3) 溝またぎ訓練

初期には，杖→杖→脚→脚の変則的な4点歩行から開始する．脚を出す際に両杖で支えられることから安定性が高い．慣れてくれば右杖→左脚→左杖→右脚の4点歩行で行わせる(図 4-156)．歩行バランスのよい患者には，効率のよい小振り歩行や大振り歩行でまたぐように訓練させる．

(4) 階段昇降訓練

片麻痺患者のように片側だけの手すりや松葉杖のみを使った昇降は困難で，実用性はない．よって，片方で手すり，他方で2本の杖を持って訓練する．

昇りは手すりを利用して，手すりを支えている手を1段分上に出す→手すりと松葉杖を押しながら体を浮かせて大振りの方法で脚を上の段に上げる→松葉杖を上の段に上げる，という順序で行う．降りについては昇ったままで方向を変えず，杖→両下肢→手すりの順で後ろ向きに降りるパターンと，方向を変えて両下肢→杖→手すりの順で前向きに降りるパターンがある(図 4-157)．前向きに降りる際に，両下肢を最初に降ろすと松葉杖が上の段に残り，腋窩あてが腋窩を突き上げて杖を降ろしにくくなる場合は，杖→両下肢→手すりの順で行うとよい．

(5) 椅子起座動作訓練

松葉杖歩行が安定すると椅子への立ち座りの練習を行う．座る場合は，まず腰かけて殿部が座面から落ちないように安定させてから，KAFO の膝継手のロックを外して椅子座位をとる．立ち上がる際は逆の順序で行う．この動作は車椅子への移乗動作に応用できる．

H 移乗動作

ベッドから車椅子，車椅子から椅子やトイレなどへの移乗は，片麻痺患者や対麻痺患者に限らず，どのような疾患患者でも立位や歩行ができない場合は必須の動作である．

対麻痺患者にとっては，車椅子での移動は日常的で，その頻度は高く，車椅子への移乗は不可欠な動作になっている．ここでは片麻痺患者と対麻痺患者について，その訓練方法を述べる．

1 ベッドから車椅子への移乗動作訓練

a. 片麻痺患者の場合

患者はベッドで端坐位をとり，車椅子を患者の健脚の斜め前方 45°位で前向きにつける．ベッドに浅く腰掛け，健脚はやや引き気味に，麻痺脚は

292 第7章 座位・歩行訓練

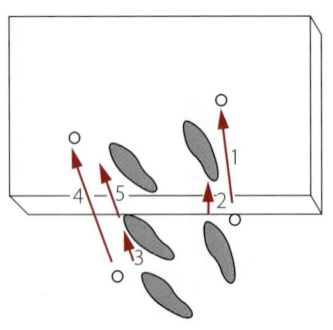

1. 斜め前昇り（細川）
主として大振りで昇れないものが初期に行う．この方法はひきずり歩行しているものもできる．

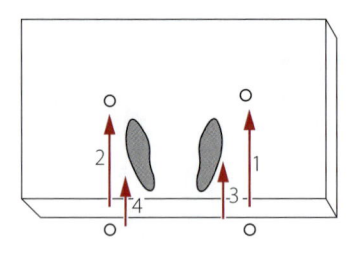

2. 前昇り（細川）
両下肢に多少の筋力があるものにさせる．まず松葉杖を台に乗せて足を1つずつ引きあげる．このほか大振りでもできる．

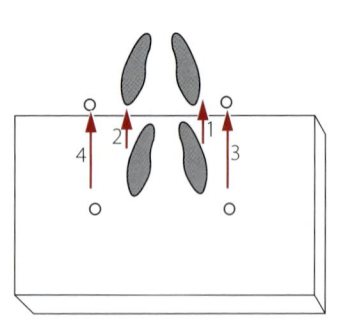

3. 後ろ降り（細川）
初期で台昇降に慣れないものによい．

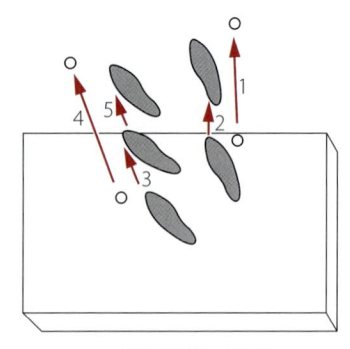

4. 斜め前降り（細川）
斜め前昇りと同様のものを行う．

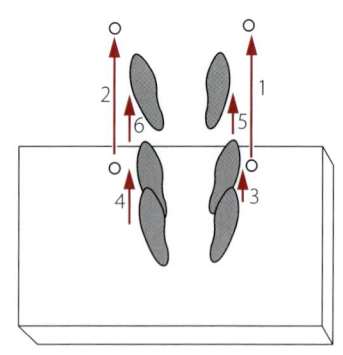

5. 前降り（Buchwald）
前昇りと同様のものを行う．このほか大振り，小振りでもできる．

図 4-155　松葉杖による台の昇降（対麻痺患者の場合）

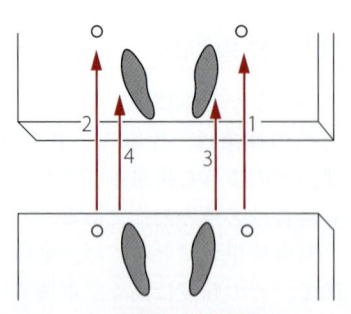

1. 初期に行う方法

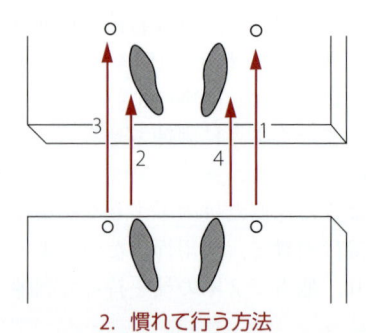

2. 慣れて行う方法
大振り，小振りでもできる．

図 4-156　松葉杖による溝またぎ（対麻痺患者の場合）

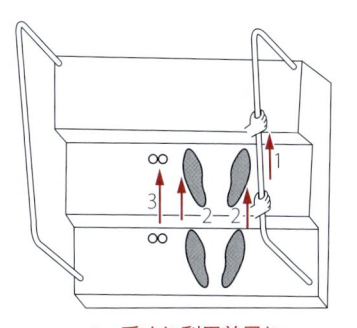

1. 手すり利用前昇り
松葉杖と手すりで体を浮かし大振りの形で昇る．

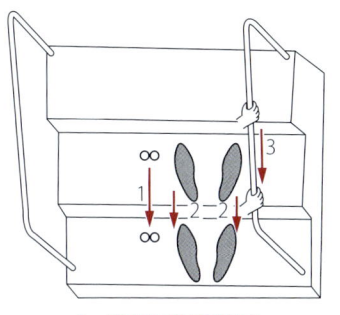

2. 手すり利用後降り

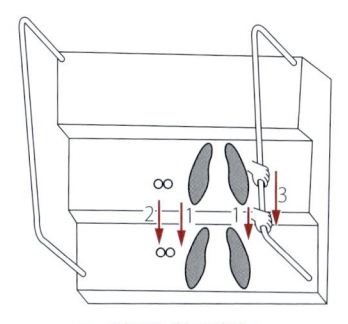

3. 手すり利用前降り

図4-157　手すりを利用した松葉杖による階段昇降（対麻痺患者の場合）

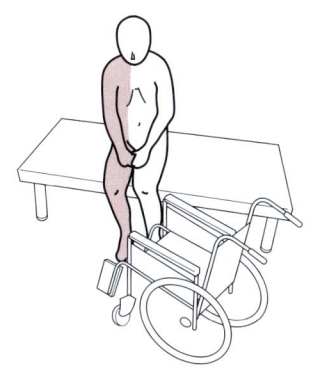

①健脚に車椅子を近づけ，ベッドに浅く腰かける．

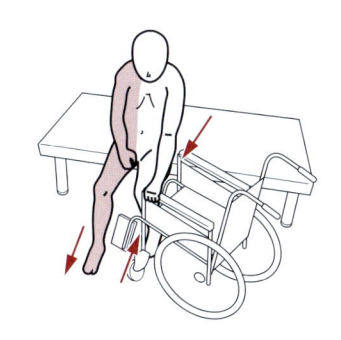

②健脚は後ろへ引き，麻痺脚は前へ出す．

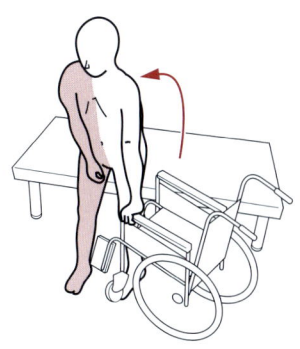

③遠いほうのアームサポートにつかまり，立ち上がる．

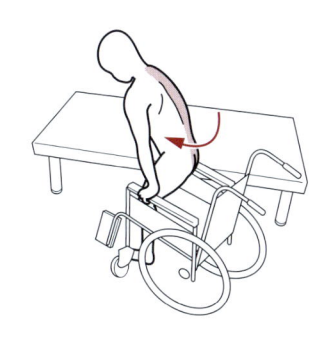

④健脚を軸に体を回転させる．

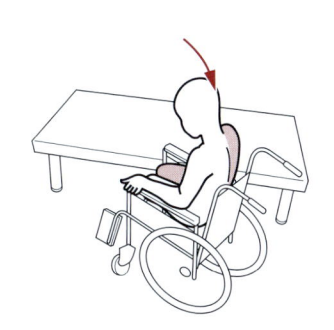

⑤おじぎをするようにゆっくりと腰を降ろす．

図4-158　ベッドから車椅子への移乗動作（右片麻痺患者の場合）

やや前に出した姿勢をとらせる→健側上肢は遠いほうのアームサポートを握り，健脚に体重を掛け，やや前かがみになりながら立ち上がる→健脚を軸にして体を健側へ回旋させて座る（図4-158）．

立ち上がりや回旋の際にバランスを崩しやすいので，セラピストは麻痺側に位置して安全を維持する．不安定な場合は，患者の腰部ベルトを握っ

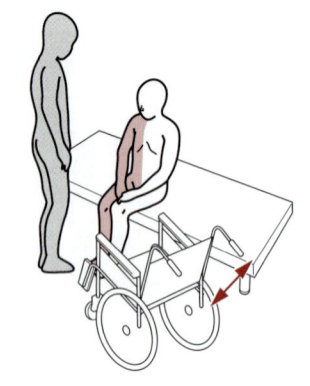

①セラピストは患者の麻痺側に立つ．ベッドと車椅子の間は30～45°あける．

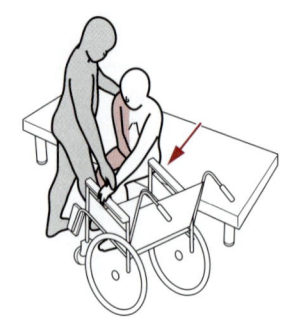

②患者は遠いほうの車椅子のアームサポートにつかまる．

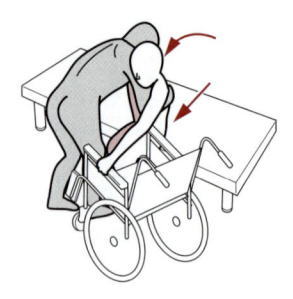

③患者は体を軽く前に傾ける．

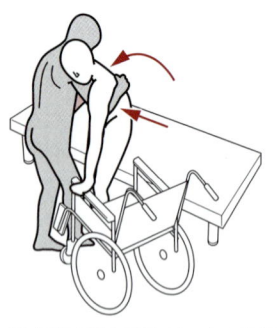

④患者は腰を浮かせ，セラピストは患者を引き起こす．

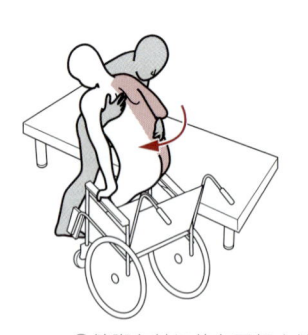

⑤健脚を軸に体を回転させる．

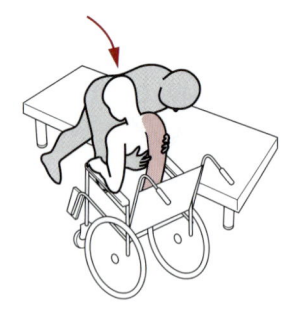

⑥患者は上体を前に傾け，ゆっくりと腰を降ろしていく．

図4-159　ベッドから車椅子への移乗の介助（右片麻痺患者の場合）

て介助する．体を回旋させながら座るとアームサポートで殿部を打ったり，回旋が不十分であったり不安定になりやすい．殿部がシートに対して中央で正対したことを確認して座らせる．

　車椅子からベッドに移る場合は，健脚側をベッド側につける→アームサポートを支えにしてベッドからの立ち上がり方法と同様に行う→健側上肢をベッドについて，体を回旋させて座らせる．注意点はベッドから車椅子への移乗の場合と同様である．

　ベッドから車椅子への移乗の介助方法を図4-159に，車椅子からベッドへの移乗の介助を図4-160に示す．

b. 対麻痺患者の場合

　片麻痺患者と違って，立ち上がってからの移乗はできないため，後ろ向き移乗か側方移乗のいずれかを用いる．

(1) 後ろ向き移乗

　車椅子をベッドに直角につける→患者はベッド上で長座位をとる→殿部を車椅子のほうに向けて，上肢でプッシュアップしながら殿部を浮かせて後方に移動する→シートに乗り移り，両下肢をフットサポートに乗せる（図4-161）．

　患者は移動中に後方へ倒れることがあるので，セラピストは後方から安全を確保する．殿部が浮かないときには，腰部ベルトを持って介助をする．シートに移るときに車椅子が後方にずれることもあるので，車椅子の固定にも気を配り，患者がベッドと車椅子の間にはまり込まないように注意する．

　車椅子からベッドへの移乗については，ベッドから車椅子への移乗と逆の順序で行う．移乗動作

3 体幹・下肢　295

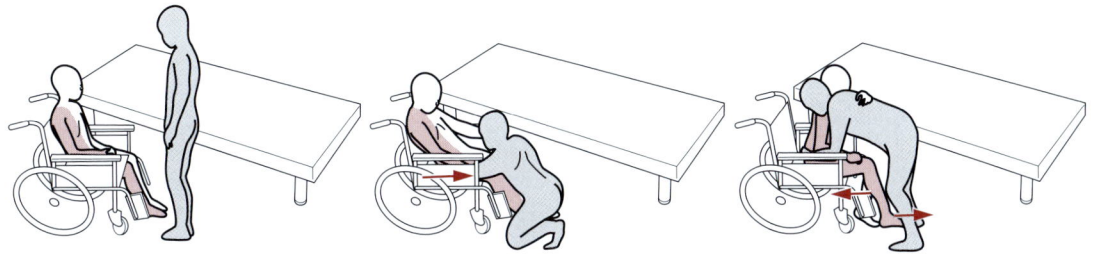

①セラピストは麻痺側に立つ.

②患者は殿部を前にずらし，車椅子に浅く腰かける.

③健脚は後ろへ引き，麻痺脚は前へ出す．セラピストは患者の前方に近づき，膝を曲げて重心をできるだけ低くする.

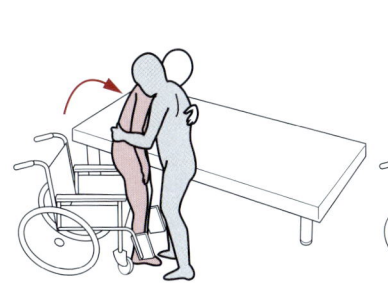

④患者とセラピストは膝を伸ばしながら一緒に立ち上がる.

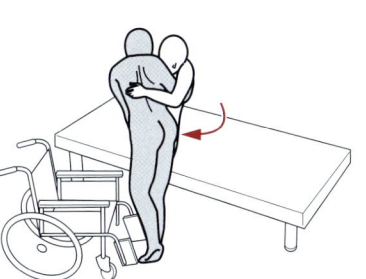

⑤健脚を軸に体を回転させる.

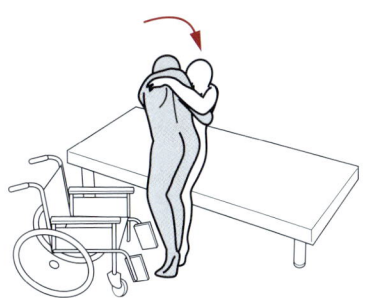

⑥セラピストがバランスをとりながら，患者は上体を前に傾け，ゆっくりと腰を下ろす.

図 4-160　車椅子からベッドへの移乗の介助（右片麻痺患者の場合）

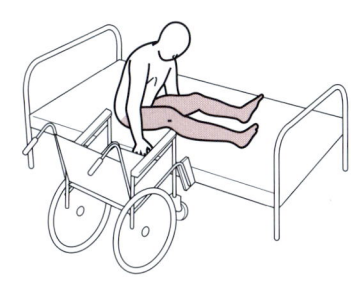

①車椅子を前方からベッドに直角につける．ベッドと車椅子のシートは同じ高さにする.

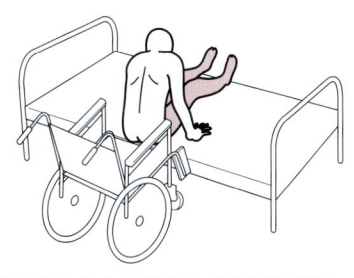

②長座位のまま殿部を車椅子のほうに向ける.

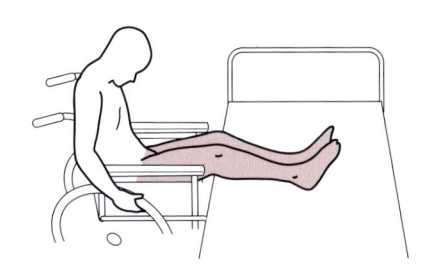

③上肢で支えて殿部を浮かせて，そのまま後ろに移動し，車椅子に座る.

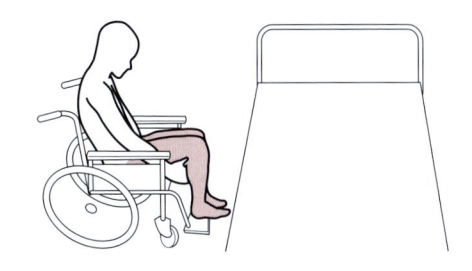

④両下肢をフットサポートに乗せる.

図 4-161　ベッドから車椅子への後ろ向き移乗動作（対麻痺，上肢機能残存の四肢麻痺患者の場合）

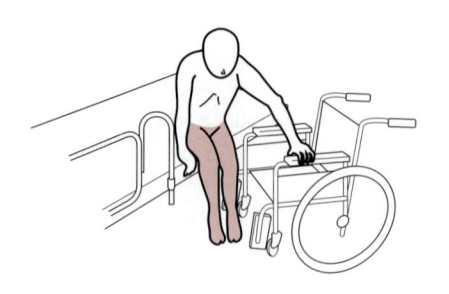

①ベッドに端坐位をとる．片手はベッド，他方はアームサポートを握る．

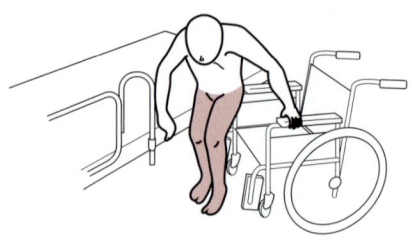

②プッシュアップをしながら殿部を浮かせる．

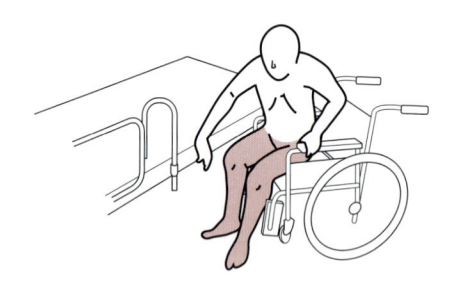

③体を回旋させながらシートに座る．

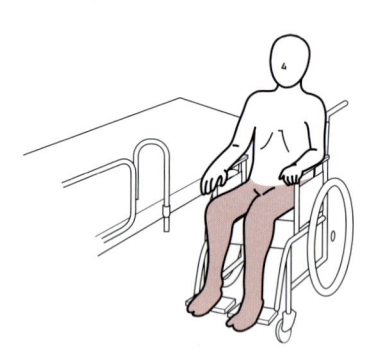

④両脚をフットサポートに乗せる．

図 4-162　側方からのベッドから車椅子への移乗動作（対麻痺患者の場合）

では殿部や踵をベッドで擦り，皮膚が損傷することがあるので，終了後は必ず直接皮膚のチェックを行う．

(2) 側方移乗

　下肢で支持できる患者は，この方法で移乗が可能である．また下肢の支持ができなくても，上肢で殿部を十分に浮かせることができれば，この方法での移乗が可能である．

　車椅子をベッドと平行～30°位の位置でベッドにつけ，患者はベッドに端坐位をとる→片手をベッドにおき，他方はアームサポートを握って体を回旋させながらシートに座る→両下肢をフットサポートに乗せる（図 4-162）．

　この方法は殿部や踵を擦ることがなく，皮膚の損傷はおこりにくい利点がある．しかし，殿部を十分に浮かせなければならないのでバランスを崩しやすく，後方移乗に比べると危険性が高い．また手前のアームサポートを取り外せば，車椅子をベッドに密着させて真横からの移乗ができる．殿部を十分に浮かすことができない患者には有効な方法である．

　車椅子からベッドへの移乗は，図 4-162 の逆の順序で行う．

　あるいは図 4-161, 162 の方法で移乗ができない場合は，トランスファーボード（スライディングボード）などを用いる．この際，ボードとの摩擦による殿部の皮膚損傷などに注意する．

2　車椅子からトイレへの移乗動作訓練

　トイレの使用は，日常生活のなかでも最も重要な項目であり，患者は最後まで独力で実行したいと考えている動作である．極論すると人間の尊厳を守るためには必須の動作といえる．

a. 片麻痺患者のトイレへの移乗

　車椅子からトイレへの移乗については，車椅子からベッドへの移乗方法（図 4-158 の逆の順序）と同様に行う．歩行可能な患者は，椅子への椅子起座動作と同様の方法（図 4-153）で行う．

b. 対麻痺患者のトイレへの移乗

　トイレへの前方からの移乗と，側方からの移乗

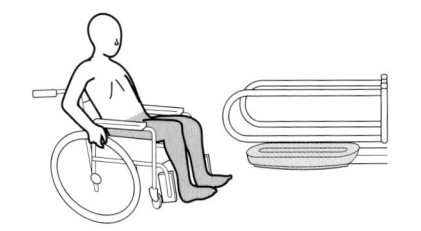

①トイレに向かって前向きに車椅子をつける．

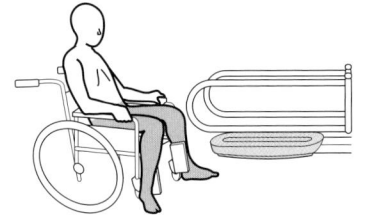

②フットサポートを起こし，両脚をフットサポートの外に出す．

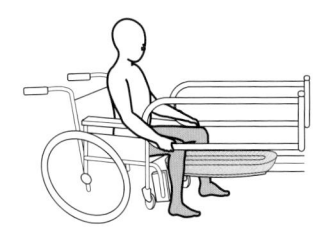

③両手で手すりを持って，殿部を前に出す．

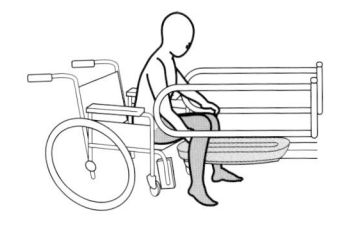

④左手で手すりをつかみ，右手で膝を持ち上げて右脚を前に移動する．

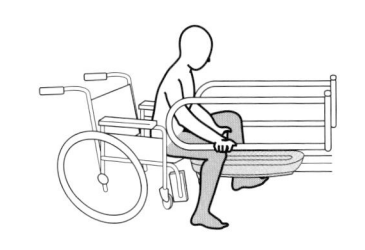

⑤右手で手すりをつかみ，左手で膝を持ち上げて左脚を前に移動する．

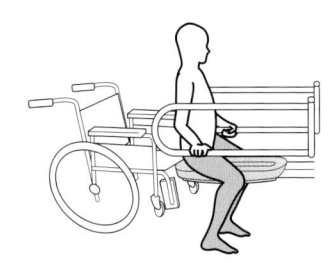

⑥両手で手すりをつかみ，殿部を前に移動させ，脚の位置を直して姿勢を安定させる．

図4-163　車椅子からトイレへの前方からの移乗動作(対麻痺患者の場合)
④⑤の順序はどちらが先でもよい．

の方法について説明する．

(1) トイレへの前方からの移乗

車椅子をトイレ便座に対して正面からつける→フットサポートを挙げ，両下肢をフットサポートの外に降ろす→便座に近づき，両手でトイレの手すりを持って殿部を前に出す→一方の手で手すりをつかみ，他方の手で同側の下肢を持ち上げて前に出す→同じ方法で反対側の下肢を前に出す→両手で手すりを保持し，殿部を前に移動させて便座の上に座り，両脚の位置を直して姿勢を安定させる(図4-163)．

シートから便座に移るときには殿部を擦ったり，シートと便座の間に殿部が落ち込んだりしないようにプッシュアップをさせる．

便座から車椅子に戻る際は，逆の順序で行う．

(2) トイレへの側方からの移乗

プッシュアップが十分にでき，体幹のバランスが保てる患者ではこの方法も可能である．

トイレの便座の斜め前30〜45°に車椅子をつける→便座とアームサポートに手をかけて，プッシュアップをしながら殿部を前にずらす→トイレの手すりとアームサポートをつかんで殿部を横にずらす→手の位置をかえて便座に座る→殿部と脚の位置を直して姿勢を整える(図4-164)．車椅子に戻るときは逆の順序で行う．シートから便座に殿部を移すときにバランスを崩しやすいため，セラピストは後方に位置し，安全性を確保する．

3 床から車椅子への移乗動作訓練

日常生活では床から車椅子への移乗が必要であるが，その対象となるのは脊髄損傷者が多い(第10部第3章参照)．移乗には，肘伸展と骨盤挙上が不可欠であり，損傷高位によって移乗の可能性は異なるが，条件を整えれば可能性が増加することもある．図4-165に代表的な移乗方法を記載する．上肢の筋力が弱い場合は，移乗用昇降台(トランスファーステップ，二段・三段式)を使用すると容易になるが，狭い場所では使用できない難点もある．

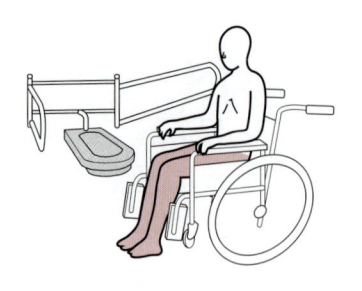

①トイレの斜め 30〜45°の位置に車椅子をつける．ブレーキをかけ，フットサポートを上げて脚を降ろす．

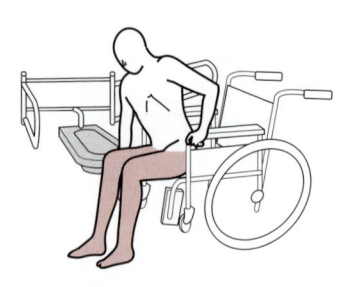

②便器とアームサポートに手をかけて，殿部を前にずらす．

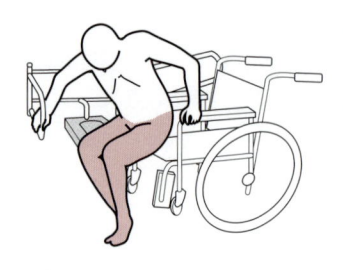

③トイレの手すりとアームサポートをつかんで殿部を横にずらす．

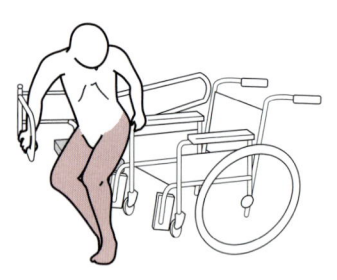

④手の位置をかえて便座に座る．

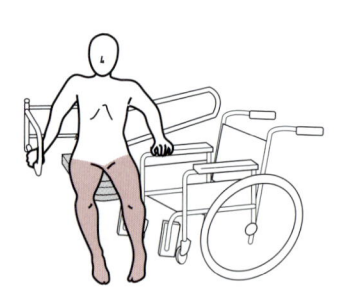

⑤殿部，脚の位置を直して姿勢を整える．

図 4-164 車椅子からトイレへの側方からの移乗動作（対麻痺患者の場合）

I 車椅子での段差の昇降

片麻痺患者は，車椅子を使って独力で段差を昇降することはないが，両上肢の機能がよく，車椅子使用が必須の脊髄損傷の場合は，日常生活のなかで屋内・屋外で1段程度の段差は車椅子で昇降することが求められる．車椅子での段差昇降について説明する．

1 介助による車椅子での段差昇降

初期にはセラピストが介助して，1段の段差昇降を指導する．段差の昇りは，車椅子を段差に直角に向ける→セラピストはティッピングレバーを踏んでキャスタを浮かす→そのまま前進し，キャスタを段上に乗せ，駆動輪を蹴上げに密着させる→セラピストはグリップを押し，駆動輪を回転させながら車椅子を段上に上げる（図 4-166）．そこで，脊髄損傷の場合は駆動輪を上げるときに患者はハンドリムを持ってセラピストと一緒に駆動輪を回転させ，車椅子を上げるように努力する．セラピストは駆動輪を持ち上げたり，駆動輪が蹴上げから離れたりしないように注意する．

段差を降りる場合は，昇りと逆の順序で行うが，駆動輪は蹴上げに密着させながら回転させて降ろす．決して持ち上げながら降ろしてはいけない．キャスタは段差の踏面にフットサポートが当たらないところまでバックしてから降ろす（図 4-167）．後ろ向きの降段なので，患者は恐怖感が強い．セラピストは随時声かけをしながら恐怖心を除くように努める．

2 脊髄損傷患者の車椅子での段差昇降

介助のもと段差を上がる訓練と並行して，独力でキャスタを浮かせる訓練を行う．

キャスタを浮かせ，そのままで車椅子を前・後進，回転などの操作ができるようになると，介助なしで図 4-166 と同じ方法で段差を昇ることができる．具体的には，キャスタを段上に降ろすと

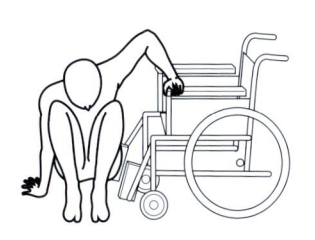

①車椅子の前方に横向きに座って，車椅子に近いほうの手をアームサポートに，他方の手は床につく．両膝は立てておく．

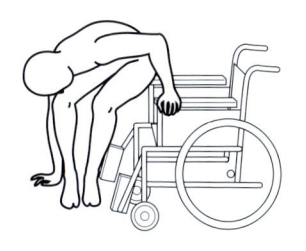

②両肘伸展させながら骨盤を上に挙げ，体を回旋させつつシートに殿部を乗せる．

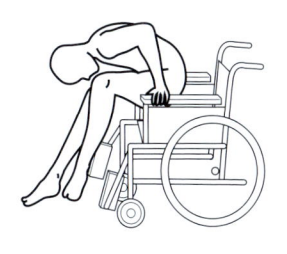

③殿部がシートに乗ったら，すぐに床の手はアームサポートに移す．

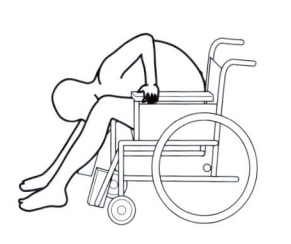

④殿部をシートの奥まで移す．

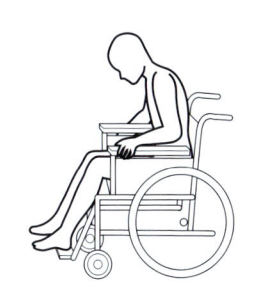

⑤両上肢を伸展させて座位を保つ．フットサポートを倒し両下肢を乗せる．

図 4-165　床から車椅子への移乗動作

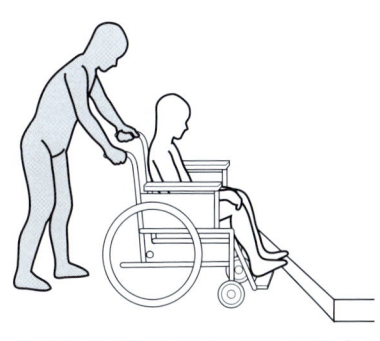

①車椅子を段差に対して直角に近づける．

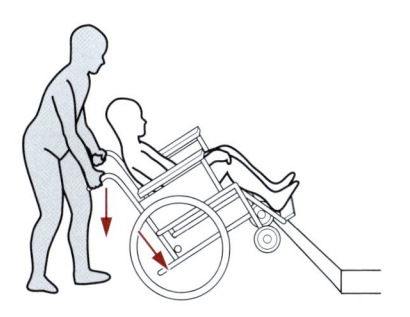

②セラピストはティッピングレバーを踏んでキャスタを浮かす．

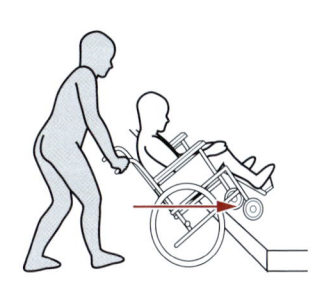

③キャスタを段上に乗せる．

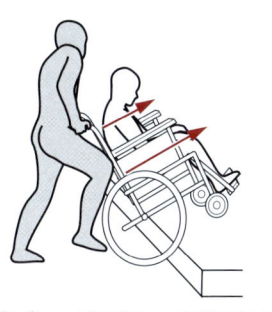

④グリップを押し，車椅子を上げる．

図 4-166　車椅子での段差昇り

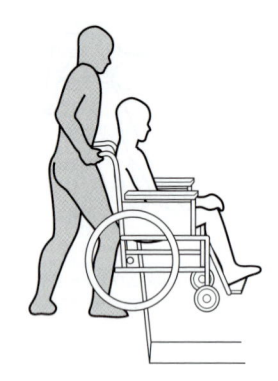

① 車椅子を後ろ向きに段差に直角に向ける．

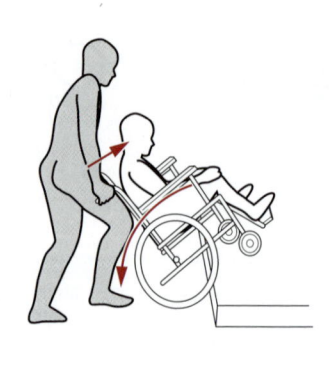

② 駆動輪からまっすぐに降ろす．セラピストは下がってくる車椅子を受け止めるようにして降ろす．

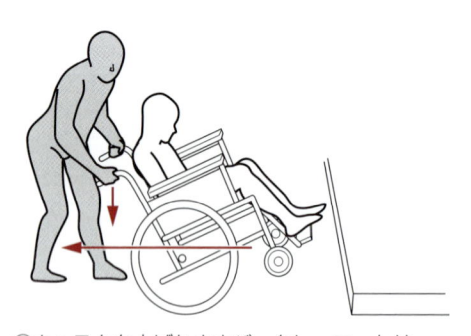

③ キャスタを上げたままバックし，フットサポートが段差の踏面に当たらないところまでさがる．

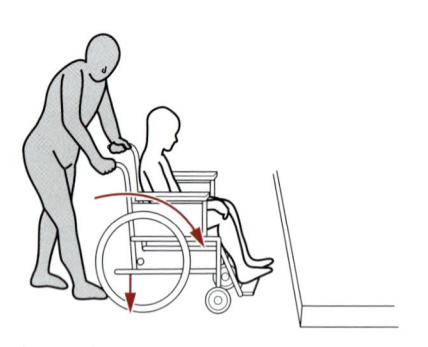

④ セラピストはティッピングレバーを踏みながらキャスタをゆっくりと降ろす．

図4-167　車椅子での段差降り

同時に駆動輪で段差を昇るようにする．このタイミングがずれると，駆動に大きな力を必要とし昇れないことも多い．段差の高さが駆動輪の半径未満であれば昇りが可能であるが，それ以上になると困難である．

段差を降りる場合は，車椅子は前向きにしてキャスタを浮かせ，その姿勢を維持したまま駆動輪のみで降りる．降りる際は衝撃があるので，衝撃を小さくするには駆動輪をゆっくり降ろすことが必要である．また，接地時には車椅子は前方に回旋するため，キャスタが早く強く接地すると患者が前方に飛び出す危険がある．安全のために，駆動輪を蹴上げに密着させたまま，ゆっくり降りるようにし，接地すると同時に後方に回転させて蹴上げから離れないように操作する．

セラピストは前方に立って患者が飛び出しても支えられるように準備する．患者には車椅子が後方に倒れたときに後頭部を床で強打しないよう，頭部を前屈するように指導する．

■ 参考文献
- 細川忠義：一本杖による歩行回復訓練．労災理療技術2(2)，1960
- 服部一郎，細川忠義，他：内科領域の運動障害に対するリハビリテーションの実際（Ⅲ），片麻痺（起立，歩行，歩行応用動作訓練，下肢補装具）．内科13(1)，1964
- 服部一郎，細川忠義，他：片麻痺の歩行について．老年病8(4)：211-218，1964
- 服部一郎，細川忠義：図説脳卒中のリハビリテーション―家庭での処置から病院での訓練まで，第2版．医学書院，1978
- 細川忠義：片麻痺患者の日常生活動作訓練．理学療法と作業療法5(6)：526-532，1971
- Hirschberg GG, Lewis L, et al : Rehabilitation, A Manual for the Care of the Disabled and Elderly. JB Lippincott, Philadelphia, 1964
- Lawton EB : Activities of Daily living for Physical Rehabilitation. McGraw-Hill, New York, 1963

- US Department of Health, Education and Welfare : Up and Around, US Government Printing Office, 1964
- Buchwald E : Physical Rehabilitation for Daily Living. McGraw-Hill, New York, 1952
- Cicenia EF, Hoberman M : Crutches and Crutch management. Am J Phys Med（3616）: 359-384, 1957
- 宮畑虎彦, 高木公三郎：身体運動学. 学芸出版社, 1957
- Huddleston OL : Therapeutic Exercises-Kinesiotherapy. F.A. Davis, Philadelphia, 1961
- 中村隆一（編）：中枢神経疾患の理学療法—姿勢・運動異常とその治療. 医歯薬出版, 1977
- Hirschberg GG : The use of stand-up and step-up exercises in rehabilitation. Clin Orthop 12 : 30-46, 1958
- Hirschberg GG, Brand G, et al : Energy cost of stand-up exercises in normal and hemiplegic subjects. Am J Phys Med 43（2）: 43-45, 1964
- 細川忠義：脳血管障害片麻痺患者いざり動作について. 長尾病院十五周年記念論文集
- 三好正堂, Williams K, et al：片麻痺の治療に関するセミナー. St. Mary Hospital, San Francisco, 1981
- 三好正堂：カリフォルニア州リハ施設見学報告を中心に. 第18回福岡内科リハビリ同好会, 1981
- 中山彰一：片麻痺の運動療法テキスト. 第10回福岡内科リハビリ同好会, 1979
- 中山彰一：片麻痺下肢の運動療法テキスト. 第11回福岡内科リハビリ同好会, 1979
- 中山彰一：脳卒中の理学療法. 第3回脳卒中リハビリテーション研修会テキスト（厚生省療養所課主催, 国立療養所福岡東病院担当）, 1980
- 脳卒中治療ガイドライン2009. 日本脳卒中学会ホームページ. http://www.jsts.gr.jp/jss08.html accessed 2013.3.11
- 日本理学療法士協会編：高齢者の「起き上がり」「立ち上がり」能力と自己効率を高めるケアに関する調査研究事業報告, 2005
- 先端医療講座, リハビリテーション講座第14-23回, 動作介助の仕方シリーズ（1-10）. 八日会ホームページ. http://www.fujimoto.or.jp/tip-medicine/accessed 2013.3.11
- 中澤和徳：職場復帰を目指した脳卒中患者におけるセルフエクササイズ. 理学療法 25（2）: 428-434, 2008
- 各診療科のご案内, リハビリテーション科. 国立病院機構東佐賀病院ホームページ. http://www.hosp.go.jp/~eastsaga/shinryoka/09_rehabil.htm accessed 2013.3.11
- ベッドから車いすへの移動. 長野県立総合リハビリテーションセンターホームページ. http://www.pref.nagano.lg.jp/xsyakai/reha/nurse/ns_trans_wc.htm accessed 2013.3.11
- 児童・生徒のための 車いす体験指導の手びき. 相模原社会福祉協議会ホームページ, 8-11, 2006. http://www.sagamiharashishakyo.or.jp/kiki/documents/kurumaisu.pdf accessed 2013.3.11

第 8 章

ADL 訓練

　人は足で歩き，手でさまざまな道具を使い，日常のさまざまな生活行動を行っている．足と手の機能はその目的遂行のため進化・発達してきた．また，人を取り巻く生活環境は，その人の機能にあわせて創造・変化してきたといえる．そのため，なんらかの原因で人本来の機能が障害された場合，日常の生活にさまざまな不都合（障害）を生じる．この不都合さの解決がリハビリの目標となる．

1 日常生活活動（ADL）の概念

　日本リハビリテーション医学会は，1976年ADL（activities of daily living）の概念として「ADLとは，ひとりの人間が独立して生活するために行う基本的なしかも各人ともに共通に毎日繰り返される一連の身体的動作群をいう．この動作群は，食事，排泄等の目的をもった各作業（目的動作）に分類され，各作業はさらにその目的を実施するための細目動作に分類される．リハビリテーションの過程や，ゴール決定にあたって，これらの動作は健常者と量的，質的に比較され記録される」とし，さらに5項目について註を記しているが，その註3で「ADLの範囲は家庭における身のまわりの動作（self care）を意味し，広義のADLと考えられる応用動作（交通機関の利用・家事動作など）は生活関連活動 activities parallel to daily living（APDL）というべきである．ADL評価の内容には前職業的あるいは職業的動作能力は含まないものとする」としている[1]．これらの概念は，1956年米国のLowton EBらの「ADLは住む国や生活習慣の違いを越えて本来人間的な諸活動のすべてを含むが，リハビリ医学で言うADLは通常の1日を過ごすのに必要な基礎的な活動に限る」という内容をふまえている[2]．

　このことから従来治療的リハビリとしてのADL訓練の範囲は，身のまわり動作の獲得に主眼が置かれていることが多かった．しかし現在，急性期，回復期，維持期（生活期）など施設の機能分化が行われ，家庭復帰を目指したリハビリ体系が進められている．特に高齢者リハビリにおいては，単に食事・排泄・入浴などの身のまわりの動作獲得訓練のみでは，家庭復帰どころか施設生活もおぼつかない．回復期リハビリ病棟において洗濯機を設置したりアイロンがけをしたりなど，家事動作の獲得，いわゆる手段的日常生活活動 instrumental activities of daily living（IADL）などより，応用的な活動も含めて実生活に則した指導が行われている．ADLに対する捉え方の解釈にあわせて，ADLは従来「日常生活動作」と訳され用いられている経緯があるが，現在は「動作」と「活動」の両者が使用されるようになってきた．本書では，ADLの多彩な状況をより反映する用語として「活動」を用いることにする．

2 ADLの分類

　人の日々の生活行動には非常に多くの活動があるが，基本となる項目に大きな差はない．もし違いがあるとするならば，国，地域，民族，文化，性，年齢，個人の習慣，などにより生じるさまざまな生活様式からくるものである．

　わが国では，矢谷によるADLの分類が一般的に用いられている（第6部第4章図6-30参照）．

A ADL

　日常生活における基本的な行動は，寝る，寝返

る，起き上がる，座る，立ち上がる，立つ，歩くなど姿勢や起居，移動動作などの動作が中心となるものと，食事，排泄，入浴(衛生)，更衣，整容などの身のまわりの動作や活動に大別される．

基本的ADLの範囲は，食事，排泄，入浴，更衣，整容，起居，移動動作，などである．

B APDL

広義のADLと考えられる応用的動作(交通機関の利用・家事動作など)は，APDLといわれる．

それがどの範囲までを含むのかは，諸家により幾分異なる．

C IADL

APDLとほとんど同意語的に使用されているものにIADLがある．これはLowton MPら[3]が1969年に提案したもので，電話使用，買い物，食事の準備，家事，洗濯，乗物の利用，服薬管理，家計管理，などの動作が含まれる．一般にADLよりも応用的あるいは社会的活動であり，病院に入院中や施設に入所している場合には行わない活動が含まれる．IADLで特徴的なこととしては，前述した国や地域，性，年齢，文化など生活様式によって異なることも注目しておかなければならない．APDLという表現は，リハビリ医学関係者に限られて使用される傾向がある．IADLについては，高齢者アセスメント表などに採用されたので，保健福祉関係者に幅広く使用されるようになった．IADLあるいはAPDLの評価や訓練・指導を行うことにより，基本的ADLのみではとらえられなかった状況を把握することができ，家庭や地域でのより自立した生活につながるであろう．

3 生活領域の階層性

日々の生活活動は環境に対する人間の働きかけであり，その活動が対象となる生活領域は次の5層に分類される(図4-168，表4-18)．

当然，人の生活は第1層から第2層へ，第2層から第3層へ，さらには第4層，第5層へと加層

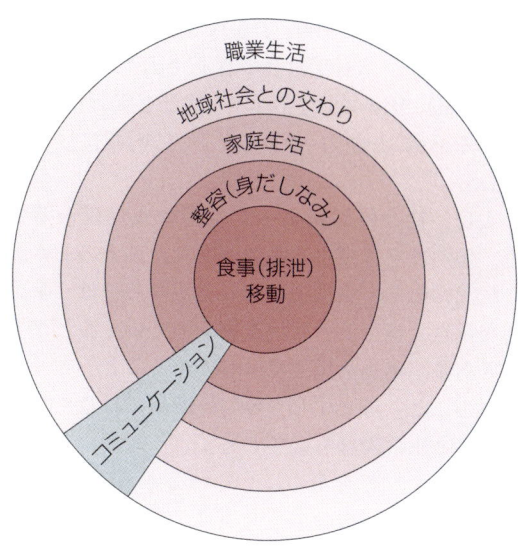

図4-168 生活領域の階層性

表4-18 生活領域

1. 第1層：生命を維持するための活動
   食事動作，排泄動作(衛生動作)，起居・移動動作
2. 第2層：第三者(対人)を意識する活動(身だしなみ)
   整容動作，更衣動作，など
3. 第3層：家庭を意識する活動(APDL範囲)
   家事動作，育児，買い物，など
4. 第4層：地域を意識する活動
   町内，校区活動，など
5. 第5層：社会を意識する活動
   学校，職場，団体活動，など

されるに従い遠心的に拡大していく．同じ活動(行為)でも，各層で使用する道具・器具や方法が異なる場合も少なくない．また，移動手段や伝達手段なども変化することになる．

4 できるADLとしているADL

世界保健機関(WHO)は，1980年に国際疾病分類の補助分類として「国際障害分類(ICIDH)」を発表し，その障害概念として，機能障害impairment，能力障害disability，社会的不利handicapの3つの視点で分類した．以来リハビリ医学において，障害概念として幅広く認知されてきた．しかし機能障害によって絶対的に社会の不利が生じるかといえば，そうとはいえない．

こうしたなか，2001年5月ICIDHの改定版として，ICFがWHO総会で採択された（第1部第3章参照）．ICFでは「活動」の状況を実行状況（している活動）と能力（できる活動）に明確に区別している．

人は，社会経験によって生活様式が異なるため，個別性を考慮する必要があり，個人のおかれた状況に応じた生活機能を考えるためには，多面的な視点で実生活の状況を確かめていくことが重要である．実生活場面では「できること」と「していること」は必ずしも等しい関係ではなく，機能障害と生活障害も必ずしもイコールではない．

実生活で，できるのにしていないADLが生じる理由として，次のような項目があげられる．
①実用的でないからしない（時間がかかる，危険性がある）
②できるがさせてもらえない（過保護，①とも関係あり）
③物理的環境によってできない（不適切な，あるいは不備な環境整備）
④必要ないからしない（生活活動上必要ない）
⑤したくないからしない（意欲低下）

5 ADL指導のポイント

A 運動療法とADL訓練

理学療法における運動療法では，関節可動域（ROM）回復（維持）訓練や筋力強化訓練のような訓練の対象や目的が個別的な治療的療法 therapeutic therapy と，単なる運動 movement ではなく動作 motion として機能的統合が必要な機能統合的療法 functional integration therapy とがある．ADL訓練に関しても，前述のように起居動作（寝返り，起き上がり，立ち上がり，など）やベッドから車椅子へのトランスファー（移乗動作）などのように動き自体が中心となるADL訓練と，身のまわり動作（食事，排泄，入浴，更衣，整容）のように動きに加えて対象や目的が多様高等化するADL訓練の2つに大別される．脊髄損傷患者に行われるプッシュアップ動作やトランスファー動作などは，上肢の筋力強化訓練であると同時に，目標が明確で複合的なADL訓練である．

B ADL習得のための調整と統合

ADL訓練は動作の実践にほかならないが，各動作の実施にあたって，動作を構成する必要機能のみならず，環境やライフスタイル（あるいは好み）など多面的な評価が必要となる．評価によって見出された問題点に対して，個々のプログラム，たとえばROM改善，筋力強化など個別的に実施されるのは当然であるが，個々の動きを機能として連続して統合させ，動作の習得をはかることも少なくない．その例としてベッド上での起き上がりなどは，頭部，体幹の柔軟性（特に体幹の捻れ），上肢の支持性，さらに一連の流れが必要となる．

また，起き上がり動作のように重心が縦に移動するような場合，最初から臥位から座位という起き上がる方法を指導するよりも，転倒に対する恐怖心を除くため，まず最終姿勢である座位姿勢（多くは長座位姿勢）を介助して行う．座位でのバランス訓練から行い，頭部・体幹のアラインメントの獲得，手を床のどこにつけばいいか，そのタイミングなどを指導することにより，座位から臥位への方法も習得され，起き上がり動作が不安なく実施できる．この場合，ベッドの広さや固さも大きく影響してくる．

C 介助と代償

障害の種類，程度によっては，機能の回復を望めない場合は必然的に介助や代償が必要となる．訓練初期においては全介助にて行われることが多いが，動作が可能になるにつれ介助の程度を減らし，常に患者自身の力を最大限に発揮させるように介助は最小限にとどめるようにする．

また，1つの動作においてもいくつかの部分から構成されており，そのなかのできない部分を中心に指導すればよい．しかし，能力的に限界が確認された場合は，すぐに目標を変え，障害に合わせて必要かつ適切な道具や機器を選択しなければならない．この場合，患者の生活目標，環境，介助者との関係，などが大きく関与してくる．

脊髄損傷における残存レベルに対応した，ADLの機械的代償と補完機能を示す（図4-

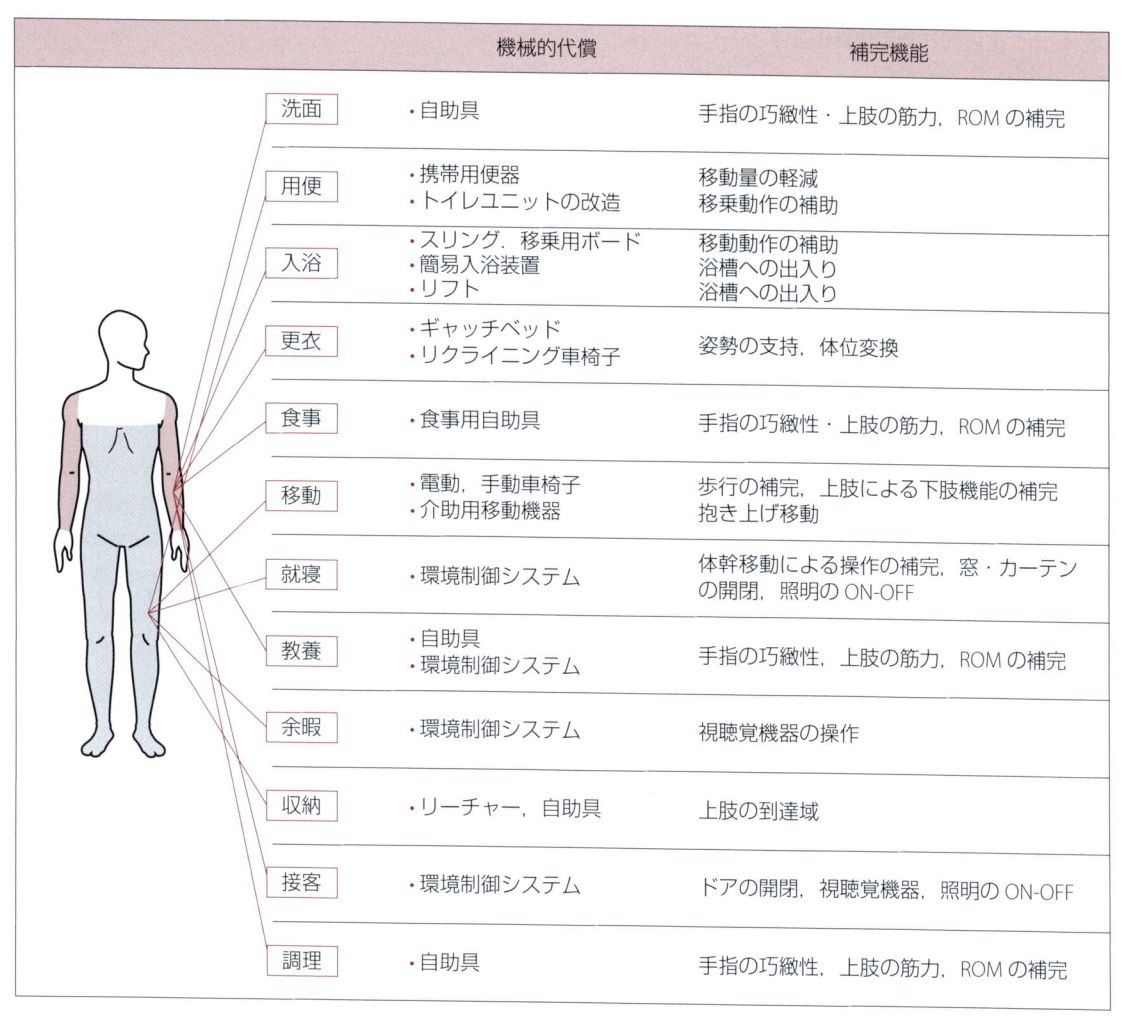

	機械的代償	補完機能
洗面	・自助具	手指の巧緻性・上肢の筋力，ROM の補完
用便	・携帯用便器 ・トイレユニットの改造	移動量の軽減 移乗動作の補助
入浴	・スリング，移乗用ボード ・簡易入浴装置 ・リフト	移動動作の補助 浴槽への出入り 浴槽への出入り
更衣	・ギャッチベッド ・リクライニング車椅子	姿勢の支持，体位変換
食事	・食事用自助具	手指の巧緻性・上肢の筋力，ROM の補完
移動	・電動，手動車椅子 ・介助用移動機器	歩行の補完，上肢による下肢機能の補完 抱き上げ移動
就寝	・環境制御システム	体幹移動による操作の補完，窓・カーテンの開閉，照明の ON-OFF
教養	・自助具 ・環境制御システム	手指の巧緻性，上肢の筋力，ROM の補完
余暇	・環境制御システム	視聴覚機器の操作
収納	・リーチャー，自助具	上肢の到達域
接客	・環境制御システム	ドアの開閉，視聴覚機器，照明の ON-OFF
調理	・自助具	手指の巧緻性，上肢の筋力，ROM の補完

図 4-169　ADL の機械的代償と補完機能

〔古賀唯夫，青木幹太，他：身体障害者の為の生活環境系の設計研究—昭和 55 年度研究報告．p6, 総合せき損センター医用工学研究室，1981 より引用〕

169)[4)]．頸髄損傷による四肢麻痺患者などに対しては，早期より積極的に自助具の使用や代償機能による獲得を指導するが，障害受容が十分にされていない患者に機器の導入をすすめることで精神的な衝撃を与えることも少なくない．車椅子を使用することにより，もう自分の足で歩けなくなった，障害の回復や改善が見込めない，と思う患者は多い．治療の一過程として用いるものなのか，機能の補完・代償として永久的に用いるものなのか，その使用目的，功罪などを説明する必要がある．車椅子や歩行用装具をはじめとする補装具や代償的な機器の導入を行うときは，提供時の患者（家族を含む）に対する十分な説明と提供後のフォローアップが重要となる．必要なものは使い続けられるが，意味なく与えられたものは使用されなくなる．

D　ADL 訓練の実践

1　ADL における上肢と下肢の重要度の違い

ADL において，上肢と下肢のいずれがより重要な役割を果たすかは，その状況に応じて，また障害部位と程度によって流動的であって決定しが

表4-19 上肢機能実用性評価基準(服部,細川,和才)

		左	右(利き手)
廃用手	完全廃用手	自動的はもちろん,他動的にも指による物の固定不能 机上に置かれた手を下に押しつけることは不能 ただし上腕・前腕と体幹で物を固定できてもよい	
	準補助手	握りこんだ指を他動的に開いて物を握らせることができる 机上の物に他動的に指をひっかけてやれば,手前に引き腹との間で固定できる 自分の力で,また健側の手で机上に置かれた手を下に押しつけることができる(押す力は僅少でよい)	
	補助手	実用手ではないが自分の力で指を使って物をつかみ,固定し,はなせる	
	実用手	食事のとき注意を集中しなくても茶碗を正しく(こぼさないで)持てる	食事のスプーン,フォーク・箸をほぼ正常に使える 読める程度の字が書ける

たい.

　まず下肢を例にとると,片麻痺でのADLの自立には下肢,つまり歩行能力が決定権をもち,自立歩行なくしてADLの自立はないといえる.しかし片麻痺の一部においては,自立歩行ができなくても車椅子の片手片足駆動で移動能力を獲得しADLが自立する例外もある.これに反し対麻痺の場合,両上肢は健在で車椅子によって移動すれば,限られた環境にはなるがADLは自立しスポーツも楽しむことができる.いずれにせよADLの自立をはかるためにはまず基本動作(起居・移動動作)の獲得が重要となり,それには独立した移動動作を獲得することが前提条件となる.下肢の運動機能と歩行能力獲得について,服部の片麻痺歩行回復予測テストがあげられる(第1部第2章表1-5参照).

　続いて,上肢の機能は2つに大別できる.1つは重機クレーンの先端アタッチメント(圧砕具・切断具・つかみ具)のように器物を把持し,また器物に接触する機能で,これが指の役割である.もう1つは,その把持・接触を受けもつ指を必要な空間のあらゆる位置に自在に運ぶクレーンの腕(アーム)のような移動機能である.前腕と上腕という軸は肩関節(方向づけ),肘(長さの調節),前腕(方向の調整),手(方向の微調整)で目的物に近づき,また離れる.上肢の機能の中心は精密な動きをする指にある.手指機能について多くの解析がなされているが,分類の目標をADLにおき,手と対象物との相互関係を定量的に分析されている長尾[5]の手指動作の機能レベル分類がわかりやすい.

　ADL訓練という立場からみると,急性期において下肢は起立・歩行訓練をベッドサイドあるいはリハビリ室の平行棒中でセラピストの指導のもとで実施する.しかし,上肢は下肢と違ってリハビリ室に行かなくても,ベッドサイドで自分のまわりのあらゆる手に関する動作(食事をする,顔を拭く,物をつかむ)が実施でき,特にセラピストの指導を受けなくてもできるようになる種目もある.上肢の訓練は,障害が強い初期の時期からいきなり最終段階のADL訓練ができる.言いかえれば,作業療法では急性期からベッドサイドで実践に基づいたADL指導がされなければならない.

　上肢の中心である手指は,精密な機能をもつ反面,中枢性障害の場合,回復の程度は少なく,下肢に比較して訓練効果が小さいとされている.さらに上肢は利き手と非利き手に分かれているものの,ADLにおいて両手動作を絶対必要とするものは少なく,一側障害では残った片手や道具の使用でかなりの動作が代償できる.

　服部らが九州労災病院での臨床経験から,上肢の実用性を示す簡単な表現として"廃用手,準補助手,補助手,実用手"の3段階に分類し,使用し始めた(表4-19).従来の廃用手のなかに準補助手ともいうべきものがあり,自助具が不要になることがある.運動麻痺のみならずあらゆる障害に利用でき,現在でも広く利用されている.

2 自助具　self help device

原[6]は，自助具について「自助具とは，一時的あるいは永久的にしろ，身体に障害をもったものが，その失われた機能を補っていろいろな動作を可能ならしめ，自立独行できるように助ける考案・工夫をいう」と定義している．下肢では下肢用装具とスプリント，義足，上肢では義手，上肢用装具とスプリント，自助具とで，失われた機能を補うと考えればよい．また，自助具は単なる道具にとどまらず，動作の工夫や環境の改善，つまり環境制御システム environmental control system（ECS）などを含めた家屋の改造から，障害をもった人たちが生活しやすい町づくり，都市計画までも包括するものとして捉えることが必要である．そのほとんどが上肢の機能にかかわる活動におけるものが多いが，現在は便利用品として，障害のあるなしに関係することなく日常的に用いられるようになっている（自助具の詳細については第6部第4章，第8部第5章参照）．

3 把持固定と左利き用道具

a. 把持固定

ADLのなかで両手動作でないとできないもの（紐・ネクタイ・帯を結ぶ，缶詰を開ける，野菜を切る，など）もあるが，そのほかはほとんど片手動作または別の方法で解決できる．両手動作のなかで非利き手の役割は，利き手が何かするときに物を把持固定する働きである．また片手動作とは，この把持固定を別の方法ですることにほかならない．

把持固定には2つあり，軽い把持固定とは把持することが主で，たとえば練歯磨チューブの蓋の開閉時にチューブを握るときなど，補助手，準補助手でも可能なことがある．しかし缶詰を開けるとか固くしまった瓶の蓋を開けるなどは，強い固定が必要となり，補助手，準補助手では難しい．

その対応策を以下に示す．

(1) 把持固定の省略

一見，両手動作のような「茶碗を持ってごはんを食べる」や「鍋から煮物を箸で皿に移す」などは，茶碗や鍋を下に置くことで解決される．

(2) 文鎮・重しでの固定

書字または絵のときに利用する．

(3) 把持固定と動作を片手で同時にする

片手で瓶の蓋を開ける，など（第6部第4章図6-47参照）．

(4) 廃用手（準補助手）による固定

表4-19に示したように，廃用手のなかに準補助手と呼ぶべき把持固定できるものがある．この程度のわずかの半自動的・半他動的な運動でも固定に役立ち，従来工夫されてきた多くの自助具がほとんど不要となる．

b. 左利き用道具

利き手交代して左手で料理や裁縫するとき，多くの日常生活用品が右利き用にできているので難渋することも少なくない．しかし最近ではホームセンターや量販店などに行けば，日常用品から文具，スポーツ日常用品にいたるさまざまな左利き用品も並べてある．これらを積極的に利用すれば違和感もなく能率的であり，受け入れもよくなる（図4-170）．

4 ADLと環境整備

ADLは日々の生活にかかわる．環境が整備されたリハビリ室の広いマット上で寝返りや起き上がり動作が可能となっても，病室の狭い，柔らかいベッド上では，できないことも少なくない．ましてや自宅に戻れば，環境が大きく異なることになる．いかに訓練で上達しても，それが日常生活で実践できなければ役に立たない．

たとえば食事動作において，病院と自宅とでテーブルの高さが異なってくる場合もある．肘の屈伸，手指の把持機能が残されていても，実際にスプーンを持ち，皿を固定し，茶碗を持ちあげ，ご飯の粘り気に難渋したり汁をこぼしたりすることなく食事が可能か，実際にことをしてみなければ不明である．さらに座位姿勢をどのくらいの時間維持できるか，いわゆる座位力も重要となる．

したがってADL訓練はセラピストをはじめ，看護師など関係スタッフが各実践場面に立ち会い，目的動作を実行するための移動を含め繰り返しチェックすることが必要であり，自宅の訪問調査は複数で行うことがのぞましい．

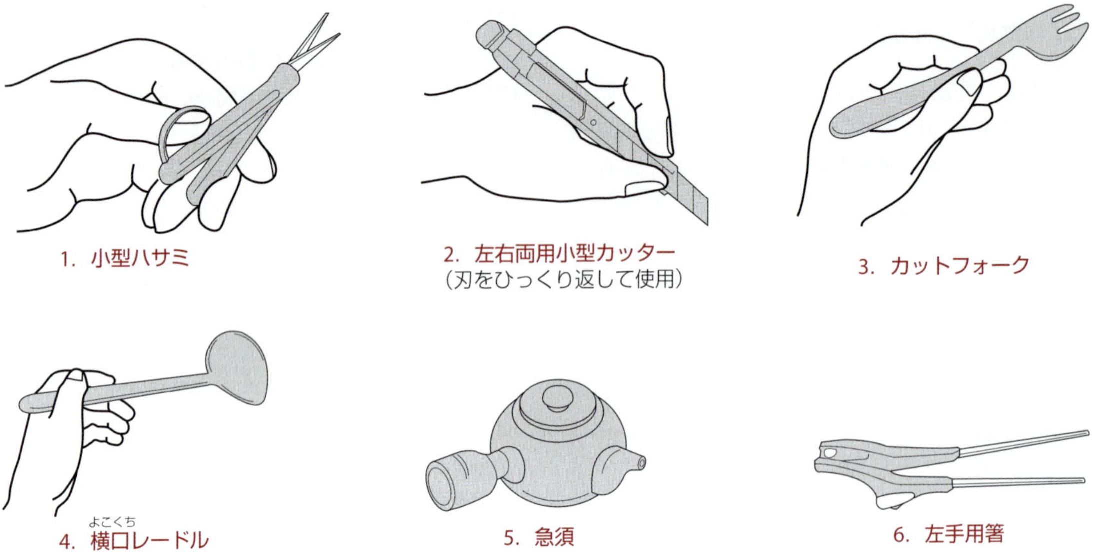

1. 小型ハサミ　　2. 左右両用小型カッター（刃をひっくり返して使用）　　3. カットフォーク

4. 横口レードル　　5. 急須　　6. 左手用箸

図 4-170　市販されている左利き用品

5 ADL 訓練における注意

　ADL 訓練における一般的注意を示す.
①上肢の一側障害，なかでも指の把持固定能力の障害は，ADL に支障をきたす．上肢の切断，外傷による挫滅，片麻痺，腕神経叢麻痺などで廃用手，補助手になる見込みのときは片手動作訓練を，さらにそれが利き手のときは利き手交換訓練を行う.
②軽症片麻痺，特に利き手麻痺では，利き手に未練をもち，利き手交換訓練に踏み切れない．就労復帰を控えた若年者の場合は，訓練の重点を障害手におくか健常手におくか，できるだけ早く決定し納得させ開始する．高齢者の場合は，両方の訓練を並行して行い様子を見てもよい．服部は臨床的経験から，片麻痺上肢の回復予測として基準を示している(第1部第2章表 1-4 参照).
③すべて患者に定期的に ADL テストをして，できない動作を見つけ，それに対して徹底的に訓練を行う．発病後かなり日時が経っていても，大事な動作ができないことがある．
④上肢に関する ADL は，できるだけ早期からベッドサイドで始める．そのためには機能的プリントのほかにあらゆる自助具などを活用して，いかに障害が重度でもなんとかして自力で動作ができるようにする．二木[7]は，脳卒中後片麻痺において尿意，起座，食事の3項目が可能になる時期によって，将来の歩行能力を予測し，早期からのリハビリの実施が重要であることを強調した.
⑤非回復性末梢神経麻痺で症状固定しているものの，ADL には今まで禁じられていた代償運動をむしろ極力利用させる．たとえば津山[9]によると，以下のように代償筋を強化することで患肢の運動がある程度可能となる.
1) 正中神経麻痺や第6頸髄節残存のとき，母指対立運動ができないが，母指内転筋による外側つまみ lateral pinch で代償する．片麻痺でも外側つまみはよく利用される.
2) 三角筋麻痺のとき，上腕二頭筋・棘上筋による代償
3) 上腕二頭筋麻痺のとき，腕橈骨筋による代償
4) 僧帽筋麻痺のとき，菱形筋・肩甲挙筋・前鋸筋などの強化により，患肢や肩甲骨の運動の代償
5) 大腿四頭筋麻痺のとき，大殿筋・足底屈筋による起立・歩行の安定性の増大

表 4-20　代償運動 (大塚)

動作筋		運動	正確な運動	代償筋	代償運動
上肢	三角筋 前部線維	肩関節 90°屈曲 (前挙)	掌面を下方に向け上肢を挙上する.	上腕二頭筋	上肢を外旋した状態で屈曲 (前挙).
	三角筋 中部線維	肩関節 90°外転	掌面を下方に向け上肢を外転する.	上腕二頭筋 上腕三頭筋 (長頭) 体幹側屈筋	上肢を外旋した状態で外転. 上肢を内旋し, 後方伸展しながら外転する. 体幹を側屈すると外転したようにみえる.
	上腕二頭筋	肘関節屈曲	前腕を回外位にして屈曲する.	腕橈骨筋 円回内筋 上腕筋 手根屈筋群	前腕を回内, 回外中間位で屈曲. 運動の途中で前腕が回内する. 前腕回内位で屈曲. 手関節を強く掌屈することによる.
	上腕三頭筋	肘関節伸展	前腕を回外位にして伸展する.	手根伸筋群 総指伸筋	手関節を強く背屈することによる. 手根伸展による代償.
手指	浅指屈筋	PIP 屈曲	MP 伸展位, DIP 伸展位で屈曲	深指屈筋 手根屈筋群	全指関節屈曲. 手関節を強く背屈することによる.
	背側骨間筋	手指の外転	MP 伸展位で平面上で外転	手指伸筋	MP 過伸展により外転したようになる.
下肢	腸骨筋	股関節屈曲	下肢を垂直面に屈曲する.	縫工筋 大腿筋膜張筋	大腿の外旋, 外転が伴う. 大腿の内旋, 外転が伴う.
	大殿筋	股関節伸展	垂直面上において下肢を伸展, 膝関節は屈曲位におく.	体幹伸展筋 腰方形筋 広背筋	腰椎を後方に伸展し, 重心を移動 (後方へ) させることによる. 骨盤を持ち上げ, 膝屈筋で下肢を支えると股関節伸展が生じたようにみえる.
	中殿筋	股関節外転	下肢は内・外旋中間位で前額面での運動	股関節屈筋群 体幹側屈側	下肢を外旋しながら外転する. 骨盤を胸部のほうへ引き寄せる.
	ハムストリングス	膝関節屈曲	膝関節完全伸展位より屈曲垂直面上の運動	腓腹筋 股関節屈筋群 縫工筋	体重のかからないときに作用. 股関節屈曲により膝屈曲が生じる. 股関節屈曲, 外旋を伴う.
	大腿四頭筋	膝関節伸展	垂直面上において膝伸展	内・外旋筋 腓腹筋 大殿筋	股関節内旋・外旋を伴って伸展. 立位で足関節を固定するとき. 立位で足関節を固定するとき.
	前脛骨筋	足関節背屈と内反	足趾伸筋の働かない状態で背屈する.	長指伸筋 長母指伸筋 第三腓骨筋	足趾伸展を伴う. 母指を強く伸展しながら背屈外反を伴う.
	腓腹筋 ヒラメ筋	足関節底屈	前足部の屈曲がおこることなく踵骨のはっきりした動きがみられる.	後脛骨筋 長短腓骨筋 長指屈筋 長母指屈筋	前足部が後足部に対して底屈するが踵骨のはっきりした動きが認められない. 足趾の強い屈曲を伴う. 母指の屈曲を伴う.

〔大塚哲也:末梢神経損傷のリハビリテーション. 理療 2(2), 1972 より引用〕

また, 大塚[9]がまとめた表 4-20 を示す.

⑥理学療法, 作業療法で訓練した ADL が, 病棟, 家庭で実践されないと意味がない. しばしば, 訓練した寝返り・起き上がりなどの起居動作や, 車椅子の移乗動作は病棟や家庭では実行されない. 看護師, 家族, 介助者との密接な連携と協力が必要である.

⑦ADL 訓練は, 理学療法で行ってもよいし, 作

表4-21 箸とスプーン・フォーク・ナイフの機能比較

箸の機能	スプーン	フォーク	ナイフ
つまむ(挟む)			
切る		△	○
かきまぜる	○	○	
集める	○	○	○
ひろげる(開く)	○	○	○
のせる(運ぶ)	○	○	
刺す		○	

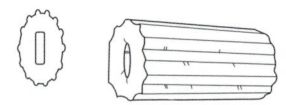

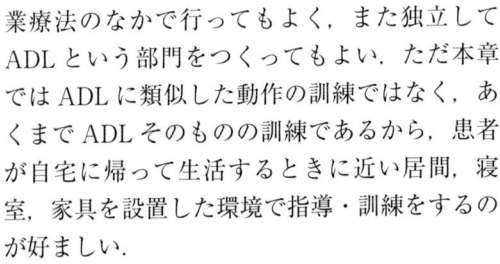

図4-171 スポンジで製作された柄
エチレンプロピレンゴム製で,スプーン,歯ブラシ,くし,など握りの太さや形状によって変更が可能である.

業療法のなかで行ってもよく,また独立してADLという部門をつくってもよい.ただ本章ではADLに類似した動作の訓練ではなく,あくまでADLそのものの訓練であるから,患者が自宅に帰って生活するときに近い居間,寝室,家具を設置した環境で指導・訓練をするのが好ましい.

⑧ADL,特に身のまわり動作に使用する用具をまとめて1つの箱(ADLボード)に配列し,整理しておくと便利である.

6 身のまわり動作指導の実際

食事,排泄,入浴,整容(洗面,歯磨き,整髪,化粧),更衣(衣服脱着),など人が生きていくうえで最も大切で基本となるADLについては,自立できるように努力しなければならない.

起居,移動に関するADL,つまり歩行はリハビリ室で座位,立位,歩行練習と一歩一歩積み上げていく.一方,上肢機能にかかわるADLは障害が重度でもそれに合った自助具,または代償的方法により実施できる可能性がある.複合基本動作としての系統的練習を経なくてもADLは実行できるようになる場合もある.それだけに発病早期からセラピストは,家族・看護師と協力して積極的に患者自身が訓練を行うように指導する必要がある.前述のように,高齢者で当然できる動作をまったくしないでいることが多く,無気力やあきらめ,うつ,アパシー,認知症のことがあるが,家族の過保護にも注意すべきである.

A 食事動作

和食の食事動作の基本は,テーブルの上の容器にもられた食物を利き手の箸でつまみ,時に箸先で食べ物の選別から細分化(煮魚の骨から身をほぐす,豆腐を細かくするなど)をはかり,口まで運ぶことと,お椀をかかえて汁を飲むことよりなる.つまり茶碗,お椀,皿をかかえて箸で食べ,飲み,かきこむときを除けば,完全な片手動作である.しかも両手で食べる場合も,行儀は悪いが机の上に置いた食器に口を近づければ,片手だけでも食べまたは飲むことができる.

外国料理,いわゆる洋食のときにはフォークとナイフを使うので両手動作となる.また貝,カニ,エビなどのように若干の日本料理も,左手で材料を握って右手で剥くなど両手動作が含まれる.しかしあらかじめ調理の段階で,切ったり剥いたりして出しておけば,これらも完全な片手動作ですむ.そうすると一側の手になんとかして箸,フォークなどを持つことができ,口にまで達すればよいことになる.特に箸は,その材質などによっても操作性は大きく影響される.

また利き手が障害された片麻痺では,利き手交換をはからなければならないし,把持機能を失っている四肢麻痺では,その代償や介助を工夫しなければならない.

障害に対応した食べ方と代表的な自助具を以下に紹介する.

1 箸が器用に使えないとき(箸の代用)

片麻痺,四肢麻痺,関節リウマチ,末梢神経障

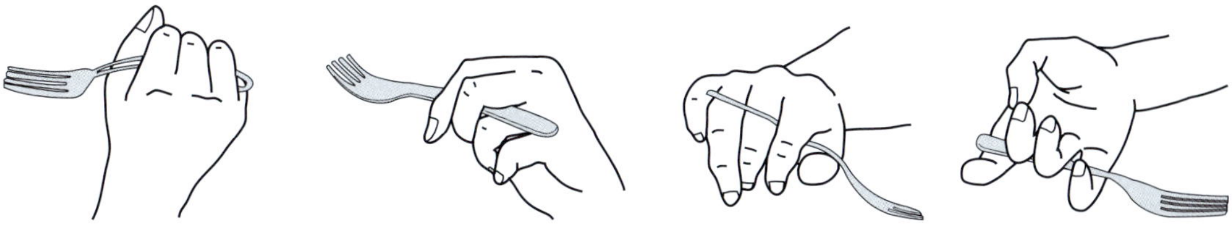

1. 示指・中指・環指の三指で把持し，柄の先を曲げて指から抜けないようにしておく．母指をテコのようにして使用する．
2. 示指・中指の二指で把持．
3. 示指のみで把持．柄の部分に握りに合わせて角度をつけるとよい．
4. 中指と環指を屈曲，その背側部に柄を通し示指と小指で固定する．

図 4-172　四肢麻痺でみられる特殊な把持(C6 残存レベル)

害，外傷，などで手指に障害があるために箸が使えないときは，スプーンとフォークが用いられる(表 4-21，第 8 部第 5 章図 8-191 参照)．

2 フォーク，先割れスプーン，ナイフの柄が握れないとき

前述のような障害で手指麻痺，拘縮の程度が強く，箸はもちろんフォーク，ナイフなどの柄がしっかりと握れないことが多い．この場合，多くのホルダーが工夫されているので，障害に応じて最も適したものを選べばよい．

a. 太柄ホルダー

柄を太くすると握りやすい．太さの異なるスポンジでつくられた握り部の柄が市販されている．また，包帯を厚く巻いたり粘土などで個人の形状にあわせて作製したりすることもできる(図 4-171)．

b. ポケット付きカフベルト

柄をまったく握ることができない場合は，手指または手掌に固定する．なんでも自由に差し込み交換できる差し換え式と，固定し交換できないものがある．また，手部の状態に合わせて 1 本のベルトで柄を固定できるものがある(第 8 部第 5 章図 8-192 参照)．

c. 腱固定作用の利用

四肢麻痺者が時にフォークを指の間に挟んで固定しているのを見ることがある．手関節背屈により指の屈曲がおこる腱固定作用 tendon action を利用したものである(図 8-192)．

d. 前腕ホルダー

手関節の弛緩麻痺で，しかも握ることができない場合は，カックアップスプリントに直接差し込むようにする(図 4-173)．

なお障害の程度によりスプーン，スポークなどの柄を前後，上下にひねって食物を刺しやすく，また口に届きやすい位置に調節させる．

3 フォーク，先割れスプーンが口に届かないとき

肩，肘の ROM 制限または麻痺により口に届かない場合は，次のように対応する．

a. もう少しで口に届くとき

肩，肘の ROM 制限のときに多い．柄を長くするとともに，スプーンと柄の角度を変える(第 8 部第 5 章図 8-191 参照)．

b. まったく口に届かないとき

肩，肘の完全麻痺，またこれに近い場合に多い．BFO(balanced forearm orthosis)を使う(図 4-174)．

4 コップや茶碗が持てないとき

茶，コーヒー，紅茶のようなものは卓上に置き，ストローで吸えば両手が不自由でも飲むことができる．コップは握れるが，麻痺，不随意運動や振戦でコップが揺れてこぼしやすいときは，蓋付きのものに孔をあけ，そこからストローを入れて吸う(図 4-175)．また，楽飲みを利用してもよい．

手指の筋力低下あるいは ROM 制限で，コップが確実に握れないときは，握り手のついた軽いプラスチック，アルミのコップを使う．握り手のないときはホルダーを使う(第 8 部第 5 章参照図 8-197～199)．

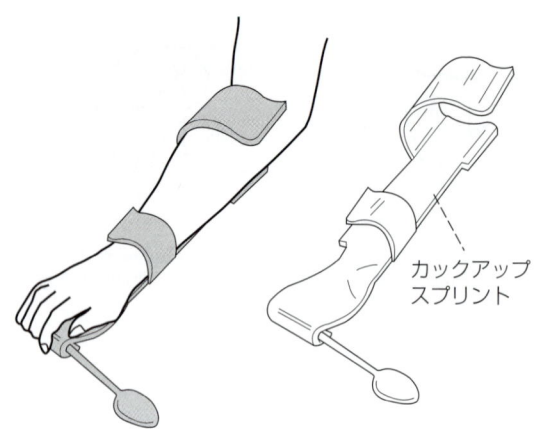

図4-173 前腕ホルダーに固定したスプーン

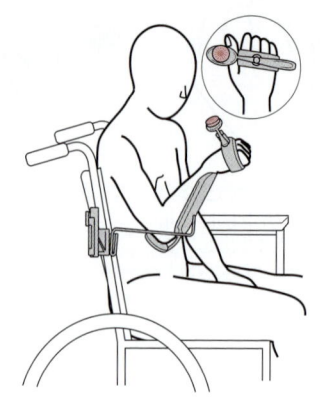

図4-174 BFOを利用した食事動作訓練

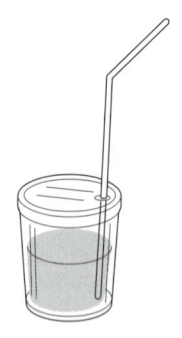

カックアップスプリント

1. プラスチックコップ
ふたに孔をあけて，角度のついた長いストローを差し込む．

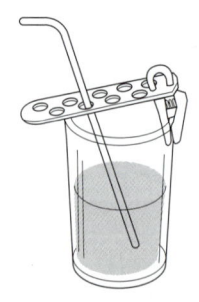

2. ストロー固定具
コップの縁に固定し，ストローが倒れないようにする．

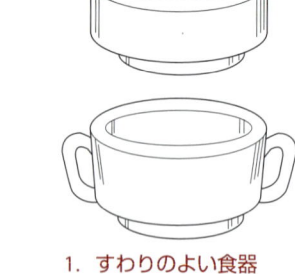

図4-175 持たずに飲むための道具

1. すわりのよい食器
米飯と副食物は陶器製で底（いとぞこ）が広く，縁が直角に立っていて，浅い，ありふれたものがよい．重さがあるので，押したくらいで倒れたり動いたりせず，きれいにスプーンですくうことができる．汁物には両側に把手のついたスープ皿がよい．

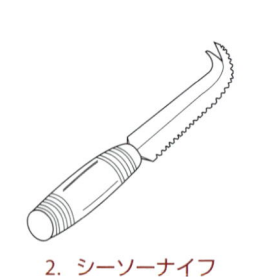

2. シーソーナイフ
肉はシーソーナイフでも普通のナイフでも，手前から切っていく．先は肉をつき刺してフォーク代わりになる．

図4-176 食器，食品の固定

5 食品，食器の固定

わが国の食事動作は前述のように箸でつまむ，フォークで刺す動作で十分であるから，ことさらに食器を固定することは不要である．ただ不随意運動がある不器用な上肢の場合は，食器をはめこむ穴あき食卓膳を使い，平皿は両面吸着盤でとどめるかノンスリップマットを敷く．片麻痺には坐りのよい食器で十分である（図4-176 1）．平たい皿の上で肉を切るときは，シーソーナイフを使用するとよい（図4-176 2）．パンにバターを塗る場合は，パンの滑り止め固定があれば便利である（第6部第4章図6-56参照）．

また固まったバター，蜂蜜，ジャムをフォークやナイフで取るときは，入れ物を確実に固定する工夫が必要である．あらかじめ少量を切り取って小皿に分けておくと便利である．浅い皿などに用いるフードガードは，日本食では必要性は少なく深皿で十分代用できる．

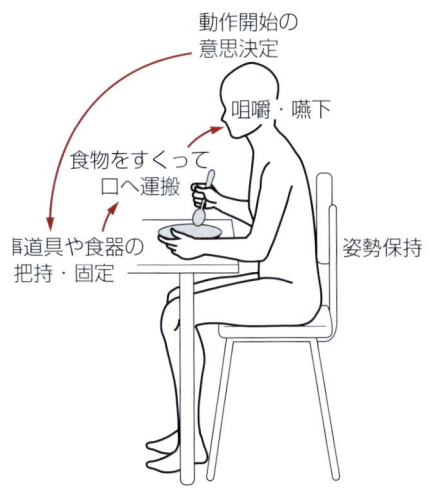

図 4-177 食事動作を構成する要素
〔田中尚文,園田 茂：食事動作.臨床リハ7(4)：426-433, 1998 より引用〕

6 食事動作における課題

リハビリの立場から食事をする行程を分析すると図4-177のように,食事動作を構成する要素として,食欲,動作開始の意思決定(認知),食事道具や食器の把持・固定,食物の口への運搬,開口,咀嚼・嚥下と続く.そのすべての動作を通して,食事姿勢(多くが座位である)の保持が必要となる[10].それぞれの詳細な身体機能分析は別に譲るが,リハビリ領域においてはまず動作時の姿勢保持の持久力,つまり座位力の獲得が重要な要素となる.これらの行程を通じ,どの程度の時間を必要とするか,どの程度の身体能力(体力)が必要になるか,これは食事をすると疲れるという虚弱高齢者にとっても重要な課題となる.

「日本人の生活時間」[11]によると,日本人の1日3食込みの平均食事総時間は,曜日や年齢,職種により多少異なるが,国民全体で平日が93分,土曜101分,日曜103分,男性より女性のほうが長い.ちなみに成人の平均で朝食時間が22分,昼食28分,夕食が38分と報告されている.

北九州市内の特別養護老人ホームにおいて,食事の全介助を受けている5人の入所者の夕食時間を筆者が調査した[12].食事は食堂で摂取することになるが,居室から食堂に来て配膳までの時間が平均25分(この間に食前の口腔ケアなどが行われる),食べ始めから食べ終わるまでの時間が50〜78分(平均約59分),介助者が食べ物を口に運んだ回数は72〜114回(平均92回)であった.食べ終わって食後の口腔ケアを実施,食堂を出て居室に戻るまで平均20分,夕食時間だけでも平均104分であった.入所者によっては2時間近くを要していた.当然,上肢の障害のみならず,嚥下障害等を有するがゆえの必要時間であるが,体力(座位力)の獲得が必要なことは歴然である.

B 排泄動作

排泄は,食事とともに生きるうえで基本的なものである.1日に数回必ずなされることであり,これが自立されていないと本人はもとより,介助者の肉体的,精神的負担ははかり知れない.

1 トイレの構造

排泄は起立,歩行動作が確実にできない限り,介助なしにはできない.特に和式トイレは最も難しい「かがみ動作」ができない限り困難で,身体障害者には最も苦手な肢位である.街中の公衆トイレなどでは,しゃがみ型の和式トイレがまだ多くあり難渋する.下肢障害では,軽度のものでない限り洋式トイレに改造することが第一である(車椅子から便座への移乗方法は第4部第7章図4-163, 164参照).

2 腰かけ便座と補高便座

和式トイレは,いわゆるしゃがみ型であり,しゃがみ,かがみ姿勢,また立つことが必要である.この動作は下肢可動域制限,筋力低下のある場合困難である.腰かけ便座には高さの調節可能なもの,立ち上がりを支援するもの,またいわゆる和式トイレを洋式する市販のものなど各種ある.鉄道式トイレでは,専用の便座を設置し,逆向きに腰掛ける.高さが低いため障害が重度の場合には使用しにくい.

また特に股関節障害や関節リウマチにとって,在来の洋式腰掛け便座は低くて座ったり立ったりするのが困難である.このような場合には,高さを調節する補高便座をつけるとよい(第8部第5章図8-202参照).

また，家庭で座位による移動（いざり）を行っている高齢者や脊髄損傷者にとっては，腰掛け式便器への移乗は困難である．和式トイレの枠に沿って低い台などを設置し，座ったまま排泄できるようにすればよい（図4-178）．

3 ポータブルトイレ

さまざまな形態のものが市販されている（図4-179）．排泄物をそのつど捨てる必要もなく，水洗式か薬品で消毒して防臭し，蓋も閉めるので実用性がある．しかし高さが低過ぎて，起立力の低い関節リウマチ，麻痺患者には立てないものもいる．ベッドの横に置き，ベッド枠につかまって用をたすが，結局介助を要する場合が多い（図4-180）．

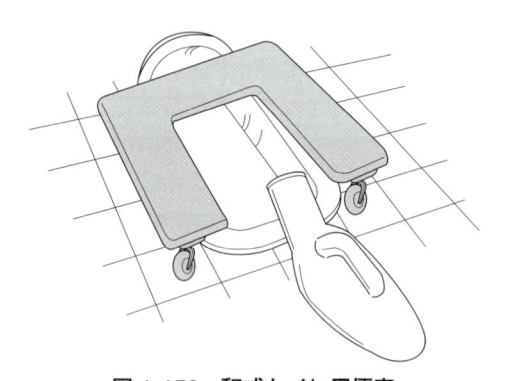

4 尿失禁

脊髄損傷のように動きのとれる患者に対しては，市販されたものや手製のコンドームを利用したものなどさまざまな装着尿器がある．しかし男性はよいが，女性の場合は専用の集尿器はあるものの実用性は少ない．最近では自己導尿が指導される（詳細は第10部第3章 2 参照）．

寝たきりで離床できない，あるいは夜間などは失禁の有無と関係なく集尿器が用いられる．高齢者の失禁に対して，現在は失禁パンツがリハビリパンツとして使用されることが多くなった．昔ほど，おむつに対する暗いイメージは少なく，吸収性のよいものが普及している．そのほとんどが紙おむつで，布おむつの使用はきわめて少なくなった．便失禁に対しては，失禁パンツ，おむつ以外に手はない．

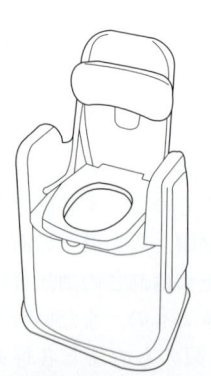

図 4-178 和式トイレ用便座
手前に向いて長座位にて座る．
小便用の尿瓶を置いておくとよい．

1. 標準型（プラスチック）
軽量で移動させやすい．
掃除がしやすい．

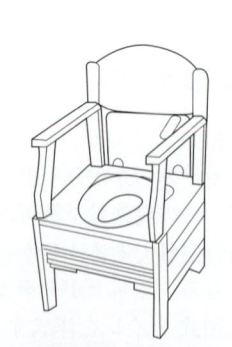

2. 木製いす型
重量があり安定している．
見た目が居室にマッチする．

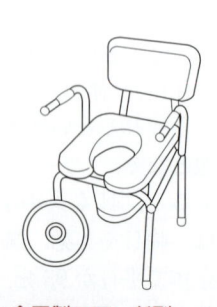

3. 金属製コモード型
座面の高さ調整が簡単にできる．立ち上がりやすい．左右両方のアームが稼動する．掃除がしやすい．座面より脚部の基底面のほうが広いため，安定している．持ち運びが容易．浴室でも使用可．

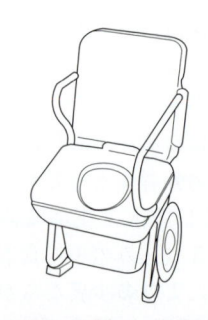

4. スチール製ベッドサイド設置
ベッドサイドに設置して，横移乗で使用できる．

図 4-179 代表的なポータブルトイレの特徴
〔福祉機器選び方，使い方 財団法人保健福祉広報協会より〕

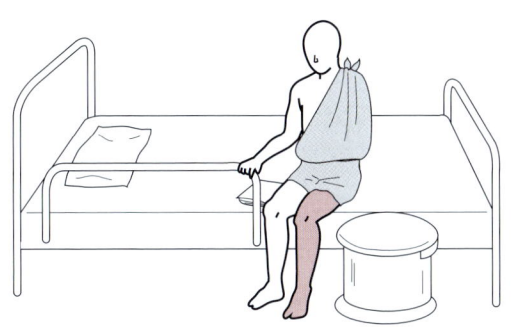

①サイドレールを握って，ベッドに腰かける．トイレットペーパーを近くに置く．

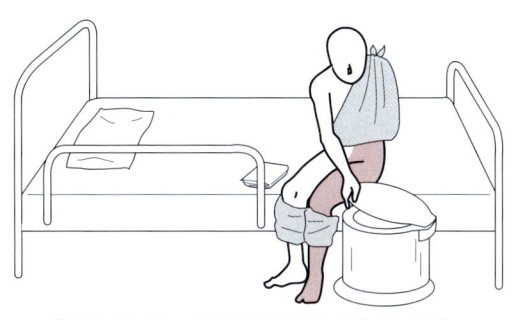

②蓋を開ける．下着をずりおろす（介助者が蓋を開け，下着をおろすのを助ける）．

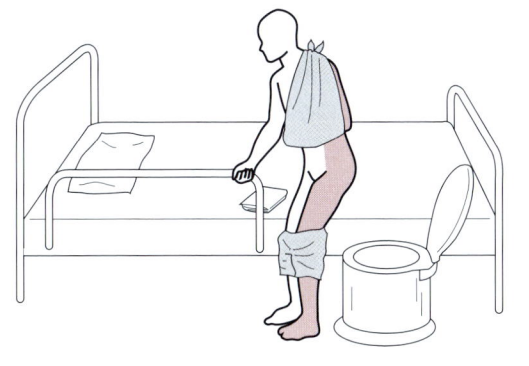

③サイドレールを握って立ち，殿部を便器に向ける（腕を抱えて便器に座らせる）．

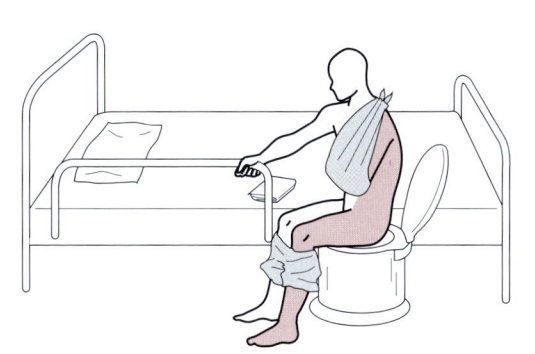

④腰かけ，排泄し，殿部をずらして拭き，立ち上がり，ベッドに腰かけ，下着をあげる（排泄後にサイドレールを握って前かがみに立たせ，拭き，下着をつけ，腕を抱えてベッドに腰かけさせる）．

1. 腰かける方法（カッコ内は介助するとき）

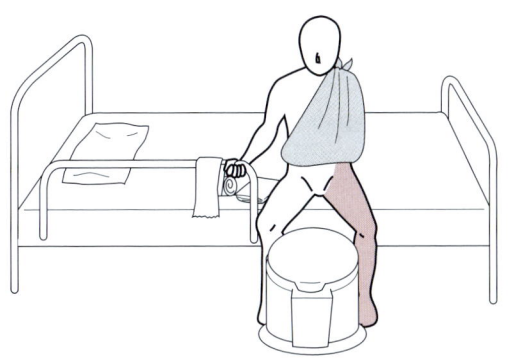

①下着はつけないでおく．そうでないとできない．便器はベッドに直角に置いておく．サイドレールを握ってベッドに腰をかけ，紙を手の届くところに置く．

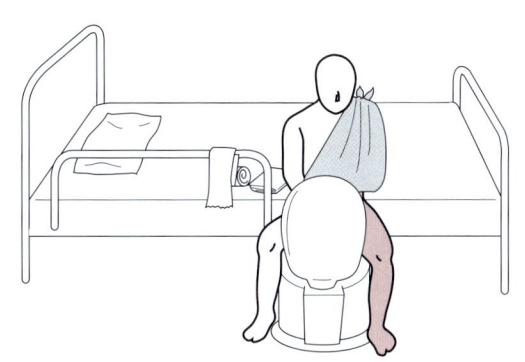

②便器にまたがり，排泄する．監視歩行，支持歩行でも安定のよいもの（若い人の急性期）は，介助しないでも1人でできる．

2. またがる方法

図4-180 ポータブルトイレの使い方（片麻痺例）（服部，細川）

5 排泄動作の課題

　日本人の平均的排尿時間は20〜30秒で，排便時間は平均4.8分といわれている．排尿・排便もさることながら，トイレへの移動から，下衣の着脱，排泄時の姿勢保持，収尿・収便，トイレットペーパーの使用，さらには排泄後の尿・便の処理など関連動作の確立が不可欠となる．また，浣腸や女性の月経時の始末など大きな問題となる．

　しかし，特別養護老人ホームなどにおいて，1人の入所者を居室からトイレに連れて行き，排泄をさせ，再び居室に戻って来るのに40分程度の時間が必要といわれる．1人の患者の排泄介助に40分も取られたら大変なので，移動時間を短縮するため居室にポータブルトイレを設置する．これでも1回排泄するのに20分程度かかり見守りが必要である．結局，移動時間と排泄の始末を簡単にするために，おむつをあてがうことになる．こうすれば1日数回のおむつ交換ですむことになる（1人の排泄介助が4〜5分で終わることになる）．つまり排泄機能とはまったく関係なくおむつをあてがわれていることと，排泄管理のよし悪しで寝たきりの状態がつくりだされる．そして，移動能力が排泄動作の自立に大きく関与していることになる．

　最近では，機能的に配慮されたリハビリパンツやパッドが開発され，むしろ失禁対策として早期より装着させることも少なくない．また，頸髄損傷による四肢麻痺で，摘出便を行っている場合は，その準備（浣腸）から排泄の始末まで1時間以上要することになる．起座が可能になり車椅子へ乗れるようになれば，可能なかぎり早くトイレでの誘導を始めることが大切であるが，尿意・便意をどこで感じたか，我慢できるのか，トイレまで行けるのか，また室内のポータブルトイレか，などどこで排泄するのかによって設備も大きな課題となる．脊髄損傷などにおいては，便座に備えられた温熱ヒーター付き便座が，長時間の座位では低温熱傷をおこすことなどにも注意しなければならない．いずれにせよ，移動の目標はまずトイレまで行けるようになることである．

C　入浴動作

　わが国の浴室は，廊下より一段低く，かつ廊下も浴室も入口も狭い．また浴槽への出入り，洗い場・洗体姿勢，また浴室で行う動作も，洗髪・洗顔・洗体など多くの動作を行わなければならない．住宅改修を行っても，対麻痺や片麻痺で歩けないものが浴槽の横まで車椅子で行き，入浴できるのは限られた条件下でのこととなる．浴槽内でつかり温まることをよしとする日本人の入浴観と，身体を洗うこと目的としている外国とは大きな相違がある．

　浴室の改造は，利用者本人が自立して入浴できるようにするものなのか，介助者が介助しやすいように行うのかによって，手すりの位置も異なってくる．つまり，歩けるものとそうでないものでは入浴方法も大きく異なってくる．石川県作業療法士会（編）「作業療法士が進める福祉用具」[13]に，入浴動作のフローチャートがわかりやすく紹介されている（図4-181）．多くの場合，家族に介助されて入浴することとなり，家族の身体的・時間的負担は大きくなる．このため高齢者においてはデイサービスなどを利用し，週に数回の入浴となることも少なくない．

　ここでは片麻痺，対麻痺で浴槽の横まで介助されて歩けるものと，座位による移動でいけるものとについて述べる．これは不完全麻痺や関節リウマチにも応用できる．

1 浴槽入出動作

　浴槽には，据置き型，半埋め込み型，埋め込み型がある．一般的には，タブ式の据え置き型や半埋め込み型浴槽が使用されていることが多い．この場合，一度腰掛けて浴槽に出入りすることが安全である．このため椅子や蓋を用いて行うとよい（図4-182，第8部第5章図8-207〜213参照）．

　片麻痺，対麻痺での出入りの方法を図4-183，184に示す．脊髄損傷では，タブ式浴槽では足を投げ出した長坐位をとるので，麻痺脚が浮いて体のバランスがとれないことがある．そのため，浴槽の壁に手すりを設置することすすめる．また，四肢麻痺では，浴槽への出入りが大変重労働であり，リフトなど機器の導入が効果的と考えられる

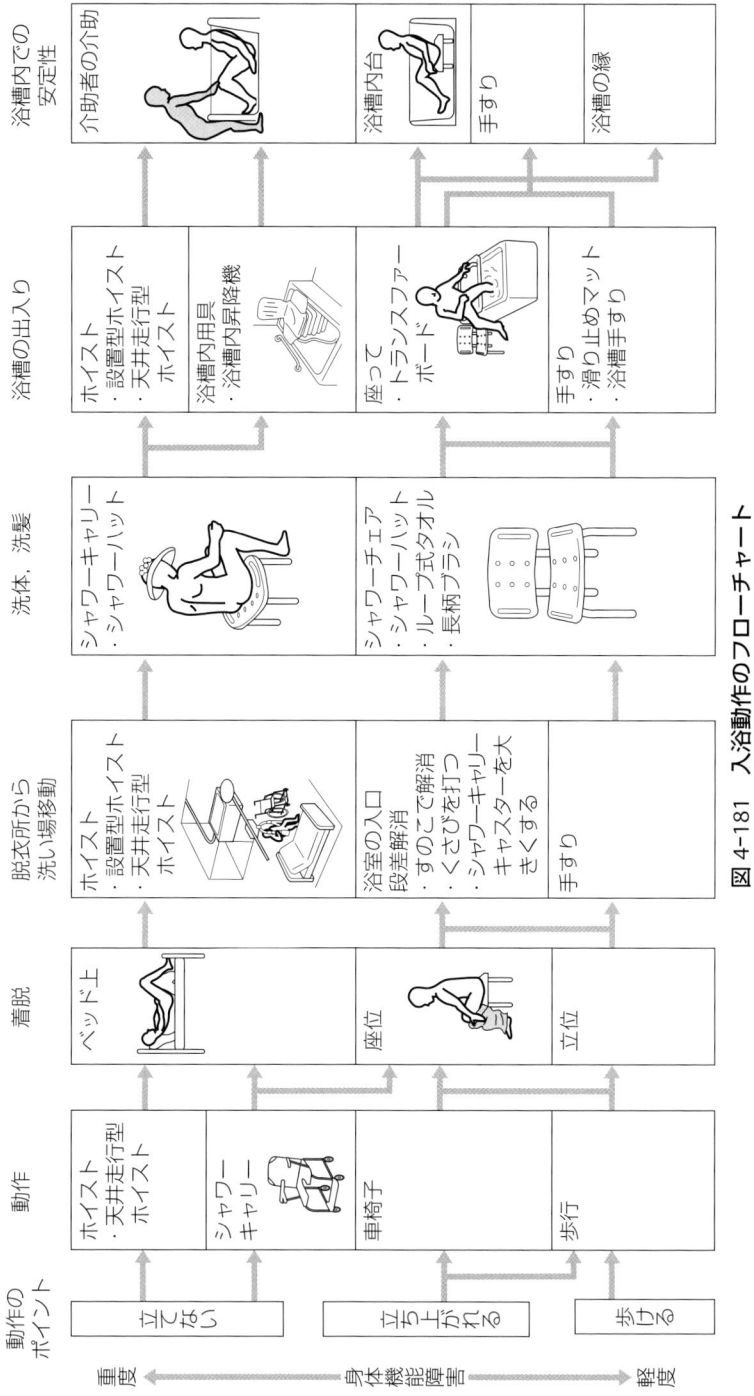

図4-181 入浴動作のフローチャート
(石川県作業療法士会(編):作業療法士がすすめる福祉用具.石川県作業療法士会,1998より引用)

が，スペースや費用の問題がある（第8部第5章参照）．

2 体を洗う動作

バスミットと呼ばれるタオル地でできた石鹸入れのついたものは，両手障害で物が握れないものにはよい（図4-185）．片麻痺では大腿の上にタオルを乗せ，石鹸やシャンプーをつければできる（図4-186）．ただ背中を洗うことは両手にタオルが握れないのでできない．このような場合，市販の柄の長いブラシ，または両端にループを取り付けたタオルを利用すればよい（第8部第5章図8-206参照）．座位バランスの悪い四肢麻痺などでは，洗体時の姿勢保持も問題となる．壁などに寄り掛かり身体を洗ったりすることも多いが，石鹸などの使用で床も滑りやすくなり，上肢での支持が不安定になる．また，その介助の大変さからシャワーの設置は不可欠である．

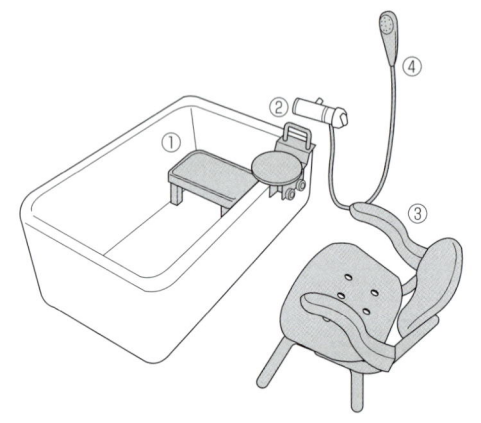

3 体を拭く動作

片麻痺の場合は，乾いたバスタオルを前から肩越しに背中に打ち付ける方法が最もよい．壁に下げた大きいバスタオルに体をこすりつけてもできる．また，前述のループ付きタオルの要領で乾いたタオルを用いることもできる．

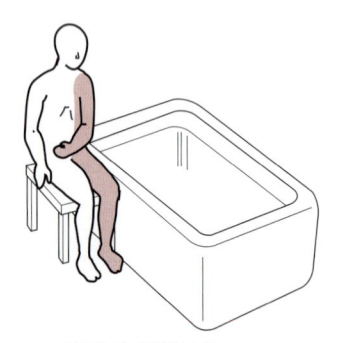

①浴槽内台座，②浴槽手すり（付き移動盤），③シャワーチェア，④シャワー
図4-182　浴槽まわり付属品

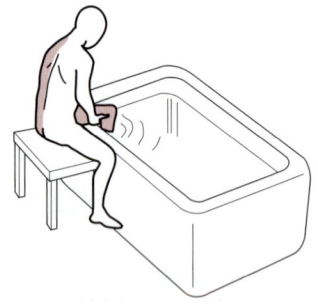

①椅子に腰掛ける．
②患脚を手でかかえて浴槽の中に入れる．
③健脚を入れる．
④健手で浴槽の縁を握って立つ．
⑤縁を持って体を沈める．

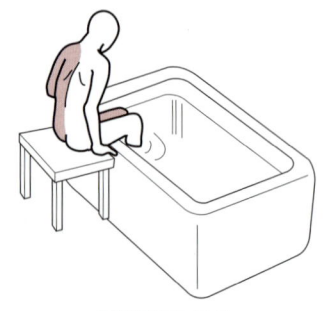

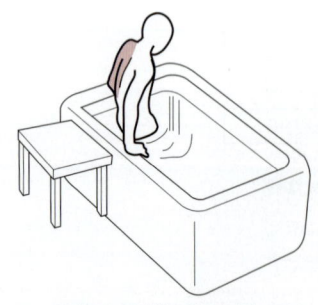

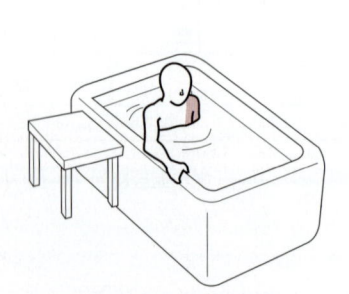

図4-183　浴槽出入り動作（片麻痺）（細川，服部）
厚い蓋を利用しても同様にできる．

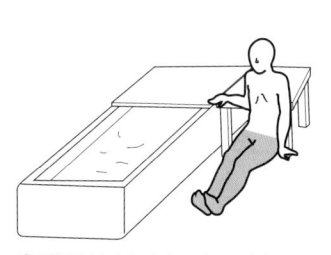

①腰掛けに近づき一方の手を腰掛けに，他方の手を床に置き，プッシュアップの要領で上半身を持ち上げる．

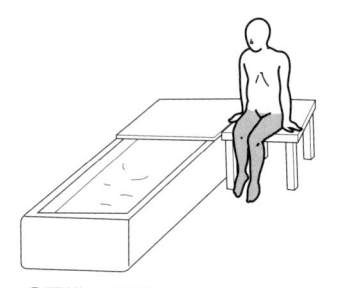

②腰掛けに移る．

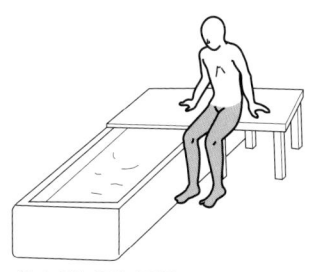

③さらに同じ要領で，

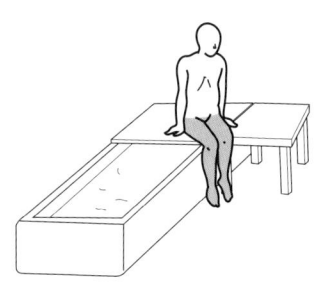

④蓋の上に乗る．

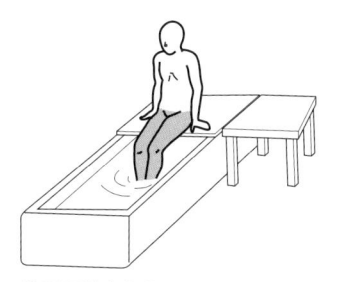

⑤両下肢を抱えて浴槽の中にたらす．

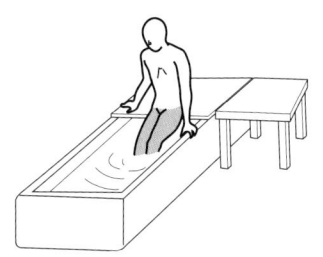

⑥片手を蓋，他方の手を浴槽の縁に置き，プッシュアップの要領で，

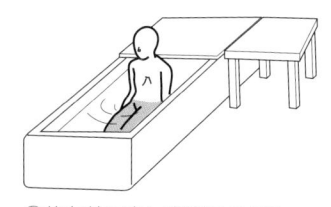

⑦体を前に出し浴槽につかる．

図 4-184　浴槽出入り動作（対麻痺）(細川，服部)
浴槽から上がるときは同じ要領で逆に行う．

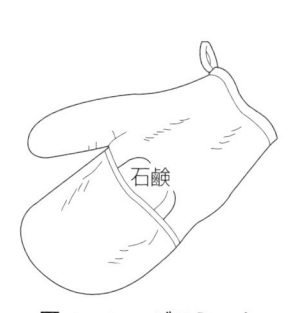

図 4-185　バスミット
タオル地でミットをつくり，両側にポケットをつけた石鹸を入れ，そのまま湯につけて洗う．手首の部分に耳があるのは，脱着時に釘や口に引っ掛けるためである．

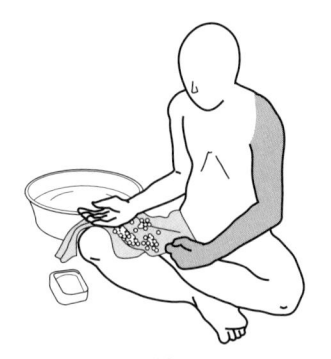

図 4-186　健手の洗い方
タオルを大腿の上に置き，石鹸やシャンプーをつけ，健手で擦りつける．上腕近くまで洗える．健脚の膝を立てるとよりやりやすい．

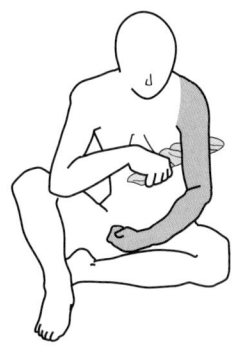

図 4-187　タオルの絞り方
自分の腋に挟んだり，患手（準補助手）に握らせたり，患手の手首に巻きつけて絞る．

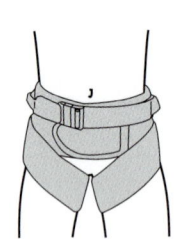

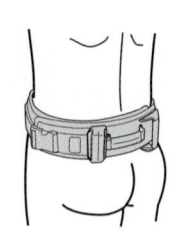

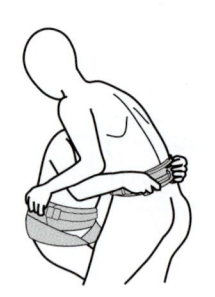

1. 利用者用ベルト　2. 介助者用ベルト　3. 使用方法

図4-188　入浴時専用介助ベルト

4 タオルを絞る動作

片麻痺での絞り方は，水道の蛇口や手すりなどに巻きつけてねじるのが最も便利である（第6部第4章図6-52参照）．また，自分の腋の下に挟んで行うこともできる（図4-187）．

5 入浴動作の課題

日本人にとっての入浴の目的は「温まる・湯につかる」という言葉からして，体循環を高めリラクセーションをはかることが第一にあげられ，こだわりのある動作である．本来，全身浴は34～35℃のいわゆる不感温度が用いられるが，日本人のお風呂の場合は38～42℃の高温浴となり，温熱効果への期待が大きくなる．しかし高温になれば，高齢者の場合に心負担も大きくなることも見逃せない．また入浴時間もさることながら，浴室内の温度と外の温度差も充分気をつけなければならない．室温は脱衣所，浴室ともに24℃ぐらいが適温である．

入浴動作といっても，浴室までの移動，衣服の脱・着衣，浴室に入る，体を洗う（姿勢・道具の使用），浴槽への出入り，浴槽内での姿勢保持，体を拭く，衣服を着る，など多くの工程があり，難易度が高い動作となる．入浴での最大の問題は，浴槽への出入りの能力である．どのような浴槽を設置するかによって大きく影響される．浴槽の形と大きさ，浴槽と洗い場の配置，浴槽周囲の安全性，などが問題となる．

また，入浴の目的は体を清潔にすることにもあり，石鹸をタオルにつけ全身を洗わなければならない．洗面器（湯桶）にお湯を入れ，それを洗い流す行為は非常に重労働であり，濡れた滑りやすい場所での姿勢保持が難しい．さらに裸であるため，浴槽の出入りなど非常に介護が難しく，入浴時専用の介助ベルトが福祉用具として販売されている（図4-188）．湿った身体にシャツなどを着るのも日常の更衣動作とは異なり，難儀することも少なくない．座位での姿勢確保が重要となる．

このことから入浴の介助をする場合は，次のことに気をつけたい．
①身体機能に合わせて，設備や補助用具（手すり，シャワーチェアー，滑り止めマット，など）を準備する．
②シャワーの湯温は，介助者が自分の肌で確認し，利用者に適温か確認する．
③身体を洗う場合は，末梢から中枢に向かって行う．
④血圧変動や脱水，さらには熱傷や転倒に注意する．
⑤冬季はベビーオイルなどで手足のかさつきを保護する．
⑥衣服の着脱においては，姿勢バランスに注意する（椅子などの利用）

D　整容動作

整容動作は，「身だしなみ」といわれ第三者を意識する活動の始まりでもある．洗顔，歯磨き，洗髪・整髪，髭剃り，また化粧，などの動作がこれにあたる．食事，排泄ほど切実なものではないが，急性期からできるだけ本人にさせ，可能なかぎり洗面場で行うとよい．普通の洗面台は，車椅子に乗ったままぎりぎりまで接近できる．

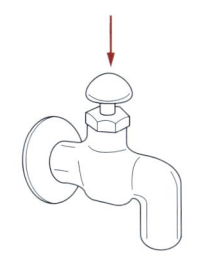

1. 押しボタン式

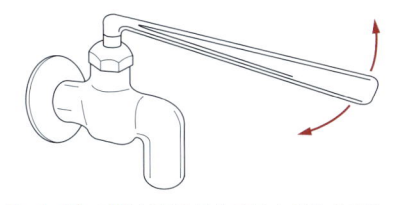

2. レバー式（上下に操作するものもある）

図 4-189　蛇口のタイプ

蛇口の大きさに合わせて調節可能.

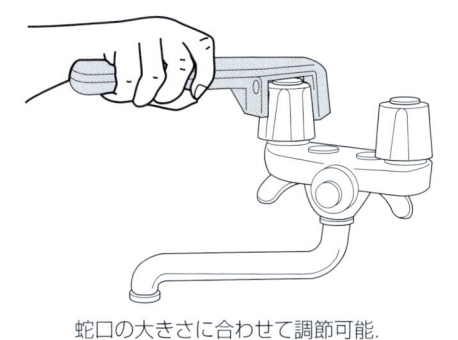

図 4-190　蛇口開閉用自助具

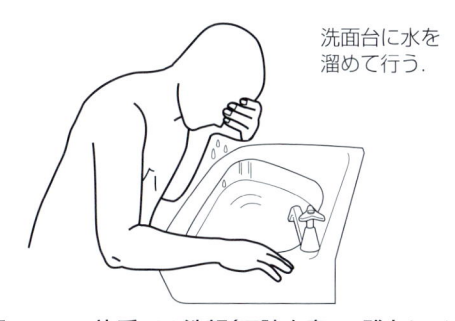

洗面台に水を溜めて行う.

図 4-191　片手での洗顔（四肢麻痺 C8 残存レベル）

この後濡れタオルで拭く.

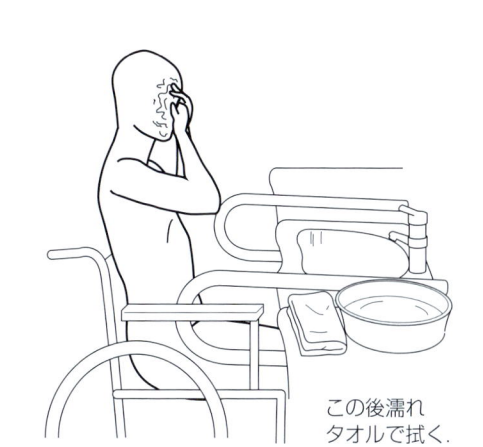

図 4-192　洗顔クリームを顔につける（四肢麻痺，C6 残存レベル）

1 使いやすい水道の蛇口レバー

手指に痛みや筋力低下があるとき，水道の蛇口を回すことは非常に難渋する．しかし，いろいろなタイプのものが市販されており，ボタン式や蛇口レバーを長くし，左右あるいは上下に操作するものに取り替えればよい（図 4-189）．また，感知センサー付きのものも普及している．蛇口の大きさにあわせて自助具で対応することもできる（図 4-190）．

2 水をすくって顔を洗えないとき

四肢麻痺では両手で水をすくうことができないため，通常の洗い方は困難となる．片手で拭いたり（図 4-191），洗顔クリームを顔につけたり（図 4-192）して，そのあと濡れタオルで拭けばよい．

3 歯ブラシを持てないとき

食事動作のところでも紹介したが，自助具や各種のホルダー，スプリントにとりつけて行うことができる（第 8 部第 5 章図 8-192 参照）．四肢麻痺などでは腱作用を利用し，両手で挟むようにして握ることができる（第 6 部第 4 章図 6-43 参照）．また握りが不十分であり，角度によっては磨きにくいところが生じる．このような場合，電動歯ブラシが有効である（図 4-193）．

すすぐ場合は握り柄の付いたコップを利用すればよい（図 4-194）．

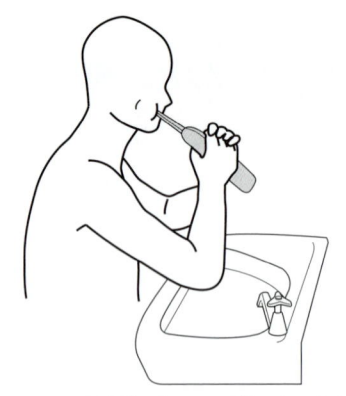

図4-193　電動歯ブラシの利用（四肢麻痺）

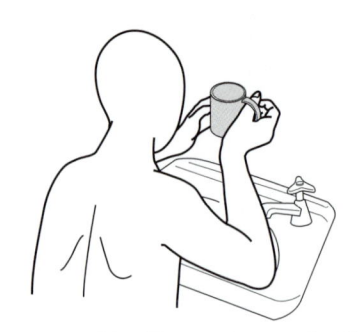

図4-194　握り柄のついたコップの利用

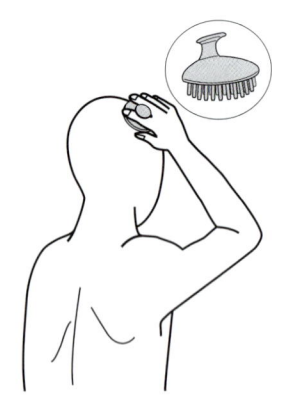

図4-195　指に挟んで使用する握り型ブラシ

4 ブラシを持てないとき

　ヘアーブラシの握りを太くするなど，自助具での対応で可能である．柄が握れないときは，握り型のブラシを用いる（図4-195）．いずれにしても肘，肩のROMが維持されていなければならない．制限がある場合は長い柄をつける（第6部第4章図6-36参照）．ドライヤーは，スタンド式や壁などに固定するものが市販品でもある．しかし，熱傷には注意を要する．男性の整髪においては，衛生的管理も含め頭髪を短くしたほうが容易である．女性の場合は，洗髪のためにはシャワーの設置が有効である．

5 髭剃りを持てないとき

　電気カミソリの使用でほとんど問題ないが，握りが太いほうが把持しやすく，四肢麻痺で握れない場合はホルダーに差し込むようにすればよい．手入れや充電方法が容易なものを選択しなければならない（第10部第3章図10-41 2参照）．

6 手での手洗いと手拭き

　片麻痺，または片手切断のときは，障害側の手は健手で洗えるが障害手で健側手を洗えない．そこでブラシを洗面流しに吸着ゴムで固定し，石鹸を塗り，健側手のほうを擦りつける（第6部第4章図6-54参照）．また障害手に石鹸をつけ，それに健手を擦りつける方法もよく利用される．

7 化粧

　市販されている道具が多種あるため，そのなかでの道具選択で十分に対応できる．

8 爪切り

　片麻痺や指の麻痺があるときの健側の手の爪を切る際は，はさみはやめ，大型爪切りを利用し，座って足で利用するか，柄を長くし顎，前腕，肘などのほかの部分で押してもよい（第6部第4章図6-50参照）．また，やすりやブラシで擦る方法もある．四肢麻痺などでは爪が丸く曲がって伸び，硬くて切りにくいうえに爪の裏側に肉（あま皮）がついていて，それを切って出血することもある．また，足の親指はまき爪のため，爪が曲がり皮膚に食い込み，傷がつくことがある（ひょう疽）．あまり短く切りすぎないことと，こまめなチェックが必要である．

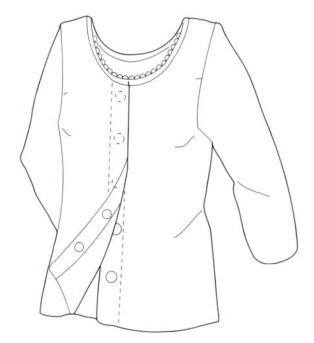

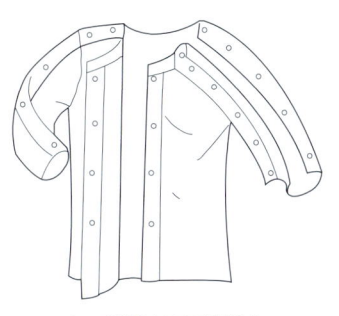

a. ワンタッチ面ファスナーとめ　　　　b. 前開き両肩腕開き

1. 婦人用前開きキャミソール

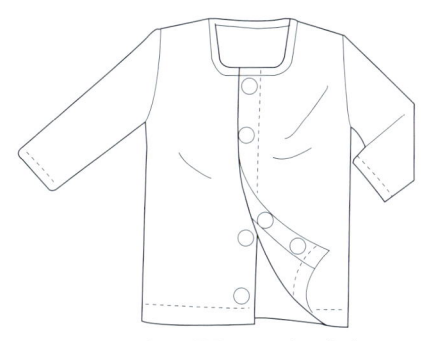

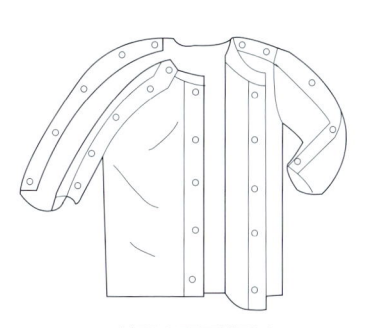

a. ワンタッチ面ファスナーとめ　　　　b. 前開き両肩腕開き

2. 男性用前開きキャミソール

図4-196　下着(上衣)

9 整容動作の課題

　動作の特性としては，洗顔では両手で水をすくえるか，歯磨きではチューブから歯磨きを歯ブラシにつけることができるか，各方向磨けるか，口をゆすぐことができるか，が問題となる．洗髪・整髪では，手(ブラシ)が髪にとどくかなどが問題点としてあげられるが，意外と個人により工夫されていることが多い．整容動作は手指の機能により大きく左右されるが，動作そのものの難しさより，使用する器具(道具)をいかに効果的に効率よく使いこなすかが課題となる．つまり使用する器具(道具)を工夫することにより，いろいろなことが可能となる．また，同じ動作でも人それぞれに方法が異なることが多い．当然，どこでその動作を行うかも考えなければならない．

E　更衣動作

　いわゆる「身なり」といわれ，社会生活のなかでは重要となる．更衣動作の特徴としては，どのような姿勢で更衣動作を行うか(立位なのか，座位なのか)，衣類の材質(伸縮性，摩擦，厚さ)，形態(開きの方向，袖口，えりぐり，身ごろ，とめ具・ボタン/ファスナーなど)，種類(上着，下着，服，ズボン/スカート)，があげられる．また，更衣の方法や手順は同一の衣類でも一定していない．

　杉本[14]は更衣動作を分析し，自立するには運動プログラミング，脊髄神経伝導，筋力とROM，手指の巧緻性，座位の安定性，立位の安定性など，かなり高度なものが必要だとしている．

　このことから，通常においても介助を受けることも少なくない．衣服のみならず靴下，ネクタイ，ベルト，装飾品，なども問題となる．更衣動作は，

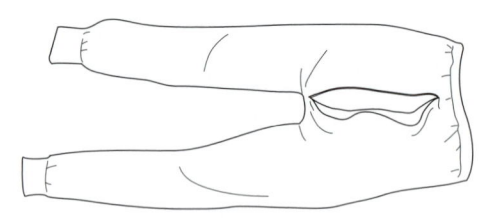

下衣の殿部を縦に開くようにしておくと脱衣しなくてもよい．通常では割れ目ができないように若干重なりをつくっておく．

図4-197　股間の割れたパンツ

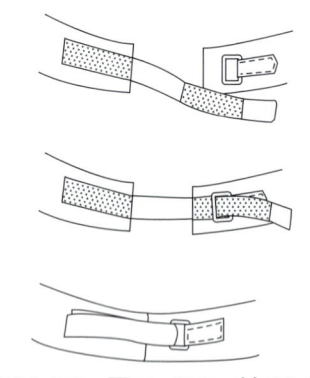

図4-199　面ファスナー付ベルト

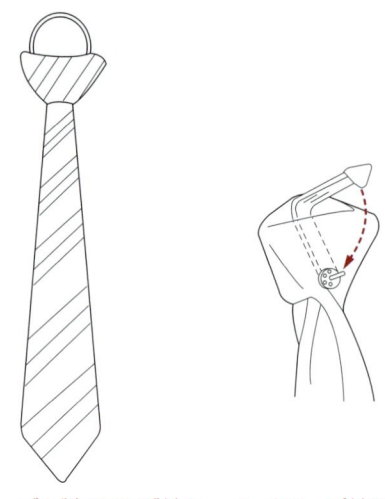

1. ゴム製のリング付き　2. クリップ付き
図4-198　結ばないでよいネクタイ

その手順そのものよりも仕上がり(着こなし)が最も重要となる．若い障害者では意識度が高く維持される動作であるが，高齢者では徐々に意識度が低くなり，自立度が低くなる動作の1つある．

最近では，身体障害者のためにデザインされた衣服も多く出回っているが，普通の衣服に少し加工すれば着やすくなり，そのための工夫を紹介する．

1 身体障害者用衣類とその工夫

a. 下着

麻痺患者，またはROMに著明な制限のある患者が着やすいようにデザインされている．確かに着脱は容易であるが，冬期の保温上必要な気密性に乏しく，素材の選択が必要である．男性の下着には頭からかぶる，かぶりシャツが多い．また，前が割れる前開きシャツや前後が分離するものも市販されている(図4-196)．パンツは，股間の割れた長いパンツが用便時に脱着の煩わしさがない(図4-197)．

b. ブラジャー

ブラジャーは一般に後ろでとめるが，これが困難なときはフロントホック(前とめ)タイプや，スポーツブラといわれるとめ金がないものを使用するとよい．

c. ネクタイ

片手ではめられるゴム製のリング付きや，スナップ付きで対応できる(図4-198)．しかし，手順さえ覚えれば片手で締めることもそれほど難しくはない．

d. ベルトバンド

片手で操作しやすい面ファスナーを利用するとよい(図4-199)．折り曲げたほうが止める力が強い．

e. エプロン，前掛け

紐の代わりにステンレス，またはプラスチックの弾力を利用した半円の輪でとめる前掛けがある(第6部第4章図6-55参照)．

f. ボタン

ボタン掛けは，手指に障害がある場合，最も困難となる動作の1つである．面ファスナーを使うかフックを使用する．

g. ズボンとスカート

スポーツ界でよく用いられている外側にファスナーが付き，前後で羽織るタイプのものは，対麻痺などは背臥位で脱着でき，また下肢装具を脱着

するときズボンを履いたままできるので便利である．スカートは，前で2重になる巻きスカートが対麻痺またはリウマチなどのときはよいし，背臥位でも履ける．

h. ベルト帯

面ファスナー付の帯は，帯全体が伸縮性に富み，表面は面ファスナーの凹（メス），裏面は一端に凸（オス）がついて片手で締められる．

i. 靴

足を入れるところが広いものが履きやすい．紐の代わりに面ファスナーを利用したものがよい．紐の代用のファスナー（ジッパー）は，歩くにつれて開くことがある．

2 着脱動作

脱衣動作として問題になるのは，脳卒中後の片麻痺のような片手で行うときと，対麻痺のときのズボンの履き方である．以下それについて説明する．

a. シャツ・上衣の着脱動作

片麻痺のときの，前開きシャツ，上衣の着脱（図4-200），かぶりシャツ，セーターの着衣動作（図4-201）を示す．

b. ズボンの着衣動作

片麻痺（図4-202）と対麻痺（図4-203）の場合を示す．

c. 靴，靴下着脱動作

片麻痺のときの方法を示す（図4-204）．リウマチそのほか脊椎疾患で膝，股，体幹の屈曲ができず手が足にまで届かないときは，ソックスエイド（靴下はき器）を使用するとよい（第6部第4章図6-37参照）．

3 更衣動作の課題

衣服の着脱能力によっては，トイレ動作や入浴動作の自立にも大きく関連してくる．更衣動作は，どこで更衣するのか（ベッド上か車椅子上か），姿勢は臥位か座位か，種類は上着か下着か，靴下の着脱，またボタンの留め外し，など細かい動作，さらには見えない部分の身づくろいまでさまざまな対応が必要であり，機能的には可能であっても時間や正確性から残存機能とは関係なく介助を受けていることが多い．また衣服は，身体の保護，保温に対しても高齢者では配慮を要する．

当然，身体の変形や拘縮は自立への阻害因子となり，化学繊維など生地の素材によっては皮膚を刺激し，反射や痙性を誘発することがあるので注意する．素材の選択にあたっては伸縮性のあるものが好ましい．障害レベル・症状に合わせて，保温性や通気性なども考慮しなければならない．冬季は寒さ対策として，高齢者や四肢麻痺者においては厚着の傾向が強く，更衣動作はもとより移動動作なども困難となる．また，着脱を容易にするためにリング付きのファスナーや面ファスナーを使用したり，上着ならば肩口や袖口に，ズボン類ならば腰や膝の部分にループ（輪）を取り付けたりなどの工夫ができるが，動きやすい機能的なもので，かつファション性のあるものを考慮する．

7 機器の使用

日常生活を送るうえにおいて，機器・道具は患者本人の自立を促進し，QOLを向上させるものとなる．また，介護者の負担軽減をはかる重要なものである．多くの機器のなかからどれを選択し，より効果的に，また効率よく使用するにあたってはスタッフの責任は重大である．現在，生活支援機器として介助ロボットから一道具にいたるまでさまざまな機器が開発されている．その目的に応じて選択が可能であるが，あまりに特殊性が強調されすぎる傾向もある．精巧であればあるほど操作が複雑化し，準備に時間がかかるようでは実用性に乏しい．

いずれにせよ，いかなる機器も基本的な構造に大きな差はないといえる．生活支援のために用いられる機器は，構造が簡単で使いやすく（操作が簡単），効果的なもの，そして安全性が保証されていることが第一である．また，部品などが消耗や破損した場合，ただちに修理や交換が可能でなければならない．機器の選択もさることながら，それをどのように使うか，その使い方が重要である．

326　第8章　ADL訓練

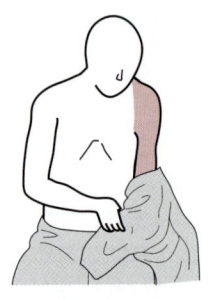

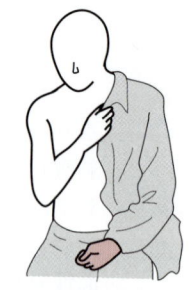

①まず患手を通す．　　　　②肩まで着る．肘ぐらいまで　　③健手を後ろに回し，
　　　　　　　　　　　　　　袖口を上げておくとよい．　　　袖に通して着る．

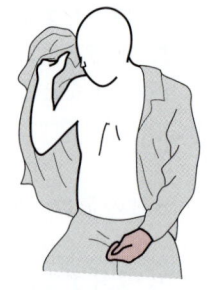

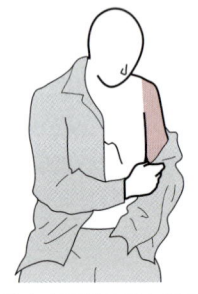

1. 着方

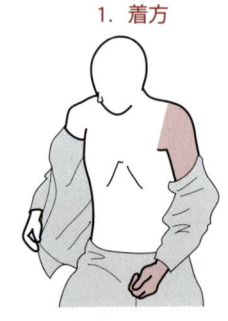

①まず患側の肩を脱ぐ．　　②健側の肩を脱ぐ，このと　　③健手を脱ぐ．次いで
　　　　　　　　　　　　　　き上衣の裾を尻に敷く．　　　患手を脱ぐ．

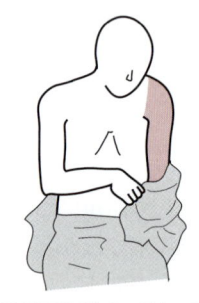

2. 脱ぎ方

図4-200　前開きシャツ，上衣の着脱動作

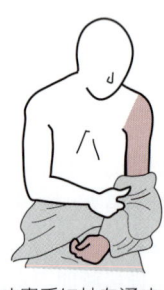

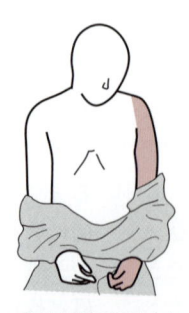

①まず患手に袖を通す．　　②袖を健手に通す．　　　　　③頭にかぶり服装を整える．

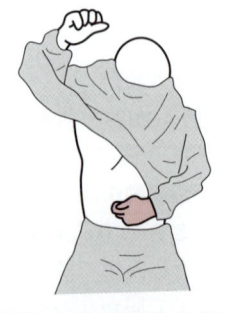

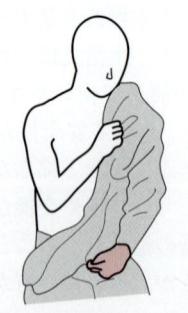

1. 着方-1

①肩まで深く患手に袖を通す．②頭にかぶる．　　　　　　　③袖に健手を通す．

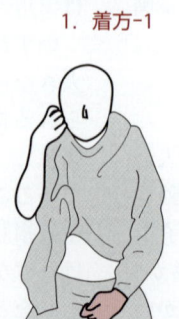

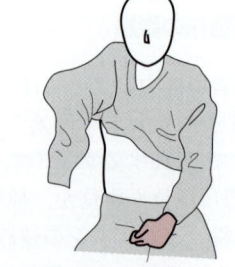

2. 着方-2

図4-201　かぶりシャツの着衣動作
脱衣動作はこの逆である．

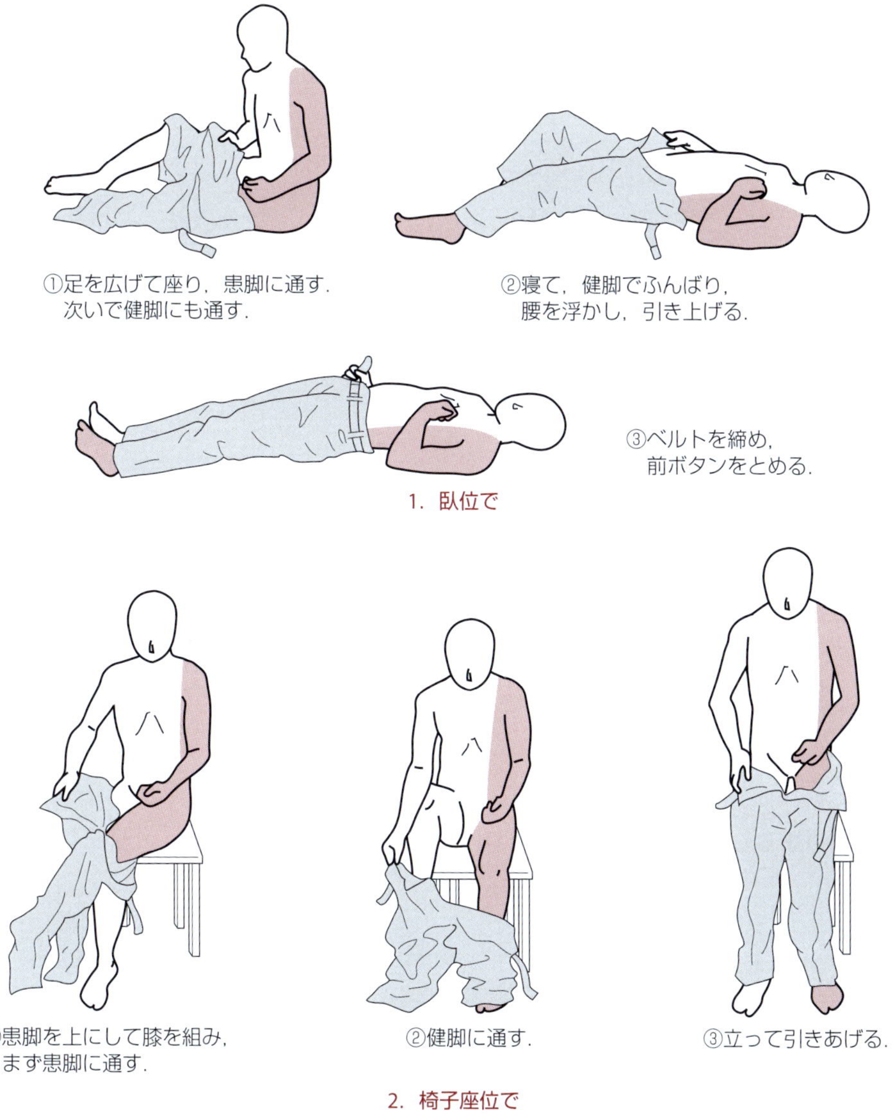

①足を広げて座り，患脚に通す．次いで健脚にも通す．

②寝て，健脚でふんばり，腰を浮かし，引き上げる．

③ベルトを締め，前ボタンをとめる．

1. 臥位で

①患脚を上にして膝を組み，まず患脚に通す．

②健脚に通す．

③立って引きあげる．

2. 椅子座位で

図4-202 ズボンの着衣動作（片麻痺）
脱衣動作はこの逆である．

A 情報伝達機器

　環境制御システムをはじめ，日常生活機器の開発，普及には目を見張るものがある．特にスイッチ機構の開発は，把持動作を大きく変換させてきた．テレビのチャンネル操作は，つまんで回すという動作から接触や押すだけの動作へ，同様に電話はダイヤル式からプッシュホン式，さらにはタッチ式へ．公衆電話は携帯電話・スマートフォンに変わり，リモコン操作の利用は移動動作を省き，同時に自己の選択権，決定権をも獲得することにつながってきた．また，従来四肢麻痺にとっ

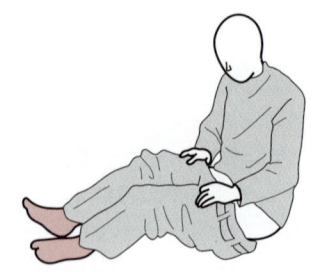

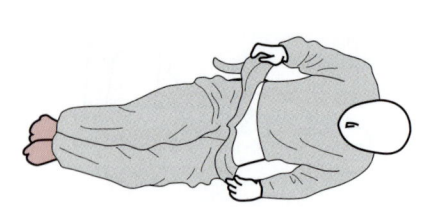

①長座位でズボンをはく．　②右上側臥位になって上になった側の
　　　　　　　　　　　　　　ズボンを引き上げる．

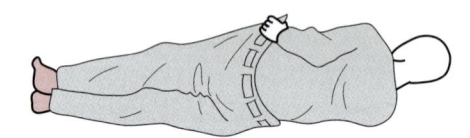

③左上側臥位になって上になった側の
ズボンを引き上げる．交互に繰り返
しズボンを腰まで引き上げる．

図 4-203　ズボンの着衣動作（対麻痺）(Buchwald)
脱衣動作はこの逆である．

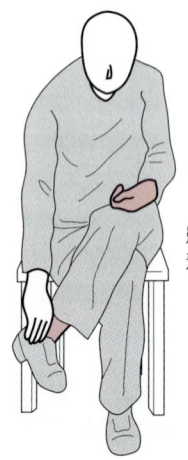

患脚を上にして膝を組み
着脱する．

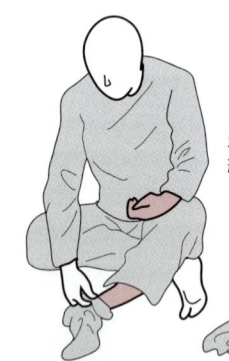

患脚を上にしてあぐらを
組み着脱する．

1. 腰かけて　　　　2. 座って

図 4-204　靴下・靴着脱動作（片麻痺）

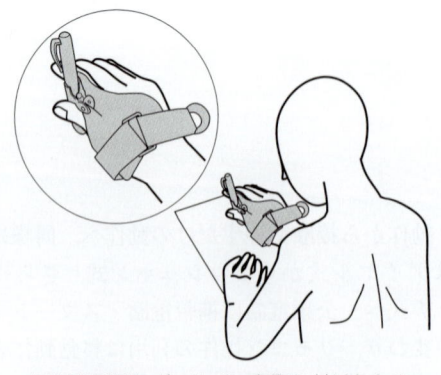

短対立副子にボールペンを取り付けたもの

図 4-205　書字用の自助具

て字を書くことは大変な作業であり，このため書字用の自助具が多く考えられた（**図 4-205**，第 6 部第 4 章図 6-46 参照）．

特にパソコンの普及は，患者の生活そのものを変えてきた．ワープロは字を書くという行為から打つという行為に，IT 機器は触れるという行為に変化させた．四肢麻痺でも各種機器の操作の習得が容易になり，パソコンによる情報収集や発信とつながり，在宅にいながら娯楽・趣味から情報の交換，さらには仕事へと結びついている．

B 書字動作指導

ここでは，手指動作の原点である書字動作の指導方法について触れておく．

一般に利き手の右手が障害されたとき，左手で書字練習をしなければならない．この場合，単にリウマチのようなROM障害，また指に関する筋の末梢性麻痺，手関節より末梢の切断などであれば，前述の自助具を利用してあくまで右手を利用したほうがよい．しかし中枢性麻痺では，よほど軽い麻痺でない限り，このような微細な書字動作はうまく行われないので，利き手交換をして左手で書かせる．この際，多くの患者は右手に未練があり，なかなかこの書字のための利き手交換をしないものである．このような場合に右手の回復が書字にまでは回復しないことを率直に，また場合により婉曲に話し，できるだけ早期に始める．

しかしながら左手書字練習を要する患者の大半は，脳血管障害による右片麻痺で，時には失語症を伴い，また高齢者では意欲の喪失という困難がある．高齢者などでは，家族が代筆することも少なくない．

そこで問題は失語症といえる．言語聴覚療法に携わる専門家に，失語症者の書字練習開始時期に関する統一見解はないが，最も示唆に富む意見は自身失語症を体験したspeech pathologistであるBuck Mの意見である．

Buckは4つの前提，①神経学的回復が最も重要であること，②知能が回復していること，③書きたいという本人の要求があること，④話し言葉がある程度回復していること，が必要であるとした．言語が回復する前に書字を教えることは無駄と結論し，早期からの練習を必ずしもすすめていない．

1 左手書字の問題点

どちらの手で書くときも，鉛筆の持ち方は同じである．右手では右に15～20°傾き，左手では逆に左に傾く．いま両手に鉛筆を持ち，同じように左から右に横線を書かせると，右手では引いて書いた線となり，左手では押して書いた線となる．右手書字と左手書字の問題点は，実にこの横線の書き方の相違にある．右手ではきれいに書けるが，左手では押して書くのでどうしても書きにくいし，きれいに書けない．ところで漢字は実に左から右に引く線からなり立っている．左手書字のコツは，左手でいかにしてうまく右に横線を引くかにある．

2 練習にあたっての注意

末松[15]の指導方法に従って紹介する．
①正しい順序を必ず守る．
②早く始めるに越したことはないが，積極的に意欲が出てから開始する．
③かなり時間がかかり，最初は下手なことをよく説明し，しかし上達すればこのようになると練習前後の実例を示して勇気づける．
④毎日規則的に書く．
⑤時には健康人の左手書きと競争させて，優越感を味わわせる．

3 教材と筆記具

必ずペン，ボールペン習字の教本を使い，雑誌，教科書などの活字体を見本にしない．左手のため特別に工夫された左手書字用練習帳があるから，それを利用するのが最も近道である．鉛筆でまず始め，ボールペンに，さらにケースによっては万年筆に移る．

4 紙の押さえ方

5D 1「把持固定」（305頁）で述べた準補助手以上は悪い手で押さえうるが，完全廃用手は文鎮を使う．

5 紙の置き方

これが左手書字練習の最大のヤマである．3通りの斜め書き法，横書き法，縦書き法（正座法）がある（図4-206）．横書き法はちょっとみると書きにくそうだが，実際はたいへん書きやすく評判がよい．それぞれ好みの書き方で練習する．

6 練習の順序と上達する秘訣

①楷書で書く．
②最初は2cm真四角の枠の中に書き，上達するにしたがい1.5cm，1cmと枠を小さくしていく．小学校の練習帳がよい．

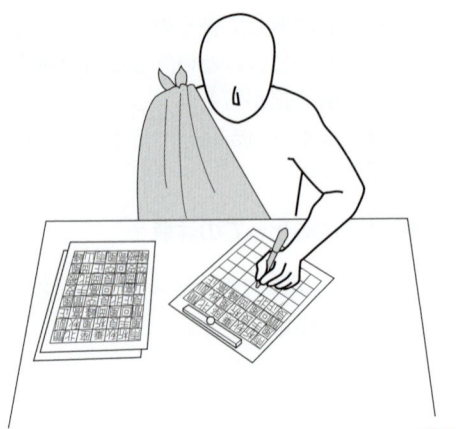

紙の位置を斜めに約 45°ぐらい傾けて置く．こうすると左手での「左から右への横線の押し書き」が「斜め引き線」へと変化し，非常に書きやすくなる．この方法は横書き文字に適している．毛筆では，細い筆で細字を書くときに便利である．

1. 斜め書き法

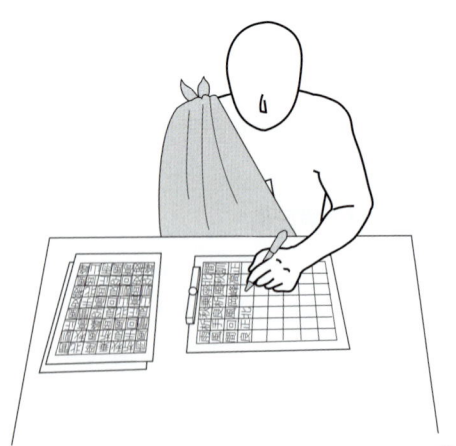

紙の位置を真横にしておく．字は手本の字に比べると横に寝た字になる．しかしこうすると「左から右への横線の押し書き」は「上から下へ引く線」に変わって実に書きやすい．万年筆書きに便利である．

2. 横書き法

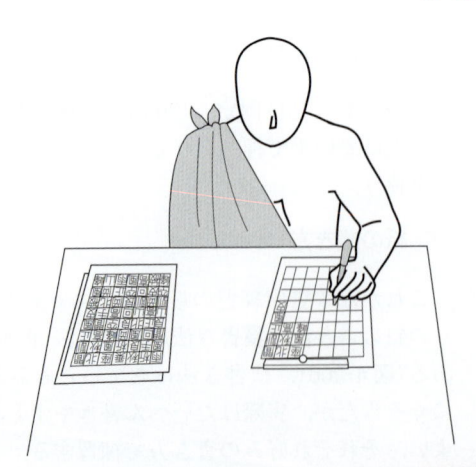

紙を体の中心線よりずっと左側に寄せて置く．左手で持つ鉛筆軸が，体の正面では右側に傾けることが困難だが，左にずらして置くことによって，鉛筆軸は右側に傾けやすい．したがって机の正面では左手で左から右へ押して書いていた線が，左寄りの位置では「左から右への線引き」が可能となり書きやすい．毛筆で大きい字を書くとき字が曲がらないこと，姿勢を正しくすることができる．

3. 縦書き法（正座法）

図 4-206　左手書字の紙の置き方，鉛筆の握り方（末松）

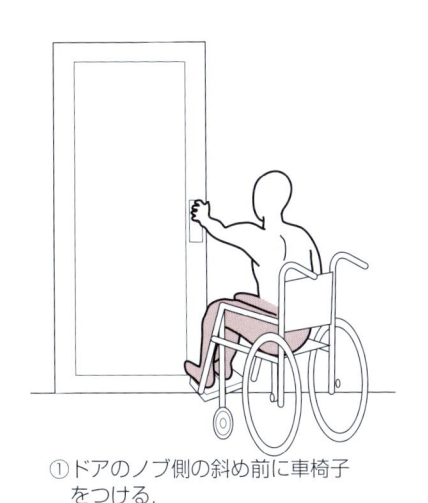

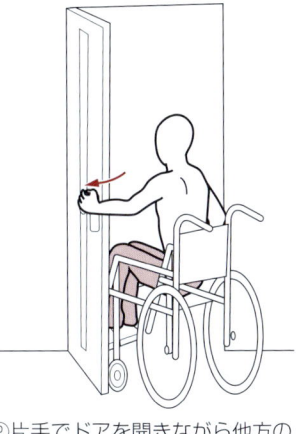

①ドアのノブ側の斜め前に車椅子をつける．
②片手でドアを開きながら他方の手で車椅子を進める（出口側の壁を引き寄せるようにすれば車椅子がスムースに進む）．
③車椅子を前に進めながら片方の手でドアを閉める．

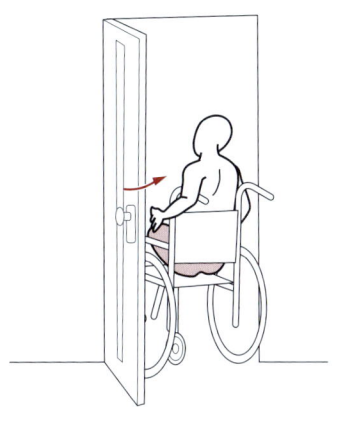

図 4-207　車椅子でのドアの開閉動作

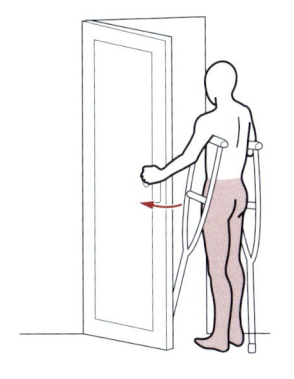

①ドアの開くほうに斜めに立ち，松葉杖を腋の下に入れたまま片手をはなし，ドアのノブを握ってドアを十分に開く．
②開いたドアの端へ片方の松葉杖の先を内側よりあてがい，ドアが閉じることを防ぐ．
③部屋に入る．
④片方の松葉杖をドアよりはなし，片方の手でドアを閉める．

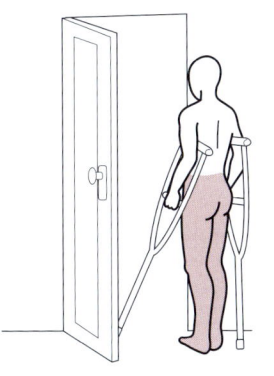

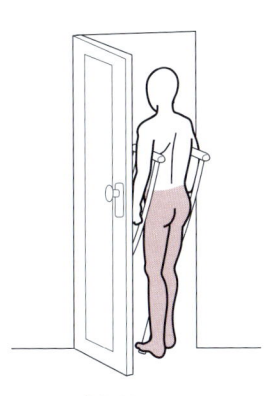

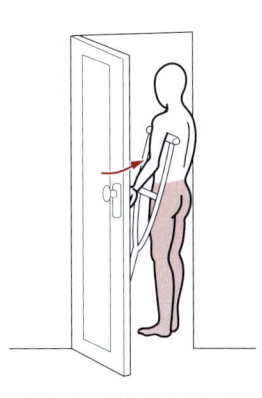

図 4-208　松葉杖をついてのドア開閉動作

③あまり字画が少ないものは，バランスがとりにくいことを考慮する．
④最初は縦書きで，あとで横書きにする．
⑤最初は教本をよく見て一字一字ていねいに書く．上達して初めて教本から離れ，短文を書き，さらに上手になって日記を書く．
⑥一度に多くの字を書くより，少ない字を確実に書く練習をする．

　以上，書字動作，利き手交換について記載してきたが，今日ではiPadやパソコンなどIT機器の利用により，音声言語の変換など文字は書くものから打つもの，読むものは聞くものと変化している．しかし，日本人の根底に流れる文字文化が変わるわけではないので，多様な選択肢のなかから何を選択するかがポイントとなる．

C　そのほか

　家事動作をはじめIADLに関するものは，第6部第4章「ADL・IADL訓練」を参照．

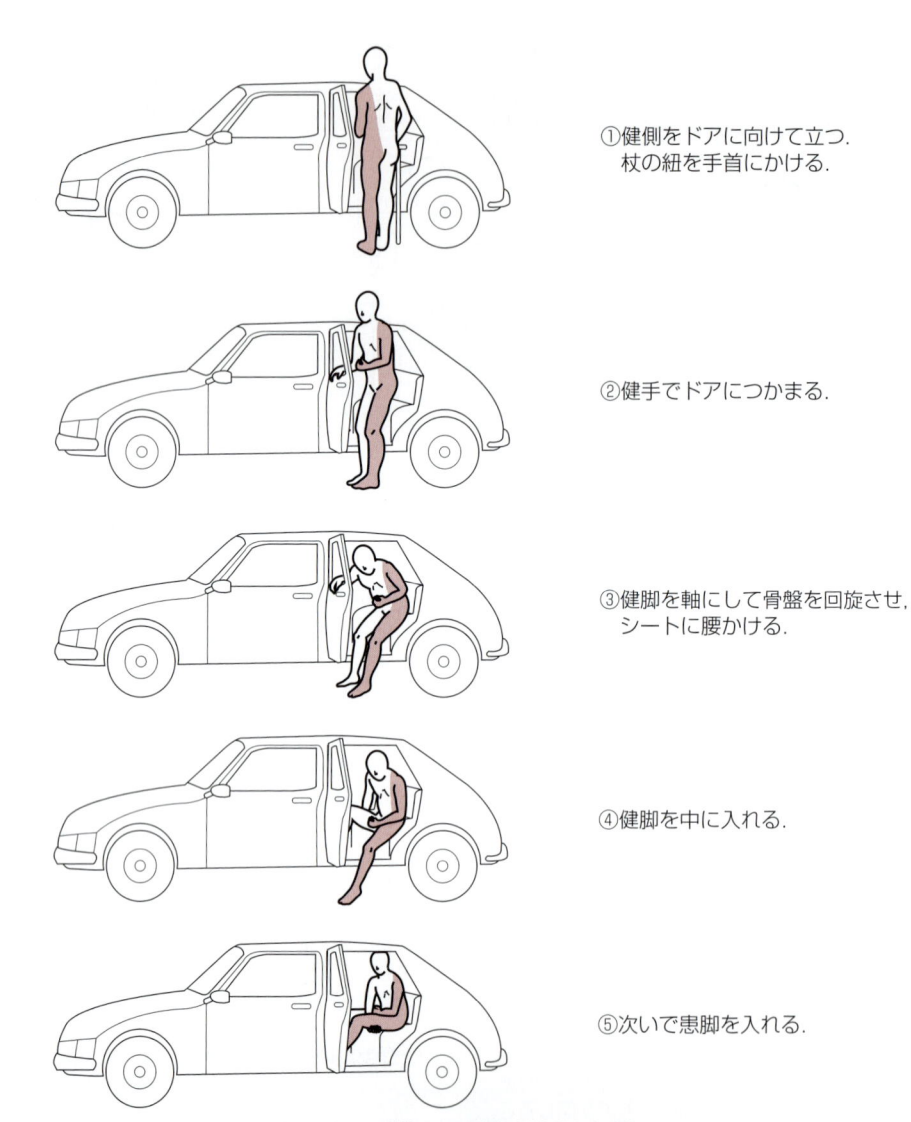

①健側をドアに向けて立つ．
杖の紐を手首にかける．

②健手でドアにつかまる．

③健脚を軸にして骨盤を回旋させ，シートに腰かける．

④健脚を中に入れる．

⑤次いで患脚を入れる．

図 4-209　乗物への乗降方法（片麻痺）（細川）
降りるときはこの逆である．右麻痺もこれに準じてよい．

8 社会活動に伴う移動上の指導方法

基本的なものについてのみあげる．

1 車椅子でのドアの開閉動作（図 4-207）

2 松葉杖をついてのドアの開閉動作（図 4-208）

1本杖使用の場合でも，同様の方法で指導する．

3 乗物昇降動作

公共の電車やバスの乗り降りは，社会参加において重要な動作となる．ホームと電車の間に隙間があったり，高さが異なっていたりすることもある．バスでは車椅子で利用できる昇降用装置やノンステップなども普及してきたが，全線に対応しているわけではない．バリアフリーが進むなかでもまだ困難性が多い．

ここでは，確実に杖で歩行のできる片麻痺，対

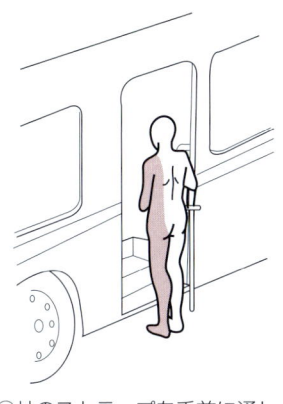

①杖のストラップを手首に通し、手すりを握る．　　　②健脚をステップに上げる．　　　③患脚を引き上げる．

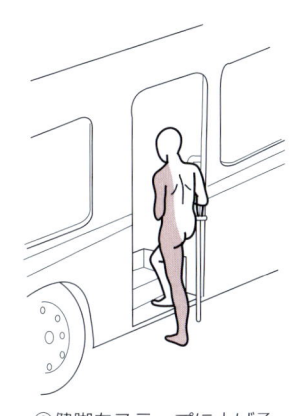

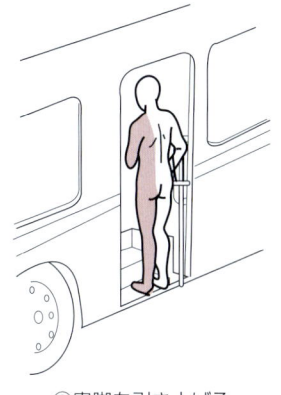

図 4-210　バスへの乗降方法（片麻痺）
降りるときはこの逆である．後ろ向きに降りてもよい．

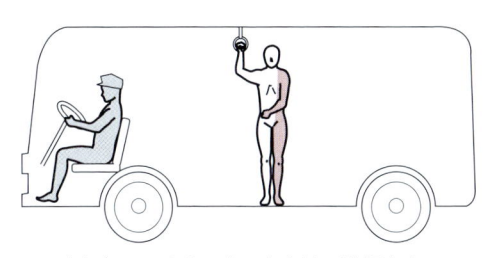

座れないで車内で立つときは，進行方向に健手がくるように横向きになって吊革を握る．

図 4-211　乗物車内での立位方法（片麻痺）

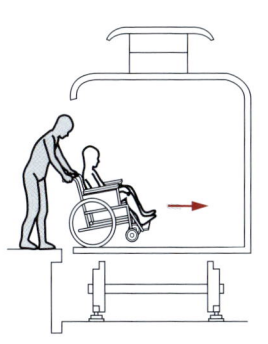

1. 乗車方法　　　2. 停止位置　　　3. 降車方法

ホームと車両間の段差や隙間に十分配慮し乗り込む．前向きに乗り込んだほうが状況への対応が容易である．ドアの隙間のところでキャスタを少し上げて越える．

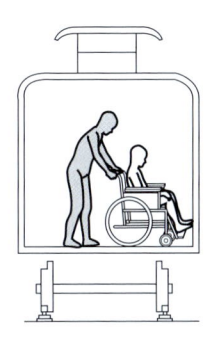

進行方向を向いていると発進や停止時に身体が飛び出す恐れがあるので，窓のほうを向いてブレーキをかけ静止する．

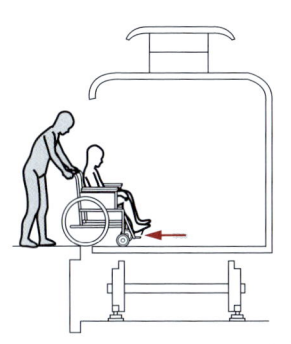

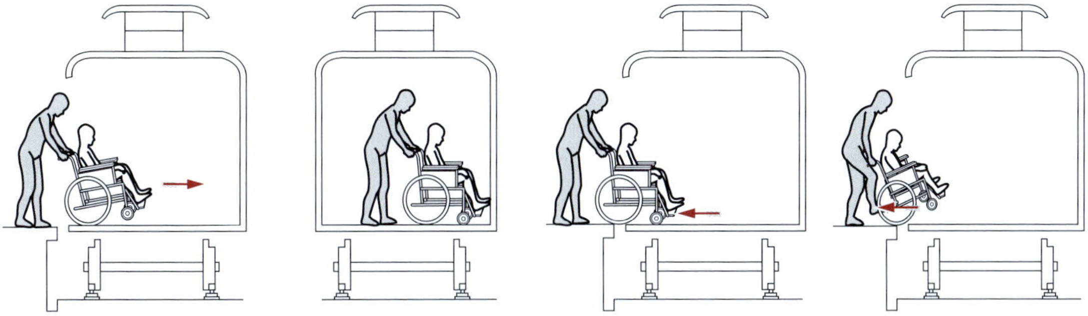

降りる場合は後ろ向きになり，ゆっくりと降りる．この場合もドアの隙間のところでキャスタを少し上げて越える．

図 4-212　電車の乗降方法と車内での停止位置

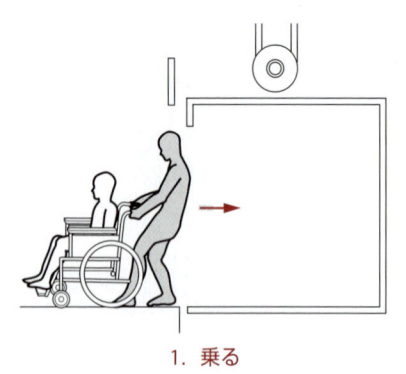

1. 乗る
キャスタがドアの隙間にはまらないように後ろ向きに入る.

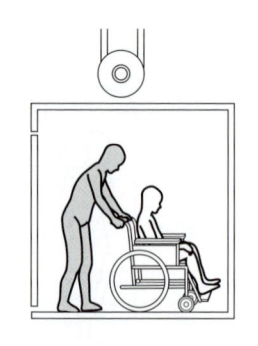

2. 停止位置
操作板の近くに位置するとよい.

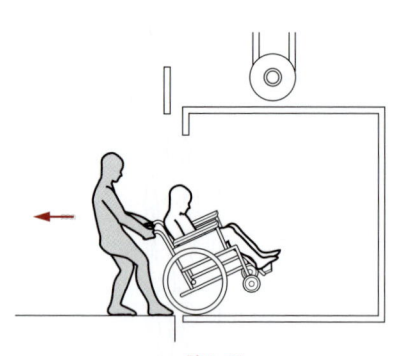

3. 降りる
後ろ向きで降りる. 前向きで降りる場合は, ドアのところでキャスタを少し上げて越える.

図4-213 エレベーターの乗降方法

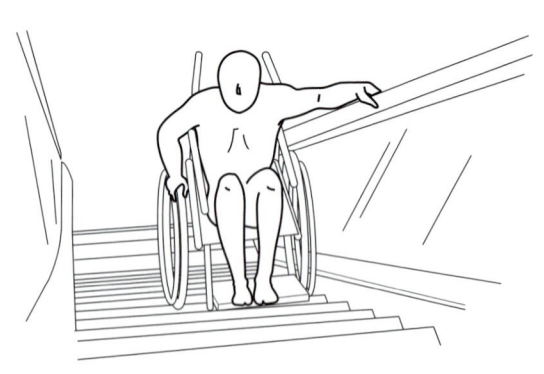

図4-214 エスカレーターの乗降方法
乗り降りともにブレーキは絶対にかけない. 乗るときよりも降りるときのほうが危険である.

麻痺の乗用車とバスの昇降動作について示す. 片麻痺では, だいたい10秒以内にバス昇降ができなければ実用性はない.

a. **乗用車への乗降方法**(片麻痺例, 図4-209)
b. **バスへの乗降方法**(片麻痺例, 図4-210)
c. **乗物車内での立位方法**(片麻痺例, 図4-211)
d. **車椅子で電車の乗降方法**(図4-212)

ホームと車両間の段差や隙間に十分配慮し乗り込む. 前向きに乗り込んだほうが, 状況への対応が容易である.

降りる場合は, 後ろ向きになり, ゆっくりと降りる. ドアの隙間のところを越える場合は, 乗るときも降りるときもキャスタを少し上げて越える.

4 エレベーターの乗降方法(図4-213)

a. **乗る**
キャスタがドアの隙間にはまらないように後ろ向きに入り, 操作盤の近くに位置するとよい.

b. **降りる**
後ろ向きで降りる. 前向きで降りる場合は, ドアのところでキャスタを少し上げて越える.

5 エスカレーターの乗降方法(図4-214)

a. **乗る**
①車椅子を前向きにして, 進める.
②エスカレーターの動く速さを確認する.
③エスカレーターの動きに合わせて素早く車椅子をエスカレーターのステップに乗せ, 前に進める.
④もし1人で乗る場合は, 乗り込むときにベルトの前方を握り, 力強く手前に引き寄せるようにする.
⑤エスカレーターが階段状になったとき, ハンドリムを前方へ押しつけ, 後輪を上方のステップの角に固定しておく.
⑥介助者は一段下に位置し, 車椅子が後ろへ押し戻されないように前方に押すようにする. ブレーキはかけない.
⑦エスカレーターが昇りきる直前にキャスタを少し上げ, 前へ進み降りる.

b. 降りる

①車椅子は後ろ向きで，エスカレーターの動きに合わせて乗せる．このときキャスタが浮かないように注意しておく．
②階段状になるとき，後輪の位置に十分注意し，車椅子が後ろに倒れないように上方に押し上げるようにして支えておく．
③エスカレーターを降りる直前にキャスタを少し浮かせて降りる．

乗るとき，降りるときともにブレーキは絶対にかけない．乗るときより降りるときのほうが危険である．

■ 引用文献

1) 土屋弘吉，今田 拓，他：日常生活動作（ADL）―評価と訓練の実際．医歯薬出版，1978
2) Lowton EB : Activities of Daily Living for Physical Rehabilitation. McGraw-Hill, New York, 1963
3) Lowton MP, Brody EM : Assessment of older people : self-maintaining and instrumental activities of daily living. Gerontologist 9(3) : 179-186, 1969
4) 古賀唯夫，青木幹太，他：身体障害者の為の生活環境系の設計研究―昭和55年度研究報告．p6，総合せき損センター医用工学研究室，1981
5) 長尾竜郎：日常生活動作における障害手指動作の研究―障害手の評価について．リハ医学10(2)：85-95, 1973
6) 古賀唯夫，原 武郎：自助具，機能障害と道具の世界．医歯薬出版，1977
7) 二木 立，上田 敏：脳卒中の早期リハビリテーション，第2版．医学書院，1992
8) 津山直一：末梢神経損傷について．理療2(2), 1972
9) 大塚哲也：末梢神経損傷のリハビリテーション．理療2(2), 1972
10) 田中尚文，園田 茂：食事動作．臨床リハ7(4)：426-433, 1998
11) NHK放送文化研究所（編）：日本人の生活時間―NHK国民生活時間調査2010．NHK出版，2011
12) 大丸 幸，橋元 隆，他：作業療法・理学療法の視点から捉える「食べること」のリハビリテーション学的意味―地域で暮らす高齢・障害者の事例および食のための身体的機能分析から．九州栄養福祉大学研究紀要9：191-202, 2012
13) 石川県作業療法士会（編）：作業療法士がすすめる福祉用具．石川県作業療法士会，1998
14) 杉本 淳，米本恭三，他：整容動作．臨床リハ7(3)：308-313, 1998
15) 末松 孝：左手による書字練習について．理療2(2), 1972

■ 参考文献

- Rusk HA, Taylor EJ : Living with a Disability. Blakiston, New York, 1953
- Nichols PJR : Rehabilitation of the severely disabled, 2-Management. Butterworths, London, 1971
- 服部一郎，細川忠義：図説脳卒中のリハビリテーション―家庭での処置から病院での訓練まで，第2版．医学書院，1978
- 米倉豊子，山口鞆音，他：片手用万能俎・背洗い用タオル．理学療法と作業療法1(1)：58-59, 1967
- 細川忠義：片麻痺患者の日常生活動作訓練．理学療法と作業療法5(6)：526-532, 1971
- Buchwald E : Physical Rehabilitation for Daily Living. McGraw-Hill, New York, 1952［邦訳］高橋 勇（訳）：医学的リハビリテーションの基礎．日本肢体不自由児協会，1965
- 伊藤利之，江藤文夫（編）：日常生活活動（ADL）―評価と支援の実際，新版．医歯薬出版，2010
- 千住秀明（監修），橋元 隆，他（編）：日常生活活動（ADL），第2版．神陵文庫，2007

第 9 章
温熱療法

1 温熱療法序論

本章では，各種の熱発生源をもつものを温熱療法としてまとめ，治療に必要な共通の事項と，おのおののもつ特徴を使用する側の立場でまとめた．ただし，過去に使用されていたもので，現在臨床現場で使用されていないものについては紹介程度にとどめる．

A 定義

温熱療法には 2 つの定義がある．1 つは，温熱を治療目的に使用するものすべてを含む総称である．もう 1 つは，ドイツ・オーストリア系において実施されているもので，熱的性質において独特の特徴をもつペロイド，またそれに準じるものを用いた治療を Wärmetherapie と呼んでいる．しかし，同じドイツ・オーストリア系でも水治療法以外の温熱（熱気，砂，泥炭，温泉泥，高周波）による療法を Thermotherapie とするものもある．後者については近年用いられている施設は少ないので，本項では詳細は割愛する．

B 温熱療法の分類

温熱療法は，熱発生源による分類のほかに，熱の 3 つの基本的移動形式，つまり伝導，対流，輻射の組み合わせにより，以下のように大別される（表 4-22）．

1 主として伝導によるもの

温湿布，全身パック，ペロイド（湿布・浴），ホットパック，パラフィン（浴・塗布・パック），熱気・蒸気・温水による圧注・灌注，がこれに属

表 4-22 温熱療法の分類（主に熱移動形式による）

1. 主として伝導によるもの
   温湿布（局所・全身），全身パック
   ペロイド（湿布・浴）
   ホットパック，パラフィン（浴・塗布・パック）
   熱気・蒸気・温水による圧注・灌注．
2. 主として伝導・対流によるもの
   温浴一般（全身・局所）
   熱気浴〔全身（トルコ，ローマ浴），局所〕
   蒸気浴〔全身（ロシア浴），局所（ベルトレー）〕
   蒸気箱浴
3. 輻射によるもの
   赤外線
   電光浴（全身・局所）
   炭素弧光燈
4. 高周波振動の熱への転換によるもの
   ジアテルミー
   超短波
   極超短波
5. 機械的振動の熱への転換によるもの
   超音波（超音波は温熱だけが主たる目的でないので，はずしてもよい）

〔Kovacs R : A Manual of Physical Therapy. Lea & Febiger, Philadelphia, 1949 より一部改変〕

している．このうち温湿布，圧注・灌注は水を媒体として使用しているので，皮膚が耐えうる程度の温度では，熱が深部まで到達する前に奪い去られるほうが多く，結局熱は深部まで到達せず，皮膚やごく表面の加温には手軽だが，深部を加温する目的には適しない．これに反してペロイド・ホットパック・パラフィンを利用した浴または湿布は，上記のものより比較的深部まで熱が到達するので効果的である．このうち，ペロイド浴・パラフィン浴は液状であることから当然対流もおこり，主として伝導・対流によるもの（次の 2 ）に分類されるように考えられがちだが，粘性が強く対流はほとんど行われないので，この項目に入れる．

表 4-23 光線の波長による分類

波長（Å）	名称	可視性	透過性	天然に存在するか
500,000～30,000	IR C ⎫ 外側赤外線	−	−	+
30,000～15,000	IR B ⎭	−	0	+
15,000～7,800	IR A 　内側赤外線	−	++	+
7,800～6,500	赤	+	++	+
6,500～6,000	橙	+	++	+
6,000～5,500	黄 ⎫	+	+	+
5,500～5,000	緑 ⎬ 可視光線	+	+	+
5,000～4,600	青	+	0	+
4,600～4,300	藍	+	0	+
4,300～4,000	紫 ⎭	+	0	+
4,000～3,200	UV A 長波紫外線 ⎫	+	0	+
3,200～2,800	UV B 紅斑惹起性紫外線（ドルノ線） ⎬ 内側紫外線	−	−	+
2,800～1,000	UV C 　外側紫外線	−	−	−

2 主として伝導・対流によるもの

水・蒸気・熱気を浴形式で使用するすべての治療，たとえば水治療法で用いられるすべての全身または局所温浴である．熱気全身・局所浴，蒸気全身・局所浴，蒸気箱浴，がこれに属する．

水を媒体とする温浴では，人体に応用できる最高温度は43～44℃であるが，熱気浴では熱した空気のため70℃，蒸気全身浴（ロシア浴）のときには蒸気や空気のため45℃の高温を適用できる．

3 輻射によるもの

これは赤外線の輻射によるもので，その代表的なものは白熱燈である．このほか電光浴，炭素弧光燈もこれに属する．光源温度が高い場合は，主として表4-23の短波長の内側赤外線が輻射されるため，ごく一部はかなり深部，つまり筋膜まで達する．

4 高周波振動の熱への転換によるもの

高周波電流が人体を通るとき，その一部がJouleの法則により熱エネルギーになるもので，ジアテルミー，超短波，極超短波（マイクロ波）がこれに属する．1〜3の温熱療法と違って深部に熱が発生するのが特徴である．

5 機械的振動の熱への転換によるもの

超音波がこれに属する．骨と筋との境界面に熱が発生する特徴がある．

C 治療上の分類と特徴

治療上の観点から温熱療法は以下の分類に分けられる．

1 湿性温熱と乾性温熱

水や蒸気を利用する温熱，つまり水治療法のすべてのものは湿性または水治的温熱であり，これに反し熱気，高周波や赤外線によるものは乾性温熱と呼ばれる．パラフィンは，熱そのものは乾性であるが，高温のためパラフィン膜と皮膚との間に汗が溜まり，湿性温熱の性質を帯びる．

湿性（水治的）温熱は，Laqueurによれば組織を軟化しやすく，また軟部組織の腫脹，浮腫，つまり組織と結びついた浸出液を吸収しやすい特徴がある．しかし操作は乾性温熱と比較して一般に複雑である．これに反して乾性温熱は，関節腔の

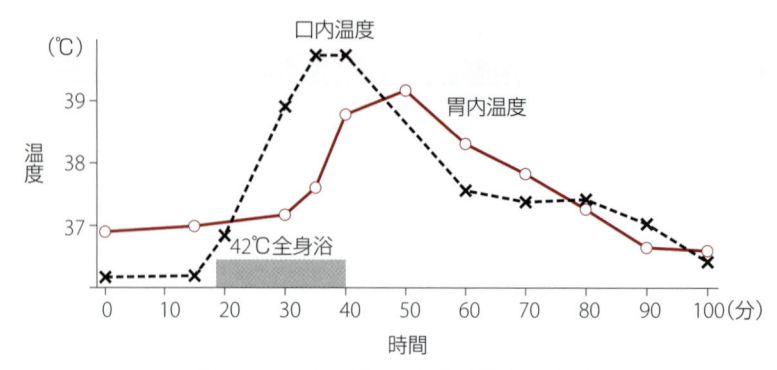

図 4-215　全身浴による胃内温度の上昇
全身浴を始めると口内温度はただちに上昇し，15分後に39.6℃の最高に達した．胃内温度は口内温度に約10分遅れて39.2℃まで達する．浴槽を出た後50分かかってもとの温度に戻る．
〔服部一郎：各種物理療法の胃内温度に及ぼす影響（未発表）．九大温研，1947 より引用〕

ような内腔に溜まった液の吸収において，より効果的であるが，組織の軟化はしない．そして操作は簡単である．

2 深達性温熱と表在性温熱

高周波によるものは，ほかのものより深部に到達し，なかでも極超短波が筋肉の加温に効果的であり，超短波は蓄電器電界法では皮下組織の温度のほうを余計に上げる．またラセン電界法によるものは，筋・内臓の加温に効果的である．また超音波は，境界面効果により筋・骨の境界の温度を特に上昇させる．

これに反して温湿布は表在性である．赤外線は，筋膜まで達するが深達性とはいいにくい．ペロイド浴，湿布は高温を適用できるので温湿布より深達性というものの，極超短波には及ばない．

3 全身適用と局所適用

温熱の全身適用は，水またはペロイドの全身浴を第一として，全身電光浴，蒸気箱浴，全身蒸気浴とあるが，リハビリにおいてはハバードタンク浴，運動プール浴などの温熱が問題となる．

リハビリに用いられる大半の乾性温熱は局所適用であり，赤外線，極超短波，超短波，パラフィン浴のほか，湿性としてホットパック，渦流浴などがある．

人体に温熱を適用すると，一次的には純物理的現象として適用部位の組織の温度上昇がおこる．それを受けて体温を一定に保つ体温調節作用がおこり，毛細血管は拡張し，動静脈の循環は促進し，発汗がおこる．そして二次的に，毛細血管に拡張作用をもつヒスタミン様物質が生成される．温熱が限局して適用されるときは，局部の温度上昇が主で全身にはさして影響は与えないが，適用部位が広くなるにつれて熱の移入が放散に打ち勝ち，全身の温度上昇をきたし，深部の器官も体表温度に近いかなりの高温まで達する．その例として，全身浴が身体内部器官にどれほど温度を上昇させるかを図4-215に示す．

以上の結果，多量の発汗，脈拍増加，血圧低下，腎排泄機能の亢進，水分やミネラル，そのほか窒素化合物の消耗がおこり，その結果，血液組織の予備アルカリの増加がおこる．そして体重の一時的減少，神経の感受性の低下も生じる．つまり局部適用は全身に著明な影響を与える．

したがって温熱療法にあたっては，まず全身適用と局所適用とを区別する．衰弱の甚だしいとき，38℃以上の発熱時，発病直後の急性期，炎症症状のあるとき，出血傾向の強い患者，貧血の強い患者，非代償性の心疾患患者，には全身適用を避けたほうがよい．また以上の症状が軽快してきた時期に温熱を適用するときも，まず局所に適用し，次第に適用部位を広げ，半身にし，最後に全身適用にもっていくようにする．

D 適応症

温熱は，それ自身の物理的な組織温度上昇作用と生成されたヒスタミン様物質の作用により，炎症産物，老廃物の溶解吸収が促進され，局部の栄養は高まり，そのため局部の回復力は強まり，治癒の傾向は強まる．これと同時に知覚神経の刺激状態，つまり疼痛，知覚過敏，知覚異常，錯感覚を緩和し，筋攣縮spasm（筋スパズム），痙縮spasticityを軽減する．また湿性温熱は組織を柔軟にする．したがって，要約すると以下のような目的に使用される．

a. 疼痛緩解
外傷（打撲，捻挫，脱臼，骨折）後の痛み，断端痛，関節リウマチ，変形性関節症（四肢関節・脊椎），関節周囲炎（凍結肩）の痛み，骨粗鬆症による腰背痛，腰痛症，整形外科手術後遺症の痛み，外科手術後遺症の痛み，筋肉痛（結合織炎，過労そのほかによる），各種神経痛，神経炎による痛み，そのほか内臓疾患による関連痛．

b. 知覚過敏・異常の緩解
神経疾患によるもの，特に多発性神経炎，片麻痺，顔面神経麻痺のときの不快感，こわばり感．

c. 筋攣縮緩解
疼痛のため二次的におこった筋攣縮，筋の過用による攣縮，そのほかあらゆる原因による筋攣縮，いわゆる肩こり．

d. 中枢性麻痺時の筋痙縮緩解

e. 局所の浮腫減退

f. 血行改善，局所栄養改善

g. ほかの理学療法の前処置
関節拘縮に対する徒手矯正，機械矯正，矯正訓練時（疼痛緩解と組織軟化），特に皮膚瘢痕による関節拘縮の前処置（組織の軟化），低周波通電時の前処置（発汗による皮膚電気抵抗の低下），運動療法時の前処置（筋攣縮の緩解）．

h. 殺菌作用
比較的低温でしか発育しない皮膚真菌症（スポロトリコーシス，クロモミコーシス），非定型的抗酸菌感染症（マイコバクテリウム・マリヌム），に局所温熱適用が有効である．

上記 a.～h. は，リハビリにおける温熱療法の利用範囲である．そして現在では温熱療法を主目的として使用するというより，運動療法ないし低周波そのほかの治療の際に，治療を円滑に行うための補助的な役割として主に利用されているといったほうがよい．

最近はステロイド関節注射，疼痛ブロック技術の進歩によって疼痛に対する温熱の利用度はかなり減少しつつあり，さらに東洋医学的治療の利用により，疼痛への利用はますます減る方向になるだろう．

このほか温熱療法には次の利用法もある．

i. 内臓痛の緩解
膀胱炎時の痛み，不快感，頻尿・尿閉，軽度の腹痛，胸膜炎の痛み．

j. 発汗
蒸気浴，電光浴が全身に応用されている．これは体重減少，疲労回復，気分一新，体質改善を目的に利用されている．

E 禁忌症

慎重に注意すれば危険は少ないが，次の場合は禁忌である．

1 あらゆる疾患の急性期

炎症症状（疼痛・腫脹・発赤）の強いとき，また刺激症状の強いとき，たとえば関節リウマチ・痛風・外傷の急性期に温めると疼痛と腫脹を増す．この時期はむしろ冷やしたほうがよい．そして炎症の極期を過ぎて症状が緩解し始めたとき，温熱療法を始める．特に外傷では，直後の急性期には氷による冷却が第一で，24～48時間過ぎてから温熱を加えたほうがよい．

2 結核，悪性腫瘍の病巣

結核，悪性腫瘍をもつ患者の，患部以外にすることには支障はない．ただし表在性の温和なものに限る．しかし癌に対しては，将来特殊な治療形式ではあるが適応となる可能性がある．たとえば体外循環で加温した血液の全身または局所灌流により，また特殊な高周波温熱装置による局所的加温により，延命効果が実験的な段階であるが確認されている．その根拠は腫瘍細胞が約43℃で破壊される知見が得られたことによる．

3 出血性傾向の強いもの

月経期間中の腹部，胃・十二指腸潰瘍そのほか消化器や骨盤内器官の出血傾向のあるときの患部，白血病のような全身病で出血傾向の強いときは禁忌である．

4 妊娠時の腹部

高周波療法のような深達性のもの，ペロイド療法のような強い温熱療法は禁忌である．表在性のものは差し支えない．

5 閉塞性の血管疾患

高周波療法による四肢の加温は，むしろ疼痛を増すとされている．

6 知覚鈍麻または喪失のある部位

熱傷をおこすからであるが，温度を測定して適温に調節されている温水浴はこの危険はまったくない．ペロイド療法のうちの湿布，ホットパック，高周波療法では危険が大きい．赤外線は注意して行えば危険は少ない．

F 一般的注意

温熱療法を実施するにあたって，必要な注意を次に要約する．なお，個々の治療種目における特別の注意はそれぞれの章にて述べる．

1 気持ちのよい，快適に感じる温度で治療する

Arndt-Schulzの法則（弱い刺激は生理的機能を奮い起こし，中等度の刺激はこれを促進し，強度の刺激はこれを抑制し，非常に強い刺激はこれを停止させる）が示すように，中等度のちょうどよい温熱では治療を促進する方向に作用するが，あまりに強い温熱はむしろ局所のうっ血をおこす．どんな種類の温熱療法も，常に患者の快適な状況を目標に用量を加減する．

2 適量を維持し，過量は避ける

全身に影響の少ない局所適用でも，治療箇所が多いと全身に影響が出てくる．全身への温熱適用は特にこの点に注意する．加温による脱水は要注意で，特に暑い時期や暑い場所での使用に留意する．温熱療法直後に多少の疲労感はあってもよいが，治療の翌日ないし3〜4日後に疲労感・違和感があるときは過量と考えたほうがよい．治療箇所の多いときは，1回とせず2回に分けて行うとよい．

3 回数に注意する

温湿布のような非常に温和なものは，同一部位に1日4〜5回またはそれ以上行ってもよいが，そのほかのものは1日2回までである．温熱の全身適用は1回に限る．

4 温熱療法後の引き締めを忘れない

全身または局部温熱療法をした後，微温水で局部を灌流したり，清拭したりして拡張した血管を軽く収縮させて引き締めて終わることは，水治温熱療法における原則となっている．しかし，リハビリにおいてはしなくてもよい．

5 熱傷を防止する

温熱を応用する部位に知覚鈍麻または喪失のあるときは，よほど注意しないと熱傷をおこす．特にペロイド湿布，ホットパック，高周波療法に多い．このようなときは以上のものを避け，温水浴，赤外線療法が安全である（第4部第13章参照）．

6 温熱の種類による特殊性はない

赤外線による温熱であろうと，超短波による温熱であろうと，ホットパックによる温熱であろうと，これが組織に作用して充血と現象をおこせば，充血は充血であって，赤外線充血にはほかの温熱による充血と違った特殊性があるわけではない．つまり熱の供給源と組織の熱吸収の仕方に差異はあっても，おこった充血には特殊性はない．基礎理論として温熱療法は，複雑で高度の物理的知識を要求されるが，臨床に適用するときは単純で明快となるのは，この"非特異的作用の法則"があるからである．したがって，あらゆる温熱療法を揃える必要はなく，限られたもので臨床的には十分役立つのである．深達性と表在性，湿性と乾性のいくつかを実施できるよう備えておけば，治療上まったく支障はない．

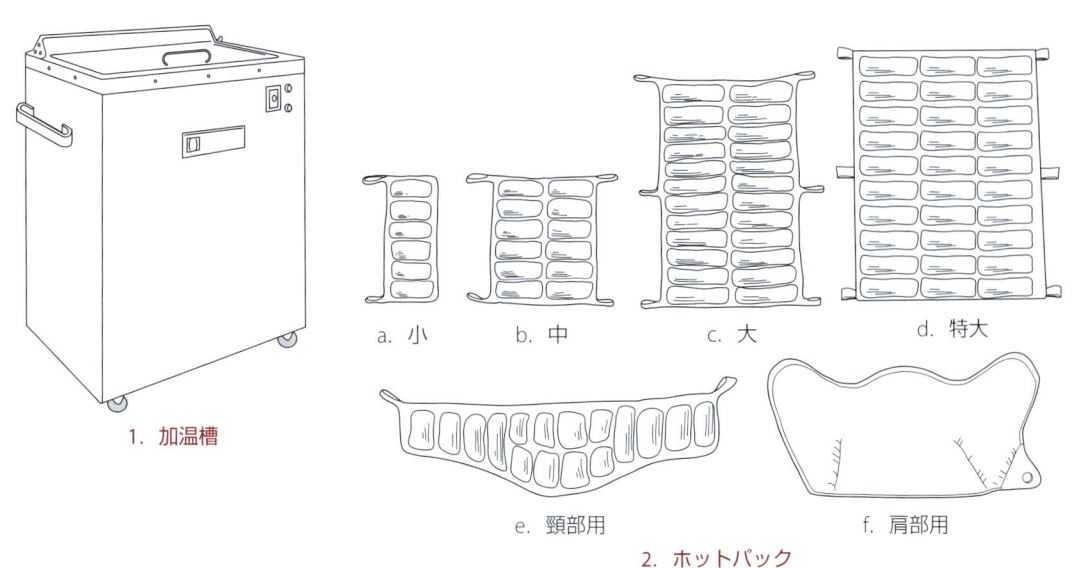

図 4-216　加温槽とホットパック

1. 加温槽
2. ホットパック
   - a. 小
   - b. 中
   - c. 大
   - d. 特大
   - e. 頸部用
   - f. 肩部用

加温槽の中に水を入れ，その中にパックを吊るし温める．治療に適した温度以上に加熱しないように恒温装置がついている．電源を入れて使用できるまでに時間がかかるので(数時間)，電気器具のタイムスイッチを利用する．良質のパックは無臭で，パックの内容も流れ出ないように工夫され，長期間の使用に耐える．極度に乾燥させないほうがよいが，良質なものは水につけていると元通りになる．

7 乾性温熱も湿性温熱となる

赤外線照射の時局部に固く絞った濡れタオルを乗せて行えば，湿性温熱の性質を帯びてくる．

2 ホットパック・パラフィン療法(ペロイド療法)

ホットパックは湿熱，パラフィンはなかば乾熱，なかば湿熱である．しかし両者とも共通の熱的性質があり，つまりペロイドと同様にゆっくりと熱を放出して冷えていく．しかし，ホットパック，パラフィンはペロイドと違って非常に簡単に治療に応用できるので，現在では臨床での使用頻度は高い．

一方，ペロイドとは元来ヨーロッパにて古くから使用されていたが，良質なペロイドが容易に入手できない，高価である，管理が難しい，運搬が困難，治療操作が複雑で労力を使う，という理由から現在ではわが国のほとんどの施設では使用されていない．

A ホットパック療法

わが国でホットパックと呼ばれているものは，シリカゲルに保温力と吸水性の強い特殊な材料を混ぜて加工し，厚いズックの袋に入れたものである．これを沸騰した湯の中に漬け，十分に温めた後，取り出して局部を温めるのに使用する．諸外国では hydrocollator steam packs, hydrocollator pack と呼ばれている．

1 装置

図 4-216 で示すように，患部にあてるホットパックとそれを温める恒温装置のついた加温槽とがセットになっている．パックには患部の大きさに応じて小・中・大・特大(図 4-216 2a~d)，または頸部・肩部用(図 4-216 2e, f)として特殊な形をしたものがある．

2 特徴と欠点

ホットパックは，ペロイドと違ってパックが直接皮膚に接するのではなく，吸水性の強い特殊加工シリカゲルから出る高温の蒸気が，重ねたタオ

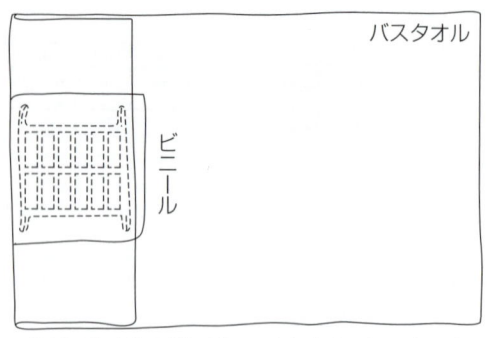

① バスタオルの端にビニールを敷き，その上にホットパックを乗せ，片方から包む．

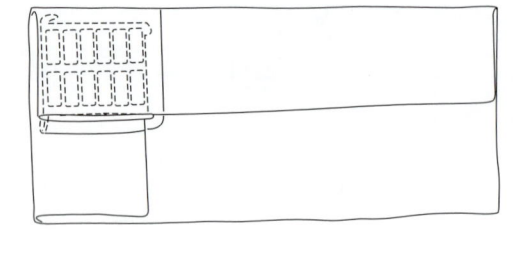

② 上から包む．

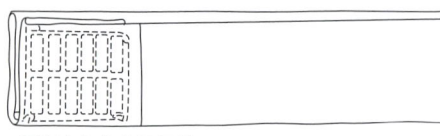

③ 下よりさらに包む．

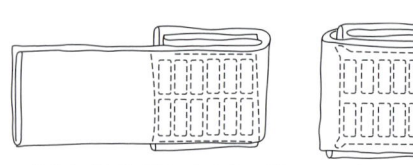

④ 右から折り返しクルクル巻いて，ビニールのあたっていないほうを患部に当てる．8重のバスタオルができあがる．

図 4-217　ホットパックの包み方

ルを通して局部に達して温める．したがって，蒸気パックともいわれる．しかし，一部の熱はパックから伝導によって直接局部に到達しており，特殊加工シリカゲルがゆっくりと放熱するので長時間加温できる特徴がある．湿性温熱であるからそのような特徴をもつが，ペロイド湿布と違うのは操作が簡単で，どこでも利用でき，ペロイド療法のように局部が汚れないので清潔感がある．現在，湿性温熱の代表として臨床で最も使用頻度の高いものである．欠点は熱傷をおこしやすいことである．

3 使用法

① 新品のパックを使用するときは，少なくとも24時間水に浸し，パックに水を含ませる必要がある．80〜90℃にセットした加温槽の中にパックを吊るし，30分以上浸漬し，十分な熱量を確保する．

② 患者は，治療部位を露出してベッドに寝る（治療前には患者の全身状態を把握し，十分なオリエンテーションを実施する）．

③ パックよりも大きめの乾燥したタオル（あるいはバスタオル）に，よく湯を切ったパックを置く．パックの包み方は図 4-217 に示す．パックをタオルに包み，治療患部に当てる．部位による当て方は図 4-218 に示す．パックが落下しないように注意し，落下しそうなときはベルトなどを使用して固定する．

④ その上から防水布をかけ，さらにタオルを乗せ，最後に毛布でくるむ（施設の治療場所や患者の状況によって，パックをビニールで直接包み，その上からバスタオルで巻いて乾熱として使用している施設が近年多いようだが，効果としては湿熱のほうが温熱効果は高い）．

⑤ 熱く感じたら患者が申し出ることができる配慮をしておく，また脱水予防のため飲水を用意しておく．

⑥ 25〜30分程度でパックは熱を放散して体温に近い温度になり冷えるので，治療時間は20分程度を目処に実施し，治療後は患部の皮膚の状態を確認し，微温水で絞ったタオルで患部を拭く．

⑦ 回数は毎日何回実施してもよいが，1日1〜2回程度が標準である．一度使用したパックの再利用にあたっては，約15分以上浸しておく必要がある．

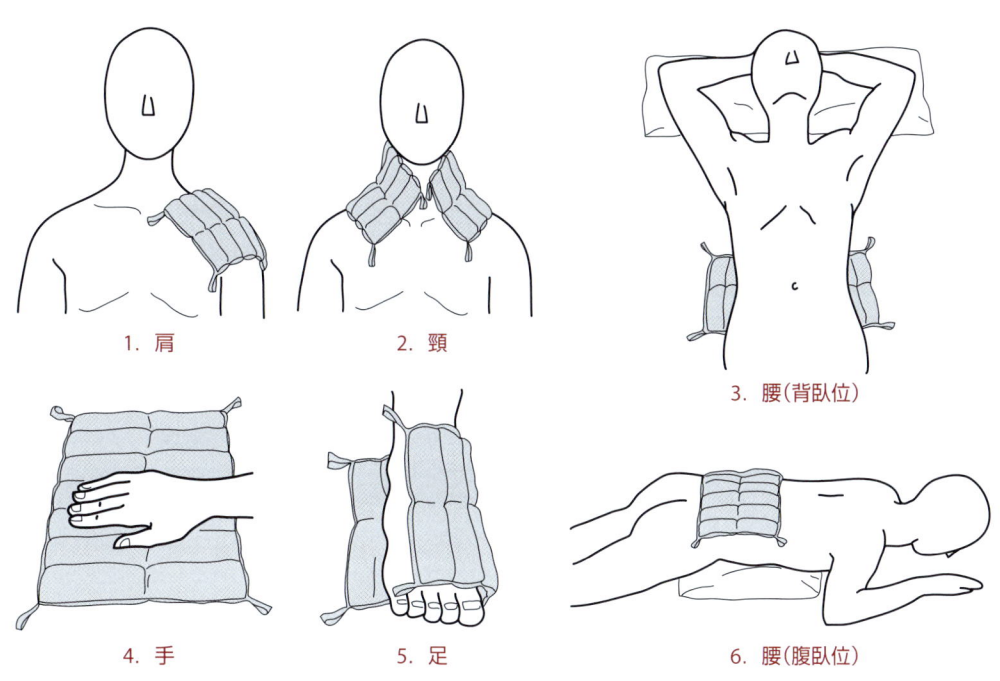

1. 肩　　2. 頸　　3. 腰（背臥位）
4. 手　　5. 足　　6. 腰（腹臥位）

図 4-218　ホットパックの当て方

4 適応症

D 適応症で述べたものにはすべて適応可能であるが，四肢関節・頸部・腰背部・肩甲帯などの痛みに使用され，特に関節可動域（ROM）運動・伸張運動の前処置として，また皮膚性関節拘縮には最もよく使用される．

5 禁忌症

E 禁忌症で述べたものに追加するものはないが，知覚障害のある場合には使用してはならない．もし使用する場合でも常時皮膚の状態をチェックしながら実施すべきである．

B　パラフィン療法

パラフィン paraffin の熱伝導率は，表4-24に示すようにきわめて小さいので，不感温度が高く，皮膚は55〜60℃の高温にも耐えうる．しかも図4-219のように湿布に用いられる材質中群を抜いて，ゆっくりと冷えていくので，これを治療に応用している．

表 4-24　各種物質の熱伝導率

物質	熱伝導率〔cal/（秒・cm・℃）×10^3〕
非生体	
パラフィン	0.59
ゴム	0.372
木材	0.2
砂	93.0
空気	0.026
アルミニウム	235.0
硝子	2.6
水	1.4
銅	401.0
生体	
皮膚	0.898
筋	1.53
血液	1.31
皮下脂肪	0.45
骨	2.78

〔Hecox B, Mehreteab TA, et al：Physical agents：a comprehensive text for physical therapists. Appleton & Lange, pp125-141, 1994 より引用〕

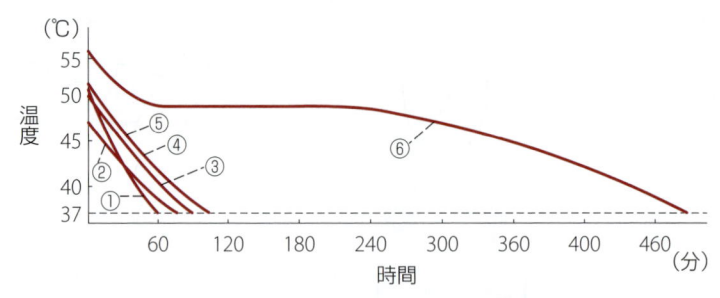

図4-219 各種湿布材料の冷却曲線
人体が耐えうる温度まで加温した各1kgを25℃の気温に放置，37℃まで冷却するときの時間的経過である．出発点が違うのは各材料の不感温度が違うからである．
①砂：60分，②湿布：75分，③ファンゴ：90分，④泥炭：108分，⑤鉱泥の一種：108分，⑥パラフィン：510分
〔Holzer W：Physikalische Medizin in Diagnostik und Therapie. Wilhelm Maudrich, Wien, 1947 より転用〕

1 治療法の種類

浴・パック・塗布の利用法がある．最もよく使用されるのはパラフィン浴であり，主として手・手指関節のみに限定される．塗布はどこでも行え，パックは膝のようなごく一部に限定される（図4-220）．

2 作用機転，特徴と欠点

パラフィンは55〜60℃の高温でも熱く感じず，しかもゆっくりと冷却していく．このほか，実際上は皮膚表面で吸収がまったく行われないこと，またほとんど機械的作用のないことも1つの特徴といえる．パラフィン療法で高温に耐えられる原因の1つはパラフィンのもつ熱的性質であるが，もう1つ忘れていけないのは溶けたパラフィンと皮膚との間に冷却パラフィン層が急速にでき，これが一種のフィルターとなっていることである．ただ，上述の長時間かかって冷却することは一種の利点であるにしても，パラフィンを実際にあてる時間はせいぜい20〜30分であるので，それほど影響しないという意見もある．

このほか，パラフィン療法をした後は，皮膚が柔らかくなりツヤツヤするが，これは美容上の利点である．なおパラフィンは乾いて水分を含まないが，治療中はパラフィン被膜と皮膚との間に汗がたまり，半ば湿性温熱となる．欠点としては，皮膚に発疹・開放創があるときは応用できないこと，また患者の衣服や周囲，床面を汚し，しかも一度衣服についたパラフィンは取れにくいことである．

3 使用法

a. パラフィン浴　paraffin bath

間欠浴（グローブ法）と持続浴（浴中法）がある（図4-220）．装置については図4-221に示す．

融点43〜45℃の固形パラフィンを，流動パラフィンとだいたい100：3の割合に混ぜて溶かす．このときは治療温度より多少高い温度にて行う．約35kgの固形パラフィンを溶かすために3〜4時間くらいかかる．次に，治療温度の51℃に恒温装置をセットする．

(1) 間欠浴（グローブ法）

治療部位をよく石鹸で洗い拭き乾かす．溶けたパラフィンの中に手関節まで少し漬けてすぐ上げる．パラフィンは数秒で白く固くなる．この動作を10回程度繰り返す（手にはパラフィンが厚く手袋状につく）．この際，1回目より2回目，3回目と漬ける部位を浅くし，最初の被膜より上につけないように注意する（図4-220 1)．途中で被膜が破れたら，最初からやり直す．十分厚いパラフィン手袋ができたところでビニールにて包み，その上にタオルでさらに包み冷えないようにする．

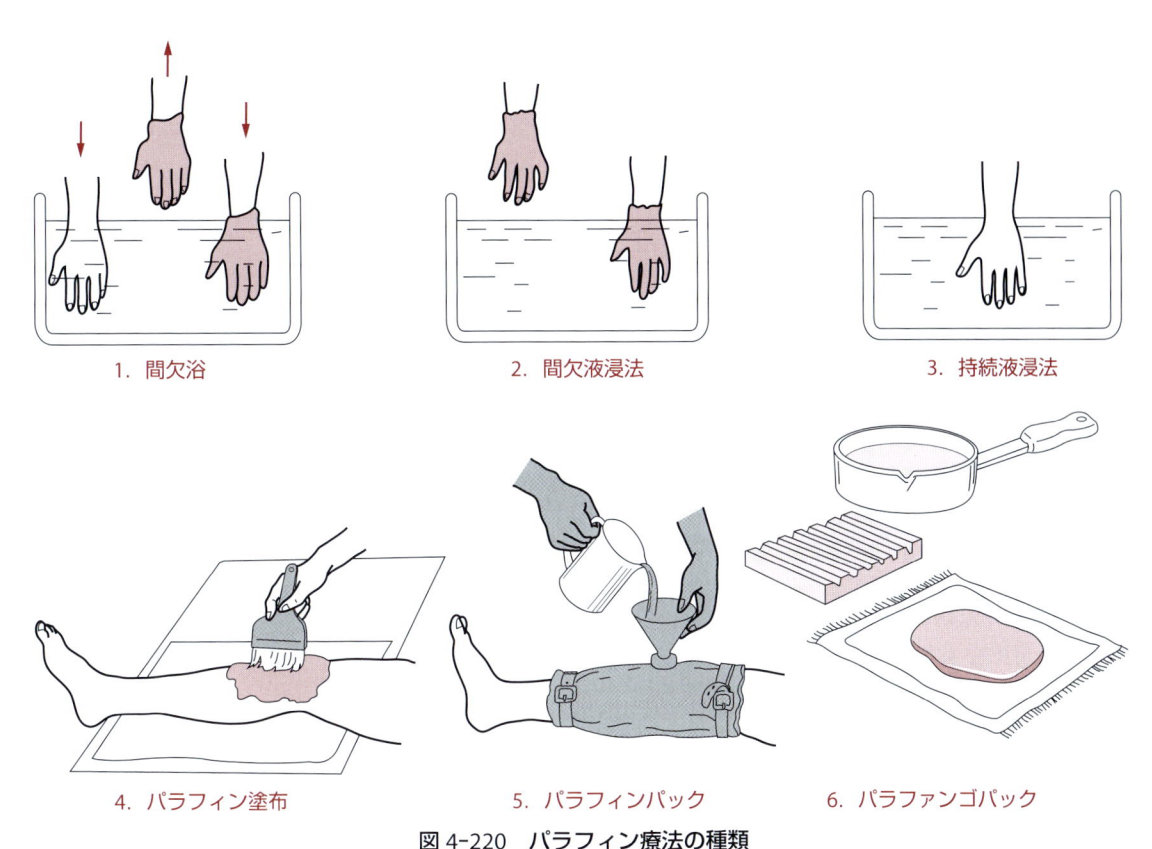

1. 間欠浴　2. 間欠液浸法　3. 持続液浸法

4. パラフィン塗布　5. パラフィンパック　6. パラファンゴパック

図4-220　パラフィン療法の種類

(2) 持続浴 continuous immersion（浴中法）

間欠浴（グローブ法）の要領でパラフィン手袋ができたところで、そのままパラフィン浴槽の中に10分くらい漬ける（間欠液浸法；dip immersion, 図4-220 2）．

前もってパラフィン手袋をつくることなく、治療部を浴槽内に漬けたら、約15分間そのまま維持する（持続液浸法；continuous immersion, 図4-220 3）．

終わったらパラフィンを除去し、別の容器に入れ、一定量たまってから濾過して浴槽に戻す．回数は1日1回、毎日でも可能である．治療期間は20〜30回あるいはそれ以上でもよい．

b. パラフィン塗布

図4-221の装置や重湯煎でパラフィンを溶かし、温めた刷毛で手早く治療部位に何度も塗り、その上をビニールやタオルで覆い、15〜20分して固まったパラフィンを剥がす（図4-220 4）．

c. パラフィンパック

パラフィンが漏れない袋の中に、溶けたパラフィンを流しこみ、固まらせ、そのまま放置するか毛布で包む（図4-220 5）．

d. パラファンゴパック

固形パラフィンとペロイド（主として温泉泥）を一定の割合で混ぜてつくったもので、常温では非常に硬いが温めると軟らかくなり、日本式のペロイド湿布のような硬さとなり、身体のどこにでも応用できる（図4-220 6）．パラフィンもペロイドと同じく熱保有度は大きいが、パラフィンは温めると流動性となりパックに使えない欠点を、ペロイドのもつ可塑性の強い点で補い、粘土細工ができる硬さをもたせたもので、療法の特徴をうまく生かしたものである．

使用法は、まず固まっているものを鍋で60℃程度にして溶かす．防水布の上に1〜2cmの厚さになるよう伸ばして、膏薬のように患部を包み、タオルか毛布で上から覆う．

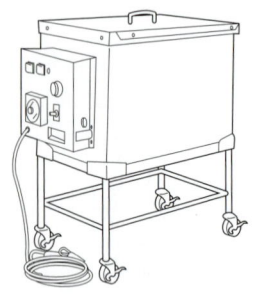

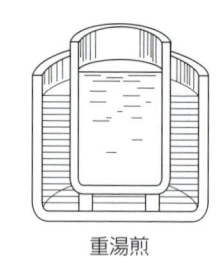

図4-221 パラフィン療法装置

重湯煎

4 使用上の注意

パラフィン浴では，何度も繰り返して使用できるが，埃塵・汗・表皮そのほかのものが底に沈殿してくるので定期的に(年に2～3回)完全に取り替えるか再生をする．

パラフィン再生法には，以下のものがある．

a. 濾過法

パラフィンで床が汚れるのを防ぐために床面に新聞紙を敷き，バケツを2個用意する．パラフィンを60℃にして1時間以上静置し，浮遊物を沈下させる．バケツの上にガーゼを1～2枚張り(4～5枚では濾過しにくい)，パラフィンのきれいな上澄みをすくって濾過する．下層の汚れたパラフィンは排出孔を通じてもう1つのバケツに入れて捨てる．パラフィン浴槽内を，ティッシュペーパーか布で拭きあげる．濾過したパラフィンを浴槽内に戻し，減量したパラフィンの分量だけ新しいパラフィンを補う．

b. 湯洗法

浴槽の金網の下に常に水を入れておく．パラフィン浴槽の排出孔が最下部にくるように傾斜をつける．1時間以上放置して浮遊物を沈下させる．60℃以上の湯を少しあて，高いほうから入れると汚物は排出孔のほうによるので，排出口を開いて湯をバケツに捨て，これを何回も繰り返す．減量しただけのパラフィンを補う．

パラフィンは，引火性であるから周囲での火気に注意する．また衣服を汚すので注意を要する．

5 適応症

関節リウマチ(指・手・肘・足関節)，骨関節症(指・手関節，特にHeberden結節による痛み)，脳血管障害時の手指先端の知覚異常と痛み，手の外傷術後の後遺症状，らい病(Hansen病)における神経炎，神経移植術，筋腱移植術の前後，などに利用される．

6 禁忌症

高温を適用するために，知覚障害のある場合は行ってはならない．治癒しているが新しい瘢痕で表皮が薄いときも，絶対の禁忌とはいえないが避けたほうがよい．特に，皮膚に開放性の傷・発疹・膿痂疹などがあるときは中止する．

■ 参考文献

- 片岡秀樹：温熱療法概論．千住秀明(監修)，沖田 実(編)：物理療法，第2版．神陵文庫，pp77-92, 2012
- 沖田 実：温熱療法の概要．細田多穂(監修)，木村貞治，他(編)：物理療法学テキスト，改訂第2版．南江堂，pp43-59, 2013
- Holzer W：Physikalische Medizin in Diagnostik und Therapie. Wilhelm Maudrich, Wien, 1947
- Laqueur A：Die Praxis der physikalischen Therapie. Julius Springer, Berlin, 1922
- Kovacs R：A Manual of Physical Therapy. Lea & Febiger, Philadelphia, 1949
- 服部一郎：理学療法とその処方の仕方．整形外科 12(4)：322-330, 1961
- 玉川鉄雄：電気療法・基礎から臨床へ(最終回)．理学療法と作業療法 4(6)：405-411, 1970
- Tagami H, Ohi M, et al：Topical heat therapy for cutaneous chromomycosis. Arch Dermatol 115(6)：740-741, 1979
- Johnson RS：Hyperthermia, still experimental, may win place in cancer therapy. JAMA 245(11)：1109-1111, 1115-1116, 1981
- 篠原英記：ホットパック・パラフィン．奈良 勲(監修)，網本 和(編)：物理療法学，第3版．医学書院，pp62-69, 2008
- 川村博文：温熱療法．柳澤 健(編)：物理療法学，温熱療法．メジカルビュー社，pp24-31, 2009
- 金井秀作：ホットパック．千住秀明(監修)，沖田 実(編)：物理療法，第2版．神陵文庫，pp93-101, 2012
- 篠原英記，市橋則明：ホットパック．細田多穂(監修)，木村貞治，他(編)：物理療法学テキスト，改定第2版．南江堂，pp61-69, 2013
- 篠原英記，市橋則明，他：ホットパックの適切な使用方法について—湿熱と乾熱の違い．理学療法学 16(5)：351-354, 1989
- 古後晴基，村田 伸，他：ホットパックの乾熱法と湿熱法の違いが筋硬度に及ぼす効果．理学療法科学 25(4)：631-634, 2010
- 我孫子幸子：パラフィン浴．千住秀明(監修)，沖田

実(編):物理療法,第2版.神陵文庫,pp102-106,2012
- 中澤住夫:パラフィン浴.細田多穂(監修),木村貞治,他(編):物理療法学テキスト,改定第2版.南江堂,pp61-69, 2013
- Hecox B, Mehreteab TA, et al : Physical Agents. A Comprehensive Text for Physical Therapists. Appleton & Lange, pp125-141, 1994

第10章
寒冷療法

1 定義と歴史

　寒冷療法 cold therapy とは，氷，冷水，アイスパックなどによる低温度刺激を人体表面に応用して治療する手技である．温熱療法とともに紀元前より用いられてきた治療法で，Hippocrates は急性炎症の症状に対して冷やすことをすすめていた，と記録が残っている．このように寒冷療法が疼痛，腫脹などの炎症に対して抑制的に作用することは古くから経験的に知られており，これまでに広く応用されてきた．欧米ではチフスによる高熱時に全身冷浴を行っていた時代があり，現在でも発熱時には水に浸したシーツで全身を包み，解熱させる習慣が残っている．ところが，近年におけるわが国の臨床現場では，疼痛緩解に関して，患者の「心地よさ」を求める部分も相まって，ホットパックや極超短波といった温熱療法が多用されるようになってきた．その効果判定が行われずに漫然と施行されているケースが存在していることも事実である．
　その反省からか，以前は当然ながら温熱を利用していたような症状に対して，積極的に寒冷療法を試みるセラピストも多くなってきた．特に，スポーツ後のクールダウンに対しては寒冷療法が用いられ，疼痛，筋攣縮，浮腫などの鎮静に対しての効果が期待されている．生理学的あるいは病理学的な理論上，温熱は毛細血管の透過性を促進し，反対に，寒冷は減少させる．よって炎症が強い急性期は炎症をおさえ，浮腫発生を最小限にする目的で寒冷療法を用い，反対に炎症が軽減した慢性期では浮腫の吸収を促すために温熱療法を用いるといった選択は必要であろう．

2 生理学的作用

　Nunley[1]は寒冷の作用機転として，①血管収縮，次いで拡張，②毛細管透過性の低下(浮腫抑制)，③新陳代謝の低下(炎症抑制)，④疼痛増悪，次いで減少(寒冷麻酔，疼痛緩解)，⑤筋紡錘活動の低下(痙縮の抑制)，をあげている．
　寒冷が血管に及ぼす影響について，Lewis[2]は一次的血管収縮と二次的血管拡張の2つとしている．前者は局所に寒冷刺激を与えることによる直接的な作用を指す．刺激により皮膚表在に存在する血管収縮がおこると，中枢神経を介して皮膚全体にわたる反射性の血管収縮がおこる．それに伴い，交感神経が優位となり，骨格筋や立毛筋の収縮で皮膚に密着している空気層の厚さが増し，皮膚表面からの熱放散を抑制する．また，冷却された血液は循環されて視床下部を刺激し，全身の血管収縮がおこる[3]．一方，後者は反射性充血により毛細血管の血液量が増加し，発赤がおこることを指す．つまり，組織の循環障害を防止するために血管を拡張し，体内の熱バランスを維持するものである．外傷後に毛細血管と組織間との圧バランスが崩れ，組織細胞内に過度の分泌液，つまり浮腫が生じ，外傷が直接原因となっておこる出血と相まって腫脹となる[4]．しかし，外傷直後に冷却することで血管収縮と血液粘度上昇がおこり，その領域への血流が減少するために，毛細血管透過性の亢進を抑制することができる．これにより浮腫は最小限にとどまり，結果的には腫脹の抑制につながる．
　10℃以下になると浅在血管の部分的収縮がみられ，反射作用による全体的な血管収縮に至る．これにより組織の血流が減少し，酸化ヘモグロビンが酸素を解離しなくなるために，組織における酸

化が抑制される[3]．これにより新陳代謝が抑制されることになる．

寒冷刺激による鎮痛は，冷却の局所麻酔効果と第Ⅲ群痛覚線維の伝導速度低下によるものとされている．具体的には疼痛の感覚受容器の閾値を上昇させる，疼痛刺激の神経伝導インパルスを減少させる，といった効果がある[5]といわれている．

筋の温度が変化を示すには20～30分間を要するために，冷却により筋反射作用が抑制を受けることはない．しかし，神沢ら[6]が報告しているように，現実に寒冷刺激によって痙縮が抑制され，臨床で応用されている．その要因として，運動神経や感覚神経の伝導速度減少および皮膚受容器からの求心性刺激伝導量の低下，交感神経優位による筋紡錘活動の低下，組織や関節の粘性増大など[7]が考えられている．

山内ら[8]によって開発された–190～–150℃の極低温療法は，一般的な寒冷療法とは異なる．寒冷はその温度が低いほど鎮痛効果が大きく，かえって凍傷，治療中の疼痛，不快感もおこりにくい．これはあまりにも低温なので瞬間的に治療が行え，細胞内に氷の結晶がつくる時間を与えないし，人間の感覚をはるかに超えた温度のためとされる．また，温度が低いほど，反応性皮膚温度上昇が強く，血流量も増加し，臨床的にもこわばり感，運動痛，筋力，歩行関節可動域，運動の改善が著明になる．関節リウマチで極低温が消炎鎮痛作用に優れているのは，全身瀑射または局所瀑射でも血中酸素が増加し，疼痛催炎の起炎発痛物質とされる乳酸，ヒスタミンの遊出をおさえ，さらに炎症組織に沈着して破壊・壊死を生じさせるフィブリノーゲンを減少させ，寒冷麻酔効果のための痛覚閾値が上昇し，神経伝導路における疼痛のインパルスを抑制することにあるとされる．さらに大きい治療因子は脳下垂体副腎皮質系への賦活作用で，特に全身瀑射で著明であり，治療直後に尿中ステロイドホルモン17KS，17OHCS，血中ACTHの有意な増加[9]が確認されている．

3 分類

現在，リハビリで行われる寒冷療法の手技としては，アイスマッサージ，アイスパック，局所な

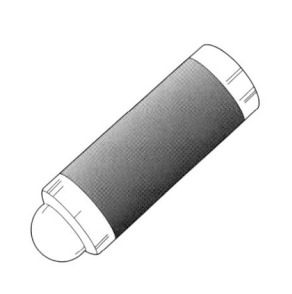

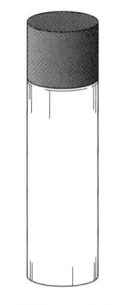

図4-222　クリッカー　　図4-223　アイススプレー

らびに全身冷水浴，エチルクロライド噴霧，極低温療法（全身瀑射，局所瀑射），などがある．寒冷療法は鎮痛や鎮痙[10,11]という点で意味もあるが，多くは理学療法や作業療法の前処置として，また，その効果を大きくするために利用される．寒冷療法は熱伝導の形態により3つに分類される．

1 伝導冷却法

氷や冷水などで患部を直接または容器に入れて冷却する方法である．クリッカー cryokinetic shaker（図4-222）によるアイスマッサージ[12]，氷嚢を利用したアイスパック，コールドパックなどがある．

2 蒸発冷却法（気化冷却法）

エチルクロライド，エタノールなどの揮発液を塗布や噴霧し，その気化熱によって熱を奪う方法である．アイススプレー（コールドスプレー，図4-223）が代表的である．

3 対流冷却法

扇風機や極低温空気発生装置（図4-224）などの機器を利用して，冷風を患部へ直接当てて冷却する方法である．関節リウマチに対して全身瀑射を行う極低温療法もこれに該当する．現在では局所瀑射が一般的である．

4 適応と禁忌

寒冷療法は，外傷（打撲，捻挫，筋・腱断裂など）後急性期の疼痛や腫脹，熱傷，急性腰痛や関節炎の急性症状（発熱，腫脹，疼痛）の鎮静，浮腫

軽減のほか，中枢神経障害の痙性抑制に主に用いられる．

一方，禁忌としては寒冷刺激に対して過敏な反応をおこす可能性がある患者，凍傷発生の原因となる感覚障害を有する患者，寒冷に対して拒否的といった患者があげられる．

5 冷却装置の種類と目的

1 アイスマッサージ

氷を氷はさみでつまんで直接皮膚をマッサージする．氷は使用部位に応じてさまざまな形状にする．急性腰痛の筋攣縮や筋硬結，筋・靱帯の挫傷などに用いる．

クリッカーを用いれば，寒冷療法を短時間のうちに行うことができる．クリッカーは軽くて握りやすく，断熱材で造られた円筒の両端に大小の丸くて滑らかな金属製のヘッドがついている[13]．クリッカーに角砂糖大の氷片と食塩を3対1の割合で混入して攪拌する．冷却頭（ヘッド）の温度が−15〜−10℃程度になると氷結してくる．このときが使用してよい時期である．あらかじめ局所に軟膏を塗り，軽く圧しながらもみこむようにする[13]．治療部位にヘッドを当てながら満遍なく一様に撫で，1か所のみに長くとどめない．治療部位が濡れてくれば乾いたタオルで拭き，繰り返す．皮膚がまず鮮紅色になる．次にジンジンする感覚がおこり，さらに感覚が鈍くなる．疼痛が消失するまでを限度とする．治療中に冷却しすぎて皮膚が少しでも白くなりかけたらすぐに中止して，元に戻るのを待って再開する．クリッカーの平坦なほうは軽擦法的に表在刺激，凸のほうは揉捏法的に筋腹刺激に（緊張を緩和するように）使用される．

2 アイスパック

氷塊やクラッシュアイスをビニール袋に入れ，治療部位に直接，または濡らしたタオルの上から当てる．急性外傷後の疼痛や腫脹の軽減，中枢神経障害の痙縮抑制に用いられる．

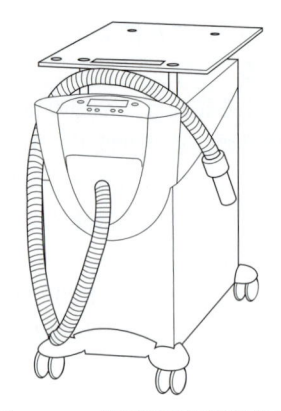

図4-224 極低温空気発生装置

3 コールドパック

丈夫なビニール袋にゲル状の保冷剤が詰められたものである．冷凍庫で−15〜−5℃に冷却したものをタオルで包み，治療部位に当てる．アイスパックと同様の目的で用いられるが，アイスパックより皮膚温低下が緩徐であるために冷却効果も小さい．

4 冷水浴

氷水を入れた容器に治療部位を浸す方法である．水温は2〜15℃に設定することが多い．適用部位全体を均一かつ深部まで冷却できるために，四肢末梢部の冷却に適している．急性外傷後の疼痛や腫脹の軽減，中枢神経障害の痙縮抑制に用いられる．

5 アイススプレー（コールドスプレー）

エチルクロライドを局所に噴霧する．冷却作用は非常に早いが，効果は表面的かつ短時間である．限局した部位の疼痛と筋攣縮の軽減に利用される．噴射する距離や時間を考慮しなければ凍傷をおこすことがある．

6 極低温空気発生装置（図4-224）

液化窒素の気化熱を利用するものと，自然空気を利用するものの二種類がある．前者は−180〜−150℃の冷却空気を瀑射するが，フロンガスを用いるために現在は製造中止となっているものも多く，入手困難である．一方，後者は−50〜

図 4-225　持続的冷却装置

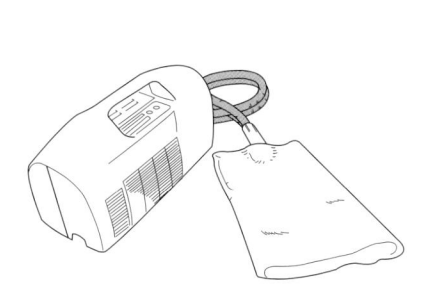

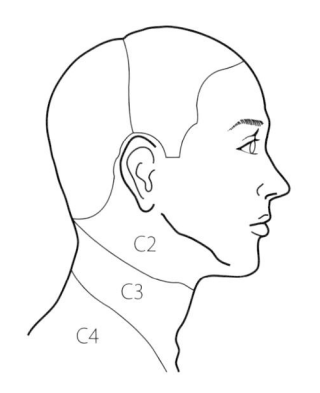

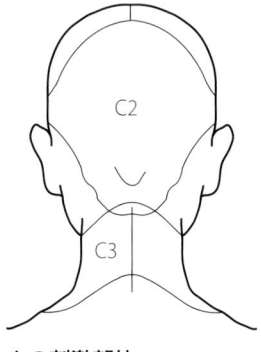

図 4-226　球麻痺のときの刺激部位

−30℃程度の冷却された空気を瀑射する．

7 持続的冷却装置（図 4-225）

装置に接続したホースとパッドに冷却液を循環させ，一定温度で持続的な冷却を行う．

6 症状別の寒冷療法

1 打撲，捻挫，脱臼などの外傷後症状

深部組織損傷の程度が小さい症例が適応となる．局所から約 30 cm 離して，近づけたり離したりしてアイススプレー噴霧を行う．強い冷却が必要であるために皮膚が白くなる寸前まで行う．疼痛が出てきたら何度もこれを繰り返す．

2 痙縮

片麻痺で上腕二頭筋，浅・深指屈筋などに限局して強い痙縮を有している症例に対しては，運動前にアイスマッサージを行い，一時的に痙縮を除去する．直後よりおよそ 15〜20 分後が効果が最も現れる．なお，多少の効果が長時間残存する場合もある．ただ，表在筋のみが適応となり，深部筋には応用できない．

次のような方法がある．①治療しようとする痙直筋が最も弛緩する体位をとらせる．多くの筋は背臥位がよい．②治療部位の下にゴム布を敷く．③氷片またはクリッカーを目的の痙直筋筋腹上に当て，ゆっくりと前後左右，また渦紋状にマッサージして一様に冷やす．水がついたらタオルで拭く．④以上の動作を繰り返す．⑤局所の冷感，ジリジリした痛い感覚を通り抜けて感覚が次第に鈍くなり，一方，皮膚面が鮮紅色を呈してきたら止める．⑥自動運動またはストレッチングを行う．

3 有痛性筋攣縮 [14, 15]

圧痛点がはっきり限局し，表在筋が強い緊張を示している場合は効果的である．この場合，強く冷却しないと効果がなく，皮膚が鮮紅色を通り越して白くなり，凍傷をおこす寸前で終わるようにすればよい．いわゆる"頸の寝違い"により，頸の運動制限と疼痛を有している場合は奏効する．

しかし逆に，疼痛が限局しない，筋攣縮の範囲が広い，圧痛点がぼやけている，深在性である，といった場合は効果が少ない．たとえば，急性腰痛症は深部に焦点があり，筋が厚いのであまり効果はみられない．

4 仮性球麻痺症状（構音・嚥下障害，流涎）

脳血管障害により症状が出現する際に用いられる．この場合は強度の寒冷は必要ない．皮膚が発赤する程度で十分である．

次のような方法がある．①角砂糖大の氷片，氷はさみ，ガーゼ，タオルを用意する（クリッカーでもよい）．②3〜5 秒間，図 4-226 の C2 領域，特に後頭部髪の生え際に沿って氷でマッサージする．③皮膚の上についた水滴をタオルまたはガーゼで拭う．④氷でマッサージして拭い，これを繰り返して皮膚が発赤するまで行う．⑤舌尖，舌側縁，口腔頰粘膜，硬口蓋など口腔内部に氷マッ

サージを行う．ここは皮膚発赤が確認できないので，通常10分間程度行う．⑥C2領域の氷マッサージのあと，嚥下運動（第7部第2章参照）を行う．⑦口腔粘膜氷マッサージ後は，再び嚥下運動をしたりコップの水を飲んだり，棒の先についたキャンデーをしゃぶったりする．

5 関節リウマチ

炎症，特に関節痛を有する関節リウマチの患者では，運動療法の前提として消炎鎮痛を行うことが多い．ところが，従来の鎮痛剤やステロイド関節注入程度では鎮痛効果はみられず，また，運動量が過度になると炎症増悪がおこるために止むをえず安静をとるという悪循環を繰り返すことになる．そこで，山内ら[8]は極低温療法によって除痛を行い，積極的な関節運動を行わせる極低温運動療法を導入した．また，これは脳下垂体副腎皮質系に対する賦活作用もあり，しかも生体内で自然の形で行われるところに，ステロイド内服や注射にない大きい長所があるとした．なお，極低温療法を中断しても退院時の改善状態を2か月間程度は維持できるが，その後2/3の症例が再び進行パターンに戻ると報告している．

a. 極低温全身瀑射

患者は水着，マスク，耳あて，手袋を着用して，治療室（専用の治療ボックス）に入室する．−160〜−100℃の室温で，週6回，3〜6か月間を1クールとするが，可及的に長いほうが効果的である．瀑射時間は初回30秒間，次回は60秒間，そして90秒間，120秒間と次第に漸増する[9]．

適応は全身の精密検査結果により，症例のリスクを鑑みたうえで決定される．全身爆射により30 mmHgの血圧上昇があるといわれているために，高血圧（最高血圧が160 mmHg以上，最低血圧110 mmHg以上）の症例は局所冷凍とする．心疾患により心電図異常が認められる患者も局所冷却が安全である．なお，治療後に患者の顔色，口唇の色，爪の色，などが蒼白になっていないかチェックすることを忘れてはならない．

b. 局所瀑射

鎮痛を目的とした場合は瀑射時間を3分以内とし，ノズルを2〜5 cm離す．痙性抑制を目的とした場合は3分以上瀑射し，ノズルを5 cm以上離す．なお，瀑射時間は季節によって異なる．また，寒冷に対する耐性ができれば延長する．耐性は疼痛と紅斑の出現が目安とすればよい．

同一部位に長時間瀑射すると凍傷をおこす可能性があるためにノズルを常に動かし，患部全体に均等に瀑射するように留意する．また，皮膚の変化や患者の訴えに注意する．

7 治療上の注意

冷却にあたってはまず，どの部位に疼痛や筋攣縮があるか探るために関節運動をさせ，筋緊張，圧痛点の触診を行う．

強い冷却は凍傷寸前までとし，疼痛がとれるか緩解するまで行う．冷却後は必ず自動運動，他動運動，ストレッチングを行わなければならない．なお，毎日または隔日に行い，およそ2週間を1治療期間とする．

頭部に近い部位では気分が悪くなることがあるので，その際は中止する．また，治療中または治療後に症状が悪化したり，疼痛が著明になり他部位に放散したりした場合は中止し，温熱療法に切り替える．

■ 引用文献

1) Nunley RL：理学療法における寒冷の応用治療について．理・作・療法 2(6)：21-26, 1968
2) Lewis T：Observations upon the reactions of the vessels of the human skin to cold. Heart 15：177-208, 1930
3) 岡 誠一：寒冷療法．沖田 実（編）：物理療法，第2版．神陵文庫，pp135-153, 2009
4) 森田正治：寒冷療法．小川克巳，他（編）：物理療法．神陵文庫，pp129-150, 2001
5) Chanmugam PPA, 他：氷冷法．広瀬 隆（訳）：物理療法のすべて（リハビリテーションクリニックス No.2）．医歯薬出版，pp245-255, 1973
6) 神沢信行，小田邦彦，他：痙性に対する理学療法-物理療法（温熱・寒冷療法の有効性）．理学療法学 15(2)：109-112, 1988
7) Licht S, Kamenetz HL, ed：Local cryotherapy. Therapeutic Heat and Cold, 2nd ed. Waverly, Baltimore, pp543-547, 1965
8) 山内寿馬，野上貞夫，他：極低温療法の応用と運動療法-慢性関節リウマチを中心として．理・作・療法 15(5)：497-501, 1981
9) 野上貞夫，山内寿馬，他：慢性関節リウマチのリハビリテーションとしての極低温（−180℃）運動療法の臨床的研究（第3報）．理療 9：59-66, 1980

10) Boynton BL, Garramone PM, et al : Observations on the effects of cool baths for patients with multiple sclerosis. Phys Ther Rev 39(5) : 297-299, 1959
11) Viel E : Treatment of spasticity by exposure to cold. Phys Ther Rev 39 : 598-599, 1959
12) Hayden CA : Cryokinetics in an early treatment program. Phys Ther 44 : 990-993, 1964
13) 鳥巣岳彦, 緒方 甫, 他：寒冷マッサージについて. 総合リハ 3(10) : 849-854, 1975
14) Grant AE : Massage with ice (cryokinetics) in the treatment of painful conditions of the musculoskeletal system. Arch Phys Med 45 : 233-238, 1964
15) Travell JG, Simons DG : Myofascial pain and dysfunction. the trigger point manual. Lippincott Williams and Wilkins, Baltimore, 1983

第11章
水治療法

　水治療法 hydrotherapy は，理学療法のうちで最も古くから存在する治療法である．歴史が古いだけに非常に多くの治療手技があり，その範囲はきわめて広く，それ自体で独特の理論と治療体系をもっている．

1　定義と分類(表4-25)

　水治療法とは，水をそのまま，また，蒸気や氷の形で物理的要素を利用し，人体へ生理的変化を及ぼすことで治療に役立てようとするものである．ドイツ・オーストリア系の考え方によれば，水治療法は温度効果を刺激として主に利用するものという観点に立っている．リハビリにおいては従来，温熱に1つの重点をおいてきたが，最近は寒冷も利用され始めた．要するに温度因子に1つの重点があり，さらにもう1つの重点を静水圧，浮力，流体抵抗といった物理的因子において運動療法に利用する．そして最後に撹拌または噴出で水に外部より運動を与え，その機械的作用，すなわちマッサージ効果を人体に与えることを第三の重点としている．

　すべてにおいて温度，特に温熱が主要な共通の基本因子となっている．つまり水治運動療法は温熱と物理的作用(静水圧，浮力，流体抵抗)，水治機械療法は温熱と機械的作用，水治特殊療法は温熱と特殊作用，水治化学療法は温熱と化学作用である．

　リハビリで利用される水治療法は，単に温熱・機械・運動効果を期待するだけであるから簡単である．しかし本来の水治療法は，皮膚を通して生体への複合刺激として水を作用させる一種の非特異的刺激療法である．つまり自然な形で皮膚自身を強化するとともに，その防衛機能を活発化し，さらに皮膚と関連ある内部の諸器官にも防衛機能を発揮させる治療法と考えられる．そしてこの作用の本体は，自律神経の系統を通じて行われる生体の変調であろう．

2　水の物理的特性

A　熱

　比熱(cal/g・℃)とは，物質1gの温度を1℃上昇させるのに必要な熱量のことである．比熱が大きいほど温度を上昇させるのに必要な熱量(熱容量)が大きく，温度上昇に多くの熱エネルギーが必要なために温まりにくい．しかし温度が上昇した物質は，保有している熱エネルギーが大きいために冷めにくい．

　熱伝導率(cal/sec・cm・℃)とは，熱伝導の善し悪しを表現したものである．熱伝導率が高いほど熱の伝わり方が早くなり，逆に低いほど遅くなる．

　水中に物体があり，水も物体も動いていない状態における熱移動は，伝導および自然対流で行われる．また，水流がある，あるいは物体が動いている状態では，強制対流で熱移動が行われる．

　水は空気に比べて比熱が大きく，熱伝導率が高いという物理的特性を有するために，人体を効率よく温めたり冷やしたりすることができる．

B　静水圧(図4-227)

　水中では，人体の表面にかかる圧が水深に比例して大きくなるために，同じ水深ではすべての方向から均等に静水圧が加わる(Pascalの原理)．水中で立位をとった場合，水深1mにつき約0.1気

表 4-25　リハビリテーションの立場からの水治療法の分類(服部)

水治温熱療法 (水治温度療法)	湿布	温度：冷湿布，温湿布
		範囲：頸，胸部，体幹，頭部，四肢，腹部
	パック	湿パック，乾パック
		範囲：全身，3/4
		時間：持続，短時間
	浴	温度：冷，微冷，微温，温，熱，高熱
		範囲：全身，3/4，半身，部分(坐浴，手腕浴，足浴)
	漸温部分浴	
	交代浴	局所(部分)浴，全身浴
水治機械療法	渦流浴	
	気泡沸騰浴(バイブラバス)	
	水中(浴中)マッサージ，水中(浴中)圧浴	
水治運動療法	運動用タンク浴	
	運動用プール浴	
そのほかの水治療法	浴形式で用いるもの	気泡浴
		人工炭酸浴
		砂浴：湿性，乾性
		薬浴
		腸洗浴
		ブラシ浴
		電気水浴：全身電気浴，四槽浴〔局所(部分)浴〕
	圧注と灌注	圧注：短時間冷圧注，Scotch 圧注(交代圧注)，Vichy 圧注(エックス圧注)
		灌注：冷灌注，交代灌注，温灌注
	蒸気を用いるもの	蒸気浴：全身浴(ロシア浴)，蒸気箱浴，局所浴(ベルトレー)
		蒸気圧注
	Kneipp 療法	
水治化学療法	各種温泉浴	
	薬浴	

圧上昇する．つまり下肢末梢部ほど静水圧は高くなる．よって，水中で臥位をとると均等な圧で身体が保持されることになり，リラクセーションが得やすくなる．水深 50 cm で臥位をとると，身体にかかる圧力は約 1.05 気圧となる．肺胞内は大気圧と同じ 1 気圧であるので，身体周囲にかかる圧よりも低くなる．この状態での呼吸は陰圧呼吸といわれ，静脈還流を促進する．また，水位が上昇するにつれ，静水圧により腹部臓器が押し上げられ，横隔膜は上昇する．加えて胸郭が圧迫することにより肺は圧縮され，全肺容量が減少す

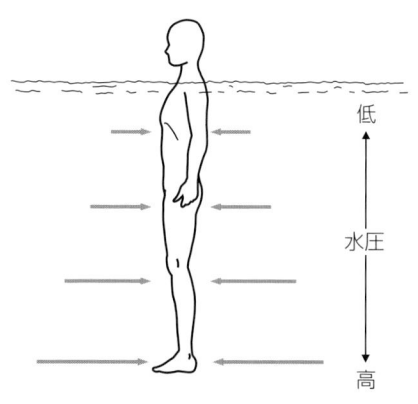

図 4-227　静水圧

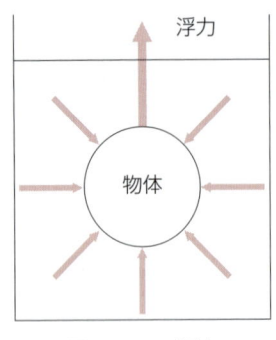

図4-228 浮力

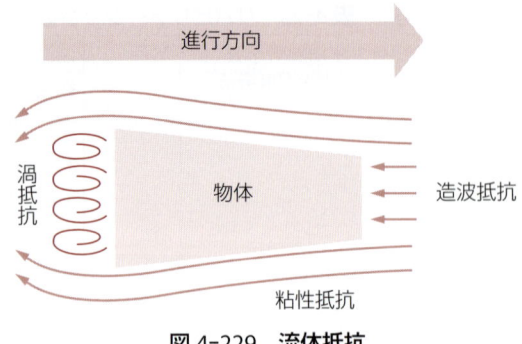

図4-229 流体抵抗

る[1]ことにより肺活量は低下する．逆に心臓は増大し，心臓に対する肺面積の比率は減少する．結果的に全身浴では，肺に対して心臓の割合は40％も増加する．このように静水圧は，循環機能や呼吸機能に影響を及ぼし，リンパ液のうっ積，浮腫，腫脹の改善に作用する．

C 浮力（図4-228）

　水中に存在する物体の体積と同量の水の重さが浮力として作用する（Archimedesの原理）．浮力は，物体と液体の単位面積あたりの質量によって規定される．比重とは，4℃の水を1とした場合の質量比で表現されたものであり，物体の比重が1より大きい場合は水中で沈み，1より小さい場合は水に浮く．ちなみに人体の比重は約0.974であるために水に浮くことになる．

　人体がどの部位まで水に浸かっているかにより浮力は異なるために，足底への荷重量は変化する（第4部第5章図4-82参照）．そこで，下肢骨折後に荷重が制限されていたり，関節リウマチや下肢変形性関節症で疼痛を有していたりする患者の起立や歩行練習に利用される．ただ，頸まで浸って水中歩行練習を行うと浮力のために平衡を失うことがあるので，乳頭の高さくらいの深さで行うのが理想である．

　下肢筋力がPoorレベル程度で，陸上では起立保持ができない患者であっても，水中では浮力により可能となる．また，上肢筋力低下を有する患者に対しても，浮力で運動が容易に行えるようになる．

D 流体抵抗（図4-229）

　水中で物体が動く場合は，水分子間に摩擦抵抗が生じ，それが粘性抵抗となる．これは表面張力のような水分子間の凝集力，および水分子と人体や壁面との粘着力によって発生する．粘性抵抗は流体の密度が大きいほど増大し，水温が上昇すると低下する．また，移動する物体の前面に波が形成され，水面が高く盛り上がる．速度が速くなるにつれて波は大きくなり，物体の移動に対して抵抗を生じる．これを造波抵抗と呼ぶ．水面直下では造波抵抗は大きくなる．

　さらに，水中を物体が移動する際に物体の後方に渦が生じる．渦は速度が増加するにつれ後方で分離し，逆方向に回旋する2つの渦を形成する．渦は陰圧となって運動の抵抗となる．これを渦抵抗と呼ぶ．渦抵抗は物体の移動速度が遅いときは生じにくいが，速度が速くなると進行方向と反対向きの力が生じる．そこで運動速度を調節することにより，効率的な抵抗運動を行うために筋力強化をすることができる．

3 水の成分がもつ特異的作用

　水に含まれる成分（含有成分）によって，人体に及ぼす生理学的作用は異なる．

成分は，①皮膚から吸収されるもの，②皮膚表面に作用するもの，③吸入されるもの，④飲用されるもの，の4つがある．わが国では古くから泉浴療法，吸入療法，飲泉療法という方法で温泉を治療として使用してきた．そして現在でも温泉病院という名称で医療施設が存在している．

炭酸泉や硫黄泉の主要成分である二酸化炭素や硫化水素は，皮膚透過性が高いという特徴をもつ．炭酸泉は，末梢血管を拡張させ，循環を改善させる効果があり，また二酸化炭素濃度に比例して血流改善効果が高まる[2]ことが報告されている．硫化水素泉は，強酸性であるがゆえに殺菌効果を有するとともに，皮膚角質を軟化，溶解させる[3]．

一般的に温泉入浴後は，家庭での入浴に比べて温熱効果が持続するといわれているが，これは温泉に含まれる硫酸ナトリウムや硫酸カルシウムなどの成分が表皮の蛋白質，脂肪と化合し，皮膚に薄い膜を形成することで熱の放散や水分の蒸発を防止する[2]ためと考えられている．

また，温泉の蒸気に含まれる成分は吸気により気道や肺に吸入され，粘膜壁より吸収される．粘膜壁に吸着した成分粒子は皮膚吸収に比べ高濃度である．アルカリ塩化物や硫黄は気道粘膜より吸収され，毛細血管血流の増大，去痰促進，抗菌，抗炎症といった作用がある[2]といわれている．

泉浴療法と水治療法とは，媒体が温泉か水かという違いだけで非常に共通のものをもっている．ただ泉浴療法には温泉の中に含まれる成分，また，未知因子による作用のほか，これに環境変化による心理的効果と，その土地のもつ気候的要素も加わっている．いずれにしても泉浴療法と水治療法を接点として，理学療法と温泉療法とはつながっている．もともと，温泉治療の対象となっていた慢性疾患は温泉療法だけではもの足りないものがあり，同時にほかの理学療法が併用されてきた．古来より独特の湯治というものがあったにせよ，ヨーロッパ，ことにドイツ・オーストリア系の温泉療法をとり入れて，そのうえに理学療法を加え，近代化しつつ発達してきたわが国の温泉治療は，戦後リハビリが新しく興隆してくるや否や，杉山ら[4]により率先してリハビリが導入され，治療効果をあげた．そしてその後，すべての温泉病院は大なり小なり温泉治療にリハビリという概念を加えて，新しい体系をつくった．

4 浴形式療法の基本的知識

水治療法は，基本的に湿布・パック形式と浴形式で治療される．いずれも適用温度と適用部位，または適用範囲の組み合わせによって非常に多くの方法が生まれてくる．この組み合わせに時間を加えることによって治療上の用量が決まる．

もともと，浴において水が人体に作用する機転は温熱または寒冷という温度因子，静水圧・浮力・流体抵抗という物理的因子，水の中に含まれる化学成分による化学的因子，の3つによって行われる．しかし，化学的因子は淡水ではほとんどない．

A 適用温度（浴温）

水治療法では，どんな形で治療が行われようと温度による影響が基本にあり，これに物理的因子そのほかによる影響が加わる．

人体に水を応用した場合，その適用温度に応じ，すなわち体温と適用温度との差が刺激となり，それが感覚神経の温度受容器を通じて中枢に伝わり，身体は種々の反応をおこす．この差が大きいほど反応は大きく，差がなければ少ない．理論的にいえば温度差0，つまり不感温度の場合は温度による影響はなく，単に静水圧・浮力による影響のみということになる．

1 人体への浴温の影響

a. 循環機能に対する影響

皮膚の感覚神経末端における冷または熱受容器は温度差を感じ，その程度に応じて皮膚血管は反射的に収縮または拡張する．そのパターンは温熱と強い寒冷の場合，血管拡張や皮膚発赤，一方，弱い寒冷の場合，血管収縮や皮膚蒼白である．これは浸浴部分の局所反応である．

浸水部分以外の皮膚，体内臓器（胃腸，膀胱壁など）の表面血管も拡張または収縮をおこす．これは遠隔反応であって，協同反応と呼ばれているものである．これには，①感覚神経温度受容器に

よる反射性血管拡張作用，②交感・副交感神経線維の血管周囲壁に働く作用，③浸浴部位に発生するヒスタミン様物質そのほかによる作用，④浸浴部位で加温された血流の到達による作用，の4つの経路が考えられている．

小林[5]は，水温や水位によって静水圧が脈拍数，血圧，心拍出量といった循環動態に及ぼす影響が異なると述べている．ただ松尾[6]は，その影響の大きさは個人差があり，必ずしもすべての場合に一致した反応パターンを示すとはいえないとしている．具体的には全体として42℃の温浴ですら，心臓が2倍の仕事を負荷されることを考えておかなければならない．38～40℃までの温浴は主として毛細血管が拡張し，血流は増加する．44℃浴で血流は正常の6倍にも達する．最も強い筋運動ですら3.5倍であるから，いかに浴の影響が大きいかがわかる．また，頸部まで浸水させれば，中心部の血液量が60％増加し，心容量は30％増加する．その結果，Starlingの法則により心臓収縮力と1回拍出量が増加し，心拍出量も30％増加する[3]．

温浴によって末梢の血管が強く拡張するため，末梢に向けて血液は集中し，理論的には内臓は貧血状態となり，血圧は低下することになる．しかし，実際はDastre-Moratの法則（皮膚血管と内臓血管とは相反して拡張または収縮し，互いにシーソーゲームをする）により反射的に内臓血管は収縮し，内臓の貧血はある程度で抑制され，血圧は維持される．

なお，出浴30～60分後に血液粘性度が高まる[7]との報告があるので，十分な水分補給が必要となる．

b. 呼吸機能に対する影響

胸郭部は，静水圧の影響を最も受け，肺の拡張が阻害される．また，静脈還流が増加するに伴って，肺内の血液量が増加し，気道の空気抵抗が増大する．頸部まで浸水すると予備呼気量が50％減少し，肺活量が8～10％減少する．よって，呼吸全仕事量は60％増加する[7]といわれている．水中で呼気をすることで気道内圧を高めることができるため，気管支喘息の患者では推奨される．

c. 腎機能に対する影響

静脈還流増大により腎血流量も増大する．それにより心房が伸張され，心房ナトリウム利尿ホルモンの分泌が促進され，逆に抗利尿ホルモンの分泌が抑制される．結果的に尿量が増加する．これは1回拍出量や心拍出量増加とホルモンの変化により，臓器への循環血液量の再分配が増加したことが機序になっている[8]，と考えられている．

d. 関節軟部組織や関節に対する影響

温熱により筋，腱，結合組織といった軟部組織の弾性が増加し，筋がリラックスする．その際に，媒体である水は罹患部位を全域万遍なく包み込んで温めるので，一層効果的と考える．中枢神経障害による痙縮に対して温熱は緩解方向に作用し，寒冷が増強の方向に作用する．ところが，寒冷も適用時間によっては痙縮の緩解に効を奏すといわれ，これはViel[9]のテクニックで実証されている．

水中では浮力や流体抵抗が生じるために，上下肢，体幹を動く速度により自動介助運動，あるいは抵抗運動に応用することができる．

浮力は，体重支持関節への荷重を軽減させることができる．よって疼痛を有していたり，荷重が制限されていたりする症例の歩行練習にも応用できる．

e. 凝固・線溶能に対する影響

後述の高温浴後は，血液粘性度の上昇，血小板凝集能の亢進，線溶能の低下，などがおこることが報告されている[10]．一方，微温浴や不感温浴では凝固能がやや抑制され，線溶能を亢進させるといわれている．具体的には星野[11]が39℃以下では血液粘性度は低下し，凝固・線溶能の変動は少ないと述べている．

f. 皮膚への影響

温浴後に時間が経過すると水分蒸発がおこり，皮膚が乾燥してくる．これは水分浸透により角質層が膨潤し，自然保湿因子や皮脂，細胞間脂質が流失するからである．よって中高齢者は，保湿成分を有するワセリンなどを塗布する必要がある[12]．

g. 精神機能に及ぼす影響

不感温度での入浴は，人体に影響を与えることが最も少ないので，30分間も入浴可能である．これによりリラクセーション効果が期待でき，精神機能を鎮静することができる．

2 浴温の種類（表4-26）

水治療法は，目的別に温度設定がなされるが，その設定については報告によって若干の差異がある．水温により冷水浴，低温浴，不感温浴，微温浴，温浴，高温浴に分類される．

低温浴に関してHolzer[13]は，35℃から15℃まで5分間かけて浴温を低下させていくか，毎日次第に温度を低下させていく方法をとっている．すぐに入浴せずにあらかじめ25℃程度のシャワーを浴びて行うようにする．Fay[14]は，前後に運動，足浴などにより温めたうえで行っているが，温度も12～18℃と低いので，入浴時間は6～10秒である．

3 不感温度

不感温度には，自覚的不感温度と他覚的不感温度の2つある．前者は温・冷感覚の不感温度，つまり冷たくも温かくも感じない温度である．後者は代謝賦活や神経刺激作用が少ないために脈拍数，血圧，呼吸が最も安定し，酸素消費量が最も減少する温度である．

浴温は，人種・室温・習慣などによって大きな差がある．自覚的不感温度は，日本人はヨーロッパ人に比べ高く，その差は4～5℃とされている．一方，他覚的不感温度はSchrothの測定によれば日本人33～35℃[15]と欧米人32～33℃[16]と，その差は1℃にしかすぎない．

不感温度では，身体に影響が少なく，鎮静的に作用することをリハビリでは上手に利用しなければならない．リラクセーション効果を期待するには，適切な水温を維持するように努める．主目的が温熱ではなく，水中での運動にある水治運動療法では，長時間入浴のうえ運動を行うので，できるだけ浴温を下げ，循環系に負荷がかからないようにする．その浴温は，日本人では36～38℃くらいが適当である．このためには，冬期では浴室の室温をかなり上昇させなければならない．

B 適用部位（浸浴）

体のどこまでを浸水するか，その浸水範囲によって，人体への影響は変化する．この原因は，水温のほかに浮力と静水圧などの物理因子である．全身浴の場合，純物理的にみた水の作用であるが，このほかに浸浴範囲と比例する温度の影響もある．したがって実際に，人体は温度因子と物理因子の総合されたもので影響を受ける．この影響を加減するために浸水範囲を制限し，生体に対する負荷を調節して支障なく浴ができるようにする．

表4-26 浴温による分類

	設定水温	活用目的
寒浴	10～20℃	痙性抑制，急性炎症抑制，末梢血管収縮
冷浴	20～30℃	痙性抑制，急性炎症抑制，末梢血管収縮
微温浴	30～35℃（不感温度34～35℃）	リラクセーション，開放創・創傷の洗浄作用
温浴	35～40℃	疼痛軽減，コラーゲン組織伸張作用，末梢血管拡張
高温浴	40～45℃	温熱効果，交感神経刺激（末梢血管拡張，頻脈，精神興奮，など）

1 全身浴（図4-230 1）

頭を除き，頸まで全身浸水する．水の物理的作用により人体への影響は大きい．

2 半身浴（図4-230 2）

臍より下半身全体を浸水する．循環系に対する負担軽減の際に利用される．

3 部分浴（図4-230 3）

循環器障害などで全身浴に耐えない場合，また，全身浴に慣れるための予備的措置として使用される．足浴は，膝より下のみを浸水する．坐浴は，臍の高さまで骨盤と腹部を浸水し，婦人科疾患に用いられる．手腕浴は，前腕または肘の上まで浸水する．

5 水治温度療法

湿布・パック・浴のほか，特殊の温度効果をねらうものがある．

1. 全身浴　　　2. 半身浴　　　3. 部分浴

図 4-230　浸浴

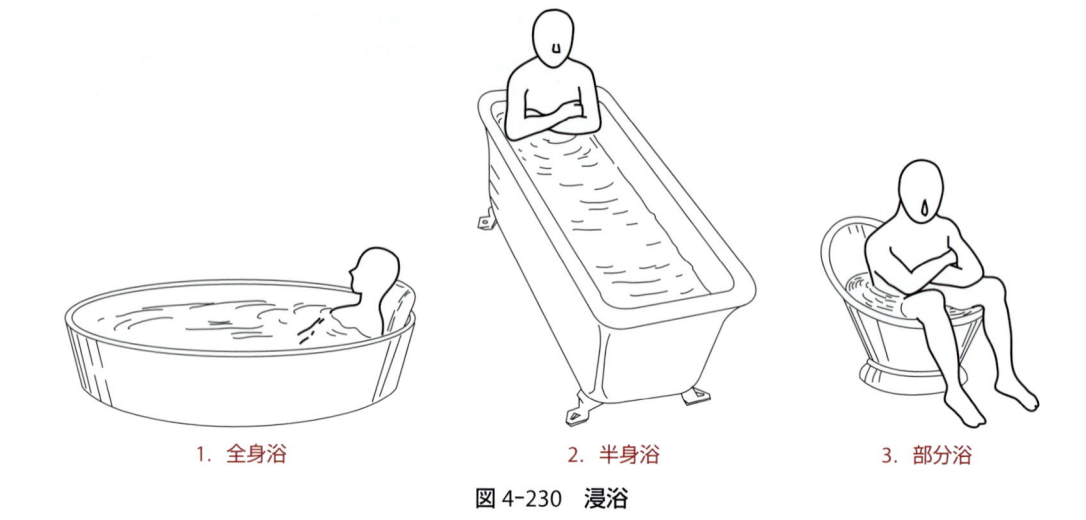

1 湿布

　温度により冷湿布と温湿布に分類される．また，部位により体幹，四肢，胸部，腹部，頭部湿布，などがある．

a. 冷湿布

　氷水または水道水につけて絞った布を体に当て，その上を乾いたフランネルで覆うものである．これにより局部血管は収縮し，外傷や炎症の腫脹，発赤，疼痛を除去する．その際，防水布で上を覆わないものをPriessnitz湿布という．もし防水性のもので覆うときは，その下の温度は上昇し深部に作用し，血管は強く拡張し，炎症のある場合には吸収を著しく促すとされる．しかし，実際には急性期の炎症をおさえ，鎮痛的に作用させる目的のときは防水性のもので覆わないほうがよい．

b. 温湿布

　熱湯のなかに布をつけて絞り局部を加温するもので，上からフランネルや防水布で覆い，強い充血をおこさせ，疼痛や筋緊張の緩解に利用する．

c. 冷湿布と温湿布の使い分け

　外傷，炎症などの急性期，特に外傷直後は冷湿布をし，24～28時間後に腫脹や疼痛が緩解しないときは温湿布に切り替えるのが原則である．また，腰痛症などで急性期ではあるが，炎症性ではなく，疼痛，筋緊張の強い場合は最初から温湿布をしたほうがよい．関節リウマチなどで腫脹，疼痛，熱感の著明な場合は冷湿布のほうが，逆に慢性期に入って疼痛が主な場合は温湿布のほうがよい．

2 パック

　全身または3/4程度を湿った，あるいは乾いたシーツで包むもので，時間により持続湿性パック，持続乾性パック，短時間湿性パックがある．この主目的は解熱，鎮静，発汗である．解熱には15～30分間，鎮静には1時間まで，発汗には2時間までする．パック後はシャワーを浴びる，あるいは半身浴をして終了する．乾性パックはシーツを濡らさないだけで，湿性と同様に行う．

3 浴

　浴温と浸水部位との組み合わせにより，非常に多くの手技がある．

a. 全身浴

　温熱が主目的であるから，浴温は患者に不快な感じを与えない範囲の高い温度がよい．これはどこでも利用できるし，日本人には好まれる最も手軽な温熱療法である．赤外線や極超短波と違って患部の一側のみを治療するものでなく，患部全体を一様に温めること，時間さえかければ深部まで熱の移入が行われる特徴をもつ．

　水治療法の用量は，水温，浸水範囲，時間に

図 4-231　温冷交代浴

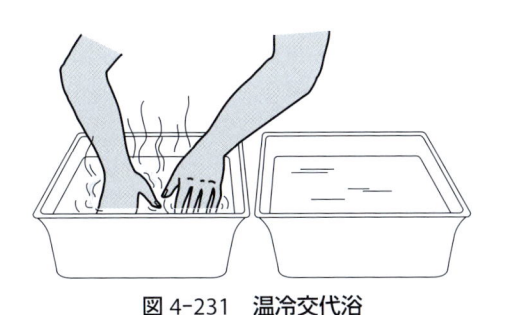

よって定まる．温度に関しては不感温度を遠ざかるほど，浸水範囲については範囲の広いほど，時間は長いほど，人体に対する影響が大きくなる．このうちで大きい影響力をもつのは浸水範囲である．たとえ温度は高く時間は長くとも，局所適用では体温調節機構によって全身に著しい影響を与えるほどの刺激とはならない．しかし一方，浸水範囲が広い全身浴では，たとえ温度は不感温度であっても，水のもつ物理的性質，特に静水圧によって呼吸系，循環系は大きな影響を受ける．

b. 局所浴

患部が一部分に限局されるときは，局所浴の型で利用すれば手軽である．渦流浴は，これに機械によるマッサージ効果を加えたものにすぎない．しかし，局所浴では体温調節機構によって全身浴の場合と違って，さほど筋の深部において温度上昇がおこらないとFischer[17]らは報告している．

4　温冷交代浴（図 4-231）

Schottの交代浴が有名である．小浴槽を2つ用意し，それぞれ温水と冷水を入れる．ドイツやオーストリアでは38〜40℃の温水にまず8〜10分間，次いで15〜18℃の冷水に8〜10秒間に浸け，これを2〜3回繰り返す．必ず温水で始めて冷水で終了する．しかし，アメリカでは40℃に4〜5分間，20℃に1〜2分間を繰り返し，20〜25分間をかけて温水で終了する．末梢血管の収縮と拡張を交互に繰り返すことでポンピング効果が期待でき[18]，血流量が増大することによって疼痛が軽減する．適応は，亜急性期における浮腫の軽減，関節リウマチの疼痛や関節のこわばりの緩解などである．また，断端痛や腫脹などの強い慢性炎症症状，外傷後血腫の吸収にも利用される．さらには交感神経反射性ジストロフィーに対しても効果があるとの報告がある[19]．

6　水治機械療法

治療目的は温熱があくまで主体ではあるが，あわせて渦流，気泡噴出，そのほか，水の激しい運動をおこさせることにより機械的刺激やマッサージ的刺激を与え，動水圧による作用を期待するものである．

1　渦流浴

全身用（図 4-232 1）と局所用（上肢用；第3部第4章図 3-58 参照，下肢用；図 4-232 2）がある．浴槽内のエジェクターにより温水を吸入したうえで噴出させることによって還流をおこし，温熱効果のみならず渦流による物理的な刺激を与えて，循環の改善をはかる．水温は40〜42℃，時間は15〜20分間程度である．局所浴は全身浴に比べ，全身に影響を与えないのに加え，水治療法としては簡単であり，部分浴といっても膝や肘のかなり上まで応用できるので利用度が大きい．噴流ノズルの角度，噴流の強さ，気泡の混入量を調整できるタイプもある．血行不良，関節拘縮，疼痛，腫脹に対して用いられるほか，関節可動域（ROM）改善の前処置としても使用される．ある程度の開放創があっても，感染予防としてヒビテン溶液などを注入すれば使用できる．分泌物や痂皮を除去し，創傷の治癒を促進する．対象疾患としては骨折後遺症，打撲，捻挫，腰痛症，などがある．

2　気泡浴

全身用（図 4-233 1）と局所用（図 4-233 2）がある．全身または局所浴槽の底に気泡板をつけ，コンプレッサーより圧縮空気を気泡板のパイプより出す．小気泡でマッサージ効果というより皮膚を刺激するものである．気泡によるマッサージ効果により副交感神経優位に傾き，鎮静的に作用する[20]．しかし，機械的作用は渦流浴に比較して少なく，温熱作用の要素が大きい．水温は38〜42℃，時間は15〜20分である．血行不良，関節拘縮，疼痛，腫脹に対して用いられるほか，不眠，心悸亢進，神経症の改善や疲労回復，などを目的としても効果があるとされる．開放創がある場合

1. 全身用　　　　　　　　　　2. 下肢用

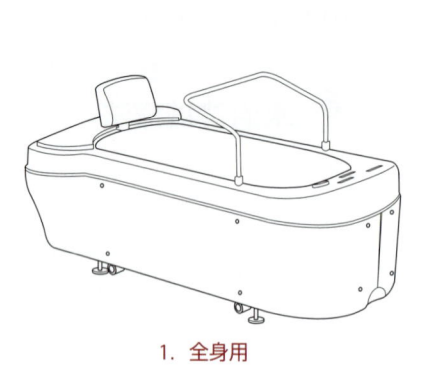

図 4-232　渦流浴

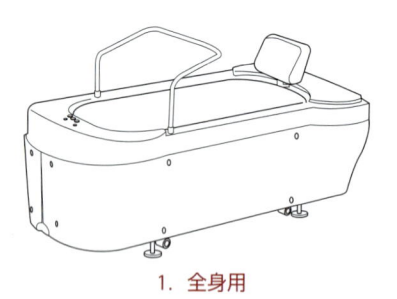

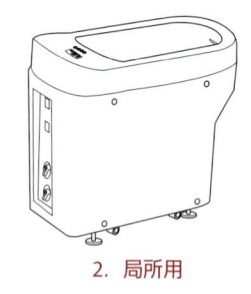

1. 全身用　　　　　　　　　　2. 局所用

図 4-233　気泡浴

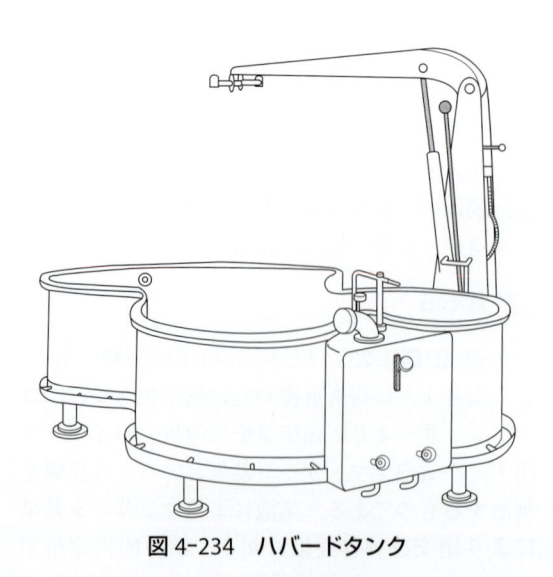

図 4-234　ハバードタンク

には，創傷部の洗浄や感染予防としてヒビテン溶液などを注入する．

3 ハバードタンク（図 4-234）

1928 年にアメリカの整形外科医 Blount とエンジニア Hubbard が協力して製作した．患者を臥位のまま移動し，ストレッチャーを自動で浴槽内へ出し入れするので，起座が不可能な時期より使用可能である．浴槽内には四肢の ROM 運動が十分に行えるスペースがあり，中央のくぼみより理学療法士が運動介助できるひょうたん型の形状になっている．気泡発生装置やエジェクターを併用して，全身的な末梢血管を拡張させたり，局所的なマッサージ刺激を与えたりすることができる．広範囲熱傷や褥瘡の治療に用いられることが多いが，感染や組織細胞に対する刺激に留意しなければならない．水温は 35～38℃ を目安とし，治療時間は 15～20 分間程度とする．

4 プール浴

水の入れ換えが容易ではないこと，経済的問題があること，水質汚染の可能性があることより，

表 4-27 そのほかの水中運動療法

Halliwick Method (McMillan J, et al, 1949)	発達援助のための水泳指導法．心理的適応2段階，動的バランス3段階，静的バランス3段階，泳ぎ2段階の計10段階のプログラムからなる．水泳指導を行っていくなかで姿勢反応，体幹コントロールの改善がはかられ，心理的効果も大きい．中枢神経疾患をはじめ広く活用されている．
Bad Ragaz Ring Method®（aquatic PNF） (Knupfer, 1957)	流体の特性と水中運動における姿勢反応を利用し，PNFパターンと結びつけ治療に応用したもの．筋力強化，ROM拡大に加えて，筋緊張をコントロールして動作の安定性を増し，運動学習を進めることができる．水中では陸上に比べて固定を得にくいために運動に対する反応は容易に全身に波及する．
Watsu® Shiatsu method (Dull H, 1980)	リラクセーションテクニックとして指圧の概念を水中に応用した．経絡に沿った伸張運動を繰り返して行う．浮力により水中では全身の力を抜くことが容易に行える．よって，1つの動作からほかの動作への変換がスムーズであり，連続的にさまざまなストレッチ動作が行える．
aquabics（アクアビクス）	基本動作に歩行，ジャンピング，スクワット，上肢挙上，などがある．音楽に合わせてプールサイドのインストラクターの動作を模倣させる．運動負荷量は楽曲のテンポによって調節される．また，曲数によって消費エネルギーが決定される．
水中太極拳（TaiChi）	リラクセーション，呼吸法，フィットネスの向上を目的に行われる．水深は胸椎レベルとする．プールサイドのインストラクターの動作を模倣させる．姿勢保持に必要な筋力が浮力により低減されるので高齢者や障害者にも適している．
Task Type Training Approach（問題課題指向型トレーニング）	日常生活で獲得したい動作を水中で行う．主に脳血管障害をはじめとする中枢神経障害を対象とする．浮力と粘性抵抗を利用して，遠心性収縮を必要とする運動環境を減少させることを実現している．
Fluid Moves（水中Feldenkrais法）	胸椎レベルの水位で，壁に背部を当てて，自動運動あるいは他動運動を行う．

現在，実際にプール内で運動療法を行っている施設はほとんど存在しなくなった．しかし，それに代わって，幅，奥行き，高さがそれぞれ2～3mのコンパクトな装置の中に浴槽，トレッドミル，給排水ポンプ，ろ過殺菌槽を組み込んだ個別運動用小型水槽（水中トレッドミル：第3部第4章参照）が用いられている．水温，水深を設定できるために運動負荷を簡便に設定することができる．通常，水温は30℃前後で設定される．

水中運動療法として主に施行されるのが，水中歩行である．水中では浮力による免荷効果が期待され，それにより体重支持に必要な筋活動と骨関節にかかる負荷が低減される．したがって，筋力低下，運動麻痺および骨関節疾患術後などの患者が適応となる．また，流体抵抗を利用したレジスタンストレーニングによる筋力強化，静水圧による呼吸循環機能向上が期待できる[2]．そのほか，表4-27のような手技[1,2]がある．

なお，水中での運動負荷に関しては，循環動態の管理が重要となる．アメリカのアクアエクササイズ協会では，水中での目標心拍数についてKarvonenの式を変法し，目標心拍数＝（220－年齢－安静時心拍数）×指定運動強度（％）÷100＋安静時心拍数－17，としている[1]．

7 特殊水治療法

1 浴形式で用いるもの

a. 人工炭酸浴（図4-235）

ボンベから放出した炭酸ガスで満された装置の中に水を環流させて，強圧の下に飽和炭酸水を人工的につくり，これに温水を加えて浴温まで高める．炭酸は温度の上昇とともに溶解度が著明に減るため，できるだけ低温で行うのが原則である．炭酸ガスの不感温度は，水に比べ低く24℃である．したがって，炭酸水では浴温を低くしても冷たく感じない．水温は35～38℃程度である．皮膚の感覚神経に化学的刺激を与え，毛細血管・小血管の拡張をおこし，末梢血管抵抗を減少させることにより心臓の負荷をとる．また，間接作用として炭酸ガスの吸入による血管運動中枢・呼吸中枢の刺激により，呼吸は深く緩徐となる．

図4-235　人工炭酸浴(服部)

図4-237　腸洗浴(服部)

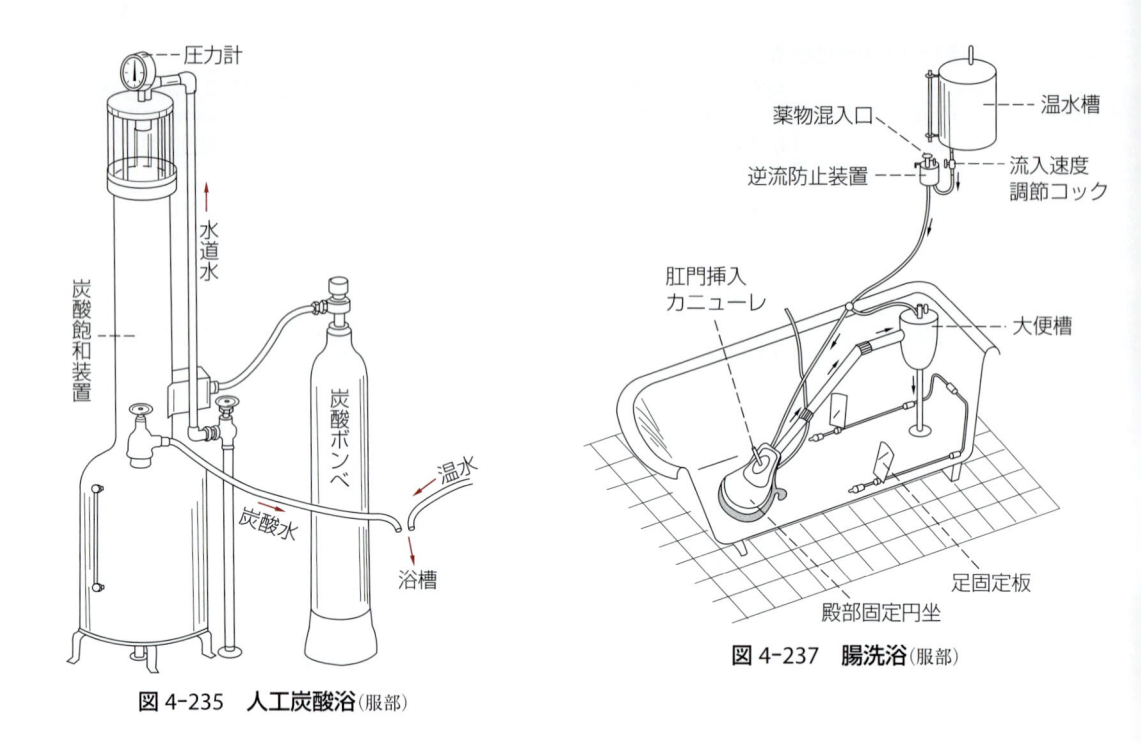

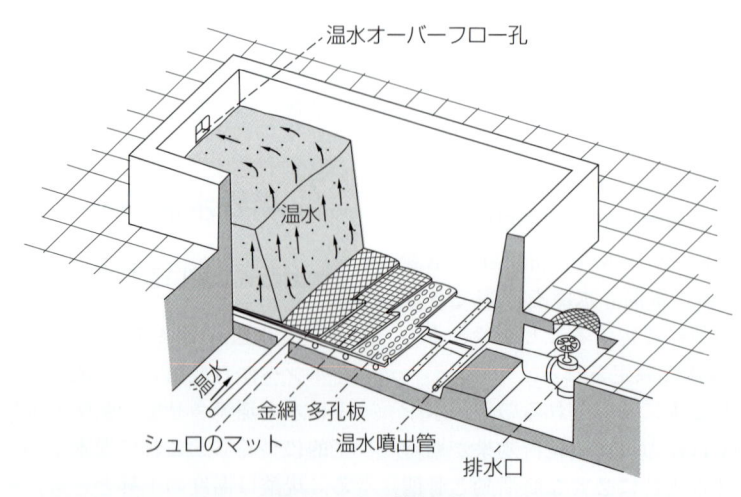

図4-236　砂浴(服部)

b. 砂浴

(1) 天然砂湯

温泉地にみられる．地下から湧く蒸気によって砂が加温される．湿性砂湯とも自然砂湯ともいう．また，地下から湧く温泉で砂が温められる，一種の砂-温泉浴もある．

(2) 人工砂浴(図4-236)

乾性砂浴と湿性砂浴とある．ともに大がかりな装置を要する．乾性砂浴は高いところに砂を入れ，その中にパイプを蛇行させ，蒸気を通して温めておき，使用にあたって下の木製浴槽に落とす．操作が面倒である．

適応としては，湿性砂浴では関節拘縮がある．特に膝関節拘縮のとき矯正位にして，その上に砂を多量に載せて加温する．また砂の可塑性を利用してどんな姿勢でも楽に加温できることも特徴で

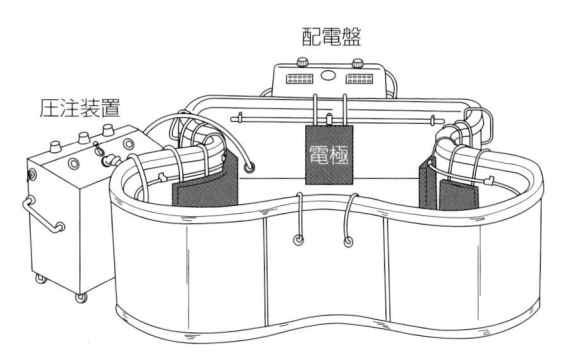

図 4-238　電気全身浴 (Robert Fischer 製)

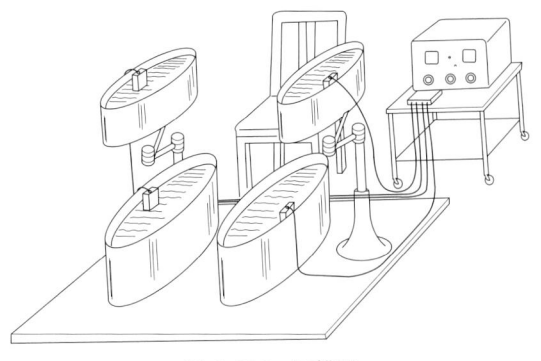

図 4-239　四槽浴

ある．心臓部には砂を厚くせず，温度は一般浴と同じにする．乾性砂浴は発汗を主目的とする刺激療法である．

c. 薬浴，酵素浴

泥炭エキス，コロイド硫黄，湯の花，温泉エキス，針葉樹エキス，干草花，ショウブ油，オーク皮，クルミ葉，かのこ草，芥子粉，など国によってさまざまな添加物を温水に混ぜ，入浴する．その効果は民間薬のような，なかば心理的のものであるが，皮膚疾患には効果がある．一種の水治化学療法といえる．

乾式の温泉療法として，粉末状にした檜のオガクズに薬草や野草酵素をブレンドした浴槽内で温浴する酵素浴がある．オガクズは酵素の発酵熱により 50～70℃ になる．温熱作用に加え薬効作用があり，自律神経失調や免疫力低下に効果があるといわれている．

d. 腸洗浴 (図 4-237)

入浴しつつ，腸洗をするものである．操作が面倒なことと患者に多少の苦痛を与え，快適とはいえないこと，装置の高価なこと，などで現在あまり使用されない．慢性便秘，慢性腸炎，刺激性大腸などに用いられる．

e. ブラシ浴

半身浴をさせつつ，固いブラシで全身の摩擦をする．このあと低温の水をバケツで注ぎかける方法（冷灌注）も併用されている．浴温は低めで，最も簡単なものである．虚弱者の体質改善，疲労回復といった軽い刺激療法である．

f. 電気水浴

(1) 電気全身浴 (図 4-238)

浴槽に入浴し，大きな電極を直接人体に触れないように入れ，これに直流または低周波を流すものである．身体軸に縦走，横断，斜断して通電する．水道水でもよいが，温泉がなおよい．

(2) 四槽浴 (図 4-239)

わが国では戦前に用いられたが現在はすたれた．しかし，ヨーロッパではまだ使用されている．四肢の部分浴をしつつ通電をするもので，一般に平流，低周波，そのうねり波も用いられる．低周波では，玉川[21]は 500～1,000 Hz を用いている．Schnee[22]は，平流を 2～3 mA から 20 mA まで流し，左右の腕と脚の 4 つのプラス・マイナスの組み合わせを行った．感電防止のために浴槽は絶縁物質で作り，浴槽底面と床はさらに絶縁しておく．電極，そのほかの露出金属部が患者に触れないように十分注意する．効果はそれほどではなく，心理的な効果が大きい．高安[23]は四肢の知覚障害，間欠性跛行に応用した．

2 圧注・灌注

a. 圧注 (図 4-240)

水に圧力をかけて人体に吹きつけるもので，方向・圧力・温度を変化させたり，2 本のノズルから冷水と温水を交互に出したりする．またノズルの先端を変えたり，ノズルの口を指でおさえたりして水流の形を変える．全身にも局部にも行う．

Scotch 圧注とは水流を扇状に広げて，温水と冷水を交互に吹きつける交代圧注である．また，一定の方向のみに圧力をかけて水を吹きつけるの

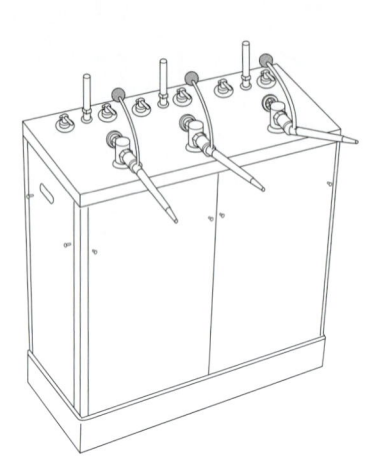

図 4-240　万能圧注(水蒸気)(服部)

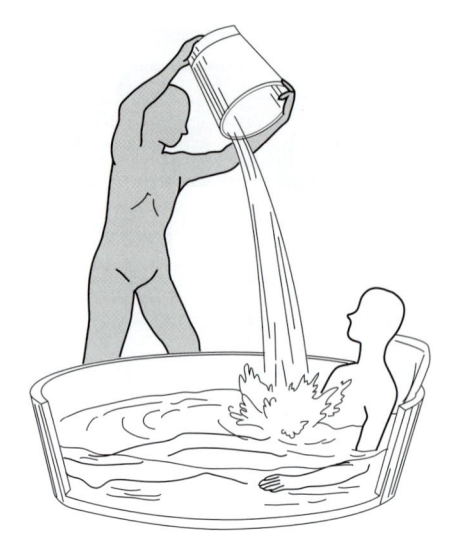

図 4-241　冷灌注(Fay)

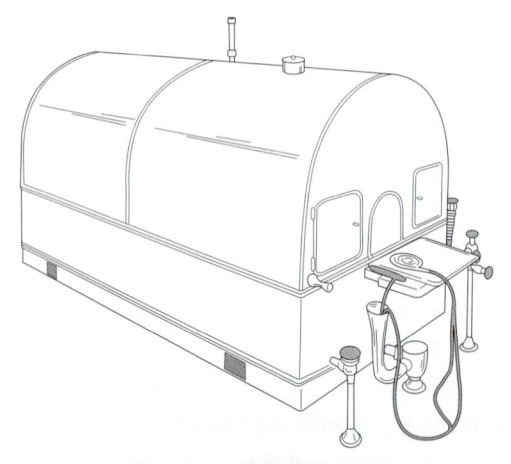

図 4-242　蒸気箱浴(服部)

を shower と呼ぶ．雨灌浴とは，体を取り巻く環状の金属管の小孔から水が噴出するもので，Scotch 圧注のように冷温交代して行う．

Vichy 圧注とは，導管に数個のジョロをつけて，それより 1～2 気圧で 40～50℃ も温湯を全身，また局所に吹き付けてマッサージするものである．疲労回復，身体を鍛練して強壮にするといった一種の刺激療法である．腰痛，肩こり，外傷後遺症，特に関節拘縮のほか，疲労回復，病後回復期によいとされている．

b. 灌注(図 4-241)

水をバケツそのほかの容器で汲み上げて，いろいろの高さから強くまた弱く半身浴の体に注ぎかけるもので，ブラシ浴などと組み合わせて行う．圧力はほとんどなく，注ぎかけるといったものである．温度は一般に冷たくして行われ，体温より低いほど強い刺激となるが，その前準備として加温することになっている．冷温交代灌注や温灌注もある．

3 蒸気を用いるもの

a. 蒸気浴(図 4-242)
(1) 全身浴

天然の全身浴は温泉地にみられ，蒸し湯として利用されている．この場合，天然の噴気を利用するのと，熱い温泉を利用するものとあり，いずれも集団でできる．人工のものには 2 つあり，頭を出して行う蒸気箱浴と，密閉した小部屋に蒸気を出して集団で行うことができるものとがある．浴温 40～45℃，最初 10 分間くらいから始めて次第に延長して 30 分間までで止める．蒸気箱浴ではこれより温度が高く，45～50℃ である．時間は 10～15 分間である．発汗による疲労回復のほか，体質改善，刺激療法，肥満者の治療として利用されている．重度の循環機能障害，著明な高血圧には禁忌である．

(2) 局所浴

天然のものでフランスで行うベルトレーという

ものがある．450 cm の高さより熱い温泉を煙突の中に落とすと，吸引力で空気も吸いこまれる．温泉が下の石柱先端に当たって非常に小さい飛沫となるものをアルミの円筒形の箱に導いて充満させ，その中に手足を突っ込んで加温する．

b. 蒸気圧注 (図4-240)

温冷水圧注と同時にできるようになっている．高圧ボイラーの設備がないとできない．最初の間は熱いドレーンを含む蒸気が出て熱傷をおこすので，しばらく下を向けてドレーンを放出させ，理学療法士は手をあててドレーンの出ないことを確かめて初めて患者に向ける．あて方は治療局部に集中するか，多少動かしてもよい．10〜15分間でよい．治療部位の皮膚には発赤がおこり，皮膚血管の拡張が著明であるので，最後に微温水を局所に圧注して終わらせる．腰痛の患者には好まれる．

4 Kneipp 療法

主として植物性の食事と規則的な歩行とともに，1ないし数か月にわたる，日に1〜3回の冷温交代の部分浴，灌注，パックによる強い刺激療法である．治療というより健康法ないし鍛練法といえる．

8 全身浴施行上の注意

もともと日本人は民族的習慣として高い温度での全身浴に慣れているので，かなりの障害があっても入浴には十分に耐えるものである．もちろん入浴を許可するに先だって，血圧，心電図などの検査で循環機能を知ることも大切であるが，実際には現在どの程度の運動負荷に耐えることができるか判断する．

水中運動療法，特に運動プール内で運動を行うときには温度を低くしても全身浴であり時間が長く，特に運動プールの場合，静水圧がかかるので循環系にかかる負荷はかなり大きいと考えてよい．したがって，基準を一般の全身浴の場合より少し厳重にしなければならない．ただ最も大切なこととして，非代償性心疾患には絶対に禁忌である．とにかく運動療法には，水中でしかできず，浴外ではできないというような運動はなく，効果も変わらないため無理して水中運動をする必要はまったくない．なお，運動プール浴などで水中運動療法を行った後は約30分間，ベッドで休息することが必要である．

高血圧，心臓障害，長期臥床による全身衰弱，高齢による衰弱，高度の貧血，などにより全身浴が心配なときには，部分浴を行って循環器を順応させ，そのうえで半身浴，次いで胸の高さまでの3/4浴へとすすめていく．また，簡易法として最初は半身浴で患者が耐える限度で，しかも不快を感じない低温の短時間浴で始め，次第に温度と時間を上げるととも3/4浴ぐらいまでもっていく方法をとる．

なお，高血圧のある場合，39℃で20分間，1日1〜3回の連続で高血圧が低下することが多く報告されている[24〜27]．これは生体変調により，また慣れの現象を通じて血圧が安定してくる[28]ものとされている．杉山式漸温部分浴による血圧降下作用も，順応の現象をうまく利用したものと理解される．要するに注意深く行えば，ほとんどの患者に全身浴は応用されるようである．

■引用文献

1) 菅原　仁：水治療法の基礎と生理学的作用．網本　和（編）：標準理学療法学　物理療法学．第4版．医学書院，pp82-85, 2013
2) 林　久恵，他：水治療法．沖田　実（編）：物理療法．第2版．神陵文庫，pp205-239, 2009
3) 杉本雅晴：水治療法．木村貞治，他：物理療法学テキスト．金原出版，pp193-225, 2008
4) 杉山　尚：脳卒中片麻痺のリハビリテーション．日本医師会雑誌58(10)：1073-1086, 1967
5) 小林敏雄：入浴と循環器系統に就いて．日本医師会雑誌43(12)：949-957, 1960
6) 松尾武幸：実験温泉治療学．金原商店，1944
7) 白倉卓夫：脳血栓症患者の温泉浴後の血液粘度の変化．医学と生物学105(4)：283-286, 1982
8) Tajima F, Ogata H, et al : Changes in limb volume during head-out water immersion in humans. J UOEH 11(2) : 145-153, 1989
9) Viel E : Treatment of spasticity by exposure to cold. Phys Ther Rev 39 : 598-599, 1959
10) 白倉卓夫：温泉浴と血液凝固・線溶系．日温気物医誌58(1)：3-5, 1994
11) 星野昌伯，吉田赳夫：脳血栓症患者の入浴における血液粘度および凝固・線溶系の変動．日温気物医誌42(3, 4)：81-87, 1979
12) 田上八朗：皮膚表面の仕組みと働き．石橋康正，他（編）：皮膚の健康科学．南山堂，pp173-183, 1994

13) Holzer VW : Physikalische Medizin in Diagnostik und Therapie. Wilhelm Maudrich, Wien, 1947
14) Fay C : Hydrotherapie dargestellt unter besonderer Berücksichtigung des Kneippschen Heilverfahrens. Saulgau Karl F. Haug Verlag, 1950
15) 畑 一郎，平井照人，他：鉱泥浴（温泉泥浴）の不感温度に就て．温泉科学 3(4) : 10-12, 1949
16) Licht S : Hot bath. Licht S (ed) : Medical Hydrology. Waverly, Baltimore, pp300-310, 1963
17) Licht S : Local cryotherapy. Therapeutic Heat and Cold. 2nd ed. Waverly, Baltimore, pp543-547, 1965
18) Cooper J : Therapeutic modalities for foot and ankle rehabilitation. Sammarco G, ed : Rehabilitation of the foot and ankle. Mosby-year book. pp109-125, 1995
19) Delisa J, et al : Rehabilitation medicine-principles and practice. Lippincott. pp260, 1988
20) 平山亮一：WENGER 氏自律神経緊張測定法による入浴の人体自律神経系統に及ぼす影響に関する研究．福岡医学雑誌 48(9), 1957
21) 玉川鉄雄：電気療法・基礎から臨床へ(8)．理・作・療法 4(3) : 179-184, 1970
22) 加藤清彦：シュ子ー氏電気四槽浴．醫科器械學雑誌 5(9) : 411-429 : 1928
23) 高安慎一：温泉療法（大日本内科全書，14巻3冊）．金原商店，1940
24) 大島良雄：高血圧の温泉治療法〔第15回日本医学総会主題：高血圧(2)治療その他〕．日本の医学の1959年，第15回日本医学会総会学術会記録，第Ⅳ巻，1959
25) 横山 巌，他：片麻痺と高血圧症の温泉療法．診断と治療 46(12), 1958
26) 日野和徳：高血圧の温泉療法．日温気物医誌 25(1) : 16-25, 1961
27) 雨宮 正：本態性高血圧症の温泉療法に関する研究（単純泉鹿教湯温泉について）．日温気物医誌 24(1) : 1-18, 1960
28) 杉山 尚，他：杉山式漸温部分浴装置．医科器械学雑誌 30(11), 1961

第12章

電気療法

1 高周波療法

深部到達性温熱の代表的なもので、電気エネルギーがJoule効果によって熱エネルギーに転換するものである。操作も割合に簡単で利用度は大きい。

表4-28 高周波療法の種類

わが国の呼称	外国での呼称	波長(m)	周波数(MHz)
ジアテルミー療法	long wave diathermy	300	1
超短波療法	short wave diathermy	30〜3	10〜100
極超短波療法	microwave diathermy	1〜0.1	300〜3,000

A 種類

2つの金属板を体に当てて電流を流し、それを断続し、周波数を増していくと、金属の下の部分に最初はビリビリする感覚や痛みを感じ、付近の筋に収縮がおこってくる。これが低周波によっておこる筋収縮である。

しかし周波数が10,000Hz超すと筋の収縮はおこらず、300KHz以上になると熱を発生するが、これは高周波 high-frequency と呼ばれる。

高周波療法を要約すれば表4-28のようになるが、いまは使用されないジアテルミー療法は省略し、超短波・極超短波療法について述べる。

B 超短波

これは周波数が10〜100MHzの超短波を利用して行う深部到達性の温熱療法であり、超短波療法で最も多く使用されている周波数は27.12MHzである。しかし、操作が少し複雑であるため、近年、臨床において用いられることは少なくなった。

1 発生装置

装置は、発振回路と治療回路からなる(図4-243 1)[1]。発振回路で発生させた高周波の電気振動を治療回路に移動させ、その回路中に置いた生体に高周波が透過するものである。発振回路に対して治療回路を同調し、発振回路の電気的エネルギーを治療回路に取り出す仕組みとなっている(図4-243 2)。

2 生物学的作用

極超短波に比較すると、超短波では人体各組織間の温熱発生量に著明な差があり、筋肉より脂肪のほうに温度上昇が著しい(図4-244)[2]。

3 治療法(導子の種類と当て方)

超短波発生装置は、導子の種類によって蓄電器電界法とラセン電界法という2つの治療法がある。

a. 蓄電器電界法(コンデンサー式)

治療部位を蓄電器の誘電体として通電するもので、2つの可撓性の導子で治療部位を挟めばよい。

この蓄電器電界法の欠点は、脂肪・皮膚の熱発生が筋肉より大きいので、筋肉を重点的に温めようとしてもほかの部分が先に熱くなることである。

各身体部位における導子の当て方の例を図4-245に示す。また導子の距離、大きさ、配置などによっておこる電力線分布を図4-246[3]に示す。

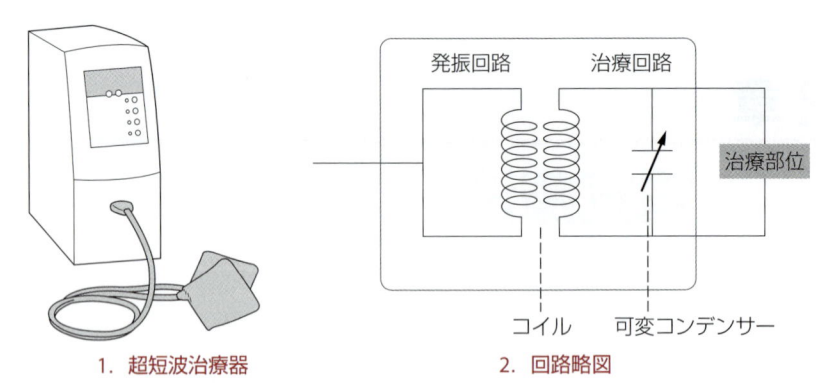

1. 超短波治療器　　2. 回路略図

図 4-243　超短波治療器および回路略図
〔細田多穂（監修），木村貞治，他（編）：物理療法学テキスト．南江堂，2008 より引用〕

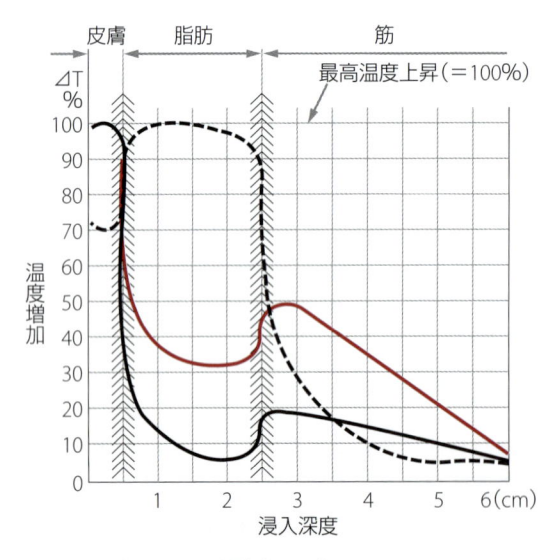

― 極超短波―輻射体（12 cm）
--- 超短波―蓄電器電界（11 m）
― 超短波―ラセン電界（11 m）

図 4-244　超短波，極超短波の深部加温の比較(Alm)
極超短波は皮膚においては高温を示すが，脂肪と筋との間にはあまり差がない．しかし同じ超短波でも蓄電器電界では脂肪と筋との間に著しい差を認める．
〔Alm H：Einfuhrung in die Mikrowellen therapie. Berliner Medizin, Berlin, 1958 より引用〕

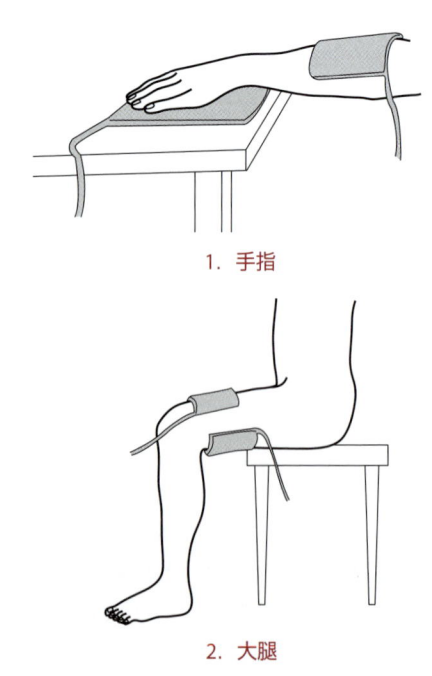

1. 手指
2. 大腿

図 4-245　導子の当て方（服部，細川）

b. ラセン電界法

ラセンの中に治療部位を位置させ，交流電流を流すと導体に過電流が発生し，そのジュール熱で導体を加熱することができる（図 4-247）．

c. 使用法

①導子を目的の治療部位に応じて選び，図 4-245，247 に示すように当てる．
②スイッチを入れ調整していく．
③最近の装置は，自動で同調されるようになっており安定して加温ができる．
④用量は，自覚的温感の度合いを目安にして行えば臨床的には十分である．玉川は**表 4-29**のように分けている[4]．単純な温熱療法としてはdosis II〜III が常用されている．

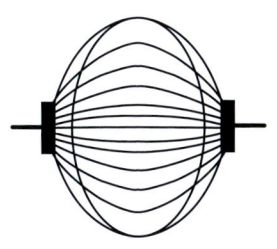

近すぎると表面のみ温まり，深部の温度上昇は少ない．　　　　遠いと弱いが深部まで均等に温まる．

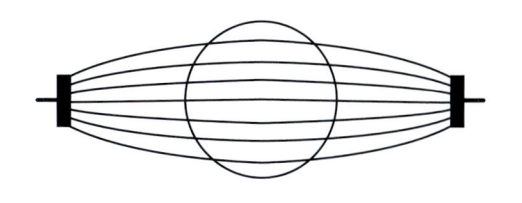

1. 距離

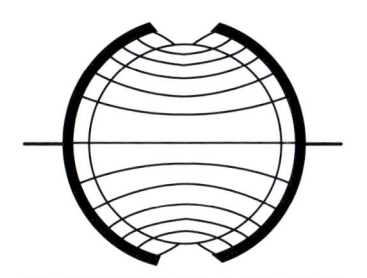

導子の端が互いに近いと両側のみ温まり，中央深部は温まらない．

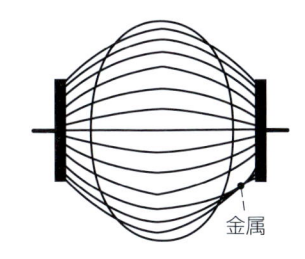

導子間に金属があると，そこの温度が集中的に上昇する．

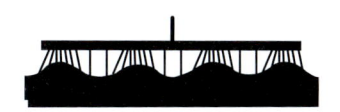

凹凸のある部位に導子をあまり近づけると尖端部が加熱される．

2. 彎曲　　　　　　　3. 金属　　　　　　　4. 尖端作用

図 4-246　導子の当て方による電力線分布の変化(樋口)
〔樋口助弘：超短波療法を中心とする高周波電気療法．日本医書出版，1951 より引用〕

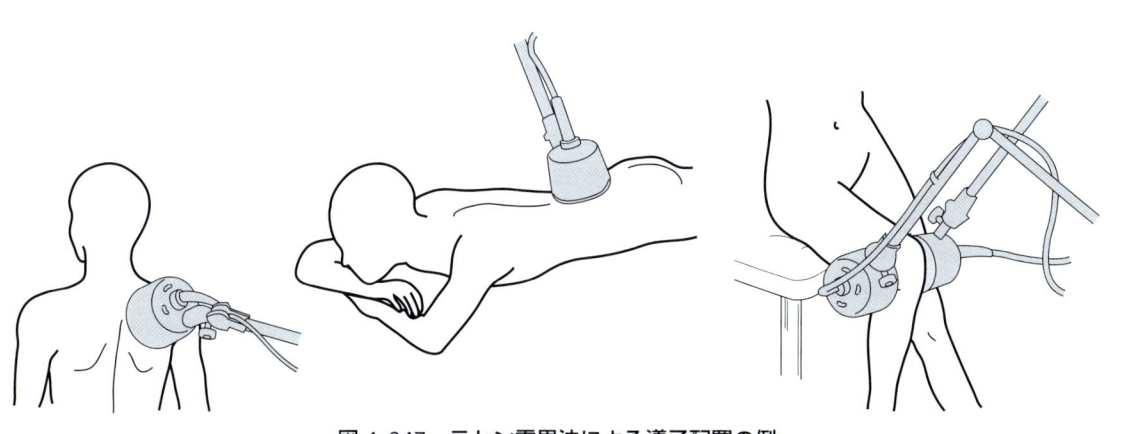

図 4-247　ラセン電界法による導子配置の例

⑤時間は，15〜20 分でよい．
⑥回数，治療期間は，毎日または 2 日に 1 回実施し，長期間の使用でも悪影響はない．

d. 使用上の注意
①知覚障害のないこと，体中に金属挿入のないこと，アクセサリーなど金属を一切身につけていないことを確かめる．
②適用部の衣服を脱がせ，汗はふきとる．
③導子の置き方は，以下の点に注意する．
　1)蓄電器電界法では，下にタオルなどを敷いて，導子を皮膚の上に直接置かない．
　2)導子を皮膚に平行に置く．図 4-246 の尖端作用で熱傷を生じるおそれがある．
　3)導子間は少なくとも 3 横指あける．
　4)ずれることがあるので患者を導子の上に寝かせない．

表 4-29　高周波療法と適応量(玉川)

dosis Ⅰ	暖かいと感じる閾値以下，すなわち通電または照射されていても，自覚的にはなんら感じないということで，捻挫の初期などに用いられる．
dosis Ⅱ	少し暖かいと感じる量．
dosis Ⅲ	かなり，そして心持ちよく暖かいと感じる量．
dosis Ⅳ	がまんできるが，熱いと感じる量．

以上のうちで，最も用いられるのはdosis Ⅱおよびdosis Ⅲであるが，特に後者のほうが頻繁に用いられる．
〔玉川鉄雄，竹谷虎雄：マイクロ波治療器．医学のあゆみ 48 (12)：643-646, 1964 より引用〕

C　極超短波

周波数 300～3,000 MHz の極超短波を利用して行う温熱療法で，電気療法のうちで電磁波を利用した唯一のものである．

1　発生装置

極超短波のような周波数 2,500 MHz の電波を出すには，マグネトロン magnetron と呼ばれる磁場を利用する．国際的には周波数 2,450 MHz，波長 12.5 cm が医療用として用いられている．超短波のように閉回路でなく，人体が電気回路に入らず，アプリケーター(治療では輻射体と呼ぶ)から放射される．

図 4-248[1)]に装置と回路を示す．入力は基本的に 120～480 W，出力 30～200 W が用いられている．

2　生物学的作用

超短波同様，温熱作用がある．玉川は切り出した動物の皮膚，筋肉，骨で極超短波吸収を研究し，筋肉で吸収され，骨の下側には到達しにくいことを確認した[5)]．したがって表面に近い筋は暖まるが，深くなるにつれて到達エネルギーは急速に減少し，骨の裏など深部に到達するのはわずかであった．

3　治療法

この程度の波長になると準光学的性質を帯び，直進，屈折，反射などの現象をおこす．また導子を固定する必要がなく，操作は非常に簡単で危険性は少ない．

一般に，高周波では波長が短くなるにつれて，皮膚・脂肪・筋などの組織間の温熱発生量に差が少なくなる．このことから極超短波は，超短波よりも筋肉の温熱に有利である．

なお，広い部分を治療するため距離を遠くすると照射エネルギーは急速に減少し，出力を大きくして補うにも限界があるので，治療部位に応じて輻射体が選択できる装置がある(図 4-248 1))．

a. 使用法

患部の大きさ，疾患の状態によって輻射体を選び，患部に向けるだけで，操作は簡単である．輻射体と皮膚との距離は約 5～10 cm あけ，出力調整器を調節する．

① 用量は，超短波のときと同じく表 4-29 の dosis Ⅰ～Ⅳまである．
② 時間と回数は，一般的に 15～30 分となっている．週 3 回以上とする．
③ うっ血部位は，過熱されることがあるので注意する．

D　適応症

第 4 部第 9 章で適応症として述べたものは，すべて高周波療法にも当てはまる．またあらゆる身体部位に応用されうる．

極超短波は，限局した深部，特に筋・関節を加熱するのに適している．また眼疾患に効果のあることが報告されているが，そのときは量を少なくし，25 W(全出力の 20%)，15 分，距離 7 cm を標準量としている．

E　禁忌症

第 4 部第 9 章で述べている一般的禁忌症を守ればよい．極超短波に対する Moor の禁忌を次に示す．

- 乏血のある組織，うっ血のある組織(特に極超短波)
- 浮腫のある部分
- 湿性被覆包帯，絆創膏をした部分
- 体内に金属が挿入されている部分
- 小児の成長している骨端

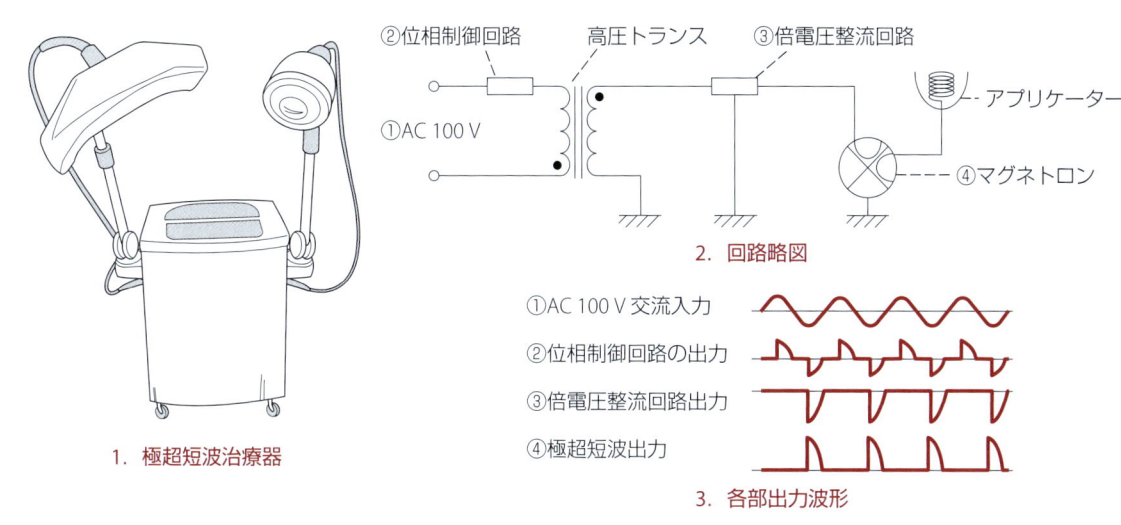

図 4-248　極超短波治療器および回路略図と各部出力波形
〔細田多穂(監修)，木村貞治，他(編)：物理療法学テキスト．南江堂，2008より引用〕

- 出血部位，または出血傾向の強い場合
- 精巣

F　装置取り扱い上の注意

①超短波，極超短波ともに3,000Vの高圧，大電流であるので，器械をあけたまま使用しない．
②故障のときは電源プラグを外してから修理をする．
③接地(アース)を完全にし，水道管・ガス管につないではならない．できれば3芯コンセントを使用し，定期的に電気主任技術者の手で絶縁抵抗を側定する．
④漏洩電波が出てラジオ・テレビを妨害するので，電波管理法の許可をとらねばならない．

2　超音波(超音射)療法

音は物体が機械的に振動し，空気に粗密の弾性波が発生し，耳に達して初めて認知される．可聴域は振動数が16～16,000Hz(サイクル/秒)の範囲である．20,000Hzを超すと音として感知されないので，これを超音波 ultrasound, Ultarschall と呼び，これを利用した治療が超音波療法 ultrasound therapy である．現在，物理療法として治療に用いられる周波数は1または3MHzのもの

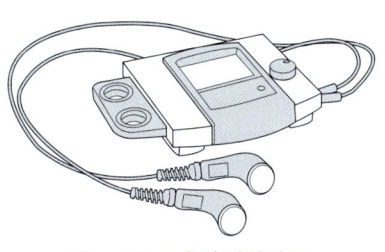

図 4-249　超音波治療器

が多い．出力も5W/cm^{2}を超さなければ人体に傷害を与えないことが確認されている．

もともとこの超音波の治療への応用はPohlmannによって開始されたが，そのヒントは日本の学者が1936～1938年に行った，細菌・細胞に対する基礎的研究から得たもので，当時は「超音射」と呼んでいた．わが国の学者の功績は大きい．

A　発生原理と装置

超音波治療器による超音波の発生原理は，まず高周波電流発生回路から出力される高周波電流が，同軸ケーブルを通して導子(プローブ)へと流れ，導子の金属板と一緒になっているチタン酸ジルコニアの結晶に流れる．そこで結晶の形態的変化がおこり，前面の金属板の共振による強力な振動が超音波を発生させる．この超音波は振動板に伝えられ，この振動板を人体に密着させ人体中に

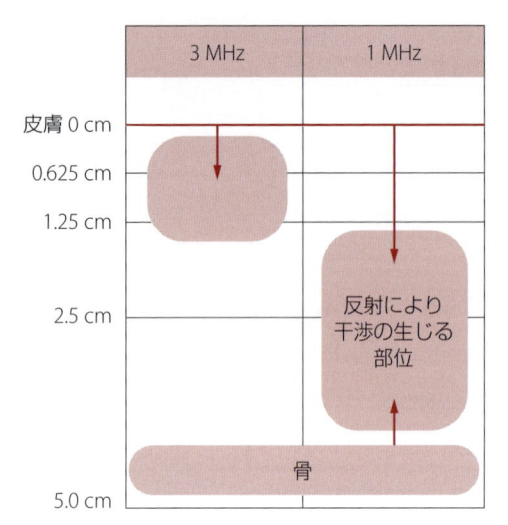

図4-250　3MHzおよび1MHzの超音波の組織への吸収

〔柳澤　健：痛みと物理療法—超音波療法と電気刺激療法．理学療法科学 15(3)：105-110, 2000 より引用〕

伝播させる．

この変換器を超音波治療では導子と呼び，構造はメーカーによって異なる（図4-249）．

B　作用機転

1　温熱作用

作用機転として第一にあげられるのは，超音波の通過した組織内の熱発生である．人体への超音波伝播の深さは強度よりも周波数に依存しており，1 MHzで2〜5 cm，3 MHzで2 cm以内とされる（図4-250）[6]．極超短波より効率よく深部に到達し，しかも筋肉は脂肪より2倍超音波を吸収するため，筋肉は2倍早く温められる．そのうえ筋肉と骨，また筋肉と腱との境界面が特に強く，選択的に加熱されることは，治療上きわめて有利である．このため超音波療法は一般に温熱療法に分類されて，ultrasonic diathermyとも呼ばれる．しかし，この熱発生がその作用機転のすべてではなく，非温熱作用として多くの作用機転も考えられている．

2　非温熱作用（微動マッサージ）

玉川[7]は非温熱作用を重視している．超音波によって組織が機械的に揺さぶられる，いわゆる微動マッサージmicromassageである．このため膜浸透性の増加，細胞間マッサージ，細胞賦活，炎症（非細菌性）進行の頓挫，新陳代謝亢進，細胞プラズマの攪拌，水・イオンの移動，pHの変化，拡散促進，組織呼吸の変化，ゲルの相の変化，など実に多くの現象を惹起する．臨床的に最初 $3 W/cm^2$ で治療していて，効果のないときに用量を下げると著効を示すことがあるが，これはほかの温熱療法にはない現象である．

勝田[8]は，筋肉や脊髄に超音波を作用させておこる腱の伸展性の変化は，温熱作用では説明されないとしている．またSummer[9]らが指摘するように，仮性肥大性筋ジストロフィーに超音波療法の効果があることも，温熱効果が必ずしも奏効の理由の大半を占めるものでないことを示している．

3　神経系に対する作用

直接作用のほか，中枢および自律神経系を通じた間接作用も考慮されている．勝田[8]，有賀[10]によれば，鎮痛作用，筋弛緩作用，浮腫吸収作用がある．

C　治療上の欠点

これには，手技上のものと装置上のものとがある．

1　操作の煩雑さ

セラピストは，治療上，患者と1対1で対応し導子を操作し続けなくてはならず，非効率的で疲れやすい．

またセラピストは，力を入れて導子を患者に当てるので疲れやすく，また患者もカップリング剤を塗られたあとがわずらわしい．治療部位によっては，面積の小さい導子を選んだり，アダプターをつけたり，後述する水中法・水枕法でガス抜きした水を用意したりなど，その準備は負担となる．

2 自覚的感覚の少なさ

温熱療法のようにはっきりとした温感，快感は超音波にはない．特に用量を少なくして治療したときは患者は何をしてもらったのかわからず，そのたびに十分な説明を要する．

3 出力メーターのあいまいさ

超音波治療の際の用量は，出力（強さ）と時間の積で示される．このうちの出力は erg/s・cm² または W/cm² で示されるが，治療では後者を通常用いる．超音波治療器に表示されている値は，超音波の平均強度のことであり，導子の中央部が最も強い．

超音波の平均強度に対する最大強度の比を，ビーム不均等率 beam non-uniformity ratio（BNR）という．BNR が大きいほど超音波強度の不均等性が不良を意味する．BNR は 1：1 が理想であるが，一般に 5：1 以下が良好とされる．BNR が大きなものは使用を避けるべきである[6]．

D 治療法

患部の広さ，凹凸の状況，皮膚の状態，疾患の種類によって導子を替え，後述する直接法（移動法，固定法）か間接法（水中法，水枕法）か，神経根音射法を併用するか否かを決める．そして連続波かパルス波を選び，パルス波であれば照射時間率を決定する．

治療中に超音波が途切れることなく連続した照射を連続波といい，断続的照射をパルス波という．非温熱作用を期待する場合は，このパルス波を用いる．パルス波の照射時間と休止時間を合わせた 1 サイクルに対する照射時間の割合を，照射時間率 duty cycle という．たとえば照射時間が 20 m 秒で休止時間が 20 m 秒であれば照射時間率は 50％ となる．

1 適量の決め方

玉川[7]は超音波が過量であれば不可逆的変化を生体におこすことから，治療するうえにおいて，強すぎる出力を与えるべきでないことを強調し，患者が温感を感じるときはすでに過量であると指摘している．

表 4-30 超音波標準用量

	移動法	固定法
表層治療	1～2 W/cm²	0.1～0.2 W/cm²
深部治療	2～4 W/cm²	0.2～0.4 W/cm²
極量	5 W/cm² 未満	2 W/cm² 未満

適量の判断は，施行中なんら痛みも感じず，またあとでも何も感じないか，何か気持ちのよい感じが残る程度とし，そのとき皮膚面には軽い発赤のあることがある．施行中チカチカするような痛みを感じるときは過量として減量する．効果のないときは減量して効果があったり，反対に増量してよかったりすることもあるので，とにかく変化させてみる必要がある．必ずしも用量と効果との間には関係はない．さらに皮膚直下に骨があるようなところでは，境界面効果のため骨膜痛が出ることがあるので，皮膚と骨との距離で量をある程度加減する．また超音波は直進し，組織中で減衰するので，深部の治療には増量する．急性期には弱量，慢性期には増量している．1 つの基準として常用されている用量を表 4-30 に示す．

2 時間

玉川[7]は移動法で比較的短く 1～10 分，平均 3～4 分とし，有賀[10]は 1～2 W/cm² で固定法で 3～5 分，移動法で 5～10 分としている．服部らは移動法で平均 5～10 分とし，特に広い部分には 5～15 分，固定法では 1 か所 3～5 分である．もちろん時間は出力に関連するので，そのことを考慮に入れる．

3 回数

1 回の照射で奏効することもあるが，通常，週 2～5 回実施し，2 週間を 1 クールとして 1～2 クール繰り返す．

超音波は長期間連続しても障害を認めることはない．多くは 1～2 クール程度で効果があらわれ，効果のないときは，それ以上実施しても効果は期待できないので中止にする．

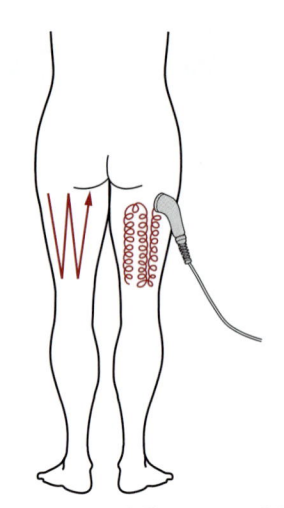

図 4-251　移動マッサージ法
同一部位に1秒以上音射しないようにする．左側のように稲妻形にするもの（ストローク法）と，右側のように小円を描きつつ，ゆっくり移動していくもの（ローリング法）とある．

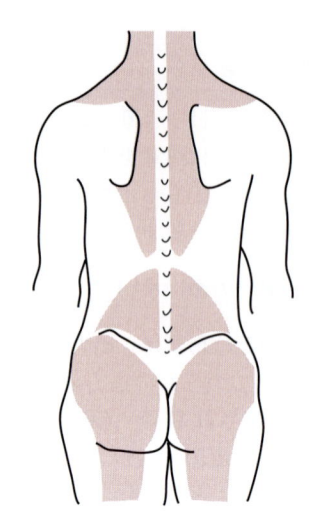

図 4-252　超音波の重要治療野
肩では僧帽筋が基礎治療野である．腰椎両側，殿部，坐骨神経にそって大腿後面も行う．このほか患者の訴える圧痛点も無視してはならない．

E　導子の当て方

超音波は周波数が大きいので，空気中ではたちまち減衰し，液体中または固体中でないと遠くまで伝達しない．そこで皮膚にカップリング剤を塗り，音導子との間にまったく隙間のないようにして治療を行うことが根本原則である．

1　移動法（直接法）

移動法は，導子でマッサージしつつ治療するもので，広い部位，凹凸の少ない平坦な部位に適している．一般的にこの方法が行われている．
①まず治療部位に十分に流動パラフィン（オリーブ油，グリセリン，ワセリンなど）を塗る．
②導子を皮膚面に密着させ，軽く均等に押しつけつつ図4-251のように小円を描きながら移動させ，均等にマッサージする．また広い部分では，マッサージの軽擦法のように局部を往復させてもよい．
③疼痛，硬結などのある部位は，特に念入りにマッサージする（図4-252）．
④用量は表4-30に示したとおりであるが，だいたい3 W/cm²内外を標準とするとよい．時間は5～10分．
⑤凹凸の多い部分には，小さい面積の導子を利用する．
⑥治療が長くなれば時折，カップリング剤を追加して塗る．

2　固定法（直接法）

固定法は，枠や手で導子を一局部に固定して治療するものである．したがって広い部位には適さず，関節，神経節，圧痛点が対象となる．弱照射でよく，用量は移動法のおよそ1/10以内で，0.1～0.4 W/cm²，時間は3～5分である．

3　水中法（間接法）

手指・足趾・足関節内外果付近のように凹凸の著明な部分は，治療部位も導子も水中に入れて行う．この場合の水は，十分に煮沸してガスを抜いた微温湯を用い，音射中の空洞現象cavitationを防ぐ．治療部位と導子との間は2～10 cm離し，皮膚に導子を密着してはならない．

4　水枕法（間接法）

氷囊やコンドームのような薄い膜をもつ袋にガス抜きした水を入れ，これを治療部位に当て，その上から固定法，または狭い範囲であれば移動法

表 4-31 治療部位と音射すべき神経根

部位	神経根
指と手	$C_5 \sim Th_2$
肘	$C_4 \sim C_6$
肩	$C_4 \sim Th_2$
背部(胸部)	$Th_2 \sim Th_7$
腰部(腹部)	$Th_7 \sim L_2$
殿部(股)	$S_1 \sim S_4$
膝	$Th_{12} \sim L_3$
足	$L_3 \sim L_5$

で導子を当てて治療する方法である．皮膚と氷嚢の間，氷嚢と導子との間もカップリング剤を十分に塗布する．

5 神経根(傍脊椎)音射法

超音波の音射には，局部を直接または間接に音射する方法のほか，その治療部位を支配している分節 segment の神経根ないし神経節を音射する方法があり，関節リウマチ，変形性関節症などにも効果がある．その作用機序は中枢および自律神経性と考えられているが，詳細は不明である．要するに音射時間の 2/3 を神経根に，1/3 を局部に当てる．局部と神経根との関係を表 4-31 に示す．

6 ほかの物理療法との併用

服部らは，超音波が温熱療法とは違ったものと考えていることから，特に疼痛の著明なときは温熱療法(赤外線，超短波，ホットパックなど)と併用している．

F 使用上の注意

① カップリング剤を十分に塗り，導子を傾けず，導子前面をピッタリと皮膚に押しつけるようにする．
② 冬期には，導子をあらかじめ温めておき，最初に不快感を与えないようにする．
③ 用量と治療効果との間にあまり明確な関係がなく，W/cm² を小さくすると効くこともあり，反対に大きくするとよいこともある．効果のないときはいつまでも同じ量で治療せず，適宜加減する．
④ 1 回の音射で奏効することもあるが，多くは 3，4 回目から効いてきて，効くものは大部分が 1 クール以内に効き始めるようである．高周波のように患者に温感などを著明に感じさせるものでないので，患者にあらかじめそのことをよく説明しておく．
⑤ 故障はケーブルや導子のつけ根で，ねじれておこることが多い．適宜ねじれを直すようにする．
⑥ 装置は完全な接地をして電気ショックを受けないようにする．特に水中法では，導子コード接続部の防水が確実でなければならない．

G 適応症

臨床経験からよく用いられる疾患のみを列挙する．

1 筋疾患

筋痛症(結合織炎，筋肉リウマチ)といわれる原因のはっきりしない筋痛，こわばり，不快感を主訴としたもの，腰部の痛みを主訴とする疾患，背部筋痛が適応となる．

2 神経痛

上腕神経痛，坐骨神経痛，肋間神経痛，帯状疱疹後の神経痛，などに適応がある．この場合は疼痛部位や，神経の走向にしたがって移動法で音射するとともに，当該神経の神経根も音射する．

3 関節疾患

関節リウマチには，関節に直接音射は避け，その上下の筋肉に音射する[11]．変形性関節症にも効果はあるがやや劣る．

最も効果を示すのは肩関節周囲炎で，時に驚くほどの鎮痛作用を示すことがある．また脳卒中後，麻痺側肩の頑固な痛みに効くことがある．このときは関節のみならず，付着筋全体に広く音射するとよい．

4 椎間板ヘルニア，脊椎圧迫骨折による疼痛

腰痛症と根性坐骨神経痛に関しては，急性期症状をブロックで軽減させたあとに残った痛みの緩解のため，温熱療法と併用すればよく効く．また高齢者の骨粗鬆症の結果，些細な運動によりおこ

表 4-32 超音波療法成績(有賀) (%)

疾患名	例数	有効率	著効	軽快	無効
腰痛症	94	93.9	78.4	14.5	7.1
坐骨神経痛	64	89.1	67.3	21.8	10.9
肋間,上腕,三叉神経痛	58	94.8	77.6	17.2	5.2
関節炎およびリウマチ性疾患	47	85.1	68.1	17.0	14.9
肩こり症	70	78.5	65.6	12.9	21.5
背部痛	61	86.4	76.6	9.8	13.2
顔面神経麻痺	55	94.6	78.2	16.4	5.4
術後癒着症	13	84.6	69.2	15.4	15.4
胸膜滲出液	5	60.0	40.0	21.0	40.0

〔有賀槐三:超音波治療について. 医療電子と生体工学 1(3): 11-24, 1963 より引用〕

る椎体圧迫骨折などに基づく痛みにも,弱音射の超音波は有効である.

5 外傷後遺症状

以上の 1 ～ 4 のなかで述べたが,打撲,捻挫,脱臼,骨折の後遺症としての,痛み,浮腫,筋攣縮にもよい.

6 そのほかの外科疾患

Sudeck 骨萎縮,幻肢痛,下腿潰瘍,切断端の神経腫または原因不明の痛みによく奏効する.
わが国の有賀の治療成績を表 4-32 に示す.

H 禁忌症

脳,脊髄,眼,心臓,精巣,卵巣,妊娠した子宮,成長期の骨端,良性または悪性腫瘍,結核,などがあげられる.
このほか出血性傾向のあるもの,循環障害(血栓症,動脈硬化症など),急性炎症のある関節・骨,軟部組織の化膿,などのほか脊髄疾患(多発性硬化症,脊髄灰白質炎,索性脊髄症,脊髄空洞症)も制限したほうがよい.

3 電気刺激療法

電気による生体への刺激には,治療的電気刺激 therapeutic electrical stimulation(TES),経皮的電気神経刺激 transcutaneous electrical nerve stimulation(TENS),干渉波電流刺激 interferential current stimulation(IFCS),高電圧電気刺激 high voltage electrical stimulation(HVS),機能的電気刺激 functional electrical stimulation(FES),など治療目的によりさまざまな刺激方法が使われており,これらを総称して現在は電気刺激療法と呼んでいる.電気刺激療法の機器は,通電する電流により直流刺激装置と交流刺激装置に分類される.

日本において電気刺激療法で使われる周波数は,1～999 Hz までが低周波帯域,1,000 Hz～15,000 Hz が中周波帯域と分類されている.

A 低周波療法

1 定義

以前,治療用低周波とは,低電圧の電流を300 Hz(300 サイクル/秒)以下の割合で振動または断続させたものを指していた.しかし現在は1,000 Hz まで選択可能な治療装置もある.
玉川[12,13]は,生物作用としても1つの区切りがある 20,000 Hz までを低周波とするのが妥当としている.

2 治療目的

低周波を人体に通電すると,神経・筋を刺激し,異常な感覚をおこすとともに筋の収縮を惹起するが,高周波と違って局所に熱は発生しない.したがって低周波が治療に使用される主目的は,筋収縮と鎮痛作用である.平滑筋に対する作用もあるが,これはあくまで派生的なものである.

a. 廃用性筋萎縮防止

低周波の主目的は，あくまで筋を収縮させることによる廃用性筋萎縮の防止にある．もちろん筋萎縮を完全に防止できるものでなく，最小限にとどめるといったほうがよい．

b. 鎮痛作用

低周波でなくとも平流通電のときに，両電極間の部分で，電流により血管運動神経が刺激され，ことに電極直下の部分には充血がおこり，循環がよくなり，炎症産物の吸収が早まることが認められている．低周波ではこれに加えて付近の筋の律動的収縮がおこるので，さらに血行が改善され，鎮痛作用が増すことが想像される．玉川[12,13]によれば，鎮痛作用は3,000〜5,000 Hzを100 Hzくらいの正弦波で変調 modulation したものに特にみられるとしている．しかし，要するにこの鎮痛作用はあくまで電流の直接効果でなく，間接効果に基づくものと考えられる．

近年，経皮的に，また末梢神経，脊髄後索，内包後脚，第三脳室付近の中脳水道周辺の灰白質などに直接電極を埋め込んで，通電除痛する試みが再開された．その根拠は脊髄後角膠様質で中枢に行くインパルスを遮断するという関門制御説 gate control theory，モルヒネ様の鎮痛作用をもつ endorphin の分泌などで説明されているが，一部心理的効果も無視できない．効果の多くは通電中や直後の一時的であるが，なかには長期間持続する場合もある．

c. 平滑筋刺激

玉川[13]によれば，1分間数回から10回くらいの正弦波で1,000 Hzの矩形波を変調したもので，経皮的に通電すると約20 mAで数10秒の潜時を経て，腸管の運動の亢進をきたすことがX線上確認されている．慢性便秘に応用され，臨床的にその効果が認められている．

d. 骨成長の癒合促進

Burneyら[14]は，微弱な直流，交流（矩形波）を流して刺激すると，骨の成長や癒合が促進されることを明らかにした．これは骨芽細胞のCa代謝に好影響を与え，アルカリホスファターゼの活性を強め，無機質の沈着を増やし，血管の発達を促すことにあるとされる．

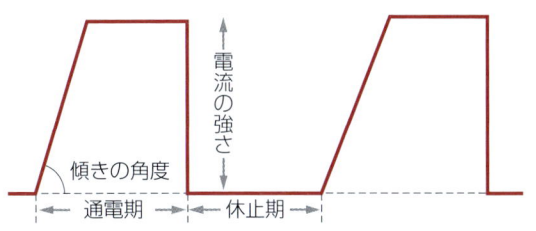

図4-253 刺激の条件（玉川）
〔玉川鉄雄：電気療法・基礎から臨床へ(6)．理学療法と作業療法4(1)：35-40, 1970 より引用〕

e. 下腿深部静脈血栓症の予防

手術中またはその後の安静中におこる深部静脈血栓症の防止対策は，手術後の早期下肢自動運動，早期歩行であるが，手術中すでにうっ血がおこっていることが確認されている．そこでPollock[15]は，手術中からふくらはぎの筋に低周波を通電して，他動的に足関節を底背屈させ，有意にすぐれた成績を得ている．

3 低周波通電における基本条件

a. 刺激の条件

低周波通電で筋収縮をおこすための刺激の条件として，少なくとも次の4つを考える（図4-253）．

(1) 電流の強さ

筋を興奮させるには，一定以上の電気エネルギーを要する．このためには刺激となるある閾値以上の電流の強さが必要である．

(2) 傾きの角度

徐々に電流を強くしても，平流では筋肉に興奮はおこらない．どうしてもある閾値以上の急峻な電流変化を必要とし，波形上角度をなすので，これを傾きの角度といい，最も用いられる矩形波では直角となる．

(3) 通電期

これは波形上，刺激として，ある電位が持続している時間が通電期で，電流の強さと相まって，電気エネルギーの量を決定づける．

(4) 休止期

元来，筋がある刺激で収縮すると，すぐ次に刺激を与えても収縮しない期間がある．これが不応期である．正常筋の不応期が15σ（m秒）であるのに対して，変性筋ではその50〜200倍とされる

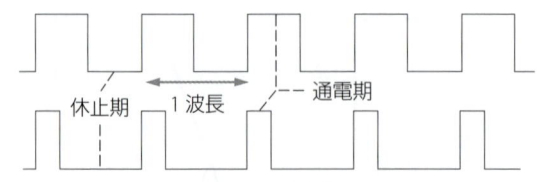

上，下ともに5 Hz．通電期＋休止期＝1波長

図4-254　通電期および休止期の関係(玉川)
上の通電期は100 m秒，休止期100 m秒．下の通電期は50 m秒，休止期150 m秒
〔玉川鉄雄：電気療法・基礎から臨床へ(6)．理学療法と作業療法 4(1)：35-40, 1970 より引用〕

ので，変性筋のときの休止期はその不応期より長いことが必要である．そしてさらに大切なことは，もともと麻痺筋は疲労をおこしやすいので750〜3,000 m秒くらいの休止期をとる必要がある．

b．周波数と通電期との関係

周波数は，波形的には1つの波形が1秒間に繰り返される回数である．1波長とは，通電期と休止期とを合計したものであり，**図4-254**のように5 Hzの同じ周波数でも，いろいろな通電期と休止期の組み合わせがある．

この**図4-254**でわかるように，1波長は200 m秒であるから200 m秒未満の通電期の波形はつくりうるが，200 m秒以上長い通電期はつくりえない．

4 刺激装置の種類と特徴

a．直流刺激装置

直流 direct current(DC)は，ガルバニック電流として知られており，大きさが変わっても流れる方向(正負)が1秒以上一定している電流である．2つの電極の一方が陽極(正)，もう一方が陰極(負)であり，電流は陽極から陰極へ流れる(電子は陰極から陽極へ流れる)．したがって，両電極の極性による生体の化学的反応としての極性効果が期待される(**図4-255**)[16]．

また，頭蓋の外に置いた電極から微弱な直流電流を流すことによって，電極直下の神経細胞を刺激する経頭蓋直流電気刺激 transcranial direct current stimulation(tDCS)が，ヒトの脳活動を安全に修飾することのできる手法として，基礎研究や臨床応用が行われている．慢性期の脳卒中片

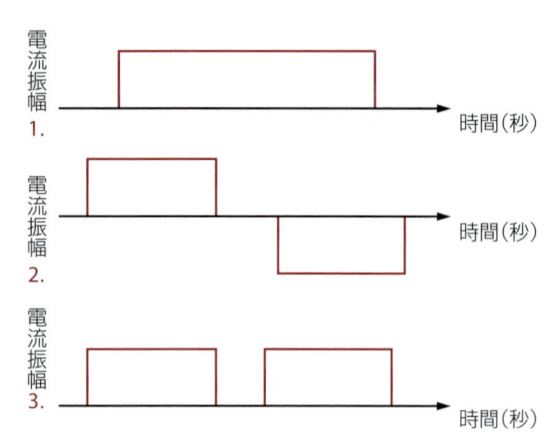

1：基本直流パターン，2：逆直流パターン，3：断続直流パターン

図4-255　直流(DC)(Chengら)
〔Cheng GA, 他：電気刺激療法の概要．細田多穂(監修)：物理療法学テキスト．南江堂，2011 より引用〕

麻痺患者において，下肢の一次運動野をターゲットとして直流電気刺激を与えることで，麻痺した下肢の筋力が一時的に向上することが二重盲検法を使った実験において示され，大脳への直流電気刺激と運動療法との組み合わせにより，脳卒中後のリハビリ効果をさらに高める可能性を示唆している[17]．

b．交流刺激装置

交流 alternating current(AC)は，時間に対して，電圧の大きさと電流の流れる方向が周期的に変化するものであり，少なくとも陽極と陰極の相が1秒に1回以上交互に変化し流れる電流である．臨床における電気刺激療法では，これが一般的に使用されることが多く，各メーカーから種々の装置が開発されている．通常は単極性または双極性のパルス電流を使用している．微弱電流治療器や，パルス幅が短く電圧が高い高電圧治療器がある．

(1) 治療的電気刺激(TES)

末梢神経障害による弛緩性麻痺筋，中枢神経障害による痙性麻痺筋，ギプス固定中の筋，そして浮腫に対する軽減目的，など電気刺激による不随意的な筋収縮による治療に使用される．目的とする筋の支配神経または筋腹(運動点)の皮膚表面に関電極を設置し，経皮的な通電により筋収縮を不随意的におこす治療法である．

(2) 経皮的電気神経刺激(TENS)

電極を皮膚表面において経皮的に神経を刺激し，疼痛緩和を目的とするものである．作用機序として，末梢神経の分極性信号の伝達のブロック，関門制御説，内因性の疼痛抑制機構，などが考えられる．

(3) 機能的電気刺激(FES)

脳卒中や脊髄損傷などの中枢神経障害により，末梢の筋機能が果たせなくなったとき，末梢神経または筋肉を電気刺激することにより，その神経支配領域の筋肉を収縮させて，本来の機能を再現させることを目的とする．たとえば，片麻痺患者の歩行時の麻痺側靴の中に圧力センサーを敷き，同側の腓骨神経に電極を置く．立脚期でセンサーに足底圧がかかっている間は電流が off であるが，遊脚期になって足底圧がかからなくなると電流が on となり，前脛骨筋の収縮が促されて足関節背屈が生じて，つま先を引きずらずに振り出しができるようになるというものである．

このような四肢の動きの補助のほか，排尿・呼吸・心臓のペーシングや聴覚・視覚補綴，皮膚感覚代行，などにも使用されている．

c. 低周波の波形と特徴(図4-256)

(1) 直角波(矩形波)

これは電流の傾きの角度(図4-253)が急峻で，閉鎖，開放の両時点において刺激となるため，通電による痛みが生じやすい．通電期を加減することによって正常筋より変性筋まで収縮させうる．平流を機械的に断続しても得られるので，平流断続電流 interrupted galvanic current といってもよい(図4-256 2)．

(2) 三角波

電流は漸増漸減し，傾きの角度は緩やかなため，正常筋は平流刺激と同様に収縮をおこさず，変性筋は電流の上昇中途から収縮し始め，しかもゆっくりと確実に収縮するので理想的である(図4-256 5)．

(3) 正弦波

電流の傾きの角度が緩やかであるから，痛みをおこしにくい．2〜25 Hz までのものが用いられ，変性筋の刺激に利用される(図4-256 7)．

(4) 感伝波

棘状波に似て，傾きの角度は急峻であり，通電

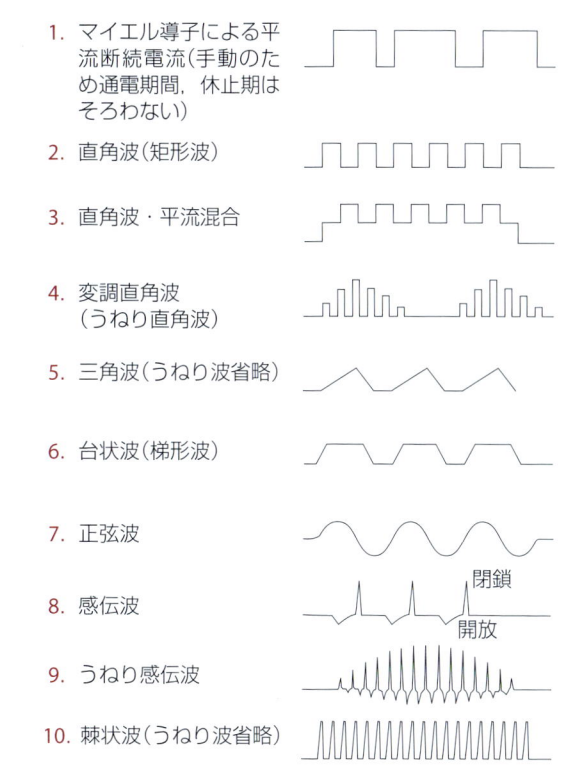

1. マイエル導子による平流断続電流(手動のため通電期間，休止期はそろわない)
2. 直角波(矩形波)
3. 直角波・平流混合
4. 変調直角波(うねり直角波)
5. 三角波(うねり波省略)
6. 台状波(梯形波)
7. 正弦波
8. 感伝波
9. うねり感伝波
10. 棘状波(うねり波省略)

1〜7：通電期の長いものは RD(＋)筋に，短いものは RD(±)，RD(−)筋に使用される．
8〜10：RD(−)または RD(±)筋にのみ使用される．

図4-256　低周波の各種波形(服部)

期が短い．そのため変性筋は収縮をおこさないので使用できないが，変性のない麻痺筋には収縮をおこし，棘状波と同様に使用される．正常筋には破傷風様の強直状態まで収縮させるので，後述する中枢神経障害による痙縮の強い筋に対する拮抗筋通電法に利用される．また，これにうねりを加えたうねり感伝波にすると，やはり正常に近いゆっくりした筋収縮をおこしうる(図4-256 9)．

(5) 棘状波

傾きの角度は直角ほどでなく，電流は鋭角的に上昇し下降するが，通電期間が短いので変性筋を収縮させることは(4)の感伝波同様できない．周波数を大きくすると痛みは少なくなる．これをうねり波 surging とすると，正常に近い筋収縮をさせるので，正常筋，または変性のない軽い麻痺筋の廃用性萎縮防止，後述する浮腫除去目的の筋肉パンピング通電によい(図4-256 10)．

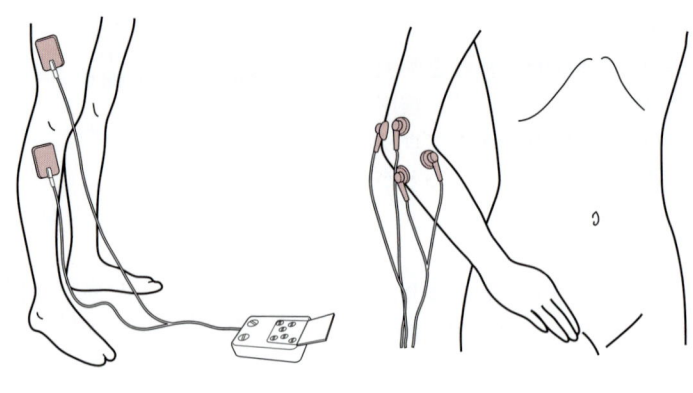

1. 粘着導子　　　　　　　　　　　2. 吸着導子

図 4-257　粘着導子と吸着導子

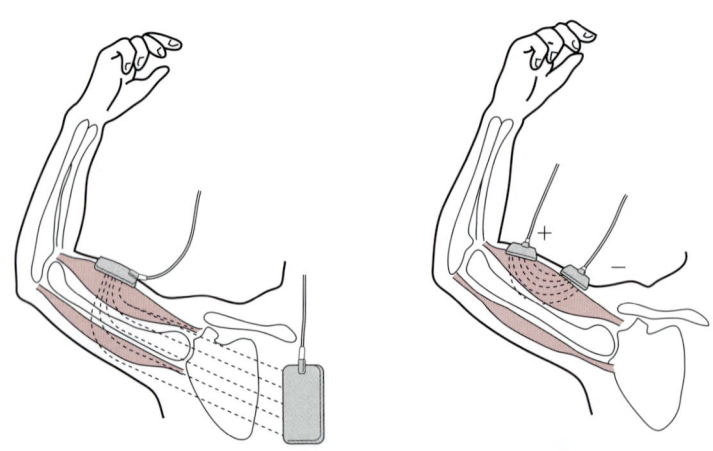

1. 単極通電法（服部）　　　　　　2. 双極通電法（服部）

単極通電法のとき不関導子は，上肢の場合は胸骨または頸椎下部，下肢の場合は腰椎上部，下腿の場合は下腿前面に置く．双極通電法では周囲の正常筋に電流を流れにくくするため，電極間の距離はなるべく近くし，かつその一方を運動点の上に置く．

図 4-258　筋刺激の方法

5　導子の種類と当て方

低周波を人体に流すには，2つの導子，または電極 electrode を皮膚表面に設置しなければならない．わが国では一般に導子といわれているので，以下これに従う．

a. 導子の種類

(1) 関導子と不関導子

後述する単極通電の場合，関導子は治療部位（目的筋）に使用され，刺激導子とも呼ばれる．不関導子は不偏，無差別導子とも呼ばれる．関導子は小，不関導子は大の導子を使って皮膚表面に密着させて通電を行う．

従来は金属の導子の上に水で湿らせたスポンジを設置固定して使用した湿性導子が使われていたが，ゲルによる粘着導子や陰圧による吸着導子もある（図 4-257）．

b. 筋刺激の方法

(1) 単極通電法 unipolar method

筋刺激の際に最もよく用いられるもので，図 4-258 1 のように関導子を運動点に当て，不関導子は胸骨・仙骨・頸部などの筋の少ない部分に置

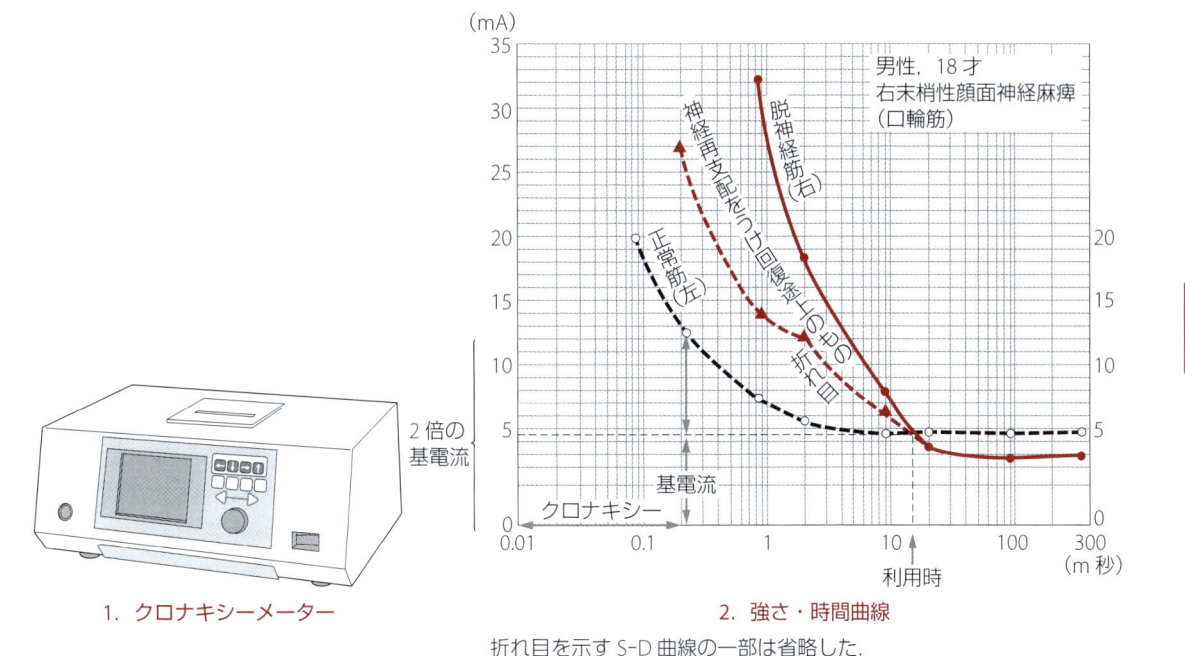

1. クロナキシーメーター

2. 強さ・時間曲線

折れ目を示す S-D 曲線の一部は省略した．
基電流，クロナキシー，利用時は正常筋のみについて図示した．

図 4-259　クロナキシーメーターおよび強さ，期間曲線(服部，細川)

く．

(2) 双極通電法 bipolar method

電気変性反応を呈する筋では，後述するように目的とする変性筋の収縮がおこる前に周囲の正常筋が収縮するので，これを防止するため図4-258 2のように2個の同大の電極で実施する．

6 電気的診断法

リハビリに関連あるものとしては，電気変性反応，クロナキシー，強さ・期間曲線などがあるが，経皮的な手技に絞って述べる．

a. 電気変性反応

神経・筋に障害があると，電気刺激に応じる反応が正常と異なってきて，しかも異なり方に一定の法則があり，逆にその反応様式から麻痺の程度がわかる．変性反応が完全 full に出たときに RD（+），出ないときに RD（-），不完全 partial に出たとき RD（±）という表現をする．

感伝波のような通電期の短い約50Hz程度の繰り返し周波数をもつ電流と，通電期の長い，約1Hz以下の繰り返し周波数をもつ平流断続電流との2つで，神経と筋を刺激し，筋の攣縮がおこらなければ RD（+）と考える．特に感伝波に対する反応が大切で，これに応じないか，応じ方が低下していれば正常ではない．健側と同じように被験筋も感伝波に応じて収縮するならば，まず正常と考えてよい．また平流断続で筋を直接刺激するとき，筋が虫の這うようなゆっくりした動き方をすれば RD（+）に間違いない．

b. クロナキシーと強さ・時間曲線

筋を直角波（矩形波）で収縮させるとき，電流の強さと持続時間との間に一定の関係（Weiss-Hoorweg の刺激法則）があり，弱い電流では長い持続時間を要し，強い電流では短い時間でよい．そして一定以下の弱い電流ではどんなに時間が長くても収縮はおこらない．図4-259のように筋を収縮させうる最小限の電流の強さを基電流 rheobase とし，この基電流の2倍の強さの電流で刺激したとき筋収縮をおこすのに必要な最短時間を時値〔クロナキシー chronaxie（仏），Chronaxie（独），chronaxia（英）〕と呼ぶ．

しかしながら，刺激電流の強さとそれに対応する筋収縮に必要な最小限持続時間を，いろいろ変化させて直角に交わる座標にプロットすると，図

4-259のように正常では双曲線に近似した曲線となる．これを強さ・時間曲線 strength-duration curve（S-D または i/t 曲線）と呼び，この全体の形で筋興奮性または変性をみるほうがクロナキシーという単一の値でみるより正確である．変性が著明なほど曲線の左側は急峻な突き立ったものとなり，筋収縮は RD のときと同じで蠕動的である．変性が回復し神経の再支配が始まると，一時的だが曲線の中途で折れ目（キンク点 kink point）が出ることがある．これは一種の回復の徴候であり，さらに回復すると，折れ目は消失してなだらかとなり正常筋の曲線に近づく．そして筋収縮も閃光的となる．

強さ・時間曲線の測定には，図4-259のようなクロナキシーメーターがある．

7 適応症と治療法

a. 末梢神経麻痺

末梢神経麻痺により生じた脱神経筋の筋萎縮を，神経の再支配が生じるまでの間，電気刺激により維持できるか否かは重要なテーマである．一般的には末梢神経障害による麻痺筋に電気刺激が行われていたが，電気刺激は神経筋の再生を遅らせ，再支配を抑制するので，脱神経筋の治療として用いるべきではないとの見解がある[18]．動物実験では，脱神経筋に電気刺激を加えると筋萎縮に関与する遺伝子の発現を低下させるが，脱神経筋の筋萎縮の進行を止めるには不十分である[19]．ラットの神経圧挫モデルでは，早期の電気刺激は有害であり，機能回復を遅らせ，筋の低興奮性，高度の筋萎縮の原因となる[20]．これらの状況があるので，末梢神経障害に対する電気刺激は推奨できない．また，顔面神経麻痺に対する低周波療法も神経迷入を促進するので推奨できない．

末梢神経麻痺では，RD（－），RD（±），RD（＋）の状態があるが，電気刺激が適応となるのは，RD（－）の場合のみである．

①波形，通電期，繰り返し周波数の選定
1) RD（－）筋の場合：RD（－）ということは正常筋か，障害があってもごく軽い筋である．5～10 Hz か，50～200 Hz を 1 Hz 以下の波で変調したものを利用し，休止期を長くとる．感伝波，棘状波，矩形波，三角波のうち，筋がゆっくり，大きく，収縮と弛緩を繰り返し，しかも痛みの最も少ない繰り返し周波数を選択して通電する．
2) RD（±）筋の場合：RD（±）の筋（不完全変性反応 partial RD）は行わない．
3) RD（＋）筋の場合：低周波治療の適応はない．RD（＋）の筋は感伝波，棘状波のような通電期の短いものでは収縮はおこらない．ただ通電期の長いもので，筋を直接刺激したときのみ収縮がおこるが，虫の這うようなゆっくりとしたものである．玉川[12,13]は RD（＋）の筋に収縮をおこすには，少なくとも，通電期が 100～700 ms 必要であるとしている．波形は三角波，矩形波，台状波などである．

②導子
陰極を関導子，陽極を不関導子とする．関導子は，筋を効果的に刺激できるいわゆる運動点 motor point（図4-260）[21]に置く．運動点のもとでは，運動神経やその筋枝が束になり筋内に入り込んでおり，運動点を刺激すると最も効率的に筋収縮を生じさせることができる．フェノールで神経ブロックをして筋痙縮を減弱させる際も，この運動点を指標にして注入するのがよい．不関導子は，単極通電法であれば胸骨・仙骨・頸部などに置き，双極通電法であれば 2～3 横指離して置く．

③治療回数，時間
1日1回 5～20 分程度，実施する．積極的な筋力強化訓練が実施できるのであれば，漫然と通電を続けるべきではない．

b. 浮腫（筋肉パンピング通電法）

上下肢末端に浮腫がある場合，図4-261のようにして通電すると，包帯の弾力性と筋収縮によりポンプ作用がおこり，浮腫を減らすことができる．変性筋ではないことからどのような波形でもよく，繰り返し周波数の多いもので実施する．

c. 筋収縮性保持（筋固定位通電法）

骨折などで上下肢をギプス固定したとき，筋収縮の保持，廃用性筋萎縮防止のため図4-262 1 のように有窓ギプス包帯にして，そこから導子を当て，関節が動かない程度の最小限の収縮をおこすように通電する．また，ギプス固定の遠位と近位に電極を設置した四肢縦軸通電法を図4-262 2 のようにする．

顔面

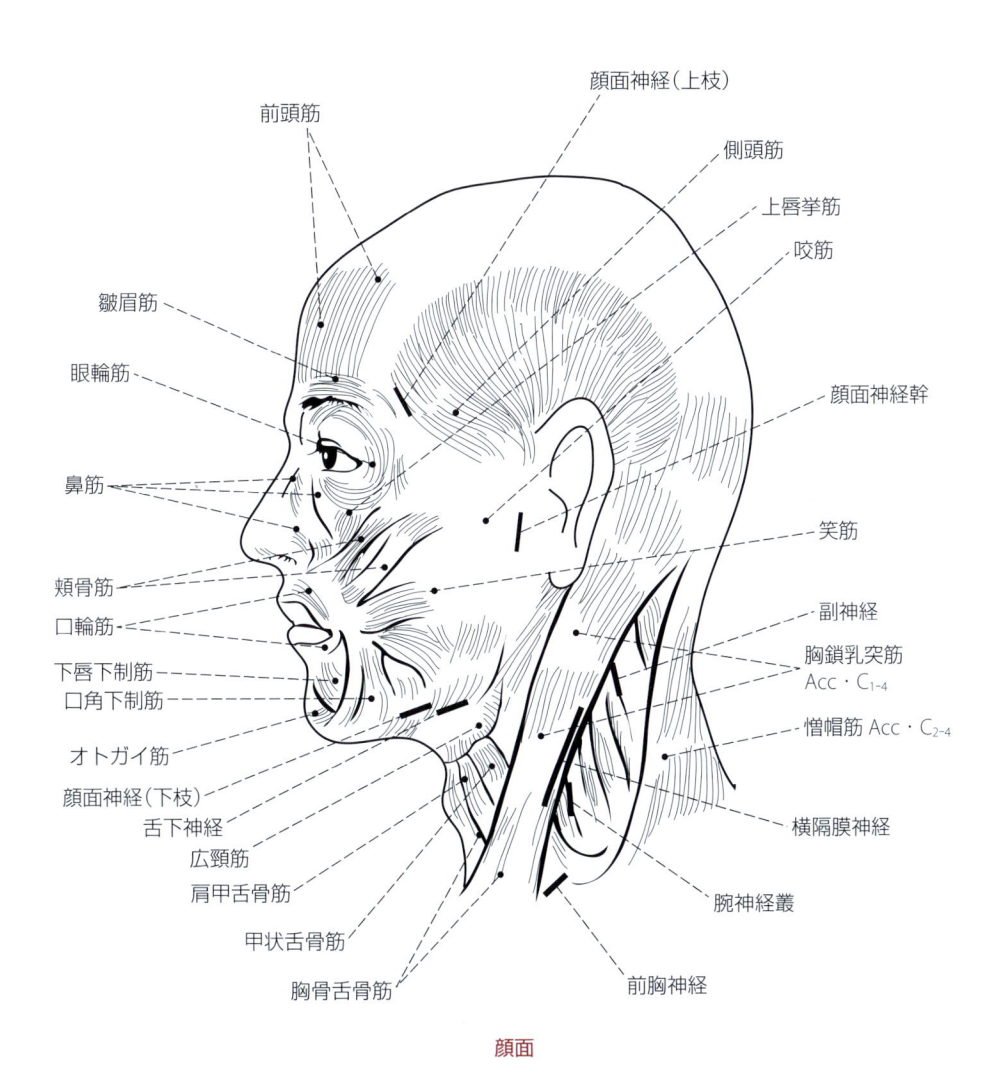

支配神経略号　Acc：副神経

図 4-260-1　主な筋(●)・神経(━)の運動点(Holzer)
〔Holzer W：Physikalische Medizin in Diagnostik und Therapie. Wilhelm Maudrich, Wien, 1947 より引用〕

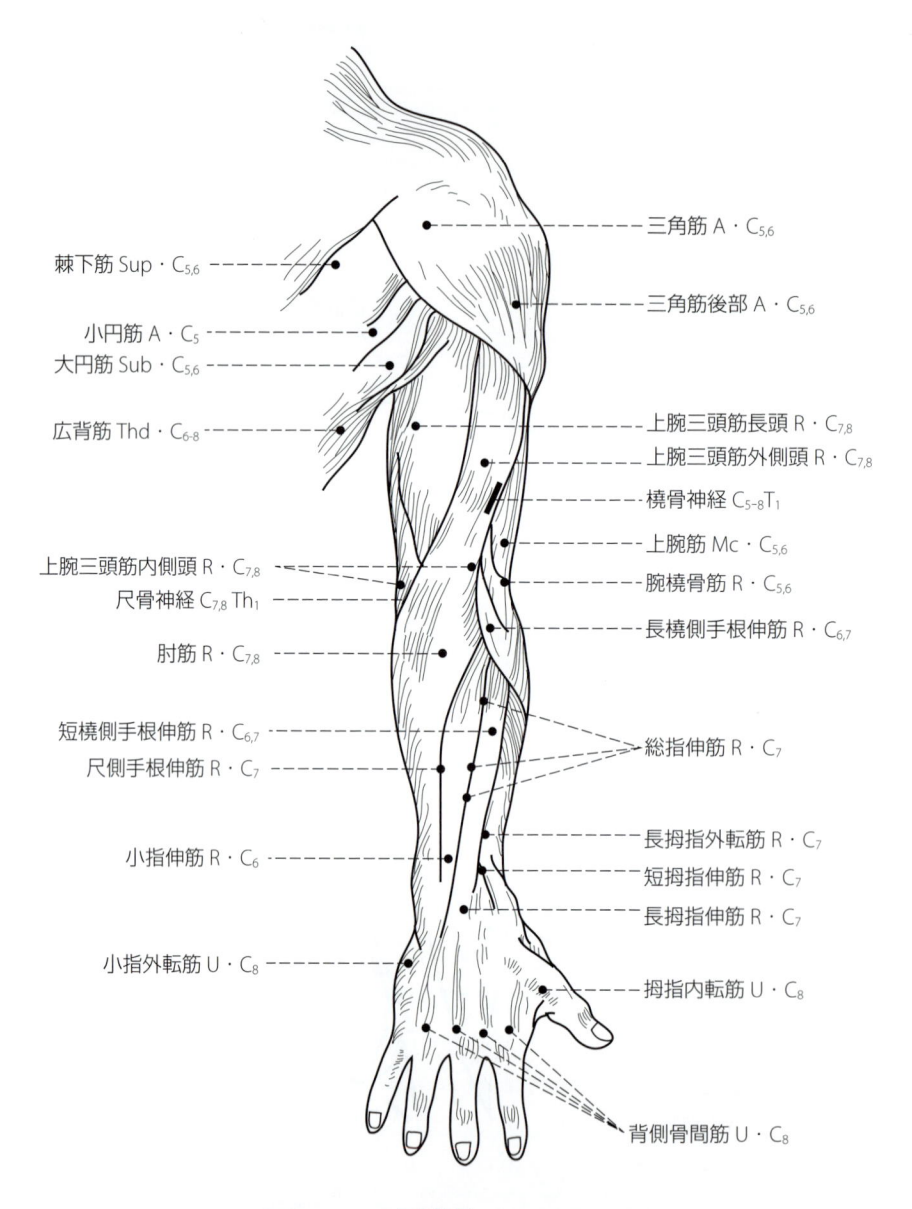

386　第12章　電気療法

棘下筋 Sup・$C_{5,6}$
小円筋 A・C_5
大円筋 Sub・$C_{5,6}$
広背筋 Thd・C_{6-8}

三角筋 A・$C_{5,6}$
三角筋後部 A・$C_{5,6}$

上腕三頭筋長頭 R・$C_{7,8}$
上腕三頭筋外側頭 R・$C_{7,8}$
橈骨神経 $C_{5-8}T_1$
上腕筋 Mc・$C_{5,6}$
腕橈骨筋 R・$C_{5,6}$
長橈側手根伸筋 R・$C_{6,7}$

上腕三頭筋内側頭 R・$C_{7,8}$
尺骨神経 $C_{7,8}Th_1$
肘筋 R・$C_{7,8}$

短橈側手根伸筋 R・$C_{6,7}$
尺側手根伸筋 R・C_7

総指伸筋 R・C_7

小指伸筋 R・C_6

長拇指外転筋 R・C_7
短拇指伸筋 R・C_7
長拇指伸筋 R・C_7

小指外転筋 U・C_8

拇指内転筋 U・C_8

背側骨間筋 U・C_8

上肢伸側

支配神経略号　A：腋窩神経，Sub：肩甲下神経，Sup：肩甲上神経，
　　　　　　　Thd：胸背神経，Mc：筋皮神経，R：橈骨神経，
　　　　　　　U：尺骨神経

図 4-260-2　主な筋(・)・神経(―)の運動点(Holzer)
〔Holzer W：Physikalische Medizin in Diagnostik und Therapie. Wilhelm Maudrich, Wien, 1947 より引用〕

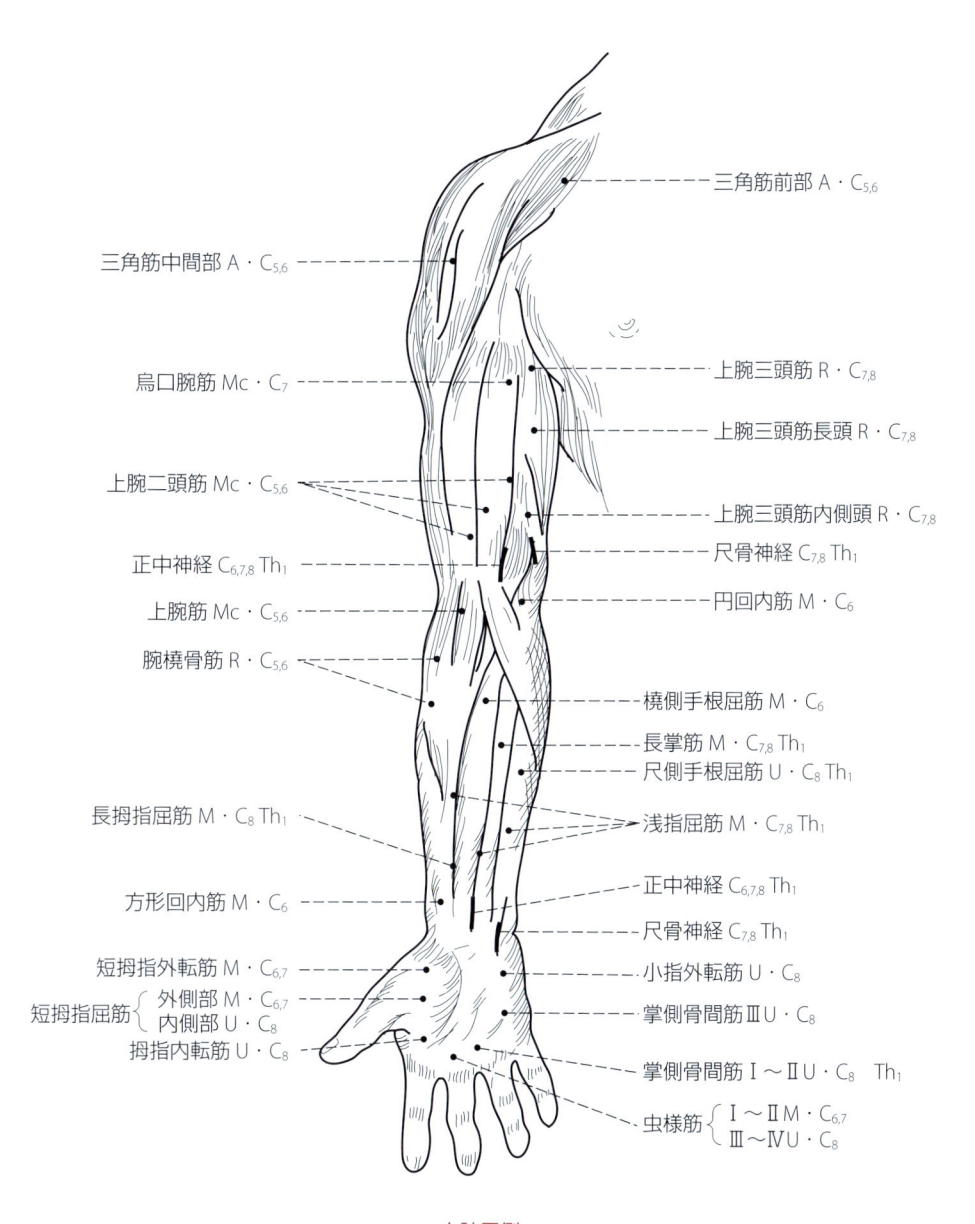

三角筋前部 A・C_{5,6}

三角筋中間部 A・C_{5,6}

烏口腕筋 Mc・C_7

上腕三頭筋 R・C_{7,8}

上腕三頭筋長頭 R・C_{7,8}

上腕二頭筋 Mc・C_{5,6}

上腕三頭筋内側頭 R・C_{7,8}

正中神経 C_{6,7,8} Th_1

尺骨神経 C_{7,8} Th_1

上腕筋 Mc・C_{5,6}

円回内筋 M・C_6

腕橈骨筋 R・C_{5,6}

橈側手根屈筋 M・C_6

長掌筋 M・C_{7,8} Th_1

尺側手根屈筋 U・C_8 Th_1

長拇指屈筋 M・C_8 Th_1

浅指屈筋 M・C_{7,8} Th_1

方形回内筋 M・C_6

正中神経 C_{6,7,8} Th_1

尺骨神経 C_{7,8} Th_1

短拇指外転筋 M・C_{6,7}

小指外転筋 U・C_8

短拇指屈筋 { 外側部 M・C_{6,7} 内側部 U・C_8 }

掌側骨間筋Ⅲ U・C_8

拇指内転筋 U・C_8

掌側骨間筋Ⅰ～Ⅱ U・C_8 Th_1

虫様筋 { Ⅰ～Ⅱ M・C_{6,7} Ⅲ～Ⅳ U・C_8 }

上肢屈側

支配神経略号　A：腋窩神経，M：正中神経，Mc：筋皮神経，
　　　　　　　R：橈骨神経，U：尺骨神経

図 4-260-3　主な筋(・)・神経(━)の運動点(Holzer)
〔Holzer W：Physikalische Medizin in Diagnostik und Therapie. Wilhelm Maudrich, Wien, 1947 より引用〕

388　第12章　電気療法

図の各部ラベル：
- 憎帽筋 Acc・C$_{2-4}$
- 三角筋 A・C$_{5,6}$
- 棘下筋 Sup・C$_{5,6}$
- 広背筋 Thd・C$_{6-8}$
- 脊柱直立筋
- 中殿筋 Gs・L$_{4,5}$ S$_1$
- 大殿筋 Gi・L$_5$ S$_{1,2}$
- 大胸筋 Tha・C$_{5-8}$ Th$_1$
- 広背筋 Thd・C$_{6-8}$
- 長胸神経
- 外腹斜筋 Intercost・Th$_{5-12}$
- 内腹斜筋 Intercost Th$_{8-12}$ L$_1$
- 腹直筋 Intercost・Th$_{5-12}$

体幹

支配神経略号　A：腋窩神経，Gi：下殿神経，Intercost：下部肋間神経，Thd：胸背神経，Acc：副神経，Gs：上殿神経，Tha：前胸神経，Cer：頸髄神経，Sup：肩甲上神経

図 4-260-4　主な筋(・)・神経(━)の運動点(Holzer)
〔Holzer W：Physikalische Medizin in Diagnostik und Therapie. Wilhelm Maudrich, Wien, 1947 より引用〕

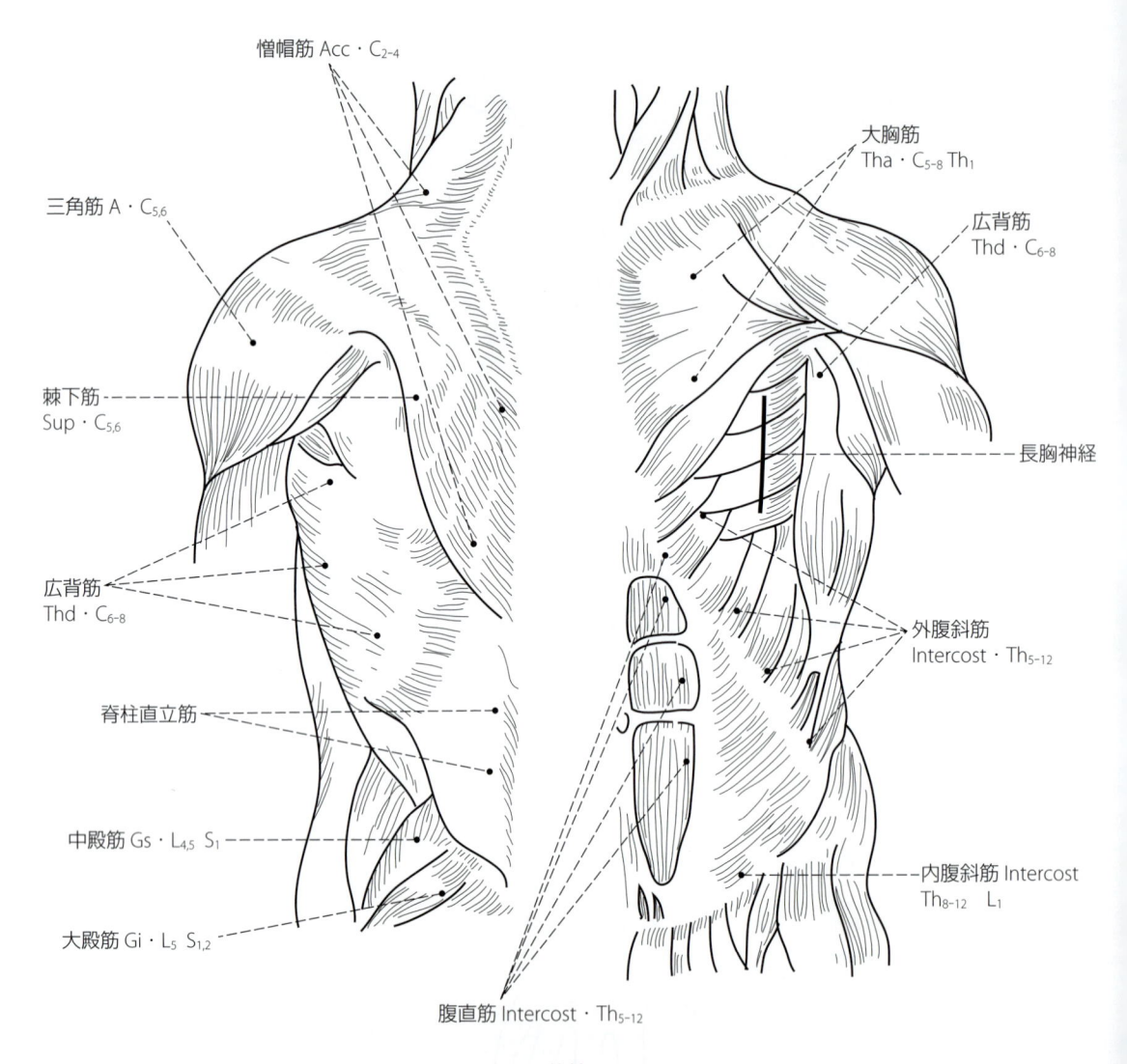

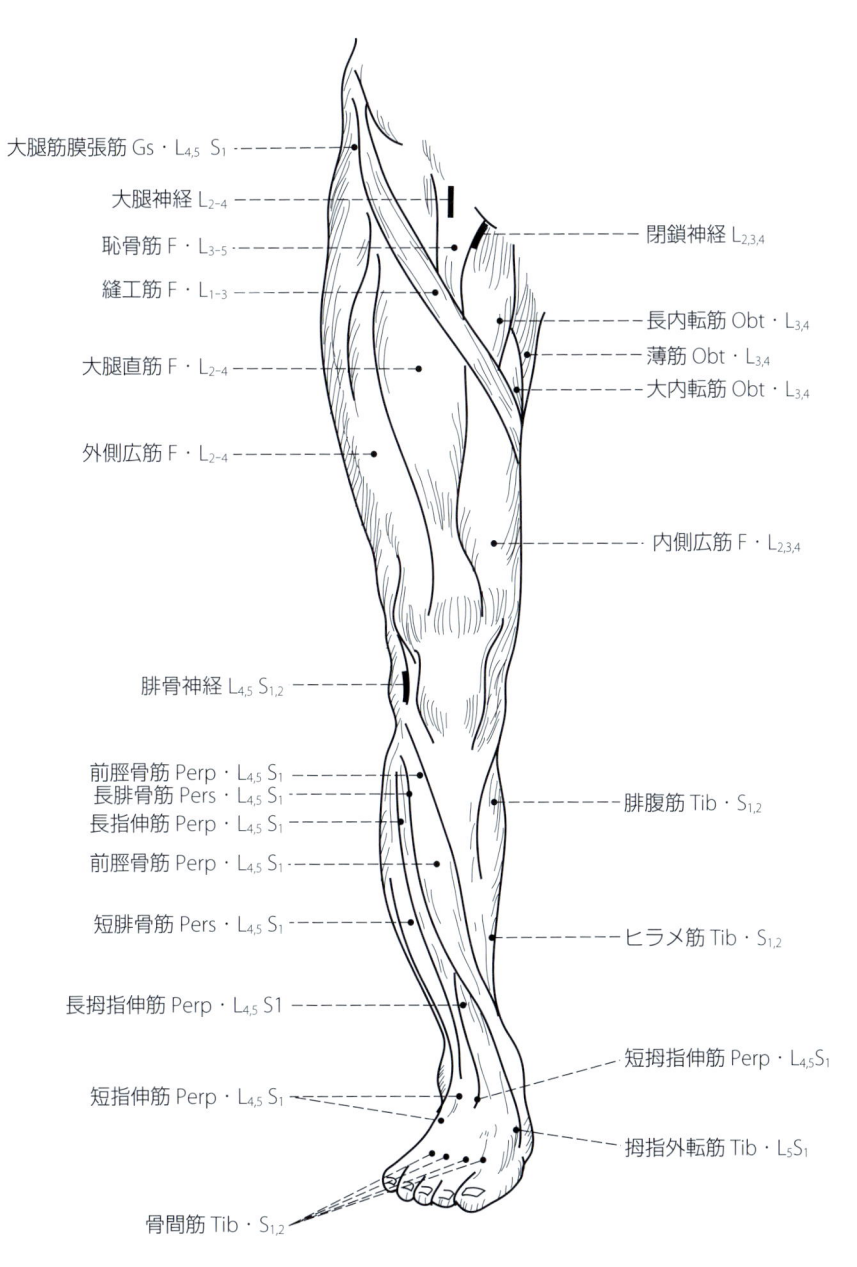

大腿筋膜張筋 Gs・$L_{4,5}$ S_1
大腿神経 L_{2-4}
恥骨筋 F・L_{3-5}
縫工筋 F・L_{1-3}
大腿直筋 F・L_{2-4}
外側広筋 F・L_{2-4}

閉鎖神経 $L_{2,3,4}$
長内転筋 Obt・$L_{3,4}$
薄筋 Obt・$L_{3,4}$
大内転筋 Obt・$L_{3,4}$
内側広筋 F・$L_{2,3,4}$

腓骨神経 $L_{4,5}$ $S_{1,2}$

前脛骨筋 Perp・$L_{4,5}$ S_1
長腓骨筋 Pers・$L_{4,5}$ S_1
長指伸筋 Perp・$L_{4,5}$ S_1
前脛骨筋 Perp・$L_{4,5}$ S_1
短腓骨筋 Pers・$L_{4,5}$ S_1
長拇指伸筋 Perp・$L_{4,5}$ S_1
短指伸筋 Perp・$L_{4,5}$ S_1
骨間筋 Tib・$S_{1,2}$

腓腹筋 Tib・$S_{1,2}$
ヒラメ筋 Tib・$S_{1,2}$
短拇指伸筋 Perp・$L_{4,5}$$S_1$
拇指外転筋 Tib・$L_5 S_1$

下肢伸側

支配神経略号　F：大腿神経，Perp：深腓骨神経，Pers：浅腓骨神経，
　　　　　　　Gs：上殿神経，Tib：脛骨神経，Obt：閉鎖神経

図 4-260-5　主な筋（●）・神経（━）の運動点(Holzer)

〔Holzer W：Physikalische Medizin in Diagnostik und Therapie. Wilhelm Maudrich, Wien, 1947 より引用〕

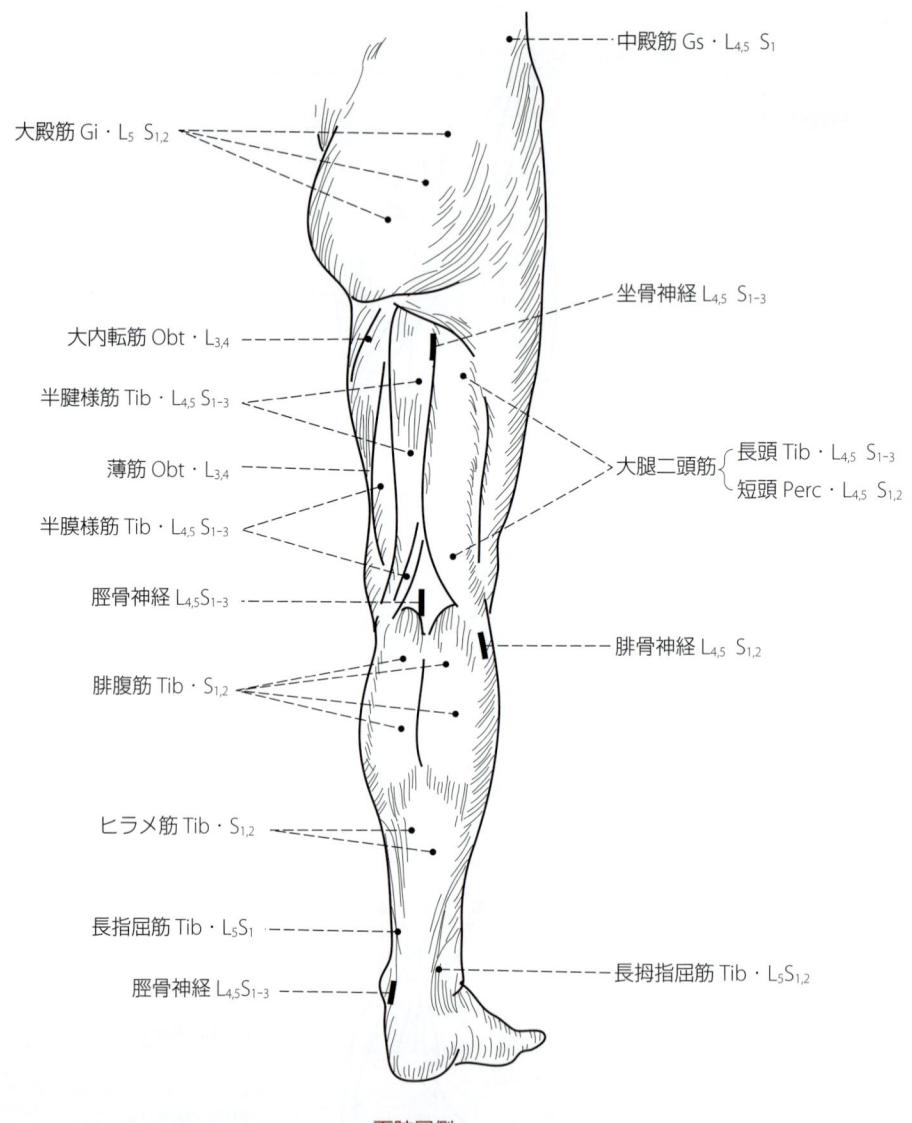

中殿筋 Gs・L$_{4,5}$ S$_1$
大殿筋 Gi・L$_5$ S$_{1,2}$
坐骨神経 L$_{4,5}$ S$_{1-3}$
大内転筋 Obt・L$_{3,4}$
半腱様筋 Tib・L$_{4,5}$ S$_{1-3}$
薄筋 Obt・L$_{3,4}$
大腿二頭筋 { 長頭 Tib・L$_{4,5}$ S$_{1-3}$
　　　　　　 短頭 Perc・L$_{4,5}$ S$_{1,2}$
半膜様筋 Tib・L$_{4,5}$ S$_{1-3}$
脛骨神経 L$_{4,5}$S$_{1-3}$
腓骨神経 L$_{4,5}$ S$_{1,2}$
腓腹筋 Tib・S$_{1,2}$
ヒラメ筋 Tib・S$_{1,2}$
長指屈筋 Tib・L$_5$S$_1$
長拇指屈筋 Tib・L$_5$S$_{1,2}$
脛骨神経 L$_{4,5}$S$_{1-3}$

下肢屈側

支配神経略号　Perc：総腓骨神経，Gi：下殿神経，Gs：上殿神経，
　　　　　　　　Obt：閉鎖神経，Tib：脛骨神経

図 4-260-6　主な筋(●)・神経(━)の運動点(Holzer)
〔Holzer W：Physikalische Medizin in Diagnostik und Therapie. Wilhelm Maudrich, Wien, 1947 より引用〕

d. 中枢神経麻痺
(1) 拮抗筋通電法
　中枢神経麻痺では，下位ニューロンは障害されていないのでRD(-)と出る．したがって麻痺筋に低周波通電をすれば，どんな波形でも収縮する．しかし痙縮の強い筋には，ますますその傾向を助長することになる．そこでその拮抗筋である痙縮の弱いほうの筋に通電する．時間は15〜20分，関導子は陽極でも陰極でもよい．通電する拮抗筋を表4-33に示す．

(2) 主動筋通電法
　拮抗筋通電の代わりに主動筋に通電する方法で

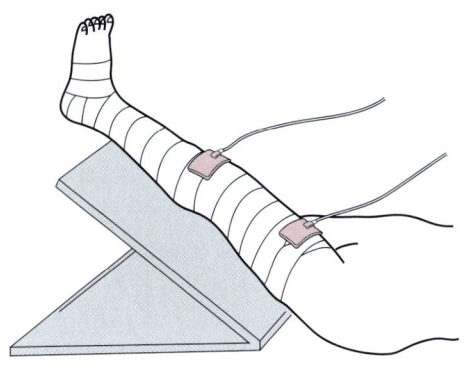

表 4-33 拮抗筋通電法のとき通電すべき筋

上肢	下肢
三角筋	大腿二頭筋*
(回外筋)	(半腱・半膜様筋)
上腕三頭筋*	中殿筋
長*・短橈側手根伸筋	前脛骨筋*
尺側手根伸筋*	(第三腓骨筋)
総指伸筋*	長*・短腓骨筋
長・短拇指伸筋	長趾伸筋*

( )の筋には通電しない．＊印に通電すればよい．

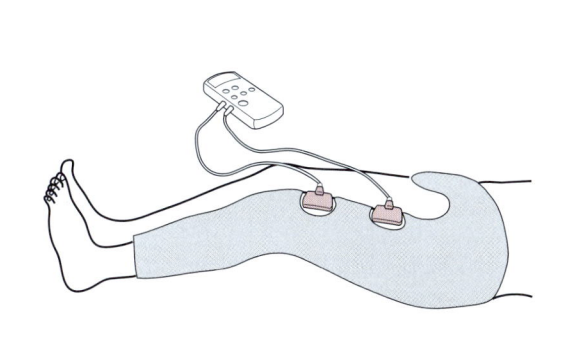

図 4-261　筋肉パンピング通電法
弾力包帯を四肢末梢から中枢に向けて巻きながら，運動点に関導子，ほかの部位に不関導子を固定し，四肢を挙上した状態で通電する．下肢では前脛骨筋また腓骨神経，上肢では長橈側手根伸筋また橈骨神経を利用する．

1. 有窓ギプス通電法
ギプスを巻くとき最初から計画的に窓を開けないとできない．

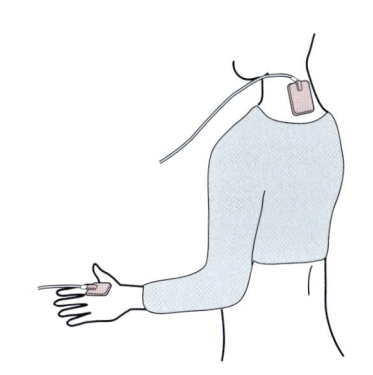

2. 四肢縦軸通電法
ギプス包帯より離れた部位に導子を置くので，このほうが便利である．

図 4-262　筋固定位通電法

ある．感覚閾値以上，運動閾値未満の電流で，20 Hz，0.1 msec 持続の刺激を 10 分間加えると，痙性の減弱を生じる[22]．**4** b.(3)で述べた FES などがこれである．

(3) 脊髄通電法

以前，平流による脊髄通電はあったが，田坂，大牟礼[23]は矩形波による脊髄通電を考案し，中枢神経麻痺，特に片麻痺に有効であるとした．関導子(主として陽極)は頸部，不関導子は仙骨部におき，仰臥位のまま 4〜6 mA，30〜60 V，150〜2,000 Hz，45〜60 分，週 2 回ほど実施する．その奏効機転は，不完全に障害されて一時的な伝導機能を失っている神経線維が通電により回復するとしている．

e. 知覚異常

手足末端に知覚異常 dysesthesia，錯知覚症 paresthesia を呈する場合，周波数の多い 500〜1,000 Hz のものを使う．限局したものには回転導子を使って 5〜10 分刺激する．その程度は皮膚がわずかに紅潮するくらいで，筋は動かない程度である．

f. 骨癒合促進

Brighton[24]は，局部麻酔下に遷延性骨折，偽関節または骨移植部に 2〜4 本の Kirschner 鋼線を X 線透視下に挿入し，これを陰極とし，不関導子を置き 20 μA の平流を 1 日 12 時間ギプス内の小型電池を利用して流す．Bassett[24]は，O 型コイルをギプスの外側から治療部位の真上に X 線透

視しつつ正確に当て，10μV のパルス発生器で交流電磁界をつくり，μA レベルの電流を 12 時間局部に流す．基本的に睡眠中に行う．いずれの方法も骨と骨との間隔が，骨の直径の半分以上あるときは効果がない．前者は電極を挿入するため感染の危険があり，また感染のあるときには使えないが，後者は使用できる．

g. 下腿深部静脈血栓症予防

正常筋のためどの波形でもよく，ただ組織のイオン化防止を目的に，Pollock[15]はパルスごとに極性を逆転させている．不関導子はアキレス腱部に，関導子はふくらはぎの中央に置き，できるだけ大きく底背屈させる．

h. 経皮的除痛

通電による除痛には，末梢神経，脊髄後索，脳などに電極を埋込む方法があるが，リハビリですぐ応用できるのは経皮的 transcutaneous 方法である．導子（電極）を経穴，中谷の良導絡，圧痛点（阿是穴），疼痛部位を支配する末梢神経上の点，また同一の皮膚分節知覚帯 dermatome 上の点，などに置く．

(1) 規則的刺激装置

市販の電気刺激装置を利用する場合，刺激条件で共通していえることは，快いあるいは刺激部位での温感を感じ，少なくとも不快でないことである．この規則的単調な電気刺激のときのパラメーターは高倉[25]のまとめでは次のとおりであり，かなりの効果を認めている．

① パルス頻度（PPS は 1 秒間のパルス数）：除痛効果を認めた患者の 74% が 60 PPS 以下，79% は 120 PPS 以下，10% は 300〜420 PPS の高パルス頻度もある．石田[26]は矩形波で 80〜100 Hz か 30 Hz 前後のものに効果をみている．
② パルス幅：85% が 50〜150 μs，15% が 250〜350 μs．
③ 電流・電圧：電流は普通 10〜30 mA，電圧は 20〜30 V 以下で使用する．
④ 波形：さまざまで単極性または両極性矩形波，神経興奮電位に似た 2 相性波形，正弦波，鋸状波，などである．またそれらをうねり波にしたものもある．結論として特定の波形はない．

(2) 1/f 変動リズム（ゆらぎ）刺激装置

一般の電気刺激装置は，刺激パラメーターが時間的に変動しない単調な刺激であり，生体は順応現象をおこし，効果は減弱するのみか単調性を不快と感じ始める．また痛みの原因は末梢にあってもこれらの刺激を感知するのが大脳レベルであることを考慮して，高倉と小杉ら[27]は雑音分析のリズム変動理論に基づいて自然界の多くの雑音，たとえば小川のせせらぎ，クラシック音楽などの人間にとって最も快いと感じられる，1/f 変動をもつリズム信号のゆらぎをもたせた電気刺激装置を考案した．この装置によれば癌性疼痛を主とする症例において，規則的刺激装置に比較して有意な効果を認め，電気刺激を中止した後も効果が 24 時間続く症例を認めている．

8 治療器操作法

① 治療前に治療器のすべてのスイッチがゼロの位置を示していることを確認する．
② 治療中は患者に楽な姿勢をとらせる．
③ 導子の固定は患者が不快に感じない強さです る．また粘着導子では，粘着性を確認したうえで治療部位に貼付し治療器とつなぐ．
④ 波形，通電期間，休止期などは，すでに述べた原則で選定しセットする．
⑤ 電流は，ゼロから次第にゆっくり上げながら収縮がおこり始めるのを注意深く観察する．同じ電流の強さでもすぐにはおこらず，3〜4 秒しておこることもあるので，性急に導子を動かしたり，電流を上げたりしない．
⑥ 時間がきたら，静かにすべてのツマミのゼロを確認，またはゼロに戻してから導子を外す．
⑦ 最後に導子をとって皮膚の状態をみて，発赤などがないかを確認する．

9 治療上の注意

最も気をつけなければならないことは，脱神経筋への通電は臨床レベルでは無効なので，ほかの適当な治療，たとえば良肢位保持や筋機能再教育をはじめとする筋力強化訓練，温熱療法を行うこと．

① 心臓の上には通電しない．また導子を置くべき部位の皮膚に，新生皮膚の薄い新しい瘢痕・発疹・潰瘍のあるときは中止する．知覚脱失部位には注意する．

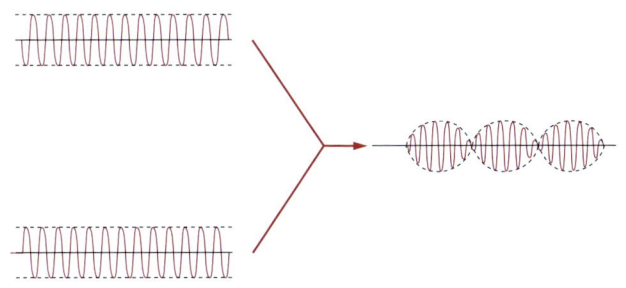

図4-263　2つの異なる中周波交流電流の重ね合わせ

②電気を流されることは患者にとって不安であるため，あらかじめよく説明し，何か異常のあるときはすぐ知らせるように指導する．幼児を治療するときは，最初の2，3回は治療目的を達しなくてもよいから弱い電流で通電し，恐怖心をまず取り去ってから次第に強めていく．
③できれば通電直前に温熱療法を加えて発汗させ，皮膚電気抵抗を最小限にする．
④いつも導子の手入れに気をつけ，電気の流れをよくしておく．

B 中周波療法[28]

中周波帯域は，アメリカでは1,001〜10 KHz，ヨーロッパでは1 K〜100 KHzと定義されているが，日本ではまだ明確ではない．高周波が15 KHz以上とされていることから，日本では1 K〜15 KHzを中周波帯域としていることが多く，干渉電流療法 interferential current therapyとして普及している．

1 干渉電流

干渉電流 interferential current (IFC) は，2種類の異なる周波数や位相をずらすことにより作り出される，新たな周波数や位相の電流である（図4-263）．中周波電流は，低周波電流に比べて皮膚の抵抗を小さくできることから，電気刺激による不快感が少なく，深部組織への通電が可能となり，主に疼痛の軽減や除通を目的に使用される．搬送周波数は2,000〜5,000 Hz，干渉による治療周波数は0〜400 Hzの変調正弦波という製品が多い．

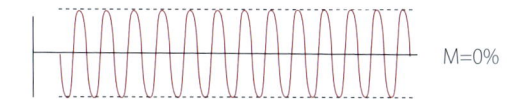

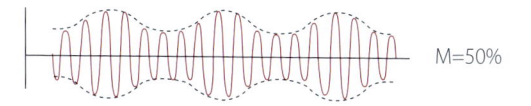

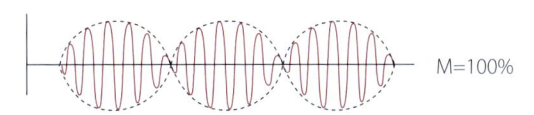

図4-264　中周波交流電流の変調の深さ（M）

2 変調の振幅

変調の振幅は，変調の深さ modulation depth (M) によりパーセントで表される．干渉がなく変調されていなければ0％であり，変調の振幅がゼロをもつ干渉であれば，その変調の深さが100％となる（図4-264）．

3 導子と干渉波型

a. 2極通電法
この方法は，2つの導子の間に治療部位を挟み，2つの交流電流を重ね合わせるため，完全に変調された交流電流が発生する．この方法による変調の深さは常に100％である（図4-265）．

b. 4極通電法
この方法は，4つの電極を使用して2つの変調されていない電流を，組織内で交差させて干渉を

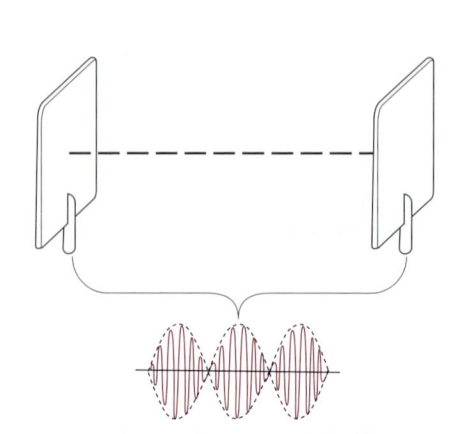

図 4-265　2極通電法による干渉波形(M=100%)

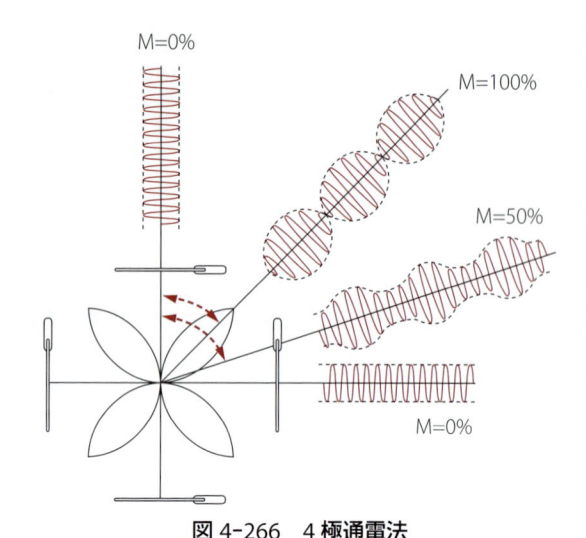

図 4-266　4極通電法
変調の深さは2電流間の対角線でのみ100%である．

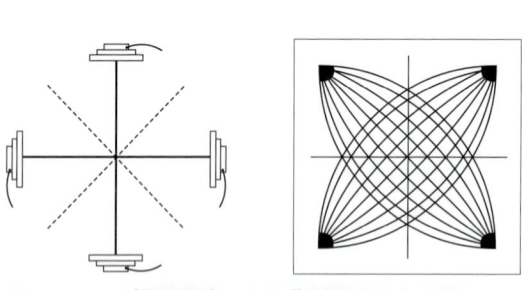

図 4-267　4極通電法による典型的ベクトル野 classical interferential vector field

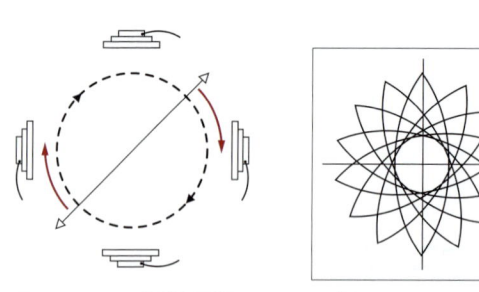

図 4-268　4極通電法による2極ベクトル野 dipole vector field
2極ベクトルが自動的に1〜10秒間で1回転することにより，治療部位全体をリズミカルにくまなく刺激する．筋の収縮と弛緩を繰り返すことにより，浮腫の軽減や循環の改善に適応とされ，また筋緊張の軽減効果もあるとされる．

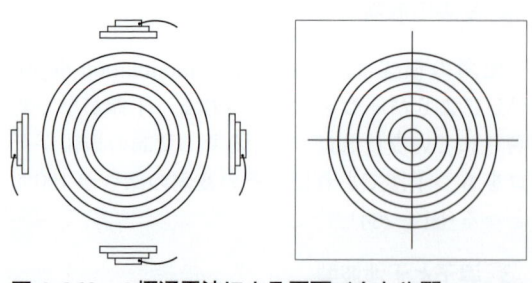

図 4-269　4極通電法による平面ベクトル野 isoplanar vector field
広い範囲に最適な刺激を与えることができる．したがって，より小さな局所の治療に入る前処置として使うこともできる．

おこす．変調の深さは電流の方向に依存し，0〜100%に変えることができる．100%の変調の深さが生じるところは，2つの電流の対角線(すなわち交差点)にのみおこる．これはもちろん，組織が均質であるという仮定に基づいた理論的なものである．しかし実際のところ，組織は均質ではないため，2つのチャンネルの強さは，100%の変調の深さを得るように調整する必要がある(図4-266)が，これは電極のもとで感じる不快感を補正するときに調整すればよい．

また，このほかに動的なベクトル法も開発されていて，刺激領域を効果的に増やすために使われ

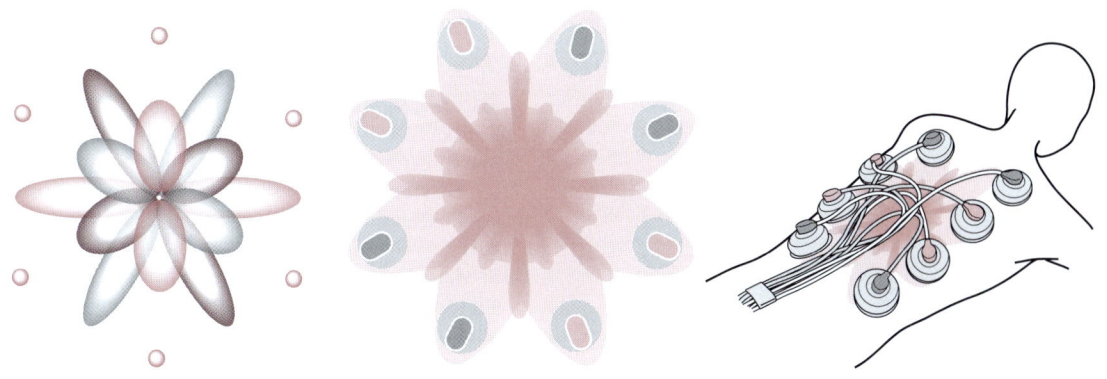

図 4-270　6極通電法によるベクトル野

図 4-271　8極通電法によるベクトル野

る．各ベクトル法は，それぞれ特有のベクトル野をもっている（図 4-267～269）．

c. 6極通電法

6極の場合は，もう1つ周波数を追加して3種類の中周波を使用する．干渉するベクトル野は3次元的になり，刺激範囲がより広がり深部まで到達しやすくなる（図 4-270）．

d. 8極通電法

8極4対それぞれが干渉し，患部を広く深く治療できるとされている（図 4-271）．

4　パラメーターの正しい選択基準

2極通電法は，変調の深さは常時100%であるが，4極通電法の場合は対角線上のみが100%である．治療においては変調の深さが100%であるとき最適な刺激効果があるので，治療においては推奨される．実際に，2つの電極は，4つの電極よりも簡単で早く患部に設置をすることができる．

4極通電法は，実施部位の増幅を組み合わせることにより，皮膚のストレスを少なくすることができるという利点がある．しかしながら，中周波電流という高い周波数により，皮膚のストレスはすでに低い．

治療する領域が比較的広い場合は，4極通電法による動的なベクトル法を使用するべきである．しかしもし，小さな限られた部位を集中して治療するのであれば，2極通電法が推奨される．

a. 振幅変調周波数（AMF）

振幅変調周波数 the amplitude modulation frequency（AMF）は，干渉によって生じた極の消失頻度を意味し，低周波療法で使用される周波数に相当する．これは治療部位の種々の条件により設定される必要がある．患者の感覚はさまざまなので，AMFの選択にあたっては注意が必要である．高いAMF（80～200 Hz）は，急性期で強い疼痛，そして感覚過敏にすすめられており，また，患者が電気治療を怖がったときの初期治療としても使える．低い周波数は，粗く深い頑固な感覚の治療に使われ，50 Hz以下の周波数が簡単に筋収縮をおこす．急性期から少し経過して疼痛が少し治まり，疼痛感覚が低くなったところで，筋収縮を目的とした低いAMFを選択する．

b. 電極の選択

通常の平坦な電極のほかに，ポイント電極もある．この電極は特に疼痛箇所の検出と治療に使われる．このポイント電極は，治療部位とは離れたところに配置される大きめの不関導子との組み合わせで使われるので，4極通電法では使用されない．

c. 電極の配置

電極は，患者が患部に刺激を感じるような位置に配置しなければならない．したがって，治療中に刺激部位をチェックして必要に応じて再配置すべきであり，これはどの通電法においても同じである．

電流を一度セットされたあと，時間の経過とともに患者の刺激感覚が明らかに減少，または完全になくなることもあることがよく知られている．これは固定周波数による電気刺激への適応反応に

より，中枢神経への刺激情報が減少するからであり，これを予防するためには，①振幅を増幅する，②周波数変調 frequency modulation の幅とモードを調節する，③より低い AMF に設定する，という3つの方法がある．

5 適応症

低い AMF での筋収縮を目的とした，肩こり，末梢神経麻痺，中枢神経麻痺，神経因性膀胱，廃用性筋萎縮，四肢の浮腫，などである．

また，高い AMF での除痛効果を目的とした，腰背部痛，頸椎捻挫痛，四肢関節痛，関節可動域制限，などである．

6 禁忌症

頭部，心臓疾患，ペースメーカ使用者，感染症，悪性腫瘍，有熱者，結核性疾患，血圧異常，急性疾患，極度の衰弱時，妊婦，幼児，血流障害の可能性のある場合，などである．

■ 引用文献

1) 細田多穂(監修)，木村貞治，他(編)：物理療法学テキスト．南江堂，2008
2) Alm H : Einführung in die Mikrowellentherapie. Berliner Medizin, Berlin, 1958
3) 樋口助弘：超短波療法を中心とする高周波電気療法．日本医書出版，1951
4) 玉川鉄雄，竹谷虎雄：マイクロ波治療器．医学のあゆみ 48(12)：643-646, 1964
5) 玉川鉄雄：電気療法・基礎から臨床へ(9)．理学療法と作業療法 4(4)：259-266, 1970
6) 柳澤 健：痛みと物理療法—超音波療法と電気刺激療法．理学療法科学 15(3)：105-110, 2000
7) 玉川鉄雄：電気療法・基礎から臨床へ．理学療法と作業療法 4(6)：405-412, 1970
8) 勝田保男：超音波治療装置．Medical Apparatus Culture 9(1), 1968
9) Summer W, Patrick MK : Ultrasonic Therapy ; a textbook for physiotherapists. Elsevier, Amsterdam, 1964
10) 有賀槐三：超音波治療について．医療電子と生体工学 1(3)：11-24, 1963
11) Paul WD : Ultrasound Therapy. Licht S (ed) : Therapeutic Heat. Elizabeth Licht, Connecticut, p13, 1958
12) 玉川鉄雄：電気療法・基礎から臨床へ(6)．理学療法と作業療法 4(1)：35-40, 1970
13) 玉川鉄雄：電気療法・基礎から臨床へ(7)．理学療法と作業療法 4(2)：117-122, 1970
14) Burney F, Herbst E, et al : Electric stimulation of bone growth and repair. Springer-Verlag, Berlin, 1978
15) Pollock AV : Calf-muscle stimulation as a prophylactic method against deep vein thrombosis. Triangle 16 (1) : 41-45, 1977
16) Cheng GA, 他：電気刺激療法の概要．細田多穂(監修)：物理療法学テキスト．南江堂，2011
17) Tanaka S, Takeda K, et al : Single session of transcranial direct current stimulation transiently increases knee extensor force in patients with hemiparetic stroke. Neurorehabil Neural Repair 25(6) : 565-569, 2011
18) Salvini TF, Durigan JLQ, et al : Effects of electrical stimulation and stretching on the adaptation of denervated skeletal muscle—implications for physical therapy. Rev Bras Fisioter 16(3) : 175-183, 2012
19) Russo TL, Peviani SM, et al : Electrical stimulation based on chronaxie reduces atrogin-1 and MyoD gene expressions in denervated rat muscle. Muscle Nerve 35(1) : 87-97, 2007
20) Gigo-Benato D, Russo TL, et al : Electrical stimulation impairs early functional recovery and accentuates skeletal muscle atrophy after sciatic nerve crush injury in rats. Muscle Nerve 41(5) : 685-693, 2010
21) Holzer W : Physikalische Medizin in Diagnostik und Therapie. Wilhelm Maudrich, Wien, 1947
22) Dewald JP, Given JD, et al : Long-lasting reductions of spasticity induced by skin electrical stimulation. IEEE Trans Rehabil Eng 4(4) : 231-242, 1996
23) 田坂定孝，他：低周波脊髄通電の中枢神経麻痺に及ぼす影響．日本医事新報 1634, 1955
24) Elliott J : Electrical stimulation of bone growth wins clinical acceptance. JAMA 243(14) : 1401-1403, 1980
25) 高倉公朋：経皮的電気刺激による除痛法(1/f 変動刺激の応用)．第 12 回脳神経外科特別問題 懇話会，1979
26) 石田 暉，千野直一：電気刺激による疼痛のコントロール．総合リハ 8(9)：701-705, 1980
27) 小杉幸夫，高倉公朋，他：1/f ゆらぎのリズムを持つ電気刺激で痛みを除く．日経エレクトロニクス 5(14), 1979
28) den Adel RV, Luykx RHJ : Low and medium frequency electrotherapy. Enraf Nonius BV., The Netherlands, 2005

■ 参考文献

- Kowarschik J : Kurzwellentherapie. Julius Springer, Wien, 1936
- Holzer W : Physikalische Medizin in Diagnostik und Therapie. Wilhelm Maudrich, Wien, 1947
- Kovacs R : A Manual of Physical Therapy. Lea & Febiger, Philadelphia, 1949
- Laqueur A, Müller O : Leitfaden der Elektromedizin und der elektrischen Licht- und Warmebehandlung, ein Buch für den praktischen Arzt und für den Ingenieur der Elektromedizin. Marhold, Halle, 1951
- Beaumont W : Diathermy ; Short-wave Therapy, Inductothermy, Epithermy Long-wave Therapy. H. K. Lewis, London, 1951
- Kovacs R : Electrotherapy and Light Therapy. Lea &

- Febiger, Philadelphia, 1953
- Scott BO : Short wave diathermy. Licht S (ed) : Therapeutic Heat. Elizabeth Licht, Connecticut, 1958
- Moor FB : Microwave diathermy. Licht S (ed) : Therapeutic Heat. Elizabeth Licht, Connecticut, 1958
- Claude J : Contribution à l'étude des ondes centimétriques et de leurs résultats thérapeutiques en médecine physique. Germain, Paris, 1958
- Watkins AL : A Manual of Electrotherapy. Lea & Febiger, Philadelphia, 1958
- 長田良晴, 古田一登：超短波治療用ソレノイド電極の試作. 労災理療技術, 2(1), 1960
- Matuszcky H : Casuistry of the microwaves and method according to Dr. Kirn. Hochfrequenz-Therapie, Nr. 16, 1964
- 玉川鉄雄：電気療法・基礎から臨床へ(8). 理学療法と作業療法 4(3)：179-184, 1970
- Herrick JF : Some biologic aspects of ultrasonics. Arch Phys Med Rehabil 30(3) : 145-149, 1949
- Anderson TP, Wakim KG, et al : An experimental study of the effects of ultrasonic energy on the lower part of the spinal cord and peripheral nerves. Arch Phys Med Rehabil 32(2) : 71-83, 1951
- Pohlmann R : Die Ultraschalltherapie ; praktische anwendung des ultraschalls in der medizin. Hans Huber, Bern, 1951
- Krusen FH : Present status of the use of ultrasonic energy in physical medicine. South Med J 45(1) : 55-60, 1952
- Bauer AW : The present position of ultrasonics. Br J Phys Med 17(5) : 97-102, 1954
- Stuhlfauth K : Die praktische Bewahrung der Ultraschalltherapie. Ultraschall in Medizin und Grenzgebieten 8(1), 1955
- 岡　益尚, 他：外科領域における超音波治療. 日本臨牀 21(11), 1963
- 日本超音波医学会(編)：超音波医学—基礎から臨床まで, 第2版. 医学書院, 1973
- 岡　益尚, 他：治療用超音波発生装置とその応用. 医器誌 39(12), 1969
- 田原鎮雄：電気診断及治療学, 訂補5版. 南山堂, 1939
- Hajek NM, Hines HM : Physiologic basis for therapeutic trends in neuromuscular dysfunction. J Iowa State Med Soc 37(4) : 157-160, 1947
- Levine GM, et al : Relaxation of spasticity by electrical stimulation of antagonist muscles. Arch Phys Med Rehabil 33(11) : 668-673, 1952
- 文部省科学試験研究費共同研究班：電極第3作用と低周波電流による治療的応用. 年次報告集1, 1953, 年次報告集2, 1954
- Thom H : Elektrotherapie von Lahmung(Grundbegriffe und Anwendung). Zeitschrift fur Orthopadie und ihre Grenzgebiete 84, 1954
- 松尾武幸：理学療法瑣談. 実地医家と臨牀 9(11), 1932
- 服部一郎：災害と理学療法. 大槻菊男(監修)：災害外科, 下巻. 金原出版, 1961
- 高橋眈正, 森　和：物理療法の実際. 南山堂, 1970.
- 福井圀彦：MEの発展と物理療法への応用. 理・作・療法 15(5)：485-490, 1981
- 初山泰弘：低周波療法—通電刺激による新しい試み. 理・作・療法 15(5)：491-496, 1981
- Gillmann H : Physikalische Therapie. Georg Thieme, Stuttgart, 1972
- Seddon H(著), 津山直一(監訳)：末梢神経障害—病理・診断・治療. 南江堂, 1978
- 田口順子：低周波による経皮的経絡通電法—ハリを使わないハリ治療. 総合リハ 6(11)：831-833, 1978
- Rutkowski B, Niedzialkowska T, et al : Electrical stimulation in chronic low back pain. Br J Anaesth 49 (6) : 629-632, 1977
- Philippon J, Fohanno D, et al : Traitement des syndromes douloureux chroniques par stimulation transcutanée. Neuro-Chirurgie 23(1) : 89-92, 1977
- Glynn CJ : Electrical stimulation for pain relief. Br J of Clinical Equipment 2(4) : 184-189, 1977
- Ersek RA : Relief of acute musculoskeletal pain using transcutaneous electrical neurostimulation. J Am Coll Emerg Physicians 6(7) : 300-303, 1977
- Livérson WT, Holmquest HJ, et al : Functional electrotherapy ; stimulation of the peroneal nerve synchronized with the swing phase of the gait of hemiplegic patients. Medicine 42(2) : 101-105, 1961
- Roberts VC : Passive stimulation of venous flow as a prophylactic against deep vein thrombosis. Triangle 16(1) : 35-39, 1977
- 福島孝徳, 堀　智勝, 他：痛みの対策. 臨床成人病 10(1) 111-121, 1980
- 今村哲夫, 浅井克晏, 他：埋め込み電気刺激カプセルによる麻痺筋収縮に関する研究. バイオメカニズム 12：347-348, 1973
- 玉置哲也：植え込み電極法の整形外科的応用—とくに麻痺性尖足に対する臨床応用を中心として. 臨整外 6(4)：262-268, 1971
- 川村次郎, 坂本隆弘, 他：片麻痺の内反尖足に対する機能的電気刺激装置. 日本リハビリテーション医学会誌 18(4)：197, 1981

第13章
光線療法

1 赤外線療法

赤外線療法 infrared therapy は，第4部第9章表4-23のように紫外線療法とともに光線療法に含まれる．しかし実施面では第4部第9章表4-22に示すように，温熱療法のなかの輻射によるものの代表的なものとして知られ，取り扱いやすく，危険が少ないため最も普及している．

A 分類

赤外線 infrared ray は，第4部第9章表4-23のように可視光線のうちで赤の外側にあり，眼にはみえないが温度を上昇させる性質をもつので，熱線 heat ray ともいわれる．波長（スペクトル）により次のように分類される．

国際光線研究委員会は，スペクトルにより以下のように分類している（Åはオングストロームといい，光の波長を示す単位で $1Å = 10^{-10}$ m $= 10\,m\mu$ ［ミリミクロン］である）．

　7,800〜15,000 Å：内側赤外線
　15,000〜500,000 Å：外側赤外線

一方，Saidmann は，次のように分類している．
　7,500〜15,000 Å：近赤外線 near infrared
　15,000〜30,000 Å：中赤外線 middle infrared
　30,000〜60,000 Å：遠赤外線 far infrared

また，米国では一般に次のように呼んでいる．
　7,000〜15,000 Å：短波赤外線 short wave infrared
　15,000〜120,000 Å：長波赤外線 long wave infrared

B 光線温度と波長

赤外線は太陽光線中に含まれているが，人工的にも発生させることができる．すなわち，どんな物体でも周囲より温度が上昇した場合，その余分な熱を周囲に向かって赤外線として輻射する．たとえば鉄の棒を火の中に突き込み，すぐ取り出すと最初はなんら色は変わってないが，指を近づけると熱く感じる．しかし，火の中に入れる時間を長くすると赤くなり，さらに高温度の中に入れると白く光ってくる．

この加熱の程度に応じて，種々の熱エネルギーの放射が行われ，温度の低いなんら鉄棒の色が変わらない時期では，長波赤外線（外側赤外線，中・遠赤外線）が放射される．赤熱の程度ではこれに赤，緑，青の可視光線が追加され，白熱の程度では短波紫外線がさらにこれに加わる．温度が高いほど放射される波長は短くなる．したがって光源として温度の高いものほど，皮膚をよく透過する短波赤外線（内側赤外線，近赤外線）を出すことになる．

短波赤外線（近赤外線）と呼ばれる 7,000（7,500）〜15,000 Å のものは太陽・電弧〔金属・炭素棒（カーボン）の電極間に電流を流したときおこる．アークともいう〕・白熱ランプのような高温度のものから放射され，皮膚透過力が強く，5〜10 mm ないし数 cm の深さまで達し，血管・神経・リンパ管などに直接作用する．一方，長波赤外線と呼ばれる 15,000 Å 以上のものは，低温度のものより放射され，皮膚を透過する力は少なく，多くは皮膚上層で吸収される．

一般に，光源表面温度が 300〜400℃のときは 40,000〜50,000 Å，600〜800℃では 20,000〜30,000 Å を放射するといわれている．

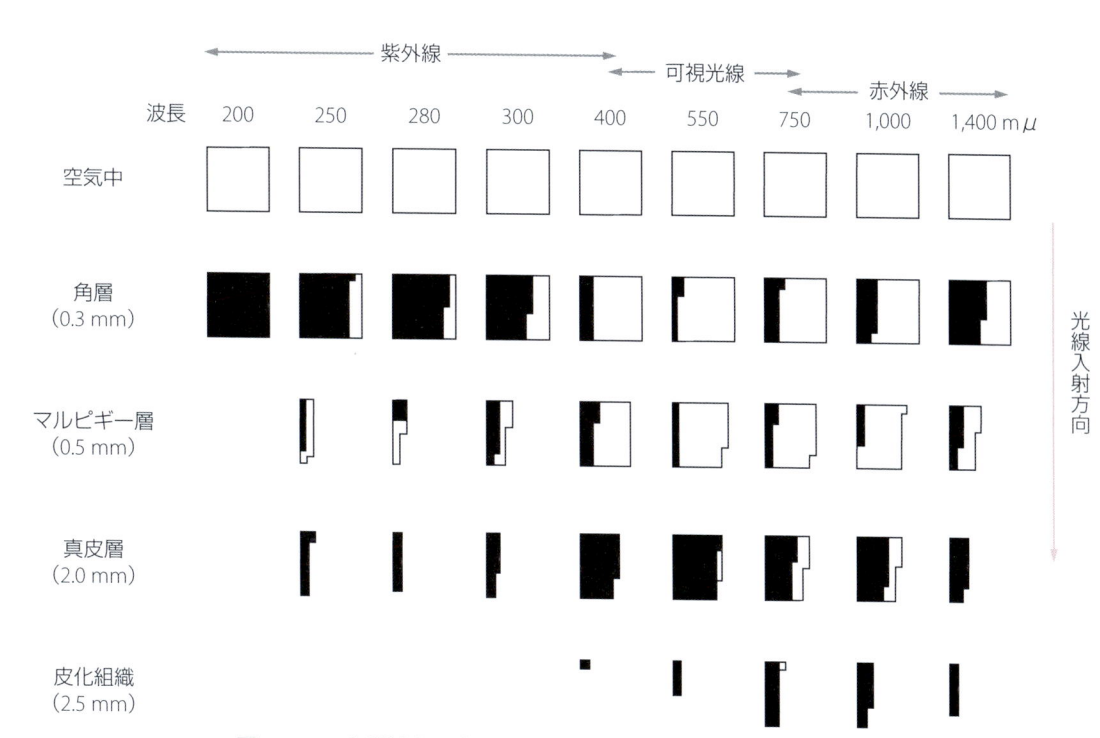

図 4-272 　各種波長の光線の皮膚各層における吸収と透過 (Bachem)

□は透過量，■は吸収量を，面積でその量を示す．
各層の吸収量のなかには反射量も含む．750 mμの赤外線は最もよく透過し，皮下組織層をさらに入射量の1/100透過する．

C 人体皮膚透過力

　遠赤外線は，皮膚を実際には透過しないし，したがって吸収されないと考えてよい．近赤外線は，非常に透過力が強く，7,300 Å内外の赤色光線が最も強い．これは，真皮，皮下組織まで達し，皮下組織で吸収される割合が大きい．透過力決定の原因は，赤外線発生光源の温度にあり，高温のタングステン繊条の白熱ランプは短波赤外線を出し，深部まで透過し，低温の赤外線放射器は長波赤外線を出し，ほとんど透過しない．そしてカーボン繊条のものは，その中間に位置する．

　Andersonによれば，色温度2975°Kのタングステン白熱ランプから出た赤外線は，皮膚表面で34％反射し，角層で20％，基底細胞層で16％，真皮で19％吸収され，皮下に達するものは11％である．これに反し，色温度1,000°Kの鉄から出た赤外線は，角層ですでに59％も吸収され，基底層で6.4％，真皮で0.6％と，残りのものは全部吸収され皮下組織に達するものはない．図4-272に各種波長の光線の皮膚各層における吸収と透過を示す．

D 生物学的性質

　赤外線が人体に照射された場合，温熱として作用し，その強さと広さにしたがって，種々の影響を局所ならびに全身に及ぼす．

1 皮膚温上昇

　皮膚の表面温度は30〜34℃であるが，赤外線で照射されるとただちに温感を覚えるとともに温度は上昇し，紅潮し始める．三沢によれば39℃まで耐えうるとされている[1]．また，Sonneによれば，皮膚表面温度で短波赤外線，可視光線は約43℃，長波赤外線では45℃が耐えられる極限としている．

　Laurens, Foster[2]による組織温度上昇の実験を図4-273に示す．また，Frankenhaüserの，陰茎を白熱ランプで照射して尿道の温度が5℃上

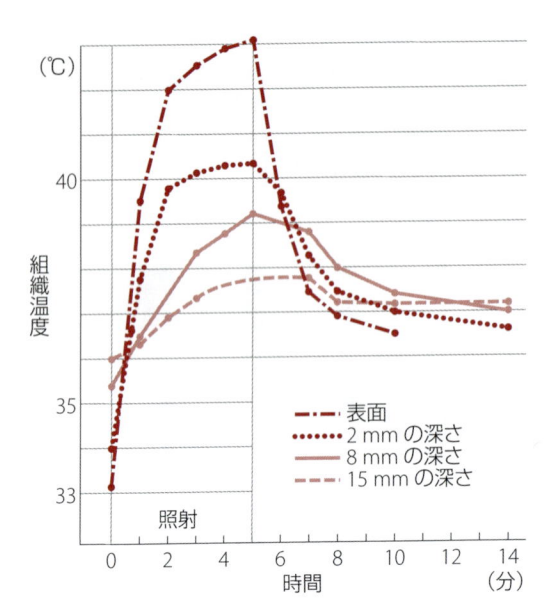

図 4-273　赤外線照射による組織温度上昇
1 cal/cm²/分の割合で赤外線を人体大腿部に5分間照射すると，皮膚表面温度は直後より上昇し始め，終了時の5分後には43℃に達し，15 mmの深部でも2℃上昇している．
〔Holzer W : Physikalische Medizin in Diagnostik und Therapie. Wilhelm Maudrich, Verlag, 1947 より転用〕

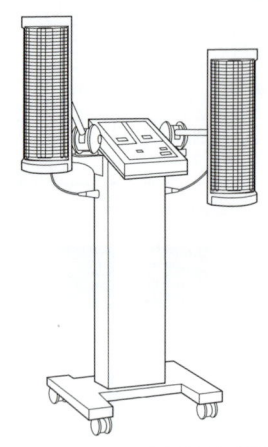

図 4-274　遠赤外線治療器

昇した例も，赤外線が深部まで加熱することを物語っている．

2 紅斑

赤外線による温熱性紅斑は，紫外線紅斑（後述）と異なり，潜伏期間がなく一過性であり，色素沈着を残さないが，あまり長く反復してかけた場合には，大理石様の斑紋状色素沈着を残すことはよく知られている．この紅斑は，真皮内毛細血管の拡張によるもので，この結果その付近の動・静脈の血流も促進され，充血をきたし，治療に好都合な状態を形成する．過度の赤外線照射は，局所の浮腫と水疱形成をおこすことは，一般の熱傷と同様である．

3 鎮痛作用

赤外線の主な作用の1つに鎮痛作用がある．この説明として，充血によって局所の貧血をとり，また炎症性疼痛の原因である細動脈痙攣もとることによるとされる．また知覚神経の過敏状態も，血行の増加により解消され，疼痛緩解に役立つと

される．しかし過度に照射すると反対に刺激的に作用する．この点について面白いことが波長で認められる．三沢，石野[1]は，30,000 Åより波長の短い赤外線は皮膚に対して緩和な温感を与え，同じエネルギーの30,000 Åより長い赤外線は反対に刺激の強い灼熱感を与えることを明らかにした．またこの30,000 Åより長い赤外線は，関節リウマチ，神経痛に対して刺激的に作用し，疼痛がかえって増悪することをも指摘している．そしてさらに，ガラスが30,000 Åより長波長の赤外線を吸収することから，ガラスを通して赤外線を放射することが合理的であることも明らかとなった．

E　遠赤外線療法

遠赤外線は，皮膚表層でほとんど吸収され，その皮膚透過力は皮下1 mm以内である．

1 装置

光源は，非発光性セラミックス製ヒーターが主として用いられる．広い範囲を同時に暖めることができるように，治療器の反射鏡の形状は大きなものが一般的には使用されている（図4-274）．

2 使用法

患者に楽な肢位をとらせ，治療部位以外はシーツやタオルで覆う．赤外線と患者との距離は約45～60 cm程度．効率よく赤外線が照射されるよ

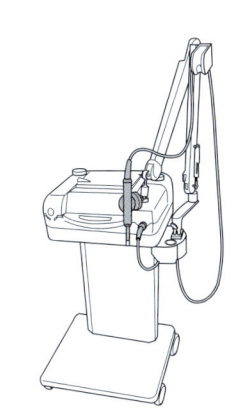

図 4-275　近赤外線治療器

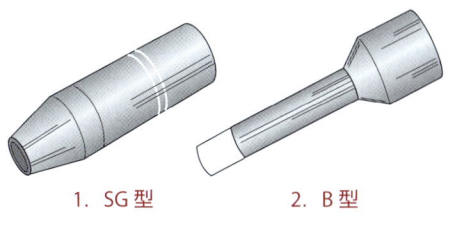

1. SG 型
2. B 型

図 4-276　プローブ

表 4-34　T-ミックスモード

出力	オン時間	オフ時間	回数
80%	3 h	5 h	2
80%	2 h	5 h	1
80%	1 h	1 h	23
80%	1 h	2 h	20
80%	1 h	3 h	20

〔井手康雄：光線療法治療器. 麻酔 58(11)：1401-1406, 2009 より引用〕

うに，赤外線が患部に垂直に照射されるように，光源の位置を設定する．出力は 50〜1,500 W，時間は温熱目的の場合は連続 20〜40 分間，鎮痛目的では 5〜10 分とする．基本的には患者が気持ちよく感じる程度で出力を調節する．

F　近赤外線療法

1　装置

光源は，ハロゲンランプであり，波長 6,000〜16,000 Å の白熱光を治療に用いる．照射用プローブの種類により差はあるが，この程度の赤外線は，皮下約 5 cm の深達度を有する．市販されている治療器と付属のプローブを図 4-275, 276 に示す．プローブは，固定照射法で神経や神経節などの神経ブロックポイントに照射するときは SG 型，ハンドイン照射法で圧痛点などに照射するときは B 型を用いる．

2　使用法

疼痛部，圧痛点，トリガーポイント，筋硬結部，運動点，筋腱移行部，末梢神経，などに照射して鎮痛効果を狙う．照射法としては，プローブをアームに固定して照射する固定照射法と，プローブを手で持ち皮膚上を動かしながら行うハンドイン照射法がある．また，患部の皮膚にプローブを接触させて照射する接触方式と，皮膚から離して照射する非接触方式があり，開放創・潰瘍など皮膚になんらかの問題があるときは，非接触法で照射する．

いずれの照射法を用いるとしても，熱く感じたら必ずプローブを離すか移動させる．出力が B 型で 2,200 mW（エネルギー密度 2.80 W/cm^2），SG 型で 2,200 mW（エネルギー密度 5.50 W/cm^2）と大きいので，熱傷の危険がある．そのため，「T-ミックスモード」いう心地よい温感を与える程度で照射するモード（表 4-34）[3]がついている機器が多い．一般的には間欠照射モードで，照射 1 秒に対し休憩 2〜5 秒で設定し，治療時間は 5〜10 分程度とする．

G　適応症

赤外線の利点としては，適用部位の皮膚表面に圧を及ぼさないことで，しかも表面に潰瘍があっても，また組織内に金属が挿入されていても使用できる．操作が簡単で，その強さを距離や時間で容易に変更できる．

①外傷後遺症（打撲症，捻挫，脱臼，骨折，腱鞘炎など）で急性症状が消退したあとの亜急性期，慢性期．

②関節リウマチ，そのほか種々の型の関節炎．

③神経炎, 神経痛. このときは急性期から使用してもよい.
④結合織炎, 筋肉痛, 腰痛.
⑤運動神経麻痺, 特に顔面神経麻痺.
⑥四肢の循環障害, つまり閉塞性血栓性血管炎（この場合は過熱しないように注意する）, 血栓性静脈炎, 閉塞性血管内膜炎, Raynaud病, Sudeck骨萎縮症, など（第10部第21章）.
⑦皮膚の感染, 特に毛嚢炎, 癤多発症, 一部の真菌症, 凍傷のあらゆる時期.
⑧前処置的加温：運動療法, 低周波通電, 徒手矯正, などの前の温熱療法としても便利である.

H 禁忌症

三沢[4]は急性期, 化膿性疾患, 内出血性傾向のあるものには禁忌としているが, 神経痛, 筋肉痛, 顔面神経麻痺, などには急性期より使用可能である.

2 紫外線療法

紫外線療法 ultraviolet therapy とは, 可視光線より波長の短い紫外線のうち, 波長が4,000～2,000Åの間のものを治療に応用するものである. これは近年, 薬物療法をはじめとするほかの療法の進歩により昔ほど利用されなくなった.

A 分類

紫外線 ultraviolet ray は, 天然には太陽光線に含まれるが, 人工的にも高温の物体や, イオン化したガスから得られる. 電弧（アーク）, また真空ガラス管内に水銀蒸気を満たして放電するときに得られるのは, このイオン化したガスによるものである. しかし, 高温の物体から得られる紫外線の量は少なく, 十分な量を得るためには3,000℃またはそれ以上の温度にしなければならないとCoblenzはいっている. 紫外線はスペクトルにより下のように国際光線研究委員会によって分類されている. ほかの波長との関係は第4部第9章表4-23を参照されたい.

4,000～3,200Å：UVA 長波紫外線

3,200～2,800Å：UVB 紅斑惹起性紫外線（ドルノ線）
（UVAとUVBをあわせて, 内側紫外線）
2,800～1,000Å：UVC 外側紫外線

このうちでUVBは紅斑惹起性紫外線といわれ, Dornoが太陽光線スペクトルのうちで最も生物学的作用が強い部分であることを見出したので, ドルノ線 Dorno ray とも称せられる.

また米国では, 次のように分類する.

3,900～2,900Å：近紫外線 near ultraviolet, または long-wave ultraviolet

2,900～1,800Å：遠紫外線 far ultraviolet, または short-wave ultraviolet

この遠紫外線, 外側紫外線は太陽光線スペクトル中に含まれておらず, 濾過しない水銀石英灯中にのみ含まれている.

B 物理化学的性質

紫外線は赤外線に比べて透過力は弱く, 特に波長の短いものほど弱い. 空気は1,850Åまで通すが, 塵埃, 煤煙などの不純物が多いともっと長波長のものも吸収する. したがって日光浴は高山で行われる. また, 普通のガラスは3,200Åより短い紫外線は全部吸収するので, 治療に最も有効なドルノ線は通さないことになる. しかし, 石英はよく透過させるため, 紫外線発生用のバーナー, フィルターはこれを使用する. このように紫外線は, 吸収されやすいのに反して反射はよく行われ, 特に雪, 氷, 水面はよく反射する. 人体皮膚も紫外線を真皮層（2mm）でほとんど吸収し透過させない. 4,500Å以上のもののみが皮下組織層に達しうる. この関係は図4-272を参照されたい.

一方, 紫外線は化学線といわれるように写真乾板を黒変する化学作用が強い. カーテンなどの色が日光で褪色するのはこのためである. このほか紫外線は物質により蛍光を発生させる. 蛍光顕微鏡はこの原理を応用したものである. また空気中の酸素からオゾンが生成される光合成作用も紫外線の作用である. マイナスに荷電した電極に電子を放出させ, いわゆる光電流を発生させる光電効果も紫外線にある.

C 生物学的作用

　紫外線は生物学的には1つの単位として作用するものではなく，一定の波長を中心とした範囲ごとに違った生物学的作用をもっている．たとえば次に述べる紅斑形成，色素沈着では，波長により差異を認める．以下順を追って，主な生物学的作用について述べる．

1 紅斑形成

　夏，海や山に行き日光に直射されると，最初皮膚は赤くなり，後に褐色になる．これは日光光線中の紫外線によるもので，この発赤を紅斑 erythema と呼んでいる．これを組織学的にみると，毛細血管は赤血球で満たされ，照射部位に著しい白血球増多症がみられる．この変化は表面だけでなく深部にも広がっている．後述する第2度紅斑の程度では，表面の血管拡張がおこり血流が増加しているが，一定時間たてば完全に元に戻っている．強度の照射の場合は，漿液線維素性または出血性の滲出がおこり，動脈中に血栓形成，皮膚壊死もおこる．

　赤外線照射による紅斑が照射直後におこり，中止したらすぐにおさまり，斑紋様の外観を示すのと違って，紫外線紅斑は照射後1～8時間後におこり，光源中の紫外線の多少と密接な関係がある．紫外線紅斑は，熱傷と同じく一種の炎症であり，紫外線の量により第1度から第4度まである．

a. 第1度紅斑

　これは非常に軽い発赤で，数時間の潜伏時間の後におこり，1～2日で消失し，なんら跡を残さない．全身，また広い範囲の照射のときにはこの程度の量が望ましい．

b. 第2度紅斑

　軽度の日焼けがこれで，発赤ははっきりしていて，約3日で落屑し，あとに色素沈着を残す．

c. 第3度紅斑

　これは日焼けの程度が強いもので，発赤は著明で局所にヒリヒリする痛みがあり，時に軽い浮腫ができることもある．1週間後皮が剝げ，色素沈着を残して終わる．刺激量としては局所照射の際用いる．

d. 第4度紅斑

　激しい発赤をきたし，2～3時間後に滲出と水疱を形成する．著明な色素沈着を残す．殺菌の目的に，近距離照射として狭い部分に使用されることとあるが，一般的には使われない．

　紫外線のうちで3,150 Å 以上のものはまったく紅斑を形成せず，2,500 Å と 3,000 Å 付近のものが紅斑をつくりやすい．しかし，この2つの波長では紅斑の出現のしかた，たとえば潜伏期間，程度に明らかな差が認められ，異なった機転により紅斑を形成するものとされている．すなわち，3,000 Å の長波紫外線では，紅斑はその照射量に応じて強い色素沈着や痛みのある水疱形成がおこるのに対して，短波の2,500 Å 付近の紫外線では，ほとんど認めるべき色素沈着を残さないし，また潜伏期間も短い．

2 色素沈着

　人体皮膚に紫外線を照射すると色素沈着がおこることはよく知られているが，これにも波長が影響する．

3 ビタミンD生成（抗くる病効果）

　McCollum, Mellanby は，くる病が食事中のビタミンDの欠乏によることを明らかにしたが，紫外線に抗くる病効果があることを発見したのは，Hess, Weinstock である．この作用の本態は複雑であるが，要するに植物界の酵母，茸，穀物の胚芽中のプロビタミンともいわれるエルゴステリンが体内に吸収されたあと，紫外線を吸収して，ルミステリン，タキステリンを経てビタミンD_2に変化することにあるとされる．7-デヒドロコレステリンも紫外線でビタミンD_3となる．これも抗くる病効果は大きい．

4 殺菌作用

　最初 Finsen が皮膚結核を冷紫外線 cold ultraviolet で治療して成功したとき，それは結核菌の殺菌に帰せられたが，現在では深部の局所炎症の消失がその治療の根拠とされている．また，皮膚の潰瘍などに照射して効果があることも，殺菌作用によるものではないとされている．しかし，細菌・ウイルスに対して殺菌作用があることは事実

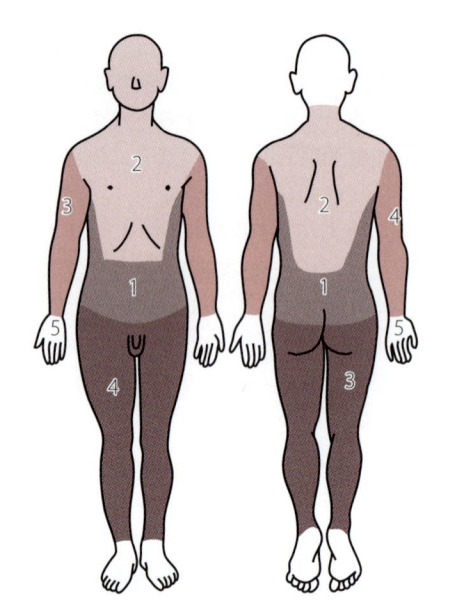

図 4-277 紫外線感受性の部位による差異(Wellisch)
1 が最も敏感であり，以下番号順に感受性が低下する．腹部，腰部，側胸部，側腹部，腋窩部が最も敏感で，手足が最も鈍感である．

であり，2,652Å付近の波長が最も強い．これは，核酸分子の破壊に基づく，あるいは細菌の物質代謝に変化をきたすためであるなどといわれている．したがって，この殺菌作用は，水道水，空気の殺菌に応用されている．

D 人体の紫外線に対する感受性

1 感受性に影響する因子

個人差があり，さらに同一個人でも季節により差が認められ，春，秋が高まり，夏は低下する．そのほか人種，年齢(20〜50歳が最も高く，20歳以下，50歳以上は低い)，性別，頭髪の色(ブロンドは褐色または黒色より高い)によって異なる．季節，性別，年齢は内分泌関係，特に甲状腺，副腎，脳下垂体と関係がある．

Wellisch は女性においては月経とはあまり関係はないが，妊娠中は感受性が高まるとしている．去勢によって感受性は低下する．伝染性疾患によっては，感受性は低下する．しかし奥村の研究によれば，アレルギー性疾患中，喘息，じんま疹では，感受性が亢進する．

2 身体部位による感受性

実践上重要なことは，紫外線の感受性は身体の部位によって異なることである．

Wellisch によれば，図 4-277 のようにおよそ 5 段階ある．

3 粘膜の感受性

粘膜は，皮膚より紫外線に対して抵抗が強く，Kovács は約 2 倍の紅斑量(後述)であるとしている．

Guthmann も，腟粘膜は約 2 倍の紅斑量と報告している．したがって，皮膚と粘膜との移行部で粘膜に紅斑量の 2 倍の照射を与えるときは，皮膚が過照射になるので，皮膚の部分を遮蔽して保護することを忘れてはならない．

4 免疫性

紫外線による皮膚感受性は，強い 1 回の照射や，準紅斑量でも繰り返し照射した後には低下する．このいわば紫外線に対する免疫性はかなり高度のものであって，紅斑を生じるには以前より 100〜200 倍の紅斑量を要する．たとえば紅斑量で 20 回照射したときには，元の感受性に戻るまでには 6 週間，日光浴の場合にはかなりの月数を要すると Kowarschik は述べている．したがって全身照射のとき，回を重ねるごとに時間を増し，または距離を近づけていくのである．

このような免疫性は最初色素沈着のためとされたが，皮膚着色がなくともやはり感受性が低下することにより，それだけでないことがわかった．Miescher は繰り返し行われる紫外線の照射によって角層に著しい肥厚がおこることを組織学的に証明し，光線胼胝 Lichtschwiele と呼んだ．この角層が短波紫外線を吸収し，色素の沈着した基底細胞層が長波紫外線を吸収し，2 段階の紫外線透過防止フィルターとなるのである．

E 装置，特徴と欠点

代表的なものをあげると次のようになる．

1 炭素弧光灯　carbon arc lamp

炭素棒を2つ向かい合わせておき，最初接触させて交流または直流で流し，次いで少しその間を離すと電流が弧光をはなって炭素棒先端間を飛ぶ．この高温の炭素棒先端弧光から，赤外線，可視光線，紫外線が出るが，この炭素棒の中に含まれる金属の種類によって出す波長が違う．たとえば，セリウム（Ce 原子番号 58）と稀土類元素を含むものは，太陽光線に非常に近い光線を出す．現在用いられていないが，フィンゼン燈 Finsen Lampe は炭素弧光灯である．

2 水銀蒸発燈　mercury vapor lamp

水銀を真空の石英ガラス管の中に入れて，電流により高熱で気化させると，紫外線の多い光線を出す．この石英ガラス管はバーナー burner と呼ばれている．古い型はバーナーを傾けて，中の水銀を移動させて両極をつなぎ，いわゆる点火をしていた．これが熱石英燈 hot quartz lamp であるが，現在では真空石英ガラス管中にアルゴンガスと少量の水銀を封入している．これではスイッチを入れると同時に点火して光線が出るので，バーナーを傾ける煩わしい手間から解放された．これから出る光線は，少量の短波紫外線と大量の紫外線からなるが，太陽光線中には存在しない2,900 Å より短い波長のものも含んでいるので，天然の紫外線とは少し異質のものである．しかし，これが一般には広く用いられ，全身もしくは広い範囲の照射に応用されている．

この熱石英燈の欠点は，使用するにしたがってバーナーの石英ガラスが曇り，紫外線発生量が減り，100時間後は最初の 2/3〜1/2 になることである．

熱石英燈に対して細長い真空バーナーにネオンガスと少量の水銀を封入し，交流を変圧器で高圧直流として流して紫外線を発生させる装置がある．これを冷石英燈 cold quartz lamp と呼んでいるのは，熱線を出さず，2,537 Å の紫外線を主として出すからである．これには全身照射用と局所照射用とがある．

クロマイエル燈 Kromayer lamp は，皮膚科，耳鼻科領域の局所照射専用に用いられる小型のも

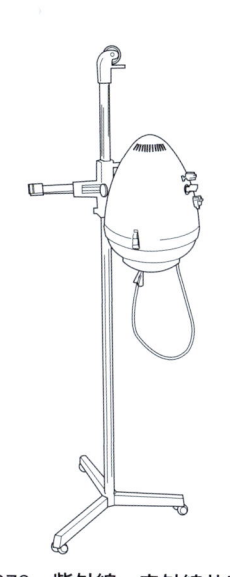

図4-278　紫外線，赤外線共用装置
200 V AC 赤外線と紫外線同時照射のときは 400 W，赤外線のみのときは 600 W．

ので，U字型の石英ガラス管のバーナーが水冷装置の箱の中に入っていて，その箱の前面に直径約 5 cm の窓から紫外線が出るようになっている．このため，多くの付属品がついていて，皮膚・粘膜，また体腔中に密着させて治療できる．

現在最も多く使用されているのは，赤外線燈と冷石英燈とを組み合わせたもので，紫外線は赤外線と同時照射するようになっている．これは全身にも局所（体腔を除いて）にも使用できる．図4-278 に示す．

F　紅斑量と測定法

紫外線治療における最大の欠点は，用量が決めにくいことである．たとえば，赤外線のように照射中自覚される温感などの目安になるものがないうえに，個人によって紫外線感受性に著しい差があり，赤外線のようにだいたい誰でも15分内外でよいというわけにはいかない．また，装置によって紫外線発生量に著しい差があり，しかも，使用時間が多くなるにつれて減少する経時変化が著しい．

したがって，同一人に同一装置で治療するときでも，そのつどこれから述べる紅斑量を測定し，

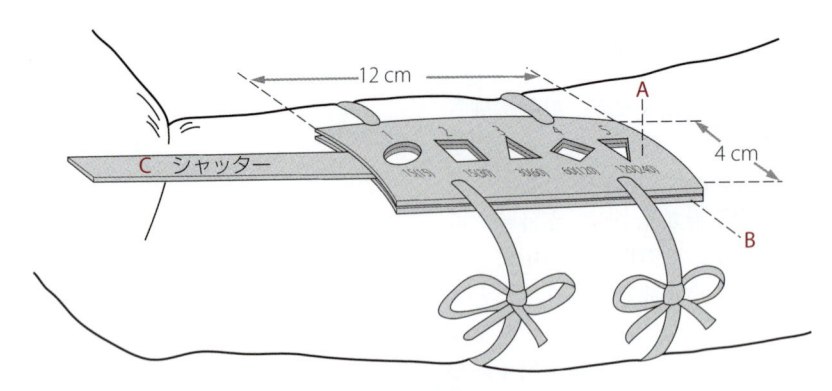

図 4-279　大里式紅斑量計（服部，細川，和才）
厚紙 A，B を 2 枚，図のように重ね直径 1.5 cm の穴を 5 個あける．穴は図のように 1 つずつ違った形にしておくと，後の判定のときに便利である．この 2 枚の厚紙の中に厚紙 C を挟み，出したり入れたりすると穴が 1 つひとつ開閉するようにつくる．4 か所に紐をつけ上腕に固定する．できれば上腕の弯曲に合わせて瓦状のカーブをつけておくとよい．紅斑量計以外のところに多量の紫外線があたるので，防護のため外科で手術野のみを出すように白布をかける．

1 紅斑量

先に述べた第 1 度紅斑を惹起するに足る最小の量を，第 1 度紅斑量 first degree erythema dosage，また単に紅斑量 erythema dosage, erythemadosis（ED）といって，治療を始める前にまずこれを測定し，それを基準として治療用量を決めるのである．紅斑量閾値とは Wucherpfening によれば，照射後 7～24 時間後にみたとき"最も弱いが，しかし照射していない周囲の部分より区別される皮膚発赤"である．これは当然，時間と距離をもって示される．

この紅斑量または紅斑量閾値は，換言すれば紫外線治療の感受性を示すものであるとともに，紫外線治療の単位でもあって，治療にはこの ED の何倍といったふうに処方される．

準紅斑量 sub-erythema dosis とは，第 1 度紅斑量より少ないものを指している．

2 紅斑量測定法

ED は個人差がはなはだしく，同一機械で測定しても 15 秒の人もあれば，その 16 倍の 4 分という人もある．また，紫外線発生装置も個体差がはなはだしく，その出す紫外線の波長のエネルギー分布が異なり，装置によって ED は著しく変動する．したがって，ある人の ED が 1 分ということは，その測定に使用した装置にのみ通用し，ほかの装置を使用するときは通用しない．また，同じ機械でも使用時間が経つにつれ紫外線量は少なくなるから，購入時に 1 分であっても，後日は 3～4 分またはそれ以上になっていることも多い．つまり，紫外線治療をするときは，以前 ED を測定したことがあっても，日時がかなり経っていれば必ず新しくもう一度 ED を測定し直して基準としなければならない．

したがって，紅斑量測定は治療の用量を決めるために当然必要なことであるが，同時に発生装置の紫外線発生量の生物学的測定法でもある．米国の Council on Physical Medicine は，紫外線発生装置の効果検定に役立つ唯一の臨床的方法として，この紅斑量測定をあげている．

このほか測定装置としては，Keller らの紅斑量測定器 erythema dosimeter が有名であるが，大里式は最も簡単で便利である．服部らもこれにしたがい図 4-279 のようなものをボール紙で手製し，常用している．

測定部位は外国では前腕屈側とされるが，大里は，服装上前腕は日光のあたることが多く，紅斑がおこりにくいので上腕屈側をすすめている．
① まず患者をベッドに背臥させ，上腕屈側に紅斑

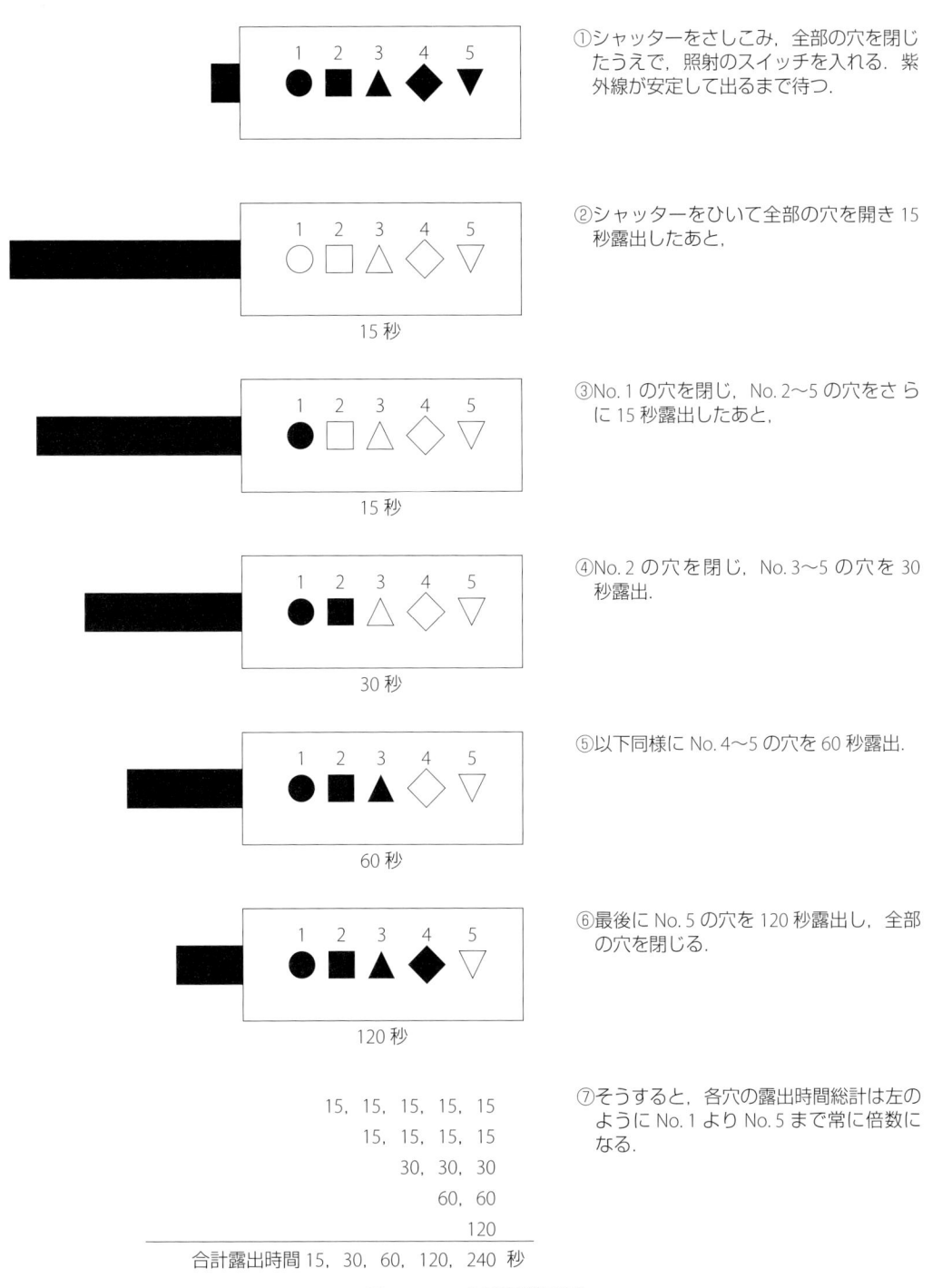

① シャッターをさしこみ，全部の穴を閉じたうえで，照射のスイッチを入れる．紫外線が安定して出るまで待つ．

② シャッターをひいて全部の穴を開き15秒露出したあと，

15秒

③ No.1の穴を閉じ，No.2～5の穴をさらに15秒露出したあと，

15秒

④ No.2の穴を閉じ，No.3～5の穴を30秒露出．

30秒

⑤ 以下同様にNo.4～5の穴を60秒露出．

60秒

⑥ 最後にNo.5の穴を120秒露出し，全部の穴を閉じる．

120秒

⑦ そうすると，各穴の露出時間総計は左のようにNo.1よりNo.5まで常に倍数になる．

```
      15, 15, 15, 15, 15
          15, 15, 15, 15
              30, 30, 30
                  60, 60
                     120
```
合計露出時間 15, 30, 60, 120, 240 秒

図4-280 紅斑量測定法

もし240秒でも紅斑が発生しないときは，皮膚光源距離を半減する，あるいは露出時間を2～3倍にして同様に倍数露出を行う．
No.5の穴に120秒，No.5とNo.4に60秒と，反対にシャッターを開けながら露出していってもよい．

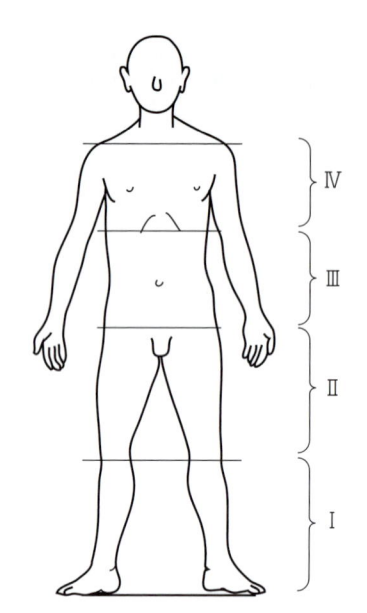

図 4-281　紫外線照射部位区分(大里)

量計を固定する．
②その真上から皮膚光源距離が 1 m または 75 cm になるように装置をセットする．
③患者の顔やそのほかの余分な部分を，紫外線が照射されないように覆う．
④図 4-280 に示す順序で露出する．

　2～3 時間後，照射した孔に相当していくらかの紅斑ができるが，翌日見てこのうちで最も薄い色でほとんど見えるか見えないくらいの程度のものが，求める第 1 度紅斑であり，これをおこすに要した露出時間が ED である．正確にいうと，時間のみならず距離も示さなければならないが，距離を常に 1 m と決めておけば，時間のみで示してよい．
　判定する時間は，Perthes は 24 時間目としているが，それほど正確でなくてもよく 7～24 時間以内であれば十分である．

G　使用法と適応症

　まず，ED（時間，距離）を測定し，基準量を定める．術者も患者も紫外線保護眼鏡をかけて行う．

1　全身照射法

　一般に熱石英燈が使用される．結核に対して現在のような確実な化学療法がなかった時代には，紫外線の全身照射はかなり主要な治療法であったが，現在ではほとんど意味を失って病後回復や虚弱質を強壮にするためにしか利用されない．

a. 用量
　第 1 度紅斑量で始める．高齢者，小児のときは 1/2 紅斑量，女性は 3/4 紅斑量（準紅斑量）で始めてよい．機械が古いため照射時間が長過ぎるときは，距離を近くして時間を短縮する．その割合は次項目 H の⑦を参照されたい．

b. バーナー皮膚間距離
　一定にしておき，まず標準 1 m（または 75 cm）で行う．

c. 過照射の防止
　照射不要の身体部位は白布で覆う．

d. 用量の増し方
　治療を重ねるにつれ，次第に時間を増していき（だいたい 1/3～1/2），時には距離を縮めていくが，50 cm より近くしてはならない．

e. 照射部位の変化のさせ方
　必ず体幹の前面と後面とを平等に規定時間の 1/2 ずつ照射するか，図 4-281 のように頭と上肢を除く体幹を 4 区分して，下肢から番号の順に毎日替えていく方法もよい．後者は慎重に行うときに用いる．
　多くの本に Rollier の日光浴の方法が必ず紹介してある．それにしたがって照射部位を広くしていってもよいが，最後にはほとんど全身照射になるので図 4-281 のほうがよい．

f. 回数と治療時間
　前回の照射の反応が完全になくなるまで，次の照射を行わないほうがよいため，原則として隔日照射で週 3 回，4 週間 12 回を 1 クールとする．そして，必要であればその後，週 1～2 回の割合で追加照射をすればよい．

2　局所照射法

　主として難治性褥瘡，無力性の治癒しにくい創傷・潰瘍，などに用いられる．
①軟膏・ガーゼ，そのほか痂皮を除く．

②周囲の健康な皮膚を保護するため，必要部位以外を厚地の布，ボール紙，などで覆う．
③基本的に紅斑量より多くしてよく，一般に2～3 ED，また，時にそれ以上で始める．
④毎日照射してよく，2～3週続けても差し支えない．
⑤増量は図4-282のようにする．

H 使用上の注意

① EDは個人差が大きいので，必ずEDを測定したうえで用量を決める．
②身体部位によって感受性が異なるので，用量決定にあたってはそのことを考慮する．
③粘膜に対してはEDの約2倍を与える．このとき，皮膚との移行部であれば皮膚を防護する．
④紫外線は強い1回の照射，または準紅斑量でも繰り返し照射すると"慣れの現象"をおこし，感受は低下する．常にED測定を繰り返して用量を決める．
⑤最も危険なのは過照射であるから，セラピストは患者の側を離れないようにすることが望ましい．
⑥紫外線結膜炎は，防護眼鏡をかければ完全に防止できる．
⑦一般に光の強さは，光源までの距離の2乗に反比例して減少する．しかし，これは1点から光が出て四方に広がる場合であり，紫外線治療では反射板があるので，この法則は厳格には適用されない．したがって，紫外線照射で距離を半分にしたときは，時間を1/5ぐらいにすると用量は同じになる．
⑧局部に常に直角に照射する．

I 禁忌症

滲出性の肺結核患者，特に喀血傾向の強い場合は禁忌である．このほか，出血傾向の強いもの，悪性腫瘍，皮膚の光線過敏症，急性湿疹，バセドウ病，などには使用してはならない．

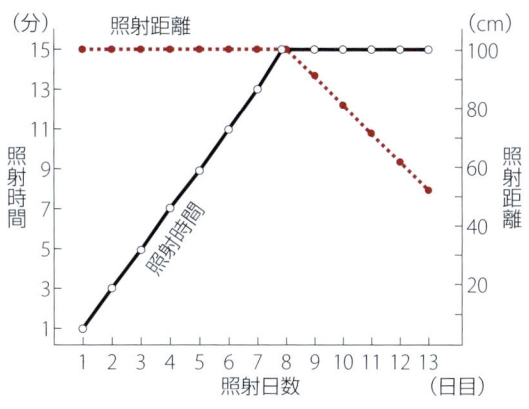

図4-282　局所照射の増量のしかた(服部，細川)
(ED 30秒とした場合)
ED 30秒であれば，だいたい2 EDの1分から始める．
第1日目は1分，1 mで行い，第2日目は3分，1 mと距離を一定にして順次に時間を増やしていく．
15分まで時間を増やしたら，次は時間を一定にして距離を縮めていく．
距離は0.5 mより近くしてはならない．

3 レーザー療法

レーザー光は人間がつくり出した唯一の人工光であり，太陽光などと異なり自然界に存在しない．さまざまな方向に散乱する光を人工的に直線的な光にしたものがレーザー光であり，その特徴としては，直進性，単色性，干渉性，エネルギー集中度および高輝度性がある．

A 分類

物理療法で用いられているレーザー治療器には2種類がある．1つはヘリウム-ネオン(He-Ne)レーザー可視光，もう1つはガリウム-ヒ素(Ga-AsまたはGa-Al-As，半導体)レーザー光である．前者の場合，円柱形チューブの中にヘリウム85％とネオン15％の圧縮混合ガスを入れたレーザー管を使用する．波長633 nm，出力1～10 mWの赤色レーザーである．後者は，3層のシリコン層に圧力をかけることで発生する．連続波は，波長が830～904 nm，パルス波は1～1,000 Hz，出力10～1,000 mWである[5]．

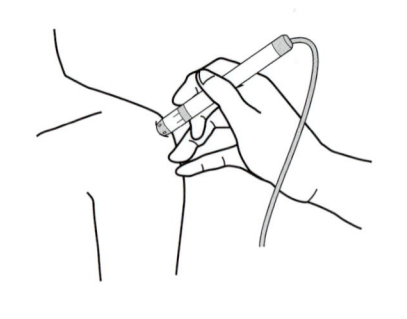

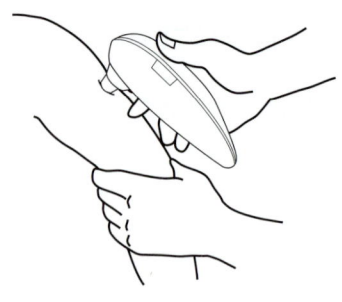

1. ペンシル型プローブ　　2. 発射穴が直角についているプローブ

図4-283　レーザー治療器のプローブの種類

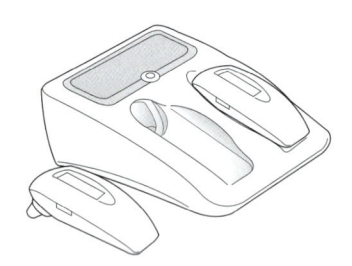

図4-284　半導体レーザー治療器

B　治療目的と効果

　レーザー療法の治療目的は，疼痛の軽減，創治癒や局所循環の改善などである．

　疼痛に関しては，圧痛部に治療を行うが，即時的には約50％にしか効果が得られない．継続して行うことで加重効果が期待できる．帯状疱疹のような難治性の痛みに対しては，治療期間が長くなるので気長に治療を継続する必要がある．

　創治癒に対する効果としては，炎症期〜成熟期を含めてすべての過程で適用となるが，3回/週以上の頻度で使用することが必要とされる．挫傷，擦過傷，熱傷，褥瘡，切断端の皮膚潰瘍，などに対しても用いられる．

　血管にレーザー光を照射すると，血管拡張と血流増加が認められる．毛細血管拡張作用により酸素や栄養素の利用効率が高まる．Raynaud病，閉塞性血栓血管炎や閉塞性動脈硬化症，などが適用となる．

C　装置と使用法

　半導体レーザーは構造が簡単で安価であり，レーザー治療の主流となっている．直接治療導子（プローブ）を皮膚に接触させて使用するタイプが多い．プローブの形状は，ペンシル型と直角に曲がった型がある．どちらも開口部にあるセンサーが皮膚接触を感知してレーザー光が照射される（図4-283, 284）．照射強度と照射時間の関係は，痛みに関しては，強度60 mWでは1個所60〜180秒，150 mWでは1個所30〜60秒程度とする．創治癒に対しては，照射強度5〜60 mWの低出力にして照射時間を20〜30分程度とする．

D　禁忌

　悪性腫瘍部位，妊婦や新生児および乳児，ペースメーカ装着部位，眼球，甲状腺や性腺，などの内分泌腺，高齢で体力が弱っている患者への照射は禁忌である[6]．

■ 引用文献
1) 三沢敬義：光線療法学．日本医書出版，1946
2) Holzer W：Physikalische Medizin in Diagnostik und Therapie. Wilhelm Maudrich, Verlag, 1947
3) 井手康雄：光線療法治療器．麻酔 58(11)：1401-1406, 2009
4) 三沢敬義：光線療法学．日本医書出版，1946
5) 浅海岩生：レーザー療法．木村貞治，他（編）：物理療法学テキスト．南江堂，pp245-253, 2008
6) 坂本淳哉：レーザー．沖田　実（編）：物理療法　第2版．神陵文庫，187-201, 2009

■ 参考文献

- Laqueur A, Müller O : Leitfaden der Elektromedizin und der elektrischen Licht-und Wärmebehandlung. Halle a S, Marhold, 1951
- Kovacs R : Electrotherapy and Light Therapy. Lea & Febiger, Philadelphia, 1953
- Klein E, Seitz EO, et al : Ergebnisse und Fortschritte auf dem Gebiet der Anwendung der ultravioletten und infraroten Strahlung in der Medizin. Steinkopff, Dresden, 1955
- Stoner EK : Luminous and infrared heating. Licht S (ed) : Therapeutic Heat. Licht, Connecticut, 1958
- 薄葉眞理子：赤外線療法．木村貞治，他（編）：物理療法学テキスト．南江堂，261-270, 2008
- 大里俊吾：光線療法．金原商店，1936
- Meyer AEH, Seitz EO, et al : Ultraviolette Strahlen, 2nd ed. Walter de Gruyter, Berlin, 1949
- Klein E, Seitz EO, et al : Ergebnisse und Fortschritte auf dem Gebiet der Anwendung der ultravioletten und infraroten Strahlung in der Medizin. Steinkopff, Dresden, 1955
- Kovács R : Electrotherapy and Light Therapy. Lea & Febiger, Philadelphia, 1953

第14章
牽引療法

牽引療法といえば，整形外科分野で施行される骨折部の固定と整復を目的とした直達・介達牽引も含まれるが，ここでは理学療法における物理療法の分野で行われている脊椎牽引療法について述べる．

1 分類(図4-285)

a. 牽引部位による分類
- 頸椎牽引
- 腰椎牽引

b. 牽引時間による分類
- 間欠牽引：数秒〜数十秒の牽引と休憩を繰り返す方法
- 持続牽引：一定の牽引力で数十分〜数時間継続する方法

c. 牽引方向による分類
- 水平牽引：ベッド上臥位で行う方法で，脊柱のリラクセーションは得やすいが，頸椎・腰椎ともに前弯が増す傾向にある．
- 斜面牽引：可動式のベッドや斜面台を用いて臥位で行う．
- 垂直牽引：椅子座位で行い，頸椎牽引で適応となる．脊椎が抗重力肢位となり，患者自身が体幹を安定させようとするため，脊柱のリラクセーションは困難となりやすい．

d. 牽引力源による分類
- 自重牽引：患者の体重を利用して行う．
- 重力牽引：重りの重力を利用して行う．
- 動力牽引：電動機器のモーターを力源として行う．

2 効果

牽引療法による効果については，多くの研究報告がなされているが，統一された見解には至っていない．一般的に考えられている効果としては，椎間関節周囲の軟部組織の伸張や椎間孔の拡大化，ストレッチによる攣縮筋の弛緩，マッサージ効果による循環改善・促進，心理的効果，などがあげられる(表4-35)[1]．臨床では通常，脊椎の安静・固定には持続牽引が用いられ，脊柱起立筋などの緊張緩和と疼痛軽減の目的では間欠牽引が選択されることが多い．

研究報告では，南光ら[2]が頸椎間欠牽引における頸部軟部組織へのマッサージ効果により，頸部筋血流が改善したことを報告しているが，井ノ上ら[3]は腰椎牽引による軟部組織のマッサージ効果について筋弾性計を用いて検証した結果，傍脊柱筋の筋弾性に及ぼす画一的な影響は確認できなかったとしている．

白井ら[4]は，頸椎症性脊髄症における間欠的頸椎牽引前後で，自覚症状と短潜時体性感覚誘発電位 short latency somatosensory evoked potentials (SSEP) の変化を測定した結果，軽症例において上肢しびれ感や巧緻運動障害，頸部痛といった自覚症状が改善し，SSEPも短縮したことを報告し，その効果発現機序としては脊髄周囲の血流改善が大きな要因であると考察している．また同時に，重症例ほど牽引効果は少なく，かえって増悪すると述べている．

下保ら[5]が，頸椎牽引中のMRIからヘルニアの退縮を確認できたことを報告している一方，大和田ら[6]は，腰椎椎間板ヘルニアに対する腰椎牽引の効果についてCTやMRIの画像をもとに検討し，牽引後症状が軽快した例でも硬膜管や神経

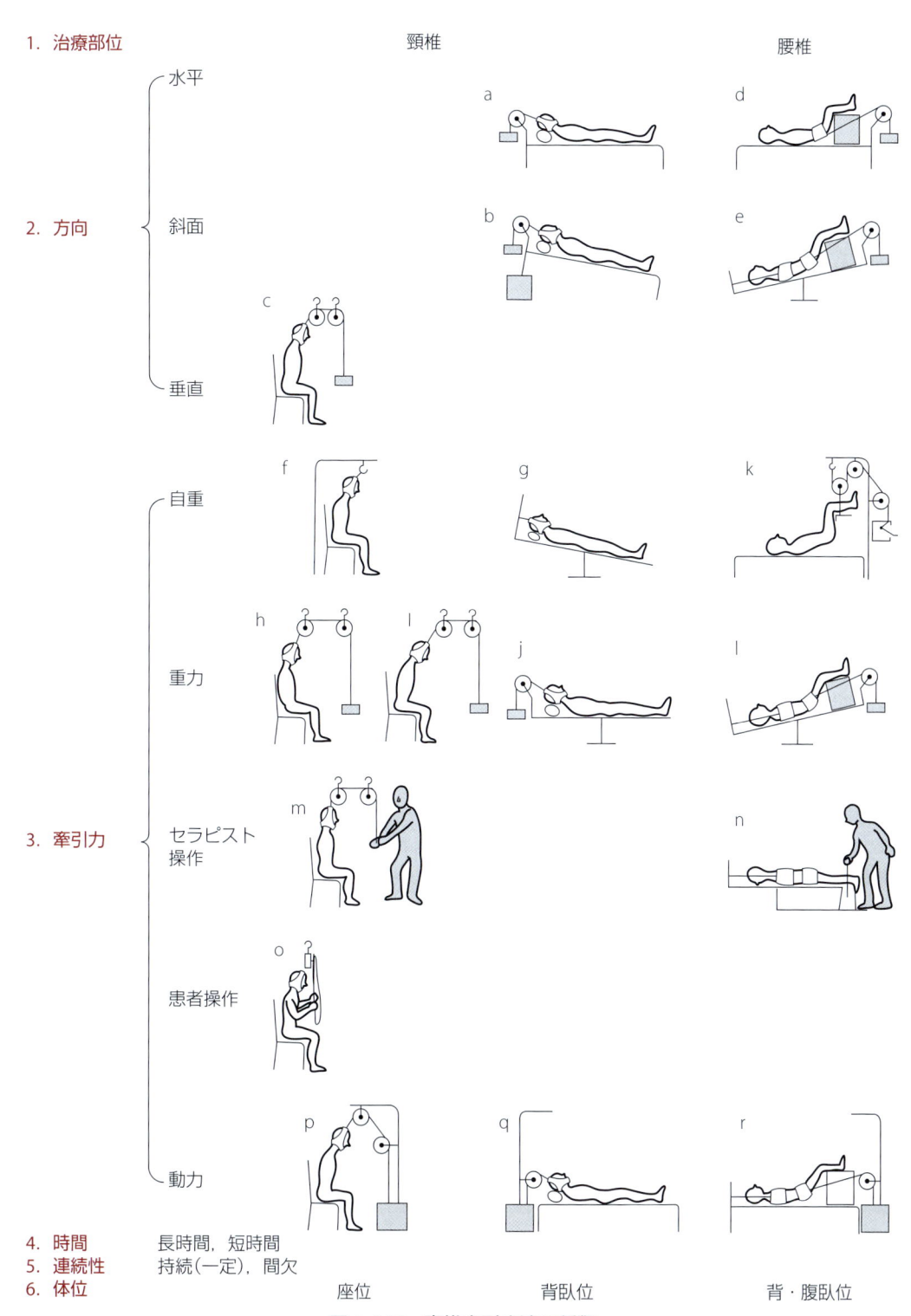

1. 治療部位		頸椎	腰椎
2. 方向	水平	a	d
	斜面	b	e
	垂直	c	

3. 牽引力				
	自重	f	g	k
	重力	h, i	j	l
	セラピスト操作	m		n
	患者操作	o		
	動力	p	q	r

4. 時間　　長時間，短時間
5. 連続性　持続（一定），間欠
6. 体位　　　　　　　　座位　　　　　　　　背臥位　　　　　　　　背・腹臥位

図 4-285　脊椎牽引療法の種類

hとiは体幹が垂直か斜めかの違いで，hでは頭部前屈位である．kは吊り上げ式，cでは持続牽引，hでは持続牽引．

表 4-35 牽引療法の(推定される)効果
- 脊椎局所の安静固定
- 体重負荷に対する免荷
- 傍脊柱筋の弛緩
- 脊柱部周囲筋の血流改善
- 椎間孔の拡大による神経根の除圧，癒着剝離，根周囲の循環改善
- 椎間腔の開大による椎間板内圧の軽減，脱出髄核の還納
- 椎間関節包の伸展
- 後縦靱帯の伸展
- 椎間動脈脊髄枝の緊張の除圧
- 脊柱配列不整の矯正，姿勢の改善
- 心理的効果

〔冬木寛義：牽引療法—脊椎疾患に対する介達牽引療法の要点. Journal of Clinical Rehabilitation 7(1)：58-61, 1998 より引用〕

表 4-36 頸椎牽引の適応疾患と症状
- 疾患：頸椎症性神経根症，頸椎椎間板変性症，頸椎椎間板(膨隆)ヘルニア，頸椎捻挫の急性期以降，椎間関節症など
- 症状：頸肩腕症候群，項部・肩・上腕・肩甲間部・傍脊柱部の筋痛やこわばり，頭重感・肩こり，眼精疲労など

〔井上 悟：牽引療法. 細田多穂, 他(編)：理学療法ハンドブック, 第2巻治療アプローチ, 第4版. 協同医書出版社, p856, 2010 より引用〕

表 4-37 頸椎牽引の禁忌疾患と症状
- 悪性腫瘍，脊椎カリエス，化膿性脊椎炎，強直性脊椎炎，骨軟化症
- 外傷に由来する症状のうちの急性期，むち打ち症
- 胸郭出口に原因のある頸肩腕痛
- 頸椎の不安定性が認められるもの(重症な関節リウマチ，ダウン症，マルファン症候群)
- 著明な骨粗鬆症(高齢者，ステロイドの長期使用)

〔井上 悟：牽引療法. 細田多穂, 他(編)：理学療法ハンドブック, 第2巻治療アプローチ, 第4版. 協同医書出版社, p857, 2010 より引用〕

根の圧迫は消失していない場合がほとんどで，腰椎牽引ではヘルニアは整復されていないと述べ，症状の軽快の理由は，腰椎前弯の軽減と安静により，神経根の炎症と浮腫が改善されたことによると結論づけている．

3 頸椎牽引

A 適応と禁忌

1 適応疾患と症状

椎間板変性，頸椎椎間板ヘルニア，変形性脊椎症のほか，いわゆる頸肩腕症候群と呼ばれている頸部・肩・胸部から手指にかけての疼痛やしびれなどの症状を示すもの，頸部・肩・上腕・肩甲間部に及ぶ特に背部の傍脊柱部を主とする筋痛やこわばりなどを主訴とするもの，頭重感，肩こりなどの症状，に対して適応がある．種々の報告をまとめると表4-36[7]のようになる．

2 禁忌疾患と症状

悪性腫瘍の転移のあるもの，結核性疾患(カリエス)，全身衰弱が著しいもの，疾患や症状としては適応があっても牽引によって症状が悪化するもの，疼痛が激しく牽引ができないもの，急性期で炎症症状の激しいもの，などがあげられる．諸家の報告をまとめると表4-37[7]のようになる．

B 治療手順

1 間欠牽引と持続牽引の選択

臨床上の意見としては，急性期や根症状に対しては持続牽引が適している，軟部組織や筋の伸張と解放を繰り返すマッサージ効果としては間欠牽引が優れている，頸部・肩甲帯周囲筋のリラクセーションを得る目的では持続牽引が有効である，など多々聞かれるが，間欠牽引と持続牽引の効果についての差はまだ明確にされていないのが現状である．患者の疾患と症状および施行中・後の状態の変化を考え合わせて試行することが重要である．

2 治療肢位

頸椎の生理的前弯を考慮し，原則的に頸部は軽度前屈位をとる．伊藤と木山[8]は，上位頸椎は0〜15°，中位頸椎は15〜30°，下位頸椎は30〜45°，上位胸椎は45〜60°が適しているとしている．

患者の肢位は，一般的には電動牽引機器を用いて座位で行われることが多い(図4-286)．また機

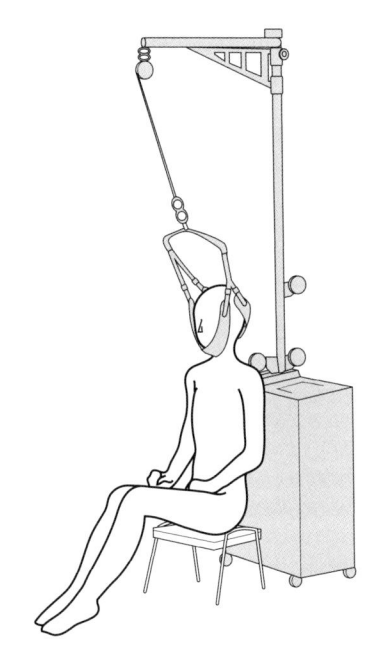

図 4-286　電動牽引機器による頸椎牽引

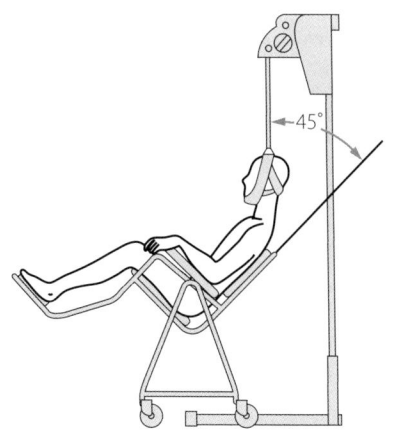

図 4-287　Maitland による牽引方法
〔井上　悟：牽引療法．細田多穂, 他(編)：理学療法ハンドブック, 第2巻治療アプローチ, 第4版, 協同医書出版社, pp855-871, 2010 より引用〕

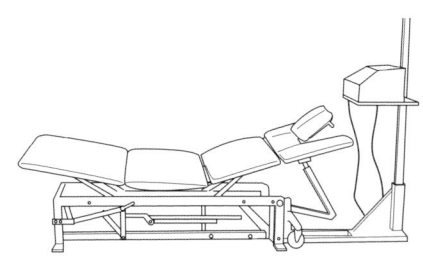

図 4-288　セザムと昇降可能な牽引装置台を用いた方法
ベッドは全体的に傾斜できるし, 部分的にも可能である. 枕の位置も調節可能である.

器を用いない場合, 座位での自重あるいは重り牽引が選択される. しかし座位で行う場合, 頸椎が前屈位で前上方へ引かれることにより体幹が不安定となる傾向にある.

脊椎のリラクセーションを考慮すると背臥位が優れているとされるが, 背臥位での牽引では胸椎部が伸展されることによる不快感が生じやすい. その場合は両下肢挙上位をとることで軽減することができる.

そのほか Maitland による牽引方法(図 4-287)やセザムと昇降可能な牽引装置台を用いた方法(図 4-288)などがある[7].

3 牽引力

- 間欠牽引：諸家によりさまざまな報告があるが, 通常体重の 1/10 から開始し, 徐々に増加し体重の 1/5 程度までが妥当である.
- 持続牽引：3〜5 kg 程度が適切である.

間欠・持続ともに, 牽引力を強めると吊革との接触部位への圧迫感や疼痛が生じることと, ほかの部位の緊張が強くなることを念頭におき, 絶えず患者の訴えを聞くことが大切である.

4 牽引時間

- 間欠牽引：10〜15 秒の牽引と 5〜10 秒の休止を 15〜20 分繰り返す.
- 持続牽引：20〜30 分から徐々に増やす.

5 実施上の注意点

a. 処方内容の確認と報告

医師の処方による牽引方法, 強度, 時間などを遵守し, 変更がないか確認する. また患者の症状の変化や訴えなどを適宜報告し, 必要であれば指示を受ける.

b. 患者の観察と指導

牽引療法実施中は, 症状の変化などに迅速に対応できるよう常に患者の観察を怠らず, 必要に応じて指導を行う.

後頭隆起

後頭隆起

図 4-289　吊革の装着

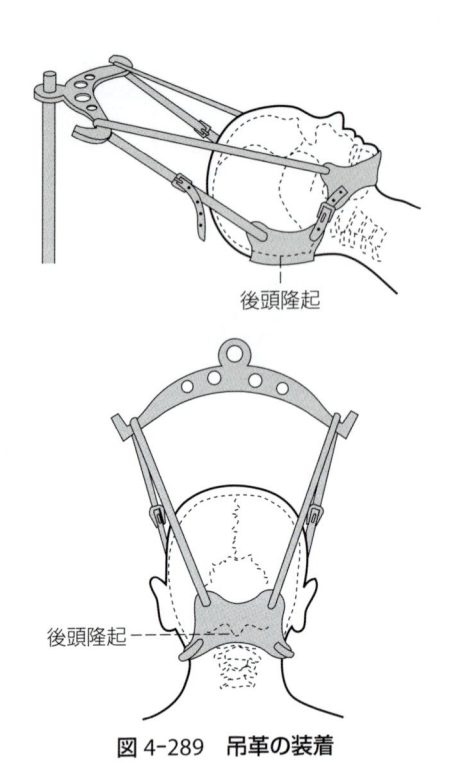

c. 吊革の装着

吊革は必ず左右対称となるよう装着し，後頭部や顎骨と密着させ，ずれが生じないように注意する（図 4-289）．また，吊革との接触面にはガーゼやタオルを当て，不快感や衛生面に配慮する．

4　腰椎牽引

A　適応と禁忌

1　適応疾患と症状

椎間板変性，腰椎椎間板ヘルニア，変形性腰椎症，椎間関節の障害，などによる腰痛および下肢痛，腰部のこわばりや不快感など，表 4-38[7]に示すとおりである．

また一般的に腰椎椎間板ヘルニアや急性腰痛の場合は，急性期で疼痛が著しい時期は安静臥床が優先され，ある程度疼痛が軽減した後にリハビリが開始される．

表 4-38　腰椎牽引の適応疾患と症状
- 疾患：腰椎症性神経根症，腰椎椎間板変性症，腰椎椎間板ヘルニア，変形性腰椎症，腰椎椎間関節症，腰椎捻挫の急性期以降など
- 症状：非特異的腰痛および坐骨神経痛，腰部にこわばり，不快感を訴えるものなど

〔井上　悟：牽引療法．理学療法ハンドブック，第 2 巻治療アプローチ，第 4 版．協同医書出版社，p862, 2010 より引用〕

表 4-39　腰椎牽引の禁忌疾患と症状
- 悪性腫瘍，脊椎カリエス，化膿性脊椎炎，強直性脊椎炎，骨軟化症
- 外傷に由来する症状のうちの急性期
- 脊椎分離症・すべり症
- 著明な骨粗鬆症（高齢者，ステロイドの長期使用）
- 骨盤帯ベルトの圧迫が危険な場合（妊婦，鼠径ヘルニアなど）
- 肩関節に障害・疼痛のある患者で牽引力に抗することができない場合

〔井上　悟：牽引療法．理学療法ハンドブック，第 2 巻治療アプローチ，第 4 版．協同医書出版社，p863, 2010 より引用〕

2　禁忌疾患と症状

頸椎牽引の場合と同様であるが，それに加えて，妊婦など固定のための圧迫力や牽引そのものが適さない場合や，胸郭や肩関節などの疼痛により牽引力に抗せない場合などである（表 4-39）[7]．

B　治療手順

1　間欠牽引と持続牽引の選択

腰椎椎間板ヘルニアなどの急性期においては，ベッド上安静に加え持続牽引が選択されることが多いが，頸椎牽引と同様，効果の差や選択の根拠は明らかにされていない．

2　治療肢位

腰椎牽引では，図 4-290 のように過度な腰椎前弯を減少させた状態での脊椎間の離開が目的であるため，推奨される肢位としては腰椎前弯を助長する腸腰筋の短縮や緊張を緩めるよう膝立て位，セミファーラー肢位，Thomas 位があげられる（図 4-291）．一般的な電動牽引機器での牽引肢位を図 4-292 に示す．

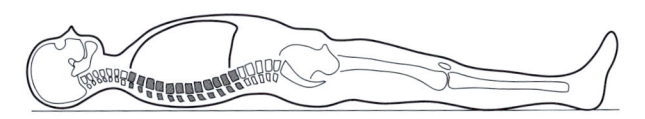

1. 普通の背臥位

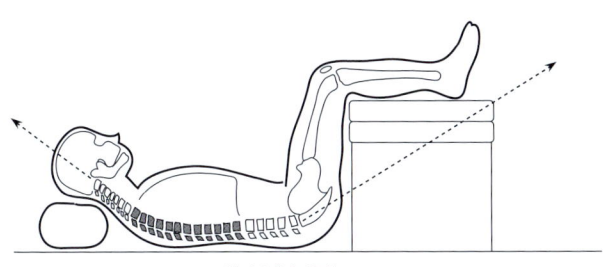

2. 前弯減少体位

図 4-290　過度な腰椎前弯を減少させる肢位
頸椎前屈位と下半身のジャックナイフ，また"えび姿勢"で前弯はともに減少する．

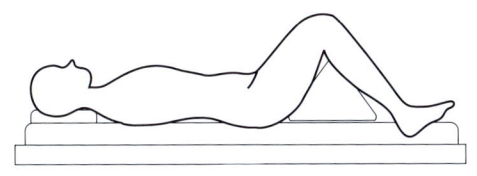

1. 膝立て位

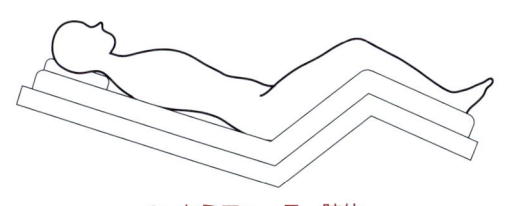

2. セミファーラー肢位

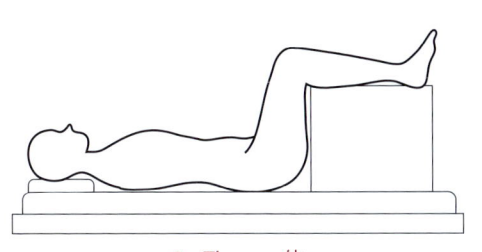

3. Thomas 位

図 4-291　腰椎牽引の治療肢位

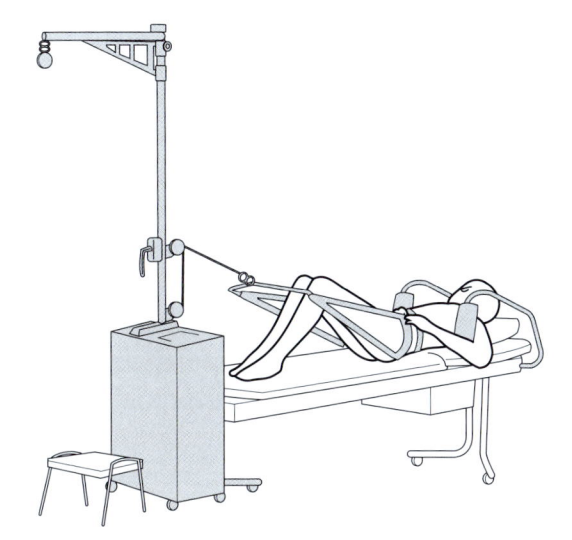

図 4-292　電動牽引機器による腰椎牽引

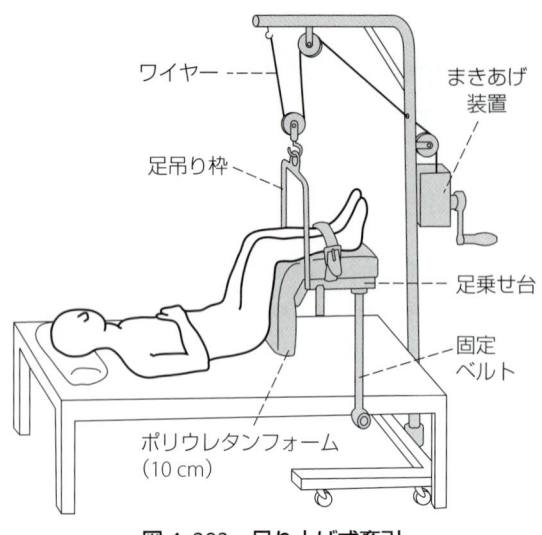

図 4-293　吊り上げ式牽引

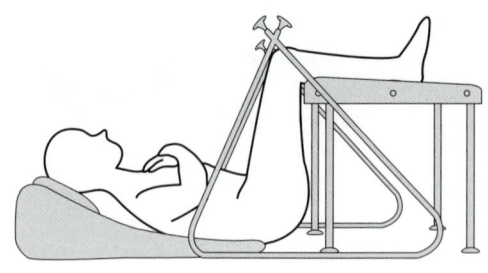

図 4-294　90°-90°牽引

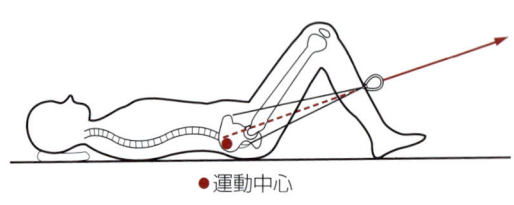

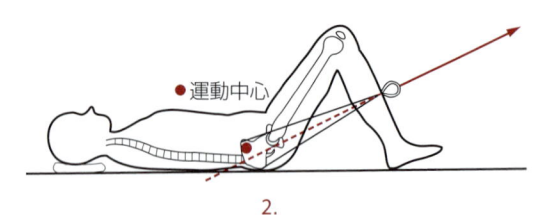

図 4-295　骨盤帯の装着位置による骨盤の前後傾の変化

　そのほか，吊り上げ式牽引(図 4-293)とほぼ同様の方法として 90°-90°牽引がある(図 4-294)．これは Cottrell が 1985 年に紹介した方法であるが，吉田[9]や金田[10]がその効果について報告している．治療肢位は，両股関節 90°屈曲位・両膝関節 90°屈曲位であり，骨盤を垂直方向ないし斜め頭側方向に牽引することで，骨盤に後方回転力を加え，腰椎の前弯を減少させる作用がある．椎間関節に原因がある腰痛例で，特に急性腰痛すなわち，ぎっくり腰に最も適応があるとされる．

3 牽引力

　腰椎間を十分に離開させるだけの力をかけるには，体重の 25%以上の力が必要であるといわれ，背臥位にて牽引部の重量や周囲筋の張力に抗するには，体重の 50%程度を要するという．
- 間欠牽引：体重の 1/5 程度から開始し，1/2 程度まで症状に合わせ徐々に増加させることが妥当であると思われる．ただし体幹上部を腋窩で支える場合，その圧迫による疼痛などを考慮しなければならない．
- 持続牽引：ごく軽めの 5kg 程度より開始し，体重の 1/3 から 1/2 までを徐々に増加させる．神経症状の変化などに十分注意する．

4 牽引時間

- 間欠牽引：10～15 秒の牽引と 5～10 秒の休止を 15～20 分繰り返す．
- 持続牽引：20～30 分から徐々に増やす．

5 実施上の注意点

a. 処方内容の確認と報告
　頸椎牽引と同様である．

b. 患者の観察と指導
　頸椎牽引と同様である．

c. 骨盤帯の装着
　前述したように，腰椎の前弯に留意することがポイントとなるが，骨盤帯の装着の状態により骨盤の前後傾は大きく変わってくる．図 4-295 1 のように骨盤帯を骨盤の前方に装着すると，骨盤

は前傾し腰椎は前弯する．また牽引角度を大きくすると，さらにこの傾向は強くなる．これに対し，**図4-295** 2のように骨盤帯を後方に装着することにより，骨盤後傾位が維持され過度の腰椎前弯は防止できる．牽引角度は20～30°が最もよいとされる．

■引用文献
1) 冬木寛義：牽引療法—脊椎疾患に対する介達牽引療法の要点．Journal of Clinical Rehabilitation 7(1)：58-61, 1998
2) 南光光彦，白井康正，他：頸椎間歇的介達牽引による頸部筋血流の変化．運動・物理療法 9(4)：291-295, 1998
3) 井ノ上修一，天満和人，他：腰椎間歇牽引が筋弾性へ及ぼす影響—牽引力の検討も含めて．理学療法学 31 (suppl-2.1)：295, 2004
4) 白井康正，青木孝文，他：短潜時体性感覚誘発電位の変化からみた間欠的頸椎牽引療法の効果発現機序．臨床脳波 43(7)：443-447, 2001
5) 下保訓伸，山本博司，他：頸椎牽引における頸部局所形態と末梢循環．理学診療 3(1)：8-11, 1992
6) 大和田修，原谷広行，他：腰椎椎間板ヘルニアは骨盤牽引で治るか？北海道リハビリテーション学会雑誌 19(3)：71-75, 1991
7) 井上 悟：牽引療法．細田多穂，他(編)：理学療法ハンドブック，第2巻治療アプローチ，第4版．協同医書出版社，pp855-871, 2010
8) 伊藤不二夫，木山喬博：頸椎間歇牽引における角度因子．総合リハ 13(3)：213-218, 1985
9) 吉田 徹：腰痛疾患に対する90度—90度牽引．日本腰痛会誌 11(1)：53-58, 2005
10) 金田雅子：腰痛疾患に対する90-90腰椎牽引療法の治療効果．山形理学療法学 3：19-21, 2006

第15章
マッサージ療法

マッサージ massage とは，狭義では患者の皮膚の上から軟部組織（皮膚，皮下組織，筋肉，腱など）に理学療法士の手の合目的的な運動を通じ，機械的エネルギーを送り込み，治療しようとする手技である．しかし，広義には手のみならず，水・空気の噴出力，渦流，機械の振動またはマッサージ球のような材料で，同様の目的を達しようとすることも含んでいる．

マッサージ，あん摩，指圧，などを総称して徒手療法と呼ばれているが，手技は根本的に異なっている．マッサージとは，皮膚に直接手を当てて，摩擦を使ったり揉んだりすることによって，身体の末梢の部分から中枢である心臓に向けて手を動かし，皮下の静脈の流れやリンパの流れを促進させる手法である．一方，あん摩と指圧は，押さえることや撫でることを主とし，薄い衣服の上で身体の中枢部から末梢部に向けて手を動かし，筋や軟部組織に停滞している不用物質を押し出すことがねらいである[1]．

医療行為としてのマッサージを理学療法士が行うことは，法律によって定められている．また近年，スポーツ現場を中心として行われるスポーツマッサージがある．これを竹井[1]は「スポーツマンの運動機能の亢進，コンディションの調整，疲労の回復をはかることにより，スポーツ障害を防止し，記録を向上させるために行われるマッサージの一分野」と定義している．目的としてはマッサージのもつ生理学的な効果を最大限に活かした，①障害の予防，②競技力の向上，③全身の調整，④疲労回復，⑤障害の治療，⑥リラクセーション，などがあげられる．

1 作用機転

Delore[2]は，①循環に対する作用，②神経系に対する鎮静または刺激作用，③筋緊張の亢進と筋栄養の改善，④全身新陳代謝への刺激的影響，⑤皮膚のすべての機能に対する好影響，⑥ホルモンによる作用（皮膚刺激でヒスタミン様物質が遊離することによる毛細血管拡張），の6つをあげている．また Boigey[3]は，表面の軽いマッサージは緊張を高め血管収縮性であり，強い深部のマッサージ，たとえば揉捏法は疲労に効き，緊張を弱めるということを強調している．

2 生理的効果[1]

末梢から中枢に向け連続的にマッサージを行うことで，末梢に停滞している血液，リンパ液，老廃物などを機械的に中枢側に押し出し，循環改善をはかることができる．また循環改善は，うっ血，充血，組織液などの吸収促進をもたらす．

皮膚や筋に対する圧迫や摩擦といったマッサージ刺激は，神経系の興奮増大や，反対に鎮静効果をもたらす．また，自律神経系に対しても効果がある．皮下結合組織に対するマッサージ（結合組織マッサージ）は，自律神経終末網を活発化し，体表-内臓反射の神経路を通して脊髄に働きかけることにより，過敏となった交感神経を抑制し，疾患部の循環障害，疼痛，こりなど取り除き，内臓の治癒を促進すると考えられている．

他動的に筋に刺激を加えることによって循環が促進される．循環が促進されることで筋に貯留した疲労物質が取り除かれ，速やかな疲労回復につながる．また皮膚や筋を刺激することは，筋の興奮性を高め，これによって筋力を発揮しやすい状

1. 手掌軽擦法　　2. 母指軽擦法　　3. 二指軽擦法

4. 四指軽擦法　　5. 指背軽擦法

図 4-296　軽擦法

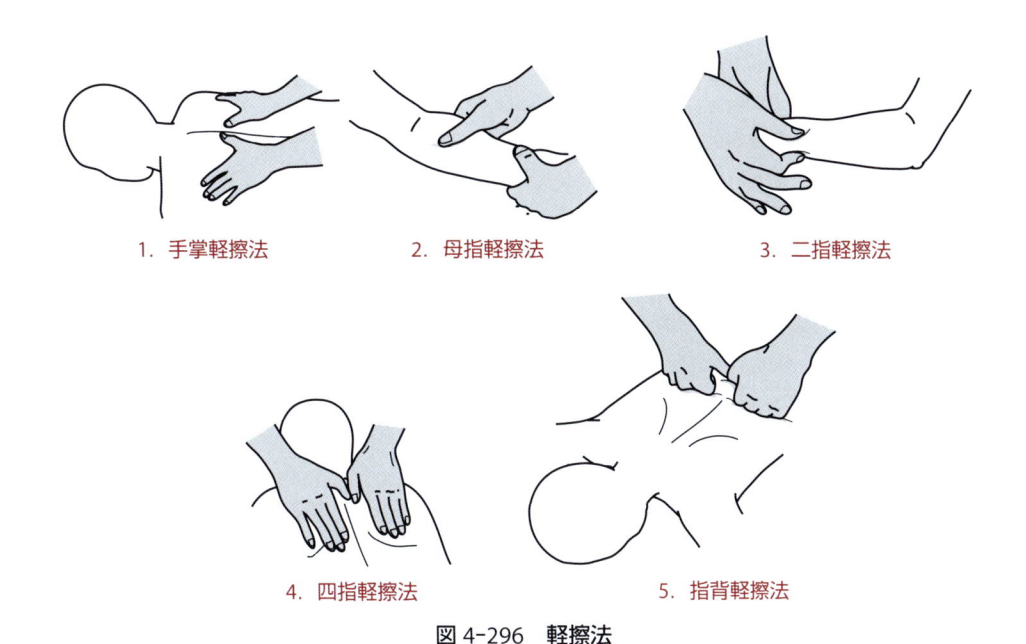

態になる．だが，筋肥大によって筋力強化がおこることはない．

心地よさはリラックス感を与える．自律神経などの神経系に対する二次的効果，循環の促進などにより全身性にコンディショニング効果を有する．さらに，適度な機械的刺激は，すべての生体機能を活性化させる一方で，免疫系も高める効果もある．

3　手技の種類[1,4]

一般に軽擦法，強擦法，揉捏法，叩打法，振戦法が5基本手技とされている．金子[5]はこれに圧迫法，伸展法を加えて7手技としている．基本手技5つは単独で用いることもあるが，多くは組み合わされて行うことが多い．

1　軽擦法　stroking（図 4-296）

主として手掌で患部を常に一定した圧力で押さえつつ，末梢部から中枢部に向かって撫でる方法である．マッサージは常にこれで始められるほどの基本手技であり，マッサージにおける全身性，および局所のリラクセーションへの導入となる．

血液およびリンパ液の循環を促進させ，疼痛を和らげ，緊張を取り除くような快感を与えることができる．血管拡張と局所温感をおこし，鎮静的に作用する．弛緩性麻痺筋，外傷（骨折，脱臼，打撲，捻挫）後の腫脹などに最もよく利用される．

広範な部位には手掌，手指背面などを，狭小な部位には指頭や指腹を，膝・足・肘・手関節周囲には母指頭を用いる．

a. 手掌軽擦法（図 4-296 1）

手掌全体を用いて，皮膚表面を軽く圧しながら行う．胸部，腹部，背部，腰部，殿部，また上腕，前腕，大腿，下腿，など比較的広い範囲を対象とする際に用いられる．

b. 母指軽擦法（図 4-296 2）

母指の指頭または指腹を用いる．治療部分が手部や足部などの狭い範囲，または限局的に治療を行う際に用いられる．

c. 二指軽擦法（図 4-296 3）

母指と示指の間に患部を挟むようにして行う．手指や足指，また四肢の局所に対し用いられる．

d. 四指軽擦法（図 4-296 4）

示指，中指，環指，小指の四指の指腹を用いる．頭部，頸部，顔面，胸部，腹部，腱と腱の間，などに用いられる．

e. 指背軽擦法（図 4-296 5）

軽く拳を握り，示指から小指までの四指の基節から中節までの指背を使って行う．背部，殿部，

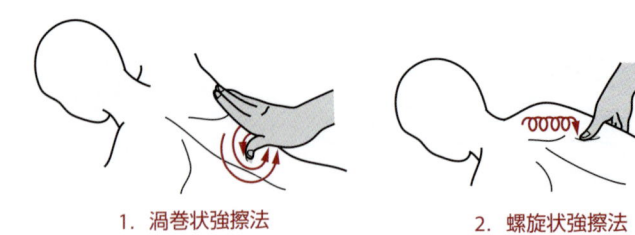

図 4-297　強擦法

1. 渦巻状強擦法
2. 螺旋状強擦法

大腿，下腿，手掌や足底部の皮膚の厚い部分や，強靱な筋膜や腱膜，などが存在する部分に用いられる．

2 強擦法（按捏法）rubbing（図 4-297）

深部組織に対して行われる強い手技である．母指を局部に垂直に当て，患者の皮膚の上を滑らせないで皮膚と一体として，底部に押しつけるようにして揉む．その意味では一種の揉捏法ともいえる．この際，治療部位の反対側を左手掌で支えていなければならない．膝・肘・足・手関節には母指頭，胸背部には母指球，小指球，殿部には手指背面を用いる．

瘢痕そのほかで下部組織と癒着した皮膚の剝離，四肢切断端の圧痛点の緩解によく用いられる．また，同時に炎症による代謝産物の吸収や深部におけるリンパの流れに促進的に作用する．関節部のマッサージとしても循環促進，拘縮に利用される．

a. 渦巻状強擦法（図 4-297 1）

指頭を皮膚に直角に当てて力を加えながら，輪状に，あるいは楕円状に周囲から中心部に向かって繰り返して動かす．

b. 螺旋状強擦法（図 4-297 2）

指頭を屋根瓦が並んでいるような形に動かす．

3 揉捏法　kneading（図 4-298）

母指とほかの四指との間，また2本の指の間に筋をつかみつつ，揉みあげていく方法である．その間，手を患者の皮膚から離さない．また，治療部位を弛緩させておくことが前提である．

四肢の筋には，両手掌間で局部を挟んで錐をもむようにし，母指，四指，手掌でつかむ．指，手掌，足背，顔面には，母指や示指の指頭間でつかむ．胸，背部には，手掌で肋骨に押しつける．

目標は筋への刺激であり，深部にある血管やリンパ管も影響を受ける．短縮した筋や腱の伸展，癒着の剝離，筋の老廃物除去に利用される．強力に行うと筋組織を損傷するおそれがあるので注意が必要である．フランスでは疲労をおこしやすい手技といわれ，肝機能障害の患者には禁忌とし，主として正常肝機能の強壮な患者のみに限定している．

a. 手掌揉捏法（図 4-298 1）

一方または両方の手掌を使って筋を握りこみ，適度な力を加えながら行う．背部，胸部，腹部，上腕，前腕，大腿，下腿，など比較的広い部分に用いる．

b. 母指揉捏法（図 4-298 2）

一方または両方の母指を使い，圧を加えながら輪状に動かしつつ行う．頭部，顔面，背部，腰部，手背，足背，などに用いる．

c. 二指揉捏法（図 4-298 3）

母指と示指で筋を挟んで揉捏する．頸部や肩部の太くて長い筋や四肢の筋に対して用いる．

d. 四指揉捏法（図 4-298 4）

一方または両方の母指以外の四指指腹で揉捏する．頸部，顔面，背部，胸部，腹部，などに用いる．

e. 双手揉捏法（図 4-298 5）

両手を同時に使って，大きな筋あるいは筋群を揉捏する．四肢の筋，肩部，腹部，などに用いる．

4 叩打法　percussion（図 4-299）

鶏卵1個を軽く握った程度に握りこぶしをつくり，小指側で軽く律動的に叩く方法は beating，また，手と指を伸ばして，尺骨側で叩く方法は hacking[5]と呼ばれている．そのほか手と指の具合で，手掌で叩く slapping，指尖部で叩く tap-

図 4-298 揉捏法

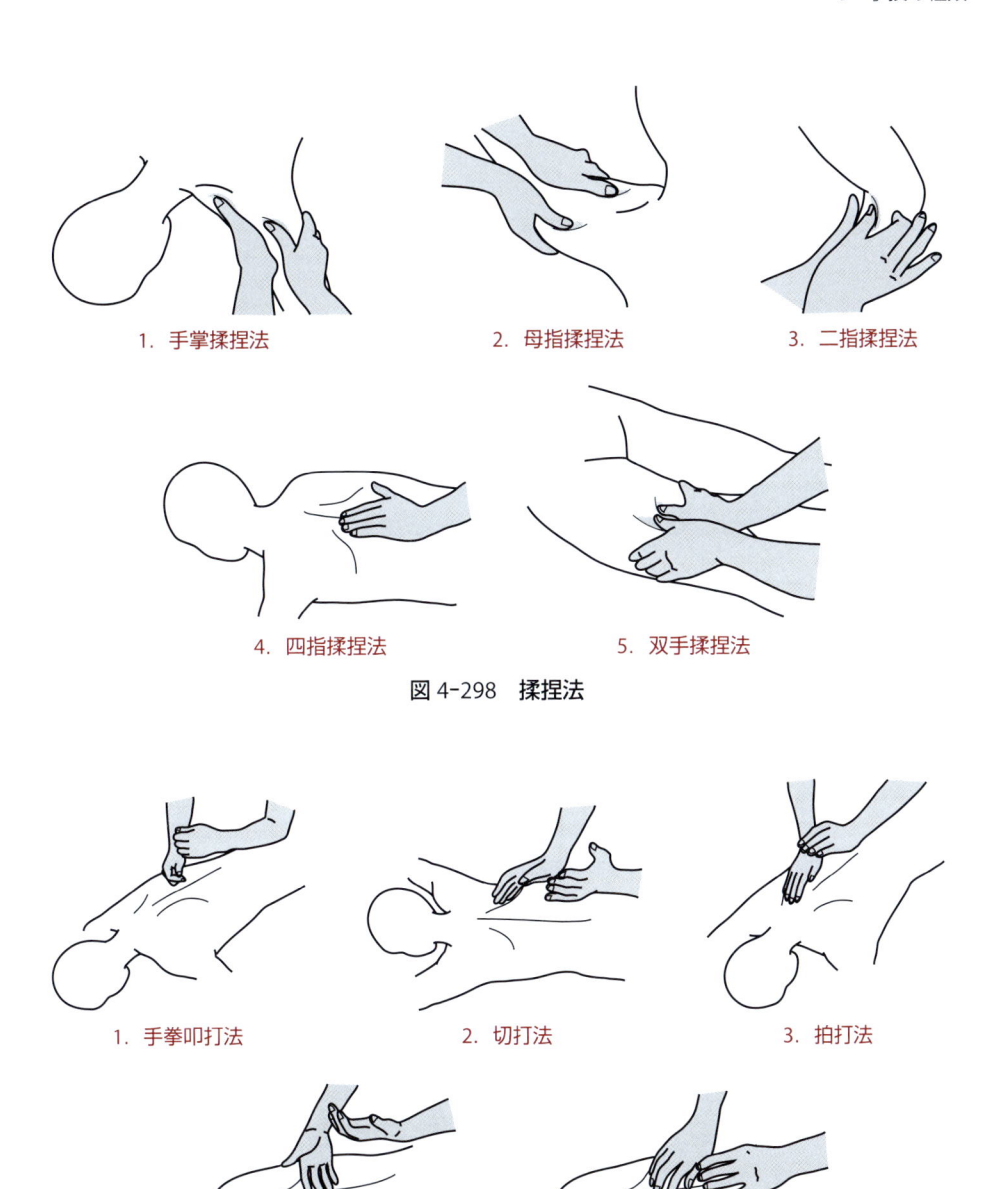

1. 手掌揉捏法
2. 母指揉捏法
3. 二指揉捏法
4. 四指揉捏法
5. 双手揉捏法

図 4-299 叩打法

1. 手拳叩打法
2. 切打法
3. 拍打法
4. 指背叩打法
5. 指頭打法

ping，手指を屈曲し手掌と手指で叩く clapping というテクニックもある．

主に筋に対して行う手技であるが，局所に反応性充血を生じさせ，また，筋に緊張を与える．神経に対しては，テンポにより鎮静的に働くとされている．

a. **手拳叩打法**（図 4-299 1）
拳を軽く握ってその小指側で叩く．

b. **切打法**（図 4-299 2）
手指を伸ばしたまま小指側で物を切るように叩く．

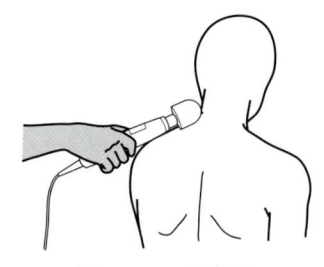

図 4-300　振戦法

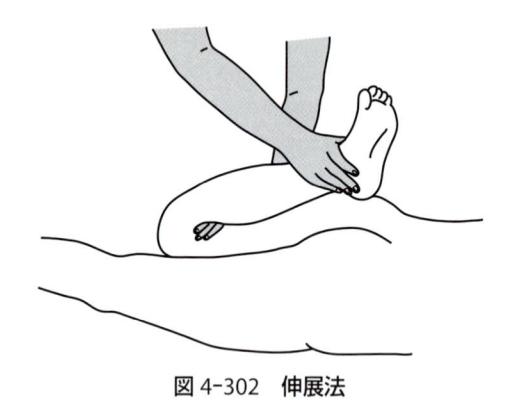

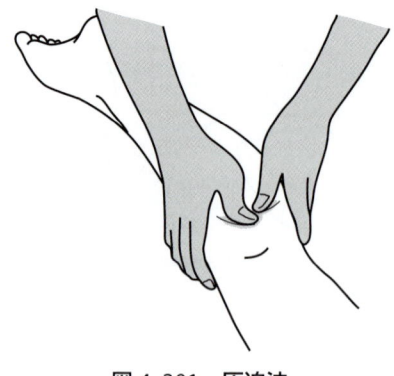

図 4-301　圧迫法

図 4-302　伸展法

c. 拍打法（図 4-299 3）
　手掌をくぼませて，患部の皮膚との間に空気を挟み込むように軽く叩く．

d. 指背叩打法（図 4-299 4）
　手掌を軽く開排した状態の指背で叩く．

e. 指頭打法（図 4-299 5）
　指を自然に伸ばした状態（各指節関節軽度屈曲位）にして，その指頭で軽く叩く．

5 振戦法　shaking（図 4-300）

　指と手関節を伸展し，肘は直角にして指頭，特に母指頭で局部に垂直に圧迫しつつ振動を伝える手技である．
　しかし，理学療法士が労力を要する，また手技に熟練を要し，効果に差がでやすいといった理由より，現在では安定的な振動刺激を与えることができる電気バイブレーターで行われている．フランスにおいて，この手技は鎮静的作用が強いとされており，Birkmayer[6]は軽擦法，強擦法とともに振戦法を行うことによって，痙縮の抑制に効果があると述べている．しかし，反対に痙縮を促進

するともいわれている．

6 圧迫法　pressing（図 4-301）

　手を利用して，対象部位に圧迫を加えるものである．持続的に圧迫を加えることにより，神経や筋の興奮を鎮める作用がある．生体活動を賦活する方向に作用する間欠的圧迫法と，反対に，抑制的に作用する持続的圧迫法がある．

7 伸展法　stretching（図 4-302）

　対象部位を伸張する方法であり，現在はストレッチングとして独立して行われることが多い．筋緊張の変化を確認しながら行わなければならない．

4 原則と注意点

　静脈血の還流を促すために末梢から中枢に向けて行うのが原則である．しかし，体幹のマッサージの場合はこの限りでない．
　直接皮膚に触れることを原則としているために，体幹部を露出させる場合は，遮蔽物を含めプライバシーの保護に注意が必要である．特に，女性の患者に対しては十分な配慮が必要となる．
　欧米では乾燥しているところが多いため，ローションを潤滑剤に用いることが多いが，日本は高温湿潤な気候風土にあるためにベビーパウダーを潤滑剤に使う．しかし，患者によってはパウダーにより毛嚢炎を発症することがあるので，施行後，パウダーを洗い流すように指示する．
　いきなり強く揉んだり，圧迫したり，あるいは

気持ちがよいからといって長時間マッサージを行ったりすると，翌日になって疼痛やだるさが生じる，いわゆる「もみ返し」がおこることがある．「マッサージは軽擦法に始まり，軽擦法に終わる」といわれるように，軽擦法を上手に応用しメリハリのある快適な刺激を与えられるように努力すべきである．つまり，その前後には鎮静目的の軽擦法を必ず加えるのが原則である．

治療に際しては全身を温めて筋を弛緩させると効果が上がる．そこで，赤外線，全身温浴また部分温浴後に行えばよい．また，治療室温度は最低でも25℃は必要である．加えて患者の姿勢は，その治療部位が最も弛緩するようにして行う．

5 マッサージの功罪

マッサージは他動的なもので本来，非常に快適で気持ちよく，臥位で行われるときは思わず睡眠を誘うほどである．戦前はもちろん戦後も1961年ごろまで，多くの患者にマッサージが処方されていた．さらに，体を撫でられることに対する本能的な快感，しかも患者はただ治療台上で臥位をとっていればよいという受身の治療であることから，その効果と無関係に多くの患者から希望されていた．だが，マッサージのもつ気持ちよさ，快適さは患者の依存性を高め，障害の克服に努力する意欲を鈍らせたともいえる．今やマッサージを希望する患者も，処方する医師もなくなった．しかしこれは，決してマッサージの効果がなくなったことを意味するものではない．

マッサージは理学療法士と患者が一対一で行うため，その間に時間をかけて症状を尋ねたり，訴えを聞いたりすることができた．その意味では，現在の理学療法士と患者との間以上に人間関係がうまく成立していたかもしれない．また，手掌で患者の肌を触れるので，いわゆるスキンシップの面でも患者と理学療法士との親密さは深かった．それが現在のように医療ソーシャルワーカー，臨床心理士というもののなかった時代，一種の潤滑油として働いたことは事実である．現状に目を向けてみると，特に患者が高齢の場合，マッサージと称して肩や腰をもんで，世間話に興じる理学療法士を見かけることがある．だがマッサージを手

技として行う場合，理学療法士がその目的意識をしっかりもつことが肝要である．そして同時に，患者に対してマッサージの目的についてインフォームドコンセントをきちんと行うことも重要である．くれぐれもマッサージが患者の依存心を高める結果にならないように注意しておかなければ，漫然と役に立たない治療を繰り返していたということがおこりえるからである．

肩こりなどのため長時間マッサージ，特にあん摩に近い強い手技を肩・背部に行うと，皮膚や皮下組織は硬化と肥厚をきたし，皮膚をつまむことができなくなる．そしてこのため肩こりが増悪し，マッサージを一層強く続けざるを得ないという悪循環をきたした例を筆者は多く見ている．また，強力なマッサージや矯正を加味した強い他動運動は，骨折治癒後の仮骨形成不十分な癒合部や萎縮骨を再骨折させることもあった．

6 適応症と禁忌

強調しておきたいことは，マッサージは麻痺筋にはなんら効果はなく，筋力を増すこともなければ萎縮を防止することもないことである．Mennell[7]は，弛緩性麻痺のときの強いマッサージが，弛緩している血管をさらに弛緩拡張させて血行を阻害することを報告している．また筋萎縮を助長するという報告もある．ただ上位・下位ニューロンに障害がなく，長期臥床時の廃用性萎縮には，萎縮を多少遅らせ，筋トーヌスの維持に役立つことはあるだろう．

A 適応症

1 マッサージを主として利用するもの

a. 下部または深部組織と癒着した皮膚瘢痕の剥離，深部組織間の癒着剥離

強擦法，揉捏法が最も効果的である．外傷後，顔面瘢痕の整形手術後の仕上げには，利用度は大きく効果もある．

b. 四肢切断端過敏，有痛硬結の緩解

軽度の断端痛には，バイブレーターによる機械的振戦法がよい．義肢装着前または後におこる瘢

痕，皮層と皮下組織との癒着による疼痛と硬結には，指頭マッサージによる剝離が効果的である．

c. 顔面マッサージ

Rusk[8]は，1日数回鏡の前で，口輪筋，眼輪筋に沿い，指頭で軽く円を描くように軽擦しつつ，筋線維の方向に沿って上方へ向かうようにマッサージを行うことをすすめている．またMennell[7]は，Bell麻痺において顔面神経幹の炎症が収まるまで，つまり発症後1か月ないし6週間はマッサージは禁忌とし，あとでファロッピオ管内に形成されているかもしれない癒着をとるために，乳様突起上に振戦法を用いている．しかしTidy[9]は，逆にリウマチ性のものではすぐ始めるべきだとしている．

利用されているテクニックとしては，軽擦法で麻痺のために弛緩した顔をつくり直すように，おとがいから側頭部のほう，上方へと，前額部の中央から耳のほう，下方へとする．指頭打法は，軽く早く行う．ただ前額部，眉の付近は骨の上にすぐ薄い筋があるため特に軽く行う．強擦法は，神経が顔に出てくる部分，具体的にはちょうど耳殻の前下方にリウマチによるうっ積物を散らす意味で行う．振戦法は，1, 2本の指頭で神経幹の上を刺激するために行われる．

d. 体位排痰

水は低いところに流れることから，肺，気管支の構造を考えて，気管支内分泌物を気管までもってきて，咳とともに喀出する方法である．まず，ネブライザーで気管支拡張剤を吸入して，分泌物を水様化し，気管支を拡張させる．肺における病巣の位置または気管支の走向がわかっているときに，一定の体位をとらせて集中的に行う．患部がいくつもあるときは，いくつかの体位をとらなければならない．ただ病変によっては気管支の走向に変化がおこるため，気管支造影をして十分に確認をしておく．

指頭打法では，理学療法士は手を軽く丸め，お椀のようにして手関節を胸壁につけたまま，手関節を屈伸して指先を軽く前胸部を呼気時に叩く．また手を浮かせ両手の指先で胸壁から鎖骨のほうに叩きつつ移動してもよい．前胸壁のときは患者自身でできるが，背部は理学療法士が行う．この振動が肺に伝わり，分泌物の喀出を容易にする．

振戦法では，手やバイブレータを用い細かい振動を与える．手の場合，理学療法士は両手を前後胸壁におき，これに抗して患者に大きい吸気をさせ，呼気時に両手を振動させる．この方法は昏睡時の気道吸引時にも行う．

2 ほかの理学療法手技とマッサージとの併用

これはほかのものにマッサージを加えることで，さらに効果があるものである．

a. 矯正運動・手技への併用

関節拘縮の原因にもよるが，湿性温熱後に強擦法を関節部に加え，あとで徒手矯正または矯正運動を行う．また，治療後に疼痛があれば軽擦法を短時間でも加えるのもよい．筋や腱の短縮に対して矯正を行うときは，揉捏法を加えると効果的である．

b. 外傷性浮腫そのほかの浮腫への応用

温熱療法，筋パンピング通電とともに表面・深部軽擦法を加えるとよい．

c. 運動療法後の軽度疼痛の緩和

比較的急性期の運動療法後，鈍痛，不快感，一種のだるさを訴えるとき，軽擦法を短時間でも行うと軽快する．

d. 他動運動との併用

基本手技と組み合わせつつ行えば，特に多少の筋短縮，関節周囲の軽い癒着には効果的である．

e. 水治(温泉)療法との併用

熱いシャワーのもとでのマッサージ，つまり圧注マッサージ(Vichy圧注，Aix圧注)は効果的で，特に拘縮をおこした関節に対してヨーロッパでは常用されている．湿性温熱との併用の代表的なものである．なお，ハバードタンク(第4部第11章参照)または運動プール中で拘縮，筋短縮などに対してのマッサージも，水中マッサージとして同様の意味があり，効果的である．

3 疲労回復

特別に疾患もなく，ただ疲労したときに全身マッサージを行えば，非常に効果的であることは言うまでもない．古来のあん摩に起源をもつ日本のマッサージ技術は，フランスにおいては高く評価され，特に疲労回復には効果を発揮するとされている．

B 禁忌

現在，リハビリにおいてマッサージが積極的に処方されることはない．なぜなら，筋力強化や筋萎縮防止目的での処方は意味がなく，また，海外で行われている肥満抑制目的のマッサージも無意味だからである．

禁忌としては，皮膚の創傷，発疹，炎症のある部位，関節結核と腫瘍，妊娠中の腹部と月経中の腰腹部，神経痛と神経炎の急性期があげられる．また，肘関節付近は異所性骨化を生じやすいので注意しなければならない．

なお依存性の強い性格の患者は，さらに運動療法に対する意欲を低下させる可能性があるので行ってはならない．

■ 引用文献

1) 竹井 仁：マッサージ療法．網本 和（編）：標準理学療法学専門分野 物理療法学，第4版．医学書院，pp224-226, 2013
2) Delore P, et al：Précis d'hydrologie et de climatologie clinique et thérapeutique. G Doin & Cie, Paris, 1952
3) Boigey M：Manuel de massage. Masson, Paris, 1950
4) 小川克巳：マッサージ療法．小川克巳，他（編）：物理療法．神陵文庫，pp105-114, 2001
5) 金子魁一：整形外科マッサージ療法，3版．南江堂．1956
6) Birkmayer W：Hirnverletzungen, Mechanismus, Spatkomplikationen, Funktionswandel. Springer, Wien, 1951
7) Mennell JB：Physical treatment by movement, manipulation and massage. Churchill, London, 1947
8) Rusk HA：Rehabilitation medicine：a textbook on physical medicine and rehabilitation. C. V. Mosby, St. Louis, 1958
9) Tidy NM：Massage and remedial exercises in medical and surgical conditions, 8th ed. John Wright & Sons, Bristol, 1949

第16章
そのほかの物理療法

1 ペロイド療法

ペロイド peloid とは，浴または湿布の形で治療に応用される泥土の総称である．元来，ヨーロッパにおいては古くから温泉療法が発達したこともあり，ペロイドが積極的に治療に使用されて，高く評価されているのに対し，アメリカでは良質のペロイドがないために使用されていない．しかし，その代わりにこれに近いホットパックやパラフィン療法が発達した．

治療に適した良質ペロイドは，どの国でも容易に得がたく高価であり，管理も難しく運搬は困難で，さらに治療操作が複雑である．ヨーロッパ各国において種々雑多の泥土が浴または湿布の形式で治療に用いられていた．1943年に International Society of Medical Hydrology and Climatology（国際水理気候医学会）は，天然に地質学的過程によって生じた物質で，これが微細な粒子の状態をなし，水と混ぜて浴または湿布の形式で治療に使用されるものをペロイドと総称化した．

A 温熱療法におけるペロイドの特徴

ペロイドと水との混合物は徐々に放熱する．これを Lewis SJ は熱保有度なる概念で表現した．これは熱容量/熱伝導率で示される．熱拡散度の逆であり，数値によって示される．この数値が大きいほどペロイドとして優秀である．

ペロイドを人体に応用したときの利点は，同じ温度では水に比較してペロイドは作用が温和ということである．これはペロイドが熱保有度が高いので，自覚的不感温度が高く，Souci がいうように 41℃の泥炭浴に入っても 38℃の温水浴程度の温もりしか感じさせないからである．畑[1]は気温 15℃で，37℃ 20分間の淡水浴と温泉泥浴（含水量 75％）を行ったときに，淡水浴では発汗するのに温泉泥浴では発汗しないことを報告している．したがって，逆にこれを利用し，温水浴では熱湯好きの日本人でも 44℃以上は耐えられないのに，温泉泥浴では 47℃でもさほど熱く感じさせず入浴させることができる．つまり不感温度帯ともいうペロイドは，高温を熱く感じさせないで応用でき，一般的には大量の熱を体内に移入することができる．ただ，ガス代謝による他覚的不感温度は，淡水浴でも温泉泥浴でも 35℃である[1]．

B 治療の基本型

浴と湿布の2つの形式がある．この浴と湿布は，さらに身体適用範囲によって全身浴，全身湿布，半身浴，半身湿布，局所浴（坐浴，手腕浴，足浴），局所湿布（腰，肩，背部，膝，肘，手，足など）に分類される．

しかし，すべてのペロイドが浴と湿布，そして全身，局所適用と系統的に実施されているのでなく，国によってそのうちのあるもののみが行われている．たとえば，ヨーロッパでは泥炭のほとんどが全身浴として利用され，湿布は全身，局所ともあまり利用されていない．これに反し，鉱質ペロイドは全身浴とともに，湿布も全身，局所ともよく用いられる．しかし局所浴は行われない．ところが，わが国では鉱質ペロイドは全身浴，局所浴は非常に少なく，ほとんどが湿布としてのみ用いられ，それもヨーロッパのように全身や半身という広範囲のものではなく，ごく限局した腰，膝，肩などの湿布のみである．

C 適応症

①関節リウマチ(ただし有熱期や急性期は除く), ②結合織炎, 腰痛, 神経痛, ③外傷およびその後遺症, ④Raynaud病, 肢端紫藍症, 静脈炎, ⑤末梢神経麻痺(感覚障害があるときは浴の形で行う), ⑥婦人科疾患, 特に慢性炎症性のもの, 子宮発育不全による不妊症, 卵巣機能不全, 月経困難症

D 禁忌症

局所適用では禁忌症は少ないが, 次の場合は全身適用を避けたほうがよい.

①すべての疾患における急性期, 有熱期, 全身衰弱時, ②化膿性・伝染性疾患, ③悪性腫瘍, ④結核活動期, ⑤高度の脳動脈硬化症, 腎炎, ⑥妊娠時, ⑦出血傾向のあるもの, ⑧炎症性皮膚疾患, 皮膚に切創そのほか傷のあるとき, ⑨非代償性心疾患, ⑩子宮内膜増殖症, ⑪慢性閉塞性動脈硬化症(高温浴に限り)

2 熱気を用いた物理療法

A 熱気圧注

熱した空気を局所に吹きつける療法で, 昔はアルコールランプと二連球からなる原始的なものを用いたが, 現在はすべて電気による. つまりニクロム線周囲の加熱された空気をモーターにより送風するもので, ドライヤーとまったく同じ原理である.

装置の射出口付近では, 温度は150〜200℃もあるが, 皮膚に当たる付近は80〜120℃に低下している. 温熱調節は機械の遠近で簡単にでき, また1か所だけに限定せず絶えず動かして, 局所に充血がはっきりおこる程度まで10〜30分間行う. この装置を片手で持ち, ほかの片手でマッサージしつつ圧注を行うこともできる. ただ, その温熱効果はきわめて表在性である. 皮膚疾患(痤瘡, 難治性皮膚潰瘍など)や表在性神経痛(三叉神経痛, 肋間神経痛)によいとされていたが, 今はあまり利用されない.

B 部分熱気浴

最も有名なものはBierの熱気箱であり, いずれも熱源としてガス, またはアルコールを燃焼させたが, 今は使用されていない古典的なものである. 最後まで使用されていたものは, 箱の底または側壁に張られたニクロム線による熱を利用している. 四肢を挿入する穴は厚いリンネルの布により覆われ, 内部の熱気の漏出を防ぎ, 股関節を除くほとんどの四肢関節に利用することができるLindemannの装置が有名である. このときは温度上昇が早いという長所はあるが, 比較的低い温度で灼熱感をきたし, 熱傷をおこしやすいという短所がある.

Bierは, 部分熱気浴は最も活発な充血をおこし, 表面のみならず深層にもおこるとしている. 吸収作用は流動性の貯留液に対しては非常に効果があるが, 組織と結びついた滲出液には湿性温熱療法に劣るとされている. 熱気箱内の温度は80〜120℃にも達するが, 発汗作用が盛んにおこるため皮膚はそれほど熱さを感じない. しかし, 体の部位によって異なり, 足指と腰骨部が最も鋭敏なので, この部分をガーゼで覆う. 一般に箱に備えつけられている温度計は熱気が上方に向かって対流するため, 手または足付近は実際の温度より高くなっており, 注意する必要がある. およそ15〜20℃の差があるとされている. 皮膚表面の温度はさらに低く, 数℃温められるのみである. 一方, 局所熱気浴における発汗作用は温度が高ければ高いほど余計に行われるものでなく, 50〜60℃の箱内温度のときに最も適切に行われる. これに反し, 充血は温度が高いほど強く現れる. しかし, この部分熱気浴は全身に影響を及ぼすことは割合に少なく, およその適用時間である30〜60分間の終わりにごく軽い脈拍の促進, 軽度の全身発汗がある程度で, 循環器障害があっても適用できる. だが, 熱傷をおこす危険はきわめて大きく, 充血のためにわずか数℃の差で気づかないうちに熱傷をおこすことがあるので, 特に感覚障害のある場合は注意しなければならない.

筋肉痛, 関節リウマチ, 神経痛, そのほか関節炎, 特に関節腔に滲出液が貯留している場合が適応とされていた.

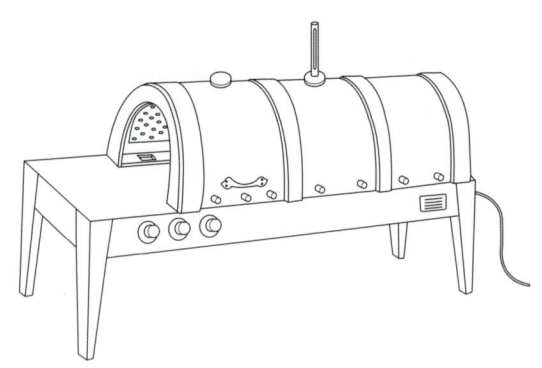

図4-303　全身熱気浴（ドイツ製）

C　全身熱気浴[2]（図4-303）

　全身熱気箱ともいわれ，頭を除いた全身の熱気浴である．部分熱気浴と大差はない．よく用いられていたものは電熱によるもので，熱をあまり伝導しない物質，たとえばセロテックスまたは木製の長い箱からなり，足から滑り込むようになっていて，頸のところから熱気が出ないように厚地のフランネルが下がっている．台の底にニクロム線があり，そこから熱が出てくるようになっている．簡単なものはニクロム線が何段にも区切られていて，スイッチを何個入れるかによって，温度が大体加減できる．この全身熱気浴時の内部温度はだいたい45～55℃であって，10～25分間続けられる．これの主目的が発汗作用にある関係上，適当に通風をよくするため，底や横に小さな穴があけられている．
　全身熱気浴では発汗が主体であるから，ロシア浴（全身蒸気浴），蒸気箱浴のように熱のうっ積をおこさず，心臓に大きい負担を与えない．しかし，Laqueur[2]は電光浴の場合よりは負担を与えるとしている．これは熱気浴の場合は，電光浴の場合よりもっと高温にならないと発汗しない点にあるようである．その代わりに吸収作用は強い．治療時間は長く，ドイツでは30～45分間である．
　リウマチ性疾患，肋膜炎，腹膜炎の癒着，胼胝，神経痛のほか，刺激療法にも用いられる．

D　ローマ浴

　全身熱気浴と異なるのは，頭も含めて全身を熱気の中に入れる点である．これがローマ浴といわれるのは，ローマ帝国時代当時の人から愛用されていたことによる．最初，治療または身体訓練のためにすべての人から利用されていたが，最後には必要以上に豪奢となり遂に滅びたことはあまりにも有名である．現在の方法としては，密閉した室内にラジエーターを置いて放熱させて室温を上昇させる．また，加熱した風を吹き込む方法もある．室温を約50～70℃まで上昇させるので，突然この高温の中に入ることは危険である．したがって，一定温度の準備室で体を慣らしてから入る．また，40～50℃程度のとき入れて漸次温度を上昇させる方法もある．この高温室に入るのは5分間程度であって，その後，微温浴をして休養のため約20分間ベッドに休息する．
　主な作用は発汗にあり，高安[3]によれば蒸気浴の約2倍である．肥満，関節リウマチ，関節腫脹，下腹部慢性疾患，皮膚水腫，などに効果があるとされている．刺激が強いため週に1～2回にとどめる．非代償性の心臓疾患，高度の腎機能障害，高血圧，消耗性疾患（結核，糖尿病）を有する患者には避けたほうがよい．

3　イオン浴

　食塩の水溶液に電気を通じると陽性荷電のナトリウムイオンは陰極に集まり，陰性荷電の塩素イオンは陽極に集まる．これは電気分解であるが，この現象を利用して皮膚の上から電解性薬物を電流により身体内に送り込む療法を，イオン導入と呼んでいる．しかし，イオンの身体内侵入は電気泳動のみならず溶媒である水の移動，つまり電気浸透も関与している．
　皮膚はもともと，電気的に複雑な皮膜を形成し，マルピギー層は陰性荷電をし，皮膚等電点はpH3～4の間にあるので，陽イオンを陽極から陰極に向かって送り出すことが最もたやすく，できれば溶媒は中性または弱アルカリ性のほうがよい．陰イオンはpH3以下の酸性とするほうが有利となるが，これらは理論上の話であり，実際は

常に蒸留水に溶かされている．

いずれにしても目的とするイオンは皮膚に高濃度で導入されるが，さらに深く侵入したイオンは血流により全身に拡散されるので，ごく少量で効果を出す薬品以外は役に立たないことになる．しかしScholtzによるJod$_{131}$の実験では，筋肉層6 cmの深さでも高濃度で存在することが証明されている．

■ 引用文献

1) 畑　一郎，平井照人，他：鉱泥浴(温泉泥浴)の不感温度に就て．温泉科学 3(4)：10-12, 1949
2) Laqueur A：Die Praxis der Physikalischen therapie. ein Lehrbuch für Ärzte und Studierende. Julius Springer, Berlin, 1922
3) 高安慎一：温泉療法(大日本内科全書，14巻3冊)．金原商店，1940

第 5 部

作業療法総論

作業療法はリハビリテーション医療のもう 1 つの柱である．ここでは作業療法を概説し，臨床的にしばしば用いられる評価と測定機器，代表的な訓練用具，標準的な作業療法室の設計に関して解説する．

第 1 章
作業療法概説

作業療法 occupational therapy は，作業活動を媒介とする治療法である．また，occupational はラテン語の"occupo"が語源である．意味は「(心を)捉える」「専心する」「専念する」で，このように作業活動を行い，それに熱中し夢中になることが中心であり，たちまち，健康状態へと知らず知らずにむかうという機序がある．そのため主体は作業活動を行っている人(人々)で，活動自体がその人にとって意味のあるもの，かつ自主性・主体性が強調される．

1 作業活動が治療に使われてきた歴史

作業活動の治療的使用については，古代ギリシャ・ローマ時代からの歴史がある．大まかに3つの治療目的別に分類される．

A 癒しを得るための作業活動

古代ギリシャ・ローマ時代に，Asclepiades が患者の不安感・恐怖感を解放するために運動・入浴・音楽などを処方した例がある．身体が本来もっている「健康」になろうとする力の活性化を，作業活動を行うことによりもたらすことをねらう．いわば，日常の快食・快眠・快便を得るための全身調整を目的とした作業活動の使用といえる．

B 仕事ができるようになるための作業活動

古代ローマ後半から，疾病・障害をもった人＝生産のできない人という障害観が出現する．そのため障害をもった人がいかに生産をできるようにするかの取り組みに，具体的な作業活動(その人の疾病・障害をもつ前の仕事，可能であろう仕事)が用いられた．たとえば，中世ヨーロッパでの Pinel P，Simon H，第二次大戦後の米国での取り組みが例としてあげられる．また，仕事をする前提として，ADL ができるように求められ，作業活動の範囲が一定の区切られた種目(たとえば木工，陶芸など)から日常の生活活動を含むものに広がってきた．そのため，仕事内容が要求する能力を患者がどの程度もっているかを査定するために，各種評価法・治療技法が開発される必要があったと考えられる．

C 社会参加をするための作業活動

ノーマライゼーション normalization・自立生活運動 independent living movement からの影響を受け，障害をもった人の社会統合を目指すため，彼らが自分らしく生きるため，本来の務めを実現するために作業活動が媒介となった．そのため，生活活動の時間のバランスや，それから生まれる社会的役割を遂行支援する働きへと広がった．

2 作業活動の種類

治療場面で使われる作業活動の種類について，呉秀三は表 5-1 のようにあげている[1]．
また，日本作業療法士協会は以下をあげている．
①各種作業活動
・準備活動を含む感覚・運動活動

- 生活活動
- 創作・表現活動
- 仕事・学習活動

② 用具の提供，環境整備
③ 相談・指導・調整

また，原ら[2]は労働災害患者を対象に傷害を受けた部位と使用されうる作業活動種目・強度（実態の検証は必要であるが）とを組み合わせて提案している（表 5-2）．

3 活動分析（動作分析）

作業活動を有効な治療手段として使用するためには，その作業活動のもつ性質と行うために要求される水準，禁忌とされる事柄を熟知する必要がある．

活動分析には，包括的活動分析と限定的活動分析がある．包括的活動分析は，一般的な作業活動の性質・手順・使用される材料・道具などの書き出しに始まる．限定的活動分析は，精神分析理論など理論の視点に沿った分析，認知機能や対人交流などに焦点を絞った分析である．ある対象の生育歴（人生経験）に的を絞った分析も視野に入る．

活動分析は，①実際に自分で体験する，②ほかの人が行っている活動を観察・計測する，③ほかの人が行った経験を情報とする方法で行う．また作業活動を構造として捉えるためには，工程分析，動作分析，運動分析の視点は欠かせない．清水[3]は「工程分析（process analysis）は"作業"あるいは"活動"を工程に分け，その工程の組み合わされ方を分析する方法である．process（工程）とは，ある目的を果たすための行為の系列である．（中略）動作分析は動作の作業としての目的性，つまり到達目標が明確でなく，運動を組み合わせた動作として，まとまった概念で説明できる程度の粗さで行うものである．（中略）運動分析は身体運動技能分析のなかで最も細やかな分析であ

表 5-1　呉秀三による作業活動分類

1. 勤労を必要とする生産的作業
　　　　　　　　　➡ 農耕，園芸，木工，など
2. 生産物が得にくい筋肉作業
　　　　　　　　　➡ スポーツ，ダンス，など
3. 精神的作業
　a．作品が残る作業 ➡ 製図，絵画，粘土，など
　b．作品が残らない作業 ➡ 読書，計算，楽器演奏，など
　c．受容性作業（遣散療法）➡ 絵画・音楽の鑑賞，など

（筆者加筆修正）

表 5-2　労働災害患者の作業療法に必要な基本的作業種目と工機の一部（抜粋）

治療目的	作業名	工機名	備考
心身機能の障害 1. 筋力増強 2. 筋再教育 3. 関節可動域改善 4. 筋・関節・廃用変化予防 5. 耐容性増大 6. 協調運動の改善 7. 代償運動の助長 8. 巧緻性の増大 9. 全身調整 10. 特殊訓練 11. 心理的障害の改善 12. そのほか	木工	一般木工道具（サンディングボード，ブロック），ペダル・足踏み式木工器具（糸鋸機，グラインダー），作業台（高中低）	手部 上肢 下肢 躯幹 心理面
	金工	金工小道具，万力，金床，ペダル・足踏み式金工器具（グラインダー，ドリル），作業台（高中低）	手部 上肢 下肢 躯幹 心理面
	織物	各種織機（卓上，床上，上肢用，下肢用），縦糸かけ用枠（大，小）	手部 上肢 下肢 躯幹（病室治療に適）
	手工芸	皮細工用具，モザイク用具，絵画用道具，簡易彫刻用具	手部 特に心理面（病室治療に適）
	重筋（対象患者の職種により適宜選択すること）	建設労務用道具，農耕労務用道具，山林労務用道具，運搬労務用道具，重量物積載用台，荒路面，屋外作業場作業	耐容性の訓練，職能評価（就労テスト，身体職業能力の評価によく用いられる）

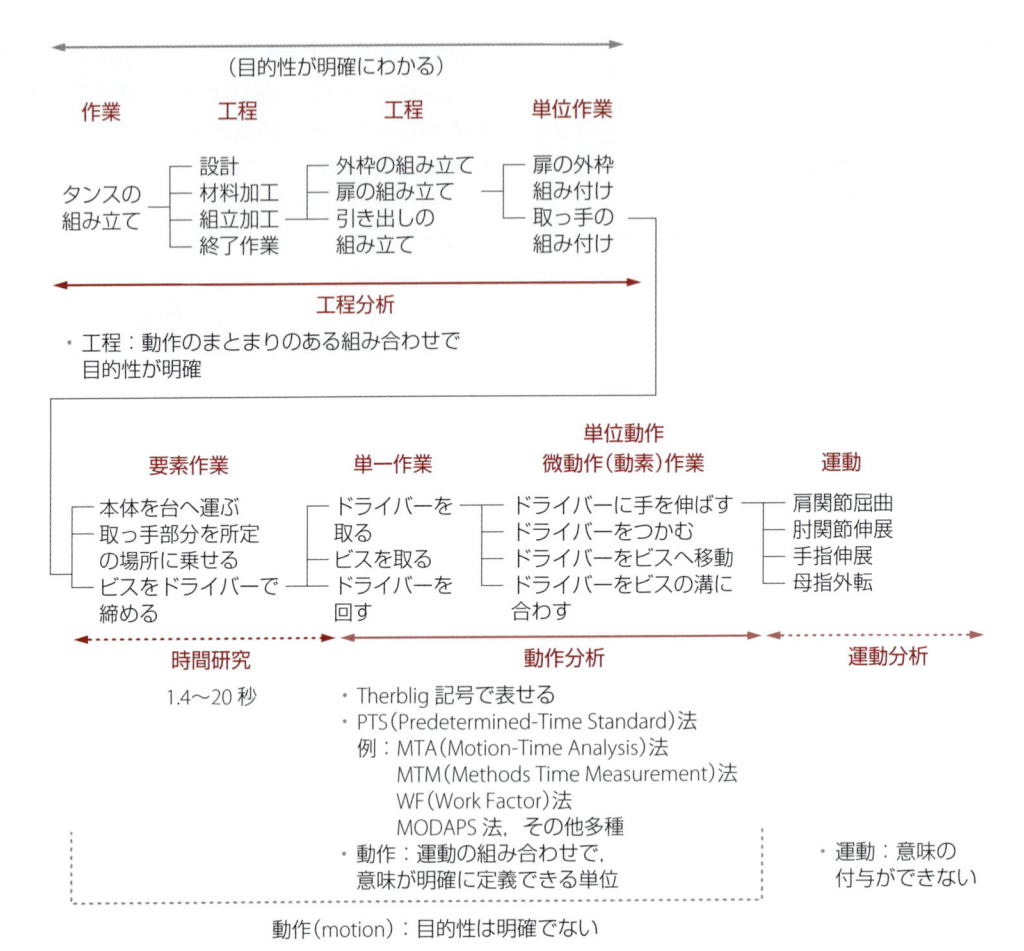

図 5-1　行程・動作・運動に対する分析法の関係説明

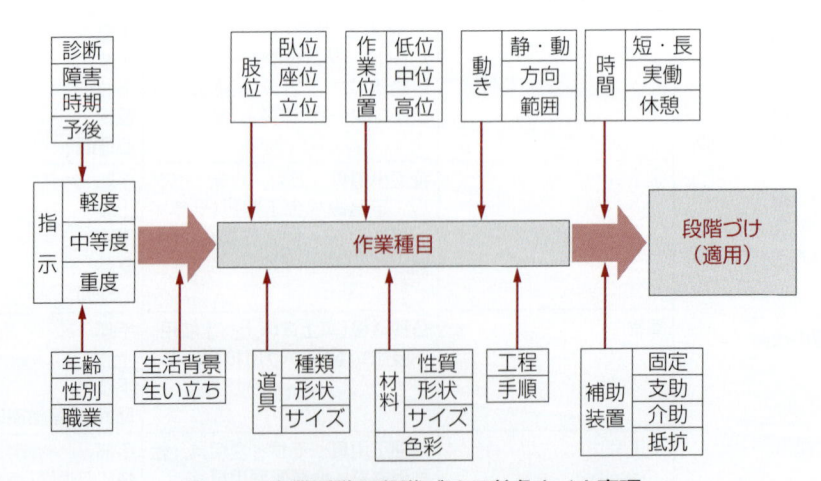

図 5-2　作業活動の段階づけで考慮すべき事項

る．運動技能の構成要素を治療するために"作業"あるいは"活動"を治療的作業や治療的活動として使うときに，実践根拠(クリニカルリーズニング)を明確にしたり，"活動"を治療的活動へ改変・工夫するポイントを見出すために用いる(中略)」と述べている(図 5-1)．

4 作業活動の適応

作業活動で要求される能力と作業活動をする人の最大能力の一致，またはその人が楽しむことができ，達成感を味わえる水準と同調することが要点である．そのためには作業活動が要求する能力水準を変えることが必要である．

図 5-2 は和才らの提示した作業活動の段階づけ(適応)の基本モデルである．各要素を変化させることにより作業活動全体または特定部位の強度は軽度にも重度にもなる．また，大丸[4]は作業活動の性格(特徴)を構成的−非構成的，簡単−複雑，破壊的−創造(建設)的，抽象的−具体的，抵抗−柔軟，幼児的−成人的，男性的−女性的という対軸上で患者に合わせてシフトできる必要があると述べている．

■ 引用文献

1) 呉　秀三：移導療法．秋元波留夫(編)：作業療法の源流．金剛出版，pp191-206, 1975
2) 原　武郎：作業療法．水野祥太郎，他(監修)：医学的更正，職業的更正．一粒社，pp65-60, 76-78, 1967
3) 清水　一：工程分析，動作分析，運動分析の方法と例．小林夏子，他(編)：標準作業療法学専門分野　基礎作業学．医学書院，pp61-71, 2012
4) 大丸　幸：活動の治療的適応．Boles EA(編)：精神科作業療法の折衷的アプローチ．九州リハビリテーション大学校，p27, 1978

■ 参考文献

- Pinel P：精神病に関する医学・哲学的論稿．秋元波留夫(編)：作業療法の源流．金剛出版，pp23-51, 1975
- Simon H(著)，栗秋　要，他(訳)：精神病院における積極的治療法．医学書院，1978

第 2 章
評価と測定機器

作業療法は生活活動全般にわたるもので，その評価は多岐にわたるため，実施されているすべてをあげることは不可能である．ここでは作業遂行に関する評価，上肢機能に関する評価，高次脳機能障害に関する評価の3つについて概要を解説する．

1 作業遂行の評価

A　カナダ作業遂行測定[1]

カナダ作業遂行測定 Canadian Occupational Performance Measure（COPM）は，カナダ作業療法士協会が1990年に開発し，1998年に吉川ら[2]によって日本語版が作成された．作業遂行における患者自身の認識を測定するための個別面接評価である．COPMを実施することによって，作業遂行における問題を探し，それぞれの問題の遂行と満足を評価し，作業療法プロセスのなかで作業遂行に対する患者の認識の変化を測定することができる．

COPMは半構成的インタビュー形式で実施され，4段階の評価過程からなる．第1段階は，患者の作業遂行（セルフケア，仕事，レジャー）における問題を決定する．第2段階は，第1段階で決定した問題に対する患者の生活における重要度について10段階スケールを用いて評定し，患者の優先順位を理解する．第3段階は，患者にとって重要な問題を5つに絞り，その領域の現在の遂行に関する自己評価（遂行度）と本人の満足に関する自己評価（満足度）について10段階スケールを用いて評定する．第4段階は，再評価であり，初回評価で決めた問題について遂行度と満足度を1〜10点で再評価する．第3段階と第4段階は，すべての問題の遂行度と満足度の点数から総スコアを求める．再評価では総スコアの差を求め，第1段階での問題に対する患者の作業遂行の変化を確認する．

B　運動技能とプロセス技能の評価[3,4]

運動技能とプロセス技能の評価 Assessment of Motor and Process Skills（AMPS）は，1995年にFisherによって開発されたADL・IADLの質を観察によって測定するための標準化された評価法である．患者が馴染みのある環境で慣れているADL・IADL課題を遂行したときの遂行の質を把握し，ADL・IADL遂行能力を測定するのに使用される．AMPSで用いられる課題は110を超えており，日本の生活特有の課題も含まれている[4]．また，AMPS課題は大変容易な課題（靴と靴下を履くなど）から大変困難な課題（チャーハンづくりなど）までプロセス技能の難易度が数値化されている．

AMPSでは，16の運動技能と20のプロセス技能の2種類の測定値をもつ．採点基準は4段階で，4点は「問題なし」，3点は「疑問あり」，2点は「問題あり」，1点は「非常に問題あり」と評定される．課題遂行について，遂行の質を容易性，効率性，安全性，自律性の基準に沿って採点する．採点結果は，介入計画や作業療法の効果判定にも利用できる．AMPS認定評価者になるためには，日本AMPS研究会が主催する講習会を受講し，評価者寛厳度の換算を受けることが必要である．

2 上肢機能の評価

A 脳卒中上肢機能検査[5](表5-3, 図5-3)

脳卒中上肢機能検査 Manual Function Test（MFT）は，脳卒中患者の早期リハビリ，神経学的回復の時期における上肢運動機能の経時的変化を測定・記録するために，当時の東北大学医学部リハビリ医研・鳴子分院で中村隆一らによって開発された検査である．

検査項目は，上肢の運動で4項目（上肢の前方挙上，側方挙上，手掌を後頭部へ，背部へ），把握で2項目（つかみ，つまみ），手指操作で2項目（立方体運び，ペグボード）となっており，32のサブテストで構成されている．採点は，サブテストごとに可は1点，不可は0点として総計を求める．上肢機能スコア Manual Function Score（MFS）はサブテストの総計に3.125を乗じた値とする．

MFT を利用することで，発症からの期間と MFS との関係は双曲線関数によって表されるため，訓練初期の短期間の機能レベルの変化から将来の機能レベル（スコア）を予測することが可能である．

B ワークシミュレーター®（図5-4）

ワークシミュレーター®は，米国の Baltimore Therapeutic Equipment 社によって開発された作業の複合的な動きをシミュレーションできる評価および訓練装置である．特徴は，ドアノブ，カギ，スクリュードライバー，ノコギリなどの道具を用いた機能的作業を再現できるアタッチメントが用意され，それらを交換することでさまざまな日常的動作を模倣できる．

評価項目は，静的/アイソメトリックテスト（最大強度試験，最大強度比較，方向性強度試験，6秒強度試験）と，動的/アイソトニックテスト（最大パワー試験，最大パワーの比較試験，繰り返しごとのパワー，最大持ち上げ/押し/引き，模擬作業持ち上げ/押し/引き，耐久試験，耐久比較）がある．これは職業リハビリ施設での職業評価として利用されている[6]．

C 巧緻動作の評価

1 タッピング測定器（図5-5）

タッピング測定器は，一定距離間を往復する単指の中手指節関節の屈伸運動について，回数を測定する装置で，運動の速さや規則性を評価できる．労研式タッピング測定器は，指の可動範囲を20～40 mm の間で設定し，10秒ごと3区間の運動回数で測定する．巧緻動作の評価や振動障害認定の運動機能検査として利用されている．

2 手指筋力測定機器（図5-6）

手指筋力測定機器は，円筒形状の握力センサを使って握力を測定できるため，コップや包丁など実際の日常生活用品の把持を評価できる．また，空気圧式握力センサを使えば，手指の変形をもつ患者や筋ジストロフィー症など筋力の低い患者にも対応ができる．

3 IPU 巧緻動作検査

IPU 巧緻動作検査 Ibaraki prefectural university finger dexterity test は，3種類の市販されているペグボードを用いて簡便に検査できるよう坪井ら[7]により開発された．直径の異なるペグ（3, 1.5, 0.5 cm）を使って，それぞれ60秒間の制限時間内に，最初あった穴から決められた穴に移す動作（移し動作）と，最初あった穴にペグを逆さまにして差し込む動作（返し動作），計6種類の検査を行う．幼児から高齢者までの標準値があり，専用のソフトを使って判定結果を出力できる．

4 FQテスト検査機器（図5-7）

FQ テスト Finger Function Quotient Test は単純な基礎的作業における手指機能について，指数という概念を設定し，手指の機能障害や治療経過を評価する．

テスト項目のうち，動作的機能には，①指腹つまみ検査，②側面つまみ検査，③回外検査，④フィンガーローリング検査，⑤グリップ検査がある．また補助手機能には，⑥掌面固定検査，調整的機能には，⑦間隔維持検査，⑧タイミング検査，⑨格子模様検査，⑩両手協調検査がある．採点は，

表 5-3 脳卒中上肢機能検査記録用紙

検査月日		右	左	右	左	右	左	右	左	右	左
上肢の前方挙上 (FE)	1. 45°未満										
	2. 45〜90°未満										
	3. 90〜135°未満										
	4. 135°以上										
上肢の側方挙上 (LE)	1. 45°未満										
	2. 45〜90°未満										
	3. 90〜135°未満										
	4. 135°以上										
手掌を後頭部へ (PO)	1. 少し動く										
	2. 手が胸部より高く上る										
	3. 手が頭部に届く										
	4. 手掌がぴったりつく										
手掌を背部へ (PD)	1. 少し動く										
	2. 両側殿部に届く										
	3. 指，手背が脊柱に届く										
	4. 手掌がぴったりつく										
つかみ (GR)	1. ボールを握っている										
	2. ボールをはなす										
	3. ボールをつかみあげる										
つまみ (PI)	1. 鉛筆をつまみあげる										
	2. コインをつまみあげる										
	3. 針をつまみあげる										
立方体運び (CC)	1. 5秒以内に1〜2個										
	2. 5秒以内に3〜4個										
	3. 5秒以内に5〜6個										
	4. 5秒以内に7〜8個										
ペグボード (PB)	1. 30秒以内に1〜3本										
	2. 30秒以内に4〜6本										
	3. 30秒以内に7〜9本										
	4. 30秒以内に10〜12本										
	5. 30秒以内に13〜15本										
	6. 30秒以内に16本以上										
総計（32点満点）											
MFS											

〔金成建太郎，近藤健男，他：簡易上肢機能検査(STEF)，脳卒中上肢機能検査(MFT). 臨床リハ 15(5)：470-474, 2006 より引用〕

図 5-3　脳卒中上肢機能検査の測定器具

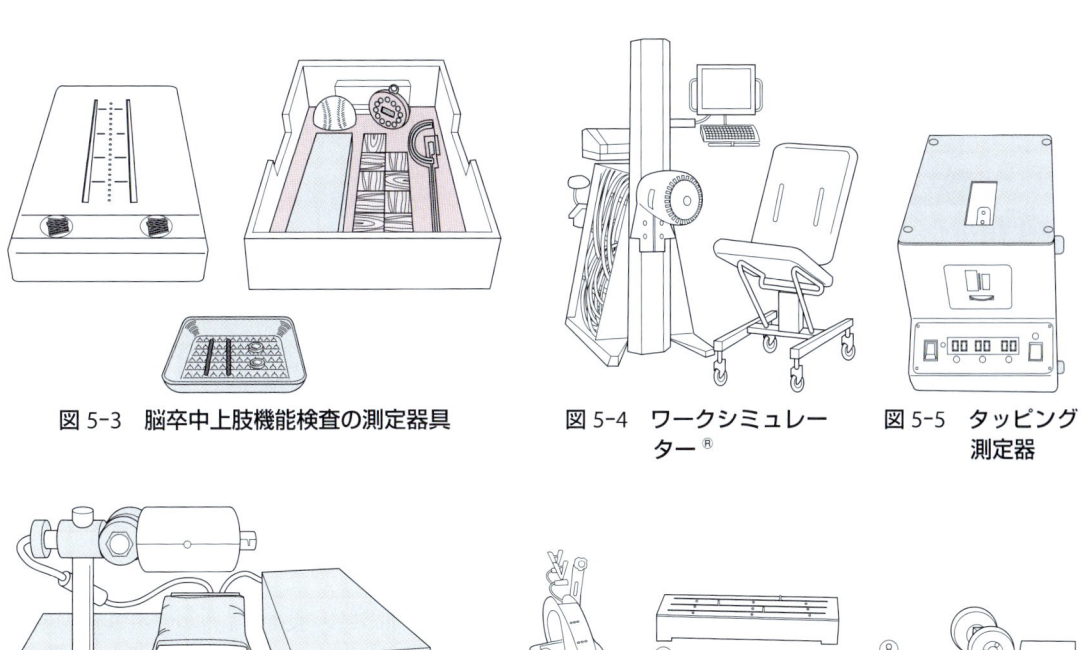

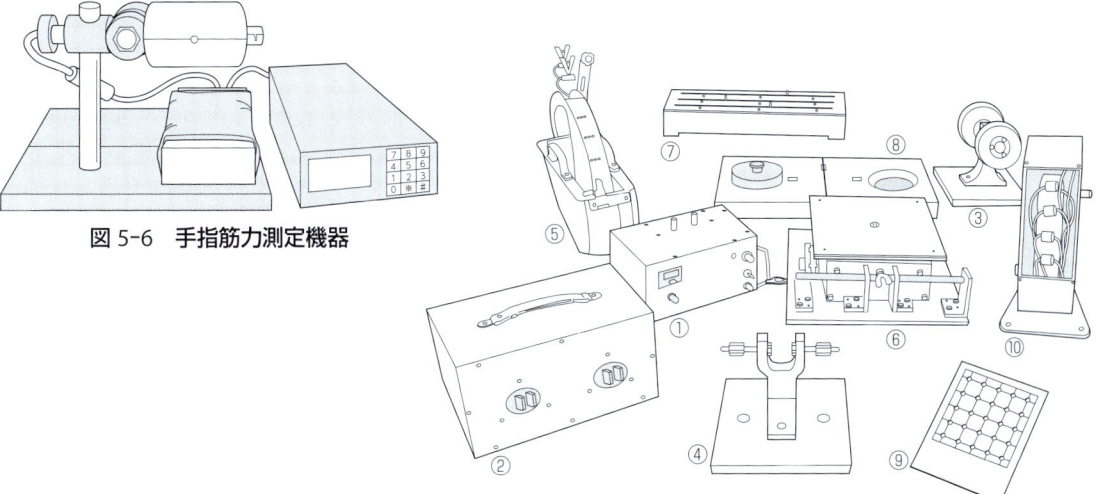

図 5-4　ワークシミュレーター®

図 5-5　タッピング測定器

図 5-6　手指筋力測定機器

①指腹つまみ検査，②側面つまみ検査，③回外検査，④フィンガーローリング検査，⑤グリップ検査，⑥掌面固定検査，⑦間隔維持検査，⑧タイミング検査，⑨格子模様検査，⑩両手協調検査

図 5-7　FQ テスト検査機器

10 種類のテストの粗点を評点に置き換えて評点合計(FQ')を計算し，次に評点を因子得点率に直し，8 つの因子ごとに合計を求め平均点(FQ)を算出する．

3 高次脳機能障害の評価

A　記憶障害の評価

1 日本版リバーミード行動記憶検査[8]（図 5-8）

　日本版リバーミード行動記憶検査 Rivermead behavioral memory test(RBMT)は，1985 年に Wilson らにより開発され，日本語版は 2002 年に綿森ら[8]により作成された．この検査は，従来の机上の検査バッテリーの欠点を克服する目的で，

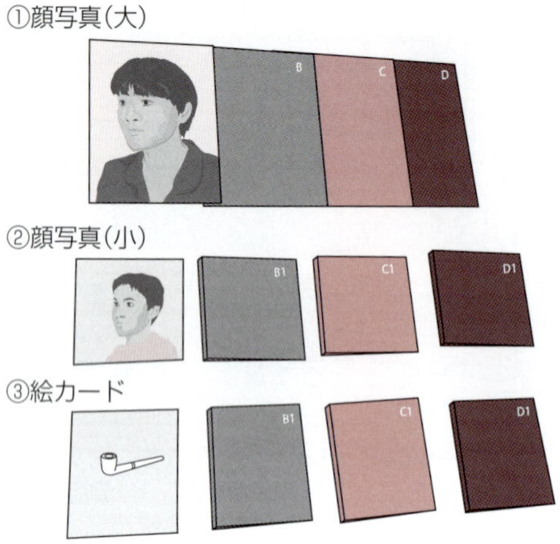

①顔写真(大)

②顔写真(小)

③絵カード

図 5-8　リバーミード行動記憶検査の一例

日常生活上で記憶障害患者が遭遇する状況を可能なかぎりシミュレーションすることができる点に特徴がある[9]．

下位検査は9つの課題で構成されている．
①姓名
　顔写真(大)を見せてその人の姓名を記憶させ，遅延後に再生させる課題．
②持ち物
　患者の持ち物を借りて隠し，検査終了後に患者にその持ち物の返却を要求させる課題(展望記憶の評価)．
③約束
　20分後にタイマーをセットし，タイマーが鳴ったら決められた質問をする約束の記憶課題(展望記憶の評価)．
④絵
　絵を呼称させ，遅延後に再認させる視覚的課題．
⑤物語
　短い物語を聴かせ，直後再生と遅延再生させる言語的課題．
⑥顔写真
　顔写真(小)を見せて性別と年齢についての判断をさせ，遅延後に再認させる視覚的課題．
⑦道順
　部屋の中に一定の道順を設定し，検査者がたどるのを覚えさせ，直後と遅延後に患者にたどらせる空間的課題(展望記憶の評価)．
⑧用件
　道順課題の途中で，ある用件を行う用件の記憶(展望記憶の評価)．
⑨見当識
　日づけなどの見当識を尋ねる課題．

　評価判定方法は，標準プロフィール点合計，スクリーニング点合計の値を求め，39歳以下，40〜59歳，60歳以上の年齢群別カットオフ得点と対照させることにより，記憶障害の有無，重症度判定を行うことができる．

B　注意障害の評価

1　聴覚的語音反応検査 [10]

　聴覚的語音反応検査 Audio-Motor Method (AMM) は，1983年に本田ら[10]によって開発され，選択的注意と覚醒水準の評価を目的としている．テープレコーダを用いて5分間に5種類の語からなる聴覚刺激「ト」「ド」「ポ」「コ」「ゴ」を1秒間に1音の速度で提示し，目標語音「ト」に対して反応を求める検査である．目標語音「ト」は1施行につき10回出現し，トータルで5施行するため総正答数は50個となる．結果は，正答率(正答数/総正答数×100)と的中率(正答数/総反応数×100)で算出される．

2　標準注意検査法 [11, 12]

　標準注意検査法 Clinical Assessment for Attention (CAT) は，2006年に日本高次脳機能障害学会 Brain Function Test 委員会の注意・意欲評価法作製小委員会によって開発され，以下の7つの下位検査で構成されている．
①Span(記憶範囲)
　単純な注意の範囲や強度を検討するものであり，Digit Span(数唱)と Tapping Span(視覚性記憶範囲)からなり，最長桁数で評価する．
②Cancellation and Detection Test(抹消・検出課題)
　選択性注意の検査であり，このなかの視覚性抹消課題は比較的単純な視覚性注意の選択性を図形，数字，仮名の3つのモダリティを用いて所要時間を計測し，正答率および的中率で評価す

る．聴覚性検出課題は，ランダムに提示される5種類の語音刺激のなかから，ターゲット語音に対してタッピングなどで反応を求める聴覚性の選択性注意を検討する課題である．正答率および的中率で評価する．

③SDMT (Symbol Digit Modalities Test)
配分性注意に関する検査で，9つの符号に対応する数字が記載された表をもとに，符号に対する数字を制限時間内に記入していく符号数字変換課題であり，達成率で評価する．

④PASAT (Paced Auditory Serial Addition Test)
配分性注意に関する検査で，音声により1桁の数字が順次提示され，前後2つの数字を加算する課題である．提示間隔は1秒と2秒の条件があり，正答率で評価する．

⑤Memory Updating Test（記憶更新検査）
口頭で提示された数字列（3〜9桁）の末尾3ないし4桁の数字のみを復唱する課題である．正答率で評価する．

⑥Position Stroop Test（上中下検査）
転換性注意に関する検査で，高さの異なる位置に「上」「中」「下」の漢字がランダムに配置されており，意味に惑わされずに位置を答える課題である．所要時間と正答率で評価する．

⑦CPT (Continuous Performance Test)
持続性注意に関する検査で，パソコンのディスプレイ上に数字の「7」のみがランダムな間隔で表示され，素早くキーを押す反応時間課題，1〜9までの数字がランダムに表示され「7」のときだけ素早くキーを押すX課題（選択性注意課題），1〜9までの数字がランダムに表示され「3」の直後に「7」が表示されたときに素早くキーを押すAX課題（選択性注意課題）がある．平均反応時間，標準偏差，変動係数，正答率，的中率で評価する．

C 視知覚・視空間障害の評価

1 標準高次視知覚検査 [13]（表5-4）

標準高次視知覚検査 Visual Perception Test for Agnosia (VPTA) は，1997年に日本失語症学

表5-4 標準高次視知覚検査の項目

大項目	中項目
1. 視知覚の基本機能	1) 視覚体験の変化 2) 線分の長さの弁別 3) 数の目測 4) 形の弁別 5) 線分の傾き 6) 錯綜図 7) 図形の模写
2. 物体・画像認知	8) 絵の呼称 9) 絵の分類 10) 物品の呼称 11) 使用法の説明 12) 物品の写生 13) 使用法による物品の呼称 14) 触覚による呼称 15) 聴覚呼称 16) 状況図
3. 相貌認知	17) 有名人顔写真の命名 18) 有名人顔写真の指示 19) 家族の顔 20) 未知相貌の異同弁別 21) 未知相貌の同時照合 22) 表情の叙述 23) 性別の判断 24) 老若の判断
4. 色彩認知	25) 色名呼称 26) 色相の照合 27) 色相の分類 28) 色名による指示 29) 言語-視覚課題 30) 言語-言語課題 31) 塗り絵（色鉛筆の選択）
5. シンボル認知	32) 記号の認知 33) 文字の認知（音読） 　イ) 片仮名 　ロ) 平仮名 　ハ) 漢字 　ニ) 数字 　ホ) 単語・漢字/仮名 34) 模写 35) なぞり読み 36) 文字の照合
6. 視空間の認知と操作	37) 線分の2等分 38) 線分の末梢 39) 花の模写 40) 数字の音読（右/左読み） 41) 自発画
7. 地誌的見当識	42) 日常生活についての質問 43) 個人的な地誌的記憶 44) 白地図

〔徳永博正，池尻義隆，他：最新の神経心理学的検査 視知覚検査—標準高次視知覚検査．総合リハ27(8)：p755-761, 1999 より引用〕

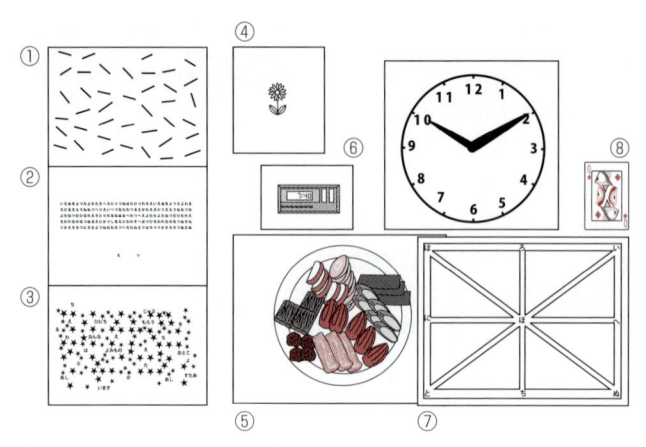

①線分抹消試験検査用紙，②文字抹消試験検査用紙，③星印抹消試験検査用紙，④模写試験検査用紙，⑤写真課題，⑥時計課題，⑦地図課題，⑧トランプ課題

図5-9　行動性無視検査日本版のセット概要

会(現日本高次脳機能障害学会)より公表・出版された，視覚失認と視空間失認に関する包括的で標準化された検査法である．

VPTAの検査項目は，7つの大項目，視知覚の基本機能，物体・画像認知，相貌認知，色彩認知，シンボル認知，視空間の認知と操作，地誌の見当識と，各大項目のなかに3〜9の中項目があり，計44項目で構成されている．評価方法は原則として3段階あり，「即反応」は0点，「遅延反応」は1点，「無反応・誤答」は2点とする．この検査は，患者の視知覚機能に関連する機能を見落とさないために多角的にとらえることができる．したがって，結果を解釈する際には，視力や視野，色覚などの眼科的所見，意識レベル，意欲，集中力，教示の理解力などの因子の影響がないことを考慮して判断する．

2 行動性無視検査日本版 [14]（図5-9）

行動性無視検査 Behavioral Inattention Test (BIT)は，1987年にWilsonらにより開発された半側空間無視の検査である．日本版は1999年に石合ら[14]により日本人向けに標準化され出版された．

上位検査として，通常検査と行動検査がある．通常検査には，線分抹消試験，文字抹消試験，星印抹消試験，模写試験，線分二等分試験，描画試験の6つの下位検査がある．行動検査には，日常生活場面を模して，写真課題，電話課題，メニュー課題，音読課題，時計課題，硬貨課題，書写課題，地図課題，トランプ課題の9つがある．

通常検査と行動検査の各合計得点，ならびに下位検査のそれぞれについてカットオフ点が設定されている．通常検査で合計得点がカットオフ点である131点以下は，半側空間無視があるとされている．行動検査では，合計得点68点以下あるいは下位検査の1つ以上で，カットオフ点以下があれば半側空間無視の存在を考える．

D 遂行機能障害の評価

1 標準意欲評価法 [11]

標準意欲評価法 Clinical Assessment for Spontaneity(CAS)は，2006年に日本高次脳機能障害学会 Brain Function Test 委員会の注意・意欲評価法作製小委員会によって開発された．この評価法は，他覚的，自覚的(主観的)，行動観察的な視点からの評価を統合して，意欲の低下や自発性欠乏のレベルの評価を可能なかぎり定量化し，5つの検査から構成されている．

①面接による意欲評価スケール

患者との直接的な面接を通して観察を行い，それに基づいて意欲状態が評価される．

②質問紙法による意欲評価スケール

患者が自ら意欲に関する質問紙をチェックすることにより行われる．質問内容は認知面，情動面，行動面などに関連する33の質問項目で，「よくある」から「ない」までの4件法で回答させる．

③日常生活行動の意欲評価スケール

セラピストは，患者の意欲状態を日常生活の行動項目別に観察して評価する．評価する行動項目は，食事をする，排泄の一連の動作をする，洗面・歯磨きをする，などの16項目である．

④自由時間の日常行動観察

自由時間の日常行動を観察することにより，患者の意欲の水準が記録させる．評価項目は，行為する場所，行為内容，行為の質の評価，談話の質の評価などである．さらに，行為の質の評価では意欲的・能動的・生産的行為，自発的問題解決行為，自発的行為，習慣的行為，依存的生活，無動が区別される．

⑤臨床的総合評価

臨床場面における総合的印象に基づき，「通常の意欲がある」から「ほとんど意欲がない」までの5段階で評価される．

2 標準高次動作性検査 [15, 16]（表5-5）

標準高次動作性検査Standard Performance Test for Apraxia（SPTA）は，1985年に日本失語症学会，高次動作性検査法作製小委員会によって国内で標準化された失行症に関する検査法である．麻痺，失調，異常運動などの運動障害，老化に伴う運動障害や知能障害，全般的精神障害などと失行症との境界症状を検出することが可能であり，行為を完了するまでの動作過程が詳細に評価できる検査内容となっている．

検査の構成について，大項目としては顔面動作，物品を使う顔面動作，上肢（片手）習慣的動作，上肢（片手）手指構成模倣，上肢（両手）客体のない動作，上肢（片手）連続動作，上肢・着衣動作，上肢・物品を使う動作（物品なし），上肢・物品を使う動作（物品あり），上肢・系列的動作，下肢・物品を使う動作，上肢・描画（自発），上肢・描画（模倣），積木テストの13項目からなる．

評価の基準は，誤り得点，反応分類，失語症と麻痺の影響の3点である．誤り得点は，課題が完

表5-5 標準高次動作性検査の構成

大項目	小項目
1. 顔面動作	①舌を出す ②舌打ち ③咳
2. 物品を使う顔面動作	火を吹き消す
3. 上肢（片手）慣習的動作	①敬礼（右） ②おいでおいで（右） ③じゃんけんのチョキ（右） ④敬礼（左） ⑤おいでおいで（左） ⑥じゃんけんのチョキ（左）
4. 上肢（片手）手指構成模倣	①ルリアのあご手 ②Ⅰ・Ⅲ・Ⅳ指輪（ring） ③Ⅰ・Ⅴ指輪（ring）（移送）
5. 上肢（両手）客体のない動作	①8の字 ②蝶 ③グーパー交互テスト
6. 上肢（片手）連続動作	ルリアの屈曲指輪と伸展こぶし
7. 上肢・着衣動作	着る
8. 上肢・物品を使う動作 （1）上肢・物品を使う動作（物品なし）	①歯を磨くまね（右） ②髪をとかすまね（右） ③鋸で木を切るまね（右） ④金槌で釘を打つまね（右） ⑤歯を磨くまね（左） ⑥髪をとかすまね（左） ⑦鋸で木を切るまね（左） ⑧金槌で釘を打つまね（左）
（2）上肢・物品を使う動作（物品あり）	①歯を磨く（右） ②髪をとかす（右） ③鋸で木を切る（右） ④金槌で釘を打つ（右） ⑤歯を磨く（左） ⑥髪をとかす（左） ⑦鋸で木を切る（左） ⑧金槌で釘を打つ（左）
9. 上肢・系列的動作	①お茶を入れて飲む ②ローソクに火をつける
10. 下肢・物品を使う動作	①ボールをける（右） ②ボールをける（左）
11. 上肢・描画（自発）	①三角をかく ②日の丸の旗をかく
12. 上肢・描画（模倣）	①変形卍 ②立方体
13. 積木テスト	①WAISの積み木課題図版

〔日本高次脳機能障害学会：改訂第2版標準高次動作性検査　失行症を中心として．新興医学出版社，2003より〕

表5-6 患者の家族ないしは介護者用の日本版前頭葉性行動質問紙（FBI）

		ない	ときどきある	しばしばある	いつもある
1	友人づきあいや日常生活に無関心になっていますか？				
2	促されないと，自分で何かを始められないことがありますか？				
3	嬉しいことや悲しいことに以前よりも感情を表さなくなりましたか？				
4	最近，頑固になったり，合理的に自分の考えを変えられないことがありますか？				
5	言われたことのごく一部の具体的な内容だけにとらわれて，意味を適切に理解できないことがありますか？				
6	清潔さや身だしなみに以前より気をつかわなくなったと思うことがありますか？				
7	複雑な行動を計画したり，組織立てて行うことができなくなりましたか？ 根気がなく，すぐに気が散って，やりかけたことを最後までできないことがありますか？				
8	進行中のことに集中できず，脱線したり，ついていけなくなったりすることがありますか？				
9	自分の問題点や変化に気がつかなかったり，指摘されてもそれを否定したりすることがありますか？				
10	話す量が以前よりも減ったと思うことがありますか？				
11	発音が不明瞭になったり，音の間違いや，言いよどみに気づくことがありますか？				
12	同じ行動や発言を繰り返すことがありますか？				
13	日頃のストレスや欲求不満に対して，苛立ったり，かっとなったりすることがありますか？				
14	行き過ぎた冗談，人を不愉快にさせる冗談，その場に不適切な冗談を言うことがありますか？				
15	物事を決めたり，車を運転したりするとき，無責任な，あるいはなげやりな行動をとったり，不適切な判断をすることがありますか？				
16	社会のルールを守らず，常識から逸脱したことをしたり，言ったりすることがありますか？ 乱暴になったり，子供っぽい態度をとったりすることがありますか？				
17	一時の思いつきで，結果を考えない行動や発言をすることがありますか？				
18	落ち着きがなく，じっとしていないことがありますか？				
19	攻撃的になったり，他人を怒鳴りつけたり，人にけがをさせたりすることがありますか？				
20	普段よりも多くの水分をとったり，やたらと食べ過ぎたり，食べられないものでさえ口に入れたりすることがありますか？				
21	性的な行動が普通でなかったり，または過剰になることがありますか？				
22	手の届くものや目に入るものを触ったり，いじったり，手にとって調べたりせずにいられないことがありますか？				
23	尿や便をもらしてしまうことがありますか？（膀胱炎や動けないなど，病気による場合を除く）				
24	関節炎，けが，麻痺などがないのに，一方の手がもう一方の手を邪魔してうまく使えないことがありますか？				

〔松井三枝，三村 將，他：日本版前頭葉性行動質問紙 Frontal Behavioral Inventory（FBI）の作成．高次脳機能研究 28(4)：373-382, 2008より引用〕

図5-10 コース立方体組み合わせテスト

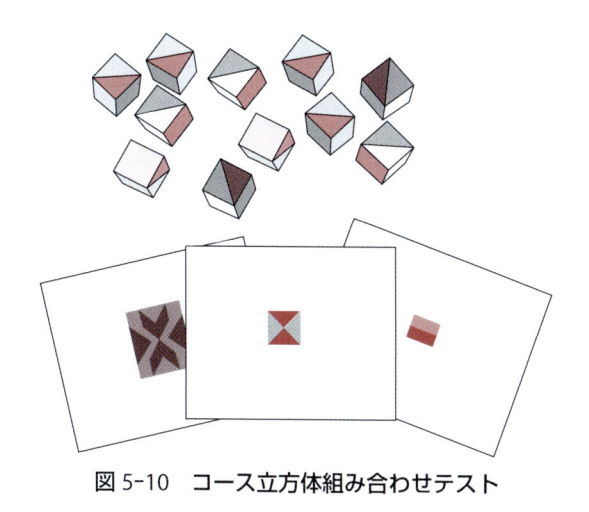

了できないときは2点，課題は完了したもののその過程に問題があるときは1点，正常反応のときは0点である．反応分類は，正反応，錯行為，無定型反応，保続，無反応，拙劣，修正行為，開始の遅延，そのほかからなり，正反応は0点，拙劣・修正行為・開始の遅延は1点，錯行為・無定型反応・保続・無反応は2点として得点化されている．失語症と麻痺の影響については，各検査項目に対して明らかに影響している場合にチェックする．

3 日本版前頭葉性行動質問紙[17]（表5-6）

日本版前頭葉性行動質問紙 Frontal Behavioral Inventory（FBI）は，1997年にKerteszらにより開発された．主に前頭側頭型認知症の示す認知行動障害を臨床的に検出するための簡便な自記式の質問紙である．日本版FBIは，2008年に松井ら[17]により作成された．

この検査は，日常生活上の障害に関する24項目の質問に「ない」「ときどきある」「しばしばある」「いつもある」の4段階で患者の家族ないしは介護者に回答してもらう．質問の各項目は，無気力，自発性の欠如，無関心/情動鈍麻，柔軟性のなさ，具体的思考，身だしなみの無頓着さ，解体，不注意，洞察のなさ，発話量の減少，発語失行，保続，いらいら，行き過ぎた冗談，判断の悪さ，不適切さ，衝動性，落ち着きのなさ，攻撃性，口唇傾向，性的亢進，使用行動，失禁，他人の手

徴候である．これらの項目は前頭葉障害の特徴的な臨床症候をほとんど網羅しているため，縦断的に用いることによって，病状の進行や治療効果を評価するための有用な尺度にもなりうる．

E 知能検査

1 コース立方体組み合わせテスト[18]（図5-10）

コース立方体組み合わせテスト Kohs block design test は，1920年にKohsにより開発され，1966年に大脇義一[18]により翻訳された．Kohsは，知的行動のより基本的過程は分析と総合であり，これらの精神的行動が精神機能の発達成長に重要であると考えた．

コース立方体組み合わせテストは動作性の知能検査で，6歳〜成人に適用される．構成は，17種類の模様図と16個の赤，青，黄，白，赤白，青黄に塗り分けられた一辺3cmの立方体，17の下位テストから成り立っている．患者にはいくつかの立方体を与え，手本の模様図と同じ模様を組み合わせて作らせる．結果は，完成までの所要時間（速度）とテスト模様の何番までつくることができるのかを測定して知能指数を算出する．

2 日本版レーヴン色彩マトリックス検査[19]

日本版レーヴン色彩マトリックス検査 Raven's Colored Progressive Matrices（RCPM）は，1947年にRavenにより開発され，日本版は1993年に杉下，山崎[19]により作成された．RCPMは，視覚的類推に関する知的能力を測定する検査で，児童や高齢者および身体障害者などを対象としている．

検査内容は，1セットが12問題からできている3セット計36問題から構成されている．検査手順は，図柄の中の1部白くなっている箇所に絵柄が完成するよう，6つの選択肢から答えさせる．日本版は，45歳以上の健常成人と健常高齢者で標準化されている．

■ 引用文献
1) Mary Law, et al（著），吉川ひろみ，他（訳）：COPM カナダ作業遂行測定．大学教育出版，1998

2) 吉川ひろみ：習うより慣れろ　できてる加減を測るAMPS. 吉川ひろみ・作業療法がわかるCOPM・AMPSスターティングガイド. 医学書院, p47, 2008
3) 齋藤さわ子：運動技能とプロセス技能の評価(AMPS). OTジャーナル 38(7)：533-539, 2004
4) 日本AMPS研究会. http://amps.xxxxxxxx.jp/amps.pdf
5) 金成建太郎, 近藤健男, 他：簡易上肢機能検査(STEF), 脳卒中上肢機能検査(MFT). 臨床リハ 15(5)：470-474, 2006
6) 吉光　清, 向後礼子：職業リハビリテーションにおけるBTEワークシミュレーターの利用について. 日本応用心理学会大会発表論文集 60：126-127, 1993
7) 坪井章雄, 村木敏明, 他：IPU巧緻動作検査の信頼性の検討. 作業療法 28(1)：80-90, 2009
8) 綿森淑子, 原　寛美, 他：日本版リバーミード行動記憶検査　解説と資料. 千葉テストセンター, 2002
9) 原　寛美：高次脳機能障害の検査と解釈　リバーミード行動記憶検査(RBMT). 臨床リハ 18(4)：346-351, 2009
10) 本田哲三：注意障害と記憶障害の評価法. 臨床リハ別冊 129-134, 1995
11) 加藤元一郎, 注意・意欲評価法作製小委員会：標準注意検査法(CAT)と標準意欲評価法(CAS)の開発とその経過. 高次脳機能研究　26(3)：310-319, 2006
12) 小西海香, 陳　韻如, 他：注意障害の評価とリハビリテーション. 老年精神医学雑誌 22(3)：295-301, 2011
13) 德永博正, 池尻義隆, 他：視知覚検査—標準高次視知覚検査. 総合リハ 27(8)：755-761, 1999
14) 石合純夫：BIT行動性無視検査日本版. 新興医学出版社, 1999
15) 日本高次脳機能障害学会：標準高次動作性検査, 改訂第2版—失行症を中心として. 新興医学出版社, 2003
16) 原田由紀子, 石川隆志：介護老人保健施設入所者の認知障害と動作能力との関連—改訂版標準高次動作性検査を用いて. 秋田大学保健学専攻紀要 18(2)：95-109, 2010
17) 松井三枝, 三村　將, 他：日本版前頭葉性行動質問紙Frontal Behavioral Inventory(FBI)の作成. 高次脳機能研究 28(4)：373-382, 2008
18) Kohs SC(著), 大脇義一(編)：コース立方体組み合せテスト使用手引. 三京房, 1979
19) Raven JC, Court JH, et al(原著者), 杉下守弘, 山崎久美子(日本版著者)：日本版レーヴン色彩マトリックス検査手引. 日本文化科学社, 2006

第 3 章
訓練用具

1 作業療法の訓練用具とは

　作業療法における「作業」とは，人の日常でなんらかの目的をもって行われるすべての活動であり，法規定上の作業療法の定義にある「手芸，工作」はその一部を構成しているにすぎない．その点から考えると，作業療法で用いる治療手段，すなわち「作業」はきわめて広範囲におよび，用いられる訓練用具をむしろ限定的にとらえるほうが困難といえる．作業療法で用いる訓練種目について限定的に整理し，詳述した報告も少ない．作業療法の訓練用具が多岐にわたってしまう現状に対して，2006年日本リハビリテーション医学会は，身体障害分野の作業療法で用いる訓練用具（原著は作業療法機器という文言を使用）について概念整理に取り組み，それらを一定の基準に沿って分類した[1]．

　さらに2008年同学会は，作業療法機器の使用頻度およびその効果に関するアンケート調査を行い，作業療法機器を上肢訓練機器，作業療法機器，そのほかの機器に大別して，各機器における所有率や使用頻度をまとめた[2]．上肢訓練機器ではセラプラスト，重錘バンド，セラバンド，サンディングボードおよびセット一式が所有率・使用頻度ともに高く，作業療法機器では治療用ゲーム（輪投げ，パズル），自助具，ペグボード，手工芸，家事用設備，ADL用設備，パーソナルコンピュータが，そのほかの作業療法機器ではボールが，同様に高い割合を示した．

　また，日本作業療法士協会刊行の「作業療法白書2010」では，医療領域・身体障害分野の9割以上の施設で基本的動作訓練やADLを用いた作業活動が実施されており，一方で手工芸を用いた作業活動も比較的高い割合で導入されてはいるが，6割台にとどまるとの結果が示された．法律上の定義にいう「手芸，工作」は，決して治療種目の核には位置していないのが実状となっている．短縮化する在院日数のなかで高い治療効果が求められる今日の医療において，作業療法も効率化が重視され，煩雑な準備や製作に多くの日数が必要となるような種目よりも，簡易に導入でき身体機能改善やADL能力向上に短期間で結びつくような種目が採用される傾向になるのは必然の流れなのかもしれない．

　本章では，これまでの調査・報告や臨床での現状をふまえ，所有率や使用頻度が高いと思われる作業療法の訓練用具を，上肢機能訓練用具，作業療法用具，次世代の上肢訓練用具という3つの項目に分け，各項目での代表的な訓練用具を取り上げることとする（表5-7）．なお，医療の領域でかつ身体障害分野に従事する作業療法士の割合が最も高いこと，服部が重きをおいてきた領域をふまえた結果，身体障害分野の作業療法を念頭に置いた内容になっていることをあらかじめ述べておく．

2 代表的作業種目と訓練用具

A 上肢機能訓練用具

　関節可動域（ROM）や筋力・筋持久力，感覚機能の改善，運動麻痺の回復など，上肢の機能に直接的に働きかける代表的な訓練に用いる用具を紹介する．

1 サンディングセット

　木工作業に含まれる要素的作業であり，サンドペーパーを用いて「木板の表面を磨く」という行

為から生まれる反復的な運動に着目し，特に作業療法のために考案された訓練種目がサンディングである．サンディングブロックと呼ばれる各種のブロックにサンドペーパーを取り付け，それを反復的に動かし，木板の表面を磨き平滑にするという動作を基本としている．上肢機能訓練を目的として高頻度に用いられる活動であり，上肢の筋力強化や脳卒中後の片麻痺上肢の随意運動・分離運動の促通に向けて利用されることが多い．

必要となる主な用具は，サンディングボード（作業台）とサンディングブロック，ブロックに取り付けるサンドペーパー，磨く対象物となる木板材，そのほか運動の負荷を目的に用いられる重り，麻痺側上肢の運動補助具で構成される．それらを合わせたものがサンディングセットとして市販されている．

なお，ワイピングと呼ばれるタオルなどを用いて机上を拭くような作業も，サンディングと類似した運動が可能となる．

a. サンディングボード（作業台）

さまざまなサンディングボードが商品化されている（図5-11）．いずれのタイプも車椅子など座位姿勢だけでなく立位姿勢での作業にも対応でき，ボードの傾斜を調節することで，より広く肩関節の可動範囲を調節できる機構を備えている（図5-12）．各肢位においての作業が可能となるためには，肩関節を中心にして高位・中位・低位に調節できるものを用意しなければならない．さらに運動の回旋性や対角性の必要性から，斜交運動ができる工夫もいる．また，傾斜角が最も治療度合の決定因子として大切である．施設内のほか，在宅などでも簡単に実施できるように，ポータブルな卓上用ボードもある．なお，作業面に必ずしも傾斜角が必要ではなく，概ね水平角度での

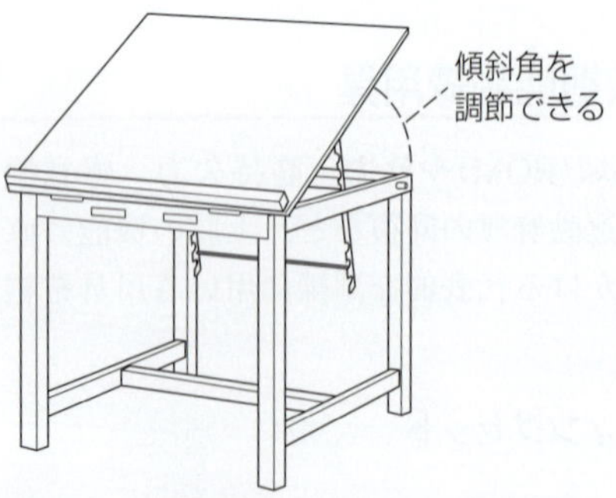

表 5-7 作業療法で用いる代表的訓練用具の一覧

上肢機能訓練用具	サンディングセット 上肢スケーターボード 粘土（セラプラスト） 各種握力・ピンチ力強化器具 重錘バンド セラバンド 上肢運動補助器具
作業療法用具	ペグボード 木工，陶芸 手工芸（紙細工，革細工，マクラメ編み） 治療用ゲーム パーソナルコンピューター スプリント ADL訓練用具 家事動作訓練用具 意思伝達装置
次世代の上肢訓練用具	上肢訓練支援ロボット 片麻痺上肢の積極的・集中的使用訓練用具 上肢機能改善のための機能的電気刺激装置

図 5-11 サンディングボード（傾斜角度調節式）

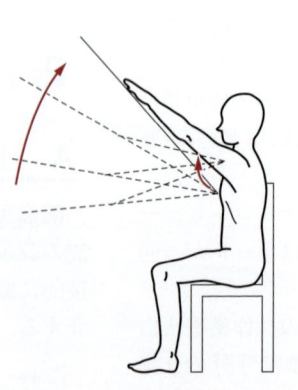

図 5-12 サンディングボードの角度および姿勢によって変わる上肢の挙上角度
1. ボード角度による変化　2. 姿勢による変化（座位と立位）

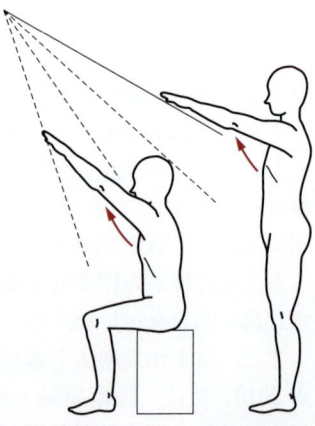

運動を行う際は，専用のサンディングボードを用いなくても，上肢の運動範囲を確保できる広さがあれば一般的なテーブルで代用可能である．

b. サンディングブロック

通常，両手で把持して動作する両手用，また片手で動作する片手用を使用することが多い（**図5-13**）．さらに抵抗負荷が可能な抵抗用などもある．片麻痺患者は，麻痺側上肢を抗重力で支え，サンディングブロックの握り部分を自力で把持することが困難な場合も少なくない．上肢を支助し，手指の把持を補助する装置の工夫が必要となる．

c. サンドペーパーと板材

サンディングの際の上肢に作用する負荷は，サンドペーパーおよび木板材がその基本となる．サンドペーパーの粗密によって，運動時に与える抵抗が異なってくる．サンドペーパーの表面が粗いほど抵抗が大きくなる（サンドペーパーについては木工の項を参照）．板材は，その材質や磨く面の面積が抵抗値に影響する（**図5-14**）．しかし，木板面を削ることによって生じる削りカスを頻回に清掃処理することは非常に煩雑であり，動作中に患者がそれを吸引するおそれもあるため，あえてサンドペーパーをサンディングブロックに装着せず，ボードの傾斜角を増したり，サンディングブロックに重りを乗せたりなどの方法で負荷を設定する場合が多い．

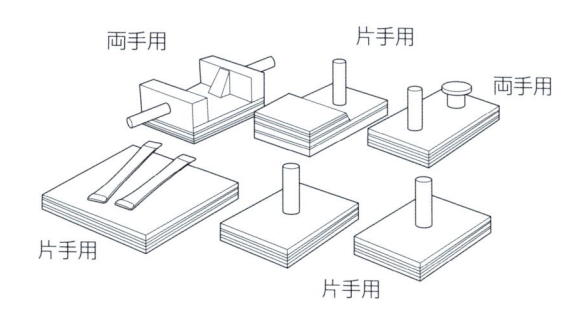

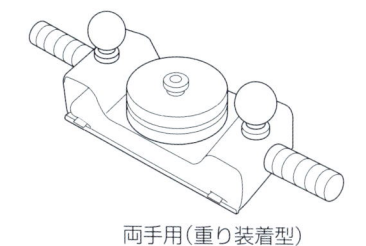

図5-13　各種サンディングブロック

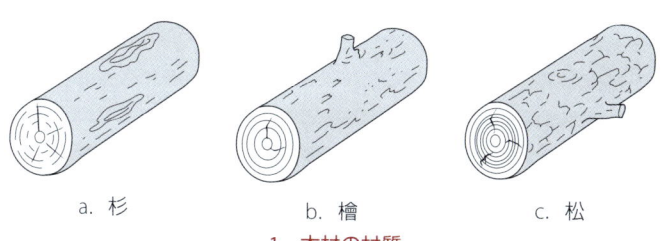

1. 木材の材質

木材の材質や年輪などが，筋力などの運動負荷を加減する因子となる．杉より松のほうが，また若い木より成木のほうが抵抗値は大きい．

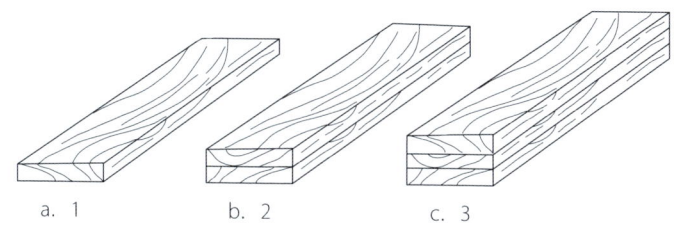

2. 木材のサイズ

使用木材が大きく重くなるほど，サンディングでの筋力などの運動負荷は強くなる．

図5-14　木材の種類・材質・サイズと運動負荷抵抗（服部）

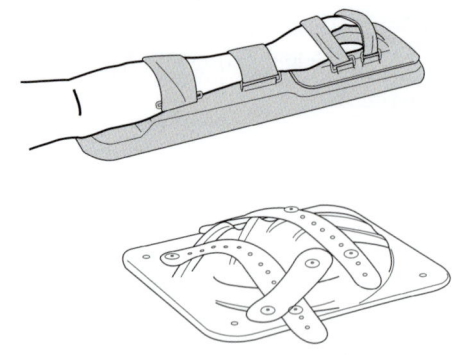

図 5-15 上肢スケーターボード

2 上肢スケーターボード

キャスターなどが取り付けられ，机上の滑動を可能にした平板に，手ないし前腕部を乗せベルトなどで固定し，上肢抗重力保持の負担を軽減した状態で上肢を水平方向に動かすように使用する器具である（図 5-15）．上肢痙性の抑制，脳血管障害による片麻痺上肢の随意性促通，頸髄損傷などにより，上肢の抗重力筋が低下している状況での筋力強化訓練として用いることができる．

これまでは各施設独自にハンドメイドで作製されてきており，脳卒中患者の自主訓練器具としての有用性が報告されている[3]．器具の細部についても施設ごとに若干異なる．名称も特に統一されておらず，上肢ローラー板，マルチスライダーなど施設ごとのネーミングがなされている．オーバーヘッドアームスリングなど，上肢の抗重力保持をサポートする器具を併用しながら用いることも効果的である．

3 粘土（セラプラスト）

手指の筋力強化，巧緻性の向上などを目的に粘土を用いた作業を行う．使用する粘土は，身近な工作などで用いるような普通の紙粘土やゴム粘土などから，本格的な焼きもので用いる陶土までさまざまなものがある．

陶芸は，理学療法士法及び作業療法士法（昭和40年6月29日法律第137号）施行以前より作業療法の訓練種目として実施され，精神障害，身体障害の両分野において積極的に活用されてきた．

しかし在院日数の短縮化が推し進められている今日の状況において，複雑な工程を必要とする陶芸を実施することは現実的には困難である．また，直接的な効果を基本的能力や応用的能力に求めて実施するよりも，精神心理的な安定や社会的適応能力への効果を期待して行う傾向が強い[4]．

したがって臨床においては，各種の粘土作業の一工程である，粘土練りおよび造形に含まれる要素的課題を，特別な準備を必要とすることなく容易に再現できる変形自在なシリコン性の粘土（セラプラスト）を用いて行うことが多い．医療福祉用品としてさまざまな商品名で広く販売されており，その多くには異なる固さが設定され，それぞれの固さを色で識別できるようになっている．

一般的には手関節や手指の関節可動域および筋力，巧緻性・協調性の維持改善を目的に用いられることが多く，また感覚障害への感覚入力を利用した再教育訓練としても導入することができる．

手指のさまざまな動きに対応してセラプラストは形を変えることができるため，幅広い訓練方法の設定が可能で，アレンジもききやすい（セラプラストを使った手指訓練の典型例は第6部第1章参照）．

しかしその一方で，セラプラスト自体が粘着性も有しているため，汚染しやすいうえに水洗いなどの洗浄も困難であり，清潔な状態を維持するには課題が残る．使用した患者の手の清潔維持や，感染予防のためには，使用前後での手洗いは不可欠である．

4 各種握力・ピンチ力強化器具

前述したセラプラストも含めて，握力や手指ピンチ力を強化する目的でさまざまな器具を用いる．多くは，スプリングの抵抗やゴムなど素材の弾性などを利用する構造となっている．手指の反復的な屈伸運動において，屈曲時に抵抗を負荷することで，握力維持強化を目指すことができる．さまざまな器具が市販されており，量販店などで比較的廉価で購入できるハンドグリップ運動器も活用できる．使用方法もいたって簡単であり，日常から身近に使用しやすい器具である．ただし，握り手の大きさや形状，材質はさまざまであり，負荷抵抗も段階づけられているため，患者に適切

なタイプのものを選択する必要がある．

　作業療法では，それらの器具を単純に反復運動として使用するだけではなく，たとえばペグボードなど把持動作課題においてハンドグリップ運動器を介しながら行うと，より課題指向的な要素を取り入れることができる．単に動かすのではなく，課題指向的に，目的ある作業のなかで使うような工夫が求められる（図5-16）．

5 重錘バンド

　筋力・筋持久力，あるいは作業耐久性の強化を目的に，四肢，特に上肢に抵抗を負荷した状態でさまざまな作業活動を行うことがある．用いる代表的な器具に重錘バンドがある．重錘バンドは運動療法において高頻度で用いられている器具であり，重量別に細分化され市販されている．作業療法では，たとえば巧緻性・協調性の向上を目的としてペグボード作業を実施し，その作業に習熟がみられてきた次の段階づけの一手法として，上肢に重錘バンドを装着した状態で同作業を実施する（第3部第4章参照）．

　また，運動失調症の患者に対して，日常生活動作における失調症状の影響を軽減する目的で四肢に重錘バンドを装着することがある[5]．ただし，負荷する重錘の重量や装着部位など，具体的な方法について一般化されてはおらず，得られる反応もケースごとに異なる傾向にあり，臨床では試行錯誤のなか実施されている．

6 セラバンド

　四肢や体幹の粗大で広範囲な運動を誘導するための作業活動として，体操を行うことがある．患者とセラピストが1対1で個別的に指導する場合もあれば，レクリエーションの色彩を帯びた集団活動として実施することもある．実際の方法として，特別な器具を用いず，かけ声やラジオ体操のようなリズム・音楽に合わせて行う方法が一般的であるが，器具を用いて工夫を加えることで，さらに効果を変化・拡大することもできる．その1つの方法として，伸縮性に富むラバー素材のバンドを利用することがある．

　わが国では，セラバンド（Thera Band，米国Hygenic Corporation製）が比較的広く使用され

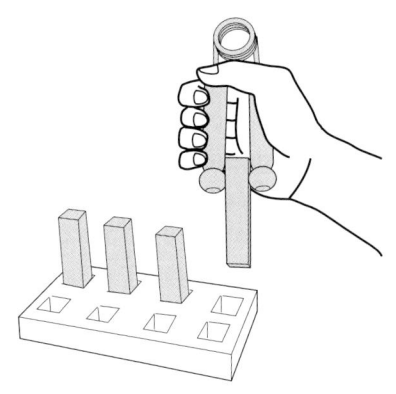

図5-16　ハンドクリップ運動器を使用したペグの把持

ている．セラバンドは，伸縮性に富むラテックスゴム製のバンドで，米国理学療法士協会の認定を受けている．カラーバリエーションも豊富で伸縮強度が細かく設定されており，強度別に色分けされている（第3部第4章参照）．同じ体操であっても，手にセラバンドを把持して行うことで適度な抵抗を生じることができ，筋力や全身耐久性の強化という効果も期待できる．

　一方，より作業療法の特色を生かした使用方法として，輪にしたセラバンド（弾力包帯でも可）を一側ずつ足部より通し，それを腰部付近まで引き上げ上衣を脱ぐように頭部より抜き取る，またその逆の動作を行う．この一連の動作は，上衣および下衣の更衣動作の練習として利用することができる．

7 上肢運動補助器具

　抗重力位で上肢を保持できない，自力でものを把持できないなどの要因から机上での作業活動が実施困難となる場合に，それら困難部分を補助するさまざまな器具を用いる．上肢の抗重力保持に用いる代表的な器具としては，ポータブルスプリングバランサー（PSB）やアームサスペンションがある（第6部第4章参照）．しかし価格は決して安価とはいえず，PSBは厚生労働省により補装具給付対象品と認められている．

　滑車装置も設定の方法次第で補助装置として活用することができる（図5-17）．たとえば，滑車に取り付けられたロープの一端に砂のうなどの重

454　第3章　訓練用具

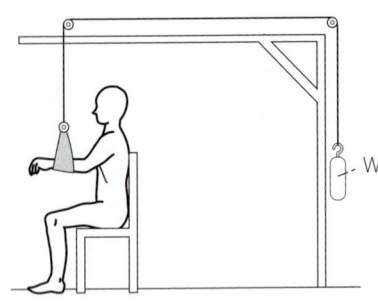

1. 重りを用いた方法
上肢の自重とウエイトとが均衡を保つようにする(counter balance).

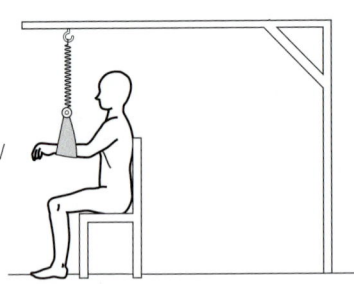

2. スプリングを用いた方法
スプリングの弾性と上肢の自重が均衡を保っている.

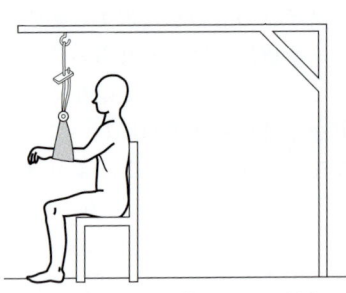

3. 吊帯(スリング)を用いた方法
普通の吊帯で吊っても十分である.

図 5-17　滑車装置を用いた上肢の挙上補助(服部)

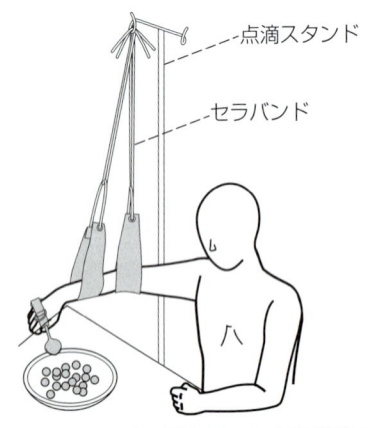

図 5-18　セラバンドを用いた上肢運動補助

り，他方にスリングのカフを取り付け上肢に装着する．取り付ける重りの重量は，患者の筋力低下の程度，上肢の重量などを考慮しながら，目的とする運動が引き出せるように調節する．

また，低コストで同様の補助機能を期待できる方法もある．たとえば，点滴スタンドやベッドの上部に設置したフレームにスプリングとカフを取り付け，そのカフに前腕を通して作業をすることで，スプリングの縮み力が上肢の補助機能に代わり，机上作業を行いやすくなる．スプリングの代わりに前に触れたセラバンドを利用することもできる(図5-18)．手指の把持を補助する器具も市販されているが，臨床では把持した手の上から弾性包帯を巻き，把持を補強することが多い．また，把持する対象物，たとえば鉛筆やスプーンの柄を太くしたり(チューブスポンジなど)，ユニバーサルカフなどの自助具で代償したりすることもある．

B　作業療法用具

1　ペグボード

ボード(盤)上に作られた穴(通常は複数)に棒状のペグ(言語上は棒，釘，木栓を意味する)を差し込んで使用する訓練器具で，一般にペグボードと呼ぶ．さまざまな形や太さ・長さ，重量，材質のものが市販されている(第6部第2, 3章参照)．ペグをつまみ，差し込めるよう調整する手指の巧緻性，目的とする穴までリーチし，適切に差し込む上肢の筋持久力・運動調整能力，目と手の協調性が主として要求される．

そのほか，視知覚や視空間認知の訓練や評価にも使用可能である．多彩な段階付けが可能であり，作業療法で広く用いられる作業種目の1つである．手を使って行うほか，箸を使用してペグを操作することで箸の操作訓練として，ハンドグリップ運動器を使って差し込んだペグを抜くことで握力の強化として，またメトロノームのリズムに合わせて動作することで協調動作の訓練としても活用できる．

2　木工，陶芸

a. 木工

作業療法において，木工は代表的な活動種目として広く用いられてきた．木工作業は，関節可動

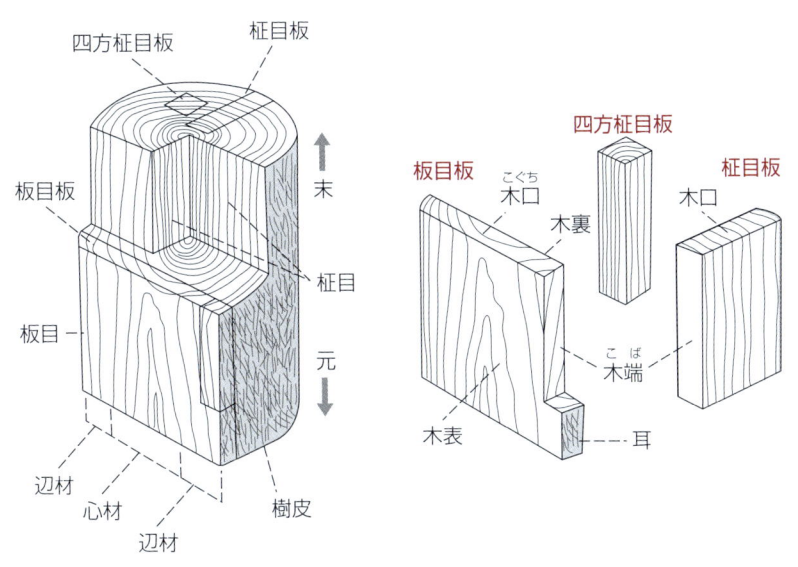

図 5-19 木取りと木目（板目板と柾目板）
〔浅沼辰志：木工．日本作業療法士協会編：作業―その治療的応用，改訂第2版．協同医書出版社，p10, 2003 より一部改変〕

域，筋力，巧緻・協調性，耐久性などといった身体機能の諸要素のほか，エネルギーを使うことでの攻撃性の発散，作業への集中や持続，安全などに配慮する注意力，計画し効果的に実行する遂行機能など，さまざまな精神・認知機能の要素に働きかける効用が期待できる．しかしながら今日の臨床においては（精神科を除いて），作業療法の活動種目として木工作業を用いる頻度は低下傾向にある．

木工作業は，身体的作業負担が比較的大きく，男性向きの作業であると一般に認識されがちである．だが，木工製品が醸し出す温もりや美しさなどの魅力は，男女問わず感じるものであり，最近では趣味などで木工作業に触れる女性も少なくない．また購入者自身が組み立てるタイプの家具も広く市販されており，作業内容自体単純にはなるが，日常生活で木工作業を経験する場面は多い．

木工作業を実施するうえでの訓練用具は，加工が施される木とそれに必要となる各種の道具ということになる．したがって，まず木材が有するさまざまな特徴や必要な道具の適切な使用方法，作業遂行において必要となる技能などを理解する必要がある．

(1) 樹種と木材

樹木には針葉樹と広葉樹がある．一般に針葉樹は木質が軟らかく加工が容易であり，一方で広葉樹は硬いものが多く加工しにくいという特徴をもつ．また木には年輪があるが，木取り（切り出された樹を製材し板や角材にすること）の方法によって木目の入り方が異なってくる．年輪に対して接線方向に挽くと板目板，半径方向に挽くと柾目板となる（図5-19）．板には乾燥すると収縮し，水分を含むと膨張するという性質があり，状況により変形したり割れたりする場合がある．このような木の狂いは，柾目板より板目板に生じやすい．これに対して，変形や割れといった弱点をカバーした木もある．合板，集成材，削片板（パーティクルボード），繊維板（ファイバーボード）などがそれにあたる．

(2) 接合剤

木材同士を接合，加工するためにさまざまな形状，長さ，材質の釘や木ねじを使用する．また，用途により，各種の接着剤も有効に活用する．

(3) 塗料

木材の保護や作品の見映えをよくするために使用．水性，油性，透明，不透明，など多くの種類がある．

(4) 各種の道具

木工作業を構成する工程と必要となる道具について述べる．基本的には，測る・切る・削る・彫る・あける・打つ・固定する・塗る・磨く，という作業が含まれる．

- 測る

さしがね(曲尺)，スコヤ(直角定規)．木材に正確に寸法を入れたり，材料が直角になっているか，表面が平滑になっているかなどを確認したりする．

- 切る

各種の鋸．両刃鋸(木目によって横挽きと縦挽きを使い分ける)，胴付き鋸(細工用)，あぜ挽き鋸(部材に溝を掘るときなどに用いる．横挽き縦挽きの両刃構造)，回し挽き鋸(曲線が切れる)，洋式鋸(押したときに切れる)．

- 削る

かんな，電動かんな，サンダー．木材の基準面を平滑にしたり，作品の表面をきれいに仕上げたりする目的で用いる．

- 彫る

用途に応じてさまざまなノミ(鑿)を使用する．追入れノミをはじめ，かつらのあるノミは，一方の手でノミを把持・固定し，もう一方の手に玄翁(げんのう)を持ってノミの柄頭部分を叩いて用いる．一方，かつらの付いていない手突きノミでは直接手で叩く．ノミの把持側，叩打側ともに，手指の強い把持力や上肢の固定力，玄翁を操作する筋力が必要となる．

- あける

釘や木ねじの下穴を開ける際などにキリを用いる．さまざまなタイプがあり，用途に応じて使い分ける．意図した箇所に正確に穴が開くようにキリの尖端を固定しなければならない．特に手指の巧緻性や目と手および両手の協調性が要求される作業である．

- 打つ

金槌，玄翁，木槌などで釘を打つ．玄翁と金槌に関して明確な分類基準は存在しないようであるが，一般に金槌は頭の一方が平らで他方が細く尖った形状のものを指し，玄翁は両面で打つことができるものを指す．細い釘の場合は頭の重さが軽いものを使用するなど，釘のサイズに応じた玄翁を用いる．また，力を加減して弱く打つときは柄の頭に近いほうを持ち，強く打ちたいときは柄の先端を持つとよい．目的に応じて打つ面を変えるなどの判断も必要となる(最初は平面側で打ち，最後は曲面側で打つ)．力学的にみると，頭に近いほうを持って打つ場合と先端を持って打つ場合は，上肢に掛かる負荷が異なる．より先端を持って打つほうが負荷が大きくなり，より効果的な上肢筋力強化を期待できる．また，柄の握り方，打ち方を工夫することで，作用する関節や筋肉も変更することができる．

- 固定する

材料の接着や固定などで用いる道具として，クランプ，端金(はたかね)，万力などがある．作品同士の接着などには，さなだ紐などで縛り固定することも有効である．道具の操作には，手掌あるいは指腹の強い把持が必要となる．

- 磨く

木工用ヤスリやサンドペーパーを使用する．サンドペーパーには，表面に研磨剤が付着しており，その粒度(砥粒の大きさ)によって表面の粗さに違いが出てくる．一般に粒度は番号で表され，「60」「80」「100」「120」……といった数字がサンドペーパーの裏面に記されている．番手と呼ばれることもある(JIS規格では数字の前にPという記号がつく)．数字が大きくなるほど，サンドペーパーの表面が細かくなる．研磨する木材表面の状態にもよるが，100番前後のもので下研磨し，徐々に番手を上げて木材表面をより平滑に仕上げていく．サンドペーパーは箱状の木片などに巻きつけたり，ハンドサンダーを用いたりするとより均等に磨くことができる．

b. 陶芸

材料や道具を準備する前段階として，どのような作品をどのような技法でつくっていくのか，またどのような装飾，色合いに仕上げていくのか，ある程度のイメージを考える必要がある．それにより，使用する粘土や道具などが決まってくる．

陶芸作業で，一般に用いる材料・用具について述べる．完成までの基本的な工程は，作品のイメージ考案→道具の準備→土練り→成形→半乾燥→仕上げ→乾燥→素焼き→下絵付け→施釉→本焼き(→上絵付け)→完成，である．

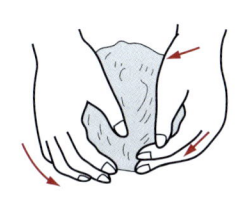

①練り上げた粘土を作品に応じた大きさの玉状にまるめる．

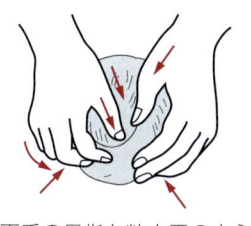

②両手の母指を粘土玉の中心に押し入れ，回しながら外側に張り出させる．

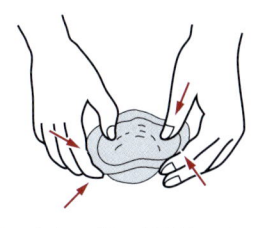

③これを四指で外側よりうけ，つまみながら厚みを考える．

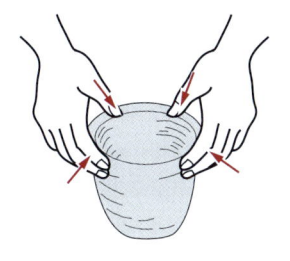

④次第に成品に近づけていく．

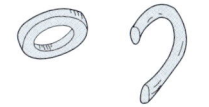

⑤成品の突出部，たとえばカップの握り手や底台はほかの小さい粘土玉からつくる．

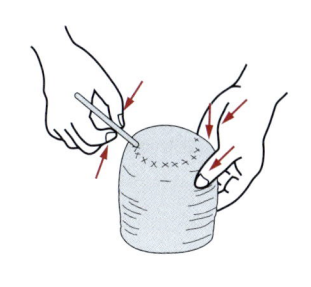

⑥握り手や底台と本体の接合する場所にキズをつける．

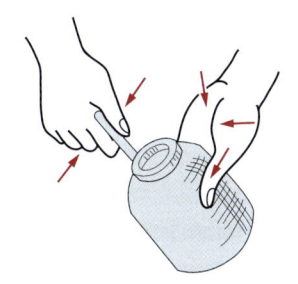

⑦底に粘土泥（ドベ）をぬりつけ，接着させる．

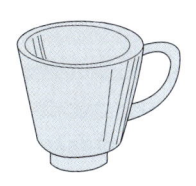

⑧できあがり

図 5-20　玉作り（つまみ造形）によるカップ製作（服部）

　医学的リハビリの見地からは，完成までの各工程のなかでも特に「土練り」「成形」といった作業において，上肢の筋力強化，手指巧緻性の改善をはじめとした身体機能の改善に作用する要素を含んでいる．

(1) 土練り，成形

　荒練りと菊練りがある．荒練りは，土の硬さを均一にするために行う．菊練りは土に含まれる空気を押し出し抜くために行う．練っていくうちに菊の模様がつくことから命名．いずれの練り作業も，肩・肘関節を中心に上肢全般の強い筋収縮が求められるうえに，立位で行うほうが効果的な作業であることから，同時に立位動作能力の向上もはかることができる．

● 成形

　玉作り，紐作り，たたら作り，ろくろ作りなどの方法がある．玉作りや紐作りは，特に手指のつまみ動作や巧緻性・協調性が必要となる．玉作りは，粘土を一度丸い玉状にかたち作ったあとに両母指で差し込み穴を開け，それを押し広げるように手指を使いながら成形していく（**図 5-20**）．紐作りは，粘土を細長く紐状にかたち作り，それぞ

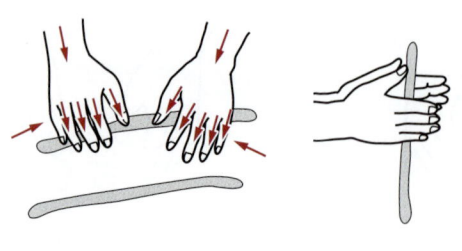

①まず両手あるいは両手と台で，練り土を紐状にまわしながら伸ばしていく．

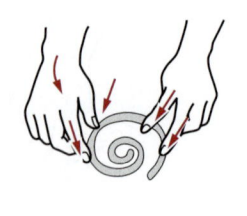

②できあがった土紐を底のほうからコイル状に巻き，積み重ねる．

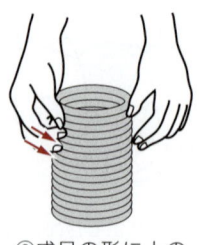

③成品の形に上のほうへと造形していく．

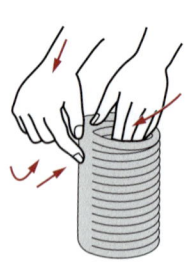

④土紐の形を消し，その接着を強固にするために，できあがった成品の内側と外側から手指で同時に圧し形をととのえる．

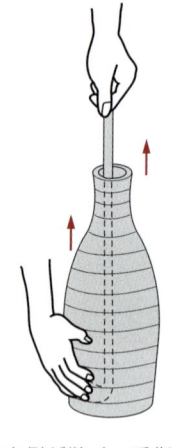

⑤内側が狭く，手指が挿入できない場合は円柱棒などを用いて内外側よりおさえる．

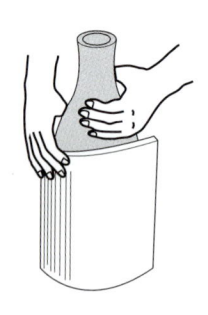

⑥厚手の紙で表面を押し，平坦にしあげる．

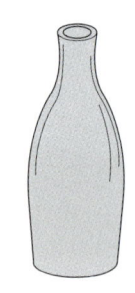

⑦できあがり

図5-21　紐作り（コイル造形）による花瓶制作（服部）

れを重ね接着するなどして，手指で押さえならしていく（図5-21）．たたら作りは，まず粘土を板状にしたたたらをつくる．延べ棒で押し延ばす動作が必要となり，肩・肘関節への作用が大きくなる．

(2) 材料

- **粘土**

さまざまな種類の粘度があり，目的によって使い分けたり，混合したりすることが必要となる．しかし初めの段階では，急激な温度変化にも耐えうる，初心者でも扱いやすい市販されている楽焼粘土が適当と思われる．

- **釉薬（ゆうやく）**

素焼きを終えた段階では，作品は形を成しているものの表面は粗く，色も素材とした粘土そのものの色でしかなく，水分を吸収しやすい状況にある．釉薬は，素焼き後の素地を覆ってガラス状の薄い膜を形成し，艶を与えまたは艶を消すなどの効果を与えたり，さまざまな色づけに用いられたりする．また，釉薬を塗ることで作品の表面が平滑になり，汚れや水分の染み込み・漏れを防ぎ，さらには強度も増し割れにくくなる．釉薬を掛けて装飾を施すことを施釉（せゆう）という．

市販される釉薬にはさまざまな種類のものがあり，含まれる原料もさまざまである．粉状の原料を水で融解し，用途に応じて複数の原料を混ぜ調合し釉薬をつくりあげる．しかし，原料によっては有害物質を含むものもあり，換気のよい環境でマスクや手袋を装着して作業を進めることに留意しなければならない．

- **絵の具**

絵付け用の絵の具を使用する．素焼き後の素地

に絵付けすることを下絵付け，施釉し本焼きのあとに絵付けをすることを上絵付けという．下絵付けと上絵付けでは焼き上げる温度が異なるため，それぞれに対応できる絵の具を用いる．

(3) 道具
- ろくろ

  手回し式，足踏み式，電動式などがある．粘土を成形する工程で使用する．
- たたら板，延べ棒

  つくりたいサイズに応じて，たたら板を調節する．粘土を延べ棒で押し延ばしながら，たたらをつくる．
- 各種のこて

  形を整える際に使用する．さまざまなタイプがあり用途で使い分ける．
- 各種のへら

  ろくろ上で円形に粘土を切り取ったり，粘土の表面を削ったりして形を整える際に用いる．細かい装飾を施す際にも使用できる．各種の掻きベラや線描ベラなど多種のヘラがあり，用途に応じて使い分ける．
- トンボ，外パス

  同サイズの作品をいくつかつくるときに利用できる．
- かんな

  成形の際に用いる．
- 弓

  口縁を整える際に用いる．
- 切り針金，切り糸

  ろくろ上でできあがった作品を切り離したり，たたらを切り離したりするときに使う．
- 各種の窯

  素焼き，本焼き，上絵付けという焼成の過程で窯が用いられる．電気窯，ガス窯，灯油窯，登り窯がある．

(4) オーブン陶芸

焼成で用いる窯には各種あるが，いずれも安価といいがたく，購入には数十万～数百万円の費用を要する．しかしながら家庭のオーブンで焼成を行うオーブン陶芸もあり，大規模な設備がなくても身近に行える陶芸として注目されている．粘土の練りや成形，乾燥といった基本的な作り方は通常の陶芸と変わらず，焼く段階ではオーブン陶芸独自の方法で行う．粘土は専用のオーブン陶土が，コート剤や化粧土も専用のものが市販されている．機器は，温度調節可能なオーブンが望ましく（160～180℃設定が可能），オーブン電子レンジも使用可能だが，温度ムラが生じやすいためアルミホイルを敷くとよい．オーブントースターは発火のおそれがあり，電子レンジは加熱方法自体が異なるため使用できない．

3 手工芸

a. 紙細工

紙を主材料する手工芸全般を指し，ペーパークラフトとも呼ばれる．われわれの生活にはさまざまな用途で用いられる多くの紙・紙製品があふれている．紙には和紙と洋紙がある．和紙は，植物にある靱皮繊維（じんぴせんい）を砕き，紙漉という手法で作られる古くから伝わる紙である．

一方，洋紙は，木材の繊維から抽出されたパルプからつくられる．原料が木材であることから大量生産が可能であり，和紙に比べると安価で容易に入手が可能である．身近にある紙・紙製品の大部分は，木材パルプが原材料となっている．

紙は，複雑な技術を必要とせず，書く・描く，切る，ちぎる，折る，丸める，接着する，表面を仕上げる，などのさまざまな加工を容易に施すことが可能である．低コストで身近に入手でき，ほんのひと手間で加工ができることからも，紙手芸の作品はバラエティに富む．本章では，不要紙を使って完成できる紙手芸の一例を取り上げる．

(1) 不要な紙でつくるかご

チラシなどを使って細長いチューブ状のパーツをつくり，それぞれをつなぎながら編み上げて作品をつくる（図5-22）．アンデルセン手芸とも呼ばれる．不要な紙を用いることもできるため低コストであり，上手く製作できなくても損失は少なくやり直しがきく．

- 材料

  不要になったチラシ（硬くないものがよい），雑誌（無料配布の情報誌も可），電話帳，新聞紙など．
- 道具

  丸い棒（直径2.5～15 mm程度・長さ300～450 mm前後，木製やステンレス製など），木工用ボンド，塗料，はけ．

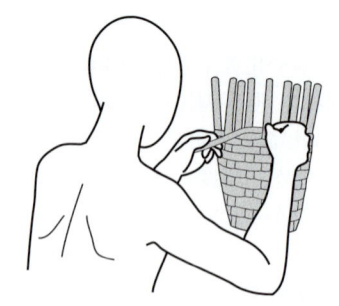

図 5-22　紙細工（紙チューブでかご製作）

丸い棒を用いて材料の紙を巻き取る．作品に応じた直径の棒を選択することになるが，比較的細い直径のチューブをつくる場合は，編み物用の編み棒を代用することができる．巻き終わりや編み終わりをとめるために木工用ボンドを用いる．また，木工用ボンドの希釈液をつくり，はけを使って作品全体に塗布すると作品が強固になり，塗装を施す場合の下地を形成することができる．塗料は，ペーパークラフト専用のものを使用してもよいが，概ね一般的な塗料で対応でき，スプレー式のラッカーを用いてもよい．

b. 革細工

皮革加工の歴史は，古く有史以前から存在していたといわれている．今日の日常生活においても，靴，鞄，財布，衣服，ベルト，運動具，武具，工業用品など，いろいろな部分に使用されている．

作業活動として使用される代表的な革細工技術であるレザーカービングは，第二次大戦後の進駐軍兵士によってわが国にもち込まれ，今日に至っている．

(1) 材料

革を材料とする．動物から採取し加工を施していない皮を生皮という．生皮は腐りやすく，乾燥すると堅くなってしまう．生皮を腐りにくく，柔らかく保つための加工を「なめし」という．なめし加工を施していない皮を一般に「皮＝スキン」といい，なめし加工を施した皮を「革＝レザー」と呼ぶ．革細工に使用される革の大部分は牛革であり，成牛を渋なめししたものがよく用いられる．裏貼り用の材料としては，アメ豚（渋なめしの豚革の表面を摩擦して光沢を出したもの）やギン（表革を薄くすいた表革だけ）を，鞄の持ち手や袋物の芯には床革（ギンを取ったあとの表革のついていないもの）などを使用する．

(2) なめし方による特徴

- 渋なめし

植物タンニンによるなめしで，薄い茶褐色をしている．陽光焼けにより徐々に濃くなる．伸びが少なく丈夫で，吸水性，可塑性に富み，形がつけやすく，レザーカービングに適している．

- クロムなめし

塩基性硫酸クロムを用いてなめす．色は青みがかったグレーに仕上がる．伸び，弾性に富み，強靱であるが可塑性が少なく，染色もしにくいため裏側に用いることがある．

- 白なめし

革を白く仕上げるために合成なめし剤やホルマリン類を使ってなめす．染め付きがよくロウケツ染めに向いている．

- 混合なめし

複数のなめし剤を混合してなめす．それぞれの長所を生かすことを目的とする．

動物は体の部分によって，覆う皮の性質が異なる．腰の部分は外的から攻撃される危険性が高いため強靱であり，繊維は太く丈夫で密に絡まり伸縮性は少ない．

一方，腹部はその危険性も少なく，胃腸の膨張に合わせるため柔軟であり，伸縮性に富む．胸部も同様で，呼吸に合わせて伸縮する柔軟性をもっている．なめし革になった際にもその性質は変わらないため，素材とする革が動物のどの部分に相当するのかを把握し，製作する作品に適合したものを選択すべきである．

そのほか動物の種類，動物の生活環境や季節，年齢，などによっても革の性質は異なってくる．

購入は信用のある専門店，革手芸を取り扱う専門店などを通じて進めることが安全である．革の売買は面積で行われており，10 cm 平方を 1 DS（デシ）といい 1 DS あたりの単価が設定され，取引される革の大きさが何 DS あるのかで価格が決まる．売られている革の大きさはさまざまで，小さな動物は一匹を丸革として売られていたり，一頭を背筋で半分に裁断した大きさで売られていたりすることもある．布のように，希望する分だけ

1. 巻き結び　　　　　　　　　2. 平結び

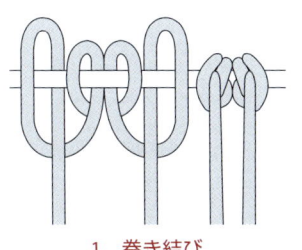

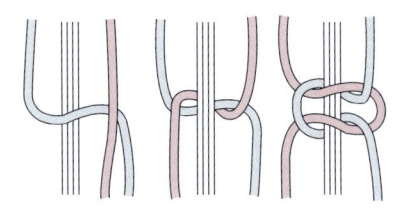

図 5-23　マクラメの基本的な結び方

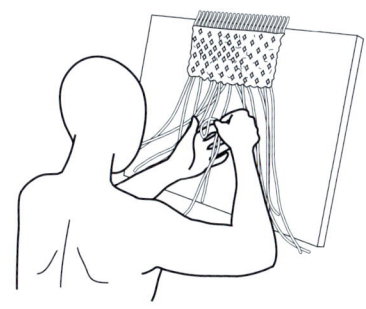

図 5-24　マクラメ編みの実際

の切り売りはない．

通常は一度で非常に大きな面積を購入することになり保存をすることが必要になるが，その方法には気を配らなければならない．革は湿気により変形しやすく，さらに汚れると細菌も繁殖しやすい．また，陽光により茶褐色に焼けて変色してしまう．これらを防ぐために，表面を内側に巻き込んで紙や薄い布に包み，乾燥した陽の当たらない場所に保管するとよい．

(3) 道具

各工程で多くのさまざまな道具を使い分ける．レザーカービングでスーベルカッターを用いて革に切り込みを入れたり，多彩な模様を表現する刻印工具を使って刻印したりする作業では，特に上肢の巧緻性や協調性が必要となる．

c. マクラメ編み

複数の紐を結びあわせてできた結び目を積み重ねて独特の模様や形をつくり出す手芸であり，マクラメという言葉は，アラビア語の「ムクラム」(＝格子編み)に語源があり，交差して結ぶという意味がある．結び方はいくつかあるが，基本的な結び方である巻き結びと平結び(図 5-23)をマスターすれば，なんらかの作品は完成できる．作業療法の対象には高齢者や認知機能に問題がある患者も少なくないため，多彩な結び方や複雑な手順が要求される作品よりも，シンプルな結び方を反復してできあがる作品のほうが好ましい場合が多い．平結びを反復的に繰り返す作業であっても，徐々に見栄えのよい作品に仕上がっていき，患者のモチベーションが高まることが多い．

コースターのような小物から，ランチョンマットのような敷物，小さなアクセサリー，ベスト，ベルトやバッグなどにいたるまで，できあがる作品は豊富である．使用目的は，上肢の巧緻性や協調性，関節可動域，筋力および筋持久力の維持向上などの運動機能の改善をはじめ，立位で行うことでの立位動作・立位耐久性向上，作業への注意や集中，ワーキングメモリーや遂行機能，視空間認知に対するアプローチなど幅広い．マクラメ糸の長さや本数を少なめに設定し，小さな作品を選択することで短い在院日数や訓練期間内で完成することが可能となり，比較的急性期から導入しやすい作業種目でもある(図 5-24)．材料および用具は以下のとおりである．

(1) 材料

細いものから太いものまで紐ならば不問だが，手芸店などでマクラメ糸として，さまざまな色や太さ，材質のものが販売されている．

(2) 用具

特段に用具を必要とはしないが，仕上がりをきれいにしたり，結びやすくしたりするために次の用具を用いると便利である．

・マクラメボード(マクラメを固定する．縦横に線がマス目状に引いている．アイロン台でも可能)

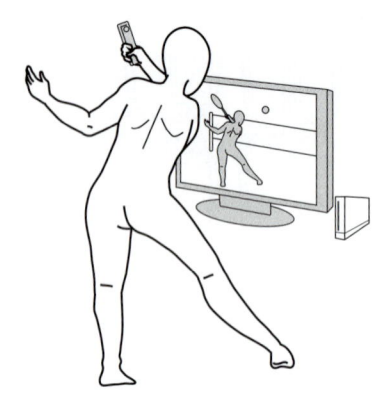

図 5-25　家庭用ゲーム機を用いた訓練

- はさみ
- 結び目をほどくための目打ちなど
- マクラメピン（マクラメをボードに固定し形を整えるためのピン）
- マクラメクリップ（マクラメをはさむことができるようになった重り）
- とじ針とかぎ針（端糸の始末）

4 治療用ゲーム

　作業療法における治療用ゲームの活用範囲と利用価値はきわめて大きい．人間が健康に生きるうえでは，3つの側面である身体面，精神心理面，社会面の機能的な統合と調和が必要とされるが，ゲームはこの3つの側面に向けての治療的効果が期待され，低下した機能や障害の改善に役立つ．
　代表的な種目として，上肢の巧緻協調性を必要とする，囲碁，将棋，チェス，オセロゲーム，ダイヤモンドゲーム，ドミノゲーム，ソリティアなどの駒と盤（ボード）を用いるゲーム，トランプ，花札，カルタなどのカードゲーム，輪投げやボーリング，風船バレー，シャッフルボードなどの上肢のほか，下肢や体幹にも作用する全身的な粗大なゲームが従来行われてきた．
　一方，時代の流れとともにコンピューター技術，IT 技術を使ったゲームが，国内のみならず世界的に広く普及し，大規模な経済効果を生むほどに市場は拡大している．今日では作業療法においてもコンピューター技術を使用したものを用いる傾向がある．さまざまなゲームがあるが，パーソナルコンピューター（パソコン）は汎用性が高い．各種のゲーム用ソフトウェアを使用することができる．キーボード入力やマウス操作をゲーム感覚でトレーニングするソフトや，ATMT（Advanced Trail Making Test）や KWCST（Wisconsin Card Sorting Test 慶応 F-S バージョン），高次脳機能バランサー（レデックス），などの高次脳機能障害の評価や，訓練に特化したさまざまなソフトが発表されている[6]．また家庭用ゲーム機を用いることで，上肢機能だけでなく下肢および体幹を含めた全身的な機能の賦活に働きかけることもできる（図 5-25）．

5 パーソナルコンピューター

　かつて作業療法の施設基準上の必要物品に電動タイプライターがあった．しかし時代とともに日常それを目にすることはなくなり，パソコンへと移り変わってきた．パソコンの世帯普及率も 8 割以上に及んでいる．非常に身近なものとなったパソコンであるが，作業療法への導入の際には目的を明確にしておかなければならない．
　代表的な用途としては，目的としたキーを確実に押すことを目指した手指巧緻性・協調性訓練など上肢機能訓練，また高次脳機能障害者の認知機能訓練，さらに上肢機能や認知機能を応用的に駆使した就労を目指しての職業前訓練などがある（図 5-26）．十分なキー操作が困難な四肢麻痺者などに対しては，自助具との併用により導入が可能となる（第 8 部第 5 章参照）．そのほかキー操作など上肢での操作が困難となる，ALS など全身性の運動機能の低下をきたす疾患については，各種の入力補助ソフトウェアやスイッチの工夫によって活用の範囲が広がる．

6 スプリント

　作業療法士は，治療手段としてハンドスプリンティングを用いることがある．医師の処方のもと，解剖学，運動学，変形や拘縮のメカニズム，組織の修復過程のほか，生理学的・力学的基礎知識に基づいてスプリントは作製される．しかし，スプリントをいかに適切に作製し効果的に活用するかは，セラピスト側のスキルが大きく影響する．作製する技術を高めることはもちろんであるが，まず適切な材料を選択し，道具を正しく使用

する知識が重要となる．プラスチックや金属，布，革，ゴムなどさまざまな材料が用いられるが，本章では，特に作業療法士がよく用いる熱可塑性スプリント材について取り上げる．

なお，スプリント作製に不可欠となる，一般的な材料・工具設備は以下のとおりである．

(1) 材料
- スプリント材料（熱可塑性材料）
- 面ファスナー（ストラップに使用）
- ストッキネット（装着時の汗とりや形成のときの保護に使用）
- ピアノ線（コードハンガー：アウトリガーのフレームに使用）
- リベット（合成ゴム材のときのストラップをとめるのに利用）
- ゴム輪（動的スプリントの力源，スリングの牽引用）
- スリング材料（革や布など）
- 紙（型紙用）
- 接着剤（スプリント材料の接着用）
- フェルト

(2) 道具，設備
- ヒーティングユニット（スプリント材の加熱用）
- はさみ（紙，布，革材料用）
- リベットのとめ工具一式
- ペンチ
- タオル
- コイル製作用工具
- ヒートガン

ただし，これらの材料や道具・設備がすべて備わっているとは限らず，製作にあたっては，セラピスト自身が自己の技術と手持ちの材料，道具によってどこまでできるかを判断しなければならない．

(3) 熱可塑性スプリント材

熱可塑性スプリント材料とは，ある一定の熱を加えると，材質そのものの形・性質は変化しないが軟化し，手などに成形するのが容易になる合成ゴム系やプラスチック系の材料である．オーブンなどを用いて高温加熱を必要とする材料から，70〜80℃程度のお湯などで加熱すると軟化する材料があり，臨床上，作業療法士は後者のタイプを使用することが多い．熱可塑性スプリント材は，

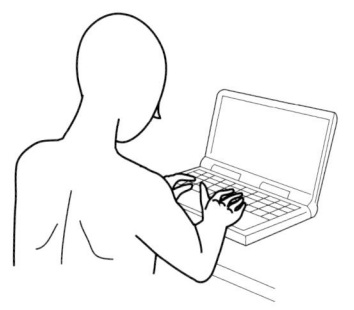

図5-26　パソコンを用いた訓練

一般に形状記憶性，ストレッチ性とドレープ性，接着性という特徴をもつ．

形状記憶性とは，材料が一度伸張されても，再度加熱することで復元する特性である．この特性により，仮にモールディング（成型）が上手くいかなくても，その材料を再び加熱することで元の状態に復元され，新たに材料を準備しなくても再度モールディングをはかることができる．

ストレッチ性は，材料を引っ張って伸ばされる特性であり，それによりフィッティングが可能となる．

ドレープ性は，軟化した材料がかかる重力によって伸張される特性である．この特性を活かして，上肢の適切なポジショニングを維持しながらモールディングを行うことができる．

接着性は，スプリント材自体が有する接着する特性である．この性質を上手く活用することで，より効率的にスプリントを作製することができる．多くの素材には，あらかじめ接着性を抑えるコーティングが施されている．接着性を引き出すためには，消毒用エタノールや専用のスプリント溶剤でコーティングを拭き取ったり，サンドペーパーなどでコーティングを剝がしたあとに加熱したりするとよい．

わが国では，オルフィットとロリアンスプリントという2つの海外ブランドのスプリント材がよく使用されている（表5-8）．

7 ADL訓練用具

ADL訓練では，日常生活でのなんらかの動作の獲得，あるいは介助量の軽減に向けた介入を行う．目的とする動作を反復練習するにあたり，特

表 5-8-1　スプリント材(オルフィット)

商品名	厚さ(mm)	穴の種類	形状記憶性(%)	粘着性	非粘着加工	特徴
オルフィット　ソフト	1.6/2.0/3.2	なし/あり(小・中・大)	あり(100)	○	×/○(NS)	柔らかな素材．モールディングが容易で，フレキシブルなスプリントに仕上がる．
オルフィット　ハード	3.2	なし/あり(中)	あり(100)	○	×/○(NS)	硬い素材．装着感に優れ，しっかりとしたフィット感．
オルフィット　エコ	3.2	なし/あり(中)	あり(85)	○	×	リサイクル商品で低価格．
オルフィライト	1.6/2.5/3.2	なし/あり(小・中)	あり(100)	○	×	軽量な素材．表面がソフトで皮膚に優しい．
アクアフィット　NS	1.6/2.4/3.2	なし/あり(小・中・大)	あり(100)	○	○	成型時の伸張性が高い．加熱すると透明になり，圧迫や創部の状態を確認できる．

NS：Non-Sticky；モールディングの際に接着しないようにフィルムコーティング加工

に動作を支援する機器を必要とすることなく患者自身の身体機能を使って行う場合と，機能が不足している部分を機器によって補いながら最大の能力を引き出していく場合がある．機器を用いてADL訓練を進めていく際に用いる各種の機器を総称してADL訓練機器ととらえることはできるが，多種多様な機器が存在するため，それらを限定的にとらえることのほうが難しい．

a. 床上・起居・移乗・移動動作

(1) 寝返り，起き上がり

力づな(梯子づな，吊り輪，結び目のあるロープなど)，ベッド柵を用いる．

(2) 座位

ベッド上での端座位や長座位保持を目的にベッド柵を設置する．車椅子やそのほか椅子上での姿勢保持が困難な場合は，各種の座位保持装置を用いる．

(3) 立ち上がり

ベッド上端座位や椅子座位姿勢からの立ち上がりと，床からの立ち上がりがある．前者の場合は，ベッド柵，なかでも可動式の移動介助バー(第8部第5章参照)が付いているタイプがよい．壁に設置されている手すりも利用できる．前方に固定のしっかりしたテーブルを設置し，適切に支持することで立ち上がりの有効な補助となりうる．起立-立位保持の能力をより高める目的で，作業療法ではスタンディングテーブル(図5-27)を活用することもある．

(4) 移乗

起立歩行が困難なものについては，ベッドから車椅子間の移乗動作の獲得にむけたアプローチが必要となる場合がある．一般的には，ベッド柵，特に介助バー付きのベッド柵が望ましい．また，移乗先の車椅子または椅子にはアームレストが付属されていると，より安定した動作の遂行が可能となる．なお，安定した移乗動作の獲得に向けては，安定した端座位や座位での体重心移動が求められるため，それに向けたバランス練習などを作業療法で実施する．

(5) 移動

歩行など移動動作は，主に理学療法が介入する分野である．しかし，作業療法の介入が不要というわけではない．特定の生活上の動作を遂行するためには，移動という作業を必然的に伴うからである．たとえば，食事をとるために食堂まで移動する，排泄を行うためにはトイレまで移動することが必要となる．したがって，作業療法は目的とする動作遂行に必要な移動に関して介入していかなければならない．そのためには，まず患者の生活する環境を把握し，どの経路を移動するのが適切か，手段は歩行か車椅子か，歩行ならば杖，下肢装具などの補助具は必要か，また手すり設置や段差解消などの環境調整が必要か，などを考えていかなければならない．

表 5-8-2　スプリント材（ロリアンスプリント）

商品名	厚さ(mm)	穴あきパターン(%)	加温(℃)	形状記憶性	粘着性	非粘着加工	ストレッチ性	ドレープ性	特徴
ポリフォーム	1.6/3.2	1	65〜70		○	○	高 ↑	◎	ドレープ性を利用してのモールディングが可能.
ポリフレックスⅡ	1.6/2.4	1	65〜70		○	○		○	程よいストレッチ性，扱いやすい.
アクアプラスト	1.6/2.4/3.2	1〜42	70〜75	◎	○	○		○	色や種類が豊富．加熱時に色が変わり作業がしやすい.
テイラースプリント	1.6/2.4/3.2	1	65〜70		○	○		○	各スプリントの長所を集約した万能タイプ.
イージーフォーム	3.2	1	70〜75		○	×			ストレッチ性が低く，仕上がりが硬い．大関節や痙縮抑制に向く.
サンスプリント	1.6/3.2	2.5	65〜70/70〜80	△	○	○	↓低		ラバー素材．製作時に弾力性があり，仕上がりがしっとりしている.

穴あきパターン：数値が大きいほど通気性が大きい．

　起居移乗移動動作には下肢や体幹機能が関与するところが多く，下肢体幹機能への介入は移動動作と同様，主に理学療法の守備範囲ととらえられがちである．しかし後述するセルフケア動作，特に下衣更衣動作，排泄動作，入浴動作など立位で展開される動作もあり，ADLにつながることを視野に入れ，作業療法からも下肢体幹機能へのアプローチが実施される．
　実際には，スタンディングテーブル（図 5-27）を用いて起立・立位訓練を実施することがある．また，立位や端座位でボール投げや風船バレー，輪の取り入れ作業など体重心の移動を伴うような作業も実施する．

b. 食事動作

　箸やスプーン，フォーク，茶碗や皿など通常の道具や食器だけでは自力で動作困難な場合は，さまざまな自助具や補助器具を使用することが多い．動作獲得に向けた過程で一時的な使用にとどまる場合もあれば，疾患によっては恒久的な使用を視野に入れてアプローチする場合もある．
　また，食事動作の練習は，実際に食物を摂取するという直接的な作業を行う前段階として，木片やスポンジ，あるいは細い紐などを食物に見立

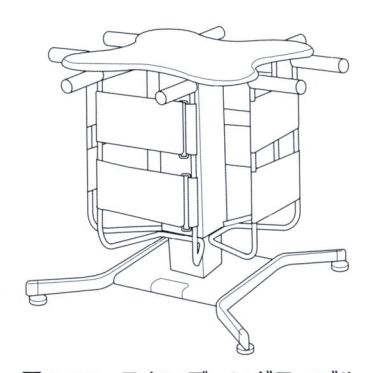

図 5-27　スタンディングテーブル

て，それを箸でつまんだりスプーンですくったりなどの練習を行うことがある．初期段階では，道具や食器をしっかりと把持できず，それを落としてしまい，結果として食物をこぼしてしまう可能性が高い．また，その場面に遭遇する患者の心理的なダメージも小さくはない．そのためにも導入時期は，作業療法訓練として，模擬的な設定での食事動作練習から始めることが理想である．なお，箸でセラプラストをほぐしたり，ボードにペグを抜き差ししたりする活動も，応用的な練習の一例である．

c. 整容動作

　食事動作同様，必要に応じてさまざまな自助具を用いて練習を行うことがある．歯ブラシの柄の把持が困難な場合は，各種の自助具でそれを保持することに焦点をあてるが，歯ブラシ自体を電動タイプに替えるなどの方法も一案である．また，洗口液で口内を洗浄することも，不十分な手の動きを補う1つの方法といえよう．なお，必要に応じてスポンジブラシなども用いる．

d. 更衣動作

　通常の衣服を用いて練習するが，動作の困難な場合は，衣服への細工・工夫（ループを取り付ける，ボタンを面ファスナーに代えるなど）を含め自助具を用いることが多い．練習段階では，大きめのサイズであったり，伸縮性のある生地を使った衣服を用いたりするなどの工夫をする．

　更衣動作を各工程に分けて考え，たとえば袖を通すという動作，各種のボタンの着脱やファスナーの開閉，紐結びを反復練習することがある．また，輪状にしたセラバンドや弾力包帯を用いることで，更衣動作前段階の模擬練習も可能となる（前述，セラプラストの項目参照）．

e. 排泄動作

　便器への移乗，下衣の上げ下げ，排泄からの清拭・始末，という動作に分けてアプローチを検討する．下肢機能や起立歩行能力が十分ではない場合，まず便器のタイプは洋式が望ましく，便器付近の壁に設置された手すりあるいは上肢の支持を可能にする簡易設置型のフレームを補助として用いることができる．ポータブルトイレの場合も，手すりやフレームが付属されたタイプがよい．

　市販されているADLトレーニングユニットでの練習も効果的である．下衣の上げ下げの際，立位保持が不十分な場合は，側方の壁にもたれたり，壁に設置されている手すりを利用したりしてバランスを取りながら動作を行う．清拭や始末が困難な場合も自助具を用いることがあるほか，拭く動作を必要としない洗浄機能付き便器を用いることもできる．

f. 入浴動作

　入浴は普通，完全に脱衣した状態で行われる動作ではあるが，ADL訓練として行われる場合は，必ずしも脱衣を必要とすることなく，着衣のままでも練習できる動作である．アプローチとしては，浴室内への進入および移動，浴槽の出入り，洗体という点に注目しなければならない．

　実際の入浴時は，床など浴室全体は濡れており，非常に滑りやすい状態である．したがって浴室内への進入，浴室内を移動する際は手すりなどの物的支持を利用し，同様に浴槽出入りの際も手すりなどを把持し，安定性を確保しながら行わなければならない．下肢機能に明らかな問題を認めない場合も細心の注意を払い，せめて浴槽のふちを把持しながら動作を行う，などの配慮が必要である．洗体も自助具を使用して練習することが多い．浴室周辺の動作練習をシミュレートできる器具も市販されている．

8 家事動作訓練用具

　リハビリ医療においては，家事といえば通常，調理，洗濯，整理整頓を含めた清掃という活動に焦点を当てることが多い．特に調理は，全身の耐久性や，四肢の応用的で複雑な動きが要求され，さらにさまざまな認知機能の処理が必要となる動作である．使用する道具によっては負傷したり，安全性を怠ると火災事故を引き起こしたりするなどの危険性をはらむ．自助具の導入も含め使用する調理器具を工夫し，作業環境を整えるなど安全性の確保に注意する必要がある．主たる作業場所となるキッチンカウンターの理想的なサイズや形状は，立位で行う場合と車椅子で行う場合とで異なってくる．一般的なキッチンカウンターでもよいが，車椅子での作業に支障が及ぶ．

　作業療法室には，立位・車椅子の両方での作業に対応可能なキッチンカウンターが設置されていることが多い．洗濯や掃除には専用の家電器具を使用することが多いが，安全性の高いもの，操作方法が煩雑でないもの，小型軽量であるなど身体的負担をかけないもの，座位でも操作できるものなどの特徴を有しているものが望ましい．

9 意思伝達装置

　発話によるコミュニケーションが困難で，筆談やパソコンへの入力すら不可能な運動機能障害を伴う患者に対しては，言語療法だけでなく，作業療法もかかわり意思伝達装置の使用に向けてアプ

ローチすることがある．簡単な道具を使った方法としては，文字盤や透明文字盤，コミュニケーションボードなどがあり，電子機器を用いた方法としては，ボイスキャリーペチャラ（パシフィックサプライ），トーキングエイド（ゲームメーカー大手のナムコが開発，第8部第5章図8-222参照），レッツ・チャット（パナソニックヘルスケア）などがある．

さらに従来のトーキングエイドの機能にメールの送受信などの機能が追加されたiPad用アプリトーキングエイド for iPadが開発され，iPad上でトーキングエイドが使えるようになった（なお障害の程度に合わせ画面上にキーガードを装着が必要）．アプリは，Apple Store からのダウンロード販売が基本となる．

また，パソコンも利用できるが，手の使用が困難となるケースが多く，伝の心（日立ケーイーシステムズ），オペレートナビTT（テクノツール），Hearty Ladder などの入力補助ソフトウェアを用いて使用することになる．患者のパソコンの知識が乏しい場合は伝の心，ある程度知識がある場合はオペレートナビTTが向いている．Hearty Ladder はフリーソフトであるが完成度が高く，さまざまなスキャンモードによって，キータイピングやマウス操作が困難でも，文書作成やメール送受信，web閲覧が可能となり，設定も簡単である（公式サイト http://takaki.coocan.jp/hearty/）．さらに手を使用しての入力を補助する機器として，トラックボールマウスやペンマウスなどの各種のマウス，ビッグスイッチやジェリービーンスイッチ，タッチセンサーなど残存機能を活かせるさまざまな市販のスイッチ類がある．

障害の状況によっては，セラピストの手で患者に合わせたオリジナルスイッチ（スタイロフォームで作ったマイクロスイッチなど）を製作することも必要となる．疾患，障害の状況や残存能力，デマンドなどを考慮して，適切な補助機器・入力手段を探らなければならない．また，ALSなど進行性の疾患については，導入時期についても熟考して決めるべきであろう．

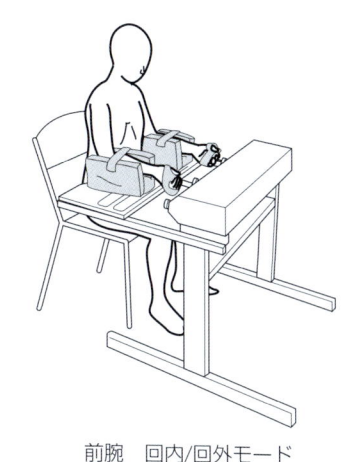

前腕　回内/回外モード

図5-28　Bi-Manu-Track

C 次世代の上肢訓練用具

脳卒中など脳に障害を受けたあとのリハビリでは，今日，中枢神経系の神経ネットワークの再構築 re-organization に重点をおいたさまざまな新しい治療介入が積極的に展開されており，リハビリ医療の一治療概念として発展している[7]．

作業療法の場面でも，維持期（生活期）に至った片麻痺者に対して，麻痺側上肢および手指機能の改善を目的に積極的な機能訓練を実施するケースが増えてきた．今日，上肢および手指の麻痺改善を目指したさまざまな新しいアプローチ方法が提唱されているが，今後作業療法の分野で注目を集め，発展が期待されるであろう種目について取り上げる．

1 上肢訓練支援ロボット

近年，ロボット工学は目覚ましい進歩を遂げ，各国でそれら技術がリハビリ医療へ臨床応用されている．片麻痺の上肢機能訓練にロボット機器を用いることで，セラピストへの身体的な負担や時間的な制約を軽減しつつ，高強度で一定の運動を確実に施行することを可能とする．

わが国においてもその技術は導入され，Bi-Manu-Track（図5-28，Hesseらが開発，麻痺側上肢と非麻痺側上肢のミラー・イメージ運動を再現）[8]を用いた臨床研究[9]や，NEDOのプロジェクトで開発された上肢訓練支援装置（モーターと

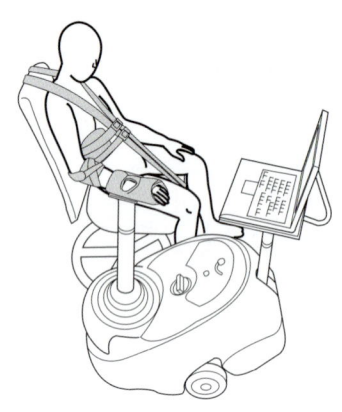

図5-29　Reo-Go

患者を直接ギアでつながずに上肢の3次元の動きを可能にする)の導入が行われており[10]，いずれも麻痺側上肢への効果が報告されている．また，イスラエルMotorika社製Reo-Go(図5-29，帝人ファーマが輸入・製造・販売，垂直方向に伸びたロボットアームに麻痺手を固定し，2次元3次元多方向で他動的〜自動的な運動を実現する)[11]を用いた多施設間での前向き無作為化比較試験が行われ，作業療法士による従来の訓練に加えReo-Goを用いると，より有意に上肢機能が改善することが確認されている．

わが国における上肢機能訓練支援ロボット機器の開発・研究は依然その発展途上にある．開発されている機種もさまざまであり，その適応，プロトコル(訓練プログラムやスケジュールなど)，効果の程度も一様ではない．これまでの臨床研究は，ロボットを単体で用いるだけでなく，反復性経頭蓋磁気刺激(rTMS)や経頭蓋直流電気刺激(tDCS)との併用，作業療法士主導による集中的な麻痺側上肢訓練を補完併用することの必要性についてふれている．今後は，作業療法のプログラムの一環として使用され普及していくことが期待されており，作業療法士は当該ロボットの有する特性を把握し，目標を達成するために上手く活用するスキルが必要になる．簡便な操作性，ポータブル化がはかられ，廉価版が開発されることで，作業療法の訓練用具としてさらに普及していくであろう．

2 片麻痺上肢の積極的・集中的使用訓練用具

片麻痺上肢を積極的・集中的に使用させることで機能回復をはかる代表的な介入方法としてCI療法 constraint-induced movement therapy (CIMT，CIM療法)がある．脳卒中患者が，非麻痺肢を主に使用してのADLを確立するなかで，麻痺肢を使用しなくなる「学習性不使用 learned non-use」を克服し，麻痺肢の使用による脳の可塑性＝「使用依存性の大脳皮質の可塑性 use-dependent plasticity」をはかることで，麻痺側上肢の運動機能向上を目指すことを治療理論とする[12]．

実際には，非麻痺側上肢を拘束することで使用を制限した状況でさまざまな課題を行い，麻痺側上肢の強制的な使用を促進していく．なお，実施するうえで必要となる用具などは次のとおりである．

a. 非麻痺側上肢拘束のための用具

一般には非麻痺側上肢に三角巾やアームスリングを施したり，非麻痺側手にミトンや指間を縫合した手袋などを装着したりする(図5-30)．

b. 課題で必要となる用具

CI療法で用いる課題項目を，shaping項目と呼ぶ(反応形成 shaping とは心理学用語であり，目標とする特定の行動に接近するよう行動の要素を選択的に強化し，最終的に求める行動の形成を達成するオペラント条件付けの方法をいう)．患者が設定した目標動作の獲得に結びつくことが意図された，課題指向的な要素を含み日常生活に即した動作であって，条件設定や段階付けの変更，複数課題の組み合わせが可能となるものであれば，いかなる課題も shaping 課題として設定することができる．CI療法の提唱者Taubの理論をふまえ，わが国では佐野によるshaping項目が普及している(表5-9)[13]．佐野のshaping項目は，粗大動作23項目，巧緻動作23項目，両手動作14項目，合計60の動作課題を含んでいる．それらの項目に必要となる物品・用具は以下のとおりである．

タオル，ボール，A4大のクリップボード，穴あけパンチ，お手玉，輪投げセット，木片，食器洗い用スポンジ，引き出しの開閉が可能な収納，

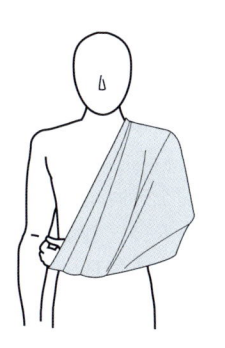

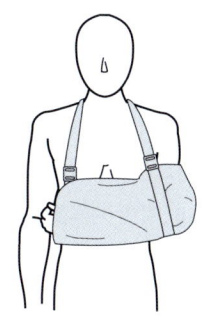

1. 三角巾　　2. アームスリング　　3. 指間を縫合した手袋

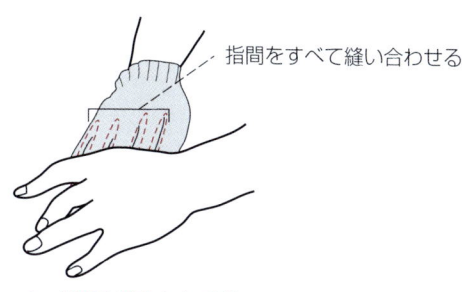

指間をすべて縫い合わせる

図 5-30　非麻痺側上肢の拘束方法

表 5-9　佐野の shaping 項目

粗大動作	前腕を机上のタオルにのせる． 机上のタオルに前腕をのせた状態で円を描くように肘を伸ばす． 肘で時計回り・反時計回りに直径 10 cm・20 cm の円をなぞる． 手を膝上から机上のタオルにのせる． 手を机上のタオルにのせた状態で前方に肘を伸ばす． 患者横に置いた椅子の上に掌か拳を置き，肘を伸ばして体重をかける． 机上のボールに手を伸ばす↔戻す． A4 大クリップボードを立てて机上で支える． 手を腰に回して叩く． 反対側の肩の埃を掌で払う． 反対側の肩をリズミカルに叩く． 穴あけパンチで紙に穴をあける． お手玉を口元まで持ってくる↔机上に置く． 机上のボールをつかみ，患側横の容器に入れる． 机上と机縁をタオルで拭く． 輪投げの輪をさまざまな方向にセットした棒に通す． ブロックを 2 つ以上積み上げる． 食器洗いのスポンジを(洗剤を泡立てるイメージで) 5 回握り離しする． 引き出しを開ける・閉める． 頬杖をつく． 盆上でボールを時計回り・反時計回りに回す． 紙を手前から 2 つに折る． クリップをつまみ容器に入れる．	巧緻動作	頭をかく． うちわで手前や前方に向かってあおぐ． 食べ物に塩をふるような動作をする． 洗濯バサミでさまざまな角度から板を挟む． 紙を握りつぶす． 握りつぶした紙のしわを伸ばす． クリップをつまみ，紙を挟む． 雑誌のページを 1 枚ずつめくる． スティック糊のねじキャップを開閉する． 直径 5 cm 程度のボトルのねじ蓋を開閉する． そろばんをはじく． 小銭をつまむ． ティッシュでこよりをつくる． 複数枚のトランプを持ち 1 枚ずつ机上に置く． ボールの縫い目を親指でなぞる． 机に貼ったテープを爪を立てて剥がす． 書字(名前，計算，迷路など障害や必要度に応じて)． お手玉を投げる↔受ける．
巧緻動作	人差し指で時計回り・反時計回りに直径 10 cm・20 cm の円をなぞる． 計算機のキーを人差し指で順に押す． 机縁と平行に置いた定規の目盛りを 5 cm 刻みで指腹ではじく． ペンをつまんでペン立てに立てる． 軽い木片をはじく．	両手動作	(男性)ネクタイを締める・(女性)エプロンの紐を結ぶ． 袖口や襟元のボタンをかける・はずす． タオルを絞る． 蝶結びをする． はさみで紙を切る． 紙で箱を包む． 両手でタオルを握りピンと張る． 立って足踏みをするとき，手を前後に振りリズムをとる． 10 cm 段差を昇降する(両手でバランスをとる)． 両手を対称に広げて深呼吸をする． お手玉を前方のかごに投げ入れる． 輪投げをする． 上手投げでボールを持ったままゆっくり壁に当てる． 傘を差して歩く

運動指令　運動指令による発生した筋活動電位を読み取る

リモコン

筋活動電位に比例した電気刺激を出力する

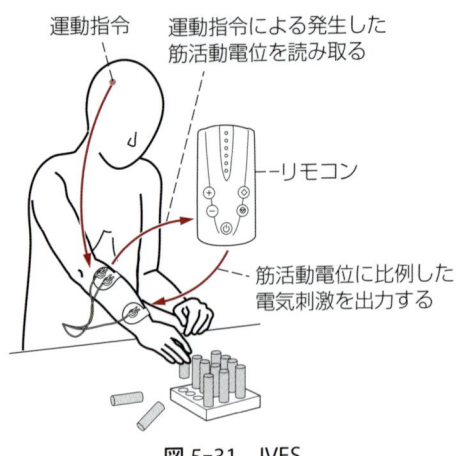

図 5-31　IVES

盆，紙，クリップ，計算機，定規，ペンおよびペン立て，うちわ，ねじキャップ（スティックのりなど），ねじ蓋のあるボトル，そろばん，小銭，ティッシュ，トランプ，公式テニスボール，粘着テープ，筆記用具，ネクタイ，エプロン，ワイシャツ（前開きでボタンのあるシャツ），紐，はさみ，段昇降用の箱，かご，傘．

また，同じく麻痺側上肢手指の運動機能回復を目的として，tTMS や tDCS による治療，痙縮に対するボツリヌス療法に併用して，作業療法場面で積極的・集中的に麻痺側上肢手指の使用を促す訓練（Intensive OT：集中的作業療法）を組み合わせるアプローチも盛んに行われている．この場合の集中的作業療法に用いる課題も，特に限定はされていない．したがって，CI 療法と同様にあらゆる活動種目を用いることができる[12]．

3　上肢機能改善のための機能的電気刺激装置

片麻痺上肢の運動機能，特に手の把持・つまみ動作の促通など，日常生活で使える機能への回復に注目した治療が普及しつつある．代表的な治療の 1 つとして HANDS 療法（Hybrid Assistive Neuromuscular Dynamic Stimulation therapy，ハンズ療法）がある[14]．HANDS 療法は，随意運動介助型電気刺激装置 Integrated Volitional control Electrical Stimulator（IVES，アイビス）と手の装具を組み合わせて行う．装具を装着した状態で，IVES を用いて麻痺側上肢の筋を刺激する．

IVES は，物をつまもうとするなど麻痺側上肢を随意的に筋収縮させた際，微弱な電気信号を感知し，随意筋電量に比例した電気刺激が神経を介して当該筋肉に与えられさらなる筋収縮を促す．つまり麻痺側上肢の筋収縮をアシストし，さらに強い収縮を生み出す働きをもつ．刺激によって促進された筋収縮がより機能的な把持・つまみ動作につながるよう，同時に麻痺側の手関節を固定あるいは手指を対立位にポジショニングするために装具を装着する．IVES が開発されたあと，同様の機能をもつ装置として PAS システム（OG GIKEN），MURO Solution（パシフィックサプライ），NESS H200（フランスベッド，アシスト機能なし），IVES（図 5-31，PAS システムの後継機種，OG GIKEN）が市販されている．

これらの電気刺激装置は，作動と同時に上肢を使用させることがポイントである[15]．したがって，今後は作業療法の場面で同装置を併用しながら，さまざまな上肢作業課題を実施することが増えるであろう．

■ 引用文献

1) 日本リハビリテーション医学会関連機器委員会：身体障害の作業療法および作業療法機器の分類．リハ医学 43(11)：719-724, 2006.
2) 日本リハビリテーション医学会関連機器委員会：「運動療法機器・作業療法機器の使用頻度およびその効果」に関するアンケート調査結果．リハ医学 45(9)：559-568, 2008
3) 坂本祐子，佐藤浩二，他：脳卒中患者の治療器具―キャスター付き手指外転板．作業療法 9(2)：136-139, 1990
4) 佐藤浩二，矢野高正：陶芸．日本作業療法士協会（編）：作業―その治療的応用，改訂第 2 版．協同医書出版社，p35, 2003
5) 塚原正志，他：失調症．石川　齊，他（編集主幹）：図解作業療法技術ガイド―根拠と臨床経験にもとづいた効果的な実践のすべて，第 3 版．文光堂，pp546-554, 2011
6) 橋本圭司：IT 技術を駆使した認知機能評価．臨床リハ 18(8)：741-743, 2009
7) 蜂須賀研二：脳卒中後の神経ネットワーク修復とニューロリハビリテーション―ロボット訓練．医学のあゆみ 231(5)：583-588, 2009
8) Hesse S, Schulte-Tigges G, et al : Robot-assisted arm trainer for the passive and active practice of bilateral forearm and wrist movements in hemiparetic subjects. Arch Phys Med Rehabil 84(6)：915-920, 2003.
9) 佐伯　覚，兼城勇子，他：ロボティクス治療．Jpn J Rehabil Med 48(3)：192-196, 2012

10) 宮越浩一,道免和久,他:脳卒中片麻痺患者に対する上肢機能訓練装置の使用経験.リハビリテーション医学 43(6):347-352, 2006
11) Treger I, Faran S, et al : Robot-assisted therapy for neuromuscular training of sub-acute stroke patients. a feasibility study. Eur J Phys Rehabil Med 44(4):431-435, 2008
12) 道免和久:CI療法—脳卒中リハビリテーションの新たなアプローチ.中山書店,pp51-66, 2008
13) 佐野恭子,道免和久:Constraint-induced movement therapy(CI療法)—当院での実践.OTジャーナル 40(9):979-984, 2007
14) 藤原俊之:HANDS therapy.臨床リハ 21(6):554-559, 2012
15) 原 行弘:パワーアシスト型機能的電気刺激.臨床リハ 18(2):163-165, 2009

■参考文献
- 浅沼辰志:木工.岩瀬義昭(編著):基礎作業学実習ガイド—作業活動のポイントを学ぶ.協同医書出版社,pp5-44, 2005
- 佐藤浩二,矢野高正:作業—その治療的応用(陶芸).協同医書出版社,pp33-41, 2003
- 成美堂出版編集部(編):はじめての陶芸.成美堂出版,2002
- 両角 香:らくらくオーブン陶芸—クッキー感覚で手軽に焼ける.日貿出版社,2011
- 石上正志:新聞・雑誌で作るリハビリにも役立つ古紙クラフト.日本ヴォーグ社,2003
- 彦坂和子(監修),岡本信弘(編):レザーカービング—革の彫刻と仕立て,第10版.グラフ社,2001
- 岩瀬義昭:革細工.岩瀬義昭(編著):基礎作業学実習ガイド—作業活動のポイントを学ぶ.協同医書出版社,pp45-84, 2005
- 秋田督子:マクラメ.日本作業療法士協会(編):作業—その治療の応用,改訂第2版.協同医書出版社,pp79-85, 2003
- 矢崎 潔:手のスプリントのすべて,第3版.三輪書店,2006
- 大森みかよ,他:ハンドスプリント.石川 齊,他(編集主幹):図解作業療法技術ガイド—根拠と臨床経験にもとづいた効果的な実践のすべて.第3版.文光堂,pp339-349, 2011
- 石井文康:ADL治療訓練機器.OTジャーナル 28(5):390-395, 1994
- 安保雅博(監修):腕と指のリハビリ・ハンドブック—脳卒中マヒが改善する!.講談社,2011

第 4 章
作業療法室

　診療報酬におけるリハビリの施設基準に関して，疾患別の診療点数が施設面積，設備，セラピストの人員などにより決まっている．そのなかで作業療法にかかわる内容は，脳血管疾患等リハビリテーション料（Ⅰ・Ⅱ）での家事用設備，各種 ADL 用設備などであり，作業種目についての明記はない．よって作業療法室は，リハビリ施設の規模や運用内容により面積，機能，配置が決まる．

1 基本的構造・設備

　以下に，作業療法室の基本的構造，配置，器械・器具，そのほかについて解説する．

1 構造，面積，配置

　作業療法室は，1つの部屋と隔離された木工・金工室から構成され，隣接する場所に ADL コーナー，倉庫を設ける．
　面積は，基本を1スパン（6×6 m）とし，スパンがいくつとれるかで決まる．それにより，器械・器具，棚の種類，数，設置，動線などを考える．図 5-32 は，作業療法室の配置の一例である．面積は4スパン，約 144 m² で，うち木工・金工室は1スパン，約 30 m² である．
　室内の配置は，作業療法の目的にあわせて，エリア（たとえば，手工芸エリア，高次脳機能エリア，目と手の協調性エリア，機能改善エリア，レクリエーションエリア，など）を決める．それにより，作品，器具が近い棚に収納でき，作業，器具の準備，整理がスムーズに行うことができる．また，車椅子，歩行器，杖歩行の通行を考えた動線は，エリア間に広めの通路（1.5～2 m）を設けることで移動が安全に行える．

2 木工・金工室

　木工・金工室として部屋を仕切ることは，作業により発生する騒音，臭い，粉塵などの影響を作業療法室全体に広げない効果がある．また，部屋を施錠することで刃物などの安全対策面も同時に解決できる．
　部屋に必要な条件として，どこからでも全体が監視できるようにガラス，プラスチックを用いた透視できる隔壁にし，臭いや粉塵の発生に対応して換気装置や集塵装置をつける．戸棚やパーテーションで部屋の仕切りをしてもほぼ同様な効果はえられる．その中で行う作業には木工，金工，陶芸などがあり，作業用具として，電動糸鋸，電動ドリル，グラインダー，万力，電動ろくろ，電気がま，作業台，陶芸用棚，収納棚をそろえる．
　一方，木工・金工室がない場合，騒音，臭い，粉塵などにかかわる作業種目は作業療法室での使用が難しく，作業が限定される可能性があるので，その利用や配置に工夫が必要である．

3 器械・器具

　器械は，多様な患者に対応して作業療法ができるように，高さ調節が可能な昇降式テーブル，昇降式サンディングボード，昇降式スタンディングテーブルを設置する．
　器具は，①木工，陶芸，織物，革細工，さまざまな手工芸といった作品をつくるもの，②輪投げ，ボードゲーム，各種ゲーム，パズルのようにレクリエーションや楽しみの要素をもつもの，③ペグボード，プラスチックコーン，積木など色，数，形の認識や目と手指の協調性，巧緻性を養うもの，④箸，スプーン，爪切り，洋服などといった ADL のなかで使うもの，⑤重錘バンド，セラ

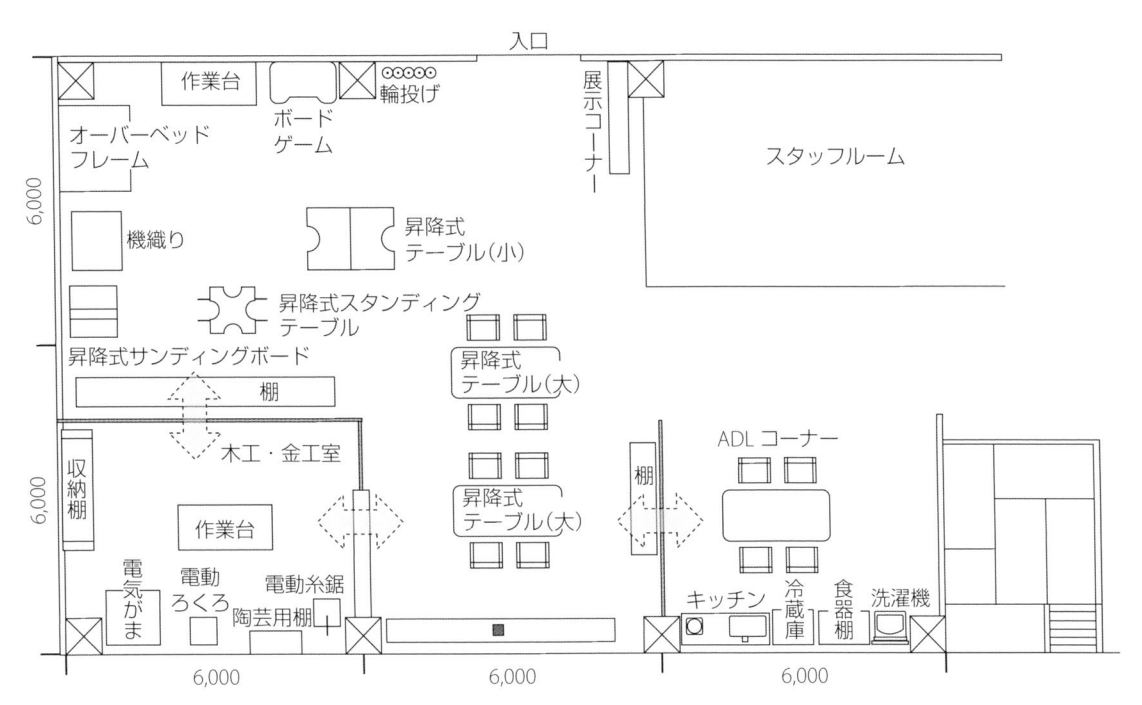

図 5-32 作業療法室の配置
隔壁にガラス，プラスチックを用いることでどこからでも全体が監視できる（矢印で透過性を表現した）．

バンド，セラプラストのように負荷をかけて筋力を強化するものをそろえる．そのほかとして，パソコンやタブレット端末などを置くことで就労，就学，趣味に活用できる．また，必要に応じて作業療法士が，②，③の器具や④のADLで活用する自助具を製作することもある．

4 作業療法室内の収納

作業療法をする場所の近くに棚を設置し，作業用具や製作途中の作品を入れる．棚の高さは，壁に設置する場合は制限しないが，空間に設置する場合は作業療法士が室内全体を監視できるように1m前後とする．また，収納物品により鍵を棚に設ける．

5 電源

医療機器，電気工具などによって場所を決め，患者やスタッフがコードにひっかかったり，つまずいたりしないように工夫や配慮をする．また医療機器は，アースを備えた3口プラグになっているものがあるので，それに合うコンセントやテーブルタップ，変換アダプタを用意する．

6 倉庫

基本的に作業療法部門の格納面積をほかの部門より広めにとる．これは材料と予備工具が多く，必要時に選び出しやすいよう系統的に整理するためである．

7 作品の展示

患者の作業療法へのモチベーション向上につながるため，作業療法室や廊下を利用して展示，掲示スペースをつくる．

8 そのほかの連携

ADLコーナーは，ADL・IADLの指導が効率的に行えるように，作業療法室に隣接する場所に設ける．IADLの指導を行うためには，最低限台所，洗濯室，畳スペースを用意する．
また，作業療法室，診察室，理学療法室，言語療法室は，同じ平面で隣接し，互いに連携できることが望ましい（第3部第5章参照）．

第6部

作業療法の実際

リハビリテーション科医師より処方や指示を受けた際に，作業療法士が駆使する作業療法の実際を，技術の観点から多くの図表を交えながら具体的にわかりやすく解説する．脳可塑性の基礎研究や臨床研究に支えられ，新しい評価方法や訓練方法が開発されつつあり，機能障害改善の取り組みにも目を向ける必要がある．

第 1 章
筋力強化訓練

1 作業療法における筋力強化訓練の考え方

筋力は，最大筋力と筋持久力の側面をもち，両面から訓練を考えなければならない．

最大筋力とは，随意的に筋を最大収縮させたときの力のことで，筋力を効率的に強化するためには，最大筋力の2/3以上の筋収縮を必要とする．筋持久力とは，一定の筋収縮を続ける力のことで，それを高めるためには，最大筋力の1/3〜1/2程度の負荷量で繰り返して動作を行うことが必要である．

作業療法の目標は，目的動作の獲得やADL・IADLの自立，社会参加であり，これらの目標を考えながら筋力強化訓練を行う．また，作業のなかでは，複数の筋を協働させながら繰り返して収縮させるものが多く，最大筋力の筋収縮を行わせたり，筋力が低下した単一の筋を強化したりすることには適さない．したがって作業での筋力強化は，一定以上の負荷で作業を繰り返し行うことで筋持久力を獲得し，結果としてその作業で協働して働く筋が強化される．単一筋の強化には，重り，ゴムなどを用いた抵抗運動を行う[1]．

2 作業療法における筋力強化訓練の実際

ここでは，訓練の目的や抵抗のかけ方から，病棟での訓練と作業療法室での訓練に分けて解説する．

A 病棟での訓練

病棟での訓練の対象は，活動が減少もしくは制限されている患者，筋力や筋肉量が減少している患者であり，体幹・下肢の筋力低下ばかりではなく，循環調節能の低下により起立性低血圧，頻脈を生じていることがある．

訓練は，バイタルサインのチェックを行いながら，ADLに関連した訓練を行い，体幹・下肢の機能を向上させる．このような訓練は，ADL動作の獲得に伴って，わずかではあるが機能改善が期待できる．

注意すべき点として，筋力低下が著しい患者は呼吸を止めて努力性に動作を行うことがあり，胸腔内圧の上昇が，血圧上昇や心負担の出現につながる可能性もある．必要があれば呼気相で筋収縮を行うように，呼吸法の指導を行うことがある[2]．

まず食事動作を例にとると，図6-1のようにベッドをギャッチアップした座位から始め，車椅子やベッドでの端坐位へとすすめていく．座位の持続時間で耐久性の段階づけができる．ここでの座位保持は，体幹・下肢の機能向上や廃用予防につながる．

次に排泄動作では，ベッド・車椅子間の移乗動作から始め，徐々にポータブルトイレ，トイレへとつなげていく．立位保持が安定してきたならば，下衣の上げ下げを行うように指導する．これらの車椅子やトイレへの移乗動作は，起立・立位保持・立位バランスの要素をもち，自重を用いた訓練として体幹・下肢の筋力強化につながる．

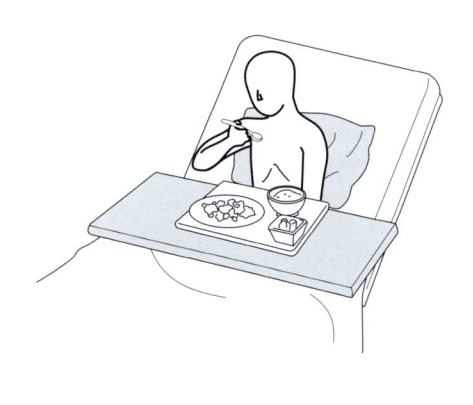

①ベッドを起こして座る．　　　　　　　　②ベッドの端に座る．

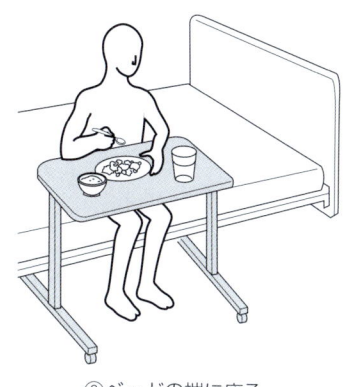

図 6-1　食事動作での体幹，下肢の機能訓練

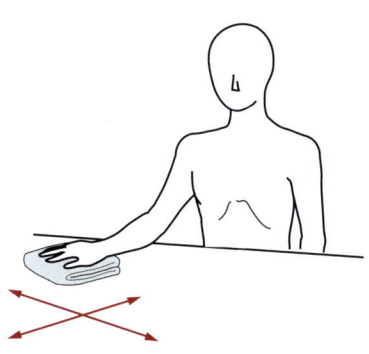

図 6-2　ワイピングによる筋力強化
テーブルをタオルで拭くことにより，筋力低下のある三角筋を強化する．

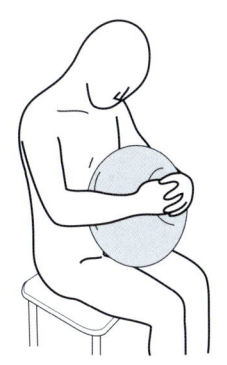

図 6-3　等尺性収縮による筋力強化
バルーンをつぶす動作により，関節に疼痛がある患者の肘屈筋を強化する．

B　作業療法室での訓練

　作業療法室では，ADLの自立を目指した訓練に加え，さまざまな作業を通して等張性収縮を伴う運動を用いて，筋力強化や耐久性向上をはかることができる．また，楽しみや気晴らしなど精神心理面の作用による治療効果も期待できる．作業種目や手技は，患者の条件とニーズに合わせ最も適した作業を選ぶ．

　筋力強化の段階づけ[3]として，運動の姿勢を重力軽減位から抗重力位へ，さらに座位から立位や歩行へ，作業時間を短時間から長時間へ，機器・道具による抵抗を軽いものから重いものへ，素材摩擦を細かいものから粗いものへ，などの方法がある．筋力強化訓練を進めるうえでは，代償動作や疲労に注意する．

　ここで，作業種目や手技について上肢の筋力レベルごとに分けて解説する[4]．

　徒手筋力テスト（MMT）1～2レベルの筋には，徒手による筋再教育訓練や，筋電計を利用してのバイオフィードバックによる筋の収縮・弛緩の学習を行う．

　MMT 2～3レベルの筋には，重力軽減位でのスケートボードの利用やタオルを用いてのワイピング（図6-2）や，上肢を吊ることで重さを軽減するスプリングバランサーなどでDeLormeの漸減的介助自動運動を行う．また，関節に疼痛のある患者やギプスで固定中の患者には，等尺性収縮を伴う運動が適しており，たとえばバルーンを用いての訓練を行うことができる（図6-3）．

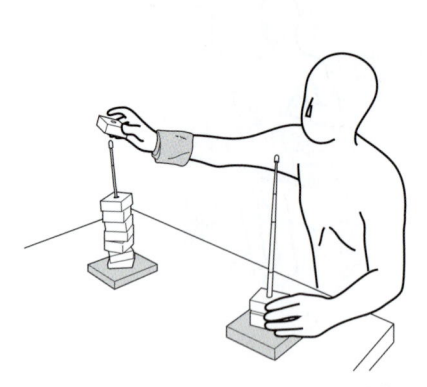

図6-4 重錘バンドを用いた筋力強化
重錘バンドを手関節部につけて積み木移動をすることにより三角筋を強化する．体幹の側屈などの代償運動に注意する．

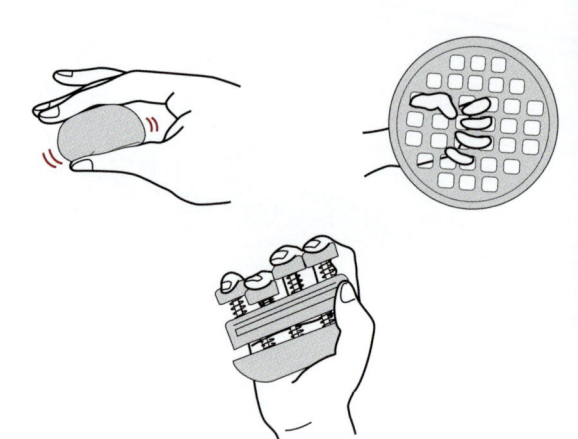

図6-5 市販品を用いた手指の筋力強化訓練

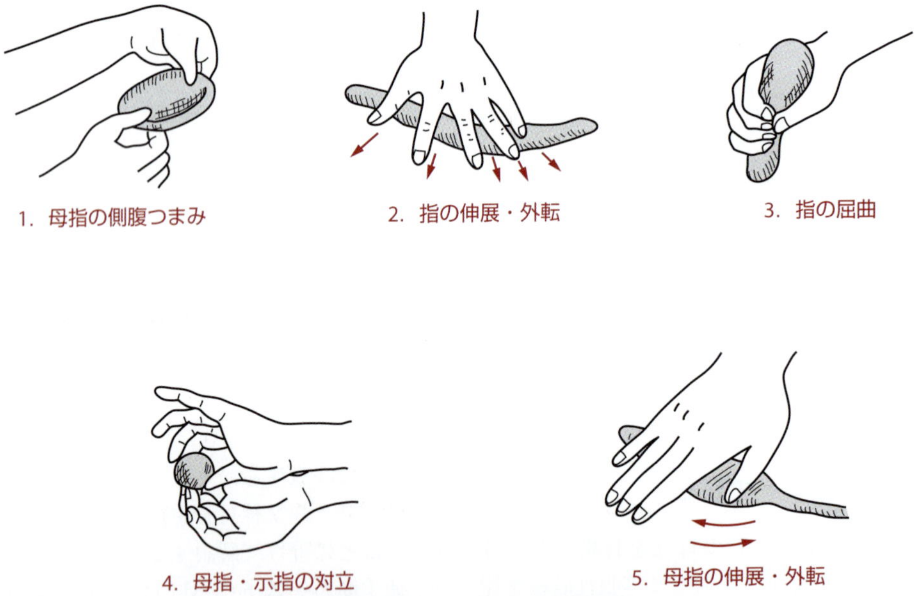

1. 母指の側腹つまみ
2. 指の伸展・外転
3. 指の屈曲
4. 母指・示指の対立
5. 母指の伸展・外転

図6-6 セラプラストを用いた手指の筋力強化
セラプラストは，手指の動きに対応した筋力強化ができる．

　自動運動が可能なMMT3レベル以上の筋には，重力や重錘バンド（図6-4），セラバンド，砂のう，滑車を用いて積極的なDeLormeの漸増的抵抗運動の実施が可能となる．手指では，市販の器具を活用した訓練（図6-5）やセラプラストを用いることで，手指の多様な動きの筋力強化訓練（図6-6）ができる．

　さらに代表的な作業種目（木工，機織り，手工芸）や職業復帰に向けた作業での筋力強化訓練が可能になるので，以下に紹介する．

1 木工

　木工は，治療の目的に応じて作業工程や作品，大きさを選択する．ここでは木工の代表的作業の

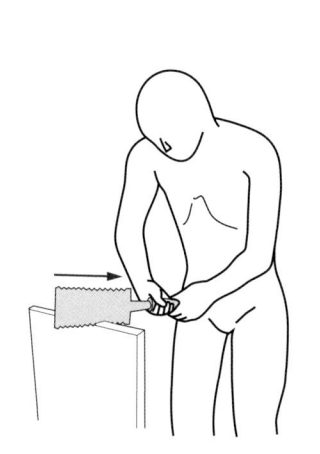

2 作業療法における筋力強化訓練の実際　479

図 6-7　鋸引き（引き鋸）による筋力強化
木材を引き鋸で切る運動により，肩伸展筋，肘伸展筋，手指屈筋を筋力強化する．

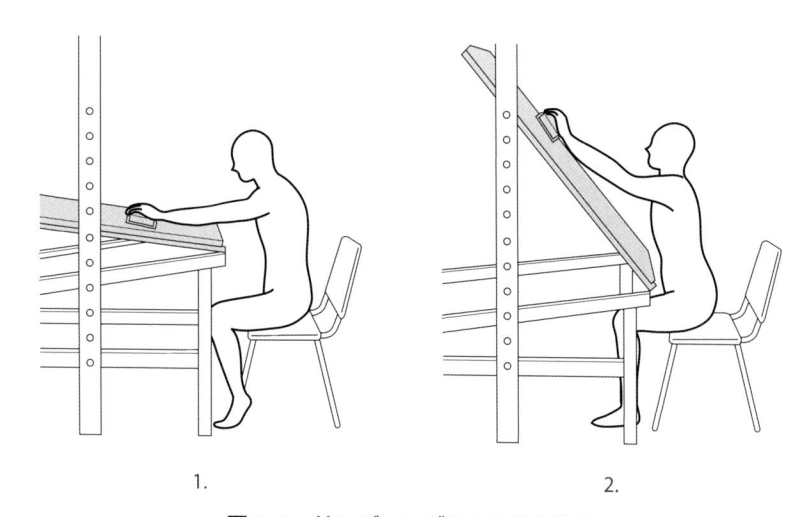

図 6-8　サンディングによる筋力強化
サンディング台の傾斜角度，サンディングブロックに乗せる砂のう，ブロック底につけるサンドペーパーの抵抗により肩，肘の筋力強化が段階づけできる．
1 より 2 のほうが肘伸展筋を強化しやすい．

うち，鋸引きとサンディングについて説明する．

鋸には，通常よく使われる引き鋸と，糸鋸や金工で使われる押し鋸がある．引き鋸（図 6-7）は，鋸柄の把持による肩伸展と肘伸展，手指屈曲の筋力強化を目的に使用する．木材の材質，硬度，大きさ，形により抵抗の段階づけが可能である．鋸引きを行う姿勢，作業位置の高さにより体幹，下肢の筋力強化の効果も得られる．

サンディング（図 6-8）では，肩・肘の筋力強化ができ，作業台の傾斜角度，磨き板材の素材，サンディングブロックの重さ，サンドペーパーの粗密（番号表記が小さいほど粗い），によって抵抗の段階づけができる．

2　機織り

織機は，オーバーヘッドフレームを用いたり，杼の重さ，形状を工夫したりすることで，さらに治療的応用の幅がひろがる（図 6-9）．

3　手工芸

タイルモザイク，陶芸，革細工，マクラメなどの手工芸は，軽度〜中等度の負荷ではあるが，作業を継続することで手指筋の耐久性や全身持久力を向上させることができる．

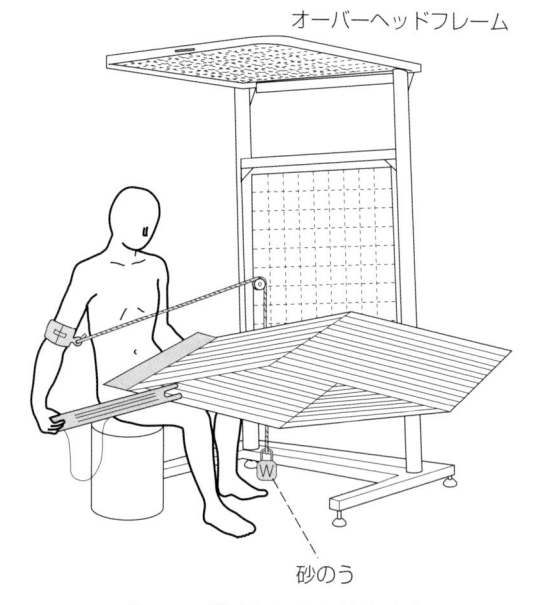

図 6-9　機織りによる筋力強化
緯糸通し：オーバーヘッドフレームに設置したプーリーを介しての上腕部への抵抗（砂のう）により，肩外転筋の強化ができる．

1. 荷物を持ち上げて運ぶ．　　2. 荷物をのせて台車を押す．　　3. 荷物を棚にならべる．

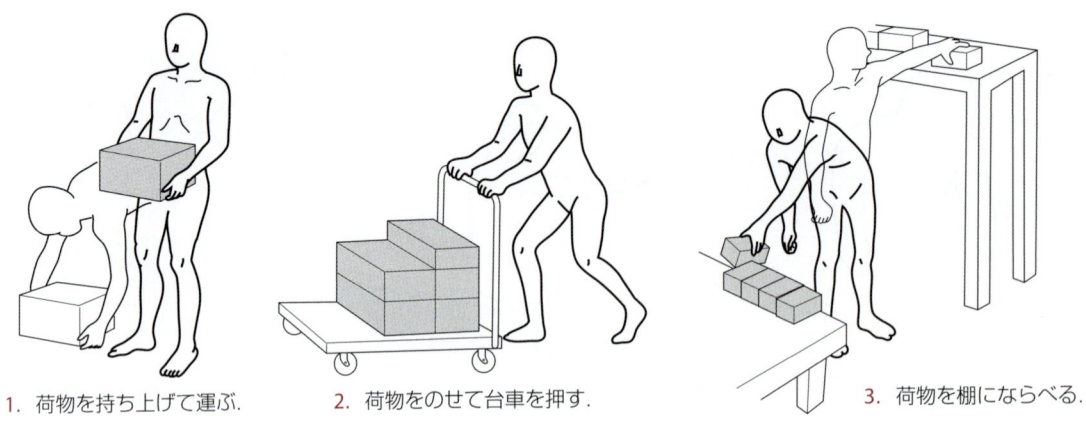

図6-10　職業復帰に向けた作業での筋力強化

4 職場復帰を目的とした作業

職場復帰を考える場合，あらかじめ雇用形態，作業時間，作業内容，作業環境などの情報を収集し，必要な作業内容の要素を模擬的に設定して筋力強化，持久力訓練を行う．

ここでは，荷物の運搬と商品の陳列などの重作業を例として，荷物を持ち上げて運ぶ，荷物を乗せて台車を押す，荷物を棚にならべる，などの直接的訓練を取り入れる(図6-10)．また必要な動作を製作的な作業に置き換えて実施することもできる．

■ 引用文献
1) 浅沼辰志：作業の治療への適応．長崎重信(監修)，他：作業学．メジカルビュー社，pp31-32, 2010
2) 山口　昇：身体機能障害の治療原理．矢谷令子(監修)，他(編)：標準作業療法学専門分野　身体機能作業療法学，第2版．医学書院，pp54-59, 2011
3) 古田常人：身体障害における治療・援助．長崎重信(監修・編)：身体障害作業療法学．メジカルビュー社，pp30-34, 2010
4) 川手信行，他：機能的作業療法．千野直一，他：運動療法・物理療法・作業療法．金原出版，pp151-153, 2002

第 2 章
関節可動域訓練

1 関節可動域訓練の設定

　関節可動域(ROM)の制限による影響は，患者によって異なってくる．四肢の影響のROM制限は，わずかでも日常生活に大きく影響する場合と，ほとんど影響しない場合とがある．近位部のROMは，野外で岩をまたぐ，沢を渡るなどの段差・幅を越える活動や，大きなものの固定・運搬，など可動域に大きく依存する作業活動時に明らかになる．

　これらの活動は，PTS法(既定時間標準法：predetermined time standard method)で好ましくないとされている作業であり，作業環境を改善すべきである．そのような本来好ましくないとされる作業活動の実施頻度が低い場合には，自然に作業手順が変更されたりほかの動作が代償したりして，ROMの制限が作業活動の制限として表に現れないことがある．その環境改善などの制限機能の代替が違和感を生じるほどの負担となったときに，ROM制限が活動障害として認識される．

　就労場面や日常生活としては非効率で不適切とされる作業も，患者の動作範囲の拡大を目指す訓練として考える場合には，作業環境改善とは逆の視点で作業の設定をすることがある．

　生活を支援する視点からの身体機能の評価は，ROMが正常範囲内であっても生活障害を惹起する場合は，わずかな制限に対しても積極的に改善のための努力を必要とする．また，作業としての訓練は徒手的なROM訓練とは異なり，複合運動として合理的な代償運動も容認して実質的な作業効果の改善を目指し，訓練方法を設定することもある．

2 作業活動における関節可動域訓練の実例

A クロスステッチ，刺し子，ビーズ手芸などの糸を使う作業活動

　まずセラピストが訓練可能な範囲に糸の長さを設定する．肩・肘などの大きな関節の可動範囲を拡大させる目的の場合は糸を長めにするが，手指や手関節の屈伸・回内外などの可動域を大きくする場合は，逆に短めに設定する(図6-11)．ただし，短くする場合は糸止め作業が頻回となるので，作業への負荷やその止め跡がデザインとして有効であるような作品の選定に配慮が必要である．

　患者がこのような模様のデザインに興味があれば，作業の負担感を軽減する効果をもつ．配慮すべき点は，固定の役割を担う補助手に対して，共同運動ではなく補助運動に限定できるように設定することである．細かな作業部分で，目の前から動かすとやりにくくなる設定や，クロスステッチや刺し子などのように布を刺繍枠で固定して，補助手には刺繍枠を保持させる作業設定を検討するとよい．その場合には，補助手でそのまま持つよりも共同の作業動作がおこりにくくなり，結果的に目的の関節の運動を促すことで訓練効果をあげることが期待できる．

　糸系の作業では，糸を長くすることに対して作業の質や工程に違和感が生じやすい．しかしビーズ手芸(図6-12)では，結び目を作ることができばえに影響するので，長い糸の使用には必然性があり違和感を覚えさせずに実施できる．マクラメ編みでは作品の設計により，意図する作業が行われるように設定することができる．また，針を

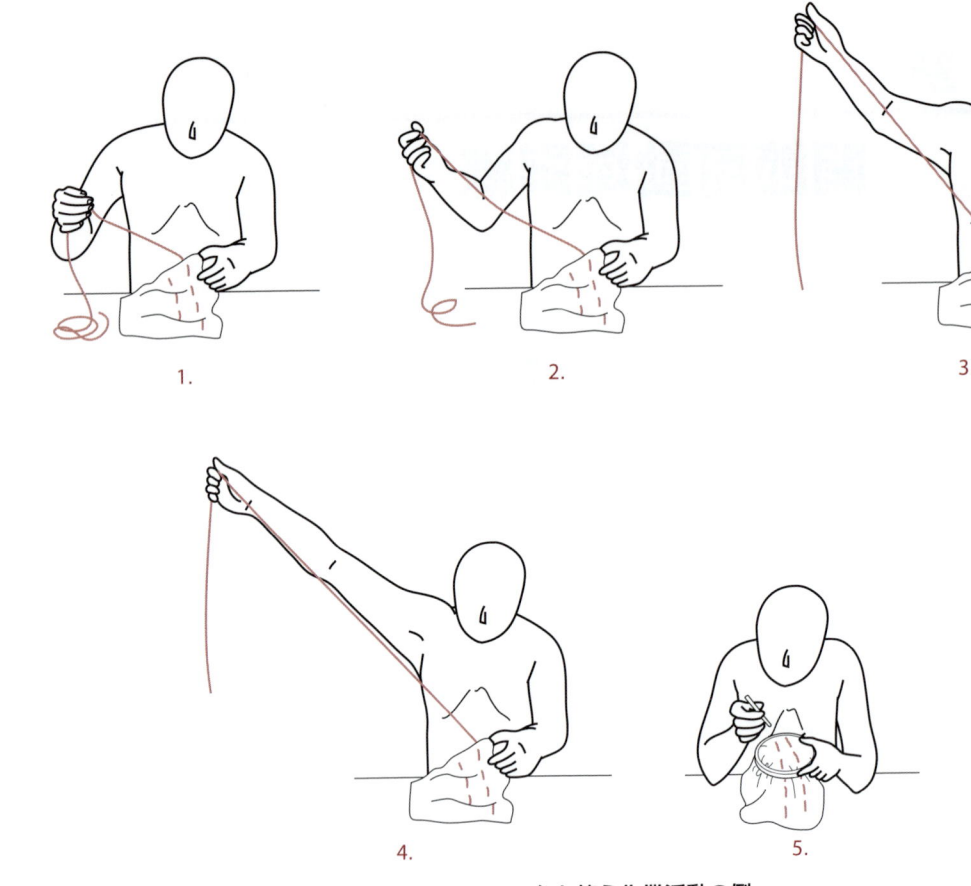

図 6-11 糸を使う作業活動の例
1〜4：糸を長くして作業域を広げる，5：刺繍枠を使い補助の動きを規制する．

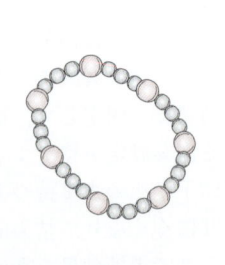

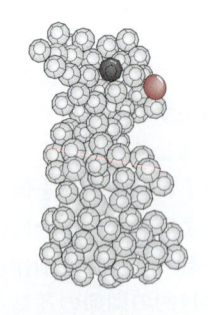

図 6-12 ビーズ手芸
1．ブレスレット　　2．犬

ルすることも可能である．たとえば作業手側に台や壁があれば必然的に水平外転から挙上を誘発できるし，側方に肩より高い壁があれば前方へ誘導することもできる．このように，作業方向に意図的に障害物を配置して自然な回避行動を利用することにより，効果的に目的を達することができる．これらの方向づけは単に長さのみによるものでなく，作業全体としての流れや，そのときにかかる負荷の大きさによっても変化させることができる．

B ハサミを使う作業活動

刃先の長いハサミを用いつつ，切り替えしのない滑らかなカット面となるように指示することで，一度に切る長さを変えたり，切る物の厚みを変えたりして，指の運動範囲を変えることができ

使っていて糸通しに苦労するようなときには，長い糸を使うと糸通しの頻度を減らすことができる．
　そのほかテーブル上に多様な障害物を意図的に配置することで，目的の ROM 運動をコントロー

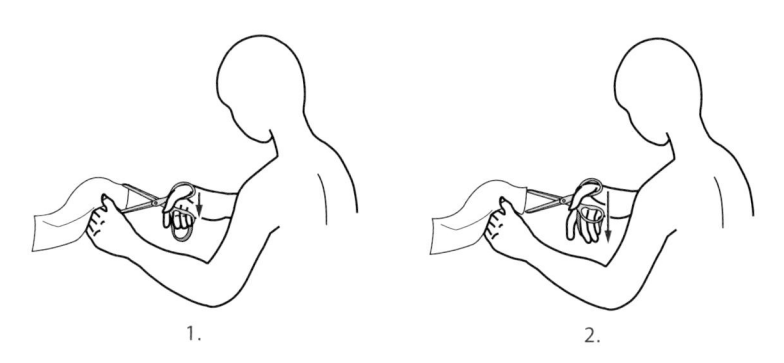

図 6-13　はさみを使う作業活動の例
1 よりも外側に輪をつけた 2 のほうが開大している.

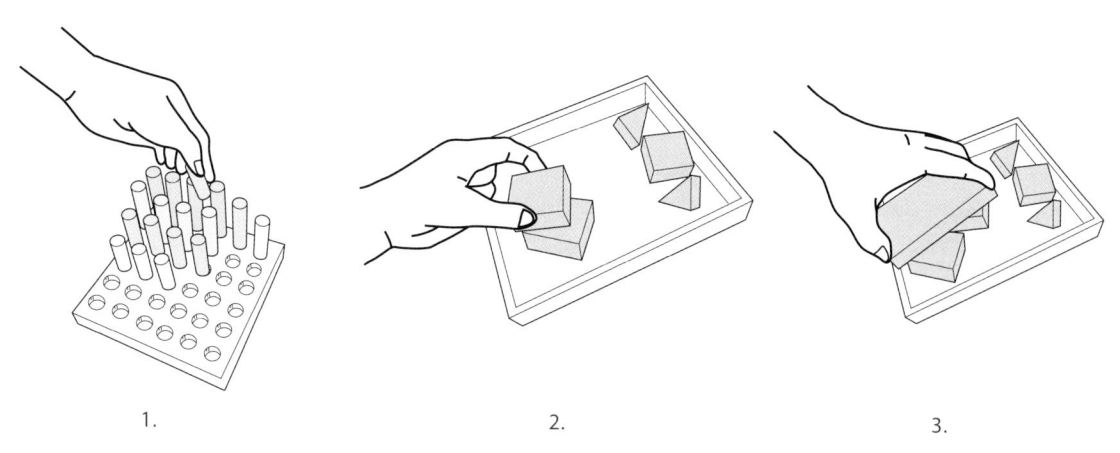

図 6-14　ペグ，積み木を使う作業活動の例
持ち方やペグの大きさで指の運動範囲を変える.

る．
　また，握り部分の外側に輪をつけたり，握りを変形させたりすることで，大きく開大しないと使えないようにハサミに加工する．追加する輪の形状を母指にあわせて小さくするか，対向指に合わせて広くするかによって，安定した固定部を変化させて操作感覚を変えることができる（図 6-13）．そのほかにも歯科で使われるレジンや細い針金と熱可塑性樹脂を使うと，簡単にハサミを必要な形状に加工することができる．

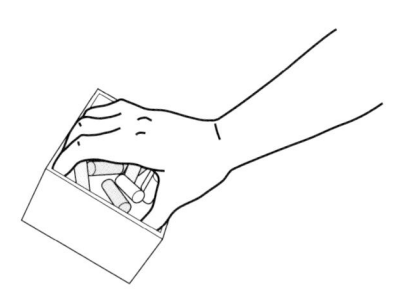

図 6-15　箱を使う作業活動の例
指の開大で内側から箱を持ち上げる.

C　ペグ，積み木，ドミノ牌などを使う作業活動

　把持物を大きくすることで手指の運動を変えられ，持ちにくいエッジをつけることで持ち方を規定することもできる（図 6-14）．
　作業場所，ペグなどの置き場所の水平方向と垂直方向の位置の違いを組み合わせることにより，目的の ROM の運動を設定することができる．また困難な運動方向における姿勢での保持時間を調

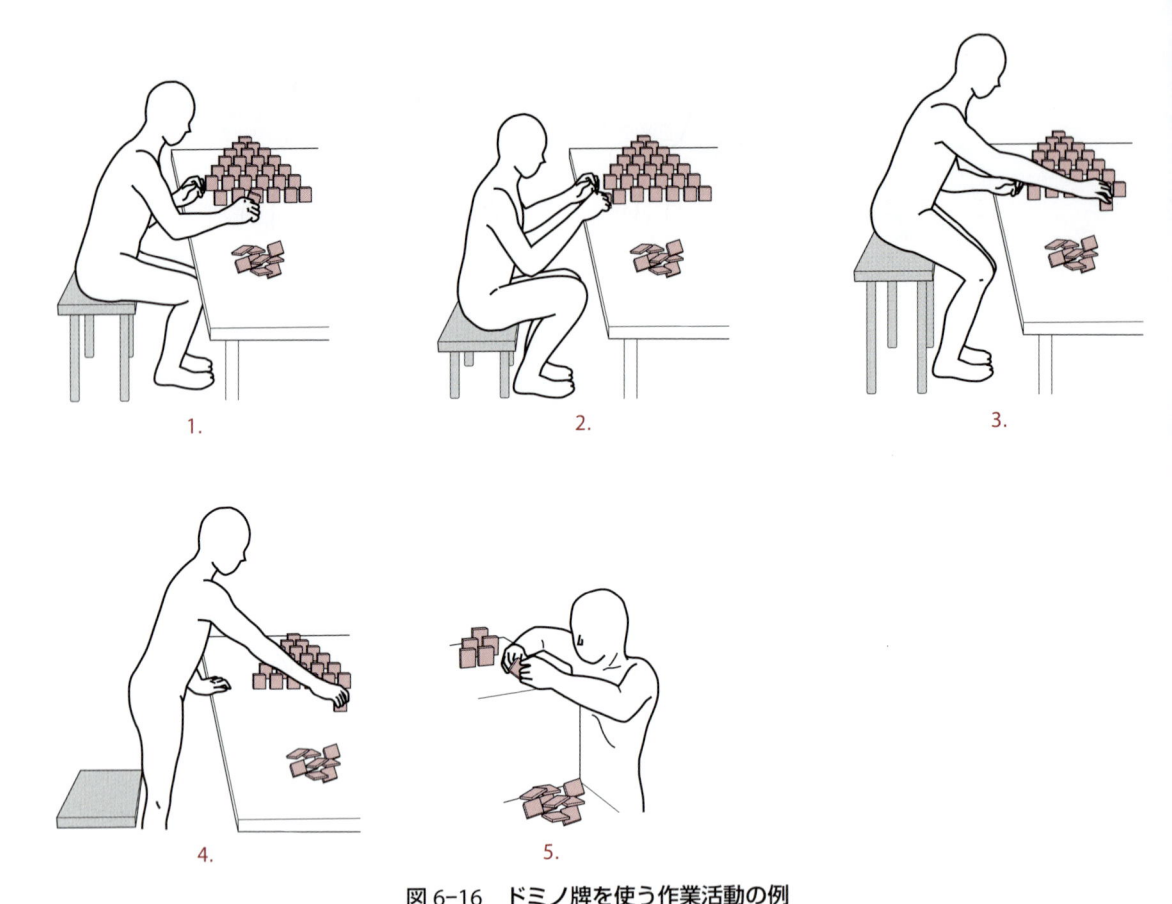

図 6-16　ドミノ牌を使う作業活動の例
1〜3：座面の高さにより肩の運動範囲を変えることができる．4：立位作業，5：立位のまま高い位置での作業を設定することで，上肢の目的角度の保持時間を延ばす．

節することにより，訓練負荷をコントロールできる．

　手指の伸展を行わせたい場合には，ペグなどを入れた箱の大きさを患者の手が伸展すれば突っ張って運べるように設定し持ち運ばせることで，ゲームのなかに目的とする動作を誘導することができる（図6-15）．

　肩の運動を拡大させたい場合には，ドミノ倒しの準備作業でドミノ牌の置き場を高い位置，低い位置，近い位置，遠い位置などに設定する．通常の作業設定よりもやや遠くすると，腰や体幹の運動も拡大できる（図6-16）．また作業台の高さを変えることで，関節運動を拡大できるように作業方法を変えることもできる（図6-16 5）．

D　ハンマーなどを使う作業活動

　ハンマーの持ち方を変えることにより，作業で使われる部位が変化する（図6-17 1, 2）．ハンマーを重くすることで，同様に手関節の運動が肘の屈伸運動に誘導される（図6-17 3, 4）．

E　おもちゃとスロープの組み合わせによる作業活動

　車輪つきのおもちゃをスロープを使って走らせる遊びを行っている図を例として示す（図6-18）．目標物に衝突させて動かすためには，目標物の重さに応じて速度をつける必要がある．目標物の重

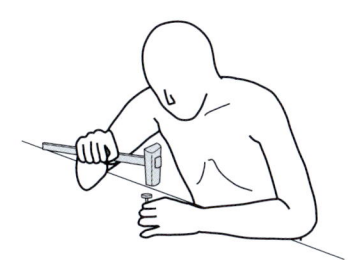

2 作業活動における関節可動域訓練の実例

1. 振り下ろし
手関節の掌屈

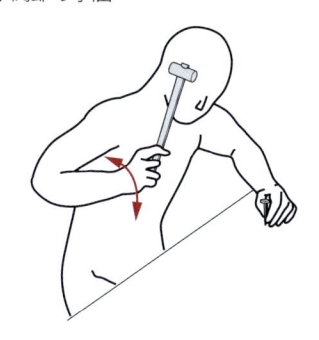

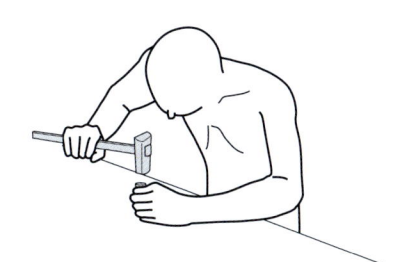

2. 振り上げ
手関節の背屈

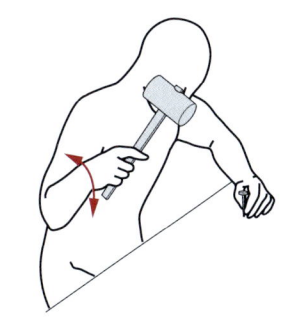

3. 軽いハンマー
手関節の動きのみで肘は使わない．

4. 重いハンマー
手関節のみならず肘の屈伸もあり．

図 6-17　ハンマーを使う作業活動の例

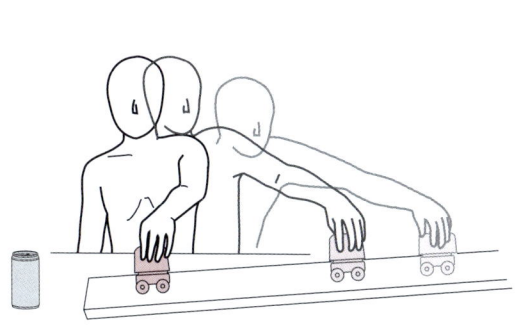

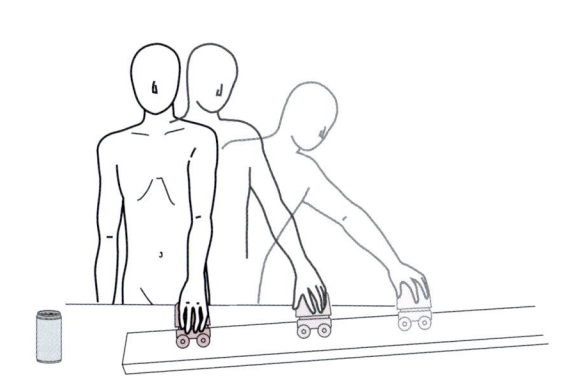

図 6-18　おもちゃとスロープによる作業活動の例
車輪のおもちゃを使っているので，1 では肩の外転がでやすく，2 では体幹の屈曲がでやすい．

さを変えることにより必要な速度が変わり，セラピストからの指示ではなく遊びのおもしろさから自然に作業が変化して，より大きな ROM 訓練効果が期待できる．

反対側の手に台の固定など，ほかの役割をもたせることで代償運動を抑制し，目的運動の負荷を大きくすることができる．また，座位・立位などの姿勢を変えることで，ROM 訓練の対象運動を異なるものに設定することができる．このように遊びを用いることで，ROM 訓練の単調さを払拭することができるので，小児領域などでは有効な視点である．

第 3 章
協調性・巧緻性訓練

協調 coordination とは，運動が目的にふさわしく，無駄なく円滑に行われることであり，巧緻性 precision とは，細かな精密な動作を行う能力を指す．

協調運動の成立には，目的とする主動筋を必要・十分な量だけ収縮させると，補助動筋の収縮や中枢部関節を固定するための近位筋の収縮を伴うこと，同時に拮抗筋が弛緩状態におかれること，視覚的情報や筋・腱・関節受容器からの情報がフィードバックされること，が必要である．これにより時間的・空間的に適度な強度で円滑な運動を行うことが可能となる．

協調運動には，大脳皮質や大脳基底核，小脳が関与し，特に小脳においては上中下の脚をもって脳幹と連絡し，これらの連絡部を通じて，脊髄，脳幹からの求心性線維を受け，同時に遠心性線維を脳幹，皮質などへ送っている．また，小脳は学習機能をもち，運動中の学習によって，内部モデルと呼ばれる筋骨格系への入出力関係の情報，つまり運動指令とその結果として生じる軌道との関係の情報を蓄える．

遅く簡単な運動は，大脳皮質レベルでのフィードバック回路でも遂行可能であるが，速く滑らかな運動は，フィードバック時間の遅れなどの理由でできない．そこで小脳は内部モデルを学習によって形成し，速く滑らかなフィードフォワード運動を可能にするとともに，運動前に軌道誤差（目標軌道と実現軌道の間の誤差）を予測して運動指令の修正を行うことを可能にする．このように小脳を中心とした回路は，運動遂行の円滑化に働く協調機序の中心をなすものである[1,2]．

1 協調性・巧緻性訓練の対象

協調性の障害があれば，随意運動は障害される．協調運動の障害を協調運動障害 incoordination disorder といい，運動麻痺や筋トーヌス異常による障害，運動失調（小脳性，脊髄性，前庭迷路性，大脳性）などがある．したがって，協調性・巧緻性訓練の対象は，さまざまな錐体路障害あるいは錐体外路障害を伴うことがある．

本章では，上肢に関する協調性・巧緻性訓練について記述を加えるが，いずれにしても協調運動を行うためには，姿勢の保持，中枢部の固定，目と頸・体幹・肩・肘・手の協調性，上肢のリーチ動作，手指の把握・把持・開放動作および対象操作，などに関する対応が必要である．訓練対象となる機能障害は，上位運動ニューロン障害のみでなく，下位運動ニューロン障害ならびに感覚障害においても対象となりうるという点，さらに機能障害のみならず，利き手交換のような実用的な物品操作能力の獲得を目的とした訓練も対象となるという点にも留意が必要である．

また，協調性・巧緻性訓練は能動的なものであり，主体的な動きが必要であることから，意識・精神活動が保たれていること，正確な運動の理解力，集中力，意欲と動機づけが必要となる[3~7]．

2 協調性・巧緻性訓練の基礎と要点

協調性・巧緻性訓練に関する重要な基礎概念として，Kottke[8]の提唱したエングラム engram の形成と強化のための段階的な反復運動学習の必要性があり，多くの文献で記述がなされている．エ

ングラム（記憶痕跡）とは脳に記憶されたパターンやプログラムのことであり，訓練により正確なエングラムが形成され，さらに強化されるためには好ましくない運動の抑制と数多くの正確な運動の繰り返しが必要である[2,3,6,8]．

実際の臨床場面においては，協調運動障害の原因，機能障害の程度，随伴症状など，患者により多様であり，訓練効果についても多様であることを考慮したうえで，目標設定とプログラムの立案および実施が必要となる．

さまざまな協調性・巧緻性訓練において共通する要点（原則は第4部第4章参照）は，作業療法におけるプログラムの立案と実施の際の作業活動の選択，設定および段階づけを行ううえで重要なポイントとなる．

3 作業活動への導入と展開

作業活動開始時は，負荷が少なく正確に反復可能な簡単な基本動作を，疲労や痛みが伴わない程度に行う．このとき動作遂行に伴う失敗感や挫折感を与えないように留意し，精神的緊張を過度に与えないような環境設定も重要である．また，作業活動中の外傷や転倒予防についても配慮が必要である．さらに，作業活動の目的，目標とする動作と方法について説明を十分に行い，患者がその内容を十分に理解したうえで動作を行う必要があり，デモンストレーションも必要となる[9]．

作業活動導入時のこれらの留意点は，さまざまな協調性・巧緻性訓練の実施にあたって基本的に共通する事項であり，個々の開始時の状況に合わせた段階の活動を用いて訓練に導入していく．

作業活動の選択としては，基本的には，まず比較的単純な動作で反復可能な要素的・基礎的活動から始め，その後の経過により工程数の多い応用動作である創作活動やADLへ展開していく[5,6,9,10]．

4 作業活動の実際

要素的・基礎的な訓練のための作業活動の例としては，木片やボール，輪入れやペグボードを使用した動作，輪投げ動作，などがあげられる．目的動作として，コマゲームなどさまざまなゲームの利用も有効である．応用動作である創作活動では，紙細工，革細工，木工，描画，モザイク，籐細工，マクラメ，手芸，陶芸，織物，などの作業工程のうち，部分的な使用や全工程の実施のなかで，多様な動作の導入と段階づけが可能である．

また，ADLのなかでも，書字，箸動作から料理など，必要に応じた活動の改善と動作の習熟を目標とした訓練を行う．いずれの作業活動においても，各工程でフィードバックによる運動学習が必要である．

運動失調では，求心性入力刺激を増加させて，小脳を含む運動制御プログラムにおける調節機能を高め，運動失調を軽減する試みがなされている．手段としては，重り負荷（例：上肢で200〜400 g），弾力包帯装着（例：上肢の筋や関節部分），あるいは背側コックアップスプリントの装着も試用されている[3,7,9〜11]．

実際の臨床のなかでは，これらの作業活動について，以下のような項目の作業条件から現段階に適した方法や負荷量などの条件設定を行い，経過に従って難易度の変更を行いながら，リハビリ目標に合致した機能障害および能力障害の改善を目指す[6,7,9,11]．

①姿勢
　1）座位：車椅子座位，背もたれ付椅子座位，背もたれなし椅子座位，プラットホームあるいはベッド端坐位
　2）立位：上肢による支持あり立位，支持なし立位など
②運動面：水平面，矢状面，前額面
③運動方向：前方，側方（使用手と同側方向・反対側方向），対角回旋方向，後方，上方，下方
④運動範囲・リーチ範囲：最終可動域，可動域の中間
⑤使用手：患側上肢，健側上肢，両側上肢
⑥運動の粗細：粗大協調運動，巧緻協調運動
⑦使用関節（上肢）：肩，肘，前腕，手，手指
⑧手指の関与：対象物に触れるのみ，把握・把持動作，開放動作，対象操作
⑨筋力：重作業，中等度作業，軽作業
⑩物品操作の難易度：操作対象物の大きさ・素材，操作工程の数・複雑さ

488　第3章　協調性・巧緻性訓練

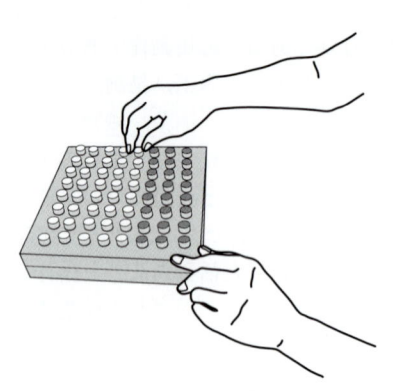

図 6-19　机上でのペグの反転動作
上肢挙上位保持を必要とする水平面（作業面）における作業活動例

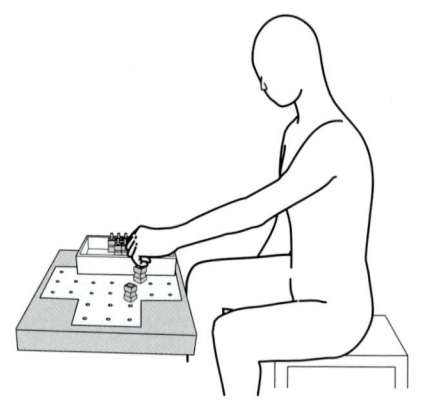

図 6-20　低い作業面でのペグ移動
上肢挙上位保持困難な場合の作業活動例

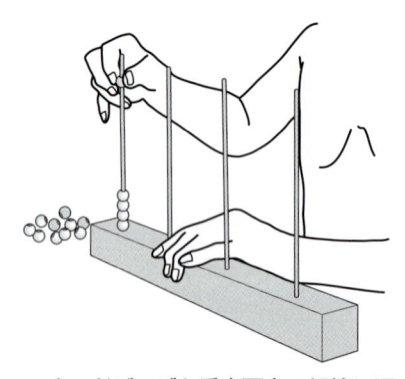

図 6-21　ウッドビーズを垂直面上の細棒に通す動作
垂直面（作業面）における作業活動例

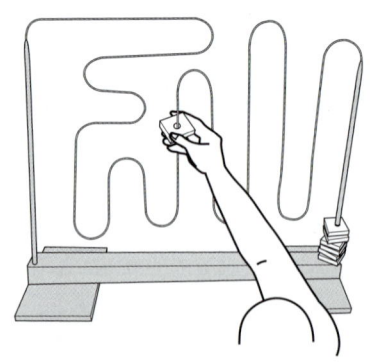

図 6-22　木片を把持して針金に沿って移動させる動作
垂直面（作業面）における運動範囲が大きく，粗大協調運動の難易度も高い作業活動例

⑪動作速度：遅い，速い
⑫リズムの調整：あり，なし
⑬作業の持久性
　1）回数：少数回，多数回
　2）時間：短時間，長時間

5　作業活動例

条件設定の異なる要素的・基礎的な作業活動と創作活動について，身近な作業活動の実施例を紹介する．

A　水平面（作業面）における協調動作

作業療法では，ペグボードを用いた作業活動が導入されることが多いが，たとえば図 6-19 に示すような机上でのペグの反転動作という応用例もよくみられる．この際，特に前腕，手関節，手指の協調性・巧緻性を必要とするが，同時に上肢挙上位保持が必要である．

上肢挙上位保持が困難な場合は，作業面を低い位置に設定して行うことができる．図 6-20 では，使用手と反対側に置かれたペグの細棒部分を把持し，使用手側方向へ移動させて穴に入れるという動作を示しており，水平面上の運動範囲が大きくなるように設定している．このとき，ペグを把持しながらの肩関節の内・外転を伴った姿勢保持と運動のコントロール，ペグを反転させる際の前腕，手関節，手指の協調性・巧緻性が必要となる．

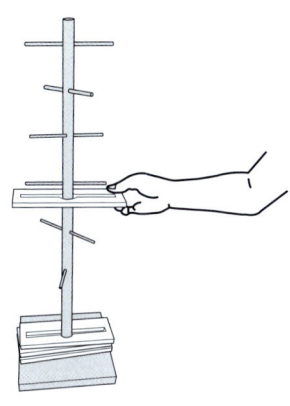

図 6-23 横棒に木板の横穴を合わせて通していく動作
水平面と垂直面上の協調運動が同時に必要な作業活動例

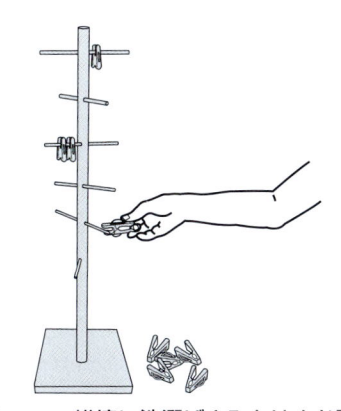

図 6-24 横棒に洗濯ばさみをはさむ動作
定位置での上肢全体の姿勢保持に加えて，手指の巧緻な運動調整が必要な作業活動例

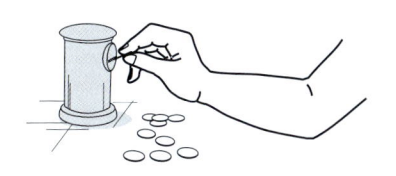

図 6-25 貯金箱の穴にプラスチック円板を入れる動作
手指の巧緻協調動作の作業活動例

B 垂直面（作業面）における協調動作

垂直面上の作業活動例を図 6-21 に示す．これは，上肢挙上位を保持しながら，ビーズをつまみ上げ，垂直面上にある細棒の先端にビーズの穴を合わせて通すという動作である．ビーズを把持しながらの肩関節の挙上と上肢全体の姿勢保持が必要となる．

垂直面上の運動範囲と粗大協調運動の難易度を上げると，図 6-22 のような作業活動が応用できる．これは，垂直面上で上下および側方向に木片を移動できるように針金を成形したものを使い，木片を把持しながら針金に沿って移動させていく作業活動である．肩，肘，前腕，手関節，手指の上肢全体の関節運動と協調性を必要とする．

C 水平面および垂直面（作業面）における協調動作

水平面と垂直面上の協調運動が同時に必要な作業活動例を図 6-23 に示す．この動作は，支柱となる縦棒につけられた横棒に木版の横穴を合わせて通していくもので，上肢中枢部〜末梢部の定位置での姿勢保持と運動の調整を必要とする．この訓練用具を図 6-24 のように応用することもできる．これは，定位置での上肢全体の姿勢保持と手指で洗濯ばさみをつまんで横棒にはさむという巧緻な運動調整を必要とする．

D 巧緻協調動作

手指でのつまみ動作に着目すると，図 6-25 のような動作も導入できる．薄い円板をつまみ上げて小さな横穴に差し込む動作で，特に手関節・手指の協調性・巧緻性を必要とする．

E 両手協調動作

両手動作の作業活動例を以下に示す．図 6-26 は，片手で把持したホースの穴に，他方の手で把持した紐を通すという動作で，ホースを把持した位置での姿勢保持，紐を操作する上肢の中枢部の姿勢保持と手関節，手指の協調性・巧緻性および両手協調性を必要とする．ホースの穴が大きく，紐通しとしての難易度は低い．この難易度を上げると，たとえば，図 6-27 のような木板の穴への

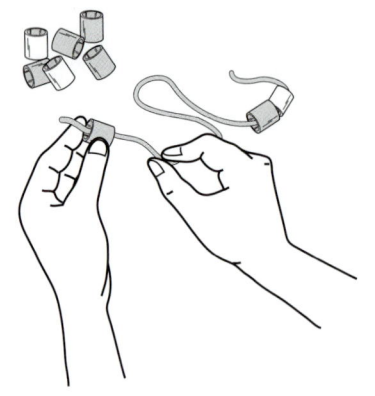

図 6-26　両手使用にてホースへの紐通し
両手協調動作の作業活動例で，紐通しとしての難易度は低い．

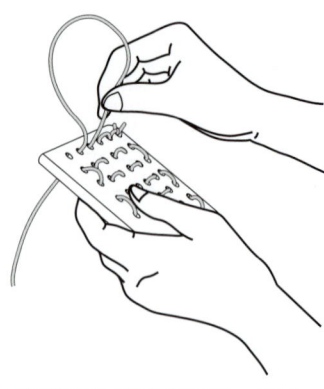

図 6-27　両手使用にて木板の穴へのビニール紐通し
紐通しの難易度を上げ，創作性の要素も加えた両手協調動作の作業活動例

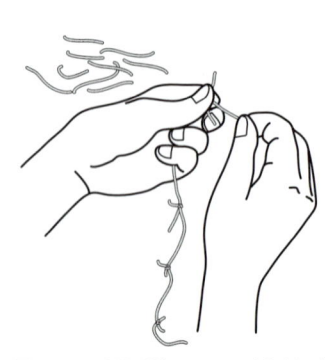

図 6-28　両手使用にて毛糸結び
両手の巧緻協調動作の作業活動例

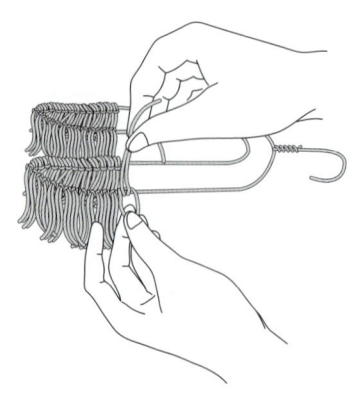

図 6-29　両手使用にて毛糸結びを応用したモップづくり
両手の巧緻協調動作の創作活動例

ビニール紐通しが応用できる．片手で把持した木板の穴に，他方の手で把持したビニール紐を通して，模様をつくっていく動作で，両手の協調性，ビニール紐を操作する上肢全体の協調性と木板を把持している上肢の姿勢保持を必要とする．紐通しの応用動作で創造性の要素もある．

F　両手の巧緻協調動作

両手動作の巧緻性の難易度を上げると，単純な繰り返し動作になるが，図 6-28 のような毛糸結びも作業活動として取り入れられる．これは，毛糸の切れ端を順に結んでいく動作で，特に手関節，手指の協調性・巧緻性，両手の協調性を必要

とする結び動作の基本動作である．この動作を応用した創作活動例を図 6-29 に示す．これは，針金ハンガーを利用して成形した針金（モップの芯）に毛糸を結びつけてモップをつくるという創作活動で，特に手関節，手指の協調性・巧緻性，両手の協調性を必要とするものであり，完成品は日常で使用できる．

以上，作業活動実施例を紹介したが，作業療法場面においては，さまざまな作業活動が，多様な条件設定のもとに協調性・巧緻性訓練として導入される．

■ 引用文献

1) 和才嘉昭, 他：協調性テスト. 和才嘉昭, 他：リハビリテーション医学全書5　測定と評価, 第2版. 医歯薬出版, pp312-327, 1987
2) 道免和久：運動制御. 千野直一(編)：現代リハビリテーション医学, 改訂第3版. 金原出版, pp45-50, 2009
3) 石田　暉：巧緻性訓練. 千野直一(編)：現代リハビリテーション医学, 改訂第3版. 金原出版, pp227-231, 2009
4) 椿原彰夫：上肢の動作. 千野直一(編)：現代リハビリテーション医学, 改訂第3版. 金原出版, pp77-79, 2009
5) 鎌倉矩子：巧緻性向上─作業療法技法を中心に. 総合リハビリテーション　20(9)：955-960, 1992
6) 福意武史：なぜペグボードを使うか？─巧緻動作訓練の reasoning. 古川　宏(編)：作業療法のとらえかた. 文光堂, pp47-60, 2005
7) 金子　翼：協調動作と物品操作. 生田宗博(編)：ADL─作業療法の戦略・戦術・技術, 第2版. 三輪書店, pp362-368, 2005
8) Kottke FJ, Halpern D, et al：The training of coordination. Arch Phys Med Rehabil 59(12)：567-572, 1978
9) 塚原政志, 他：失調症. 石川　齊, 他(編)：図解作業療法技術ガイド─根拠と臨床経験にもとづいた効果的な実践のすべて, 第3版. 文光堂, pp546-554, 2011
10) 山口　昇：協調運動障害とその治療. 岩﨑テル子(編)：標準作業療法学専門分野　身体機能作業療法学, 第2版. 医学書院, pp76-84, 2011
11) 金子　翼：失調症. 金子　翼, 他(編)：リハビリテーション医学全書10 作業療法各論. 第2版. 医歯薬出版, pp308-323, 2003

第 4 章
ADL・IADL 訓練

1 ADL と IADL

　ADL の範囲について矢谷は，身のまわり動作（セルフケア），移動動作，コミュニケーション，生活関連動作（APDL）などを図 6-30 のように整理している[1]．寝返り，起き上がり，座位などの起居や移動動作そのものが目的になることはないが，セルフケアや APDL を遂行するために不可欠となる基本的動作である．また，コミュニケーションは，セルフケアと APDL の境界に配置されている．本章では，ADL のなかでも食事，更衣，整容，排泄，入浴，の 5 つの項目，また近年，APDL よりも手段的 ADL instrumental ADL（IADL）が使われているため，IADL のなかの炊事，洗濯，掃除，金銭や薬の管理，などの家事動作（活動）を取り上げる．

A　ADL の 5 つのセルフケア

　ADL の 5 つのセルフケアが，それぞれどのような文化的背景あるいは意味をもっているのか，それらを困難にする行為や動作にはどのようなものがあるかについて表 6-1 に示す．食事が必ずしもセルフケアというわけではなく，家族団らんを楽しむレジャーの意味をもったり，買い物が IADL だけでなく，楽しみの意味をもったりすることもよくある．個人にとっての意味を理解することも ADL の介入に役立つ．IADL になると家事に関することが多いため，役割という意味をもつことになる場合が多い．また，ADL の自立は動作の問題だけでなく，心理・精神的な問題の解決を必要とすることもある．

B　ADL・IADL の評価法

　作業療法プログラムの立案や必要な介護サービスを査定する目的がある．病院・施設における実態として，独自のものもつくられているが，機能的自立度評価法（FIM）や Barthel 指数（BI）は，国際的に使用されている共通尺度であり，これらを用いることで患者群相互の比較ができる．また指数表示方式で情報交換・伝達が容易である．評価は，その人の置かれた環境において潜在能力ではなく実行状況をみるものであり，正確な情報提供者であれば聞き取り調査でも可能である．

C　ADL・IADL の介入

　ADL・IADL はリハビリの中核概念をなすものである．残された身体の機能を活用することは言うまでもなく，自助具・福祉用具の提案，家屋改修，家族指導，など患者を取り巻く環境へのアプローチが有効であり，時にはそれまでのやり方を変更することも必要である．作業療法室のシミュレーションではなく，生活の場での実践的指導が必要である．回復期リハビリ病棟においては，ADL・IADL の自立を，チームで一定期間集中的に，患者の生活時間帯に合わせて推進することができる．要は，「できる ADL・IADL」から「している ADL・IADL」，すなわち「能力レベルの ADL・IADL」から「実行レベルの ADL・IADL」に，さらには「環境限定型 ADL・IADL」から「どこででもできる ADL・IADL」に高めていくことが必要である．

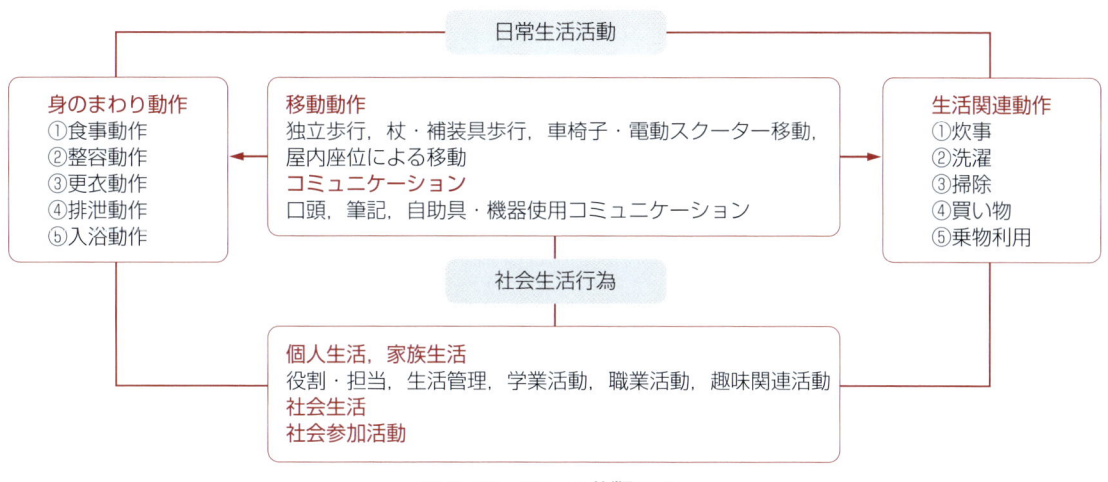

図 6-30 ADL の分類(矢谷)

日常生活活動

- **身のまわり動作**
  - ①食事動作
  - ②整容動作
  - ③更衣動作
  - ④排泄動作
  - ⑤入浴動作

- **移動動作**
  独立歩行,杖・補装具歩行,車椅子・電動スクーター移動,屋内座位による移動
  コミュニケーション
  口頭,筆記,自助具・機器使用コミュニケーション

- **生活関連動作**
  - ①炊事
  - ②洗濯
  - ③掃除
  - ④買い物
  - ⑤乗物利用

社会生活行為

- **個人生活,家族生活**
  役割・担当,生活管理,学業活動,職業活動,趣味関連活動
  社会生活
  社会参加活動

〔齋藤 宏,矢谷令子,他:姿勢と動作—ADL その基礎から応用,第 3 版,メヂカルフレンド社,p190,2010 より一部改変〕

表 6-1 ADL の 5 つのセルフケア

	食事	更衣	整容	排泄	入浴
文化的背景/意味	栄養補給,服薬,楽しみ,ストレス発散,つながり,おもてなし,交流,儀礼,季節感,など	身体保護,身だしなみ,シンボリカルな機能(性別,身分,集団への帰属,職業,富,儀式,など)	清潔にする,身だしなみ,自己主張,変身(気分転換),シンボリカルな機能(性別,身分,集団への帰属,職業,富,儀礼,など)	遮蔽された場所で行われる,健康状態を把握する	清潔にする,疲れをとる,心身を癒す,楽しみ,社交の場
行為障害	拒食(反抗,被毒妄想など),過食,偏食,異食,共食の拒否,など	服を着ない,不自然・不適切な服装,など	手,顔,歯,髪,髭,爪に関する不潔,不適切な整容や化粧,過剰なこだわり,強迫的に行う,など	便秘,頻尿,失禁,弄便,トイレ以外の場所での排泄,など	入浴を嫌う,他人と入浴しない,洗わない,強迫的に洗う,など
動作障害	上肢機能,口腔機能,嚥下機能,姿勢保持能力,などの問題	上肢・手指機能,下肢機能,立位・座位能力,などの問題(関節可動域制限の影響が大きい)	座位・立位能力,上肢・手指機能,などの問題	移動能力,ドアの開閉,衣服の着脱,座位,後始末,立ち上がる,などの問題	衣服の着脱,洗い場への移動,浴槽への出入り,座る,立ち上がる,身体を洗う,などの問題

D 実行レベルの ADL・IADL と自己効力感

「能力レベルの ADL・IADL」から「実行レベルの ADL・IADL」に高めるために,目標とする活動に対する認知的態度がもつ重要性を作業療法では強調したい.臨床場面でよく耳にするのは,身体能力はあるにもかかわらず,やる気がないのか自信がないのか実践に至らない事例である.またこれとは反対に,身体能力が低いにもかかわらず,自信があるせいかやる気満々で動き回り,危なくてしかたがない事例もある.このことを説明できる認知的理論の 1 つが Bandura の提唱した自己効力理論であり,作業療法で活用できる.目標行動に対して個人がもつ遂行可能感にまつわるものである.たとえば自宅の風呂に 1 人で入浴できる自信は 10 点満点で 7 点,などとされる.

この自己効力は個人の心的エンジンというべきものであり,成功に導くための推進力である.つまり,客観的な技能とは異なる変数で,目標とす

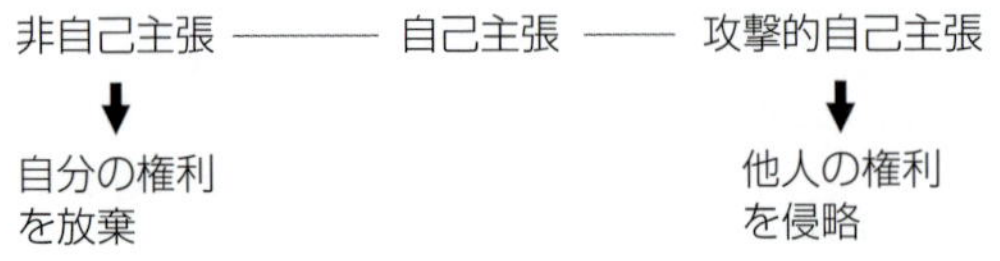

非自己主張 ─── 自己主張 ─── 攻撃的自己主張
↓　　　　　　　　　　　　　↓
自分の権利　　　　　　　　他人の権利
を放棄　　　　　　　　　　を侵略

図6-31　自己主張技能
〔佐藤裕司：自己主張．Hughes PL, 他（著）：精神科のソーシャル・スキル―日常生活援助と作業療法．協同医書出版, p58, 1984〕

る行動が作業療法士からみて支障なく実行できているように見えていても，患者の自信，すなわち自己効力感が高いとは限らない．セルフケアの技能と患者の自己効力感が一致していることが望ましいため，作業療法士は技能と自信の程度が釣り合っているか判断することが求められる．あるセルフケアが目の前でできるようになったとしても，病棟や自宅でできる自信がどの程度あるかを質問することが必要であり，その自信が高まったときが作業療法の終了と考えるべきである．

Banduraによる自己効力を高める方法を以下に示す[2]．

1 直接体験

自分で実際やってみて，できたという体験をもつことである．やさしいものから始め，小さなことの成功体験を繰り返す．技能の向上は，自己効力の高揚を伴っていることを忘れてはならない．

例：浴槽への移動動作の達成を目的に，この動作を何度も繰り返して行い，成功体験を積み重ねる．

2 代理体験

自分と類似した他者の成功を観察する．あの人ができるのなら自分もできるはず，と思うことである．作業療法室にはいろいろな患者がいて，代理体験には事欠かない．作業療法士はよいモデルをしっかりストックしておく必要がある．むろん反対の悪影響を与えるモデルもあることに注意する必要がある．

例：同じ程度の運動能力をもつ患者が，うまく浴槽へ移動している場面を見る機会をもつ．

3 言語による説得

周囲からの暗示や勧告を受ける，つまりほめられることである．作業療法士はできたことはむろん，努力した過程をほめることが重要である．注意すべき点は，ほめる際はほめるだけにし，それ以外のことは言わないことである．また，皆の前でほめるのがよい．

例：「大丈夫ですよ！」「うまくいきましたね！」「お見事です！」「これまでの努力が実りましたね！」など．

4 情緒喚起

落ち着いた状態，すなわち安心，余裕の状況にいると感じることである．目標行動がうまくいかなかったとしても周囲からのフォローや，福祉用具の活用によって安心感をもつことができる．

例：脱衣場や洗い場，浴槽における椅子や手すりの設置など．

E　自己主張技能・社会的交流技能のトレーニング

気軽に緊張することなく，感情や必要性を表現する技能や社交性は，患者にとって地域や施設でサポートを受けるうえで忘れてはならない技能である．たとえば外出中，階段昇降が困難な際，通行人に「恐れ入りますが，手を添えていただけますか」と気軽に援助を求め，その方法を伝える技能である．ここでは，自分の権利を放棄（非自己主張）するのではなく，また他人の権利を侵略（攻撃的自己主張）するのでもなく，主張することである（図6-31）[3]．また，いかに相手の心を動かすメッセージを発信できるかは，実は利用者が施設でケアを受ける際重要な技能である．

腫れ物に触るようなケアをしなければならない患者に対して，介護者は，必要最低限のケアで済ませる傾向があることは否めない．障害の程度ではなく，患者の社交性がケアの量に影響することになるのである．介護者側も生身の人間である．1〜2週間後に施設に入所することが決まっている患者には，病院での残り短い入院期間中に微々たる身体機能改善を目指すのではなく，社会的交

流技能を高めることのほうがより現実的な方策であると思われる．これは大袈裟なものではなく，ごく簡単な例であれば「ありがとう」といえることなどである．実際，こういった社会的交流技能をもつ患者は，そうでない患者より多くのケアを受けているといわれている．

2 自助具

セルフケア，家事，趣味，職業にわたって自立を支援するツールであり，一時的または恒久的に使用される．リハビリ工学の専門家や作業療法士によって開発されたもの以外にも，マスコミや福祉機器展，インターネットなどを通じて，多くの情報が出回っている．

今日，福祉用具・自助具に関しては，ユニバーサルデザイン，すなわち障害の有無や年齢などに関係なく，誰にとっても生活しやすい環境や使いやすい道具を，利用者の立場でつくりだそうというデザインの考え方が普及している．重要なことは，作業療法士のような中間ユーザーがこれらの情報と利用者のニーズとのマッチングとフォローを行い，メーカーにフィードバックすることである．

A 道具ではなく発想としての自助具

患者は，身のまわりのことができるようになるためには身体機能の回復が不可欠と考えており，これを望むのは当然である．機能回復の見込みがない状況で，これまでとは違うやり方で身のまわりのことができるようになるという展望を描けるためには，自助具による生活の再建という発想を患者に提案することが必要である．確かに自助具は生活を劇的に改善するものであるが，単に与えるのではなく，作業療法士によるその概念の患者教育が必要である．

この発想が理解できたら，患者は必要な自助具を自ら開発できるようになってくる．必要は発明の母といわれるが，自助具を最も必要としているのは患者自身であり，必要な自助具を自ら開発できる潜在能力をもっている．それが自分以外の患者にも役立つことになるという視点を与えることも大切であろう．

B 自助具適応のタイミング

自助具によって劇的に自立が可能となる喜びがある一方で，身体機能回復の期待，あるいはそれに固執している患者にとって回復の見込みがない状況の暗示は受け入れがたいことであるかもしれない．そこで，身体機能の回復訓練と並行して行うなどの説明が必要である．いずれにしても患者の身体機能の回復状況や発症後の経過期間などについて考慮しながら提案する必要がある．

C 上肢の機械的要素と自助具

ADL・IADL の自立において，自助具が上肢のどのような機能をカバーするのか理解する必要がある．肩は，上肢を上下，左右，前後に方向づける方向舵の役割をもち，肘は，上肢を伸ばしたり縮めたりする伸縮装置の役割，手首は，肩の機能の微調整の役割，手掌・手指は，「握る」「つまむ」という上肢の効果器の役割を担っている．なお，手首の機能は不可欠ではないが，手首の固定は手掌・手指の役割を遂行させるために不可欠な要素である．

原[4]は，上肢の各部の役割をクレーンやショベルカーをイメージさせる機械の要素に置き換えて模式図で説明しており，これは自助具を患者に適応する際，運動学上の道標となるものである（図6-32）．

D 具体的な自助具の活用

ADL・IADL の自立における自助具の活用について，上肢や身体の機能をどのように補うものか，以下の8つについて述べる．①肩の機能障害，②肘の機能障害，③手首の機能障害，④手部（手掌・手指）の機能障害，⑤上肢一側の障害，⑥車椅子生活における到達範囲，⑦易疲労性疾患に対するエネルギー，⑧身体への負担，である．

一般的には，脳卒中では⑤，関節リウマチは①②⑦⑧，頸髄損傷では①③④，胸・腰髄損傷では⑥，神経筋疾患では①②⑦が考えられる．自助具

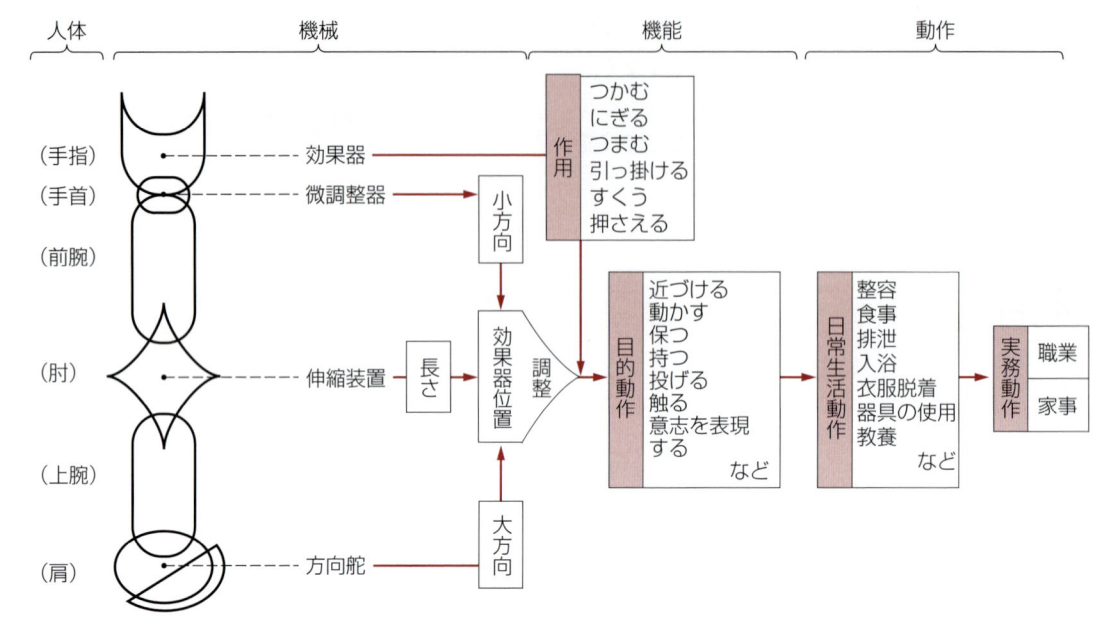

図 6-32 上肢の機械的要素の模式図
〔原 武郎, 他：自助具の概念. 原 武郎, 他：図説自助具. 医歯薬出版, p6, 1970 より一部改変〕

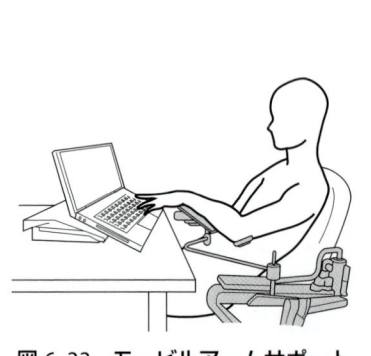

図 6-33 モービルアームサポート

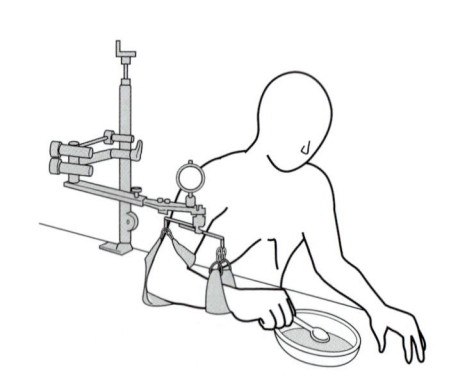

図 6-34 スプリングバランサー

の個々の患者への適応の詳細については，第10部を参照してほしい．ただ，自助具はこれら8つのうちの1つのみを補うのではなく，いくつかをあわせて補うことが多いと考えられる．たとえば，高い所の物への到達を可能にするリーチャーは①と②で，肩の挙上と肘の伸展を補うことができる．また，⑧として肩関節への負担を軽減するため，肘をテーブルにつけて作業を行うことは，⑦のエネルギー節約にもなるといえる．

1 肩の機能障害の解決法：「方向舵」を工夫する

腕を保持し方向づけることが困難となるのは，神経筋疾患や頸髄損傷による高位四肢麻痺者などである．抗重力位に保持したうえで，体幹や上肢の残存筋を使って腕を思うように動かし，食事やパソコン操作などができるようにする自助具として，モービルアームサポート(MAS，別名BFO，**図6-33**)のように下方から支えるタイプと，スプリングバランサー(**図6-34**)やサスペンションス

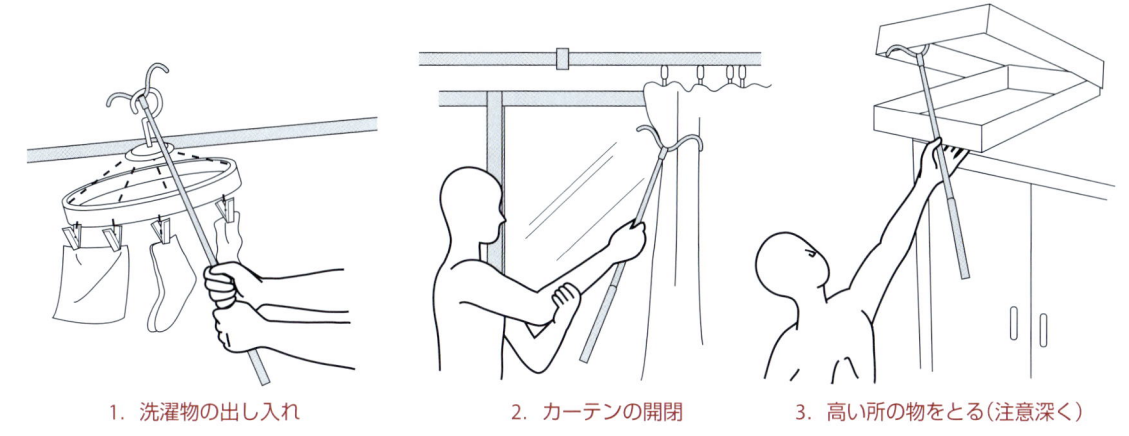

図6-35 リーチャーの使い方
1. 洗濯物の出し入れ
2. カーテンの開閉
3. 高い所の物をとる（注意深く）

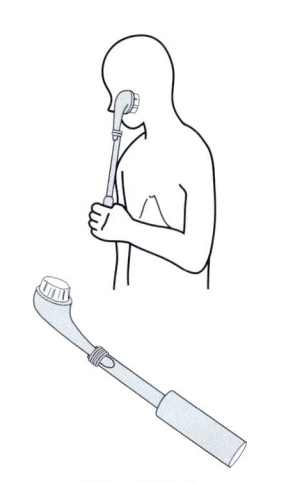

図6-36 長柄ブラシ
1. 長柄の洗顔ブラシ
2. 長柄の歯ブラシを使っての歯みがき
3. 長柄のヘアーブラシ
4. 長柄ブラシを使用した足洗い

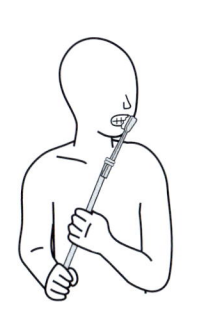

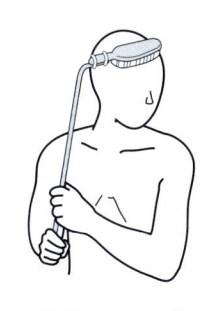

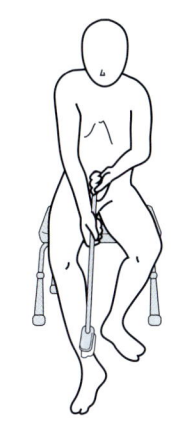

リングのように上方から吊すタイプとがある．また，上肢をテーブルの上に置き，肘をつく状態にしたり，テーブルを高くしたりして作業することも工夫の1つである．さらに，肩の挙上などを補うため，リーチャーを用いることも多い（図6-35）．

2 肘の機能障害の解決法：「伸縮装置」を工夫する

肘関節の屈曲は，食事などにおいて効果器である手部を顔に近づけるためにきわめて重要な動作であり，生命の維持とつながりがある．そのためか肘の屈筋は上腕二頭筋を含め主なものでも4つあり，しかも3つの神経が関係することで，どの筋，どの神経が損傷を受けても肘の屈曲は保たれる可能性が高い．しかし，関節リウマチのように肘の屈伸の可動域に制限のある場合は，これを補う自助具が必要となる．顔面や頭部，足部などに到達できるような長柄スプーンやフォーク，洗顔ブラシ，歯ブラシ，ヘアーブラシ，足洗いブラシ（図6-36），ソックスエイド（図6-37）などが活用されている．

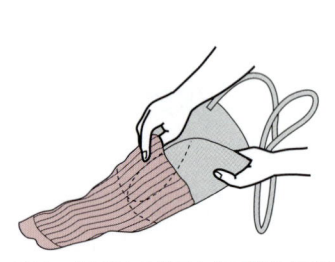

①ソックスエイドを丸めて靴下に差し込み，入口をよく広げておく．
②ソックスエイドのひもを引っ張ってつま先を入れる．
③ソックスエイドを抜いた後，リーチャーを使ってかかとを引き上げる．

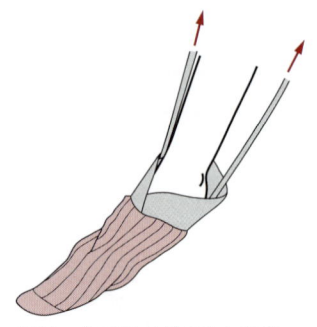

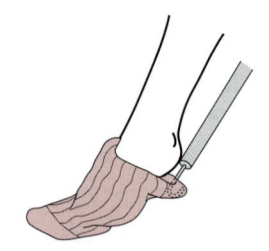

図6-37 ソックスエイド

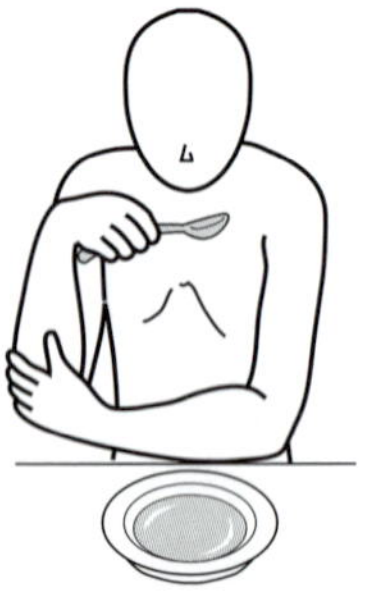

図6-38 食事動作の工夫例

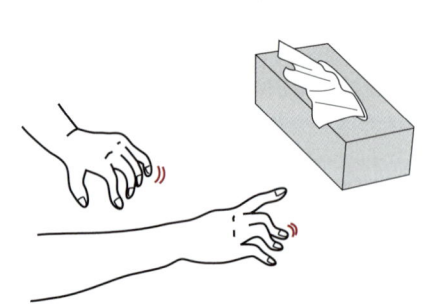

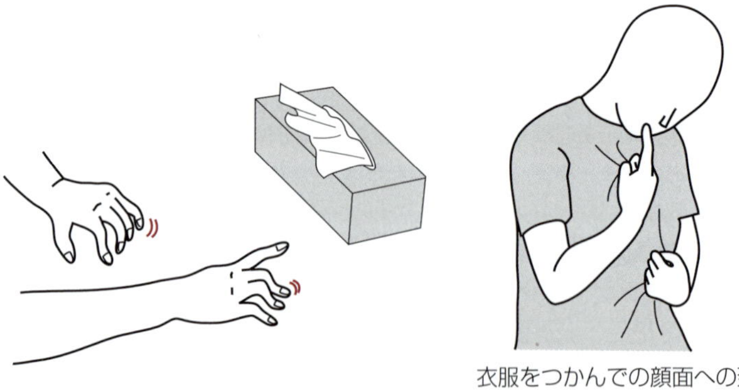

衣服をつかんでの顔面への到達

図6-39 指這い運動による到達機能

また，用具をもった手を他方の手で支えて肘の屈曲を補うこともある（図6-38）．ほかにも神経筋疾患によって，肩，肘の筋が麻痺した状態になっても，残存している手指機能を活用し，テーブル上や衣服上を這わせることにより，目標に到達する方法もある（図6-39）．

3 手首の機能障害の解決法：「微調整器」を工夫する

肩が効果器を大方向で固定し，手首ではこれをさらに小方向で固定するという微調整機能があるが，手首での方向づけ機能は重要不可欠ではない．しかし，ADL・IADL上，手首の固定は，手の役割を遂行するために不可欠な要素である．C5機能残存レベルの頸髄損傷のようにこれができない場合，手関節背屈固定副子が必要となり，この副子にスプーンなどが取り付けられることになる（図6-40）．

4 手部（手掌・手指）の機能障害の解決法：「効果器」を工夫する

把持機能を失った頸髄損傷であっても，手関節の背屈筋が残っていればこれを活用し，軽いものであればつかむことが可能である（図6-41, 42）．このテノデーシス・アクションといわれる代償機能を利用した機能的把持副子を使用することによって，さらに強い把持機能を得ることができる．また，両手で挟んだり（図6-43），口を使う代償動作がある（図6-44）．

さらに把持機能はほかの道具によって代償する

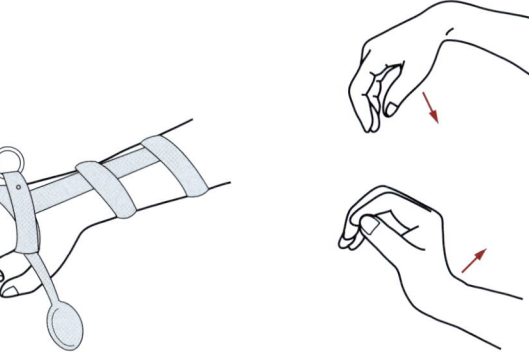

図 6-40　手関節背屈固定副子の利用

図 6-41　テノデーシス・アクション
腱固定作用 tenodesis action ともいい，手指屈筋群の筋力がゼロでも手関節を背屈することで受動的に指が屈曲する作用をいう．

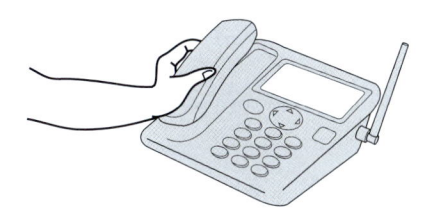

図 6-42　手関節の背屈を利用した代償把持の例

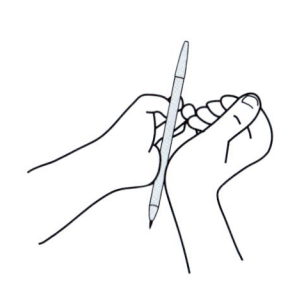

1. C5B〜C6A レベル
2. C7 機能レベル
3.

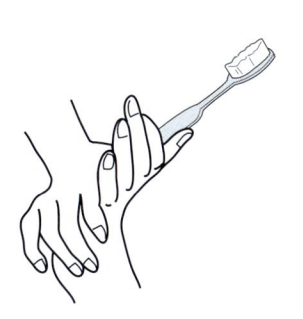

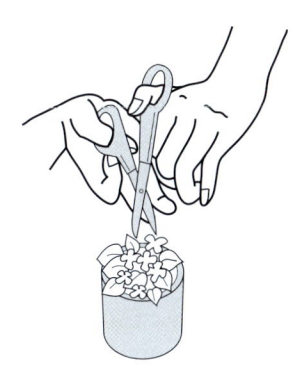

図 6-43　頸髄損傷時などの両手での挟み方の例

こともできる（図 6-45）．把握を代償するための自助具では，柄を太くし握りやすくする工夫（図 6-46）があるが，把握機能がほとんど残っていない場合は，ユニバーサルニューカフのほか，タイピングエイドなどの自助具（第 8 部第 5 章参照）も考えられる．

5　上肢一側の障害の解決法：固定機能の工夫と利き手交換

　脳卒中片麻痺のように，一側の障害によって失われる把持固定機能と利き手側の障害であった場合は，利き手交換訓練を行う必要がある．利き手交換訓練については，患者に対する説明と納得のうえで開始すべきである．利き手の機能回復と交換訓練を並行して経過観察するのもよい．また，

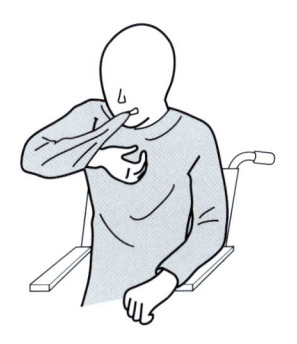

図 6-44　口を使った代償動作の例

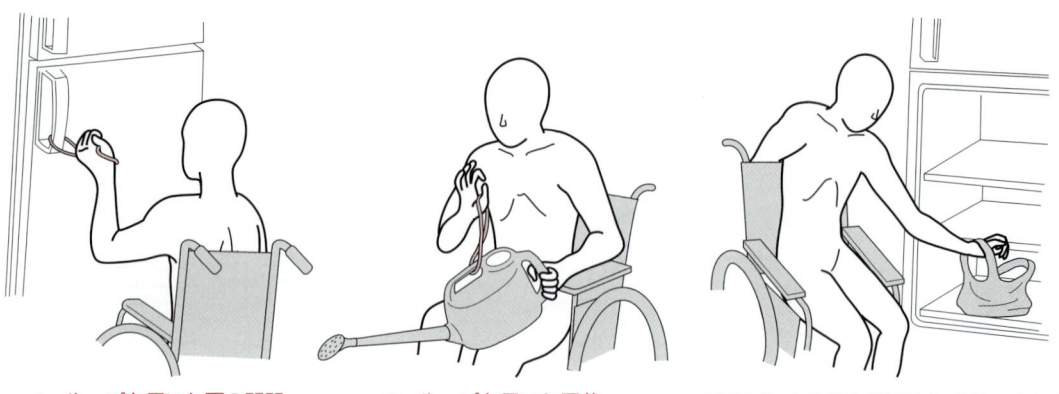

1. ループを用いた扉の開閉　　2. ループを用いた園芸　　3. 手さげのある袋を利用した食品の出し入れ

図 6-45　把持をほかの動作で代償した例

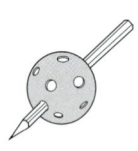

穴空きゴルフボールに鉛筆やボールペンをさしこむ．

図 6-46　把握をゴルフボールを利用して代償した例

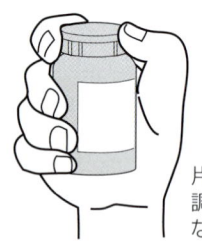

片手で蓋を開け，ふりかける．調味料小瓶，練り歯磨きチューブなどの蓋の開閉を握ったまま行う．

図 6-47　小瓶の健側片手動作(服部，細川)

利き手交換の結果，左手で作業するとなると日常生活用品の多くが右利き用にできているので使いづらいため，あらかじめ左利き用の台所用品や工具を用意するとよい．

実用手，補助手，廃用手という3つの分類は，脳卒中片麻痺の上肢の実用性を表現するものとして，今日よく用いられているものである．これは，服部らの考案した「上肢機能実用性評価基準」が元になっている．この基準に関して服部らは，「九州労災病院で上肢の実用性を示す簡単な表現として使用し始めたこの実用性3段階分類は曖昧な表現にもかかわらず広く利用されるに至り，運動麻痺のみならず，あらゆる障害に利用しうる．その後，片麻痺で料理動作を徹底して行っているうちに，従来の廃用手のなかに準補助手ともいうべきものがあり，自助具が不要となることがわかった（第4部第8章参照）．この3段階評価は物指しとして目盛りが大きく曖昧で研究用とはいえないが，患者側にとって意味のある改善とは，少なくともこの物指しでの1段階またはそれ以上の改善を意味する点で臨床的な目盛りと思う．

Brunnstromステージまた上田らの12グレード法は動きの改善を示し，実用性の改善を端的に示すものではない．少なくとも治療効果を判定するときはこの実用性からの評価も併用することが大切と思われる」と述べている．

a. 固定のための方法

ADLのなかで両手動作を必要とするのは，紐やネクタイ，帯を結ぶ，缶の蓋を開けるなどの動作であり，そのほかはほとんど片手動作または別の方法で解決できる．両手動作のなかでの非利き手の役目は，利き手が何かするとき，物の把持固定を行うことであり，片手動作とはこの把持固定を別の方法ですることにほかならない．服部らは，把持固定には2つあると指摘している．

軽い把持固定とは，把持することが主で，たとえば練り歯磨きチューブの蓋の開閉時にチューブを握るときなど，補助手，準補助手でも可能なことが多い．しかし，缶詰を開けたり固く閉まった瓶の蓋を開けたりする際は強い固定が必要となり，補助手，準補助手では難しい．

固定のための具体的な方法を以下に示す．

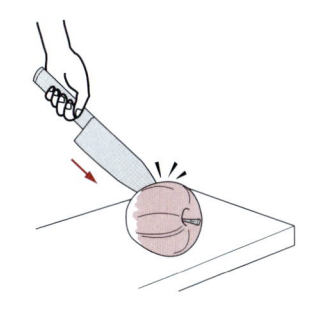

①丸く不安定なものは刃先を刺し入れ，刃先をまな板に立てる．　②下方へ力を加えながら前方へ動かす．　③刃先をまな板に立て下ろしながら切る．

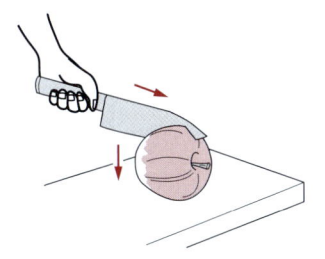

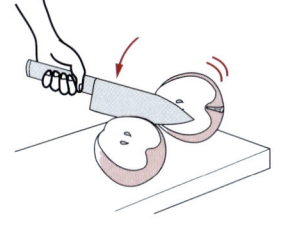

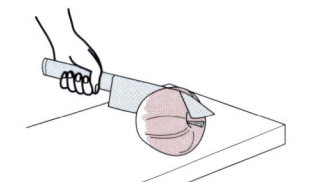

1. 丸いものの切り方

①丸く不安定なものはまず2つに切る．　②切った面を下にしておく．　③むき下ろす．

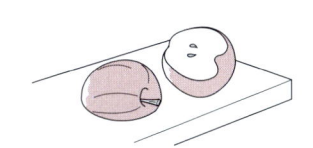

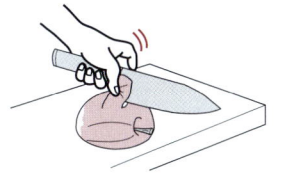

2. 丸いもののむき方

図6-48　丸いものの切り方・むき方の例

(1) 文鎮や重しを使用する

　書字の際，紙が動かないようにする．

(2) 把持固定と動作を片手で同時に行う

　片手で小瓶を握ったまま蓋を開ける(図6-47)．また，練り歯磨きチューブは本体と蓋が連結されているものを使用する．丸いものの切り方，むき方をこの方法で工夫することもできる(図6-48)．

(3) 廃用手(準補助手)により固定する

　廃用手のなかに準補助手と呼ぶべき把持固定ができるものがある．可能なのはわずかな半自動的・半他動的な運動ではあるが，固定に役立つことがあり，自助具が不要となることもある．これを大別すると次のようになる(図6-49)．

　①指による半自動・半他動的固定，②指を引っ掛ける半自動・半他動的固定，③手を下に押しつける固定，④前腕に掛けるか，提げての把持固定，⑤腋の下に挟む固定．

(4) 身体の一部を活用する

●口による固定

　小さいものはすべてこの方法で行う．封筒，ヒートシールされた薬の開封，小さい瓶の蓋の開閉，ふろしきの結びを解く，筆ペンなどのキャップのはめ・はずし，など．

●下肢による固定

　比較的大きい缶の蓋，瓶の蓋の開閉に役立つ．利用頻度は高い．正座，座位，あぐら，片足投げ出し(図6-50)，など．

(5) 身体と建物あるいは家具を活用する

　足と建物との間の固定，体幹と家具との間の固定，引き出しと体幹で固定(図6-51)，蛇口や金具の利用(図6-52)，口や肩と壁の利用(図6-53)，など．

(6) 自助具を活用する

　吸着ゴムつきブラシ(図6-54)，インスタントエプロン(図6-55)，釘つきまな板(第8部第5章参照)，トースト固定板(図6-56)，瓶・缶固定器(図6-57)，マットや濡れフキンでの滑り止め(図6-58)，など．

6 車椅子生活における到達範囲を補う方法

　車椅子の生活では，到達範囲が制限される．床や棚あるいはテーブル上で手が届かない位置にあ

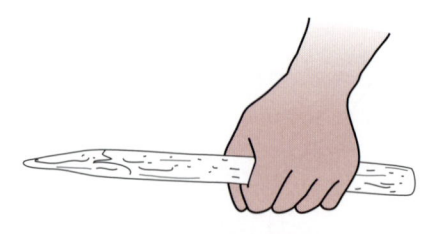

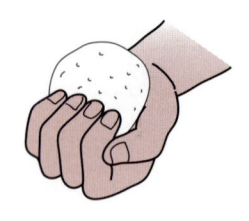

1. 指による半自動・半他動的固定
握るというほどではないが，指をこじ開けて挟むようにしてゴボウを握らせたり，また上にした手のひらのくぼみにジャガイモを乗せ，指で支えて固定する．タオルや小瓶も固定できる．

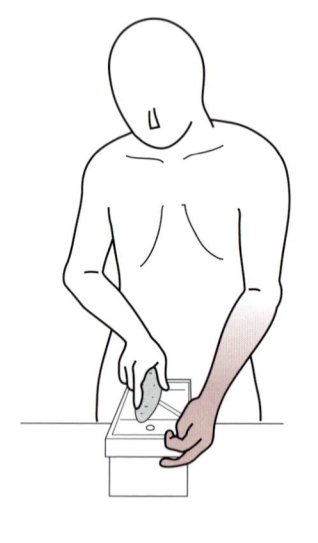

2. 指を引っ掛ける半自動・半他動的固定
スライサーで野菜の皮をむくとき，障害のあるほうの手の指を角に引っ掛けて手前に引き，腹との間に固定する（このほか自分の腹に押しつけるだけでも固定できる）．

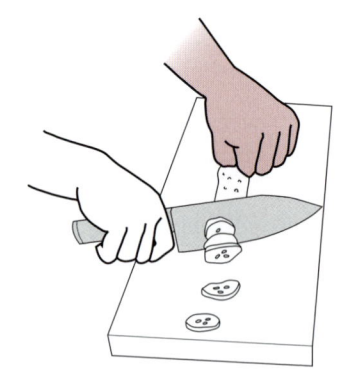

3. 手を下に押しつける固定-1
障害のあるほうの手の指は利かないが，食材の上にのせて，ごくわずか押しつけるだけで十分固定できる．

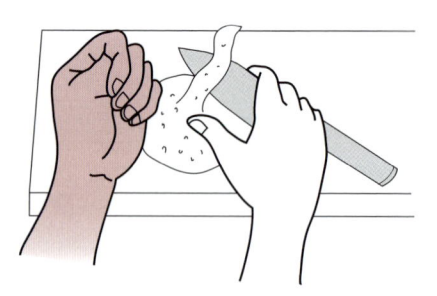

4. 手を下に押しつける固定-2
台の上に手を置き（手掌は上向きでも，下向きでもよい），それにジャガイモやパンをくっつけておき，皮をむいたり，バターを塗ると，うまく固定される．

5. 前腕に掛けるか，提げての把持固定
肘を曲げ，タオルを掛け，腹に押しつけて固定する．健手を擦りつけて拭ける．また軽い手提げ袋は持てる．

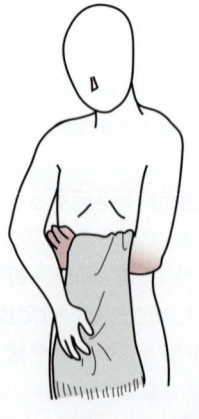

6. 腋の下に挟む固定
海苔やお茶の缶の口を上にして挟み，蓋の開閉ができる．

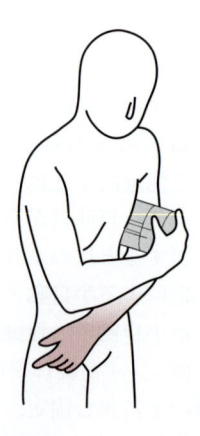

図 6-49 廃用手（準補助手）による固定

2 自助具　503

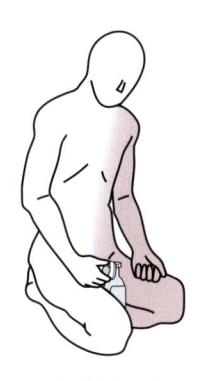

1. 両膝で挟む固定
利用頻度が高い.

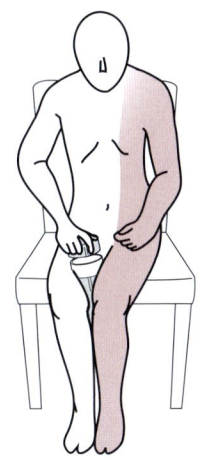

2. 両膝で挟む固定
最もよく利用される.

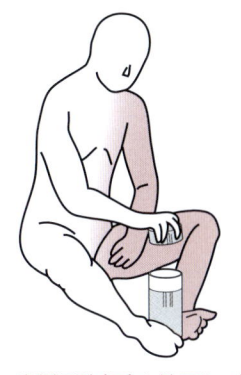

3. 患側下肢（足）と健足とで挟む固定
利用頻度が高い.

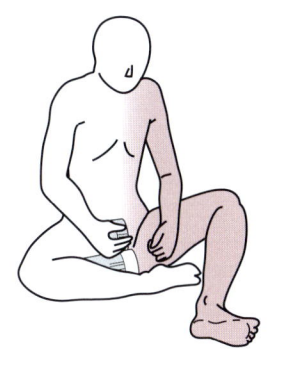

4. 健側下肢の膝の裏で挟む固定

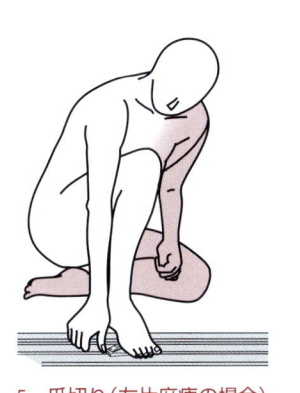

5. 爪切り（左片麻痺の場合）
大きい（9 cm 程度）爪切りならどこでも，健手の爪を切ることができる.

図 6-50　身体の一部（下肢）を活用した固定

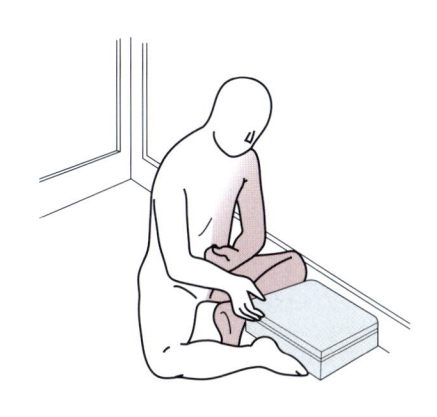

1. 足と建物との間の固定
平たいもの，箱などの蓋の開閉によい.

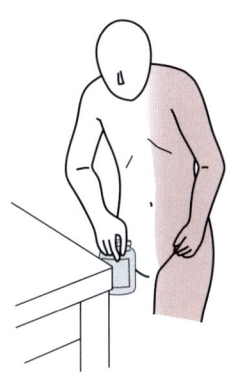

2. 体幹と家具との間の固定
コーヒーの瓶，そのほか軽く閉まった蓋の開閉によい.

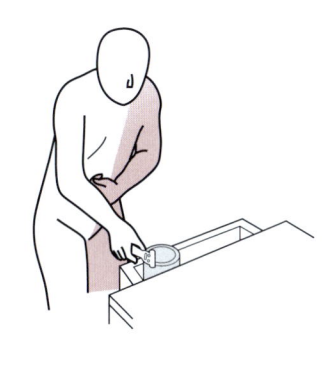

3. 引き出しと体幹で固定
引き出しの隅に缶詰を置き，引き出しを体で押して挟めば，強い固定となる. 底のほうを固定するなど工夫がいる.

図 6-51　身体と建物あるいは家具を活用した固定

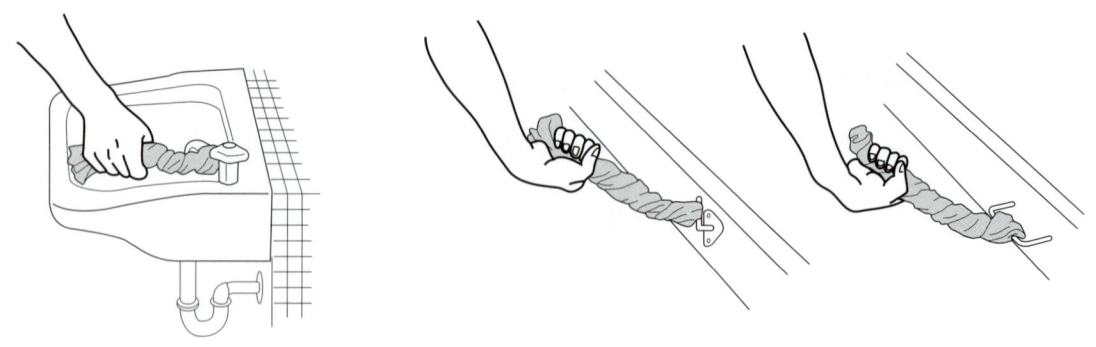

水道の蛇口のカランに巻きつけてねじるのが最も便利．病院などでは，引っ掛け金具をつけておけば，さらにやりやすい．

図 6-52　片手タオル絞り方の例(服部，久冨)

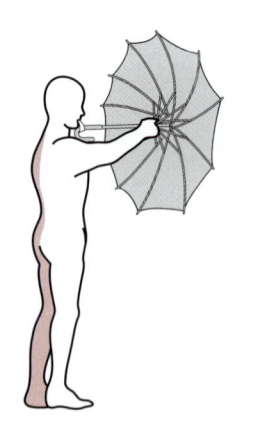

1. 傘の柄に結いつけた紐を口にくわえて開く．
2. 傘の先端を壁，柱，樹木に押しつけて開く．
3. 傘の柄を肩，障害のあるほうの腕に引っ掛けて開く．
4. 傘の骨を肩に引っ掛けて，障害のないほうの手で引き開く．

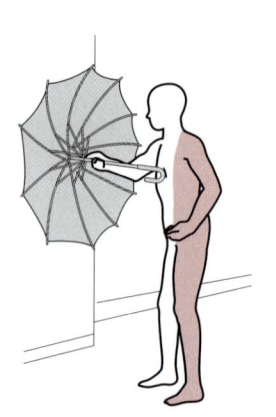

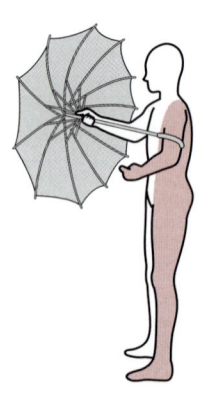

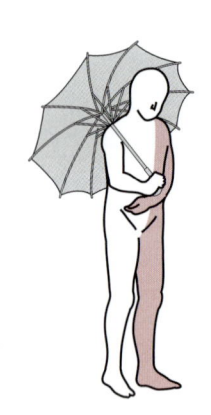

図 6-53　傘の開き方の例(服部，久冨，細川)

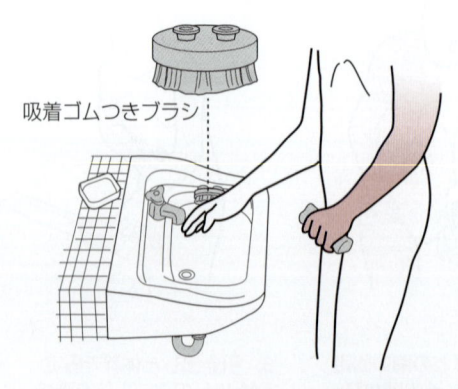

吸着ゴムつきブラシ

陶器洗面器では吸着ゴムつきブラシを内側に吸いつかせて，それに手を擦りつける．普通の金属やプラスチックの洗面器では，吸着ゴムは吸いつきにくいから，折り畳んだ濡れタオルを縁に掛け，石鹸を擦りつけ，その上に健手を擦りつける．麻痺手がなんとか前につき出せるときは，それに健手を擦りつける．これが最もよく利用される．

図 6-54　片手手洗いと吸着ゴムつきブラシ

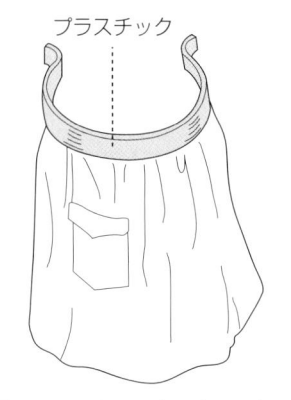

図 6-55　インスタントエプロン

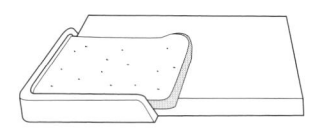

図 6-56　トースト固定板
パンにバターを塗るとき，端の枠でパンが滑るのを防ぐ．しかし，補助手，準補助手程度であれば手で固定できる．

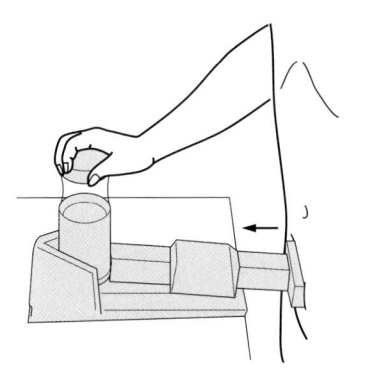

体幹で押しつけて瓶を固定し蓋を開ける．
図 6-57　瓶・缶固定器

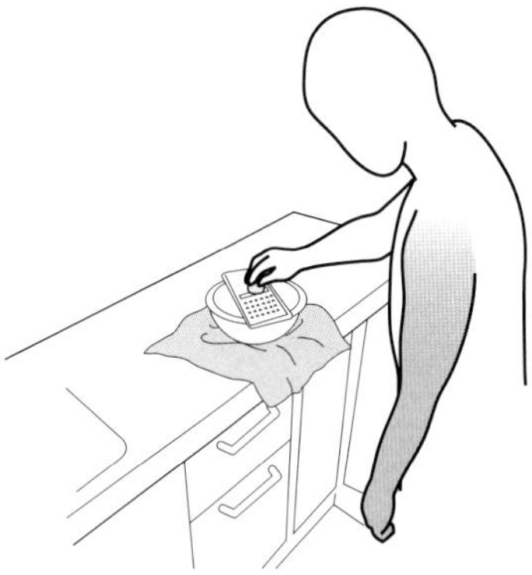

図 6-58　濡れフキンでの滑り止め

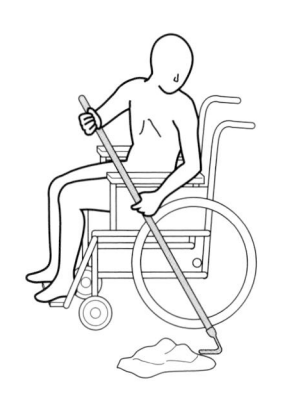

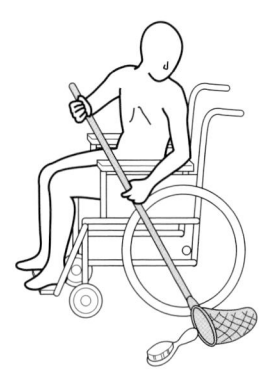

1．引っ掛けて取る．　　2．すくい上げて取る．　　3．コインなどの小さなものを吸着盤を利用して取る．

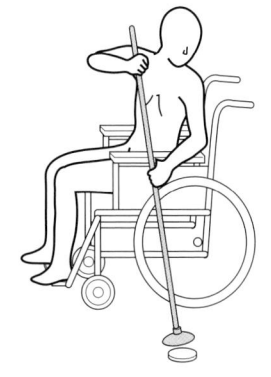

図 6-59　長柄による到達方法の例

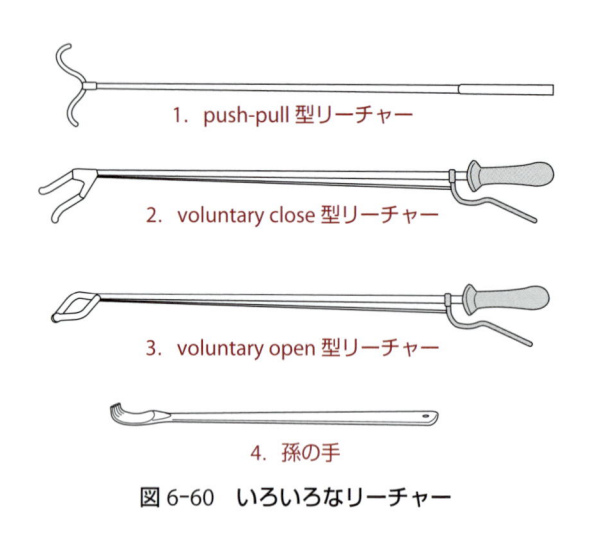

1. push-pull 型リーチャー
2. voluntary close 型リーチャー
3. voluntary open 型リーチャー
4. 孫の手

図 6-60　いろいろなリーチャー

る物を取ったり，押したり引いたり，つかんだりするために柄を長くしたり，リーチャーや孫の手を利用する（図 6-59, 60）．

7 易疲労性疾患に対するエネルギーを節約する方法：仕事の簡素化とエネルギー節約の工夫

仕事の簡素化とエネルギー節約化の視点，すなわち1日の仕事量を軽減するために，動作や手順の変更などを検討し，仕事内容や動作の簡素化をはかり，疲れきらないよう，また病気や障害を悪化させないようにすることを患者に学んでもらうとよい．関節リウマチ，心疾患，呼吸器疾患，糖尿病，神経筋疾患，癌患者，肝臓・腎臓患者など，易疲労性疾患に適用される．具体的な方法は以下に示すとおりである．

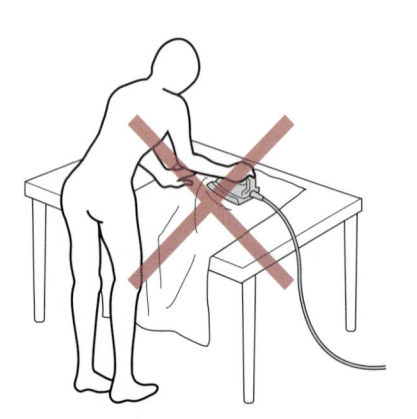

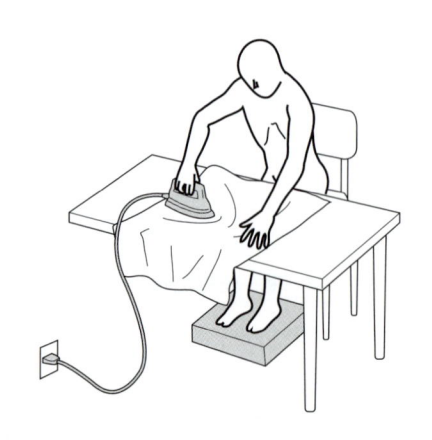

1. アイロンかけ

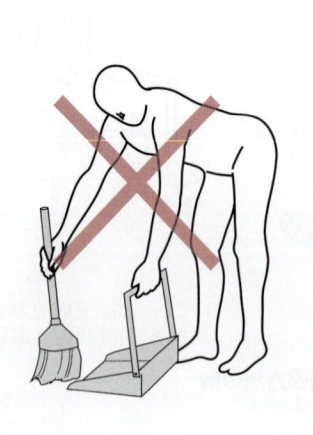

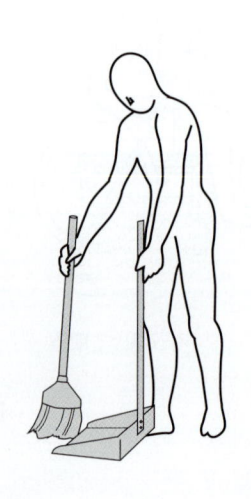

2. はきそうじ

図 6-61　無理のない肢位・姿勢での作業

①手の届く範囲に必要な物品を配置する，②無理のない肢位・姿勢で作業する（図6-61），③持ち上げず，滑らせるかワゴンで運ぶ，④収納場所，収納順序，棚の高さ，スイッチの位置などを工夫する，⑤両手を使用する，⑥患者にあった作業のペースを守る，⑦配達システムを利用する．

8 身体への負担を軽減する方法：生活習慣の工夫

症状や障害（疼痛や変形）を悪化させないで暮らせるための方法であり，7 のエネルギー節約とも重なる．腰痛症や関節リウマチなどが対象となる．

a. 腰痛症予防

腰痛体操やコルセットを着用しながら，正しい姿勢や動作を身につける必要がある．①物を持ち上げるとき，②物を運ぶとき，③荷物を押すとき，④座って作業をするとき，⑤高い所に物を上げるときの例を示す（図6-62）．また，寝具は腰が沈むような柔らかすぎる布団は避け，寝るときの姿勢は腰への負担の軽い横向きがすすめられる．

b. 関節保護

無理のない関節の使い方を指導する．小さな関節や小さな筋に負担をかけず，できるだけ大きく，丈夫な関節や筋で活動するようにする．具体的方法を図6-63に示す．

また，極度の膝の屈曲を避けるため，ソファー，低い椅子を避け，大腿四頭筋の筋力低下のために座ぶとんを置くことや，椅子からの立ち上がりの際，前腕全体で体重を受けるようにする（図6-64）．

3 デイケア・デイサービスにおけるADL・IADL指導のポイント

A 介護職との連携[5]

デイケア・デイサービスでは，作業療法士と介護職との連携が必要不可欠である．介護職と一口でいっても資格や経験などの背景はさまざまであり，利用者とのかかわり方や介護方法が異なっていたり，専門用語や略語がまったく通じていなかったりすることがある．この現状に対して，常に目標を確認しあいながら，さまざまな活動場面を共有し，必要な指導や助言，情報交換を密にして進めていくことが大切である．

経験の浅い介護職は，介助すべきところとそうでないところの判断ができないことがある．また，「できる」「できない」の全か無かの判断に偏りがちになり，「ここは工夫するとできる」という見方が困難である．介助においては，全介助より部分介助が難しいため，どこまでできてどこからできないのか作業療法士がきちんと指導できなくてはならない．その介護職が不安をもっていれば，実際に一緒に介助を行ってみる，納得してもらうまで繰り返し練習を行う，など一緒に工夫してみる姿勢が大切である．

一方，利用者と接する機会の豊富な介護職は，作業療法士が直接かかわらないときの利用者や家族の何気ない一言や振る舞いのなかに，ADL・IADLを向上させるためのキーワードを発見することがある．たとえば，「私のベッドのあるところは鬼門だ」「亭主にもこんなふうに（頭ごなしで）いわれたことがなかった」「夫は昔からこう（おとなしい人）でした」「和服姿をよくみかけます」などのような利用者の個性や関心を表す言動を逃さないよう，ミーティングやケースカンファレンスにおける情報の共有が不可欠である．家庭に比べ施設では，ADL・IADLの自立よりも対人交流や居心地のよさのほうが重要度が高いという利用者も多い．ほかの利用者やスタッフとのよい人間関係をつくることも大切である．

B 認知症対応

デイケア・デイサービスでは，認知症高齢者が多く，記憶や見当識障害から派生する生活上のトラブルが生じることもある．調理は高齢女性になじみのものであるため，思わず動きだす人も多く，活動性を高めるIADLの1つである．しかし，特にIADLについては，高次の脳機能を必要とするため，動作は問題なくともその自立度は低くなっている．たとえば，包丁を使ってジャガイモの皮をむくことはできても，ただひたすらむくだけで，次の手順がわからず，むいたジャガイ

持ち上げる物が，体の中心にくるようなポジションをまずとる．
片膝をついて，できるだけ体を物に密着させてつかみ，膝のバネを十分に使って持ち上げる．

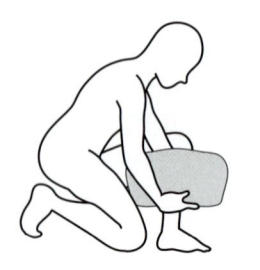

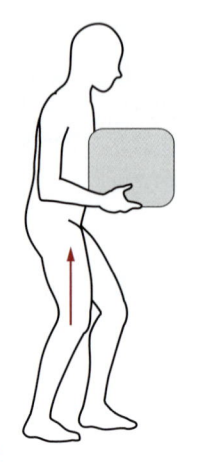

1. 物を持ち上げるとき

2. 物を運ぶとき

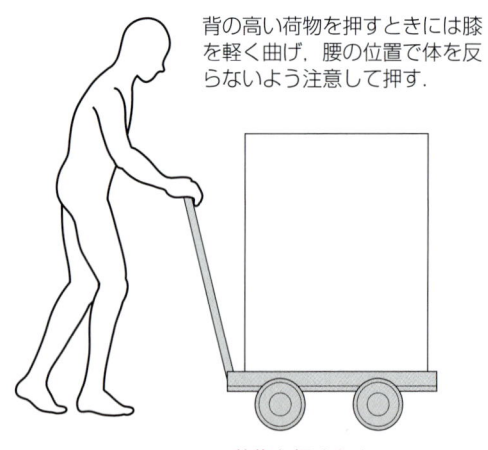

背の高い荷物を押すときには膝を軽く曲げ，腰の位置で体を反らないよう注意して押す．

電話をかけるときは，足を組むとよい．立ってかけるときは，電話台の下に踏み台を用意しておく．

3. 荷物を押すとき

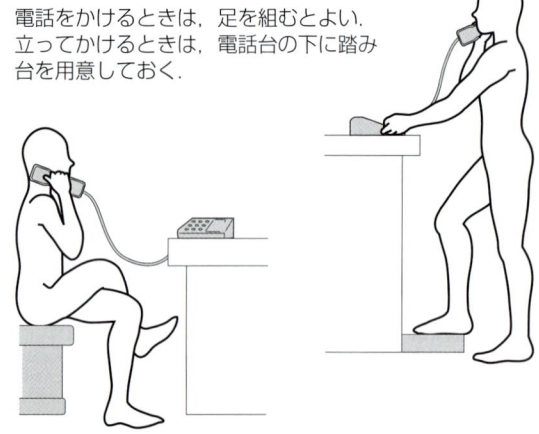

4. 座って作業するときと，立って作業するとき

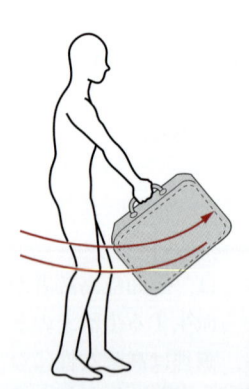

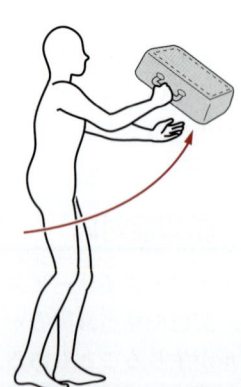

①振り子の原理で，反動を利用する．

②重い荷物は前後に軽く振り，その反動を利用すると楽に上げられる．ただ，手だけで振るのではなく，膝を曲げてバネを十分に使い，腹に力を込めてタイミングよく行う．

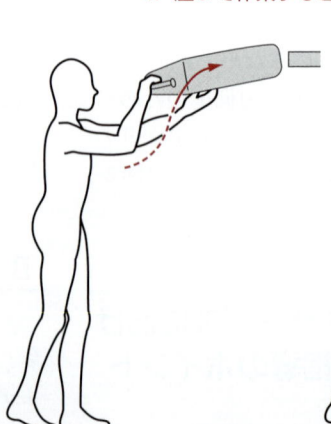

③荷物が前方へ来たとき，荷物の推進力を利用して，片方の手で下から上に押し上げるようにするとよい．

5. 高い所に物を上げるとき

図 6-62　正しい姿勢や動作の例

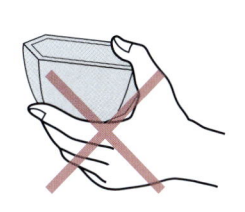

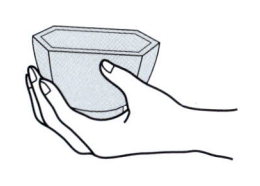

3 デイケア・デイサービスにおける ADL・IADL 指導のポイント　509

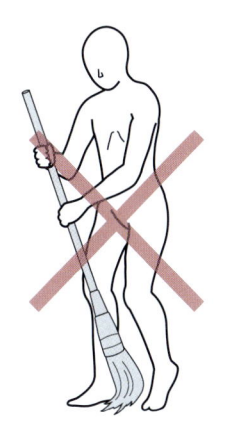

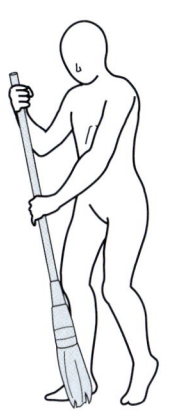

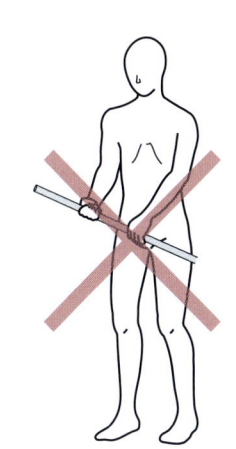

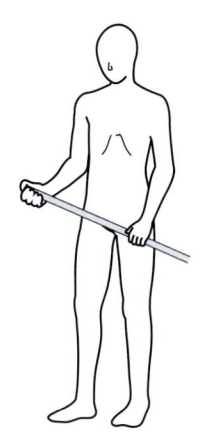

1. 手指ではなく手掌で支える．
2. 手指ではなく手掌全体を使う．
3. 両手を使う．
4. 手指ではなく腕全体を動かす．
5. 手指ではなく腕や肩を使う．

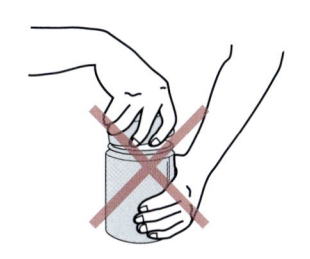

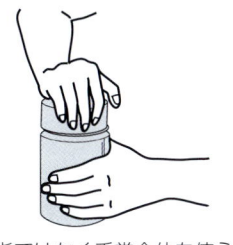

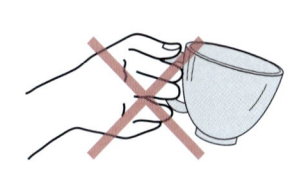

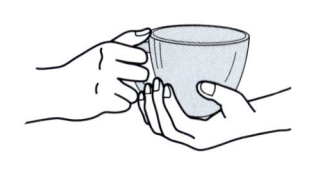

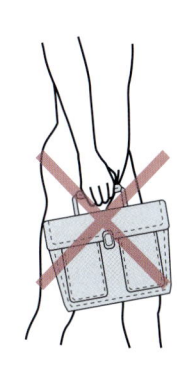

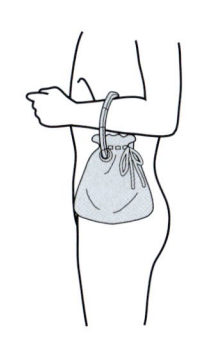

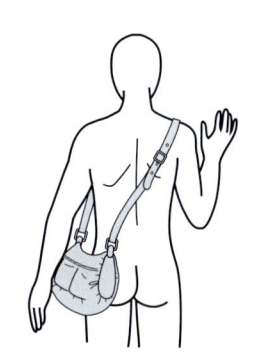

図 6-63　無理のない関節の使い方の例

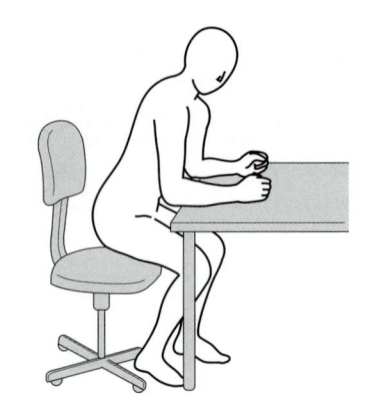

図6-64 前腕全体で支えて立ち上がる

モをまな板の上に置き，適当な大きさにカットすることはできない．横について実際にやってみせたり，ヒントを与えたりしながら指導をする必要がある．

C 利用者中心の考え方

できるようになりたいと利用者が望んでいるものには，外出や買い物，旅行，釣り，墓参り，友だちの家への訪問，料理，といったものが多く，1人でトイレに行くなどのセルフケアはそれほどあがってこない．これは，セルフケアは利用者が自立したいというよりも周囲が自立させたい活動であることを意味しているように思えてくる．買い物や墓参りを望んでいるのならそれを目標にやってみることも必要である．それができるようになるためには，外出先で排泄ができなくてはならない．つまり排泄の自立に対するモチベーションが高まるはずである．排泄の自立が目的というより手段となるわけである．

ADLができればIADL，IADLができればQOLと順序化することは必ずしも必要ない．いずれにしても利用者と作業療法士の協働で目標を立てることがポイントである．

■ 引用文献
1) 齋藤　宏，矢谷令子，他：姿勢と動作—ADLその基礎から応用．第3版．メヂカルフレンド社，p190, 2010
2) アルバート・バンデューラ(編)，本明　寛，他(監訳)：激動社会の中の自己効力．金子書房，1997
3) Hughes PL，他(著)，アイリーン山口(監訳)：精神科のソーシャル・スキル—日常生活援助と作業療法．協同医書出版社，1984
4) 原　武郎，古賀唯夫：図説自助具．医歯薬出版，1970.
5) 近藤　敏，川本健太郎：介護職と作業療法士の連携—活動性を向上させるために．作業療法ジャーナル 40(5)：393-397, 2006

第 5 章
失行症・失認症

　失行症 apraxia・失認症 agnosia は理解しにくい障害である．したがって，的確な介入を行うためには，事前に十分な情報収集と評価を行い，それを分析することが重要である．

　作業療法の介入は，障害そのものの回復を促す訓練と，日常生活への適応を促す訓練に分けられる．後者はさらに，①障害された機能とは別の機能を利用する，②障害を補う手段を工夫する，③障害された機能を補う装具や環境を工夫する，の3つの方法がある．

　介入によって，より高い効果が得られるように，これらの方法を組み合わせて実施する．

　③の環境の工夫のうち，物理的環境の工夫としては居室やベッドの位置などを障害に合わせて変えることがあるが，患者の学習能力が低い場合は，物理的環境の変化がかえって混乱を招くことがあるので注意が必要である．一方，人的環境の工夫としては，家族の役割が重要である．家族が患者の障害を正しく理解して，障害に合わせた対応ができるように援助する．

　また，失行症・失認症の作業療法では，以下の点に注意する．
① 課題以外の刺激をできるだけ排除した環境で開始し，回復に伴い普通の環境に近づけていく．
② 誤りをおこさせない方法で行う．誤り反応や試行錯誤は，混乱を招き，正しい反応の学習を阻害する．したがって検査時以外に誤った反応が出そうなときは，すぐに正しい反応を教え，それを正しく繰り返させる．
③ 障害によって引き起こされる誤りに対する「気づき」を促す必要がある．わずかでも「気づき」があると，作業療法への取り組み方が変わってくる．

1 失行症の作業療法

A　観念運動失行と観念失行
ideomotor apraxia, ideational apraxia

　観念運動失行と観念失行の定義はまだ完全には定まってはいないが，これらに含まれる障害のなかで，日常生活で問題となるのは物品の使用障害と系列行為の障害である．

　失行症に対する介入の基本としては，①用いる物品をできるだけ少なくする，②生活のなかで使い慣れた物品を用いて動作を行う，③誤った動作を行いそうなときは，徒手的に誘導することで誤りをおこさせないようにする，④課題となる行為はそれぞれに訓練を行う，の4項目があげられる．

　②は失行症では環境や道具がわずかに変わることで，それまでできていた行為ができなくなることがあるためである．練習に用いた道具をその後も使い続けることも重要である．④は1つの行為が訓練によって可能になっても，その効果がほかの行為へと汎化しにくいためである．

B　物品の使用障害

　物品の使用障害に対しては，まず課題となる行為を可能なかぎり意味のある要素的動作に分ける．その要素的動作1つずつを，実際の物品を用いてセラピストが行って見せ，その動作を模倣して患者にも物品を用いて行ってもらう．その後，口頭命令ないし自発動作を行ってもらう[1]．

　相澤病院総合リハビリテーションセンターは，観念失行患者への動作学習方法として食事動作の例を紹介している[2]．

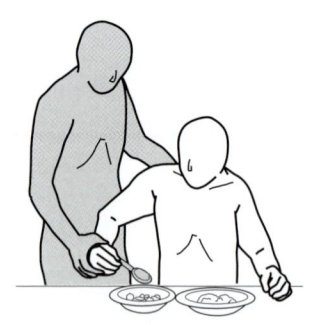

図 6-65　食事動作の学習

表 6-2　お茶入れの段階
1. 茶筒の蓋を開けている．
2. 茶筒の蓋にお茶の葉を入れている．
3. きゅうすの中にお茶の葉を入れている．
4. きゅうすの中にポットから湯を入れている．
5. 湯呑み茶碗にお茶を注ぐ．

〔佐々木和義：観念失行症患者の系列行為の再学習に対する認知的行動療法．行動療法研究 14(1)：31-37, 1988 より引用〕

①食事場面に立会い，患者の手をとり，道具を持ち，食べ物をすくって口に入れるまでの一連の動作を介助する（図 6-65）．
②患者の手をとり，道具を一緒に正しい方法で持ち，食べ物をすくうまでを介助し，口まで持っていくところは患者自身に行ってもらう．
③道具を一緒に正しい方法で持つまでを介助し，食べ物をすくって口まで持っていくところは患者自身に行ってもらう．
④患者の横に立ち，一連の動作を見守る．

このように徐々に援助を減らしていき，1つのステップにおいて誤りが生じそうになったら，その直前に介入して正しい手順で援助を行う．

C　系列行為の障害

1　再学習法

系列行為の各段階の写真を正しい手順に配列してもらう．誤反応や反応停止に対しては，正しい写真配列を呈示する．お茶入れを例にした段階を表 6-2 に示す[3]．

2　自己教示法

自己教示法が有効とする報告もある．詳細は後述の **2** A **4**「必要な動作を課題として直接練習する方法」参照．

D　構成失行　constructional apraxia

構成失行は構成行為の障害である．プランニングの障害による構成失行の場合は，最初は手がかりを十分に与え，次第に手がかりを少なくしていく．部分的にできあがっている課題を呈示し，患者に完成させる方法もある．

手がかりが有効でない場合は，空間操作の障害が考えられる．このような場合は，机上の訓練よりも，構成失行の影響により困難になっているADL動作そのものの練習を繰り返す[4]．

E　着衣失行　dressing apraxia

着衣失行とは，衣服を着る動作が選択的に障害されたものである．着衣動作を細分化し，それぞれの動作段階ごとに練習をする．可能になった動作を少しずつ連動して，着衣動作のすべての段階ができるようにする．動作はできるようになっても手順を間違えるときは，セラピストの声かけや，自己教示による練習を行う（詳細は後述の **2** A **4**「必要な動作を課題として直接練習する方法」参照）．

衣服部位と身体部位を合わせることが困難な場合は，決めた置き方で衣服をきれいに広げて置く作業から始める．ボタンを正しい穴にはめることができないときは，直接見て確認できる最も下のボタンからはめるようにする．

最初は，裏表のわかりやすい衣服に，左右の目印をつけた衣服を用いて同じ手順で練習する．その衣服の着衣が可能になったら，手がかりを少しずつ減らし，さらに似たような違う衣服の練習へと進めていく．

2　失認症の作業療法

A　半側空間無視　hemispatial neglect

半側空間無視とは，病巣の反対側にある対象物

表6-3 左方向に対する探索を促す段階的誘導

1. 「まだ残っている」「まだある」とだけ伝え，再度探索してもらう．
2. 「左側にある」と伝える．
3. 「(患者が)思っているよりもまだ(もっと)左側にある」と伝える．
4. (それでも困難であれば)手を介助して誘導し，見落としたものに気づいてもらう．
5. すべて探索できた時点で，患者が思っているよりもまだ左側に物(お手玉やペグ)があったことを認識してもらい，再度同じ課題を繰り返す．

〔日本作業療法士協会(監修)，淵 雅子(編)：高次脳機能障害．協同医書出版社，2011より引用〕

図6-66 プリズム順応

✚ 実際の標的
✚ プリズム眼鏡を介して見える標的（10°右にシフトする）

1：順応すると✚を見ながら，✚を指差せるようになる．
2：順応後，眼鏡をはずすと，指差す位置が左にシフトする．

に気づかない現象である．右半側空間無視に比べて，左半側空間無視の出現頻度が高いことから，ここでは左半側空間無視の作業療法について述べる．

1 視覚探索訓練

課題は種々あるが，ペグを用いると，探索できたペグの数により無視の範囲を定量化できる．まずボード上に立てられたペグを取って，右の箱に移してもらう．左にペグが残っているにもかかわらず，患者が手を止めた場合は，**表6-3**の段階的誘導を用いて探索を促す．たとえば，「まだペグがある」と伝えても，残ったペグを見つけることができないときは，「左側にペグがある」と伝える．この表のように，番号が大きくなるほど，誘導の手がかりが多くなる．ほかの課題でも，無視側の探索を促す方法として用いることができる．ペグを抜き取ったあとは，ペグをボードに戻してもらうが，この作業は抜き取るよりも難しい[4]．

探索訓練の段階づけは，①刺激の少ないものから多いものへ，②刺激の提示範囲を狭いところから広いところへ，③干渉刺激のない環境からある環境へ，という方向で行われる．

2 無視側からの刺激を与える方法

左側を意識するように，日ごろから左側にテレビを置いたり，左視側から話しかけたりする方法もよく取られる．ただし，この方法は不適切とする意見もある．

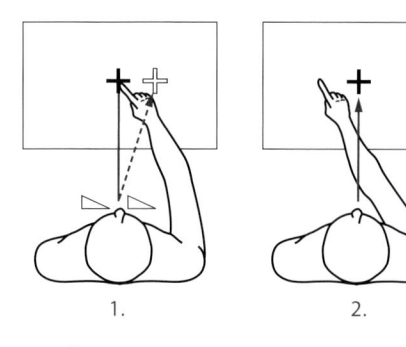

3 プリズム順応

外界が10°右側方にシフトして見えるプリズム眼鏡をかけ，標的を右示指で素早く指し示す動作を50回繰り返す方法である(**図6-66**)．眼鏡をはずしたあとに半側空間無視の改善がみられ，約2時間後も改善は続いたという[5]．現在プリズム眼鏡の効果はまだ検証途中である．なお，プリズム眼鏡は眼鏡店で入手できる．

4 必要な動作を課題として直接練習する方法

半側空間無視が原因で障害された動作を課題として，繰り返し練習する方法である．無視を補う方法を工夫し，それを動作手順に組み込んだ方法を習慣化する必要がある．その方法の1つが自己教示法である．左半側空間無視患者は，車椅子からの移乗時に左のブレーキをよくかけ忘れるが，これに対処する方法を通して自己教示法を用いる場合を考える．

まず，移乗に必要な動作の流れを書き出し，手順を細かく分ける．分けた手順を短い指示文にする．できればキーワード程度がよい．練習では，それらの指示文を順番に声を出して自分自身に言いながら，指示に従って動作を行っていく．具体的には，患者が自分で「左ブレーキ」といい，自分で左ブレーキをかける．さらに，「右ブレーキ」

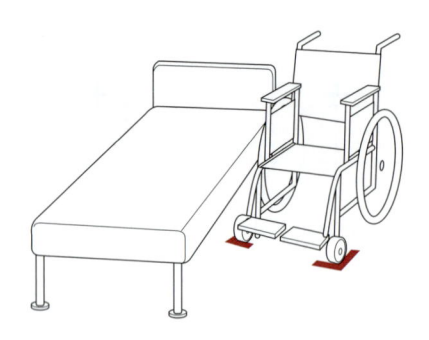

車椅子を止める位置に目印をつける.

図6-67 移乗時の手がかり提示

といい右ブレーキをかける，というように決まった順番で，自分の言語指示に従って動作を行っていく．正しく動作ができるようになった後，指示を徐々に減らしていく．

患者が自己教示できない場合は，セラピストが指示を行い，動作の練習を繰り返す．

5 手がかりを与える方法

移動は可能だが，無視によってトイレや病室を見つけられず到達できない場合は，廊下にビニールテープなどで線を引き，それを手がかりにして移動する．ベッドへの移乗で車椅子を正しい位置に止めることができない場合は，車椅子を止める場所に目印をつける（図6-67）．

6 代償的方法

環境を調整し，日ごろよく使う物は右側に置くようにする．また，無視そのものの改善が望めない状況では，話しかけは右側から行う．

B　視覚失認 visual agnosia

視覚失認は，視覚的に呈示されただけでは，対象が何であるのかわからない障害である．

視覚失認そのものへのアプローチでは，種々の物品を患者に見せてその名前や使用法を問う．答えられなかった場合は，その物品を手に取って触らせながら，セラピストが物品の名前や使用法を教えて記憶してもらう．日常生活では，視覚以外の感覚を代償的に用いるように指導する．

C　相貌失認 prosopagnosia

相貌失認は，既知の人物の顔を見ても，誰かわからない障害である．顔の特徴を捉える能力がいくらか保たれている場合は，顔だけでなく髪型も含めて頭部全体，体型などの視覚情報や声などの視覚以外の情報を手がかりとして人物を同定する訓練を行う．しかし，障害が重い場合は，特徴を手がかりとして役立てることは難しいので，まわりの人に障害を理解してもらい，声をかけてくれるようにあらかじめ伝えておく．

D　地誌的障害 topographical disorientation

既知の建物や風景を見ても，それとはわからない街並失認 landmark agnosia と，既知の建物や風景はわかるが，どの方向へ進めば目的地に行くことができるかがわからない道順障害 heading disorientation に分けられる．街並失認では，通りの名前や，番地，看板の文字などの言語性の手がかりが有効である．道順障害では，事前に地図を用いて建物どうしの位置関係を学習しておく．その後，実際の場所で地図を見ながら学習した知識と実際の状況を一致させ，正しい方向に進めるようにする．途中の建物や風景の写真を地図に貼る方法も有効である[1]．

■ 引用文献
1) 高橋伸佳：脳における地誌的認知機構とその障害. MB Med Reha 99 : 78-83, 2008
2) 原　寛美(監修), 相澤病院総合リハビリテーションセンター(著)：高次脳機能障害ポケットマニュアル, 第2版. 医歯薬出版, pp84-86, 2011
3) 佐々木和義：観念失行症患者の系列行為の再学習に対する認知的行動療法. 行動療法研究14(1) : 31-37, 1988
4) 日本作業療法士協会(監修), 渕　雅子(編)：高次脳機能障害. 協同医書出版社, 2011
5) Rossetti Y, Rode G, et al : Prism adaptation to a rightward optical deviation rehabilitates left hemispatial neglect. Nature 395(6698) : 166-169, 1998

■ 参考文献
・江藤文夫, 武田克彦, 他(編)：高次脳機能障害のリハビリテーション Ver. 2. 臨床リハ別冊, 2004
・森　俊樹：半側空間無視患者に対するリハビリテーション処方. MB Med Reha 129 : 31-37, 2011

第 6 章
高次脳機能障害

1 高次脳機能障害とは

　高次脳機能障害という用語は，わが国では近年，脳損傷に起因するさまざまな精神機能あるいは認知機能の障害 cognitive dysfunction の総称として用いられている[1,2]．認知機能とは，注意，記憶，言語，遂行機能，視空間認知，構成，などである．つまり高次脳機能障害とは，脳，特に大脳の損傷によって引き起こされる，感覚機能や運動機能の障害を除く，認知と行動の障害をいう．

2 原因疾患，症状

　代表的な原因疾患には，脳血管障害，脳外傷，脳炎，低酸素脳症，アルコール性脳症，脳腫瘍，神経変性疾患〔Alzheimer 病，Parkinson 病ほか〕，などがある[1]．東京都高次脳機能障害者実態調査(2008 年度)[3]では，脳血管障害が 81.1％と最も多く，厚生労働省高次脳機能障害支援モデル事業実態調査[4]では，失語症を主とする患者が除かれたため，外傷性脳損傷が 76.2％と最も多い結果を示している．

　症状には，従来から知られている失語，失行，失認に加え，高次脳機能障害支援モデル事業（2001 年～）による診断基準[5]により，記憶障害，注意障害，遂行機能障害，社会的行動障害という 4 つの症状が掲示されている．多様な症状があるが，脳血管障害や脳外傷を原因疾患とした場合は，表 6-4 に示す主な症状が出現する．

表 6-4　高次脳機能障害の症状と頻度　　　　(％)

東京都実態調査報告書		高次脳機能障害支援モデル事業	
記憶障害	47.6	記憶障害	90
行動と感情の障害	45.6	注意障害	82
注意障害	40.3	遂行機能障害	75
遂行機能障害	35.9	病識欠落	60
失語症	32.0	社会的行動障害	81
失行症	16.0	・対人技能拙劣	55
失認症	15.5	・依存症・退行	51
半側空間無視	14.6	・意欲・発動性低下	47
半側身体失認	12.6	・固執性	46
地誌的障害	12.6	・感情コントロール低下	44

3 脳の側性化と機能局在，神経ネットワーク

　高次脳機能障害に対するリハビリには，大脳の機能解剖に関する知識が重要である．側性化とは，特定の高次脳機能の処理が，左または右大脳半球で重点的に行われることを指す．左大脳半球に側性化されている能力に言語機能と行為がある．したがって右利きの人に対しては，左半球損傷によって失語や失行がおこる．一方，右大脳半球に側性化されている能力に視空間認知機能がある．そのため右半球損傷では，左半側空間無視がおこりやすい[2]．

　機能局在とは，特定の脳機能が脳の限局した領域に存在し，主要な役割をもっていることをいう[6]．たとえば，言語理解は Wernicke 領域（上側頭回後部），言語表出は Broca 領域（下前頭回後部），などが代表的な例である．

　また言語，空間性注意，視覚性認知，学習され

た意図的行為の遂行能力といった多くの高次脳機能は，脳内の神経ネットワークを基盤として働いていると考えられている．つまり高次脳機能は，ある程度の役割分担(機能局在)と，より広範囲の協調(神経ネットワーク)によって成立している．

4 評価

患者との信頼関係構築に主眼をおきながら，以下のような手順で評価を行う(第1部第9章参照)[1,2]．

A 医学的情報の収集

診断名，病歴，CTやMRI，などの画像所見によって，病巣と機能局在，神経ネットワークの関係を組み合わせ，高次脳機能障害の症状を推測する．

B 背景情報の収集（利き手，年齢，教育歴）

利き手から脳の側性化と病巣の関係を組み合わせ，評価手順を組み立てる．患者からの聴取が難しい場合は，家族から聴取する．利き手の矯正歴の有無についても把握する．また超高齢者や低い教育歴の場合，簡易精神状態検査 mini mental state examination(MMSE)のカットオフ得点が異なるため[7]，教育歴(最終学歴，教育年数)から患者の認知水準のカットオフ得点を判断する．

C 初回面接

患者との人間関係を大事にしながら，患者の心境(主訴，困りごとなど)と生活概況(ADL・IADLの実行状況，生活スケジュールなど)を聴取する．意識レベル，姿勢，視線，身だしなみ，言語理解と表出などについても観察する．

D 作業活動歴の聴取

患者の過去の仕事活動(職業，学業，家事など)，余暇活動，社会活動についての詳細な活動歴を聴取する．

E 感覚・運動機能評価と行動観察によるADL・IADL評価

観察による日常生活の実行状況に問題がある場合，感覚障害や運動障害によるものなのか，高次脳機能障害によるものなのか分析，考察する．ADL評価スケールとして，機能的自立度評価法Functional independence measure(FIM)，Barthel指数(BI)がよく使用されているが，外傷性脳損傷や脳卒中後の高次脳機能障害に対するADL・IADL評価スケールには，A-ONE(Árnadóttir OT-ADL神経行動学的評価)[8]，FAM(Functional assessment measure)[9]，などがある．

F 全般的認知機能評価

改訂長谷川式簡易知能評価スケール(HDS-R)[10]，またはMMSE日本版(MMSE-J)[11]などの全般的認知機能の簡易検査を行い，なんらかの認知低下を認める場合，日本版ウェクスラー成人知能評価尺度ⅢWechsler adult intelligence scale for children-third edition(日本版WAIS-Ⅲ)[12]などの本格的な検査を行う．他部門で検査が実施されている場合は，検査結果について情報収集する．

G 特定の高次脳機能障害に対する評価

徴候を認める特定の高次脳機能障害に対して，詳細あるいは標準化された検査(神経心理学的検査)を行う．また，総合的な認知機能評価スケールには，脳外傷者の認知-行動障害尺度(TBI-31)[13]がある．

H 統合と解釈

患者の活動や参加(ADL・IADL，余暇活動，仕事・学習，休息)の実行状況を明確にし，目的活動と高次脳機能障害の関連性を分析・解釈する．前述したA-ONE[8]はADL観察から高次脳機能障害を把握する評価法であり，臨床実践に有用である．

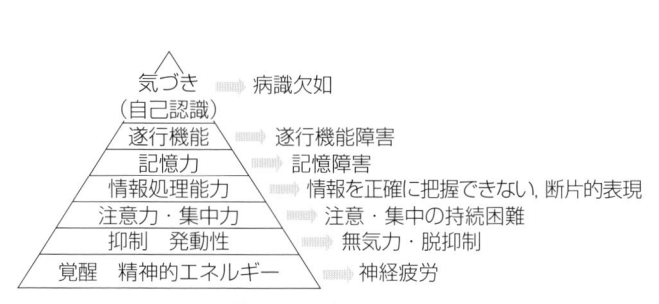

図6-68　神経心理ピラミッド
〔立神粧子:「脳損傷者通院プログラム」における前頭葉障害の補填戦略(前編). 総合リハ 34(10):1000-1005, 2006 より一部改変〕

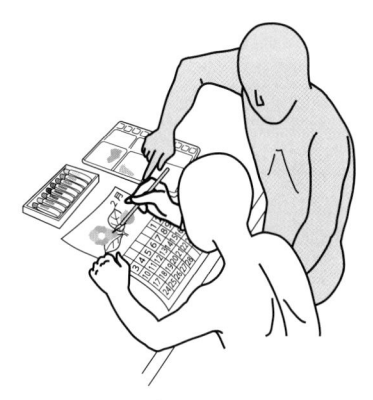

図6-69　トップダウンアプローチの例
塗り絵・カレンダーづくり:環境設定や残存機能の活用など,記憶障害への対処を作業療法士が行いながら活動の遂行を支援する.

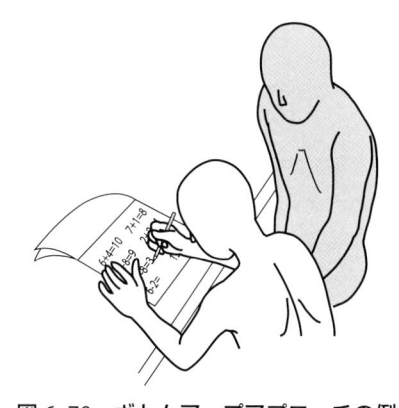

図6-70　ボトムアップアプローチの例
計算課題:注意障害患者に対して,計算課題を用いて注意機能改善に対する治療的介入を行う.

5 リハビリテーション

A 神経心理ピラミッド

ニューヨーク大学リハビリテーション医学ラスク研究所は,「神経心理ピラミッド」という高次脳機能の階層構造モデルを提唱している(図6-68)[14]．このモデルは,より下方に位置する機能が充分に働かないと,それより上位の機能を充分に発揮させることができない．最上位に位置する自己の気づき(セルフ・アウェアネス)があれば,ほかの機能がある程度低下していても代償手段を利用したり周囲からの助言を取り入れたりと,適応的な行動ができるという,高次脳機能には階層性があるとする考え方である．

この「神経心理ピラミッド」に基づけば,基盤にある覚醒レベルや注意力を回復させ,最上位に位置する自己の気づきを獲得するために,記憶力,遂行機能,情報処理能力に働きかけるという治療の手順・段階を追うことになる．

B リハビリテーションアプローチ

リハビリアプローチには,トップダウンアプローチとボトムアップアプローチの2種類がある．トップダウンアプローチは患者が生活のなかでできなくて困っている活動,したいと思っている活動に焦点を当てて,実行可能なように支援するアプローチであり,高次脳機能障害の代償や環境調整をはかる(図6-69)．上村[15]は,記憶障害のある独居高齢者に服薬支援機器の適用効果を検討し,服薬自立度の向上や患者や家族の主観的評価の改善を報告している．

一方,ボトムアプローチは活動遂行に影響を及ぼしている高次脳機能障害そのものに焦点を当てて治療を行うアプローチである(図6-70)．四元[16]は,注意障害を伴う脳血管障害患者におけるdual task訓練(2種類の異なる課題を同時に並行して行う課題)が,注意の制御機能の向上に有効であったことを報告している．

表 6-5 高次脳機能障害の評価と介入

	評価	介入		
		治療	代償	環境調整
注意障害	標準化された注意機能検査 • 標準注意検査法(CAT) スクリーニングテスト • 注意機能スクリーニング検査(D-CAT) 行動観察 • 臨床的注意評価スケール 注意の容量 • 数列順唱(digits forward) • 連続減算(Serial 7's) 選択性注意 • ストループ課題(MST) 分割性注意 • trail making test(TMT) Part B 持続性注意(ヴィジランス) • 等速(連続)打叩課題 選択性注意,持続性注意 • trail making test(TMT) Part A • 抹消検査 • 聴覚性検出検査(AMM) 思路形成・ワーキングメモリ • 数列逆唱(digits backward) • 定速聴覚連続付加検査(PASAT) • 精神統制(Mental Control) 注意の維持・選択,遂行の調節 • attention network test(ANT)	• 全般的運動刺激 • パーソナルコンピューター,テレビゲーム,カードを用いた直接刺激法 • 単純反応時間課題 • 選択反応時間課題 • マッチング課題, • APT(attention process training),APT-2,APT-3 • dual task 訓練	• 生活に直結した目標指向型訓練 • ADL 訓練,IADL 訓練 • 外的補助具の使用訓練:例)1 日の行動予定をカレンダーに記入する,電子手帳やアラームなどを利用して 1 日の行動予定を記録する • 自己教示法(外言語化):重要な事項を記録し,携帯し,確認する • 注意行動に対する指示の提供 • 活動の自己指向化:特定の時間に自分の活動を意識的に監視(自己問答)する • 活動の自己ペース化:課題を実行する間に適当な間隔で休憩を入れ,終了後は十分な休養をとる	• 外的補助具:注意書き,活動予定,アラーム,電子手帳 • 注意書きや活動予定,標語を目につきやすい場所に掲示する • 静かな作業環境:テレビ,ラジオなどの音を消す • 過剰刺激を排除した生活環境:室内の整理整頓,パーティションの利用 • 家族や関係者に症状と日常生活への影響を理解してもらい,患者への接し方や介助方法を指導・助言する
記憶障害	標準化された総合的記憶検査 • ウェクスラー記憶評価尺度改訂版(WMS-R) • ウェクスラー記憶検査第 3 版(WMS-Ⅲ) 日常記憶 • 日本版リバーミード行動記憶検査(RBMT) 言語性記憶 • 三宅式記銘力検査 • Rey の聴覚性言語学習検査(RAVLT) 視覚性記憶 • Rey-Osterrieth 複雑図形検査 • BVRT ベントン視覚記銘検査 アウェアネス • 日本版日常記憶チェックリスト(EMC) • Kapur と Pearson の記憶評価スケール 遠隔記憶・自伝的記憶 • 慶應版自伝的記憶検査(KAMT)	• 間隔伸張法(SR 法):情報を保持する時間間隔を少しずつ延ばして想起させていく方法 • エラーレス学習(誤りをさせない学習法):新しいことを記憶する場合誤反応を避け,最初から正反応を導く方法 • 単語,絵カード,スケジュールなど記憶課題の反復訓練 • 現実見当識訓練(RO)	• 生活に直結した目標指向型訓練 • ADL 訓練,IADL 訓練 • 外的補助具の使用訓練:大事な事柄を記録したノートを常時携帯し,1 日に何度か確認する • 自己教示法(外言語化) • 記銘処理の多重感覚化(声に出す,字で書く,絵で描く)を通して記銘する • 記憶術(PQRST 法,視覚イメージ法など)の利用 • 手がかり漸減法:学習する課題を解決する手がかりを段階的に少なくしていく • 時隔的検索法:記憶情報を想起するときの想起間の時間間隔を徐々に長くしていく • 決まった場所にメモを書く,手に書く,何かと関連付けて覚える • 他者に合図を頼む	• 外的補助具:壁掛けカレンダー,メモ帳,リスト,日付付き・アラーム付き腕時計,アラーム時計,タイマー,携帯電話,服薬管理補助具時計 • カレンダー,病院の写真,医師やセラピストの写真などを配置する • 1 日のスケジュールを一覧にして目につきやすいところに掲示する • どこに何があるかを絵や写真で表示する • 道順を矢印で示す • 目標地点までの軌跡をテープなどの線で廊下に明示する

(つづく)

表 6-5（つづき）

	評価	介入		
		治療	代償	環境調整
記憶障害	・自伝的記憶インタビュー（AMI） 遠隔記憶・社会的出来事の記憶 ・社会的出来事検査 意味記憶 ・意味記憶検査 ・WAIS-R「言語性検査」の下位検査の「知識」「単語」 ワーキングメモリ ・数列逆唱 ・WAIS-Ⅲ「作動記憶」の下位検査の「算数」「数唱」「語音整列」 ・WMS-Ⅲ「作動記憶」の下位検査「語音整列」「視覚性記憶範囲」			・家族や関係者に症状と日常生活への影響を理解してもらい，患者への接し方や介助方法を指導・助言する
半側空間無視	標準化された半側無視検査 ・BIT 行動性無視検査日本版 机上検査 ・線分 2 等分検査 ・Albert の線分抹消検査 ・図形模写（ダブルデイジー，立方体模写など） ・描画テスト（時計の文字盤など） ・CBS（Catherine Bergego scale） ・標準高次視知覚検査（VPTA）の「視空間の認知と操作」 活動を用いた検査 ・baking tray task ・障害物コーステスト	・無視側を見ることの促し ・アウェアネス訓練：検査を実行している際のビデオ映像を本人に見せ，フィードバックする ・注意の方向付け：言語（左側を見るように口頭指示），「あなたは病気のせいで左の空間や左にあるものに気づきにくくなっています．意識して左を見るようにしてください」と告げる，左上肢のブラッシング，音，光など ・視覚的走査訓練 ・抹消課題訓練 ・読みの課題訓練 ・プリズム眼鏡 ・左手（無視側）の使用 ・視空間知覚以外の感覚/知覚訓練 ・全般的注意の促進	・生活に直結した目標指向型訓練 ・ADL 訓練，IADL 訓練 ・視覚的手がかり（キュー）の提供 ・アンカーポイントの呈示 ・視覚以外の感覚様式の利用：体性感覚，アラーム音など ・自己教示法（外言語化）：「ブレーキ，右，左」といいながら車椅子ブレーキをかける ・本を読むときに自分の指をページの左側に置く	・症状の程度，障害経過に応じたベッドの向き，電話，テレビ，ナースコール，声かけなどの位置・方向の調整：例）初期の食事場面では皿の右側に寄せる配置とし，改善とともに配置を左右均等化していく ・無視のない側に電話，ナースコールなどを配置する ・無視側に一定の間隔でアラームが鳴る装置を設置する ・廊下にテープを貼って道順の混乱を防ぐ ・意識しやすい色彩，目立つ色分け ・家族や関係者に症状と日常生活への影響を理解してもらい，患者への接し方や介助方法を指導・助言する
遂行機能障害	総合的遂行機能検査 ・BADS 遂行機能障害症候群の行動評価　日本版 スクリーニングテスト ・前頭葉機能検査（FAB） ・かなひろいテスト	・問題解決訓練（PST）：問題解決行動を強化する構造化された訓練 ・目標管理訓練（GMT）：目標指向行動を強化する構造化された訓練	・実現可能な生活上の目標に向けて必要なスキル獲得のための支援 ・外的補助具の使用訓練：スケジュールノートを利用し必要な活動を確認する	・外的補助具：メモリーノート，ニューロページ，行動日誌，スケジュールノート，作業手順書

（つづく）

表 6-5 高次脳機能障害の評価と介入（つづき）

	評価	介入		
		治療	代償	環境調整
遂行機能障害	行動観察 • BADS 遂行機能障害の質問表（DEX） • 自発性評価法（S-Score） セットの転換 • 慶應版ウィスコンシンカード分類テスト（KWCST） • TMT 習慣的反応の抑制・選択的注意 • modified stroop test（MST） 流暢性・言語の生産性 • fluency test（FT）：①語流暢性課題，②デザイン流暢性課題 decision making • ギャンブリング課題 プランニング課題 • ロンドン塔課題（TOL） • トロントの塔課題（TOT） • ハノイの塔課題（TOH） 遂行機能の系統的評価 • ティンカートイテスト（TTT） ステレオタイプの抑制障害 • 後出し負けじゃんけん 計画性・問題解決能力 • Porteus の迷路テスト	• 流暢性訓練：特定の語頭音で始まる単語，特定の範疇の単語などできるだけたくさん列挙する • 抽象性訓練：2 つ以上の物品の共通点や類似点の列挙，長文を用いた要旨の作成や表題づけ	• 時間圧力管理法（TPM）：情報処理の遅さを代償する方法を教える構造化された訓練 • 生活上の困難さに対する解決手順をあらかじめマニュアル化，常に携帯し，問題に遭遇したときに参照する • レスポンスコスト：課題実行中に望ましくない行動が生じた場合，あらかじめ与えたトークンが減らされ，課題終了時に残ったトークンに対して報酬を与える • セルフモニタリング（自己監視）訓練：不適切行動を自己監視できるように段階付けられた訓練 • 言語的促しと強化報酬：言語的促しにより課題を実行させ，適切な行動を認めた場合，賞賛と報酬を与える • 自己教示訓練：行動内容と理由を段階的に言語化して行う	• 日常行わなければならない活動を種類別に，手順をわかりやすく細分化して表示する • 不適応行動をおこす原因を特定して除去する • 家族や関係者に症状と日常生活への影響を理解してもらい，患者への接し方や介助方法を指導・助言する
失行症	標準化された失行症検査 • 改訂版標準高次動作性検査（SPTA-R） 机上検査 • 象徴的動作「さようなら」「おいでおいで」など • 道具，物品使用「櫛で髪をすく」「マッチを使ってローソクに火をつける」など • 縫う，ボタンをはめる，物をつまむ • WAB 失語症検査日本語版の「行為」 構成障害の机上検査 • Kohs 立方体組み合わせテスト • 図形模写（立方体透視図など） • 自発描画（家，時計，自転車など） • マッチ棒による図形の構成 • 積木の構成 • WAIS-Ⅲの下位検査「積木模様」	• ペグボード，折り紙折りなどの手指巧緻動作訓練 • 基礎的な動作（他動詞的，象徴的，自動詞的，非象徴的）訓練 • 日常生活に必要な道具の使用訓練 • 描画や折り紙，パズル，積み木などの構成課題	• ADL 訓練，IADL 訓練：口頭指示，援助，フィードバック，ジェスチャー，やって見せる，手を添えて誘導する • 連鎖化（chaining）の利用：工程を細かく分け各工程ずつ段階を追って学習させる • 動作中の上肢・手指の動きに対して意識的に強く注目する • 動作ステップの言語化 • エラーレス学習（動作訓練中に誤りがおこらないように声かけや手がかりを適宜，提供する） • さまざまなアクティビティ（ちぎり絵，刺し子，園芸，皮細工など）の導入 • シェーピング法 • 手がかり漸減法の利用 • 設計，建築，絵画，彫刻などを趣味としている場合，活動に取り入れ適応（アダプテーション）を行う • 視覚，触-運動覚の活用	• 外的補助具：電動歯ブラシなど電動化された道具・物品 • 使用する順番を示す番号を記入した目印を道具に貼付しておく • 動作の仕方や手順を絵，写真にして掲示する • 手慣れている道具を使用する • 家族や関係者に症状と日常生活への影響を理解してもらい，患者への接し方や介助方法を指導・助言する

表6-5に代表的な高次脳機能障害に対する評価と介入(治療, 代償, 環境調整)を示す. 心理面への配慮としてアウェアネス(病識, 自覚, 気づき)の促しが重要であるが, 同様に家族や関係者への指導・援助も忘れてはならない.

6 今後の課題と目標

高次脳機能障害は, 特に個人差が大きく, 特有の難しさも影響し, 症状は捉えにくい[17]. また, 本障害に対するリハビリ(いわゆる認知リハビリ)は始まったばかりであり, エビデンスの確立は今後の重要課題の1つである.

高次脳機能障害に主として関与することの多い作業療法士は, 意味ある作業(患者にとって意味と目的がある活動)への携わりを支援することが最終目標である[18]. したがって, 患者が目的活動を実行する際, 高次脳機能障害がどのような悪影響を及ぼしているのか, 観察・活動分析を通して詳細に分析し, 作業遂行能力やQOL向上をはかることが重要である.

■ 引用文献

1) 鎌倉矩子, 他:高次脳機能障害と作業療法, 高次脳機能障害がある人々, 作業療法で行う高次脳機能障害評価. 鎌倉矩子, 他:高次脳機能障害の作業療法. 三輪書店, pp4-11,14-26, 418-460, 2010
2) 石合純夫:高次脳機能障害の診療―基礎知識. 石合純夫:高次脳機能障害学, 第2版. 医歯薬出版, pp1-21, 2012
3) 東京都高次脳機能障害者実態調査検討委員会:高次脳機能障害者実態調査報告書. 東京都衛生局医療計画部医療計画課, 2008
4) 国立障害者リハビリテーションセンター:高次脳機能障害支援モデル事業報告書―平成13年度~平成15年度のまとめ―. http://www.rehab.go.jp/ri/brain/mokuji.html
5) 国立障害者リハビリテーションセンター:高次脳機能障害診断基準. http://www.rehab.go.jp/ri/brain_fukyu/handankizyun.html
6) 博野信次:神経機能. 山鳥 重, 他:基礎知識のエッセンス. 医歯薬出版, pp60-71, 2007
7) 成本 迅, 他:Mini Mental State Examination. Shulman K, et al(著), 福居顯二(監訳):臨床家のための認知症スクリーニング― MMSE, 時計描画検査, その他の実践的検査法. 新興医学出版社, pp27-41, 2006
8) 西川拡志:Arnadottir OT-ADL神経行動学的評価(A-ONE). OTジャーナル 38(7):540-548, 2004
9) 藤原俊之:Functional Assessment Measure(FAM). 臨床リハ 11(5):449, 2002
10) 加藤伸司, 下垣 光, 他:改訂長谷川式簡易知能評価スケール(HDS-R)の作成. 老年精医誌 2(11):1339-1347, 1991
11) 杉下守弘:MMSE-J 精神状態短時間検査-日本版. 日本文化科学社, 2012
12) 日本版 WAIS-Ⅲ刊行委員会:WAIS-Ⅲ成人知能検査. 日本文化科学社, 2006
13) 久保義郎, 長尾初瀬, 他:脳外傷者の認知-行動障害尺度(TBI-31)の作成―生活場面の観察による評価. 総合リハ 35(9):921-928, 2007
14) 立神粧子:「脳損傷者通院プログラム」における前頭葉障害の補填戦略(前編). 総合リハ 34(10):1000-1005, 2006
15) 上村智子:記憶障害のある独居高齢者の服薬自己管理のための支援―アラーム付き薬入れを用いて. 作業療法 30(3):363-368, 2011
16) 四元孝道:注意障害を伴う脳血管障害患者に対する dual task 訓練の効果に関する研究. 作業療法 30(4):466-475, 2011
17) 上原奈緒子, 林 隆:作業療法士が認識する高次脳機能障害の症状の捉え難さに関する意識調査. 作業療法 30(3):342-352, 2011
18) Roley SS, DeLany JV, et al:Occupational therapy practice framework:domain & practice 2nd edition. Am J Occup Ther 62(6):625-683, 2008

■ 参考文献

- 道免和久(編):リハビリテーション評価データブック. 医学書院, 2010
- 原 寛美(監修):高次脳機能障害ポケットマニュアル. 医歯薬出版, 2005
- 橋本圭司:高次脳機能障害 診断・治療・支援のコツ. 診断と治療社, 2011
- 鈴木孝治, 早川裕子, 他(編):リハビリテーション介入. 医歯薬出版, 2006

第 7 章
職業前訓練

リハビリの目標は，疾病・障害をもった人が社会に参加し，本来その人がもっている役割を遂行することで，QOLが最大限になるよう支援することにある．なかでも障害を受け，今まで就労していた人にとっての最大のQOLは職場復帰である．近年患者が長期にわたり1つの機関で継続して治療を受けることが難しく，障害の重度化および高齢化などもあり，職業前訓練まで至ることは困難であるが，復職（就労）は受傷により一時仕事からはなれたものにとって希求されることである．

1 医学的支援

A 職業前訓練

職業前訓練（評価）は，受傷後急性期治療が終了した時点から行われるが，入院当初から職場復帰を念頭においた働きかけが必要である．職場復帰の経路は障害を残さないで治癒した場合，傷病の治療の継続を有する場合，障害を残して治癒した場合など，いくつかある．特に医師は職場復帰の可能性を早期に見極めて，スタッフへの指示，また合併症の管理と産業医・職業リハビリ機関との連携を行う．

豊永ら[1]は「急性期医療後の復職チャート」（図6-71）をあげ，復職については本人の意思，障害状況などの医学的判断，企業の判断のバランス上にあると述べている．背景にはその時代の社会経済状況が影響を及ぼす．また，復職に至る期間のピークが3～6か月と1年6か月にあることから，患者本人の復職への強い意志と急性期・回復期医療で分断された医療機関での連携がキーポイントとなる．

B 職業前訓練の流れ

職場復帰を目指すためには患者とスタッフの連携，そして企業の協力が必要である．スタッフの役割については豊永ら[2]が図6-72のように要約している．作業療法士は，職場を訪れて仕事内容を的確に把握（職務分析）し，それから要求される能力の査定（身体能力評価 physical appraisal）を実施，期間を設定して，通常の職務内容と類似した活動を1日8時間，1週間行う就労検査（work test）により就労能力評価を行う．また理学療法士は特に仕事場へのアクセスに関係した移動能力（独歩），医療ソーシャルワーカー（MSW）は企業との情報交換・復職の折衝・社会資源の利用，の役割を担っている．

1 ゴールの設定

本人の復職意志の確認をもとに，復職可能か否かの医学的判断を企業に提示し，企業の協力意向をうかがう．

2 職務の分析

職務遂行に関してどのような能力が必要であるか抽出する．本人から職務についての詳細な情報を取得し，企業の協力が得られれば実際の現場を訪れ，事業調査票をもとに職務分析を行う．具体的には，①作業の内容（目的，行われる必然性，手順など），②要求される身体動作，③患者が一人前にその作業を行うために持ち合わせなければならない最小限の責任・精神的な働き（注意力，判断力，創意力，順応性，機敏さなど），④使用する装置，資材，備品など，⑤作業環境，についての分析が必要である．

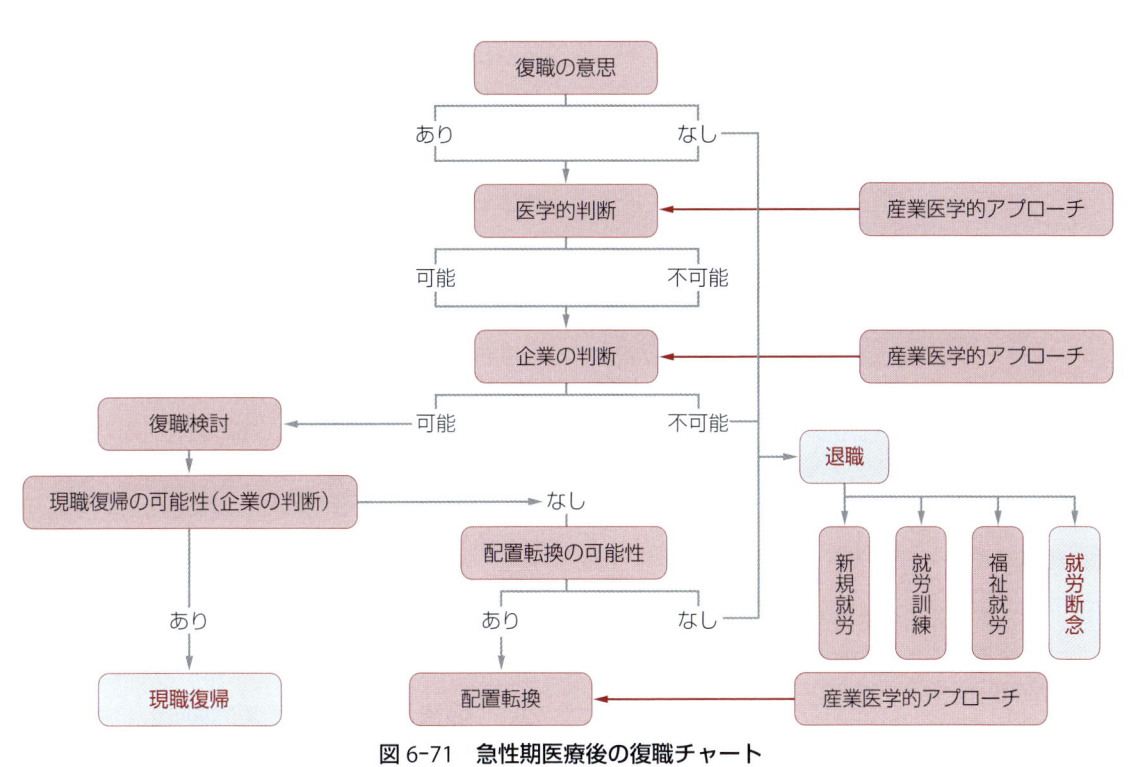

図 6-71　急性期医療後の復職チャート

〔豊永敏宏：リハビリテーション医療と復職支援—研究の現状と課題．講演会ノート，2012.1.28〕

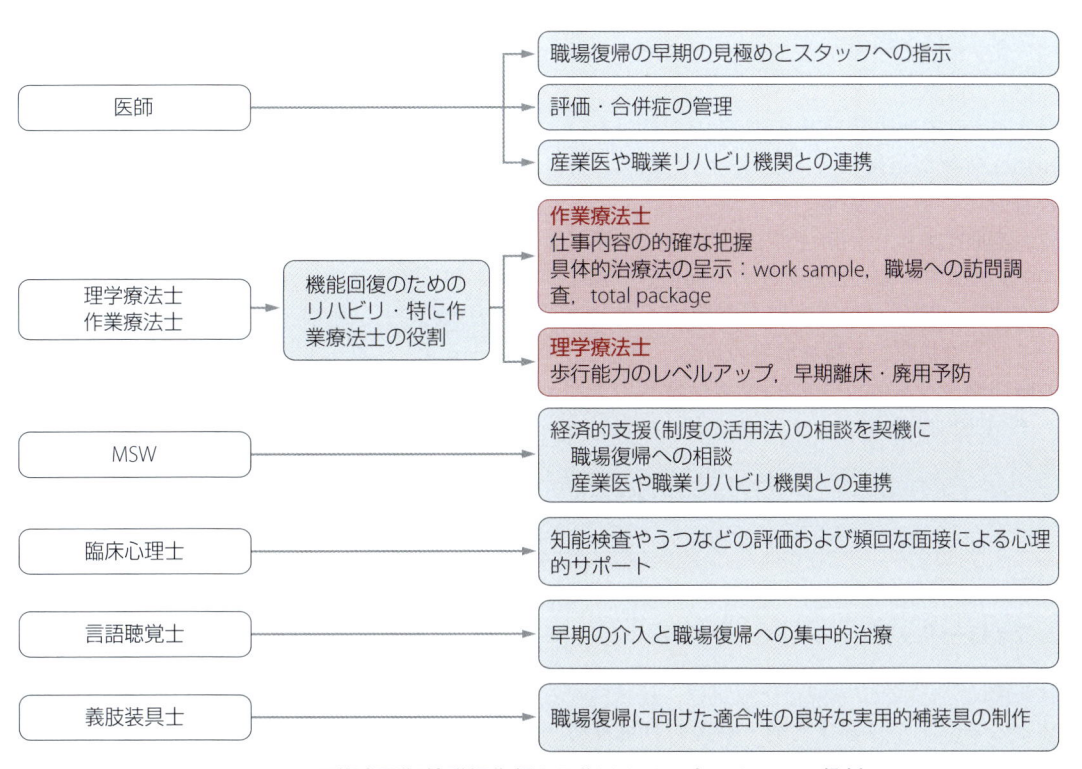

図 6-72　早期（退職時）職場復帰を目指すための各スタッフの役割

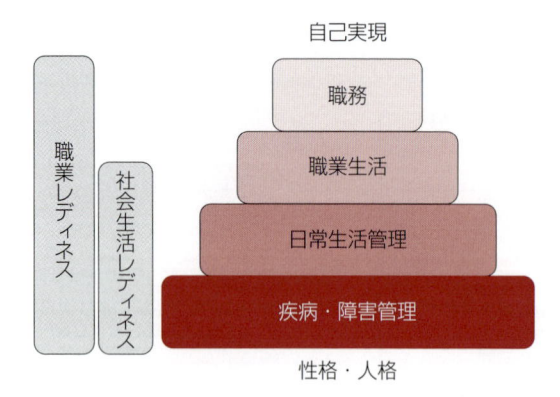

図 6-73 職業リハビリテーションの原則

3 評価

得られた職務分析の結果と本人の能力との差について査定を行う．身体能力評価や標準化されたMicro-TOWER法，患者に合わせた個別のwork sampleなどが使用できる．

4 プログラム，練習，指導（図6-73）

患者が職務を遂行し自己実現を可能にするためには，まず疾病・障害管理，日常生活管理が必要となる．

豊永ら[3]は脳血管障害でADL能力が低ければ（Barthel指数が退院時で74点以下），復職は非常に難しいと示している．プログラムではADL獲得が基本にあり，手指（上肢）機能向上，仕事場へのアクセスを考慮した移動能力の向上，個別またはグループ療法での高次脳機能障害へのアプローチ，うつ状態など精神機能の対応，そして1日8時間働きうる体力づくり（易疲労性へのアプローチ）を個別の障害像にあわせるよう提示している[4]．

その後，当初に立てたゴールと本人の到達能力の査定を行う．到達可能であれば復職の可能性も広がる．

5 フォローアップ

就業後についてのフォローアップは，産業医が主体となる．主な役割は疾病・障害の合併症管理，再発への不安対応などであるが，時としてジョブコーチ（後述）の利用も考えられる．急性期リハビリ・回復期リハビリと病院の機能分化が進むなか，傷害・疾病を受傷・発症し，復職までの長い期間一貫してつなぎ目のない支援をするために，機関の連携，また新たなコーディネーターを構築する必要があると考えられる．

2 福祉就労

患者が一般企業などに就業を考えたとき，福祉就労と一般就労の形態に分けられる．福祉就労は，給与面，勤務時間面，業務内容，など便宜をはかり障害者が働きやすくするもので，授産施設，作業所などで働くことも福祉就労という．リハビリの意味合いが大きく，働くことの意味を理解し，意欲をもって社会参加をすることが目的である．

A 障害福祉サービスの動向

かつては障害福祉サービスの利用については，行政の措置決定により，施設に入所したり在宅サービスを受けたりする形になっていた．しかし2003年度から利用者が自由に施設や事業者を選び，施設や事業者と契約を交わす形で入所先を決定したり，サービスを供給する事業所を決定したりする支援費制度が導入された．

その後，2006年度から障害者自立支援法（平成17年11月7日法律第123号，平成25年4月1日より「障害者総合支援法」）が施行され，年齢や障害種別ごとに縦割りに提供されてきたサービスを一元化し，新しいサービス体系へと移行された．「措置から契約へ」制度体系が変化したといわれている．契約制度が導入されたことで利用者に施設を選ぶ権利が与えられ，入所施設を出て，地域にあるグループホームなどで生活することが可能になった．

1 自立支援システムの全体像

総合的な自立支援システムの全体像は，自立支援給付と地域生活支援で構成されている．自立支援給付には，自立支援，就労移行支援と就労継続支援がある．

a. 自立訓練(日中活動の場)

自立した日常生活または社会生活ができるよう，一定期間，身体機能または生活能力の向上のために必要な訓練を行う．

b. 就労移行支援(図6-74)

一般企業などへの就労を希望する人(65歳未満)に，一定期間，就労に必要な知識および能力の向上のために必要な訓練を行う．訓練期間は2年間で，就労継続支援雇用型と非雇用型がある．また一般企業などでの就労が困難な人(65歳未満)に，働く場を提供するとともに，知識および能力の向上のために必要な訓練を行う．

非雇用型の利用者は，企業などや雇用型での就労経験がある人であって，年齢や体力面で雇用されることが難しくなった人．あるいは就労移行支援を利用したが，企業などまたは雇用型の雇用に結びつかなかった人．または，上記に該当しない人であって50歳に達している人．非雇用型の最低工賃は月額で一定額，雇用型は最低賃金が適用される．

2 ジョブ・コーチ

ジョブ・コーチ(職場適応援助者)は，患者が職場に適応できるように，直接職場に出向き，支援を行う人である．その支援は患者の雇用される前後を問わず，必要なタイミングで行われる．また，患者自身および家族に支援を行うのみならず，事業主や職場の従業員に対しても患者の職場適応に必要な助言を行う．

事業主・職場従業員への対応は，使用可能な障害者雇用制度の説明，障害の理解と障害に配慮した対応法の提案・援助，効果的な指示や注意などの指導方法，休憩時間の交流，家族との連絡方法の決定，などを行う．患者への対応は，職業生活全般にわたる．特に作業遂行については，作業ミスを減らし効率を上げる方法や，職場でのコミュニケーション・人間関係の向上などを行う．

また作業工程の理解については，場合によりコーチ自身が実際に作業工程を体験し，課題分析を行い，作業補助具の開発をし，作業者の能力にあわせ，言語指示，ジェスチャー，見本提示，手添え，などにより援助・指導を行う．支援期間は，個別に必要な期間を設定するが，標準で2～4か月，最長で8か月程度であり，支援の主体を事業所の担当者へと移行(フェイドアウト)していき，患者の職場定着をはかる．

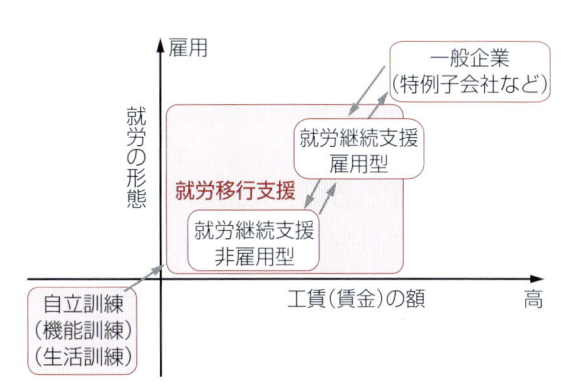

図 6-74 患者の就労支援と各事業の関係

3 障害者手帳と就労支援制度

A 障害者手帳

障害者として公的に認定を受けるもので，身体障害者手帳，療育手帳，精神障害者保健福祉手帳の3種類がある．

B 就労支援制度

a. 就職にむけての相談

職業カウンセリング，職業評価，職業紹介など．

b. 就職にむけての準備，訓練

就労移行支援事業，公共職業訓練，職場適応訓練，グループ就労訓練，トライアル雇用事業，求職登録・職業紹介，ジョブ・コーチ支援事業，リワーク支援，精神障害者ステップアップ事業など．

c. 離職・転職時の支援，再チャレンジへの支援

職業相談・職業紹介・雇用保険の給付，就労継続支援事業．

d. 事業主への支援

求人受理・職業紹介，トライアル雇用事業，精神障害者ステップアップ事業，雇用管理などに関する専門的な相談・助言，特定求職者雇用開発助成金，障害者雇用納付金制度に基づく各種助成

金，障害者雇用に係る税制上の優遇措置(窓口は税務署など).

e. 在宅就業の支援

在宅就業支援団体による援助，在宅就業障害者特例調整金・特例報奨金の支給(窓口は都道府県高齢・障害者雇用支援協会).

以上，支援の相談窓口・支援機関は，ハローワーク，地域障害者職業センター，障害者職業・生活支援センター，および就労継続支援事業者である．制度を利用するにあたり適用範囲があるため窓口で相談することが必要である．

f. 障害者雇用率

障害者の雇用の促進等に関する法律(障害者雇用促進法，昭和35年7月25日法律第123号)によって，ノーマライゼーション実現の理念に基づき，一定規模以上(2013年4月時点で常用労働者数50人以上)の事業主は，障害者(身体，知的，精神障害)を一定割合以上雇用する法律上の義務を負う．これを障害者雇用(法定雇用)といい，その割合を障害者雇用率(法定雇用率)という．その率は民間企業で2.0％，国・地方公共団体2.3％，都道府県などの教育委員会では2.2％である．雇用率達成企業には各種の助成金制度があり，未達成企業(常用労働者数200人以上)は障害者雇用納付金制度(罰金ではない)の対象となる．

■ 引用文献

1) 豊永敏宏：リハビリテーション医療と復職支援─研究の現状と課題．講演会ノート，2012.1.28
2) 豊永敏宏，他：早期職場復帰を可能にするリハビリテーションのモデル・システムの研究開発．独立行政法人労働者健康福祉機構，p26, 2010
3) Phase 3における復職可否と各項目との関連性．豊永敏宏，住田幹男，他：「早期職場復帰を可能とする各種疾患に対するリハビリテーションのモデル医療の研究・開発，普及」研究報告書．労働者健康福祉機構，p148, 2008
4) 豊永敏宏：モデル・システムの提示と研究の課題．豊永敏宏(編)：症例に見る脳卒中の復職支援とリハシステム．労働者健康福祉機構，pp27-33, 2011

■ 参考文献

- 佐伯 覚，緒方 甫，他：職業復帰の疫学．総合リハ 23(6)：461-464, 1995
- 内田竜生，住田幹男，他：脊髄損傷患者の復職状況と就労支援．日職災医誌51(3), 188-196, 2003
- 小林祥泰：PSDの成因─脳血管性うつ病とアパシーの観点から．平井俊策，他(編)：よくわかる脳卒中後遺症におけるうつ病・うつ状態のマネジメント─神経内科・精神科の立場から．医薬ジャーナル社，pp14-21, 2003
- 豊田章宏：職場復帰のためのリハビリテーション─急性期医療の現場から．日職災医誌57(5), 227-232, 2009

第 8 章
レクリエーション，そのほか

1 レクリエーション recreation

A レクリエーションの意義

人が，ストレスを受けた状態から休養や娯楽によってその生活を快適に改善することと考えられる．臨床場面においてもレクリエーションを通してもたらされる気分転換の効果により，時に病気・障害の外在化を垣間見ることさえある．こうしたことからレクリエーションの意義は，リハビリ本来の患者の健康面に働きかける重要な作業活動と捉えられる．

B 視点

1 日常生活への「遊び」の導入

患者の日常生活は，単調になりがちな傾向がある．ともすれば無味乾燥な生活に「遊び」や「おしゃれ」が加わると，療養生活にも張り合いが生まれ，患者の表情には笑顔が戻ってくる．また，まわりの人々とのコミュニケーションも豊かに変化していくものである．

2 楽しさを共有

楽しさは，セラピストから患者へ一方的に提供されるよりも，双方で共有されるときにその効果は増幅される．一緒に体験し，感情を共有することの積み重ねにより，コミュニケーションは広がり，深みを増していく．そのため，患者本人が主体的に参加できるようニーズにあったプログラムの構成が重要となる．

C 作業療法としてのレクリエーション活動

健康な人であれば，生活のなかにことさらレクリエーションを導入しなくても，ある程度のQOLを保った日々を過ごすことができる．しかし，心身の障害の重度化に伴い日常生活の自立度が低下してくると，基本的生活の支援が主体となるため，逆に余暇生活の意識的な工夫が大切となる．

また，患者の生活歴や職歴，趣味，特技などをふまえたうえで，心身機能の評価結果をもとに患者の可能性に焦点を合わせて支援する．その結果得られたレクリエーション活動場面での承認や賞賛により自信や役割意識を徐々に取り戻すことができる．

D レクリエーションにおける集団の意義

レクリエーションの導入により，患者の緊張感は徐々に緩和され，コミュニケーションは高まり，参加者同士の心理的距離が縮まる傾向にある．

また，このような変化を受けて，患者の集団に対する帰属感が芽生え，役割を担うことなどへ発展するといった連鎖が，集団自体の成長につながる場合もある．このような変化がおこると，個人と集団はwin-winの関係となり，より治療的な環境となる．

表6-6 ゲーム中心の展開例

時間	進行	具体的内容	留意事項
15分	開始	①開始の挨拶 ②参加者の確認 ③折々の話題提供 ④予定説明	・参加者がリラックスできる和やかな表情と口調. ・明瞭な声で参加者の名前を呼ぶ. ・現実見当識や社会の出来事などを話題にする. ・予定を事前にホワイトボードに記載しておく.
	リラクセーション体操	①頸部・四肢・体幹の各種体操と深呼吸 ②歌「幸せなら手をたたこう」を利用して身体各部位の運動	・姿勢の修正と足底接地の確認など. ・普段不足がちな回旋と伸展運動を多めに取り入れる. ・歌詞を大きめに提示する. ・参加者にたたいたり, 運動してもらう身体各部位の提案を促す.
25分	主活動	グループ対抗ゲーム ①グループ内自己紹介とグループ名の相談決定 ②手の中は何でしょう：1円から500円の硬貨数枚を参加者に示したあとに, 袋もしくはポケットに入れ, うち1枚を手に握る. その後に順次硬貨名を告げ, まず練習として各個人の推測で回答してもらう. 次にグループ対抗で行う グループ内で回答を相談決定し同様に回答してもらう. 正解数を得点化 ③円陣風船バレー：2〜3分の時間設定内に風船を打ち続け多い回数を得点化	・職員は各参加者が交流できるように言語的な関わりをもつ. ・握った手は高く上げる. ・リーダーの役割を参加者に担ってもらう. ・得点をホワイトボードに大きめに記載する. ・疼痛の有無確認. ・椅子から不意に立ち上がり転倒しないように, 危険性のある参加者のそばに職員が位置しておく. ・状況に応じて数回繰り返す. また, 風船を打つ手を変えるなど方法に変化をもたせる.
10分	結果発表	①各グループ得点を集計する ②リーダーが各グループの得点を順次発表する	・総得点をホワイトボードに大きく記載する. ・各グループを拍手で賞賛する. ・ゆっくりと気を静める.
	リラクセーション終了	①頸部・四肢・体幹の各種体操と深呼吸 ①活動の振り返りと参加者から感想を述べてもらう ②次回予定説明	・活動内容を具体的に振り返り感想を述べやすくする. ・拍手で終了.

〔寺山久美子(監修), 中村春基, 他(編)：レクリエーション―社会参加を促す治療的レクリエーション, 改訂第2版. 三輪書店, p29, 2004より引用〕

E 治療的レクリエーションプログラムの立案

患者の疾患名や生活歴, 職歴, 生活状態, 対人交流などの情報を集め, 参加者間の対人関係にも配慮した場面設定(席順など)を行ったうえで承認や賞賛場面を組み込んでいくとよい. また, 何より大切なのはリスク管理であり環境設定や人員配置には最大限の配慮を必要とする.

上記の準備をしたうえで, 起承転結をイメージした活動種目や組み合わせ(表6-6)[1]を考える. プログラム展開においては, 参加者間の交流を促すための隊形変化やBGMの活用, さらに継続的に取り組む場合は, 竹田ら[2]は職員主導から参加者主導へ徐々に役割分担を移行することにより参加者の主体性が促される, としている.

2 音楽療法

日本音楽療法学会では, 音楽療法を「音楽のもつ生理的, 心理的, 社会的働きを用いて, 心身の障害の軽減回復, 機能の維持改善, 生活の質の向上, 問題となる行動の変容などに向けて音楽を意図的, 計画的に使用すること」と定義している.

音楽療法の臨床的活用について, 以下に述べる.

A 対象に応じた音楽活動の活用

1 精神障害者への活用

受動的活動である音楽鑑賞活動は，患者が聴きたい曲を望むなら急性期にも，反対に慢性期の発動性の低下した時期にも，その音楽を共有し共感することで，安心した時空間をもたらす．能動活動である歌唱，楽器演奏，動きの活動は，患者の状態に応じ，好みを考慮して，リラクセーション，気分の転導，発散，コミュニケーション技術の拡大，自発性の向上などの目的で活用される[3]．

統合失調症の回復期にあった女性患者が，約1年間の音楽療法のセッションの間に，表情が豊かになり，コミュニケーションが賦活され，家事もこなせるようになっていったケースがある．

2 身体障害者への応用

受動的な音楽鑑賞活動は，突然の病気や事故により身体に障害を受けた急性期の患者にとっても，死を前にした終末期医療のなかにある患者にとっても，要望があれば演奏を提供されることで，否定的な感情から解放され，心静かな時間をすごし，希望へ向かう気持ちを抱く助けとなる．また，能動的活動としての歌唱，楽器演奏，動きの活動は，患者の障害部位に対して，主に身体機能の維持・向上，心肺機能の維持・向上を目的に活用される[3]．

病院によっては，毎年広いリハビリ室において患者や家族，職員，ボランティアが集まって盆踊りなど季節的な催しを実施し，年間プログラムとして楽しんでいる施設がある．

3 発達障害者への応用

大きく身体機能の障害と知的機能の障害に分けられるが，患者は人間発達の段階にあることから，発達障害に対する音楽活動は，できるだけ正常発達に近づけるために活用することが望まれる．受動的活動の音楽鑑賞活動は，リラクセーション，注意集中力の促進などの目的で利用される．能動的活動の歌唱，楽器演奏，動きの活動は，発声・言語発達の向上，コミュニケーション能力の向上，協調性・社会性の向上，身体・バランス機能の向上を目的として活用することができる[3]．

施設によっては，患者の作業療法の最中に，適度な音量でクラシックのBGMを流し，心地よい環境作りに役立てている．

4 高齢障害者への応用

身体的あるいは精神的障害の有無にかかわらず，これらの患者に対して，受動的音楽活動の音楽鑑賞活動は，特に人生のふり返りに活用される．能動的音楽活動の歌唱，楽器演奏，動きの活動は，回想を促すことや，見当識能力の維持，発声機能の維持・向上，言語的・非言語的コミュニケーションの場の提供，身体・バランス機能の維持・向上などの目的に活用することができる[3]．

認知症患者の音楽療法においても，歌唱や踊りが長期記憶や手続き記憶を刺激し，生き生きとした会話が生まれ，行動・心理症状の軽減につながった例も少なくない．

3 園芸療法

日本園芸療法学会では，園芸療法を「医療や福祉の領域で支援を必要とする人たち（療法的かかわりを要する人々）の幸福を，園芸を通して支援する活動」と定義している．

園芸療法は，治療やリハビリを目的とする場合，作業を通じて治療を行うという作業療法の一環として位置づけることができる[4]．

A 園芸の役割と効果

1 身体的効果

園芸活動は，時期にあったさまざまな工程を考えながら体を使い汗を流すことによって，作業後には心地よい爽快感と疲労感を与えてくれる．松尾は，畑の草取りは中等度の速さで行う散歩や自転車乗りと同じくらいのエネルギーを消費し，日光を浴びることや日中の体温上昇により快適な睡眠がもたらされる，としている[4]．車椅子の患者であっても，図6-75のような花壇があれば，ほぼ自らの力で園芸に取り組むことができる．

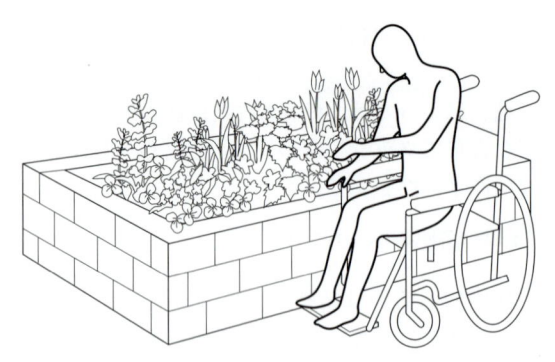

図 6-75 車椅子での作業
片側からのみ作業する場合,花壇は最大 60 cm 幅(平均的に腕の届く距離)
両側から作業できる場合,花壇は最大 120 cm 幅
最も快適な作業の高さ,50〜60 cm(個人差はある)

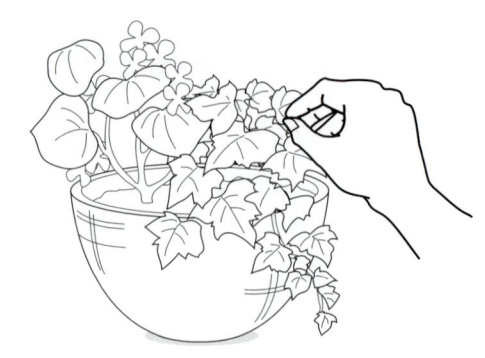

図 6-76 寄せ植え
ディッシュガーデン:素焼きや陶製の鉢,あるいは深皿を利用した寄せ植え

2 精神的効果

　植物が身近にあることで精神的に安定するのは,人類が進化してきたなかで長く森の中に住んできたことに関係があるといわれている.また,松尾によると,花を咲かせたという達成の喜びは自信と新たな意欲を生むことになる.大らかな自然の中で,すがすがしく達成の喜びを味わうことが自己の発見,成長,そして確立に役立つ,としている[4].

　一方,長期にわたって活動に集中することが困難な患者や,真夏や真冬の屋外作業が過酷な時期には,図 6-76 のような室内で手軽にできる寄せ植えが好評である.さらに園芸に興味をもつ作業療法学生が,造花を用いた寄せ植えを考案し,植物が枯れることによる心理的負担の軽減に取り組んだこともある.

B 育てることを学ぶ

　私たちは植物を栽培するという園芸活動を通して,育てることを学ぶことができる.これは生きものが必要としているものを察知し,適切な処置をして,成長するのを助けることだといえる[4].

　このようなささやかな役割でも,苦境にある患者にとっては自己の存在価値の実感につながることがある.

■ 引用文献
1) 寺山久美子(監修),中村春基,他(編):レクリエーション—社会参加を促す治療的レクリエーション,改訂第 2 版.三輪書店,2004
2) 作業療法ジャーナル編集組会(編):レクリエーション.三輪書店,1995
3) 日本作業療法士協会(編):作業—その治療的応用,改訂第 2 版.協同医書出版社,2003
4) グロッセ世津子(編):園芸療法—植物とのふれあいで心身をいやす,新装版.日本地域社会研究所,2008

■ 参考文献
- Davis WB,他(著),栗林文雄(訳):音楽療法入門—理論と実践　上,第 2 版.一麦出版社,2006

第7部

言語聴覚療法の実際

失語症,構音障害に対する評価や治療方法の実際を紹介し,近年ニーズが著しく高くなってきた摂食・嚥下療法に関しても,病態,検査,治療方法の実際を解説する.

第1章

失語リハビリテーション

1 失語リハビリテーションの概略

失語のリハビリテーション(失語リハビリ)の目的は、患者の言語を含めたコミュニケーション能力の可能なかぎりの回復をはかり、QOLの向上を目指すことである。失語リハビリは、言語聴覚士 speech language hearing therapist(ST)による失語症状に対する言語治療と、社会復帰を容易にするための環境整備の作業からなる。これらが十分に機能するには、多職種(医師、言語聴覚士、理学療法士、作業療法士、看護師、医療ソーシャルワーカー)の連携のもと、家族や介護者の協力、患者自身の主体的な参加が必要である。

本章では、失語の回復、言語治療の原理にふれ、原因疾患の治療の経過に沿った失語リハビリの流れを、医師および言語聴覚士という多面的な視点からまとめる。

A 失語の原因と回復

失語の原因疾患は、日本高次脳機能障害学会の全国実態調査からみると、90.2%が脳血管障害であった。他方、脳血管障害では急性期の38.9%に失語が出現する。本章では、考察の対象を脳血管障害による失語リハビリに絞る。失語は、脳血管障害以外にも、脳炎、大脳変性疾患、脳外傷、脳腫瘍などにより生じるが、疾患により経過が異なり、病態に応じたリハビリが必要である。

脳血管障害による失語の場合、回復は2つの過程からなる。回復の第1段階は、閉塞血管の再開通や血腫の吸収、病巣周囲の浮腫の吸収による改善で、2～3週までの回復が相当する。回復の第2段階は、大脳機能の再編成にあたる段階で、数か月から数年にわたる慢性期の失語からの回復の機序と考えられている。

失語の回復を担う大脳機能の再編成には、病巣と同側の大脳半球や対側大脳半球の相同的な部位の関与、皮質下構造による代償(低次への再編)が想定されている。一方、失語からの回復への左半球および右半球の関与の態様については諸説がある[1,2]。縦断的にみると、早期の回復へは左半球の関与、長期にわたる回復へは右半球の関与、とする説が現在では有力である。Heissら[3]の画像研究の結果を引くと、まず①左上側頭回後部を含んだネットワークが働き、このネットワークが損傷をうけている場合には、②左弁蓋部や補足運動野を中心としたネットワークが回復に関与する。さらに左半球の病巣が重篤な場合には、③右半球の機能的ネットワークが回復を担う。①の場合の改善が最も良好で、②の場合がこれに次ぐ。③の場合は不十分である。すなわち、左側頭葉が機能的に保存されていることが回復には重要であることがわかる。

脳血管障害による失語症の回復は発症から3か月までが最も顕著で、個人差はあるが発症約1年後に固定する。

B 失語の回復に関する要因

失語の回復に関する要因には、疾病前要因、疾病要因、背景因子、言語治療がある(表7-1)。このなかでは、疾病要因(初期重症度、失語類型、病巣部位と広がり)が最も決定的である。

1 疾病前要因

失語からの回復は、若年者が良好という一般的

表 7-1　失語の回復に関するとされる要因

1. 疾病前要因
   a. 年齢
   b. 性
   c. 利き手
   d. 大脳左右差の variation
   e. びまん性脳病変（大脳皮質の萎縮，脳室拡大）
2. 疾病要因
   a. 原因疾患の種類，合併症の有無
   b. 失語の重症度（タイプ）
   c. 脳病巣の部位，広がり
3. 背景因子，言語治療
   a. 教育歴・家庭環境
   b. 言語治療の有無（開始時期，内容，期間）
   c. 心理・社会的諸因子
   d. 抑うつ，病前性格など精神医学的背景

表 7-2　失語リハビリテーションの内容（時間的に整理したもの）

1. ただちに始める作業
   a. 病歴の聴取，神経学的検査，CT，MRI，MRA
   b. キーパーソンの特定
   c. 失語症状の評価（スクリーニング）
   d. 病状を説明し，心理的問題（不安）へ対処
   e. 直面するコミュニケーション問題への対処（病棟看護師と連携）
   f. 言語治療導入の準備
2. 適切な時期に始める作業
   a. 言語聴覚士による言語治療
3. 徐々に始める作業
   a. 経過説明と予後の告知（チーム医療として連携して）
   b. 障害受容への取り組み（キーパーソンと連携）
   c. 社会・家庭復帰，QOL 向上への支援（社会資源活用）

な印象がある．しかし若年者の失語症例には脳血管障害以外の症例も多く，回復への年齢の影響は議論のあるところである．Kertesz らは病因を脳梗塞に限った場合，失語の早期の回復は若年で良好であったが，年齢による有意差はなかったと報告している．一方，佐野らは病巣の大きさを統制した梗塞性失語の症例では，40 歳以降に発症した例に比べて 40 歳未満発症の症例では改善の幅が大きく，臨床的な印象に合致するものであったと報告している．

また，失語からの回復に性差はみられないとされていて，利き手と回復については結果が分かれる．大脳左右差については差がないとする報告がある．

2 疾病要因

初期重症度，失語類型，病巣部位と広がりは回復に影響を与える決定的な要因である．すなわち大病巣で，重症の全失語は回復が悪く，反対に小病巣，軽症の健忘性失語や伝導性失語は回復が良好である．しかしこれはきわめて常識的な結論である．

Broca 失語と Wernicke 失語の回復の程度はともに中等度である．そこで，この両失語類型について回復研究の結果を見るのが臨床では有用である．Broca 失語を回復良好群と不良群に分けると，回復不良な Broca 失語では共通病巣（下前頭回と島回）に加えて，病巣が中心前回と縁上回へ及んでいた．回復良好な症例群では縁上回，角回，上側頭回が病巣から免れていた．Wernicke 失語の場合，回復不良な症例群では病巣が共通病巣（上側頭回）に加えて，中心後回，島回から中側頭回，縁上回に及んでいた．

3 背景因子，言語治療

失語の回復に対する言語治療の効果は，自然回復の重なり，対象や治療内容の変数の多さから確認が困難で，肯定論，否定論の両者があった．肯定論には対照群が十分設定されていないこと，否定論には治療法と期間，患者背景の統制がなされていないこと，などの批判がある．Wertz[4] らは，無作為化比較試験に近い cross-over 法を用い，失語の回復に対する言語治療の有効性を報告している．

言語治療の原理には，刺激法，機能再編成法，実用的コミュニケーション訓練がある．薬物（ドパミン作動薬など）の補助的な役割も報告されている．

2　失語リハビリテーションの実際（表 7-2）

A　ただちに始める作業

1　病歴聴取，神経学的検査，キーパーソン特定

病歴聴取と神経学的検査により原因疾患の病状を把握する．合併症や再発のリスクも留意する．

失語症例には大脳皮質を含む大病巣の脳塞栓例が多く，再発や痙攣発作の頻度が高い．失語症例は非失語症例より生命予後が不良であるとする報告がある[5]．

次に，主たる介護者などのキーパーソンを見出す．病歴（既往歴を含む）の補足，家庭背景の調査，病状説明を行う．失語の場合，患者本人と十分なコミュニケーションがとれないことが多く，キーパーソンの特定は特に重要である．

2 急性期の失語テスト

全身状態が回復していない場合には，長時間のテストを避ける（言語聴覚士との連携）．失語症状は，簡略に観察記録する．自発話，呼称，復唱，聴覚的理解，読み書きを検査するが，失語類型ごとの発語異常の特徴をあらかじめ理解しておけば，会話のなかで「呼称と復唱」をテストすることで，失語の大まかな診断は可能である．この作業は言語聴覚士と連携分担して行うべきで，言語症状の評価のすべてを言語聴覚士に任せきりにせず，神経学的所見として把握しておく．

言語所見から失語類型の診断（失語分類）を行うが，急性期には困難な場合が少なくない．Godefroy[6]らは25％が分類不能と述べている．急性期には分類することのみにこだわるべきではない．むしろ重症度の観点から，軽度（困難はあるが，ほぼ伝達可），中等度（部分的に要件を伝達できる），重度（言葉による要件伝達は不可）と大まかに分けることが重要である．

3 症状の説明，コミュニケーション方法確保

家族や介護者，看護師などの病棟スタッフに対して，言語の状態や失語症患者への接し方を説明する．ガイドラインなどを参照して，失語症患者とコミュニケーションをとるうえでの注意点を説明し，患者の孤立感，不安の軽減に努める．

4 言語治療導入の準備

発症早期には，治療者-患者の信頼関係を築くことを最優先し，並行して集中的な言語治療開始の時期を探る．失語症患者の大多数は言語治療の適応となるが，①治療を受ける体力，意欲，集中力に欠ける場合，②言語治療を拒む場合，は適応とならない．これらの場合はいったん経過観察のみとする．

B 適切な時期に始める作業

座位が安定したら言語聴覚士による集中的な言語治療を開始する．まず，言語機能を包括的に評価する失語症テスト〔標準失語症検査 Standard Language Test of Aphasia（SLTA），ウエスタン失語症総合検査 Western Aphasia Battery（WAB）など〕を施行し，必要に応じて掘り下げ検査〔失語症語彙検査 test of lexical processing in aphasia（TLPA），標準抽象語理解力検査（SCTAW），構文検査など〕を行う．得られた結果を言語情報処理モデルにより分析し，失語症患者1人ひとりにオーダーメイドの訓練方法を立案する．一方で，実用コミュニケーション能力検査や付属の家族質問紙を用いて実用的なコミュニケーションを把握することも重要である．あわせて，コース立方体組み合わせテストやレーヴン色彩マトリックスなどの非言語性知能検査を用いて知的機能の大枠をつかんでおくことも大切である．

言語治療室における言語治療の開始には，座位を30分〜1時間とれることが必要である．座位がとれない場合でも病室でインタビューなどを行い，対人接触を絶やさず，治療室での言語治療導入の時期をはかる．

集中的な言語治療は約3か月を1クールとして行うが，失語リハビリの目標はより長いスパンで立案する必要がある．

1 目標設定

目標には長期目標と短期目標とがある．長期目標は，入院生活を終えた後，どのような生活を送るかという観点で設定される．失語類型や重症度に加え，身体的状況，原疾患の予後，合併症といった医学的側面と，本人や家族の障害への理解，ニーズ，支援体制，生活習慣といった個人・社会的側面が考慮される必要がある．

短期目標は，長期目標を実現するための，より短い期間を対象とした，きめ細かで具体的な目標である．失語症やほかの高次脳機能障害の詳細な

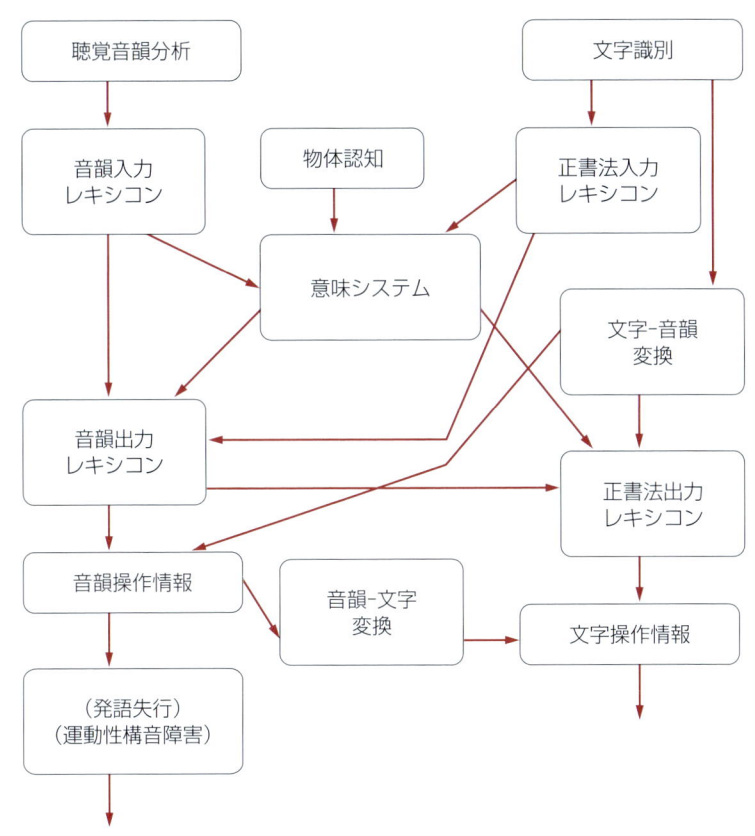

図 7-1　言語の情報処理モデル

分析結果をもとに設定される．

2　形態別にみた訓練

a. 個人訓練
言語聴覚士と患者が個室で1対1で訓練を行う．毎日または週に数回，20〜40分実施する(保険請求では20分が1単位，内容の詳細は後述する)．

b. グループ訓練
回復した言語機能を状況に応じて運用することを目的に行われる．失語の重症度あるいは治療内容別に10人前後のグループをつくって，通常週1〜2回，40〜60分実施される．自分の失語症状の適正な認識強化，障害受容の促進，意欲の向上などが期待できる．一方で，参加を拒む患者もあり，導入には臨床的な見極めが必要である．また，認知機能低下のため個人訓練が適用しにくい場合も，グループ訓練に導入することよりコミュニケーション能力や意欲向上が期待できる[7]．

c. 自主訓練
個人訓練で出されたドリル形式の課題や，パソコンを用いた理解や表出の訓練を行い，個人訓練の効果を補完する．退院後，外来通院しながら自習訓練を継続することが多い．

d. 機能・構造レベル訓練(ICF分類からみたもの)

(1) 単語レベル訓練

言語の情報処理モデル(図7-1)[8]に基づいた訓練例を述べる．

・聴覚的理解

この障害は，聴覚音韻分析，音韻入力レキシコンから意味システムへのアクセス，意味システムなどのいずれかの，あるいは複数の障害でおこる．最も多く行われる，複数の絵カード(実物，文字カード)からいわれたものを指差す課題は，これらすべての機能を活性化させる．

● 視覚的理解

この障害は，文字識別，正書法入力レキシコンから意味システムへのアクセス，意味システムなどのいずれかの，あるいは複数の障害でおこる．文字単語を提示し，複数の絵カード（実物，文字カード）から，意味に対応するものを指差す課題が一般的である．患者の障害構造に応じて，刺激後の仮名文字と漢字を選択する．

● 発話(呼称)

この障害は，意味システム，意味システムからのアクセス，音韻出力レキシコン，音韻操作情報などのいずれかの，あるいは複数の障害でおこる．最も多く行われる，絵カード（実物）を見て名前を言う課題は，これらすべての機能を活性化させる．復唱，音読，意味ヒント，語頭音ヒントも本来の喚語プロセスの活性化として取り入れる．

● 書く(書称)

この障害は，意味システム，意味システムからのアクセス，正書法出力レキシコン，文字操作情報などのいずれかの，あるいは複数の障害でおこる．基本的に呼称と同様，絵カードを見て書く方法が一般的である．書けない場合は文字の一部をヒントして与える．利き手に麻痺がある場合は，聴き手交換の進行状況に応じて書字訓練を進める．

(2) 構文訓練

構文訓練の適用条件は，①基本的な意思伝達手段の確立，②理解訓練では名詞80％程度の理解，③産生（表出）訓練では名詞発話と復唱が30語以上，である[9]．統語構造解析障害あるいは意味解読障害なのか，文の意味理解ルートが助詞，語順，語の意味のいずれかを明らかにしたうえで，訓練計画を立案する．具体的には，構文の理解訓練には文構造の確定，述語がとる格の想起，格の統語範疇へのマッピングを行う．文の産生訓練では反対のプロセス，すなわち語彙の選択，述語と格の想起と語彙へのマッピング，統語構造に基づいて格助詞や助動詞の付与を行う．

(3) 談話訓練

談話とは，いくつかの文が連続した，まとまりのある言語表現である．談話訓練の目的は，いくつかの文を組み立て，ある程度論理的に情報を伝達することである．ニュースや物語，4コママンガなどを用いて，理解や表出の訓練を行う．また，患者のレベルに合わせて，系統的にレベルが上がるよう周到に用意した質問の系列を用いた訓練は，特に軽度失語症例に有効である[10]．

(4) 実用的コミュニケーション訓練

● 相互作用を重視した訓練 Promoting Aphasics' Communicative Effectiveness(PACE)

新しい情報の交換，伝達手段の自由な選択，治療者と患者の同等な役割分担，伝達内容の充足性の重視の4つの原則に沿って，日常生活で可能なかぎり他者からの援助なしにコミュニケーションがとれることを目指す訓練法である．コミュニケーション能力や一部の言語機能，意欲向上が期待できる[11]．

● 特定のストラテジー獲得訓練

主として重度例，あるいは中等度であっても音声言語に固執する例などに対して，特定のストラテジーを強化する訓練法である．患者の残存機能や生活習慣，興味・関心などを考慮し，ジェスチャー，首振りによるYes-No反応，○×による意思表示，描画などを段階をふんで形成し，日常生活での使用を促す[12,13]．

● 拡大・代替コミュニケーション手段 Augmentative and Alternative Communication(AAC)の獲得訓練

最もよく用いられるのがコミュニケーションカードやノートである．患者の日常生活を具体的かつ詳細に聴取し，必要な事項について文字，写真，絵，記号などを用いてカテゴリーごとに記載する．患者は日常生活のなかで必要なときに該当ページを開き，文字や写真などを指で示すことで意思を伝達する．これらのツールは，つくっただけでは活用に至らないことが多い．言語治療室での練習を経て生活場面での実際の使用まで，きめ細かい訓練が必要である．また近年，使用頻度が増えつつあるものとして，携帯モバイル，パソコンを用いたコミュニケーション方法がある．音声認識ソフトを用いて発話を画面上で文字化し書字を代行させる．音声合成ソフトを用いて画面の文字の音声化して読解を補助するなどの使い方ができる．

C 徐々に始める作業

1 経過の告知・社会資源の活用

　脳血管障害による失語では，発症から1か月で大まかな回復予測はできるが，症状の固定には1年以上の期間があり個人差もある．経過は一般論をキーパーソンにまず告知し，患者本人には心理面に配慮しながら徐々に暗示的に伝えていくほうがよい結果を生むようである．

　失語症は，人としての存在の基盤の1つである言葉を用いた活動が，ある日突然失われる障害である．混乱，不安，憤り，悲嘆，抑うつなどの心理的症状が生じることは稀ではない．言語症状にのみ注目するのではなく，そのような心理面に十分に配慮して行うことが肝要である．病前の言語水準まで回復する例は少なく，多くの患者はなんらかの言語機能低下を抱えて生活する．運動障害の合併などにより，人との接触機会が減り家庭に閉じこもることも少なくない．発症の早い段階から，最終的な転帰先を見据えた生きがいづくりや失語症友の会活動などの社会参加を念頭において，時期をみながら徐々に働きかけることが重要である．

　脳血管障害後の失語に対する言語治療は，「エビデンスに基づく日本人脳梗塞患者の治療ガイドライン」のなかでも推奨されている（グレードB）．同ガイドラインには，言語治療の効果に明確な根拠がないという指摘もあるが，前述のようにcross-over法で言語治療の有効性を示した報告がある．また，言語治療の失語全般の回復についての効果の有無をYesかNoかで問うという問題設定そのものが広すぎる，との指摘もある．たとえば，患者背景をとっても，家族の介護能力や支援態度，利用可能な社会資源（治療の機会も含めて）などをどう統制して評価していくかも問題であろう．

（執筆協力：志學館大学　飯干紀代子教授）

■ 引用文献
1) Karbe H, Thiel A, et al : Brain plasticity in poststroke aphasia : what is the contribution of the right hemisphere? Brain Lang 64(2) : 215-230, 1998
2) Musso M, Weiller C, et al : Training-induced brain plasticity in aphasia. Brain 122(pt 9) : 1781-1790, 1999
3) Heiss WD, Kessler J, et al : Differential capacity of left and right hemispheric areas for compensation of poststroke aphasia. Ann Neurol 45(4) : 430-438, 1999
4) Wertz RT, Weiss DG, et al : Comparison of clinic, home, and deferred language treatment for aphasia. A Veterans Administration Cooperative Study. Arch Neurol 43(7) : 653-658, 1986
5) Laska AC, Hellblom A, et al : Aphasia in acute stroke and relation to outcome. J Intern Med 249(5) : 413-422, 2001
6) Godefroy O, Dubois C, et al : Vascular aphasias : main characteristics of patients hospitalized in acute stroke units. Stroke 33(3) : 702-705, 2002
7) 飯干紀代子，浜田博文，他：痴呆を伴う慢性期失語症患者へのグループ言語訓練．失語症研究 19(3) : 199-207, 1999
8) Kay J, Lesser R, et al : Psycholinguistic assessments of language processing in aphasia (PALPA) : an introduction. Aphasiology 10(2) : 159-180, 1996
9) 藤田郁代：失語症の構文治療―構文処理方式に基づくアプローチ．失語症研究 8(2) : 121-130, 1988
10) Penn C, Jones D, et al : Hierarchical discourse therapy : a method for the mild patient. Aphasiology 11(6) : 601-613, 1997
11) 飯干紀代子，猪鹿倉武，他：脳卒中による慢性期失語症患者に対するPACEについて．失語症研究 12(3) : 255-263, 1992
12) 田中純平：1全失語症患者に対するジェスチュア訓練の試み．神経心理学 8(2) : 100-109, 1992
13) 鶴田　薫，吉田雅子，他：慢性期重度失語症患者に対する系統的描画訓練．第2回言語障害臨床学術研究会発表論集：75-90, 1993

■ 参考文献
- 佐野洋子，加藤正弘：脳が言葉を取り戻すとき―失語症のカルテから．NHK出版，1998
- 高次脳機能障害全国実態調査委員会：高次脳機能障害全国実態調査報告．高次脳機能研究 26(2) : 209-218, 2006
- Kertesz A : What do we learn from recovery from aphasia? Adv Neurol 47 : 277-292, 1988
- 厚生科学研究費補助金21世紀型医療開拓推進研究事業（EBM分野）：Evidenceに基づく日本人脳梗塞患者の治療ガイドライン策定に関する研究（H-13-21EBM-003）．2002
- 山口武典，本村　暁，他：失語症への取り組み（座談会）．脳と循環 7(4) : 261-272, 2002
- 本村　暁：臨床失語症学ハンドブック．医学書院，1994
- 吉畑博代，綿森淑子：失語症とコミュニケーション機器．心理学評論 44(2) : 215-229, 2001

第 2 章
摂食・嚥下障害

リハビリの現場で摂食・嚥下障害を有する患者に接することは多い．摂食・嚥下障害は，その特徴から多くの専門職種が治療にかかわっている．実際に訓練を行うのは言語聴覚士であることが多いが，理学療法士や作業療法士も訓練に携わることがある．治療では誤嚥性肺炎の予防の観点からリスク管理が大切である．また，適切な栄養補給を行うことはリハビリを行ううえでも大切であり，栄養サポートチームの一員として患者に接することもあるだろう．また，「口から食べたい」と経口摂取を希望する患者は多く，摂食・嚥下障害の治療は QOL を高める点で重要である．このように摂食・嚥下障害の治療は，医師，看護師，栄養士，薬剤師らとともに多職種によるチームアプローチが必要である．

リハビリ専門職にとって，摂食・嚥下障害に対する訓練法について理解し実践できることは重要である．ここでは，摂食・嚥下障害の病態，スクリーニング法や評価の方法，訓練法の実際，各専門職種の役割について述べる．

1 摂食・嚥下障害の病態

従来，嚥下は飲み込むことを示し，口腔期，咽頭期，食道期の3期を指していたが，広義に食べること全体を表す「摂食・嚥下」の用語が使用されるようになった．また「嚥下障害」も広い意味で「摂食・嚥下障害」と表すことが多くなった．

Leopold ら[1]が提唱した5期モデルでは，摂食・嚥下は，先行期，準備期，口腔期，咽頭期，食道期の5つの時期に分けられる(表7-3)．

1 先行期

認知期とも呼ばれ，食物を視覚や嗅覚を使って

表7-3 摂食・嚥下の各期
1. 先行期(認知期)：食物を認識する．
2. 準備期(咀嚼期)：口腔内に取り込んだ食物を咀嚼し食塊形成する．
3. 口腔期：食塊を口腔から咽頭へ送り込む．
4. 咽頭期：嚥下反射によって食塊を咽頭から食道へ送る．
5. 食道期：食道の蠕動運動によって食塊を胃に送る．

認識する時期である．摂食・嚥下の動作を開始するには，「食べたい」という食欲が必要である．また，食べてよいものか悪いものか，好きなものか嫌いなものかなどの判断を行う．先行期の障害がある場合は，食欲の低下などによって食事摂取量が不十分となり，嚥下訓練も適切に行うことが難しい．

2 準備期

咀嚼期とも呼ばれ，口腔内に取り込んだ食物の咀嚼を行う時期であり，食物を咀嚼し，唾液と混ぜて軟らかくし飲み込みやすい形態(食塊)にする．準備期の障害がある場合は，咀嚼による食塊形成がうまくできない．

3 口腔期

舌と口蓋をうまく使って絞り込むように食塊を咽頭まで運ぶ時期である．口腔期の障害がある場合は，食物を咽頭へうまく運べず，口腔内に食塊が残留したり食塊が咽頭へ早期に流入したりする．

4 咽頭期

咽頭へ運ばれた食塊をゴクンと飲み込む嚥下反射によって，食道まで運ぶ時期である．軟口蓋が挙上し鼻咽腔閉鎖がおこり，咽頭上部の筋の収縮

によって食塊を下方へ押し出し，喉頭が上前方へ引き上げられ，その結果，喉頭蓋が反転し喉頭口を閉鎖する．このとき声門も閉鎖され呼吸が一瞬停止する（嚥下時無呼吸）．咽頭期の障害がある場合は，誤嚥や食塊の咽頭残留が問題となる．

5 食道期

食道に運ばれた食塊を胃まで運ぶ時期である．食道入口部の括約筋（輪状咽頭筋）が弛緩することで食塊が食道に入り，食道の蠕動運動によって胃まで食塊が運ばれる[2]．食道期の障害がある場合は，食塊や薬剤の食道停留や胃食道逆流が問題となる．

6 プロセスモデル process model

咀嚼を伴う固形物の嚥下の場合，食物は舌より臼歯部まで運ばれた後に，咀嚼により嚥下可能なまでに粉砕され（processing），舌により中咽頭まで能動的に移送され（stage II transport），そこで食塊形成がなされる[3]．つまり，噛むことと同時に飲み込むことがおこっており，咀嚼を伴う嚥下の場合には上記の5期モデルのように単純ではない．

2 摂食・嚥下障害の原因

摂食・嚥下障害は，大きく器質的障害と機能的障害に分けることができる．器質的障害とは，摂食・嚥下にかかわる口腔・咽頭・食道などの構造的な異常によるものである．口腔・咽頭・食道の腫瘍による圧迫や狭窄，炎症による通過障害などが含まれる．一方，機能的障害とは，摂食・嚥下にかかわる神経や筋肉の運動の異常によるものである．脳血管障害，頭部外傷，脳性麻痺，筋炎，パーキンソン病などがある．そのほか，認知症やうつ病などの心理的原因や，薬剤の副作用などの医原性の原因がある．

原因疾患によって摂食・嚥下障害の予後やアプローチの仕方が異なる点に留意すべきである．たとえば，口腔咽頭癌では外科手術や化学療法，放射線療法などが必要となり，治療に応じてリハビリの方針を検討する．筋萎縮性側索硬化症などの進行性の疾患では，病気の進行とともに摂食・嚥下障害も悪化していくので，時期に応じた対応が必要となる．

3 診断法

1 スクリーニング法

スクリーニングは，摂食・嚥下障害の有無や程度を判断し，検査や治療の方向性を決めるために行う．スクリーニング法として，質問紙，反復唾液嚥下テスト，改訂水飲みテスト，フードテスト，簡易嚥下誘発テストなどがある．

a. 質問紙

摂食・嚥下障害の有無を判断するため，症状を把握するために行う．

聖隷三方原病院で開発された質問紙は，15項目についてA，B，Cの3段階で回答するもので，特異度や敏感度も高く臨床上有用である．「Aに1つでも回答があったもの」を「嚥下障害あり」と判定し，「Bにはいくつ回答あり」でも「嚥下障害疑い」ないし「臨床上問題ないレベル」と判定する（図7-2）[2]．

b. 反復唾液嚥下テスト repetitive saliva swallowing test（RSST）

30秒間に何回唾液を嚥下できるか回数を数えるものである．口腔内を湿らせた後に，喉頭隆起に指を当て，30秒間に何回喉頭挙上ができるかを数える．30秒間に喉頭挙上が3回以上あれば正常，2回以下であれば異常と判定する[4,5]．随意的な嚥下の繰り返し能力を見るもので，水や食べ物を使用せずに安全に行うことができる．ただし意識障害や認知症などで指示に従えない患者では，正確な評価ができない．

c. 改訂水飲みテスト modified water swallowing test（MWST）

冷水を3 mL嚥下させ，そのときの嚥下状態を観察するものである．嚥下できなかったり，嚥下できてもむせや湿性嗄声，呼吸切迫が出現したりすれば異常と判定する（表7-4）[6]．

d. フードテスト food test（FT）

プリンを嚥下したときの状態を観察するものである．ティースプーン1杯（約4 g）のプリンを舌背に乗せ嚥下させる．判定は改訂水飲みテストと

第2章 摂食・嚥下障害

氏名		年齢　歳		男・女
		平成　年　月　日		
身長　cm　体重　kg				

あなたの嚥下(飲み込み,食べ物を口から食べて胃まで運ぶこと)の状態について,いくつかの質問をいたします.
いずれも大切な症状です.よく読んでA,B,Cいずれかに丸を付けてください.
この2,3年のことについてお答えください.

1. 肺炎と診断されたことがありますか?　　A. 繰り返す　B. 一度だけ　C. なし
2. やせてきましたか?　　A. 明らかに　B. わずかに　C. なし
3. 物が飲み込みにくいと感じることがありますか?　　A. よくある　B. ときどき　C. なし
4. 食事中にむせることがありますか?　　A. よくある　B. ときどき　C. なし
5. お茶を飲むときにむせることがありますか?　　A. よくある　B. ときどき　C. なし
6. 食事中や食後,それ以外のときにものどがゴロゴロ(たんがからんだ感じ)することがありますか?　　A. よくある　B. ときどき　C. なし
7. のどに食べ物が残る感じがすることがありますか?　　A. よくある　B. ときどき　C. なし
8. 食べるのが遅くなりましたか?　　A. たいへん　B. わずかに　C. なし
9. 硬いものが食べにくくなりましたか?　　A. たいへん　B. わずかに　C. なし
10. 口から食べ物がこぼれることがありますか?　　A. よくある　B. ときどき　C. なし
11. 口の中に食べ物が残ることがありますか?　　A. よくある　B. ときどき　C. なし
12. 食べ物や酸っぱい液が胃からのどに戻ってくることがありますか?　　A. よくある　B. ときどき　C. なし
13. 胸に食べ物が残ったり,つまった感じがすることがありますか?　　A. よくある　B. ときどき　C. なし
14. 夜,咳で寝られなかったり目覚めることがありますか?　　A. よくある　B. ときどき　C. なし
15. 声がかすれてきましたか(がらがら声,かすれ声など)?　　A. よくある　B. わずかに　C. なし

図7-2　質問紙

〔大熊るり,藤島一郎,他:摂食・嚥下障害スクリーニングのための質問紙の開発.日摂食嚥下リハ会誌6(1):3-8, 2002 より引用〕

表7-4　改訂水飲みテストの評価基準

1. 嚥下なし,むせる and/or 呼吸切迫
2. 嚥下あり,呼吸切迫(不顕性誤嚥の疑い)
3. 嚥下あり,呼吸良好,むせる and/or 湿性嗄声
4. 嚥下あり,呼吸良好,むせない
5. 4に加え,反復嚥下が30秒以内に2回可能

〔才藤栄一:平成13年度厚生科学研究補助金(長寿科学総合研究事業)「摂食・嚥下障害の治療・対応に関する統合的研究」総括研究報告書. pp1-17, 2002 より〕

表7-5　フードテストの評価基準

1. 嚥下なし,むせる and/or 呼吸切迫
2. 嚥下あり,呼吸切迫(不顕性誤嚥の疑い)
3. 嚥下あり,呼吸良好,むせる and/or 湿性嗄声,口腔内残留中等度
4. 嚥下あり,呼吸良好,むせない,口腔内残留ほぼなし
5. 4に加え,反復嚥下が30秒以内に2回可能

〔才藤栄一:平成13年度厚生科学研究補助金(長寿科学総合研究事業)「摂食・嚥下障害の治療・対応に関する統合的研究」総括研究報告書. pp1-17, 2002 より〕

ほぼ同様であるが，嚥下後に口腔内の食物の残留の有無によって，口腔期の評価も行う(表7-5)[6]．

e. 簡易嚥下誘発テスト

経鼻胃管を鼻腔から中咽頭に挿入し，少量の液体を注入したときに嚥下反射がおこるか否かを判断するものである．仰臥位の状態で5Frの細い経鼻胃管を中咽頭へ挿入し，蒸留水0.4 mLを注入する．3秒以内にゴクンと嚥下反射(喉頭挙上)がおこれば正常である．0.4 mL注入で嚥下反射がおこらない場合には，蒸留水2.0 mLを注入する．2.0 mLで嚥下反射がおこらないときは異常と判断する．0.4 mL注入で嚥下反射がおこらず，2.0 mLで嚥下反射がおこる場合には，精査が必要である．この検査結果は夜間の不顕性誤嚥と相関する[7]．

2 嚥下造影検査　videofluoroscopic examination of swallowing(VF)

X線透視下で造影剤を加えた模擬食品を飲み込み，嚥下状態を評価するものである．摂食・嚥下評価としては，最も有用な情報が得られる検査である．造影剤としては硫酸バリウムを用いることが多い．造影剤を食品に加えて模擬食品とし，さまざまな食形態で検査を行う．食事の場面を想定した検査であり，スプーンなどを使って一口ずつ摂取し，姿勢は座位やリクライニング位など普段の食事に似た姿勢で検査を行う．

VFの適応は，摂食・嚥下障害が疑われ，摂食・嚥下に関するなんらかの情報が得られ，それを治療方針に活かすことができる場合である[8]．口腔・咽頭期を中心に観察できる側面像で有用な情報が得られることが多く，正面像では咽頭通過の左右差などが評価できる．

症状と病態の関係を明らかにする「診断のための検査」として，形態的異常，機能的異常，誤嚥，残留などを明らかにする．治療に反映させる「治療のための検査」としては，食物や体位，摂食方法などを調整することで安全に嚥下し，誤嚥や咽頭残留を減少させる方法を探す[8]．特に治療に反映させるためには，検査前のスクリーニングや食事場面の観察で，どのような食物をどのような体位や摂食方法で摂取できるか，あるいは摂取したいか・させたいかなど，あらかじめ検査の目的を明らかにして準備することが大切である．

3 嚥下内視鏡検査　videoendoscopic evaluation of swallowing(VE)

軟性の喉頭内視鏡を用いて咽頭や喉頭内を観察し，動画を記録する方法である．嚥下内視鏡検査は，鼻孔から内視鏡を挿入し，まずは食物を嚥下させない状態で発声や空嚥下を観察し，次に食物を嚥下させた状態で観察する．VEでは，嚥下関連器官の器質的異常や機能的異常，感覚低下の有無，咽頭や喉頭内の唾液や痰などの貯留物の確認，嚥下反射惹起のタイミング，嚥下反射前後の咽頭や喉頭内の食塊の状態などを評価できる[9]．

利点は，いつでもどこでも繰り返し実施できる点で，VFと違いX線透視室で検査をする必要がなく，ベッドサイドや在宅でも検査可能である．また，VFでは観察が難しい咽頭・喉頭内の唾液の貯留状態や声帯麻痺を確認できることなども利点である．欠点は，嚥下反射の瞬間は，咽頭が収縮することによってファイバーの先が咽頭壁に接触し画面が真っ白になる(ホワイトアウト)ため，観察できない点である．また鼻出血や失神発作，喉頭痙攣などの合併症にも注意が必要である．

4 訓練法

摂食・嚥下障害に対する訓練は，間接訓練と直接訓練に分けられる．間接訓練とは食物を使わない訓練のことで，基礎訓練とも呼ばれ，経口摂取が困難な重症の嚥下障害の例でも行うことができる．直接訓練とは食物を用いた訓練のことで，摂食訓練とも呼ばれている．

A 間接訓練

1 嚥下体操

食事前の準備体操として行う(図7-3)．顔面や頸部の筋のストレッチやリラクセーションの効果があり，患者や家族に指導し，在宅でも容易に行うことができる．

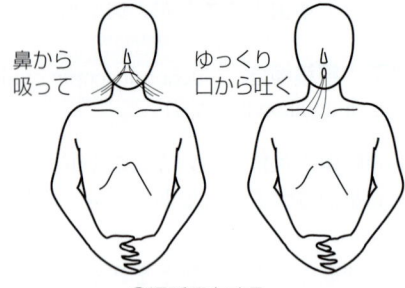

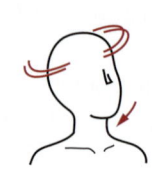

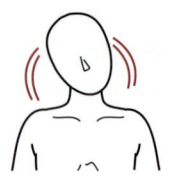

① 深呼吸をする.
　鼻から吸って　ゆっくり口から吐く

② 首を回したり，前後左右に倒したりする.

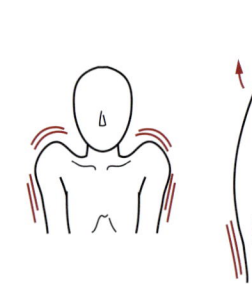

③ 肩を上下させ，背伸びをする.

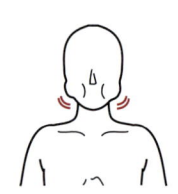

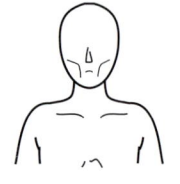

④ 頬をふくらませ・引く（2・3回）.

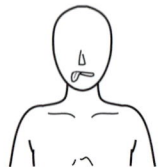

⑤ 舌で左右の口角を触ったり，出したり引っこめたりする.

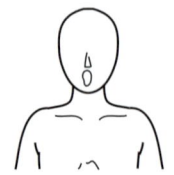

⑥ 大きく息を吸って，止め，3つ数えて吐く.

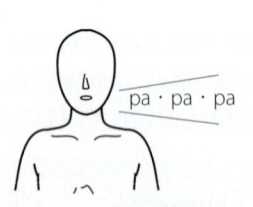

⑦ パパパパ・タタタタ・カカカカとゆっくり言う.

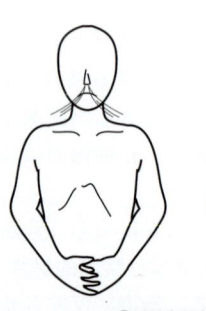

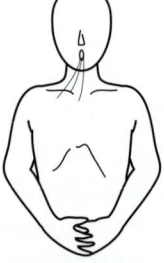

⑧ 深呼吸をする.

図 7-3　嚥下体操

2 頸部可動域訓練

頸部拘縮がある症例は嚥下しにくい．頸部の拘縮の改善や予防，リラクセーションが目的である．頸部の回旋，前後屈の自動運動，自動介助運動，他動運動を状況に応じて行う．

3 口唇・舌・頰のマッサージ

口腔相の障害に対して口腔器官の拘縮予防，機能向上を目的として行う．以下の口唇閉鎖訓練や舌筋力増強訓練，舌のストレッチも追加すると効果的である．

4 口唇閉鎖訓練

舌圧子を口唇に挟み，口輪筋によって口唇を閉じる力を強化する．舌圧子を引っ張ることで負荷をかけることができる．

5 舌筋力増強訓練

舌圧子やスプーンなどで舌後方部を押し，舌による抵抗運動を行う．

6 咀嚼訓練

咀嚼機能の低下している症例に対して行う．ガーゼにグミやガムなどをくるんだものを咀嚼する．

7 呼吸訓練

呼吸と嚥下は密接に関係があり，呼吸機能を強化することが嚥下機能の強化や誤嚥の予防につながる．コップの水をストローで吹く訓練であるブローイング blowing は，鼻咽腔の閉鎖を強化できる．吸気位から「ハーッ」と強く呼出する方法であるハッフィング huffing は，排痰法の 1 つであり咽頭残留物の除去にも有用である．

8 のどのアイスマッサージ

凍らせた綿棒に冷水をつけ，舌根部，軟口蓋，咽頭後壁などの嚥下反射誘発部位を刺激し，嚥下反射を誘発する方法である（図7-4）．間接嚥下訓練としてばかりでなく，食事前の準備として広く用いられている．

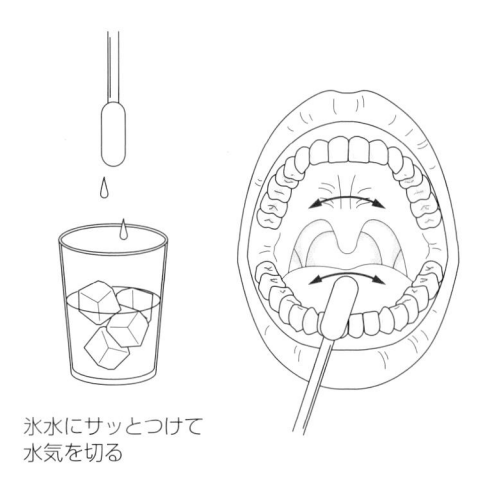

氷水にサッとつけて水気を切る

図 7-4　のどのアイスマッサージ

9 空嚥下

唾液を嚥下する空嚥下は，経口摂取をしていない時期から嚥下パターンの練習になる．のどのアイスマッサージの後に空嚥下を行うとよい．また，食事の際に食塊が咽頭に残留するときにも空嚥下を複数回行うことで，残留を除去することができる（複数回嚥下）．

10 押し運動　pushing exercise

上肢に力を入れた状態で発声することによって，声門閉鎖を強化する訓練である．机や壁を腕で強く押して一瞬息を止めた後に，「アー」などと大きく発声を行う[10]．押す動作のかわりに引っ張る動作 pulling で行ってもよい．

11 メンデルソン手技

喉頭と舌骨を挙上位に保つことで，喉頭挙上の筋力強化と食道入口部を開きやすくする方法である．球麻痺の症例，喉頭挙上が弱い症例や咽頭収縮力が弱く咽頭残留のある症例に用いられる．「手でのど仏を触ってゴクンとして，のど仏がいちばん上に上がった位置に止めておいてください」と指導し，数秒そのままにして力を抜く[10]．

12 頭部挙上訓練　Shaker exercise

仰臥位で頭だけを足の指が見えるまで挙上する方法で，舌骨上筋群や喉頭挙上筋群の筋力増強が

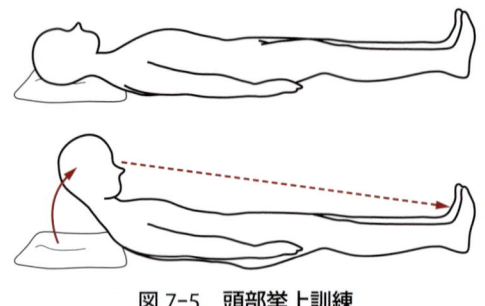

図7-5 頭部挙上訓練

目的である．喉頭の前上方運動を改善して食道入口部を開きやすくする(図7-5)[11]．球麻痺の症例や喉頭挙上が弱い症例に用いられる．

原法は下記(1)，(2)を1日3回，6週間続ける[12,13]．

(1) 挙上位の保持(等尺性運動)

仰臥位で肩をつけたまま，頭だけをつま先が見えるまでできるだけ高く上げる．1分間挙上位を保持した後，1分間休む．これを3回繰り返す．

(2) 反復挙上運動

仰臥位で頭部の上げ下げを30回連続して繰り返す．

原法は負荷が大きいので，回数や頻度は患者の状態に応じて，無理のない軽めの負荷から行うとよい．また，徒手的に額に抵抗を加えて頸部を前屈する方法も，喉頭挙上筋群の筋力増強として有用である[14]．

13 バルーン法

球麻痺などの食道入口部開大不全(輪状咽頭筋弛緩不全)の例に対し，食道入口部の狭窄部をバルーンカテーテルで機械的に拡張する方法である[10]．持続的に拡張する方法や間欠的に拡張する方法，嚥下と同時に引き抜く方法などいくつか方法があり，1回の施行で終了するのではなく，毎日何度も繰り返し行う訓練法である．可能であれば患者自身に手技を行ってもらう．経口摂取と併用して，毎食の食事前の準備運動として食塊の通過をよくするために行うこともある．

B 直接訓練

直接訓練では，安全に経口摂取できる食形態や姿勢，介助方法によって摂食を行う．実際に食物を摂取することが，摂食・嚥下機能回復の訓練として効果的であり，嚥下運動の反復や嚥下パターンの練習となる．

実施にあたっては，意識が清明であること，全身状態が安定していることが条件であり，VFやVEで誤嚥の危険がない摂取条件を確認してから訓練を行うとよい．誤嚥のリスクの高い例では，30°リクライニング位・頸部前屈位で，ゼラチンゼリーの嚥下から開始することが多い．

直接訓練を行うにあたっては，嚥下をしやすい食品を提供すること(食品調整)が大切である．病院では摂食・嚥下障害の難易度に応じた段階的な嚥下食を提供し，ゼリー状やムース状，ピューレ状などの食形態が使われる．液体で誤嚥しやすい場合には，とろみ調整剤を使用する．食事に際しては食事や嚥下に集中するように嚥下の意識化think swallowの実施，一口量の調整，体幹角度の調整が重要である．

1 代償的嚥下法

a. うなずき嚥下

喉頭蓋谷に食物残留がある例で行う．頸部を軽く伸展させた後，前屈しながら嚥下する．

b. 横向き嚥下

咽頭残留を除去するためや，咽頭通過に左右差がある場合に行う．咽頭通過しにくい側へ頸部を回旋させると，反対側の咽頭が広がり通過しやすくなる．

c. 息こらえ嚥下

呼吸と嚥下を協調させた嚥下パターンの訓練であり，大きく息を吸って息をこらえ，唾液や少量の水を嚥下して，嚥下直後に勢いよく口から息を吐き出す方法である．息をこらえることで声門が閉鎖し，誤嚥しにくくなると同時に，気管に入り込んだ食べ物を喀出する効果がある[10]．直接訓練として実際に食事をする際にも使用される．

d. 交互嚥下

異なる形態の食品を交互に嚥下することで，咽頭残留を除去する方法である．べたつきやぱさつ

きがある咽頭残留しやすい食品を嚥下した後に，ゼラチンゼリーや少量の液体などを嚥下する．食事の最後はゼリーや少量の液体などで終了するとよい．液体でむせる患者では量を少なくしたり，とろみをつけたりするとよい．

e. 複数回嚥下

一口につき2回以上の嚥下を行うことで，咽頭残留を除去する方法である．

5 口腔ケア

口腔ケアは摂食・嚥下障害の予防や治療の基本であり，摂食・嚥下訓練の第一歩として必ず行う．口腔ケアの目的は，口腔内を清潔に保つことと口腔器官の廃用を予防することである．また，口腔ケアは誤嚥性肺炎の予防に有効である[15]．

経口摂取をしていない患者は唾液の分泌が少なく，口腔内が乾燥し汚染されやすい．経口摂取をしていないから口腔ケアを行う必要がないのではなく，経口摂取を行っていないからこそ十分な口腔ケアが必要である．また，残存歯が1本もなくても口腔ケアは必要である．

通常は1日3回以上行うとよい．その際には声かけを十分に行い，覚醒させるようにする．姿勢は誤嚥をしないように気をつけ，可能であれば座位で行う．口腔ケアは通常の歯磨きとは異なり，歯だけでなく口腔粘膜や舌など口腔内全体をスポンジブラシや舌ブラシなどを用いてみがく．必要に応じて口腔内洗浄や吸引を行う．口腔内が乾燥している場合には，保湿剤を使用する．口腔ケア用品は数多く市販されており，適切なものを選択することが大切である．

6 専門職種の立場からの対策

摂食・嚥下障害では多職種でのチームアプローチが重要である．実際の食事が訓練場面となるため，誤嚥のリスク管理や栄養摂取方法・食事方法の選択や評価が必要である．以下に各専門職種の主な役割と対策について述べる[16]．施設によってチームの構成要員やその役割が異なり，各専門職種が協力して効果的な摂食・嚥下チームをつくることが重要である．

また，摂食・嚥下障害をもつ患者は1つの施設のみで治療を完結することが少なく，地域での医療連携が必要である．地域のなかで摂食・嚥下障害に関する連携を深めることが大切である．

a. 医師

医師は，摂食・嚥下障害の評価と診断を行い，適切な予後予測と訓練の指示を行う役割がある．摂食・嚥下障害では誤嚥や脱水，低栄養が問題となるため，全身管理とリスク管理が重要である．全身管理やリスク管理は医師が行う．VFやVEの実施も医師の重要な役割である．また経管栄養などの代替栄養法の選択や，外科的治療の適応の判断も行う．

b. 歯科医師

歯科，口腔外科で口腔癌の治療を行う歯科医師は，主治医として摂食・嚥下障害にかかわることがある．また，療育センターのように脳性麻痺や重度心身障害児の摂食・嚥下障害には，従来歯科医師が携わっていることが多い．一般的な歯科医師は，口腔の機能維持・回復をはかる目的で摂食・嚥下チームの一員として役割を果たすことが多く，口腔内疾患の診断，処置や歯の欠損に対する補綴処置などを行う．歯科衛生士に対して専門的な口腔ケアの指示をだす役割もある．また，摂食・嚥下機能の維持・向上のための口腔内装置である，舌接触補助床 palatal augmentation prosthesis（PAP）や軟口蓋挙上装置 palatal lift prosthesis（PLP）の作製や調整は歯科医師が主導で行う．

c. 歯科衛生士

歯科衛生士の業務は，歯科衛生士法（昭和23年7月30日法律第204号）第2条において「歯科医師の直接の指導の下に，歯牙及び口腔の疾患の予防処置」としての歯科診療補助，歯科保健指導と規定されている．摂食・嚥下チームのなかでは専門的な口腔ケアを行い，各専門職種に口腔ケアを指導する役割がある．通常の口腔ケアで難渋する症例では，歯科衛生士による専門的な口腔ケアが有効である．

d. 言語聴覚士

言語聴覚士は，言語聴覚士法（平成9年12月19日法律第132号）第2条にて，「音声機能，言語機能又は聴覚に障害のある者についてその機能

の維持向上を図るため，言語訓練その他の訓練，これに必要な検査及び助言，指導その他の援助を行うことを業とする者」と規定されている．また法第42条に言語聴覚士は，診療の補助として，医師または歯科医師の指示のもとに，嚥下訓練を行うことを業とすることができる，と明記されている．医師・歯科医師からの指示があった症例に対して，診療補助としての嚥下訓練とそれに必要な評価，観察，指導，助言を行う．また，摂食・嚥下チームのなかでは，嚥下訓練の中心的な役割を果たすことが多い．口腔・嚥下器官の評価，構音障害や発声の評価，間接的嚥下訓練や嚥下パターンの指導，直接的嚥下訓練を行う．

e. 作業療法士

作業療法士は，ADLに対する評価や訓練が主な業務である．摂食・嚥下チームのなかでは，食事動作に対する評価と訓練が主な役割である．失行，失認，注意障害などの高次脳機能障害の評価や対応，認知症や精神疾患に伴う摂食行動障害への対応などにも重要な役割を果たす．また，食事に集中できない症例の評価や食事環境調整，座位耐久性の向上，利き手交換，自助具の検討や作製などでも専門性を発揮できる．

f. 理学療法士

摂食・嚥下チームのなかでは，理学療法士は主に運動療法によって摂食・嚥下機能の向上をはかる．頸部や体幹のROMの評価と訓練，筋力の評価と訓練，姿勢や起居動作の評価と訓練が大切な役割である．また，呼吸と嚥下は密接に関連があり，呼吸機能の評価と訓練が大切である．誤嚥物喀出のための咳嗽訓練や全身調整訓練なども行う．

g. 看護師

保健師助産師看護師法（昭和23年7月30日法律第203号）第5条において，看護師は「厚生労働大臣の免許を受けて，傷病者若しくはじよく婦に対する療養上の世話又は診療の補助を行うことを業とする者」と規定されている．准看護師は同法第6条において「都道府県知事の免許を受けて，医師，歯科医師又は看護師の指示を受けて，前条に規定することを行うことを業とする者」と規定されている．

入院中は患者に最も接することが多い職種であり，摂食・嚥下チームのなかで看護師が果たす役割は大きい．嚥下障害の症状の観察，バイタルサインの確認，口腔ケア，基礎的嚥下訓練の実施，食事介助や直接的嚥下訓練の実施，経管栄養の実施や気管内吸引の実施などを行う．また，摂食・嚥下障害に関する専門的な教育課程を修了した，摂食・嚥下障害看護認定看護師が2006年に誕生している．

h. 管理栄養士

栄養士法（昭和22年12月29日法律第245号）第1条2において管理栄養士は，「傷病者に対する療養のため必要な栄養の指導，個人の身体の状況，栄養状態等に応じた高度の専門的知識及び技術を要する健康の保持増進のための栄養の指導並びに特定多数人に対して継続的に食事を供給する施設における利用者の身体の状況，栄養状態，利用の状況等に応じた特別の配慮を必要とする給食管理及びこれらの施設に対する栄養改善上必要な指導等を行うことを業とする者」と規定されている．摂食・嚥下チームのなかでは，栄養の評価，適切な嚥下食の提供，栄養指導，嚥下造影検査用の食事の提供などを行う．

i. 診療放射線技師

診療放射線技師は，診療放射線技師法（昭和26年6月11日法律第226号）第2条2において「医師又は歯科医師の指示の下に，放射線を人体に対して照射（撮影を含み，照射機器又は放射性同位元素（その化合物及び放射性同位元素又はその化合物の含有物を含む．）を人体内にそう入して行なうものを除く．）することを業とする者」と規定されている．摂食・嚥下チームのなかでは主にVFにおいて撮影を行う役割がある．検査環境の構築や適切な撮影部位や画質の設定を行い，検査による放射線被曝の低減に配慮する必要がある．

j. 薬剤師

摂食・嚥下障害患者は，必要な薬剤の内服が問題となることが多い．薬剤師は，口腔内崩壊錠などの内服しやすい薬剤の情報提供や選択を行う．また，嚥下に悪影響をもたらす薬剤があり，その情報提供を行うことも大切である．

■ 引用文献

1) Leopold NA, Kagel MC, et al : Swallowing, ingestion

1) and dysphagia : a reappraisal. Arch Phys Med Rehabil 64(8) : 371-373, 1983
2) 大熊るり,藤島一郎,他:摂食・嚥下障害スクリーニングのための質問紙の開発.日摂食嚥下リハ会誌6(1): 3-8, 2002
3) 才藤栄一,他(監修),鎌倉やよい,他(編):摂食・嚥下リハビリテーション,第2版.医歯薬出版, 2007
4) 小口和代,才藤栄一,他:機能的嚥下障害スクリーニングテスト「反復唾液嚥下テスト」(the Repetitive Saliva Swallowing Test:RSST)の検討(1)正常値の検討.リハ医学 37(6):375-382, 2000
5) 小口和代,才藤栄一,他:機能的嚥下障害スクリーニングテスト「反復唾液嚥下テスト」(the Repetitive Saliva Swallowing Test:RSST)の検討(2)妥当性の検討.リハ医学 37(6):383-388, 2000
6) 才藤栄一:平成13年度厚生科学研究補助金(長寿科学総合研究事業)「摂食・嚥下障害の治療・対応に関する統合的研究」総括研究報告書.pp1-17, 2002
7) Teramoto S, Matsuse T, et al : Simple two-step swallowing provocation test for elderly patients with aspiration pneumonia. Lancet 353(9160) : 1243, 1999
8) 日本摂食・嚥下リハビリテーション学会医療検討委員会:嚥下造影の標準的な検査法(詳細版) 日本摂食・嚥下リハビリテーション学会医療検討委員会案作成に当たって.日摂食嚥下リハ会誌8(1): 71-86, 2004
9) 日本摂食・嚥下リハビリテーション学会医療検討委員会:嚥下内視鏡検査の標準的手順.日摂食嚥下リハ会誌11(3): 389-402, 2007
10) 聖隷三方原病院嚥下チーム:嚥下障害ポケットマニュアル,第2版.医歯薬出版, 2003
11) Antunes EB, Lunet N : Effects of the head lift exercise on the swallow function : a systematic review. Gerodontology 29(4) : 247-257, 2012
12) 日本摂食・嚥下リハビリテーション学会医療検討委員会:訓練法のまとめ(改訂2010).日摂食嚥下リハ会誌14(3): 644-663, 2010
13) Shaker R, Kern M, et al : Augmentation of deglutitive upper esophageal sphincter opening in the elderly by exercise. Am J Physiol 272(6 Pt 1) : G1518-1522, 1997
14) 杉浦淳子,藤本保志,他:頭頸部腫瘍術後の喉頭挙上不良を伴う嚥下障害例に対する徒手的頸部筋力増強訓練の効果.日摂食嚥下リハ会誌 12(1): 69-74, 2008
15) Yoneyama T, Yoshida M, et al : Oral care and pneumonia. Oral Cure Working Group. Lancet 354(9177) : 515, 1999
16) 日本嚥下障害臨床研究会ワーキンググループ:各職種の役割と業務内容のガイドライン―チームアプローチへの手引き.日本嚥下障害臨床研究会(編):嚥下障害の臨床―リハビリテーションの考え方と実際,第2版.医歯薬出版, pp324-327, 2008

第 8 部

福祉用具

福祉用具に関して概説し，義足・義手，上肢装具，体幹装具，下肢装具，移動補助具，自助具などに関して，多くの図表を用いてわかりやすく解説する．

第 1 章
福祉用具概説

1 福祉用具

　福祉用具は，障害者や高齢者の生活を支援するために使用される用具のことであり，福祉用具の研究開発及び普及の促進に関する法律（平成5年5月6日法律第38号）に，「心身の機能が低下し日常生活を営むのに支障のある老人又は心身障害者の日常生活上の便宜を図るための用具及びこれらの者の機能訓練のための用具並びに補装具をいう」と定義された．リハビリの分野では，福祉用具に近い用語として，日常生活用具，補装具（更生用），医療用（治療用）装具，などの用語があるが，十分整理し理解する必要がある（第2部第4章参照）．

2 福祉用具の分類

　福祉用具の分類は複数，提唱されているが，その範囲や種類が多く，明解な分類がないのが現状である．国際標準化機構（International Organization for Standardization；ISO）の定めた「福祉用具-分類及び用語（ISO 9999：2011）」[1]と，ISOの規格に整合性をもたせた(財)テクノエイド協会の「福祉用具分類コード（CCTA95）」[2]（表8-1）がよく用いられている．

A　治療訓練用具

　心身の治療や訓練を目的としている．治療用（投薬，注射器，循環・呼吸器治療用具など），物理療法用（温熱・寒冷療法用具，光線療法用具，刺激装置など），機能訓練用（運動・筋力・バランス訓練器具，知覚訓練機器，視機能訓練用具，コミュニケーション治療・訓練用具，代替・補助コ

表 8-1　福祉用具の分類（CCTA95 大分類）
- 治療訓練用具
- 義肢・装具
- パーソナルケア関連用具
- 移動機器
- 家事用具
- 家具・建具，建築設備
- コミュニケーション関連用具
- 操作用具
- 環境改善機器・作業用具
- レクリエーション用具

ミュニケーション訓練用具など），などの用具や機器が含まれる．

B　義肢・装具

　義肢は失われた四肢の欠損を補い，その機能を代行する．装具は，四肢・体幹に装着し，麻痺などにより生じる四肢，体幹の機能障害を軽減する（第2部第4章参照）．

C　パーソナルケア関連用具

　身体の手入れを行うため（整容，入浴，排泄，など）に用いる用具や機器である（第8部第5章参照）．衣類，靴をはじめ，入浴用具，福祉施設用入浴装置，ポータブルトイレ，温水洗浄便座，集（収）尿器，おむつ，ヘアケア用具，歯・口の手入れ用具，などがある．CCTA95では，気管切開者用具やストーマ用品もこの用具に分類される．

D 移動機器

人の移動を補助する個人用の機器である(第8部第5章参照).歩行補助関連として杖,歩行器・歩行車,視覚障害者用移動支援用具,などがある.また,移動関連として電動・手動車椅子やその用品,福祉車両,一般車両用補助装置,自転車,さらに移乗関連として移動補助用具(スライディングボードなど)やリフト,などがある.

E 家事用具

炊事(調理),洗濯,掃除,など家事に使用する道具や設備である.炊事用具(第8部第5章参照),食事用具,食事用具の洗浄機器,掃除用具,衣類の製作・手入れ用具,などがある.

F 家具・建具,建築設備

住宅,職場,学校,などの施設の改善に用いられる家具,用具や備品である.テーブル,ベッド,家具の高さ調節装置,支持用具(手すりや肘掛けなど),住宅部品・部材(窓,ドア,階段,など),昇降装置,建築物用安全設備(床用滑り止め,ガス安全装置,など),収納家具,などがある.

G コミュニケーション関連用具

読書,書字,電話,警報,などを可能とする機器や用具である.光学的補助具(メガネ,拡大鏡,遮光レンズ,など),電気光学的補助具(拡大読書機など),非光学式読書補助具,コンピューター,などと入出力装置・ソフトウエア,描画用具・書字用具,テレビ・ビデオ,電話機・電話用機器,対話用機器,補聴器,表示機器,警報システム(個人用緊急通報システムなど),などがある.

H 操作用具

ものの操作を補助する機器である.容器取り扱い機器(缶の蓋開け補助など),制御用機器(スイッチなど),手・指の機能を補助する機器(把持用具など),手が届かないところを処理する補助具(リーチャーなど),固定機器(滑り止めマットなど),持ち上げて場所を変える機器,ロボット,などがある.環境制御システム environmental control system(ECS)は,この操作用具に含まれる.

I 環境改善機器・作業用具

エアコン,空気清浄機,など環境改善機器と,計測機器,作業用家具,手動工具,機械・動力工具およびその付属品,などの作業用具が含まれる.

J レクリエーション用具

余暇や娯楽活動に利用される用具である.玩具やゲーム,スポーツ用具,などが含まれる.

3 福祉用具の導入と活用

福祉用具を使用するにあたっては,その導入と活用,モニタリング,フォローアップが重要である[3].

導入にあたっては,選択する福祉用具が適切であるかの「適合」を判定する.この判定は,患者の機能や能力を評価することはもちろんのこと,周囲の環境や生活様式,趣味嗜好やニーズ,などを評価し,総合的に判断する.デモ用機器や用具で,使用される環境での,本人の使用による検証が必要な場合もある.また,支給制度の活用なども含めたコスト-利益のバランスを十分検討し,過不足のない導入可能な手段を選ぶ必要がある.

導入時に操作や手順を習得する必要があれば機会を設ける.導入後は,モニタリングにより,導入が適切であったかを検証し対応する.そのあとは定期的なフォローアップを行い,身体の状況や環境の変化や故障や経年劣化,などの問題に対処する.

表 8-2　障害者総合支援法による日常生活用具給付例

介護・訓練支援用具	特殊寝台，移動用リフト，訓練椅子，など
自立生活支援用具	入浴補助用具，特殊便器，電磁調理器，など
在宅療養等支援用具	ネブライザー，電気式たん吸引器，など
情報・意思疎通支援用具	点字ディスプレイ，人工喉頭，など
排泄管理支援用具	ストーマ装具，収尿器，など
居宅生活活動補助用具（住宅改修費）	小規模な住宅改修

表 8-3　介護保険で利用できる日常生活用具

貸与	車椅子，車椅子付属品，特殊寝台，特殊寝台付属品，褥瘡防止用具，体位変換器，手すり（取り付けに際し工事を伴うものは除く），スロープ，歩行器，歩行補助杖，認知症高齢者徘徊感知機器，移動用リフト（吊り具の部分を除く）
購入	腰掛便座，特殊尿器，入浴補助用具，簡易浴槽，移動用リフトの吊り具の部分

4　福祉用具の給付・貸与

A　日常生活用具

日常生活用具を必要とする障害者，障害児，難病患者で介護保険非対象者には，障害者総合支援法に基づいて給付または貸与が行われている（表8-2）．機器ごとに給付・貸与が可能な障害の種類や程度，などの条件が定められている．

介護保険対象者の場合は，ケアプランで必要となる日常生活用具が一部の負担で原則貸与される．おおむね要介護・要支援の区分に応じて利用の範囲が決まる．他人の使用で心理的抵抗感を伴うものや，使用による劣化するものは購入費が支給される（表8-3）．指定を受けた事業所でのみ貸与・購入が可能である．日常生活用具の給付・貸与は，自治体独自の制度もあるので注意が必要である．

B　補装具

第2部第4章参照．

5　福祉用具にかかわる職種

福祉用具の選定や活用などには，補装具と同様（第2部第4章参照）に医師，理学療法士，作業療法士，義肢装具士，看護師，医療ソーシャルワーカー，介護支援専門員，など多くの医療関係者・福祉関係者がかかわる．特に福祉用具にかかわる職種として，福祉用具専門相談員，福祉用具プランナー，福祉住環境コーディネーターがある．

A　福祉用具専門相談員

高齢者や障害者に対して，福祉用具の選定相談や適合などを行う専門家である．資格は都道府県の指定する講習会（実習を含む）の受講完了で得られ，修了試験はない．講習会の参加には資格要件はない．医療系・福祉系の有資格者は，その資格自体が本相談員の要件を満たす．介護保険制度下で福祉用具の貸与や販売を行う事業所では，各2名以上（常勤換算）の配置が義務づけられている．

B　福祉用具プランナー

（財）テクノエイド協会が提唱した職種で，高齢者や障害者に対して，福祉用具の選択援助，使用計画を策定，利用の支援，適用状況を評価する専門家である．福祉用具関連業務に2年以上従事しているなどの研修条件を満たす者が，eラーニングと実技演習を行い，修了試験に合格する必要がある．

C　福祉住環境コーディネーター

高齢者や障害者に対して，できるだけ自立し充実した生活が送れるように住環境の提案をする専

門家である．民間資格で，1〜3級の資格試験に合格する必要がある．受験に資格要件はない．2級以上は，介護保険制度下の住宅改修で「住宅改修が必要な理由書」を作成できる．

6 義肢装具外来

義肢装具外来(クリニック)は，義肢・装具の検討，処方，製作，初回のチェックアウト(仮合わせ)，修正・調整，装着でのリハビリ訓練，最終のチェックアウト，フォローアップの一連の流れで構成される[4]．医学的，技術的，社会的など多角的な検討を行うため，よく組織化されたチームでの対応が有効である(第2部第4章参照)．患者や患者の家族の希望や意見も十分考慮・反映する必要がある．

■ 引用文献

1) International Organization for Standardization(ISO)：ISO 9999：2011 Assistive products for persons with disability -- Classification and terminology, fifth edition. 1-108, 2011
2) テクノエイド協会：福祉用具分類コード95(CCTA95) テクノエイド協会，1996. http://www.techno-aids.or.jp/Code.pdf
3) 金沢善智：福祉用具論．細田多穂(監修)：地域リハビリテーション学テキスト．南江堂，pp175-194, 2012
4) Seymour R：The team approach and financial issues. Seymour R：Prosthetics and Orthotics：Lower Limb and Spinal. Lippincott Williams & Wilkins, pp51-61, 2002

第 2 章
義足・義手

義肢 prosthesis（複数形 prostheses）は大きく下肢切断に用いる義足と，上肢切断に用いる義手とに分けられる．

1 義足

A 目的

義足は脚長をそろえ，体重を支持し，歩行するために用いる．

B 種類

義足にはいろいろなものがあるが，使用目的や切断部位により次のように分類される．

1 使用目的による分類

a. 訓練用義足

仮義足，治療用義足，またはパイロン義足 pylon prosthesis ともいわれる．ギプス包帯などで作られたソケットを用いて，早期からの断端訓練や義足装着訓練の目的で作製される．本義足ができるまでの間，またその前段階として一時的に利用される（図 8-1）．

b. 常用義足

普通に用いられる義足である．

c. 作業用義足

ある特定の作業（農耕作業，重作業）を行うのに便利なようにつくられており，外観の復元は第二義的に考えたものである（図 8-2）．

2 構造による分類

a. 殻構造義肢 exoskeletal prosthesis（外骨格義肢）

義足の表面である外殻部分に支持構造をもつもので，この殻が義肢の外観を整える役割も果たしている．外殻型 shell type とも呼ばれる（図 8-3）．

b. 骨格構造義肢 endoskeletal prosthesis（内骨格義肢）

義肢の内部に，人間の下肢骨格に相当するパイプなどの支持構造をもつものである．義肢を上下肢の形状に合った柔らかいフォームラバーなどで覆って形状を仕上げる．この骨格構造義肢は，短時間で容易に組立てまたは分解ができるように，いくつかの交換可能なコンパクトな構成要素 module から成り立っており，骨格型モジュラー義肢 modular prosthesis（システム義肢 system prosthesis）と呼ばれている．このモジュラー義肢は多くの切断者に適合するように，多岐にわたるモジュールを系統だってとりそろえており，義足では骨格構造義肢が用いられることが多い（図 8-4）．

3 切断部位による分類

常用義足は切断部位，切断端の長さによって図 8-5 のように分類される．

C 股義足

股義足は，片側骨盤切除術，股関節離断術や大腿切断極短断端（小転子より近位切断），などに適応となる義足である．従来，主に受皿式，ティルティングテーブル式が用いられていたが，現在ではカナダ式股義足 Canadian-type hip disarticula-

1. 大腿義足　2. 下腿義足

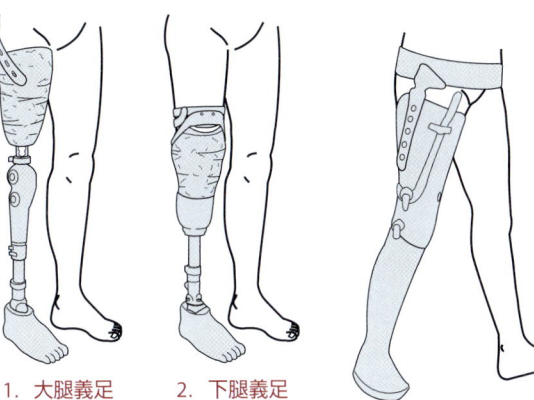

図 8-1　訓練用義足
ギプス包帯などで作製されたソケットを用いて、早期からの義足装着訓練や歩行訓練の目的で使用する。

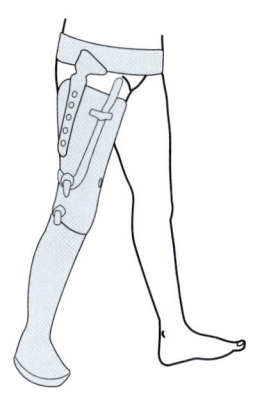

図 8-2　作業用義足
農耕作業など特定の作業を行うのに適した形状の義足。足部が馬や牛の足先によく似ており、水田に踏み込んでも足が泥より抜けやすく、また足底が舟底型になっているので歩きやすい。

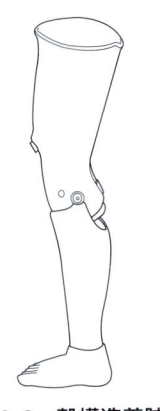

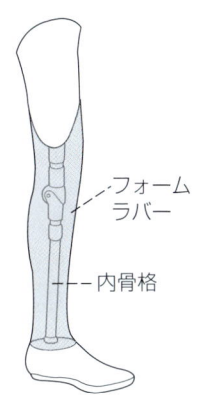

図 8-3　殻構造義肢（大腿義足）

図 8-4　骨格構造義肢
フォームラバー
内骨格

片側骨盤切断 ―― 片側骨盤切断用義足 hemipelvectomy prosthesis
股関節離断 ―― 股義足 hip disarticulation prosthesis
大腿切断 ―― 大腿義足 trans-femoral (above knee) prosthesis
膝関節離断 ―― 膝義足 knee disarticulation prosthesis
下腿切断 ―― 下腿義足 trans-tibial (below knee) prosthesis
Syme 切断 ―― Syme 義足 Syme prosthesis
Chopart 切断 ―― Chopart 義足（足根義足）
Lisfranc 切断
中足骨切断 ―― 足根中足義足
足趾切断 ―― 足趾義足 toe prosthesis
足部部分義足 partial foot prosthesis

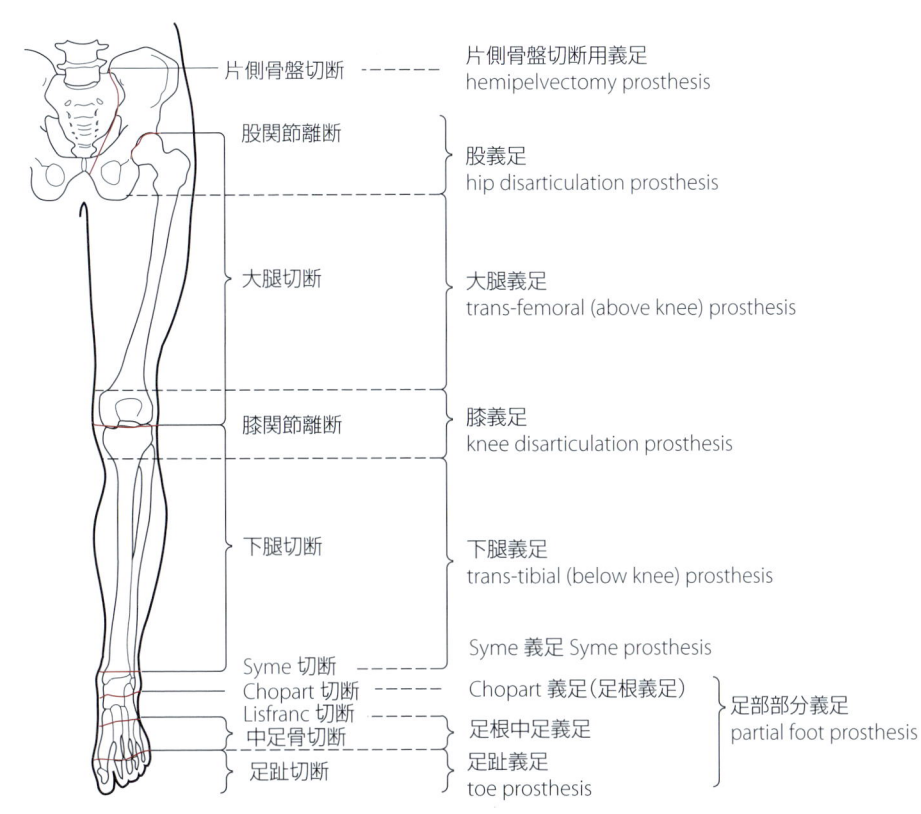

図 8-5　下肢切断部位の名称と使用される下肢義足名
〔川村次郎：義肢総論．川村次郎, 他（編）：義肢装具学, 第4版. 医学書院, p73, 2009 より引用〕

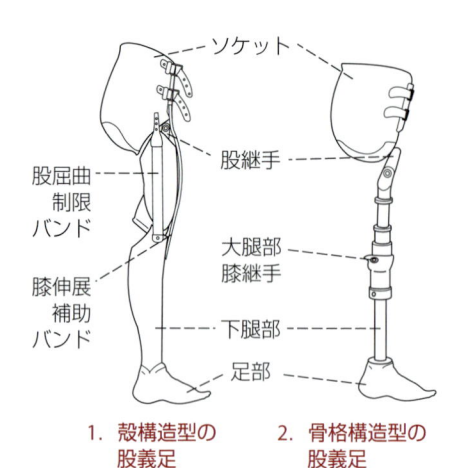

図8-6　カナダ式股義足
1. 殻構造型の股義足
2. 骨格構造型の股義足

図8-7　股義足ソケットの適合における固定および懸垂の部位
1. 股関節離断
2. 片側骨盤切除

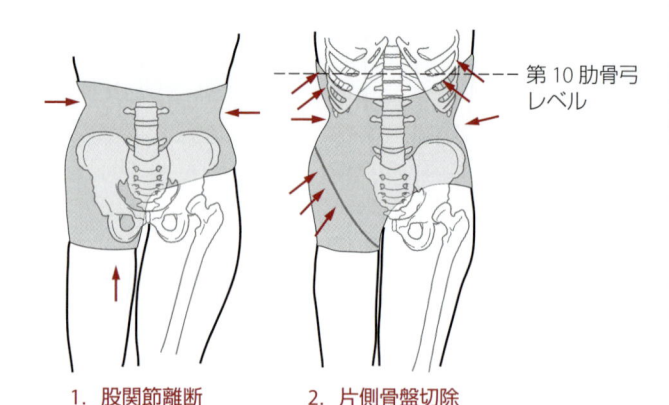

1：股義足ソケットの体重支持は坐骨結節，腸骨稜で行われる．
2：片側骨盤切除の場合は肋骨弓にかけることで断端との良好な適合が得られる．

〔陳　隆明：股義足．川村次郎，他（編）：義肢装具学，第4版．医学書院，p159, 2009 より引用〕

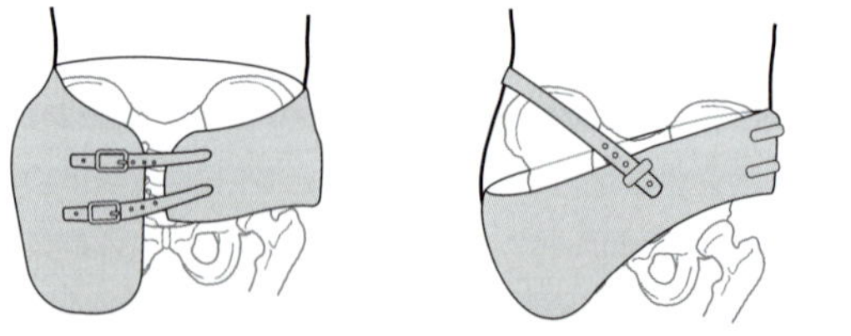

図8-8　カナダ式股義足ソケット
1. 前開き式ソケット
2. ダイアゴナル・ソケット

〔陳　隆明：股義足．川村次郎，他（編）：義肢装具学，第4版．医学書院，p160, 2009 より引用〕

tion prosthesis が一般的である．また，義足構造もほとんどが骨格構造である（図8-6）．

1 ソケット

ソケットの固定や懸垂は，両側腸骨稜の上部，坐骨結節，大殿筋部より行われる（図8-7）．体重支持は主に坐骨結節と周辺の殿筋部で行われる．股関節離断術の場合には，底面では坐骨結節，上縁は腸骨稜を覆い，腸骨を一周して前はバンドでソケットへ固定する．ソケットには前開き式とダイアゴナルがある（図8-8）．

2 股義足のアライメント

一般的にアライメントとは，義足の構成要素であるソケット，支柱，継手および足部などの位置関係を指す．このアライメントが不適切であれば，異常歩行を生じる．アライメントには，ベンチアライメント，静的アライメント，動的アライメントがある．

股義足では，股継手・膝継手・足継手の3つのアライメントによる安定性の確保が最も重要である（図8-9）．

3 ほかの構成要素

股バンパーは，股関節の過伸展を防止する装置である．股屈曲制限バンドは股継手の屈曲を制限することで歩幅を調節し，遊脚相終末で膝伸展の補助を行う．膝伸展装置は膝伸展を補助し，遊脚相初期に生じる踵の後方蹴り出しを制限する．

D　大腿義足

大腿義足は大腿切断に用いられる義足で，基本構造としてソケット，大腿部，下腿部，膝継手，足継手，足部より構成される（図8-10）．

1 ソケット

大腿切断者に使用されるソケットは，差込みソケット plug fit socket，四辺形ソケット quadrilateral socket，坐骨収納型ソケット ischial ramal containment socket に大別できる．標準的なソケットとして四辺形ソケットが用いられている．

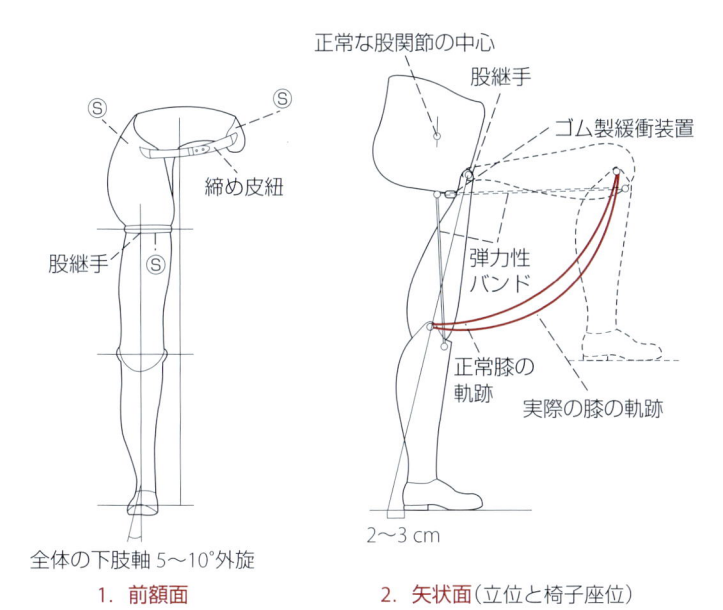

図 8-9　カナダ式股義足のアライメント
前額面では股，膝，足関節の軸が水平になり，坐骨結節より下ろした垂線は足部の中央を通る．矢状面では股軸と膝軸を結ぶ線が踵より 2～3 cm 後方で床面と交わる．前面図の Ⓢ は支持点を示す．
〔American Academy of Orthopaedic Surgeons : Orthopaedic Appliances Atlas, Vol 2 : Artificial Limbs. J. W. Edwards-Ann Arbor, Michigan, 1952 より引用〕

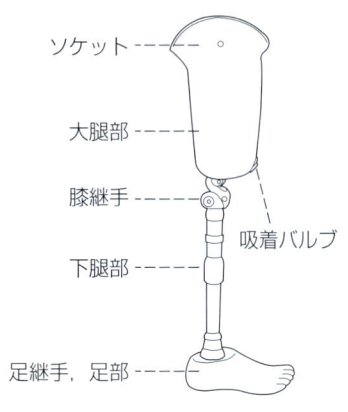

図 8-10　大腿義足の基本構造（骨格構造義肢）

このソケットの形状は四辺形の壁面構成をもち，坐骨結節で体重を支持するようにできている（図8-11）．坐骨収納型ソケットは，ソケットの前後径を広く，内外径を狭くして坐骨結節をソケット内に収納するようにできている（図8-12, 13）．

四辺形および坐骨収納型ソケットには吸着バルブが取り付けてあり，切断肢の挿入によりバルブから空気が排出され，義足が吊り下がることでソケット内部が陰圧となり義足を吸着する．

2　大腿義足のアライメント

a. ベンチアライメント

このベンチアライメントでは，以下の要素に基づいて決定する（図8-14）．

(1) TKA線

これは大転子（T），膝継手（K）と足継手（A）を結ぶ線のことで，このTKA線よりもKの位置が前方にあると膝が不安定となり膝折れを生じやすい．また，Kの位置が後方にあると膝の安定性は増加する．通常Kの位置はTA線よりも

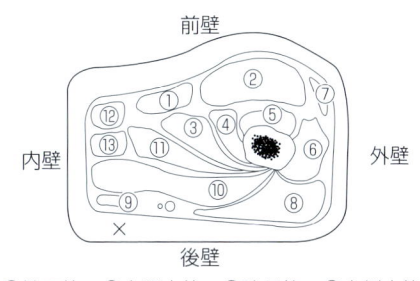

図 8-11　四辺形ソケット
①縫工筋，②大腿直筋，③恥骨筋，④内側広筋，⑤中間広筋，⑥外側広筋，⑦大腿筋膜張筋，⑧大殿筋，⑨ハムストリングス，⑩大内転筋，⑪短内転筋，⑫長内転筋，⑬薄筋

坐骨結節の高さでのソケット横断面と各筋の解剖学的関係を示す．四辺形ソケットは内外径を広く，前後径を狭くすることでソケット内への坐骨の滑り込みを防ぎ，坐骨受部での十分な体重支持を獲得している．
〔澤村誠志：切断と義肢．医歯薬出版，p261, 2007 より一部改変〕

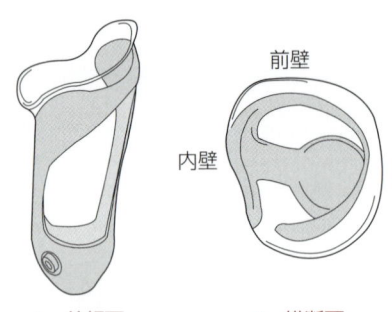

図 8-12 坐骨収納型ソケット
四辺形ソケットとは対照的にソケットの前後径を広くして坐骨部を収納し，さらに内外径を狭くして坐骨枝による骨性の固定を得ることで大腿骨を内転位に保持し，中殿筋筋効率を高めることで義足立脚時の体幹の側方安定性を確保している．

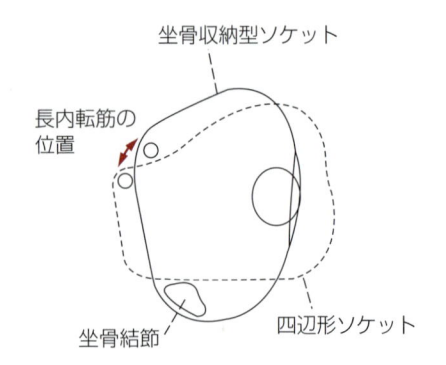

1. 四辺形ソケットと坐骨収納型ソケットとの比較．坐骨結節高位同一大腿切断者におけるソケットパターン

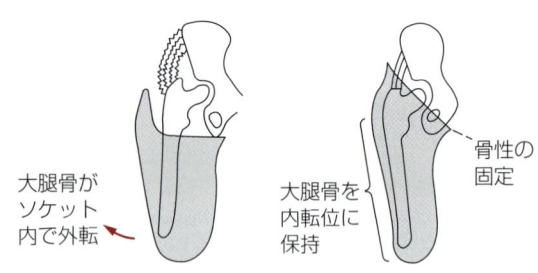

2. 四辺形ソケットと坐骨収納型ソケットとの適合比較

図 8-13 四辺形ソケットと坐骨収納型ソケットの比較
〔澤村誠志：最近における義足の進歩．リハ医学 31(8)：571, 1994 より一部改変〕

10 mm 程度後方に設定するが，断端長が短い場合は TA 線よりも後方へ，また，長くなれば前方へくるように調整する（図 8-15）．

(2) 初期屈曲角

義足歩行時の膝の安定性の確保や膝折れ防止のため，大殿筋の筋力を最大限に発揮できるように初期屈曲角をとる．一般に断端の長さが長ければ股関節伸展制限はおこりにくくなるから，初期屈曲角は小さく，一方，短断端は伸展制限が大きいから，初期屈曲角を大きくとる．その正確な初期屈曲角の決め方は，骨盤を傾斜させないで，股関節の最大伸展角度を測り，鉛直線より後方へはマイナス，前方へはプラスで測り，これに 5°を加えた角度とする（図 8-16）．

(3) 初期内転角

ソケット外壁から大腿骨外方へ圧迫力を加え，断端を内転位に保持するために初期内転角をとる．

(4) ソケット内壁の方向

ソケット内壁の方向は，足部内側を通り進行方向に平行な線とする．

(5) 膝継手軸の位置

進行方向に対して直角で床面に対して水平に設定する．

(6) 下腿軸の位置

床面に対して直角である．切断者が日常使用する履物を使用した状態で設定する．

(7) 足部

立位時に，足底と床面に隙間がなく安定するように設定する．

(8) 踏み切り部（ふみかえし）

ふみかえしは進行方向に対して直角とし，足部の前 1/4 にあればよい．後方すぎると膝折れしやすくなり，前方すぎると膝屈曲が困難になる．

b. 静的アライメント

切断者が義足を装着し，静止立位でアライメントの調整を行う．ソケットの適合，義足の長さ，初期屈曲角，そのほか，立位での下肢全体のアライメントの確認を行う（表 8-4）．

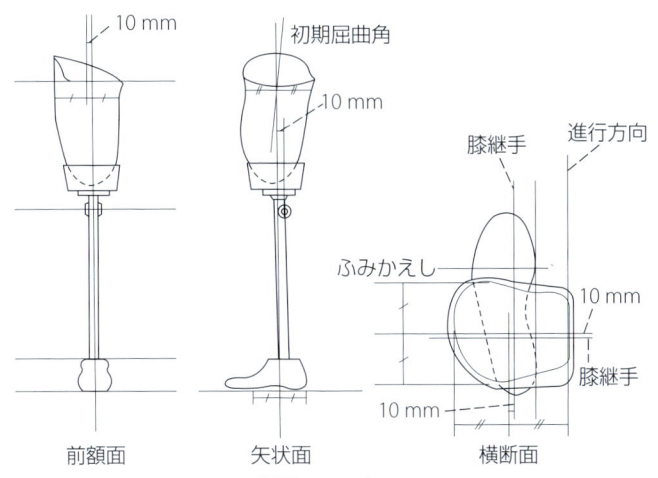

1. 四辺形ソケット

〔日本義肢装具学会(監修),澤村誠志(編):義肢学.医歯薬出版,pp218-257,1988 より一部改変〕

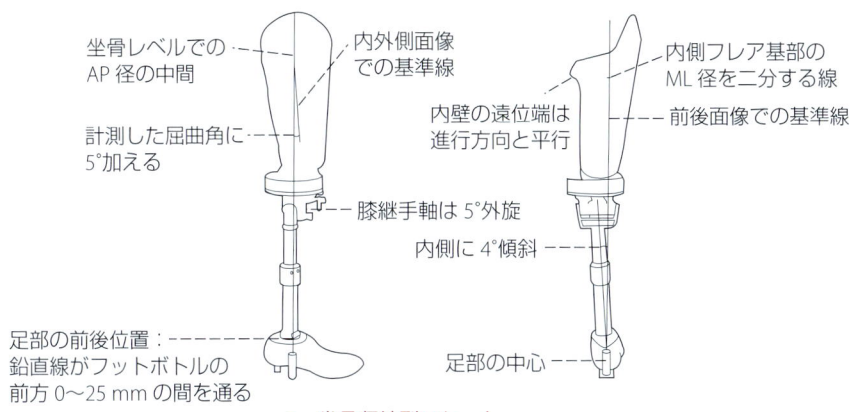

2. 坐骨収納型ソケット

〔蜂須賀研二,他:大腿義足.川村次郎,他(編):義肢装具学,第4版.医学書院,p151,2009 より引用〕

図 8-14　四辺形ソケットと坐骨収納型ソケットのベンチアライメント

c. 動的アライメント

実際に歩行させて動的アライメントをチェックする．異常歩行，歩行の安定性，装置や機構の作動状況を観察し，問題があればその原因の究明と修正を行う(表 8-5)．

3 懸垂装置

差込みソケットは入り口が広く先が狭くなっており，断端を差し込むようにして装着するためにソケット自体には懸垂作用がなく，懸垂装置の併用が必要となる．また短断端ではソケットの回旋や抜けを防ぐために懸垂装置を用いる．懸垂装置には，非切断側の肩から斜めにかけて，股吊り革

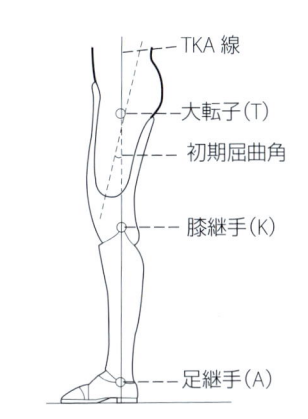

図 8-15　TKA 線（義足外側面で設定）

〔蜂須賀研二,他:大腿義足.川村次郎,他(編):義肢装具学,第4版.医学書院,p148,2009 より引用〕

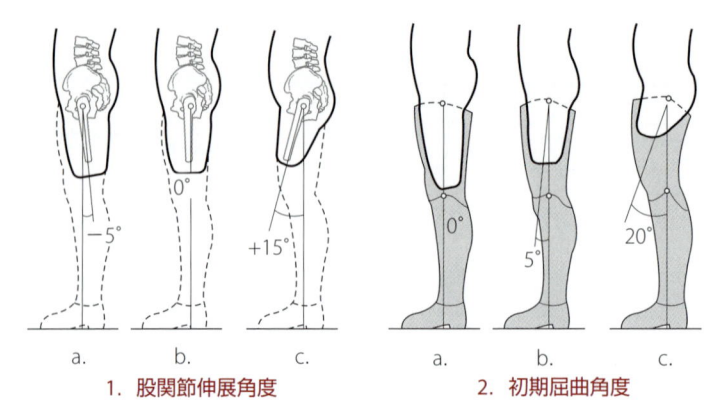

1. 股関節伸展角度　　2. 初期屈曲角度

a：股関節の伸展角度が5°のときは伸展角度にマイナスをつけて5°加えると－5°＋5°＝0°となり，初期屈曲度は0°となる．
b：伸展角度が0°のときは5°加えると0°＋5°＝5°となり，初期屈曲度は5°となる．
c：伸展角度が屈曲15°のときは5°を加えると15°＋5°＝20°となり，初期屈曲度は20°となる．

図 8-16　初期屈曲角の決め方

表 8-4　大腿義足の静的アライメントのチェック項目と具体的内容

静的アライメントのチェック項目	具体的内容
発赤，創などの有無	実用的な時間内に適切に吸着操作ができ，ソケットを装着できるかを判定する．少なくとも数分以内に装着できる必要がある．片麻痺や上肢切断などの重複障害切断者，高齢者などではソケット形状や懸垂装置に特別の配慮を要する．
義足長	足底を床面につけ，膝継手を伸展位に保ち，約 10 cm の歩隔で立位をとらせる．患者の両側腸骨稜に手を当て，両方の高さが等しいかを確認する．臨床的にはわずかに義足長を短くする．
ソケット内での全面接触	吸着バルブ孔の内部に 5～6 mm 程度軟部組織が膨隆しているぐらいが適切であり，バルブ孔から指を差し入れソケット底部に隙間がないかを確認する．
疼痛部位	装着時や歩行時に疼痛を生じないかを確認する．これによってソケットの不適合の部位を容易に探し出すことができる．おじぎの際や足を交差させたときに痛みが生じないかなどの確認も合わせて行う．
断端とソケットとの適合	長内転筋腱と坐骨結節の適合状態を特に確認する必要がある．四辺形ソケットの場合，Scarpa 三角の適切な圧迫により坐骨結節が坐骨受けに乗っているかを確認する．
懸垂性	義足側が抜ける感じがする，力を入れて持ち上げる，義足との一体感がない，などの訴えがあれば，懸垂が不十分である．
踵バンパーの固さ	義足を一歩前に出し，踵に体重をかけ，足底部がつくか，あるいはつま先と床面が 1 cm 以内であればよい．
膝の不安定性	安静立位時に後方より膝継手を軽く押して，膝折れが生じないかを確認する．膝折れが容易におこればアライメントに問題がある．
シレジア・バンドの取り付け位置	ソケットの大転子の位置から後方を回って非切断側の腸骨稜と大転子との間を通り，ソケットの前面中央線上に取り付ける．
座位時での適合	椅子に腰掛けたときにソケットが抜けない，膝継手が十分に屈曲できる，ソケットの前壁上縁の圧迫や恥骨の圧迫がない，坐骨支持面でのハムストリングスの圧迫がない，膝継手の高さや大腿部の長さが健側と同じであるか，などの確認を行う．

表 8-5　大腿義足における主な異常歩行とその原因

異常歩行	異常の原因
体幹の側屈 lateral bending of the trunk 義足の立脚中期にかけて体幹が義足側に傾斜する（後方より）.	1. 義足が短い. 2. ソケット外壁の適合不良（支持性不足）. 3. ソケット内壁の適合不良による疼痛. 4. ソケットに対して足部が外側（foot outset）. 5. 外転筋力が弱い. 6. 大腿断端の外側遠位部に疼痛. 7. 外転拘縮がある.
外転歩行 abducted gait 義足側の踵が遊脚相～立脚相で外側に移動する．骨盤の外側移動と体幹の側屈を伴う.	1. 義足が長い. 2. 内壁が高すぎる. 3. 外転拘縮がある. 4. 内股部に圧痛がある. 5. 外壁の支持が不十分. 6. 義足が外転位にアライメント設定されている.
分回し歩行 circumduction 義足の遊脚相の時に義足の足部が円弧を描いて歩く（後方より）.	1. 義足が長い. 2. ソケットの懸垂力が不十分. 3. 膝継手の摩擦が強い. 4. 膝継手のアライメントによる安定性がよすぎる. 5. 外転拘縮がある. 6. 平衡訓練が不十分で膝継手の中折れの恐怖感があり膝伸展位をとる.
過度の腰椎前弯 excessive lumbar lordosis 義足側の立脚相で強い腰椎前弯が生じる（側方より）.	1. ソケット後壁の形態が不良で疼痛を避けるために骨盤を前傾している. 2. ソケットの前後径が大きすぎて坐骨結節が滑って疼痛がある. 3. 前壁の支持が不十分で坐骨支持が不十分. 4. 断端の伸展筋力の低下. 5. ソケットの初期屈曲角の不足. 6. 股関節の屈曲拘縮.
フットスラップ foot slap 義足の踵接地期に足部が急に底屈し，足底が床を叩くように接地する（側方より）.	1. 足継手の後方バンパーが軟らかい. 2. 切断者が膝伸展を意識して早く義足側に体重を移動させる.
踵接地時の回旋 foot rotation 義足側の踵接地時に踵を中心にして足部の回旋が生じる（前方より）.	1. 足継手の後方バンパーが硬すぎる. 2. 義足足部の過度の外転をみるとき（toe out）. 3. ソケットの適合がきわめてゆるい場合. 4. 踵接地前にホイップがある.
伸び上がり歩行 vaulting 義足の振り出しの際に健側の踵を持ち上げて背伸びをしながら歩行する（後方，側方より）.	1. 義足が長い. 2. 懸垂が不十分. 3. 膝継手の過度の安定により膝屈曲が困難. 4. 膝伸展補助バンドが強すぎて屈曲が困難な場合. 5. 膝に不安定感か疼痛があって，膝継手をほとんど屈曲しないで歩行する. 6. 不整地での悪い歩行習慣.
ホイップ whip **内側ホイップ** medial whip 義足の踏み切り時に踵が内側に動く場合 **外側ホイップ** lateral whip 義足の踏み切り時に踵が外側に動く場合（後方より）	1. 膝継手軸位の異常で，膝軸が過度に外旋している場合内側ホイップとなる. 2. 過度に内旋している場合は外側ホイップとなる. 3. ふみかえしの角度が進行方向に対して直角でない. 4. ソケットの適合が不十分で回旋を生じる. 5. 断端の筋力低下によるソケット自体の内外旋をおこす.
蹴上げの不同 uneven heel raise 遊脚相初期での義足踵の上がりが健側踵と比べて高い（後方より）.	1. 膝継手の摩擦が不十分. 2. 膝伸展補助装置の張力が弱い場合. 3. 膝継手を伸展することを意識するあまり，切断者が強く反動をつけて義足を振り出す場合.
膝のインパクト terminal swing impact 義足側の遊脚相の最後で極端に強く膝を伸展し，下腿部が急速に前方に振れて不自然な衝撃を生じる（側方より）.	1. 膝継手の摩擦が不十分. 2. 膝伸展補助装置の張力が強すぎる. 3. 膝継手に不安定感をもち，膝伸展を強く意識して歩行する場合.

562　第2章　義足・義手

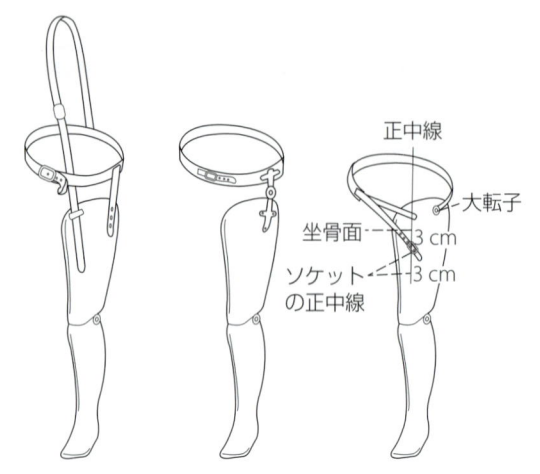

図 8-17　懸垂装置
1. 肩吊り帯　2. 腰バンドと腰継手　3. シレジアバンド（飯田）

シレジアバンドの取り付け位置は，前部2本はソケットの正中線上で坐骨面の高さ3cm，下3cmにする．
後方バンドは，大転子の上方6mm，後方6mmのところへ取り付ける．

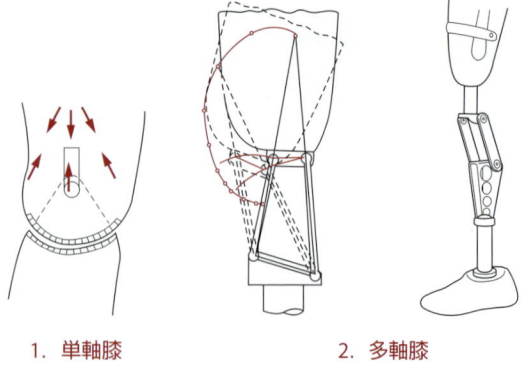

図 8-18　大腿義足膝継手の分類
1. 単軸膝　2. 多軸膝

によってソケットと連結する肩吊り帯，金属製の股継手と軟性あるいは硬性のベルトからなる腰バンドやシレジアバンド，などがある（図 8-17）．

4 膝継手

膝継手には，種々のものが考案されている．継手の数と継手の制動機構により，いくつかの種類がある．

a. 膝継手の分類

膝継手は，軸機構により単軸と多軸に分けられ，制御時期により遊脚相制御と立脚相制御とに分類できる．近年では，歩行速度に応じた下腿部の振り出しをマイクロコンピューターで制御する機能を備えた膝継手も開発されている．

(1) 軸機構による分類（図 8-18）

- 単軸膝 single axis knee

回転軸が1本の膝継手で下腿部が回転する構造である．荷重線が膝軸の前方を通過するようにアライメントを調整する．構造的に機構が単純で故障しにくい．

- 多軸膝 polycentric knee

下腿の回転軸が2本以上あり，膝の屈曲角度に合わせ回転中心が変化する構造の膝継手である．立脚中期の回転中心を重心線より後方にしてアライメント安定性（アライメントスタビリティ）を高めることができ，さらに回転中心をリンクの機械軸よりも上方に設定して，弱い股関節伸展力でも膝の安定性を得ることができる．多軸膝として二軸膝，四節および六節リンク機構膝が用いられる．

(2) 遊脚相制御

大腿切断者の歩行では，膝屈伸筋がないために，随意的な下腿部の振り出しは不可能である．遊脚相制御はこれらの屈伸筋の働きを代償して，遊脚相初期の加速，後期の減速を行い，自然な動きに近づける．遊脚相制御には以下の機構に分類される．

- 伸展補助装置 extension aids

主にコイルスプリングを力源として伸展を補助する装置である．膝屈曲時には抵抗として作用し，伸展時には下腿部の振り出し補助として作用する．遊脚相制御膝と併用される（図 8-19）．

- 機械的制御膝 mechanical control knee

膝継手軸の周囲を締めつけ，摩擦抵抗で下腿部の振り子運動を制御する方法で屈曲，伸展の両方向に作用する．

・定摩擦膝 constant friction knee：膝継手軸を調節ネジで締めつけて，常に一定の滑り摩擦を与える．定摩擦抵抗のため歩速の変化に追従できないので，一定の速度でしか歩けない（図 8-20 1)．

・可変摩擦膝 variable friction knee：膝屈曲角度に応じて摩擦抵抗を変化させ，遊脚相初期には

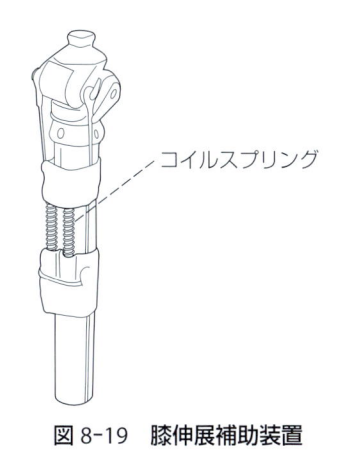

図8-19 膝伸展補助装置

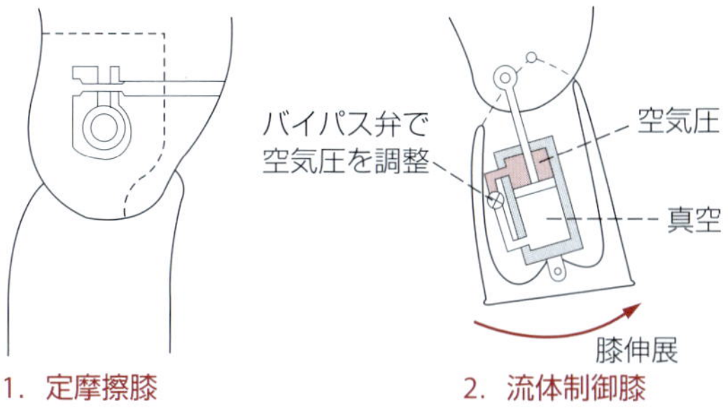

図8-20 遊脚相制御膝継手
1．定摩擦膝
2．流体制御膝
1：膝の屈曲伸展の動きに対し，常に同じ摩擦量を負荷する構造を備えた継手．
2：空気またはシリコーンオイルを用い，膝の動きのスピードに応じて抵抗量を変化させる機構を備えた継手．

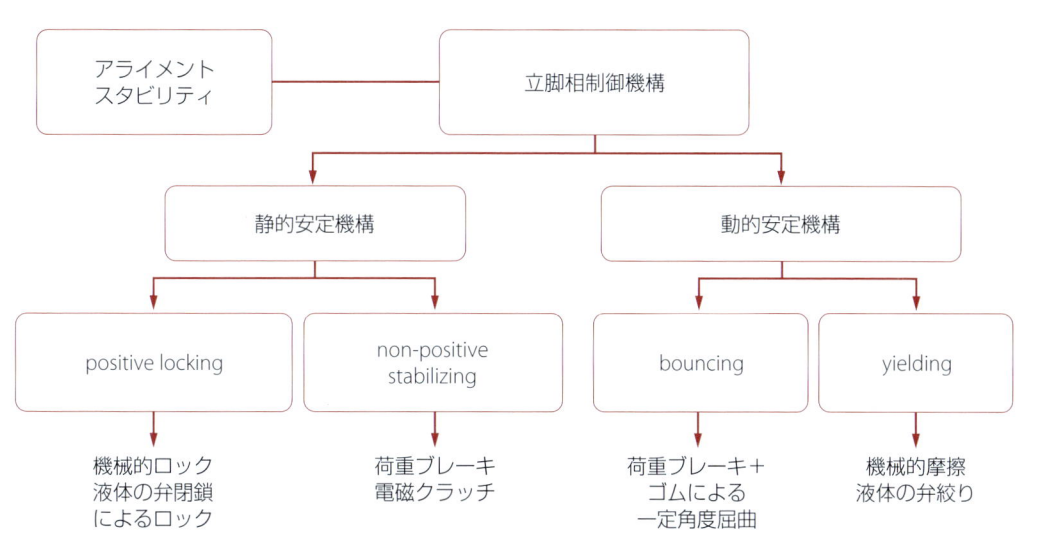

図8-21 膝継手の立脚相制御の分類
〔中川昭夫：新しい膝継手—総論．PTジャーナル 32(2)：127, 1998 より一部改変〕

摩擦抵抗が強く過度の踵上がりを防止し，中期は摩擦抵抗を少なくして円滑な振り出しを保ち，後期には再び摩擦抵抗を強くして膝のインパクトを防ぐ．

- 流体制御膝 fluid control knee

空気やシリコーンオイルの流体抵抗により，膝の動きと連動しているシリンダー内のピストンの動きを調節して下腿部の振り出しの制御を行う（図8-20 2）．シリコーンオイルなどの非圧縮性流体を使用する油圧制御膝 hydraulic control knee と，密閉封入された空気の流体抵抗により，その機能を発揮する空圧制御膝 pneumatic control knee とがある．

(3) 立脚相制御

立脚相制御には，股関節伸展筋力により膝折れを防ぐ随意的制御と，機構特性により膝折れを防ぐ機械的制御（不随意制御）に大別される．機械的制御による膝の安定化機構には，アライメントスタビリティ，静的安定機構と動的安定機構がある（図8-21）．

- アライメントスタビリティ alignment stability

立脚中期で荷重線を膝軸よりも前方にアライメントを設定して，膝の安定性をはかる．

- **静的安定機構 static stabilizing**

作用時に膝の角度を一定に保つもので，これには positive locking として固定膝が，non-positive stabilizing として荷重ブレーキ膝が相当する．

・固定膝：positive locking では，大腿部と下腿部の機械的なかみ合わせやシリンダー弁を完全に閉鎖して膝折れを防止する機構である．歩行時には膝継手を固定し，座位時には固定を外して膝を屈曲させる．前止め固定膝と横引き固定膝とがある．

・荷重ブレーキ膝 load-activated friction knee（安全膝 safety knee）：non-positive stabilizing では，摩擦ブレーキなどで膝折れを防ぐシステムである．義足に体重をかけると，荷重により生じる摩擦抵抗で膝継手を固定する（図 8-22）．

- **動的安定機構 dynamic stabilizing**

動的安定機構は膝屈曲を許しながら膝折れを防止する機構で，バウンシング bouncing とイールディング yielding がある．バウンシングは，軸近傍のゴムの圧縮により一定の角度まで膝屈曲を許すシステムである．イールディングは，立脚相で非常に大きな抵抗を受けながらゆっくりと膝屈曲を許すもので，油圧シリンダーの弁をわずかに開けることで可能となる．これらの機構により，

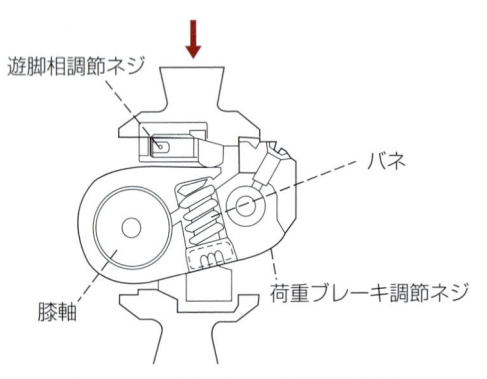

図 8-22 荷重ブレーキ膝（安全膝）
大腿義足の立脚相制御膝継手．体重負荷を利用した摩擦機構を備えた膝継手．

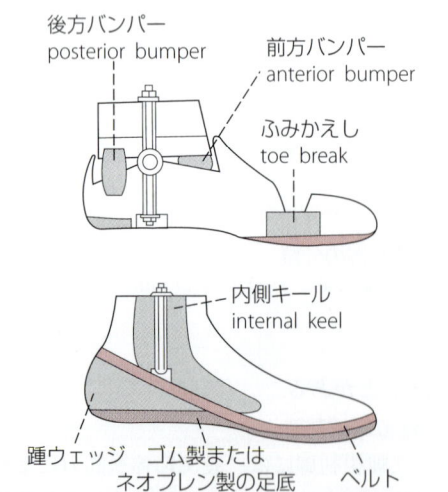

1. **単軸足部 single axis foot**
距腿関節に相当する回転軸が 1 本の足継手で足関節の底背屈を行う．前方バンパーで背屈を，後方バンパーで底屈を制動する．

2. **サッチ足 solid ankle cushion heel（SACH）foot**
足継手をもたない足部で，キールと合成ゴム製の足部とクッションをもつ踵からなる．踵部のクッションによって底背屈，側方への運動と衝撃の吸収が可能である．

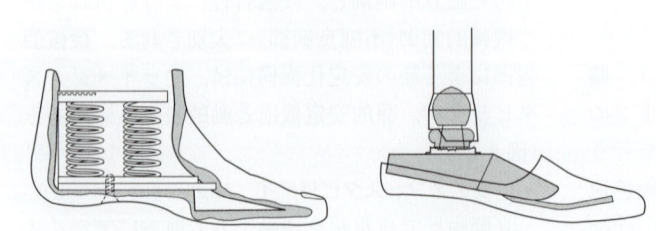

3. **多軸足部 multi axis foot**
底背屈の動きに内外反や回旋の動きが加わったもの．
不整地での使用に適している．

a. Dual-Ankle Springs（DAS）足部　　b. ブラッチフォード多軸膝

図 8-23 各種義足足部

立脚相で義足に荷重しながら体重を支えることができる．

5 足継手

足継手には単軸足部，サッチ足部，多軸足部，エネルギー蓄積足部，などがある．近年は切断者のスポーツに対する関心の高まりや義足パーツの開発によって，スポーツ用義足足部の普及が進んでおり，切断者のQOL向上につながっている（図8-23, 24）．

E 下腿義足

下肢切断のなかで，下腿義足は最も多く処方・製作されている．基本構造として，標準断端ではソケットとそれに続く下腿部，足部よりなり，短断端では，大腿コルセットと膝継手が加わる．

1 ソケット

体重を支持し，下腿に装着するソケットには，その機構により次のものがある．

a. 在来式下腿義足 conventional type trans-tibial prosthesis

構造的には前方留め具のある硬い皮革でつくられた大腿コルセット部，両側にヒンジ継手をもつ金属製支柱の膝継手部とソケット部分からなる．ソケットの前縁は脛骨粗面をわずかに覆い，内側縁，外側縁は膝関節裂隙の高さ，後縁は削り取ってある（図8-25 1）．

b. PTB式下腿義足 patellar tendon bearing trans-tibial prosthesis

主に膝蓋靱帯部で体重を支持する構造のソケッ

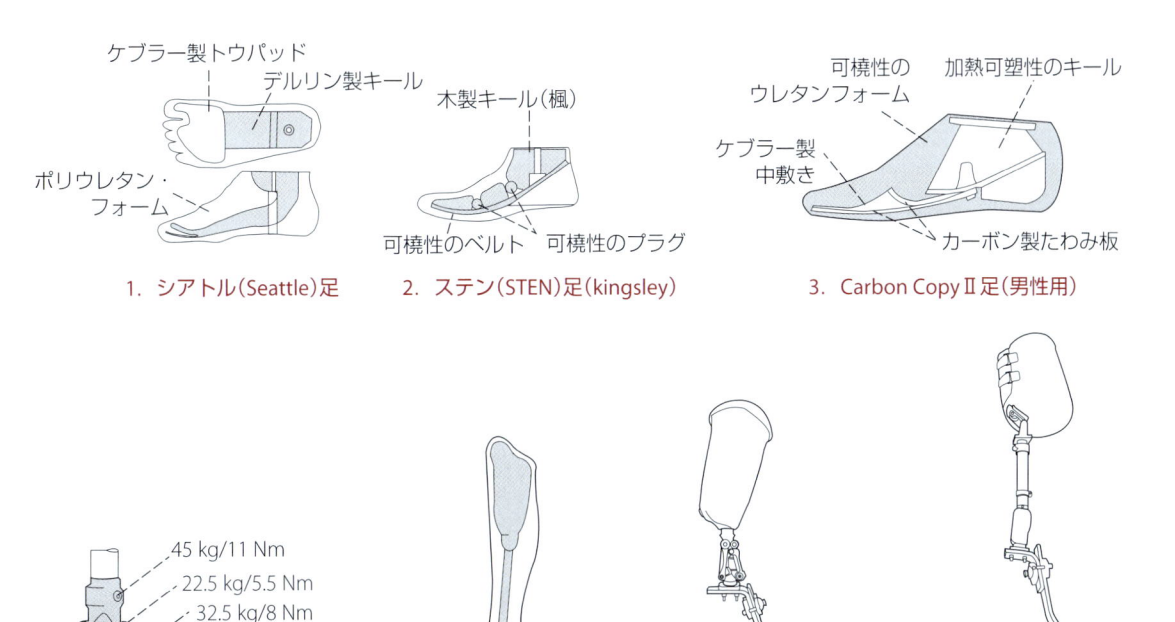

1. シアトル(Seattle)足
2. ステン(STEN)足(kingsley)
3. Carbon Copy Ⅱ足（男性用）
4. カンタム足(Quantum Foot)
5. フレックス足
6. フレックススプリント（下腿切断）
7. チータ（大腿部切断）

図8-24　各種エネルギー蓄積足部とスポーツ用義足足部

エネルギー蓄積足部 energy storing prosthetic foot は，足部に荷重が加わることでエネルギーが蓄積され，立脚期後期の蹴り出しの際に蓄えられたエネルギーの放出が行われる足部で，無軸，単軸，多軸にも用いられている（走行やジャンプ動作に適している）．

スポーツ用義足足部（フレックススプリント，チータ）は，エネルギー蓄積型足部で競技レベルのスポーツや短距離，長距離などの走行に特化した足部である．

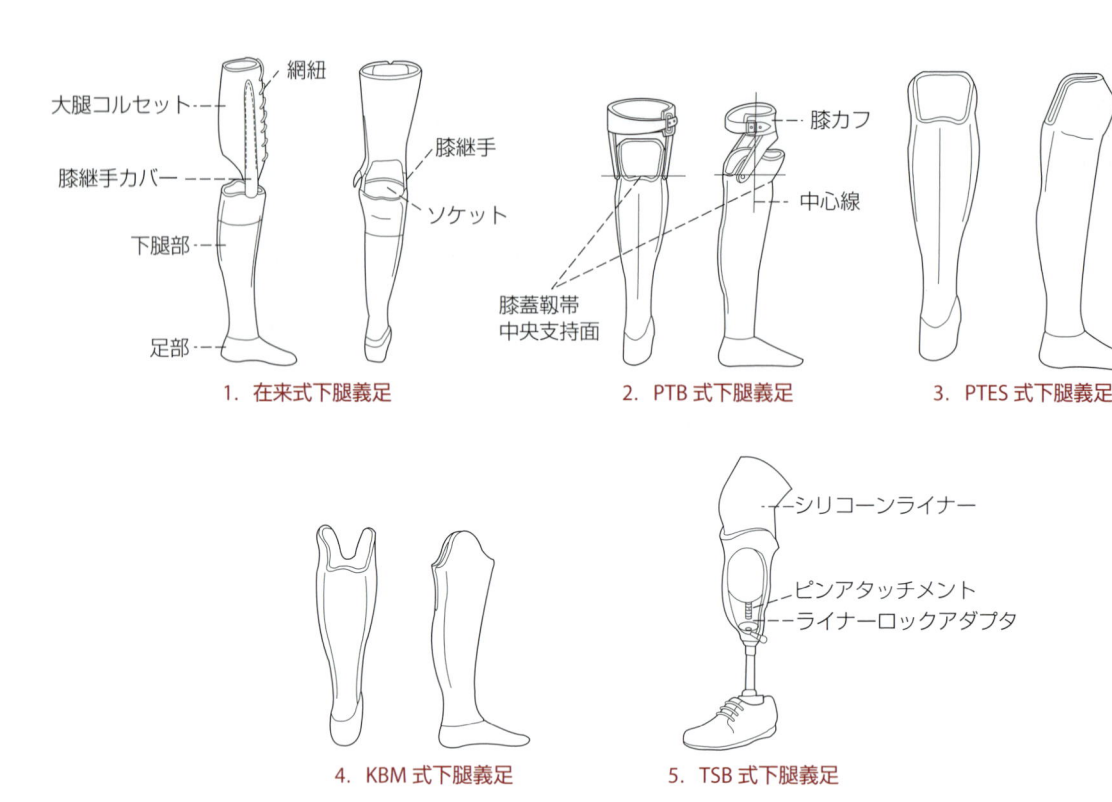

図8-25 各種下腿義足
1. 在来式下腿義足
2. PTB式下腿義足
3. PTES式下腿義足
4. KBM式下腿義足
5. TSB式下腿義足

トであるが，懸垂作用はない．硬性合成樹脂からなる外ソケットとP・Eライト®などの軟性スポンジを内ソケットとして用いることにより，断端のよりよい適合を得ることができる．懸垂装置として膝カフベルトを用い，ソケットの前縁は膝蓋骨の中央の高さまである．後縁は膝屈曲時にハムストリングスを圧迫しないように内側部と外側部を一部削り込む（図8-25 2）．

c. **PTES式下腿義足** prothése tibiale à emboîtage supracondylien(PTS; Prosthése tibiale supracondylienne)

PTESソケットの基本構造はPTBと同じであるが，ソケット上縁部を両側大腿骨顆上部および膝蓋骨上部までぴったりと覆うことで適合面を広くし，懸垂作用があり，側方への安定性もある（図8-25 3）．

d. **KBM式下腿義足** Kondylen-Bettung-Münster

KBMソケットの基本構造はPTBと同じであるが，側壁は大腿骨内外顆部を覆い懸垂作用があるのが特徴である．側方に対する安定性に優れ，椅子に座ったとき目立たず，歩行中また起立するとき，衣服をソケット上縁がかみこむことがない（図8-25 4）．

e. **TSB式下腿義足** total surface bearing transtibial prosthesis

シリコーン内ソケット断端の全表面で体重を支える構造のソケットであり，接合装置により懸垂作用がある．膝窩部を押さえ膝蓋靱帯で荷重する必要はなく，装着感が良好である（図8-25 5）．

2 下腿義足のアライメント

下腿義足では，ソケット部，下腿部，足部との位置関係の適合状態を見る．大腿義足と同様にベンチアライメント，静的アライメント，動的アライメントのチェックが必要となる（図8-26，表8-6，7）．

前額面では，ソケット後壁の中点からの垂線が踵の中央を通る．内転角5°程度とし，下腿の生理的な角度に近づける．矢状面では，膝蓋靱帯の高さで，前後の中点からの垂線が靴のヒール前縁

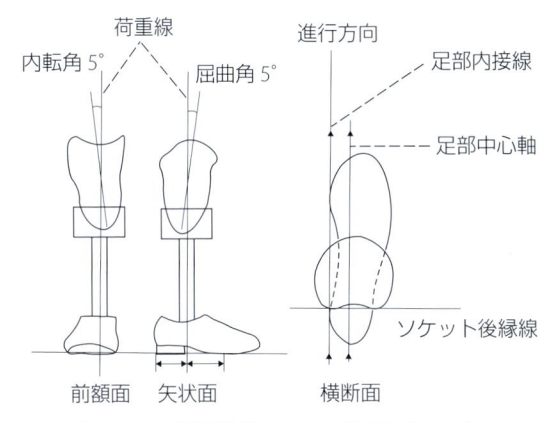

図8-26 下腿義足のベンチアライメント

表8-6 下腿義足の静的アライメントのチェック項目

静的アライメントのチェック項目	具体的内容
義足の長さ	両側腸骨稜の高さ，断端のソケット内への沈み込みの確認
装着感	痛み，不快感（圧迫など）の有無の確認
ソケットの高さ	TSB式下腿義足では，前壁は膝蓋骨下部，内外壁は内外顆の高さ，後壁は膝窩下縁の高さであるかの確認
断端とソケット間のピストン運動	義足を浮かせて膝窩上縁での動きの確認
前後のアライメント	反張膝などの有無の確認
内外側のアライメント	内外側の隙間，圧迫感の有無の確認
椅子座位での適合状態	膝窩部の軟部組織のはみ出し，ハムストリングス筋腱のチャネルの深さ，後壁上縁部の突き上げ，膝カフベルトの取り付け位置が適切で圧迫がないか，などの確認
ADL中	階段昇降時の膝屈曲に支障がないか，などの確認
義足抜去時	発赤，創などの有無の確認

を通る．ソケット前面での支持を上げ，膝伸展筋の効率を高めるために，ソケット屈曲角（初期屈曲角）を5°に設定する．

横断面では，ソケット前壁の中央部と後壁の中央部とを結ぶ線が足部の内線を結ぶ線（進行方向）と平行になる．パイロンは床面と垂直．後方，前方バンパーの厚さと硬さを調節する．そのほか，重量の確認，膝カフベルトの取り付け位置の確認を行う．

同じである．

F Syme義足

Syme切断用の義足であり，断端末での体重負荷が可能で正常に近い歩行能力を有するが，断端末端部の膨隆により外観やソケットの挿入が困難などの問題点もある．

1 ソケット

体重支持，断端末の固定，骨突出部の保護，足部との接続，などの役割をもつ．装着するソケットにはその機構により，在来式Syme義足，VAPC（veterans administration prosthetic center）Syme義足，カナダ式合成樹脂製Syme義足，軟ソケット付き全面接触式Syme義足（HRC；Hyogo Rehabilitation Center）などがある（図8-27）．

2 適合とアライメント

適合とアライメントは，基本的には下腿義足と

G 足部部分義足

Pirogoff切断，Boyd切断，Chopart切断，Lisfranc切断，などに用いられる．足底での体重支持は可能であるが，残存筋力の不均衡で内反・尖足などの二次的変形を生じやすい．足袋式，下腿前面をソケットで覆う下腿式（在来式），カナダ式サイム義足と同様の理論に基づく後開き式のノースウエスタン式，などがある（図8-28）．

2 義手

A 目的

義手は，切断によって欠損あるいは喪失した上肢の機能と形態を補うために，人工の手を装着して外観をよくするためと，残存能力，あるいは外力を利用して手の機能を代行するために用いる．

表 8-7 下腿義足における主な異常歩行とその原因

	異常の形	異常の原因
踵接地から立脚中期の間	膝の曲がりすぎ	1. 足部が背屈位にセットされている．またはソケットの前傾角度が大きすぎる． 2. ソケットの位置が足部に対して前すぎる． 3. 膝カフベルトのソケットへの取り付け位置が後ろすぎる． 4. 後方バンパーが硬すぎる． 5. 靴が窮屈すぎる（SACH 足）．
	膝の曲がり不足	1. 足部が底屈位にセットされている．またはソケットの前傾角度が不足している． 2. ソケットの位置が足部に対して後ろすぎる． 3. 後方バンパーが柔らかすぎる． 4. 大腿四頭筋の筋力が弱い． 5. 断端前面の末端部に痛みがある（この部分のソケットの適合不良）． 6. PTB 義足に不慣れ（大腿コルセット付き下腿義足から変更したとき）．
	踵接地時に爪先が外旋する	1. 後方バンパーが硬すぎる． 2. 足部の位置がソケットに対して内側すぎる（インセットしすぎ）．
	断端前面の末端部に痛みがある	1. ソケットの前傾角度が大きすぎる． 2. ソケットの適合不良がある．
立脚中期	ソケットの外壁と断端の間に隙間がある（内壁の上縁が膝の内側に当たる）	1. 足部の位置がソケットに対して内側すぎる（インセットしすぎ）． 2. ソケットが外転している（義足が外倒れし，足底の内側が浮く）．
	ソケットの内壁と断端の間に隙間がある（外壁の上縁が膝の外側に当たる）	1. 足部の位置がソケットに対して外側すぎる（アウトセットしすぎ）． 2. ソケットが内転しすぎている（義足が内倒れし，足底の外側が浮く）．
	ソケットの前壁の上端部が膝蓋骨に当たる	1. 足部が底屈しすぎている． 2. ソケットが足部に対して後ろすぎる． 3. ソケットの前傾角度が不足している．
	ウォーキングベースが広すぎる	1. 義足が長い． 2. 足部の位置が外側すぎる（アウトセットしすぎ）．
	上体が義足側に倒れる（体幹の側屈）	1. 義足が短い． 2. ソケットの適合が悪い．
立脚中期から爪先離床の間	早い時期に膝が曲がる（drop-off）―膝折れ	1. ソケットの位置が足部に対して前すぎる． 2. 足部のふみかえしの位置が後ろすぎる． 3. 足部が背屈位に付いている．またはソケットが前倒しすぎている．
	膝の曲がりが遅れる	1. ソケットの位置が足部に対して後ろすぎる． 2. 足部の踏み返しの位置が前すぎる． 3. 足部が底屈位に付いている．またはソケットの前傾が不足している．
	上体が義足に傾く	1. 足部のトウアウト（toe-out）が不足．
	上体が内側へ倒れる	1. 足部のトウアウト（toe-out）が過大．
遊脚相	義足と断端の間のピストン運動がある	1. 膝カフの形が悪い． 2. 膝カフの取り付け位置が悪い． 3. ソケットの適合が悪い．

〔青山 孝：下腿義足．川村次郎：義肢装具学，第 3 版．医学書院，p80, 2004 より引用〕

B 分類

その使用目的や力源，または切断部位の高さにより次のように分類される．

1 使用目的による分類

a. 装飾用義手 cosmetic upper limb prosthesis
装飾用義手は，失われた上肢の外形をできるだけ再現したもので，別名を常用義手などともいう．衣服外部に露出する前腕遠位部，手指部はゴ

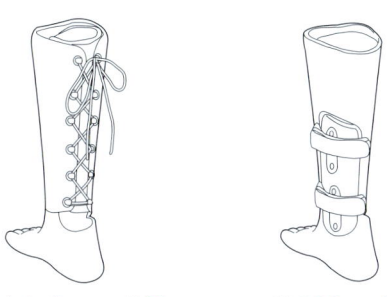

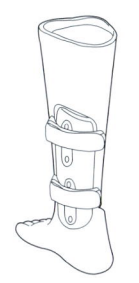

1. 在来式 Syme 義足　　2. VAPC Syme 義足（内側開き式）　　3. カナダ式合成樹脂製 Syme 義足（後方開き・後方有窓式）　　4. 軟ソケット付き全面接触式 Syme 義足（HRC）

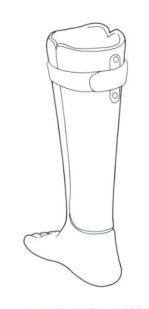

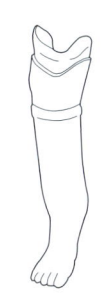

図 8-27　各種 Syme 義足

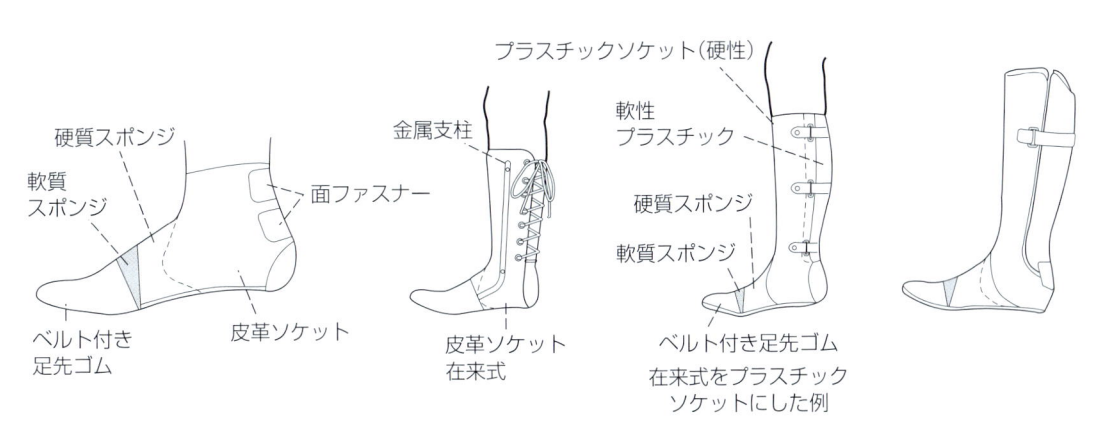

1. 足袋式　　2. 下腿式（在来式）　　3. ノースウエスタン式

図 8-28　各種足部切断用義足

ム手袋になっており，形，感触，色合など，その外観は実物に近く，装飾手袋 cosmetic glove という．最近ではシリコーンを用いた装飾ハンドが，弾性や耐寒性，撥水性などの特性から優れている（図 8-29）．

b. 作業用義手　work arm prosthesis

外観を無視し，作業効率を主目的とし，義手部には可動性のない作業に適した交換のできる手先具を付けている．作業用義手には上腕作業用義手と前腕作業用義手がある．断端ソケット先端には作業用義手幹部が取り付けてあり，この幹部の先に作業に便利な種々の手先具を差し替えて使用する．作業用義手幹部には上腕用と前腕用とがある（図 8-30）．手先具には図 8-31 に示すものがあるが，そのうち最も利用度の高いものは曲鉤である．これは重作業においては農作業，運搬，木工など，ほとんどあらゆる作業に使用されている．

c. 能動義手　body powered upper limb prosthesis

継手の伸展・屈曲とロックおよび手先具の開閉を能動的に操作できる義手で，残存筋または健常部位筋の運動を力源として，手先具や継手を操作できる義手である．これを体内力源義手 internally powered upper limb prosthesis ともいう．使用される手先具として，能動フック utility hook と能動ハンド utility hand がある．

能動フックは，2本の爪を持ち，1つは固定され，ほかは動き，物を把握するようになっている．動くほうの爪はケーブルを引くことによって開き，緩めるとスプリングやゴムの力で閉じる随意

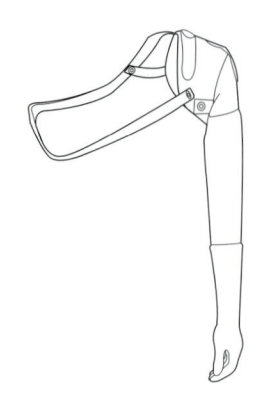

1. 上腕装飾用義手（上腕短断端）　2. 上腕装飾用義手（殻構造）　3. 前腕装飾用義手（殻構造）

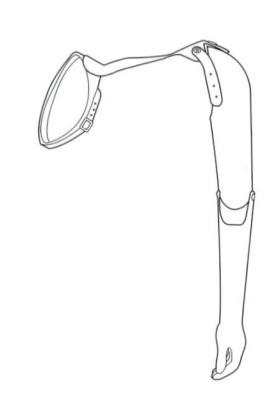

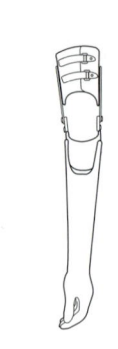

図 8-29　装飾用義手

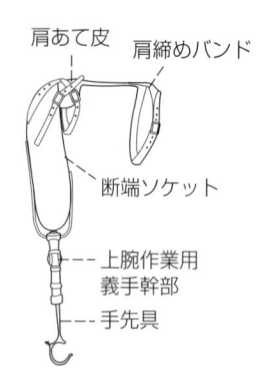

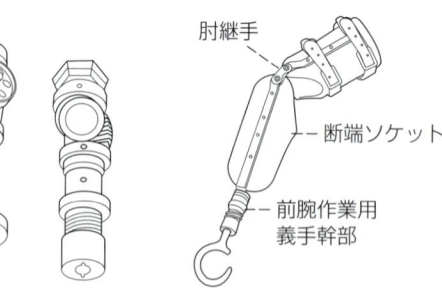

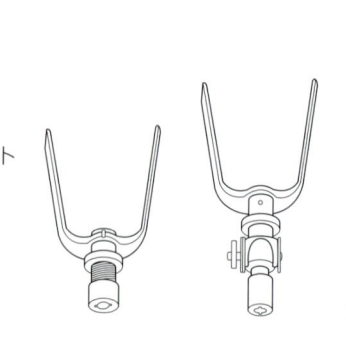

1. 上腕作業用義手　2. 上腕作業用義手幹部　3. 前腕作業用義手　4. 前腕作業用義手幹部

図 8-30　作業用義手と作業用義手幹部

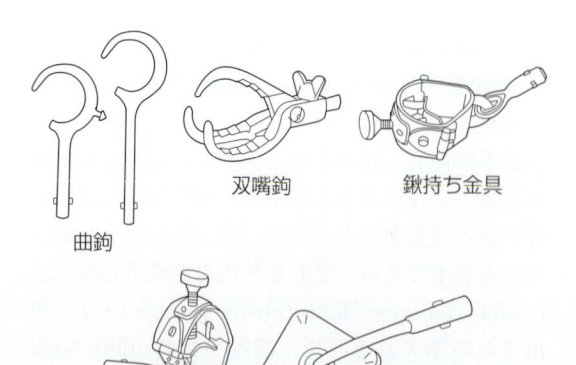

図 8-31　各種作業用手先具

開大式（Dorrance フックなど）と，その反対の随意閉鎖式〔APRL（Army Prosthetics Research Laboratory）-Sierra フックなど〕とがある．

能動ハンドは，装飾と機能の両面を兼ねており外形は手の形をしている．ハーネスからの力源でケーブル操作することで手指が開閉する5指形の手先具で，母指がほかの固定した四指に対立して動くもの（ベッケル母指可動手 Becker Snap-Thumb Hand など），母指と四指が動くもの（APRL-Sierra Model 44C, Miracle type H-1, 同 H-2, Robin-Aids 人工手など），などがある．こ

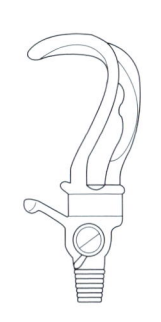

1. Dorrance フック（随意開大式）

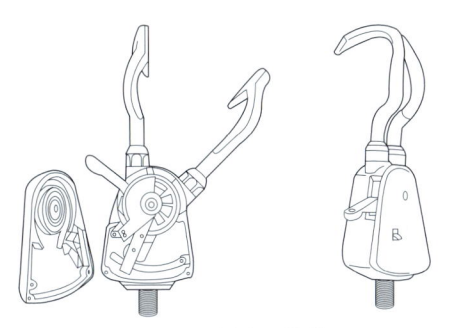

2. APRL-Sierra フック（随意閉鎖式）
フックは常に開いていて，ケーブルを引くとしまる．したがって，しまる力が一定して加減できない随意開大式と違って，強い力ではつぶれやすい紙コップ，卵，煙草などを挟むのによい．
〔American Academy of Orthopaedic Surgeons : Orthopaedic Appliances Atlas, Vol2 : Artificial Limbs. J W Edwards-Ann Arbor, Michigan, 1952 より引用〕

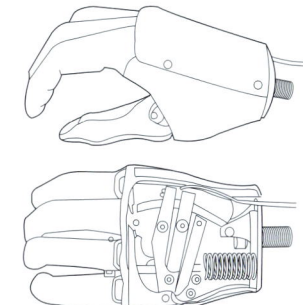

3. Becker 母指可動手（随意開大式）
母指のみ動く．

4. APRL-Sierra Model 44C の人工手（随意閉鎖式）
母指のほか4指も動く．図は装飾手袋を外したところを示す．

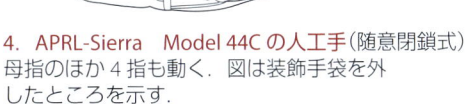

図 8-32 能動フックと能動ハンド

の手先に装飾手袋をはめ，外観をなお一層自然の手に近づけることもできる（図 8-32）．

d. 動力義手

炭酸ガスや電気などの外部力源を利用して操作する義手を，体外力源義手 externally powered upper limb prosthesis という．なかでも筋電義手は，残存筋の筋電信号を利用して電動モーターのスイッチをコントロールし，手先具の開閉の機能を活かす義手である．筋電義手の部品は，電動ハンド，装飾手袋，電動ハンドと義手本体を連結するリスト，電極，バッテリーおよび充電器から構成されている（図 8-33）．

2 切断部位による分類

切断部位により残存機能が異なるので，義手の型式も変わってくる（図 8-34）．

C 義手の基本的構成と部品

義手の基本的構成は，ソケット，幹部，継手，手先具，ハーネス，コントロールケーブルシステムよりなる．

1. 筋電義手
2. 電動ハンド

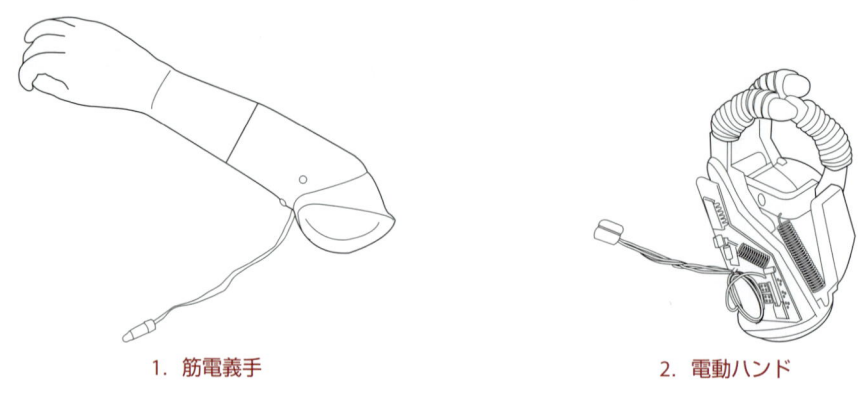

図 8-33　筋電義手と電動ハンド

肩甲胸郭間切断 ── 肩義手 shoulder prosthesis
肩関節離断

上腕切断 ── 上腕義手 trans-humeral prosthesis

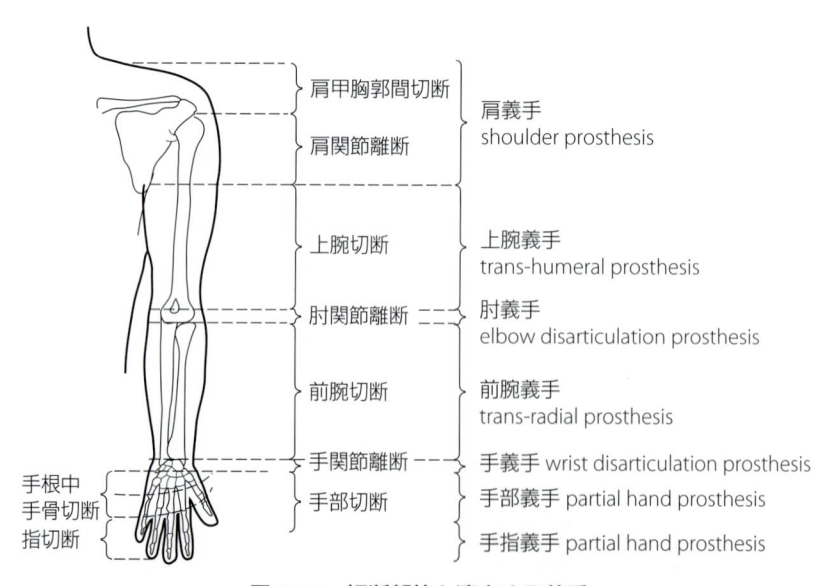

肘関節離断 ── 肘義手 elbow disarticulation prosthesis

前腕切断 ── 前腕義手 trans-radial prosthesis

手関節離断 ── 手義手 wrist disarticulation prosthesis
手部切断 ── 手部義手 partial hand prosthesis

手根中手骨切断
指切断 ── 手指義手 partial hand prosthesis

図 8-34　切断部位と適応する義手

1 ソケット　socket

断端部と義手の機能部分とを連結するもので，機械(義手)と人間(断端)とのインターフェイスとして，人間〜機械系 man-machine system を構成するうえで最も重要な因子となる．義手ソケットには，断端の収納，力の伝達，懸垂，義手の支持・固定，などの機能が求められる．前腕義手ソケットは，肘関節が温存されており(図 8-35)，上腕義手ソケットでは，肘継手および手継手が必要となる(図 8-36)．肩義手ソケットでは，極短断端上腕切断，肩関節離断，肩甲鎖骨切除の場合に肩義手が適応となる(図 8-37)．

2 幹部(支持部)

ソケットと継手を連結して，手先具を任意の位置へ移動させてその機能を発揮させるための支持部分で，殻構造と骨格構造がある(図 8-30 参照)．

3 継手　joint

各関節の機能を再現する，あるいは手先具を幹部に取り付けるための部分で，肩継手，肘継手，手継手がある．

肩継手には，義手の上腕部の外転(内転)を可能

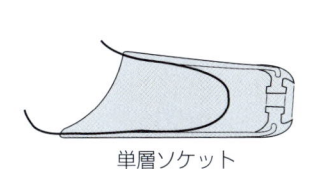

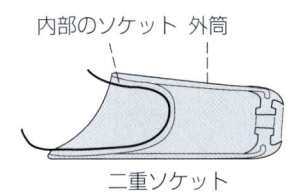

1. 差込み式ソケット

在来式のソケットで切断端とソケット内面との間に余裕をもたせて適合させたソケットの総称をいう。長断端では単層(一重)ソケットが，中断端では二重ソケットが用いられる．

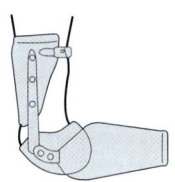

2. スプリットソケット（倍動ヒンジ肘継手との組み合わせ）

前腕極短断端に用いられる．断端を全面接触式にして，肘屈曲制限を補う倍動ヒンジ肘継手と併用する．

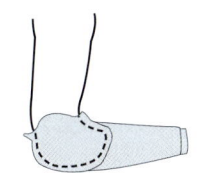

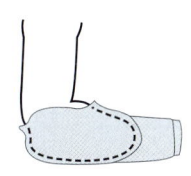

3. ミュンスター型ソケット　　4. ノースウエスタン型ソケット

3：ミュンスター型ソケット Münster socket は，上腕骨顆部までを包み込んだ深いソケットで前腕極短断端～短断端に適用する．
4：ノースウエスタン型ソケットは，開口部を広く取った自己懸垂ソケットで前腕中断端～長断端に適用する．

図 8-35　各種前腕義手ソケット

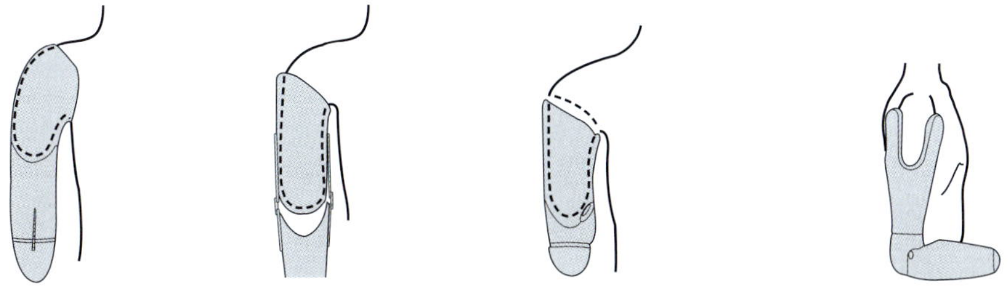

a. ブロック肘継手　　b. ヒンジ肘継手

1. 差込み式ソケット　　2. 吸着式ソケット　　3. オープンショルダーソケット

1：在来式のソケットで断端袋を着けて装着する．短断端の場合は全面接触式 total contact の差込みが一般的である．肘継手は短断端の場合はブロック肘継手(a)を，長断端ではヒンジ肘継手(b)を用いる．
2：差込み式に吸着バルブを取り付けて吸着性を高めたもの．標準断端では吸着式ソケットなどの自己懸垂力をもち，肩の動きを広く活用できる方式のソケットが実用的である．
3：自己懸垂性の全面接触式ソケットで，衣服着脱など肩外転しやすいようにソケット外側上部を切り取っている．標準断端に適用するが，比較的短断端に用いられる場合が多い．

図 8-36　各種上腕義手ソケット

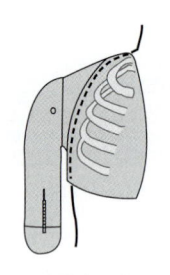

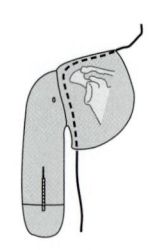

1. 肩甲胸郭間切断用　2. 肩関節離断用　3. 上腕短断端切断用

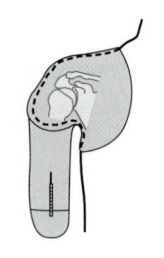

図 8-37　各種肩義手ソケット

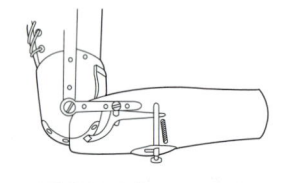

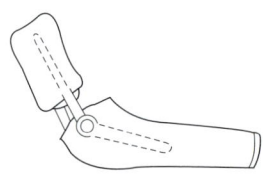

1. **単軸肘ヒンジ継手**
ソケット両側に取り付けられた単軸の継手を用いて，屈曲・伸展を行う．前腕中断端，短断端などに使用される．

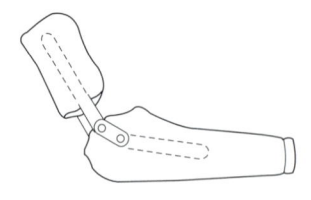

2. **多軸肘ヒンジ継手**
2 軸性の継手により肘屈曲が容易になる．作業用前腕義手のソケットと上腕カフの連結に用いられる．

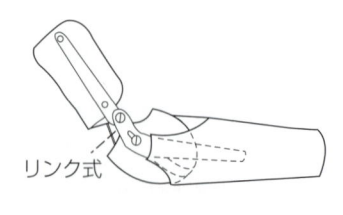

3. **倍動肘ヒンジ継手**
肘関節屈曲範囲が不十分な前腕極短断端に用いる継手で，屈曲角を増幅する継手．歯車式，リンク式がある．

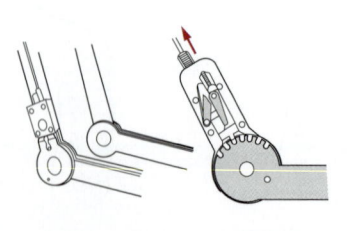

リンク式

1. **手動単軸肘ブロック継手**
肘屈曲と固定と解除を他動的に行うもので，主に装飾用に用いられる．

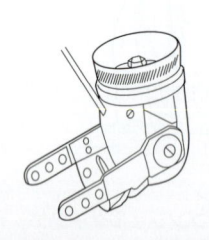

4. **能動単軸肘ヒンジ継手**
上腕長断端や肘離断に用いられ，肘コントロールケーブルで肘の固定を解除ができる．

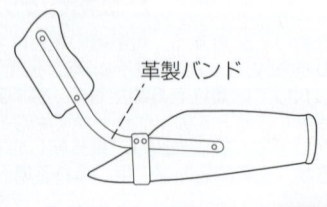

2. **能動単軸肘ブロック継手**
肘コントロールケーブルの操作で肘屈曲位の固定と解除を交互に繰り返すロック機構をもち，上腕義手，肩義手，肩甲胸郭間切断用義手で使われる．

革製バンド

5. **たわみ式肘継手**
主として前腕義手において前腕ソケットと上腕カフとを結合する肘継手で，皮革やナイロン製のテープで作られた軟性たわみ肘継手と鋼製ケーブルを用いた硬性たわみ肘継手がある．

図 8-38　各種肘継手（ブロック型）　　図 8-39　各種肘継手（ヒンジ型）

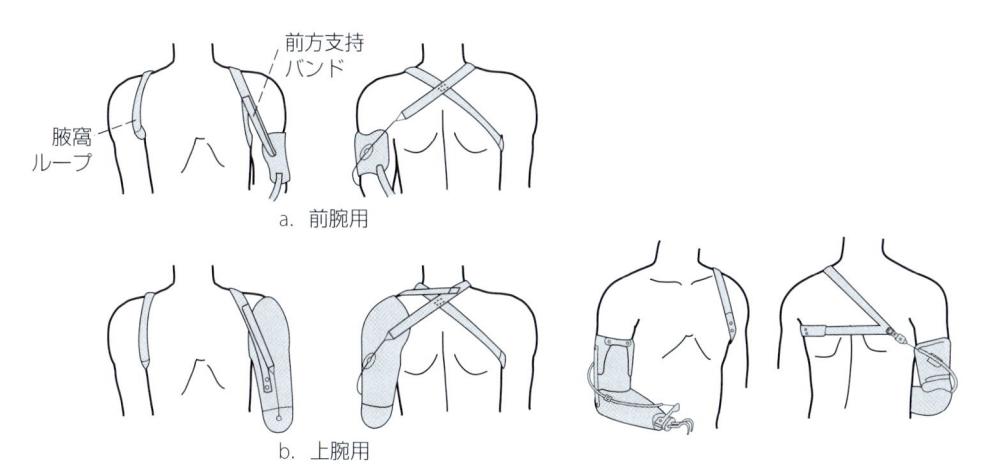

1. 8字ハーネス figure eight harness　　**2. 9字ハーネス** figure nine harness

8字ハーネスは義手用コントロールケーブルシステムのハーネスとして開発．上肢帯の動きを健肢側の腋窩に掛けたハーネスループ axillar loop でとらえて，背中に交差したベルトに伝達する．9字ハーネスは前腕義手（自己懸垂型ソケット）に使用する．健側肩部に回して懸垂しフックの開閉の役割を行う．

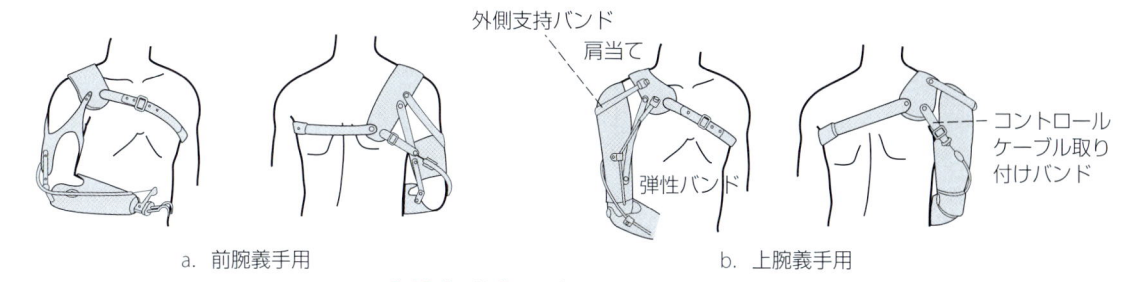

a. 前腕義手用　　b. 上腕義手用

3. 胸郭バンド式ハーネス chest strap harness

作業用義手などの重量負担のかかる義手や高位切断のソケットの支持性を高めるために用いられる．

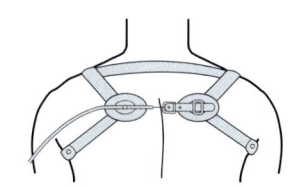

4. 二重腋窩ループハーネス double axillary loop harness

複環式ハーネス，リュックサックハーネスともいわれている．能動手義手や能動手根中手義手に有効．

図 8-40　各種ハーネス

とする外転肩継手，義手の上腕部の屈曲・伸展・外転・内転を可能とする二軸性の屈曲・外転継手，義手の上腕部の可動域を自由にした構造のユニバーサル肩継手，肩甲胸郭間切断義手に用いる隔板肩継手がある．

肘継手は，上腕ソケットと前腕部の連結および前腕部と上腕カフとの連結を行い，義手を懸垂する機能をもつ．その種類には大きく分けてブロック型とヒンジ型がある．それぞれに遊動式，手動ロック式，能動式，などがある（図 8-38, 39）．

手継手は，手先具と前腕部とを連結させて，手先具の固定，交換や脱着，回旋および任意の位置での固定や角度調整を行う．

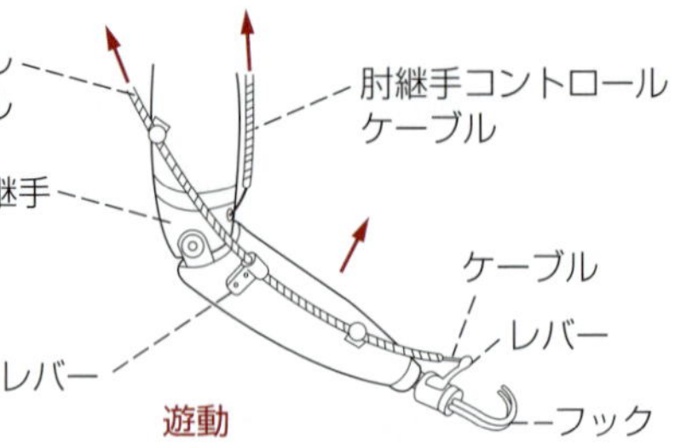

576　第2章　義足・義手

①肘継手コントロールケーブルを引いて肘を遊動にし，複式コントロールケーブルを引くと肘が屈曲する．

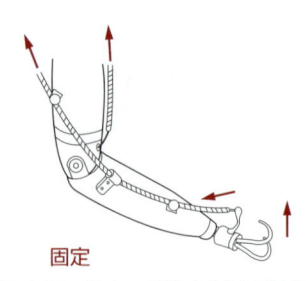

②再度肘継手コントロールケーブルを引いて肘を固定し，複式コントロールケーブルを引くと，随意開大式ではフックが開き，随意閉鎖式ではフックが閉じる．

図8-41　複式コントロールケーブルシステム

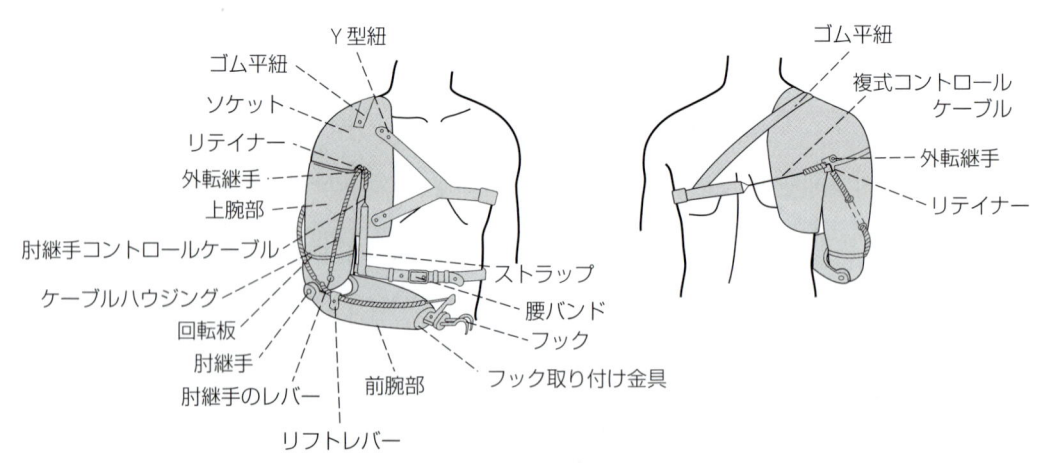

肩甲骨を十分に覆うソケット，上腕部，前腕部，フックよりなり，ソケット上腕部は外転継手で，上腕部と前腕部は肘継手で，前腕部とフックはフック取り付け金具で連結されている．

図8-42　肩義手

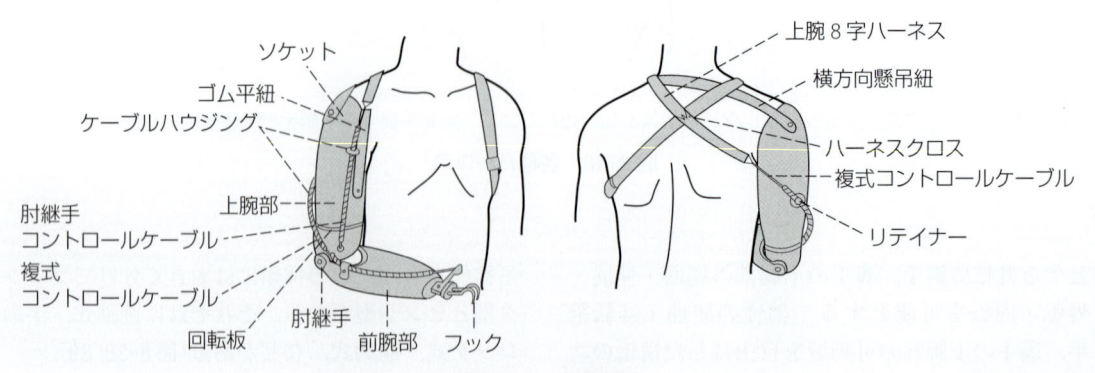

図8-43　上腕義手

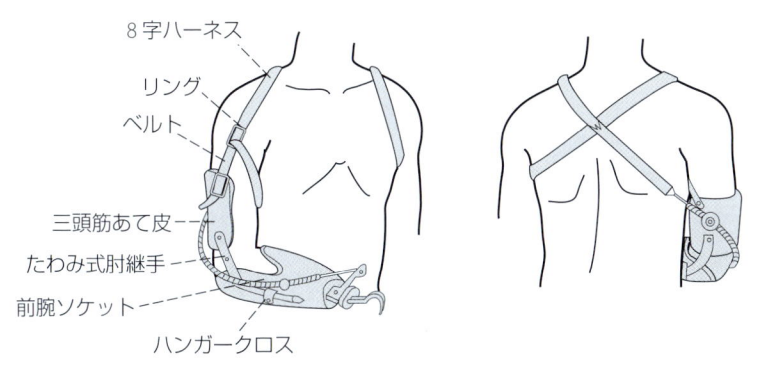

1. 長断端用

三頭筋あて皮と前腕ソケット部を皮製のたわみ式肘継手で連結する．これは前腕の回内，回外運動を妨げないためである．三頭筋あて皮は2本のベルトにより8字ハーネスの一端に吊りあげられている．なお，前腕ソケットの内部には切断部にあったソケットがもう1つあり二重ソケットになっている．

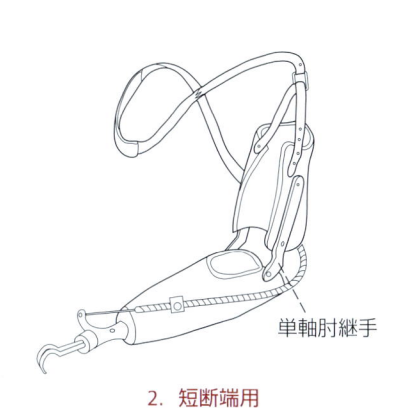

2. 短断端用

短断端では回内，回外運動は減少するため，ひとまずこの運動を除外し，もっぱら肘関節の屈伸に主力を注ぐため単軸肘継手を用いる．前腕部は二重ソケットになって肘関節の屈曲，伸展を容易にしている．

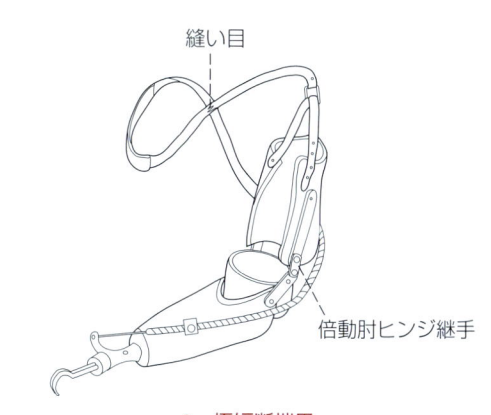

3. 極短断端用

極短断端では肘の屈伸度が少ないので，倍動肘ヒンジ継手（図8-39）を利用して動きを大きくする．

図8-44 前腕義手

4 手先具　terminal device

ヒトの手の機能の一部を代償する最も重要な部分で，手先具の選択には機能面，外観，職業，使用場面，年齢や性別を考慮する必要がある．装飾ハンド，作業用手先具，能動フック，能動ハンドや電動ハンドなどが，義手の機能，種類や用途に応じて活用される．

5 ハーネス　harness

義手を懸垂し，上肢帯および体幹の動きをケーブルの牽引力に変換するために肩や胸郭などに付ける装置である．ハーネスは腋窩ループ，前方支持バンド，外側懸垂バンド，コントロールケーブル取り付けバンドより構成される（図8-40）．

6 コントロールケーブルシステム
control cable system

能動義手を操作制御する装置．ハーネスでとらえた動きを，ワイヤーケーブルを介して他端の能動部品へ伝達するシステムである．目的により，単式コントロールケーブル single control cable system と複式コントロールケーブル fair lead control cable system とがある．単式コントロールケーブルは，主に前腕義手に用いられる．1本のケーブルで手先具の開閉のみを目的とするシステムである．複式コントロールケーブルは，能動手先具の開閉動作と肘継手の屈曲運動の2つの機能を1本のケーブルで行う．上腕義手や肩義手に採用されている（図8-41）．

D 肩義手

肩義手は，肩甲胸郭間切断，肩関節離断，上腕極短断端切断に用いられる．ソケットはハーネスによって固定される．フックの作動は複式コントロールケーブルによる．両肩甲骨の外転（肩をすぼめるように前へ出す）により，肘屈曲とフックの開閉を行う（図8-42）．

E 上腕義手

上腕義手は，肩関節部より末梢部は肩義手と同じ構造になっている．ソケットは，上肢の肢長をそろえるためのソケットと，安定性を増すためその内部に切断肢に合わせてつくったソケットからなる二重ソケットになっていて，図8-43のように上腕8字ハーネスと横方向懸吊紐によって固定されている．肘継手コントロールケーブルは，上腕8字ハーネスの前に回った部分に取り付けられ，肩関節の後方挙上によって肘継手の固定遊動が行われる．複式コントロールケーブルは，上腕8字ハーネスの背部に回った部分に取り付けられ，肩関節の前挙，肩甲骨の外転によって肘の屈曲とフックの開閉を行う．

F 前腕義手

前腕義手は，その前腕切断の高さにより，長断端用，短断端用，極短断端用に分けられる（図8-44）．これらの差異は長断端ではたわみ式肘継手 flexible hinge を，短断端では単軸肘継手 single axis hinge を，極短断端では歯車式倍動肘継手，滑り式倍動肘継手，などを用いる．これらの前腕義手のフックの開閉は，単式コントロールで肩関節の前挙によって行われる．

第 3 章
四肢・体幹装具

1 上肢装具

　上肢装具は，働きによって静的装具と動的装具に分けられる．静的装具は，固定や保護，良肢位の保持，拘縮や変形の予防，などの目的で用いられる．このうち，良肢位の保持や変形の予防のために安静時や夜間のみ装着するものを，夜間装具 night orthosis という．

　動的装具は，継手などの可動部分をもち，拘縮の矯正や麻痺した筋の補助などを目的として用いられる．また，付属品（アタッチメント）を追加することで，他機能を付加できる．

　上肢装具のうち，手関節装具，手装具，指装具はスプリント hand splint ともいわれる．これらのなかには，セラピストが短時間で作製するものも多く含まれ，素材やデザインもさまざまである．ここでは，上肢装具の代表的なものについて述べる．

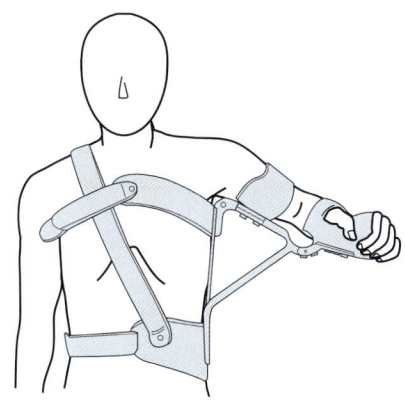

図 8-45　肩外転装具（エアープレーン型）

A　肩装具

1 肩外転装具　shoulder abduction orthosis

　肩を良肢位に保持するための装具で，肩腱板断裂術後や上腕神経叢麻痺などで用いられる．エアープレーン型（図 8-45）とエアバッグ型がある．

2 アームスリング（腕吊り）　arm sling

　脳卒中片麻痺などによる肩関節の不安定性を低下させ，亜脱臼による二次的疼痛を予防するものとして用いられる．

　この装具は，大きく分けて肘屈曲型と肘伸展型がある．図 8-46 以外にも，多くの種類がある．

B　肘装具（図 8-47）

　肘固定用装具のほか，肘の屈曲拘縮の改善のためのターンバックル型，関節を任意の角度で固定できるダイヤルロック型などがある．

C　手関節装具

1 手関節背屈保持装具
　cock-up wrist hand orthosis

　手関節背屈筋群の麻痺や筋力低下に対して用いられる．プラスチック製（図 8-48）のものは，低温熱可塑性スプリント素材を用いると，短時間で簡単につくることができる．中枢性の痙性麻痺に用いる場合は，前腕掌側を支持することで屈筋群に刺激を与えるのを避けるため，背側支持型がよい．ゴムやバネを用いたものとしては，バネル型装具 Bunnell type orthosis，オッペンハイマー型装具 Oppenheimer spring wire splint，トーマス

580　第3章　四肢・体幹装具

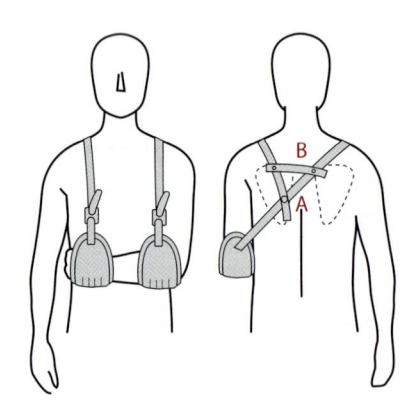

1. 肘屈曲型
後方は肩甲骨をおしつけるようにかける．Aは縫って固定し，Bはマジックテープでとめる．

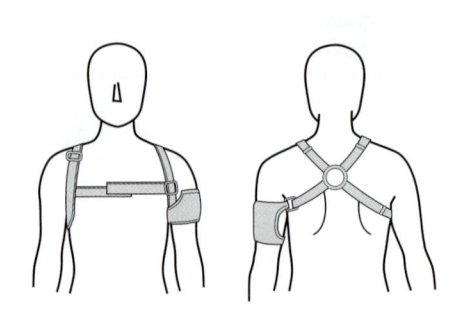

2. 肘伸展型
Rolyan humeral cuff sling

図 8-46　アームスリング

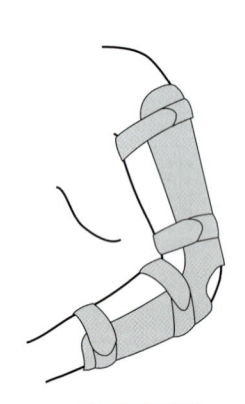

1. 肘固定用装具

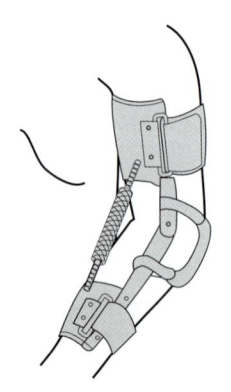

2. ターンバックル型
ターンバックルを回すことで，肘の角度が変わる．

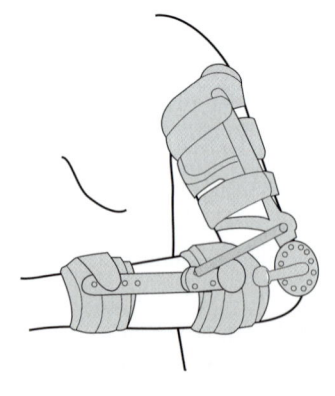

3. ダイヤルロック型
ダイヤルロックの設定を変えることで，固定する角度が変わる．

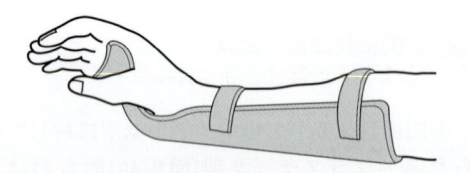

図 8-47　肘装具

1. 掌側支持型

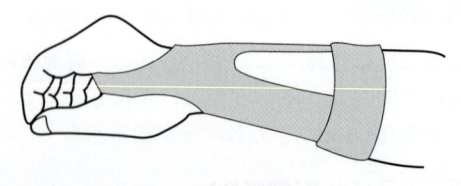

2. 背側支持型

図 8-48　プラスチック製手関節背屈保持装具

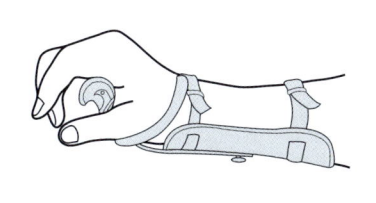

1. バネル型 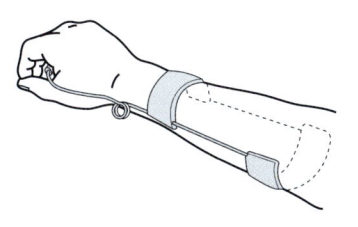　　　　　2. オッペンハイマー型 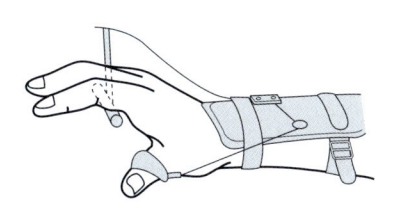　　　3. トーマス型懸垂装具
　　　　　　　　　　　　　　　　　　　　　　　母指外転補助装置つき

図 8-49　手関節背屈保持装具

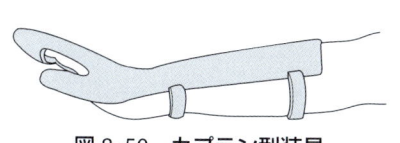

図 8-50　カプラン型装具

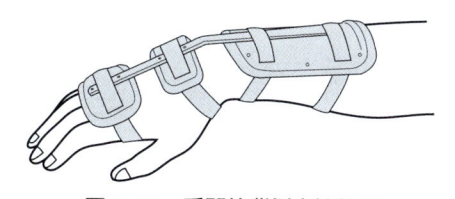

図 8-51　手関節背側支持装具
前腕および手の背側中央にあるバーと3つの平坦な金属板，装具を手と前腕に固定するベルトなどからなる．

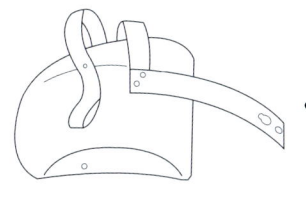

1. プラットホーム型 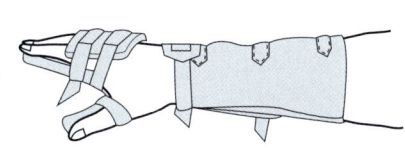　　2. サンドイッチ型 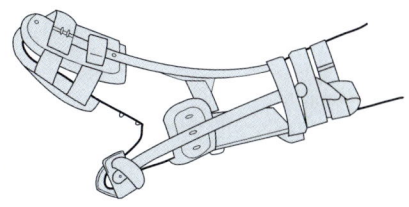　　3. パンケーキ型

図 8-52　手関節固定装具

型懸垂装具 Thomas suspension splint，などがある（図 8-49）．

2　カプラン型装具　　Kaplan splint（図 8-50）

中枢性麻痺で，痙性が強く，手・指関節の屈曲傾向が強いときに用いる．前腕背側から支持し，その部分に粗面の布を貼ることで，手・指関節の伸展を促通する．背屈角度は，大きくすると痛みを伴い，長時間着用できないので注意が必要である．

3　手関節背側支持装具
　　dorsal wrist hand orthosis（図 8-51）

手関節部は，掌屈，背屈のいずれの角度にも調節できる．末梢のストラップをはずすと，掌屈の制限はなくなり，背屈は一定角度までに制限される．

4　手関節固定装具
　　wrist immobilization orthosis（図 8-52）

手関節と指関節を伸展位に保持する．筋緊張亢進などによる屈曲拘縮を予防する目的で用いられる．

プラットホーム型は，ほかの装具と組み合わせて用いる．痙性が著明な場合には，この型では不十分なため，装具を前腕部まで延長したサンドイッチ型かパンケーキ型を用いる．

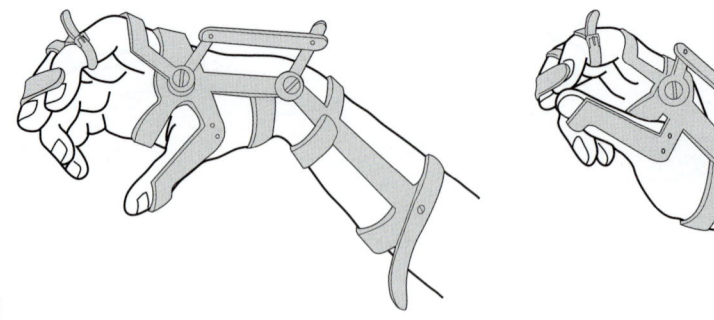

1. ランチョ型

2. エンゲン型

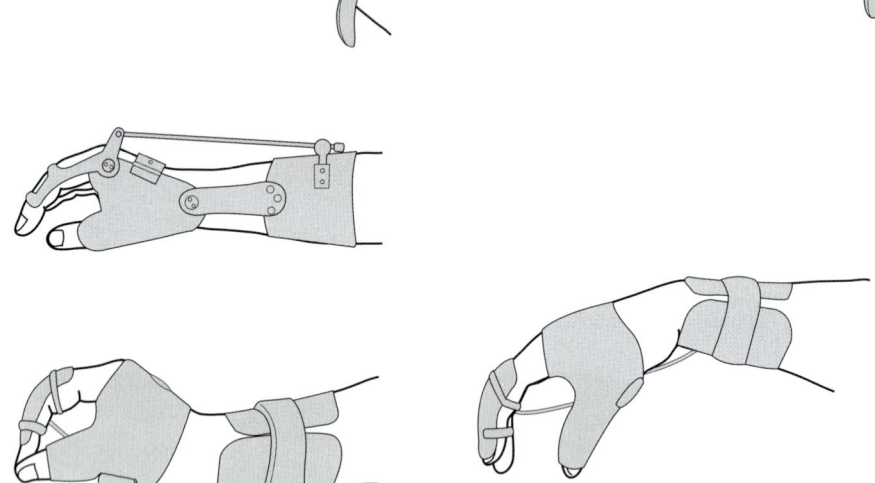

3. RIC型

図 8-53　手関節駆動式把持装具

5 把持装具　prehension orthosis

　中枢性または末梢性麻痺で手指屈曲ができないときに，残存機能（指屈曲運動，手関節屈伸運動），肩甲骨運動，人工筋（CO_2ガス）などを利用して，対立位の母指と示指，中指との間で3本指つまみを可能にする装具である．

　手関節駆動式把持装具 wrist driven prehension orthosis（図8-53）は，テノデーシス作用を利用してつまみ動作を行うもので，頸髄損傷C6レベルに用いられる．基本のランチョ型は，ストラップ以外はすべて軽合金製である．エンゲン型は，プラスチック製の手部とアルミニウム製の前腕部からなる．RIC（Rehabilitation Institute of Chicago）型は，短対立装具と前腕カフ，示指，中指を固定する覆いからなる．この覆いは紐で連結される．プラスチック素材で継手がないため軽く，製作も簡単である．ただし，ほかのタイプと比べて把持力が得にくい．

6 長対立装具
long opponens wrist hand orthosis（図8-54）

　母指を機能的な対立位において物をつまみやすくするものである．正中神経麻痺や，脊髄損傷，上腕神経叢麻痺，などで用いられる．ランチョ型では，手部のパーツは手背から尺側を経て手掌バーとなり，掌側から横アーチを支え，対立バーに続く．手掌バーにスプーンやフォーク，ペンなどを固定し，自助具として用いることもある．ベネット型では，手背バーが尺側で小指球を包み込み，橈側は対立バーへと続く．MP伸展補助装置やMP伸展制御装置など，手背から伸びる付属品を付ける場合に適している．

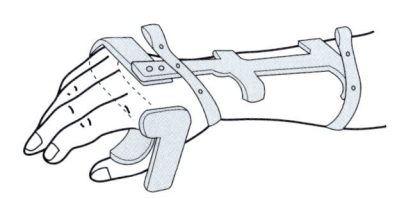

1. ランチョ型
手掌部のバーが手部を支持する．

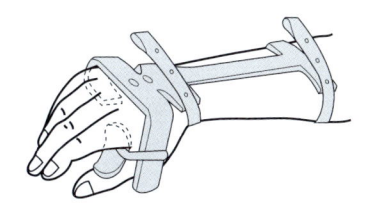

2. ベネット型
手掌部にバーがなく，手背から手部を支持する．

図 8-54　長対立装具

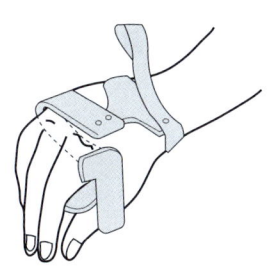

1. ランチョ型

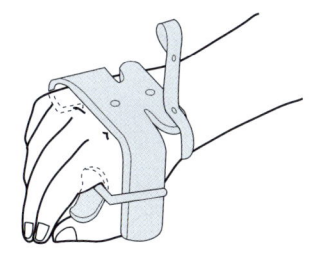

2. ベネット型

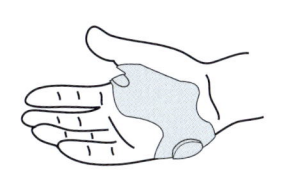

3. エンゲン型

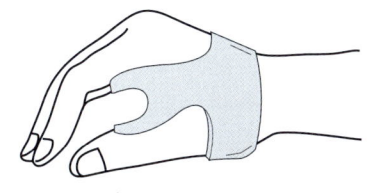

4. プラスチック製短対立装具

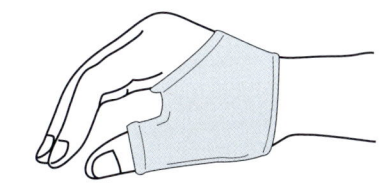

5. プラスチック製サムポスト付き短対立装具

図 8-55　短対立装具

D　手・指装具

1　短対立装具
short opponens hand orthosis（図 8-55）

　長対立装具の前腕部分を取り去ったもので，手関節のコントロールがよい場合に使用される．ランチョ型，ベネット型の特徴は，それぞれの長対立装具と同様である．エンゲン型はプラスチック製である．

2　MP 屈曲補助装具
MP flexion assist hand orthosis（図 8-56）

　ナックルベンダ knuckle bender は，ゴムを用いて中手指節（MP）関節に屈曲方向の力を加える．関節リウマチ，手指骨折などの伸展拘縮の矯正装具として使用される．

3　MP 伸展補助装具　MP extension assist hand orthosis（図 8-57）

　逆ナックルベンダ reverse knuckle bender は，ナックルベンダとは反対に MP 関節を伸展する方向に働くようにしたもので，MP 関節屈曲拘縮の矯正に用いる．

4　尺側偏位防止用装具
ulnar drift deformity orthosis（図 8-58）

　関節リウマチの尺側偏位の予防と矯正に用いる．尺側偏位予防矯正手関節装具などがある．

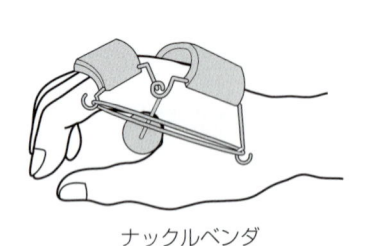

ナックルベンダ　　　　　　　　　逆ナックルベンダ　　　　　　　　尺側偏位予防矯正手関節装具

図 8-56　MP 屈曲補助装具　　　図 8-57　MP 伸展補助装具　　　図 8-58　尺側偏位防止用装具

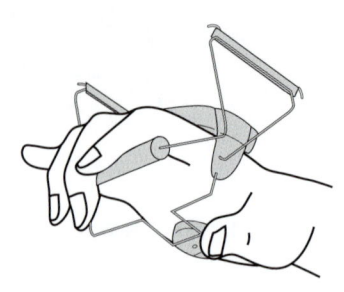

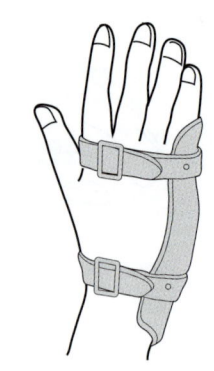

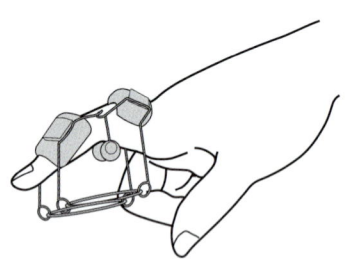

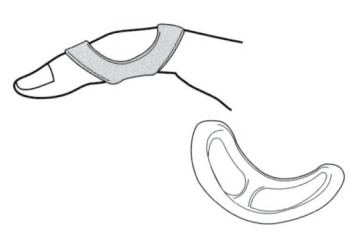

1．指用小型ナックルベンダ　　　2．リング型装具　　　　　　　　3．スパイラル型装具

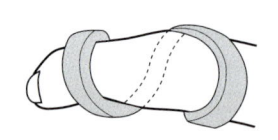

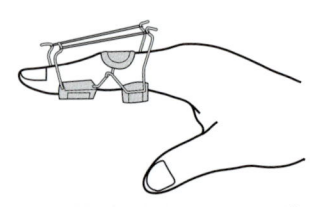

図 8-59　IP 屈曲補助装具

1．指用小型逆ナックルベンダ　　2．カプナー型　　　　　　　　　3．安全ピン型指伸展装具

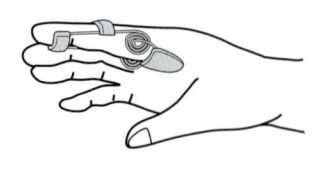

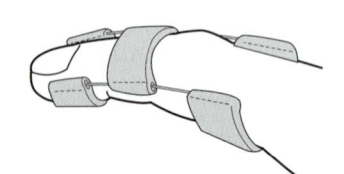

図 8-60　IP 伸展補助装具

5　IP 屈曲補助装具
IP flexion assist orthosis（図 8-59）

指用小型ナックルベンダ finger knuckle bender，リング型装具，スパイラル型装具は，関節リウマチなどで近位指節間（PIP）関節の白鳥のくび状変形 swan neck deformity を防止する．

6　IP 伸展補助装具
IP extension assist orthosis（図 8-60）

指用小型逆ナックルベンダ reverse finger knuckle bender，カプナー型 Capener splint，安全ピン型指伸展装具 safety-pin extension splint は，PIP 関節を伸展させる．

7　DIP 伸展補助装具
DIP extension assist orthosis（図 8-61）

スタック型指装具 stack splint は，遠位指節間（DIP）関節を伸展位に保持するもので，槌指に用いられる．

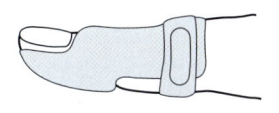

スタック型指装具

図 8-61 DIP 伸展補助装具

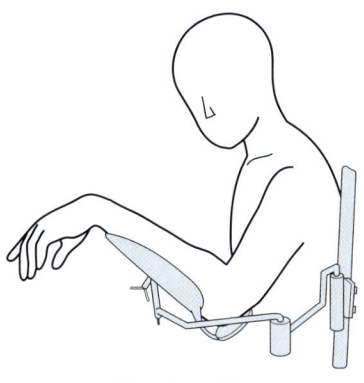

図 8-62 BFO

E 特殊装具

BFO(balanced forearm orthosis, または ball-bearing feeder orthosis, 図 8-62)は，肩と肘を動かす近位筋の機能を肩甲帯の挙上と下制で代償する装置である．頸髄損傷や筋萎縮性側索硬化症などに用いられる．遠位筋にも障害がある場合は，手関節装具にスプーンやペンなどを取り付けた自助具を用いることで食事や書字が可能となる．通常，車椅子やテーブルに取り付けて使用される．

2 体幹装具

体幹装具は，固定領域・部位によって**表 8-8**のように分類される．

また，プラスチック，金属の素材を用いた硬性タイプと，ナイロンメッシュや木綿布などの素材を用いた軟性タイプ，上記2つを組み合わせた半硬性タイプの3つに分類できる．

頸椎から仙椎まで体幹装具について，以下の分類から各種装具とその特徴，適応疾患について述べる．

表 8-8 体幹装具の分類表

装具名	英語表記	略語
頸椎装具	cervical orthosis	CO
頸胸椎装具	cervico-thoracic orthosis	CTO
頸胸腰仙椎装具	cervico-thoraco-lumbo-sacral orthosis	CTLSO
胸腰仙椎装具	thoraco-lumbo-sacral orthosis	TLSO
腰仙椎装具	lumbo-sacral orthosis	LSO
仙椎装具	sacral orthosis	SO

A 頸椎装具 CO

頸椎装具は，下顎から下位頸椎に及ぶ装具で，頸椎捻挫，外傷性頸部症候群，頸椎椎間板ヘルニア，頸椎症(頸椎症性神経根症，頸椎症性脊髄症含む)，頸髄・頸椎損傷，関節リウマチの環軸関節亜脱臼，など保存的療法や観血的療法の両方に用いられる．固定性は強固ではなく，下顎部の支持を強化すると開口が困難となる．一般的に採寸は行わず，既製品から適当なサイズを選択することが多い．

1 ポリネックカラー　Polyneck collar (図 8-63)

• 特徴

運動制限効果は小さく，頸椎の屈曲・伸展・側屈を若干制限する程度で，頸椎の安静と保温，心理的効果を狙い用いることが多い．スポンジ素材のソフトタイプ(図 8-63 1)，ポリエンチレン素材のハードタイプ(図 8-63 2)の2種類がある．

• 適応

頸椎捻挫，外傷性頸部症候群，関節リウマチなど．

2 フレーム型カラー
frame type collar (図 8-64)

• 特徴

頸椎の屈曲が制限できる．下顎支持の高さが調整可能である．

• 適応

ポリネックカラーと同様．

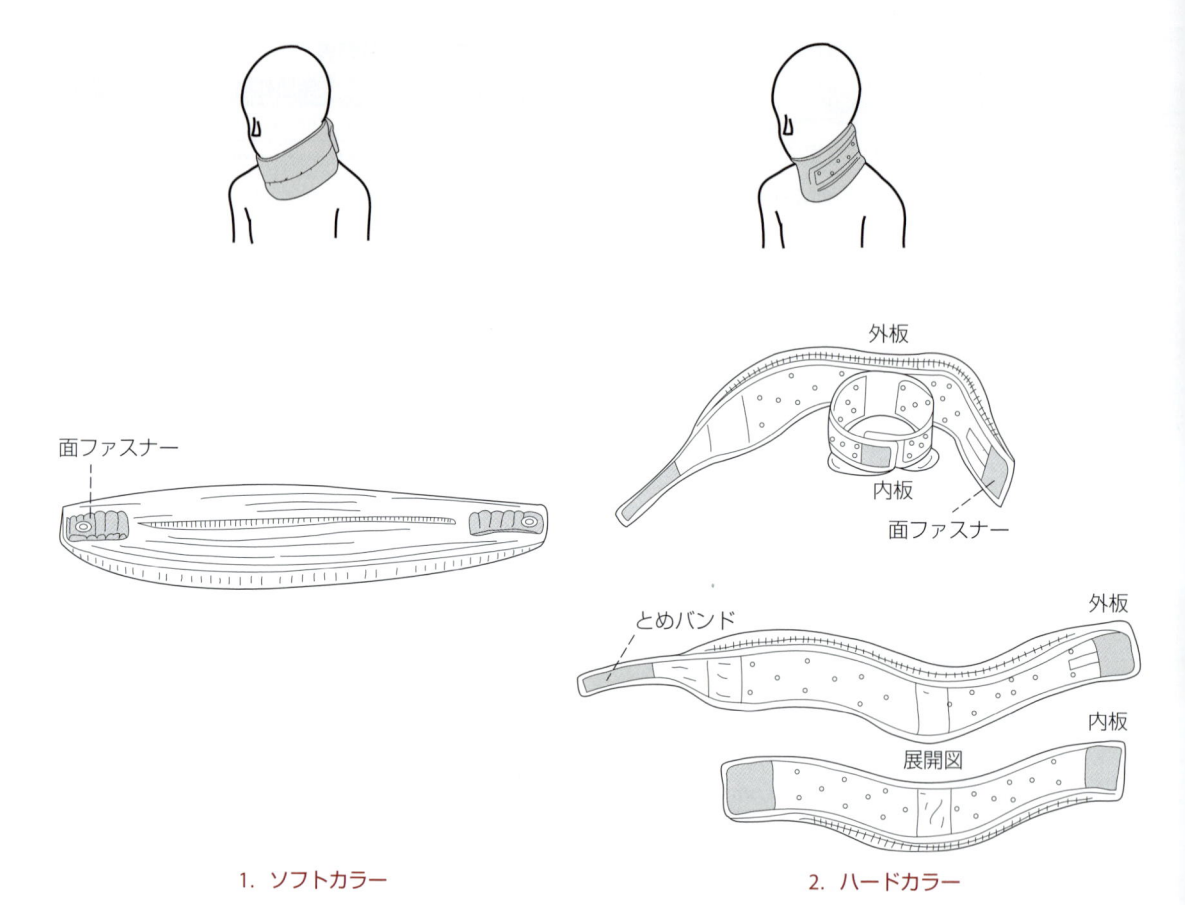

1. ソフトカラー　　　　　　　　　　　2. ハードカラー

図 8-63　ポリネックカラー
下図は患者から除去して展開した際の図

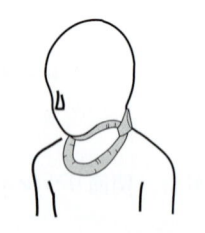

図 8-64　フレーム型カラー 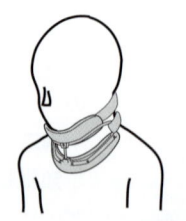　　　図 8-65　ターンバックル型カラー 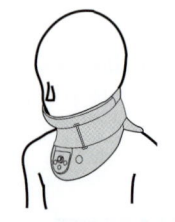　　　図 8-66　フィラデルフィアカラー

3　ターンバックル型カラー
turn buckle type collar（図 8-65）

- 特徴
  頸椎の屈曲が制限できる．下顎支持の高さが容易に調整可能である．
- 適応
  ポリネックカラーと同様．

4　フィラデルフィアカラー
Philadelphia collar（図 8-66）

- 特徴
  発泡ポリエチレンにて成型加工して作製されており，前後に分かれて面ファスナーで固定する形となっている．頸椎の屈曲・伸展を制限するが，側屈・回旋は若干制限する程度である．

図 8-67　オルソカラー

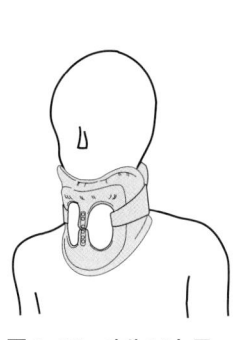

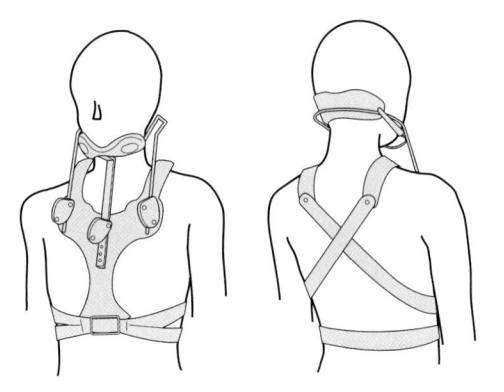

図 8-68　ソミーブレース

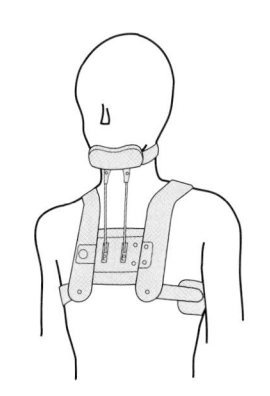

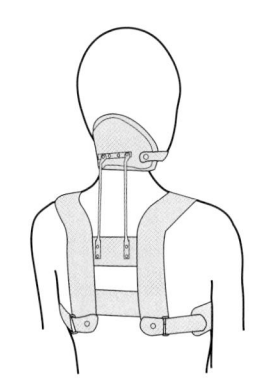

図 8-69　支柱付装具

- 適応

頸椎椎間板ヘルニア術後，頸椎症性神経根症・脊髄症術後など．

5 オルソカラー　Ortho-collar（図 8-67）

- 特徴

フィラデルフィアカラーと同様に前後に分かれて面ファスナーで固定する形となっており，頸部の固定性においてもフィラデルフィアカラーと同様である．さらに前後のターンバックルにて高さ調節が可能で，免荷効果を期待できる．

- 適応

フィラデルフィアカラーと同様．

B　頸胸椎装具　CTO

頸胸椎装具は，頸椎から胸椎に及ぶ装具で，頸椎装具より高い固定性が得られるため，観血的療法後の頸椎部の固定や免荷に用いることが多い．

1 ソミーブレース　sternooccipital mandibular immobilizer（SOMI）brace（図 8-68）

- 特徴

胸部・後頭部プレート，肩サポート，顎受けから構成されており，金属部品が背部にないため背臥位にて容易に装着できる．後頭部プレートと顎受けを調節することにより，頸椎の屈伸角度を容易に調整できる．頸椎の屈伸以外に側屈・回旋もある程度制限できる．

- 適応

頸椎椎間板ヘルニア術後，頸椎症性神経根症・脊髄症術後，頸部の外傷後など．

2 支柱付装具　orthosis with stays and uprights（図 8-69）

- 特徴

下顎・後頭骨サポート，胸骨・胸椎プレートから構成される．支柱は 2〜4 本と種類があり，高さ調整が可能となっている．ただし，SOMI 装具と異なり背臥位での装着が困難なのが難点である．頸椎の屈伸以外に側屈・回旋もある程度制限できる．

- 適応

ソミーブレースと同様．

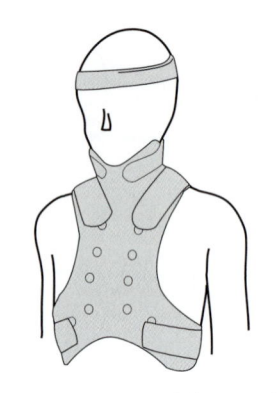

図8-70 モールドジャケット

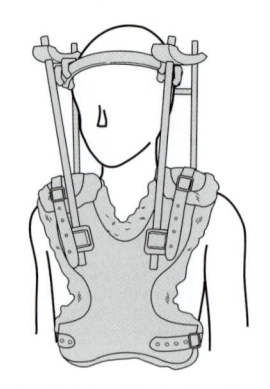

図8-71 ハローベスト

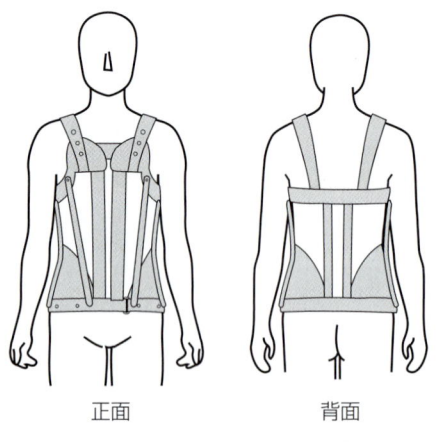

正面　背面

図8-72 スタインドラー型装具

3 モールドジャケット molded jacket（図8-70）

• 特徴

ギプス採型を行い，陽性モデルを作製して熱可塑性プラスチックにて作製するのが一般的である．適合性がよく，運動制限効果も高いが，背臥位での装着が困難である．

• 適応

頸椎手術後，頸椎症性脊髄症術後など．

4 ハローベスト halo vest（図8-71）

• 特徴

頭蓋内に刺入したピンをジャケットと接続したもので，頸椎の完全な免荷と固定が可能となる．ピンの緩みや感染に対する注意を要する．

• 適応

頸椎脱臼骨折，頸髄損傷，頸椎手術後，頸椎症性脊髄症術後など．

C 胸腰仙椎装具 TLSO

1 スタインドラー型装具 Steindler type（図8-72）

• 特徴

二重骨盤帯から前方・側方・後方支柱が2本あり，腋窩部分を通る横バーと懸垂装置としての鎖骨上ストラップが取り付けられている．フレームタイプであり機能的にはフルコンタクトタイプに近く，体幹の運動制限は強固である．

• 適応

胸椎圧迫骨折，変形性脊椎症，胸椎手術後など．

2 ジュエット型装具 Jewett type（図8-73）

• 特徴

胸骨・背部・恥骨パッドの3点で支持固定することで，体幹の屈曲を制限する．

• 適応

胸椎圧迫骨折，変形性脊椎症，円背など．

3 テーラー型装具 Taylor type（図8-74）

• 特徴

骨盤帯，2本の後方支柱，腋窩ストラップ，腹

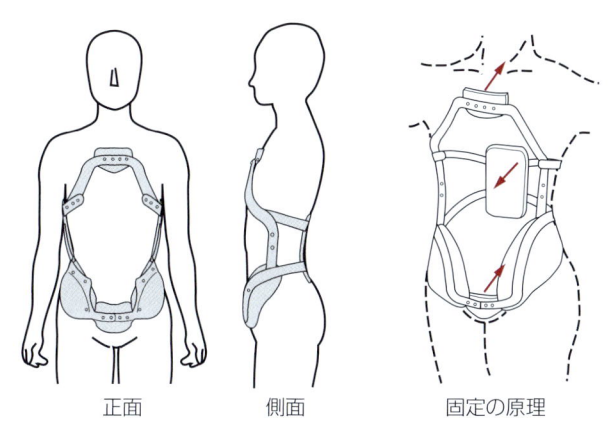

図8-73　ジュエット型装具

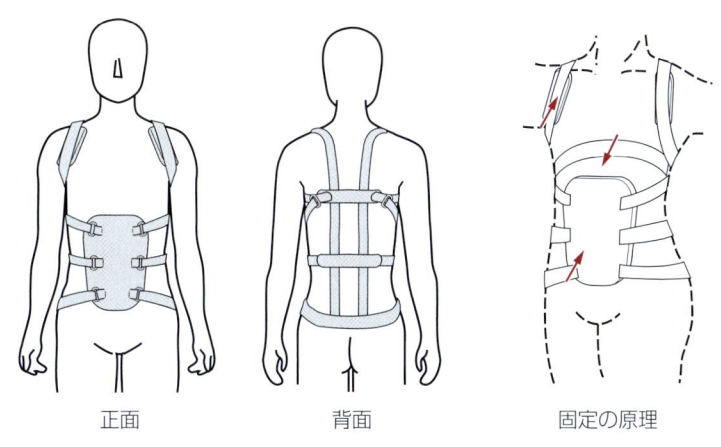

図8-74　テーラー型装具

部当てから構成され，前方からは肩ならびに下腹部，後方からは胸椎部の後方支柱による力を働かせ，3点固定の原理により胸椎を伸展させる構造となっており，屈曲・伸展を制限する．腹部当てにより腹腔内圧の増大も期待できる．

- 適応

胸腰椎圧迫骨折，変形性脊椎症，円背など．

4 ナイトテーラー型装具　Knight-Taylor type

- 特徴

テーラー型装具とナイト型装具（後述）を組み合わせたもので，骨盤帯，2本の後方支柱，2本の側方支柱，腋窩ストラップ，腹部当てから構成され，屈曲・伸展の制限に加え，若干の側屈・回旋も制限する．

- 適応

胸腰椎圧迫骨折，変形性脊椎症，円背など．

5 モールドジャケット　molded jacket（図8-75）

- 特徴

頸胸椎装具（CTO）と同様で，前方部を開口部として面ファスナーにてとめる．適合性もよく，運動制限効果も高い．懸垂装置として鎖骨上ストラップを取り付けている．

- 適応

胸腰椎圧迫骨折，胸腰椎手術後など．

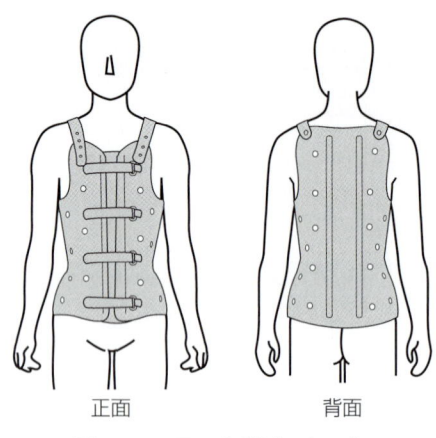

図 8-75　モールドジャケット

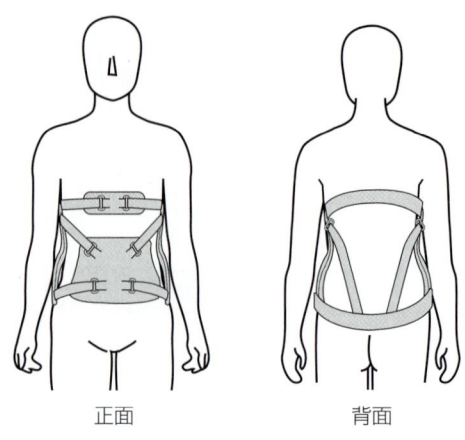

図 8-76　ウィリアムス型装具

D　腰仙椎装具 LSO

1　ウィリアムス型装具
Williams type（図 8-76）

● 特徴

骨盤帯，2本の側方支柱，2本の斜側方支柱，胸椎帯，軟性の腹部エプロン，腹部パッドから構成され，伸展，側屈は制限するが，屈曲は制限しない．側方支柱に継手が取り付けられた変法装具 flexion type（図 8-77）もある．腹腔内圧を増大させ，腰椎への体重負荷を軽減する効果もある．

● 適応

腰部脊柱管狭窄症，脊椎分離症，脊椎すべり症，腰椎椎間板ヘルニアなどの保存療法．

2　ナイト型装具　Knight type（図 8-78）

● 特徴

骨盤帯，2本の後方支柱，2本の側方支柱（左右1本ずつ），胸椎帯，軟性の腹部エプロンから構成され，屈曲・伸展・側屈を制限する．腰部疾患に対する代表的な装具である．

● 適応

腰椎椎間板ヘルニア，腰椎骨折，脊椎分離症，脊椎すべり症，腰部椎間関節症，変形性脊椎症など．

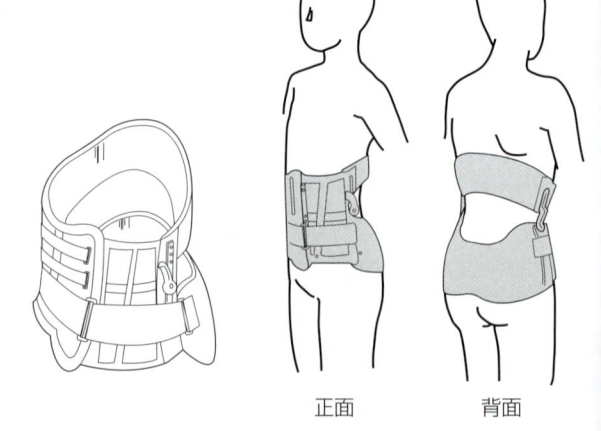

図 8-77　ウィリアムス型装具（変法装具）

3　チェアバック型装具
chair-back type（図 8-79）

● 特徴

骨盤帯，2本の後方支柱，胸椎帯，軟性の腹部エプロンから構成され，椅子の背もたれのように作製されており，腰椎部を後方から支持している．主に屈曲・伸展を制限する．

● 適応

脊椎分離症，脊椎すべり症など．

4　モールドジャケット　molded jacket（図 8-80）

● 特徴

頸胸椎装具，胸腰仙椎装具と同様．

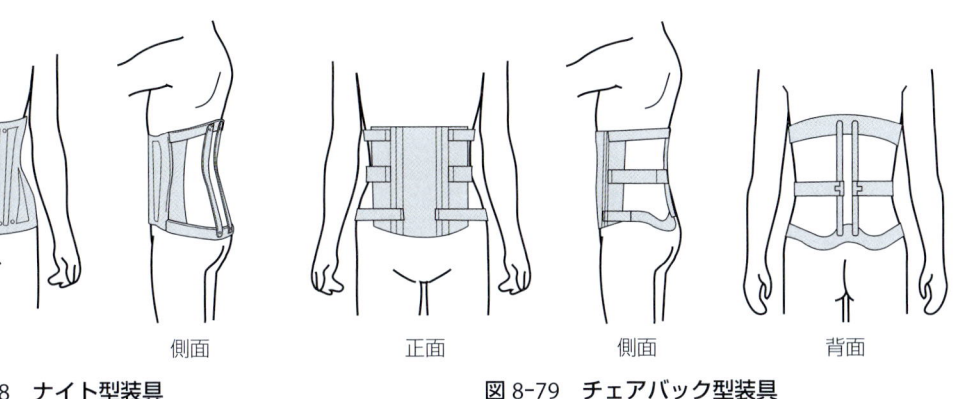

図8-78 ナイト型装具　　正面　側面

図8-79 チェアバック型装具　　正面　側面　背面

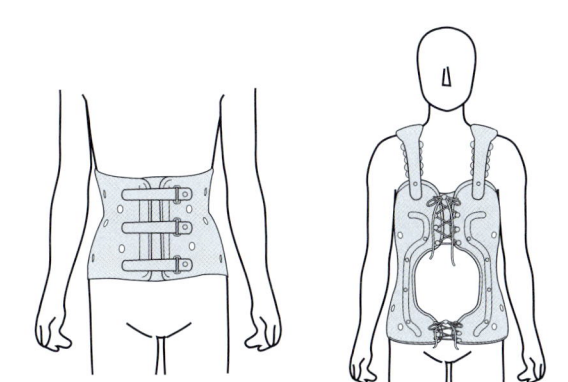

図8-80 モールドジャケット　　正面

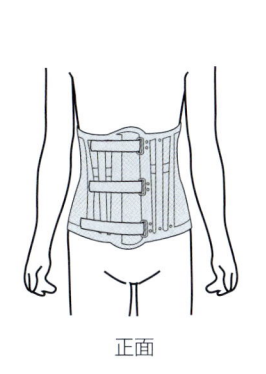

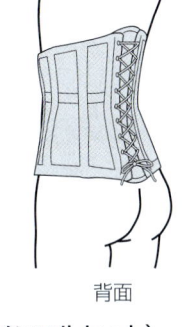

図8-81 軟性コルセット（ダーメンコルセット）　　正面　背面

- 適応

腰椎椎間板ヘルニア術後，腰椎骨折，脊椎分離症，脊椎すべり症，腰部椎間関節症，変形性脊椎症など．

5 軟性コルセット soft corset（ダーメンコルセット Damen corset，図8-81）

- 特徴

金属などで補強された帯状の木綿布やナイロンメッシュで，腰部を取り巻くように装着する．後方の編み上げ紐と前方のマジックテープにより締め具合を調整する．運動制限効果は期待できず，主な目的は腹腔内圧増大による脊柱の支持力カバーの作用，保温，心理的効果である．

- 適応

腰痛を有する疾患など．

E 仙椎装具 SO（図8-82）

1 仙腸ベルト sacroiliac belt（大転子ベルト trochanter belt）

- 特徴

上前腸骨棘と大転子間の骨盤を取り巻くように装着する非弾性性の軟性ベルトである．運動制限効果はほとんどなく，仙腸関節，恥骨結合の安定化ならびに腹腔内圧の増加による脊柱の支持力強化を目的とした装具である．

- 適応

腰痛を有する疾患，仙腸関節炎など．

F 側弯症装具 orthosis for scoliosis

側弯症に対する装具は，upper arm brace（CTLSO）と under arm brace（TLSO）に分類される．

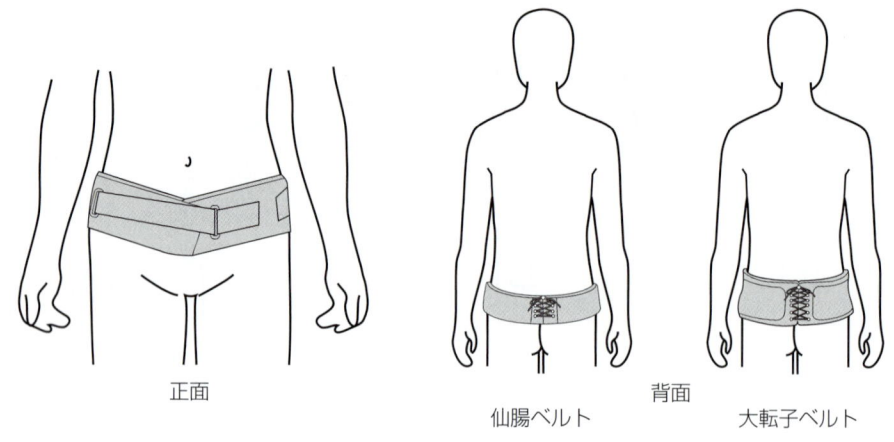

図 8-82　仙椎装具

正面　　　仙腸ベルト　背面　大転子ベルト

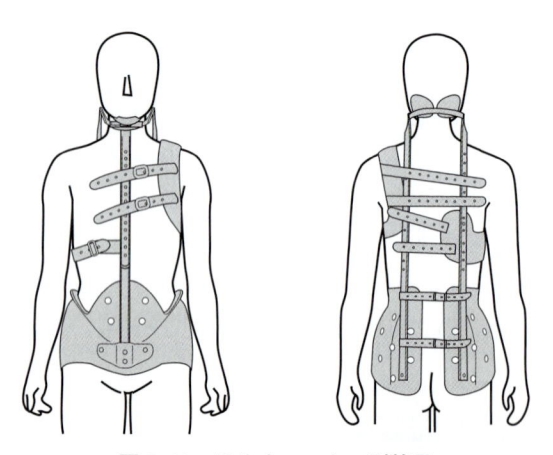

図 8-83　ミルウォーキー型装具

1 upper arm brace

a. ミルウォーキー型装具　Milwaukee brace（図 8-83）

- 特徴

骨盤帯から頸部までの前方1本，後方2本の金属支柱，ネックリング，ネックリングに取り付けられたあごパッドと後頭パッド，金属支柱に取り付けられた胸郭パッド，腋窩パッド，肩リングから構成される．就寝時に後方支柱のたわみによる脊柱の牽引効果が期待できる．

- 適応

頂椎が第7胸椎より頭側にある側弯症．コブ角25～45°の成長期側弯症．

2 under arm brace

a. ボストン型装具　Boston brace（図 8-84）

- 特徴

側弯症に用いられる最も短い装具で，上位胸椎における代償弯曲の立ち直り反射を期待しているため，胸椎凹側は大きく開けて作られている．3点固定の原理を前額面・水平面にて立体的に組み合わせている．

- 適応

中等度の側弯症で，頂椎が下位胸椎より尾側にある側弯症．立ち直り反射が十分みられる側弯症．

b. OMC 型装具　Osaka Medical College type brace（図 8-85）

- 特徴

ボストン型装具に胸椎凹側腋窩パッドを加えたもの．

- 適応

中等度の側弯症で，頂椎が下位胸椎より頭側にある側弯症．立ち直り反射が不十分な側弯症．

3　下肢装具

A　下肢装具を使用する目的

下肢装具を使用する目的には，①変形の予防・矯正，②安静と固定，良肢位の保持，③失われた機能の代償，④組織の保護，などがあげられる．

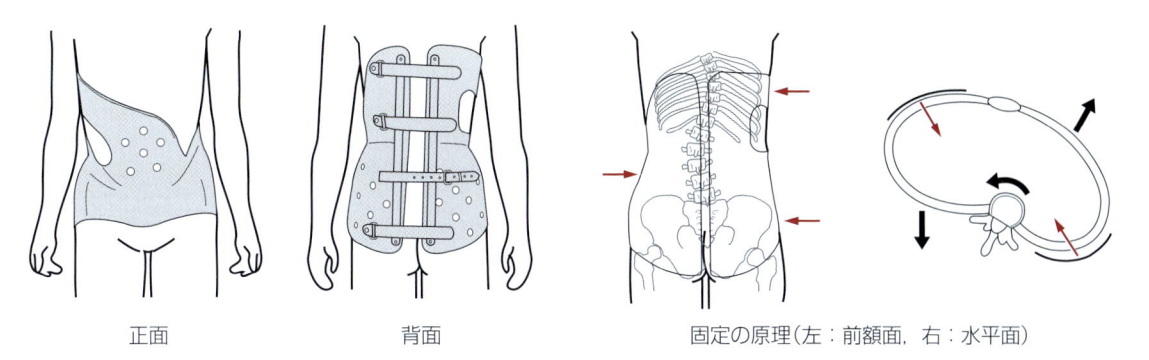

正面　　　　　　　背面　　　　　　　固定の原理（左：前額面，右：水平面）

図 8-84　ボストン型装具

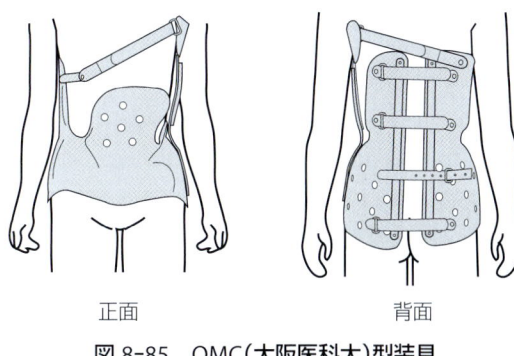

正面　　　　　　　背面

図 8-85　OMC（大阪医科大）型装具

下肢装具は，上記の目的を果たしながら，主に歩行においてできるだけエネルギーが低くてすむ能力を提供する．また，下肢の抗重力筋の筋力低下を余儀なくされている例では，下肢装具を使用した立位の保持による廃用症候群の予防や改善にも使用される．

下肢装具には，短下肢装具〔AFO（ankle foot orthosis），SLB（short leg brace）〕，長下肢装具〔KAFO（knee ankle foot orthosis），LLB（long leg brace）〕，膝装具（knee orthosis），靴型装具（orthopedic shoes），などがある．これらは理学療法では，脳卒中片麻痺など下肢の麻痺した機能を代償し，歩行障害の治療を行う場合や，日常生活で使用する場合の更正用装具として処方される．図 8-86 に下肢装具の種類と名称，目的を示した．

B　3点支持の原理

義肢装具全般にいえることであるが，下肢装具が3点支持の原理 three point principle を満たして製作されていることが，下肢装具による治療が成功するか否かの重要なポイントとなる．図 8-87 にはその例として，下垂足に対する靴べら型（shoe horn brace）AFO，反張膝に適応されるスウェーデン式膝装具での3点支持の模様が示されている．3点支持が確保されることにより目的に沿った装具の機能が保証される．

C　継手の軸位設定と種類

1　足継手　ankle joint（図 8-88）[1]

足継手は，外側は外果の中央，内側は内果の下端のこれら2つを結ぶ水平な軸位に設定する（図 8-88 1）．靴べら型のプラスチック AFO に足継手をもつタイプの場合も，この軸位設定法に準拠して設定する[1]．

足継手には固定式をはじめ，遊動式，制御式，プラスチック AFO ではたわみ式重ね足継手がある．さらに制御式には，足関節の底屈・背屈の可能範囲を調整するものと，一方向および二方向の運動を補助するクレンザック（Klenzak）足継手がある（図 8-88 2）[1]．

2　膝継手　knee joint（図 8-89）[1]

膝継手の軸位は，前額面で水平で，大内転筋結節と膝裂隙の中間の高さで，矢状面上の膝の前後

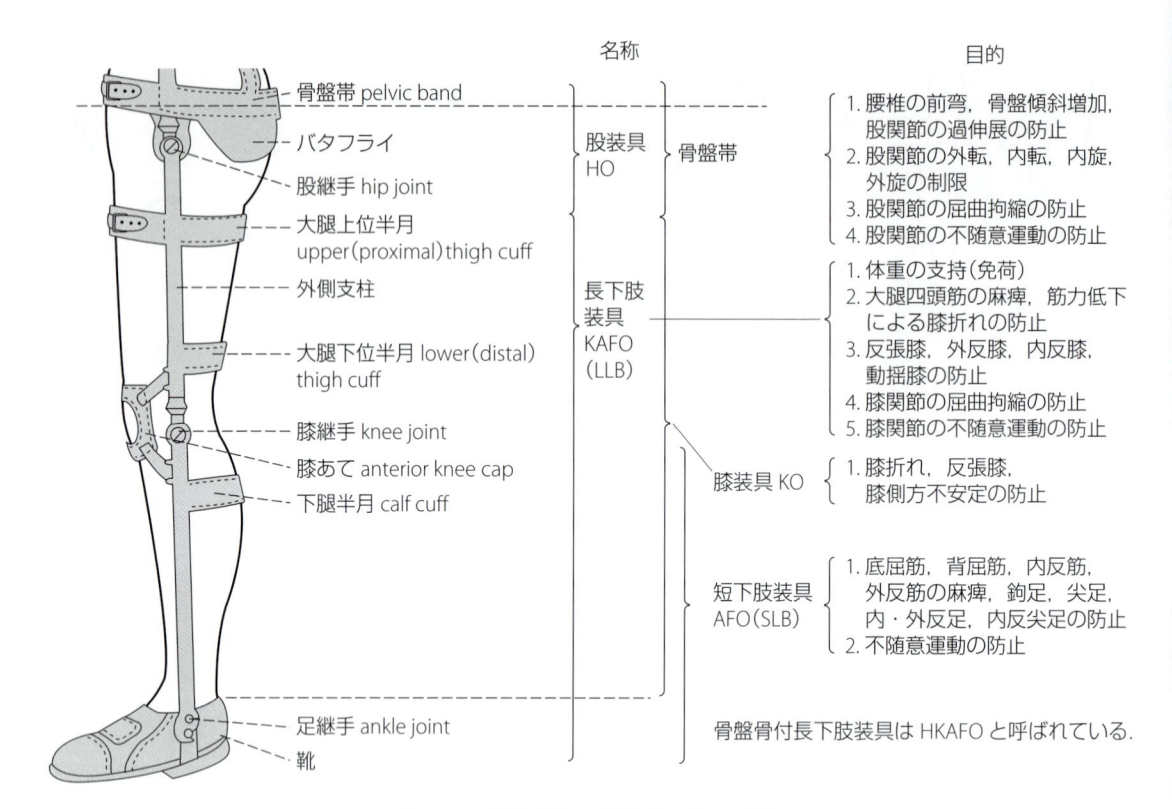

図8-86 下肢装具の種類と名称，目的

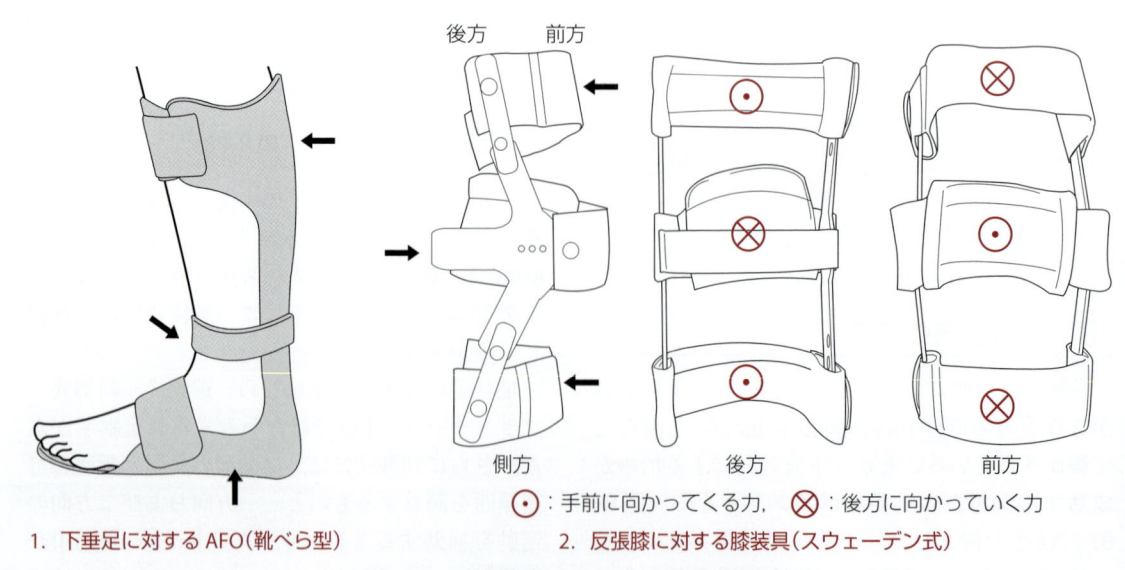

名称

- 骨盤帯 pelvic band
- バタフライ
- 股継手 hip joint
- 大腿上位半月 upper (proximal) thigh cuff
- 外側支柱
- 大腿下位半月 lower (distal) thigh cuff
- 膝継手 knee joint
- 膝あて anterior knee cap
- 下腿半月 calf cuff
- 足継手 ankle joint
- 靴

装具区分	構成	目的
股装具 HO	骨盤帯	1. 腰椎の前弯，骨盤傾斜増加，股関節の過伸展の防止 2. 股関節の外転，内転，内旋，外旋の制限 3. 股関節の屈曲拘縮の防止 4. 股関節の不随意運動の防止
長下肢装具 KAFO (LLB)		1. 体重の支持（免荷） 2. 大腿四頭筋の麻痺，筋力低下による膝折れの防止 3. 反張膝，外反膝，内反膝，動揺膝の防止 4. 膝関節の屈曲拘縮の防止 5. 膝関節の不随意運動の防止
膝装具 KO		1. 膝折れ，反張膝，膝側方不安定の防止
短下肢装具 AFO (SLB)		1. 底屈筋，背屈筋，内反筋，外反筋の麻痺，鉤足，尖足，内・外反足，内反尖足の防止 2. 不随意運動の防止

骨盤骨付長下肢装具はHKAFOと呼ばれている．

---

1. 下垂足に対するAFO（靴べら型）
2. 反張膝に対する膝装具（スウェーデン式）

⊙：手前に向かってくる力， ⊗：後方に向かっていく力

図8-87 下肢装具における3点支持の原理

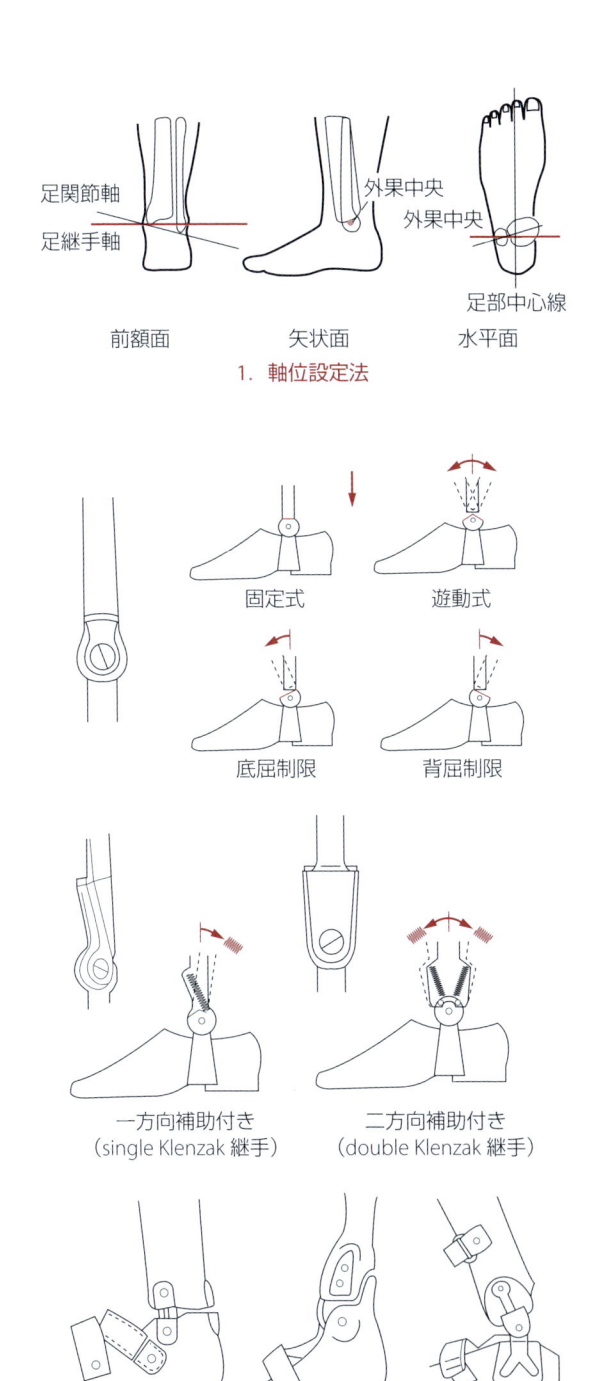

幅の中点と後方の1/3の点の中間に，水平で矢状面に直交するように設定する(図8-89 1).

長下肢装具での膝継手の役割は，主に屈曲と伸展運動の制動であるが，立脚期での膝折れのおそれのある例では，継手を膝伸展位に固定(ロック)して使用する．ロック機構の違いにより，以下のようなものがある(図8-89 2).

● 伸展制限付

伸展位になる前に継手が接して，それ以上の伸展運動がおこらないような構造をもつ．

● リングロック(輪止め)式

大腿支柱と下腿支柱の重なり部分を金属の角形リングを上下させることにより，それぞれロックをかけないアンロック状態とロック状態とが切り替えられる．アンロック時にはリングが下にずり落ちないように，スチールボール(鋼球)を組み込んで防いでいる．

● スイスロック式

歩行時はロック状態で使用し，座位時では後方のレバーが椅子座面にあたるとロックが外れる機構になっている．

● 横引き式

支柱に沿わせたレバーを引くことにより，伸展位になっているリングロックをはずし，屈曲ができる構造をもつ．レバーの下には圧縮されたバネが挿入されており，バネの復元力のために通常は自動的にロックがかかる．

● ダイヤルロック式

ビスとそれに対する円盤状の継手部分に空けられたビス穴の組み合わせにより，継手の可動域を設定する．可動域を制限したり膝の屈曲拘縮を段階的に改善させたりするときに用いる．

● ファンロック式

扇(ファン)状の部分にいくつかのビス穴を設け，ビスとの組み合わせで膝継手の固定角度を選択する．ダイヤルロック式と同様の目的で使用される．

● オフセット式

大腿支柱と下腿支柱の連結部分である膝継手の回転中心を，2つの支柱の後方に設定することにより，立脚期での膝折れを防止する．ポリオの症例では，UCLA機能的長下肢装具 UCLA functional long leg brace の膝継手として用いられる．

図8-88 足継手の軸位設定法と種類
〔飛松好子，他：下肢装具．日本整形外科学会，他(監修)：義肢装具のチェックポイント，第7版．医学書院，p232, 2007 より改変〕

1. 軸位設定

　前額面　　矢状面　　水平面

伸展制限付　　リングロック（輪止め）式，伸展制限付

スイスロック式　横引き式　ダイヤルロック式　ファンロック式

オフセット式　　多軸式　　SPEX式[16]　ステップロック式

2. 種類

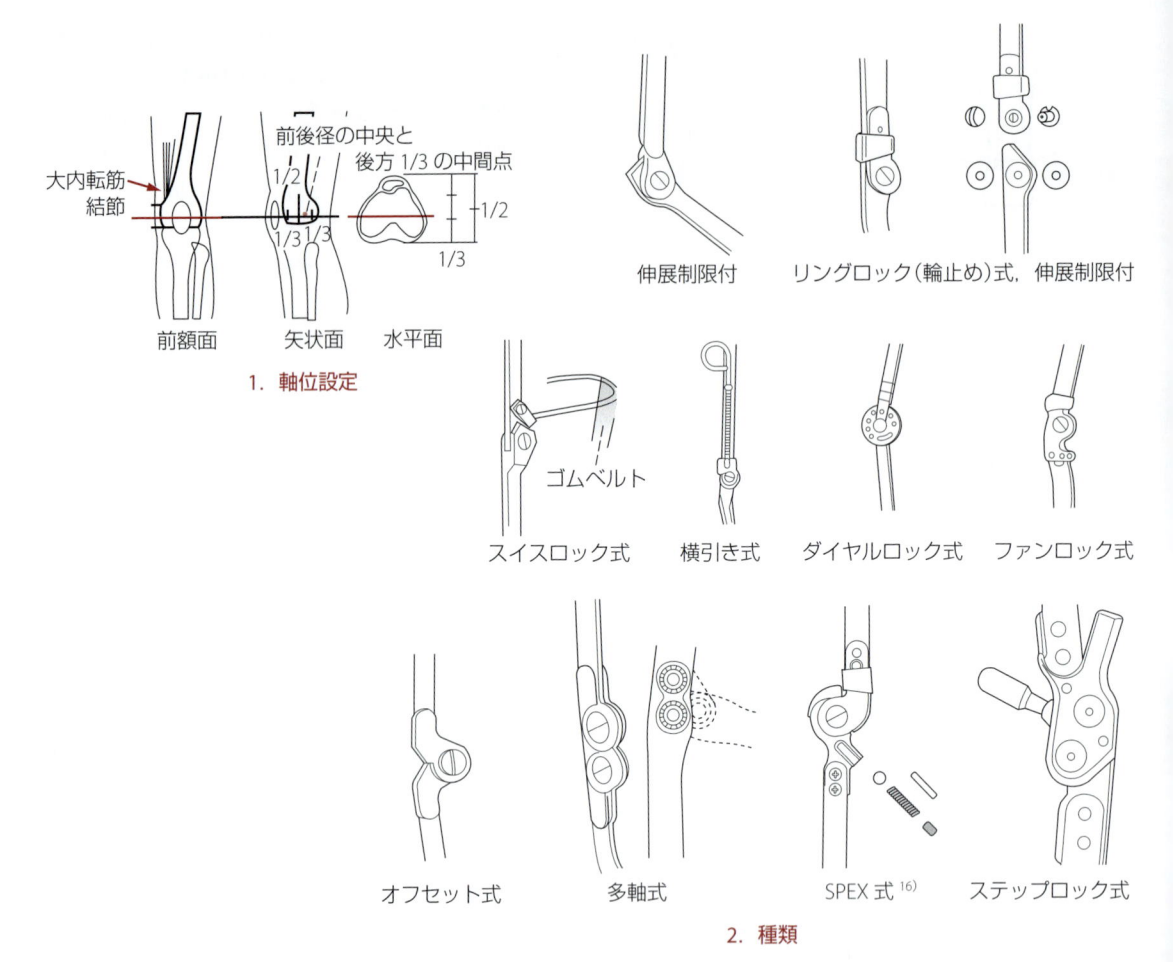

図 8-89　膝継手の軸位設定法と種類
〔飛松好子，他：下肢装具．日本整形外科学会，他（監修）：義肢装具のチェックポイント，第7版．医学書院，p233, 2007 より改変〕

- 多軸（polycentric）式

　膝運動は，その回転中心が一定位置に固定されずいわば多軸運動を行う．このことを考慮し，ギヤを組み合わせた回転運動を与えることにより，これに応えようとした継手である．

- SPEX（spring assisted extension）式

　30°程度の屈曲を許し，伸展はスプリングで補助する．スプリングの代わりにロッドを用いれば強固な膝伸展位保持が可能である．

- ステップロック（step lock）式

　膝に高度の屈曲拘縮がある脳卒中後片麻痺などの例で用いられるもので，膝角度の段階的な設定が可能である．レバーの引き上げで下腿支柱部をフリーにして拘縮に応じた適切な角度を選び，再度引き下げてその角度でロックする．

3　股継手　hip joint（図 8-90）[1]

　股関節運動も膝関節同様に単純な動きではなく，しかも回転中心は臼蓋内に存在することを考慮した軸位に設定する．具体的には，大転子を基準にして大転子から上前方にそれぞれ2cm移動した位置に設定する（図 8-90 1）．多くは股関節の屈曲と伸展を制御するものであるが，屈曲伸展の動きを制限しない遊動式のもの，リングロック式，外転運動を許した継手もある（図 8-90 2）．

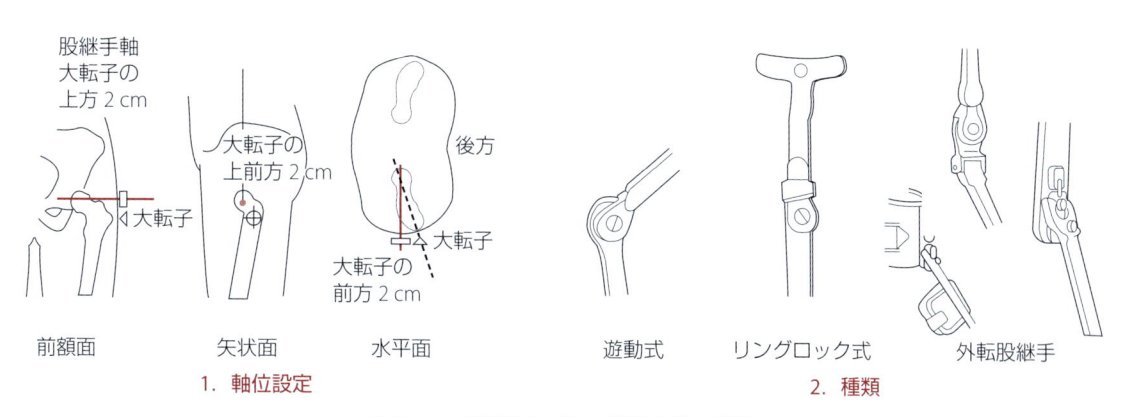

図 8-90　股継手の軸の位設定法と種類

〔飛松好子，他：下肢装具．日本整形外科学会，他（監修）：義肢装具のチェックポイント，第 7 版．医学書院，p234, 2007 より改変〕

以上に継手の種類を述べたが，いったん継手を決定しても症例の回復度（障害度），多関節との相互の影響を十分に考慮し，これらに応じた適切な継手を選択することが肝要である．

D　下肢装具の種類

1　短下肢装具

AFO は，下腿から足底に及ぶ範囲の運動を制御し，そのデザインと構成要素により両側金属支柱付 AFO とプラスチック AFO，そのほかに分類される．これらの多くは下垂足，尖足，内反足および内反尖足の制御に用いられる．

a. 両側金属支柱付 AFO（図 8-91）

足部と足関節の運動を制御した底背屈の制動機能をもち，内反足，外反足を伴った例にも適応がある．足継手には，一般に 1 軸性の継手である single Klenzak 足継手が用いられる（図 8-92 1）．足関節の可動域は，膝関節の制御にも影響を及ぼす．そこで，膝折れや逆に膝関節のロッキングを防ぐため，微妙な関節底背屈の調整が必要な例には double Klenzak 足継手を用いる（図 8-92 2）．

また，高度の内反尖足を呈する脳卒中片麻痺患者の例では，Y ストラップや T ストラップによって外果をストラップ中央で覆い，ストラップの両端は内側支柱に掛けて締めることにより，外果を内側へ引き寄せて足部内反を矯正する．外反足の例は反対に内果を覆い，外側支柱に掛けて締める（図 8-93）．

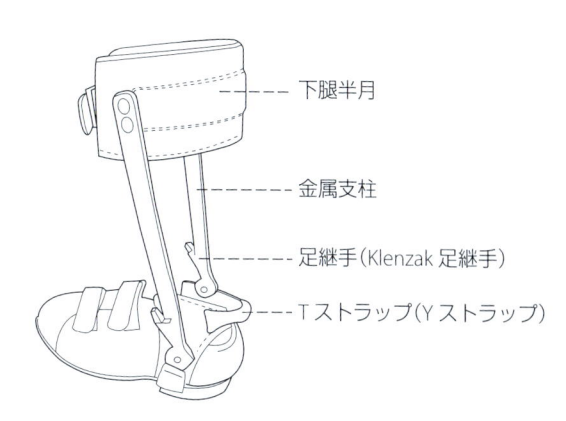

図 8-91　両側金属支柱付靴型 AFO

b. プラスチック AFO

プラスチック AFO は，金属支柱付 AFO とは異なり，トリミングのしやすさから，わが国では 1970 年代後半から積極的に選択されるようになった．プラスチック AFO は，プラスチックの弾力性による矯正力と復元力を利用して足関節の底背屈を制御しているため，一種，足継手の機能をもっていると言えないこともない．このためプラスチック AFO は，明らかな足継手機構をもつものともたないものに分けると理解しやすい．

- 足継手機構をもたない AFO[2]

後面支柱付（図 8-94 1）のトリミング量の少ないもの，ポリプロピレン TIRR（the Texas Institute for Rehabilitation and Research，図 8-94 4），前面支柱付の湯之児式（図 8-94 7）は，プラスチック

1. single Klenzak 足継手　　　　2. double Klenzak 足継手

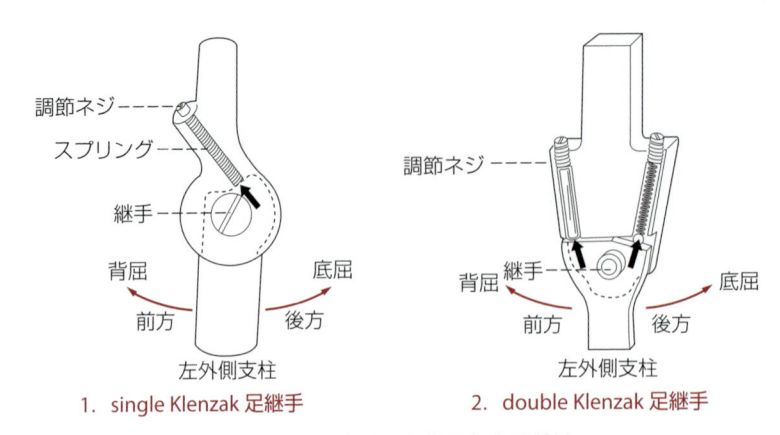

図 8-92　足継手の底背屈角度調整法

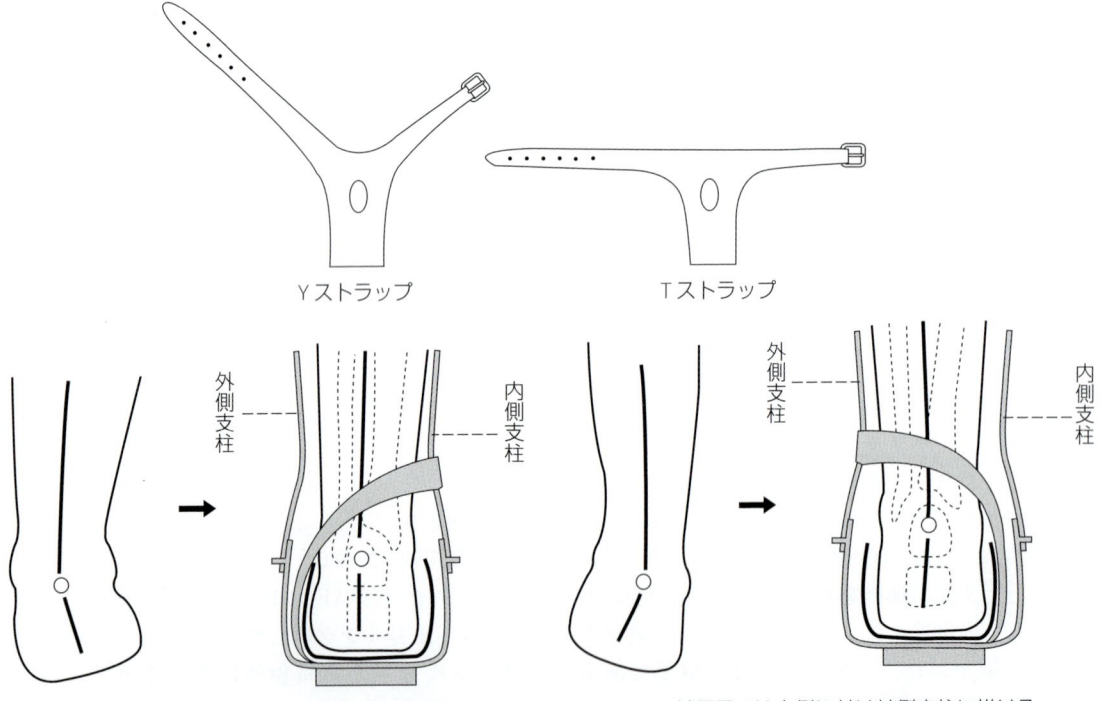

1. 内反足では外側に付け内側支柱に掛ける．　　2. 外反足では内側に付け外側支柱に掛ける．

図 8-93　YストラップまたはTストラップによる内反足または外反足の矯正法
図では左側足部を後方から描いている．

の可撓性が低いため足関節の動きを大きく制動できる．このため，下垂足，脳卒中後片麻痺の軽度から中等度の尖足の例に適応となる．湯之児式は足部をトンネル状の部分に通過させる構造のため，脳卒中片麻痺の症例でも片手での脱着が容易であるが，内反足の制動機能は比較的低い．

一方，後面支柱付でトリミング量の多いものやオルソレンドロップフットブレース，オルトップ，ポリプロピレン TIRR，らせん状支柱付および半らせん状支柱付(図 8-94 1〜6)は，可撓性をもつため，下垂足や尖足や内反尖足の中等度から軽度の例に適応がある．らせんおよび半らせん状

1. 後面支柱付
2. オルソレンドロップフットブレース
3. オルトップ
4. ポリプロピレンTIRR
5. らせん状支柱付
6. 半らせん状支柱付
7. 前面支柱付（湯之児式）

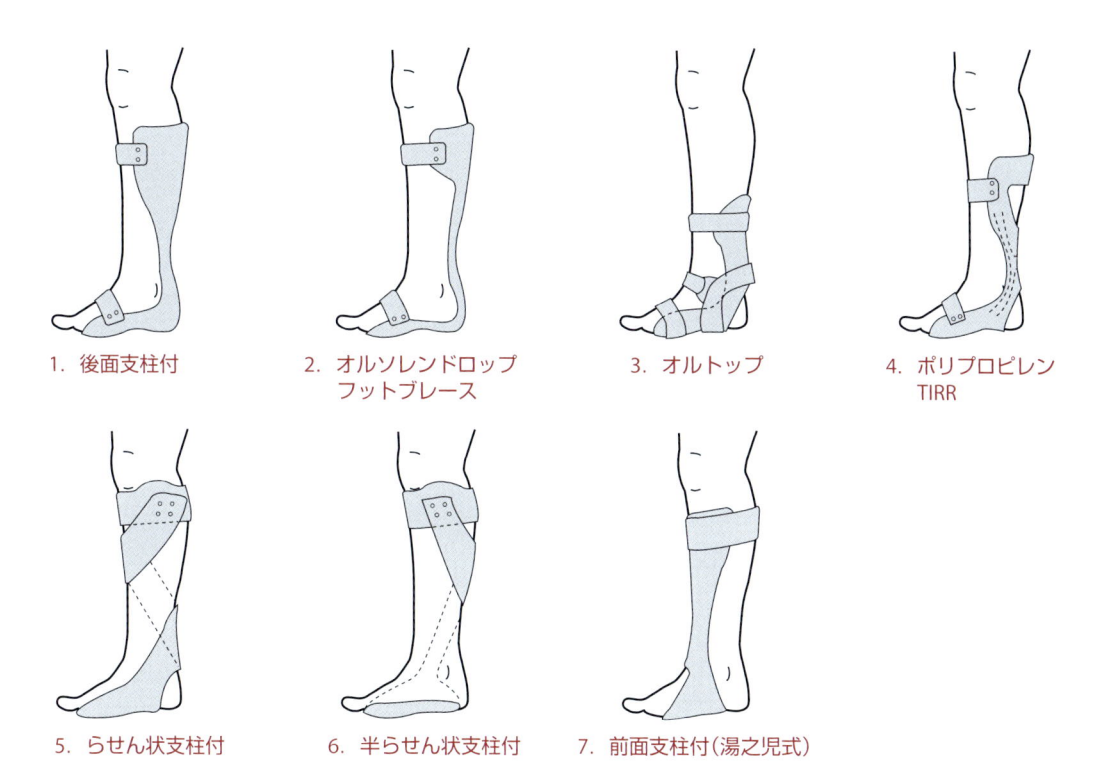

図8-94　足継手機構をもたないプラスチックAFOの種類
〔1〜4：浅見豊子：脳神経麻痺の装具．川村次郎，他（編）：義肢装具学．第4版．医学書院，p206, 2009より引用〕

支柱付は，広い足関節背屈角度をカバーし和式トイレでのしゃがみこみ動作を可能にする．また，らせん状支柱付は外反足の矯正・抑制，半らせん状支柱付は内反足の矯正・抑制に適応がある．

• 足継手機構をもつAFO

両側金属支柱付靴型AFOは，和式生活には不向きである．しかし一方で足継手機構をもつプラスチックAFOは，内反足，外反足の矯正力は低いものの足関節の可動域を制限するほか，底背屈の制動を可能にし，しかも軽量であるという大きな特長をもち，脳卒中後片麻痺をはじめ多くの例に適応がある（図8-95）．これらの継手の素材には，金属製のものと，樹脂を使用したものがある（図8-95 1〜10）．

金属製のうちアルミニウムとステンレス製のPDC（plantar dorsiflexion control），PDA（plantar dorsiflexion assist）はこれらの構造により，また，ステンレス製のSelectとCamberは使用するアルミニウム製カムの入れ替えにより足関節可動域の制御が，同じくステンレス製GaffneyとScottyは，それぞれフレクサーストラップで足関節背屈補助，モーションコントロールリミッターmotion control limiter（図8-95 11）で足関節の底屈制限が可能である．COD（Center for Orthotic Design）self-aligning ankle jointは，足部のボールジョイントと支柱のターンバックル構造により，足部の内がえしと外がえしの角度調整が可能である．

樹脂製のうち，足関節可動域制限をもたないポリプロピレン製のOklahoma，弾力性をもつ特殊ウレタン製のたわみ式足継手であるTamarakとGilletteは，モーションコントロールリミッターを付けることにより足関節底屈制限が可能で，これらには背屈補助機能をもつTamarak DorsiflexionやGillette Dorsiflexure Assist Ankle Jointなども用意されている．原則として靴を装着して使用する．

c. そのほかのAFO

GS（GaitSolution）は，従来のAFOが遊脚期の下肢制御であったのに対し，立脚期の足関節底屈

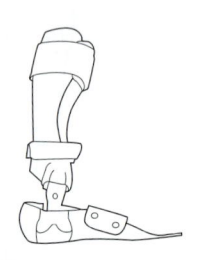

1. PDC
（plantar dorsiflexion control）
ダブル Klenzak 足継手に相当するような継手を取り付けたもの．足関節の底背屈のコントロールが可能．

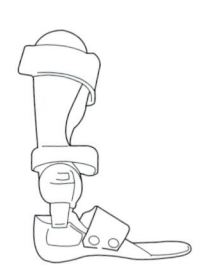

2. PDA
（plantar dorsiflexion assist）
PDC と同様の構造である．スプリングによる足関節の底背屈補助が可能．

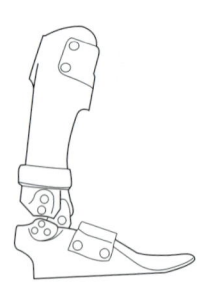

3. Select
いくつかのカムが用意されており，カムを取り替えることにより，最適な足関節底背屈の可動域設定が可能．

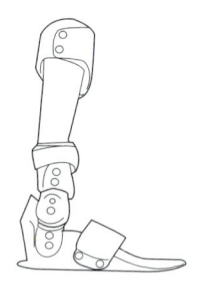

4. Camber
高い耐久性をもつ．Select と同様に，カムの取り替えにより，最適な足関節底背屈の可動域設定が可能．

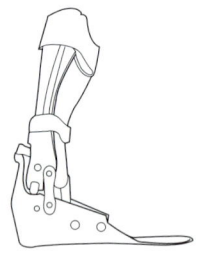

5. Gaffney
ゴム製のフレクサーストラップで足関節背屈補助が可能．

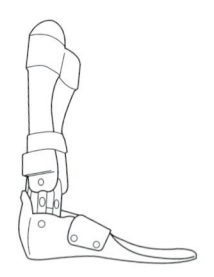

6. Scotty
モーションコントロールリミッターにより足関節底屈制限が可能．

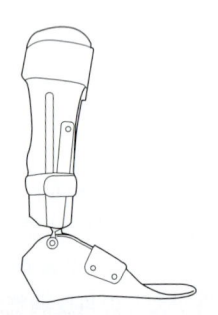

7. COD（Center for Orthotic Design）self-aligning ankle joint
足部のボールジョイントと支柱のターンバックル構造により，足部の内がえしと外がえしの角度調整が可能．

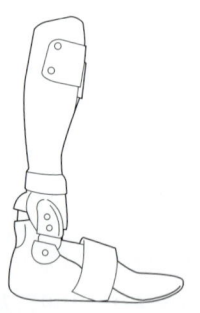

8. Oklahoma
ポリプロピレン製で足関節可動域制限をもたない．

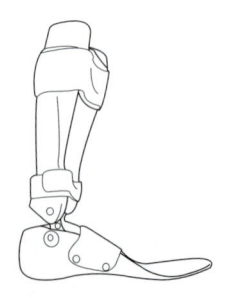

9. Tamarack
特殊ウレタン製のたわみ式足継手．モーションコントロールリミッターにより，足関節底屈制限が可能．足関節背屈補助機能をもつ Tamarak Dorsiflexion あり．

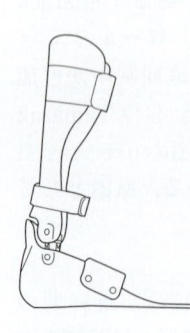

10. Gillette
特殊ウレタン製のたわみ式足継手．モーションコントロールリミッターにより，足関節底屈制限が可能．足関節背屈補助機能をもつ Gillette Dorsiflexure Assist Ankle joint あり．

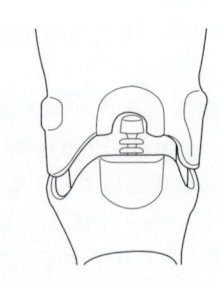

11. モーションコントロールリミッター（No.795）

図 8-95　足継手機構をもつプラスチック AFO の種類

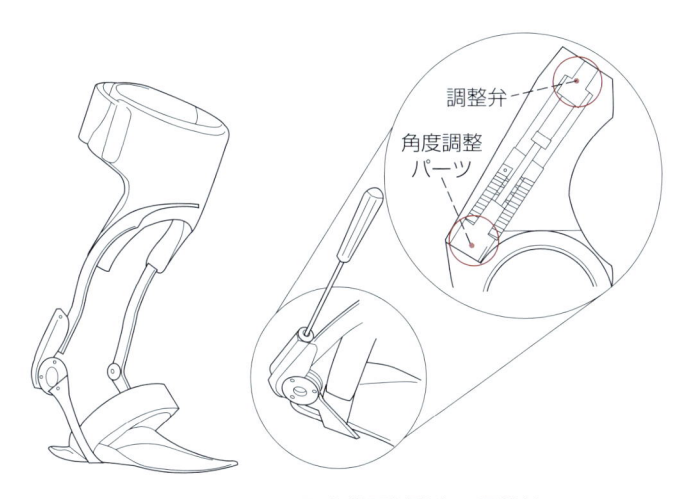

図 8-96　GS と足底背屈制動力の調節法
ドライバを用いて足関節底背屈制動力の微調整が可能．

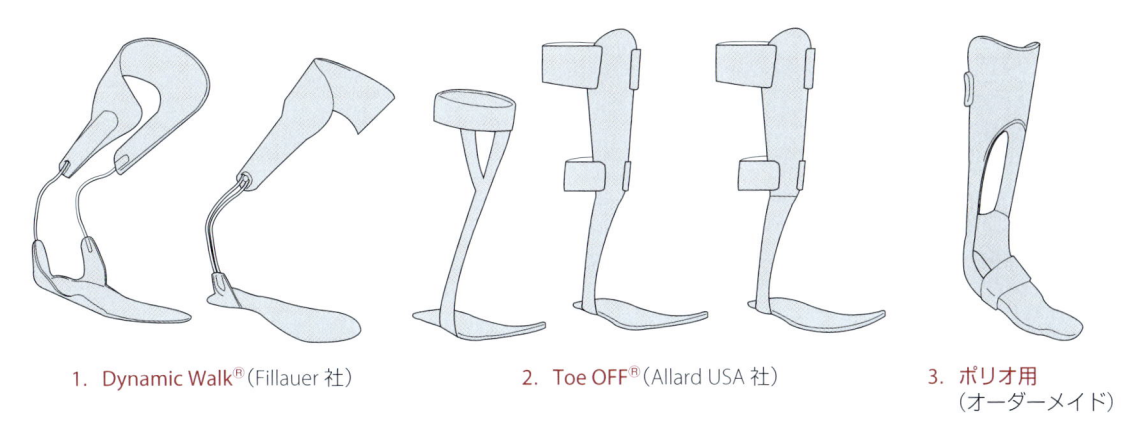

1. Dynamic Walk®（Fillauer 社）　　2. Toe OFF®（Allard USA 社）　　3. ポリオ用
　　　　　　　　　　　　　　　　　　　　　　　　　　　　　　　　　　　（オーダーメイド）

図 8-97　カーボン繊維を素材とする AFO の種類

を制御し，その一方で足関節背屈はフリーないしは補助機能をもっている（図 8-96）[3]．足関節底屈制動は油圧制御によって行う．程度はドライバによって微調整が可能である．下垂足のほか，脳卒中後片麻痺の尖足にも広く適応される．また，足継手は背屈フリーのため，足部を容易に装具に挿入できる．なお GS とは，AFO のみを指すのではなく，あくまで継手の呼称であり，膝継手として膝の屈曲と伸展の制御に用いることもある．

図 8-97 には，カーボン繊維を素材とする AFO を示した．Dynamic Walk®（図 8-97 1）は，内外側に樹脂製の PEEK（polyetheretherketone，ポリエーテルエーテルケトン）による支柱をもつ AFO である．足底と下腿部はカーボン繊維製の樹脂からなり，背屈介助機能に加え，距骨下関節の内がえしと外がえしのコントロール機能も併せもち，軽量で高耐久性を擁し，下垂足や痙性の高くない脳卒中片麻痺に適応がある．

また，Toe OFF®（図 8-97 2）は一側支柱型であるが，本体は下腿前方を覆う前面支柱式の形状をなしている．図 8-97 1, 2 は各サイズが準備された既製品であるのに対し，図 8-97 3 は症例ごとにモデル採型し製作したポリオ用のカーボン繊維製 AFO である．ポリオの症例は膝伸展筋力が弱く膝折れをおこすおそれがあるため，足関節が底屈位となるようモデリングされている．オーダーメイドの場合，モデリングにより細かな対応と軽量化が可能である．

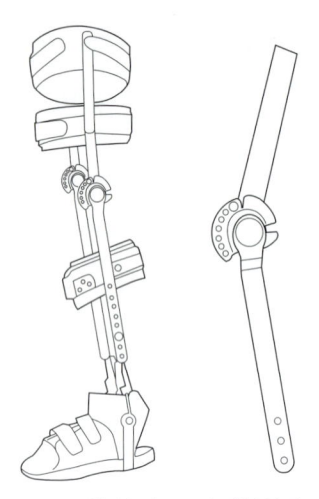

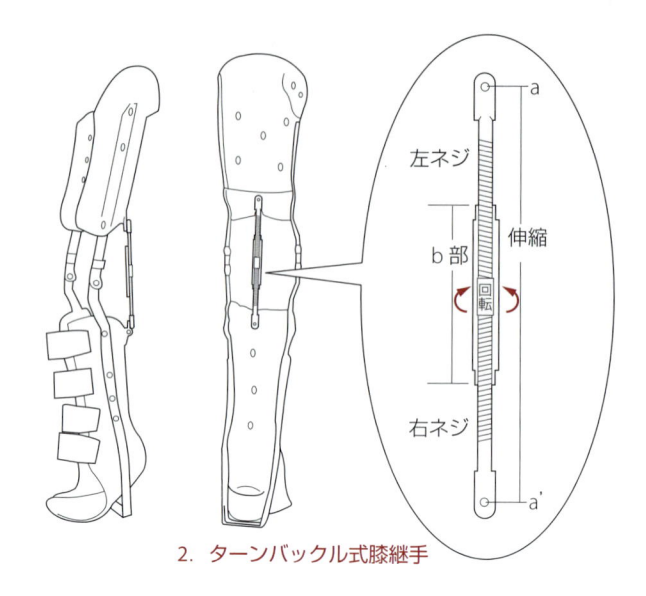

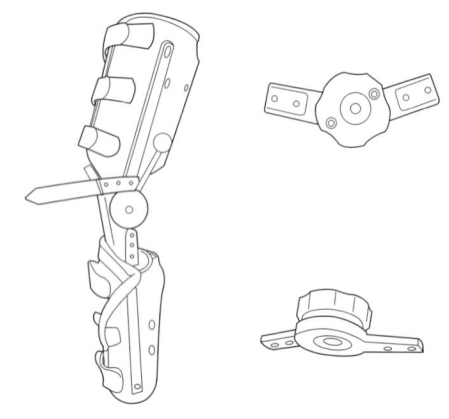

1. ダイヤルロック式膝継手
2. ターンバックル式膝継手
3. タウメル継手

図 8-98 膝関節矯正装具の種類
〔2:亀山順一:整形外科的治療装具.川村次郎,他(編):義肢装具学.第4版,医学書院,p254,2009 より改変〕

2 膝装具

KOは,大腿部から下腿部を覆い,膝関節の運動を制御する装具である.装着する目的により,①拘縮・変形の矯正,②不安定性の予防,反張膝などの変形の防止と改善,③スポーツに起因する疼痛の緩和,膝靱帯の損傷の予防と術後の再断裂予防,として3つに大別される.これらの多くは装具の原則である3点支持の原理に沿って製作される.

a. 膝関節矯正装具(図8-98)

臨床で頻繁に使用される矯正の手法として,ダイヤルロック式膝継手(図8-98 1)を用いるものと,ターンバックル式膝継手を用いるもの(図8-98 2)がある.また,タウメル継手(図8-98 3)を使っても段階的な矯正が可能である.ダイヤルロック式は,ビスとビス穴の組み合わせで,膝角度を漸増あるいは漸減させる方法をとる.

b. 金属支柱付膝装具(図8-99)

膝関節の不安定性,反張膝に対応する膝装具である.歩行では,膝継手をロック状態にして使用すれば膝伸展筋力の低下した例に適応となる(図8-99 1).不安定性の要素に内反膝や外反膝が混在している例では,黒矢印のように3点支持の原

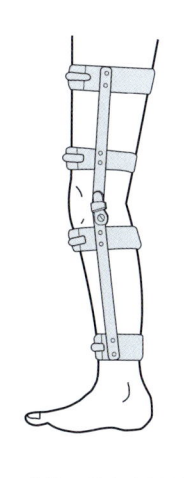

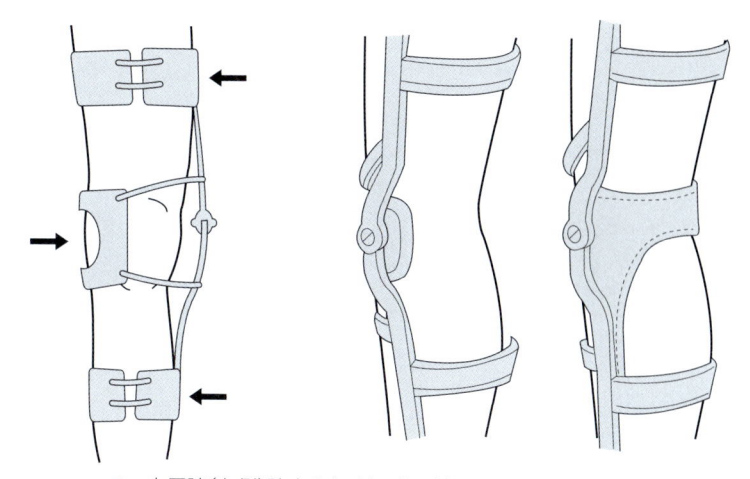

1. 支柱で不安定性防止.　　　　2. 内反膝（左側）防止のためにパッドかストラップを付加.

図 8-99　金属支柱付膝装具

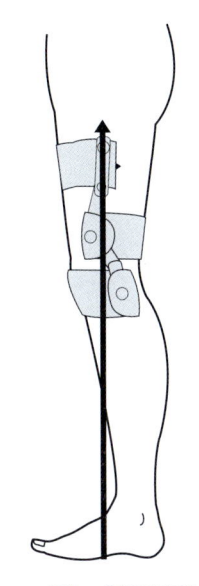

図 8-100　スウェーデン式膝装具における 3 点支持と床反力作用線

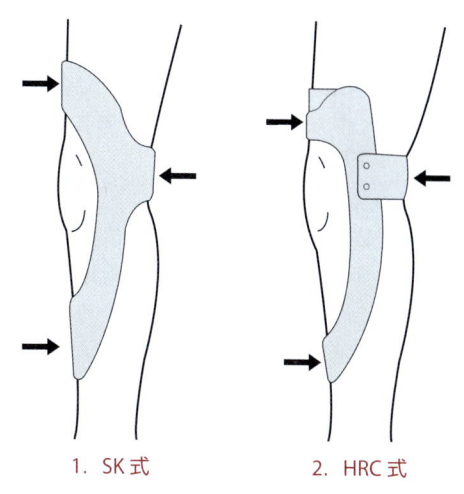

1. SK 式　　　2. HRC 式

図 8-101　SK 式膝装具と HRC 式膝装具における 3 点支持

理のもとにパッドを使用して，それらを制御する（図 8-99 2）.

c. スウェーデン式膝装具（図 8-100）

スウェーデン式膝装具 Swedish knee cage は，スチール製のフレームに厚手のキャンバス布を付けた反張膝防止用の膝装具である（図 8-87 参照）. 装着は比較的容易であるが，歩行や座位から起立したときにずれてしまうという難点がある. ま た，高度の反張膝の例では，スウェーデン式膝装具では床反力作用線は膝軸の前方を通過するため，装着しても依然として反張膝は残存し，効果が得られない（図 8-100）. このような場合は両側金属支柱付長下肢装具の適応となる.

d. SK 式膝装具と HRC 式膝装具（図 8-101）

SK（Supracondylar Knee）式（図 8-101 1）と HRC（Hyogo Rehabilitation Center）式（図 8-101

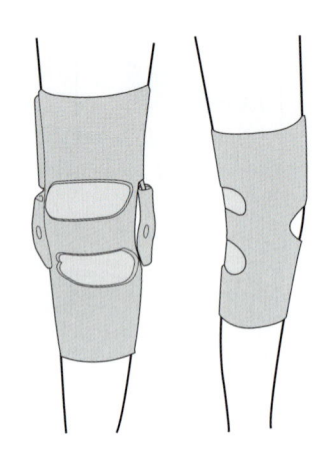

図 8-102　膝サポーター

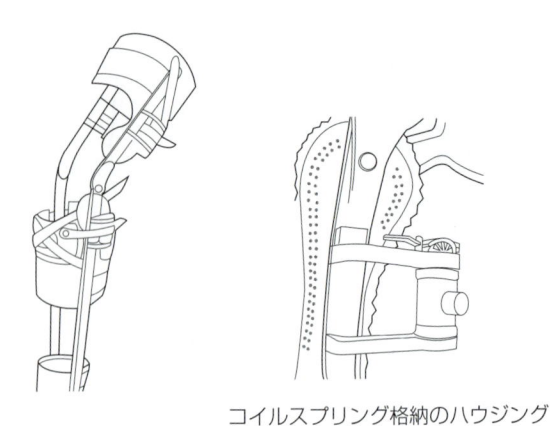

図 8-103　Kyuro 膝装具
コイルスプリング格納のハウジング

2)はともにプラスチック製であり，3点支持の原理に基づく膝装具である．いずれも反張膝および側方動揺性の改善の例に適応となる．

e. 疼痛緩和や膝蓋骨亜脱臼防止のための膝装具

軽症例の変形性膝関節症や疼痛の緩和には，膝サポーター(図 8-102)あるいは，これに膝継手のあるアルミニウム製の支柱を施した膝装具が適応となる．

f. 膝靱帯損傷例に対する膝装具

Kyuro 膝装具は，靱帯損傷後，必要以上の安静期間をおかず，膝関節の制動を確保したうえで，速やかに適切な力学的ストレスを与える目的で開発された装具である(図 8-103)．大腿半月と下腿近位および遠位半月，大腿遠位後面にパッドを配し，牽引機能をもったコイルスプリングによって，脛骨の前方移動を防いでいる．これにより膝十字靱帯損傷例には早期より適応できる．

同様に，Donjoy GoldPoint(図 8-104 1)™ も，前十字靱帯損傷例および側副靱帯損傷を伴った前十字靱帯損例適応となる．また，Lenox Hill Derotation Brace[4]は前十字靱帯損傷，再建術後の膝の不安定膝に処方される(図 8-104 2)．ほかに，膝靱帯損傷後の不安定膝の症例に用いられるCTi2, Townsend, X2k がある(図 8-104 3〜5)．

3 長下肢装具

KAFO は，下肢のうち大腿部から足底に及ぶ部分を覆い，膝関節と足関節の運動を直接制御する機能をもっている．金属支柱を両側あるいは片側にもつもの，AFO の部分がプラスチックでできているもの，免荷の機能を擁した坐骨支持KAFO，などがある．足関節と膝伸展機能が低下あるいは失われた多くの症例で KAFO が適応となる(図 8-105)．

膝継手がロックされた条件では，遊脚側は遊脚中期に膝関節が屈曲できないため，足部は床面との十分なクリアランスを確保できない．このような条件で使用する例では，スムーズな KAFO 側の振り出しを行うには，反対側への補高が必要である．

a. 金属支柱付 KAFO

金属支柱付 KAFO は，その構造から支柱により膝継手と足継手を介して大腿部と下腿・足部が連続してつながれているタイプと，麻痺の回復などの将来的な変化を予測したうえで AFO への移行を考慮し，大腿部の支柱が下腿部で数個のビス使って AFO の支柱とつながれているタイプとがある(図 8-106)．後者の場合は，脳卒中片麻痺で頻繁に処方されるタイプであり，AFO の部分は痙性や足部の変形，退院後の生活様式を考慮し，前述の AFO ですでに述べたものと組み合わせて処方される．

このほか，従来のプラスチックではなく，カーボン繊維を使用した KAFO がある[5]．図 8-107 はポリオの症例に処方された KAFO である．軽量である特長を生かして，歩行による疲労を少な

1. Donjoy GoldPoint™
2. Lenox Hill Derotation Brace
3. CTi2
4. Townsend
5. X2k

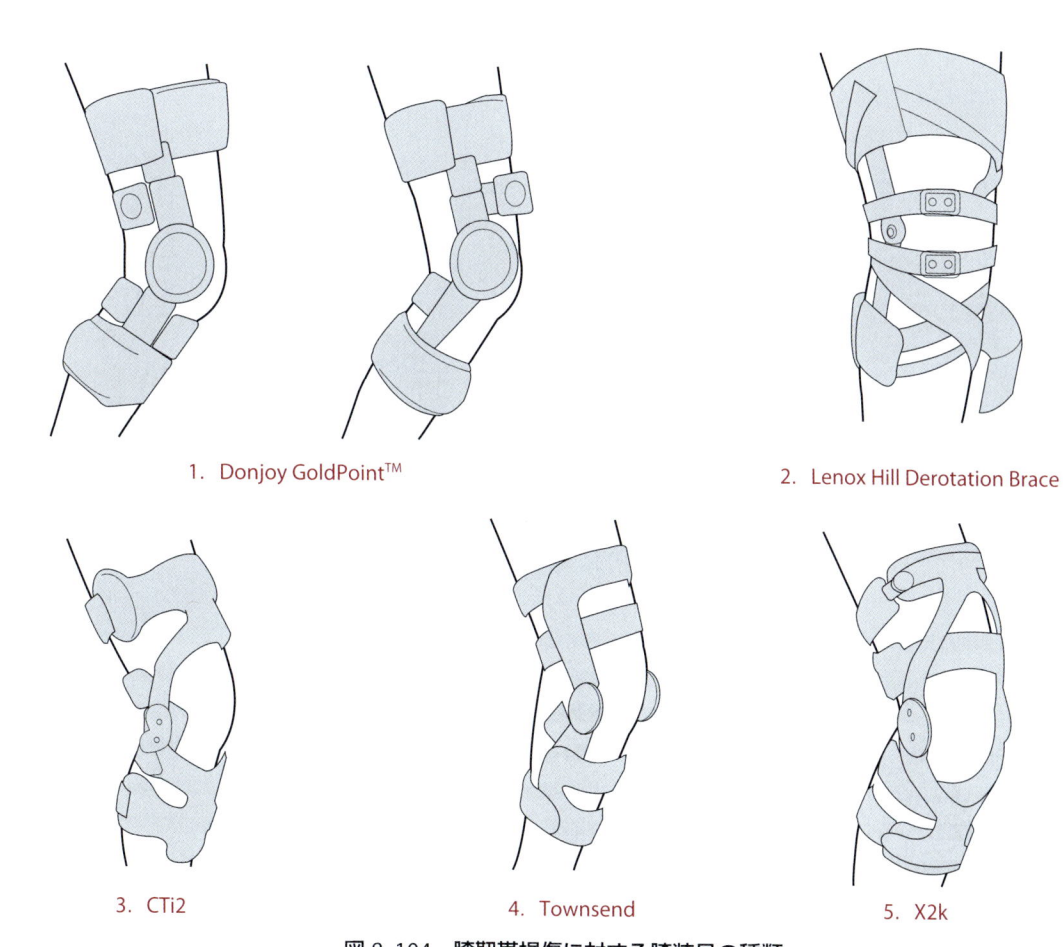

図 8-104　膝靱帯損傷に対する膝装具の種類

くする素材としてカーボン繊維が使用されている．

b. 骨盤帯付 KAFO

KAFO に骨盤帯と股継手を加えることにより，股関節と体幹の運動を制御することができる（図 8-108）．下肢機能とともに下部体幹機能が高度に障害された例に処方される．脊髄損傷の症例では，股関節運動の制動機能をもった股継手や各種の膝継手と組み合わせて使用される．

4 股装具

股装具 hip orthosis（HO）は，骨盤から大腿部までを覆う構造をもち，股関節の運動を制御する．症例の状況に応じて適宜，腰部を覆う構造とすることもある．股関節固定術後や大腿骨頭骨折，臼蓋骨折，などのあとに股関節の動きをまったく与えない必要がある場合は，股継手を用いず固定式とする（図 8-109 1）．股関節疾患では，股継手を用いて股関節運動を制御する（図 8-109 2）．股関節捻挫や変形性股関節症の初期には，ヒップサポーターや軟性の股装具を用いる．DynaCox®股継手は，連結された3つの軸で滑らかな股関節の屈曲伸展運動を与える Tri-flex ジョイントと，股関節屈曲角度を 15〜90°の範囲で 15°刻みで調整できる ROM-flex ジョイントが準備されている．股関節の術後あるいは保存的療法の段階に応じた使い方が可能である．2種類の継手が準備されている（図 8-109 3）．

脳性麻痺児の多くは股関節内転筋の痙性が高く，立位，歩行でのバランスを著しく制限される．ヒップアクションブレース hip action brace（図 8-109 4）は，骨盤帯を付加して用いて，股関節を

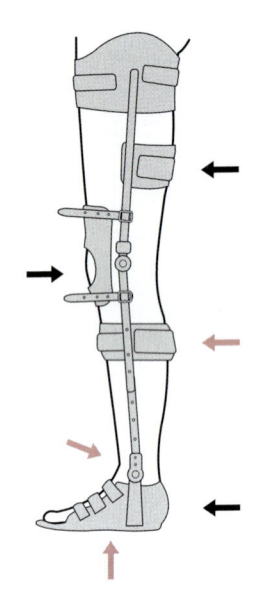

図 8-105　KAFO における3点支持の原理
黒矢印は膝関節の3点支持，色矢印は足関節の3点支持．
膝パッドにより前方から後方へ，大腿上位半月と下腿半月により後方から前方へ力が加わることによって3点支持の原理が成り立っている．

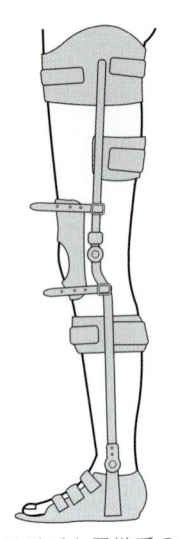

図 8-106　金属支柱付 KAFO の大別
1. 膝継手と足継手のみを介し，支柱がつながれているタイプ
2. 膝継手より末梢は下腿支柱部でビス止めされ AFO 部分がつながれているタイプ

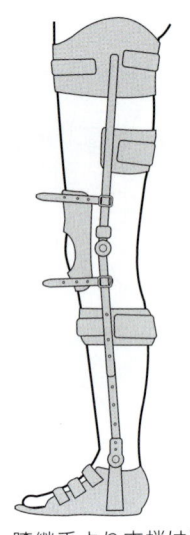

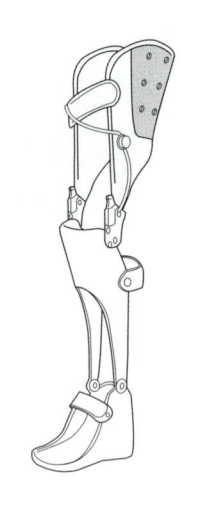

図 8-107　カーボン繊維を使用した KAFO
内外側で独立したワイヤー前引き式スイスロックを用いて，不意な膝継手のアンロックによる膝折れを防ぐ工夫がなされている．

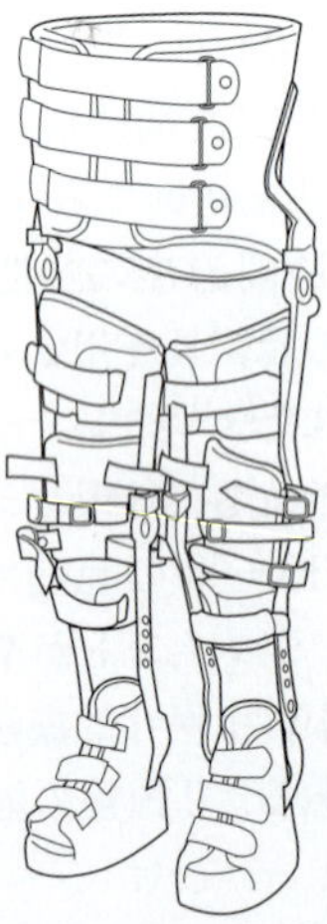

図 8-108　骨盤帯付 KAFO

外転位に保持する目的で使用される．小児整形外科領域では，先天性股関節脱臼の治療に各種の下肢装具が用いられるが，その一例の Lorenz type orthosis（図 8-109 [5]）は，股関節を修復肢位に保持する目的で用いられる．

5 免荷装具

事故による骨折後の骨癒合やスポーツ活動時のアキレス腱断裂などに対し，骨癒合促進や新たな再断裂をおこさないように，免荷機能をもった免荷装具 weight bearing orthosis が適応となる．

a. PTB 式 AFO（図 8-110）

膝蓋靱帯部での荷重により，下腿部と足部への免荷を行うものである．主として骨折術後に用いられる．免荷の様式には，足趾から前足部にもわずかに接床する免荷不十分タイプと，床面とは

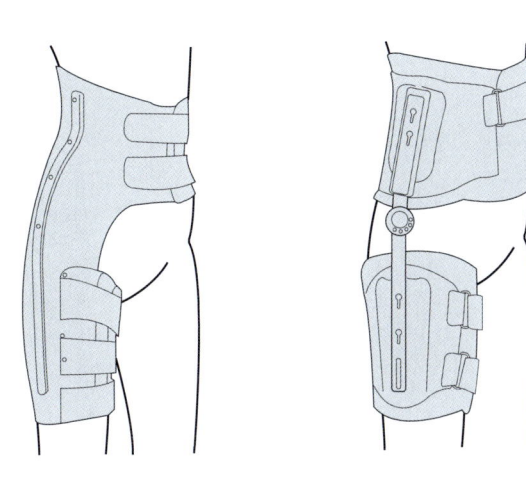

1. 固定式
2. ダイヤルロック式
3点支持による制動
4. ヒップアクションブレース

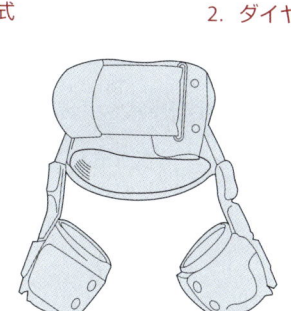

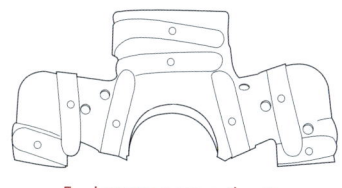

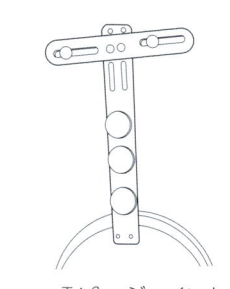

a. Tri-flex ジョイント
3軸構造の継手採用によりなめらかな股関節運動が可能．

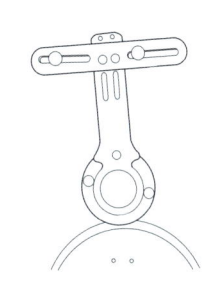

b. ROM-flex ジョイント
股関節角度を15〜90°まで段階的に調節可能．

3. DynaCox®股継手付

5. Lorenz type orthosis
ローレンツ肢位で固定

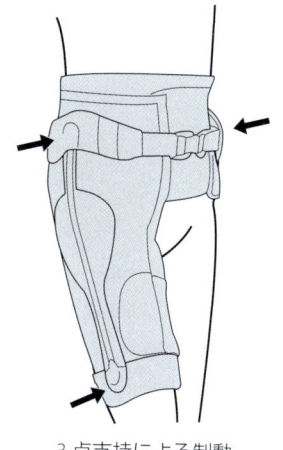

図8-109　股装具の種類

パッテン底が接触し，足底面とパッテン底の間にスペースが確保されている免荷十分タイプとがある．

b. 坐骨支持免荷装具（図8-111）

大腿義足用の四辺形ソケットのような坐骨支持部で荷重を行い，大腿骨骨折術後や膝関節への負荷を避けるための装具である．PTB式 AFO と同じように，免荷不十分タイプと免荷十分タイプがある．

PTB式 AFO も坐骨支持免荷装具も，特に免荷十分型では見かけの脚長差が生じるので，健側靴には補高を施す．

c. Perthes病に対する免荷装具

Perthes（ペルテス）病用の装具には，免荷するタイプと免荷しないタイプがある．Pogo stick 装具は，Perthes 病用免荷装具として従来からよく用いられてきている．図8-112は渡辺らによる改良型 Pogo stick 装具であり，患側肢股関節を外転，内旋位に保持し，床面との接触は歩行あぶみによりなされる[6]．リングロックによる膝継手を擁しているため，座位時に膝関節を屈曲位にすることができる．

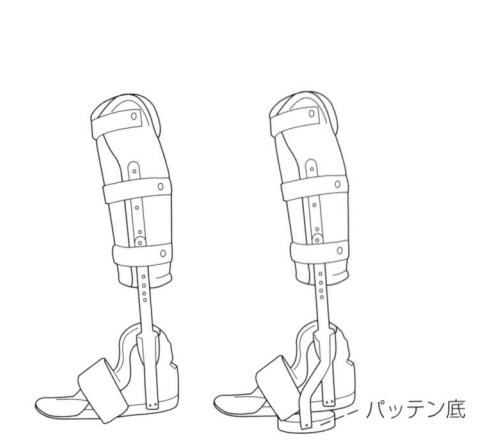

1. 免荷不十分タイプ　2. 免荷十分タイプ

図 8-110　PTB 式 AFO

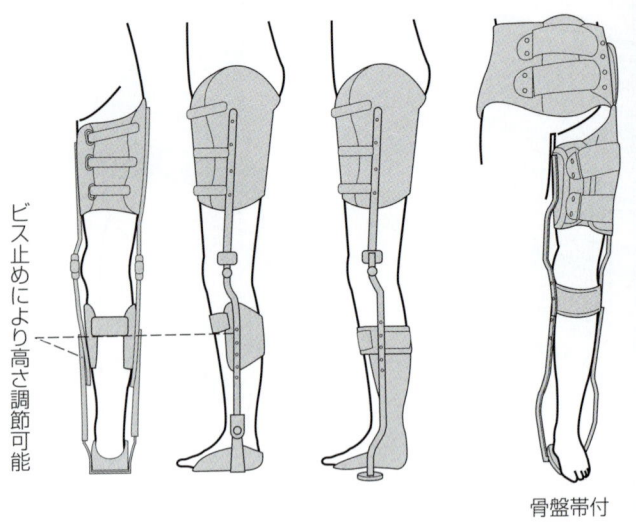

ビス止めにより高さ調節可能

パッテン底

骨盤帯付

1. 免荷不十分タイプ　2. 免荷十分タイプ

図 8-111　坐骨支持免荷装具

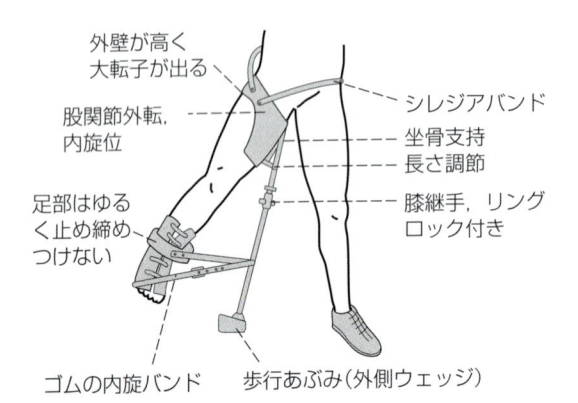

外壁が高く大転子が出る
股関節外転，内旋位
足部はゆるく止め締めつけない
ゴムの内旋バンド
シレジアバンド
坐骨支持長さ調節
膝継手，リングロック付き
歩行あぶみ（外側ウェッジ）

図 8-112　Perthes 病用免荷装具（改良型 Pogo stick 装具など）
〔渡辺英夫：ペルテス病 Perthes disease の装具．加倉井周一（編）：装具学，第 3 版．医歯薬出版，p105, 2003 より改変〕

6　対麻痺の下肢装具

今日の社会環境および障害者の生活する住環境，車椅子を主体とする移動機器の技術的支援が整備されるに至り，KAFO を利用した対麻痺患者の歩行訓練も影を潜めるようになった．加えて，下肢装具を用いた歩行訓練は対麻痺患者に対する身体的ストレスがきわめて高く，装具の脱着に長い時間が必要なこと，実社会では依然として転倒の危険性は否めず，次第に歩行訓練への関心，要求が薄れていった結果，歩行訓練が行われなくなったという現実がある．

もともと下肢装具装着での立位には，骨粗鬆症の予防，尿路結石と尿路感染症，褥瘡などの合併症の予防のほか，痙性の抑制，関節拘縮の予防・改善の意義がある．不全損傷であれば残存レベルを考慮した適切な下肢装具と杖の併用により，実用的な歩行を獲得することも不可能ではない．

a．外側股継手付

(1) RGO

RGO（reciprocating gait orthosis）は，左右の股継手同士をケーブルなどで連結し，一側股関節の屈曲/伸展運動が，他側の伸展/屈曲運動を誘導する機構を備えている．この機構によって，交互の下肢の振り出しを可能としている．適応となるのは，杖などの上肢歩行補助具を使用できる十分な上肢筋力を有すること，股関節，膝関節に高度変形・拘縮がないこと，足部変形が軽度で装具矯正により足底接地が可能なこと，痙性のないこと，があげられる．連結方法により，ケーブルを用いるフープドケーブルシステムとホリゾンタルケーブルシステム，金属板を用いるアイソセントリックシステムの 3 つのタイプがある（図 8-113）．

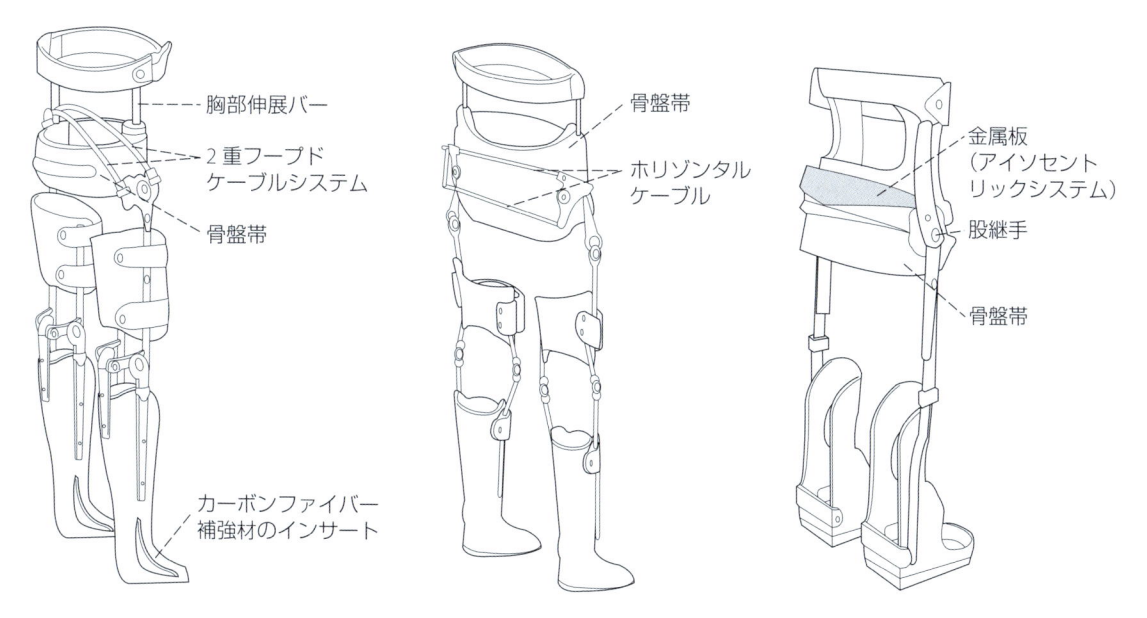

1. フープドケーブルシステム　　2. ホリゾンタルケーブルシステム　　3. アイソセントリックシステム

図 8-113　RGO と使用されるケーブルシステム

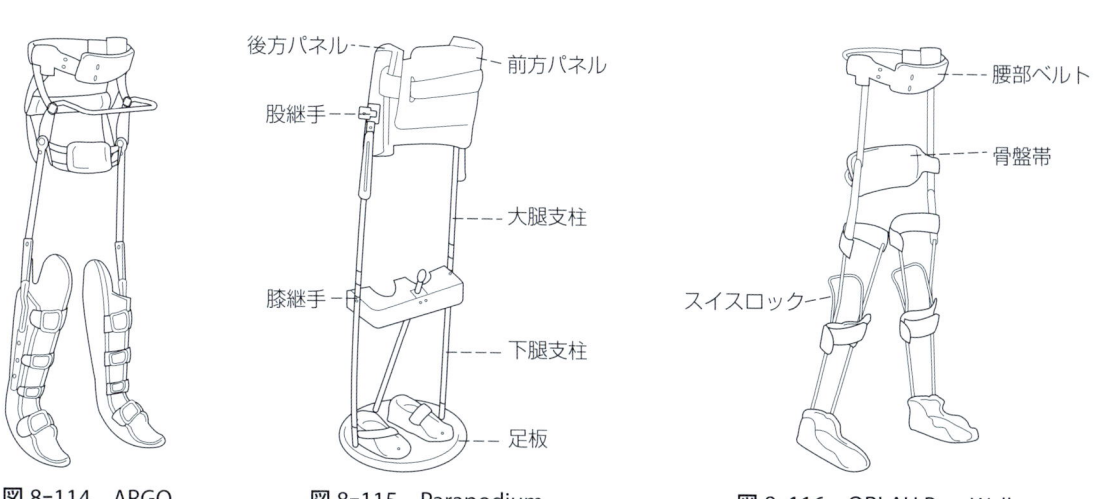

図 8-114　ARGO　　　図 8-115　Parapodium　　　図 8-116　ORLAU Para Walker

(2) ARGO

ARGO(advanced RGO)は，RGO の股継手と膝継手を連結し，継手を固定したり緩めたりすることができるようにした改良型 RGO とでもいうべき下肢装具である．このため，座位での装着が容易になっている（図 8-114）．適応としては，RGO と同様である．

(3) Parapodium

二分脊椎児の起立保持や座位の練習用に開発された下肢装具である（図 8-115）．歩行器や両松葉杖の併用により歩行は可能であるが，RGO や ARGO のような交互歩行はできない．股継手と膝継手を備え，装着したままの座位が可能となっている．

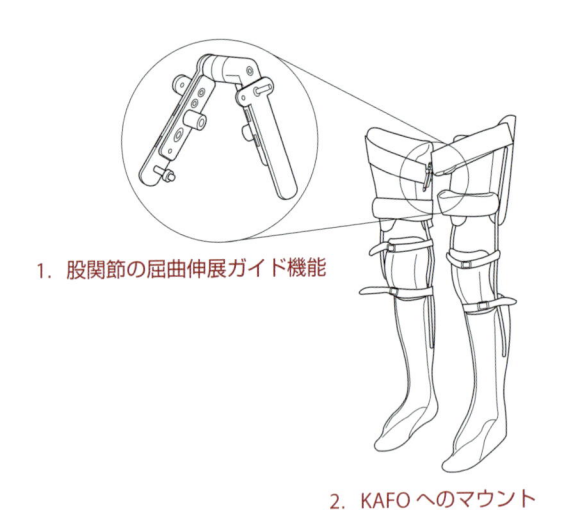

図 8-117　Walkabout

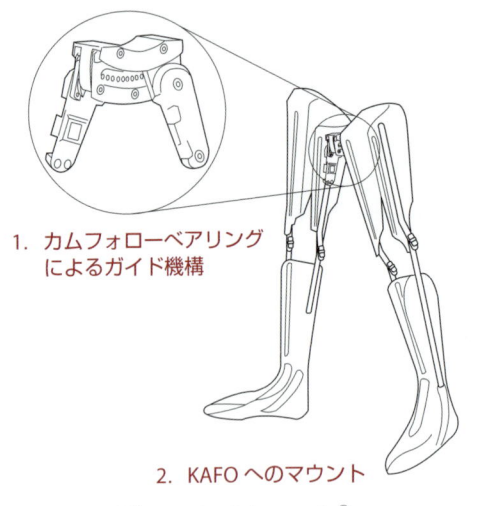

図 8-118　Primewalk®

(4) Para Walker

二分脊椎患者の交互下肢振り出し歩行を可能とするために，股関節を制御する機構をもたせて開発されたため，HGO(hip guidance orthosis)をもとに改良された．対麻痺者への適応の広がりにより，現在はORLAU(orthotic research and locomotor assessment unit)Para Walkerが一般的な呼ばれ方である(図8-116)．高い剛性をもった外側支柱とロッカー底の足部が特徴的である．股継手は外転が制限される．歩行時は膝継手を固定するが，座位のときはスイスロックのため屈曲する．胸髄損傷でも交互に振り出しが可能なため，上肢筋力がある程度あれば適応となる．

b．内側股継手付

(1) Walkabout

KAFOに取り付けて股関節の屈曲伸展をガイドし，内外転は制御するため，立位歩行での安定性が確保される(図8-117)．KAFOへの取り付け部と本体が分離できる構造のため，座位をとりやすい．第8頸髄節以下の残存レベルの脊髄損傷者では，97％近くにおいて脱着が容易であるとされた．また，下位胸髄および腰髄損傷者では，92％で屋内歩行が可能とされている[7]．

(2) Primewalk®

Walkabout による歩行で問題となる歩幅を大きくとれない，下肢振り出しに骨盤の回旋を伴う，といった問題を解決するために開発されたものである．カムフォローベアリングによるガイド機構を採用し，生理的股関節軸を考慮した仮想軸を設定する股継手を用いている(図8-118)．ワンタッチでの脱着，股関節屈曲伸展を3°刻みで調整が可能であり，歩幅を制御することもできる．

4　靴型装具

A　靴型装具の目的

靴の機能には，足部の保護，衝撃吸収と圧力分散，足構造維持，推進補助などがあり，下肢に障害のある場合，靴を治療の一部として，また長下肢装具や短下肢装具の一部として使用することもある．靴型装具 orthopaedic shoes, corrective shoesは，JIS用語では整形靴とされる下肢装具の1つであり，足部変形の矯正や除痛などの目的で処方される．処方は目的に応じて採寸・採型して，すべての部分を作製(custom-made shoes)する場合と，既製靴 ready-made shoesを補正して作製(shoe modification)する場合がある．

B　靴の基本構造(図8-119)[8]

靴は，製甲または甲革と呼ばれるアッパー upperと靴底 soleに大きく分けられる．

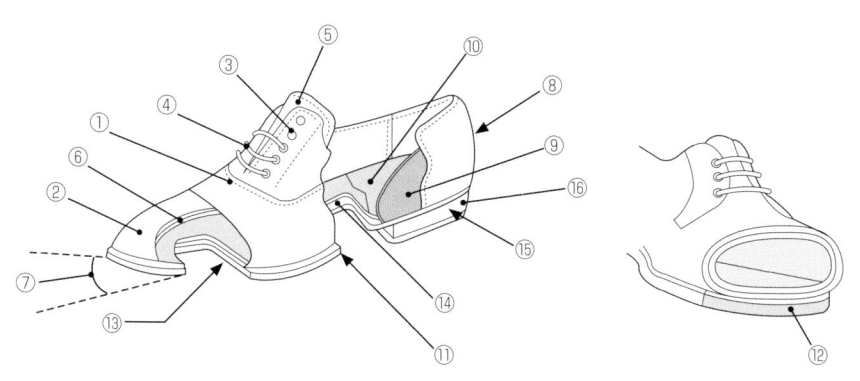

図 8-119　靴の基本構造
①爪革，②飾り革，③はとめ，④靴紐，⑤べろ，⑥先芯，⑦トウスプリング，⑧腰革，⑨月形芯，⑩中敷，⑪ウェルト，⑫表底，⑬中底，⑭踏まず芯，⑮ヒールシート，⑯踵
〔武智秀夫，明石　謙：装具，第3版．医学書院，pp64-78，1996 より引用〕

1 アッパー

アッパーは次の部分に分けられる．
①爪革 vamp：アッパー前部で爪先を覆う部分．
②飾り革 toe cap：爪革の先端部分．
③はとめ eyelet：靴の開き部分にはめ込んである靴紐を通すための小さな金属の輪．
④靴紐 lace：靴の開きを閉じるために用いる紐．
⑤べろ tongue：靴の開きの爪革の後ろ部分から伸びて，足のインステップ部分を保護する．
⑥先芯 toe box：足趾全体を収納する部分．
⑦トウスプリング toe spring：靴型に適当な高さのヒールを付けて水平に置いたとき，靴型前部底面と床面とのなす角度．
⑧腰革 quarter：アッパーの後部を構成する表革と裏革からなる2枚の革．
⑨月形芯 counter：アッパーの型くずれを防ぎ，ヒールを固定するために靴後部の表革と裏革の間に挿入する補強材．
⑩中敷 sock：革・布などを中底の上に貼って，靴の内部の体裁をよくするもの．
⑪ウェルト welt：細長い革帯でアッパーと表底を結合するもの．

2 靴底

靴底は次の部分に分けられる．
⑫表底 outsole：靴底の外面底部．
⑬中底 insole：靴底の内面底部で中敷の下部にある．

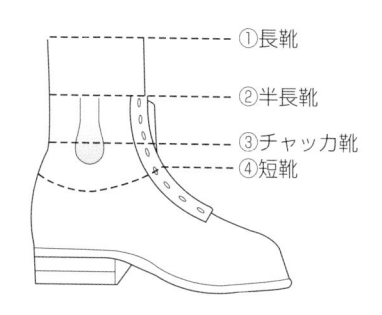

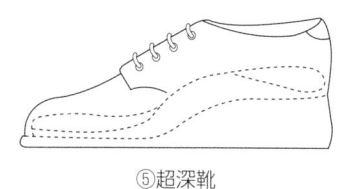

図 8-120　靴の高さによる分類
①長靴，②半長靴，③チャッカ靴，④短靴，⑤超深靴
〔加倉井周一：靴型装具．日本整形外科学会，日本リハビリテーション医学会(監修)：義肢装具のチェックポイント，第6版．医学書院，pp266-282，2003 より引用〕

⑭踏まず芯 shank：ヒールシート部分から前方にかけて中底と表底の間に入れるもの．木，革，鉄またはプラスチックの細長い片で，靴のウエスト部とアーチ部を支えるのが目的．
⑮ヒールシート heel seat：靴型および靴の底面にヒールを取り付ける部分．履いたときに足の踵部底面が当たるところ．
⑯踵 heel：ヒールシート部の下に取り付けた支えで，所定の高さをもつ．

1. 内羽根式（バルモラル・前閉じ）　2. 外羽根式（ブラッチャー・とんび）　3. スリッポン式

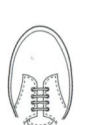

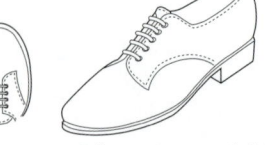

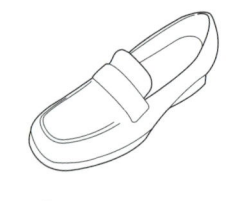

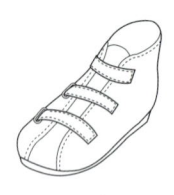

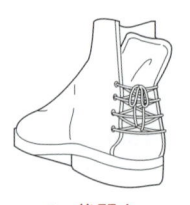

4. 外科開き　5. 後開き

図 8-121　靴の開きによる分類

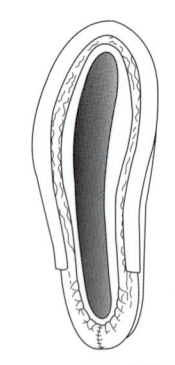

図 8-122　長い鋼材バネ

C　靴の分類[9)]

1　靴の高さによる分類（図 8-120）

①長靴 boots：下腿 2/3 までかかるもの．
②半長靴 high quarter shoes：腰革が果部を覆うもの．
③チャッカ靴 chukka：腰革がほぼ果部までのもの．
④短靴 low shoes, Oxford shoes：腰革が果部より 2～3 cm 低いもの．
⑤超深靴 extradepth shoes：中敷き，靴インサートなどを靴内に挿入するために，特に靴の内部が深いもの．

2　靴の開きによる分類（図 8-121）

①内羽根式 Balmoral, Bal：前方が V 字型に開いているもの．
②外羽根式 Blucher：腰革の羽根が爪革の外に取り付けられ，前方がアッパーの両側に大きく開いたもの．
③スリッポン式 slip-on：靴紐がなく，直に足部を挿入するもの．
④外科開き surgical convalescent：靴の開きが飾り革まで連続しているもの．
⑤後開き surgical convalescent with posterior closure：靴の開きが後方にあるもの．

D　靴の補正[8, 9)]

靴の補正の目的は，①免荷，②固定支持，③下肢アライメントの変更，④矯正，⑤脚長差の調節などがあり，靴外部から補正する方法と靴内部で補正する方法がある．

1　足部の関節の動きを制限したい場合

足関節や MP 関節の疼痛や拘縮，変形がある場合，足関節固定術後，Lisfranc 切断などでは足の動きを制限するとともに，歩行時の踏み返しをスムーズに行えるように靴底の硬さや踵の補正が必要となる．

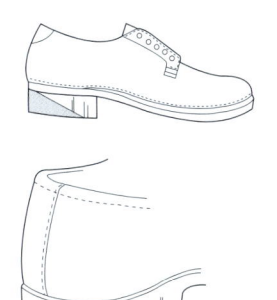

図 8-123　サッチヒール　クッション

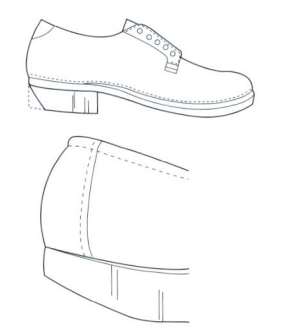

図 8-124　カットオフヒール

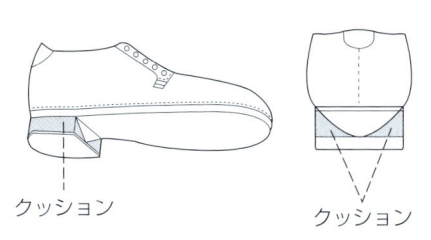

図 8-125　キールヒール　クッション

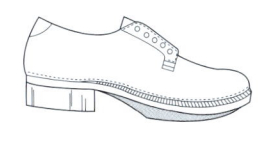

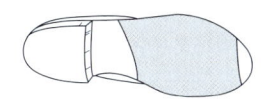

図 8-126　ロッカーバー

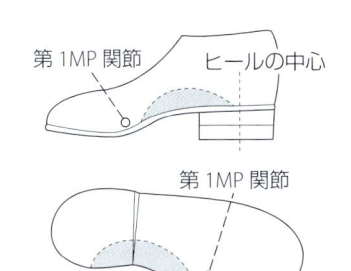

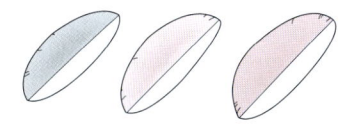

第1MP関節　ヒールの中心

第1MP関節

図 8-127　舟状骨パッド
足長やアーチに応じてサイズや材質を選択

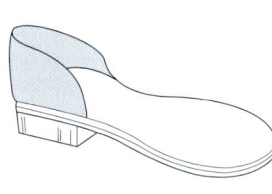

通常の月形芯

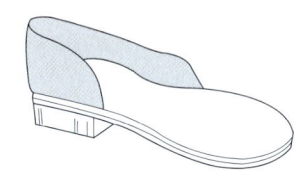

1. 内側の長い月形芯

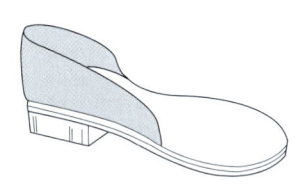

2. 外側の長い月形芯

図 8-128　月形芯の延長

①長い鋼材バネによる踏まず芯 long steel shank（図 8-122）
②サッチヒール solid ankle cushion heel（SACH）foot（図 8-123）
③カットオフヒール（くりぬきかかと）cut off heel（図 8-124）
④キールヒール keel heel（図 8-125）
⑤ロッカーバー rocker bar（図 8-126）

2 足の内側縦アーチに問題がある場合

　内側縦のアーチが低い場合が扁平足で，高い場合が凹足である．このような場合，アーチに合わせて適当な支持をする必要がある．
①舟状骨パッド navicular pad（図 8-127）
②内側の長い月形芯 medial long counter（図 8-128 1）
③トーマスヒール Thomas heel（図 8-129）およびトーマスヒールウェッジ Thomas heel wedge

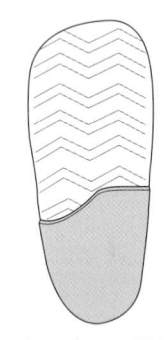

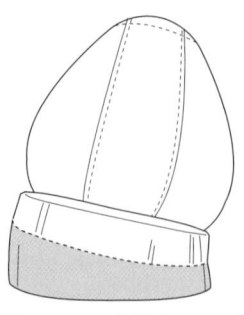

図8-129　トーマスヒール　　図8-130　内側ウェッジ　　図8-131　内側シャンクフィラー

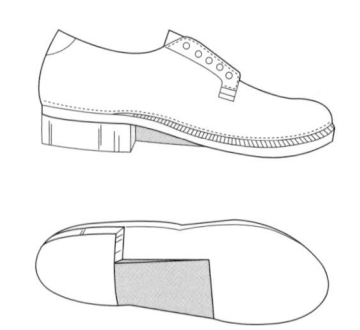

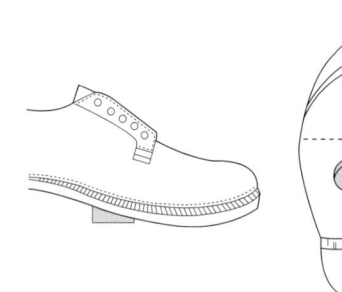

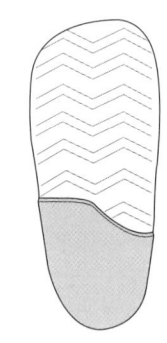

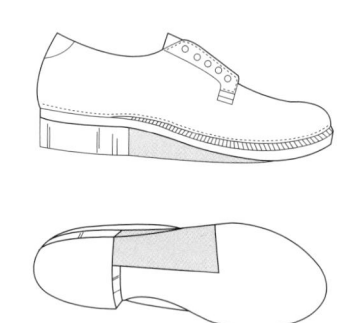

図8-132　ハウザーバー　　図8-133　逆トーマスヒール　　図8-134　外側シャンクフィラー

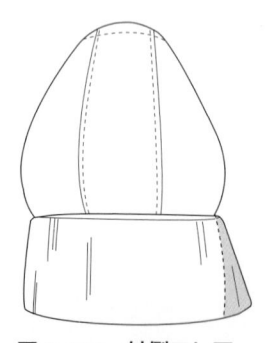

図8-135　外側フレアー

④内側ウェッジ medial wedge（図8-130）
⑤内側シャンクフィラー medial shank filler（図8-131）
⑥ハウザーバー Hauser bar（図8-132）

3 内反変形および外側縦アーチの低下がある場合

内反変形は多くの場合，外側縦アーチが低下していることが多い．このような場合は，外側の支持性を強めることと内側への体重移動が必要である．
①外側の長い月形芯 lateral long counter（図8-128 2）
②外側ウェッジ lateral wedge
③逆トーマスヒール reverse Thomas heel（図8-133）
④外側シャンクフィラー lateral shank filler（図8-134）
⑤外側フレアー lateral flaring（図8-135）

4 横アーチに問題のある場合

中足骨が低下した開張足などがあげられる．矯正のポイントは，中足骨頭の免荷と踏み切り時の運動制限である．
①中足骨パッド metatarsal pad，ダンサーパッド dancer pad（図8-136）
②メタタルザルバー metatarsal bar（図8-137）
③中足骨半月 metatarsal crescent（図8-138）
④蝶形踏み返し（図8-139）

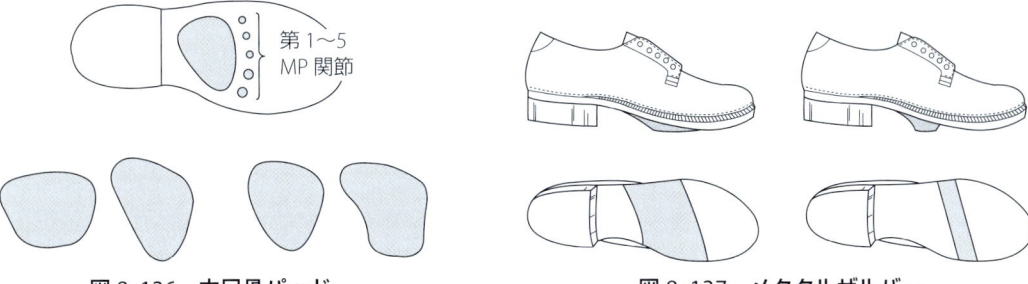

図 8-136　中足骨パッド
除圧部位に応じてパッドの形状を変えて使用

図 8-137　メタタルザルバー

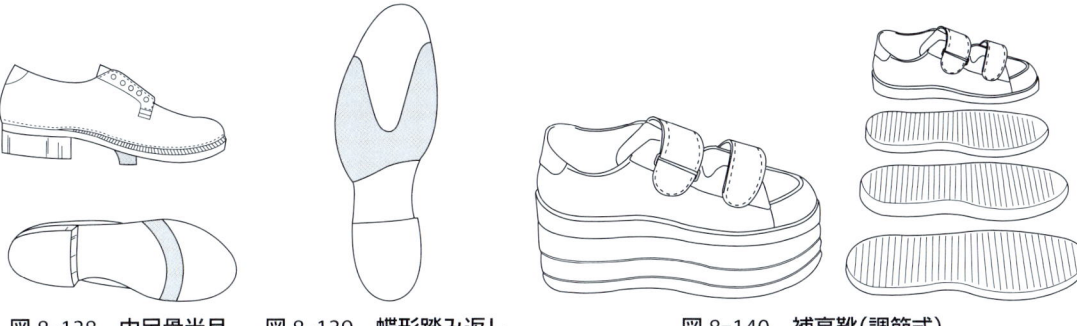

図 8-138　中足骨半月　　図 8-139　蝶形踏み返し

図 8-140　補高靴(調節式)

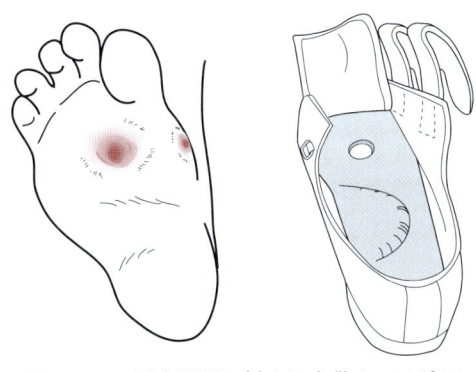

図 8-141　足底胼胝に対する中敷きでの除圧

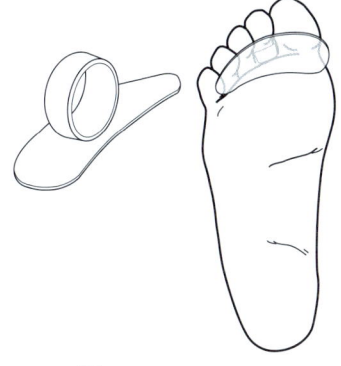

図 8-142　toe crest

5 そのほかの障害に対する対応

- 脚長差

　下肢長に左右差がある場合に，短いほうの靴に補高を行う(図 8-140)．

- 胼胝

　足底に胼胝があり歩行時の疼痛が問題となるときは，圧痛部に穴をあけた中敷きで除圧する(図 8-141)．

- 鉤爪趾 claw toe，槌趾 hammer toe

　爪先の除圧のために中足骨パッド，フェルト・クッションおよび toe crest(図 8-142)をつける．

- O脚(内反膝)，X脚(外反膝)

　中敷きまたは靴の踵に，O脚には外側ウェッジ，X脚には内側ウェッジを施す．

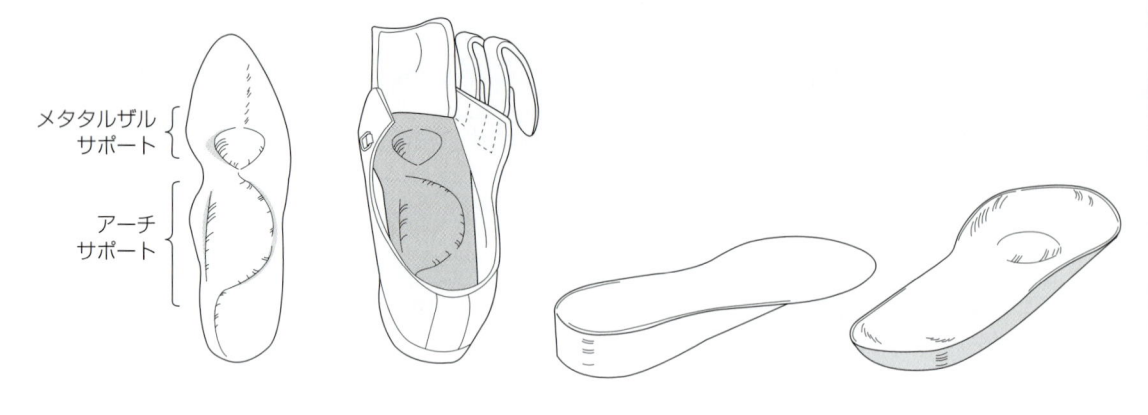

1. アーチサポートとメタタルザルサポート　　2. 補高　　3. 外側ウェッジ

図 8-143　中敷きの補正

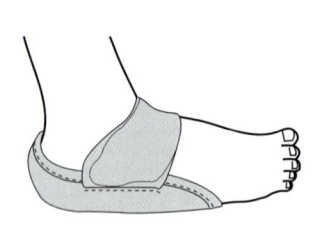

図 8-144　靴インサート

E　中敷き（図 8-143）

補正を加えた中敷きを靴挿入式にすることで、ほかの靴に履き替えても使用することができる。
① アーチサポート arch support（図 8-143 1）
② メタタルザルサポート metatarsal support（図 8-143 1）
③ 補高（図 8-143 2）
④ 外側ウェッジ（図 8-143 3）

F　足装具 foot orthosis

靴のなかに差し込む装具を靴インサート shoe insert（図 8-144）といい、靴の中敷きとは区別される。

G　処方における留意点

靴型装具の作製は、患者の機能障害や靴を使用する環境を考慮し、患者が簡単に装着できて履き心地がよいことが大切である。また、患者が満足できるような外観や軽量化および耐久性にも考慮する必要がある。

H　適合とチェックポイント

チェックポイントを含めた処方から適合までの流れを図 8-145 に示す。

■ 引用文献
1) 飛松好子，他：下肢装具．日本整形外科学会，他（監修）：義肢装具のチェックポイント，第 7 版．医学書院，pp230-262, 2007
2) 浅見豊子：脳卒中片麻痺の装具．川村次郎，他（編）：義肢装具学，第 4 版．医学書院，pp201-216, 2009
3) 山本澄子，萩原章由，他：GaitSolution のモニター使用評価― 1．医療関係者による評価と適応．総合リハ 34(11)：1079-1086, 2006
4) Wellington P, Stother IG：The Lenox Hill derotation brace in chronic post-traumatic instability of the knee.

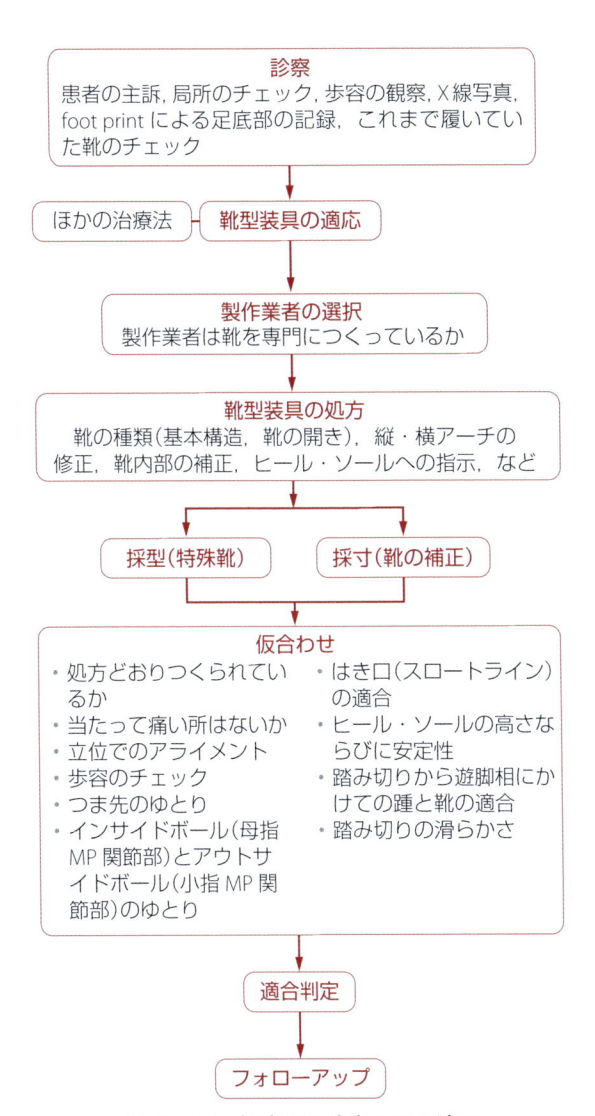

```
          ┌─────────────────────────────────┐
          │           診察                  │
          │ 患者の主訴，局所のチェック，歩容の観察，X線写真， │
          │ foot printによる足底部の記録，これまで履いてい │
          │ た靴のチェック                  │
          └─────────────────────────────────┘
                          ↓
  ┌──────────┐   ┌──────────────┐
  │ほかの治療法│   │ 靴型装具の適応 │
  └──────────┘   └──────────────┘
                          ↓
              ┌──────────────────────────┐
              │      製作業者の選択        │
              │ 製作業者は靴を専門につくっているか │
              └──────────────────────────┘
                          ↓
        ┌────────────────────────────────┐
        │         靴型装具の処方          │
        │ 靴の種類(基本構造，靴の開き)，縦・横アーチの │
        │ 修正，靴内部の補正，ヒール・ソールへの指示，など │
        └────────────────────────────────┘
              ↓                    ↓
      ┌──────────────┐     ┌──────────────┐
      │ 採型(特殊靴)  │     │ 採寸(靴の補正) │
      └──────────────┘     └──────────────┘
                          ↓
                    ┌──────────┐
                    │  仮合わせ  │
                    └──────────┘
```

- 処方どおりつくられているか
- 当たって痛い所はないか
- 立位でのアライメント
- 歩容のチェック
- つま先のゆとり
- インサイドボール(母指MP関節部)とアウトサイドボール(小指MP関節部)のゆとり
- はき口(スロートライン)の適合
- ヒール・ソールの高さならびに安定性
- 踏み切りから遊脚相にかけての踵と靴の適合
- 踏み切りの滑らかさ

↓
適合判定
↓
フォローアップ

図8-145 処方から適合までの流れ
〔加倉井周一：下肢装具としての靴の処方．骨・関節・靱帯2(3)：311-321, 1989 より引用〕

Injury 15(4)：242-244, 1984
5) 荒井光男，荒井謙司，他：ポリオ罹患者に対するカーボン製長下肢装具の大腿部後面の工夫．義装会誌 22(3)：154-158, 2006
6) 渡辺英夫：ペルテス病 Perthes disease の装具．加倉井周一(編)：装具学，第3版．医歯薬出版，pp102-106, 2003
7) 江口雅之，原田康隆：内側股継手付き長下肢装具を用いた脊髄損傷者の立位・歩行練習 ─ Walkabout, Primewalk を使用して．PTジャーナル 35(7)：467-474, 2001
8) 武智秀夫，明石 謙：装具，第3版．医学書院，

pp64-78, 1996
9) 加倉井周一：靴型装具．日本整形外科学会，他(監修)：義肢装具のチェックポイント，第6版．医学書院，pp266-282, 2003

■ 参考文献
- 日本義肢装具学会(監修)，加倉井周一(編)：装具学，第3版．医歯薬出版，2003
- 加倉井周一，初山泰弘，他(編)：新編装具治療マニュアル─疾患別・症状別適応．医歯薬出版，2000
- 矢﨑 潔：手のスプリントのすべて，第3版．三輪書店，2006
- 川村次郎，陳 隆明，他(編)：義肢装具学，第4版．医学書院，2009
- 古川 宏(編)：作業療法学全書，改訂第3版 作業療法技術学1 義肢装具学．協同医書出版，2009
- 木村智子，他：頸部体幹装具の詳細，頸部体幹装具のチェックアウト．細田多穂(監修)：義肢装具学テキスト．南江堂，pp145-172, 2009
- 白土 修：体幹装具．日本整形外科学会，他(監修)：義肢装具のチェックポイント，第7版．医学書院，pp209-229, 2007
- 丸山 徹，他：体幹装具．加倉井周一(編)：装具学，第3版．医歯薬出版，pp109-133, 2003
- 瀬本喜啓：体幹装具．川村次郎，他(編)：義肢装具学，第4版．医学書院，pp272-287, 2009
- 千住秀明(監修)，大峯三郎，他(編)：義肢装具学．神陵文庫，pp158-161, 177-180, 209-222, 2008
- 南 昌平：脊椎疾患．加倉井周一，他(編)：新編装具治療マニュアル─疾患別・症状別適応．医歯薬出版，pp323-339, 2000
- 中間李雄，星野雄一：体幹装具．総合リハ 33(10)：903-907, 2005
- Berger N, et al：Orthotic components and systems. AAOS：Atlas of orthotics. Mosby, Saint Louis, pp344-363, 1975
- 土肥信之：胸腰椎装具．別冊整形外科 4：185-192, 1983.
- 白土 修，伊藤俊一：腰椎症に対する装具療法．運動・物理療法 9(4)：238-244, 1988
- Blount WP, Schmidt AC, et al：The Milwaukee brace in the operative treatment of scoliosis. J Bone Joint Surg Am 40-A(3)：511-525, 1958
- 膝関節．九州労災病院．www.kyushuh.rofuku.go.jp/kanja/s_seikei_geka_03.html(Retrieved 04/02/2013)
- 有園製作所：新しい股関節装具の考え方 DynaCox®. http://www.arizono.co.jp/top/seihin/download/dynacox.pdf#search='DynaCox+%E6%9C%89%E5%9C%92'(Retrieved 07/15/2013)
- 亀山順一：整形外科的治療装具．川村次郎，他(編)：義肢装具学，第4版．医学書院，pp248-259, 2009
- Lehmann JF：Lower limb orthotics. Redford JB ed：Orthotics Etcetera, 3rd ed. Williams and Wilkins, pp278-351, 1990

第 4 章
移動補助具

　杖 cane, 松葉杖 crutch, 歩行器 walker はいずれも体重を支持し, バランスをとり, 歩行を補助するという同じ目的に使用されている. これらは床面での左右下肢, 杖または松葉杖の支持点を結ぶ底面積が広く, 重心が低く, 固定のよいものほど安定性がある(移動補助具の応用動作訓練などについては第4部第7章参照).

　また近年, 糖尿病合併症などによる中途視覚障害が増えているので, 白杖 white cane についても本章で記載する.

1 杖

A 目的
　基本的には身体と1点で接するもので, 歩行時に身体の支持やバランスを補助するために用いられる.

B 名称
　基本的構造の名称を示す(図8-146).

C 基本的構造

1 握り grip
　握り手の形にはT字型やL字型, 弯曲型, 機能型, オフセット型など, さまざまなものがある. 基本的には握りの形状により杖の呼称が決まる. 握り方としては手掌を十分に広げ, 握りを手掌全体で覆うようにし, 母指と示指で側面を挟むように握る(図8-147).

　高齢者では握り手にストラップを取り付け, 手

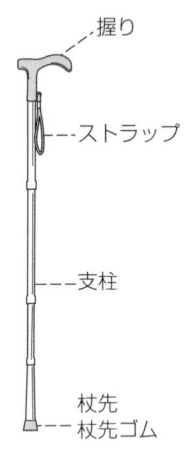

図 8-146　杖の基本的構造と名称

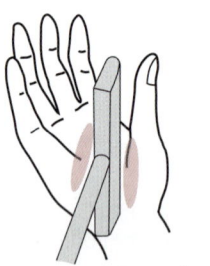

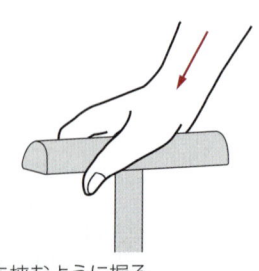

母指と示指で側面を挟むように握る.
● 力の入る部分
図 8-147　杖の握り方

を通しておくと, ドアノブの操作時や階段昇降時手すりを利用する場合に杖が手から離れず便利である.

2 支柱 upright
　従来わが国では支柱の材質として木製が多く用いられた. 基本的にはヒノキ, ホウノキなどであるが, 時にカエデも利用されていた. 最近はアル

図 8-148　多点杖

（左から：四脚杖、三脚杖、小型三脚杖、蟹杖）

1. 吸着型　　2. イボ型　　3. 輪状型
4. アイスグリッパ　　5. 滑り止め杖先

図 8-149　杖先ゴムの種類

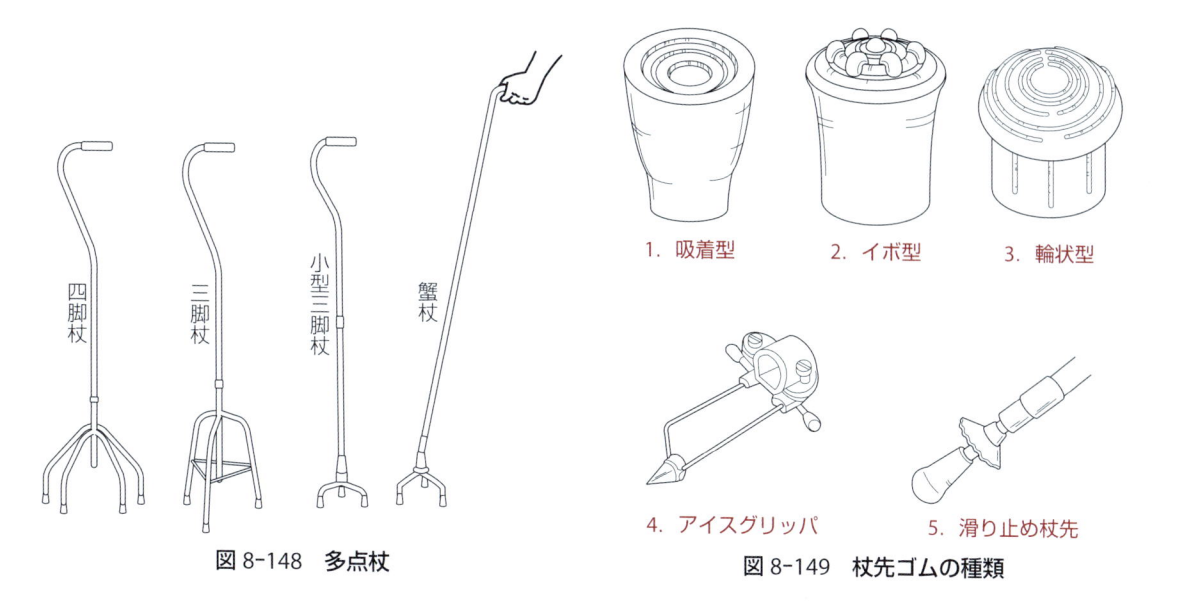

ミや軽合金製，カーボン製（それもカラフルな模様が施されたもの）が主流となっている．構造としては，固定式・調節式・収納式・折りたたみ式がある．

3 杖先　tip

杖先には，1点（1本杖）ものと多点（四脚杖 quad cane，三脚杖 tripot cane，大型 large base，小型 small base）のものがある．また，蟹杖（グライダー glider）といわれるキャスタ付きのものがある（図 8-148）．

4 杖先ゴム　tip rubber

杖，松葉杖ともに最も大切な付属品である．その目的は杖や松葉杖が滑ることの防止，杖の着地時の衝撃の緩和であり，図 8-149 に示すような種類がある．吸着型は，杖先ゴムと地面との角度が変化しても可撓性があるため，常に吸着し，滑り止めと衝撃緩和によい．イボ型は路面状態の悪い所でも滑らず，屋外などで実用性がある．

杖先にはゴムのほかに，アイスグリッパ（雪道や凍結した道で滑り止めように使用）や滑り止め杖先（登山用杖で，ぬかるみなど滑りやすい湿りを含んだ粘土質の場所で使用）などがある．

D　杖の選択

杖歩行が可能になるためには，まず立位姿勢がとれ，障害側の下肢にある程度の支持機能（立脚相が確保できる）があること，さらに杖をつくには上肢と肩関節周囲筋の筋力が十分に強いことが必要である．

失調症や脳性麻痺，片麻痺，脊髄性神経疾患，などで立位バランスの悪いものには，支持基底面を広く得るために障害の程度により四脚杖や三脚杖，それぞれの大型，小型，など多様な種類のある多点杖が有効である．しかし坂道や凸凹道での使用は，接地時の安定性が悪く不向きである．片麻痺の歩行練習初期や高齢者の場合は多脚杖，あるいはサイドケイン（ウォーカーケイン）から始め，杖（1本杖）へ移行するとよい．

E　杖の長さ

常用の履物を着用し，原則的には立位で調節する（図 8-150）．

F　杖歩行の種類

障害側下肢の支持能力によって，1本杖3動作歩行（常時2点支持歩行）と1本杖2動作歩行（交

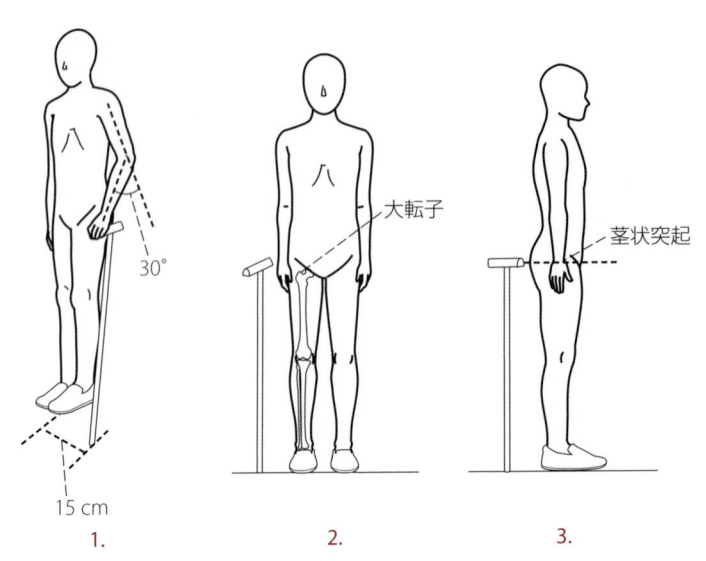

図 8-150　杖の長さの決め方
1：上肢を体側につけ，肘関節を 30°屈曲位にて，床面（足部外側・前方各 15 cm）から手関節を背屈させた手掌面までの長さ．
2：床面から大転子までの長さ．
3：上肢を体側につけ，肘関節を伸展位とした際の，床面から茎状突起までの長さ．

互2点1点支持歩行）の2種類がある（応用的杖歩行訓練については第4部第7章参照）．

2 白杖

A 目的

第2次世界大戦後，視力障害を負った傷痍軍人が用いたのが始まりといわれている．現在では視覚障害者用として，身体の前方で使うことにより，障害物や段差，路面の状態を認知し，身体の安全を確保するとともに，自動車や歩行者など周囲の人にとって視覚障害者であることの標識となる．色は白杖，もしくは黄杖となっている．

B 基本的構造と種類

肢体不自由用として用いられる杖は，握り，柄（色・長さ），杖先の形状に違いがある．

1 握り　grip

彎曲型（握りが曲がっているもの，曲がり kruck），玉型（握りの先端が丸くなっているもの），ゴム巻き型（握りに滑り止めのゴムが巻いているもの）がある．

2 柄　shaft

直杖，折りたたみ式杖，引き伸ばし（スライド）式杖があり，材質には，木製，軽合金，硬質軽合属，グラスファイバー，ブラックカーボン，などがある．夜間目立つように反射夜光テープを巻くか，蛍光塗料を塗ることになっている．

3 石突き　tip

強固で滑りやすいもの，障害物を音で認知するためにも，金属や硬質の合成樹脂を先端に取り付ける．石突きには標準型のほか，マシュマロ型チップ（ローラー式・固定式），パーム型チップ（中にクッションが入っている）がある（図8-151）．

C 白杖の長さ

身体の前方の障害物や段差，路面の状態を認知

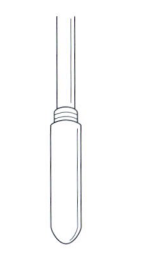

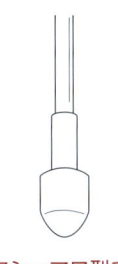

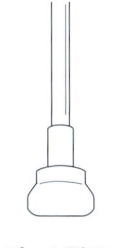

1. 標準型チップ　2. マシュマロ型チップ　3. パーム型チップ

図 8-151　石突きの種類

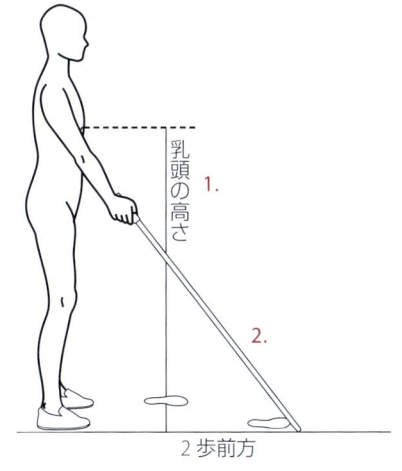

図 8-152　白杖の長さの決め方

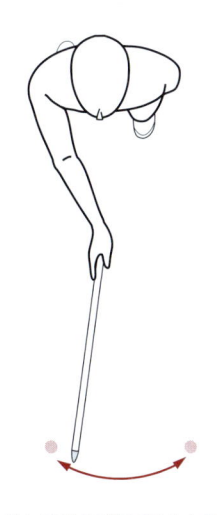

1：位で床面から乳頭までの長さ．
2：立位で臍部の前で肘を伸ばし，2歩前方までの長さ．

肩幅より少し広めに弧を描くように動かす．
● は両端だけ着くタッチ式
← は地面を滑らせるスライド式

図 8-153　白杖のつき方

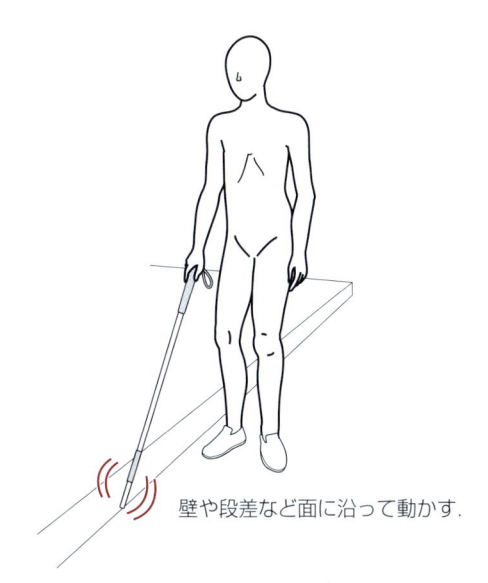

壁や段差など面に沿って動かす．

図 8-154　つたい歩き

することを目的としていることから，肢体不自由用の1本杖の長さよりも長いことが特徴としてある．このことから以前は long cane と呼ばれていた（**図 8-152**）．

また，もし，肢体不自由と視覚障害を合併している場合の長さは，肢体不自由用が優先されることが多い．握りは通常のもので，柄が少し太めの杖先にゴムを装着した白色の1本杖（調節式がよい）が使用される．

D　操作法

一般には利き手で持ち，1面が平たくなっているグリップは，上面にして持つ場合は上方から母指を当て，側面にして持つ場合は側方から示指を当て保持する．

両端だけ着くタッチ式と地面を滑らせるスライド式がある（**図 8-153**）．また壁や段差など面に沿って動かす白杖によるつたい歩きをする方法がある（**図 8-154**，手によるつたい歩きもある）．一般的に踏み出す足と反対方向へ動かすように指導する．横断歩道などで白杖を空中に振り上げている場合は，「ヘルプ」の合図である．

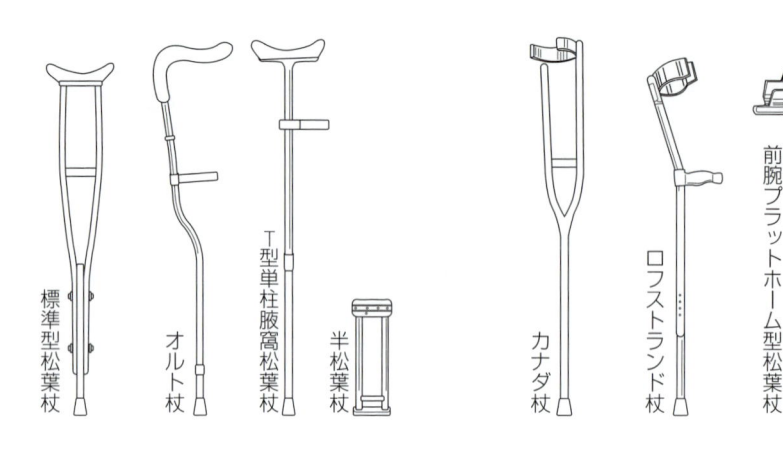

図 8-155 主な松葉杖の種類

1. 腋窩支持松葉杖：標準型松葉杖、オルト杖、T型単柱腋窩松葉杖、半松葉杖
2. 腋窩外支持松葉杖：カナダ杖、ロフストランド杖、前腕プラットホーム型松葉杖

3 松葉杖

日常実際に用いられている松葉杖は，用途により大きく腋窩支持松葉杖と腋窩外支持松葉杖とに分けられる（図8-155）．

A 目的

2点以上，つまり握り以外に身体と接する部分があり，下肢の骨折や関節炎などにおいて体重を支持，あるいは免荷し疼痛を軽減したり，脊髄損傷による対麻痺などで下肢の支持力を上肢で代償したりする場合に用いられる．

1 バランス保持

松葉杖は，定型的な失調症や高齢脳卒中，多発性脳梗塞後の患者などバランス障害の著明なものには，それほど役に立たない．高齢者などで運動機能には大して障害はないが，足が弱ったという程度のバランス保持に役立つ．最もよく利用されるのは，下肢筋力低下や痙性麻痺で下肢の振り出しがうまくいかず，重心の移動がうまくできないときの不安定さの克服のためである．

2 体重支持

下肢筋力が弱くて体重を支えられないとき，また下肢に関節症，関節リウマチなどで，体重をかけると疼痛があるとき，また骨折や靱帯損傷時の術後など，患部に体重をかけられないときの免荷に利用される．

3 筋力強化

半松葉杖は，上半身を持ち上げるための上肢伸展筋の筋力強化に用いられる．普通松葉杖でも同様な筋力強化訓練法がある．

B 基本的構造

基本的には，①腋窩あて axillary pad，②握り grip，③支柱 upright，④杖先 tip，⑤杖先ゴム tip rubber からなる．

C 材質

木製と金属製（アルミ合金やカーボン樹脂，鉄など）がある．最近はアルミ製の調節式が多用されている．

D 種類

図8-155 に示すように身体機能，使用目的によって次のような種類がある．

1 標準型松葉杖　standard crutch

支柱が2本に分かれているもので，一般に最も利用されている．腋窩支持松葉杖 axillary crutch

ともいわれ，あたかも腋窩で支えるように思われるが，腋を締めるように側胸部で支持する．不適切な使用で松葉杖麻痺と呼ばれる腋窩神経，あるいは橈骨神経麻痺をおこすことがあるので，適切な指導が必要である．

2 オルト杖　ortho crutch（整形外科型松葉杖）

松葉杖を基本的な構造に簡略化したもので，支柱が後方に弯曲した1本になっており，多くが軽金属でつくられている．腋窩あてにはラバーが巻いてある．同型のものとして，支柱が真ん中にあるT型単柱腋窩松葉杖 telescopic underarm crutch T-type がある．

3 半松葉杖　half crutch

現在はほとんど見かけなくなったが，標準型松葉杖の支柱部分を切り落とし短縮したもので，両大腿切断や脊髄損傷患者などのマットや畳み上での座位による移動（いざり）時の支えや，上肢の筋力強化のためのプッシュアップ訓練などに用いる．

4 カナダ杖　Canadian crutch, elbow extensor crutch

肘の伸展を補助する上腕カフがついており，肘の伸筋が弱く支持を必要とする場合に用いられる．肘の動きが制限され，体幹の支持性が安定していないと危険である．わが国での利用度は低い．

5 ロフストランド杖　Lofstrand crutch, elbow crutch

1本の調節可能な支柱に，握りから上方が30°前後弯曲した前腕カフがついている．この弯曲により松葉杖を前方についたときに，前腕カフの部分が前方に押し出すように作用し，弱い肘の伸展力を補助するように働く．前腕カフが前腕部を包むようになるので，握りから手を離しても松葉杖が前腕部から離れないので，ドアのノブを操作したり階段の手すりを利用したりする場合などに有効であり，利用度が高い．

6 前腕プラットホーム型松葉杖　forearm support or platform crutch

肘を伸ばすことのできない場合や，関節リウマチのように肘関節に屈曲拘縮などで可動性が失われていたり，疼痛があったりする場合に，前腕全体で支持するものである．

プラットホーム型の場合は，前腕部全体で支持できるように肘関節の角度にあわせて前腕支持部を構成する．前腕での支持が十分に確保できない場合は，標準型松葉杖に前腕支持部を取り付けるとよい．手指の変形で握りが弱い場合は，前腕支持部を面ファスナーなどで固定できるように工夫する．しかし，万一転倒した場合などに松葉杖が手から離れないなどの危険性もある．

E　松葉杖の選択

松葉杖は，上肢と体幹機能の状態によって選択すべきである．上肢の力が弱い場合や体幹のバランス安定性が乏しい場合は，側胸部で支持する標準型松葉杖やオルト杖が適するが，標準型が一般的である．ロフストランド杖を使用する場合は，体幹のある程度の安定性が必要となるが，機能性は高くなる．短期間の使用であれば既製の調節式で十分であるが，生涯あるいは数年におよぶ場合は，個人用に採型すべきである．

F　松葉杖の長さ

長さを決める方法として，3つの計測法がある（図8-156）．一般的には立位で，履物を着用した状態で計測することが望ましい．高齢者で脊柱変形（円背など）が著しい場合や装具やギプスなどを装着している場合は，安易に身長との関係で長さを決めることは避ける．長さとともに，握りの高さが非常に重要となる．松葉杖を前方に突いて，肘の伸展効率がよい角度で，基本は肘関節30°屈曲で，手関節を背屈した手掌面の高さとなる．ロフストランド杖の場合は，1本杖と同様に握りの高さが基準となる．

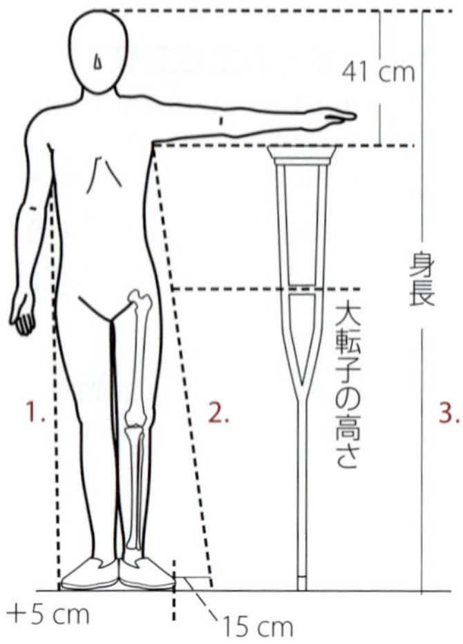

図 8-156　松葉杖の長さの決め方
1：腋窩前縁より靴底までの長さに 5 cm を加える．
2：腋窩前縁より靴底の外側(小指側)15 cm，さらに前方 15 cm の点(脚点)までの長さ．
3：便法として，臨床上一時的に使用する場合，一般成人では身長－41 cm で対応．
なお腋窩とは，腋窩の圧迫を避けるため腋窩前縁二横指下を目安とする．

G　松葉杖歩行の種類

基本的には，点歩行 point gait と振り歩行 swing gait に大別される．あとは障害程度，残存機能によって歩行パターンが決まってくる(松葉杖歩行訓練の詳細については第 4 部第 7 章参照)．

一方，両下肢障害完全麻痺のとき，長下肢装具(KAFO)による松葉杖歩行をすることは，患者にとって上肢の筋力，体力がベストコンディションであることが必要であり，努力を最も要する．

両下肢機能が残りわずかでも下肢で支持ができるときは，上肢筋力は多少の低下があってもよいし，上肢，特に肩関節に若干の可動域制限があっても松葉杖歩行は可能である．要は両下肢筋力と松葉杖使用に必要な上肢筋力との総和により，体重支持とバランスとりをするのであるから，両下肢の残存筋力が大きいほど松葉杖歩行に必要な上肢筋の筋力は少なくてすむ．

日常，松葉杖の選定に苦労するのは，筋・神経疾患，脊髄損傷，重度関節リウマチのように下肢障害はもちろん，上肢筋力または関節可動域(ROM)に障害を残す患者である．それぞれに適し
た松葉杖選択や，松葉杖使用の指導が重要となる．

4　歩行器，歩行車，シルバーカー

体幹の運動機能が乏しく，立位あるいは歩行が困難な場合に適応されるが，下肢にある程度の支持性が必要である．フレームを 4 脚で支持する歩行器 walkerette と，キャスタ(小輪)が付いた歩行車 walker がある．

A　歩行器 walkerette

歩行器は，杖，松葉杖に比較して安定性はよい．しかし屋内専用で，杖，松葉杖のように戸外では使用できないので，歩行練習の初期にごく短期間一時的に使用されるにとどまる．また歩行練習には欠かせないものでもなく，平行棒→松葉杖→歩行という一般的な訓練系列とは別にあるものと考えてよい．

四脚フレーム構造のもので，両下肢機能低下や痙性麻痺，骨折・切断の訓練，股・膝の変形性関節症(股・膝)脊椎疾患，などの患者が使用する(図 8-157)．固定型歩行器と交互型歩行器があるフレームを支持・操作することから，少なくとも両上肢が機能的であることが望ましい．重心が後方に残るような患者での使用は危険である．サイドケイン(ウォーカーケイン)とも呼ばれる一側歩行器は，脳卒中後片麻痺などの病室や歩行訓練初期に用いられている．

B　歩行車 walker

フレーム脚の 2 点あるいは 4 点にキャスタを取り付けたもので，三輪型や四輪型がある．骨折や関節の術後など一側下肢障害に適応となる(図 8-158)．キャスタにより軽く動きやすいため，両下肢障害のある場合はコントロールが難しく不向きである．軽く動かないようにするには，前脚部に砂袋などを乗せ重くするとよい．また，ハンドブレーキを取り付けることをすすめる．

フレーム上方の高さは，上肢を体側につけ，肘を 90°屈曲した状態で床から肘までの高さに数 cm 足した高さが好ましい．もし体重支持が十分

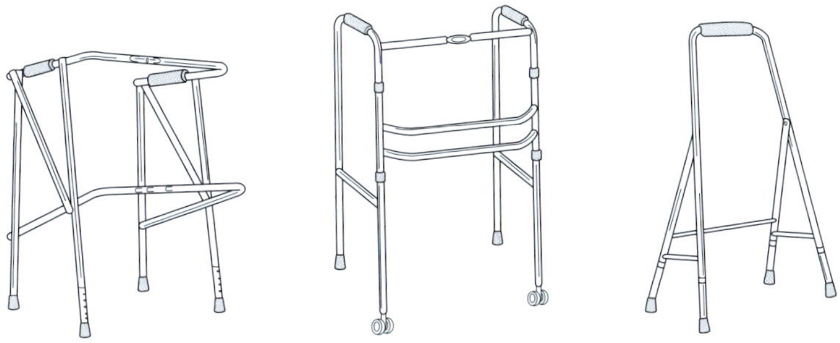

1. 四脚型歩行器　　2. 四脚二輪型歩行器　　3. サイドケイン
（ウオーカーケイン）

図 8-157　主な歩行器の種類

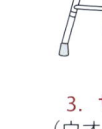

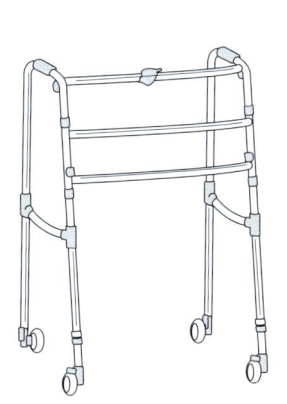

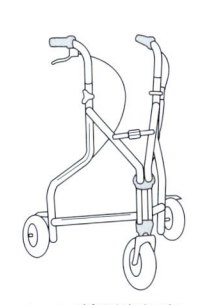

a. 四脚四輪型歩行車　　b. 三輪型歩行車　　c. 手押し型歩行車
1. 手部握り型

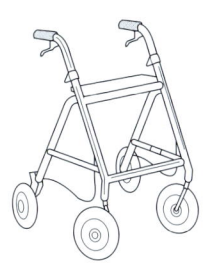

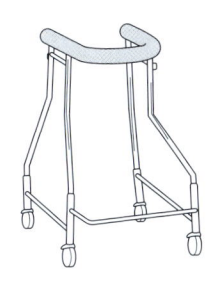

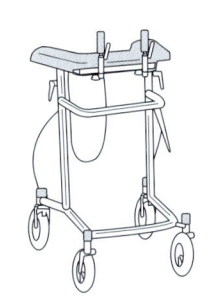

a. 四輪型歩行車　　b. グリップ付き歩行車　　c. 腋窩パッド・グリップ付き歩行車
2. 前腕支持付き型

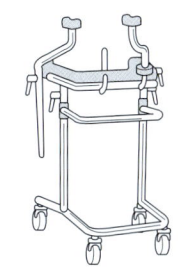

図 8-158　主な歩行車の種類

できないときなどには，腋窩支持歩行車もある．

C シルバーカー silver car

手押し車に椅子や買い物用の荷台を装備したもので，高齢者に多用されている．疲れた場合などは，その椅子や荷台の蓋の上に腰掛け休息することができる（図 8-159）．

軽量のものより，ある程度の重量があるもののほうが押しやすい．屋外で使用することが多い

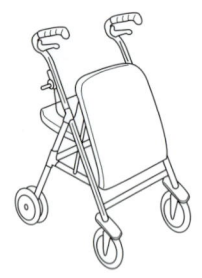

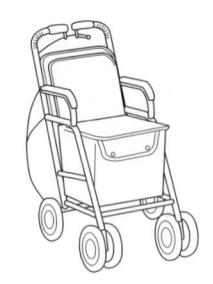

1. 椅子付き　　2. 買物カゴ付き

図 8-159　シルバーカー
四輪のものより前輪がダブルキャスタになっているものが，方向変換など回転性が容易で走行性がよい．

が，平坦な面ばかりとは限らず，歩道などは常に傾斜しており，傾くことになる．押し方，止める場所での注意，などを含めて指導する必要がある．ハンドブレーキの操作指導は必須である．

5　車椅子　wheel chair

A　目的

車椅子は，車（移動性）と椅子（休息・作業性・姿勢保持）の機能を有し，利用者自身が駆動し，ADL および作業効率の向上を目的とし，歩けなくなった身体（下肢機能）を補完する．また利用者の身体的，精神的，社会的に支援し，ほかの人とのコミュニケーションの機会を増加させるテクニカルエイドであり，補装具である．

車椅子に長時間座っていることは，身体の変形・拘縮や内臓の圧迫などのさまざまな物理的ストレスを受けることであり，適切なシーティング方法を含め，褥瘡予防の指導システムが重要である．また，構造上「線の移動」であり，段差や階段など縦の変化への対応が難しく，適切な環境整備が必要となる．

B　適応

両下肢の障害により歩けない人はもちろんであるが，歩けても実用性のない人（実用性とは 1 秒 1～1.2 m，連続歩行 2 km 程度），下肢の骨折や疼痛などで免荷が必要な場合や，末梢循環障害などのため歩行を禁止されている人，さらには心肺障害が重篤の人，高齢者，などもその対象となる．

C　基本的構造と名称

車椅子には，日本工業規格（JIS T9201-1988）で名称が規定されている．また，SIG 用語では多少名称が異なる（図 8-160）．

1　姿勢に関するもの

a. フレーム　frame
左右のフレーム枠とそれらを連結するパイプで構成し，各部を支持・結合するもので，バックパイプ（バックサポート，後輪が取り付けられる），フロントパイプ（前輪，アームサポートを支持），キャスターブラケット，アームパイプ，シートパイプ，シートサポートパイプ，レッグパイプ，レッグ・フットサポートパイプ，ベースパイプからなる．固定式と折りたたみ式がある．クロスバー cross bar は，折りたたみ機構として重要であり，シングルブレースとダブルブレースがある．

b. シート　seat
座（殿部・大腿部の支持装置）で，スリング式とソリッド式，張り調節式がある．スリング式が一般的であり，折りたたみが可能となる．ソリッド式はコモード型やシャワーチェアー，あるいは電動車椅子の場合に用いられる．コモード型とは 4 つの小輪がついた椅子に便座が取り付けてあるもので，そのまま便器の上に座らせることができる．

c. バックサポート　back support
バックレスト（背もたれ）とも呼ばれ，背部の支持装置である．スリング式とソリッド式，張り調節式がある．特殊なものとして，後方から便器などに乗り移りできるようにファスナーやボタンで開閉できるものがある（図 8-161）．しかし，座位バランスの悪い場合や肥満，重度障害がある場合などには便利であるが，開閉が面倒であり，背中を常にもたせておくための固定部品が破損しやすい．構造的には固定式と角度可変式 reclining type がある（図 8-162）．角度可変式の場合は，ティルト機構を備えた電動式が好ましい．

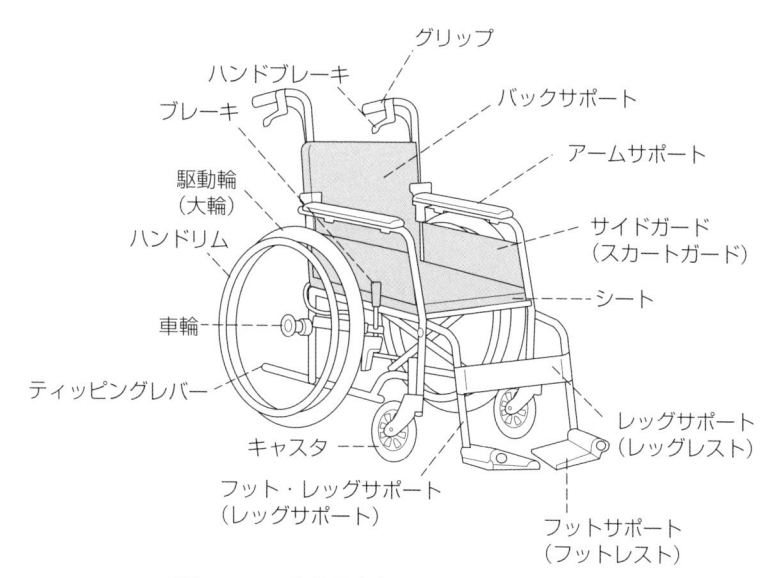

図 8-160　車椅子各部の名称(SIG 用語による)
(　)内は JIS9201-1988 表記

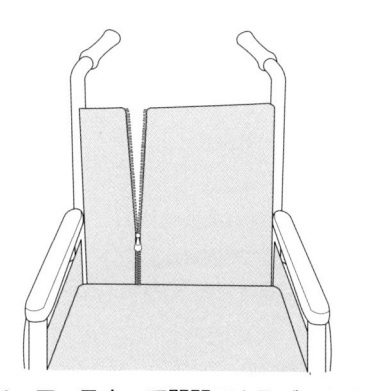

図 8-161　ファスナーで開閉できるバックサポート

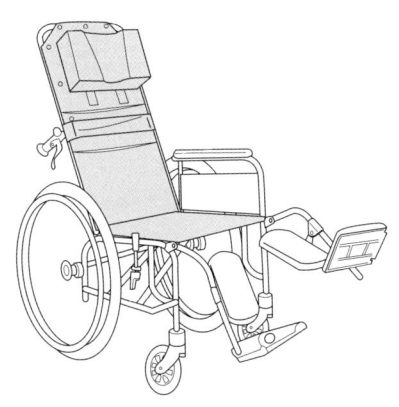

図 8-162　角度可変式バックサポート

d. **フット・レッグサポート**　foot leg support

　レッグパイプ leg pipe, フットサポート foot support, レッグサポート leg support を含む下腿部および足部の支持装置一式を総称してフット・レッグサポートという．固定式が一般的であるが，挙上式 elevating type, 開き式 swig away type, 着脱式 detachable type がある(図 8-163)．
フット・レッグサポートの長さは，座位時の膝の高さによる座位姿勢の安定性にかかわってくる．長さの調節は，レッグパイプの末端にあるネジを緩め調節することができる．

e. **フットサポート**　foot support

　フットレスト foot rest, 足台 foot plate とも呼ばれる．

　プレート式が一般的なもので，跳ね上げ(後方跳ね上げ，側方跳ね上げ)式，中折れ式(パイプ式)がある．また，プレートの替わりに幅 8～10 cm のレザーを張ったものがあるが，たわみが生じ，足部の変形をおこす可能性があるので，使用する場合は底のしっかりした履物を着用するように指導する必要がある(図 8-164)．

　付設備として，レッグサポートなどが取り付けられていない場合に，プレートの後方に取り付

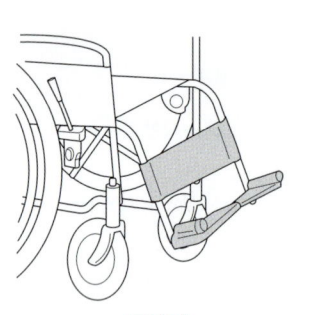

1. 固定式

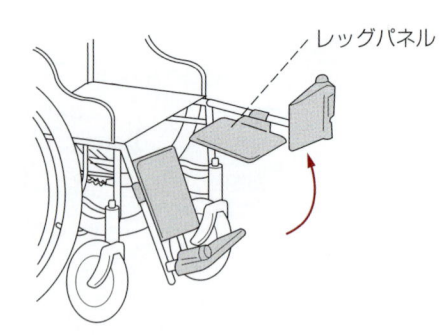

2. 挙上式
挙上式フット・レッグサポートなどには
レッグパネルを設置することが望ましい．

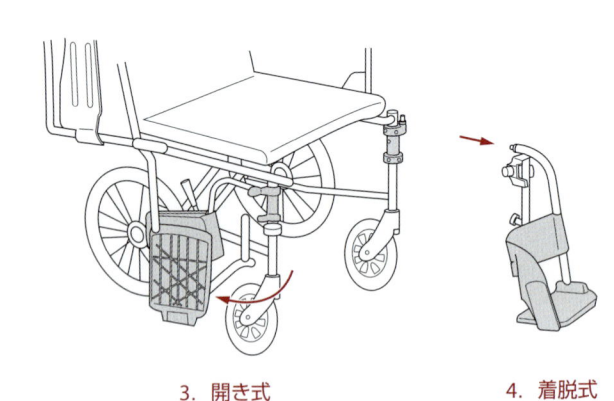

3. 開き式

4. 着脱式

図 8-163　フット・レッグサポート

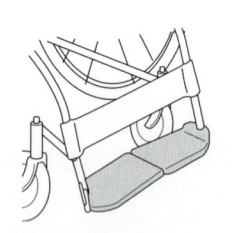

1. プレート式
後方跳ね上げ，
側方跳ね上げがある．

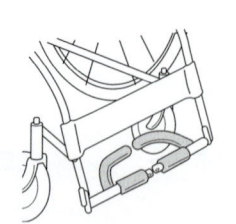

2. 中折れ式
（パイプ式）

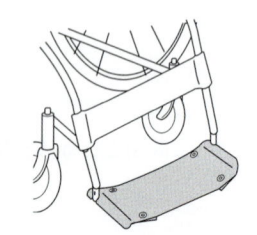

3. レザー式
必ず履き物を履く
ように指導する．

図 8-164　フットサポート

け足部が後方へ落ちないように防止するヒールループ heel loop（踵止め）や，足クローヌスや痙性などが強い場合に足部固定用として使用するトウループ toe loop（つま先止め）がある（図 8-165）．

f. レッグサポート　leg support

下腿部が後方へ落ち込まないように，レッグパイプに布またはビニールレザーなどを張って支えるものがレッグレスト leg rest で，開き式や着脱式，挙上式フット・レッグサポートにはレッグパネル leg panel を設置する（図 8-163 2）．

g. アームサポート　arm support

肘当てといわれ腕を支える装置である．タイプ

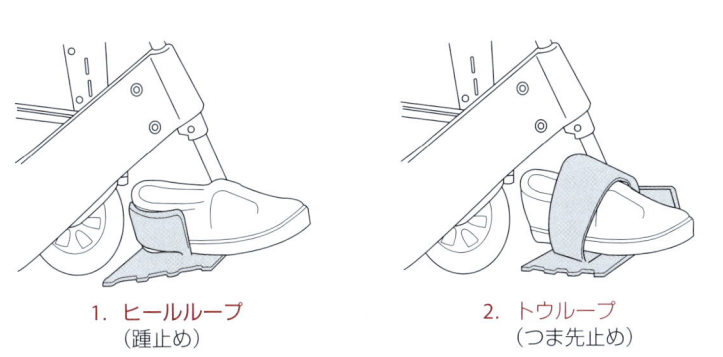

1. ヒールループ（踵止め）　2. トウループ（つま先止め）

図8-165　フットサポートの付設装備

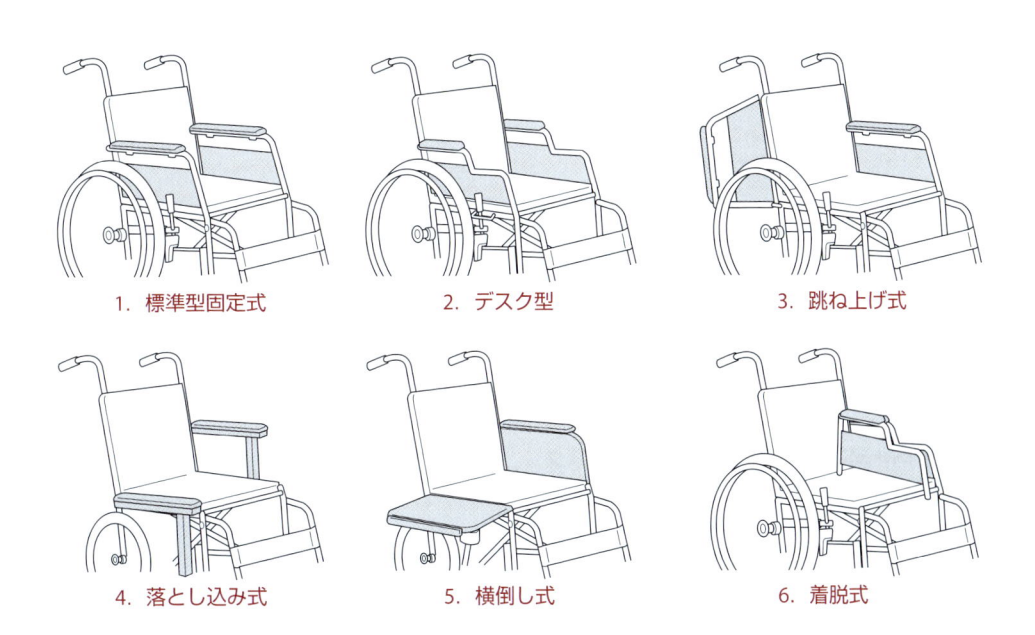

1. 標準型固定式　2. デスク型　3. 跳ね上げ式
4. 落とし込み式　5. 横倒し式　6. 着脱式

図8-166　各種アームサポート

として標準型 standard type とデスク型 desk type（直角・丸型）がある．また，それぞれ固定式と可動式（開き式，跳ね上げ式，落とし込み式，横倒し式，着脱式）がある（図8-166）．

アームサポートを可動式にしておくと車椅子からベッドなどへ横からの乗り移りが容易となる．ことに車椅子動作に習熟しないもの，上肢筋の弱いものにはぜひこの式を選ぶべきである．取り外しのできる着脱式の固定にはピンでする pin lock と，ボタンでする button lock とがある．またアームサポートの前部が一段低くなっているデスク型 desk type は，机やテーブルの下に車の前部が入り，体が机に密着し，食事やデスクワークに便利である．

h. **サイドガード**　side guard（側当て・衣服防護板）

スカートガード skirt guard とも呼ばれ，スーツガードとして衣服などが車輪に巻き込まれたり，タイヤについたゴミや汚れがシート内に入ったりしないように防止する．金属板製のものだけでなく，布製のものもある．

i. **ヘッドサポート**　head support

ヘッドレスト head rest とも呼ばれる頭部の支持装置で，座位姿勢不安定や全身症状不良の場合に設置する．バックサポートがリクライニング式，あるいはティルト式の場合は設置が不可欠である（図8-167）．

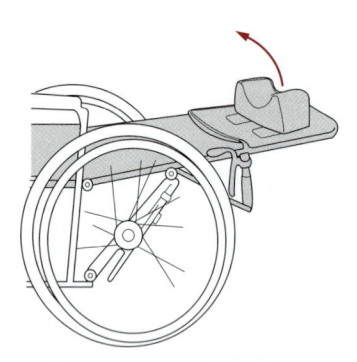

図 8-167　ヘッドサポート

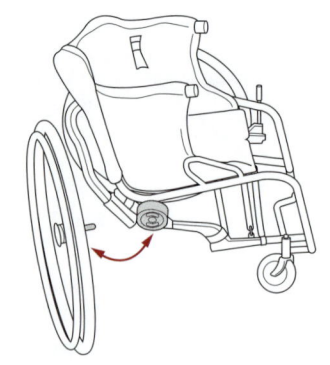

図 8-168　工具なしで取り外しが可能な駆動輪

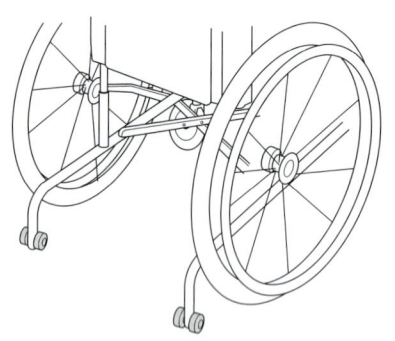

図 8-169　転倒防止用に取り付けられた後方キャスタ
リクライニング型や介助用車椅子には装備することが好ましい．

2 駆動に関するもの

a. 大輪　big wheel（駆動輪）

26，24，22，20インチなどがあり，24インチが多用されている．タイヤには空気式 neumo type とソリッド式 solid type がある．スポーツ用では駆動輪を車軸から取り外しできるものが多い（図8-168）．

b. キャスタ　caster（自在輪）

5，6，7，8インチなどがある．屋外走行用の場合は7インチ以上にすると小さな段差などが通過しやすい．主に屋内用で使用される場合は5～6インチのほうが小回りがよい．スポーツ用としてボール型のものや転倒防止用として後方に取り付けるものがある（図8-169）．タイヤの材質としては，ゴムや樹脂系材質のソリッド式 solid type と空気式 air type がある．

c. ハンドリム　hand rim

駆動輪を回転させるための輪で，標準型，波状型，ノブ付きがある．ノブ付きは手部との引っ掛かりをつくることと，接触面積を広げることにより駆動効率を高めようというものであり，垂直型・水平型・握り型がある（図8-170）．また，ハンドリムに皮革や生ゴムを巻くこともある．

d. ブレーキ　brake

車椅子を停めておくための装置で，テコの原理を用いたレバー型 lever type とリンク機構を用いたトグル型（toggle 縦式 vertical type・横式 horizontal type）がある．また，原理的にはレバー型と同様であるが，取り外しが可能なスポーツ型がある（図8-171）．介助者用として，手押しハンドルに介助者用補助ブレーキ（ハンドブレーキ hand brake）を取り付けることをすすめる（図8-160参照）．車椅子の車軸本体を制動するハブブレーキもある．

上肢の力が弱い場合や片麻痺の麻痺手側などはレバーを長くし，少しの力で操作できるように，取り外し式あるいは折りたたみが可能な延長棒 extension lever を取り付ける（図8-172）．

3 そのほか

a. 手押しハンドル，グリップ　grip

介助者が後方から押すときのための握りであるが，四肢麻痺などではグリップに肘を引っかけて体幹を固定するものとして利便性がある．

b. そのほか付属品

ポケット（バックサポートの背部面やシートの

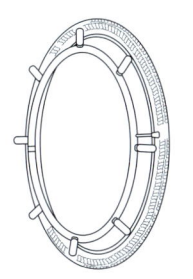

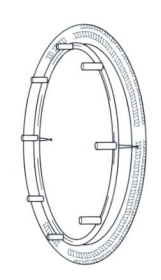

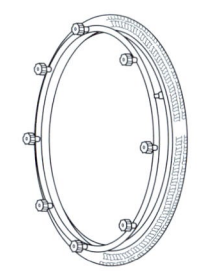

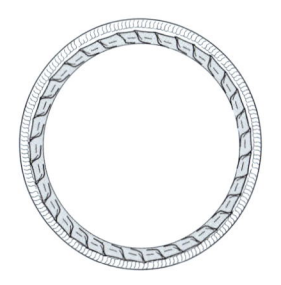

1. 垂直型ノブ　　2. 水平型ノブ　　3. 握り型ノブ　　4. 皮革巻き

図 8-170　駆動効率を高めるためのハンドリムへの工夫

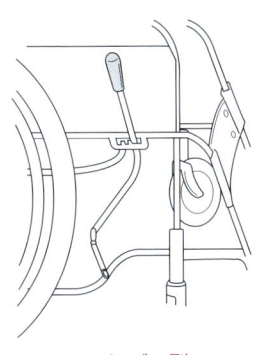

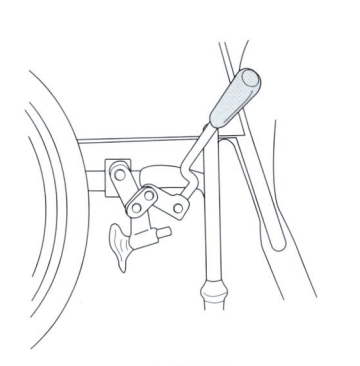

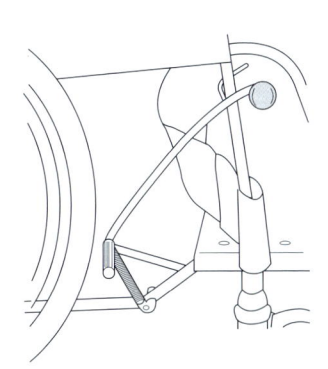

1. レバー型　　2. トグル型　　3. スポーツ型

図 8-171　通常ブレーキの種類

下面)，安全・抑制ベルト(安易に取り付けると身体拘束になるので十分な検討が必要である)，転倒防止バー，酸素ボンベ置き，杖置き，泥よけカバー，スポークカバー，テーブル，などがある．

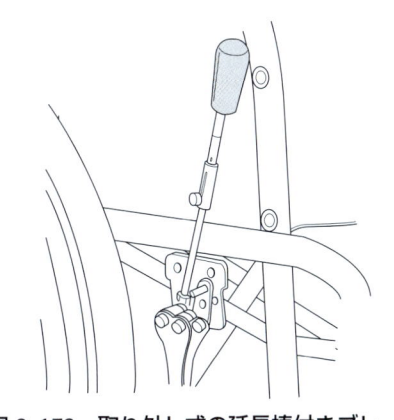

図 8-172　取り外し式の延長棒付きブレーキ

D　車椅子の分類

1　補装具種目による分類

車椅子は，障害者総合支援法(身体障害者福祉法や児童福祉法を含む)や介護保険，労災保険など基づく補装具としての支給制度(貸与)がある(表 8-9)．

2　構造による分類（図8-173）

a. **普通型**　standard, universal, outdoor type
大車輪が後方にあるもの(後輪駆動式)．
b. **前方大車輪型**　traveller, indoor type
大車輪が前方にあるもの(前輪駆動式)．

3　駆動方式による分類（表8-10）

a. **手動式(自走式)**　manual type
駆動輪にハンドリムが取り付けられており，利用者自身が手で操作するものをいう．障害者総合支援法や介護保険で支給されるものは，JIS規格

表 8-9 補助具種目による分類

手動式
- 普通型
- リクライニング式普通型，ティルト式普通型，リクライニング・ティルト式普通型
- 手押し型
- リクライニング式手押し型，ティルト式手押し型，リクライニング・ティルト式手押し型
- 手動リフト式普通型
- 前方大車輪型，リクライニング前方大車輪型
- 片手駆動型，リクライニング片手駆動型
- レバー駆動型

電動式
- 普通型(4.5 km/時)，普通型(6.0 km/時)
- 手動兼用型
- (手動)リクライニング式普通型
- 電動リクライニング式普通型
- 電動ティルト式普通型
- 電動リクライニング・ティルト式普通型

表 8-10 駆動方式による分類

手動式
- 後輪駆動式
- 前輪駆動式
- 片手駆動式
- 手動チェーン式
- 手押し式(介助型)

電動式

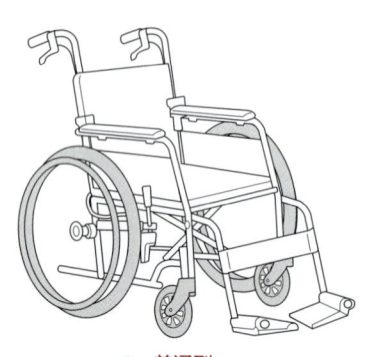

1. 普通型
   後輪駆動式

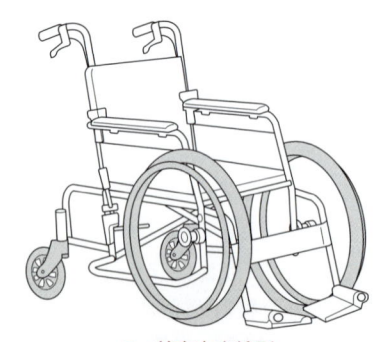

2. 前方大車輪型
   前輪駆動式

図 8-173 構造による分類

に基づいた既製品規格であり，体型に合わないもので妥協していることが多い．脊髄損傷者はもとより，高齢者であっても長く使うものであるなら，利用者の体型，使用場所・目的，さらには材質も合わせて製作するべきである．

b. **電動式**　electrical type

ジョイスティックレバー(ノブ型，T字型，U字型など)を手部で操作する手操作型 hand control type と下顎で操作する下顎操作型 chin control type がある(図 8-174)．機能的にもバッテリーの取り付けが簡単な簡易型のものから，リクライニング機構，ティルト機構，座席昇降機構，パワーステアリング機構，などを備えた多機構を有する電動車椅子が開発されている．また対麻痺などでも加齢による体力低下から，広範囲な施設や敷地移動では通常の車椅子の前方に取り付け可能な簡易型電動式車椅子を使用しているケースもある．運転免許なしで使用できる高齢者向けのバーハンドル操作型 bar handle type の電動三輪車や電動四輪車も普及している(図 8-175)．

電動車椅子は，屋内または屋外近距離(施設または建物周辺)走行を目的とする電動車椅子の機能，および強度は日本工業規格(JIS)にて規定されている(表 8-11)．

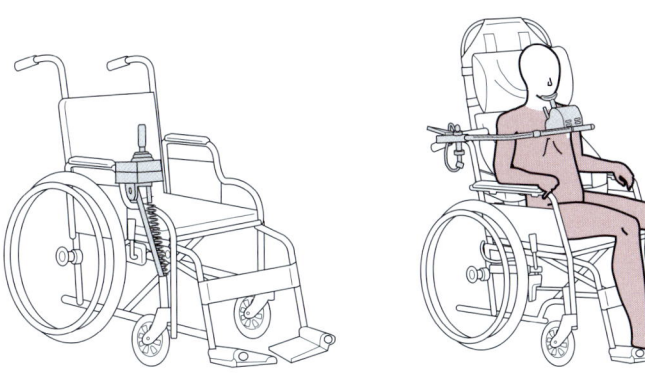

1. 手操作型(簡易型)
コントロールレバーのはノブ型，T字型，U字型などがある．

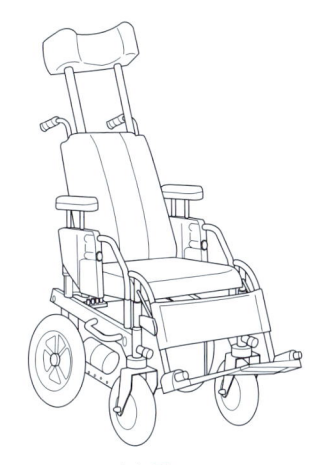

2. 下顎操作型

3. ティルト型
リクライニング，ティルト，座席昇降機構など多機構を装備している．

図 8-174　電動式車椅子

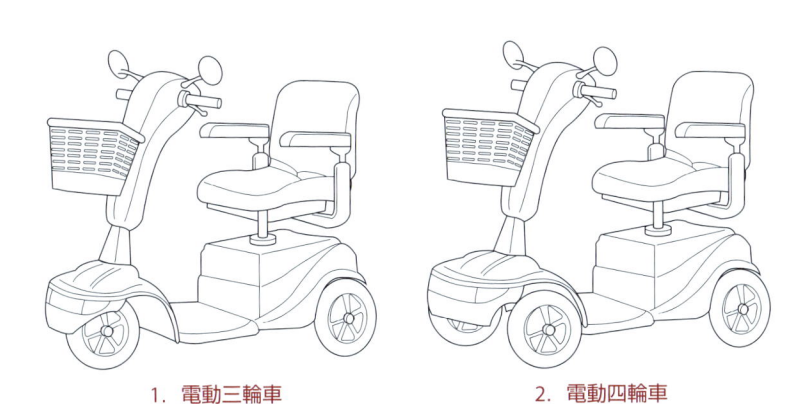

1. 電動三輪車

2. 電動四輪車

図 8-175　バーハンドル操作型電動車椅子

4　用途による分類

a. 片手操作型　one hand drive(片麻痺用)

片麻痺，一側上肢を含む三肢切断など三肢障害に適応する．片側の駆動輪に大小2つのハンドリムがつき，直進する場合は片手で同時にハンドリムを操作する片手駆動型・ダブルハンドリム式 double handrim type と，駆動用レバーを前後に繰り返し動かして推進する片手手漕ぎ型・レバー式 one hand scull type がある(図 8-176)．

片麻痺の場合，臨床的対処として片手片足駆動を指導する(図 8-177)．

b. リクライニング型　reclining type(背もたれ角度可変式．四肢麻痺用)

図 8-162 で示したバックサポート角度可変式には半リクライニング型 semi-reclining type と全リクライニング型 full-reclining type があり，四肢麻痺者の座位保持不良や全身症状不良(起立性低血圧など)時に適応する．

車椅子乗車中に起立性低血圧などで気分が悪くなった場合は，ただちに前輪を挙上し，後方に傾斜させ，頭部を低くし安静をはかる．このとき下肢も挙上すればより効果的である．

電動で多機構を有するティルト型は，座位保持不良者や全身症状不良者の両面に有効である．

表 8-11　JIS 規定による電動車椅子の機能および強度

項目		性能	
		屋内外兼用形	屋外用形
機能	最高速度	4.5 km/時以下	6.0 km/時以下
	登坂力	10°の傾斜を直進で登れること．	
	制動性能	平たん路で 1 m 以内および 10°の斜面を降坂走行中に 3 m 以内で停止できること．	平たん路で 1.5 m 以内および 10°の斜面を降坂走行中に 3 m 以内で停止できること．停止時の基準線からの変位量は 0.5 m 以内であること．
	制止力	10°の斜面で静止できること．	
	傾斜安定性	前方・後方各 20°，側方 15°の傾斜に対して安定であること．	
	段差乗越	25 mm の段差乗越ができること．	40 mm の段差乗越ができること．
	溝踏破走行性	幅 100 mm の溝を踏破できること．	
	坂道走行性	6°の傾斜面の S 字走路を異常なく昇降できること．	
	斜面直進走行性	3°の傾斜面で等高線に平行な幅 1.2 m の走路を逸脱しないこと．	
	回転性能	幅 0.9 m の直角路を曲がれること．	幅 1.2 m の直角路を曲がれること．
	強制停止	車体，駆動システム，電気回路などに異常がないこと．	
	持続走行距離	10 km 以上	20 km 以上
強度	垂直静荷重	左右シートフレーム間の偏位 20 mm 以下	
		左右シートフレーム間の永久ひずみ 3 mm 以下	
		リム内面とアームパイプ外面との距離の偏位 5 mm 以下	
		座シートのたわみ 100 mm 以下	

＊警報ブザーを取り付けること

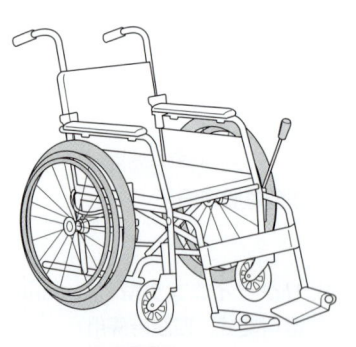

1. 片手駆動型
double handrim type

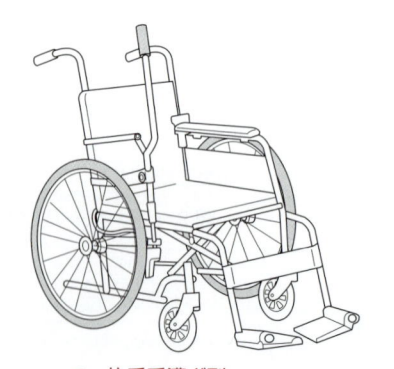

2. 片手手漕ぎ型
one hand scull type

図 8-176　片手操作用

c. 切断型 amputation type，**後方安定軸型** posterior axis type

　両大腿切断の場合，前方への荷重がなくなり，駆動時前方キャスタが浮き上がり，後方へ転倒しやすくなる．このため前方大車輪型を用いるか，後方大車輪型の場合は車軸を 2〜3 cm 後方に移動させたものを用いる（図 8-178）．

d. 下肢挙上型 raised leg type，**フット・レッグサポート挙上式** elevating foot leg support type

　下肢の骨折や術後などで膝関節の伸展位保持の必要性や，末梢循環障害で下肢を挙上しておかなければならない場合，あるいはリクライニング型の場合などに適応する．挙上式がない場合は，簡易的に板で支持板を製作すればよい（図 8-179）．

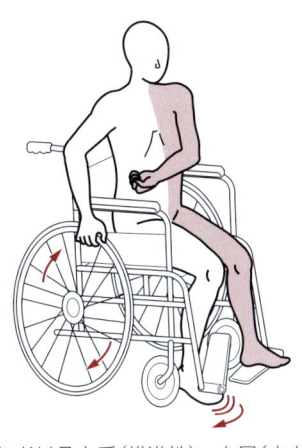

左片麻痺における右手（推進性），右足（方向性）による駆動

図 8-177　片手片足駆動

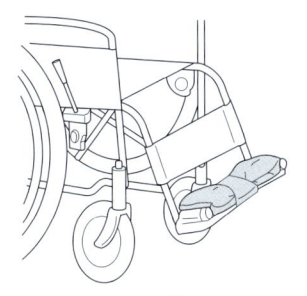

図 8-178　両大腿切断患者への対応
車椅子の前後バランスを保つため，フットサポートの上に砂袋（4〜5 kg）などを乗せるとよい．

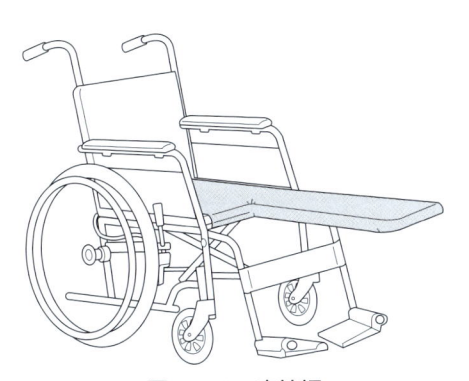

図 8-179　支持板
膝関節の伸展位保持や末梢循環障害への対応に用いられる．

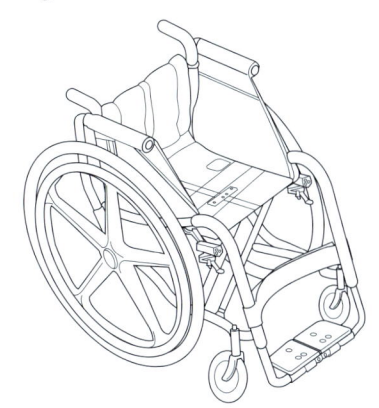

図 8-180　モジュール型車椅子

e. モジュール型

規格化された基本モジュール部品（フレーム，シート幅，バックサポート，ホイールタイプ，タイヤサイズ，車軸位置，アームサポートなど）を組み合わせて製作する（図 8-180）．シートやバックサポート，アームサポートなども面ファスナーにより調節が可能であり，個人に合わせた姿勢保持が容易である．大輪の取り外しが可能なことから後方にもキャスタを取り付ければ，飛行機の機内や新幹線の車内など狭い所の移動にも有効となる（図 8-181）．

f. そのほか

(1) スポーツ用

種目に応じた機能的で，性能の高いものが開発されている．レース（ロードレース・短距離）用，

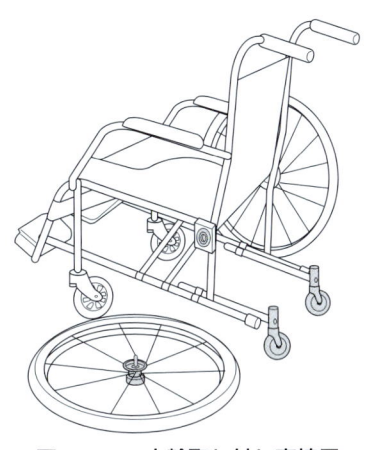

図 8-181　大輪取り外し車椅子
後方にも補助キャスタを取り付け，両側の駆動輪を取り外しすれば狭い通路でも移動が可能となる．走行は両側の座席や壁に触れながら行うことができる．

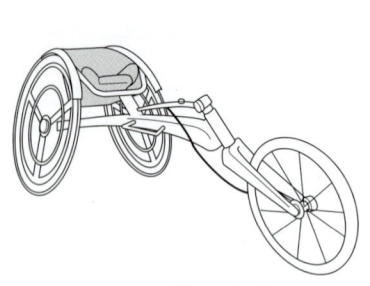

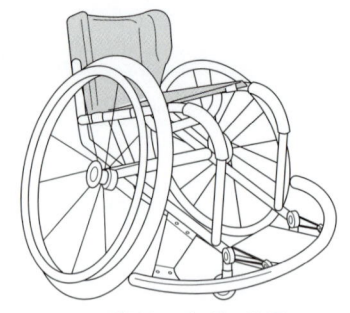

1. ロードレース用　　2. バスケットボール用　　3. テニス用

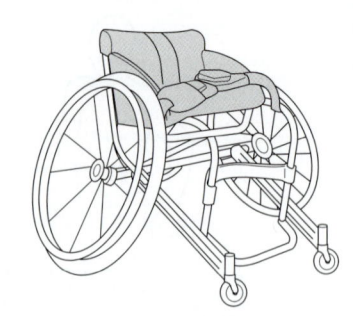

図 8-182　種目別スポーツ用車椅子

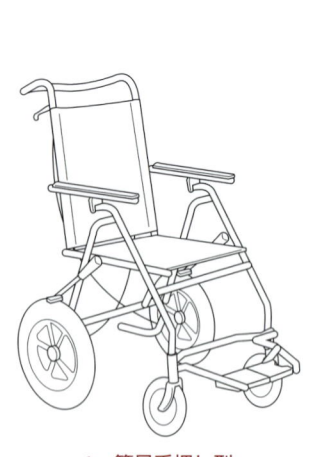

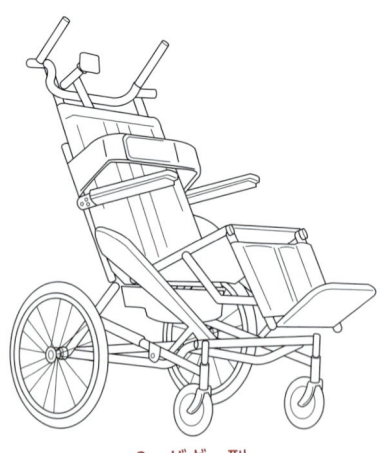

1. 簡易手押し型　　2. バギー型

図 8-183　介助用車椅子

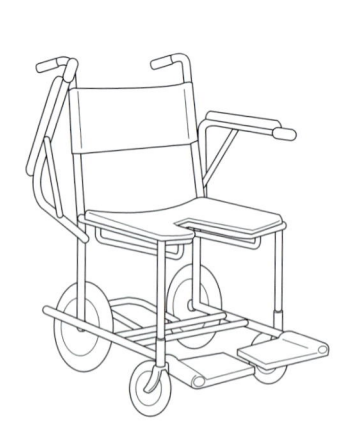

図 8-184　サニタリー用（コモード型）

バスケットボール用，テニス用，ラグビー用，チェアスキー用，アイススケート用，などがある（図 8-182）．

(2) 介助用

ハンドリムがないものや小輪が4つのものなど，簡易手押し型やバギー型などがある（図 8-183）．高齢者用や小児用車椅子では，介助者用に高さが調節できる手押しハンドル付きがよい．また，グリップにハンドブレーキを装備することが不可欠である．

(3) サニタリー用

便器付きのコモード型や入浴用のシャワーチェアーがある．トイレ用とシャワー用兼用型椅子が多い（図 8-184）．

(4) 起立用

起立機構付車椅子（第4部第3章参照）や座面昇降機構付車椅子がある（図 8-185）．

E　採型にあたっての計測基準（図 8-186）

1　バックサポートの高さ

バックサポートの高さは，体幹の安定性や駆動輪の操作時に上肢の運動性に影響する．標準的には座面より肩甲骨下縁までの垂直距離が基準となるが，腋窩より10 cm程度下を目安にする．体幹バランスがよく，タイヤの高さがあれば支持が可能である．腰部支持帯 lumbar support は最低必要である．

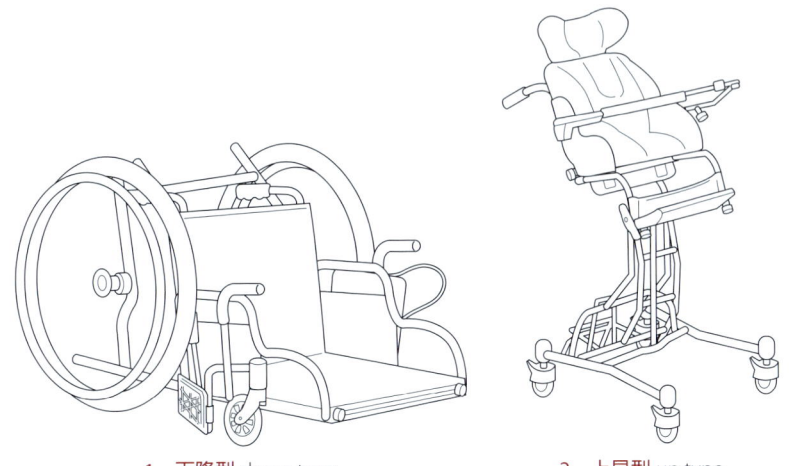

1. 下降型 down type　　2. 上昇型 up type

図 8-185　座面昇降機構付車椅子

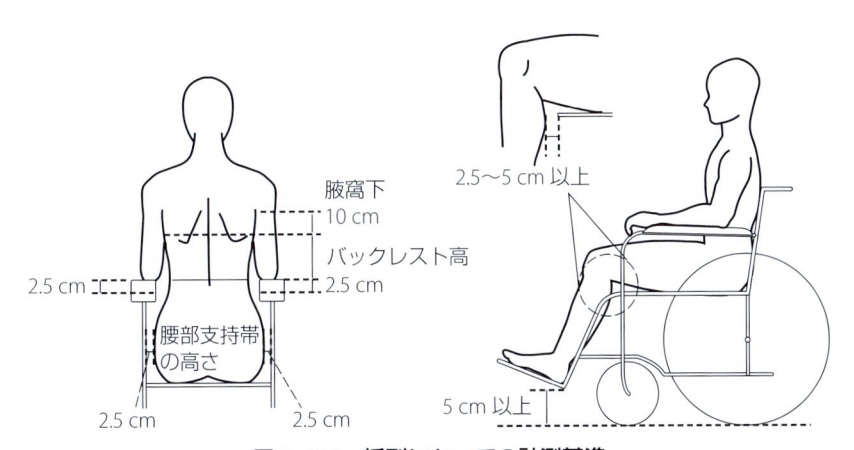

図 8-186　採型にあっての計測基準

2　シート

シートの形状によっては，座位姿勢不良，ひいては座圧の不均衡を生じ，褥瘡や脊柱・下肢の変形の発生までに及んでくる．シーティングへの十分な配慮が必要である

a. 幅
シートの幅は，腰部の最大幅＋両側に 2.5 cm 加える．装具や義肢の使用者はさらに広くする．布製のスカートガードを使用している場合は，少したるみを設けるとよい．

b. 奥行き
殿部後面から膝窩までの水平距離で，車椅子の座長（奥行き），車長を決定する．シートの奥行きは，殿部後面より膝窩（膝屈曲 90°）までの長さ −2.5 cm とする．片麻痺などにおいて下肢で駆動する場合や，装具や義足の使用者はさらにシートキャンバスを 2.5 cm 程度短くするとよい．

c. 高さ
床面から膝窩までの距離で，シートとフット・レッグサポートの高さが決定される．

シートの高さを決定する因子として，次のようなことを考慮する．

(1) 対象物との高さ
- トランスファーとの関係（ベッド・トイレ・浴室など）
- 作業面（机・台所など）
- そのほか（乗用車の積み込みなどにも関係する）

(2) 下腿長
(3) 車軸の位置
- 駆動輪の大きさによる．上肢を体側にて下垂したときに，中指先端が車軸に触れる座面の高さが駆動時効率がよい．クッションの厚みを考慮する必要がある．

(4) 下肢駆動
- 脳性麻痺や片麻痺などにおいて下肢で駆動する場合は通常より低くし，足部が床に届く高さとする．

(5) フットサポートとの関係
車椅子バスケットのルールでは，フットサポート先端で11 cm以下，原点(レッグパイプとフットサポートの接点)で5 cm以上と規定がある．

3 アームサポート

座面より前腕を水平に屈曲した際の最下点までの垂直距離で，アームサポートの高さを決定する．高さは座面より屈曲した肘の高さ+2.5 cm．また，床面から大腿部上縁までの垂直距離，膝の高さで，机やテーブルなどへのアプローチ，車椅子用テーブルの取り付け，アームサポートの高さを決定する要因となる．

F 車椅子の処方

処方にあたっては，患者の予後を含めた障害の特性や程度，身体的形態(寸法)，身長，体重，座位バランス，残存能力，駆動能力，移乗能力，そのほか知的能力，などを十分に把握すること．また使用目的，使用環境を考慮しなければならない．採型時は必ず立ち会い，型式・寸法・構成部品など，患者，製作者，スタッフの三者が確認して行うことが重要である(図8-187)．

G 車椅子の検定項目

1 処方どおりできているか
①型
②寸法
大輪，キャスタ径，シート(幅・奥行き・高さ)，バックサポート，アームサポート，フットサポート，パイプ径
③シートなどの色
④付属品
ポケット，工具など

2 走行に関するもの
①平坦な床の上で後方から軽く押した場合，真っ直ぐ走るか(蛇行偏角3°以下)
②片側に蛇行する場合
　1)大輪の車軸の取り付け(振れ1.5 mm以下)，あるいは回転効率が不良．
　2)キャスタの取り付け(横縦振れ1.0 mm以下)，あるいは回転効率が不良．
　3)タイヤの空気圧が減少．左右差がある場合，抵抗が強い側に蛇行する．
③車体全体の取り付け部分の緩みやガタつきがないか
　特に，大輪・キャスタ・クロスバー・各取り付け部分．
④ブレーキは余裕をもって効くか
　1)レバー型では1段余裕をもって制動できるか
　2)10°の斜面で静止できるか

3 姿勢保持に関するもの
①シート，背もたれなどに破損がないか(座面シート・バックサポートシートのたわみは100 mm以下)
②シートとパイプなどとの固定は十分か
③部分の交換性はあるか
④シートには防水処理がしてあるか

4 そのほか
①パイプやハンドリム，スポークカバーなどに亀裂や変形などの破損はないか，スポークは折れていないか
②各部品(特にネジ)の緩み，ガタつきがないか
③折りたたみ機構は良好か

H 車椅子の手入れ

車椅子の手入れは少なくとも月1回行い，常に乗りやすい状態に整備しておく．使用する患者自身にも，できればその手入れ法を指導し整備させ

車椅子採寸表

年　月　日　　　　　　　　　　　　　　採寸担当 ＿＿＿＿＿＿＿＿

住所 ＿＿＿＿＿＿＿＿　氏名 ＿＿＿＿＿＿＿＿ 様　年齢 ＿＿

車　種	普通型 手押し型　A．B． ワンハンド　右．左． スポーツ用 リクライニング型 ティルト型
クロスバー	ツメ式．そのほか
材　質	スチール・ステン・軽合金・チタン
バック 　サポート	標準型・張り調整型 取りはずし型　＿＿＿＿より上 折畳型　＿＿＿＿
グリップ	有・無 曲げ・直角・ネジ込・折畳・中間出し
アーム 　サポート	標準型 デスク型 サイクロイド型 跳ね上げ式 着脱式（ボタン式・ピン式） 肘掛けクッション　有・無
フット・レッ グサポート	標準型 挙上式（エレベーティング）｛パネル式 開き式（スウィングアウト）｛レザー式 着脱式
フット 　サポート	プラスチック スポーツ用小型 折畳型レザー・平ベルト　巾　　cm
ブレーキ	レバー型 トグル型（引掛．押掛．PP） メーカー指定（　　） スポーツ型 介護者用キャリパー 足踏型 延長　右　　cm　左　　cm
ハンドリム	16 mm　　　　スペーサー　　　　cm 19 mm　　　　ノブ付 22 mm　　　　ラバーリング ナミプラ　　　JWX-1用
キャスタ	4"．5"．6"．6.5"．7"．7.5"．8"． クッション・エア
主　輪	12"・14"・16"・18"・20"・22"・24"・ 1/4・1/8・着脱ハブ
シートの色	T（C－　　A－　　）Mi（　　） Ma（　　）　　Ni（　　） そのほか（　　）
オプション	クッション　胸・腰＿＿＿＿ フローテーションパット＿＿＿＿ ポケット＿＿＿＿ ベルト　胸・腰・足 テーブル　ノブ式・スライド式・ベルト付・EWC切込 スポークカバー＿＿＿＿ 泥よけカバー＿＿＿＿ 杖置き＿＿＿＿ 折畳＿＿＿＿ そのほか＿＿＿＿ 枕＿＿＿＿ 幅止め＿＿＿＿

車体タイプ　13m/m 16m/m 19m/m 22m/m

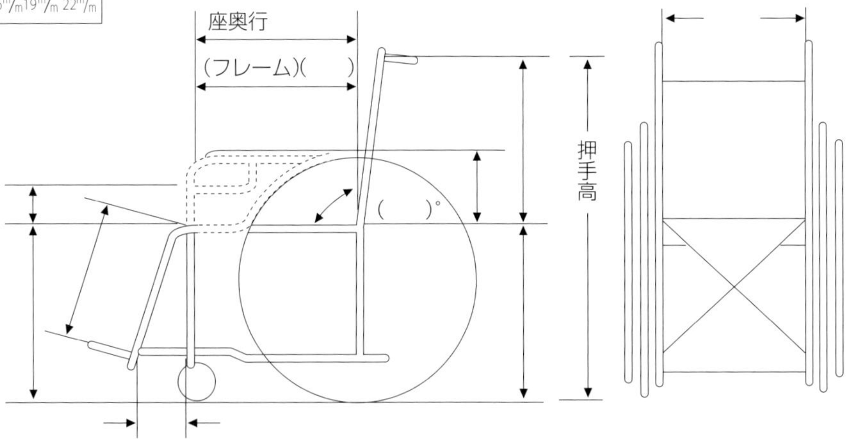

座奥行（フレーム）（　）　押手高

仮合せ予定日　　完成予定日

図 8-187　車椅子採寸表

る．職場はもとより車椅子使用者は，部品を余分に用意し，修理用具も揃えておくことが望ましい．

① 汚れている部分，特にレザーや布の部分は中性洗剤を入れたぬるま湯で拭き，次に湿った布で洗剤を拭きとり，最後に乾いた布で湿気を拭きとる．
② 金属部分，特に大車輪やキャスタの車軸，折りたたみ用のクロスロッドに付着している汚れやほこりは刷毛や布で取り除き，乾いた布で磨き，固形油（ワックス）を塗って錆止めをする．
③ 回転，脱着する部分にはミシン油を注し，余分に付着した油は拭きとる．そのままにしておくとゴミやほこりが付着しやすい．
④ 空気タイヤでは，パンクの有無や虫ゴムを点検し，修理する．常に必ず空気圧を確認しておく．
⑤ 電動式車椅子の場合は，常に充電しておく．
⑥ 使用しているクッションも，その均一的な圧縮性と復元性を有しているか，通気性，吸湿性，など定期的なチェックを怠らないようにする．

I　車椅子の基本的寸法と建築物の関係

車椅子の基本的寸法は，日本工業規格（JIS）において定められている．
これが建築物などの基準値となる．

① JIS規格大型（幅630 mm，全長1,050 mm）の車椅子がドアを出入りするには，扉幅が完全に開いたときの有効幅で800 mm以上，通路や廊下などでは900 mm以上必要となる．
② 廊下で車椅子同士すれ違うには1,800 mm，車椅子と人がすれ違うには1,400 mm，1地点で回転するためには直径1,400〜1,500 mmを必要とする．片麻痺や電動車椅子では2,100 mmとなる．
③ トイレにおいては，中に入って扉を閉めるスペースが必要であり，奥行きは1,800 mm（理想的には1,900 mm），幅は正面からの移動が可能な場合は800 mm（同様に900 mm），斜めから移動する場合は1,200 mm（同様に1,350 mm，障害に合わせて便器の位置を左右考慮すること）必要となる．
④ エレベーターのカゴの大きさは，11人乗りで奥行き1,350 mm以上，幅1,400 mm程度必要である．

J　障害者のための国際シンボルマーク

国際シンボルマークを掲示するための最低条件として次のようなものがある．

1　玄関

地面と同じ高さにするか，階段のかわりに，または階段のほかに，ランプ（傾斜路）を設置する．

2　出入口

800 mm以上開くものとする．回転ドアの場合は別の入口を併設する．

3　ランプ

傾斜は1/12（勾配8％，4.5°強）以下とする．室内外を問わず階段のかわりに，または階段のほかに，ランプを設置する．

4　通路・廊下

1,300 mm以上の幅とする．

5　トイレ

利用しやすい場所にあり，外開きドアで，仕切り内部が広く，手すりが付いたものとする．

6　エレベーター

入口幅は800 cm以上とする．

7　シンボルマーク

100 mm角以上450 mm以下が望ましい．色は対比を明確にするために，ブルーか黒地に白のマーク，またはその逆とする（図8-188）．

K　移乗動作支援機器

車椅子への乗り降りの介助において，介助者の身体的負担は大きく，背部痛や腰痛の発症など多くの課題があげられる．これは単に人的な介助方法の指導のみで解決されるものではない．移乗動

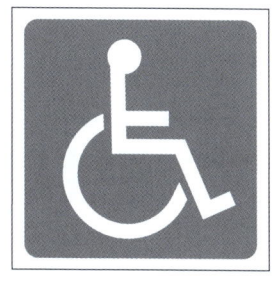

図8-188　障害者のための国際シンボルマーク

作支援機器は車椅子とベッド，浴室，便器間，あるいは乗用車への乗り降りに必要とされるが，リフトやスリング，トランスファーボード，などを道具から機器にいたるまで積極的な導入を検討すべきである．使用する目的，場所によってさまざまな機器が開発されている（**図8-189**，第8部第5章参照）．

■ 参考文献
- Rusk HA, Taylor EJ : Rehabilitation medicine : a textbook on physical medicine and rehabilitation. C.V. Mosby, Saint Louis, 1964〔邦訳〕小池文英（監訳）：リハビリテーション医学．医歯薬出版，1966
- Buchwald E : physical rehabilitation for daily living. McGraw-Hill, New York, 1952〔邦訳〕（高橋　勇（訳）：医学的リハビリテーションの基礎．日本肢体不自由児協会，1965〕
- Arthritis Self-device Office : Device News : Issue No.46-49. New York Medical Center Institute of Physical Medicine and Rehabilitation, New York, 1961
- Hoberman M : Crutch, and Cane Exercises and Use (Therapeutic Exercise, edited by Sidney Licht). Elizabeth Licht, Connecticut, 1958〔邦訳〕天児民和，他（共訳）：運動療法．医歯薬出版，pp355-383, 1968
- 橋元　隆：杖・歩行補助具の種類と動作障害に応じた用い方の要点．理学療法 27(1)：192-207, 2010
- 千住秀明（監修）：日常生活活動（ADL），第2版．神陵文庫，pp105-143, 2007
- 鶴見隆正，他（編）：日常生活活動学・生活環境学，第4版．pp90-110, 医学書院，2012
- 市川　洌（編）：福祉用具解説書　移動機器編．テクノエイド協会，1998

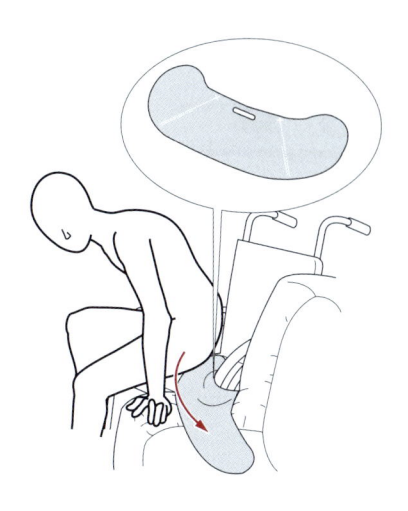

1. 乗用車への乗り移りのために形状に合わせて作製されたトランスファーボード

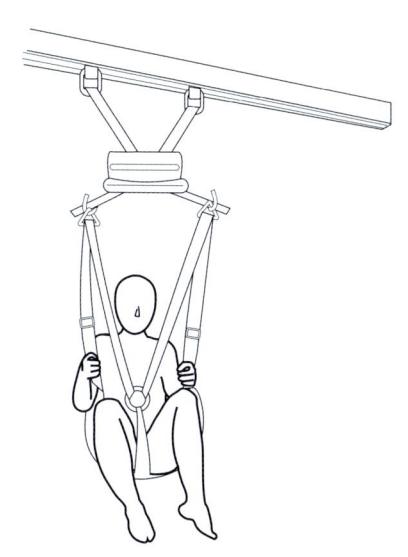

2. レール走行式ポータブルタイプリフト（掛け替え型）

図8-189　移乗動作支援機器

- シルバーサービス振興会（編）：四訂　福祉用具専門相談員研修テキスト．中央法規出版，pp262-303, 2007

第 5 章
自助具，そのほかの福祉用具

近年では，障害や生活スタイルに適合するように，機能もデザインもさまざまな福祉用具が開発され市販されている．したがって，福祉用具の導入に際しては，患者や介護者の能力や好み，取り巻く環境の情報とともに，福祉用具の最新情報も収集し，より状況に適合するものを選ぶことが重要である．適切な福祉用具の導入は，心身機能が低下している人の自立度を高め，生活を豊かにし，介護者の負担を軽減することができる．

自助具 self-help device は，身体機能の障害により，日常生活で困難になった動作を可能なかぎり自分自身で容易に行えるように工夫された道具で，福祉用具の一部に位置づけられている．市販品もあるが，使い勝手のよい自助具を導入するためには，時には市販品を改良することや，あえて一から製作することも必要である．特に，趣味活動や特別な習慣に対応するための特殊な自助具の要望に対しては，新しいデザインを開発するなど，できるかぎり対応することが望ましい．

本章では，使用場面ごとに代表的な福祉用具を紹介する．

1 食事動作を支援する用具

食べ物を口に運ぶ自助具としては，握りやすく工夫された連結箸（図8-190）や特殊なスプーン（図8-191）がある．指が完全に屈曲できない場合や，握力が弱い場合には，スプーンの柄を太くすると持ちやすい．またヘッドの角度を調整することで，口に運びやすくなる．先割れスプーンは，フォークとしても使える．はさみ型スプーンは，スプーンとしての"すくう"機能だけでなく，刺す，挟む，切るなどの機能を1本で果たせる．

握力の低下や手指の変形などでスプーンや

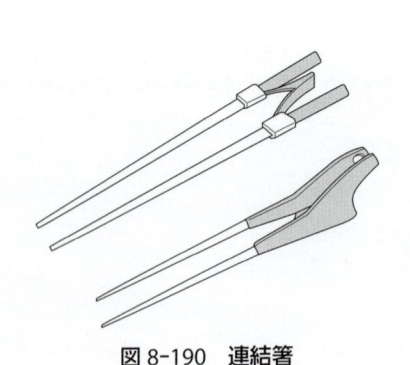

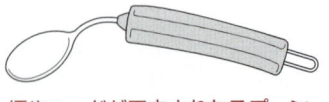

1. 柄やヘッドが工夫されたスプーン

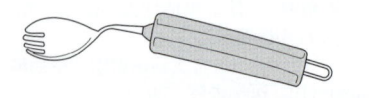

2. 柄やヘッドが工夫された先割れスプーン

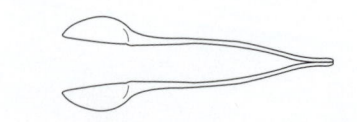

3. はさみ型スプーン

図 8-190　連結箸

図 8-191　特殊なスプーン

フォークを把持できないときは，ユニバーサルカフ（図8-192）やユニバーサルニューカフ（図8-193）を用いて，手部に固定する．前者は，面ファスナーで手部に固定し，手掌部のポケットに道具を差し込んで使う．後者は，ロールキャッチャーの首の部分も自由に動くので，スプーンやペンを通常に近い形で把持することができる．

すくいやすい皿（図8-194）は，縁が高くなっているため，その縁に食べ物を当てることで皿の端から落とさずにすくうことができる．市販の皿にフードガード（図8-195）を取り付けても，同様の効果が得られる．茶碗を固定できないときは，茶碗ホルダー（図8-196）に茶碗を乗せると安定する．ご飯をすくいやすいように，傾斜させること

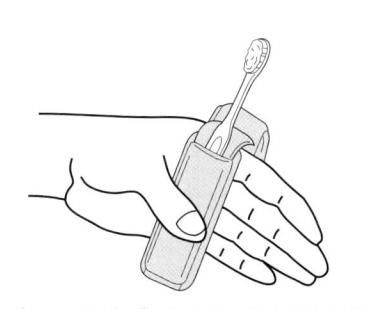

ポケットに歯ブラシを差し込んだところ
図8-192　ユニバーサルカフ

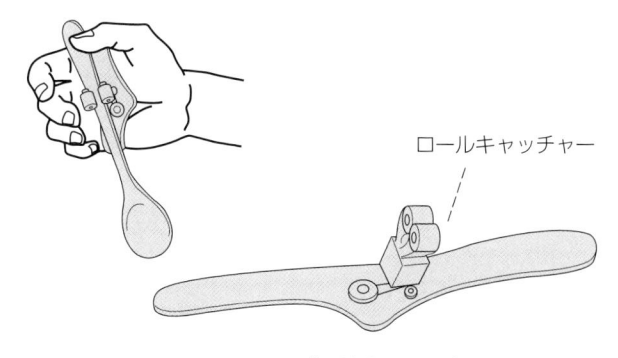

ロールキャッチャー
図8-193　ユニバーサルニューカフ

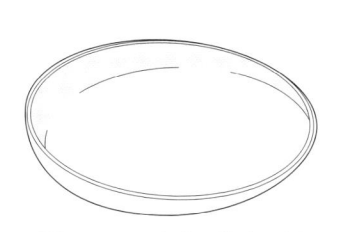

図8-194　すくいやすい皿

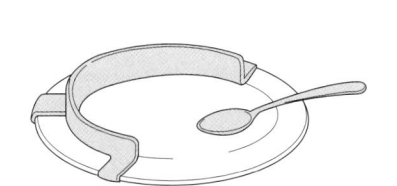

図8-195　フードガード

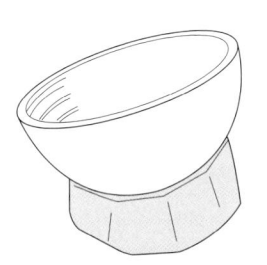

図8-196　茶碗ホルダー

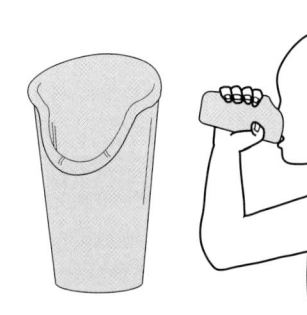

図8-197　飲みやすいコップ

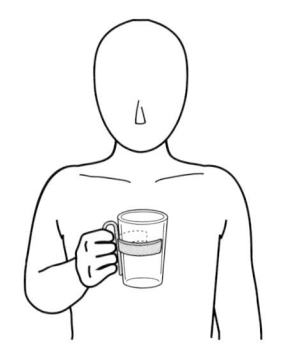

図8-198　コップホルダー

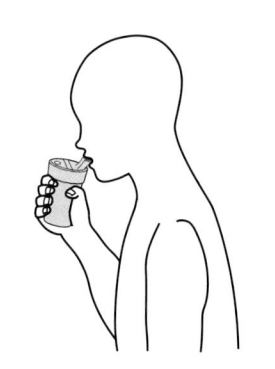

図8-199　こぼれにくいコップ

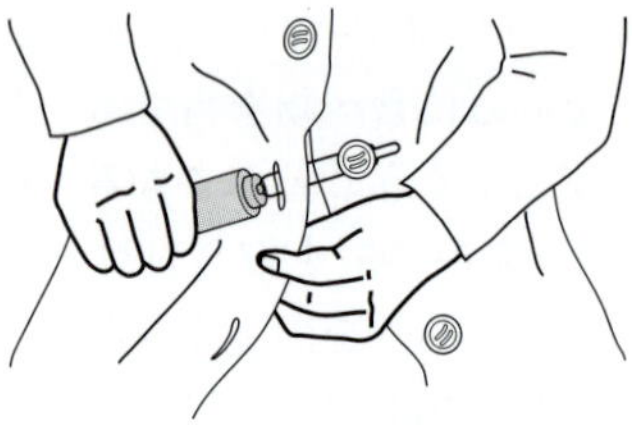

図 8-200　ボタンエイド

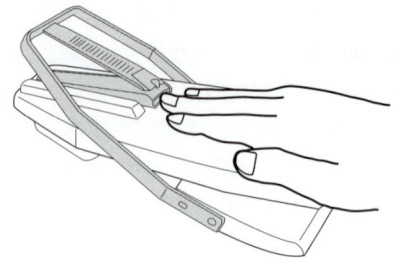

1. 片手用の爪切り

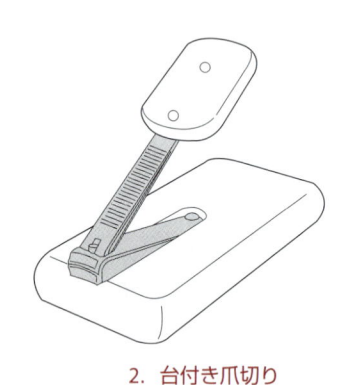

2. 台付き爪切り

図 8-201　爪切り

もできる.
　飲みやすいコップ(図 8-197)は,傾けてもコップの縁が鼻にぶつからないので,頸部を伸展せずに飲むことができる.コップを握ることができない場合,普通のコップにコップホルダー(図 8-198)を装着すると,取手に手部をひっかけることで把持できる.こぼれにくいコップ(図 8-199)は吸い口のある蓋がついており,不随意運動があっても中身がこぼれない.
　食器を固定することができないときは,滑り止めマットを食器の下に敷く方法もある.奥に置かれた食器に手が届かない場合は,回転式トレイを使うと,少しの力で手前に移動させることができる.

2 更衣・整容動作を支援する用具

　リーチャー(第 6 部第 4 章参照)は,関節可動域の制限などにより目的とする物に手が届かない場合に使用するもので,市販品の種類も多い.フック型は,柄の長さや握り,フックの形状により使い勝手が変わるので,最適なものがない場合は自作するとよい.マジックハンド型は,ある程度の握力が必要である.
　長柄ヘアーブラシ(第 6 部第 4 章参照)は,上肢の ROM の制限により整髪動作が困難な場合に用いる.把持能力が低下している場合は,柄を工夫する.
　ソックスエイド(ストッキングエイド,第 6 部第 4 章参照)は,股関節や膝関節の制限により足部に手が届かず,ソックスやストッキングがはけない場合に用いる.

　ボタンエイド(図 8-200)は,手指の巧緻性低下によりボタンの留め外しが困難な場合に使用する.柄の形は把持能力に応じて加工するとよい.
　爪切り(図 8-201)に関しては片手用の爪切りは,載せた手で台を押し下げると爪が切れる.台付き爪切りは,爪切りの付いた台を吸盤などで机に固定し,板の付いたレバーを手掌や前腕,顎などで押して爪を切る.

3 排泄動作を支援する用具

　補高便座(図 8-202)は,和式や汽車式の便器に上からかぶせて,腰掛け式便座に変更するものである.便座の上に置き,座面を高くすることで,便座からの立ちしゃがみを楽にするものもある.それでも立ち上がりが困難な場合は,自動昇降便座(図 8-203)が適応となる.座面が水平に昇降するものと斜めに昇降するものとがあり,立位保持能力が低い場合は座面が水平に昇降するものが安全である.
　トイレまでの移動ができないときは,ポータブ

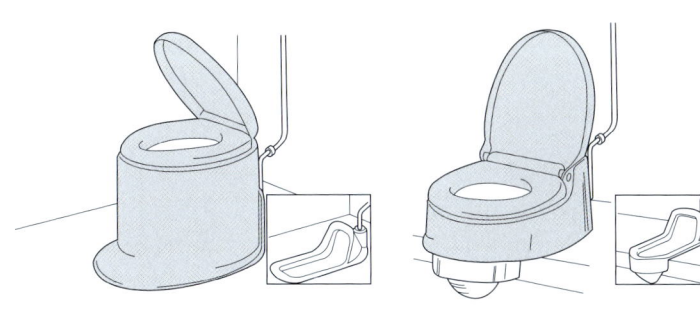

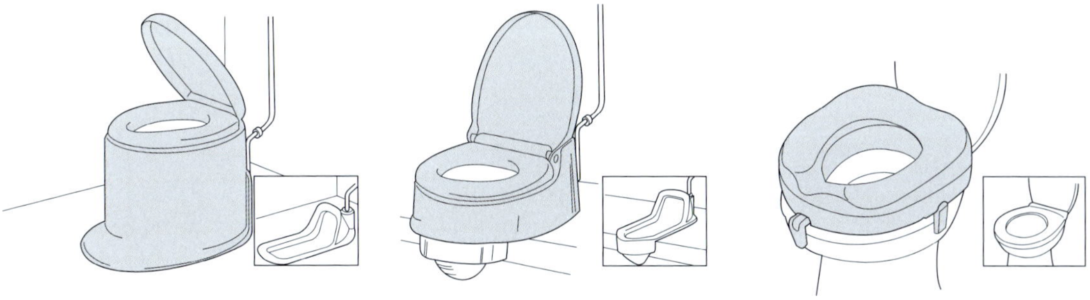

3 排泄動作を支援する用具 645

1. 和式便器用　　2. 汽車式便器用　　3. 便座の上に置き座面を高くするもの

図 8-202　補高便座

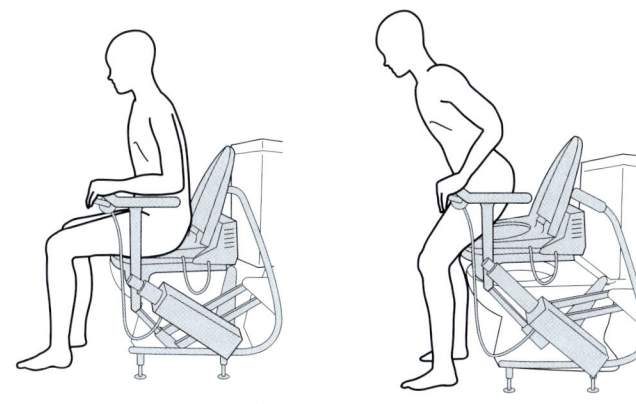

座面が水平に昇降するもの

図 8-203　自動昇降便座

〔渡邉慎一：支援機器と住環境．伊藤利之，他(編)：新版日常生活活動(ADL)
―評価と支援の実際．医歯薬出版，pp87-108, 2010 より引用〕

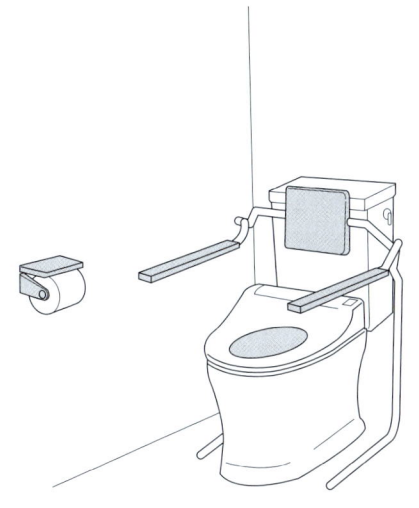

図 8-204　トイレ用手すり 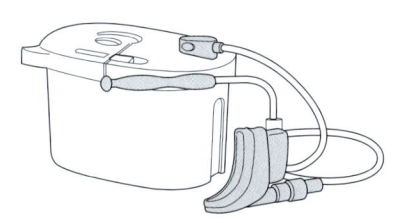　　図 8-205　自動吸引タイプの特殊尿器(女性用)

1. 紐付きタオル　　2. 洗体用ミトン　　3. 長柄洗体スポンジ

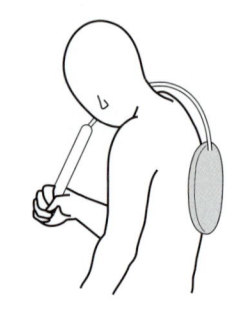

図 8-206　身体を洗うための用具

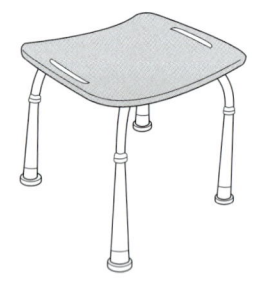

図 8-207　シャワー椅子（入浴用椅子）

図 8-208　シャワーキャリー（入浴用車椅子）

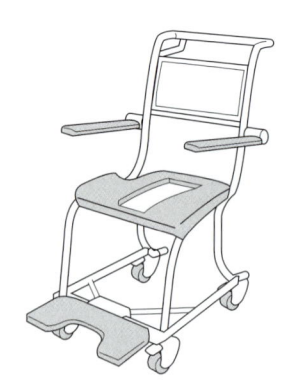

図 8-209　浴槽取り付け手すり

ルトイレを用いる．トイレ用手すり（図 8-204）は，工事が必要ないので便利である．ポータブルトイレへの移乗も困難な場合や，尿意を感じると我慢できない場合は，自動吸引タイプの特殊尿器（図 8-205）が適している．

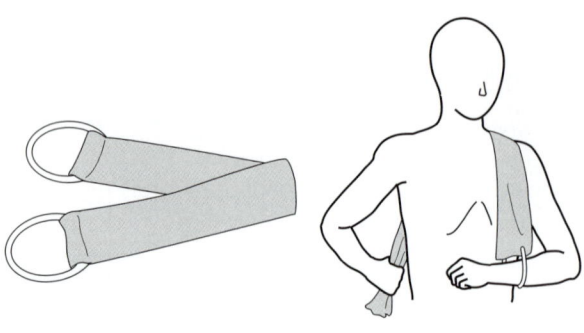

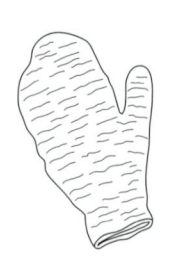

4　入浴動作を支援する用具

身体を洗うための用具（図 8-206）として，握力が弱い人は，タオルの片方または両端にループを付けた紐付きタオルが使いやすい．手の届く部分は洗体用ミトンを用いるとよい．長柄洗体スポンジやボディーブラシは，片手でも背中を洗うことができる．

洗い場の床にしゃがむ動作が困難な場合は，シャワー椅子（入浴用椅子，図 8-207）に腰掛けて体を洗うとよい．シャワーキャリー（入浴用車椅子，図 8-208）は，居室から浴室まで移動ができ，そのままシャワーを浴びたり，体を洗ったりすることができる．

浴槽取り付け手すり（図 8-209）は，立位で浴槽の縁をまたいで入る場合に用いる．浴槽の縁をまたぐ動作が困難な場合は，入浴台（図 8-210）やバスボード（図 8-211）を用い，それらに腰をおろし，下肢を浮かせて浴槽の縁を越える．入浴台は浴槽の縁と同じ高さのものがよい．浴槽内で足が滑って転倒することがないように，浴槽内に滑り止めマットを敷き，壁に手すりを付けると，より安全である．

浴槽台（図 8-212）は，浴槽内に沈めて使用する．股関節や膝関節に可動域制限がある場合や，浴槽の底にしゃがむと立ち上がれなくなる場合には，浴槽内の椅子として使用する．浴槽内の立ちしゃがみがさらに困難な場合は，浴槽内昇降機（図 8-213）を用いる．座位保持能力があり，昇降機の座面への移動に介助が少ない場合に適応となる．座面への移動ができない場合は，リフト（後述）を検討する．

図 8-210　入浴台

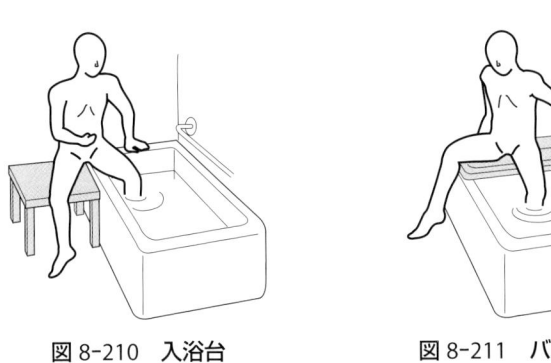

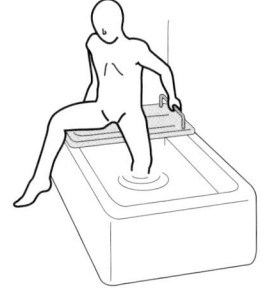

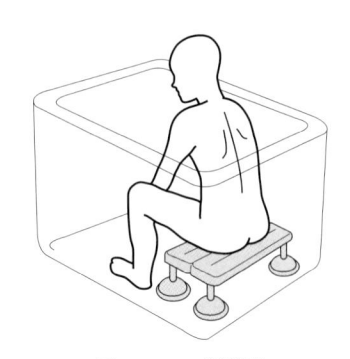

図 8-211　バスボード

図 8-212　浴槽台

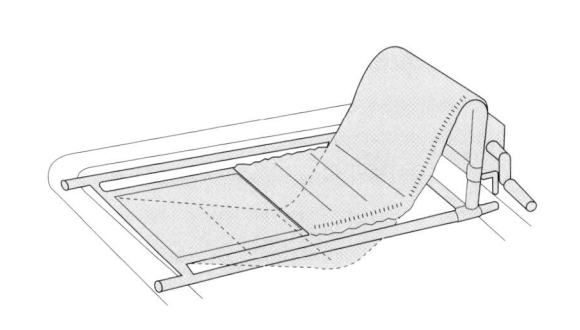

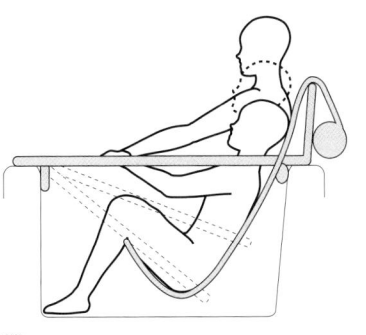

図 8-213　浴槽内昇降機

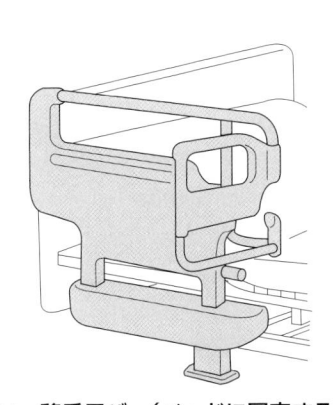

図 8-214　移乗用バー（ベッドに固定するタイプ）

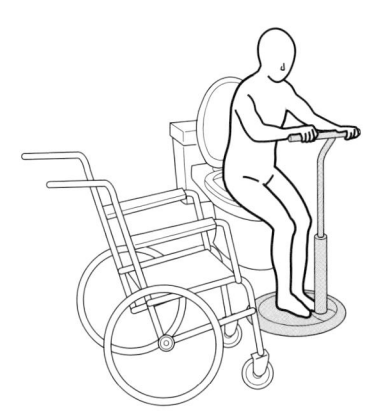

図 8-215　手すり付きターンテーブル

5 起き上がりと移乗動作を支援する用具

　褥瘡予防には，障害の程度に合ったベッドやマットが必要である．

　移乗用バー（図 8-214）は，ベッドでの座位保持や座位からの立ち上がり，車椅子への移乗時に用いられる．ベッドに固定するタイプや床に置くタイプがある．

　立ち上がりや立位保持は可能だが，体の回転が困難な場合の介助には，手すり付きターンテーブル（図 8-215）を用いる．手すりのないターンテーブルは，手すり付きに比べて介護者に能力が必要

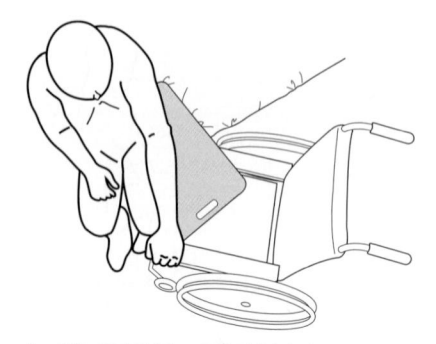

648　第5章　自助具，そのほかの福祉用具

ベッドから車椅子への移乗（上から見たところ）
図 8-216　スライディングボード

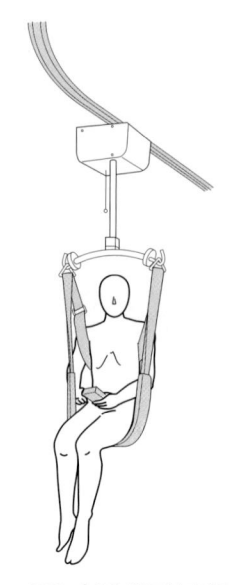

図 8-217　吊り上げ式天井走行式リフト

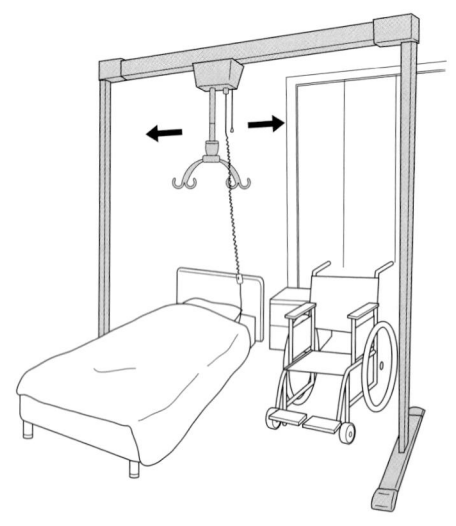

図 8-218　据置型リフト

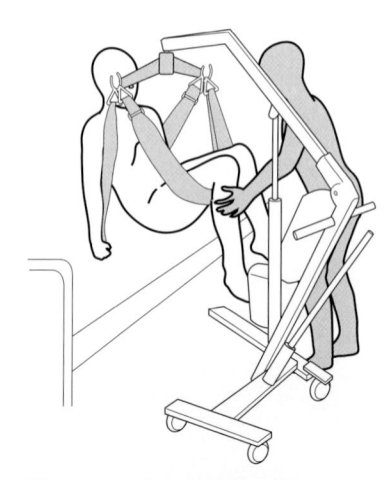

図 8-219　吊り上げ式床走行リフト

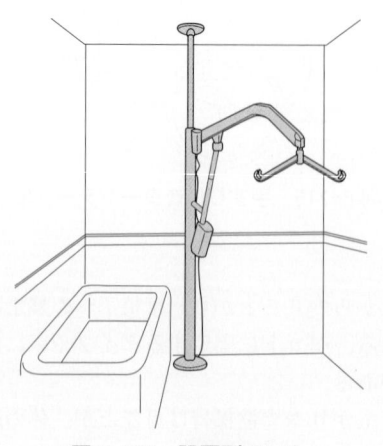

図 8-220　設置型リフト

である．スライディングボード（図8-216）は，車椅子移乗時に自身の力で殿部をスライディングボードに載せ，上を滑らせる方法で移乗する．スライディングボードを使用するためには，車椅子のアームサポートの着脱か跳ね上げ機能があること，ブレーキがボードを邪魔しないようになっていることが前提である．

　リフトは，自力での移乗ができない人を吊り具で吊り上げて移乗させるものである．導入には本人の能力に加え，使用環境，介護者の能力や予算

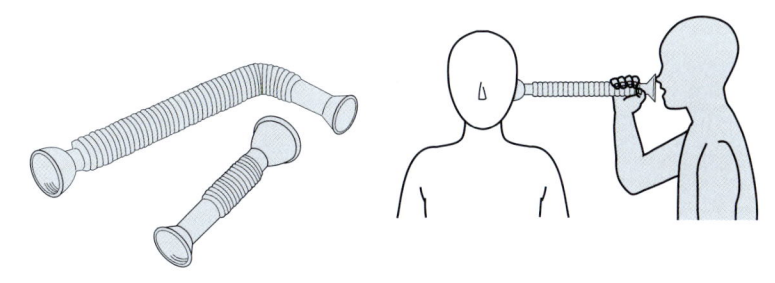

図 8-221　もしもしホーン（補聴器）

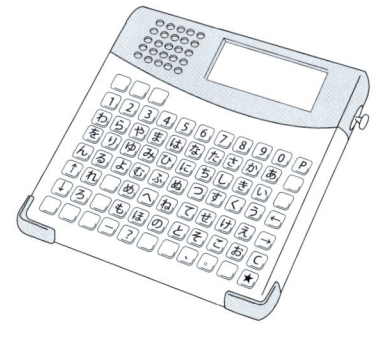

図 8-222　トーキングエイド

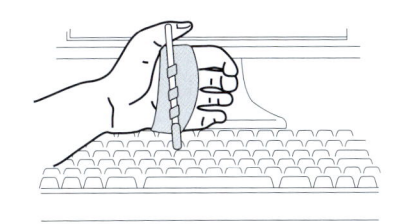

1. 手に固定するもの

ヘッドスティック　ヘッドポインター

2. 頭部に固定するもの

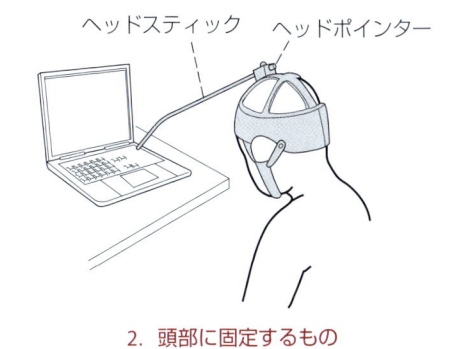

図 8-223　タイピングエイド

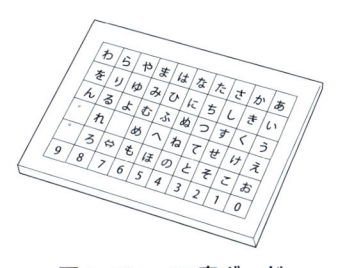

図 8-224　50音ボード

を考慮する必要がある．吊り上げ式天井走行式リフト（図8-217）は，レールを固定するための住宅工事が必要となる．住宅改修をせずに同じような機能が得られる物として据置型リフト（図8-218）がある．吊り上げ式床走行リフト（図8-219）は，せまい場所や段差がある住宅では使いにくい．ベース部分がベッド下に入るかなどの確認が必要である．なお，本来は移乗に使う用具で，人を吊った状態で移動する用具ではないことに注意する．せまい場所では設置型リフト（図8-220）のほうが適している．

6　コミュニケーションを支援する用具

もしもしホーン（図8-221）は，相手が難聴の場合に一方を相手の耳に，もう一方を自分の口に当てて使用する．トーキングエイド（図8-222）は，文字を押して文章をつくり，合成音声で話すこと

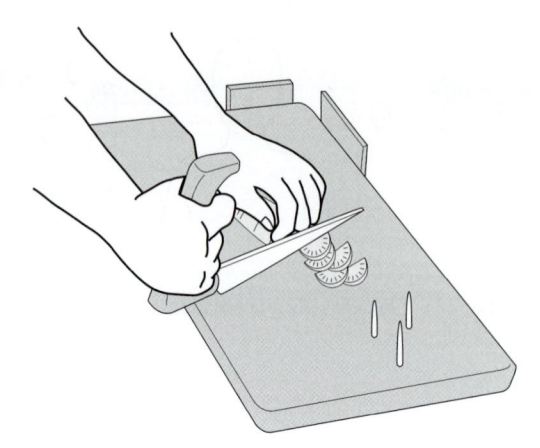

図 8-225　片手用まな板

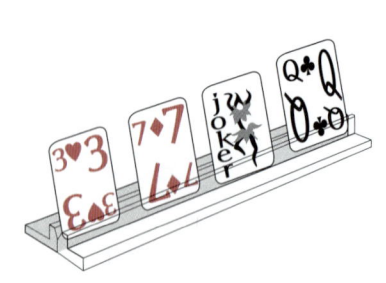

図 8-226　カード立て
数字が大きく見やすいカードが立ててある．

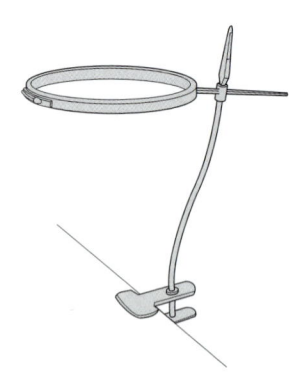

図 8-227　片手刺繍枠

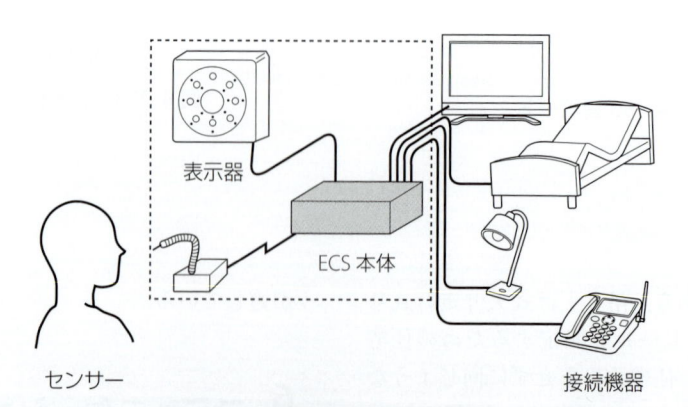

図 8-228　環境制御システム（ECS）
〔畠山卓朗，他：日常生活活動を支援するリハ機器．土屋弘吉，他（編）：日常生活活動（動作）—評価と訓練の実際，第3版．医歯薬出版，pp111-126，1992より引用〕

ができる．タイピングエイド(図8-223)は，キーボードを打つためのスティックで，手に固定するものや口にくわえるもの，頭部に固定するものがある．声は出ないが，指で文字を示すことが可能な場合は50音ボード(図8-224)を用いる．指差しができない場合は，聞き手は透明な文字盤を挟んで利用者と向かい合い，利用者に一文字ずつ見つめてもらう．聞き手は視線を合わせるように文字盤を動かして，利用者が選んだ文字を読み取っていく．

7 調理動作を支援する用具

片手用まな板は，食材を刺して皮をむきやすくなるように3本の突起が飛び出していたり，食材を固定して切りやすくなるよう隅に板が付いていたりと，片手で調理が行えるように工夫されている(図8-225)．また，握りやすい包丁は，一般のものに比べて手首・指にかかる負担が少なく，力が入りやすい．

8 余暇・娯楽活動を支援する用具

カード立て(図8-226)は，片手でカードゲームを行うときに使う．また，片手刺繍枠(図8-227)や片手棒編み器を使うと，片手で手芸が楽しめる．

9 そのほかの用具

環境制御システム environmental control system(ECS)，environmental control units(ECU)(図8-228)は，両上下肢の運動機能が障害されている利用者が，呼吸器スイッチなど1つのスイッチを操作することで，テレビ，電話，照明，空調など身のまわりの機器および室内の諸環境を制御するための装置である．

■ 参考文献
- 寺山久美子，大喜多潤，他(編)：テクニカルエイド—選び方・使い方．三輪書店，1994
- 市川洌，石井賢俊，他：福祉用具支援論—自分らしい生活を作るために．テクノエイド協会，2006
- 日本作業療法士協会(監修)，木之瀬隆(編)：作業療法技術学2—福祉用具の使い方・住環境整備．作業療法学．全書 改訂第3版，第10巻．協同医書出版，2009

第 9 部

地域リハビリテーション

地域リハビリテーションは，高齢社会が到来しきわめて重要となってきた．ここでは在宅訓練や生活指導，施設訓練，住環境整備の実際，さらに介護保険に関して概要を解説する．

第1章
在宅訓練と生活指導

1 訪問リハビリテーションの概要

訪問リハビリの目的は「在宅という現実の場で日常生活活動の自立と社会参加の向上をはかること」[1]であり，その方法には，医療保険制度，介護保険制度，身体障害者福祉法（昭和24年12月26日法律第283号），障害者総合支援法（平成17年11月7日法律第123号制定，平成24年6月27日法律第51号改題），発達障害者支援法（平成16年12月10日法律第167号）の各下によるものと，地域保健活動によるものとがある．

A 医療保険・介護保険制度下の訪問リハビリテーション

医療保険（1961年国民皆保険達成）の訪問リハビリは年齢に関係なく利用できるが，原則は介護保険〔1997年介護保険法（平成9年12月17日法律第123号）公布・2000年施行〕が優先となる．訪問リハビリを利用したいすべての人は，かかりつけ医に相談することが第一歩となる．訪問看護ステーションの訪問リハビリを利用する場合は「訪問看護指示書」が訪問看護ステーションに出され，医療機関の訪問リハビリを利用する場合は「診療情報提供書」が医療機関に出されて，それぞれ訪問が開始される．利用する費用は，加入している医療保険の種類によって自己負担が異なるが，訪問するセラピストの交通費は実費負担となっている．

介護保険の訪問リハビリは，居宅・居住系施設において心身機能の維持や回復をはかり，日常生活の自立を助けるリハビリとして位置づけられており，利用する場合は介護サービス計画を作成することになる．

1 医療保険・介護保険制度下の在宅訪問活動

医療保険・介護保険制度下の在宅訪問活動の内容は，ADL，IADL補助など（訪問介護），医療的処置，服薬管理，栄養状態管理など（訪問看護），心身機能回復，嚥下機能訓練，移動，移乗訓練，福祉用具や住宅改修，生活支援など（訪問リハビリ），訪問サービス提供機関別に分担する目安はあるが，役割分担はオーバーラップするものであり，そのためにもサービス担当者会議や機関連携は不可欠となる．

訪問者としては，①訪問前準備（訪問記録，患者情報，持参物，日時の確認），②訪問時のマナー（挨拶，訪問するのは玄関か勝手口か，服装と靴そろえ，家族や関係者からの情報確認），③訪問目的の実施（継続医療，リハビリ，生活支援，社会参加の援助），④訪問後対処（特記事項の確認，情報整理，事業所への報告）などを行うが，緊急対処や報告確認の判断処理はチームで行う．利用者の訪問活動を始めるには，一般的に以下のことに留意する．

a. **全身状態の観察と必要な問診や触診**
心肺機能（心拍数，肺活量，換気量）の低下はないか，頻脈はないか，血圧は安定しているか，起立性低血圧はないか，消化器機能（食欲・排泄）の不調はないか，利尿（脱水）に問題はないか．

b. **局所の観察と必要な問診や触診**
持久性，血流などに問題はないか，関節の痛み・拘縮，筋力の低下・骨萎縮による尿路結石・高カルシウム尿，皮膚萎縮，褥瘡などはないか．

c. **継続医療の状態への配慮**
服薬履行や外来受診などに問題はないか．

表 9-1 暮らしと直結した在宅訓練や生活指導のリハビリテーションの例

基本能力と応用的動作能力（家事や日常の身のまわり作業，手仕事などの生産的作業）

1. 基本能力
   a. 起居：寝返り，起き上がり，端坐位，座位保持，立ち上がり，寝具整理に必要な動作や福祉用具の活用および生活リズムの指導
   b. 移乗・移動：移乗・移動方法（つたい歩き，杖，歩行器，補装具，車椅子など）および危険場所やリスクの指導
   c. 食事：嚥下や姿勢保持，食器の配置や摂食動作，摂食に必要な自助具，好みと栄養バランス，食事環境や時間，食前後の服薬，介助方法の指導
   d. 排泄：排泄場所までの動線，更衣動作，便座の立ち座り，始末に必要な動作や福祉用具の活用および快便尿指導
   e. 整容・更衣：洗顔，歯磨き，整髪，髭剃り，化粧，爪切り，更衣動作や福祉用具の活用および時間・目的・状況に対応できる指導
   f. 入浴：浴槽出入り，洗身，洗髪，体拭き動作や福祉用具の活用の指導および保温，リラックスなどへの配慮
2. 応用的動作能力
   g. 掃除：掃く（箒）・拭く（雑巾）・片づけの各動作，掃除機の利用や福祉用具の活用および身の回りの整理整頓への指導
   h. 調理：食材準備，調理方法，配膳・片づけに必要な動作や福祉用具の活用および調理環境づくりの指導
   i. 買物：店舗までの動線，品定め，持ち運び，食材管理に必要な動作や福祉用具の活用および予算などの買い物計画などの指導
   j. 洗濯：洗濯物の持ち出し，洗濯機の利用，干し・取り入れに必要な動作や福祉用具の活用および洗濯情報の指導
   k. 手仕事：修繕，手工芸，園芸などの生産的作業に必要な動作や福祉用具の活用および楽しめる力の育成指導

適応能力と環境資源獲得能力（趣味などの余暇的作業，地域活動などの作業）

1. 適応能力
   a. 隣近所などとのつき合い：病気や障害があっても普通のつき合いを維持する方法および支援者などの社会資源情報（連絡先など）提供による指導
   b. 出かける場所の確保：本人に合う支援方法などの社会資源情報（連絡先など）提供による指導
   c. 趣味活動：病気前後の作業・趣味・余暇活動の体験などのアセスメントと，活動に必要な動作や福祉用具の活用の指導および成就感や自尊心への配慮
2. 環境資源獲得能力
   d. 地域活動：町内当番や行事への参加に必要な動作や福祉用具の活用の指導および地域との一体感や協働作業による社会参加への支援
   e. 就学・就労支援：身体機能，基本的な生活能力，対人関係機能，職業遂行能力，作業特性や対処技能，就学・就労場環境の調査，利用できる制度などの評価と適応指導
   f. 人とのつながりの復活：病気や障害があるために疎遠・喪失した人との関係性を復活するための手段（電話，メール，手紙，伝言）・動作（訪問，交通機関利用）や福祉用具の活用および精神安定やメンタルヘルスへの指導援助
   g. 再発予防と継続医療：服薬履行と診察による医療指導内容の確認と必要な動作や福祉用具の活用および健康・リスク管理などの指導
   h. 突発時の対処：不慮の事態や出来事を連絡・相談できる場や人の確保の指導

d. 精神・神経性状況の観察と必要な問診

新聞を読むなどの知的活動，姿勢・運動調節機能などに問題はないか，うつ病のサイン（日内変動，睡眠障害，食欲の変化，妄想），日常生活に支障をきたす精神症状，自律神経の不安定はないか．

e. 家族などとの関係性や暮らしぶりへの配慮

家族関係の変化はあるか，家族調整機能は働いているか，利用者と家族のくい違いやそれぞれの言い分はどうか，経済状態はどうか，福祉制度は活用できているか，生活への関心や意欲はあるか，友人関係などに関心を払うための会話ができるか．

2 在宅訪問という現実の場での訪問リハビリテーションの進め方

利用者および家族との信頼関係づくりは，出会いの時点から始まる．すなわち，利用者の心身機能だけでなく，利用者と家族の暮らしぶりへも配慮できることが信頼関係づくりの第一歩となる．訪問リハビリでは，ADLやIADLおよびQOLを向上させていく訪問活動となるように，できるだけ利用者の在宅にある人・物・環境を活用することにより，暮らしと直結した在宅訓練や生活指導（表9-1）を行う．

①在宅訓練としての基本能力と応用的動作能力の

向上では，基本能力は**表9-1**のような動作項目別に行う．一方，応用的動作能力は家事や日常の身のまわり作業に注意力，認知力，立位バランス，手の巧緻性，手の力の制御などが含まれていることを活用して，一連の動作として行うことで「できるADL」から「するADL」としての能力向上をはかることができる．また，手工芸や園芸など手仕事の生産的作業を加えることで，生活の利便性や質の向上をはかることを同時に進めていくこともできる．

②適応能力と環境資源獲得能力の向上では，適応能力は趣味などの余暇的作業や**表9-1**のような生活に身近な諸活動を早期から取り入れることで，訓練意欲や動機を高めていくことができる．また，訪問活動で指導する内容を在宅から地域活動に移行できるように，環境資源の話題や見学なども早期に始めることで，環境資源獲得能力を高め，理解者や支援者のネットワークを広げていくことができる．

3 ADLの自立と社会参加の援助

訪問活動の組み立てには，ADLの自立と社会参加は補完し合うことに留意する．

訪問リハビリを活用する目的として，心身機能の向上のみならず，生活の広がりを目指したり，病気や障害があっても暮らしやすさを支援するためのリハビリが求められたりする．たとえば，移動動作ができなかった人が馬券を自分で買いたいと思い，これまで受け身的な心身機能回復訓練であったのが，意味ある訓練活動として基本・応用的動作訓練に積極的に取り組んだり，それまで放置していた歩行器などを積極的に活用したりするようになったことがある．こうした訓練活動の動機づけをする場合，病気前後の興味，関心や生活作業体験の聞き取りが参考になるが，慢性疾患とされる長期にわたる闘病生活者やうつ病患者などでは，病気前や過去の作業体験が症状悪化の要因となることもあるので注意が必要である．その場合でも訪問リハビリでは，現実社会での生活体験から「今の自分を大切にできる」生活作業体験を創造する方法や材料（**表9-2**）が重要となる．

表9-2 「今の自分を大切にできる」生活作業体験の試行例

1. 病気になる前の生活作業で話題にできるものがあるか
   a. 家事や日常の身のまわり作業
   b. 手仕事などの生産的作業
   c. 趣味などの余暇的作業
   d. 地域活動などの作業
2. 病気になってからの生活作業で話題にできるものがあるか
   a. 家事や日常の身のまわり作業
   b. 手仕事などの生産的作業
   c. 趣味などの余暇的作業
   d. 地域活動などの作業
3. ここからやってみよう
   a. これから試行する作業活動とその意味を探す
   b. どこで，誰と，どのように，どれくらいの期間やってみるか
   c. 注意事項などを確認する

B 身体障害者福祉法，障害者総合支援法下の訪問リハビリテーション

1 身体障害者福祉法下の訪問活動

身体障害者福祉法下の訪問活動には，更生相談所業務における補装具や身体障害者手帳の公的給付判定に伴う事前訪問と，判定後のフォローアップ訪問などがある．重度障害者の在宅訪問審査では，医師が作成する「身体障害者診断書・意見書」[2]にリハビリ専門職が補助評価をすることもある．特に，補装具（電動車椅子や意思伝達装置など）の給付判定では在宅での必要性や使い勝手を評価することで，利用者の暮らしに役立つ助言や指導を行う．なお，手帳の給付判定においても，必要に応じて等級基準[2]の妥当性の根拠として，医師やリハビリ専門職が在宅生活の場での調査訪問を行う．

身体障害者福祉法は，一定程度以上の「障害の範囲」にある利用者の更生を援助し，その更生に必要な保護を行ってその生活の安定をはかることを目的としている．そのため，この法のもとの活動は障害が固定された利用者への自立促進と生活支援や社会参加を支える訪問活動であるといえる．

表9-3 家族の力(家族機能)の評価例

1. 家族内の関係はどうか
   a. 利用者の両親・配偶者・祖父母・孫との関係に特記することがあるか
   b. 利用者の病気や障害に対する家族の見方に特徴や問題があるか
   c. 家族内に病気や障害があることでの家族全体のバランスはとれているか
2. 家族全体として次のようなことがあるか
   a. 表面的な体裁をとり，家族内のことや問題に触れさせない状況があるか
   b. 利用者への指示が両極端(両面性)になっていないか
   c. 家族の家風や価値観などで3世代にわたるものがあるか
3. 家族関係図からの特記事項は何か
   (例)
   a. 介護者が1人で背負いこんでいる
   b. 利用者は○○に遠慮して本心を言わない
   c. 家族全体がみえない

表9-4 「自己紹介カード」の項目例

記入年月日，記入者名
1. 基本情報
   a. 本人：氏名，性別，生年月日，年齢，住所，電話，緊急連絡先，診断名，障害程度区分/要介護認定区分，障害者手帳の有無，現在の所属等級
   b. 家族：保護者氏名，性別，生年月日，続柄，家族関係図
2. 本人の状態
   a. コミュニケーションの方法：言葉，筆談，手話，ジェスチャー，IT機器，そのほか
   b. 健康状態：良好，疾患あり(心疾患，ぜんそく，アレルギー，てんかん，そのほか)
   c. 医療ケア：無，有(吸引，胃瘻，インシュリン注射，透析，そのほか)
   d. 服薬：無，有(自己管理，促し必要，要管理，そのほか)
   e. 特別食：無，有(粗きざみ，きざみ食，ミキサー食，糖尿病食，そのほか)
   f. 定期通院：無，有(疾患名と医療機関，そのほか)
3. 日常生活能力
   a. 移動：独歩，つたい歩き，杖，歩行器，車椅子，電動車椅子，そのほか
   b. 食事：自立(箸，スプーン，自助具)，経管栄養
   c. 排泄：自立，一部介助，介助，おむつ，そのほか
   d. 自己ケア：歯磨き，衣服の着脱，不調の訴え(自立・一部介助・介助)
4. 社会行動
   a. 意思の伝達：自立，一部介助，介助，そのほか
   b. 金銭管理：自立，一部介助，介助，そのほか
   c. 公共交通機関の利用：自立，一部介助，介助，そのほか
   d. 電話の使用：自立，一部介助，介助，そのほか
   e. 自分で過ごせる：自立，一部介助，介助，そのほか
5. 特記事項

2 障害者総合支援法下の訪問活動

障害者総合支援法下の訪問活動には，障害程度区分認定のための調査訪問(心身の状況に関する106項目のアセスメント)や，障害福祉サービスの決定を包括的に判断するための生活実態の場への訪問などがある．いずれも障害の特性は個別性が高く，1人ひとりの実情によってサービスの種類や支給量を包括的に判断するためである．サービス必要量の基準に収まらない場合は，支給量増減の医学的根拠を示す理由書作成や，本人・家族を取り巻く生活環境をモニタリングする包括的アプローチ[3]を実施するリハビリ技術が必要となる．

C 発達障害者支援法下の訪問リハビリテーション

1 発達障害者支援法下の訪問活動

発達障害者支援法下の訪問活動には，地域の拠点で実施される健診の場での評価および日常生活への助言訪問や，特別支援教育の場での子供のアセスメント(子供の能力・教材の分析，環境の分析)および具体的な支援(姿勢防御の椅子マット作製，理解を助けるための眼前の文章中の必要情報への印つけ，過剰反応防止のための衝立作製，など)のための訪問などがある．いずれも，感覚・知覚・認知-運動-環境の個々の評価および相互関係の分析[4]というリハビリ技術が要される．

2 在宅訓練と生活指導の一連活動に必要なこと

1 家族機能評価と支援

在宅訓練は，実施場所が現実の生活の場であるために，利用者や家族の生活リズムおよび環境資源に配慮する．そのために利用者だけでなく，

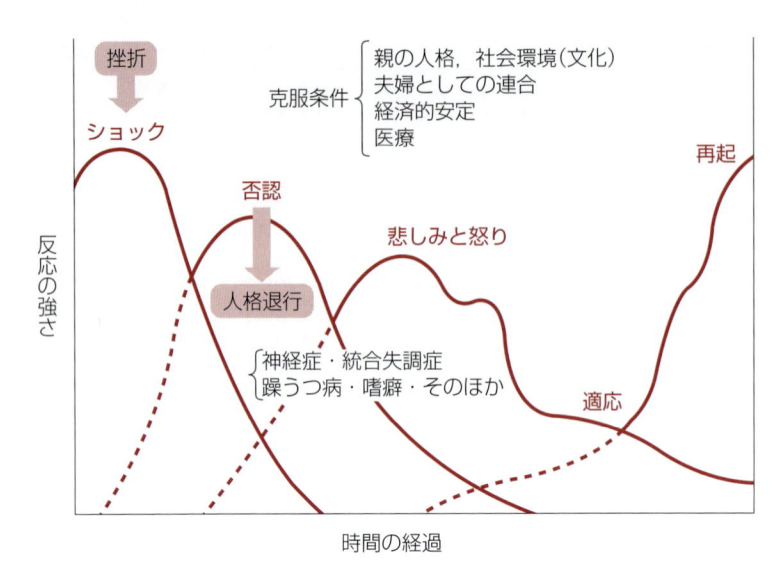

図 9-1　障害受容の過程―悲哀の5段階
先天性奇形のある児の誕生に対する親の反応の推移についての仮説的モデルより
〔Drotar D, Baskiewicz A, et al：The adaptation of parents to the birth of an infant with a congenital malformation：a hypothetical model. Pediatrics 56(5)：710-717, 1975 より一部加筆〕

個々の家族がもっている家族の力（家族機能）の評価（表9-3）を行ったうえで家族の力を借り，在宅訓練と生活指導とが一貫したものとなるように支援する．家族は，病気や障害の修羅場につき合ってきた最高の看護者であるばかりでなく，家族固有の歴史や家風・価値観を示したり，個々の家族のやり方などを助言したりしてくれる重要な存在だからである．リハビリ専門職は，家族に協力してもらうことで在宅訓練から生活指導までの一連の活動を担うことができる．時に家族の疲弊や家族内の病理など，家族自身への支援が必要なこともあるので，3世代の家族関係図を作成することで家族構成員の特性と関係性を特記しておくと，家族との協力関係にも役立つ．

2　環境資源の情報収集と調整

利用者が望む生活目標に到達するには，自立促進のための社会資源の活用がその一助となるため，生活環境資源の情報収集を訪問活動に取り入れる．特に，障害のある場合は「障害児」から「障害者」に移行するうえで，社会福祉制度の内容が変化するために，さまざまな社会福祉制度にかかわる社会資源情報[5]が必要となっている．いずれの場合も利用者個人の障害特性や利用意向を把握したうえでサービスを選択していくことが求められるので，情報収集だけでなく，環境資源の見学体験を訪問活動とする方法を考慮することが利用者の自立促進を現実化する．またその場合，セラピストが利用者個人を紹介できるように，利用者や家族の承諾のもとに「自己紹介カード」（表9-4）を訪問活動の一貫として作成しておくと，個人のニーズと社会資源とのマッチングや調整が容易になる．

3　障害受容への対応

訪問リハビリでは，障害受容の過程（図9-1）のうち受傷時の「ショック」状態や「否認」状態にとどまって，訪問の受け入れに難色を示す事例にも遭遇する．あるいは喪失体験の克服を目指して，心身機能の回復訓練にのみに固執する事例[6]や，訪問者に怒りや悲しみをぶつける事例などもある．

病気や障害がともにある生活を再建するうえで，「今の自分を大切にできる」までの過程には，訪問者の価値観ではなく，利用者とともに障害受容の5段階を歩む姿勢で臨むことが訪問活動の基

本となる．また，同じ病気や障害がある仲間との交流や情報提供[5,7]に気配りすることが，自尊心の回復や社会参加への足がかりとなる．

3 地域保健としての訪問活動

疾病構造が大きく変化し，医療の場は病院などの施設中心から職場や家庭といった地域へと広がっている．特に人口高齢化により，老人保健に対して新たな公的サービスの提供が求められるようになり，保健所法（昭和12年4月5日法律第42号制定，昭和22年9月5日法律第101号全面改正）は1994年に抜本的に改正され，地域保健サービスにおける市町村の役割が重視されるようになった[8]．行政の理学療法士・作業療法士は，「医療と地域ケアとの連携」を5つの概念に分類したうえで，医療と地域ケアとの連携を推進する調査研究[9]を行っている（第9部第4章図9-6参照）．

1 地域保健で行う訪問リハビリテーションの4つの型

医療と地域ケアとの連携を促進するために地域保健で行う訪問活動[10]には，①医療要否判断のために訪問する医療開始前訪問，②退院後の在宅生活支援準備のために医療機関と情報交換する退院前訪問，③地域生活の定着とリスク管理を支援する地域生活援助訪問，④病状悪化や不慮の事態への緊急時対処として危機介入訪問の4つの型がある．いずれも医学的リハビリの技術に基づいた地域保健活動の一環として行う訪問活動である．

2 地域保健の訪問活動

地域保健の訪問活動の特徴は，医療保険下の訪問と比べて医師の処方もなく，基礎情報がない場合が多いことである．もっぱら地域住民や民生委員などからの情報提供によるものであるため，訪問前のていねいな聴き取りとネットワークが重要である．また，行政区の受け持ち区担当制を担う保健師などとの協働により，生活の出来事を取り巻く環境下において，表9-5のような地域リハビリ技術を柔軟に駆使する訪問活動を実施することができる．

表9-5 地域保健の訪問技術例

1. 福祉用具の選定と適合：在宅生活で心身機能評価に対応する現物の適合支援
2. 住宅改修：住宅診断と制度活用による建築士などとの連携からアフターケアまで
3. 福祉用具の改良や自助具の作成：ニーズに対応した生活の場での適合支援
4. 医療中断（廃用症候）：家族や医療機関との連携による状態悪化の判断と支援
5. 生活破綻・困窮：医療・経済などの要因判断と必要な機関への連携
6. 各種制度に伴う必要時訪問：重度障害者など外出困難者への相談訪問
7. 在宅生活で直面した問題対応：対象者の不安や心身機能変化への解決支援
8. 生活機能向上への助言：現在の生活機能チェックから改善・助言
9. 家族支援：家族構成の変化や家族の疲弊などへの対応と支援
10. 緊急時対応：突然の出来事や問題発生へのSOS要望への緊急訪問
11. 見守り訪問：支援介入を拒否する対象者への定期的な声かけ訪問と連携
12. 各機関との協議訪問：徘徊高齢者探しなどの緊急時探索や警察・消防などの関係機関への協議訪問

3 地域保健の課題と訪問リハビリテーション

地域保健においては，「公衆衛生には疾病の発生そのものを予防する一次予防，早期に発見して治療するための二次予防，患者の社会適応を目標とした三次予防という概念がある．生活環境やライフスタイルを直視した一次予防の推進は今後も地域保健の重要な課題であるし，新しい医学の発達が提供する二次予防の方法論を今後の地域保健システムにどう入れていくか大きな課題である」[11]とされている．これからの訪問リハビリの取り組み方とその活動内容，機関連携の在り方を示唆するものであろう．すなわち，医学的リハビリの手技をもったリハビリ専門職が，医療連携と地域ケアを継続するシステムづくりとしての訪問活動に参画することによって，地域保健の課題への対応の一翼を担えるようになるといえる．

■ 引用文献

1) 伊藤隆夫：地域リハビリテーションと訪問リハビリテーション．全国訪問リハビリテーション研究会（編）：訪問リハビリテーション実践テキスト．青海社，p14, 2009

2) 北九州市保健福局：身体障害者福祉法第15条に規定する指定医師の実務提要．2007
3) 大丸　幸：障がいのある方への地域包括ケア．作業療法ジャーナル 45(6)：560, 2011
4) 日本作業療法士協会保健福祉部（発達支援チーム）：乳幼児健康診査・子育て支援に関わる作業療法士の専門性と働き方に関する報告．2010
5) 北九州市東部圏域（門司・小倉北・小倉南）区リハビリテーション連絡協議会：社会資源情報冊子（日中活動系・訪問リハビリテーション・インフォーマルサービス情報）支援者用．pp10-319, 2011
6) 乾　吉佑：医療心理学実践の手引き―出会いと心理臨床．金剛出版，pp96-107, 2007
7) 北九州市立障害福祉センター：支え合うグループの情報誌．支え合うグループの情報誌 5-103, 2006
8) 清水忠彦，他（編）：わかりやすい公衆衛生学，第3版．ヌーヴェルヒロカワ，p120, 2009
9) 日本公衆衛生協会，日本理学療法士協会，他：地域保健への理学療法士，作業療法士の関わり．地域保健総合推進事業．pp113-117, 2010
10) 大丸　幸：個別作業療法実践の過程―精神障害者．日本作業療法士協会（監修），寺山久美子（編）：作業療法学全書，改訂2版　別巻　地域作業療法学．協同医書出版社，pp113-117, 2001
11) 千代豪昭：地域保健活動―ヘルスサービス構造．清水忠彦，他（編）：わかりやすい公衆衛生学，第3版．ヌーヴェルヒロカワ，pp133, 2009

第 2 章
施設訓練

1 施設訓練の概要

地域リハビリの整備について，石川[1]は「介護保険の自立支援，要介護状態の軽減・予防をはかるためには，第一に寝たきりなどの発生を可能なかぎり予防する予防的リハビリ，第二に障害が発生すれば早期に開始される急性期・回復期リハビリ，第三に寝たきりなどの進行を阻止する維時期リハビリを量的にも質的にも充実し，地域ごとに整備することが緊急かつ重大な課題となっている」と述べている．今日，急性期・回復期・維時期（生活期）を循環するリハビリにおいて，施設リハビリは在宅訪問と並んで実生活場の訓練としての期待が高い．

A 施設訓練で求められるリハビリテーション技術

医療から在宅への橋渡しとして位置づけられてきた施設訓練は，リハビリに集中することによる効果とそのための訓練期間の設定が，その後の受け入れ先に左右されるという課題が残されている．すなわち，病気や障害は固定したものではないため，施設訓練は環境や社会資源，地域の受け入れ体制と無関係には進められないということである．橋渡し機能としてケアマネジメント手法やコーディネーター制度なども推進されているが，ここでは施設訓練に必要と思われるリハビリ技術をあげていく．

1 施設での基本訓練技術

a. 生活機能向上

基本動作と応用的動作能力の評価にあたっては，各動作の評価項目に数値をつけて終わるのではなく，最終的な目的動作に支障となる項目の見極めとその要因分析が必要である．基本動作ができても目的動作を行うには応用的動作能力も必要であり，適応水準の評価（表9-6）[2]に着眼することで生活機能向上の課題となる要因を具体化するのである．その際には支障となる項目の改善度の予後予測と，利用者の訓練動機が関係することを配慮する．

このような「リハビリケア総合計画」は，利用者や家族を交えたチームで行うことが原則であり，施設訓練終了後の受け入れ先の意見や要望を早期に把握することが訓練の鍵となる．それらは，ニーズではなくデマンドであったり，現実離れした希望であったりすることがあるほか，訓練チームと利用者・家族の目標に大きな離齬をきたしたりするが，希望や目標の相違の把握から始めることで生活機能向上の訓練が現実化していくのである．

b. コミュニケーション能力向上

病気や障害により意思を伝達する能力が低下する事態にはさまざまなものがある．そこで意思を発動する力の低下にはこころのケア，意思を伝達する方法の低下にはIT機器（ノンテクコミュニケーション，ローテクコミュニケーション，ハイテクコミュニケーションの各目的に対応）[3]や筆談・手話・ジェスチャーなどの具体的なコミュニケーション手段の活用を試行することで，実際の生活におけるコミュニケーション能力の向上に活かせるようにする．

こうしたコミュニケーション能力向上を目的とした施設訓練には，必要なIT機器の情報収集やレンタルの活用，および心身機能の変化や家族や環境調整に応じた継続的なリハビリ支援が求められるので，施設完結ではなく全国の更生相談所や

表 9-6 適応水準の評価

1. 課題に向かう力	適度に作業を遂行し，生活課題に取り組もうとする力はあるか
2. 人との関係育成能力	必要な場合に二者関係から，三者関係へと対人関係を発展することができるか
3. 個人のニーズ	自分が真に望むニーズを表現し，ニーズ達成のためのプロセスがとれるか
4. 適切な感情表現	必要な場合に自分の感情を無理なく表現したり，伝えたりすることができるか
5. 人や環境を認知する力	自分と他者・物・環境との関係についての認知過程に問題がないか
6. 周囲との合意	生活環境や価値観の相違を超えてお互いを認識しあうことができるか
7. 日常の自立度	保清，火の始末，食事と買い物，金銭管理，共同生活ができるか
8. 仕事をする力	自分に合った就労状況があれば仕事をして満足することができるか

〔大丸　幸：生活援助のためのリハビリテーション情報の提供とソーシャルワーク．精神科臨床サービス 5(2)：209-214, 2005 より引用〕

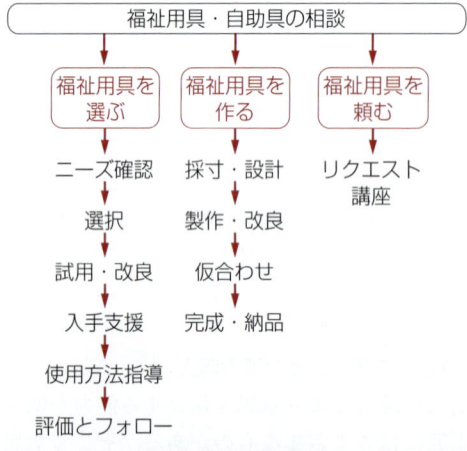

図 9-2　北九州市方式の福祉用具フィッティングシステムの例

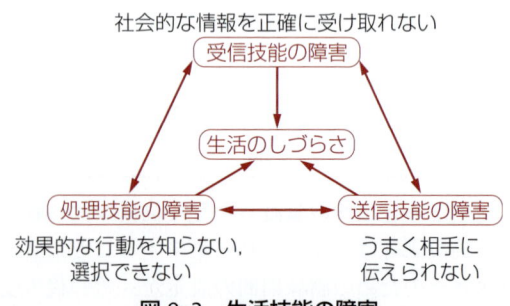

図 9-3　生活技能の障害
〔リバーマンら，1989 より一部加筆〕

日本作業療法士協会による福祉用具の専門相談事業[4,5]などを拠点にしたネットワーク下での活動が理想である．北九州市では，1999 年より理学療法士・作業療法士などが中心になって北九州市方式の福祉用具のフィッティングシステム（図9-2）を立ち上げて，高齢・障害者のコミュニケーション能力向上のための専門相談や支援機器の選択・適合・フォローアップ[6]に寄与している．

c. 認知行動能力向上

病気や障害により，受信技能・送信技能・処理技能のプロセスの障害により生活に支障をきたしている場合（図9-3），受信技能の方法や量の設定（関心を示す音楽や TV や他者との会話など），送信技能の工夫（うまく相手に伝える手段の提示や，その練習など），処理技能の調整（効果的な選択や行動の提示，支援者の介入など）を試行する場面やモデル映像などを訓練に取り入れる．利用者個別の認知行動評価の結果と照合しながら，健康な部分を活かしていくことがコツとなる．

表 9-7　精神科の自覚症状と薬の知識

<u>再発サインとして早く気づくべき自覚症状</u>
- 不眠：眠らなくても大丈夫と思うときは要注意
- イライラ：少しの間も落ち着かないのは症状の可能性
- 敏感：自分と関係すると思い込むなど，目覚めすぎた状態（被害感）には注意
- 身体症状：こころの病気が体の不調となって現れることもある
- 個人によって異なる前兆がある（疑い深くなる，噂を気にする，引きこもる，怒りっぽくなる，言語が不明瞭になる，突飛な自己表現に及ぶ，奇異な考えが浮かぶ，イライラする，チック，金銭にルーズになるなど）

<u>知っておくべき薬とその適応症，副作用，副作用の予防薬</u>
- 薬はいつまで飲むのか（維持量で依存型になることはない，飲み忘れに注意）
1. 薬の種類
   - 精神安定薬（メジャートランキナイザー：抗精神病薬）
   - 精神安定薬（マイナートランキナイザー：抗不安薬）
   - 抗うつ薬，抗てんかん薬，副作用止めなど
2. 前兆期の症状
   - 不眠，聴覚過敏，緊迫感，イライラ
   - 不安，食欲不振，固執，熱中傾向
3. 急性期の症状
   - 幻覚・妄想，興奮，猜疑心，被害感
   - 超覚醒，睡眠障害
4. PPD（post psychotic depression, 急性症状消退後への消耗）
   - 睡眠過剰，易疲労感，抑うつ感
   - 思考・作業能力の障害
   - 対人関係の障害
   - 易刺激的，退行，孤独感，負い目
   - 居場所のない中途半端な感じ
5. 副作用
   - 眠気，体のだるさ
   - 体が自由にならない（パーキンソニズム，ジストニア）
   - 体が勝手に動く（アカシジア）
   - 自律神経症状（立ちくらみ，のどの渇き，便秘）
   - ホルモンの働き（性欲，生理不順，勃起障害）
   - 悪性症候群
   - 遅発性ジスキネジア

d. 精神機能向上

　精神疾患がある場合は，服薬履行と医療継続および再発徴候への対処技術として，精神科の自覚症状と薬の知識（**表 9-7**）を指導する．精神症状は，脳卒中によるうつ病やパーソナリティ障害など，身体疾患にも併発する．一方，精神疾患では高齢化などに伴い，身体機能障害を併発する事例も多いために，心身機能は表裏一体として対応していくことが精神機能向上訓練の原則である．

e. 環境機能向上

　環境調整のキーパーソンは，家族である．家族との面談において，家族関係図（3世代）の作成が訓練目標の設定に必要であることの了解をもらう．その聴き取りから，利用者や家族の真のニーズおよび生活環境を具体的に把握していくことができる．

　特に，支援をするうえでキーパーソンとなる人がいるのか，家族は機能しているのか，家族間の問題を相談できる第三者がいるのかなど，利用者を取り巻く環境づくりに必要なことを整理していく．環境づくりには，人的環境（仲間や支援者など）と物理的環境（住宅確保や改修，福祉用具，移動支援など）とがあるが，必要な関係機関との連携とネットワークづくり，多職種チームとの情報の共有が必要になる．

2　施設訓練を風化させない技術

　通過型施設としては，風通しのよい施設訓練の場となる工夫が必要である．施設訓練に従事するリハビリ専門職にとって，専門技術向上だけでなく非専門職との技術交流の視点を取り入れることが，施設訓練を風化させない地域リハビリの技術となる．たとえば，室内訓練から室外や戸外訓練に移行するプロセスにおいて，ボランティアや介護職員らに同伴してもらうという工夫をすることで，専門職のリハビリ技術を生活技術として普遍化することができる．あるいは，片手動作の調理訓練での基本動作と応用的動作能力のリハビリにおいて，利用者の家族や友人を招くことで家族のしきたりや手助けを要する部分の確認をしたり，友人からこれまで向上してきた点の指摘やこれからの期待が助言されたりすることで，現実の生活場面に則した施設訓練に近づけることができる．

　北九州市では，2003年から年に数回，医療職と福祉職とが一堂に会して地域の事例を協議する地域リハビリテーションケース会議[7]を実施しており，毎回200人弱の参加者のアンケート結果では，施設間の技術交流や情報発信に対する満足度が高く，新規だけでなく継続参加者が多いのも特徴となっている．

ケース会議では，事例発表当事者や家族および支援者を交えることもあり，協議内容は事例集[8]でも共有することができる．こうした施設間交流は，施設から在宅へ移行する利用者の地域生活を支援するのみならず，病気・障害があっても地域生活を継続できる社会環境づくりを目指した活動へと発展することもあり，施設訓練を風化させない場づくりとして貢献できる．

■ 引用文献
1) 石川　誠：リハビリテーション医療の流れ．澤村誠志（監修），日本リハビリテーション病院・施設協会（編）：これからのリハビリテーションのあり方．青海社，p6, 2004
2) 大丸　幸：生活援助のためのリハビリテーション情報の提供とソーシャルワーク．精神科臨床サービス 5(2)：209-214, 2005
3) 宮永敬市，田中勇次郎編：作業療法士が行う IT 活用支援．医歯薬出版，2011
4) 日本作業療法士協会の取り組み：IT 機器による臨床活動支援とウエブ相談システムの構築．福祉用具の日しんぶん，2010
5) 日本作業療法士協会の取り組み：福祉用具データベース作成と ALS 者支援体制整備への取り組み．福祉用具の日しんぶん，2011
6) 北九州市障害者社会参加推進センター（編）：COMIT 支援ハンドブック―障害のある人へのコミュニケーション支援事例集．2010
7) 北九州市保健福祉局保健医療部地域医療課（編）：北九州市における地域リハビリテーションの取り組み．2008
8) 北九州市保健福局障害福祉センター（編）：地域リハビリテーションケース会議資料集 No. 1-15, 2003-2011

第 3 章
住環境整備

1 病気や障害とともに暮らすということ

病気や障害とともに暮らす際の住環境には，第一に，どのような家で暮らすかという建物の問題がある．問題の解決策としては，バリアフリーや障害特性に対応している住居探しや住宅改修があり，さらに暮らしやすさを助ける方法として福祉用具やIT機器の活用などがある．

第二に，住居と住人とが融和するうえでの問題として，誰と暮らすかという家族などの他者との関係がある．住人との関係については，単身・夫婦世帯・同居家族などにより交流環境の違いがあり，違いを前提として家族機能の評価や家族支援などがある．この問題の解決策としては，建物や福祉用具と住人とのなじみやすさについて分析と調整を行い，適応に必要なリハビリ技術を導入することで，生活能力を高めていくことができる．

A 建物や福祉用具と住人との関係整備

1 建物の問題

医療機関や施設から住居に移行するには，元の住居に戻れるのか，戻るには住宅改修が必要か，あるいは新たな住居探しが必要なのかなどの検討を急性期・回復期における状態把握の時期から始める．たとえば脊髄損傷による下半身麻痺の患者が，自分が住み慣れた住居を改修するより，友人との交流を頼りにユニットバスのアパートを選択し，長座位でのシャワー浴(図9-4)の動作訓練に力を注ぐことになった事例がある．また，移動動作に困難がある患児のために，住居の動線すべてをバリアフリーに改修した結果，同居している健康児の運動動作能力向上への悪影響が考えられた事例もある．

すなわち住宅改修には，建物だけでなく住人との関係を含めた両面から，利用者の障害や健康な側面(残存能力や潜在能力)と今後に向けた変化(心身機能や家族介護，家族構成)への調整を見据える技術が必要となる．

2 暮らしやすさとしての福祉用具やIT機器の活用の問題

建物に連動するものとして，福祉用具やIT機器の活用の問題がある．福祉用具が心身機能の補完と生活を豊かにする媒介物であるためには，その選択・適合に加えて，安全に活用するためのリスク管理や利用者およびその家族にできる安全管理の情報提供とその実用指導が重要となる．利用者や家族のための「機器の安全・注意事項(表9-8)」は，誰にでもわかり記憶しやすいものがよい．また，IT機器を活用した例[1]には，①手が不自由なために字を書けずITを活用して文章や手紙を書く，②発声困難なためにITを活用して言葉を発する，③外出や離床が困難なためにITを活用してコミュニケーションをとる，④自由に身体を動かすことができないために多機能リモコンを利用して身近な複数の電化製品を1つのスイッチで操作する，などがある．IT機器を活用することで障害に対する代替手段を講じる場合も，IT支援に関する情報や技術を獲得する機会や環境が必要となる．

IT機器の適切な活用によって，①利用者との意思疎通が可能になる，②利用者の生活範囲が拡大する，③利用者の社会参加を可能にする，④介

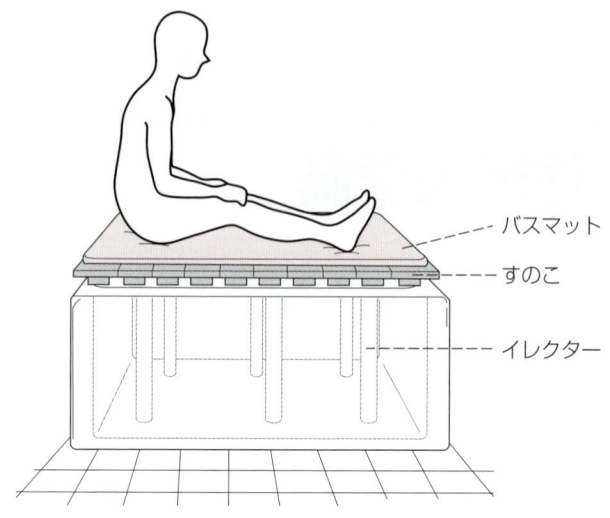

図9-4 浴槽台製作による長座位でのシャワー浴

相談内容：頸髄損傷で車椅子生活を送っている，アパートで一人暮らしを始めるにあたり，シャワー浴にしたい．

実施内容：区役所より介護実習普及センター内のリハビリ工房に直接相談がある．区役所の作業療法士と自立生活支援センターの担当者と工房で在宅訪問．ユニットバスで空間も狭いため，浴槽内しか利用できない．そこで浴槽をつぶし，そのうえでシャワー浴を行うことを目指した．浴槽が特殊なため，すのこは工房で製作．それにバスマットを敷き，長座位になりシャワー浴を行う．すのこの下には底抜け防止用にイレクターで台を製作した．その結果，自宅でシャワー浴ができるようになった．

表9-8 機器の安全・注意事項（車椅子の例）

※これだけは実行しよう
1. 手順操作に誤りはないか
   - ブレーキの掛け忘れ，バッテリーの点検，急発進の回避，周囲の点検
   - 慣れた環境に慢心しない，新しい環境は事前点検
   - 機器のメンテナンスと相談者の確保
   - 緊急時の対応確認，故障の場合の安全な場所への避難
   - 指導者から受けた安全・注意事項の呼称，資料の保管場所の確認
2. 移動する要領に問題はないか
   - 立ち上がり・移乗時の転倒や事故防止の復唱
   - 介助者の位置どり・声かけ
   - 筋緊張・弛緩・痙縮などの有無確認
   - 使用中の不具合・気になることの相談
3. 心身機能の変化に対応しているか
   - 心身機能の変化の有無の確認と相談
   - 生活環境の変化の有無の確認と相談
4. ヒヤリ・ハットの法則を心得ているか
   - 1件の重大事故の前に29件の軽微事故と300件のヒヤリハットがある
   - 手順の確認と見直し
   - 操作未熟，誤操作の克服
   - 整備不備，環境点検
   - 安全確認，利用者の様態確認

護者の負担を軽減する，など利用者や家族に利便性と効果をもたらすために，効果や目的を最初に明確にすることがリハビリ専門職の責務となる．しかし，その過程は試行錯誤やリスクを伴うこともあるという問題認識のもと対処していくことが住環境整備の原則であり，利用者や家族に適切なオリエンテーションを行い信頼関係を築いていくことを基本とする．リハビリ専門職に求められるIT活用支援技術を**表9-9**に示した．

3 家族や人との関係の問題

住居の改修・調整や福祉用具・IT機器を活用した技術導入は，必要な援助をターゲットにしているために，その際の利用者や家族との関係づくりは平易で明快であることが多い．一方で，介護者や家族が置かれている状況や抱えている問題の影響も除外できない．同居家族のなかにキーパーソンはいるのか，老老介護のような夫婦世帯であれば支援者の確保はできているのか，単身であれば支援がいつ・どこで・どのように必要とされて

表 9-9　専門職に求められる IT(information technology)機器活用の技術

1. 情報関連技術の習得
    - 意思伝達装置
    - 携帯用会話補助装置やスマートフォン
    - 環境制御
    - コピー機や DVD プレーヤー
2. コミュニケーションボードの活用技術の習得
    - 文字盤
    - 絵記号
3. 利用者の疾患特性に応じたスイッチの改良技術の習得
    - 押すスイッチ
    - 引くスイッチ
    - 触れるスイッチ
    - 光センサーによるスイッチ
4. パソコン操作を代償する装置の開発情報の収集と，適合する操作方法の説明技術の習得
    - キーボードの各種改良
    - パソコン操作をしやすくする機能(入力支援機器など)
5. 遊びや学習の支援技術の習得
    - 玩具や学習器材の改良
    - なぞりがきソフトなどの導入

表 9-10　住環境整備のためのマネジメントの支援技術(支援技術の 5 つのレベル)

- レベル A
  福祉用具や住宅改修に関する基礎情報(種類，特性，対象範囲)を習得しており，疾患や障害形態別の用具や増改築手法の選定や情報提供ができる．
- レベル B
  疾患や障害形態別だけの情報にとどまらず，個々の心身機能の評価が的確にまた正確に行え，より正確な適合と処方を出すことができる．さらに，取り扱いに関する指導・助言も行える．
- レベル C
  個々のニーズに応じて，用具や住環境の調整・設定ができる．
- レベル D
  工学的知識・技術を有し，既存のものでは対処困難・不可能でも，その可能性を見出し，工学技術者との有効な連携を通じてか，あるいは自らの力でその問題解決をはかることができる．
- レベル E
  社会保障制度などの知識をもち，その意味づけや基準・規則などを理解し，援助技術・サービスの有効な利用を支援できる．

〔米崎二郎，他：モニタリング評価結果報告．米崎二朗，他：日本作業療法士協会への提案書．大阪市援助技術研究室，p3, 2003 より引用〕

いるのかなど，病気や障害とともに家族と再び暮らすにあたっては，家族との関係性の再構築をはかるリハビリとしても捉えることが必要である．

そのために，リハビリ専門職は家族関係図から理解できる家族全体の特徴や家族内のバランスを見逃さないように心がけ，定期訪問や随時の情報ネットワークにより家族関係の調整を行う．その役割の多くは，家族の不安感・孤立感などへの共感と負担感軽減への支援，人間関係の調整をはかっていくことにある．また，その過程において住居の改修・調整や福祉用具・IT 機器の活用が，暮らしやすさを支援する有効な手立てとなるようにマネジメントしていくことも重要なリハビリ技術である．リハビリ専門職に求められるマネジメントのための支援技術を表 9-10[2]に示した．

B 高齢者・障害者の住環境整備

1 高齢者の居住環境

高齢者は，病気や加齢などで発生した機能や能力障害などの物理面と喪失感などの心理面，そして取り巻く家族の思いや介護負担，経済力や住宅などの物理的な環境，あるいは社会心理の影響を受けている．これらは相互に影響しあい関与を続けて，引きこもり生活などの現実をつくっている．こうした生活障害への取り組みの一環として住居を改修・調整する 4 つの利点[3]には，①日常生活を「楽に」「安全に」にする，②できない動作を可能にする，③生活リハビリをすすめる，④介護負担の軽減・介護生活力支援(エンパワメント)がある．その住環境整備の技術を表 9-11[4]に示した．

このように高齢者の居住環境には，生活環境としての住環境(住宅の構造・動線)，福祉用具(手すり，段差解消，スロープ，踏み台など)が必要で，これらと利用者の心身機能評価，介護者の能力と社会環境(サービス能力，経済力，制度，地域環境)とをマッチングさせるために，表 9-11 のような多面的な要因からアセスメントする．たとえば住宅改修の場合には，図面の作成から建築士などとの調整・見積もり・下見および改修後の

表 9-11　住環境整備の技術チェックポイント

1. 構造的要因
   - 利用者にとって段差は安全か
   - 通行スペースは確保されているか
   - 住宅改修の可能性はあるのか
   - 機器を使えるスペースや段差はあるのか
2. 生活動線との関係
   - 家具は通行の妨げになっていないか
   - 居室などを変える可能性はないか
   - 動線を単純にできないか
3. そのほかの関係する要因
   - 福祉用具との関係(使用状況,適合性)
   - 利用者本人との関係(身体的要因,心理的要因,精神的要因)
   - 介護者との関係(介護力,技術的要因,心理的要因)
   - 社会環境との関係(支援サービスの能力,経済的要因,制度的要因,地域環境)

〔市川 洌:福祉用具選びのためのアセスメント要因.市川 洌:福祉用具アセスメントマニュアル.中央法規出版,pp26-27, 1998 より作成〕

表 9-12　障害者の居住リスクのチェックポイント

1. 住居の問題
   - 退院・退所後に確保したい住居の要件は確認できているか
   - 住居移転後の住居形態を下見・調整できているか
   - 家族と同居,障害者夫婦,単身などそれぞれの家族形態に応じた支援者の気配り範囲はどこまでか
   - 住宅構造の改修・改善において未解決場所があるか
2. 生活の問題
   - 食・排泄・入浴・保清(ADL)などにおいて課題はあるか
   - 掃除・洗濯・金銭管理・外出・趣味や余暇(IADL)の確保などにおいて課題はあるか
   - 四季に応じた衣服管理・火の後始末などの安全確保において課題はあるか
   - 移動手段・公共交通の利用において課題はあるか
3. 家族の問題
   - 介護者の高齢化・レスパイトの確保などにおいて課題はあるか
   - 世代交代に伴う混乱・介護者の自己尊厳回復などにおいて課題はあるか
4. 対人交流の問題
   - 家族関係はうまくいっているか
   - 対人関係の悩みなどを相談でき・調整してくれる人がいるか
   - 昼間の行き場所など,他者との交流関係において課題はあるか
5. 医療の問題
   - 医療継続・服薬履行・副作用対策などにおいて課題はあるか
   - 心身のリズム・調整機能の自己管理において課題はあるか
   - 状態悪化や不慮の事態に対応する環境において課題はあるか
6. 経済の問題
   - 住居費・生活費・医療費などの家計管理において課題はあるか
   - 公的補助・減免・貸付などの生活保障の活用において課題はあるか
   - 収支管理に伴う課題はあるか
7. 就労(学)援助の問題
   - 復職(学)・新規就労・福祉就労・契約就労などにおいて課題はあるか
   - 病気前後の職歴・体力・支援者の有無などにおいて課題はあるか
   - 職場・学校の調整などにおいて課題はあるか

〔大丸 幸:住まうことのリスク管理対策.作業療法ジャーナル 39(7):pp721-727, 2005 より一部改変〕

点検まで,生活の実態に対応していく支援技術が必要となる.

2　障害者の居住環境

障害者が住宅を選択するにあたっては,玄関,浴室,トイレ,寝室,居室,台所などのスペースやそれらの使い勝手が一般的な判断基準になる.また,住宅周辺の道路状況や利用できる交通環境,仕事先までの立地条件,公営住宅やバリアフリーの町づくり状況の点検なども必要になる.さらに,単身か同居か,家族や支援者との距離や近隣の人との関係づくりも大切な環境整備の要因である.利用者個人が望む生活づくりを支援する方法の一助として,障害者の居住リスクを**表 9-12**[5]に示した.

表 9-13　住むことを支援する際のチェックポイント

1. 安全な移動の確保：安全かつ容易に居住空間内で移動が可能であるか
2. ADLの自立支援：利用者の自立を妨げない空間であり，必要なものが機能的に準備・配置されているか
3. 介護者の心身負担の軽減：介護者に無理な負担をしいることのない空間であり，必要なものが機能的に準備・配置されているか
4. 活動ごとの安全性と利便性の追求：ADL以外のあらゆる活動において，安全でかつ利用しやすさが保たれているか
5. プライバシーの保障：利用者だけでなく，同居者おのおののプライバシーが適度な状態で保たれているか
6. 家族間の住生活のバランス調整：同居者お互いが快適に暮らすために，適度な交流の空間があり，必要なものが機能的に準備・配置されているか
7. 生活圏の広がり：居住空間外の人との交流が保たれ，必要時には連絡が取りやすく，来訪者とのやり取りにも支障はない空間があり必要なものが機能的に準備・配置されているか

〔苅山和生：訪問時のチェックポイント．作業療法ジャーナル 39(7)：735-741, 2005 より改変〕

2　暮らしに必要な住環境を支援するということ

1　病気や障害とともに暮らす人への支援目標

病気や障害とともに暮らす人を支援する目標は，病気や障害における心身や生活機能評価と特性および予後予測のほか，個人ニーズや個別環境の把握と建物や福祉用具・IT機器の活用による適合という，地域リハビリ技術を総括したものによって設定される．住むことの評価に基づいた支援の目的[6]を表 9-13 に示す．

2　病気や障害とともに暮らす人への支援方法

暮らしに支援を必要とする人にとって，人・物・環境としての空間に安心して身が委ねられることが重要となる．具体的には，家族・リハビリ専門職・他者，生活道具・移動手段，住居・リハビリ施設・公共空間である．居心地よく，安全に生活できる住環境の確保またはそれに伴う工夫が，病気や障害とともに暮らす人の支援方法であろう．

また，人の暮らしはコミュニティによって支えられ，そのコミュニティは住み続けることで定着する．居住政策は労働力確保や景気浮揚の手段に終始し，居住保障の視点は不十分であったが，現代社会が直面する課題には，居住保障としての社会保障・防災対策の基盤なしには対応が困難になっている．居住支援の根幹が居住保障[7]に目が向けられるなかで，多職種の取り組みによる連携がますます求められている．

■引用文献

1) 渡邊慎一，他：作業療法におけるIT活用支援のポイント．日本作業療法士協会「障害者IT活用支援者育成研修・講習会」：障害者IT活用支援ガイドブック作り．日本作業療法士協会，p5, 2009
2) 米崎二郎，他：モニタリング評価結果報告．米崎二朗，他：日本作業療法士協会への提案書．大阪市援助技術研究室，p3, 2003
3) 村上重紀，大野木栄二，他：高齢者の居住支援の現状と課題．作業療法ジャーナル 39(7)：pp591-595, 2005.
4) 市川 洌：福祉用具選びのためのアセスメント要因．市川 洌：福祉用具アセスメントマニュアル．中央法規出版，pp26-27, 1998
5) 大丸 幸：住まうことのリスク管理対策．作業療法ジャーナル 39(7)：pp721-727, 2005
6) 苅山和生：訪問時のチェックポイント．作業療法ジャーナル 39(7)：735-741, 2005
7) 早川和男：居住福祉の視点と居住支援の考え方．作業療法ジャーナル 39(7)：pp550-556, 2005

第 4 章
介護保険

1 介護保険の位置づけ

　日本の人口構造の変化をみると，現在1人の高齢者を3人で支えている社会構造になっており，少子高齢化が一層進行する2055年には1人の高齢者を1.2人で支える社会構造になることが想定されている[1]．こうした高齢化の進展に伴い社会保障給付が増加するなか，1990年代後半から社会保障構造改革が進められている．

　疾病・高齢・失業などに起因する社会的・経済的・精神的負担を減らし，国民の安心感を確保するための社会保障の仕組みとしては，自助（自らの努力による扶助），互助（家族・親族・近隣などによる相互扶助），共助（将来に対する備えとしての保険など，共同体による扶助），公助（障害福祉・児童福祉などの社会福祉や生活保護の公的扶助）があるが，介護保険はこの保障のシステムの1つとして位置づけられている．

　寝たきりや認知症などで介護を必要とする高齢者が増加し，その程度も重度化・長期化しているうえ，老老介護といわれるように介護者自身も高齢化するなど，家族だけでの介護では不十分で，介護問題は国民の大きな不安要因となっている．

　1961年に実現した国民皆保険により，誰もが比較的軽い負担で，質の確保された医療サービスを公平に受けることができる医療制度と医療供給体制が整備されている．しかし，従来の高齢者医療・高齢者福祉制度においては，利用に際しての負担に差違があったり，社会的入院により医療費が効率的に使われなかったりなどの問題点が出ていた[2]．

　この高齢者福祉と医療の両制度は介護保険制度に再編成され，介護を事由として支給される社会保険として，1997年に公布，2000年に施行された介護保険法（平成9年12月17日法律第123号）に基づき導入された．介護保険制度全体を貫く理念は，自身に介護が必要になっても安心して暮らせるよう，介護が必要な人を社会の皆で支え合い，利用しやすく，公平で効率的な社会システムの構築を目指すというものである（**表9-14**）．さらに，生活機能低下の早期把握や，その状態に応じた介護予防を重視するシステムとしても期待され，介護や支援を必要としている高齢者の要介護認定だけでなく，今はまだ介護を必要としていない高齢者のための介護予防事業が盛んになっている．また，高齢者が住み慣れた地域で生活を続けられるよう，高齢者の医療・保健・福祉に関する幅広い相談に応じ，必要な助言や支援を行う総合相談窓口となる地域包括支援センターが配備され，介護予防ケアマネジメントや高齢者の権利擁護・虐待防止にも力が注がれている．

1 介護保険のサービス

　介護保険のサービスには，自宅での生活を支援するサービス，施設に通うサービス，施設に短期間泊まるサービス，そのほかのサービス，自宅での生活環境を整えるサービスなどの「在宅サービス」と，介護老人福祉施設，介護老人保健施設，介護療養型医療施設などの「施設サービス」がある．要介護度別認定者数は2000年4月と2011年4月の比較では要支援166％，要介護と合計すると123％に増加している（介護保険事業状況報告）．

2 介護予防事業

　市町村が実施する介護予防事業の成果と課題の分析により，要介護状態ではない高齢者に対して，予防または要介護状態の軽減もしくは悪化の

表9-14 介護保険制度全体を貫く理念

第一章 総則
（目的）
第一条 この法律は，加齢に伴って生ずる心身の変化に起因する疾病等により要介護状態となり，入浴，排せつ，食事等の介護，機能訓練並びに看護及び療養上の管理その他の医療を要する者等について，これらの者が尊厳を保持し，その有する能力に応じ自立した日常生活を営むことができるよう，必要な保健医療サービス及び福祉サービスに係る給付を行うため，国民の共同連帯の理念に基づき介護保険制度を設け，その行う保険給付等に関して必要な事項を定め，もって国民の保健医療の向上及び福祉の増進を図ることを目的とする．
（国民の努力及び義務）
第四条 国民は，自ら要介護状態となることを予防するため，加齢に伴って生じる心身の変化を自覚して常に健康の保持増進に努めるとともに，要介護状態となった場合においても，進んでリハビリテーションその他適切な保健医療サービス及び福祉サービスを利用することにより，その有する能力の維持向上に努めるものとする．
2 国民は，共同連帯の理念に基づき，介護保険事業に要する費用を公平に負担するものとする．

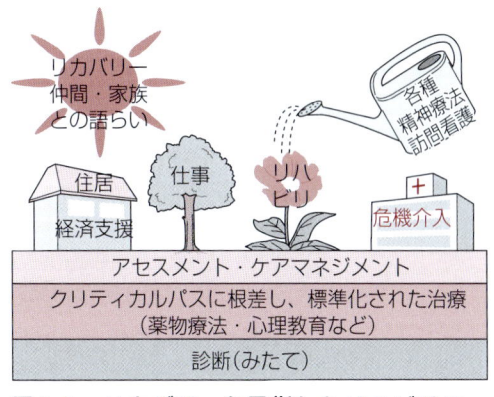

図9-5 リカバリーを目指したリハビリテーション
（渡邉真里子：リカバリーと精神科リハビリテーション．「精神科デイケア，外来作業療法，訪問看護等医療におけるリハビリテーションのあり方に関する研究」報告会，2009より一部改変）

防止のために必要な活動が行われている．「要介護ハイリスク者の把握が不十分」あるいは「健診による把握に対する費用負担大」に対しては，介護状態基本チェックリストの全数配布や事業の効率化，「ケアプランにかかわる業務負担大」あるいは「地域包括支援センターの本来業務が不十分」に対しては，ケアプランは必要と認められる場合にのみ限定，「魅力あるプログラムの不足」あるいは「特定高齢者施策への参加率低下」に対しては，より高齢者のニーズに合ったものへの見直しや事業の充実，などである[1]．

2 介護保険とリハビリテーション

予防を重視した自立支援としてのリハビリには，運動器の機能向上，栄養改善，口腔機能向上のほかに，仲間が集う日のために皆で食べるカレー作りをするなど，生き生きとした活動的な生活を送るための「意味のある作業」[3]など，病気や障害があっても健康な側面からの生活へのリカバリー（図9-5）や生活再建の手段としてのリハビリへの期待が高まっている．さらに1人でも多くの人が1日でも長く生き甲斐のある生活を送れるように，自らの健康をコントロールし改善することができるようにするヘルスプロモーションという考え方がある．この理念と過程のもと，個人の能力の備えだけでなく，個人を取り巻く環境を健康に資するようにする地域ぐるみの健康づくりとして，介護予防や再発防止のための活動プログラムを事業化するなど「地域保健活動におけるリハビリテーション」の試行が始まっている．

1 個人技術の開発

個から集団の健康事象に対処するリハビリとして発展するには，疫学の手法を活用する技術から進めていくことができるであろう．疫学の定義[2]に則した地域リハビリ技術として，①リハビリ効果の広がりや動きを観察・記録する，②効果に影響する規定因子（要因）を明らかにする，③リハビリ施行から将来を予測する，④疫学的手法などによる対策を検討する，などがあげられ，これからの地域リハビリ技術に積極的に導入されることが求められている．

5つの役割機能
①個別支援・直接的アプローチ　④地域支援・間接的アプローチ
②個別支援・間接的アプローチ　⑤計画策定・事業管理など
③地域支援・直接的アプローチ

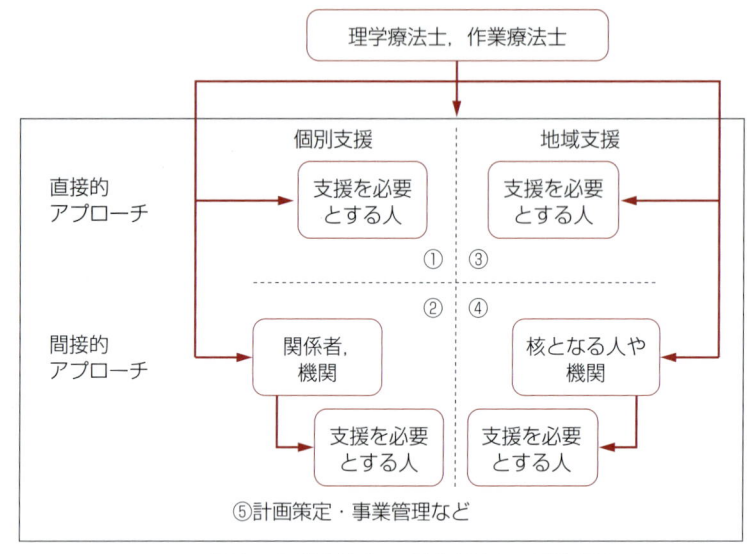

図9-6　行政の作業療法士, 理学療法士の活動概念図
〔日本公衆衛生協会, 日本理学療法士協会, 他:地域保健への理学療法士, 作業療法士の関わり. 地域保健総合推進事業, p13, 2011 より引用〕

2 地域保健活動の強化

　地域保健活動とは, 集団全体を視野に入れた組織的な活動が重要な, 公的責任を背景として住民と協働する行政活動である. それらは健康増進法(平成14年8月2日法律第103号)や地域保健法(昭和22年9月5日法律第101号)などの法的基盤に基づいて活動が展開されているため, 地域リハビリに従事する専門職は, 社会保障制度やさまざまな制度, 介護保険法, 障害者総合支援法, 発達障害者支援法およびケアマネジメント手法や各自治体が作成する保健福祉の基本計画などにも精通しておくことが必要である. そのうえで官民協働の地域保健活動の実施計画や事業見直しのプロセスから, 地域リハビリ活動を強化していく.

　1996年より取り組んでいる「行政の理学療法士, 作業療法士が関与する効果的な事業展開に関する研究」[4]では, 行政の理学療法士・作業療法士の活動概念図(図9-6)を作成して, 主に市町村に勤務する理学療法士・作業療法士の業務実態と役割, 機能を明らかにしている. また, リハビリに関する地域保健サービスの効果的運用の促進をはかることを目的に, 地域包括ケアにおける連携のあり方および行政の理学療法士・作業療法士の役割について提言している.

3 健康を支援する環境づくり

　地域リハビリでは, 病気と生活の関連性や, 病気と健康の境界への働きかけが重要となる. しかし健康の程度を測定する健康指標は設定が困難なため, 通常は罹患率・有病率・死亡率などの健康でない状態を表す指標が用いられる. 調査としては, リハビリ受療後の退院後の追跡調査[3]や地域生活の定着率調査や再発率調査などが実施されている. これらの調査に基づき, 地域で暮らす病気や障害のある人の廃用防止や健康度を維持しながら自立促進する地域ケアの流れと, 状態悪化防止のためのリスク管理や危機介入による流れの良循環に関与する要因分析をすることで, 急性期・回復期・維時期(生活期)のリハビリは, 健康を支援

する環境づくりに寄与することができる．

4 健康的な公共政策づくり

　地域保健におけるリハビリ活動では，病気や障害とともに自分らしく暮らすことを目的に，利用者や家族の生活の場を訪問し，生活に役立つリハビリ情報を提示する．さらに近隣の人たちとも協働して，健康的な公共政策づくりとなる社会のしくみや制度づくりに地域リハビリ技術を提供できることが重要となる．たとえば，自治体の事業企画作成の根拠となる先行事業[5]による検証や，生活行為マネジメント[6]の検証のように，リハビリ専門職を自治体組織において効果的に活用し配置促進を提言する．

　人の健康を支援する分野は，サンドバール宣言[7]において水や空気を含む自然環境，寒くない住環境，公害のない工業，腰痛をおこさない農業，障害者も出かけられる都市計画，高齢者も役割をもち生き生きとする生涯学習の場，などの必要性が強調されている．いずれも地域リハビリ技術をもって，関係機関や地域の人々とともに協働参加するという認識をもつことで，健康的な公共政策づくりにも寄与できるであろう．

■ 引用文献
1) 宇都宮啓：介護予防の現状と課題．「行政の理学療法士・作業療法士が関与する効果的な事業展開に関する研究」報告集会，2011
2) 松下彰宏：医療の制度．清水忠彦，他（編）：わかりやすい公衆衛生学，第3版．ヌーヴェルヒロカワ，pp109-114, 2009
3) 大丸　幸，他：地域ケアとしての保健所・センターOB会の役割．病院・地域精神医学 37(1)：pp30-33, 1995
4) 日本公衆衛生協会，日本理学療法士協会，他：地域保健への理学療法士，作業療法士の関わり．地域保健総合推進事業，p13, 2011
5) 大丸　幸，橋元　隆，他：北九州市における地域リハビリテーションの歩み―九州リハビリテーション大学校が果たした歴史的役割．九州栄養福祉大学研究紀要 8：235-246, 2011
6) 日本作業療法士協会（監修），岩瀬義昭，他："作業"の捉え方と評価・支援技術―生活行為の自律に向けたマネジメント．医歯薬出版，2011
7) 櫻井尚子，他：地域保健．星　旦二，他：系統看護学講座 専門基礎8 公衆衛生．医学書院，pp110-111, 2004

第10部

疾患別リハビリテーション

日常臨床でしばしば遭遇する疾患を取り上げ，疾患の基礎的知識，診断・評価，治療プログラム，リハビリテーションの実際の項目を立てて，医療の現場ですぐ役立つことを念頭において解説した．これらの手技に自らの臨床経験を加味して，自分なりの治療方法を確立されることを期待する．

第 1 章
脳卒中

1 急性期

1 脳卒中とは

　脳血管が原因で急激に発症したものを脳卒中strokeと呼び，従前は中風（ちゅうふう，ちゅうぶ）とも呼ばれていた．脳卒中は突然に意識障害や局所神経症候を伴って発症する疾患であり，片麻痺や失語症などを後遺症として残すため，機能回復のためのリハビリが必須の疾患である．

　脳卒中は原因により，①脳出血，②くも膜下出血，③脳梗塞に大別される（表10-1）[1]．脳卒中は，厚生労働省の2011年度人口動態調査によれば，年間死亡者総数約12.4万人，10万人あたりの死亡率98.2人で死因の第4位を占める．一方，厚生労働省の2010年度国民生活基礎調査によれば，要介護となった原因は脳卒中が24.1％で第1位を占めており，今後の国民医療にとって予防および治療の面から，脳卒中はきわめて重要な疾患として位置づけられる．

2 診断と治療

a. 一般的治療

　意識障害や局所神経症候の存在により脳卒中が疑われた場合には，速やかに病型分類を行い，病型に応じた適切な治療を開始することが重要である．

（1）脳梗塞

　脳梗塞は脳卒中の75％を占め，その臨床カテゴリーによりアテローム血栓性脳梗塞，心原性脳塞栓症，ラクナ梗塞，そのほかに分類される．アテローム血栓性脳梗塞では，動脈硬化による脳主幹動脈の狭窄性病変を原因として，階段状，進行性の経過を取ることが特徴的で，リハビリ療法にも慎重な対応が必要である．心原性脳塞栓症は，通常，非弁膜症性心房細動を原因として心内に形成される血栓が脳血管を閉塞して生じる．主幹動脈や皮質枝を急速に閉塞するため，高度の神経症状を呈する．ラクナ梗塞は，穿通枝領域の梗塞で，ラクナ症候群を呈することが多い．通常意識障害は伴わない．

- 診断

　脳梗塞超急性期には，頭部CTでは脳梗塞巣は指摘できない．頭部CT所見が陰性でも臨床的に脳梗塞が疑われる場合は，脳梗塞に準じて治療を行う．頭部MRI拡散強調画像においては，発症早期より新鮮梗塞巣の検出が可能である．

- 治療

　脳梗塞急性期治療には，血栓溶解療法，抗血栓療法，脳保護療法があり，時期や臨床カテゴリーに応じて治療法が選択される．

表10-1　NINDS-Ⅲ分類における局所脳機能障害の分類

1. 一過性脳虚血発作
2. 脳卒中
   - a. 脳出血
   - b. くも膜下出血
   - c. 脳動静脈奇形に伴う頭蓋内出血
   - d. 脳梗塞
     - 機序
       - 血栓性
       - 塞栓性
       - 血行力学性
     - 臨床カテゴリー
       - アテローム血栓性脳梗塞
       - 心原性脳塞栓症
       - ラクナ梗塞
       - そのほか

〔Special report from the National Institute of Neurological Disorders and Stroke : Classification of cerebrovascular diseases Ⅲ. Stroke 21(4) : 637-676, 1990 より引用〕

超急性期には，rt-PA静注による血栓溶解療法が病型を問わず有効である．2012年9月より，発症後4.5時間以内の患者に対しても適応が拡大された．本療法は発症から投与までの時間が短いほど転帰は良好であり，できるだけ早期に治療を開始すべきである．超急性期治療のほかの選択肢として，現在では血栓回収機器の導入による血管内治療も普及しつつある．

急性期の抗血栓療法として，発症48時間以内のアスピリン160～300 mgの経口投与が推奨されている．またわが国では，ラクナ梗塞に対してオザグレルの点滴投与，発症48時間以内のアテローム血栓性脳梗塞に対して選択的抗トロンビン剤アルガトロバンが用いられている．一方，ヘパリンやワルファリンの効果は否定的である．

脳保護療法としては，わが国ではエダラボンが脳血管内皮保護と脳実質保護の面から発症24時間以内の脳梗塞患者の治療に有用と推奨されている．またエダラボンは，rt-PAによる血栓溶解療法に伴うフリーラジカル反応の進展を抑制することから，rt-PA治療時に併用されることが多い．

(2) 脳出血

- 診断

高血圧性脳出血が主な原因であるが，高齢者ではアミロイドアンギオパチーによることもある．頭部CTにて容易に診断が可能である．

- 治療

止血剤の投与ならびに血圧のコントロール(収縮期血圧180 mmHg未満あるいは平均血圧130 mmHg未満)を行う[2]．出血部位や血腫量，意識レベルにより外科的治療の適応が異なるため，脳外科医との連携が必要である．

(3) くも膜下出血

- 診断

脳動脈瘤の破裂が原因であることが多く，頭部CTにより診断が可能である．悪心・嘔吐を伴う突然の激しい頭痛が特徴である．

- 治療

発症後の予後の悪化因子として，再出血と遅発性脳血管攣縮が重要である．診断後は安静を保ち，侵襲的な検査や処置は避け，十分な鎮静，鎮痛，降圧を行う．再出血予防のために軽症例では，72時間以内に開頭クリッピング術または血管内治療によるコイル塞栓術を行うが，重症例では経過を見ながら判断する[2]．

b. リハビリテーション

脳卒中急性期においては，廃用症候群を予防し早期のADL向上と社会復帰をはかるために，十分なリスク管理のもとに，できるだけ発症後早期から積極的なリハビリを行うことが望ましい．また脳卒中ユニットなどの組織化された場で，リハビリチームによる集中的なリハビリを行い，早期の退院に向けた積極的な指導を行うことが有用である．

3 リハビリテーションの実際

a. リハビリテーション開始時期と離床時期

脳卒中急性期のリハビリは，脳卒中による入院後可及的速やかに行うべきである．可能なら入院当日からが望ましい．主な訓練内容は，安全を確保したうえでの早期離床を含むベッドサイドリハビリ，嚥下練習，基本的ADL，起立歩行からなる．特にstroke unitにおいては，発症直後から離床を行うことが推奨されている．

表10-2にわが国で使用されている離床開始基準[3]を示す．一般的な脳卒中では24時間症状の増悪がないことを確認し，3日以内に開始する．ラクナ梗塞であれば入院当日から行い，アテローム血栓性脳梗塞，心原性脳塞栓症，くも膜下出血は個々の病状により遅らせることがある．

早期離床の実際として脳画像(CT，MRI)による病巣部位，頸部・頭蓋内血管の状態などの情報収集をふまえ，意識レベルやバイタルサインのモニタリング，各主症状の継続的変化(表10-3)を確認しながら行う．

脳卒中は，血管病変に起因する病態であるため，各診療科を含めた複合的なアプローチも必要となり，担当するリハビリスタッフは虚血性心疾患，腎不全，重症虚血肢，糖尿病といった疾患への理解も必要となる．

b. ベッドサイドリハビリテーション

(1) ベッドサイドでのリハビリテーションの実際

離床開始基準に満たさない臥床安静期では，臥床期間の遷延に伴い，廃用症候群が進行する危険性がある．発症24時間以内で開始される四肢の自動・他動運動や離床が，治療成績を左右する寄

表 10-2　脳卒中早期離床開始基準

1. 一般原則：意識障害が軽度(Japan coma scale にて 10 以下)であり，入院後 24 時間神経症状の増悪がなく，運動禁忌の心疾患のない場合には，離床開始とする．
2. 脳梗塞：入院 2 日目までに MRI/MRA を用いて，病巣と病型の診断を行う．
   a. アテローム血栓性脳梗塞：MRI/MRA にて主幹動脈の閉塞ないし狭窄が確認された場合，進行型脳卒中(progressive stroke)へ移行する可能性があるために，発症から 3～5 日は神経症状の増悪がおこらないことを確認して離床開始する．
   b. 心原性脳塞栓症：左房内血栓の有無，心機能を心エコーにてチェックし，左房内血栓と心不全の徴候がなければ離床開始とする．経過中には出血性梗塞の発現に注意する．
   c. ラクナ梗塞：診断より離床開始する．
3. 脳出血：発症から 24 時間は CT にて血腫の増大と水頭症の発現をチェックし，それらがみられなければ離床開始する．
   脳出血手術例：術前でも意識障害が軽度(Japan Coma Scale にて 10 以下)であれば離床開始する．手術翌日から離床開始する．
4. 離床開始ができない場合：ベッド上にて拘縮予防のための ROM 訓練と健側筋力訓練は最低限実施する．
5. 血圧管理：離床時の収縮期血圧上限を，脳梗塞では 200～220 mmHg，脳出血では 160 mmHg と設定し，離床開始後の血圧変動に応じて個別に上限を設定する．

〔原　寛美，他：脳卒中のリハビリテーション―急性期．山口武典，他(編)：よくわかる脳卒中のすべて．永井書店，p215，2006 より一部改変〕

表 10-3　症状の評価項目，評価バッテリー

1. 脳卒中重症度：National Institutes of Health stroke scale(NIHSS), modified Rankin scale(mRS)
2. 意識レベル：日本式昏睡尺度 Japan coma scale(JCS)，グラスゴー昏睡尺度 Glasgow coma scale(GCS)
3. 運動機能：Brunnstrom ステージ Brunnstrom stage
4. 体幹機能：trunk control test(TCT)
5. 痙縮・筋緊張：modified Ashworth scale(MAS)
6. 嚥下障害：水飲みテスト
7. 失語症：Frenchay aphasia screening test(FAST)
8. 日常生活動作(ADL)：機能的自立度評価法 functional independence measure(FIM), Barthel 指数 Barthel index(BI)
9. 脳卒中機能障害評価：脳卒中機能障害評価法 stroke impairment assessment set(SIAS)

与因子といわれており，早期からのリハビリが重要である．

　長期臥床の必要性がある場合，筋の短縮，関節拘縮，誤嚥性肺炎や褥瘡の予防を目的としたポジショニングも必要となる．特に筋緊張が亢進している場合では，二次的な機能障害を合併しやすいため，適切な肢位による定期的な対応が必要である．ポイントとしては長時間の同一肢位を避け，誤嚥性肺炎に関しては 30～45°のヘッドアップや 45～60°の側臥位を選択する．拘縮予防に対する関節可動域(ROM)練習についても，発症直後より可及的早期に開始する．しかし，肩関節・股関節に関しては形態学的脆弱性があるため，筋緊張弛緩状態における ROM 練習は全可動域の 1/2～2/3 程度にとどめ，愛護的に行う必要がある．

　廃用予防で重要な点は，いかに筋収縮のある動作，抗重力位での動作を行わせるかである．寝返り動作や臥位でのベッド上移動動作なども抗重力活動であり，血圧管理のもと徒手抵抗運動と合わせて積極的に行わせるべきである．ヘッドアップ可能となれば，段階的にベッド上にて非麻痺側への寝返り→非麻痺側を用いた起き上がり→端坐位保持といった流れで抗重力位を自らできるように促す(第 4 部第 7 章参照)．ギャッチアップによる起座練習は，下肢の筋収縮を伴わず静脈還流量が減少する傾向にあるため，下肢運動と合わせ実施する．前述したリハビリ開始基準を満たせば可及的早期に離床を開始する．この時期になるとベッドから離れ，移乗・車椅子座位を促すことも重要である．

(2) ベッドサイドでの嚥下リハビリテーション

　発症後早期には意識状態などの観察や簡易検査を実施し，経口摂取困難と判断された場合には，経管栄養をはじめとする適切な栄養方法を選択する必要がある．

　意識状態が低下している際には，嚥下機能の廃用を予防するために間接的嚥下訓練を中心に行う．間接的嚥下訓練とは，食物を用いない訓練であり，口腔ケア，口腔器官のアイスマッサージなどがある(第 7 部第 2 章図 7-4 参照)．口腔ケアでは，残存歯には歯ブラシ(汚れが多い場合は硬めの歯ブラシで歯牙の汚れを除去し，その後軟らかめの歯ブラシを使用する)，粘膜にはスポンジブラシを使用する．吸引器などを用い，ケア時の誤嚥に注意する．実施回数にエビデンスはないが，頻回に実施したほうがよいとの報告がある．アイ

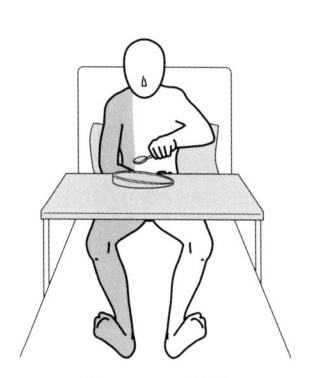

図10-1 食事
安定した座位姿勢の確保，一口量の調節しやすいスプーンやフォークの使用，テーブルの高さ調節などのセッティングを行う．

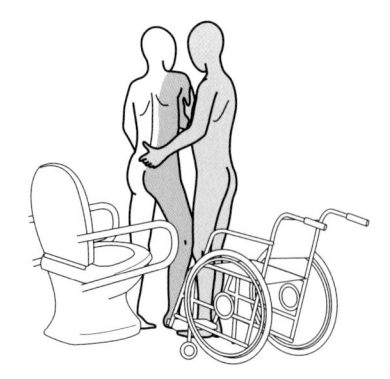

図10-2 排泄
座位保持，移乗動作の安定性が重要となる．非麻痺側に重心移動ができるよう促していく．

スマッサージは，凍らせた綿棒に水をつけ，前口蓋弓，舌根部，咽頭後壁などを軽く擦ったり，押したりして嚥下反射を誘発させるものである．

全身状態，呼吸が安定し，意識状態が改善したら（JCS清明〜1桁）嚥下反射の有無を確認し，食品を使用した直接的な嚥下訓練を開始する．練習にはゼラチンゼリーが多く用いられるが，嚥下評価や咀嚼の状態，義歯などの口腔器官の状態によって選択する．一口量は1〜3 mlが適している．摂取時，麻痺などがある場合は枕やクッションで体が傾かないようにし，安定した姿勢をとる．一般的に安全な姿勢とは，ギャッチアップ30°，頸部前屈位とされている．頸部前屈は顎から胸骨上端まで3横指程度あける．現在の食形態が安定して摂取が可能となれば，姿勢や食形態を段階的にあげる[4]．

c. ADLに対するリハビリテーション

十分なリスク管理のもとに，できるだけ発症後早期から積極的・集中的なセルフケア練習を行うことが強くすすめられている．

(1) 食事（図10-1）

食事動作訓練は，経口摂取可能となればただちに開始する．急性期では，ポジショニング（体幹の弱い症例には麻痺側に枕を入れるなど），セッティング（テーブルの高さ調整，半側空間無視のある症例には健側に配膳するなど），道具の選定・操作（スプーンやフォークなどを操作が容易なものにするなど），自助具の検討（滑り止め付きの皿，スプーンの柄を太くするなど）を行う（第8部第5章参照）．麻痺側が利き手の場合，上肢機能の改善をはかっていくとともに，非麻痺側上肢を用いた食事訓練を早期より開始することも重要である．

(2) 整容

整容は，早期から習慣化することが自立には重要である．整容動作には，洗顔・整髪・歯磨き・化粧・髭剃りなど種々の動作が含まれる．急性期のベッド上安静が求められる場合，衛生上大切な洗顔・歯磨きから開始し，整髪・化粧・髭剃りなど身だしなみの動作へと移行する．車椅子への移乗が可能となれば，洗面所での練習を開始する．観念運動失行，注意障害など高次脳機能障害が合併している場合は，繰り返し生活場面での練習を行うことが効果的である．

(3) 排泄（図10-2）

ベッド上安静が解除されれば排泄動作の自立向上を目的に訓練を行っていく必要がある．まず尿意（便意）が自覚できるかをチェックし，尿意がない場合には定時のトイレ誘導から開始する．尿意がある場合にはナースコールなどの伝達手段を指導する．ポータブルトイレを使用する場合，座位，立ち上がり，便器への移乗を練習するだけでなく，ベッドへの介助バーの設置や，便座の高さを調整するなどの環境整備も必要である．

d. 起立・歩行訓練

(1) 起立訓練（図10-3）

起立訓練はベッドサイドで手すりを把持し開始する．リハビリ室で実施する場合は，平行棒を把

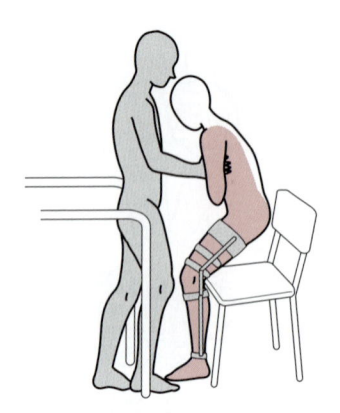

図 10-3　平行棒内での起立訓練
体力に合わせ立ち上がり回数を増やしていく．

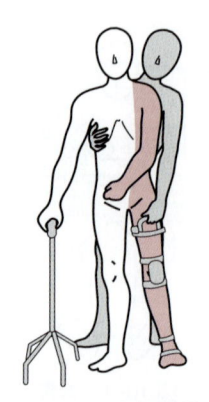

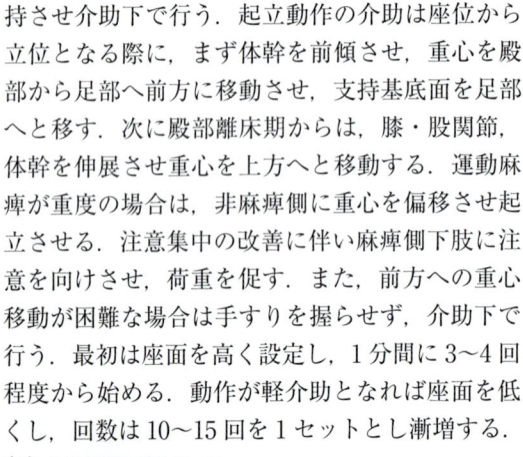

図 10-4　歩行訓練
麻痺側完全麻痺，座位バランス不良の患者に対しても，4脚杖と長下肢装具を用い，非麻痺側からの体幹支持と麻痺側下肢の振り出しを後方介助で行う．

持させ介助下で行う．起立動作の介助は座位から立位となる際に，まず体幹を前傾させ，重心を殿部から足部へ前方に移動させ，支持基底面を足部へと移す．次に殿部離床期からは，膝・股関節，体幹を伸展させ重心を上方へと移動する．運動麻痺が重度の場合は，非麻痺側に重心を偏移させ起立させる．注意集中の改善に伴い麻痺側下肢に注意を向けさせ，荷重を促す．また，前方への重心移動が困難な場合は手すりを握らせず，介助下で行う．最初は座面を高く設定し，1分間に3～4回程度から始める．動作が軽介助となれば座面を低くし，回数は10～15回を1セットとし漸増する．

(2) 歩行訓練（図 10-4）

立位バランスが良好で，立位で足踏みを行い膝折れや足関節内反を生じなければ，病室で歩行訓練を開始する．麻痺側立脚期に膝関節が不安定な場合は，長下肢装具を用いて，リハビリ室内の平行棒で歩行訓練を開始する[5]．麻痺側立脚期では，踵接地以降は股関節伸展を促すよう介助し，立脚期が短縮しないように麻痺側下肢への荷重を促す．麻痺側遊脚期は，体幹もしくは骨盤を介助し，非麻痺側への重心移動を介助する．

自己での下肢の振り出しが困難な場合は，大腿カフを把持し引き上げるか，骨盤を上方に引き上げ下肢の振り出しを介助する．伸び上がり跛行を認める場合は，非麻痺側に1.0 cm程度の補高を作製するか，長下肢装具の膝継手を屈曲10～15°に設定する．機能障害が改善すれば膝関節の安定性に合わせ，長下肢装具の膝当てを緩めるか膝継手の固定を解除し，大腿四頭筋の筋活動を賦活し膝関節の安定性を高める．立脚期に膝関節が安定すれば大腿部分を外し，短下肢装具へ移行する（カットダウン）．

2　回復期

A　アウトライン

移動，セルフケア，嚥下，コミュニケーション，認知などの複数領域に障害が残存した例では，急性期リハビリに引き続き，専門的かつ集中的に回復期リハビリを実施する[6]．その際，予後予測による目標の設定（短期ゴール，長期ゴール），適切なリハビリ治療プログラムの立案，必要な入院期間の設定などを行い，リハビリチームとして包括的にアプローチする．また，合併症や併存疾患が機能予後に影響するため，適切な医学的管理を行いながら対応していく．

B　機能予後予測とリハビリテーション阻害要因

脳卒中の治療プログラムを作成するうえで，ゴール設定の基本となる機能予後予測とリハビリ阻害要因について述べる．機能予後予測というときには，機能障害 impairment の予測ではなく，

身体活動機能functionの予測であり，ADLレベルの予測を指している．

1 麻痺の回復過程

脳卒中の自然経過については，神経学的な改善は早ければ1週，遅くとも7週までに始まり，14週以降は改善を生じないと報告されている．一般には，発症2～3週後の回復が最も早く，そのスピードが低下して3～4か月でプラトー近くに達し，6か月以降の回復は通常わずかである．

発症当初には，運動麻痺の程度は完全麻痺からきわめて軽度のものまでさまざまであり，その回復は発症からの時間経過に大きく依存している．随意運動が早く出現するほど回復はよく，遅いものほど悪い．最初から麻痺の軽いものはよく回復し，完全回復するものは発症当日に多少とも随意運動がみられることが多い．発症1～3週後には，回復良好群と不良群に分かれてくる．1か月後には予測される最大回復の70～80%に達し，その後の回復のスピードは低下し，6か月以降には麻痺がほとんど回復しなくなる．しかし，歩行やADL機能は発症6～12か月ぐらいまで，あるいは数年後にも回復することがある．すなわち，impairmentレベルの回復が終了したあとも，リハビリ治療の介入によって活動制限レベルの機能回復(ADLレベルでの改善)が認められる．この点は，脳卒中リハビリ治療の適応を考慮するうえで重要なポイントである．

脳卒中の部位と成因は，運動機能の回復をほぼ決定的に決める．基底核・内包の梗塞のうち内包障害をみたものを**図10-5**に示す．亀山らは，脳卒中患者の剖検例における脳病変と生前の運動機能障害を対比させて，内包後脚の後1/3に機能予後を左右する重要な部分があることを指摘している．また平山らは，錐体路とされる太い有髄線維は，内包後脚で視床よりの前3/4のところを通過することを示し，両者とも内包後脚の後部のかなり限局した領域に運動路が存在することを示唆しており，内包後脚の後部の梗塞や視床出血が内包後脚の後部へ進展した場合は，運動麻痺の改善が不良になることが指摘されている．

脳卒中片麻痺上下肢のそれぞれについて，発症時にBrunnstromステージがIV以上であれば，最

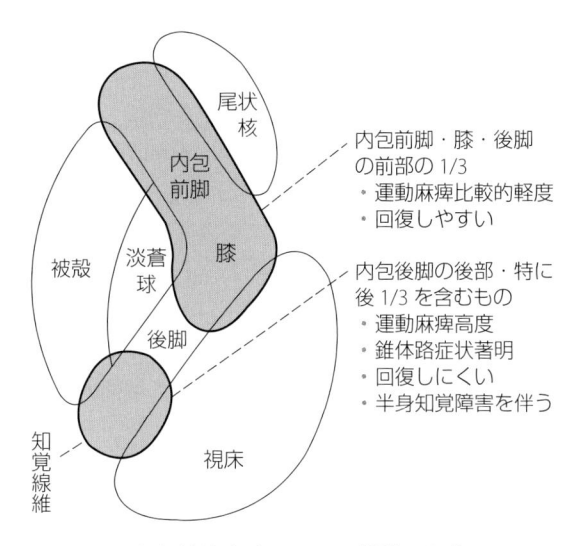

図10-5 内包性片麻痺における部位と予後(亀山論文より模式化)

基底核・内包の梗塞のうち，内包障害を中心にみると，前脚，膝，後脚の前部の障害は，麻痺症状も比較的軽く，よく回復するものが多い．
これに反し，内包後脚の後部の障害では定型的片麻痺，錐体路徴候を示し，回復不良のものが少なくない．内包すなわち錐体路という考え方は誤りである．痙性片麻痺をおこしてくる病巣は，後脚の後部にあり，しかもこの部分は血管障害の好発部位である．この部分が好んでおかされるために，多くの脳卒中後遺症例は，類似した症候のパターンを示す．

終的にほとんど完全回復し，入院後2週間の時点でBrunnstromステージがIVまで回復していれば，8割の患者は完全回復に至る．三好は，①発病日に完全麻痺でなく，②数日以内に随意運動の回復が始まり，③上肢各関節で同時に随意運動が出現し，④1か月以内に準実用手レベルに達すること，が実用手になるための必要条件としている．同様に，発症後24時間以内に測定可能な握力が回復しなければ，3か月後の上肢機能は不良といわれている．上肢の麻痺が回復良好な例では，発症後1～3週間前後から随意運動が回復し，筋緊張があまり亢進しない．

2 上下肢の差異と下肢の優先性

上肢の回復は下肢のそれより悪いことが多い．その理由として，錐体路の同側支配が上肢より下肢で多いためといわれている．下肢は股関節と膝関節の粗大な動きだけで歩行できるのに対し，上

肢は指で物体を把持し繊細な動作をするという機能の違いのため，上肢の回復が悪く受け取られることもあろう．また，上下肢とも遠位筋より近位筋のほうが早く，またよく回復するといわれているが，Bardらの研究によれば差はなかった．

系統発生からその移動形式をみると，上肢は屈筋優位，下肢は伸筋優位である．そのため，痙直が高度でトーヌス亢進が進行すると固縮となり，これに他動運動の不足が加わると筋が短縮し拘縮をおこす．そして，姿勢は特有の麻痺側上肢屈曲，下肢伸展位のWernicke-Mann肢位(図10-6)をとる．

機能の中心は，上肢では手指，下肢では股関節にあり，ADLには左右の上肢があれば便利だが，上肢では一側だけでもある程度可能であるのに対し，下肢では完全な両側動作であり一側では歩行できない．運動様式は，上肢では複雑精密な巧緻動作からなるのに対し，下肢では単純粗大で半自動的な歩行である．歩行は体幹の微妙なバランスの上に成立し，上肢は手指が回復困難なことから，互いに泣きどころが違うだけで，全体として上下肢は機能上平均されているという感がある．

以上のことから麻痺側だけの機能を比較すると，遠位に機能の中心をもつ上肢は不利であり，その逆の下肢にははなはだ有利である．しかし，麻痺側・健側一緒にした両側でのADL遂行のうえからみると，健側上肢の参加によって麻痺側上肢はたとえ廃用手でも片手動作でADLがある程度可能となり，また下肢では重度の麻痺でも補装具の援助により，上肢に比較して簡単な動作である歩行はなんとか可能となり，上下肢とも健側の働きにより障害がほぼ平等に軽減されているといえる．

ところがリハビリの開始時期が遅いと，下肢は過度の安静による廃用症候群として二次的な障害が上肢より著明に加重し，このため歩行可能となるべきポテンシャルをもつものまで歩行不能となる弱点をもっている．また，歩行能力は生命予後と密接に関連し，歩行能力が低下するほど死亡率も高くなる．さらに独立歩行以下のときは，ADLはもちろん身のまわり動作にも家族の介助を要し，1日に何回もおこる排泄には常に他人の介助を必要とする．特に高齢者に多い頻尿や夜間頻尿は，患者にとっても家族にとっても大きな負担である．

したがって脳卒中片麻痺のリハビリにおいては，まず何よりも歩行能力の獲得に全力をあげる．もし，歩行能力の改善が得られなければ，家族指導や福祉用具の利用などにより，患者の不自由と家族の負担を最小限度にとどめるよう極力努力する．

脳卒中リハビリの全体としての効果判定は，監視または支持の必要のない独力歩行を獲得しているか否かにかかっている．上肢が完全に回復しても歩行不能であれば，全体としてのリハビリは成功といえない．

3 機能予後予測

脳卒中機能予後予測の文献は多数あるものの，まだ予測精度が高くない，検証群を用いた予測精度検討が少ない，予測に用いる変数の信頼性などが不十分，などの問題点がある．そのため，リハビリプログラムを立案・実施する際，ADL，機能障害，患者属性，併存疾患，社会的背景などをもとに，機能予後，在院日数，転帰先を予測し参考にすることがすすめられるが，予測精度，適用の限界を十分に理解しておくことが求められる[6]．現時点で，臨床的に活用できる機能予後予測要因を下記にまとめた．

a. 年齢

高齢者ほど機能予後不良のことが多いが，年齢が単独で，あるいは間接的に機能予後に作用するか曖昧なところがある．しかし，高年齢と退院時の機能予後不良との有意な関連があるとする研究報告は多い．Lehmannは，年齢と退院時の機能予後には陰性の関連を有するが，年齢と機能改善度には関連がなかったとしている．

高齢者は，心疾患，高血圧，糖尿病などを合併していることが多く，このために見かけ上，年齢との関連を呈している可能性がある．Baggらの研究によれば，年齢と機能的転帰(退院時の機能的自立度評価法FIM値)は有意な関連を示したが，その影響はきわめて小さく，年齢を脳卒中リハビリへのアクセスを選択する強力な基準にすべきではないと，高齢者が脳卒中病棟への入院が制限されている現状に警鐘を鳴らしている．

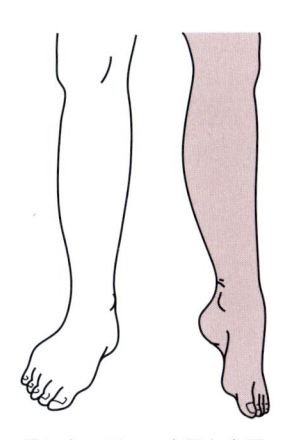

2　回復期　683

爪立て型　ボタン穴変形型

1. 最も多い型で，尖足と内反足の合併である．軽いものは短下肢装具で矯正できるが，著明なものは手術によらねば効果はない．著明な変形が手術で改善されても，歩容そのものはあまり変わらない．

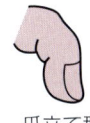

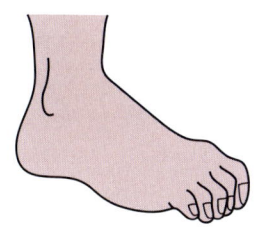

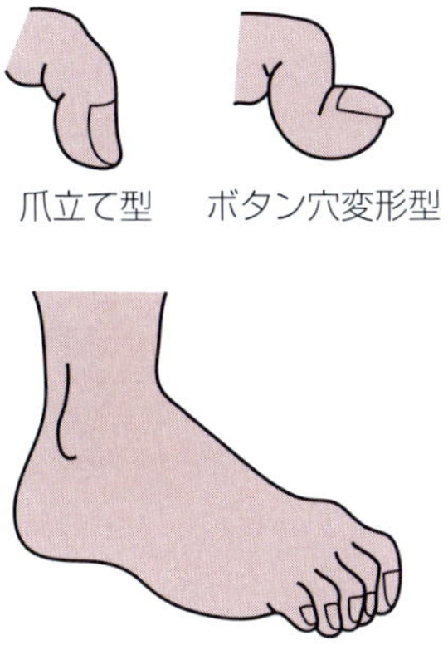

2. 背臥位ではわからないが，起立させると槌指が著明にでてくる．起立，歩行時痛むものと，それほどでないものとある．

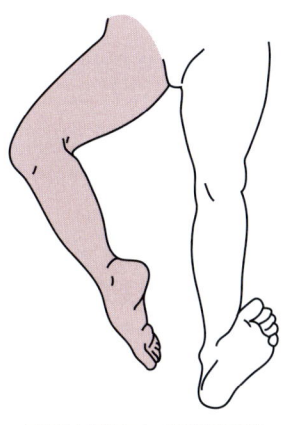

3. 重度片麻痺で，意識障害時期が長く，失禁のあるものが放置されると，股屈曲，外転，外旋と膝屈曲をおこし，尖足，内反足もおこし，図のようになる．こうなると，どうにもならない．

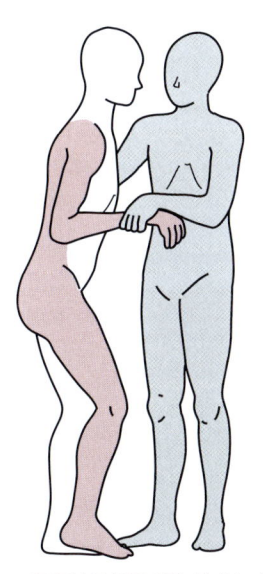

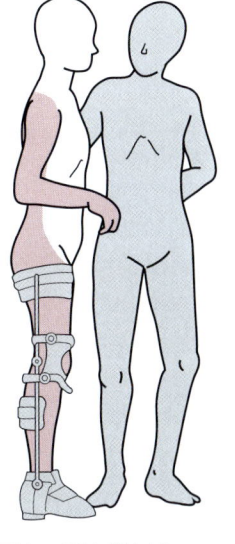

4. 麻痺はそれほどひどくなくても，厚いポリウレタンフォームで長く寝たり，急性期のリハビリを行わないと，股，膝，足で屈曲拘縮をおこす．さらに健側にもくる．長下肢装具で矯正すれば（右），歩行不能のものも一部は歩けるようになる．

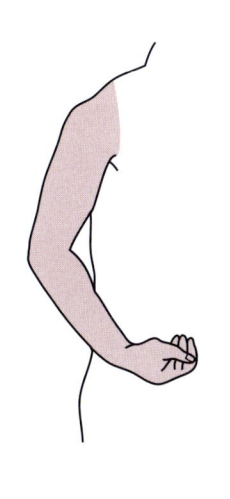

5. 痙直の強いものはだいたいこの形となる．肩関節は亜脱臼をおこして，段がつく．キャプランのスプリントをしたり，あらゆる予防的手技をしたりしても手指が早晩この形となることを防止できない．

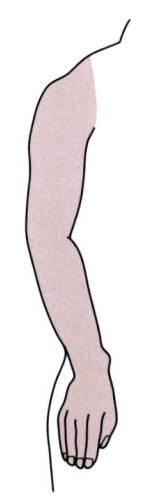

6. 弛緩型のものは下肢は下垂し，肩亜脱臼も著明に出る．指は伸展位のまま拘縮していることが多い．

図 10-6　片麻痺における変形（Wernicke-Mann 肢位）と治療（服部，細川）

10 疾患別リハビリテーション

b. 性別
機能予後との関連はない．

c. 脳卒中の既往
機能予後不良要因とされる．脳卒中再発例の機能回復は，初発例のそれの50%程度にとどまることが多い．

d. 尿・便失禁
強力な機能予後不良要因である．これらの失禁があることは，脳の重度の障害を反映している．

e. 障害半球側
障害半球側と機能予後との関連はないとする研究が多数を占めているが，左半球損傷例のほうが右半球損傷例より機能予後がよいという報告もある．すなわち，右頭頂葉損傷例は，左半側視空間失認を含む高次脳機能障害を合併することが多く機能予後を不良とする，というものである．その背景には，脳卒中の効果的なリハビリには，残存している運動や感覚機能よりも，意欲や認知機能の影響が大きいという理論がある．

初発脳卒中症例112例を対象とした，右頭頂葉損傷例の退院時ADLに及ぼす影響を定量的に評価したSaekiら[7]の研究結果によれば，多変量解析にて右頭頂葉損傷の有無が退院時のADLの予測に有意に寄与していた．右頭頂葉損傷の退院時ADLは，Barthel指数（BI）で69点，左頭頂葉損傷例のそれは84点で有意差がみられた．しかし，入院時と退院時のBI値の差，すなわちリハビリによる機能改善度は右頭頂葉損傷例で29点，左頭頂葉損傷例で37点，在宅復帰率でもおのおの50%と54%で，有意差はみられなかった．この結果は，右頭頂葉損傷例の機能到達点は低いが，機能改善度からみたリハビリの効果は他部位損傷例と変わりなく，脳卒中回復期リハビリの適応と必要性を示している．

f. 発症からリハビリテーション開始までの期間
発症からリハビリ開始までの期間が長いほど，機能予後は不良である．その間に二次的な廃用が進行し，リハビリの効果が進行した廃用の改善にそがれてしまうからである．Novakは，リハビリ開始の遅れと歩行や移動動作に悪影響を及ぼすが，更衣・摂食・整容動作には影響しないとしている．

一方，Wadeらは，リハビリ開始の遅れと発症後6か月の機能との関連はないが，機能の改善度との関連を有していることを指摘している．少なくとも，脳卒中後の状態が安定しているときに，不必要な安静保持は害悪となる．

g. 麻痺の重症度
麻痺が重度であるほど機能予後は不良である．しかし，impairmentレベルの片麻痺が重度であっても，健側上下肢の残存機能強化によって，活動制限レベルの歩行・ADLの機能は驚くほど向上することがあり，研究によっては麻痺の重症度と機能予後の関連を否定するものもある．

h. 半側空間無視
頭頂葉後部，後頭葉，側頭後頭葉を責任病巣とすることが多く，右病変が多い（上記e. 障害半球側参照）．機能予後を不良にする予測要因であることが，以前より多くの研究で報告されている．患者は，全般的な注意障害や発動性低下を伴うために社会適応の障害をもつことになりうる．また，入院中に転倒や骨折などを合併することがあり，十分な注意が必要である．

i. 入院時の機能評価スコア
脳卒中患者の退院時ADLの予測に関しては，入院時あるいは初期評価時の機能スコア（ADL能力）が最も重要な予測要因であることが古くから知られている[8]．入院時のBI値が，退院時のBIの最もよい予測変数であることは重要な意味をもつ[7]．すなわち，「活動制限レベルの予測は，活動制限レベルに関する要因によって予測できる」という事実が証明されており，初期評価時の機能評価（ADL）の重要性を指摘している．

一方，機能改善度と初期評価時のADLとの関連は必ずしも強くない．これは，初期評価時に中等度の障害をもっている脳卒中患者middle bandのほうが，軽度あるいは重度障害をもっている患者より改善度がきわめて大きいためである．したがって，機能予後予測の転帰を「到達点である退院時の機能」とするか「機能の改善度（入院時と退院時の機能の差）」とするかで，予測変数が変わることに注意が必要である．

j. 合併症
脳卒中リハビリの経過中，60～85%の患者がなんらかの医学的合併症を併発することが報告されており，機能回復の大きな阻害要因であることが

知られている[9]．リハビリ経過中に合併症をこうむった患者の死亡率や施設入所率は高く，医学的に不安定な患者に対する積極的なリハビリ治療は制限され，長期入院や費用増を余儀なくされる．しかし，その合併症の多くはそれが発見されれば，予防や治療が可能であり，機能予後を変えうることが可能である．

以上，機能予後に関する予測要因について概説したが，予後予測研究の結果を解釈し臨床場面で適用する場合には，次の研究方法論上の問題点を十分考慮に入れる必要がある[8]．
①患者の転帰を評価する方法が統一されていないため，研究間の比較が困難であることが多い．
②採用されている評価法のいくつかは信頼性と妥当性が確認されていないため，得られた結果の妥当性までが脅かされている．

下肢の運動機能に関する予後予測要因は，従来歩行阻害要因として論じられている．歩行阻害要因とADLに関連した機能予後不良要因とは，転帰が異なるため一致するものと一致しないものがある[10]．motor impersistence（MI）は，運動維持困難症，動作維持困難あるいは運動維持不能と呼ばれ，わが国では平井らにより詳細に研究され，重症MIは歩行能力やADLの自立を阻害することが報告されている．責任病巣は右（劣位）大脳半球中大脳動脈の灌流域で，前大脳動脈の灌流域との境界に近い領域の皮質下白質が想定されている．

また，押す人症候群 pusher syndrome も歩行を大きく阻害するものとして知られている．独立した症候とすべきでないとの立場もあるが，歩行訓練時にたびたび観察されるのでここで触れておく．Davies らによれば，健側の上下肢で杖などを押してしまい，正中軸を越えて麻痺側に転倒するとしている．患側から入ってくる刺激に対する認知能力の低下があり，左片麻痺に多くみられることから半側空間無視との関連も考えられる．歩行や移乗動作で，健側上下肢で健側方向に強く押してしまい，本来健側上肢で引くべき動作ができない，患側下肢に荷重できないためバランスを失ってしまい，何度練習しても学習できない，などの特徴を示す．

臨床的に簡便な機能予後予測ツールとしては，二木の予測法が簡便で利用しやすい．食事，尿意の訴え，寝返りの基本的ADL3項目のうち，入院時に2項目可能であれば，最終の歩行は自立するとしている．一方，石神らは早期リハビリの現場で使用できるものとして，初診時座位保持可能であれば，将来独歩可能であり，3～4週間のリハビリ期間が必要，座位保持不能であれば歩行は監視レベル以下になる，という簡便な方法をあげている．

C 評価

初診時にリハビリプログラムを立てるために評価は必須である．脳卒中患者は運動障害だけでなく，感覚障害，知能・言語をはじめとする高次脳機能障害などあらゆる面の障害を伴い，これらの正確な評価には多くの専門家を要し，全部のデータがそろうまでにはかなりの日時を要する．しかし，リハビリを進める観点からは，1日でも早くプログラムをたて治療を開始する必要がある．そのためには，上記の機能予後予測に関する情報を手早く得ることが重要である．すなわち，随伴する障害や合併症がリハビリをどの程度阻害するか，患者がリハビリに耐えうるかどうか，プログラムのどの辺りから始めたらよいかをチェックする．

詳細な評価としては，脳神経を含む神経学的診察が基本となる．スクリーニングとして簡易精神状態検査（MMSE）や改訂長谷川式簡易知能評価スケール（HDS-R）で知能面のチェックを行い，麻痺の程度をBrunnstromステージで判定，ROM検査，徒手筋力テスト（MMT）測定，ADL評価を行う．また，歩行を含む移動面の評価も重要である．高次脳機能障害の合併が疑われれば，言語機能，失認・失行の検査を行う．最終的には，機能障害だけでなく，活動制限や参加制約（復職など）に及ぶ幅広い評価が必要となる．

脳卒中の機能障害は上述したように多様であり，定型化したテストバッテリーがいくつか開発されている．脳卒中の機能障害の評価セットとして，NIH Stroke Scale，日本脳卒中学会Stroke Scale委員会が開発した脳卒中運動機能障害重症

度スケール(JSS-M)と脳卒中高次脳機能スケール(JSS-H)がある．両者とも評価結果が数値で定量化され，再現性・信頼性が確認されている評価法である．評価そのものは簡便でスクリーニングに有用性が高いものの，2もしくは3段階の評価であるためリハビリ遂行上に必要とされる経時的評価には感度が鈍い難点がある．リハビリの経過をフォローするうえでは，機能障害を包括的かつ簡便に評価するテストバッテリーである脳卒中機能障害評価法(SIAS)が有用である．活動制限および参加制約に関する評価法としては，ADL評価であるBIやFIM，IADL評価であるFrenchay activities index(FAI)などが汎用されている（詳細は第1部第9章参照）．

D　治療プログラム

1　治療プログラムの流れ

　中枢性麻痺の治療には，現在2つの大きな流れがある．1つは従来の方法 traditional or conventional approach で，もう1つは1960年代に導入された Bobath, Brunnstrom, Knott, Rood & Voss らの神経生理学的アプローチ facilitation approach である．後者の効果に関して，Lindらは片麻痺の回復は自然回復によるもので効果がない，片麻痺のimpairmentの回復が必ずしも活動制限レベルの回復につながらないことから，批判的な立場をとっている．運動療法のアプローチの違いによる効果を研究した結果を総説としてまとめたErnst[11]によれば，運動療法の種類の差による脳卒中リハビリの効果の差はないか，あっても小さく，早期リハビリ開始の影響が最も大きいため，治療法の差の研究はリハビリ開始の遅れを研究することより困難であると述べている．すなわち，脳卒中早期になされる運動療法の効果は，その開始時期と運動負荷量の影響が決定することは幾多の研究から認められているものの，最適な運動療法の種類に関しては，もしそれが存在するなら同定されていない，あるいは，どのような種類を選択しても効果は等しいということを意味する，ということになる．

　そのため本書では，前者の伝統的あるいは在来の方法を中心に解説する．これは，複合基本動作を下位の簡単な動作から上位の複雑な動作へと，換言すれば背臥位の動作から始まって，座り，立ち，そして歩行へと次第に重心が高い動作に移しつつ，隣接する動作を互いにオーバーラップさせ，最初はまず他動的に，そして自動運動が少しでも出てくれば最小限の介助で支助自動的に，最後に自動的にと，無理なく繰り返し反復学習して，その残存能力の限界までもっていくきわめて単純な方法である．そしてこの在来の方法はリハビリ室における訓練と発病後しばらくは病室で，その後は病室または廊下などで行われる訓練よりなる（図10-7）．すなわち，回復につれて変化していく体位の回復進歩過程に従って，臥位期，臥位から座位への移行期，座位期，座位から立位への移行期，立位保持・歩行準備期，歩行期と進めていく訓練法である．

2　回復の限界

　すべての脳卒中患者が最後の応用歩行期まで到達するのではなく，各段階で回復は停止する．約半数のものが独立歩行に達するにすぎないといわれている．したがって，この中途脱落者に対してのアプローチの方法も考慮してプログラムを計画する必要がある．障害の受容とも関連するが，たとえば右上肢の回復を信じて，外来の訓練に10年以上も通い続け，「ライフスタイルの再構築」をはかれずに訓練人生に陥っている事例に遭遇する．機能回復訓練と維持訓練を明確に区別して，何の目的でどれくらいの効果を期待して訓練を実施するのかをよく検討する必要がある．

3　チームアプローチ

　脳卒中のリハビリの原則はチームアプローチであり，回復期では「評価会議（リハビリカンファレンス）」が重要である．評価会議は各部門の評価が終わった時点で，できるだけ早く担当スタッフが集まって開催する．このなかで討議すべき内容は，各部門からの評価上の問題点の抽出，各分野の治療プログラムの内容の確認，ゴール設定や入院期間，以降のカンファレスの開催頻度，退院に向けた社会福祉サービス導入や家屋改造のスケジュール調整などである．また，討議に際しては，

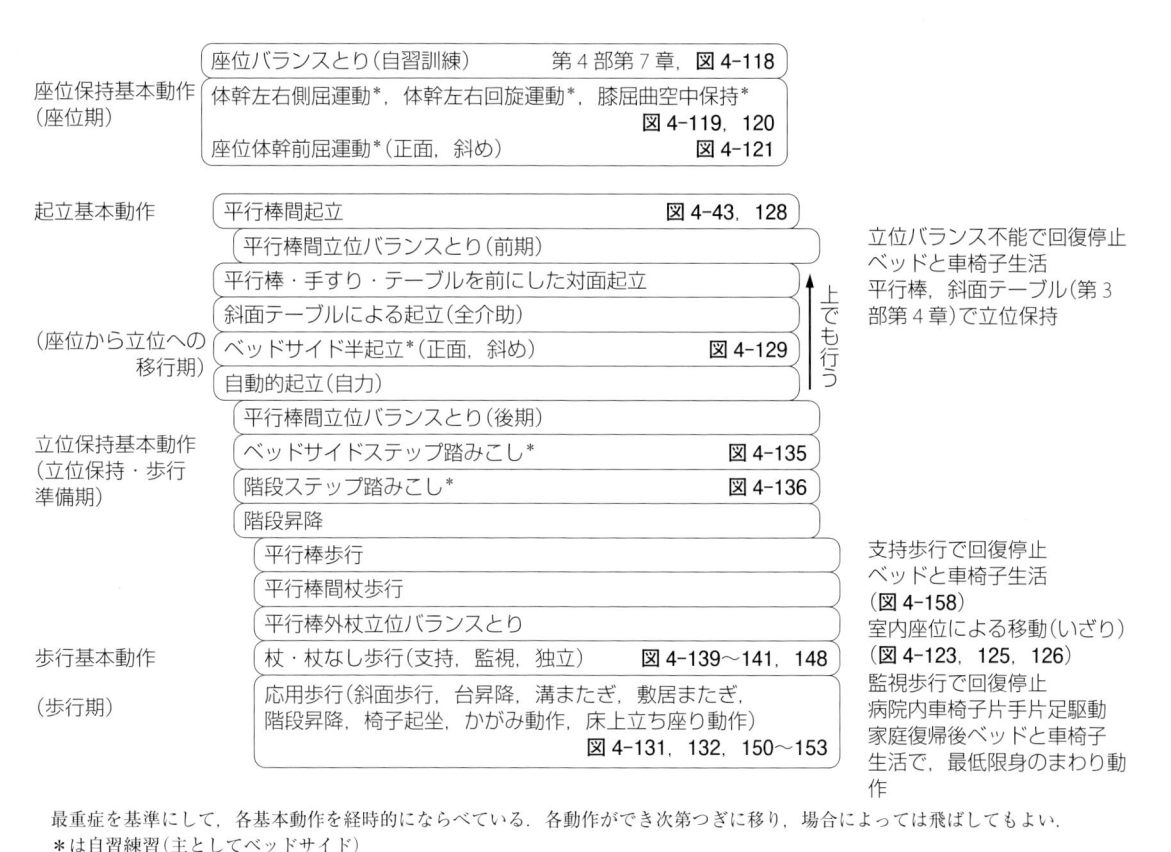

座位保持基本動作 (座位期)	座位バランスとり（自習訓練） 第4部第7章，図4-118	
	体幹左右側屈運動*，体幹左右回旋運動*，膝屈曲空中保持* 図4-119，120	
	座位体幹前屈運動*（正面，斜め） 図4-121	
起立基本動作	平行棒間起立 図4-43，128	
（座位から立位への移行期）	平行棒間立位バランスとり（前期）	立位バランス不能で回復停止 ベッドと車椅子生活 平行棒，斜面テーブル（第3部第4章）で立位保持
	平行棒・手すり・テーブルを前にした対面起立	
	斜面テーブルによる起立（全介助）	
	ベッドサイド半起立*（正面，斜め） 図4-129	
	自動的起立（自力）	
立位保持基本動作 (立位保持・歩行準備期)	平行棒間立位バランスとり（後期）	
	ベッドサイドステップ踏みこし* 図4-135	
	階段ステップ踏みこし* 図4-136	
	階段昇降	
歩行基本動作 (歩行期)	平行棒歩行	支持歩行で回復停止 ベッドと車椅子生活 （図4-158） 室内座位による移動（いざり） （図4-123，125，126） 監視歩行で回復停止 病院内車椅子片手片足駆動 家庭復帰後ベッドと車椅子生活で，最低限身のまわり動作
	平行棒間杖歩行	
	平行棒外杖立位バランスとり	
	杖・杖なし歩行（支持，監視，独立） 図4-139～141，148	
	応用歩行（斜面歩行，台昇降，溝またぎ，敷居またぎ，階段昇降，椅子起坐，かがみ動作，床上立ち座り動作） 図4-131，132，150～153	

最重症を基準にして，各基本動作を経時的にならべている．各動作ができ次第つぎに移り，場合によっては飛ばしてもよい．
＊は自習練習（主としてベッドサイド）
上肢の治療プログラムは第5，6部に示した．

図10-7 回復期─体幹・下肢治療プログラム(服部，細川，中山)

患者や家族の考えや希望，介護力なども十分に考慮すべきことは言うまでもない．カンファレンス後に変更項目があれば，リハビリ処方箋再発行などで周知徹底をはかり，再度，患者本人・家族にも説明を行う．

対象患者を絞って，問題点を時間をかけて討議するか，入院患者全員を短時間で行うかは，病床数やスタッフ数など施設ごとの事情で選択されよう．また，開催頻度も同様であるが，会議に時間を取られ過ぎて，患者に接する時間が少なくなっては本末転倒である．あらかじめ定期的評価結果の回覧や連絡箋の発行などで，スタッフ間の情報共有に心がける．

4 病棟内リハビリテーション

決められたプログラムを実行することは重要であるが，訓練時間の制約から十分な効果を得られない場合もある．特に，脳卒中のリハビリは，精神機能および運動機能の再学習の要素が強く，独立して実施できるまでには習熟と耐久性が必要となる．したがって，日常の入院生活の場面でも，すでに習った動作や行為を反復して練習する必要があり，それが後述の病棟内リハビリにつながる．安全に行える動作をあらかじめ担当のセラピストが確認し，10動作を1セッションとして病棟内で実施できるようにするとよい．たとえば，リハビリ室に行く前に，健側上肢で患側上肢を支持しながら，自動支助で患側肩関節のROM訓練を実施するなどである．

脳卒中患者にとって，病棟とは実際の生活の場である．従来は，理学療法や作業療法も設備の整ったリハビリ室で行うものであって，全身状態

が不良であったり，耐久性が低かったりした場合にやむを得ずベッドサイドでのリハビリ（病棟内訓練）を行うものだという考え方が強かった．しかし今日では，入院生活における生活の場である病棟こそ本来最もふさわしい評価・訓練の場であるとの認識が高まってきた．休祭日もリハビリを実施し，リハビリ室だけなく病棟内での訓練も併用するFIT（Full-time integrated）プログラムなどがよい実例である．リハビリ室でできる動作が病棟では実施されていない，ということが多々ある．もちろん，環境上の制約もあるが，リハビリはリハビリ室だけで行うという考えであれば，ADLの個別動作の習熟性が得られず，訓練の回数や入院期間を延ばす必要がある．健康保険で定められた「回復期リハビリ病棟」においては，病棟専任のセラピストによる病棟での訓練の実施が盛り込まれている．リハビリの効果を最大限にするためには，リハビリ室と病棟でのリハビリをプログラム全体のなかで，どのように位置付けるかにかかっているといえよう．

5 回復期治療プログラム

以下，標準的な脳卒中回復期治療プログラムを提示する．各専門職種で実施されるプログラム（たとえば失語症に対する言語聴覚士による訓練など）のほか，実地臨床では明確に区別できないプログラムもある．たとえば，車椅子移乗訓練も理学療法士による移動訓練の1つとして実施することがあるが，ADL訓練の一環として作業療法士が実施することもある．回復期のリハビリでは，必要な治療プログラムを専門職種の垣根を越えて共同で実施することが多い．対象患者のゴールに直結する治療プログラムを互いに連携し協同して実施することは，ゴール到達までの期間（在院日数）の短縮にも非常に有効である．

a. 体幹・下肢の治療プログラム

訓練の具体的な方法は自習練習も含め第4部第7章で述べているので，本章では簡単に要点のみに触れる．図10-7の各手技に参照個所を記入しておいた．

ここでは一般的な片麻痺を例として，座位保持が可能となった時点での治療プログラムを述べる．これより麻痺の軽いものはプログラムを飛ばして進める．

(1) 座位から立位への移行期

座位バランスが完成すれば，すぐ起立訓練に入る．軽症麻痺は数日のベッドサイドや平行棒内での練習で起立できるが，中等度麻痺以上の多くは平行棒間起立訓練（第4部第3，7章参照）やHirschbergらの平行棒・手すり・テーブルを前にした対面起立を一定期間必要とする．起立することとバランスをとることは不即不離で，多くのものは起立訓練をしているうちにバランスも同時にできてくるが，他方，バランスの完成が遅れるものも少なくない．そこで，この起立訓練に引き続いて，次の立位保持・歩行準備期の平行棒内立位バランス訓練を行う．なお，この時期の訓練には膝折れ，反張膝，尖足，内反足などが支障となるので，後述 6 「片麻痺下肢に対する装具療法の注意点」を参照して対策を練る．また尖足・内反足には足関節の矯正起立板（第3部第4章図3-46参照）を利用する．

以上のことで立位バランスが完成しかけたところで，ベッドサイドの訓練として体幹前傾位正面半起立（正面尻餅つき，第4部第7章参照）をして，主として健側下肢，従として患側下肢の筋力強化と体幹移動時のバランス訓練に努める．そしてリハビリ室の自動的起立と並行させてベッドでサイドレールを握って，また何も握らないで起立訓練を行う．バランスが不安定なときは前方にセラピストは立ち，最小限の介助をする．何にもすがらずに一動作で起立できるものは独立歩行となり，何度も立ち上がってはまた座ってやっと起立するもの，支持がないと立てないものは独立歩行は難しいと考えてよい．

しかし以上の方法で長期間練習しても，自力で起立できない少数のもの，主として膝折れ，腰折れ（体幹伸展不能のもの），バランスがよくないものが出てくる．このときは斜面テーブルで起立位保持訓練をするが，このような症例が介助なしの起立や立位バランスができるようになることは少なく，うまくいって一部支持，多くは全面支持歩行に終わる．やはり最終的にはベッド・車椅子生活止まりになる．

(2) 立位保持・歩行準備期

臥床安静期からベッドサイドの訓練を含む数々

の治療プログラムを経てここまできたものは，立位バランスが完成したか，完成間近でいよいよ平行棒歩行に移る直前のものばかりである．

静止時の立位バランスと歩行時のバランスは，バランス調節機構のなかで別々に組み込まれているとされる．前述の(1)「座位から立位への移行期」では，平行棒間起立に引き続き，平行棒間立位バランス訓練をして，静止時のバランス訓練をした．今度は運動時のバランス訓練として，ステップ踏みこしを平行棒間または手すりで行う(第4部第7章参照)．これと同時にベッドサイドでも，ベッド枠またはサイドレールを握って訓練を行う．さらに廊下の階段を利用して階段ステップ踏みこしを行う．これにより患脚支持力とバランスはいよいよ強化される．服部らは訓練用階段を廊下に設置している(第4部第7章参照)．これと対応してリハビリ室では階段昇降訓練に移る．これは主として健脚の支持力とバランスの強化である．

この時期の終わりになると，歩行準備動作を含む立位保持基本動作が介助なしではできないものが出てくる．しかしここまで到達したものは少なくとも支持歩行はできるから，引き続きベッドサイドの上記訓練を熱心にさせつつ，次の歩行期のプログラムに進む．

(3) 歩行期

この時期に行う平行棒間歩行，平行棒外杖立位バランス訓練(第4部第7章参照)は，前述の訓練を十分行えば，支持性やバランスに問題がない限り，かなり短縮または省略して杖歩行に移れる．平行棒間歩行期間が長期にわたるものは歩行予後不良としているが，ここでも将来の歩行能力を推定することができる．

- 歩行

平行棒から出て杖歩行(第4部第7章参照)をする最初の間は，危険防止のため**図 10-8** のように全面または一部支持して行い，次第に支持を減らす．バランスのよくないものは支持性のよい杖を利用する(第8部第4章参照)．歩行訓練は廊下・スロープの手すり，特に手すりのついた廊下や階段を利用させる．しかし階段を降りるときに，股関節内転が強く出る傾向の強いものは平坦地歩行をさせる．反張膝予防には，軽度膝屈曲支持歩行をさせる．一般に進歩の著しいものほど階段昇降をよく実施している．

- 杖なし歩行

軽度麻痺では早期に杖をはずし，杖なし歩行に移る．最初の間は**図 10-8** の介助が必要である．一部支持歩行となった時点で外泊を許可し，家庭内で生活させ，家庭復帰後の問題点を把握し，対策の準備を始める(後述 **8** 「退院計画と外泊訓練」参照)．

- 応用歩行

第4部第7章 **G** 「歩行基本動作」参照．

- 歩行型

歩行時の歩行型を服部らは**表 10-4** のように分類している．これは脳障害部位，麻痺の軽重，歩行時の筋トーヌス，麻痺筋間の均衡，下肢変形拘縮，バランス，空間における身体認識・修正の障害，共同運動パターン，連合運動パターン，そのほかあらゆる障害が積算されたうえに必然的に生じたもので，装具，筋電図バイオフィードバック療法(第4部第1章 **5 B** 参照)により一部改善できるが，大きく変えることは困難である．社会復帰を必要とする年齢層においては，1日も早く独立歩行に到達させることが急務であり，歩容改善のための長期間にわたる入院治療は望ましくない．

b. 上肢の治療プログラム

急性期の臥床安静期には他動運動，座位期に入って自己他動運動を行うが，その注意は第4部第5章で，肩関節については**図 10-9** で触れている．麻痺側上肢が動き出すまでは，健側の片手動作で身のまわり動作をさせる．上肢の治療プログラムは，脳卒中の病期すべてにおいて作業療法士が主に実施することが多いが，急性期にベッドサイドで理学療法士が実施することもあり，臨機応変に対応する姿勢が重要である．

(1) 身のまわり動作(セルフケア)

バックレストにもたれて座ることができるようになれば，健側の手でできるだけ身のまわり動作をさせる．家族や付添いのいないほうがむしろ独立心を養える．いるときは家族に対して過剰保護をしないよう積極的に指導する．

身のまわり動作のなかでは，まず食事動作が大切である(第4部第8章，第6部第4章参照)．洗

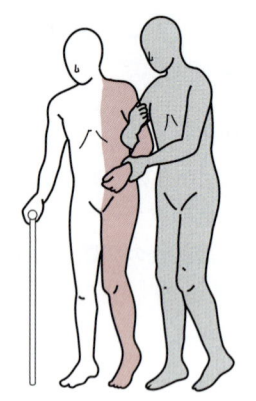

1. 腋の下より手を入れ，上腕を抱き片方の手で手首を握る．
2. 腰に帯をまくか，転倒防止バンドをつけ，これを後方より握る．
3. 後方より前腕を握る．
4. 腋の下に手を入れ軽く支える．
5. 手を握る．

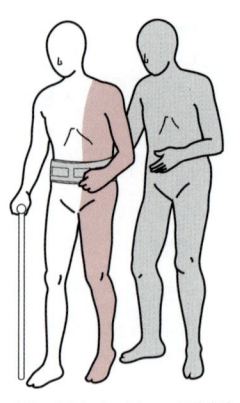

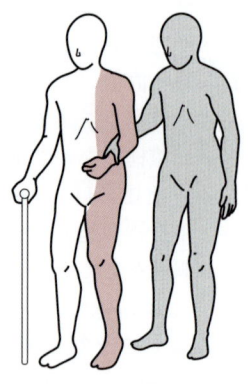

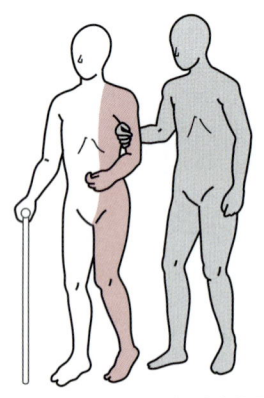

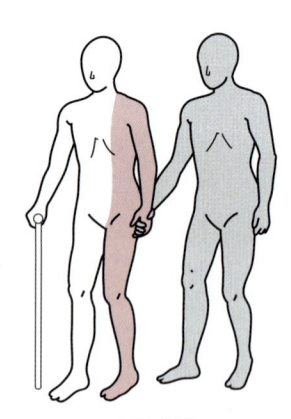

図 10-8　歩行介助法
番号の順に軽い支助となる．

表 10-4　片麻痺における歩行型(服部，原，細川)

1. 患肢の異常によるもの
   a. 変調性歩行 (Hoerner)
   b. 環状歩行
   c. 内転位歩行
   d. 外転位歩行
   e. 外旋位歩行
   f. 内旋位歩行
   g. 引きずり歩行
   h. 棒歩行
   i. 失調脚歩行
2. 体幹また上肢の異常によるもの
   a. 前屈位歩行
   b. 過伸展位歩行
   c. 側屈位歩行
   d. 上肢共同屈曲歩行
3. ステップの異常によるもの
   a. ホッピング歩行
   b. 2歩休止歩行 intermittent double step gait (Peszczynski)

面，歯磨き，整髪などもできるだけ自分でさせる．つまり，後で本格的に実施する，片手動作または利き手交代がこのときすでに始まっている．

(2) 滑車・器具による ROM 保持訓練

車椅子に慣れたらリハビリ室に出て，車椅子のまま滑車による上肢自己他動運動や，第3部第4章で述べた ROM 増大用の器具(図10-10～14)を使い可動域の保持をはかる．

(3) 粗大パターンの訓練

下肢では豊富な治療用訓練器(たとえば固定自転車やトレッドミル)で早期より上述の特徴を含んだ運動パターンを利用し，比較的容易に，かつ頻繁に治療ができる．これに反し，上肢では回復前期より上述の企画性，随意性のある訓練は望めない．なぜならそれより以前に行うべき下肢の治

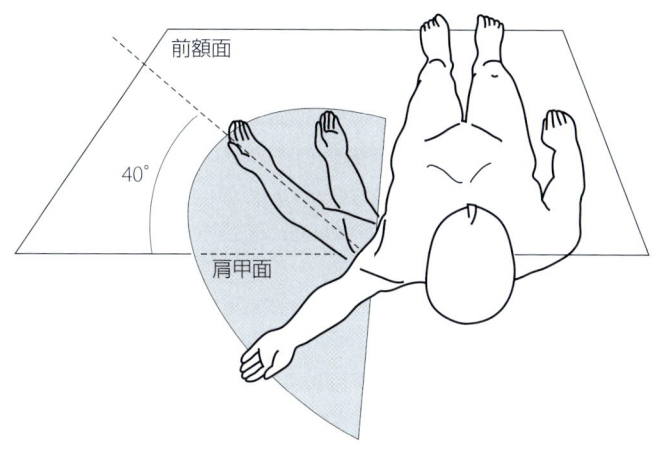

健康なときは肩関節の運動には肩甲骨も一緒に動いている(第4部第5章図4-68参照).麻痺したときには肩甲骨が共同運動をしないし,手掌を下にして(上腕内旋)肩を外転(側方挙上)させると,80°程度で上腕骨頭の大結節が肩峰または肩峰と烏口突起間の靱帯に衝突し,肩関節痛の原因となる.これを避けるには肩外転のとき80°挙上したところで手掌を上に向けて上腕を外旋させて挙上を続ければよい.もっと安全な他動運動は図のように斜め前方に上肢をつき出した位置での上下運動,つまり肩甲面(前額面と約40°の角度をとる.第4部第5章図4-68参照)での他動運動のみすることである.なお,この他動運動をする前に,肩甲骨を上下,左右に,また回転させて動かし,肩甲骨の可動性を促進し,またその付着筋の伸長をはかることが必要であり,特に痙性が強いときは不可欠である.脳卒中で肩の疼痛が多いのは,これらの手技が十分に行われていないか,無理な他動運動を強行するためもある.

1. 肩関節他動運動時の注意(中山)

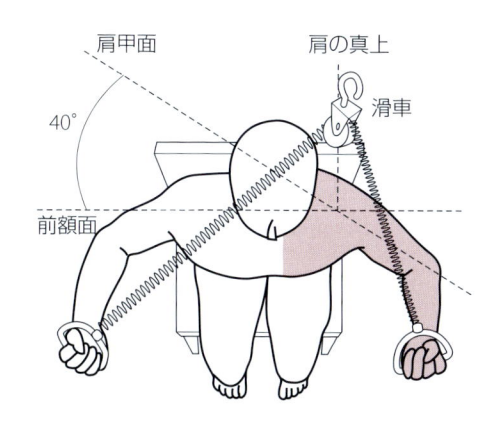

肩を損傷させないよう1で示した肩甲面(前額面と40°)での上下運動となるようにする.このためには滑車を患側の肩の真上か,やや前方につるす.患者は背もたれのある椅子に真っ直ぐに姿勢を正しくして腰かける.麻痺した上肢のため,肘は屈曲し介助者がする他動運動のように正確にはできない.

2. 滑車による上肢自己他動運動(細川)

図10-9 肩関節運動時の注意

療と同様の,より原始的な両側性,反復性,反射性の特徴を生かした運動パターンを利用する治療用訓練器や手法が,比較的少ないためである.

近年,CI療法,ロボット訓練,機能的電気刺激,経頭蓋直流電気刺激,経頭蓋磁気刺激,などを用いた片麻痺上肢機能回復治療法が発展しており,試みてもよい.

(4)予後がわかったあとの訓練

発病から1か月の時点でほぼ予後がわかり,さらに予後確定の時点を服部らは発病後3か月,福井は4か月とする.ここで訓練は2とおりに分かれていく.なお,三角巾やアームスリングをこの

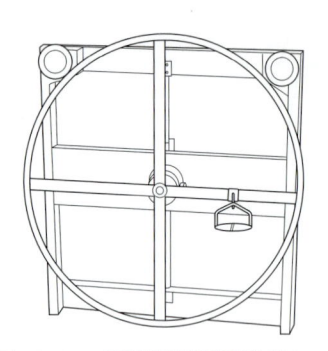

図 10-10　肩関節輪転運動器(八重洲リハビリ)

上下調節式のものは肩の高さに輪の中心がくるように調節できる．握り環の位置もコンパス運動の範囲に応じて移動できる．固定式は踏台で肩の高さを加減して輪の中心に合わせる．抵抗は横のネジの摩擦ブレーキにより加減される．取り付けにあたっては，器具の中心が床面より高さ 120 cm のところにくるようにする．

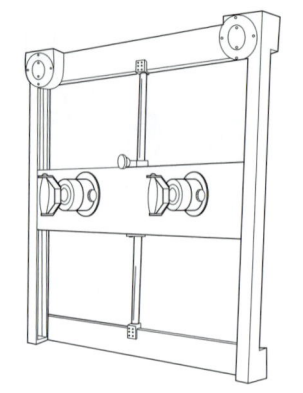

1. 上下調節式(八重洲リハビリ)
上下調節式では肘関節の高さが前腕の回転軸に合うように上下で高さが調節できる．抵抗はネジによる摩擦抵抗である．取りつけにあたっては器具の中心が床面より 95 cm の高さにくるようにする．

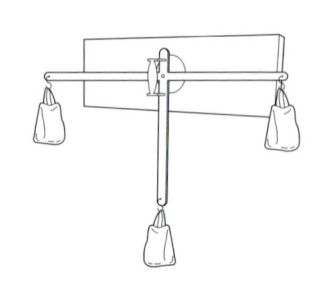

2. 簡易型(Debize)
砂のうをかければ，上下調節式と同じ練習装置であるが，砂のうのかけ方では抵抗自動運動ができる．下端の重りを大きくし，左右の重りは筋力に応じて加減するのに用いる．このほかリズミカルな運動にもよい．

図 10-11　前腕回内外運動器

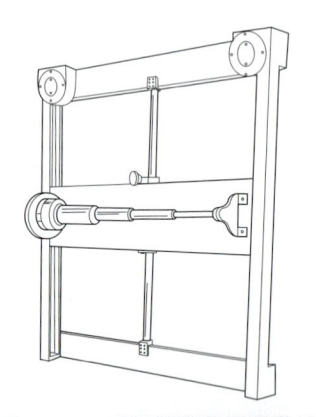

図 10-12　手関節掌背屈運動器
(八重洲リハビリ)
取り付け上の注意は**図 10-11**に同じ．

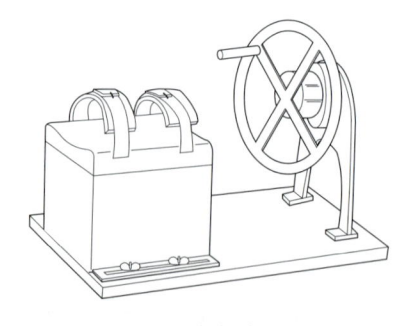

1. 卓上型

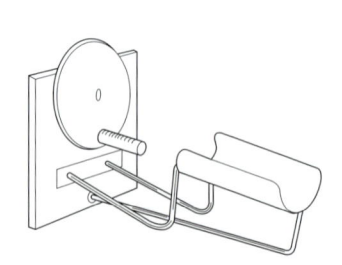

2. 簡易型
壁面，柱などに取りつけて運動する．取り付け上の注意は**図 10-11**に同じ．

図 10-13　手関節輪転運動器(八重洲リハビリ)

予後が決まったあとも続けるか否かは，亜脱臼のため肩に痛みを伴うもの，歩行の際，上肢の痙直が増したり，プラプラしたりして歩きにくいもののみにとどめる(具体的な対応は後述 E-**2**「肩関節亜脱臼」参照)．

- **実用手になる見込みのとき**
・複合基本動作訓練(第 4 部第 7 章参照)
・ADL 訓練：右利きで右麻痺であれば利き手として，左麻痺であれば補助手として積極的にあらゆる動作に使わせる(下記(5)「ADL 訓練」参照)．

- **補助手，廃用手にとどまるとき**
訓練の主体は麻痺手におかず，あくまで健手におく．
・滑車・器具による自己他動運動：指先の細かい動作の回復の見込みはないので，まず滑車，器具を使って上肢の自己他動運動を続けさせて上肢の拘縮を防止し，脱着衣に便利なようにする

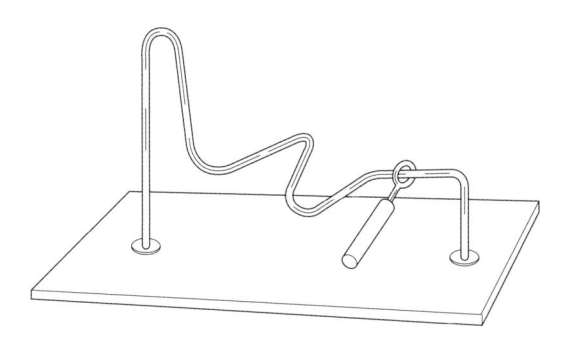

図10-14　手・肘関節運動誘導器
柄をにぎって一端から他端に半自動的にたどると，その間に手関節，前腕はあらゆる運動を半他動的に行う．

(第3部第4章・第4部第5章参照)．
・利き手交換訓練と片手動作訓練：右利きで右麻痺のときは，利き手交換と片手動作をさせて，ADLを左片手ですることに重点をおく（第6部第4章参照）．しかし左手で箸を自由に使うまでになるものは少ない．字は高齢者でない限りなんとか書けるところまでいく．左麻痺のときは利き手交代の必要もなく，右片手動作を主に教える．

(5) ADL訓練

ここでは，脳卒中片麻痺患者で特に注意すべきポイントについて述べる（詳細は第4部第8章，第6部第4，5章参照）．

まず，脳卒中片麻痺患者においては，ADL項目の難易度に注意する必要がある．小山らはロジスティック分析を用いて，脳卒中患者のADL各項目（FIM）の難易度を明らかにしている（図10-15)[12]．最も容易な項目は食事動作，その次が整容動作であった．排便管理やトイレ移乗，車椅子移乗やトイレ動作などは中間的難易度であった．排尿管理と更衣はやや高い難易度であり，歩行はこれより一段高い難易度である．入浴に関連する清拭や浴槽移乗はかなり難易度の高い項目であり，階段昇降は最も難易度の高い動作であった．

脳卒中片麻痺患者の回復期リハビリにとって，ADL制限を主とした活動制限に対するアプローチはその中核的なものであり，回復期リハビリはADLの改善をはかるために行われるといっても過言ではない．リハビリ室でADL訓練が進み，訓練場面でかなりADLをこなせるようになって

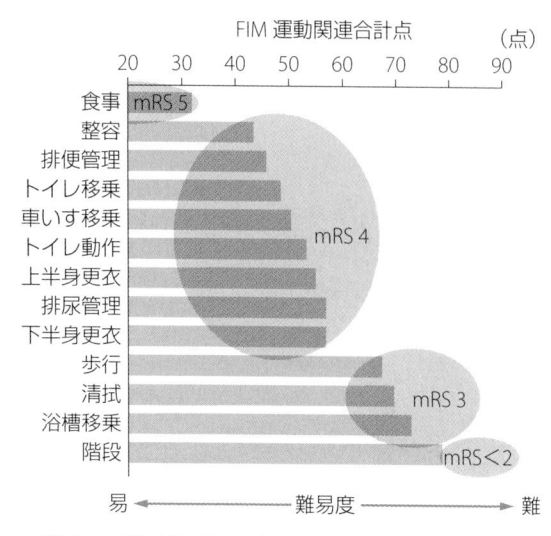

図10-15　脳卒中患者におけるFIM運動関連項目の難易度
FIM運動関連の各項目で監視レベル(FIM 5点)に50%の確率で達するFIM運動項目合計点（横軸）．
〔小山哲男，道免和久：ADL訓練・評価．総合リハ39(12)：1157-1164, 2011より引用〕

も，病棟では実際には行っていないという場合がかなり多い．このような「できるADL」と「しているADL」の乖離は，本人の意欲やADLの習熟度の問題，医療スタッフのかかわり方の違いが影響していることが多い．そのため，定期的なカンファレンスやスタッフ間同士の情報交換により，「しているADL」を「できるADL」レベルに引き上げる方策を考慮し，両者の乖離を埋める努力が必要である．

脳卒中片麻痺患者の動作をADLの側面からみると，ADLの約60%は歩行を含む移動項目であり，残りの約40%がセルフケア項目である．したがって，まず「歩行・移動を確立する」ことがADL改善の大きなポイントとなる（前述B-2「上下肢の差異と下肢の優先性」・D-1「治療プログラムの流れ」参照）．座位保持能力や体力がある程度改善しないと，ADLのセルフケア訓練が困難となる．上述したように，廃用症候群を予防するために，健側下肢の筋力強化訓練を行い，ADLの重要動作である歩行・移動を確立する方針で回復期のリハビリを組み立てていく．

片麻痺で当初必要な動作としては食事動作があり，次いで排泄動作である．利き手が非麻痺側であれば食事動作に支障はないが，利き手が麻痺側の場合は，非利き手による食事動作，利き手交換訓練が必要となる．排泄に関しては，ベッドから車椅子，車椅子から便器へ，あるいはベッドよりポータブルトイレへの移乗動作がまず必要となるが，これは上述の体幹・下肢プログラムにより達成される．その後，衣服の上げ下ろし，排泄，後始末へと続く．

食事，排泄動作は，毎日必要な反復される動作であり，リハビリ室だけでなく，入院中の病棟でも実践していかなければならない．洗面，歯磨き，髭剃りなどの整容動作，更衣動作については，患側上肢より先に袖を通してから上衣を着用するなどのこつの習得，着脱しやすい衣服への調整（ボタンの代わりに面ファスナー止めにする）や工夫が必要となる．

入浴動作は，基本的ADLの項目で最も困難な項目である．退院前には，家事動作の訓練も必要となるが，入院期間の短縮された病院内リハビリでは，入浴動作と家事動作が自立して退院できる患者はきわめて少なくなっており，それまでの歩行を含めたADL動作が自立することが退院の最低限の必要条件となる．

(6) 高次脳機能訓練

脳卒中に合併する高次脳機能障害として失語・失行・失認があり，そのほか，記憶障害・遂行機能障害などがある．半側空間無視などが代表的なものであり，ADLや歩行などの活動レベルの障害をもたらすほか，最終的には在宅復帰や復職などにも影響する．リハビリ実施における阻害要因ともなるが，軽度の場合は見逃されやすい（具体的な評価・訓練方法は第6部第5，6章参照，失語に関しては下項参照）．

(7) 言語訓練

脳卒中で構音障害や失語症を生じ，コミュニケーションの障害をもたらす．失語症は脳卒中の実に21～38％に認められる．言語障害の病態を評価し，それに基づいた言語訓練を実施する（具体的な評価・訓練方法は第7部第1章参照）．

(8) 摂食・嚥下訓練

嚥下障害の原因のうち最も頻度が高いのが脳卒中であり，生命維持に関与する重要な障害である．大部分の急性期の嚥下障害は発症後3週以内に消失するが，6か月以上持続する場合が11～50％との報告があり，脳卒中後の嚥下障害患者の約半数が誤嚥を経験する（具体的な評価・訓練方法は第7部第2章参照）．

6 片麻痺下肢に対する装具療法の注意点

上肢に装具利用の余地がないことは，B．2「上下肢の差異と下肢の優先性」で述べた．片麻痺で装具といえば下肢を指すことが多い．装具を必要とするのは座位から立位への移行期で起立基本動作をするときであり，急性期後期～回復期初期に作製することが多い．なお装具にも限界があり，場合によっては神経ブロック，手術を考慮する．

a. 尖足・内反足

この種の変形は起立，歩行の際に増悪し，素足で起立歩行させて初めて具体的に障害度がわかる．内反足と尖足とは一体として考えたほうがよく，内反足でも，うまく外側からかぶせるように着地して装具が不要のものや，足関節軟性サポーター（アンクルサポーターなど）で十分なものもある．著明なもの以外は，最初は足関節軟性サポーターでしばらく様子をみたうえで本装具をつくる（第8部第3章 3 参照）．

b. 槌指

内反足・尖足に伴い，起立，さらに歩行で著明となる．図10-6で示したようにボタン穴変形型と爪立て型とがあり，全脳卒中の約30％に出現する．疼痛を伴うものは全槌指の10～15％である．痛みがなければ放置してよい．巻き爪をよく合併する（対策は第8部第3章 3 参照）．

c. 膝折れ

軽症脳卒中を除き発症後早期に起立させたとき，多くのものに一過性におこる．しかし陽性支持反応の出現により，数日または数週間で膝固定可能となる．いつまでも膝折れがおこる者には装具が必要となることが多い（第8部第3章 3 参照）．

d. 反張膝

膝折れが長期間続くものに装具を与えないと，支持期に膝を後方に押しつけ過伸展で膝折れを防ごうとする．その繰り返しが反張膝を発生させ

る．また，尖足が矯正されないまま歩行を続けると，支持期に膝は過伸展をとり，反張膝を惹起する．反張膝は背臥位でみるより歩行させて患脚を前方に着地させ，まさに健脚を振り出すときに最大となる．しかし実際より誇張されて過大に見え，実測すると小さい．全脳卒中の15～20%にみられ，全反張膝で過伸展角度5～10°が70%，10～20°が30%である．成人脳卒中では10～15年間追跡しても20°を超えるものはなく，ほぼ15°が限度で停止している．この点，小児の場合とは違い放置してよい．ただ，動揺膝など膝に器質的変化を合併するときは別である．また，歩行練習をよくするものほど発生しやすい．逆にあまり歩行しないものには発生しにくい．

なお反張膝の防止には，急性期（初期）の体位変換をするとき膝の下にパッドを入れ，軽度の屈曲位にしておき，そのあとは頻回なブリッジングで膝屈伸筋を強化し，ベッド座位ではベッドサイド半起立をし，膝屈曲位で膝屈伸筋の強化，起立位では軽度膝屈曲位支持でのステップ踏み，階段昇降をする（第8部第3章 **3** 参照）．

e. 股・膝屈曲位拘縮

初期の良肢位保持が十分でなく，痙直はそれほど強くないのに，股・膝屈曲位拘縮をきたすものがある．また背臥位では明らかでないが，起立すると姿勢反射により屈筋優位となり，反射的に股・膝の屈曲をきたし，足指のみで着地し，しばらくしないと踵が接地しないものがある（第8部第3章 **3** 参照）．

f. 股関節外旋，ひきずり歩行

軽度片麻痺でも股関節外旋がおこる．女性ではときとして内旋する．弛緩性片麻痺では垂れ足を合併し，遊脚期に引きずりを助長する．ある場合はこれで膝折れを防止している．下肢装具装着時は，下端に強力ゴムベルトの一端を固定し，らせん状に巻きつけ，縒りを与えるツィスター twister である程度矯正できる．垂れ足か尖足で前方に振り出せないときは AFO で矯正するか，健側踵に2～3 cmの補高をする．

g. 股関節内転

強い痙直では歩行時に，弱い痙直でも階段昇降，特に下降時に連合反応として鋏歩行が出る．

7 片麻痺と車椅子動作

歩行不能の片麻痺患者には，標準型車椅子を与え，健側の片手で漕ぎ，片足で舵とりをすればよいように考えられる．確かに将来歩行可能となる程度の患者はこれが容易にでき，すぐ車椅子の片手片足駆動を卒業して歩行に移る．これに反して歩行ができないので車椅子を与えて操作させたい患者は，われわれには簡単と思える片手片足駆動が決まってできない．

普通型車椅子の片手片足操作は歩行と同程度の複雑な複合運動であり，監視歩行と一部支持歩行ができるレベルに相当する．しかし歩行訓練をせず車椅子のみで移動していると，平行棒間ですら歩けなくなる実例がある．歩行・車椅子駆動不能の患者には，図10-16の簡易型車椅子で十分である．歩行不能のものの家庭復帰に際して，車椅子を与えると寝たきりの防止となることは小林らがすでに指摘している．

8 退院計画と外泊訓練

回復期リハビリを進める場合には，初期評価に基づき退院先と入院期間を決定する必要がある．退院先とは，機能予後予測に基づいたゴールの設定であり，入院期間とは，設定したゴールを達成するために必要となる治療プログラムとその治療期間である．できるだけ早く情報を収集し，その内容をリハビリカンファレンスで検討し，対応するセラピストの方針を徹底することが必要となる．チームアプローチによる，この一連のスケジュールを設計することが，退院計画 discharge planning にほかならない．退院計画を行わないと，リハビリが終了した時点でも退院できないため，退院待ちの期間に廃用症候群をきたしたり，在宅復帰の機会を失ってしまったりする．無用な社会的入院を避けるためにも，回復期リハビリにおける退院計画は重要である．

早期リハビリに対応するように，早期退院，早期家庭復帰がある．欧米では，急性期 Stroke unit を早期に退院させ，在宅での訪問リハビリを集中的に実施する early supported discharge（ESD）サービスが実施され，一定の効果を上げている[13]．診療報酬体制の異なるわが国で，この

1. I 型

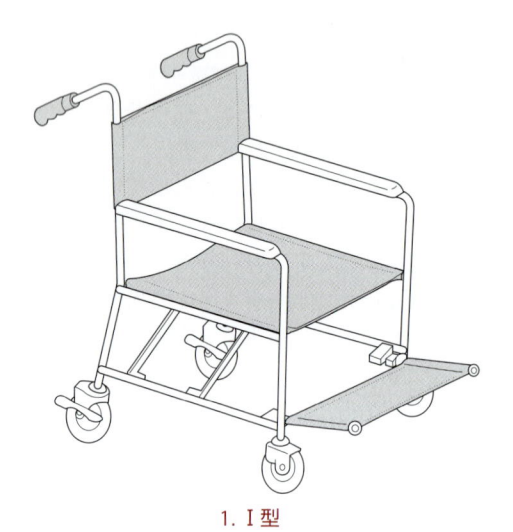

4 インチのキャスター，前輪遊動，後輪固定，ブレーキ付，折りたたみ式，10 kg．フットサポートは座席の下に折れこむので乗降が楽．病室では椅子代わりにも利用できる．四肢麻痺，股・膝関節伸展位剛直のためのヘッドレストつきリクライニング型もある．屋内向き，屋外の軟かい地面では押すのが困難．

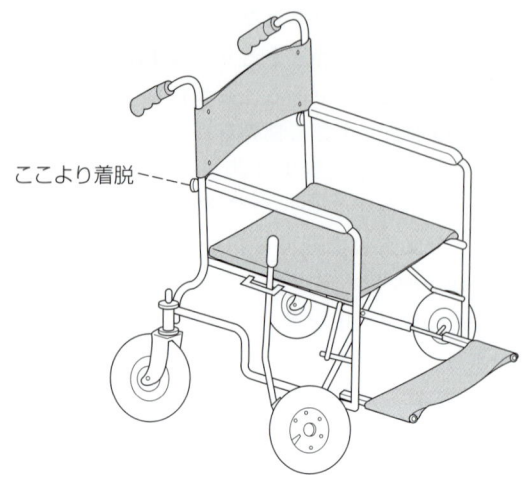

2. II 型

ここより着脱

7.5 インチの空気入りゴムタイヤ，前輪固定，後輪遊動またはその逆，レバー式ブレーキ，折りたたみ式，12.5 kg，グリップは脱着式．グリップをとって折りたためば，小型自動車(1,000 cc)のトランクに入るので家庭復帰者に喜ばれる．着脱式のフットサポートをつけた片手片足操作用もある．屋内外とも利用できる．

図 10-16　簡易型車椅子(服部，細川)

ESD を実施することは困難であるが，その考え方は脳卒中リハビリを進めるうえで大変重要である．

　回復期リハビリの一環として行われる外泊訓練は，家庭復帰の早期実現を目的としている．外泊には本来，家庭・地域社会のなかでの役割の喪失を防ぐ，ライフスタイルを維持する，心理的孤立感を防ぐなどの意味があり，可能なかぎり早期に始めて繰り返し行う．外泊訓練の必要性は，入院時にきちんと説明しておく(突然外泊を勧めると家族はすぐ退院させられるのかと考えたり，もうこれ以上よくならないと判断されたりと誤解が生じる)．外泊訓練は ADL 訓練の一環として行い，本人家族が外泊訓練の意義を理解し，適切な対応ができる人的環境が整い，かつ送迎での患者の疲労が著しくないと予測されれば，できるだけ早く実施する．なお，外泊訓練時には 1 日のうちに同じ動作を頻回に行う必要が生じることも多く，習熟や体力が不十分な場合には問題が明確になりやすく，外泊訓練の結果は今後のリハビリプログラムの見直しに重要な情報となる．

E　合併症・二次障害

1　廃用・誤用・過用　disuse, misuse, overuse

　脳卒中経過中に出現する廃用症候群とともに，誤用症候群として訓練または生活指導で配慮を欠くためにおこる関節の障害がある．つまり肩関節痛，反張膝，動揺関節などである．これらが機能回復に与える影響は大きい．不必要な安静のとり過ぎによっておこるものを Hirschberg は廃用症候群 disuse syndrome と称し，拘縮，筋萎縮，骨萎縮，起立性低血圧(服部らは起座順応不全と呼んでいる)，二次的精神荒廃をあげている．高齢者における二次的精神荒廃は，横山のいうように適度な刺激の欠如のためで，入院させて訓練を始めると急速に回復し，表情も活き活きとしてくる．通常可逆性であり阻害度は少ないが，長期に及ぶと認知症を悪化させたり，せん妄を生じたり

することがある．

このなかで最も阻害の大きいものは図10-6に示す関節拘縮で，患側のみならず両側に生じる．弛緩型より痙直型に多いことは前述したとおりである（その対策は第4部第5章参照）．

筋萎縮も同様両側に生じるので，両側に筋力強化訓練をすることは前述したとおりである．高齢でないかぎり健側は回復する．

骨萎縮は横山らによると2か月以上経過した111例で，患側に上腕骨で89％，大腿骨で54.9％にも生じる．しかし最初より理想的にリハビリをしても，あとでは多くのものに出現してくるから，これは後期に出現する片麻痺の随伴症状の一種と考えられないこともない．ただちにリハビリを阻害するものでもないが，骨折のリスクとなるので転倒に注意が必要である．また異所性骨化 heterotopic ossification として化骨性筋炎があり，対麻痺のとき同様に認められる．しかし発生率は少なく，横山らによれば111例片麻痺中，麻痺側膝関節12.6％，麻痺側肩関節5.4％に認められた．ROM制限は軽度であるが，このような関節の伸張法は慎重にすべきである．

脳卒中片麻痺者のエネルギー消費量は，歩行でみると同じ速度であれば健常者と比較して約60％増となり，装具を用いると約50％増まで改善されるが，いずれにしても動作時のエネルギー消費が大きくなっている．しかし実際は，単位時間あたりのエネルギー消費量を歩行速度を遅くすることで調節して過負荷を防いでおり，心疾患合併例でもゆっくり時間をかけることや，頻回の休憩を取り入れるなどの対応で機能訓練は可能なことが多い．

2 肩関節亜脱臼　shoulder subluxation

麻痺側の肩関節亜脱臼は，しばしば生じる二次障害である．発症後肩関節周囲筋の随意的および反射的筋収縮がない状態では亜脱臼を生じやすく，座位や立位時は三角巾やアームスリングを使用する必要がある．随意的筋収縮が不十分であっても，起立や各種の動作により反射性筋収縮を生じるようであれば，亜脱臼は進行することは少なく徐々に三角巾の使用を中止する（表10-5）[14]．三角巾やアームスリングは，座位で肩甲骨の下制を

表10-5　肩関節亜脱臼に対する三角巾の使用基準

Brunnstrom ステージ	使用基準
Ⅰ	亜脱臼の有無にかかわらず三角巾を使用する
Ⅱ～Ⅲ	亜脱臼があれば三角巾を使用する．ただし以下の場合は使用しない． 〔除外項目〕 1）立位，歩行により亜脱臼が整復される場合 2）日常の上肢使用により亜脱臼が整復される場合 3）肩周囲筋の筋緊張が十分である場合
Ⅳ～Ⅵ	亜脱臼の有無にかかわらず三角巾は使用しない．ただし，以下の場合は使用する． 〔除外項目〕 1）すでに高度の亜脱臼があり，悪化や二次傷害を生じるおそれがある場合 2）三角巾を使用しないと，歩行時に痛みを生じる場合 3）三角巾を使用しないと，歩行時にバランスをとりづらい場合

座位で肩峰骨頭間に1横指以上の間隙を触知するのを肩関節亜脱臼とする．ただし，上腕骨を上下に動かして間隙を触知する方法では，1/2横指以上の骨頭の移動を肩関節亜脱臼とする．
〔佐伯　覚，蜂須賀研二：片麻痺の肩．Modern Physician 24（9）：1475-1478, 2004 より引用〕

防止し，麻痺した肩を損傷や牽引から保護する役割をもつ．アームスリングは種類が豊富で，最適なタイプについては現在も検討途上にある．三角巾は使用者を限定せず，装着が容易で幅広く使用されている．三角巾の固定方法を図10-17に示す．一方，body image を損ねる，上肢の動きを抑制して筋緊張を強めたり，肩関節の拘縮を助長したりする，静脈やリンパのうっ滞をおこす，などの短所もあり，それらを考慮して装着する機会や時間に注意して用いることが重要である．

一般に，麻痺側上肢の筋緊張亢進とともに亜脱臼は改善してくることが多い．したがって，肩関節亜脱臼の治療は，肩およびその周囲の筋緊張が低下する急性期にいかにして亜脱臼を未然に防ぐかが治療の主体となる．

3 肩手症候群　shoulder hand syndrome（SHS）

1958年 Moskowitz によって報告され，以後多くの報告が出されている．わが国には江藤らによ

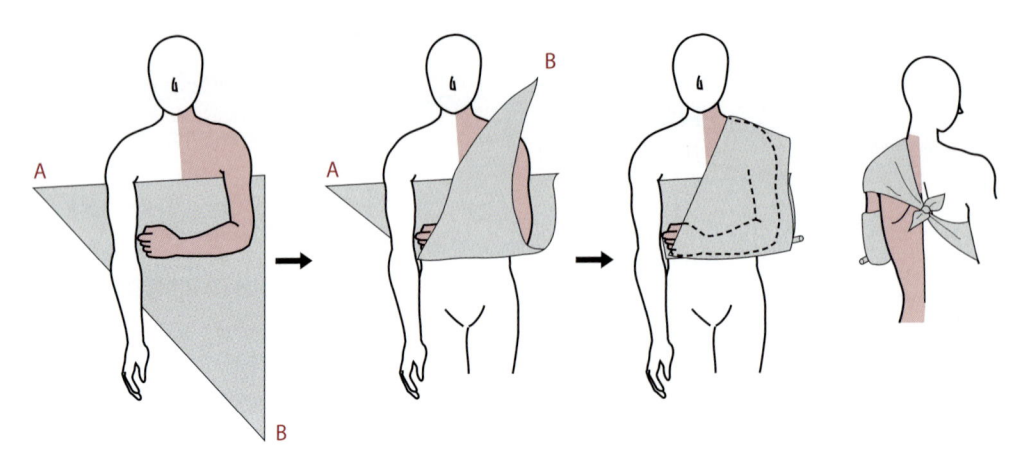

図10-17 片麻痺上肢に対する三角巾の着用の方法

三角巾は上肢骨頭を肩関節窩に引きつけるように固定しなければならない．上腕から手指関節まで包み後方で肩甲骨を押さえ，たすきが肩に幅広くかかるようにし，同時に前腕を押し上げるようにするためにAを背部に回し，AとBを固く結ぶ．よく緩んで肩が亜脱臼位のまま装着していることが多く，常に点検し締めなおす必要がある．

る本格的研究がある．反射性交感神経性ジストロフィー reflex sympathetic dystrophy(RSD)と同一視されている．近年，複合性局所疼痛症候群 complex regional pain syndrome(CRPS)の type I として分類されている．SHSの診断基準を**表10-6**に示す．

SHSの急性期の中心症状はあくまで前腕中央部より末梢にかけて，いつとはなしにおこる腫脹・熱感・発赤と，手・指関節，ことに中手指節関節の屈伸時疼痛にあり，慢性期では**表10-6**の第2，3期にみられる手・指関節拘縮・萎縮にある．確かにSHSには75％の肩関節痛を伴うが，他動痛が主で(92％)，SHSのない症例の肩関節痛とは違った特異性があるわけではなく，単なる二次的肩関節痛を多く含む．

発生率は約20％で，性差・左右差・病因差はない．年齢層別頻度をみると60歳代に最も多く，50，70歳代がこれに次ぐが，これは脳卒中発症年代を反映した結果であり，年齢層別発生率をみると平均化されて発生している．

SHS発生は，早いもので脳卒中発症より3日目，遅いもので6か月目であるが，3か月目までに74.1％が生じる．発症後2～3か月後が最も多い．消失時期は次第におこるので決めがたい．

麻痺程度は，SHS発生時点とプラトー到達時点と若干差はあるが，圧倒的に廃用手に多く発生している．確かに実用手になるべきものでは大きく阻害するが，ある意味では廃用手に共存する症状であって，阻害因子としてあまり有力とは考えられない．発生時点の廃用手のなかの15％に機能の改善がみられる．

発生機転に関しては，前運動野の皮質および皮質下を中心とした領域ないし経路の損傷が，SHSの初期症状を特徴づける末梢血流増大，すなわち血管運動神経麻痺の状態を発生させると考えられている．そしてこれに関節周囲の微細損傷が加わって発症しやすい準備状態を作り出し，同時に多因子的な側面をももつとされている．

難治性であることが多いが，治療としては病初期には，痛みを多少でも和らげる可能性のある物理療法(ホットパックなど)と愛護的他動運動が主体となる．目標は痛みを少しでも和らげ，浮腫を軽減し，苦痛を与えないで最小限の拘縮に止めることであり，日常生活に大きな支障のない肩関節屈曲90°程度の確保を第一の目標とする．自動介助運動を指導して，自らの許容範囲の運動を行うようにする．その後痛みも減じてくるので，可能な範囲で伸張運動を加える．特に関節構成体の短縮が著明であるため，肩・手関節・手指のストレッチやROM訓練を行う．この時期は3～6か月続き，治癒あるいは第2期に移行する．

表10-6　肩手症候群の診断基準(江藤ほか)

第1期	肩の疼痛・運動制限に伴って同側の手(手関節・手指を含め)の疼痛，腫脹，血管運動性変化(血流の増加，皮膚温の上昇，赤味の増加)がおこる．手・肩の骨の変化(局所的脱石灰化)がX線上でみられることが多い．手指は多くの場合，ほぼ伸展した位置をとっていることが多く，屈曲の可動域が制限されている．他動的屈曲で強い痛みがおこることが多い．この時期は3～6か月つづき，治癒あるいは第2期に移行する．
第2期	肩・手の自発痛と手の腫脹は消失し，かわって皮膚の萎縮，小手筋の萎縮が目立ってくる．時にDupuytrenの拘縮様の手掌筋膜の肥厚がおこる．指の可動域はますます制限が著しくなる．この時期は3～6か月つづき，適切な治療が行われないと第3期に入る．
第3期	手の皮膚・筋の萎縮が著明となり，手指は完全な拘縮となる．X線上広汎な骨多孔症を示す．この時期ではふつう回復は望みえない．

4 痙縮　spasticity

痙縮に伴い片麻痺上肢・下肢の変形や拘縮が生じ，ADLや歩行を阻害することがある．一般的には，侵襲の少ない方法でアプローチを実施する．すなわち，温熱療法，ストレッチ，ROM訓練を実施し，必要に応じて筋弛緩剤などの薬物療法の併用を検討する．それでも痙縮のために歩行を阻害する場合には，下肢装具を処方する．変形が高度なものには従来外科的治療も実施されていたが，今日，片麻痺上下肢に対するモーターポイントブロックやボツリヌス毒素を用いた神経ブロックが実施され，その有効性が認められている[6,15]．ボツリヌス毒素を用いた神経ブロックは手技が比較的簡便で，痙縮筋を選択的に治療できる，感覚障害を伴わない，などの利点があるが，上述の痙縮に対するリハビリと併用することでより有効性が高まる．

3 維持期(生活期)

1 基礎的知識

維持期(生活期)とは，発症から一定の期間(通常約6か月)が過ぎ，病状が比較的安定した時期をいう．回復期までのリハビリが終了し，獲得されたADL能力あるいはIADL能力を維持し，さらなる機能向上を目指すことを目的とする．健康管理や自立生活支援，介護負担の軽減をはかるために，各種の通院・通所，訪問でのリハビリサービスを総合的かつ継続的に提供し，生活機能の維持向上だけではなく，QOL向上もこの時期の重要な役割である．

a. 維持期リハビリテーションの必要性

脳卒中により片麻痺などの機能障害が残り，障害を抱え長期にわたる在宅・入院・入所生活をどのように支えるか，今後高齢者の急速な増加によりその利用者の増加が予想される．脳卒中後遺症に対する包括的な生活支援が必要な高齢者の増加に対し，維持期リハビリのあり方が問われる．

b. 維持期リハビリテーションの役割[16]

障害を残しながらも，安定した日常生活が維持継続されることが維持期リハビリの大きな役割である．廃用症候群の予防あるいは改善，全身調整(体力向上)，生活環境調整などがその大きな役割となる．障害の程度や生活環境の違いなど幅広く，多様なかかわりが求められ，個別にプログラムを立てる必要がある．

片麻痺や運動失調あるいは発話障害，精神症状などの出現により，容貌や性格が変わってしまって，本人・家族ともにとまどってしまうことがしばしば見受けられる．回復期の入院治療中に集中的なリハビリをした結果，ADLが改善して自宅に退院した場合であっても，「他人の目」を気にして家の中に閉じこもってしまうケースも散見される．その結果，徐々に種々の廃用症状が進行し，ADLが低下し介護量が以前より増えてしまう．場合によっては在宅生活が困難となり，施設入所となることにもなりかねない．このようなケースを少なくなるようにサポートしていくことが維持期リハビリの役割と考えられる．

2 診断・評価

急性期・回復期で行う，ICFでいう心身機能・身体構造，活動・参加，健康状態の評価に加え，維持期では環境因子，個人因子の評価が重要である．具体的には，介護保険の要介護度，発症前の状態と家族構成，住環境，家族の希望，などの評価が大切である．

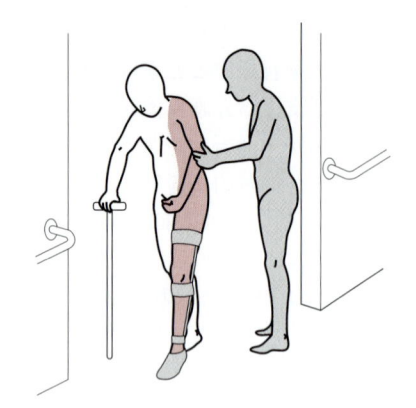

図 10-18　通所リハビリにおける歩行練習

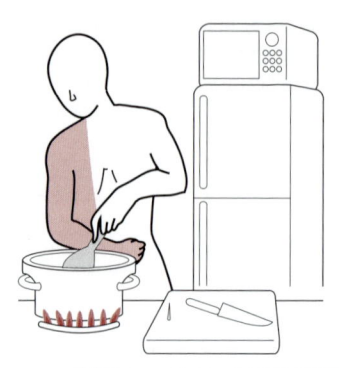

図 10-19　通所リハビリにおける料理練習

3　治療プログラム

通所あるいは在宅における維持期リハビリは，病院での急性期・回復期リハビリの延長ではない．在宅（あるいは施設）での生活状況が心身機能を決定するものであり，本人・家族の心理的支持，能力開発，自宅生活を常に前提とした評価の実施により進められるものである．

適切な急性期・回復期リハビリが実施されていれば，廃用要素や運動麻痺・失調の程度，高次脳機能障害のADLへの影響などはほぼ目標に到達しているものと考え，リハビリプランを立てなければならない．本人・家族の意向をまず聴取する．そのうえで，生活のアセスメントを行う．具体的には本人の生活スタイル，たとえば日中の臥床時間，外出の頻度，睡眠状態，食事・排泄の状況，などである．

4　リハビリテーションの実際[17]

a. 維持期リハビリテーションの種類

急性期・回復期リハビリは医療保険で，維持期リハビリは介護保険でという役割分担が進められてきている．ADLが改善し退院したあと，心身・生活機能を維持するためには，維持期リハビリの特徴をふまえたうえで，さまざまな介護保険サービスの利用が重要である．

(1) 通所リハビリテーション（デイケア）

通所リハビリの役割は，医学的管理を行いながら引きこもりなどによる廃用状態を予防し，さらに家族の介護負担を軽減することである．通所リハビリはさまざまなニーズに対応しているため，その機能は，①日常の継続した健康管理（医学的管理），②心身機能の維持改善（リハビリ），③閉じこもりの予防（ソーシャルケア），④介護負担の軽減（レスパイトケア）とまとめられる．実生活の活動能力を向上させる目的で，歩行練習（図 10-18）や料理練習（図 10-19），筋力強化訓練（図 10-20）などをプログラムとして実施する．制度上，要介護者には個別リハビリが最低20分実施可能である．ほかの時間は上記4つの機能にあわせ，集団体操やアクティビティ（図 10-21），入浴，食事，おやつなどのサービスが提供される．

1～2時間の短時間型通所リハビリの利用は，近年増加している．前述した4つの機能のうち「心身機能の維持改善」のみに重点を置いたプログラム例を表 10-7 に示す．

また，通所リハビリで最も重要なことは，利用者の生活環境，生活・活動状況，介護状況などを直接確認（居宅訪問）し，解決すべき課題をとらえたうえでリハビリプログラムを作成することである．

近年1～2時間の短時間型通所リハビリが設定され，利用者ニーズに応えたリハビリが可能になってきた．しかし，現状では医療保険と介護保険によるリハビリの提供量（個別リハビリ時間）には大きな格差がある．双方を比較すると介護保険サービスのリハビリ提供量は，通所リハビリでは約1/10であった[18]．今後このリハビリの量を質でカバーする工夫が必要である．

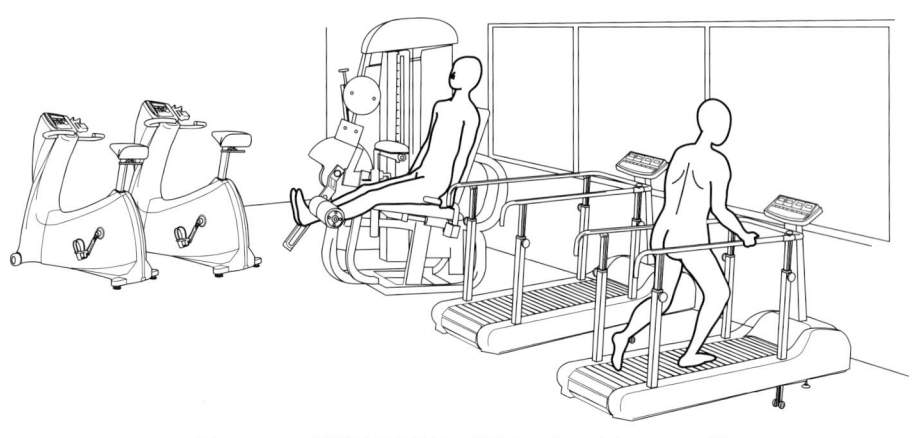

図10-20 通所リハビリにおけるマシントレーニング

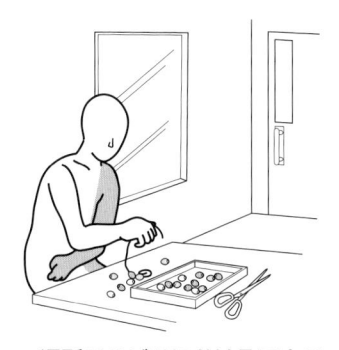

図10-21 通所リハビリにおけるアクティビティ

表10-7 短時間型通所リハビリテーションのプログラム例

10：00	来所，バイタルサイン測定
10：15～10：40	リハビリ(両下肢筋力強化訓練，歩行練習)
10：45～11：25	グループ体操，アクティビティ
11：30～12：00	リハビリ(トイレ動作練習，入浴動作練習)
12：10	帰宅

(2) 訪問リハビリテーション

　訪問リハビリの目的は，自宅という生活の場でのADL能力の向上，社会参加の促進，さらに人間関係の調整をはかることである．病院や施設からの退院(退所)直後や生活機能が低下したとき，ケアプランのもと訪問リハビリスタッフなどが綿密にリハビリ内容を計画し，集中して実施されなければならない．

　訪問リハビリの具体的な内容は，①廃用症候群の予防と改善，②基本動作能力の維持・回復，③ADL能力の維持・回復，④IADL能力の拡大，⑤社会的交流の推進，⑥介護負担の軽減，⑦福祉用具，住宅改修に関する助言・指導，の7項目である[19]．

　在宅生活を行ううえで必要であり，かつ利用者の希望に沿ったリハビリ内容を提示して実施する．訪問リハビリは自宅内である設備を有効に利用して実施するが，ニーズにより自宅まわりや公園，公共交通機関などの利用も検討する．図10-22は回復期リハビリ病棟退院後，自宅まわりの歩行練習を実施している例である．

　通常1回の訪問リハビリは20～60分程度，週1～3回の頻度で実施する．また，漫然とした訪問リハビリを行うことで，さらに室内に引きこもりがちとなり社会生活に支障をきたし，いわゆる「リハビリ依存症」となってしまい自立できない利用者もいる．そのためにも利用者の心身機能の適切な評価と，予後・予測と素早い対応が必要である．

(3) 介護老人保健施設

　回復期病棟でリハビリを行っても十分な回復が得られず在宅生活が困難な場合，継続的なリハビリを行うことで在宅復帰を目指すことを目的の1つとする施設が，介護老人保健施設である．介護

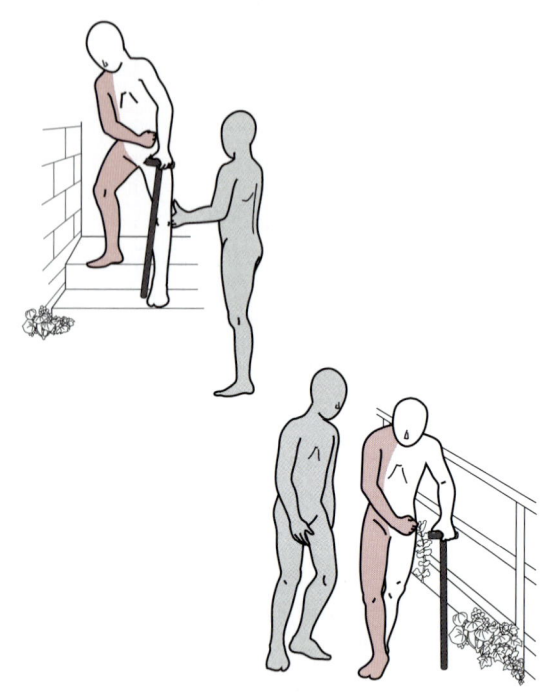

図 10-22　訪問リハビリにおける歩行練習

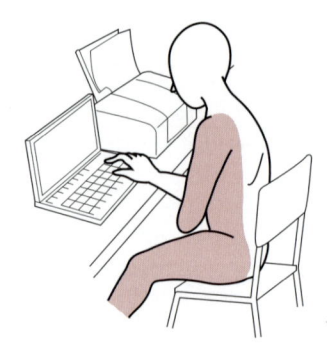

図 10-23　介護老人保健施設におけるアクティビティ

老人保健施設では，移乗・移動・排泄・食事摂取などの向上をはかり，介護量を軽減することで在宅復帰につなげるためのリハビリを行うことが重要である．同施設でのリハビリは，①心身機能維持・向上，②認知症のケア，③短期入所療養介護（ショートステイ）などを目的にサービス提供がなされる．

1日20～40分の個別リハビリが提供され，ニーズに応じたアプローチがなされる．図 10-23 は生活意欲向上を目的としたアクティビティを行っているところである．2006 年の介護報酬改定で多職種協働によるリハビリマネジメントという概念が取り入れられた．セラピストはその中心的役割を担っており，在宅復帰への大きな道標ができたことを意味する．2009 年の介護報酬改定で，短期集中リハビリがより強化できるようになり，退院後早期あるいは ADL の低下によって在宅生活が困難となった場合を対象として，3か月集中して実施したリハビリに対し手厚い介護報酬がつくこととなった．

この制度が確立して以降，ADL 能力が向上し再び在宅生活を送られる利用者が増加してきている．ただ，2008 年の小倉リハビリテーション病院の資料から在宅復帰率を比べてみると，回復期リハビリ病棟では 70～80％の患者が在宅に復帰しているのに対して，介護老人保健施設では 50％程度の患者しか在宅復帰していないのが実情である．入所者の問題（独居，障害が重度，認知症を伴っているなど）や家庭における介護力の問題（高齢，仕事上の問題，介護拒否など），それに家屋環境（住居内に段差が多い，住居地が遠方にあるなど）が複雑に関与しているために在宅復帰が困難となり，長期にわたる入所となっている．したがって，長期入所者に対する新たな対策が今後の課題となる．

(4) 療養型病床群

2009 年日本慢性期医療協会の慢性期リハビリ委員会アンケート[20]によると，医療療養病棟総病床数の約 65％の患者が疾患別リハビリを要する患者で，その約 70％は脳血管疾患等リハビリ対象者であった．さらに，標準的算定日数を超えてリハビリを必要とするケースの約 80％は脳血管疾患等リハビリであった．これは脳血管疾患特有の症状の多様性に，老化による諸症状が加わった結果と考えられる．

このように療養型病床に入院している患者は，医療必要量が多く（医療区分 2 以上が約 76％），リハビリを行っても十分に回復することが困難であることから，体力や機能の維持向上と介護負担の軽減をはかると同時に，生活環境の整備と社会参加の機会をつくることで，自立支援を目指すことが重要である．

(5) 介護老人福祉施設

介護老人福祉施設（特別養護老人ホーム）は，「終の棲家」であり，いかに安心・安楽な生活を送れるかが重要であった．しかし，介護保険制度下では，質の高い生活を送り可能なかぎり在宅への復帰を目指す通過施設として位置付けも加わり，自立支援を目的とした良質なリハビリ体制の充実がはかられている．しかしながら，実際には在宅復帰する利用者は稀であることから，同施設でのリハビリの目的は能力低下をいかに防ぐかということになる．

b. 維持期脳卒中リハビリテーションの阻害因子

脳卒中に伴ううつ症状や性格変化，排尿障害などの症状は回復期リハビリ病棟入院中にみられることが多く，それぞれ対処されている．しかし，急性期から直接退院したときや回復期リハビリ病棟を退院後にそれらの症状が出現する場合もあり，維持期リハビリの妨げになることもある．

(1) 脳卒中後うつ状態

「脳卒中治療ガイドライン2009」では，脳卒中発症4か月後23%がうつ状態を示し，そのうち男性56%女性30%は12か月後も依然うつ状態であり，また，早期の治療がうつ症状の改善とADLの改善につながると報告されている．表情や発言からうつ状態と判断したら〔自己評価式抑うつ性尺度 self rating depression scale（SDS）を用いて判断する〕，早期にSSRIなどの抗うつ薬を処方することが重要であると考えられる．数週間程度でその効果を認め，リハビリ実施がスムーズとなりADL改善につながることが多い．

(2) 興奮・不穏

脳卒中後には攻撃的な性格変化がみられたり，徘徊が多くなった患者もよくみられる．このような患者にはチアプリド塩酸塩などの抗精神病薬を処方する．服用後精神的に安定し，リハビリ実施がスムーズになる場合が多い．

(3) 排尿障害

排尿障害は脳卒中に合併することが多く，リハビリの阻害因子となる．排尿障害の評価は，排尿パターンの観察，残尿測定および尿水力学の検査などにより行われる．排尿障害の治療としては，残尿が多い場合は一時的にでも導尿を行い，さらに排尿筋収縮を抑制する薬物（抗コリン薬・平滑筋弛緩薬など）や排尿筋収縮を増強する薬物（コリン作動性薬など），尿道抵抗を減弱する薬物（α遮断薬など），などを処方する．

(4) 骨粗鬆症

「脳卒中治療ガイドライン2009」では，麻痺側に骨粗鬆症が多く，転倒により骨折の危険性が高いと報告されている．骨粗鬆の進行を予防するためにも維持期リハビリサービスの利用が推奨され，移動能力を維持・向上させることが重要と考える．

c. 維持期リハビリテーションにおける連携

維持期リハビリの役割は，急性期・回復期リハビリによって獲得された能力を可能なかぎり維持することである．そのためには，急性期・回復期・維持期（生活期）という縦軸に加え，医師，リハビリスタッフ，看護師，医療ソーシャルワーカー，ケアマネジャーなどのコメディカルスタッフの横軸の情報の共有化が必要である．特に，回復期から維持期へ移行する際には綿密な調整（かかりつけ医とも）が重要であると考えている．医療から介護への円滑な移行を進めるため，退院前カンファレンス，サービス担当者会議，退院前同行訪問などの機会により，医療者側とケアマネジャーが接することで維持期への円滑な連携が可能となる．

図10-24は，ケアマネジャーとかかりつけ医の「連絡シート」の一例である．連携はお互いの顔を合わせて面談することが基本であり，病院・診療所などをはじめとする医療スタッフと，ケアマネジャーをはじめとする在宅生活を支援するスタッフが，同じ目的をもったパートナーとして連携し，利用者のニーズにあったサービスが提供できるよう努めることが重要である[21]．日本リハビリ病院・施設協会・地域リハビリ推進委員会では「かかりつけ医のためのリハビリテーション・ガイド」を作成し，リハビリサービスや相談につなぐべきサイン・日常生活のチェックポイントについて解説・チャートを提示している．これらが活用されるとかかりつけ医との連携も進むと考えられる．

また，在宅生活上ADLの低下を認めたら，ただちに適切な介護保険サービス（短期集中リハビリなど）を利用して，在宅生活をより長く続けら

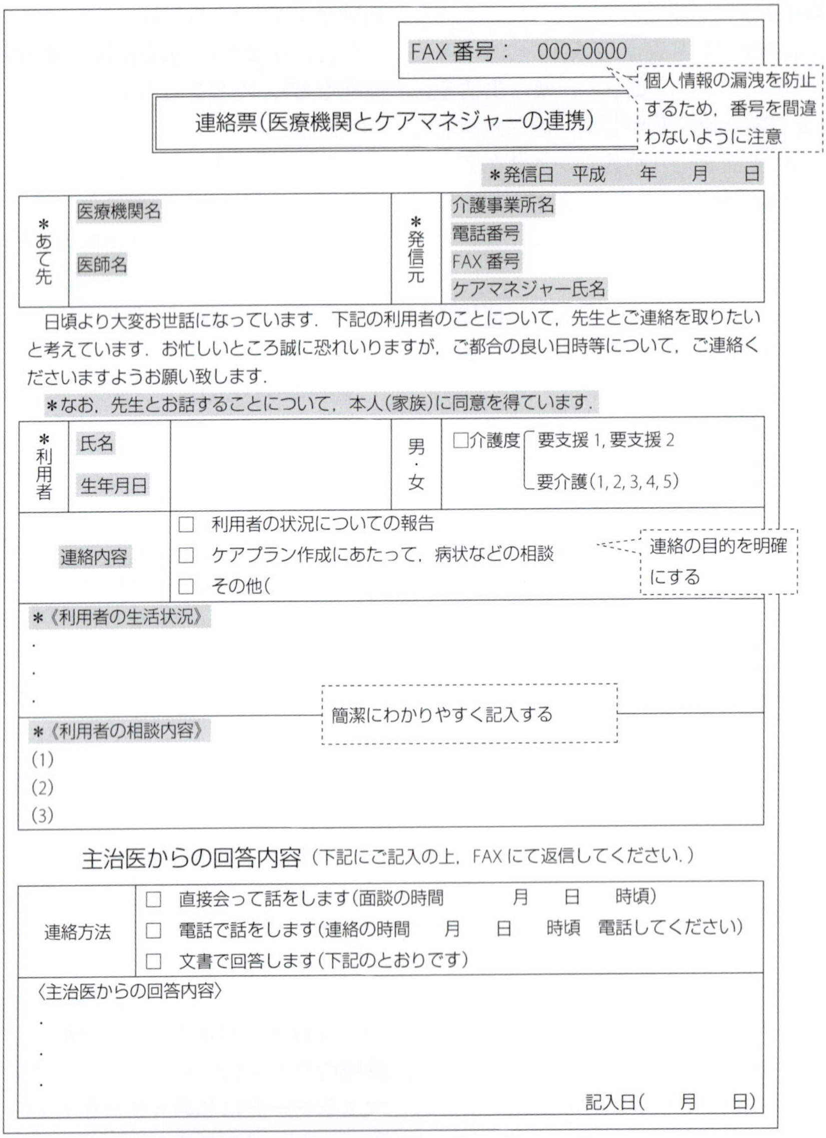
FAX番号：　000-0000

個人情報の漏洩を防止するため，番号を間違わないように注意

連絡票(医療機関とケアマネジャーの連携)

＊発信日　平成　　年　　月　　日

＊あて先	医療機関名 医師名	＊発信元	介護事業所名 電話番号 FAX番号 ケアマネジャー氏名

日頃より大変お世話になっています．下記の利用者のことについて，先生とご連絡を取りたいと考えています．お忙しいところ誠に恐れいりますが，ご都合の良い日時等について，ご連絡くださいますようお願い致します．

＊なお，先生とお話することについて，本人(家族)に同意を得ています．

＊利用者	氏名 生年月日		男・女	□介護度 要支援1, 要支援2 要介護(1, 2, 3, 4, 5)
連絡内容		□ 利用者の状況についての報告 □ ケアプラン作成にあたって，病状などの相談 □ その他(		

連絡の目的を明確にする

＊《利用者の生活状況》
・
・
・

簡潔にわかりやすく記入する

＊《利用者の相談内容》
(1)
(2)
(3)

主治医からの回答内容(下記にご記入の上，FAXにて返信してください．)

連絡方法	□ 直接会って話をします(面談の時間　　月　　日　　時頃) □ 電話で話をします(連絡の時間　　月　　日　　時頃　電話してください) □ 文書で回答します(下記のとおりです)

〈主治医からの回答内容〉
・
・
・
記入日(　　月　　日)

図 10-24　ケアマネジャーと主治医の連絡票

〔北九州市リハビリテーション支援体制検討委員会：医療と介護の連携に関する調査報告～ケアマネジャーと病院・診療所(かかりつけ医)との連携～．pp1-50, 2009より引用〕

れるようにしなければならない．そのためにもケアマネジャーの役割や質の向上が重要である．

■ 引用文献

1) Special report from the National Institute of Neurological Disorders and Stroke : Classification of cerebrovascular diseases Ⅲ. Stroke 21(4) : 637-676, 1990
2) 松尾　龍，鴨打正浩：意識障害の原因疾患と対応　脳血管疾患．臨牀と研究 90(3) : 285-289, 2013
3) 原　寛美，他：脳卒中のリハビリテーション急性期．山口武典，他(編)：よくわかる脳卒中のすべて．永井書店，p215, 2006
4) 日本嚥下障害臨床研究会監修：嚥下障害の臨床―リハビリテーションの考え方と実際．医歯薬出版株式会社，1998
5) 吉田英樹，外村安樹子，他：脳卒中後重症片麻痺例に対する早期起立歩行運動の効果―理学療法開始後1カ月経過時点での検討．理学療法学 28(6) : 275-281, 2001

6) 脳卒中合同ガイドライン委員会（編）：脳卒中治療ガイドライン2009．協和企画，2009
7) Saeki S, Ogata H, et al : Association between location of the lesion and discharge status of ADL in first stroke patients. Arch Phys Med Rehabil 75(8) : 858-860, 1994
8) Jongbloed L : Prediction of function after stroke : a critical review. Stroke 17(4) : 765-776, 1986
9) Langhorne P, Stott DJ, et al : Medical complications after stroke : a multicenter study. Stroke 31(6) : 1223-1229, 2000
10) Saeki S, Takahashi K, et al : Impact of factors indicating a poor prognosis on stroke rehabilitation effectiveness. Clin Rehabil 7(2) : 99-104, 1993
11) Ernst E : A review of stroke rehabilitation and physiotherapy. Stroke 21(7) : 1081-1085, 1990
12) 小山哲男，道免和久：ADL訓練・評価．総合リハ39(12)：1157-1164, 2011
13) Langhorne P, Holmqvist LW, et al : Early supported discharge after stroke. J Rehabil Med 39(2) : 103-108, 2007
14) 佐伯 覚，蜂須賀研二：片麻痺の肩．Modern Physician 24(9) : 1475-1478, 2004
15) 梶 龍兒（総監修），木村彰男（編）：痙縮のボツリヌス治療—脳卒中リハビリテーションを中心に．診断と治療社，2010
16) 浜村明徳：維持期リハビリテーションとは．日本リハビリテーション病院・施設協会編：維持期リハビリテーション—生活を支えるリハビリテーションの展開．三輪書店，pp2-8, 2009
17) 徳永武男，梅津祐一：脳卒中維持期リハビリテーション．Medical Practice 27(10) : 1721-1725, 2010
18) 矢野浩二：さまざまなリハビリテーションサービス．日本リハビリテーション病院・施設協会編：維持期リハビリテーション—生活を支えるリハビリテーションの展開．三輪書店，pp14-19, 2009
19) 石川 誠：訪問リハビリテーション．澤村誠志監修：これからのリハビリテーションのあり方．青海社，pp67-76, 2004
20) 山上 久：維持期リハビリテーションに関するアンケート結果報告．日本慢性期医療協会．http://jamcf.jp/enquete/090824riha.pdf
21) 北九州市リハビリテーション支援体制検討委員会：医療と介護の連携に関する調査報告〜ケアマネジャーと病院・診療所（かかりつけ医）との連携〜．北九州市，pp1-50, 2009

第 2 章
外傷性脳損傷

1 基礎的知識

わが国の外傷性脳損傷 traumatic brain injury (TBI)は,①患者が比較的若く就労年齢にあり社会生活上に大きな問題を抱えている,②高次脳機能障害が「見えない障害」であり医療・福祉関係者や国民に周知されていない,③適切な医療・福祉サービスが受けられない,④患者・家族が困窮している,ことより社会問題となった.

2002〜2006 年の米国の統計では,毎年 170 万人が TBI を生じ,5 万 2,000 人が死亡し,27 万 5,000 人が入院,136 万 5,000 人が外来治療を受けた[1].一方,わが国の 1998 年の報告では,熊本県内の救急病院へ搬送された TBI 患者数は 27/10 万人・年であり,2008 年に高次脳機能障害支援研究班が福岡県内で実施した,重度から中等度の高次脳機能障害の発症率は 6.4/10 万人・年であった[2].これらの報告を参考にして,軽症者も含めた高次脳機能障害の発症率を推定すると 50〜70/10 万人・年となる.

A 外傷性脳損傷の分類と特徴

TBI は転倒・転落,交通事故など,外力により脳に損傷を生じる病態のことである.荒木の分類では患者の臨床症状より,頭部外傷 I 型(単純型),II 型(脳振盪型),III 型(脳挫傷型),IV 型(頭蓋内血腫型)に分ける.Gennarelli の一次脳損傷の分類では,局所性脳損傷とびまん性脳損傷に分類する(表 10-8).

1 局所性脳損傷

物理的衝撃が脳の限局した部位に加わり,血液成分の血管外流出と神経組織の破壊を生じたのが脳挫傷である.前頭部に衝撃が加わると,直下に発生する陽圧により前頭葉や側頭葉に直撃損傷を生じる(図 10-25 1).一方,後頭部に衝撃が加わると,頭蓋骨内側で運動方向と反対側に陰圧を生じ,前頭葉および側頭葉先端部に対側損傷を生じる(図 10-25 2).側方より側頭部に衝撃が加わると,反対側の側頭葉に対側損傷を生じる.

外傷性脳内血腫では,挫傷部の点状出血が融合するか穿通枝に剪断力が加わり出血を生じる.急性硬膜外血腫は硬膜動脈の損傷により,急性硬膜下血腫は架橋静脈や皮質動静脈の損傷により生じる.慢性硬膜下血腫は硬膜下腔に血液がゆっくりと貯留する病態であり,高齢者の軽微な頭部外傷の後,数週〜数か月の経過を経て発症する.

2 びまん性軸索損傷

びまん性軸索損傷は,交通事故などで頭部に回転加速度が加わり,剪断力により大脳白質,脳梁,脳幹背側部に微小出血,軸索断裂などを生じる損傷である.明らかな占拠性病変がないのに受傷直後より意識障害が強いのが特徴で,死亡率も高い.昏睡の持続時間により,6〜24 時間は軽症,24 時間以上続くが脳幹症状のないものを中等症,24 時間以上昏睡が続き脳幹症状が加われば重症と分類する.

3 脳振盪

脳振盪は,頭部への衝撃により一過性に生じる脳機能障害である.画像所見に異常はなく,意識消失も 6 時間以内である.見当識障害,外傷後健忘,頭重感,めまい,などを訴える.

脳振盪と類似した病態に軽度外傷性脳損傷 mild TBI がある.米国リハビリ医学会の定義によれば,①意識消失は 30 分以内で受傷後 30 分で

表10-8 一次脳損傷の分類

局所性脳損傷
1. 脳挫傷
2. 脳内血腫
3. 硬膜外血腫
4. 硬膜下血腫

びまん性脳損傷
1. 軽症脳震盪
2. 古典的脳震盪
3. 遷延性昏睡（びまん性軸索損傷）
　a. 軽症びまん性軸索損傷
　b. 中等症びまん性軸索損傷
　c. 重症びまん性軸索損傷

〔Gennarelli, 1984〕

1. 直撃損傷　　2. 対側損傷

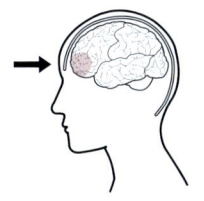

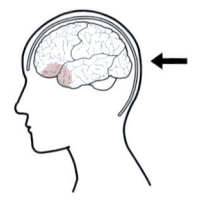

図10-25　局所性脳損傷

のグラスゴー昏睡尺度（GCS, 表10-9）は13〜15点, ②外傷後健忘は24時間以内, ③事故時に精神状態の変化（呆然, 見当識障害, 錯乱など）があるが, ④神経学的局所所見は一過性または遷延する, とある. mild TBIは, 受傷後30分の時点の臨床診断であり, 症状が消失することや画像所見に異常がないことが前提条件ではない.

B　外傷性脳損傷の臨床症状

TBI急性期は, 意識障害, 脳神経麻痺, 痙性麻痺, 運動失調, 外傷性てんかんなどを生じることがあり, さらに身体損傷により心肺機能障害や骨折が判明することもある. 急性期を過ぎると, TBIの中核症状は認知行動障害である. 主要症状は, ①覚醒および注意障害, ②学習および記憶障害, ③遂行機能障害, ④社会的行動障害（興奮・攻撃・抑制のない行動, 開始困難, うつとアパシー, 気づきの欠如）, ⑤言語およびコミュニケーション障害, である. 特にTBIに特徴的な注意障害, 記憶障害, 遂行機能障害, 社会的行動障害を, 高次脳機能障害と呼ぶ[3].

C　診断と治療の概要

1　外傷性脳損傷および高次脳機能障害の診断

TBIの診断は, 脳組織と血管・頭蓋骨の損傷を確認することである. まず気道, 呼吸, 心循環を確保しながら止血をする. 次に救急隊員, 目撃者, 家族から受傷の様子を手短に聞き, 顔面・頭部を視診し挫傷や皮下血腫, 斑状出血（ブラック・アイ, バトル徴候）, 持続性鼻出血, 髄液鼻漏, 髄液耳漏, などの有無を確認する. 意識レベル（GCS, 表10-9参照）, 対光反射, 瞳孔不同, 運動麻痺などを診察し, ただちに頭部単純X線とCTを撮影する.

高次脳機能障害の診断は, ただちに行う必要はないが, 予後に関係するGCS重症度（重症：3〜8点, 中等症：9〜12点, 軽症：13〜15点）, 意識消失の時間, 外傷後健忘（外傷後, 連続的記憶が回復するまでの状態）の有無は把握しておく. 急性期を脱し容態が安定した時期に, 高次脳機能障害に関する問診を行う. たとえば, 記憶障害（同じことを何度も聞き直す, 約束の時間を忘れた）, 注意障害（訓練や作業を始めてもすぐ飽きる, 同時に2つのことをさばけない）, 遂行機能障害（段取りが悪くなった）, 社会的行動障害（些細なことでキレる, 意欲がなくなった）, などのエピソードがあれば判断の根拠となる.

次に, MMSE, 三宅式記銘力検査, 前頭葉機能検査（FAB）などのスクリーニング・テストを行う. 画像検査で脳に器質的病変があり, 記憶障害, 注意障害, 遂行機能障害, 社会的行動障害により日常生活または社会生活になんらかの支障があれば, 高次脳機能障害と診断できる[3]. 高次脳機能障害の詳細は, 意識が回復して2〜3か月を経過した時点, 概ね回復期以降に神経心理学的検査を実施して確認する. なお入院期間中に詳細な神経心理学的検査を頻回に実施している場合もあるが, 検査課題への慣れの問題, 難易度の高い検査課題は精神的ストレスであること, 達成感に乏しく生活への汎化ができないことより, 頻回の詳細な検査実施は避けるべきである.

2 画像診断

a. CT，MRI

コンピューター断層撮影 computerized tomography(CT)または磁気共鳴画像 magnetic resonance image(MRI)を撮影して，脳の器質的病変を確認する．MRI は CT よりも精密な判定が可能であり，脳挫傷は T1 強調画像で低信号，T2 強調画像で高信号を呈し，びまん性軸索損傷の微小出血は T2*強調画像で低信号となる．

b. SPECT，PET

単一陽子放出コンピューター断層撮影 single photon emission computed tomography(SPECT)は，体内に投与された放射性同位元素を検出してコンピューターで画像化する検査であり，主に脳血流がわかる．陽電子放出コンピューター断層撮影 positron emission tomography(PET)は，脳血流に加えて脳代謝がわかり，SPECT よりも脳機能を評価するのに優れているが，装置は高価で維持にも手間がかかる．

3 神経生理学的診断

a. 脳波

脳波は，脳の電気活動を頭皮上に置いた電極より導出したものである．意識障害の程度や外傷性てんかんの診断に用いる．

b. 事象関連電位

精神作業課題を行う際に頭皮上から検出できる誘発電位のことである．代表的なものに P300 があり，標的とする刺激の出現に注目して処理をする際に刺激から 300 ミリ秒付近に出現する陽性波で，予期，注意，意思決定などの情報処理過程を反映する．

4 神経心理学的検査

高次脳機能障害の内容や程度は，神経心理学的検査の結果が根拠となる．急性期や亜急性期(初期)には，意識障害や高度の注意障害が残存することがあり，検査結果は信頼性に乏しく流動的であるので，簡易な検査を用いたスクリーニングにとどめる．詳細な検査は概ね回復期以降に実施する(前述の **1**「外傷性脳損傷および高次脳機能障害の診断」参照)．神経心理学的検査結果は，数

表 10-9　グラスゴー昏睡尺度(GCS)

E. 開眼
4 自発的に，または普通の呼びかけで開眼
3 強く呼びかけると開眼
2 痛み刺激で開眼
1 痛み刺激でも開眼しない
V. 言語反応
5 見当識が保たれている
4 会話は成立するが当識障害あり
3 発話はあるが会話は成立しない
2 意味のない発声
1 発語はない
M. 運動反応
6 命令に従って四肢を動かす
5 痛み刺激を手で払いのける
4 指への痛み刺激に四肢を引っ込める
3 痛み刺激に対して緩徐な屈曲運動
2 痛み刺激に対して緩徐な伸展運動
1 運動みられず

値で表現され客観的な印象を与えるが，実際は被検者の意識レベル，注意持続，意欲の程度，うつ状態，精神的疲労に大きく左右されるので，病歴，家族や同僚からの情報，外来や入院時の行動観察，画像所見を加味して総合的に判断する．

5 治療

a. 保存的治療

急性期治療として，重症頭部外傷であれば不穏や興奮を鎮静化させ，迅速に気道確保や呼吸管理を行う．頭蓋内圧を下げるために D-マンニトールやグリセオールを投与し，脳保護のためにバルビタール療法や低体温療法を行うことがある．

b. 観血的治療

脳浮腫が高度であれば内減圧術，急性硬膜下血腫，急性硬膜外血腫，外傷性脳内出血で神経症状が進行する場合は血腫除去術を行う．

c. リハビリテーション

後述の **3**「リハビリテーションの実際」を参照．

D 海外および日本の現状

脳障害のリハビリは以前より実施されていたが，1980 年に米国頭部外傷財団が設立され患者家族の QOL の改善，予防や支援の活動を始め，1993 年には国際脳外傷協会が設立された．現在，

表10-10 障害評価尺度(DRS)

A. 開眼	B. 会話能力	C. 運動反応	D. 食事
0 自発的に開眼	0 見当識あり	0 指示に従う	0 完全にできる
1 呼びかけに開眼	1 見当識障害あり	1 刺激を払い除ける	1 部分的に可能
2 痛み刺激に開眼	2 発話あるが会話困難	2 逃避的反応	2 わずかに可能
3 開眼なし	3 理解できない発声	3 屈曲反応	3 できない
	4 反応なし	4 伸展反応	
		5 なし	

E. 排泄	F. 整容	G. 機能レベル(身体, 精神, 感情, 社会機能)	H. 雇用の可能性
0 完全にできる	0 完全にできる	0 完全に自立	0 制限なし
1 部分的に可能	1 部分的に可能	1 限定的環境で自立	1 特定の一般業務
2 わずかに可能	2 わずかに可能	2 少しの介助	2 保護雇用
3 できない	3 できない	3 中等度の介助	3 就労不能
		4 ほとんど介助	
		5 全介助	

TBIを専門とするリハビリ施設は多数ある。なお，筆者の1人が1986年にオーストラリアに在住しており，メルボルン市郊外に120床の外傷性脳損傷リハビリ専用病床を有する施設では専門的TBIリハビリを行っていた[4]．

わが国でも，1995年ころより脳外傷の患者会や交流会が活動を開始し，2000年には全国レベルの日本脳外傷友の会が結成され，情報発信，各種相談や支援，交流，行政との交渉などに取り組んだ．患者家族は社会支援の網の目からこぼれ落ちていたので救済を陳情し，2001年からは厚生労働省による高次脳機能障害支援モデル事業が開始され，2006年からは支援普及事業が始まった．2010年には全都道府県に支援拠点機関が設置され，高次脳機能障害者に対する支援体制が整備され，TBIリハビリが普及する契機となった．

2 診断・評価

A 外傷性脳損傷の障害診断と評価

1 意識障害

意識障害のレベル分類として，わが国では日本式昏睡尺度(JCS)が最も用いられるが，TBIに関してはGCSが世界共通の尺度である(表10-9)．

表10-11 拡大グラスゴー転帰尺度(extended GOS)

自立度
8 回復良好
7 回復良好であるが，軽度の身体的または精神的障害あり
6 中等度の障害があるが，なんらかの調整をして現職に復帰
5 中等度の障害があり，より低い実行レベルで働く
4 重度の障害があり，いくつかの活動は他人の介助を要する
3 重度の障害があり，全介助の状態である
2 植物状態である
1 死亡

2 全般的な障害度

a. 障害評価尺度(DRS)

外傷性脳損傷の全般的な障害評価法であり，昏睡時から地域に戻り生活するまで使用できる(表10-10)[5]．国際的には標準的評価法だが，わが国では十分活用されてはいない．

b. グラスゴー転帰尺度(GOS)

GOSは転帰を大まかに5段階(回復良好，中等度障害，重度障害，植物状態，死亡)に分類する方法であるが，スケールを8段階にした拡大GOS(表10-11)のほうが臨床的には有用である[6]．

表 10-12　CIQ 日本語版質問表

最も適するものに 1 つ○印をしてください.
Q1. あなたの家庭では普通誰が食料品や日常必需品の買い物をしますか.
　1. わたしが 1 人でする
　2. わたしと誰かが一緒に/分担してする
　3. 誰かほかの人がする
Q2. あなたの家庭では普通誰が食事の準備をしますか.
　1. わたしが 1 人でする
　2. わたしと誰かが一緒に/分担してする
　3. 誰かほかの人がする
Q3. あなたの家庭では,普通誰が毎日家事をしますか.
　1. わたしが 1 人でする
　2. わたしと誰かが一緒に/分担してする
　3. 誰かほかの人がする
Q4. あなたの家庭では普通誰が子供の世話をしますか.
　1. わたしが 1 人でする
　2. わたしと誰かが一緒に/分担してする
　3. 誰かほかの人がする
　4. この質問はあてはまらない/家庭に 17 歳以下の子供はいない
Q5. 普通誰が家族や友人との集まりのような社交的なイベントを計画しますか.
　1. わたしが 1 人でする
　2. わたしと誰かが一緒に/分担してする
　3. 誰かほかの人がする
Q6. 普通誰が(銀行に行ったり,家計費を支払ったりすることを含めて)あなたの個人的なお金の管理をしますか.
　1. わたしが 1 人でする
　2. わたしと誰かが一緒に/分担してする
　3. 誰かほかの人がする

普通 1 か月に何回ぐらいあなたが次のような活動をするか教えてください.
Q7. 買い物
　1. まったくしない
　2. 1～4 回
　3. 5 回あるいはそれ以上
Q8. 映画,スポーツ,レストランでの食事などのようなレジャー活動
　1. まったくしない
　2. 1～4 回
　3. 5 回あるいはそれ以上
Q9. 友人や親戚の家への訪問
　1. まったくしない
　2. 1～4 回
　3. 5 回あるいはそれ以上
Q10. レジャー活動をするとき,あなたは普通 1 人でしますかそれとも誰かと一緒にしますか.
　1. ほとんど 1 人
　2. ほとんどけがをした友人と一緒にする
　3. ほとんど家族と一緒にする
　4. ほとんどけがをしていない友人と一緒にする
　5. 家族や友人たちと一緒にする
Q11. 何でも打ち明けられる友人はいますか.
　1. はい
　2. いいえ
Q12. あなたはどのくらいの頻度で外出しますか.
　1. ほとんど毎日
　2. ほとんど毎週
　3. ほとんど外出しない/まったく外出しない(1 週間に 1 回以下)
Q13. 下記の選択肢のなかからあなたの現在の就労状況(過去 1 か月以内)に最も該当する答えを 1 つ選んでください.
　1. フルタイム(1 週間に 20 時間以上)
　2. パートタイム(1 週間に 20 時間かそれ以下)
　3. 働いていないが仕事を探している
　4. 働いておらず仕事も探していない
　5. 定年退職したためあてはまらない
Q14. 下記の選択肢のなかからあなたの現在や学校や訓練プログラムの状況(過去 1 か月以内)に最も該当する答えを 1 つ選んでください.
　1. フルタイム
　2. パートタイム
　3. 学校や訓練プログラムに参加していない
Q15. 過去 1 か月間に,あなたはどのくらいボランティア活動をしましたか.
　1. まったくしていない
　2. 1～4 回
　3. 5 回あるいはそれ以上
以上です.ご協力ありがとうございました.

〔増田公香,多々良紀夫：CIQ 日本語ガイドブック.KM 研究所,2006 より引用〕

3　活動・参加

a. 機能的自立度評価法(FIM)

リハビリ領域では最も広く自立度評価として使用されている.認知に関する 5 項目が含まれているので,TBI 患者にも使用可能である(第 1 部第 9 章参照).

b. functional assessment measure(FAM)

FIM に 12 項目を加え TBI の活動評価として Hall らにより作成された[7].

c. 地域社会統合質問票(CIQ)

患者の家庭,地域社会,職業への適応レベルの評価として Willer らにより作成され,わが国でも社会参加の指標として用いられている[8].質問

表(表10-12)の回答をもとに，家庭統合，社会統合，生産性のサブスケールを算出する[9]．

d. クレイグ社会的不利評価報告手法(CHART)

Whiteneckらにより作成され，社会的不利の6領域を評価する[9]．

B 高次脳機能障害の主な評価

TBIの高次脳機能障害に関して，簡易的評価法および標準的評価法を紹介するが，評価キットが市販されているものの解説は必要最小限とする．

1 知能検査

a. 簡易精神状態検査(MMSE)

知的機能のスクリーニングとして最も用いられている(第1部第9章参照)．一般的には24点以上を正常とするが，TBI患者の対照とするため15～30歳の健常者(N=124)の調査を行ったところ，中央値30，平均値29.4，標準下限(平均値−2標準偏差)27であった．TBI患者の特徴的な得点プロファイルは，「日付」「3物品の記銘後再生」のいずれかで減点されることが多く，「呼称」「復唱」「聴理解」「読み」「文章作成」「図形模写」の誤りはなく，合計点も24以上のことが多い．

b. ウェクスラー成人知能検査(WAIS-Ⅲ，日本文化科学社)

WAIS-Ⅲは標準的な知能検査である．実施時間は1～2時間を要するが，多面的に知的機能を把握することができ，評価値も広範な年齢(16～89歳)で標準化されている(第1部第9章参照)．

TBIでは，全検査IQは60未満から100以上まで広範囲に分布し，IQが正常範囲内(80以上)であっても高次脳機能障害を否定することはできない．一般に言語性IQよりも動作性IQが低下していることが多く，「符号」「記号探し」の課題が苦手であり，その結果として「処理速度」群指数が低下するが，言語理解や知覚統合は比較的保たれる．動作性下位検査と言語性下位検査を交互に実施するので，両検査の後半が低下すれば精神的疲労の関与が推定できる．被検者の意識的あるいは無意識的操作により低値を呈するので，検査中の様子，日常生活の態度や行動，示談や裁判の有無にも注意を払う．

2 記憶検査

a. 三宅式記銘力検査

簡易な言語性記憶検査であり，記憶障害のスクリーニングとして用いる．東大脳研式記銘力検査(医学出版社)が一般的に使用される．あらかじめ「机‐椅子」など表にない言葉で検査手順を説明し，「タバコ‐マッチ」など関係の深い10の対語(有関係対語)をゆっくりと同じ調子で聞かせ，10対読み終えたあとに対語の片方を読み上げ被検者に対となる語を回答させる．10秒待っても回答できないときは忘却として次の語に移る．全問正解すれば終了とし，そうでない場合は第3回目まで繰り返す．次に「少年‐畳」など関係性に乏しい10の対語(無関係対語)も同様に実施する．15～30歳健常者(N=124)では有関係対語は第1回目の中央値9，平均値8.0であり，無関係対語では第2回目の中央値9，平均値7.4である．TBIでは成績が低下する．

b. ウェクスラー記憶検査(WMS-R，日本文化科学社)

標準的な記憶検査であり，「言語性記憶」「視覚性記憶」「一般的記憶」に加え，「注意/集中」「遅延再生」を評価でき，多面的に記憶を把握することができる．適用年齢は16～74歳であり，実施時間は1時間程度である．

TBIでは評価値は広範囲に分布するが，一般にWAISよりも低下していることが多く，特に遅延再生の低下が特徴的である．

c. 日本版リバーミード行動記憶検査(RBMT，千葉テストセンター)

日常生活をシミュレーションした記憶検査である(第5部第2章参照)．

3 注意検査

a. trail making test(TMT)

注意障害のスクリーニングとして頻用される．用いられる図版は複数あるが，Reitanらの原法に準じてアルファベットをかな文字に置きかえたものを示す(第1部第9章参照)．Part Aではランダムに配置された1～25の数字を昇順に，Part Bは1～13の数字と平仮名「あ」から「し」までの文字を交互に昇順に線で結ぶ課題であり，注意

の持続と選択，視覚探索・視覚運動協調性などを反映する．15〜30歳健常者(N＝124)では，Part A 平均値25.5秒，標準上限41.9秒，Bart B 平均値49.9秒，標準上限82.1秒である．

b. 標準注意検査法(CAT, 新興医学出版社)

日本高次脳機能障害学会が開発した，標準となる注意機能検査である(第5部第2章参照)．TBI では，symbol digit modalities test，memory updating test，paced auditory serial addition test のいずれかが低得点となり，continuous performance test では的中率はよいが反応時間が延長する．

4 遂行機能検査

a. 前頭葉機能検査(FAB)

Dubois ら[10]の報告した前頭葉機能に関する検査法であり，簡便でありスクリーニングとしてしばしば用いられる．FAB は，「類似性」「語の流暢性」「運動系列」「葛藤指示」「Go/No-go」「把握行動」の6課題からなり，それぞれ0，1，2，3 に評価し合計は18点である(表10-13)．20〜30歳代健常者では16点以上，中高齢健常者では12点以上である．

b. Wisconsin card sorting test(WCST)

WCST は，概念ないしセットの転換，反応の柔軟性などを調べるカード分類検査で，前頭葉背外側皮質損傷を反映する．わが国では鹿島らの慶應版が開発され広く使用されるようになり，さらに小林らのパソコンを利用した WCST-KFS の開発により操作性が飛躍的に向上した[11]．

WCST-KFS では，ディスプレイ上に被検者のカードが4枚手前に，検者のカードが中央に1枚提示される．検者のカードを見て意図(被検者には開示しないが，色，形，数の分類カテゴリーに基づきカードを集める)を類推し，被検者は4枚のカードから1枚選択する．検者の意図と一致すれば「○」，不一致であれば「×」が表示されるので，これを手がかりに分類カテゴリーを推測してカードを再度選択する．正答が一定数連続すれば被検者に予告なく分類カテゴリーは変更される．6回連続正答の数(達成カテゴリー数：CA)，直前の誤り反応と同じカテゴリーに分類した数(Nelson 型保続数：PEN)，2回以上5回以下の連続正答後に誤反応を生じた数(セット維持困難：DMS)を集計する．1回目施行時に CA が4未満の場合は定められたヒント(「コンピューターはある程度一定の分類カテゴリーを続け，時々変えています」)を与えた後に2回目を施行し，よいほうの結果を採用する．15〜30歳健常者(N＝124)では平均値(標準偏差)は，CA 4.8(1.0)，PEN 2.8(3.1)，DMS 0.7(0.9)であり，達成カテゴリーが4以上あれば標準域内と判定する．

c. 遂行機能障害症候群の行動評価日本語版(BADS, 新興医学出版社)

BADS は，自ら目標を設定し，計画を立て，実際の行動を効果的に行う能力を評価し，遂行機能障害の総合的な評価法として標準的に広く使用されている．検査項目は，「規則変換カード検査」「行為計画検査」「鍵探し検査」「時間判定検査」「動物園地図検査」「修正」の6課題と，遂行機能障害の質問表からなる．6課題は0〜4点に評価し，合計して24点の総プロフィル点を求め，年齢補正をした標準得点も表示する．

3 リハビリテーションの実際

A リハビリテーションの原則

1 急性期病院での取り組み

TBI のリハビリは，早期から包括的な計画を立て実施する．急性期治療は一般に総合病院脳神経外科または集中治療室で実施され，治療には救急医，脳神経外科医，整形外科医，呼吸器科医，泌尿器科医，リハビリ科医などが参加し，さらに理学療法士，作業療法士，言語聴覚士，看護師，臨床心理士，TBI 支援コーディネイター，医療ソーシャルワーカーがリハビリチームとして参加する．リハビリの目的は，早期離床，廃用予防，ADL の向上，運動麻痺や骨折などがあれば麻痺の回復や運動機能改善に取り組むことである．リハビリチーム内では，適切に情報交換を行い包括的で効率的な取り組みを行う必要がある．

まずリハビリ科医が診察を行い，患者の脳損傷の種類(脳挫傷，びまん性軸索損傷など)と GCS の程度，四肢の骨折などの四肢損傷，皮膚や栄養

表10-13 前頭葉機能検査(FAB)

	方法	採点
類似性	概念化 「次の2つは，どのような点が似ていますか？」 ①バナナとオレンジ(完全な間違い：「どこも似ていない」，部分的な間違い：「どちらも皮がある」には，「バナナとオレンジはどちらも……」と助言するが，点数は0点とする． 以下の2項目では助言はしない． ②机と椅子，③チューリップとバラとヒナギク	カテゴリー名の返答(果物，家具，花)のみ正答とみなす． 3：3つとも正答，2：2つ正答，1：1つ正答，0：正答なし
語の流暢性	心の柔軟性 「『か』という字で始まる単語をできるかぎりたくさん言ってください．ただし，人の名前と固有名詞は除きます」 制限時間は60秒．患者が最初の5秒間に反応しなかったら，「たとえば，紙」と言う．患者が10秒間黙っていたら，「『か』で始まる単語ならなんでもいいから」と言って刺激する．	同じ単語の繰り返しや変形(傘，傘の柄)，人の名前，固有名詞は正答としない． 3：10語以上，2：6〜9語，1：3〜5語，0：2語以下
運動系列	運動プログラミング 「私がすることをよく見ておいてください」 検者は患者の前に座り，左手でLuriaの系列「拳—刀—掌(fist — edge — palm)」を3回やって見せる．そして「では，右手で同じことをしてください．最初は私と一緒に，次に1人でやってください」と言う．検者は患者と一緒に3回繰り返し，その後「さあ，1人でやってみてください」と患者に言う．	3：患者1人で，正しい系列を6回連続してできる，2：患者1人で，正しい系列を少なくとも3回連続してできる，1：患者1人ではできないが，検者と一緒に正しい系列を3回連続してできる，0：検者と一緒であっても，正しい系列を3回連続することができない
葛藤指示	干渉刺激に対する敏感さ 「私が1回叩いたら，2回叩いてください」 患者が指示を理解したことを確かめてから，次の系列を試行する：1—1—1． 「私が2回叩いたら，1回叩いてください」患者が指示を理解したことを確かめてから，次の系列を試行する：2—2—2． そして，検者は次の系列を実施する．1—1—2—1—2—2—2—1—1—2	3：間違いなし，2：1, 2回の間違い，1：3回以上の間違い，0：患者が少なくとも4回連続して検者と同じように叩く
Go/No go	抑制コントロール 「私が1回叩いたら，1回叩いてください」 患者が指示を理解したことを確かめてから，次の系列を試行する：1—1—1． 「私が2回叩いたら，叩かないでください」患者が指示を理解したことを確かめてから，次の系列を試行する：2—2—2． そして，検者は次の系列を実施する．1—1—2—1—2—2—2—1—1—2	3：間違いなし，2：1, 2回の間違い，1：3回以上の間違い，0：患者が少なくとも4回連続して検者と同じように叩く
把握行動	環境に対する非影響性 「私の手を握らないでください」 検者は患者の前に座り，患者の両方の手のひらを上に向けて，患者の膝の上に置く．検者は何も言わないか，あるいは患者のほうを見ないで，両手を患者の手の近くに持っていって両方の手のひらに触れる．そして，患者が自発的に検者の手を握るかどうかを見る． もしも，患者が検者の手を握ったら，次のように言ってもう一度繰り返す．「今度は，私の手を握らないでください」	3：患者は検者の手を握らない，2：患者はとまどって，何をすればいいのか尋ねてくる，1：患者はとまどうことなく，検者の手を握る，0：患者は握らなくてもいいと言われたあとでも，検者の手を握る

〔小野 剛：簡単な前頭葉機能テスト．脳の科学 23(6)：487-493, 2001 より一部改変〕

状態，肢位，痙縮，膀胱直腸障害，末梢神経障害，認知行動障害，などを把握する．なお，高次脳機能障害の詳細は容態が安定してから精査する．次に理学療法士がベッド上で上下肢主関節に対する他動的可動域維持訓練，意識があり患者の協力が得られれば上下肢主筋に対する徒手抵抗による筋力維持訓練を行う．意識レベルがJCS 1桁であれば座位訓練，ベッドサイドでの起立訓練，ベッドサイドにて歩行訓練，作業療法士によるADL訓練も実施する．

Mackayらは，急性期外傷センターで計画を明確に定めたリハビリ・プログラムを入院時から集中的にTBI患者に実施し長期成果を報告した[12]．重度TBI患者17名は早期から目的指向性の積極的介入プログラムを行い，21名は積極的介入プログラムを含まない急性期ケアサービスを受けた．積極的介入プログラムには，TBIに関する家族への情報提供，治療への家族の参加，社会的

支援，2週に一度の外傷治療部門とリハビリ部門の情報交換のための回診，家族とのミーティングなどを含んでいた．急性期病院退院後は両群とも同じ慢性期リハビリを受けた．結果は，積極的介入プログラムを行った群は急性期病院の在院期間が短く，急性期病院退院時およびリハビリ施設退院時の認知機能レベルが高く，自宅復帰率も高かった．急性期から積極的な包括的リハビリ介入が重要であることを示している．

2 回復期リハビリテーション病院での取り組み

この時期は高次脳機能障害が主たる治療課題となる．脳卒中に比して改善はより長期間にわたるので，回復期リハビリ病院を退院した後も適宜リハビリ介入を続け，社会参加や職場復帰につなげる取り組みが必要である．

まずリハビリ科医が診察して病歴，画像所見，MMSEなどのスクリーニングを行い，高次脳機能障害の概要を把握し，包括的リハビリプログラムを開始する．リハビリチームは，リハビリ科医，理学療法士，作業療法士，言語聴覚士，看護師，臨床心理士，TBI支援コーディネイター，医療ソーシャルワーカーなどであり，急性期病院のリハビリチームと構成員はほぼ同様であるが，医師はリハビリ科医が中心となり，リハビリ専門職種のなかでも作業療法士，臨床心理士，支援コーディネイター，医療ソーシャルワーカーの役割が大きくなる．記憶障害，注意障害，遂行機能障害，社会的行動障害のリハビリプログラムに関しては次の項目で述べるが，作業療法士や臨床心理士が主に担当する．家族へ高次脳機能障害に関する情報提供，公的障害認定や社会復帰に際し利用できる社会資源，職場復帰のための準備や調整などは，支援コーディネイターや医療ソーシャルワーカーが担当する．

訓練の難易度は60〜70%程度は達成できるレベルとし，できないことに直面し続ける訓練は避ける．高次脳機能障害の認知訓練は，患者の意欲，集中力，忍耐力を要する課題が多いので，課題の難易度は症状の改善に応じて調整する必要があり，達成感が得られるようにすることが大切である．また，社会復帰後に必要となる歩行耐久性や動作時のバランス訓練，卓球やシャッフルボードなどのレクリエーションの要素があり，社会的交流を促す種目も必要である．

B 注意障害のリハビリテーション

注意は覚醒状態において意識を特定の刺激に集中して持続させ，あるいは適切にほかの刺激に移動や配分させる過程である．高次脳機能のなかでも根幹となる機能であり，記憶や遂行機能もある程度注意機能が保たれていることが前提となる．

Solberg(1986)に従い，注意機能を下記に分類する．

①焦点性注意 focused attention
　視覚，聴覚，触覚刺激に注意を向ける能力であり，注意機能の基礎となる．

②特続性注意 sustained attention
　持続するまたは反復する活動の間，一定の行動反応を維持する能力のことである．比較的単純な検査課題（たとえば長文の中から「あ」の文字を抹消する課題）を長時間実施すると，持続性注意障害があれば反応性が低下し誤りが出現する．

③選択性注意 selective attention
　注意をそらす，あるいは競合する複数の刺激の状況で認知機能を維持する能力のことである．Stroop課題（文字の意味する色と異なる色で印字された「赤」「青」「黄」「緑」の文字の色を答える）は選択性注意の課題である．

④変換性注意 alternating attention
　異なる刺激に対して注意を交互に変換させ柔軟性を維持する能力のことである．変換性注意障害があれば，接客中に携帯電話がかかり応答しようとすると頭が混乱する．

⑤分割性注意 divided attention
　いくつかの刺激に同時に対処する能力のことである．分割性注意障害があれば（健常者もしてはならないが），携帯電話で話しながら自動車を運転すると事故をおこしやすい．

注意障害のリハビリは以下のとおりである．

a. 覚醒および注意のレベルを高める

作業や課題に取り組む際は，正面を向いて，意識を高め注意を集中して取り組み，手順を言語化するなどして注意を維持する．夜は十分な睡眠をとり，作業や課題の実施には適度な休憩を入れ，

精神疲労を避け，注意集中を維持できるようにする．

b. 全般的刺激法

パズル，ゲーム，ドリル，学習帳，計算，文書作成などの課題を行う．これらの課題自体は注意障害に特異的な訓練ではないが，課題遂行により注意機能が活性化されることを期待する．

c. プロセス特異法

代表的な方法に Attention Process Training (APT) がある[13]．それぞれの注意機能に対して専用の訓練課題を考案し，繰り返し実施し注意障害が改善すると報告されている．

C 記憶障害のリハビリテーション

記憶は情報を記銘，保持，再生，再認する心的過程のことである．TBI では，注意障害とともに重要で頻度の高い障害である．

記憶は Squire によれば，意識的に想起が可能で内容を言い表すことができる宣言的記憶と，意識的に想起できず内容を言い表すことができない非宣言的記憶に分けられる．宣言的記憶には意味記憶とエピソード記憶があり，非宣言的記憶には手続き記憶，プライミング，古典的条件付け，そのほかがある．通常の記憶検査で評価しているのはエピソード記憶であり，事柄や出来事の記憶である．手続き記憶は運動や認知に関する技能の記憶であり，TBI では保たれることが多い．記憶障害のある TBI 患者も支障なく作業ができるのは，手続き記憶が保たれているからである．

記憶障害のリハビリは以下のとおりである．

a. 全般的活性化

静かな集中できる環境で真剣に取り組む．夜は十分な睡眠をとり，作業や課題(パズル，迷路，計算など)の間に適度な休憩を入れ，精神疲労を避け注意集中を維持できるようにする．

b. 内的補助手段の活用

記憶訓練方法として以下の報告がある．

①反復訓練法

何度も繰り返す．

②視覚イメージ法

名前を顔の視覚イメージと関連づけて覚える．

③PQRST 法(Preview：予習，Question：質問，Read：精読，State：記述，Test：試験)

ざっと読み，内容に関して自問し，再度，精読して質問に答え，記憶内容のテストをする．

④手がかり消去法

あらかじめ正しい反応を得るために必要な情報を提供し，学習の過程で徐々に情報を少なくする．

⑤間隔伸張法

記憶できれば再認の時間を徐々に延長する．

⑥誤りのない学習

記憶障害者は誤り自体が記憶に残り，修正した経験は記憶に残らないので，間違えない経験を繰り返し学習する．

記憶の全領域にわたりこれらの方法で記憶訓練を行うのは，患者の負担が大きく全領域への効果は不確実であるので，実生活で必要となるポイントを選んで訓練を設定することが重要である．たとえば，復学を目指している大学生で知能が正常範囲内であれば，講義受講と試験を想定して PQRST 法を試み，担当セラピストの名前が覚えられないのであれば視覚イメージ法または手がかり消去法を用いる．

c. 外的補助手段の活用

外的補助手段は，失われた記憶を代償手段を用いて補う方法である．約束やスケジュールのメモ作成，手帳，電子手帳，パソコンによるスケジュール管理，携帯電話を用いたスケジュール管理，などがある．記憶すべき重要な事柄をメモにする方法は実際的には有用であるが，どんな事項をメモするのか，作成したメモをどこに置くか，どのような場面でメモを活用するか，などの訓練を繰り返してメモの活用を手続き記憶として身につける必要がある．

電子手帳やパソコンによるスケジュール管理は，全検査 IQ(FIQ) が高く受傷前に操作に習熟しているなどの前提があれば習得できるが，実際に活用できた事例は少ない．

一方，FIQ が 60 台であっても携帯電話のスケジュール管理機能の利用は可能であり，多くの TBI 患者が使いこなしている．職場復帰した TBI 患者は業務手順書を作成し，記憶すべき事項をわかりやすく図示して業務中に必要に応じて業務手順書で再確認するように訓練すると，業務

中の記憶ミスを防ぐことができ，精神的疲労も減らすことができる．

D 遂行機能障害のリハビリテーション

遂行機能とは，目的をもって計画し効果的に実行する能力のことである．リハビリ医療の現場で観察される症状は以下のとおりである．
①行動の開始困難・発動性低下
　目的をもって意図し計画することが困難であり，指示や促しがなければ行動を開始できない．
②行動や認知の転換障害
　いったん開始すると行動や認知を臨機応変に変更できない．
③行動の持続困難・中止困難
　活動を途中で中断してしまう，あるいは途中で中止できない．
④衝動性・脱抑制
　成り行きまかせの行動をとる．
⑤誤りの修正困難
　効率的に行動を行う能力が損なわれ，修正や調整が困難になる．

具体的なリハビリプログラムは以下のとおりである．

a. 原則的対応
遂行機能障害の情報をリハビリスタッフ間で共有し，訓練を始める前に目標や計画を伝え，必要に応じて訓練の順番や手順を教示し，慣れた簡単な動作を主体にして訓練を進める[14]．実行中は指示や促しはするが，急かせたり課題の変更や追加をしたりはしない．課題が問題なく遂行できれば，次の段階でより複雑な課題へと進める．

b. 直接的訓練
書類や雑誌の整理，パーティの準備など日常的に遭遇する課題を与え，計画立案，実行，修正・調整を行う．机上の課題ではなく，日常的に遭遇する出来事を課題にする．課題実施中は認知過程を円滑にするため言語化しながら，順番を組み立て，必要があれば順番を示すラベルを貼る．問題となる段階の動作は何度も反復練習する．

そのほかに，4コマ漫画を順番に並べ，話を組み立て，状況を類推して説明する訓練を行う．

c. 環境整備
身体社会環境を整備して構造化し，目的とした行動を導く．ある作業工程を実施する場合，目的とする作業関連の物のみ机に置く，道具は作業の順番に並べる，手順書を作成しておく，使用する道具に番号をつける，などとなる．

E 社会的行動障害のリハビリテーション

社会的行動障害は，TBIにより生じる精神心理的障害やこれらに起因する行動障害のことであり，医学的に明確に定義されたものではない．社会的行動障害には，①意欲・発動性の低下，②情動コントロールの障害，③対人関係の障害，④依存的行動，⑤固執や保続，などが含まれる．

社会的行動障害の対策は以下のとおりである．

a. 薬物療法
社会的行動障害で問題を生じる場合は，薬物療法の可能性を検討する．脱抑制・興奮にはチアプリド塩酸塩（グラマリール®），ハロペリドール（セレネース®），感情コントロールの障害にはバルプロ酸ナトリウム（デパケン®），カルバマゼピン（テグレトール®），発動性低下にはニセルゴリン（サアミオン®），塩酸セルトラリン（ジェイゾロフト®），うつ状態には塩酸セルトラリン（ジェイゾロフト®），パロキセチン塩酸塩水和物（パキシル®）を用いる．

b. 個別的対応
意欲や発動性の低下に関しては，行動計画を作成してこれを手がかりに活動を開始するように指導する．感情コントロールが苦手で脱抑制を生じる場合，患者に精神的ストレスとなる状況を減らす，話は最後まで聞いてあげる，いらいらしたら一呼吸を入れる方法を教える，脱抑制を生じたらスタッフはひとまず患者から遠ざかる，などの対処をする．

c. 集団的対応
臨床心理士や作業療法士が中心となり社会技能の集団訓練を行い，円滑な対人関係のつくり方，感情コントロールの方法，他人への謝り方，などを学習する．

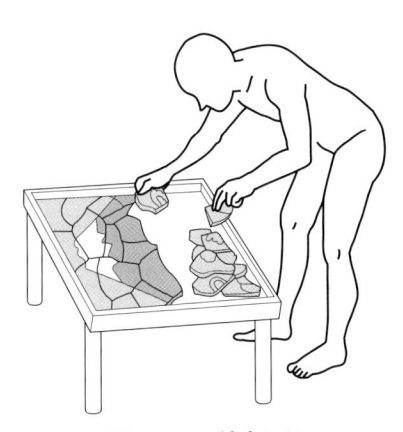

図10-26　絵合わせ
細かく割った色タイルまたはほかの材料の小片を，あらかじめ木板上または金属板上に書き込んだ絵にあわせてボンドで貼り付けていく．

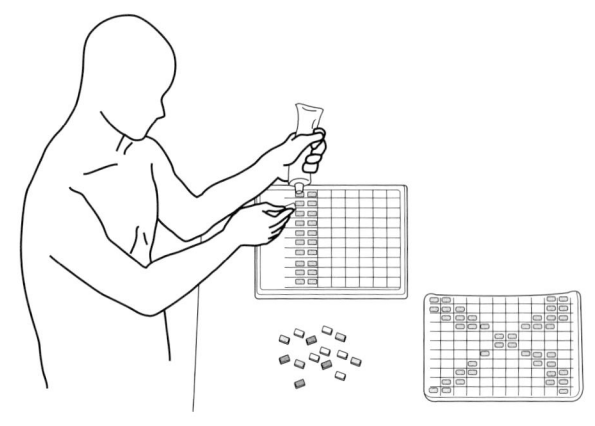

図10-27　モザイク(山口)

F　そのほかの治療手段

　迷路問題，日記の作成，パソコンを用いた新聞記事の要約，スケジュール管理，計算課題，絵合わせ(ジグソーパズル，図10-26)，モザイク(図10-27)，シャッフルボード(図10-28)なども適宜実施する．

4　職場への復帰

　職業リハビリ分野には職業カウンセラーがいるが，わが国では職業カウンセラーの人数が不足しているため，すべての中途障害者の職場復帰には対応できない．そのために早期から自宅復帰までTBIの治療にかかわっているリハビリ関係者の役割が重要である[15]．TBI患者の職場復帰に向けた医療リハビリの取り組みとして，高次脳機能障害を総合的に評価しリハビリ訓練および指導・助言を行い，原職復帰の場合，事業所の産業医，産業保健師，職場の上司に患者が「できること／できないこと」「配慮すべきこと」を適切に伝え，原職復帰が困難な場合は職業リハビリと連携することが大切である．

　筆者の1人が勤務していた労災病院では，労働基準監督署からの依頼を受けて，労働基準行政の一環として労働者災害補償保険法に基づくTBI患者の等級認定業務を行っていた．この臨床業務の経験に基づき，職場復帰に重要と思われる評価項目や関連因子のなかから，受傷年齢，動物名想起，単語の即時想起，数字の順唱，職業，公共交通機関の利用能力を選択し，目的変数を復職の有無とし，多重ロジスティック回帰分析を行った結果，受傷年齢，動物名想起，職業，公共交通機関の利用能力が重要な項目として示された(表10-14)[16]．またTBI者の職場復帰に関して，WAIS，WMS，FAB，RBMTの評価値は，いずれも一般就労＞福祉的就労＞非就労の関係を示し，なかでも動作性IQ(PIQ)，FIQ，言語性記憶，視覚性記憶，一般的記憶，遅延再生，RBMTでは一般就労と非就労の間に有意差を認めた[17]．

　職業関連能力の判定は，リハビリ医学の観点からTBI患者を診察して機能障害，活動制限，参加制約における問題点を以下のとおりまとめることである．①運動麻痺，失調，筋力低下，関節可動域(ROM)制限はない，もしあったとしても具体的な職業動作に支障を及ぼすほどではないこと．②歩行あるいは車椅子を使用し，基本的なADLが自立しており，職場でも自立した活動ができること．③職場の上司や同僚と円滑な人間関係を保つことができ，安全規則を遵守することができること．④高次脳機能障害はないか，もしあったとしても職務遂行が可能であること．

　たとえば記憶障害があっても，業務手順書やボードなどを活用して代償できればよい．手続き

1. コート

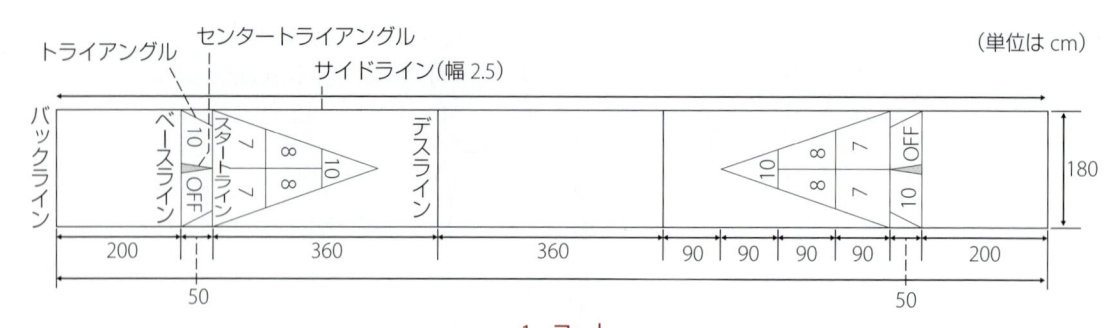

コートの大きさは患者の種類（成人か小児か，疾患，障害など）や施設のスペースによって適宜加減すればよい．

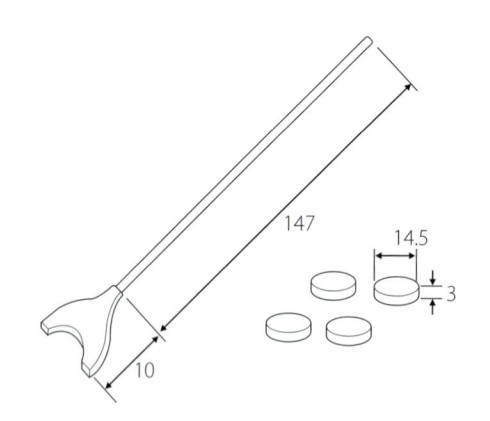

2. キューとディスク

キューは赤，青のおのおの2本である．ディスクは赤，青のおのおの4個で，重さは300～400 g，材質は木またはプラスチックである．

図 10-28　シャッフルボードの用具(和才)

表 10-14　TBI 患者の職場復帰の因子

因子	個別項目	オッズ比（95%信頼区間）
受傷年齢		0.95（0.92～1.00）
動物名想起		1.17（1.03～111.67）
職業	ホワイトカラー vs. ブルーカラー	17.03（2.60～111.67）
公共交通機関の利用能力	1人で可能 vs. 不能	21.60（3.40～138.00）
	監視が必要 vs. 不能	1.78（0.15～21.90）

記憶が悪い場合は職場復帰は困難である．注意障害があっても，作業手順の単純化や休憩を入れて神経的疲労を防止できればよい．遂行機能障害があっても，慣れた作業を慣れた手順で遂行することができればよい．社会的行動障害があっても，感情調整薬や抗うつ薬使用のもとで円滑な社会的交流ができればよい．しかし脱抑制が問題となる場合は，職場復帰は困難である．

リハビリ医療の現場で実施可能な職業前評価法としては，障害者用就職レディネス・チェックリストと厚生労働省編一般職業適性検査GATBがあり，いずれも一般社団法人雇用問題研究会から入手できる．

実際に職場復帰を進めるには，前述した①～④を満たし本人に明確な職場復帰への意思があれば，本人が職場人事担当者と相談し，次に産業医の診察や担当者との面談を経て最終的に職場復帰が決定される．医師は会社からの依頼により診断書を作成し，産業医や人事担当者に「できること/できないこと」「配慮すべきこと」を具体的に

説明する．原職復帰が困難で新たに仕事を探す場合は，各都道府県に地域障害者職業センターがあるので直接相談に行くことをすすめる．公共職業安定所にも障害者に対する窓口があり，TBI者に必要な情報を得ることができる．

■ 引用文献

1) Centers for Disease Control and Prevention : Traumatic brain injury in the United States : Emergency department visits, hospitalizations and deaths 2002-2006. Available at http://www.cdc.gov/traumaticbraininjury/pdf/blue_book.pdf. Accessed August 4, 2013
2) 蜂須賀研二，加藤徳明，他：日本の高次脳機能障害者の発症数．高次脳機能研究 31(2) : 143-150, 2011
3) 中島八十一：外傷性脳損傷のリハビリテーション．日本リハビリテーション医学会(監修)：リハビリテーション医学白書2013年版．医歯薬出版，pp171-178, 2013
4) Ponsford JL, Olver JH, et al : A profile of outcome : 2 years after traumatic brain injury. Brain Inj 9(1) : 1-10, 1995
5) Rappaport M, Hall KM, et al : Disability rating scale for severe head trauma : coma to community. Arch Phys Med Rehabil 63(13) : 118-123, 1982
6) Wilson JT, Pettigrew LE, et al : Structured interviews for the Glasgow Outcome Scale and the extended Glasgow Outcome Scale : guidelines for their use. J Neurotrauma 15(8) : 573-585, 1998
7) 藤原俊之，園田　茂，他：FAM(Functional Assessment Measure)による外傷性脳損傷者のADLの検討— Short Behavior Scale, Mini-Mental State Examination, Disability Rating Scaleとの関係及び脳血管障害患者とのADL構造の比較．リハ医学 38(4) : 253-258, 2001
8) 佐伯　覚，岡崎哲也，他：外傷性脳損傷者の社会参加状況および活動における性差．日職災医会誌 54(6) : 252-256, 2006
9) 増田公香，多々良紀夫：CIQ日本語ガイドブック．KM研究所，2006
10) Dubois B, Slachevsky A, et al : The FAB : a Frontal Assessment Battery at bedside. Neurology 55(11) : 1621-1626, 2000
11) 小林祥泰：パソコンを利用した検査法．神経心理学 18(3) : 188-193, 2002
12) Mackay LE, Bernstein BA, et al : Early intervention in severe head injury : long-term benefits of a formalized program. Arch Phys Med Rehabil 73(7) : 635-41, 1992
13) 注意障害のリハビリテーション．鹿島晴雄，加藤元一郎，他：認知リハビリテーション．医学書院，pp102-114, 1999
14) 蜂須賀研二：高次脳機能障害者への理学療法介入戦略—臨床におけるcheck pointと介入のコツ．理学療法学 35(8) : 404-407, 2008
15) 田中宏太佳，蜂須賀研二，他：中途障害者の職業復帰能力をいかに評価し職業復帰援助を行うか．臨床リハ 5(9) : 832-836, 1996
16) 田中宏太佳，蜂須賀研二，他：外傷性脳損傷の評価—職業復帰の観点から．臨床リハ 10(11) : 995-999, 2001
17) 蜂須賀研二：高次脳機能障害のリハビリテーションと職場復帰．認知神経科学 13(3) : 203-208, 2012

第 3 章
脊髄損傷

1 頸髄損傷

1 基礎的知識

　脊髄は，脊椎に囲まれた脊柱管の中にあり，第1頸椎よりはじまり第2腰椎の高さで，脊髄から馬尾神経へ移行している．脊椎は，7個の頸椎，12個の胸椎，5個の腰椎よりなっているが，脊髄は髄節に分かれており，8個の頸髄，12個の胸髄，5個の腰髄，さらに尾側にある5個の仙髄，1個の尾髄からなっている．それぞれの髄節からは，左右の前方(腹側)と後方(背側)より神経根(前根と後根)が出ており，その後，神経根は末梢神経へと移行している．前根は，主に遠心性神経である運動神経より形成されており，後根は主に求心性神経である感覚神経より形成されている．さらに，胸髄と高位腰髄の前根には，交感神経節前線維も含まれており，第2〜4仙髄の前根には，副交感神経節前線維が含まれている．

　運動神経と感覚神経は，髄節により支配筋と支配感覚領域が分かれている．自律神経(交感神経および副交感神経)においても，髄節により支配器官が分かれている．このため脊髄損傷では，損傷部より尾側の髄節が支配している部位の麻痺，感覚障害，自律神経障害が出現する．

　脊髄損傷の発生頻度は人口100万人あたり年間40.2人と推計され，全体の75%が頸髄損傷者で，受傷時の年齢は20歳と59歳にピークをもつ二峰性の分布を示した[1]．その後の調査で頸髄損傷の増加[2]，高齢化と重度化が進行した[3]．

2 診断・評価

a. 全身理学的所見と神経学的所見(機能障害の評価)

　頸髄損傷は，中高齢者の受傷が多く，頭部外傷を合併することもあるので，皮膚，膀胱直腸，呼吸器，循環器の合併症ばかりではなく，認知機能にも配慮すべきである．また，頸髄損傷の死因の第1位は呼吸器疾患であり[4]，誤嚥性肺炎には特に注意が必要である．

　損傷高位と麻痺の程度は，米国脊髄損傷学会機能障害尺度(ASIA impairment scale)[5]に基づいて診察する．その内容は，運動スコアmotor score，知覚スコアsensory score，神経損傷高位neurological level，完全麻痺あるいは不全麻痺complete or incomplete，ASIA機能障害尺度ASIA impairment scale，部分的神経機能残存領域zone of partial preservation，臨床症状分類clinical syndromesよりなっている(第1部第9章参照)．運動スコアは，上肢，下肢の各脊髄髄節に1筋，計10筋をkey musclesとして左右を徒手筋力テスト(0〜5)で評価し，総合得点で評価する．知覚スコアは，第2頸髄節(C2)から第4〜5仙髄節(S4〜5)までの28の皮膚髄節(key sensory points)に分け，左右の触覚と痛覚を正常が2，低下が1，脱失が0の3段階に分け評価し，総合点で評価する．神経損傷高位は，機能が残存している最下位の髄節高位で示す．筋力が3であっても，そのすぐ頭位の筋力が4か5であれば残存髄節筋とする．完全麻痺あるいは不全麻痺は，脊髄の最尾側にある第4〜5仙髄の運動と知覚が完全に消失しているものを完全麻痺とし，それ以外を不全麻痺とする．

　ASIAは，Frankel分類を改変して作成されたものであり，運動機能と知覚機能の障害程度によってA〜Eの5段階に分類されている．部分的神経機能残存領域は，損傷高位から尾側に部分的に残存している運動機能と知覚機能の領域である．臨床症状分類は，中心損傷central cord，半

表 10-15　Zancolli 上肢機能分類

髄節	主要筋群	分類
5	上腕二頭筋，腕橈骨筋	A　腕橈骨筋なし B　腕橈骨筋あり
6	長・短橈側手根伸筋	A　弱い手背屈力 B　強い手背屈力 　1　円回内筋なし，橈側手根屈筋なし 　2　円回内筋あり，橈側手根屈筋なし 　3　円回内筋あり，橈側手根屈筋および上腕三頭筋あり
7	総指伸筋，小指伸筋，尺側手根伸筋	A　尺側指の完全伸展あり，橈側指および母指伸展なし B　すべての指の完全伸展あり，母指伸展は弱い
8	深指屈筋，示指伸筋，長母指伸筋，尺側手根屈筋	A　尺側指の完全屈曲あり，橈側指および母指の屈曲は麻痺，母指伸展は完全 B　すべての指の完全屈曲，母指の弱い屈曲，母指球筋の弱い収縮，手骨間筋の麻痺，浅指屈筋収縮あり，またはなし

〔Zancolli E：Surgery for the quadriplegic hand with active, strong wrist extension preserved. A study of 97 cases. Clin Orthop (112)：101-113, 1975 より引用〕

側損傷 Brown-Séquard，前方損傷 anterior cord，脊髄円錐損傷 conus medullaris，馬尾損傷 cauda equina より選択する．しかし，頸髄損傷の手指機能は ASIA による評価だけでは不十分なので，Zancolli 上肢機能分類も用いる（**表 10-15**）[6]．もともとは，頸髄損傷四肢麻痺の上肢機能再建術の適応と術式決定の目的に考案されたもので，C6 を中心に詳細な機能分類がなされている．ただし，上腕三頭筋が有効な場合 C6B3 に分類されるなど，ASIA の key muscle との整合性がない部分に注意が必要である．

そのほかに，筋緊張の評価として修正 Ashworth 尺度（MAS）も用いる．端坐位バランスの評価は，ISMG（International Stoke Mandeville Games）の分類（鷹野改）を用いることが多い（**表 10-16**）．対麻痺者で行う modified Functional Reach Test（mFRT）にて動的な座位バランスを評価できる患者は稀である．

b. ADL（活動制限の評価）

ADL の評価として，機能的自立度評価法（FIM）や Barthel 指数（BI）が用いられる．わが国においては中高齢の頸髄損傷者が多いので，認知項目を含む FIM での評価は欠かせない．

c. 社会生活の参加制約の評価

脊髄損傷者が社会復帰するためには，住宅や福祉機器に関することだけではなく，マンパワーの問題，経済的な状況，利用可能な社会資源などの情報をできるかぎり早期に収集する．また，生産年齢にある頸髄損傷者では職業復帰の可能性を必ず評価する．

参加制約の評価としては，CHART が代表的である[7]．

表 10-16　ISMG の分類（鷹野改）

- Normal：正常．正しい姿勢や座位にて，あらゆる方向からの強い pushing に対して正常の立ち直り反射があり，座位を保持できる．
- Good：優．ある程度の pushing に対して立ち直りがあり，座位を保持できる．
- Fair：良．両手前方挙上ができ，座位保持が可能であるが，pushing に対して不安定．
- Poor：可．座位はとれるが両手前方挙上ができず，pushing に抵抗できない．
- Trace：不可．ごく短時間座位をとれるが，安定した座位を維持できない．
- Zero：ゼロ．まったく座位をとれない．

3　治療プログラム

評価に基づいたゴールの設定，設定されたゴールに向けてのリハビリ訓練，合併症の管理（予防と治療），日常生活や職業にかかわる環境の整備が主な内容である．

a. ゴールの設定

神経学的所見から予想される獲得可能な ADL に，年齢や体型，体力，合併症の存在，社会的背景，本人や家族の考えを加味して，短期ゴール（ADL のゴール）と長期ゴール（社会生活に関するゴール）を設定する．

不全麻痺の予後予測は非常に難しい．多数存在する「麻痺の改善」に関する情報は参考になるが，実際には完全麻痺以上に頻回に運動機能やADLなどを評価し，設定したゴールの微調整をしながら進めていくことになる．

ゴールの設定は，医療従事者だけでなく本人や家族とともに行い，その情報を共有する必要がある．その際に避けて通ることができないのが，医療従事者からの障害の告知と，脊髄損傷者やその家族の障害の受容である．障害の告知については，麻痺の回復が見込まれないことを告げるのが目的ではなく，リハビリ医療を受けることで何ができるようになるのか，そのためには具体的に何をすべきかを提示し，脊髄損傷者や家族の混乱した状況を整理するのが目的であることを認識しておきたい．

b. リハビリテーション訓練

リハビリ訓練は，通常，理学療法と作業療法を行い，嚥下障害などを合併する症例には言語聴覚療法も行う．急性期医療においては，損傷された脊椎の安定性に応じて，呼吸器感染や深部静脈血栓症，廃用の予防のための訓練〔肺理学療法，関節可動域（ROM）訓練，筋力強化訓練，離床へのアプローチなど〕を行う．

車椅子上の座位が可能になれば，体力が許す限りベッドで横になることは避けるようにする．リハビリ室で過ごす時間は非常に限られているので，病棟などでの生活場面もすべてリハビリの一環として捉えておく．

c. 合併症の管理

目標としたADLの獲得に多大な影響を与えるのが，合併症の管理である．急性期の合併症の管理の良否が，脊髄損傷者の運命を決めていた．特に重度の褥瘡は治癒するまでの期間は言うまでもなく，いったん治癒したあとも容易に再発を繰り返し，長きにわたってリハビリ医療の進行を妨げる．呼吸器系のトラブルとともに，リハビリ治療で防ぎうるものである．

d. 生活環境の整備，職業的アプローチ

ADLの将来像がある程度みえてきた時点で，生活環境の整備を本格的に行う．職業復帰については，受傷前に仕事に就いていた場合は，まずは配置転換も含めた原職復帰を目指し，それが不可能ならば他職種への変更や職業リハビリへの移行などを検討する．

4 リハビリテーションの実際

頸髄損傷では，Zancolli上肢機能分類を用いて獲得可能なADLを予測する．体幹の柔軟性やROM，耐久性，麻痺域の上肢の形態などによって，対麻痺よりもバリエーションが多いのが特徴である．

表10-17に残存機能別の獲得可能なADL[8,9]を提示する．

a. 基本動作

基本動作には，寝返り，起き上がり，座位，プッシュアップ，座位移動がある[9]．四肢麻痺者がその動作を獲得できるように工夫した手法を実際の訓練として行っていく．

（1）寝返り

マット上では両上肢の反動を利用する．まず，両上肢を肘伸展位として寝返る側と反対側に倒し，寝返り動作の準備をする（図10-29 1a）．両上肢を寝返る側に振って，続いて寝返りをする側の肩甲骨を浮かすように反対方向に振り，最後に体幹と上肢が一体化するようにして勢いよく寝返る側に振る．体幹に続いて骨盤が寝返り方向に回旋し始めたら，反対側の上肢を伸展位のまま寝返り側の上方に投げ出す（図10-29 1b）．頸髄損傷者の寝返りは，健常者の骨盤帯からの寝返りとは異なり，より多くの脊柱回旋角度が必要である[10]．頸部は全経過を通じて上肢に連動するように回旋し，動作終了直前に屈曲し側臥位となる．

肘関節の伸展筋が有効に働かない場合は，肩外旋位，両肘伸展位で肘をロックし，上肢を振る際に肘関節が折れない肩関節屈曲40〜50°で行う．また，寝返りをする前に下肢をクロスさせておくことで骨盤の回旋を補助することができる．

ベッド上ではベッド柵を利用する．寝返る方向と反対側に身体を移動させて，寝返りのスペースを確保する．寝返る側のベッド柵に同側の手関節をひっかけ固定する（図10-29 2a）．寝返る側の肘関節の屈曲，頸部屈曲を力源に反対側の肩甲骨をベッドより浮かす．同時に反対側の上肢を寝返る側に振り，ベッド柵に手関節をひっかけ固定することで動作の補助とする（図10-29 2b）．

表 10-17-1　残存機能別の獲得可能な ADL―レベルごとの諸動作の可能性

レベル	電動車椅子	車椅子駆動	寝返り	起き上がり	トランスファー ベッド	トイレ	自動車	側方	床車椅子	車椅子積み込み
C4	B	E	E	E	E	E	E	E	E	E
C5A	B	B	E	E	E	E	E	E	E	E
C5B	A	B	C	D	D	D	E	E	E	E
C6A	A	A	B	B	C	D	D	E	E	E
C6B1	A	A	A	A	B	C	C	D	E	C
C6B2	A	A	A	A	A	B	B	C	D	B
C6B3	A	A	A	A	A	B	B	B	C	B
C7A	A	A	A	A	A	A	A	A	C	B
C7B	A	A	A	A	A	A	A	A	C	A
C8A	A	A	A	A	A	A	A	A	B	A
C8B	A	A	A	A	A	A	A	A	B	A

E：まず不可能であろう，D：かなり困難，C：可能性あり，トライすべき，B：可能性が高い，A：ほぼ間違いなく可能．
なお上記の項目は補助具の使用を含んだ内容である．
例：寝返り，起き上がり→ベッド柵，ストラップ，ループなど．ベッドトランスファー（縦移り）→クッションロール，滑り布など．自動車トランスファー→トランスファーボード，クッションなど．トイレトランスファー→平面トイレ．電動車椅子→顎操作型
〔理学療法開始時の注意と評価．津山直一（監修），二瓶隆一，他（編）：頸髄損傷のリハビリテーション．国立身体障害者リハビリテーションセンター・マニュアル．協同医書出版社，pp132-133，1998 より一部改変〕

(2) 起き上がり

側臥位から行う方法と，仰臥位から正面方向に起き上がる方法がある．

寝返りが可能な患者は，側臥位からの訓練を行う．前述のマット上での寝返り後，寝返りをした側の肩関節を 90°以上屈曲させる（図 10-30 1）．最初に頭部を屈曲させ肘関節を支点として肩関節を伸展・内転しながら，身体を起こしていく（図 10-30 2）．その後，寝返り側の肘を伸展させ，反対側の上肢も床につき両上肢で体重を支え（図 10-30 3），下肢側に上体を移動させ長座位となる（図 10-30 4）．肘関節の伸展が十分でない場合は，頭部と両肘を床につけて身体を支え，徐々に下肢側へ移動させていく．そして，寝返りをした側と反対側の膝窩部に同側の手関節をひっかけ固定し，肘関節を屈曲しながら頭部を正中位までもってくる（図 10-30 5～7）．

仰臥位から正面方向に起き上がる方法は，前腕回内位にて手背部を殿部に挿入する（図 10-30 8）．両肘関節を屈曲すると同時に，肘を支点として，頭頸部を屈曲させ肩甲骨をベッド上より起こす（図 10-30 9）．両肘で体を支え，左右交互にその重心の移動を行いながら両肩関節を伸展させ，肘関節を後方に引き上体を安定させる（図 10-30 10）．その後，一側上肢に体重を乗せ，反対側の肘関節を伸展し，それを左右行い長座位となる（図 10-30 11, 12）．

ベッド柵を利用した起き上がりは訓練として行うこともあるが，ほとんどのベッドにギャッチアップの機能がある今では，実際に用いることは比較的少ない．

(3) 座位

車椅子で生活する脊髄損傷にとって，あらゆる動作の基本となる姿勢である．座位保持の訓練は，バランスの向上だけでなく，起立性低血圧に対する訓練としても有効である．

まずは長座位から開始して，その後，端坐位にすすめる．長座位のほうが支持基底面が広くバランスを取りやすく，起立性低血圧も生じにくいためである．

● 長座位

最初は，後方から監視・介助し長座位をとる．バランスを保つために，体幹を軽度前傾し，両上肢は股関節より前方に置く．肘関節伸展が弱い場合は，前腕は回外位，手関節は背屈位にすると支持しやすい．その状態から前方や後方に手部を移動させ，座位バランスの向上をはかる．

表 10-17-2　残存機能別の獲得可能な ADL

	C4	C5	C6	C7	C8
コミュニケーション					
ナースコール	呼気スイッチ	ビッグボタン	ボタン	ボタン	ボタン
携帯電話	ハンズフリー	ハンズフリー	ホルダ		
書字	マウススティック	手固定装具	ホルダ	太い柄，なし	
パソコン	マウススティック	手固定装具	ホルダ	太い柄，なし	
ベッド上					
寝返り			ベッド柵を利用	ベッド柵を利用	
起き上がり				ベッド柵，ループを利用して	
トランスファー					
ベッド-車椅子		縦乗り	縦乗りか横乗り	横乗り	横乗り
移動					
		顎操作型電動車椅子	ハンドコントロール電動車椅子	標準型車椅子	標準型車椅子	標準型車椅子
食事					
摂食	食事用ロボット	手関節固定装具，ハンドカフ使用	カフ，太い柄のスプーン	太い柄のスプーン	箸型自助具，スプーン
飲料物		ホルダ付容器	ホルダ付容器		
整容					
歯磨き		手関節固定装具，カフ使用	カフ付歯ブラシ	太い柄のもの	
髭剃り		手関節固定装具，カフ使用	カフ付髭剃り	両手動作	
整髪		手関節固定装具，カフ使用	カフ付ブラシ	太い柄の整髪用具	
爪切り			自助具	自助具	
更衣					
上衣			Tシャツ着脱が可能なことも	改良衣服	
下衣				改良ズボン	
靴・靴下				改良靴・靴下	
排泄					
排尿（男）				自己導尿	
排尿（女）					自己導尿
坐薬挿入				坐薬挿入器	坐薬挿入器
便座移動					
後始末					
入浴					
洗い場へのトランスファー					
洗体・洗髪				ループ付タオル，ミトンタイプ	ループ付タオル，ミトンタイプ
浴槽出入り					
自動車運転					
自動車へのトランスファー				トランスファーボード	
車椅子の積みこみ				補助装置	

各レベルでの自立度を網分けした．□条件が整えば自立可能，■ほぼ自立可能
枠内には自立のために必要な自助具，動作方法を示した．

〔Ida Bromley : Tetraplegia and paraplegia : a guide for physiotherapists. 6th ed, p397, Churchill Livingstone, 2006 より改変〕

1　頸髄損傷　725

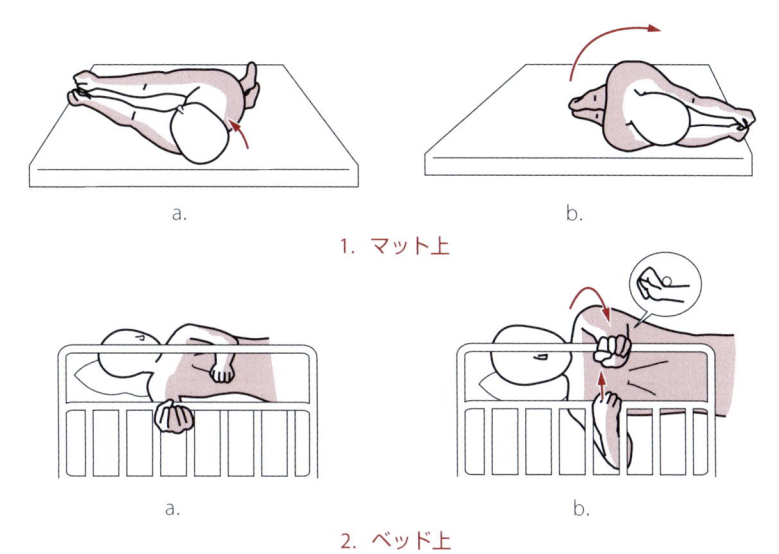

a.　　　　　　　　　b.

1. マット上

a.　　　　　　　　　b.

2. ベッド上

図 10-29　寝返り

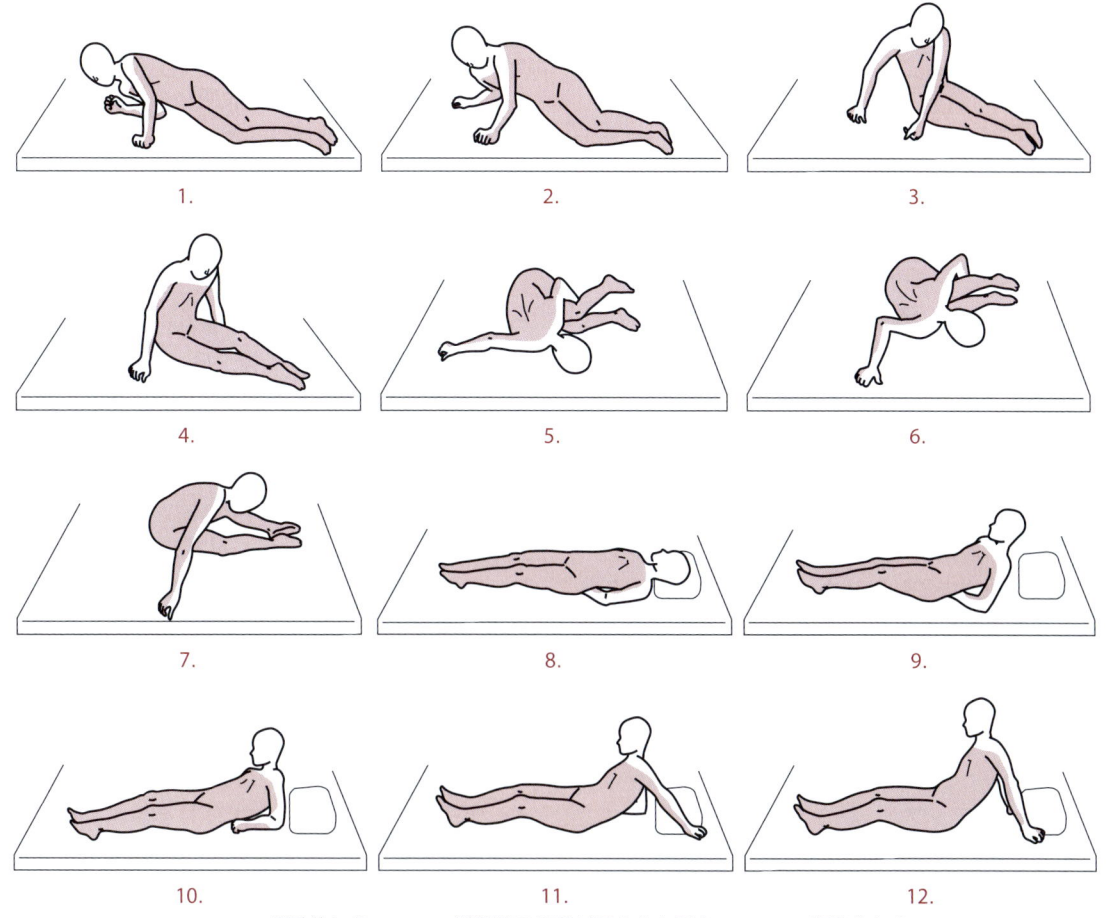

1.　2.　3.

4.　5.　6.

7.　8.　9.

10.　11.　12.

1〜4：側臥位から，5〜7：肘関節の伸展が不十分な場合，8〜12：仰臥位から

図 10-30　マット上の起き上がり

1. 長座位

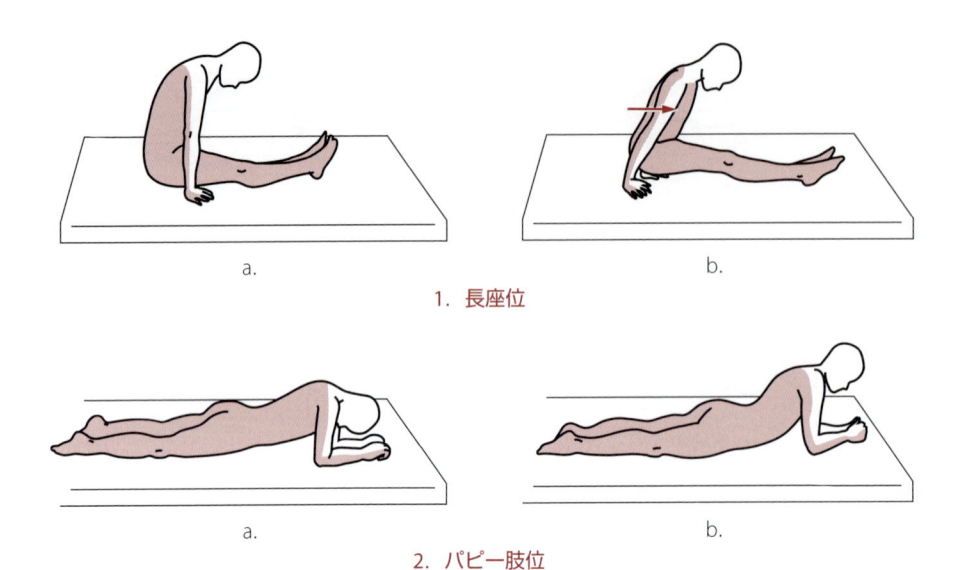

2. パピー肢位

図10-31　長座位でのプッシュアップ

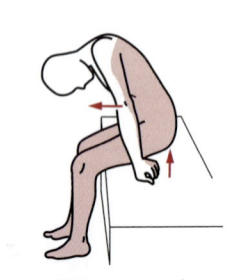

図10-32　端坐位でのプッシュアップ

●端坐位

　前方から監視・介助し，訓練を開始する．体幹の介助は高い位置から開始し，座位バランスの向上とともに徐々に降ろしていく．

　肘関節伸展の筋力が弱い場合は，前腕回外位，手関節背屈位にて肘関節をロックして，床面を支持し体幹を安定させる．長座位に比べて，前後だけでなく左右にもバランスを崩しやすいので注意が必要である．肩関節を外転し手部を広めにつき，殿部を左右に移動させる訓練を行い，座位バランスを向上させる．

(4) プッシュアップ

　殿部にかかる接触面の圧力の軽減や，トランスファーの際に不可欠な動作である．その訓練は，座位バランスのトレーニングと並行して行うと効果的である．座位と同様に，長座位におけるものと端坐位におけるものがある．

●長座位

　両上肢を肘関節伸展位で股関節の前方についた状態から，体幹を前傾させ重心を前に移動させる(図10-31 1a)．肘伸展が弱い場合は前腕回外位，手関節は背屈位とする．重心が両上肢を越える際に，肩甲骨を下制させ殿部を挙上する(図10-31 1b)．訓練初期は，体幹の前傾による重心の移動の感覚をつかむようにする．脊柱の柔軟性の欠如やハムストリングの短縮，肩や肘，手関節のROM制限は，長座位でのプッシュアップの阻害因子になるので，それらのストレッチングやROM訓練を十分に行う．

　肩甲骨の下制の際には，その筋力と肩甲骨の可動域が求められる．それらが不足している場合は，両肘関節を屈曲し前腕で体重を支える腹臥位をとり(図10-31 2a)，肩を前方突出させる訓練を行い，その改善に努める(パピー肢位，図10-31 2b)．

●端坐位

　両上肢を肘関節伸展位で股関節のやや前方につき，頭頸部を屈曲することで体幹を前傾する．重心を前方に移動して手関節に体重をのせ，肩甲骨を下制させ殿部を挙上する(図10-32)．

　上肢のROM，肩甲骨を下制する筋力，脊柱の柔軟性が重要であることは長座位と同様である．

a.   b.   c.

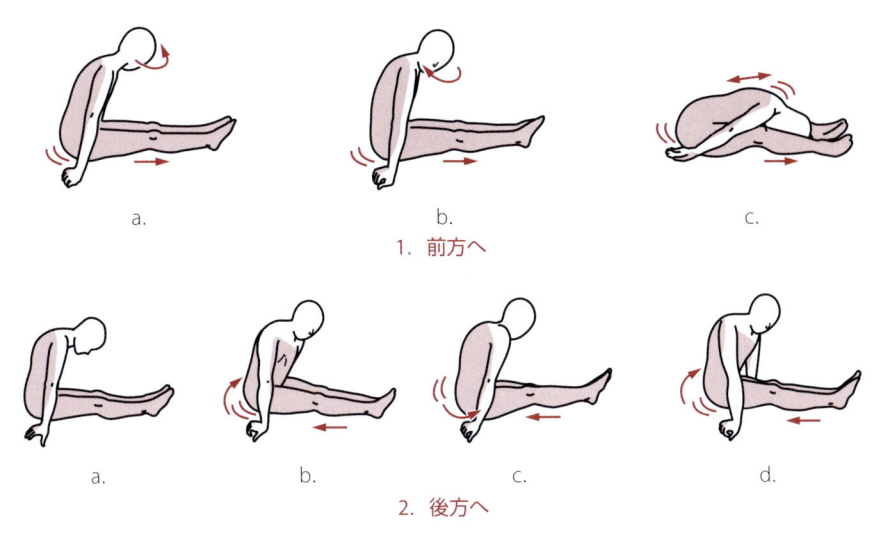

1. 前方へ

a.   b.   c.   d.

2. 後方へ

図 10-33　座位移動

脊柱の可動域制限や上肢長の問題で殿部が挙上しにくい場合は，リーチをかせぐために手部の下に台を設置する．体幹を前傾したときに前方に倒れないバランスのよい位置をつかむトレーニングを繰り返す．

(5) 座位移動

脊髄損傷者がベッド上や浴室，居室で移動するためには欠かせない動作である．前方と後方への動作の獲得が必要であるが，まずは獲得しやすい前方への座位移動から訓練を開始する．座位移動の動作がスムーズに行うことができない場合は，ナイロンなどの滑りやすい生地のズボンをはいて訓練を行うとよい．

• 前方への座位移動

プッシュアップが困難な場合は，転子部付近に両手をついて床面を後下方に押し，その際に頭頸部を振り，その反動を利用して殿部を前方に移動させる（図 10-33 1a, b）．また，長座位を保持した状態での座位移動が困難な場合，体幹を前屈して頭部を下肢につけた状態で肩甲骨を下制して前方に移動する（図 10-33 1c）．プッシュアップが可能な場合は，その場で殿部を挙上して前方に移動する．

• 後方への座位移動

プッシュアップが困難な場合で，肘関節の伸展が可能ならば転子部より前方に両手をついて，前下方に押して殿部を左右にずらしながら後方に移動させる（図 10-33 2a～d）．肘関節の伸展が不可能な場合は転子部付近に両手をついて両肩関節を交互に屈曲させ，それを力源として，体幹と骨盤を回旋させ殿部を後退させる．プッシュアップが可能な場合は，転子部付近に両手をついて，殿部を挙上し後方に移動させる．

b. ADL

(1) トランスファー

車椅子とベッド，便器，自動車のトランスファー，車椅子の積み込み，床と車椅子のトランスファーが主なものである．

• 車椅子とベッド

車椅子をベッドに直角において前方に進む「直角アプローチ」と，車椅子をベッドに対して斜めにおいて移乗する「側方アプローチ」がある．頸髄損傷者でも獲得しやすいのは直角アプローチである．ただし側方アプローチを獲得できればトランスファー動作が短時間で行え，便座や自動車へのトランスファーにも応用できる．上肢機能や端坐位でのバランスを考慮し，可能ならば後者の獲得を目指すとよい．

①直角アプローチ

車椅子をベッドから40～50 cm離して直角の位置におく．殿部を座面の前方に出し（図 10-34 1, 2），両側の下肢を順番にベッド上に持ち上げる．

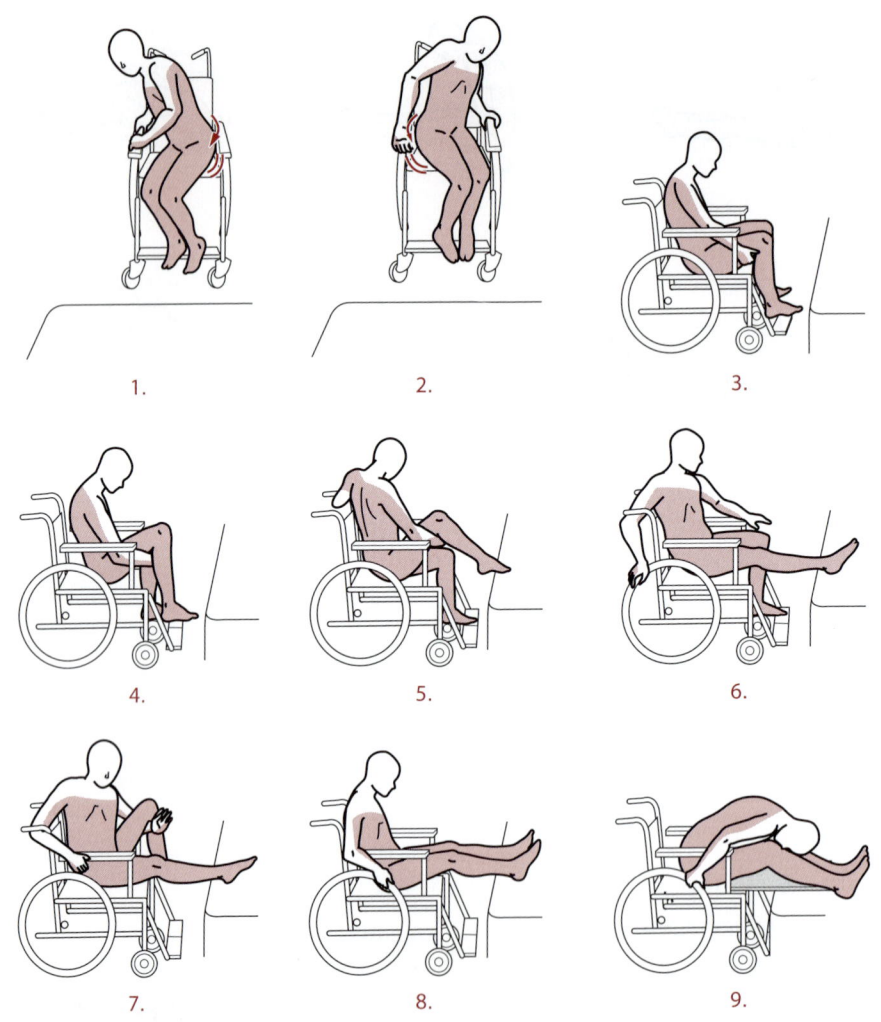

図10-34　車椅子とベッドのトランスファー（直角アプローチ）

持ち上げる側の手関節を膝窩に入れて，肘関節屈曲，手関節背屈して行うのが一般的である（図10-34 3〜7）．その際，持ち上げる側と反対側の肘を車椅子のグリップに引っかけて体幹を固定する．手関節が背屈できないレベルでは，このトランスファー動作は困難なことが多い．持ち上げた下肢を反対側の下肢に乗せ，靴を脱ぐ．下肢を伸展させベッドに乗せる．両下肢をベッドに乗せたあと，車椅子をベッドに近づける（図10-34 8）．

車椅子の座面とベッドの隙間には，通常トランスファーボードを使用する（第8部第5章参照）．車椅子からベッドへ移乗する際には，ベッドの高さがやや低いほうが移りやすい．両肩関節，両肘関節を伸展しタイヤとハンドリムに手を置き，それを押しながら体幹を前屈し前方への座位移動にてベッドへ移乗する（図10-34 9）．

訓練初期にはナイロンなどの滑りやすい生地のズボンをはいて行うとよい．長座位の保持が困難な場合は，座位移動の動作と同様に体幹を前屈して頭部を下肢につけた状態で行う．ベッドから車椅子へは，後方への座位移動で移乗する．

②側方アプローチ

車椅子をベッドに対して斜めにつけ，フットサポートから両足を下ろす．移る側の足を数cm前方に出しておくと，移乗した際に両足が揃う．プッシュアップにて殿部を車椅子の座面の前方に

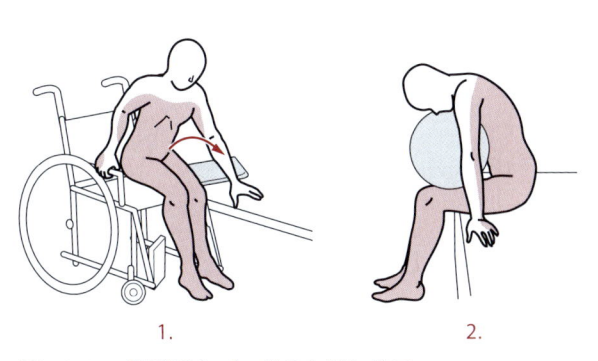

図 10-35　車椅子とベッドのトランスファー（側方アプローチ）

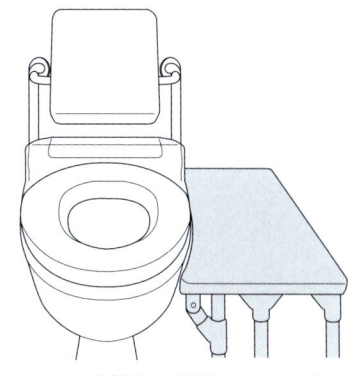

図 10-36　車椅子と便器のトランスファー

移動する．移乗する側の手を，殿部のスペースをあけてベッドにつき，反対側の手は車椅子のサイドベースパイプに添えておく（図 10-35 1）．プッシュアップして殿部をベッド上の空間に移動させ，それを後方に引くイメージでしずかに下ろす．殿部の挙上と移動が十分でない場合は，車椅子とベッド間にトランスファーボードを使用する．

この動作においては，座位バランスが悪く体幹を前屈できないと殿部が挙上しにくい．両大腿と胸腹部の間に置いたバランスボールを挟むようにして体幹が前方に倒れるのを防ぎ，前屈の感覚をつかむこともある（図 10-35 2）．また，ベッド上で端坐位をとり，手をつく位置を体幹から少しずつ離し，プッシュアップで殿部を左右に挙上させるトレーニングは，側方アプローチのトランスファー動作の獲得に効果的である．上肢の運動機能に左右差がある場合は，通常，残存機能がよいほうと反対側に，左右差がない場合は利き手と反対側に移乗する訓練から開始する．

● 車椅子と便器

洋式便器へのトランスファーは側方アプローチの応用となる．上肢で支持する場所が，トイレの横手すりまたは便座となる．横手すりの場合，ベッドに比べて移乗する側の手を置く位置が遠くなるので体重を支持しにくい．また便座に手をつく場合は，支持する面が狭くなる．横手すりや便座での支持が困難な場合は，便器の横に台を設置しトランスファーを試みることがある（図 10-36）．

● 車椅子と自動車

① 自動車へのトランスファー

車椅子から自動車へのトランスファーは，車椅子とベッド側方アプローチの方法を応用する．運転席のドアを全開にして，車椅子を自動車の座席に対して斜めにつける（図 10-37 1）．両下肢をフットサポートから下ろし，車椅子の座面のやや前方に殿部を移動させる．右ハンドルの場合，右上肢は車椅子のサイドベースパイプに置き，左上肢は殿部のスペースをあけて自動車の座席の上に置く．

プッシュアップし，殿部を回旋して自動車の座席に移る．下肢は左右の順に自動車の中に入れる．殿部の挙上と移動が十分でない場合は，トランスファーボードや座布団，クッションなどを用いる．ベッドと車椅子のトランスファーに比べて距離があるため，通常はそちらのトランスファーが自立していないと難しい．ただ，自動車のドアの内側に頭部をつけてそこを支点として殿部の移動をすると，この動作が可能となることがある（図 10-37 2）．

② 車椅子の積み込み

自動車の運転席に移乗した後は，車椅子を積み込む動作が必要となる．まず，車椅子のクッションをとり，助手席に置く．右手で車椅子の座面の中央部を持ち上げて車椅子をたたむ．ブレーキを外して自動車に対して車椅子が直角になるように位置を整える．車椅子のフロントパイプに右前腕をひっかけ，手関節を背屈することで車椅子を安定させて持ち上げる（図 10-37 3）．これらの動作

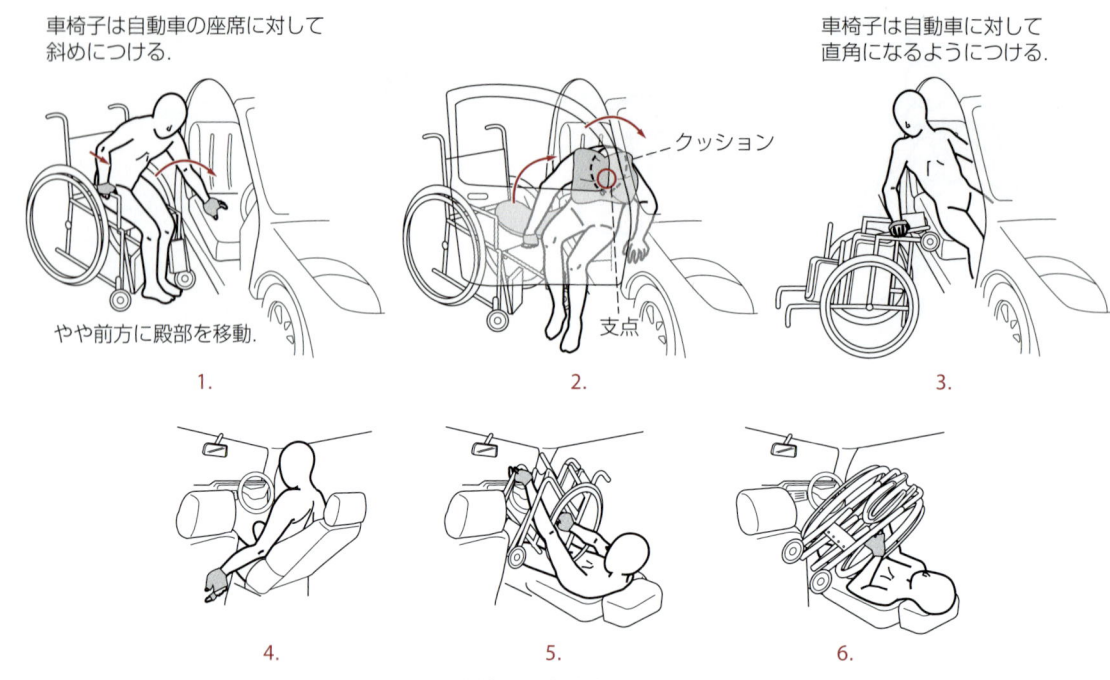

図 10-37　車椅子と自動車のトランスファー

を行う際は，ハンドルや，運転席と助手席間のアームサポート，助手席の背もたれ，など各人が使用しやすい場所に左上肢をひっかけて体幹のバランスを保持する必要がある（図10-37 4）．自動車の運転席の背もたれを倒し，キャスターから積み込み，駆動輪を大腿の上を転がして，助手席側の後部座席やその足元に置く（図10-37 5, 6）．通常，この動作は肘関節屈曲や手関節背屈が強いレベル，すなわちC6B2以上の残存機能でないと難しい．

- 床と車椅子

わが国の文化として家屋内は直接，床に座ることが多い．さらに，車椅子から転落したときの備えとしても床と車椅子間のトランスファー動作を獲得しておくことが望ましい．頸髄損傷者では，対麻痺者のように上肢の筋力に頼って移乗することはできないので，通常は次のような方法で行う．

車椅子に対し直角になるように長座位をとる（図10-38 1）．両側の大腿をベルトで固定し，ベルトを利用して膝関節を屈曲する．その後，膝窩部に手を入れてさらに膝関節を屈曲し，踵を殿部に近づける（図10-38 2）．車椅子側の上肢を車椅子のフロントパイプに乗せて，反対側上肢は床面を支持し，重心を前方に移動し殿部を床面から持ち上げバランスをとる（図10-38 3）．プッシュアップにて殿部を持ち上げ回旋しながら，車椅子の座面に乗せる（図10-38 4, 5）．さらに殿部を後方に移動し，床面を支持している上肢で身体を起こし座位をとる（図10-38 6〜8）．

ほかにも方法はあるが，殿部の移動距離が短く動作が安定しやすいため，この方法を選択することが多い．通常，両側の肘関節伸展の筋力がある程度ないと困難である．

(2) 車椅子の操作
- 車椅子駆動
①電動車椅子（第8部第4章参照）

手動車椅子の駆動が困難な患者や，行動範囲が広く手動車椅子の実用性に欠ける患者が適応になる．C5およびそれより高位の頸髄損傷者が多い．ジョイスティックレバーを手で操作できない場合は，顎の動きで操作する顎操作型のタイプを用いる．

電動車椅子を使用するには，ある程度の時間車

図 10-38　床から車椅子へのトランスファー

1. C4 レベル　　2. C5, 6 レベル

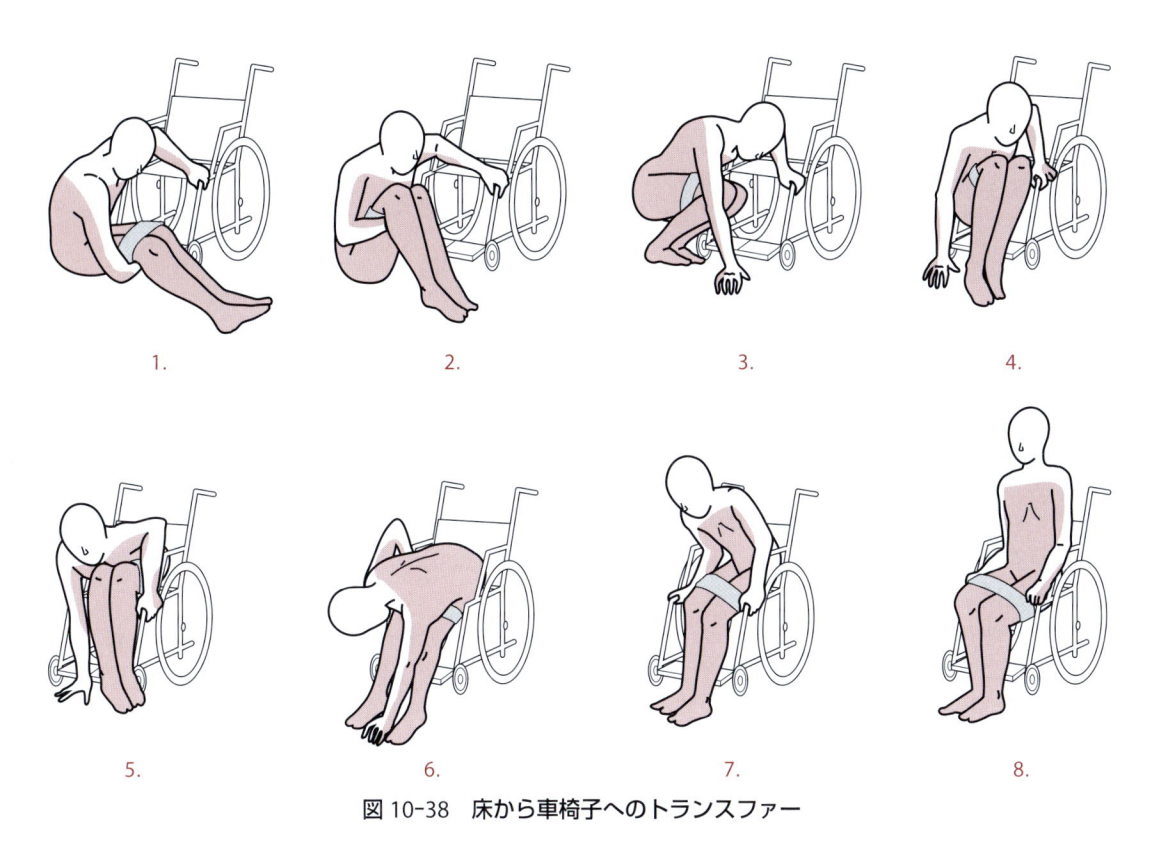

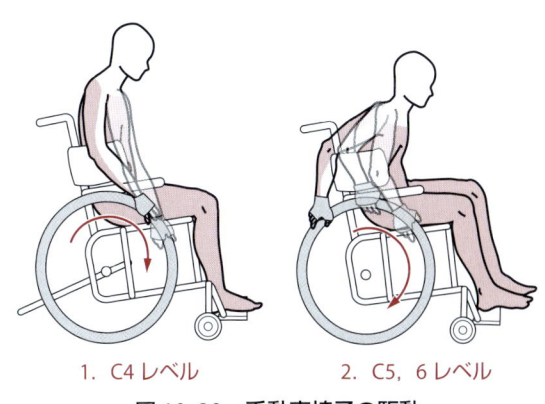

図 10-39　手動車椅子の駆動

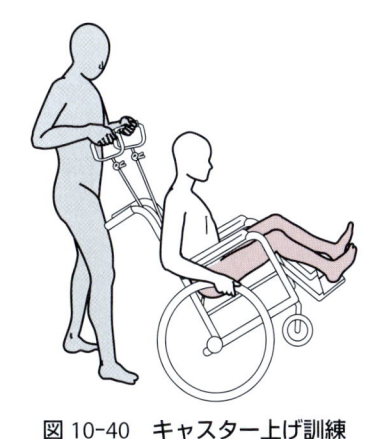

図 10-40　キャスター上げ訓練
セラピストは車椅子のクロスバーに絡んだ紐を持ち，転倒を防止する．

椅子に座ることができる耐久性，その間操作ができる上肢の持久力が必要であり，まずはそれらを獲得するための訓練を行う．それが達成できたら，実際に電動車椅子の操作を行ってみる．ジョイスティックレバーの形状や位置の工夫が最大のポイントである．起立性低血圧を生じやすい患者にはティルト機能やリクライニング機能を備えたものを選択する．

②手動車椅子

　1）C4 レベル

　ハンドリムには，滑らないようにコーティングやゴムを巻くなどの工夫をする．手には摩擦が大

きくなるように手掌にラバーをつけた手袋を装着する．肩甲骨を挙上し，手をハンドリムの中心よりやや前方におき，重力を利用して上肢を下制して車椅子を駆動する（図10-39 1）．駆動時にバランスが崩れる恐れがあるので，体幹ベルトを使用する．

2）C5, C6レベル

上腕二頭筋や三角筋，大胸筋の一部を用いて車椅子を駆動する．ハンドリムや手袋は，それぞれの能力に応じて工夫する．肘関節の伸展ができないので，ハンドリムを後方より引き上げる形で車椅子を駆動する（図10-39 2）．C6レベルでは手関節の背屈が可能となるので，駆動時のハンドリムに伝わる力が強くなる．

いずれの損傷高位においてもシーティングが重要で，最も効率よく駆動ができる姿勢と，車椅子の車軸の位置を替えることができる場合は，上肢の力が最も伝わりやすい位置に調整する．

- **キャスター上げ，段差越え**

車椅子で重心を後方に移してキャスターを持ち上げる動作をいう．段差を乗り越える場合に必要である．この動作は肘関節の伸展が効いていることが大きなポイントになる．

車椅子を一度後ろへ駆動し，後進した車椅子を止めるように急に前方に駆動すると，キャスターが上がる．最初はセラピストが後方についてグリップに手をかけておくか，クロスバーにロープをかけて，転倒を防ぐ（図10-40）．

キャスターを上げたままで保持することができるようになったら，キャスターを上げたままで前進する訓練を行う．段差を乗り越える動作は，対麻痺者のように一度キャスターを段の上に乗せ，停止してから行う方法では，手や指の機能が良好な頸髄損傷者以外はできない．段差に向かって駆動し，キャスターを上げて段差の上に乗せ，停止せずにその勢いで駆動輪も上げる．当然，乗り越えることができる高さは限られる．

最初は，屋内のマットで段差をつくりトレーニングを行う．マットは柔らかさがある分，乗り越えやすい．それができたら，屋外の実際の段差で練習をする．セラピストは後方について，主に前後方向の転倒・転落に注意を払わなければならない．

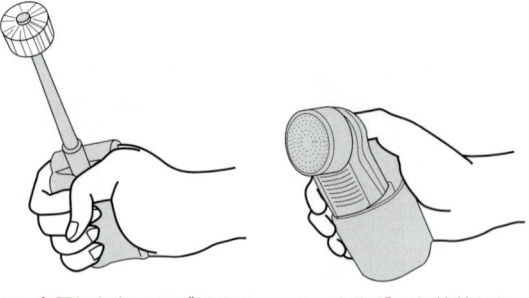

1. 全周にわたってブラシのついた歯ブラシ
2. ホルダーを装着した髭剃り

図10-41　整容のための自助具

(3) 食事

ADLのなかでも早期に取り組むべき動作である．

C5レベルやそれより高位の頸髄損傷者，あるいはそれより下位のレベルであっても，中心性頸髄損傷などで口元まで食事を運ぶことができない患者では，portable spring balancer（PSB）やbalanced forearm orthosis（BFO）を利用する（第6部第4章参照）．手関節の背屈が困難なC6Aレベルより高位の場合は，カックアップ装具などを用いて手関節の伸展位を補助する必要がある．スプーンやフォークの把持が困難なことに対してはユニバーサルカフ（第8部第5章参照）などを使って代償する．スプーンやフォークは，手の機能や形状に合わせて，柄の太さや長さ，角度を調整する．また，食器の固定には滑り止めのマットなどを利用する．

PSBでの食事動作の訓練は，まずはそれを装着してリーチ範囲の拡大をはかる訓練，続いて食器から食物をすくう訓練，口元に運ぶ訓練を行う．この3つの動作がすべて行いやすいスプーンの形状や角度などを確認したあと，連続した動作としてトレーニングを行う．バナナなどを薄く輪切りにしたものは大きさが調整しやすく，口元に運ぶ途中でも落下しにくいために使いやすい．ある程度この動作が可能となれば実際の食事場面へ応用する．

嚥下障害を合併している症例では，食事動作の訓練のときから姿勢による影響などを考慮しておく必要がある．

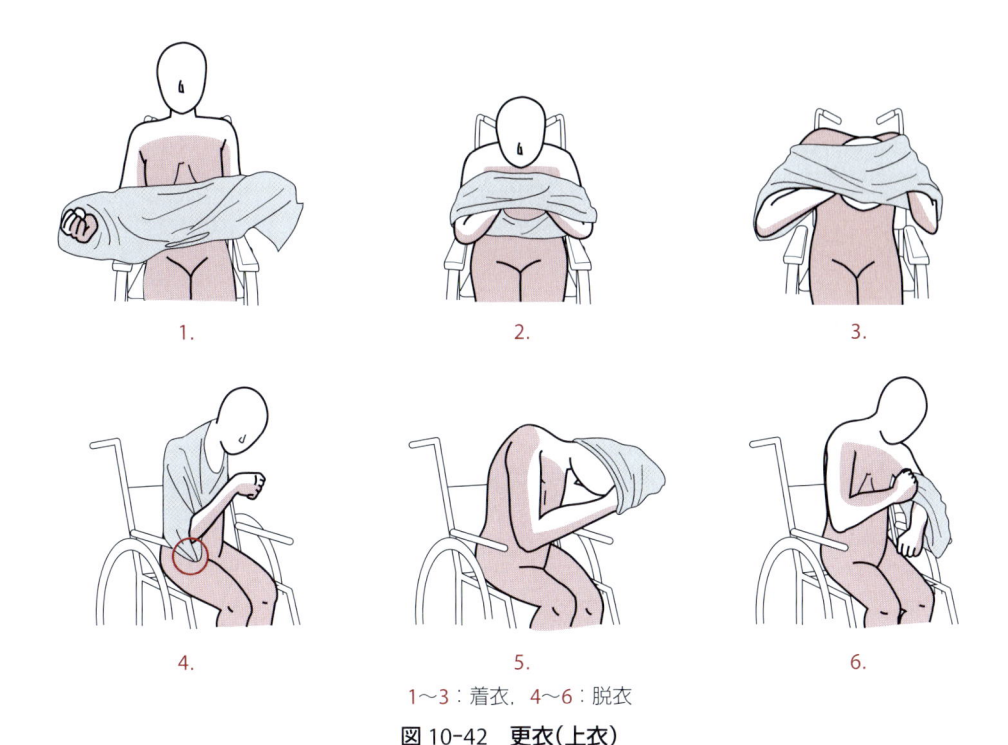

1～3：着衣，4～6：脱衣
図 10-42　更衣（上衣）

(4) 整容

歯磨き，整髪，爪切りなど，いわゆる身だしなみを整えることは，社会参加への第一歩として大切な行為である．

● 歯磨き

口腔ケアの一環として非常に重要である．電動歯ブラシ，全周にわたってブラシがついたものを利用する（図 10-41 1）．

● 整髪

ブラシや櫛の把持はホルダーやカフを付けたり，ブラシの柄の長さや角度を調整したりする．

● 爪切り

手指を動かす機能が残存していないレベル（C6～7）では，そのままの器具では困難で，爪切りを台に固定し使用する（第 8 部第 5 章参照）．

● 髭剃り

頸髄損傷では電動シェーバーを用いる．軽量のものであれば，把持が可能であるが，そうでなければ両手掌部で挟み把持するか，ホルダーをつけて固定する（図 10-41 2）．下顎への運びが困難なC5 レベルや，それより高位の頸髄損傷者ではPSB を使用するが，実用的ではない．

(5) 更衣

● 上衣

通常車椅子やベッドなど背もたれのある座位で行う．更衣がしやすいように，ボタンのない，ゆったりとした，かぶりタイプの衣服を使って訓練を始める．ワイシャツなどを着る必要があるときには，ボタンエイドを用いるか，スナップボタンや面ファスナーに改造して対応する．

車椅子上での着衣は，まず膝の上に衣服をおいて袖に両上肢を通し，肘より近位まで上げる（図 10-42 1）．袖口から手を出す動作は，袖を口ではさむと容易に行える．両前腕を襟元にかけて肩関節を屈曲外転して頭部を通す（図 10-42 2, 3）．そのあと体幹をバックレストから離し，背部を通し衣服を下ろす．三角筋の筋力低下や肩関節のROM 制限などで，肩関節の屈曲外転が十分できない場合は，机上に肘を置いて前傾位となり，頸部の屈曲にて肩関節屈曲外転を代償する．

脱衣は通常頭部から行うが，この手順が困難な場合は，片側の袖を先に脱ぎ，次いで頭部，反対側の袖を脱ぐ方法を指導する．その際，袖ぐりから肘関節を抜く動作がポイントとなる．反対側の

1. 2. 3.
4. 5. 6.

2〜4：座位，5〜6：臥位

図10-43　更衣（下衣）

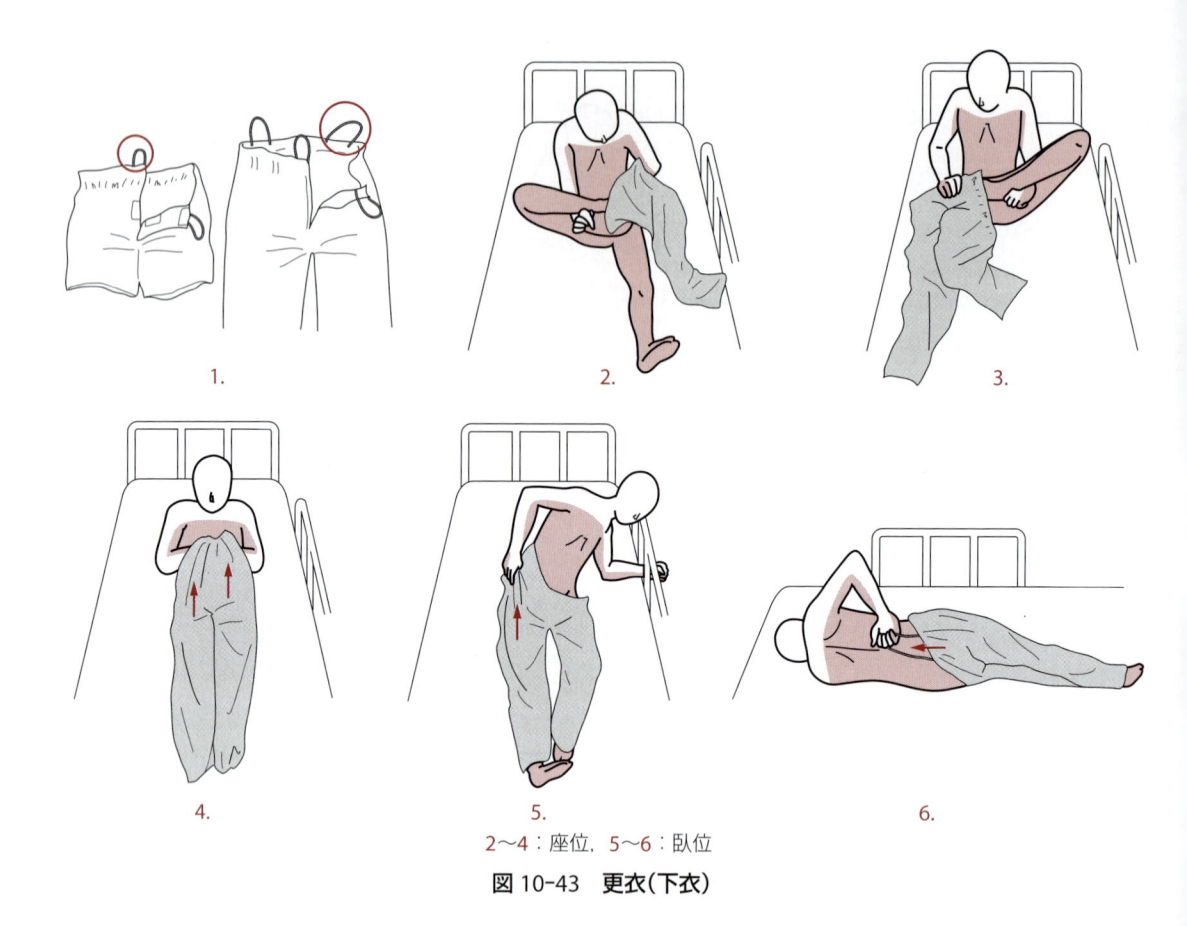

上肢で，抜く側の袖ぐりを引き伸ばして行うが，抜く側のアームレスト先端に袖を引っ掛ける方法もある（図10-42 4〜6）．

● 下衣

　ズボンは，伸縮性がありゆったりとしたものが望ましい．裾は広めかファスナーで開閉できるものであれば足先を通しやすい．トレーニングウェアで練習することが多く，そのウエストはゴムのタイプか前開きのタイプとする（図10-43 1）．前開きは，導尿などの排尿管理を考慮したものである．ファスナーにはリングをつけて開閉しやすいようにする．C6B1やB2で肘の伸展が困難なレベルでは，ウエストの左右にループをつけて着脱時に利用するとよい（図10-43 1）．

　ベッド上にて長座位をとり，一側の下腿に同側の前腕をかけて肘関節屈曲により体幹まで引き寄せ，体幹をほとんど前屈しない状態で反対側の上肢でズボンに通す（図10-43 2〜4）．対麻痺者が行うように，一側の下腿を反対側の下肢に乗せて踵を浮かせ体幹前屈位となり，その位置でズボンに通す方法は頸髄損傷者にとっては難易度が高い．

　殿部を通す動作は，背臥位となって行う．寝返りをして，ベッド柵に寝返りをした側の上肢を引っ掛け，側臥位を保持し，反対側の上肢でズボンを引き上げる（図10-43 5）．次いで反対側へ寝返りをして同じ手順で行う．

　ズボンの引き上げは，手関節をズボン内側に入れ背屈にて引っ掛ける方法，車椅子グローブのゴム部を利用して引き上げる方法，ウエストに付けた左右のループに手関節または手指を引っ掛けて行う方法などがある（図10-43 6）．

● 靴下や靴

　靴下や靴の着脱は，ベッド上あるいは車椅子上座位で行うので，そこでの下肢を組む練習を行う（図10-44 1〜4）．靴下は，足先をいれる動作が

図10-44 更衣(靴下, 靴)

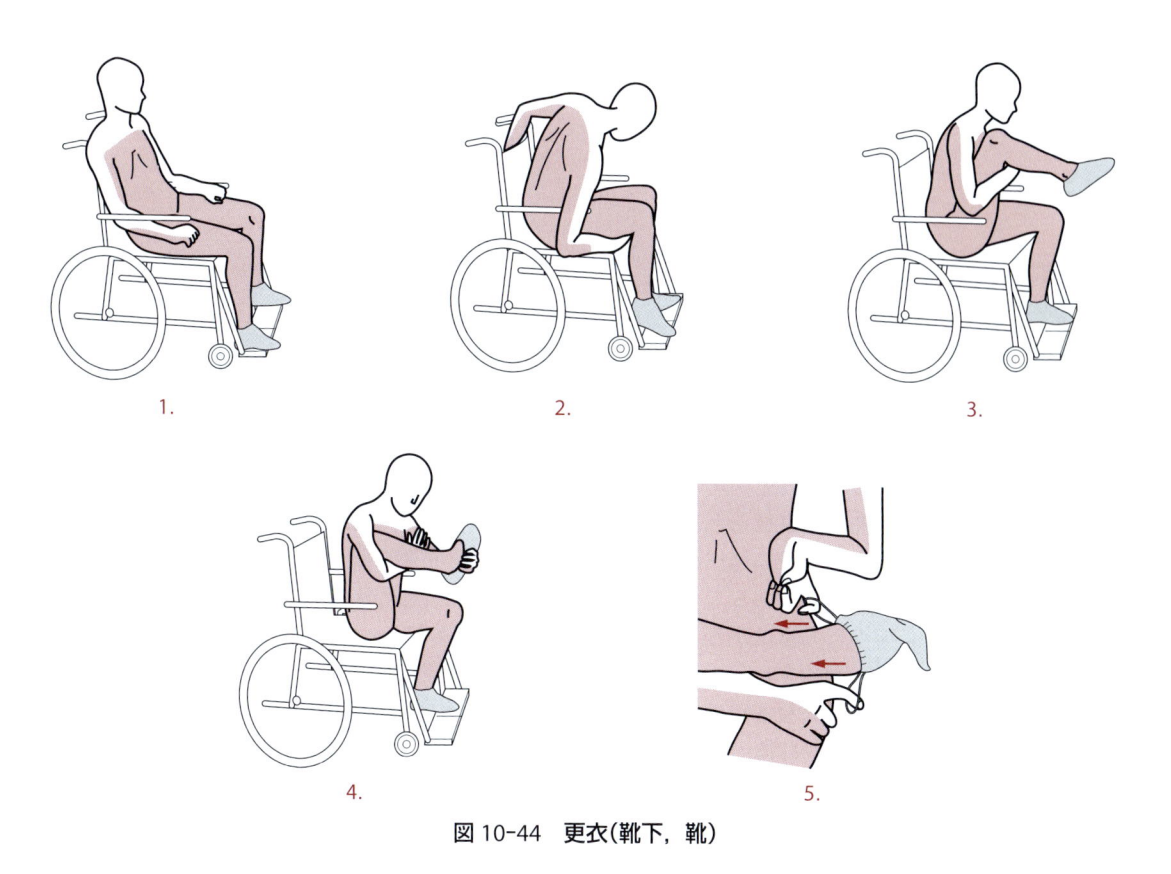

ポイントである．入り口の踵側もしくは左右に取り付けたループに手指を引っ掛けて上端を広げる．足先を通したあと，ループを引っ張って踵部を通す(図10-44 5)．靴はサイズにゆとりがあるものを選択する．

(6) 排泄

脊髄損傷者の排泄は，健康維持や生命予後の改善だけでなく，食事と同様，本人や家族のQOLに大きくかかわる動作である．尿や便の排出にかかわる行為の訓練は実践のなかで行っていく．

● 排尿

自然排尿や尿道留置カテーテル，膀胱瘻，自己間欠導尿などの管理方法がある．自己間欠導尿は，更衣と導尿，片付けの動作に分けられる．男女の差はあるが，両側の上肢の機能がC6Aあれば試みてみる．導尿の細かな手技は割愛し，社会的な自立を目指した際の訓練の流れについて述べる．

男女とも，まずはベッド上での排尿動作の自立にむけてトレーニングを開始する．それが可能となれば，男性は社会復帰後の外出を想定して，車椅子上でできるようにステップアップする．車椅子上では，延長したチューブで便器に排尿するか，いったん収尿器に入れてから捨てる．女性の場合は車椅子上で行うのは困難で，外出先ではトイレの便器に移乗して排尿することが多い．それぞれの場所で更衣や導尿の行為を練習する．セルフカテーテルや収尿器の洗浄，尿を捨てるなど，排尿後の片付けの訓練も行う．

● 排便

排尿以上に，その管理の方法(摘便，直腸への薬物，緩下剤など)や頻度，所要時間などにおいて個人差が大きく，セラピストはその詳細を把握しておく必要がある．

全介助の高位の頸髄損傷者は，ベッド上で排便を行うことが多い．排便が自立する頸髄損傷者はトイレでの排便となるため，移乗，更衣，排便の操作，後始末の動作が必要である．トイレは，埋め込み式の特殊なトイレ(図10-45 1)，前方移乗が可能なバリアフリートイレ(第4部第7章参

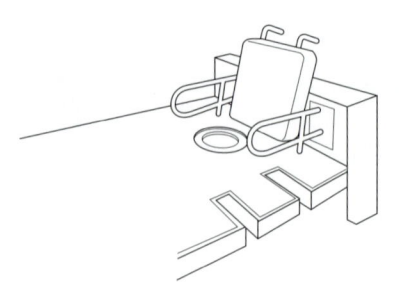

1. 埋め込み式の特殊なトイレ　　　2. 坐薬挿入器（手指装着タイプ）

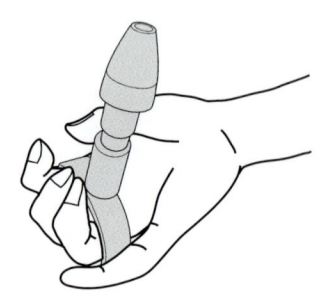

図 10-45　排泄のための自助具

照)，洋式便器などがある．埋め込み式のトイレは座位の安定性が確保しやすく臥位をとるスペースもあるので，移乗や更衣，排泄の操作などいずれも洋式便器でするよりも容易である．その設備があれば，まずはそこでの自立をはかる．

次いで，洋式便器上での訓練を行う．洋式便器での排泄は，移乗や座位，更衣などが自立しており，しかも脊髄損傷者特有の長時間の排便に対応できる耐久性が求められる．前方移乗が可能なバリアフリートイレは，移乗や摘便などの操作がしやすいが，洗浄機能を付けにくいために実際に自宅に設置する患者は少ない．

浣腸や坐薬の挿入，摘便の操作の練習は実践のなかで行う．坐薬の挿入は，素手でできる見込みがなければ坐薬挿入器（図 10-45 2）などの自助具を用いて練習をする．ほかには直腸の指刺激を行う自助具も開発されている．

(7) 入浴

入浴は，身体の清潔や皮膚管理という意味だけでなく，精神的にもリフレッシュする効果がある．特に湯船に浸かる文化がある日本人にとっては，欧米と比較して生活のなかでの重要度が高い動作であるといえる．ただ，頸髄損傷者にとっては最も自立しにくい動作でもあり，環境設定と自助具の工夫を十分にしたうえで動作の訓練を行う必要がある．この動作には車椅子から脱衣場面への移乗，脱衣場面での座位移動，更衣，洗い場での座位移動，洗体，浴槽の出入りが含まれている．

浴室の環境としては，浴槽を使用する場合と，浴槽への出入りをせずにシャワー浴のみを行う様式がある．選択は本人のニーズを最優先するが，浴槽を使用した入浴を目指す場合も，まずは洗い場での洗体とシャワーの練習を行う．頸髄損傷者の場合，車椅子とほぼ同じ高さに脱衣場や洗体をする場所，浴槽を備えた浴室の環境でなければ，通常は浴槽にまで入ることができない．残存機能の目安は C6B2～3 以上である．浴室の改造には，同居する健常者にとって不便にならないような工夫を心がけたい（第 4 部第 8 章 **6** 参照，浴室への出入り口の工夫）．頸髄損傷者にとっては浴槽への出入りが最も難易度が高く，困難な場合はリフトを設置して介助量の軽減をはかる．

更衣とループ付洗体タオル（第 8 部第 5 章参照）を用いた洗体は，浴室以外でも模擬動作の訓練を行うが，そのほかの多くの動作は実際に浴室で入浴をしながら習得していく．ループ付洗体タオルは，両手指に引っ掛けて使用するか，手関節や手部に巻きつけて使用する．

(8) コミュニケーション

・書字

ITの発展した今でも，自分で文字を書いて相手とコミュニケーションを取ることは非常に大切なことである．また，重要な書類へは自筆のサインを要求されることも多い．

書字をする際には，筆記具の把持とそれを動かす上肢の機能が必要となる．両手を使用して筆記具を把持する場合もあるが，片手で使用するためにはその軸にゴムなどを巻いて太くしたり，それでも困難な場合はユニバーサルカフなどを利用したりする．上肢の動きの問題はPSBなどによって補う．

・パソコンの訓練

ITの発展・普及は，外出が困難な頸髄損傷者の生活を一変させた．日常生活に必要な情報の収

表 10-18　残存機能別のマウスの操作能力

Zancolli の分類	C5 A	C5 B	C6 A	C6 B1	C6 B2	C6 B3	C7 A	C7 B	C8 A, B
●すべての課題が可能 ▲課題の一部は可能 ×すべての課題が不可能	×▲	▲▲	▲▲ ▲●●	▲▲ ▲▲ ●● ●●	▲ ▲▲▲ ▲●● ●●● ●●●	▲▲▲ ●●● ●●● ●●●	●●●	▲ ●● ●● ●●	●●● ●●● ●●● ●●●

65例の頸髄損傷四肢麻痺者において，クリック，ダブル・クリック，ドラッグなどの課題を評価した（一側上肢）．
〔古澤一成，徳弘昭博：頸髄損傷者におけるコンピュータの基本操作能力．日本職業・災害医学会会誌 52(1)：40-47, 2004 より引用〕

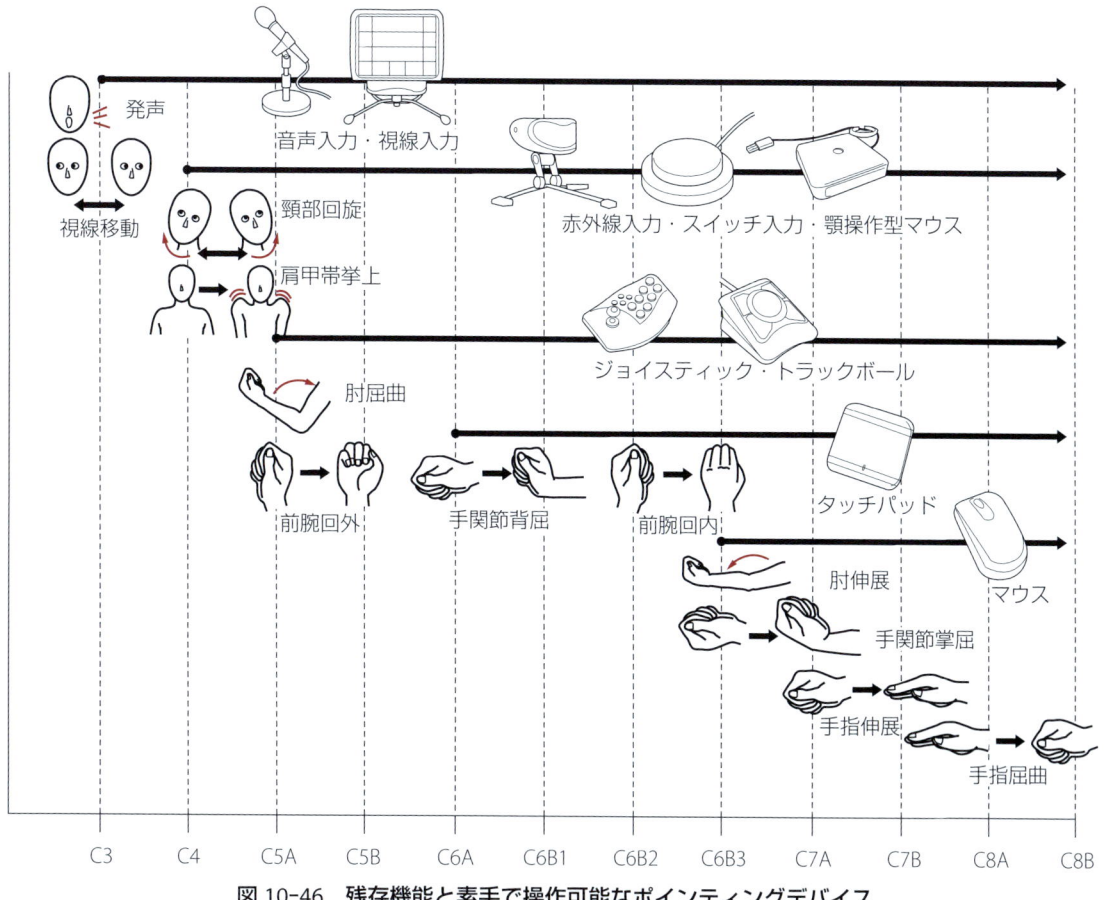

図 10-46　残存機能と素手で操作可能なポインティングデバイス

集や趣味余暇活動にとどまらず，健常者以上に就労の場でも活用されている．IT関連機器の操作の訓練や環境設定は，頸髄損傷者における作業療法に不可欠である．

パソコン操作のための訓練は，パソコンを使用するための環境設定と，入力デバイスやキーボードの選定，実際のパソコンの操作に分けることができる．環境設定は，パソコンを置くテーブルと車椅子の位置，PSBなどの設置である．入力デバイスは，残存機能によって大まかな目安を立てることができる（表10-18[11], 図10-46）．キーボードとともに適切なものを選択し，まずは文字入力

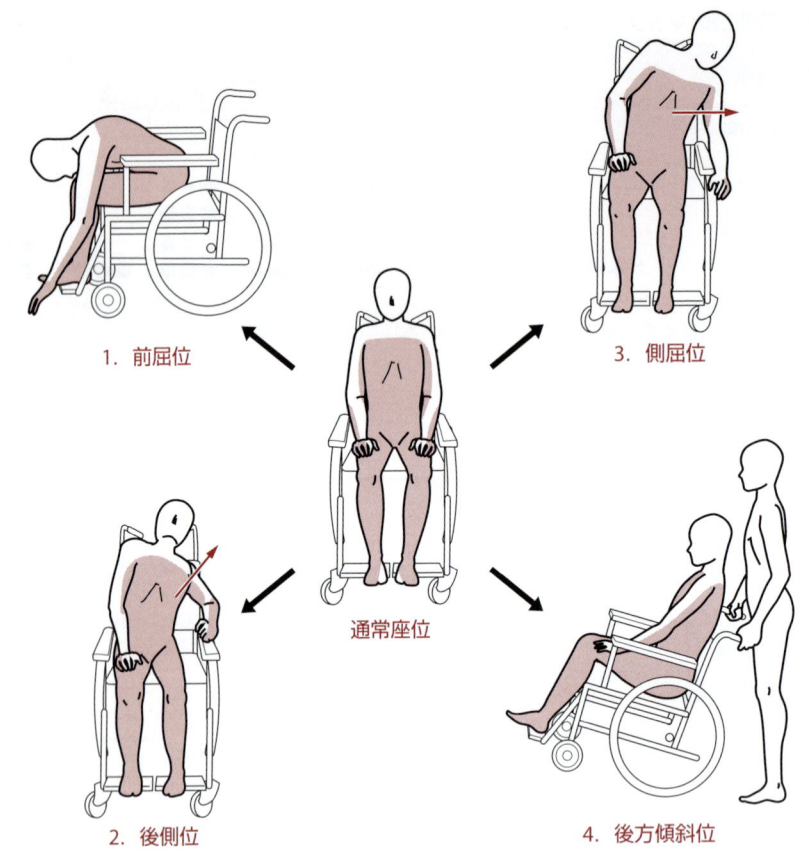

1. 前屈位
2. 後側位
3. 側屈位
4. 後方傾斜位
通常座位

図 10-47　車椅子上での除圧・減圧姿勢
〔武田正則，古澤一成，他：脊髄損傷者における車いす上除圧・減圧姿勢の検討．総合リハ 38 (6)：563-569, 2010 より改変〕

の練習をしたあと，実際にインターネットや電子メールなど，本人が興味をもつもので操作の訓練を行う．

c. リハビリテーション訓練と関連した合併症の管理
(1) 褥瘡の予防

頸髄損傷者の車椅子座位においては，骨盤の後傾によって仙尾骨部の接触面の圧力が高くなることに注意する必要がある．安静座位の姿勢の調整（シーティング）を行い，そのリスクを軽減する．車椅子上での除圧，特に坐骨部にかかる圧の軽減として，一般的にはプッシュアップが指導される．ただ，その十分な効果を得るためには30～120秒間必要で[12]，頻度も15～30分おきに行うことがすすめられており[12]，これを実行するのは頸髄損傷者でなくても難しい．除圧を目的としたプッシュアップ以外の姿勢で坐骨部の座面圧力値を測定した研究[13]によると，頸髄損傷者でも30～120秒間程度の保持が可能で，その効果があるのは，体幹の前屈としている（図10-47 1）．

一方，車椅子のグリップに同側の肘関節を引っかけ，体幹を同側の後側方に倒す姿勢（図10-47 2）や介助者によって車椅子を35°後方に倒す方法（図10-47 4）では十分な除圧効果は得られなかった[13]．この前屈位までに至らなくとも，テーブルなどに伏せる姿勢は，大腿後面とテーブルに荷重を分散することで除圧効果が見込まれる．

(2) 起立性低血圧
● 理学療法

ベッドのギャッチアップ機能を用いた座位訓練や斜面起立台を用いた起立訓練を徐々に進め，起立性低血圧に対する代償能力を獲得していく．補装具と組み合わせながら行うと効果的である．た

だ，訓練の時間だけでは，その効果を得ることが難しく，日中のそのほかの時間をいかに臥床せずに過ごすかがポイントとなる．

- 補装具など

　腹帯や四肢の弾性ストッキングは，下肢や内臓への血液貯留を軽減することで，起立性低血圧を治療・予防するものである．ただし，夜間の就寝中はこれらを除去しておかないと，逆に利尿をもたらし起立性低血圧の悪化を招く．

(3) 肺理学療法

　前述のごとく，頸髄損傷者にとって肺理学療法は生命予後の観点からも非常に重要である．排痰法および咳嗽介助，呼吸筋の筋力維持・強化，呼吸法の指導，胸郭へのアプローチに大別される．それぞれの手技については他稿に譲るが，車椅子ロードランナー，トレッドミルなどを用いた車椅子駆動のトレーニングと併用すると，非常に効果的である．

2 胸・腰髄損傷

1 基礎的知識

　胸髄の支配筋は，主に肋間筋や腹直筋など体幹部の骨格筋であり，腰髄の支配筋は下肢の骨格筋である．このため，胸・腰髄損傷では両上肢の運動麻痺はおこらず，体幹以下の運動麻痺がおこるため対麻痺となる．胸・腰髄損傷による感覚障害は，損傷高位より尾側の支配感覚領域，つまり体幹部から下肢にかけての感覚障害をおこす．また，自律神経機能は，高位胸髄損傷では，心臓および収縮血管を支配する交感神経機能が障害されるため，起立性低血圧や自律神経過反射などの循環器系の障害がおこる．しかし，第5胸髄以下の損傷では，心臓および収縮血管の交感神経機能が残存しているため，起立性低血圧や自律神経過反射などの循環器系の障害は少ない．

　一方，低位胸髄や腰髄は，膀胱や直腸へ交感神経を送っており，さらに仙髄は，膀胱や直腸に副交感神経を送っている．このため，胸・腰髄損傷では膀胱および直腸の自律神経機能障害に伴い，膀胱直腸障害といわれる排尿や排便の機能障害がおこる．

2 診断・評価

a. 運動障害と感覚障害

　前述したように，脊髄損傷における運動障害と感覚障害は，損傷高位より尾側の髄節が支配している骨格筋と感覚領域におこる．MRIなどの画像評価により，脊髄損傷の部位を診断することができる．機能的観点からの損傷高位と程度は，運動障害については，徒手筋力検査による筋力評価と反射（深部腱反射，表在反射，球海綿体反射などの所見により判断し，感覚障害については温痛覚と触覚の障害の有無と程度を評価し判断する．

　運動機能障害と感覚機能障害の評価法は，米国脊髄損傷学会機能障害尺度を用いる（第1部第9章参照）．

b. 膀胱機能障害

　胸・腰髄損傷では，仙髄の排尿中枢のみが残存し，上位の排尿中枢のコントロールを失っている場合が多い．このため，上位中枢による抑制を受けず，仙髄の排尿中枢の反射のみによる膀胱収縮がおこる．これは自動膀胱あるいは反射性膀胱といわれ，排尿管理が不十分な場合は膀胱の変形さらに膀胱尿管逆流がおこり，水腎症や腎盂腎炎，腎不全をきたすことになる．このため，膀胱造影による膀胱尿管逆流や膀胱変形など膀胱状態の評価が重要であり，さらに膀胱内圧測定による下部尿路機能評価，検尿による尿路感染症の有無などを評価することも重要である．

c. 消化器機能障害

　直腸機能の一部は，腰髄からの交感神経と仙髄からの副交感神経により調整されている．また，内肛門括約筋は自律神経支配であり，副交感神経である骨盤神経により弛緩し，交感神経である下腹神経により収縮する．一方，外肛門括約筋は仙髄からの体性神経である陰部神経により，随意的に収縮することができる．胸・腰髄損傷者では，これらの神経機能が障害されるため排便困難となることが多く，肛門管にある知覚神経も障害されると便意も消失する．さらに，胸髄損傷者では腹筋の麻痺により，腹圧をかけ排便を促進することができず排便困難の要因となる．

d. 起立性低血圧，自律神経過反射

頸髄損傷や第5胸髄より高位の胸髄損傷においては，起立性低血圧や自律神経過反射などの循環系の機能障害を合併することがある．起立性低血圧は，急性期から亜急性期にかけておこることが多く，受傷早期における離床時の血圧測定は重要である．自律神経過反射は，膀胱の過伸展や排便刺激など，麻痺域になんらかの刺激が加わったときに急激な血圧上昇をきたす．発作時には，徐脈，頭痛，発汗などの随伴症状を伴う．これらの自覚症状があるときは血圧を測定し，血圧の上昇があるときは全身をチェックし，膀胱過伸展などの麻痺域の刺激を取り去ることが重要である．

e. 褥瘡

胸・腰髄損傷者では，障害部位での感覚障害，さらには自律神経障害が褥瘡形成の大きな要因になっている．また，内分泌系，免疫系の障害もあり，褥瘡治癒を遅らせる可能性がある．

褥瘡評価については，褥瘡状態を判定するスケールである DESIGN が使用され，深さ depth，滲出液 exudate，大きさ size，炎症・感染 inflammation/infection，肉芽組織 granulation tissue，壊死組織 necrotic tissue およびポケット pocket の各項目を評価している．さらに，深さ以外の6項目の評価得点の配分に重症度を加味した，改訂版（DESIGN-R®）が2008年に出されている．

褥瘡の深達度は，深達度を表皮，真皮，皮下組織，筋肉，骨に分類する Shea の分類などの視診のみの評価が用いられるが，近年になって骨に接した深部組織の壊死が先行する，deep tissue injury という概念も提唱されている．筆者らも，脊髄損傷者における褥瘡は骨の直上で形成され，その後，皮膚表面に現れてくることを報告している．つまり，褥瘡の深達度を評価するには，視診だけでは不可能であり，皮下の状態を触診により浮動感の有無などを評価し，さらにBモードエコーを用いた評価をすることが重要である．

3 治療プログラム

脊髄損傷において機能的予後を考える場合には，完全麻痺と不全麻痺とに分けて考える．完全麻痺（Frankel 分類 A，ASIA 分類 A）であれば，急性期より損傷レベルから機能的予後予測が可能である．胸・腰髄損傷においては，対麻痺となることが多く完全麻痺であっても，車椅子を使用した ADL の自立は可能である．さらに，第3腰髄レベル以下の損傷であれば，膝関節伸展動作が可能となるため，装具，杖などの使用により歩行が可能となり，ADL において歩行を取り入れることも可能となる．つまり，脊髄損傷後の完全麻痺者に対しては，適切なリハビリプログラムの設定が重要である．完全麻痺の胸・腰髄損傷者の場合は，車椅子を使用した ADL 自立がゴールか，ADL に歩行も取り入れるかを損傷レベルから明確に判断してリハビリプログラムを設定しなければならない．

一方，不全麻痺の場合（Frankel 分類 B，ASIA 分類 B 以下，特に Frankel 分類 C，ASIA 分類 C の場合）は，時間経過とともに麻痺筋の筋力が改善する可能性もあり，機能的ゴールの明確な設定が難しい．このため，経過中の機能改善にあわせて，リハビリプログラムの再検討を適宜行うことが重要である．

受傷直後は，骨傷（椎体破裂骨折，椎体脱臼など）や骨盤骨折，肺挫傷などのほかの合併症などにより安静が必要となる場合がある．この場合においても，受傷直後よりベッドサイドにて，ROM 訓練や筋力訓練を開始する．また，褥瘡予防の観点から肢位の調整や体位変換も重要である．高位胸髄損傷者では，呼吸機能障害など合併もあり，肺炎合併予防などの目的で排痰，呼吸訓練も開始する．

観血的処置などにて安静の必要がなくなれば，循環動態に注意しながら離床を開始する．循環動態上，座位が可能であれば床上動作訓練，車椅子訓練，歩行訓練をすすめ，さらに ADL 訓練を加え ADL の自立を進める．また，排尿に導尿が必要な患者に対しては，自己導尿の指導も行う．必要に応じて下肢装具の作製も行う．

ADL が獲得できれば，状況に応じて自宅の環境調整を行い，自宅復帰を進める．自宅復帰後は，社会復帰に向けたアプローチ（自動車運転，復職，復学，障害者スポーツ参加など）も重要である．

4 リハビリテーションの実際

a. 褥瘡予防

感覚障害領域における骨突出部（坐骨部，仙骨部など）に褥瘡を形成しやすい．予防に最も重要なのは除圧であり，特に骨突出部位への長時間の圧迫は避ける．移動が確立できてない急性期には，医療者側による体位変換，体圧分散マットの使用，シーツの清掃，褥瘡好発部位の観察，高カロリー高蛋白食の供給，などが重要である．また，移動が確立したあとには，自力での体位変換，車椅子上でのプッシュアップ，患者による褥瘡好発部位の定期的なチェックを指導する．褥瘡は，表皮に現れる前に皮下に形成されることが多いため，褥瘡好発部位のチェックは見るだけではなく触って，皮下の状態を把握する．

b. 関節可動域訓練

損傷高位で異なる麻痺筋と非麻痺筋のアンバランス，麻痺筋の痙縮，疼痛による逃避肢位，異所性骨化や関節周囲の炎症，などの要因により，下肢関節拘縮をおこしやすい状態にあるので，ROM 訓練が重要である．

ROM 訓練は，最大可動域を他動的に行う．注意点を以下にあげる．①胸腰椎に骨傷がある場合，股関節を 95°以上屈曲すると骨折部に影響し，疼痛を生じることがある．②下肢伸展挙上 straight leg raising による，ハムストリングスのオーバーストレッチ，股関節外転時の膝内側側副靱帯の損傷を避ける．痙縮による抵抗が強い場合，暴力的な可動域訓練が筋肉内や関節周囲に損傷や出血をおこし，異所性骨化が発生する場合がある．③胸部外傷，四肢骨折，関節損傷の合併している場合は，関節の他動運動が制限されることがある．④深部静脈血栓が発生した場合，不用意な他動運動やマッサージなどは肺塞栓を引き起こす恐れがある．特に③④は主治医と連携を取り，可能な範囲で行っていく．受傷後，30～40 日は関節拘縮をおこしやすいため，"最大の注意"を払う．

c. 筋力強化訓練

残存筋レベルを正確に判定し，筋力強化訓練プログラムを設定する．完全対麻痺では，残存した上肢・体幹筋力強化を徹底的に行うことが重要である．一方，不全対麻痺で歩行獲得の可能性がある場合は，上肢・体幹筋とともに下肢の筋力強化も行う．

上肢の筋力強化訓練は，車椅子動作，松葉杖歩行の習得に備えてできるだけ早期から行う．骨傷により，安静臥床が必要な時期には，ほとんどすべての上肢筋が臥位で訓練できる．エキスパンダーやゴムバンドによる筋力強化訓練が有効である．エキスパンダーやゴムバンドは，安静臥床が必要でなくなれば，鉄アレイ，重り，砂のうなどを使用した訓練も加える．さらに，あらゆる体位が可能となれば，座位保持，腕立て伏せ，四つ這い練習，座位での投球・捕球動作，プッシュアップなどによる体幹筋筋力の強化を行う．

不全対麻痺や第3腰髄以下での完全対麻痺では，歩行獲得を考慮し残存している下肢筋力を徹底的に強化する．ヒップハイカーである腰方形筋は，骨盤挙上を利用して下肢の振り出しが可能であり，この筋の強化は重要である．また，広背筋は，骨盤に対する筋のなかで唯一，頸髄（第6～8頸髄）によって支配されており，胸・腰髄損傷では残存している．広背筋の強化により，骨盤の運動がある程度可能となり下肢の振り出しに有用である．

d. 体力強化訓練

車椅子患者は，日常生活上で酸素消費量が増加するような活動がほとんど行われておらず，生活上の運動負荷はせいぜい最大心拍数（HRmax）の2割程度にすぎないといわれている．通常の整地での車椅子駆動も，ほとんど慣性作用により行われており，上肢，体幹の活動性はわずかである．

一般的な持久力強化訓練は，50% $\dot{V}O_2$-max，60% HR max，Borg scale のややきつい～きつい程度の運動強度で，30分以上の有酸素運動を週に3～5回行うことがすすめられている．高位胸髄損傷では，心臓交感神経が障害されるため，心拍数ではなく酸素摂取量や Borg scale を指標に行うことが望ましい．完全対麻痺者における具体的な体力強化訓練方法は，心肺負荷を考慮した上肢筋力訓練，上肢を用いたエルゴメーター，坂道や長距離の車椅子駆動などである．不全対麻痺者で下肢筋力がある程度保たれている場合は，歩行，自転車エルゴメーターなど持久力訓練に準じ

た方法を行うことが奨められる．

心肺機能の向上には50％$\dot{V}O_2$-max以上の動作が必要であるが，脊髄損傷者では，装具利用した松葉杖歩行や車椅子による坂道上りなどの労作時に短時間しかみられない．浅山らは，車椅子マラソンにおける酸素消費量の検討を行い，車椅子マラソンは身近に行えるスポーツで，安全かつ競争心もわき心理的効果が大きく，有酸素運動と無酸素運動の両要素を有し，心肺機能の持久力トレーニングに適していると報告している．対麻痺者では，体力，健康維持のために車椅子マラソン，バスケットボールなどの等張性運動要素の大きい車椅子スポーツを取り入れていくことも重要である．

e. 床上動作訓練

(1) 寝返り・起き上がり動作訓練

上肢機能や上部体幹筋が正常な胸・腰髄損傷者には，ポイントを理解できれば難しくなく，把持物なしでも可能となる．しかし，急性期に体幹ギプス固定を行っている場合，ベッド柵などが必要な場合もある．

起き上がり動作で上位胸髄損傷者が用いる方法を示す．①側臥位となり，下側の上肢を挙上し頭の下に入れる．②その上肢を内旋させ，肘で床面を強く押し体幹を起こす．このとき頭部も上肢方向へと移動させる．③下側の肘で体を支え，上側の上肢の手を床面につき，下肢方向へ頭部を移動する．また，少しずつ下側の肘の位置も下肢側へ移動させていく．④上側の上肢で下肢を引き寄せる．⑤下側の肘関節を伸展させ，下肢の上へ体幹をもっていくと長座位の状態となる（第4部第7章参照）．

(2) 座位訓練

胸・腰髄損傷者は，上肢に問題がなく端坐位は早期に自立できる．ベッドやプラットホーム上で端坐位の訓練を反復し，視覚的代償により感覚系，運動系を再学習する．特に上位胸髄損傷者では，どのような姿勢になれば前後・左右方向へ倒れていくかを経験させ，体幹のコントロールを獲得する練習が必要である．

(3) 四つ這い動作訓練

上肢での体重支持，荷重感覚（バランス）の経験，肩甲骨周囲筋・体幹・下肢残存筋の筋力強化，麻痺域を含めた体幹・下肢のコントロールを目的に行う．また，この訓練は閉運動鎖機構 closed kinetic chain mechanism を利用した肩甲骨・肩関節周囲での姿勢保持の訓練になるため，プッシュアップやトランスファー訓練の基礎となる．

四つ這い位で，両手は肩幅程度に開き，肩関節よりも前方へ手をつかないようにする．股・膝関節は約90°屈曲位とする．上位胸髄損傷者で，自力での姿勢保持が難しい場合には，セラピストが後方より骨盤などを支える．下位胸髄・腰髄損傷者でも，急性期には左右へのバランスがとりにくいため介助が必要となることが多い（図10-48 1）．

三角筋，前鋸筋，広背筋，大胸筋などの肩関節周囲筋の筋力強化を目的とする場合は，四つ這いの状態から肘関節を伸展したまま，身体を前方へ移動させ，上肢への体重を移動する．次に肩甲骨の外転および上方回旋，肩関節屈曲を行い，もとの位置まで戻す．この訓練により，肘関節を屈曲位で行うと，上腕三頭筋や上腕二頭筋が肩甲骨を固定するので，肘関節は伸展位で行うほうが筋力強化の効率がよい（図10-48 2）．

上肢および肩関節周囲筋の筋力強化を目的とする場合は，四つ這い位で肘関節屈曲を行いながら身体を前方に移動させ，上肢への体重を移動する．その後，肘関節の伸展を行いながら元の位置まで戻り，さらに肩甲骨の外転・上方回旋を最終可動域まで行う．このとき，頸部は屈曲し，頸部伸筋群や僧帽筋が肩甲骨の動きを妨げないようにする（図10-48 3）．

バランスの改善を目的とする場合は，四つ這い位の保持や，骨盤を左右に移動させコントロールを行う訓練をする．セラピストの介助下で実際に四つ這い位での移動を行うなど，動的なバランスも訓練していく．

(4) プッシュアップ訓練

プッシュアップは，褥瘡予防，床上移動，車椅子へのトランスファー動作などの基本となるため，早期に習得をはかる．長座位で，①頸部と体幹を屈曲させ，肩関節をやや前方に移動させ上肢と手掌に体重を移動させる．②肩関節を軸にし，上部体幹を屈曲させ，殿部を後上方に挙上する．前鋸筋により肩甲骨を外転し，体幹前面の大胸筋

図 10-48 四つ這い動作訓練

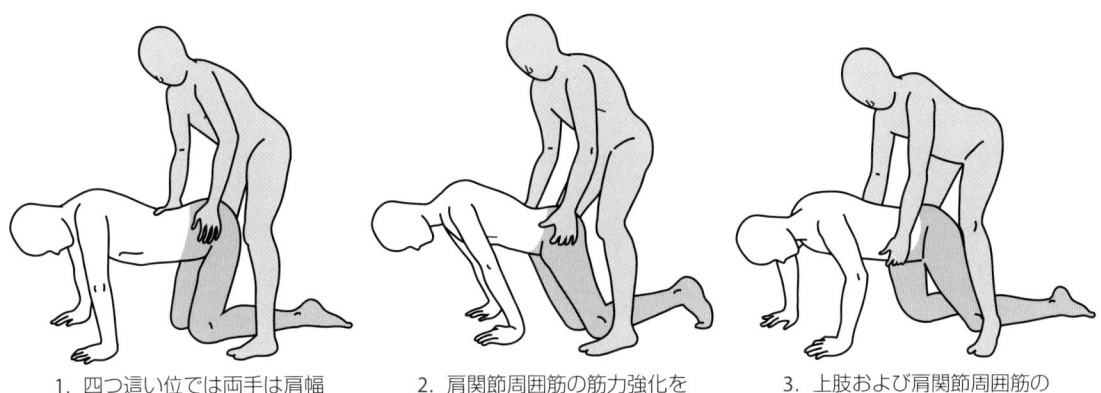

1. 四つ這い位では両手は肩幅程度に開き，肩関節より前に手をつかないようにする．
2. 肩関節周囲筋の筋力強化をする場合は，身体を前方へ移動させ，上肢へ体重を移動する．
3. 上肢および肩関節周囲筋の筋力強化をする場合は，肘を屈曲させながら，身体を前方へ移動させ，上肢へ体重を移動する．

と体幹後面の広背筋の同時収縮を意識させる．肘伸展位で肩関節を軸とした殿部の挙上が基本で，はじめは肘関節の屈伸位での殿部挙上を練習してもよい．最も重要なのは，殿部の後上方への挙上であるため，はじめはセラピストが誘導・介助を行ってもよい．③さらに殿部を，肩関節を回転軸に後上方に挙上する．このとき三角筋前部線維を使用した肩関節屈曲を意識させる．④最後に，プッシュアップに使用していた筋の遠心性収縮で，徐々に殿部を降ろす（図 10-49）．

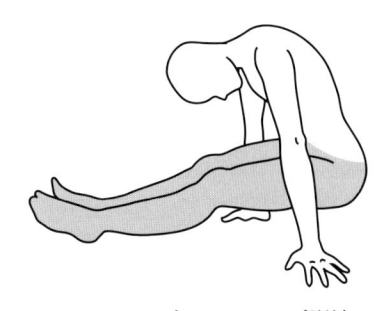

図 10-49 プッシュアップ訓練
頸部と体幹を屈曲させ肩関節を前方に移動し，肩関節を軸にして殿部を後上方へ挙上する．

f. 車椅子訓練

(1) トランスファー訓練

車椅子からベッドへのトランスファーでは，車椅子をベッドに対して，30°程度になるようにつける．片手は車椅子のフロントパイプをしっかりと把持し，もう一方は肩関節を内旋させベッド端をしっかりと把持するか，ベッド上に手を置く．ベッド上の手の位置が近いと，殿部はしっかりと挙上できるが，ベッドに殿部を移すことができなくなる．一方，遠いと体幹が屈曲しすぎるためプッシュアップが困難となる．次に下肢はフットプレートから降ろし，足部が滑らないように踵をベッド方向に向けておく．また，ベッド側の足部はやや前方に置いておくと，スムーズに移乗できる．踵が移乗方向に向いていないと下腿の回旋を制限する．また，トランスファーの際は足部への外傷を予防するためにも，必ず靴を履くように指導する（第 4 部第 7 章参照）．

車椅子から床へのトランスファーでは，車椅子の両側のアームサポートを把持し，プッシュアップにて殿部を座面の最前方まで移動する．片側上肢でアームサポートを把持し，体幹を安定させながら，もう一方の上肢で両膝関節を完全伸展位にする．このとき足部はなるべく前方に位置するようにする．体幹を安定させたまま屈曲させ，膝関節を伸展させた上肢を，大腿，下腿，床面の順に伝わせ，床面に手掌をつく．次に両上肢で殿部を浮かせたまま，体幹を前方あるいは斜め前方に移動させ，ゆっくりと床に着座する．座面の高さと同じ高さにアームサポートがあると行いやすい．

床から車椅子へのトランスファーでは，まずあらかじめキャスターを前方に向けておく．車椅子に対して，下肢を前方またはやや斜め前方に向けた長座位をとる．前方を向いたまま車椅子になるべく近づき，片手でアシストグリップを把持する．もう一方の手は，大転子のやや前方の床面に置く．殿部をプッシュアップして持ち上げ，頭部を前方に振り出し殿部を引き上げ，クッションに乗せる．このとき頭部は，床面についている手のほうに向ける．レッグサポートなどに殿部を当てないように注意する．この方法は，三角筋，前鋸筋，大胸筋，上腕三頭筋，広背筋，などの強い筋力やハムストリングスの柔軟性が必要である．筋力が弱い場合は別の方法で行う．あらかじめ，キャスターを前方に向け，フットプレートを下ろしておく．車椅子を背にした長座位をとる．片手でアームサポートを把持し，もう一方の手は大転子やや前方の床面に置く．プッシュアップをしながら，フットサポート上に殿部を乗せる．両上肢でアームサポートを把持し，バランスを崩さないように殿部をクッション上まで引き上げる．引き上げが難しい場合には，いったん背もたれに寄りかかり，上肢をタイヤやアームサポートに持ち替え，さらに殿部を引き上げる．

(2) 車椅子駆動訓練

車椅子を前方に駆動するには，肩関節の屈曲・内転・外旋力が必要であり，後方駆動には，肩関節の伸展・内転・内旋の力が必要となる．体幹を屈伸させると駆動力が増す．指の筋力が低下している場合は，ハンドリムにゴムを巻きつけることで手とハンドリムの摩擦を増大させ，駆動効率が改善される．またグローブを使用することも有益である．

車椅子駆動は，筋力強化や体力向上にも有用である．この場合，底にフェルトなどの滑りやすい素材を貼り付けた箱を用意し，砂のうや重りを入れ，車椅子のクロスバーに紐などを使用して取り付け，廊下やリハビリ室を駆動させる．重りは駆動能力に応じて増減する．

(3) キャスター上げ訓練

キャスター上げが可能になると，段差や溝，坂道などがクリアでき，屋外をスムーズに移動することができる．はじめは恐怖心を抱くので，十分に説明し安心感を与える．熟練してくると車軸が通常より前に設定されている車椅子で，頸部体幹の伸展とすばやい前方駆動のみでキャスター上げが可能となる．胸・腰髄損傷者ではほとんどの患者で獲得可能である．

訓練方法は，転倒を防ぐためセラピストは車椅子の後方に位置し，グリップを軽く支えるか，クロスバーに結んだ紐またはベルトを持つ（図10-40参照）．はじめは介助でキャスター上げを保持した状態（ウィリー wheelie）をとり，バランスが保持できる感覚を養う．前に倒れそうになったら，ハンドリムを前方に駆動し，後方に倒れそうになったら後方に駆動する．次にウィリーでのバランスが保持できる点へもっていき，キャスター上げからウィリーの状態で前後方向への駆動，回旋練習を行う．

(4) 段差昇降訓練

キャスターを段差に着け，ハンドリムをひき後方へ駆動し，素早く前方駆動へ切り替えキャスターを持ち上げ，段差上に乗せる．その後，頭部体幹を前傾し後車輪を段差に着け，ハンドリムを強く押せる位置を確認する．再び体幹を起こし，もう一度後方にハンドリムをひき，後車輪が段差に着く瞬間に体幹前傾が最大になるタイミングでハンドリムを駆動する．キャスターをあげるタイミングが難しく，段差とキャスターとの適度な距離を見つけることが重要である．

(5) 坂道の駆動訓練

坂道を上がる場合は，坂道の手前から助走をつけ，体幹を前傾させながら駆動する．ハンドリムから手を離れると車椅子は後方へ下がるので，すばやく握り返し，しっかり押す．体幹を前傾して駆動する際に，ブレーキに手をぶつける場合には，ブレーキを下方にとりつけた車椅子を選択する．また，坂の途中で休憩する場合は，車椅子を横に向ける．

下る場合は，ゆるい坂の場合は頭部と体幹を後ろにひき，ハンドリムを握る摩擦力を変えてスピードを調整しながら下る．一方，急な坂はウィリーをしながら下る方法が有効である．

g. 歩行動作訓練

日常生活で歩行が自立するのは，膝伸展が可能な第3腰髄以下の完全麻痺か，不全麻痺で股関節

と膝関節のコントロールがよい患者に限られる．その場合，短下肢装具と杖が必要となることが多い．一方，胸髄損傷者や上位腰髄損傷の完全麻痺者は，長下肢装具や松葉杖を使用する歩行訓練は可能であるが，日常生活での実用は難しい．長下肢装具には，WalkaboutやPrimewalkなどの対麻痺用の内側股継手付長下肢装具がある（第8部第3章参照）．

以下，歩行動作獲得のための訓練方法を示す．

(1) 立位練習・バランス練習

平行棒は大転子の高さとする．立位は股関節を伸展し腰椎前弯を最小限にする．重心線が耳垂-肩峰-股関節後方-膝関節後方-踵と，中足骨頭の中央を通るようにする．

(2) ジャックナイフ訓練

上肢による体幹コントロール訓練として行う．立位姿勢を開始肢位として，体幹前屈位となる．その後上肢にかかっている体重を下肢に移動させ，上肢のプッシュアップを利用し再び立位姿勢へと戻る．体幹の屈筋痙性が強い場合，立位姿勢へと戻る際にセラピストが介助する（図10-50）．

(3) 車椅子からの立ち上がり訓練

平行棒の高さは大転子の高さとする．殿部を前方へ移動させ，膝継手を伸展ロックし踵を床につける．踵を支点に体幹を前方へ移動させ，ジャックナイフ練習と同様な上肢の使い方で立位姿勢へと戻る（図10-51）．手を置く位置は膝継手の位置を基本とする．手の位置が前方過ぎると，上肢の引きつけが強くなり，手の位置が後方過ぎると，踵が滑り下肢を引き寄せた立ち上がりとなり，杖を使用した場合，立ち上がりには不向きである．

(4) 歩行訓練

平行棒内での重心移動の訓練から始める．立位で一側上肢を前方に，他側上肢を体側または体側よりやや後ろに置く．他側上肢の肩甲骨を下制して平行棒を押し，前方へ重心移動する．平行棒を押した側の下肢は遊脚となり，反対は立脚となる．平行棒内での歩行が安定してきたら，杖歩行へと移行する．長下肢装具を利用した歩行練習は，4点歩行，2点歩行，引きずり歩行，小振り歩行，大振り歩行などの松葉杖歩行，四脚歩行器を使用した歩行，などの方法がある．

トレッドミルを使用した歩行訓練は，短下肢装

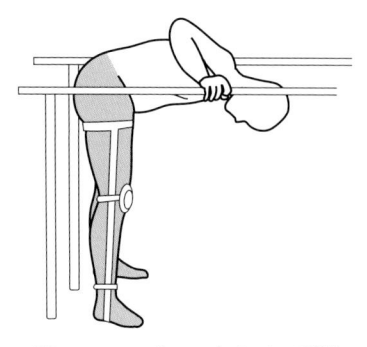

図10-50 ジャックナイフ訓練

具・長下肢装具のどちらを使用しても可能である．方法は，介助者が本人の後方でトレッドミルをまたいで立ち，必要に応じて下肢の振り出しを介助する．また，転倒のリスクが高い場合にはトレッドミルを操作する者と介助を行う者の2人で行う．徐々にスピードを上げ，本人の行える最高のスピードで歩行訓練を行う（第3部第4章参照）．

短下肢装具を使用している場合，平地での歩行訓練と異なりスピードが増加するため，歩行中は歩幅が大きくなり立脚後期が延長する．その際，特にプラスチック装具を使用している場合は，下腿の内果，外果に装具の圧迫をうけ創傷が生じることがあり，歩行中にチェックする必要がある．

免荷装置を使用したトレッドミル歩行訓練は，上肢・下肢の筋力が不十分で，通常の状態でトレッドミルを行うと転倒リスクの高い場合に行う（第3部第4章参照）．短下肢装具・長下肢装具どちらを使用しても可能である．体幹・大腿部にハーネスを装着し，上方から懸垂し免荷する．本人が安心する程度の荷重から始め，徐々に荷重を増やしていく．

膝立ち位での下肢振り出し練習や，姿勢保持練習を行う．膝立ちは体重の90％を両膝で支えることとなる．膝立ち位での歩行が可能であれば，歩行が獲得されるケースが多い．

h. ADL訓練

(1) 更衣動作

胸・腰髄損傷者は，上衣の着脱は座位で，下衣の着脱は座位や臥位で行う．姿勢を変えながら更衣を行うため，起居動作や座位保持能力，ROM

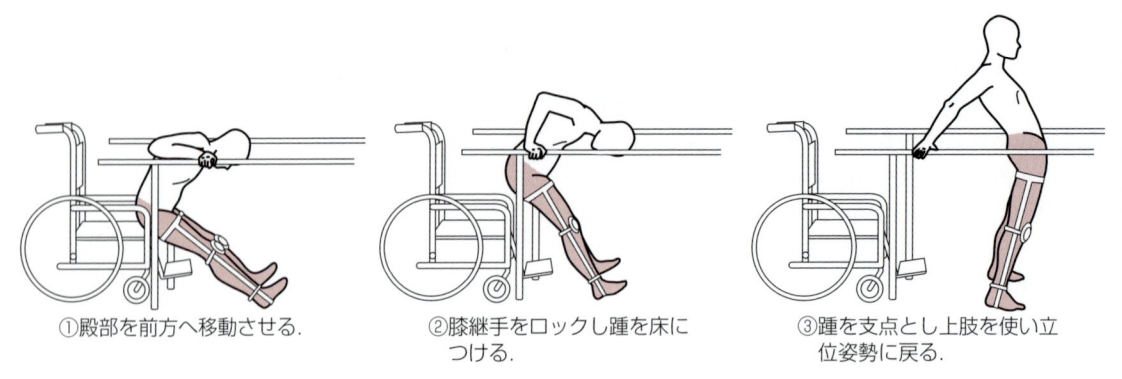

①殿部を前方へ移動させる．　②膝継手をロックし踵を床につける．　③踵を支点とし上肢を使い立位姿勢に戻る．

図 10-51　車椅子からの立ち上がり訓練

の柔軟性が重要になってくる．また，衣服はゆったりとした形状で素材の伸縮性に富み，滑りのよいものだと着脱が容易である．ベッド上の更衣では寝返り，長座位，端坐位保持能力が必要で，座位保持が良好なら車椅子でも骨盤後傾位にすると座位が安定しやすい．下肢の痙性が出現し，更衣動作を阻害することがあるため，残存機能や生活環境を考慮して動作自立を目指すことが重要である．

端坐位でズボンを脱ぐためには，まず身体を横に傾け片側の殿部を浮かしてから，浮かしたほうのズボンをできるかぎり大腿部まで下げておく．同様に反対側の殿部を浮かし，ズボンを足関節部分まで下げる．最後に片足ずつ下肢を持ち上げてズボンを抜く（図 10-52）．

(2) 排泄動作
● 排尿

適切な排尿管理方法の選択とその実施は，脊髄損傷者患者の生命予後に重大な影響を与える．尿路感染の予防や膀胱過伸展の防止を目的に，排尿動作指導や自助具の提供，環境調整といった多面的なアプローチが必要である．排尿管理の方法には，間欠導尿法と尿道留置カテーテルがある．夜間多尿には，尿道留置カテーテルの使用や，外出時には装着式集尿器の使用など，排尿に伴う本人や介護者の QOL の維持向上も考慮する．日本排尿機能学会・日本脊髄障害医学会で作成された「脊髄損傷における排尿障害の診療ガイドライン」を参考に，排尿管理方法を選択するのがよい．

自己間欠導尿法は，カテーテルを外尿道口より膀胱内に挿入することで排尿することができる．自己間欠導尿法の手順は，まず石鹸などで手指を十分に洗い，清浄綿で尿道口および尿道口周辺を消毒する．次に，あらかじめ延長チューブの排尿側を便器などの内側に配置したあと，カテーテルを外尿道口より膀胱内へ挿入し，尿が出るまで慎重にすすめる．尿が出始めたら，さらに 3～5 cm 挿入する．流量が少なくなれば下腹部に手掌をあて，下方に向かってしっかりと押し膀胱内に残った尿を押し出す．排尿が終われば，カテーテルを慎重に引き抜く．使用したカテーテルは，再利用ができるので延長チューブの内腔を含めて十分に水洗いし，水分をよく切ったあと，保存消毒液の入ったケースに保管する．尿量，色，匂い，透明度，浮遊物の有無，などをチェックする．

車椅子での導尿は，骨盤後傾位で行うと座位が安定し両上肢が使いやすくなる．男性の場合，ファスナー付きのズボンにすると陰茎を取り出しやすい．延長チューブが接続できるセルフカテ®EX は，便座に移乗せずとも直接便器に尿を流せるので便利である．また，感染予防のために爪を切っておくように指導する．

● 排便

排便習慣の確立を目指すため，2 日に 1 回あるいは 3 日に 1 回の一定の間隔で排便日を設定する．排便は同じ時間帯に行うことが望ましい．食事は，食物繊維に富む野菜，果物，海藻類，五穀米などの摂取を心がけ，適量の水分の補給も指導する．気温の変化や運動による発汗に応じて，適宜水分摂取量の調整をする．排便方法は，腹部の

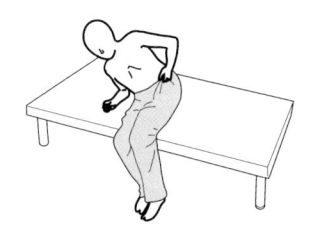

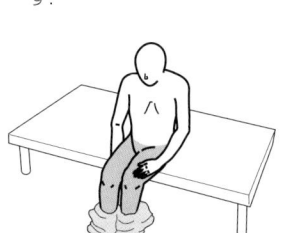

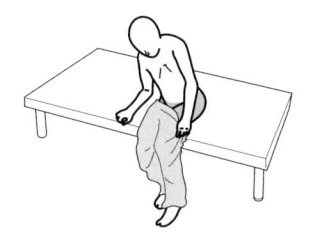

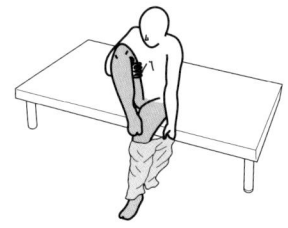

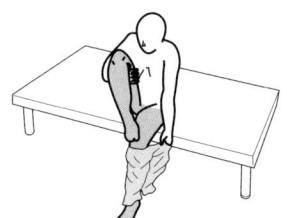

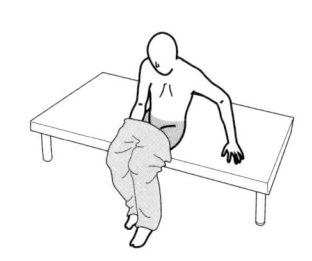

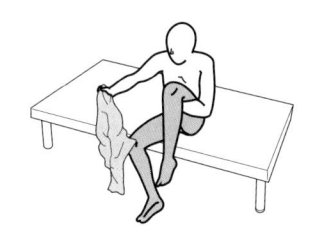

①身体を横に傾け殿部を浮かす.
②浮かしたほうのズボンを大腿部まで下げる.
③反対の殿部を浮かしズボンを下げる.
④ズボンを足関節部まで下げる.
⑤片側の下肢を持ち上げてズボンを抜く.
⑥反対側の下肢を持ち上げてズボンを抜く.

図10-52　更衣動作

叩打や腹部マッサージで排便反射を促し，最後は腹圧，手圧を加える．排便日の前夜に緩下剤の服用が必要な患者も多く，排便時には浣腸での排便反射の促しが必要となる患者もいる．また，最終的には摘便に至ることもある．排便時間は，30分から2時間くらいを要することもあり，うつ熱の対策としてトイレにエアコンの設置が望ましい．

便器上での排便には，下衣の着脱が必要であるため，座位が安定してプッシュアップができる必要がある．この動作が困難な場合は，便器周辺に台をおく．緩下剤の服用による便の性状は個人差が大きいため，便の量や失禁の状態の把握することが必要である．

トイレ幅は，車椅子から便座へ斜め前方移動を行う場合，1,400 mm以上が必要である．さらに，介助を要する場合は1,500 mm以上が必要である．トイレの中で方向転換をする場合は1,900×1,800 mmのスペースが必要となる．便座の高さは，クッションを置いた車椅子の座面にあわせる．トイレの入り口の扉は，900 mmの引戸または外開きの戸とする．

(3) 入浴動作

入浴動作には，洗い場へのトランスファー，浴槽への出入り，洗体動作が含まれる．皮膚の損傷をおこさないために，浴室内の器具や浴槽の縁などは曲面処理する．胸・腰髄損傷者は，下肢の温度覚障害があるため，常に湯の温度を手で確認する習慣をつけておくことが必要である．

洗い場は，クッションを置いた車椅子の座面と同じ高さに設置する．また，洗い場を浴槽の縁と同じ高さにすると，浴槽への出入りが容易になる．洗い場には，殿部や下肢の擦れや褥瘡の予防のためにクッションを敷く．しかしトランスファー時には，石鹸や水分が残っていると滑りやすいため注意する．

洗い場に車椅子をできるだけ近づけるために，洗い場の下を200〜300 mm程度空けておき，車椅子のフットサポートが入るようにする．浴槽側の手すりの高さは，浴槽の縁から100 mm程度の高さにする．シャワーは使いやすいように手の届く位置に設置する．浴槽の深さは出入りが容易で湯につかることもできる和洋折衷型の500 mm程度とする．浴室内の広さは介助者を必要としない場合，移動が容易なように1,200×2,000 mm程度

が適当である.

洗い場からの浴槽への移動は，片手で身体を支えながら，もう一方の手で足を浴槽に入れる．プッシュアップして身体を押し上げ，殿部を擦らないようにしながら浴槽に入る（第4部第8章図4-184参照）．浴槽内では浮力でバランスを崩しやすいので，手で身体を支える．洗髪，洗体は壁を背にしてもたれながら行う．壁にはマットを置いて皮膚の保護をはかる．

i. 自宅復帰

日常生活レベルでの歩行獲得が得られない場合，車椅子を使用した生活となる．この場合，自宅復帰にあたり車椅子に対応した家屋環境が必要となり，経済的な問題が発生する．年齢や障害の程度，所得状況などにより，適用される助成制度やサービスが異なることがあるため，医療ソーシャルワーカーや各市町村窓口に確認する．また労働災害には，労働者災害補償保険に基づいた助成やサービスがある．

j. 社会復帰

復職・就労などの社会復帰を進めることも重要である．障害者職業センターは，障害者の就職に向けての相談，職業能力などの評価，就職前の支援から就職後の職場適応のための援助まで継続的なサービスを提供する．都市部に比べ地方都市では，まだこのような施設は充実していない場所がある．その場合，地域のピアサポートや障害者団体などへ相談してみるのもよいと思われる．

k. 障害者スポーツ

車椅子生活者は，健常者に比べ日常の運動量が少なく体力が低下しており，近年，脊髄損傷者においても生活習慣病が問題となってきている．このため，体力の向上，健康維持のためにも車椅子生活をしている脊髄損傷者には，障害者スポーツを積極的に推奨すべきである（第10部第29章参照）．

■ 引用文献

1) Shingu H, Ohama M, et al : A nationwide epidemiological survey of spinal cord injuries in Japan from January 1990 to December 1992. Paraplegia 33(4) : 183-188, 1995
2) 柴崎啓一：全国脊髄損傷登録統計 2002年1月〜12月. 日本脊髄障害医学会雑誌 18(1) : 271-274, 2005
3) 時岡孝光, 他：治療対象者の現状. 労働者健康福祉機構全国脊髄損傷データベース研究会（編）：脊髄損傷の治療から社会復帰まで―全国脊髄損傷データベースの分析から. 保健文化社, pp9-22, 2010
4) 内田竜生：脊髄損傷者の死因と標準化死亡日. 労働者健康福祉機構全国脊髄損傷データベース研究会（編）：脊髄損傷の治療から社会復帰まで―全国脊髄損傷データベースの分析から. 保健文化社, pp158-168, 2010
5) Kirshblum SC, Waring W, et al : Reference for the 2011 revision of the International Standards for Neurological Classification of Spinal Cord Injury. J Spinal Cord Med 34(6) : 547-554, 2011
6) Zancolli E : Surgery for the quadriplegic hand with active, strong wrist extension preserved. A study of 97 cases. Clin Orthop (112) : 101-113, 1975
7) 園田 茂, 大橋正洋, 他：リハビリテーション関連雑誌における評価法使用動向調査 -3-. リハ医学 38(10) : 796-798, 2001
8) 理学療法開始時の注意と評価. 津山直一（監修），二瓶隆一, 他（編）：頸髄損傷のリハビリテーション―国立身体障害者リハビリテーションセンター・マニュアル. 協同医書出版社, pp132-133. 1998
9) 山中武彦：損傷高位別到達可能ADL. 田中宏太佳, 他（編）. 動画で学ぶ脊髄損傷のリハビリテーション. 医学書院, pp82-88, 2010
10) Tanaka S, Yoshimura O, et al : Three-dimensional measurement of rolling in tetraplegic patients. Spinal Cord 38(11) : 683-686, 2000
11) 古澤一成, 德弘昭博：頸髄損傷者におけるコンピュータの基本的操作能力. 日本職業・災害医学会会誌 52(1) : 40-47, 2004
12) Regan MA, Teasell RW, et al : A systematic review of therapeutic interventions for pressure ulcers after spinal cord injury. Arch Phys Med Rehabil 90(2) : 213-231, 2009
13) 武田正則, 古澤一成, 他：脊髄損傷者における車いす上除圧・減圧姿勢の検討. 総合リハ 38(6) : 563-569, 2010

■ 参考文献

- 陶山哲夫：ASIA, Frankel, Zancolli. Journal of Clinical Rehabilitation 14(7) : 660-666, 2005
- 高橋秀寿：脊髄損傷の障害評価法. Journal of Clinical Rehabilitation 11(2) : 133-140, 2002
- Cruse JM, Lewis RE, et al: Review of immune function, healing of pressure ulcers, and nutritional status in patients with spinal cord injury. J Spinal Cord Med 23(2) : 129-135, 2000
- 田島文博, 緒方 甫：脊髄損傷における予後予測. Journal of Clinical Rehabilitation 7(4) : 369-379, 1998
- 浅山 滉, 緒方 甫, 他：脊損者の体力. 総合リハ 11(6) : 441-447, 1983
- 日本排尿機能学会, 日本脊髄障害医学会, 他（編）：脊髄損傷における排尿障害の診療ガイドライン. リッチヒルメディカル, 2011

第 4 章
脊髄小脳変性症

1 基礎的知識

A 分類

脊髄小脳変性症 spinocerebellar degeneration (SCD) は，運動失調を主症状とする進行性神経変性疾患の総称である．古典的で最も有名な分類法は，1954年にGreenfield[1]によって提唱されたものである．Greenfieldは，病理学的に脊髄型，脊髄-小脳型，小脳型の3型に分類した．1969年にGraham と Oppenheimer は，病理学的類似性から，小脳症状を主徴とするオリーブ橋小脳萎縮症 olivopontocerebellar atrophy (OPCA)，自律神経症状を主徴とするシャイ・ドレーガー症候群 Shy-Drager syndrome (SDS)，パーキンソン症状を主徴とする線条体黒質変性症 striatonigral degeneration (SND) は，お互いに重なり合う疾患群であるとして多系統萎縮症 multiple system atrophy (MSA) の包括概念を提唱した[2]．

欧米では，小脳症状から始まる従来のOPCAをMSA-C，パーキンソン症状から始まる従来のSNDをMSA-Pの2つに分類している．わが国では重篤な自律神経症状で発症するSDSをMSA-Aとして残す意見もある．遺伝性のものは，FAをはじめ，マシャド・ジョセフ病 Machado-Joseph disease (MJD)，歯状核赤核淡蒼球ルイ体萎縮症 dentatorubral-pallidoluysian atrophy (DRPLA) など数多く知られていたが，近年，遺伝子解析が進んで次々に新しい家系や病型が分離・確定されている（表10-19）[3,4]．

B 疫学

世界的にはSCD全体の頻度は4～10人/人口10万人と推定されている．SCDの7割は孤発性で，3割が遺伝性である．孤発性は，7割がMSAで，3割が皮質性小脳萎縮症 cortical cerebellar atrophy (CCA) である．MSAのうち，MSA-Pが欧米白人では6～8割とされるが，わが国ではMSA-Cが約7割とその比は逆転している．厚生労働省特定疾患治療研究事業対象疾患（難病特定疾患）としては，SCDのなかに家族性痙性対麻痺 familial spastic paraplegia (FSP)，遺伝性痙性対麻痺 hereditary spastic paraplegia (HSP) が含まれていて，孤発性，優性遺伝性，劣性遺伝性，伴性遺伝性など30を超える病型が報告されている[4]．

表10-19 脊髄小脳変性症の分類

1. 孤発性
   a. 多系統萎縮症 (MSA)
      MSA-C ─ オリーブ橋小脳萎縮症 (OPCA)
      〔MSA-A〕─ Shy-Drager 症候群 (SDS)
      MSA-P ─ 線条体黒質変性症 (SND)
   b. 皮質性小脳萎縮症 (CCA)
   c. 孤発性痙性対麻痺 (Spastic gait : SPG)
2. 遺伝性
   - 常染色体優性遺伝 (ADSCD)
     SCA1～SCA15，SCA17～SCA37
     〔Machado-Joseph病 (MJD/SCA3)〕
     歯状核赤核淡蒼球ルイ体萎縮症 (DRPLA)
     家族性（遺伝性）痙性対麻痺 (FSP/HSP)
   - 常染色体性劣性遺伝 (ARSCD)
     Friedreich 失調症 (FA)
     ビタミンE単独欠乏性運動失調症 (AVED)
     眼球運動失行と低アルブミン血症を伴う早発性失調症 (EAOH/AOA1)
     家族性（遺伝性）痙性対麻痺 (FSP/HSP)
   - 伴性劣性遺伝
     家族性（遺伝性）痙性対麻痺 (FSP/HSP)

〔 〕内の分類はわが国では使用されることが多いが，国際的には用いられなくなっている．

予後は病型によって大きく異なる．CCA や MJD/SCA3 では，症状は進行するが生命予後は比較的良好である．また，遺伝性 SCD の特徴として，同一の遺伝子異常であっても家系間，家系内で症状や経過に大きな違いがみられる[4]．最も頻度の高い MSA では，発症から 3〜5 年で車椅子生活となり，10 年前後の経過で死に至る[2]．

C　病因と病理

MSA にみられるグリアや神経細胞の細胞質内にみられる封入体 glial cytoplasmic inclusion (GCI) の主要構成成分はαシヌクレインであり，中枢神経系に広く分布する．特に線条体と周辺白質，橋底部とそれに連続する白質，大脳運動野とその皮質下白質に多い[3]．MSA-C の病理では下オリーブ核，橋核，小脳皮質など，橋と小脳の萎縮が基本で，橋被蓋と下行路が比較的保たれているために，MRI 上では橋中央部の水平断で十字サインとして観察される．小脳では Purkinje 細胞 Purkinje cell (PC) の脱落，小脳皮質萎縮，顆粒細胞 granule cell (GC) の減少などが特徴的である．MSA-P では，被殻の背外側部と黒質に神経細胞の脱落とグリオーシスがみられる．自律神経系では，視床下部，迷走神経背側核，脊髄中間質外側核，仙髄オヌフ核に神経細胞脱落が観察される．

優性遺伝性 SCD autosomal dominant SCD (ADSCD) における遺伝子異常の多くは CAG リピートの異常伸張であり，これによるポリグルタミン病であることが判明した．そのほか，非翻訳領域リピート病 (RNA リピート病) や点変異，欠失変異なども見つかっている[2]．

D　臨床症状

SCD は，多くは下肢の失調症状から始まり歩行時のふらつきとして気づかれる．その後，上肢の失調や断綴性言語 scanning speech や不明瞭言語 slurred speech，爆発性言語 explosive speech が出現する．前庭系が障害されると，座位，立位のバランスや平衡機能が障害される．脊髄後索の障害の場合は，閉眼するとただちにあらゆる方向に動揺する (Romberg 徴候) が，前庭・迷路性の場合は，閉眼してから徐々に動揺が強くなり，多くの場合横に揺れる (前庭・迷路性 Romberg 徴候)．

前庭系が比較的保たれる CCA では，歩行時の失調症状は著明であってもほとんど転倒しないことは古くから知られている．小脳障害患者は，重心をとりやすくするために歩隔を開いて歩行する (wide-based gait)．また，上肢を体幹から離してバランスをとるため，動きが不規則で危なっかしく見える．酩酊歩行 drunken gait あるいはよろめき歩行 staggering or reeling gait と呼ばれる．

SCD の中核症状である小脳性運動失調は，以下の要素で構成される[5,6]．

1 運動の測定範囲の障害　dysmetria

円滑に直線的に正確に目標物に到達できず，測定過大 hypermetria，測定過小 hypometria を生じる．フィードフォワード機能の障害によるもので，早い動きでは測定過大に，ゆっくりとした動きでは測定過小になりやすい．

2 個々の運動の連合の障害（共同運動障害 asynergia，協調収縮異常 dyssynergia，協調運動障害 coordination disorder）

歩行時に上体が下肢の動きについていけず上半身を後ろに反ったようになる，臥位時に腕を組んで起き上がらせると下肢が高く上がって起き上がれないなど，本来は体幹や四肢の間での協調した動きの障害を指す．

3 交互反復運動の障害　adiadochocinesis, dysdiadochokinesis

作動筋-拮抗筋間の協調性の障害であり，前腕の回内・回外運動や手・足のタッピングが拙劣となる．動作が遅く同じリズムで十分な範囲までの繰り返し動作ができない．

4 運動分解　decomposition of movement

共同筋，拮抗筋，固定筋など多種の筋が同時に働くことが障害され，複合的な一連の動きを円滑に実施することができず，個々の単純な運動の段階に分けて遂行するようになる．

5 運動の持続性の障害(振戦 tremor)

安静時には振戦はみられない．姿勢を保持する場合やある動作を遂行しようして筋が収縮し始めると，運動が分割され不連続な動きがみられる．規則性がないのが特徴で，2～5 Hz 程度の範囲を変動する．動作の終わりに行くにしたがって増強することが多く，企図振戦 intention tremor と呼ばれる．

そのほか，運動興奮性の速さの障害(運動開始遅延，時間測定異常 dyschronometria)や筋緊張低下症 hypotonia，急な動作の停止ができない反跳現象なども小脳障害時の特徴的な所見である．四肢の運動障害と同様に，眼球測定障害 ocular dyskinesia もみられる．目標物に対して眼球を正確に動かすことができず，眼球が急速に動く衝動性眼球運動 saccadic pursuit となる．眼振も高頻度に出現し，側方視でよく観察され矩形波眼球運動 macro square wave jerks や振子様眼振 pendular nystagmus と表現される．

MSA-P ではパーキンソン病(PD)と異なり典型的な 6 Hz 前後の安静時振戦で発症することは少なく，抗 PD 薬が効きにくい特徴がある．頻尿や便秘など膀胱直腸障害，立ちくらみなど起立性低血圧，食事中や食後の傾眠など食事(食後)性低血圧も多くみられる．

睡眠中に大声を出したり動き回ったりする REM 睡眠関連行動異常 REM sleep behavior disorder(RBD)は，MSA で高頻度にみられる．睡眠中の大きないびきや頻呼吸，胸骨上部の吸気時陥凹は声帯外転麻痺の所見である．MSA では特に睡眠呼吸障害 sleep disordered breathing(SDB)の頻度が高く，突然死との関連で注意が必要である．突然死は睡眠中に突然静かにおこり，かつ蘇生術に反応しにくい傾向がある[2]．

そのほか，錐体路症候，MJD/SCA3 に特徴的なびっくり眼，眼球運動障害，視神経萎縮などもある．DRPLA では痙攣発作やミオクローヌス，アテトーゼなどの不随意運動を認める．下肢静止不能症候群，眼瞼痙攣，高度の前屈や側屈など姿勢障害を呈することがある．うつや記銘力障害，遂行機能障害の報告もあり，MSA の進行期には前頭葉も萎縮して前頭葉機能障害をきたす．FA や EAOH/AOA1 では，脊髄後索の症候としての運動失調が主体であるが，そのほかの症候としては足部の変形，脊柱の変形が特徴的にみられる．

FSP/HSP，SPG はやや特殊な病型であり，錐体路症候が主体で痙性歩行が特徴である．時に脊髄後索の症候として運動失調を呈する．

表 10-20 脊髄小脳変性症(SCD)の認定基準
〔主要項目〕

脊髄小脳変性症は，運動失調を主要症状とする原因不明の神経変性疾患であり，臨床，病理あるいは遺伝子的に異なるいくつかの病型が含まれる．臨床的には以下の特徴を有する．
(1) 小脳性ないしは後索性の運動失調を主要症状とする．
(2) 徐々に発病し，経過は緩徐進行性である．
(3) 病型によっては遺伝性を示す．その場合，常染色体優性遺伝性であることが多いが，常染色体性劣性遺伝背性の場合もある．
(4) そのほかの症候として，錐体路徴候，錐体外路徴候，自律神経症状，末梢神経症状，高次脳機能障害などを示すものがある．
(5) 頭部の MRI や X 線 CT にて，小脳や脳幹の萎縮を認めることが多く，大脳基底核病変を認めることもある．
(6) 脳血管障害，炎症，腫瘍，多発性硬化症，薬物中毒，甲状腺機能低下症など，二次性の運動失調症を否定できる．

2 診断・評価

難病特定疾患における SCD の認定基準を**表 10-20** に，MSA の認定基準を**表 10-21** に示す．MSA については従来の 3 群の分類を用いている．MSA 第 2 回コンセンサス基準(2008 年)では probable と possible に区別されている．

未発症家族の遺伝子診断については専門的なカウンセリングができる体制での十分なインフォームドコンセントが必要である．

日常生活においては，移動の能力が生活範囲を規定することが多いので，おのずと移動能力を中心とした重症度分類が用いられる．運動失調症研究班の重症度分類[7]を**表 10-22** に示す．障害の中核は運動失調である．半定量的評価法として international cooperative ataxia rating scale (ICARS，日本語版)，scale for the assessment

表 10-21　多系統萎縮症(MSA)の認定基準

1　主要項目

(1) オリーブ橋小脳萎縮症
中年以降に発症し，初発・早期症状として小脳性運動失調が前景に現れる．経過とともにパーキンソニズム，自律神経症状(排尿障害や起立性低血圧など)を呈することが多い．頭部の MRI で，小脳，橋(特に底部)の萎縮を比較的早期から認める．この変化をとらえるには T_1WI 矢状断が有用である．また，T_2WI 水平断にて，比較的早期から橋中部に十字サインが認められる，この所見では診断的意義が高い．

(2) 線条体黒質変性症
中年以降に発症し，パーキンソン病様の症状で発症し，振戦よりは筋固縮，無動が目立つ．抗パーキンソン病薬に対する反応は不良であるが，数年間にわたって有効な例もある．経過とともに，自律神経症候や運動失調が加わってくる．MRI にて，橋底部，小脳の萎縮，線条体の萎縮，被殻外側のスリット状の T_2 高信号域などが診断の補助となる．特に被殻外側の T_2 高信号像の診断的意義は高い．パーキンソン病やびまん性レビー小体病との鑑別には ^{123}I-MIBG 心筋シンチグラフィーが有用である．パーキンソン病やレビー小体病では，心筋への集積低下が認められるのに対して，多系統萎縮症では集積低下は認めない．

(3) シャイ・ドレーガー症候群
中年以降に発症し，起立性低血圧(収縮期でも 20 mmHg もしくは拡張期で 10 mmHg 以上)，排尿障害(100 ml 以上の残尿・尿失禁)，男性での陰萎を中心とした自律神経障害が前景となる．発症後 1 年にわたり上記の自律神経症状が前景にあった場合に，シャイ・ドレーガー症候群としてとらえる．発症後 5 年以上経過しても自律神経症状のみである場合は，他疾患(アミロイド・ポリニューロパチーや糖尿病性ニューロパチー)との鑑別が必要である．

2　参考事項

これまで，オリーブ橋小脳萎縮症，線条体黒質変性症，シャイ・ドレーガー症候群として分類されてきた疾患が，病理学的には，特徴的なオリゴデンドロサイト内嗜銀性封入体が観察されることから，同一疾患であって，病変分布の濃淡(オリーブ，橋，小脳，線条体，黒質，自律神経系の変性がさまざまな分布で認められる)によって臨床像が異なってくるととらえられるようになり，これらの疾患を多系統萎縮症と総称するようになった．臨床的には，小脳性運動失調症，パーキンソニズム，自律神経症状のいずれかを初発症状として発病し，経過とともにそれ以外の症状も明らかになってくる．進行例では声門開大障害に伴う特徴的ないびきや睡眠時無呼吸が観察されることが多く，突然死をおこすことがあり注意を必要とする．

表 10-22　脊髄小脳変性症の重症度分類(運動失調症研究班)

	下肢機能障害	上肢機能障害	会話障害
Ⅰ度 (微度)	[独立歩行] 独り歩きは可能　補助具や他人の介助を必要としない．	発病前(健常時)に比べれば異常であるが，ごく軽い障害．	発病前(健常時)に比べれば異常であるが，ごく軽い障害．
Ⅱ度 (軽度)	[随時補助・介助歩行] 独り歩きはできるが，立ち上がり，方向転換，階段の昇降などの要所要所で，壁や手すりなどの支持補助具，または他人の介助を必要とする．	細かい動作は下手であるが食事にスプーンなどの補助具は必要としない．書字も可能であるが，明らかに下手である．	軽く障害されるが，十分に聞き取れる．
Ⅲ度 (中等度)	[常時補助・介助歩行—つたい歩行] 歩行できるが，ほとんど常に杖や歩行器などの補助具，または他人の介助を必要とし，それらのないときはつたい歩きが主体をなす．	手先の動作は全般に拙劣で，スプーンなどの補助具を必要とする．書字はできるが読みにくい．	障害は軽いが少し聞き取りにくい．
Ⅳ度 (重度)	[歩行不能・車椅子移動] 起立していられるが，他人に介助されてもほとんど歩行できない．移動は車椅子によるか，四つ這い，または座位による移動で行う．	手先の動作は拙劣で，他人の介助を必要とする．書字は不能である．	かなり障害され聞き取りにくい．
Ⅴ度 (極度)	[臥床状態] 支えられても起立不能で，臥床したままの状態であり，日常生活動作はすべて他人に依存する．	手先のみならず上肢全体の動作が拙劣で，他人の介助を必要とする．	高度に障害され，ほとんど聞き取れない．

下肢機能障害，上肢機能障害，会話障害を 5 段階に分けてあるが，これらの障害は必ずしも並行しない．障害度の最も重いところをもって(その患者のその時期における)障害度とする．

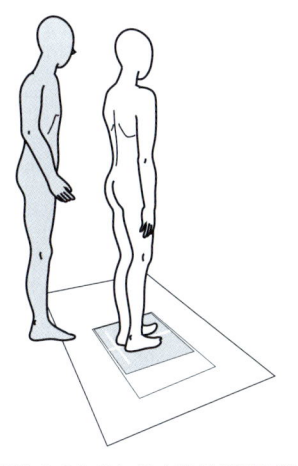

1. 重心動揺測定時の様子
転倒防止のために必ず検者が寄り添う．

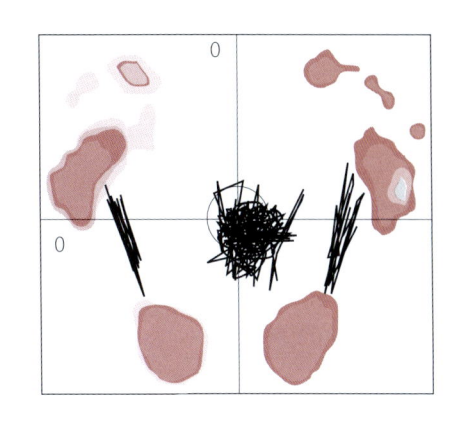

2. 中等度 SCD（82 歳，男性）
重心の不規則な移動が客観的に示される．

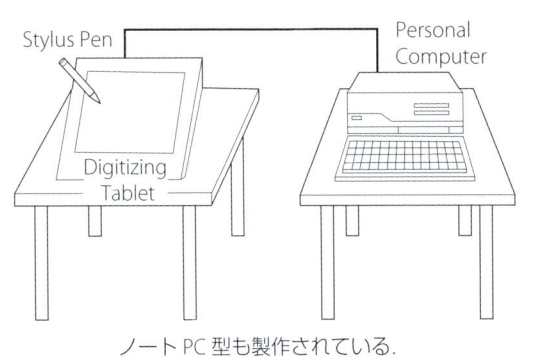

3. 上肢動作解析のシステム構成例 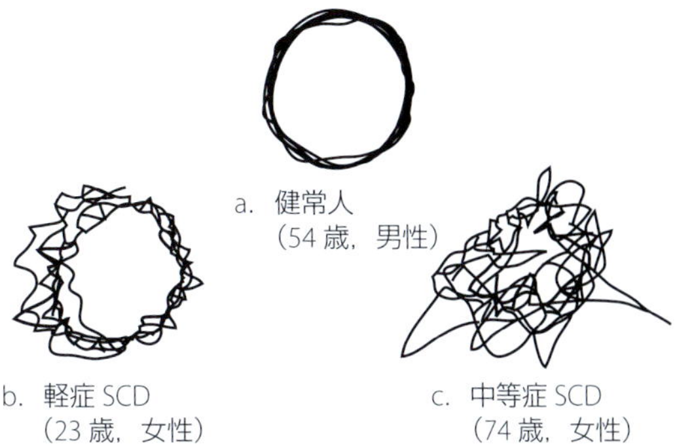
ノート PC 型も製作されている．

4. 指標追跡描円軌跡
a. 健常人（54 歳，男性）
b. 軽症 SCD（23 歳，女性）
c. 中等症 SCD（74 歳，女性）
軽症～中等症の評価に適する．

図 10-53　重心動揺検査と視標追跡描円動作解析システムの例

and rating of ataxia（SARA，日本語版），unified MSA rating scale（UMSARS，日本語版）が利用できる．特定疾患の SCD，MSA 個人調査票には ICARS の一部が採用されている．パーキンソン症状の評価につては別項（第 10 部第 5 章）を参照されたい．

平衡機能検査としては，重心動揺計が従来から用いられてきた（図 10-53 1, 2）．しかし，立位保持が困難な例では測定できない．上肢の運動失調の評価法として，デジタイザとパーソナルコンピュータを組み合わせた定量的運動解析の手法もある（図 10-53 3, 4）．

そのほか，一般的な ADL 評価や構音障害，嚥下障害，自律神経障害（排尿障害や起立性低血圧）に関する評価も行う．HDS-R や WAIS など認知機能や心理状態の評価も必要である．QOL の評価には包括的尺度である SF-36，MSA の特異的尺度である MSA QOL スコア 日本語版（運動失調症研究班訳）がある．

3 治療プログラム

A 薬物療法

甲状腺刺激ホルモン放出ホルモン thyrotropin releasing hormone tartrate（TRH-T）が運動失調に対する唯一の治療薬であり効果は限定的である．合併するパーキンソン症候に対しては，抗

PD薬が用いられるが効果はあまり期待できない．痙縮を伴っている場合は抗痙縮薬を用いる．自律神経症状，特に起立性低血圧には，エルゴタミン製剤やフルドロコルチゾン，L-threoDOPS，デスモプレシン点鼻薬が有効なこともある[2,8]．排尿障害に用いるα1遮断薬は逆に起立性低血圧を生じることがあるので注意を要する．

B そのほかの治療法

SDBに対して，気管切開を余儀なくされることもある．経鼻持続気道陽圧 nasal continuous positive airway pressure (nCPAP) や二相性陽圧換気 bi-level positive airway pressure (BiPAP) などのNIPPVは気管切開を必要とせず夜間のみに使用できる利点がある[2]．しかし，気管切開やNIPPVでも突然死を完全に予防することはできない．

排尿障害に対しては，残尿測定を行って，残尿量が100 ml以上ある場合は清潔間欠導尿 clean intermittent catheterization (CIC) を開始する[2]．夜間頻尿で睡眠が妨げられる場合や残尿が300 ml以上の場合は，日中CICを2回行って，夜間のみの膀胱留置カテーテル（ナイトバルーン）も検討する[2,8]．経口摂取が困難になれば胃瘻造設や気管食道分離術も考慮される．終末期の治療法や延命処置の選択にあたっては，倫理的な検討を行って，患者の意思を十分に尊重しなければならない．

4 リハビリテーションの実際

病型によって症状の広がりや経過，生命予後が大きく異なる．まず，原因疾患についての情報を正確に得ることが重要である．そのうえで，リハビリの原則に則って，残存能力を最大限に引き出し，廃用性変化や合併症を予防してADLをできるかぎり維持し，QOLの向上に努める．残念ながら，運動失調に対して十分に根拠を有するリハビリアプローチはほとんどない．

最近になって，Synofzikらは，1日1時間，週3回の指導下での運動と毎日1時間のhome exerciseを4週間続けると，小脳失調を呈する

表10-23 フレンケルの訓練法のポイント(服部)

訓練を進める順序
①系統的に進める：歩行が可能であっても，まず臥位訓練から始める．
②やさしい動作より始める：単純な動作から複雑な動作へ．一側運動より両側同時運動へ．
③運動の範囲と速度：広い範囲の速い運動から狭い範囲の遅い運動へ．
④開眼より閉眼に：開眼で習熟してから閉眼の運動へ．
⑤障害の軽い側より始める：両側同程度の障害のときは右から左へ．
⑥回数：1つの運動を連続して約3～4回．
⑦休息：1つの運動が終わったら，その運動に要した時間だけ休ませる．

訓練を行ううえでの注意
①運動は正常可動域範囲で：激しい運動をさせると関節可動域範囲を超えて運動する恐れがある．
②転倒の防止：下肢失調の場合には特に注意する．立位や歩行訓練時にはセラピストは必ず横につくこと．
③装具：重り負荷，弾力包帯は大いに利用する．

ADSCDやCCAの患者群ではSARAスコアと歩行速度が有意に改善して2か月後にも維持され，FAやほかの運動感覚ニューロパチーなど求心性失調症の群では変化しなかったことを報告した[5]．Miyaiら[9]は，介助者が1人以下で歩行可能で，認知機能障害がない小脳失調症患者に対する短期集中リハビリの効果を検証し，1日60分の理学療法および1日60分の作業療法による基本動作，ADL訓練を4週間継続するとSARA，FIM，10 m歩行速度は有意に改善し，それらの利得は少なくとも3か月間は保たれることを報告している．

病型によって，パーキンソン症候，自律神経症候，錐体路症候，眼球運動障害などが加わっていくが，リハビリを継続しても症状は進行する．症状が進行すると打撲や骨折など外傷の頻度が増す．環境整備，杖や保護帽，肘あて，膝あての着用，歩行器や車椅子への移行などの安全対策の時期を逸しないことが大切である．

A 運動失調のリハビリテーション

1 フレンケルの訓練法

18世紀末にFrenkelが脊髄癆による失調症の

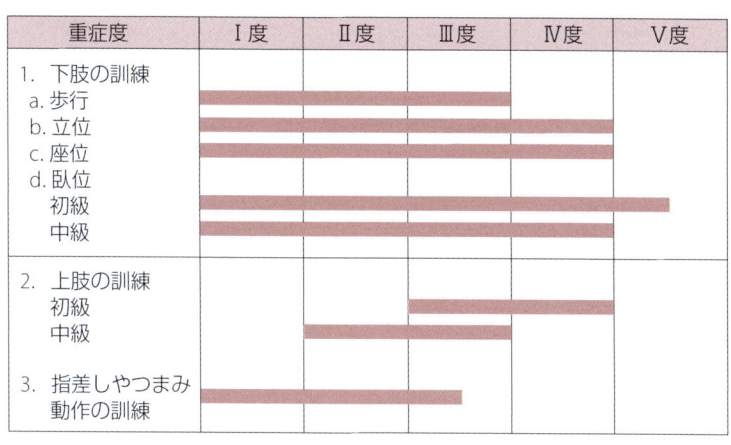

図 10-54　フレンケルの訓練法（服部）と SCD の重症度
下肢の訓練は軽症でも臥位から始める．
上肢では障害度に応じて複雑な動作から始める．

訓練法として考案した．もともとは下肢を対象としたものである[10]．原著は確認されておらず，1954年の Tidy の簡単な記載をもとに服部らが体系化したものがわが国ではフレンケルの訓練法として広く用いられており，むしろ服部の方法とでもすべき内容である（第4部第4章参照）．服部らが作り上げた体系のポイントを表 10-23 に示す．

2 重り負荷法

前腕遠位部や下腿遠位部，あるいは腰部に重りをつけて訓練を行う．重りをつけることで運動失調は軽減する．効果は重りを装着している間のみである（第4部第4章参照）．

3 弾力包帯

肩関節，肘関節，股関節，膝関節を弾力包帯で固定すると，企図振戦や動揺が軽減する．訓練場面では有効であるが日常生活ではほとんど使用できない（第4部第4章参照）．

4 そのほか

振動刺激や皮膚刺激，経皮的電気刺激，冷却などの有用性が示されているが，いずれも一過性であり実用性がなく根拠に乏しい．近年，経頭蓋磁気刺激法が一部の SCD の治療に用いられている．

B　重症度別のリハビリテーションプログラム（図 10-54, 55）

1　Ⅰ度（微度）：独立歩行

ADL は自立しているので，筋力増強や持久力向上，心肺機能・体力の維持・向上に主眼を置く．職業は極力継続させるが，危険のないように業務内容についても情報を収集し，配慮を要請するなどきめの細かい対策を講じる．旅行先や不案内なところ，人ごみ，仕事中の不安定な場所での転倒，骨折がみられることがあるので注意を促しておく．

2　Ⅱ度（軽度）：随時補助・介助歩行

歩行の不安定さや動作のぎこちなさが目立ってくる．訪問リハビリや通所リハビリの導入が必要な時期である．専門的なリハビリを受けていない場合は，短期集中リハビリを行って失調症状の軽減をはかる．また，廃用性変化の改善と IADL，ADL の維持を目的とした訓練を行う．転倒，骨折の頻度が増すので，トイレや風呂，廊下に手すりを設置するなど家屋内の安全対策を徹底する．重りを付加した杖やロフストランドクラッチを使用するが，上肢の失調症状が著しい場合は，適応

1. フレンケルの訓練法

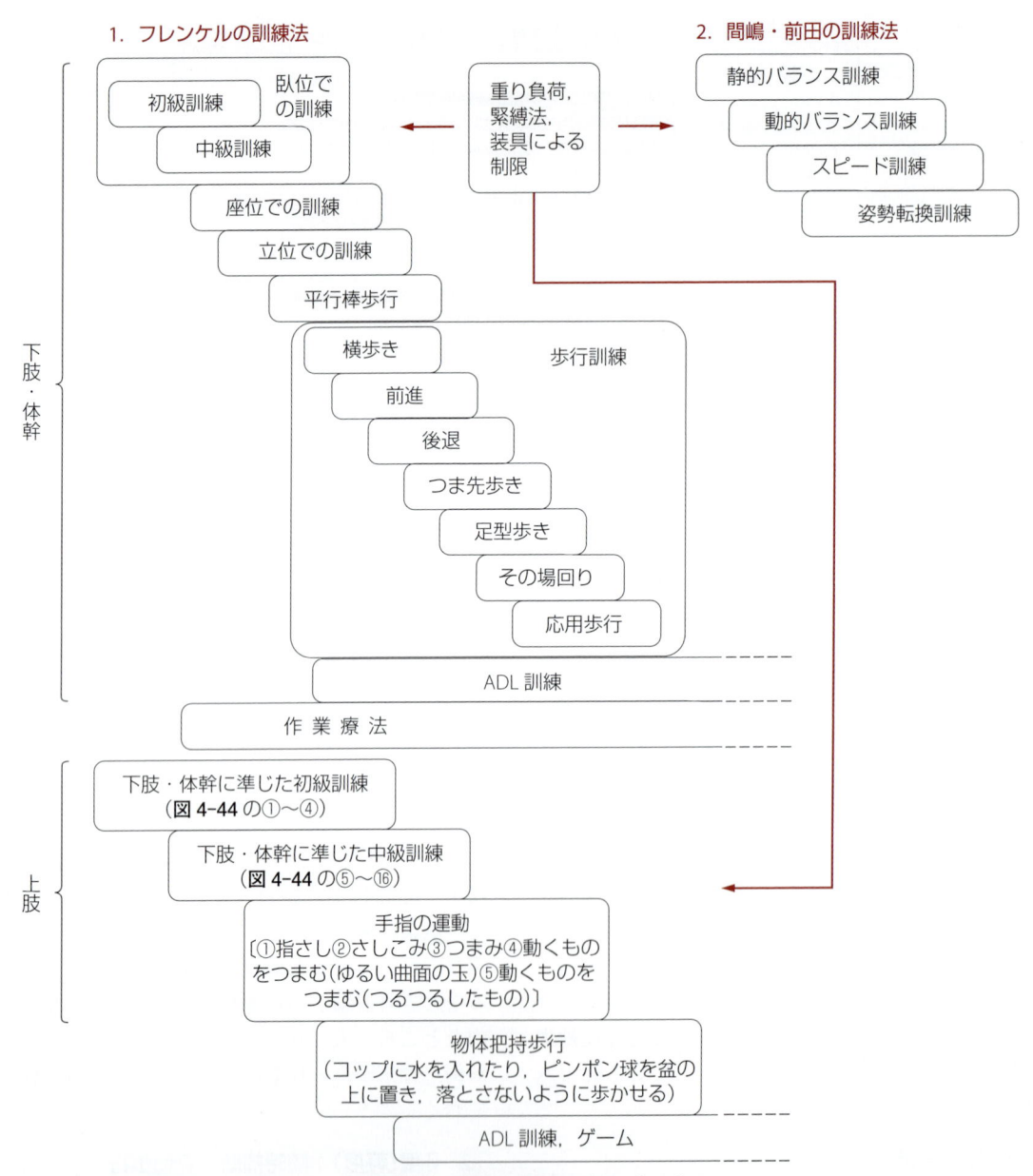

下肢・体幹:
- 初級訓練／中級訓練（臥位での訓練）
- 座位での訓練
- 立位での訓練
- 平行棒歩行
- 歩行訓練
  - 横歩き
  - 前進
  - 後退
  - つま先歩き
  - 足型歩き
  - その場回り
  - 応用歩行
- ADL訓練
- 作業療法

上肢:
- 下肢・体幹に準じた初級訓練（図4-44の①〜④）
- 下肢・体幹に準じた中級訓練（図4-44の⑤〜⑯）
- 手指の運動〔①指さし②さしこみ③つまみ④動くものをつまむ（ゆるい曲面の玉）⑤動くものをつまむ（つるつるしたもの）〕
- 物体把持歩行（コップに水を入れたり，ピンポン球を盆の上に置き，落とさないように歩かせる）
- ADL訓練，ゲーム

2. 間嶋・前田の訓練法

- 静的バランス訓練
- 動的バランス訓練
- スピード訓練
- 姿勢転換訓練

重り負荷，緊縛法，装具による制限

図10-55 運動失調・不随意運動の治療プログラム（服部）

を慎重に検討する．この時期まではベッドのほうが重心の移動が少なくてすみ，安全である．

3 Ⅲ度（中等度）：常時補助・介助歩行－つたい歩き

失調症状のための打撲や切創，転倒・骨折が最も多い時期である．手すりの設置，危険物の除去（特にガラス扉やガラス器具類），固定の不安定なものの改善（電話台やテーブル類），危険個所（尖った物や家具類）のカバーなど環境整備を行って歩行を維持する．事故防止のために頭部保護帽（ヘッドギアやヘルメット），肘や膝のサポータも有用であるが，外観や装着操作の問題があり十分な理解のもとに使用する．洋式の生活が主体であれば，ベッド上動作，立ち上がり動作，歩行訓練を行う．歩行器や車椅子の訓練も徐々に導入す

表 10-24　失調性構音障害の特徴と訓練法(三浦)

言語病理	訓練
構音に関する筋の緊張が低下し，発話に必要な高度に統合された緊張性が崩壊して，運動のタイミング，範囲，速度，方向の協調が傷害される．	1. 呼吸訓練 ・腹式呼吸 ・鼻から大きく息を吸って，口からゆっくり長く吐く． ・呼気保持：息を吸ったあと，少しの間息を止めてからその後吐く．
言語症状	2. 喉頭調節 ・最大吸気のあと，柔らかな声立て(ため息をつくような感じで「あー」と声をのばす．大き過ぎず，自然の高さの声で)． ・呼気持続：できるだけ長く「あー」と声をのばす． ・意図的に声の長さを調節する：2～3秒声を出し，数回繰り返す．
・声：粗雑性嗄声，爆発的起声，声の大きさの変動，声の高さの変動(声の翻転)． ・共鳴：異常がないことが多い． ・構音：構音操作そのものは概ね可能．一貫性のない不規則な構音の歪も(主として構音運動の測定異常による)． ・プロソディ：自然の滑らかさの欠如，音節や語の途切れ・引き伸ばし，不適切な強勢パターンや異常なイントネーション，発話速度の低下と変動，発話リズムの不整，不適切な息継ぎ． ＊軽度～中等度では，全体として発話の明瞭度は保たれているが発話の異常が感じられる．これは特にプロソディの異常が前面に出てくるためと思われる．重症の場合には，爆発性の要素が強く構音の不正確さが著しくなり，速度が遅く，引き伸ばしした話し方をしていわゆる断綴性言語を示す．明瞭度の低下が著しく異常度も高い．	3. 構音訓練 ・誤りやすい音節を含んだ無意味音節を練習する． 　(例：「あさあ，あさい，あさう」etc.) ・誤りやすい音節の繰り返しパターンを練習する． 　(例：「あささささ，あさあさあさ」etc.) ・誤りやすい音節を含んだ単語，句，文などを練習する． 4. プロソディ練習 ・発話速度の調節：メトロノームに合わせて発話する，文節ごとに区切って話す，モーラ(音節)に合わせて指折りながら話す． ・発話リズムの調節：机や膝を手でたたきリズムを取りながら話す． ・イントネーションの調節：高さアクセントを際立たせる． ＊上記の練習は，基本的には訓練者が見本を示して指導する．自主訓練としては，深呼吸，「あー」とのばす，文章を意味のあるところで区切りながら読むなど．歌も練習材料としては有効．

る．和式の生活の場合には，座位による移動，床からの立ち上がり，膝立ち，四つ這い位の訓練も追加する．

言語訓練(表10-24)，呼吸訓練，嚥下訓練も行う．排尿障害に対しては膀胱訓練も行う．集尿器の使用や間欠導尿が必要な場合もあるが，自力で困難な場合には家族に指導する．起立性低血圧を合併している場合は，下肢の弾性ストッキングやガードル，長めの靴下，腹帯，サポータ類の着用も試みる．

4　Ⅳ度(重度)：歩行不能—車椅子移動

常時ベッドと車椅子での生活が主体となる．ベッドからの転落，トイレや車椅子移乗時の転倒が多くなる．安全確保に最大限の注意をはらう．座位バランスの維持，床上動作，移乗動作の確保を目的とした訓練主体となる．嚥下障害や呼吸障害も顕著となるので，口腔ケア，嚥下訓練，呼吸訓練を行って栄養障害や肺炎の予防に努める．起き上がり，四つ這い，座位による移動の訓練を行う．在宅療養の場合には和式の生活のほうが安全性が高く，座位による移動による自力移動など患者の活動性が保たれることもある．短期集中リハビリやショートステイ，通所リハビリ，訪問リハビリ，訪問看護・訪問介護などを有効に利用して在宅療養を支援する．

5　Ⅴ度(極度)：臥床状態

支えても起立困難で寝たきりの状態となる．認知症も合併してくることが多い．介護のための最低限のROM維持と褥瘡，誤嚥，窒息，脱水，栄養障害，感染の予防が主体となる．

■ 参考文献
1) Greenfield JG : The Spino-Cerebellar Degenerations. Blackwell Scientific Publications, Oxford, 1954
2) [特集] 多系統萎縮症(MSA)のすべて．Clin Neurosci 31(3)：270-363, 2013
3) [特集] 脊髄小脳変性症－What's new? Clin Neurosci 27(1)：18-105, 2009
4) [特集] 脊髄小脳変性症研究の進歩．神経内科 78(3)：253-289, 2013

5) Susanne MM, Amy JB : Movement dysfunction associated with cerebellar damage. Umphred DA, Lazaro RT, et al : Neurological Rehabilitation, sixth edition. Elsevier, pp631-649, 2013
6) 小脳性運動失調. Carr J, Shepherd R（著），潮見泰藏（監訳）：ニューロロジカルリハビリテーション―運動パフォーマンスの最適化に向けた臨床実践．医歯薬出版, pp246-265, 2012
7) 厚生省特定疾患運動失調症調査研究班：総括研究報告．平成3年度研究報告書, pp1-5, 1992
8) ［特集］脊髄小脳変性症のリハビリテーション. MEDICAL REHABILITATION (93) : 1-74, 2008
9) Miyai I, Ito M, et al : Cerebellar ataxia rehabilitation trial in degenerative cerebellar diseases. Neurorehabil Neural Repair 26(5) : 515-522, 2012
10) Marsha EM, Barbara O : Movement dysfunction associated with cerebellar problems. Umphred DA : Neurological Rehabilitation, fourth edition. Mosby, pp717-735, 2001

第 5 章
パーキンソン病

1 疾患の概要

パーキンソン病 Parkinson disease は，1817年に James Parkinson により最初に「振戦麻痺」として報告された．主に40～50歳以降に発症する進行性の神経変性疾患である．黒質緻密質と青斑核のメラニン含有神経細胞と，迷走神経背側核の変性脱落と残存するドパミン作動性神経細胞に，Lewy小体（αシヌクレインで構成される）が出現するのを特徴とする．孤発性と遺伝性があり，大半は孤発性である．原因としてミトコンドリア呼吸障害説，神経毒説，遺伝的素因説などがあるが，遺伝子異常・遺伝的素因に環境因子が重なり発症すると考えられている．有病率は人口10万人あたり100～150人とされる．臨床症状として運動症状（安静時振戦，筋固縮，寡動，姿勢反射障害），非運動症状として精神系障害（抑うつ，幻覚・妄想，認知症），自律神経障害（便秘，起立性低血圧，排尿障害，発汗障害，性機能障害，嚥下障害），睡眠障害（REM睡眠行動障害，不眠，悪夢，覚醒リズム障害），感覚障害（痛み，嗅覚障害）がみられる．

治療は，L-ドパによるドパミン補充療法やドパミンアゴニスト，MAO-B阻害薬などの薬物療法が中心で，長期服用による副作用が問題となっている．非侵襲的刺激療法として磁気刺激療法，手術療法として定位脳手術〔深部脳刺激（DBS）〕，淡蒼球内節や視床下核破壊術がある．今後，細胞移植治療，遺伝子治療が期待されている．

リハビリは，上記の治療に加えて行う．通常発症から10年程度は普通の生活が可能であり，生命予後も悪くない．ただし，病初期から非運動症状が多く認められるものは予後が悪い[1]．

2 診断・評価

パーキンソン病では，MIBG心筋シンチグラフィーにて90％にMIBG集積低下が認められる[2]．

評価では，重症度の評価として一般にホーエン・ヤールの重症度分類が利用されている（表10-25，第1部第9章表1-35参照）．嚥下機能評価には嚥下造影 videofluorography，喉頭内視鏡を行う．また，薬の治験の際の効果の評価，手術成績の評価の際などに，その前後の症状の程度を点数で比較できる MDS-UPDRS（movement disorder society-unified Parkinson's disease rating scale）が，パーキンソン病を総合的に評価する基準として用いられている．①日常生活の非運動症状（過去1週間の状況を問う），②日常生活での運動症状（過去1週間の状況を問う），③運動能力検査，④運動合併症（過去1週間の状況を本人あるいは患者に問う）に関する部分に分けられており，各項目を基本的に5段階に分けて点数で評価する．HR-QOLの評価として，PDQ-30，SF-36などが用いられる．また，パーキンソン病の生活上の問題点の解決にはICFを利用する[3]．

3 治療プログラム

a. 薬物療法

症状の程度，日常生活の不自由さ，職業を勘案して開始する．進行期になるとL-ドパの長期服用にかかわる諸問題が生じ，対応に苦慮するようになり（表10-26）[4]，手術療法や磁気刺激療法も考慮する．

b. リハビリテーション

早期より薬物療法と併用し行う治療である．根治療法ではないが，少しでも症状の進行を遅らせ

表 10-25 ホーエン・ヤールの重症度分類に対する厚生労働省研究班の生活機能障害度分類

ホーエン・ヤールの重症度分類	生活機能障害度分類
ステージⅠ	Ⅰ度：日常生活，通院にほとんど介助を必要としない．
ステージⅡ	
ステージⅢ	Ⅱ度：日常生活，通院に介助を必要とする．
ステージⅣ	
ステージⅤ	Ⅲ度：起立や歩行が不能で，日常生活に全面的な介助が必要．

表 10-26 L-ドパ長期服用にかかわる諸問題

- wearing off 現象：L-ドパの薬効時間が短縮し，L-ドパ服用後数時間を経過するとL-ドパの効果が消退する現象
- no on 現象：L-ドパを服用しても効果発現がみられない現象
- delayed on 現象：L-ドパを服用しても効果発現に時間を要する現象
- on-off 現象：L-ドパの服薬時間に関係なく症状がよくなったり(on)，突然悪くなったり(off)する現象
- 不随意運動
  peak-dose dyskinesia, diphasic dyskinesia, off-period dystonia
- 効果減弱
- 精神症状
  幻覚・妄想，興奮・錯乱
- うつ状態
- 自律神経症状
  起立性低血圧，排尿障害，性機能障害，消化管運動障害，イレウス，発汗障害
- 悪性症候群

〔久野貞子：パーキンソン病治療ガイドライン．日本医師会雑誌 135(1)：47-50, 2006 より一部改変〕

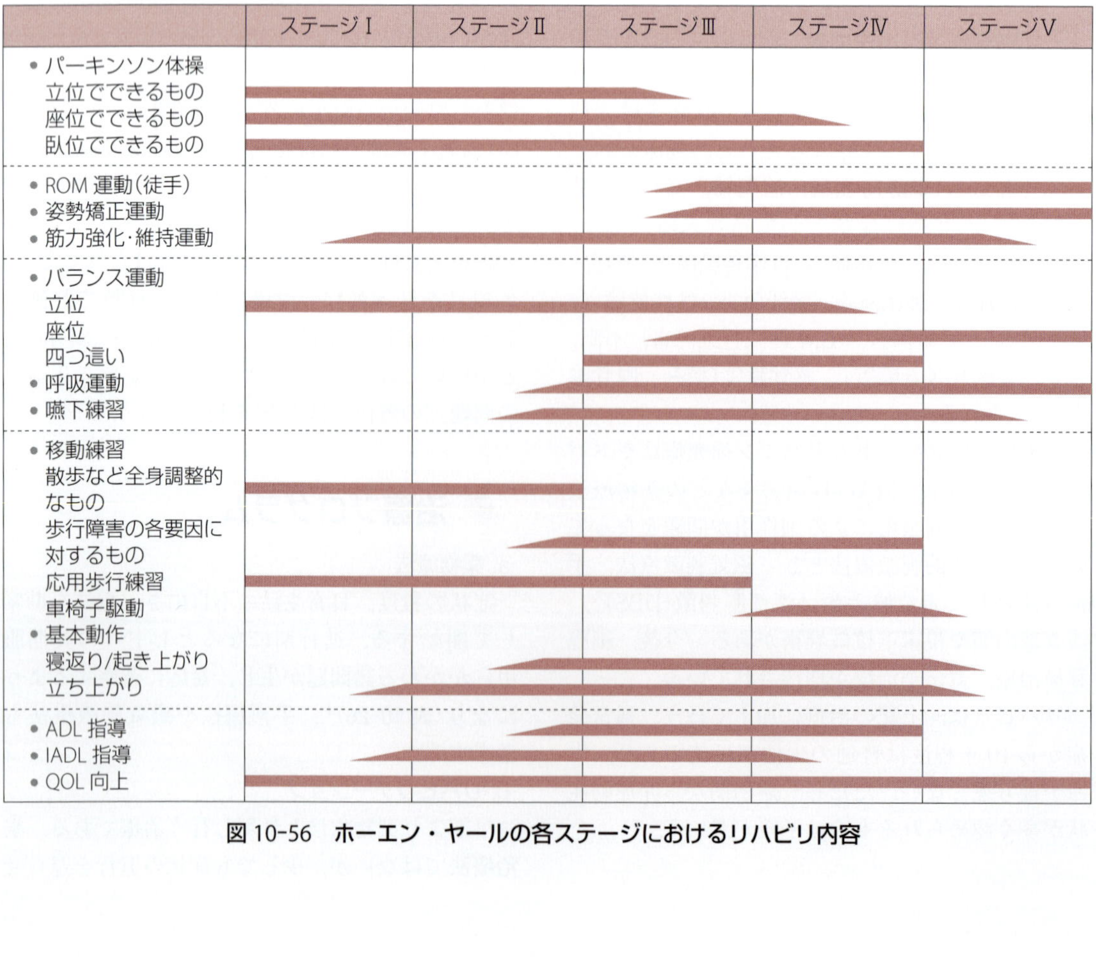

図 10-56 ホーエン・ヤールの各ステージにおけるリハビリ内容

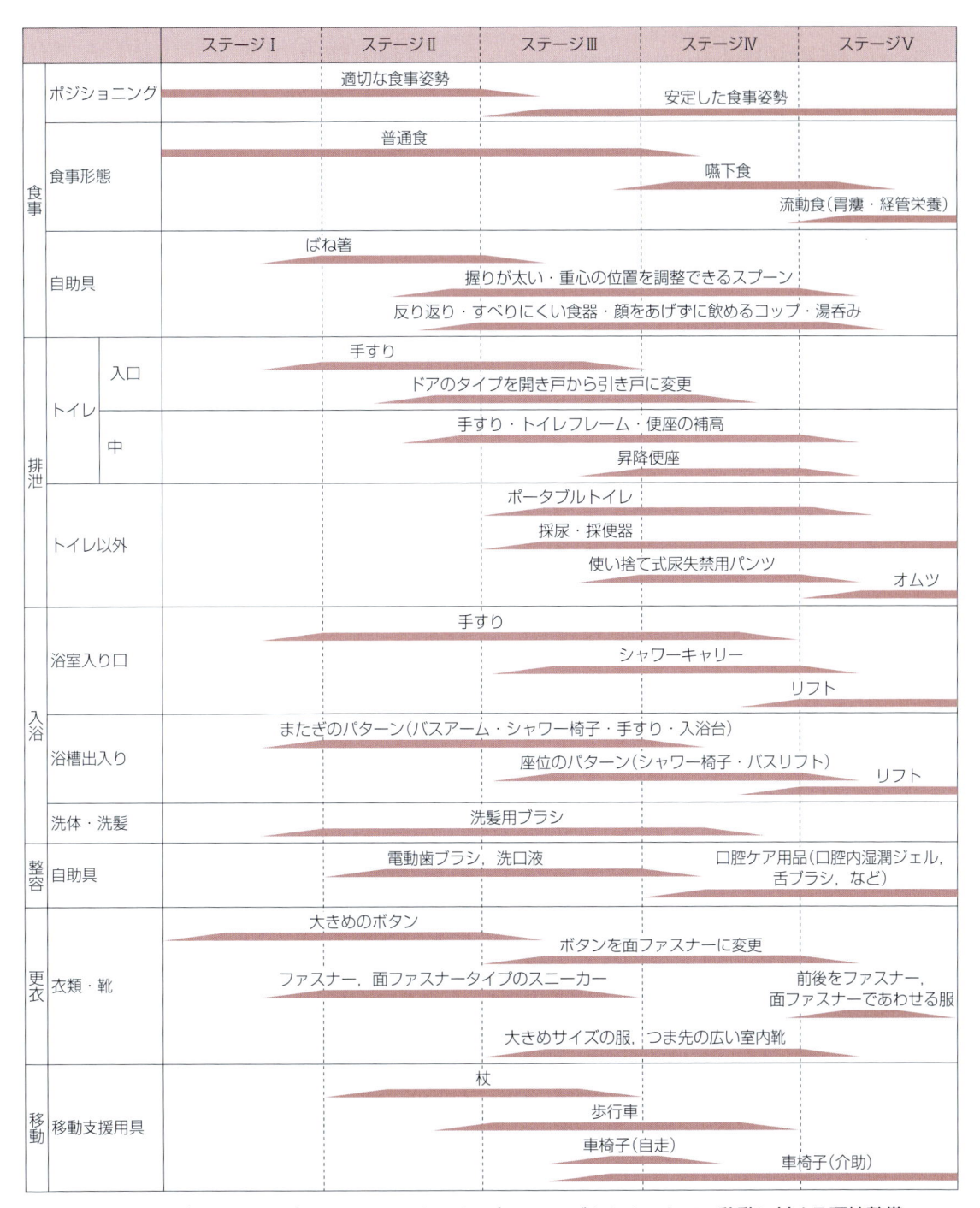

		ステージI	ステージII	ステージIII	ステージIV	ステージV
食事	ポジショニング		適切な食事姿勢		安定した食事姿勢	
	食事形態		普通食		嚥下食	
						流動食(胃瘻・経管栄養)
	自助具		ばね箸	握りが太い・重心の位置を調整できるスプーン		
				反り返り・すべりにくい食器・顔をあげずに飲めるコップ・湯呑み		
排泄	トイレ 入口		手すり			
				ドアのタイプを開き戸から引き戸に変更		
	トイレ 中			手すり・トイレフレーム・便座の補高		
					昇降便座	
	トイレ以外			ポータブルトイレ		
				採尿・採便器		
					使い捨て式尿失禁用パンツ	
						オムツ
入浴	浴室入り口			手すり		
					シャワーキャリー	
						リフト
	浴槽出入り		またぎのパターン(バスアーム・シャワー椅子・手すり・入浴台)			
				座位のパターン(シャワー椅子・バスリフト)		
						リフト
	洗体・洗髪			洗髪用ブラシ		
整容	自助具		電動歯ブラシ, 洗口液		口腔ケア用品(口腔内湿潤ジェル, 舌ブラシ, など)	
更衣	衣類・靴		大きめのボタン	ボタンを面ファスナーに変更		
			ファスナー, 面ファスナータイプのスニーカー		前後をファスナー, 面ファスナーであわせる服	
				大きめサイズの服, つま先の広い室内靴		
移動	移動支援用具			杖		
				歩行車		
				車椅子(自走)		
					車椅子(介助)	

図10-57 パーキンソン病のホーエン・ヤールの各ステージとセルフケア, 移動に対する環境整備

ることのみでなく, 生涯を通して QOL の向上をはかる点で非常に重要である.

ホーエン・ヤールの重症度(ステージI〜V)に応じたリハビリ内容, 環境整備は図10-56[5], 57[6]に示す. ステージ全期を通じて筋力強化・維持訓練は行う.

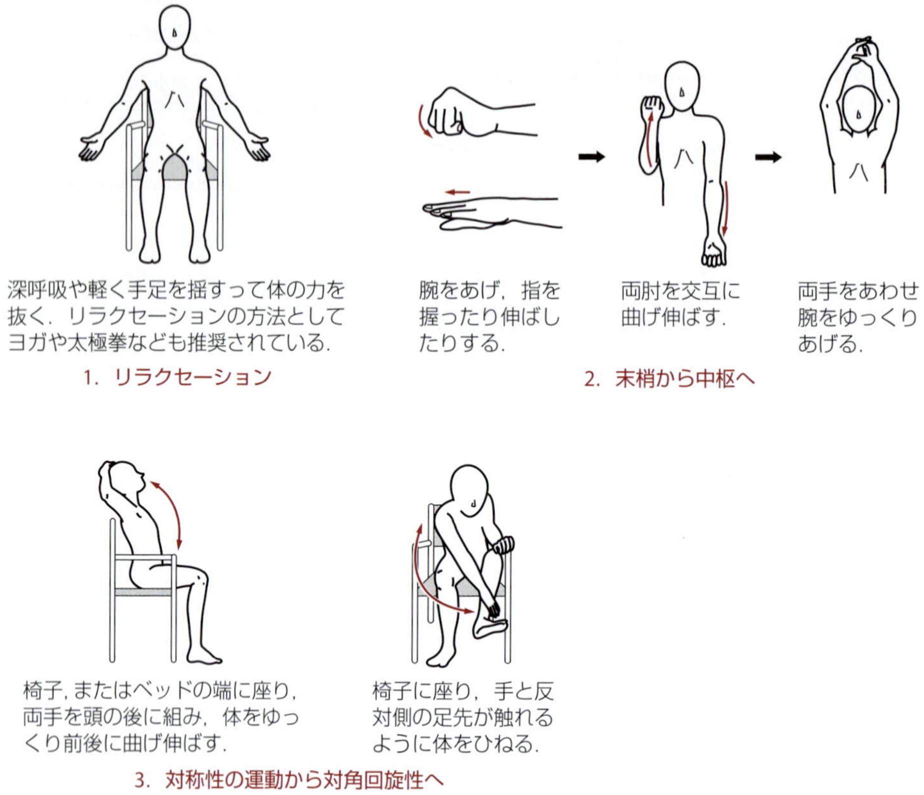

図10-58-1 パーキンソン体操のポイント

1. リラクセーション
深呼吸や軽く手足を揺すって体の力を抜く．リラクセーションの方法としてヨガや太極拳なども推奨されている．

2. 末梢から中枢へ
腕をあげ，指を握ったり伸ばしたりする．
両肘を交互に曲げ伸ばす．
両手をあわせ腕をゆっくりあげる．

3. 対称性の運動から対角回旋性へ
椅子，またはベッドの端に座り，両手を頭の後に組み，体をゆっくり前後に曲げ伸ばす．
椅子に座り，手と反対側の足先が触れるように体をひねる．

(1) ステージⅠ～Ⅱ

パーキンソン病初期のリハビリは，パーキンソン体操が主体となる．日常生活も規則正しく行い，仕事も従来と変わりなく行うことが最も重要である．ADL・IADLは自立している．しかし，詳しく聴取すると，包丁で固いものが切れない（カボチャなど），缶を開けることができない，雑巾をうまく絞ることができない，薬の袋が破れない，皿洗いがうまくできない，などの例がみられる．これらの例では，巧緻性困難というより指先に力が入らないと訴える．これは，単位時間あたりの筋出力が小さいことに起因する[7]．些細なことのようであるが，患者にはストレスや自信喪失の原因となる．簡単な動作指導や福祉用具で解決するので早期リハビリ介入を行う．

(2) ステージⅢ

本格的にリハビリが必要となる時期である．拘縮予防のための関節可動域（ROM）訓練，歩行訓練，姿勢矯正訓練，姿勢反射障害に対するバランス訓練，胸郭の運動制限により拘束性肺機能障害をきたすので，予防のための呼吸訓練が必要となる．ADLも低下し時間がかかるようになるため，ADL訓練ならびに福祉用具の利用や住環境整備が必要になってくる．

(3) ステージⅣ

訓練内容はADL訓練も含めてステージⅢと変わらないが，ポイントはできるだけ歩行可能な期間を延ばすことである．風邪や転倒骨折で寝込んだりすると，ステージⅤに移行しやすいので日常生活にも細心の注意が必要となる．嚥下障害の出現頻度も高くなり，誤嚥性肺炎や窒息予防のため嚥下訓練も行う．通常の生活も困難になり，うつ傾向となりやすい．家に閉じこもるようになるので社会とのつながりを絶たないように通所系サー

4 リハビリテーションの実際

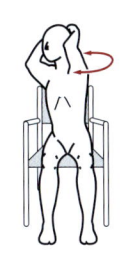

椅子，またはベッドの端に座り，両手を頭の後に組み，体をゆっくり左右にひねる．

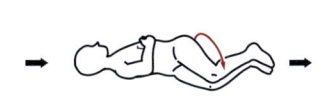

あおむけに寝て両足を曲げ左右にゆっくり倒し，腰をひねる．

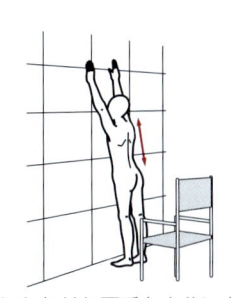

壁にもたせた両手を十分に上方へ伸ばすとともに，股，膝を伸ばし，体幹をまっすぐにする．

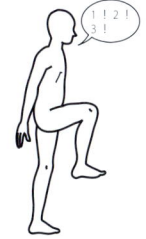

4. 座位から臥位・立位へ

立った姿勢で1！2！3！と号令をかけながら足踏みをする．

5. 音楽やかけ声と一緒に行う

6. 薬が効いているときに行う

図10-58-2 パーキンソン体操のポイント

ビス利用も重要となる．

(4) ステージV
　リハビリケアが中心となる時期で，基本的に廃用症候群予防である．褥瘡，誤嚥，窒息，脱水，栄養障害，感染の予防に努める．在宅生活を継続するためのサービスを効果的に利用し，QOL向上にも努める．

4 リハビリテーションの実際

a. パーキンソン体操(図10-58)[8]

　パーキンソン病では，図10-59[8]で示すように将来，変形・拘縮をおこしやすい部位がある．地面を見るようなうつむいた前屈姿勢ではなく，顎を突き出した亀の首様の姿勢(体幹前屈頸部伸展位)になる．最近では体幹前屈と頸部屈曲の(首さがり)例が報告されている．パーキンソン病の経

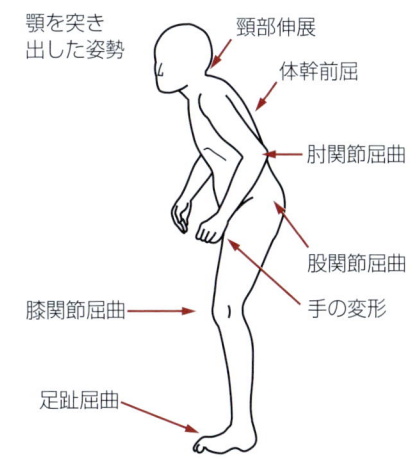

図10-59 パーキンソン病の特徴的な姿勢と変形・拘縮をおこしやすい部位

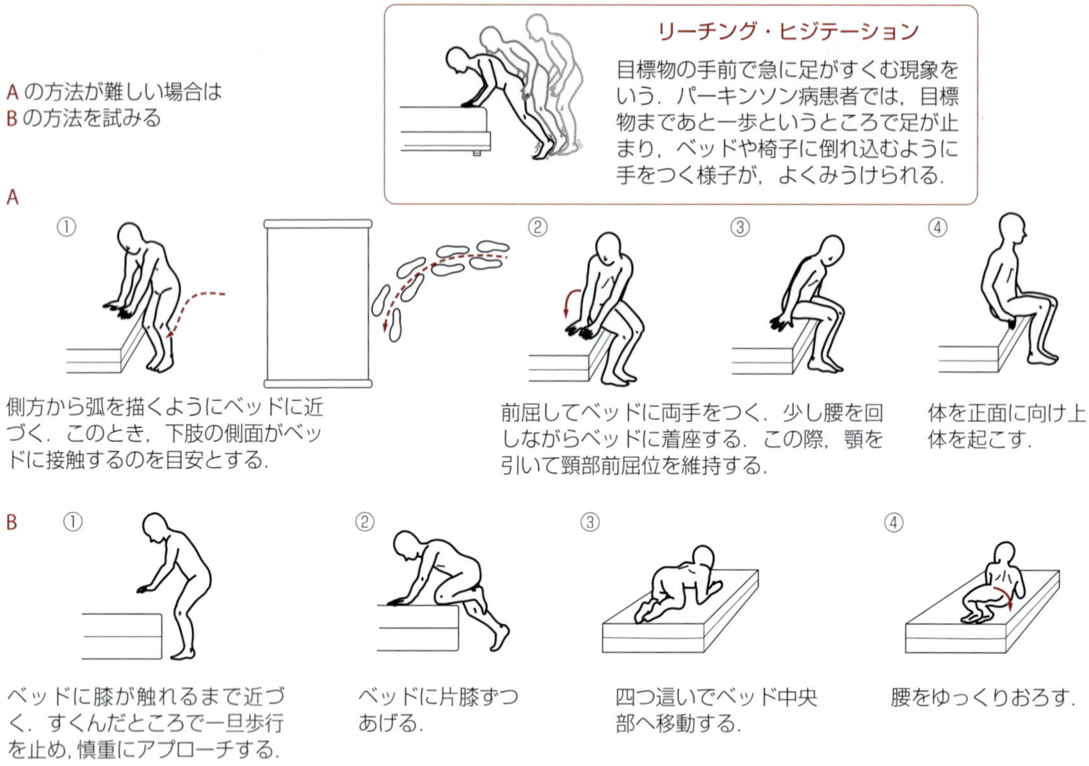

Aの方法が難しい場合は
Bの方法を試みる

リーチング・ヒジテーション
目標物の手前で急に足がすくむ現象をいう．パーキンソン病患者では，目標物まであと一歩というところで足が止まり，ベッドや椅子に倒れ込むように手をつく様子が，よくみうけられる．

A
① 側方から弧を描くようにベッドに近づく．このとき，下肢の側面がベッドに接触するのを目安とする．
② 前屈してベッドに両手をつく．少し腰を回しながらベッドに着座する．この際，顎を引いて頸部前屈位を維持する．
③
④ 体を正面に向け上体を起こす．

B
① ベッドに膝が触れるまで近づく．すくんだところで一旦歩行を止め，慎重にアプローチする．
② ベッドに片膝ずつあげる．
③ 四つ這いでベッド中央部へ移動する．
④ 腰をゆっくりおろす．

図 10-60　ベッドへのアプローチ

過中に急激に出現し進行するものと緩徐に表れるものがあると報告されている．上肢は屈曲した体幹に沿うような肢位になり，手は特徴的な変形を示す．イギリスの Sir William Gowers は 80 例パーキンソン病の症例から，特に手にみられる症状を詳細に分析している．その予防も兼ねて体操を行う．まず，①リラクセーションを行ってから，②末梢から中枢へ，③対称性の運動から対角回旋性へ，④座位から臥位・立位へ，⑤音楽やかけ声と一緒に，⑥薬が効いているときに行う．

b. 基本動作の訓練（図 10-60）[3]

寡動により寝返り，起き上がり，椅子からの立ち上がり，ベッドへのアプローチなどの基本的動作が障害されるので，基本動作訓練は重要である．ステージⅠ～Ⅱの軽い症例では，対角回旋性の寝返りが可能であるが，Ⅲ以下では困難な症例が多い．

c. 歩行訓練

パーキンソン病の歩行障害は，姿勢反射障害が

表 10-27　すくみ足のタイプ

- start hesitation：歩行開始時にみられるすくみ
- turning hesitation：方向転換時にみられるすくみ
- reaching hesitation：目標の直前でおこるすくみ
- narrow space freezing：狭いところでのすくみ
- spontaneous sudden transient freezing：突然おこるすくみ

出現するステージⅢより目立ってくる．その特徴として小刻み歩行，前傾歩行，加速歩行（突進現象），手の振りの欠如，骨盤回旋の欠如，2動作の障害（歩くことに加えてほかの行為をすること，たとえば話をしながら歩くことが苦手で歩行中に話しかけられると足が止まる），すくみ足，逆説歩行（たとえば平地では歩行困難でも階段昇降や床の線を乗り越えることができる）．すくみ足のタイプを表 10-27 で示す．歩行障害に対する訓練は重要であるため図 10-61[3] に示す．

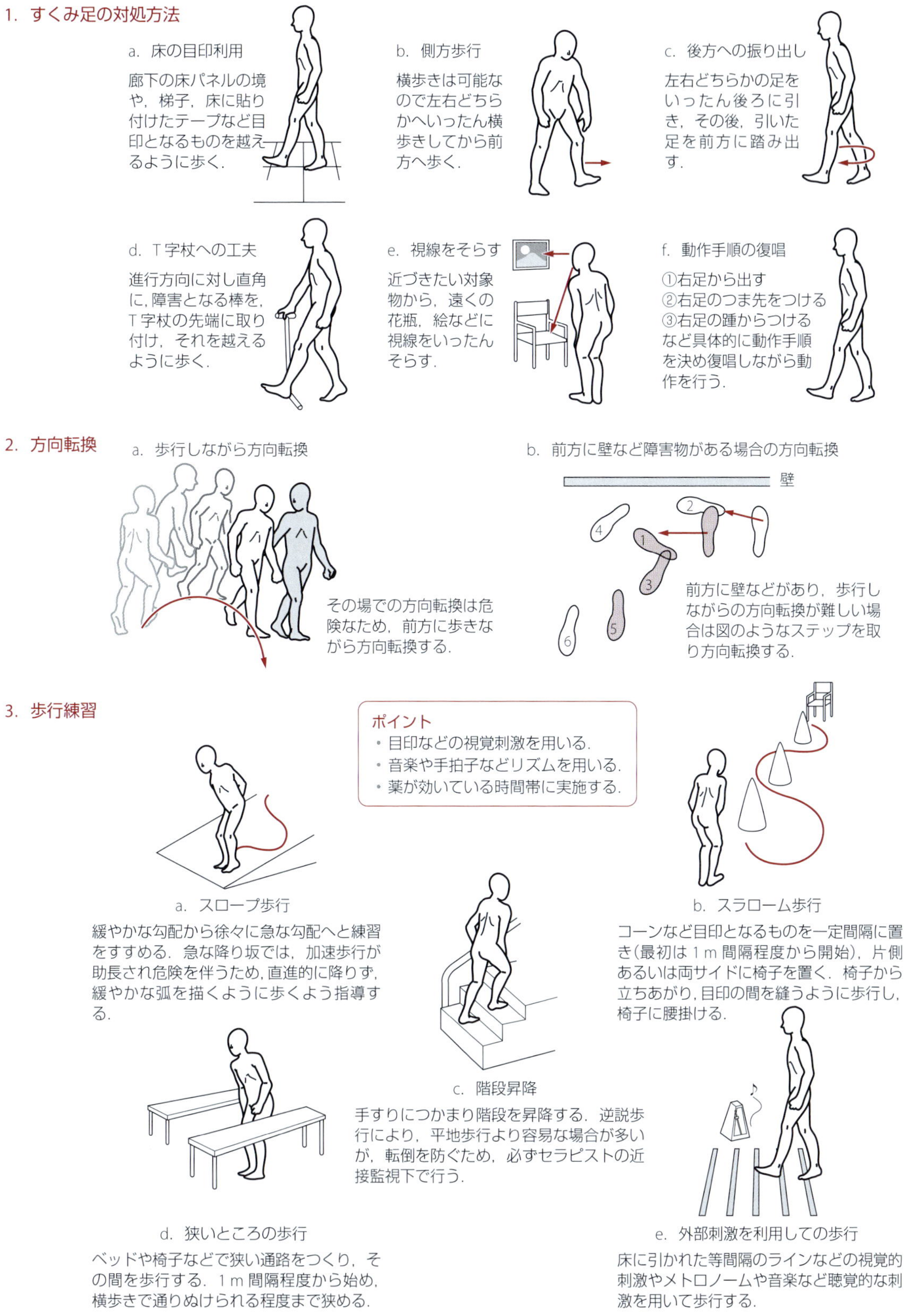

1. すくみ足の対処方法

a. 床の目印利用
廊下の床パネルの境や，梯子，床に貼り付けたテープなど目印となるものを越えるように歩く．

b. 側方歩行
横歩きは可能なので左右どちらかへいったん横歩きしてから前方へ歩く．

c. 後方への振り出し
左右どちらかの足をいったん後ろに引き，その後，引いた足を前方に踏み出す．

d. T字杖への工夫
進行方向に対し直角に，障害となる棒を，T字杖の先端に取り付け，それを越えるように歩く．

e. 視線をそらす
近づきたい対象物から，遠くの花瓶，絵などに視線をいったんそらす．

f. 動作手順の復唱
①右足から出す
②右足のつま先をつける
③右足の踵からつける
など具体的に動作手順を決め復唱しながら動作を行う．

2. 方向転換

a. 歩行しながら方向転換
その場での方向転換は危険なため，前方に歩きながら方向転換する．

b. 前方に壁など障害物がある場合の方向転換
前方に壁などがあり，歩行しながらの方向転換が難しい場合は図のようなステップを取り方向転換する．

3. 歩行練習

ポイント
・目印などの視覚刺激を用いる．
・音楽や手拍子などリズムを用いる．
・薬が効いている時間帯に実施する．

a. スロープ歩行
緩やかな勾配から徐々に急な勾配へと練習をすすめる．急な降り坂では，加速歩行が助長され危険を伴うため，直進的に降りず，緩やかな弧を描くように歩くよう指導する．

b. スラローム歩行
コーンなど目印となるものを一定間隔に置き（最初は1m間隔程度から開始），片側あるいは両サイドに椅子を置く．椅子から立ちあがり，目印の間を縫うように歩行し，椅子に腰掛ける．

c. 階段昇降
手すりにつかまり階段を昇降する．逆説歩行により，平地歩行より容易な場合が多いが，転倒を防ぐため，必ずセラピストの近接監視下で行う．

d. 狭いところの歩行
ベッドや椅子などで狭い通路をつくり，その間を歩行する．1m間隔程度から始め，横歩きで通りぬけられる程度まで狭める．

e. 外部刺激を利用しての歩行
床に引かれた等間隔のラインなどの視覚的刺激やメトロノームや音楽など聴覚的な刺激を用いて歩行する．

図10-61　歩行障害に対する訓練

1. 便器からの立ち座り

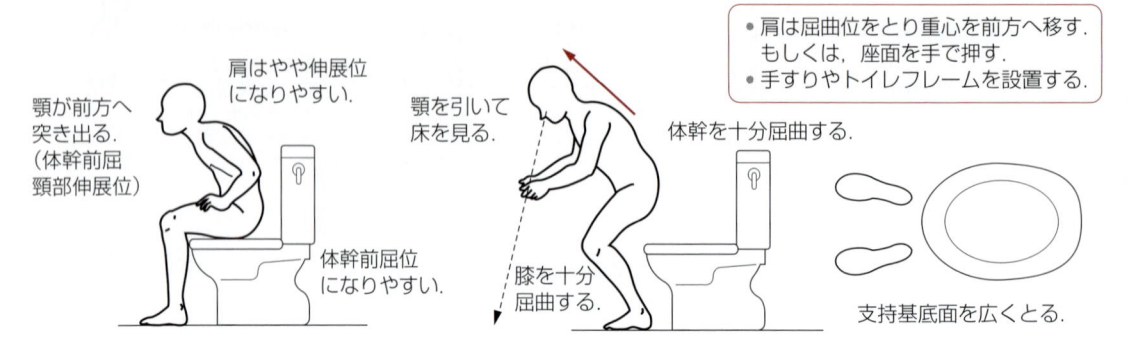

体幹前屈位姿勢であるため重心が前方にあるようにみえるが，頸部は伸展しているため，重心は後方にある．顎を十分引く，手を挙げる(肩屈曲)などの方法で重心を前方に移す．また立ち上がるときは，肩幅程度に足を開き，支持基底面を広く確保して立ち上がる．

2. ズボンの上げ下げ

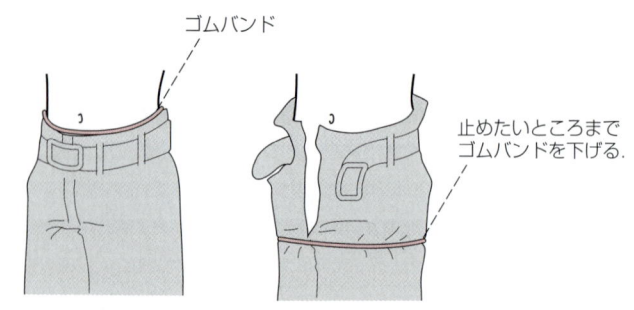

パーキンソン病の患者では，排泄時のズボンの上げ下げが上手くいかないため，緩めの下着やズボンを履いていることが多い．スラックス類ではベルトを緩めると床近くまで落ちてしまう．ゴムバンドなど利用して練習するとよい．

図 10-62　パーキンソン病患者の排泄動作

d. ADL 訓練

排泄動作と入浴動作の訓練について図 10-62，63，表 10-28[3]に示す．

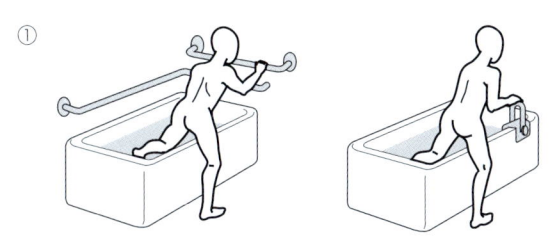

①
壁に取り付けた手すり，あるいは簡易浴槽手すり（バスアーム）などを握り，片足ずつ浴槽に入る．

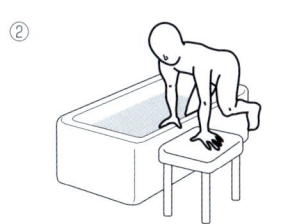

②
浴槽の縁または安定したシャワー椅子などに手をつき，片足ずつ浴槽に入る．

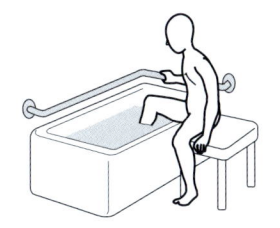

③
浴槽の縁または安定したシャワー椅子にいったん腰掛け，片足ずつ浴槽に入る．後方バランスが悪いため，脳卒中患者などに指導されるこの方法はあまり得意な動作ではない．

またぎ動作と浴槽環境
このような浴槽環境は洗い場との高低差が大きく，片足を浴槽内に下ろすとき，体が大きく浴槽側へ傾き転倒の危険性がある．またいで介助する介護者にとっても危険．

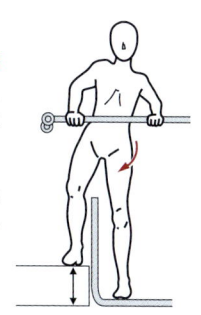

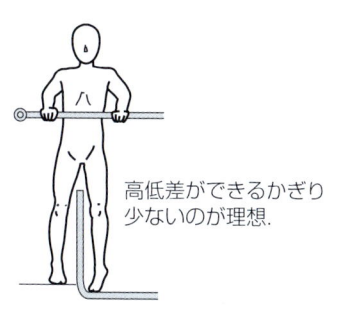

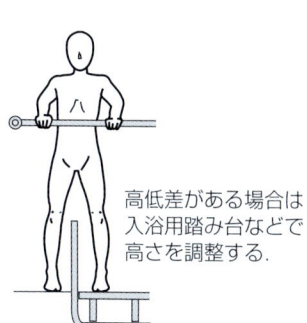

高低差ができるかぎり少ないのが理想．

高低差がある場合は入浴用踏み台などで高さを調整する．

図 10-63　パーキンソン病患者の入浴動作

表 10-28　入浴時の事故（転倒，溺死）防止のための配慮

- 入浴の時間帯：動きのよい時間帯に入浴時間を設定
- wearing off，on and off の有無：on and off がある場合，動きのよいときでも入浴時の身守り必要
- 起立性低血圧の有無：急な血圧低下による転倒注意
- 滑り止めマットの設置：浴槽内での殿部の滑り防止，移動時の足の滑り防止
- 浴槽内手すりの設置：入浴時座位の安定，浴槽内での殿部の滑り防止，浴槽内移動の補助

1. 望ましい食事姿勢

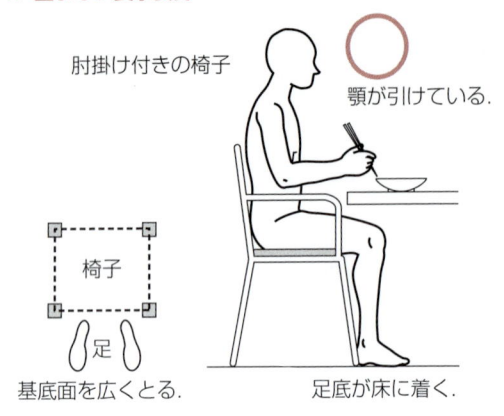

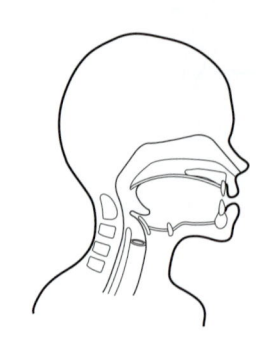

肘掛け付きの椅子
顎が引けている．
基底面を広くとる．
足底が床に着く．

2. パーキンソン病でおこしやすい姿勢

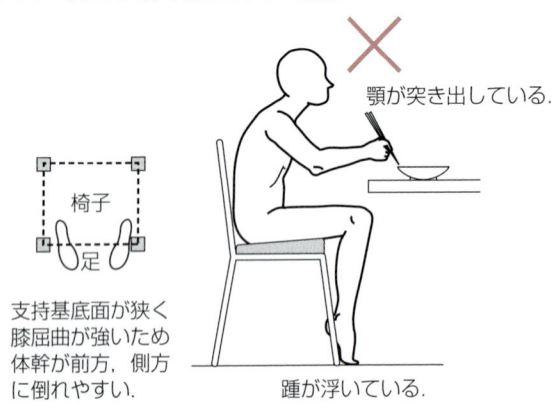

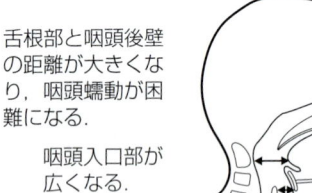

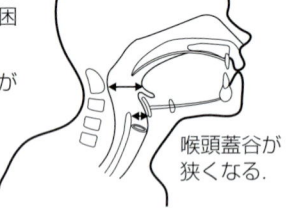

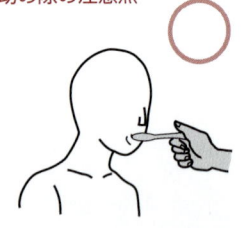

顎が突き出している．
舌根部と咽頭後壁の距離が大きくなり，咽頭蠕動が困難になる．
咽頭入口部が広くなる．
喉頭蓋谷が狭くなる．
支持基底面が狭く膝屈曲が強いため体幹が前方，側方に倒れやすい．
踵が浮いている．

3. 食事介助の際の注意点

食事介助の際，口に入れる量が重要
一口量（ティースプーンで一杯程度）

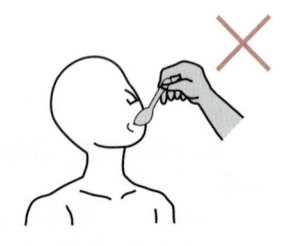

やや前屈位で少し顎を引いた姿勢でスプーンは水平に抜く．

上から介助してスプーンを上に抜くような介助は誤嚥しやすくなる．

図 10-64 パーキンソン病患者の食事姿勢

e. 嚥下訓練

パーキンソン病の嚥下障害は，重症度が増すに従い増加し重度化する．嚥下障害は口腔期，咽頭期，食道期，どの時期でも出現する．嚥下障害を認める例では，食事内容も咀嚼しやすく食塊形成しやすいゼリー状のものかトロミをつけたものなど工夫する．食事の際に次の点に注意する．①薬が効いている時間帯に食事をする，②食事前に嚥下体操を行う（第7部第2章参照）[3]，③食事の姿勢・環境整備（図10-64）[3]を行う，④食事に意識を集中する，⑤口腔ケアを行う．

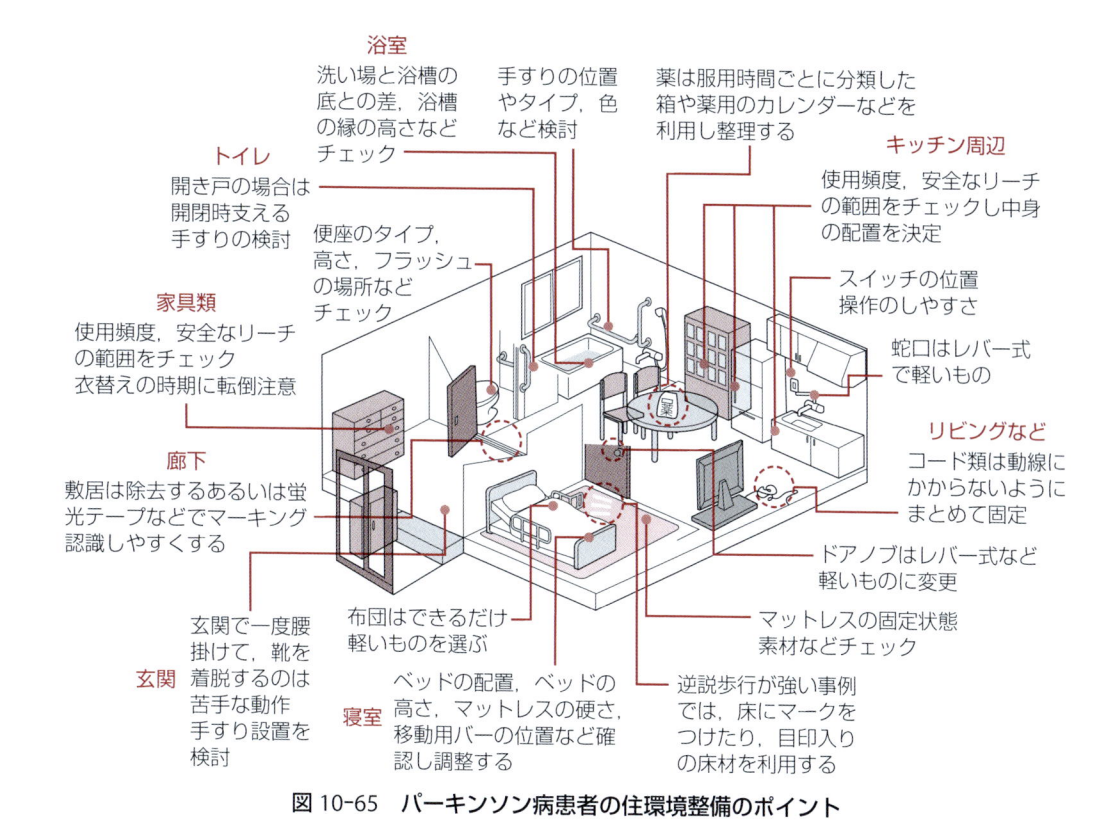

図10-65 パーキンソン病患者の住環境整備のポイント

f. 環境整備・日常生活支援

在宅での環境整備・日常生活支援のチェックポイントを図10-65[3]に示す.

■ 引用文献
1) 大崎康史：パーキンソン病患者のQOLと予後. Clin Neurosci 29(5)：514-515, 2011
2) 織茂智之：MIBG心筋シンチグラフィー. Clin Neurosci 25(1)：63-66, 2007
3) 山永裕明, 野尻晋一：図説 パーキンソン病の理解とリハビリテーション. 三輪書店, 2010
4) 久野貞子：パーキンソン病治療ガイドライン. 日本医師会雑誌 135(1)：47-50, 2006
5) 山永裕明, 野尻晋一, 他：在宅リハビリテーションの実際 パーキンソン病. 総合リハ 29(11)：1021-1027, 2001
6) 濱崎寛臣, 大久保智明, 他：パーキンソン病の環境整備. 理学療法 25(11)：1544-1550, 2008
7) Hallett M, Khoshbin S：A physiological mechanism of bradykinasia. Brain 103(2)：301-314, 1980
8) 山永裕明, 中西亮二, 他：パーキンソン病. 臨床リハ 1(2)：138-142, 1992

第 6 章
多発性硬化症

1 基礎的知識

　多発性硬化症 multiple sclerosis(MS)は，中枢神経系の炎症性脱髄疾患であり，遺伝因子と環境因子が発症に関与する自己免疫性多因子疾患である．時間的に多発する，あるいは中枢神経系内で病巣が空間的に多発することが特徴である．全身倦怠感，体重減少，意欲低下などの不定愁訴を経て，感覚障害，運動障害，視力障害，小脳失調などで発症する(表10-29)．

　約60%の症例は，1週間以内に初期症状が完成する急性型である．MSの大部分は，急性発症して再発・寛解を繰り返す再発・寛解型MS relapsing-remitting MS(RRMS)である(図10-66)．RRMSの半数は約10年後には進行性の経過となり，二次性進行型MS secondary-progressive MS(SPMS)となる．MS全体の数%は徐々に発病し，最初から進行性の経過をとる一次性進行型MS primary-progressive MS(PPMS)である．ごく稀にPPMSで発症したあとに，再発と不完全な寛解を繰り返して永続的に症状が増悪する進行性再発型MS progressive-relapsing MS(PRMS)がある．

　わが国では中高年の女性に重症者が多く，重篤な視力障害や脊髄障害の頻度が高い視神経脊髄型MS opticospinal MS(OSMS)が多いことが知られていた．2005年に抗アクアポリン4 aquaporin 4 (AQP4)抗体が発見されて，OSMSとされていた一群から抗AQP4抗体陽性の視神経脊髄炎 neuromyelitis optica(NMO)が区別されるようになった．MS全体の約20%をOSMSが占め，その多くはNMOと考えられる．

　ヨーロッパの有病率は10万人あたり数十人～100人と高いが，わが国では5人以下と低い．40°以上の高緯度地域に有病率が高く，低緯度地域では少ない北南傾斜 north-to-south gradient が知られており，わが国でも北海道に高く九州で低い結果が示されている．大部分が10～50歳代に発症し，発症のピークは30歳代から20歳代へと若年化する傾向にある．男女比は1：2～3と女性に多い．長期予後については，近年の欧米ではMS患者の平均余命はわずかに減少するのみであるが，重度の患者の死亡確率は一般の人の4倍以上とされる．

　全経過を通しての神経症状としては，脱力，感覚障害，小脳失調，膀胱直腸障害，痙縮が高頻度にみられ，次いで複視，視力障害，便秘，構音障害，めまい，三叉神経痛，記憶力低下などきわめて多彩な症状が出現する(表10-29)．

　MSの特徴の1つとして疲労がある．一見，障害度が軽くても，疲労や倦怠感のために家事や就労ができなくなることもあり，社会生活上は大きな問題となる．原因としては，体温上昇に伴って脱髄や軸索障害部位での神経伝導が障害される疾患特異的なものと，感染や睡眠障害，栄養障害，温熱の影響，あるいは抑うつなど二次的なものが考えられている．

　身体活動による体温の上昇によって視力や筋力が低下するなど神経症状が増悪するUhthoff現象や，入浴による体温上昇で症状が一過性に増悪するhot bath effectも同様の機序が推定される．四肢や体幹など病変の中心となる部位の異常感覚や，頚椎前屈時の電撃痛(Lhermitte徴候)，有痛性強直性発作 painful tonic seizure もみられる．過労，精神的ストレス，感染や外傷，妊娠などが初発や再発の誘因となることがある．寛解期の長さは症例により異なる．平均的には再発の頻度は

表10-29 多発性硬化症における主な症状の出現頻度

症状	経過を通して(%)	初発症状(%)
脱力	89	22
感覚障害	87	34
小脳失調	82	11
膀胱直腸障害	71	1.0
疲労	57	2
痙縮	52	0.6
複視	51	8
視力障害	49	13
便秘	44	0
構音障害	37	0.6
めまい	36	4.3
三叉神経痛	35	2
記憶力低下	32	0.3
頭痛	30	2
精神症状	23	0.3
聴力障害	17	0.6
顔面筋力低下	16	1
嚥下障害	13	0.3
痛み	12	0
失神	11	0.6
味覚障害	6	0.3
そのほか	10	1

〔Confavreux C, Lassmann H, et al (eds) : McAlpine's Multiple Sclerosis. Elsevier, 2005 より引用〕

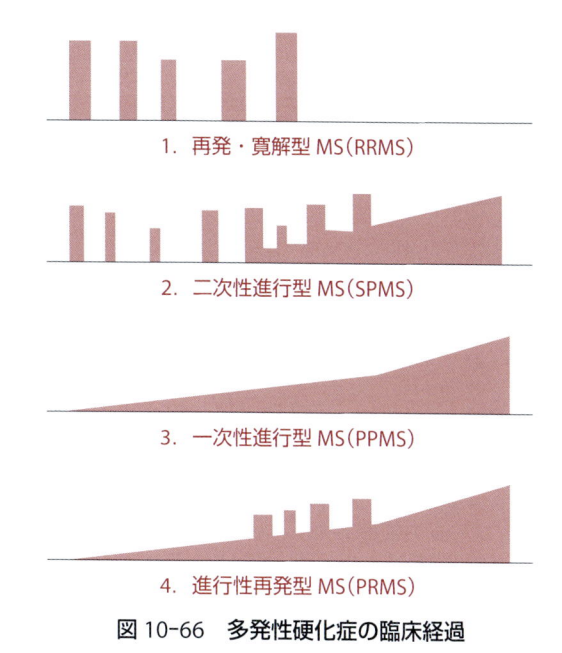

1. 再発・寛解型 MS(RRMS)
2. 二次性進行型 MS(SPMS)
3. 一次性進行型 MS(PPMS)
4. 進行性再発型 MS(PRMS)

図10-66 多発性硬化症の臨床経過

年に0.5～0.6回とされる．

通常型 MS conventional MS(CMS)の病理所見は，中枢神経系，特に白質を中心に多発性，散在性，非対称性にミエリン塩基性蛋白 myelin basic protein(MBP)の染色性が消失した脱髄斑 demyelinating plaque(DP)が特徴である．

発症機序はいまだ不明である．CMSでは，さまざまな要因が結果的にT細胞系を介して中枢神経系のMBPに対する自己免疫状態を引き起こしていると推定される．

2 診断・評価

2001年に McDonald 診断基準が公表され，2005年，さらに2010年に改訂が加えられた．炎症性脱髄性疾患を示唆する中枢神経病巣を呈する状態が24時間以上続く急性の発作（エピソード）で，それ以前には脱髄性疾患を示唆するエピソードがないものは clinically isolated syndrome (CIS)として区別する．MRIによる境界明瞭なDPの確認は McDonald 診断基準でも CIS の診断基準でも重要な診断根拠である．活動性の病巣はガドリニウムで造影され，病勢を知るうえで有用である．しかし，画像上の病変と臨床症状は必ずしも一致しない．

NMOについては，Wingerchukらの改訂NMO診断基準(2006年)がある．CMSの脊髄病変は頸髄の後索，側索に好発し「2椎体以下，脊髄の横断面の半分以下，腫大はごく軽度」である．一方，NMOの脊髄病変は，CMSと異なり，強度の視神経病変とともに頸髄から胸髄に「3椎体以上にわたり，脊髄の横断面の半分程度を占め，腫大を伴う」脊髄長大病巣 longitudinally extensive spinal cord lesions extending 3 or more vertebral segments(LESCL)が特徴である．

髄液検査で，総蛋白の増加，IgG index の上昇，オリゴクローナルバンドが病初期や増悪期にみられることがある．NMOでは，血清中にNMO-IgGすなわち抗AQP4抗体が検出される．

大脳誘発電位〔視覚誘発電位(VEP)，体性感覚誘発電位(SEP)，脳幹聴覚誘発電位(ABSR)〕は，視神経，体性感覚路，脳幹の顕在性，潜在性

表10-30　機能障害評価

1. 錐体路機能
   - 0 正常
   - 1 異常所見あり，しかし障害なし
   - 2 ごく軽い障害
   - 3 軽度ないし中等度の対麻痺，片麻痺，または高度の単麻痺
   - 4 高度の対麻痺，片麻痺，または中等度の四肢麻痺，または完全な単麻痺
   - 5 完全な対麻痺，片麻痺，または高度の四肢麻痺
   - 6 完全な四肢麻痺
   - V 不明
2. 小脳機能
   - 0 正常
   - 1 異常所見あり，しかし障害なし
   - 2 軽度の失調
   - 3 中等度の体幹または四肢失調
   - 4 四肢全部の高度の失調
   - 5 失調のため協調運動まったく不能
   - V 不明
   - X 脱力（錐体路機能で3以上の障害のため判定しにくい場合は数字のあとに"X"を入れる）
3. 脳幹機能
   - 0 正常
   - 1 異常所見のみ
   - 2 中等度の眼振またはほかの軽度の障害
   - 3 高度の眼振，高度の外眼筋麻痺，またはほかの脳神経の中等度障害
   - 4 高度の構語障害，またはほかの高度障害
   - 5 嚥下または構語まったく不能
   - V 不明
4. 感覚機能（1982年改訂）
   - 0 正常
   - 1 振動覚または描字覚1～2肢で低下
   - 2 1～2肢で触・痛・位置覚の低下，または振動覚の中等度の低下，または振動覚のみ3～4肢で低下
   - 3 1～2肢で中等度の触・痛・位置覚の低下，または振動覚の消失，または3～4肢で軽度の触・痛覚の低下，または中等度の固有覚の低下
   - 4 1～2肢で高度の触・痛・位置覚（単独または合併）の低下，または2肢以上で中等度の触・痛覚の低下，または固有覚の消失
   - 5 1～2肢で全感覚消失，または頸以下で中等度の触・痛覚の低下，または固有覚の消失
   - 6 頸以下の全感覚脱失
   - V 不明
5. 膀胱直腸機能
   - 0 正常
   - 1 軽度の遅延，切迫，尿閉
   - 2 中等度の遅延，切迫，尿閉，または稀な尿失禁
   - 3 頻繁な尿失禁
   - 4 ほとんど導尿を要するが直腸機能は保たれている
   - 5 膀胱機能消失
   - 6 膀胱直腸機能消失
   - V 不明
6. 視覚機能
   - 0 正常
   - 1 暗点あり，矯正視力0.7以上
   - 2 悪い方の眼に暗点があり，矯正視力0.7～0.3
   - 3 悪い方の眼に大きな暗点，または視野の中等度障害，矯正視力0.3～0.2
   - 4 悪い方の眼の高度の視野障害，矯正視力0.2～0.1，またはgrade 3+ 良い方の眼の視力0.3以下
   - 5 悪いほうの眼の矯正視力0.1以下，またはgrade 4+ よいほうの眼の視力0.3以下
   - 6 grade 5+ よいほうの眼の視力0.3以下
   - V 不明
   - X 耳側蒼白があれば次に"X"を付け加える
7. 精神機能
   - 0 正常
   - 1 情動変動のみ
   - 2 軽度の知能低下
   - 3 中等度の知能低下
   - 4 高度の知能低下（中等度の chronic brain syndrome）
   - 5 高度の認知症または chronic brain syndrome
   - V 不明
8. ほかの機能
   - 0 なし
   - V 不明
   - 1 MSに起因するそのほかの神経学的所見

病変の検出に有効である．錐体路障害の検出には経頭蓋磁気刺激法が有用である．

　MSの機能障害の総合的評価としては，Kurtzkeの評価法が国際的に用いられている．まず，機能系 functional system（FS）8項目について判定し（**表10-30**），さらに総合障害度 disability status scale（DSS）で10段階に評価される．最近はさらに20段階に細分化された拡張総合障害度 expanded DSS（EDSS）が用いられる（**表10-31**）．QOLの評価には，包括的尺度であるSF-36，MS特異的尺度であるMSQOL-54やmultiple sclerosis quality of life inventory（MSQLI），functional

表10-31　拡張総合障害度

0＝	神経学的所見正常(すべての機能系で grade 0, 精神機能は grade 1 でも可)
1.0＝	能力障害はないが1つの機能系で軽微な所見がある(たとえば精神機能以外に grade 1 が1つ)
1.5＝	能力障害はないが2つ以上の機能系で軽微な所見がある(たとえば精神機能以外に grade 1 が2つ以上)
2.0＝	1つの機能系で軽度の障害(1つの機能系が grade 2, ほかは 0 か 1)
2.5＝	2つの機能系で軽度の障害(1つの機能系が grade 2, ほかは 0 か 1)
3.0＝	1つの機能系で中等度の障害(1つの機能系が grade 3, ほかは 0 か 1)あるいは 3〜4 の機能系で軽度の障害(3〜4 つの機能系が grade 2, ほかは 0 か 1)があるが歩行可能
3.5＝	中等度の障害があるが歩行可能(1つの機能系が grade 3 かつ 1〜2 つの機能系が grade 2, あるいは 2 つの機能系が grade 3, あるいは 5 つの機能系が grade 2, 他は 0 か 1)
4.0＝	比較的高度の障害があるが, 装具なしに歩行可能, 自分で身の回りのことができ, 1日12時間以上活動できる. 装具なし, 休みなしに500 m 歩行可能(1つの機能系が grade 4, ほかは 0 か 1. あるいは前項以上で grade 3 以下の組み合わせ)
4.5＝	装具なしに終日歩行可能. 十分な活動に制限がある, もしくは軽微な補助が必要. 比較的高度の障害. 装具なし, 休みなしに300 m 歩行可能(通常1つの機能系が grade 4, 他は 0 か 1. あるいは前項以上で grade 3 以下の組み合わせ)
5.0＝	装具なし, 休みなしに200 m 歩行可能. 高度の障害があって終日の活動(たとえば特殊な設備なしに終日働くこと)にかなり制限がある(通常1つの機能系が grade 5, ほかは 0 か 1. あるいは step4.0 の内容以上で grade 4 以下の組み合わせ)
5.5＝	装具なし, 休みなしに100 m 歩行可能. 高度の障害があって終日の活動が制限される(通常1つの機能系が grade 5, ほかは 0 か 1. あるいは step4.0 の内容以上で grade 4 以下の組み合わせ)
6.0＝	休憩の有無にかかわらず100 m 歩行には, 時々あるいは一側に常に支持(杖, 松葉杖, または装具)が必要である(通常2つ以上の機能系で grade 3 以上の組み合わせ
6.5＝	休みなしに20 m 歩くには, 常に両側の支持(両側に杖, 両松葉杖, 両側の装具)が必要である(通常2つ以上の機能系で grade 3 以上の組み合わせ)
7.0＝	装具を用いても 5 m 以上の歩行不可, 車椅子生活を余儀なくされる. 標準の車椅子の駆動が可能で, 1人で車椅子の乗り降りができる. 12時間以上車椅子で過ごす(通常2つ以上の機能系で grade 4 以上の組み合わせ. きわめて稀に錐体路系のみ grade 5)
7.5＝	2〜3 歩以上歩けない. 車椅子生活を余儀なくされる. 移動に補助が必要. 車椅子の駆動はできるが, 終日標準の車椅子を動かすことは不可. 電動車椅子が必要(通常2つ以上の機能系で grade 4 以上の組み合わせ
8.0＝	ベッド, 椅子, 車椅子に制限される. しかし多くの時間をベッド外で過ごす. 多くの身の回り動作は維持されている. 普通両手を使える(通常いくつかの機能系で grade 4 以上の組み合わせ
8.5＝	1日の大半をベッド上に制限される. 2〜3 の片手もしくは両手動作が可能. 2〜3 の身の回り動作は維持されている(通常いくつかの機能系で grade 4 以上の組み合わせ
9.0＝	ほとんどベッドで寝たきり. 意思疎通と経口摂取は可能(通常ほとんどの機能系で grade 4 以上の組み合わせ
9.5＝	まったくベッドで寝たきり. 有効な意思疎通や経口摂取, 嚥下もできない(ほぼすべての機能系で grade 4 以上)
10＝	多発性硬化症のため死亡

assessment of MS(FAMS)がある.

　疲労の評価としては疲労重症度スケール fatigue severity scale(FSS)が一般的である. 不安, 抑うつなどの心理面も大きな問題となる. Zung の健康調査表 self-rating depression scale(SDS)や Hamilton のうつ病評価尺度が参考になる.

3 治療プログラム

　近年, 副腎皮質ホルモン corticosteroid(CS)の大量パルス療法 corticosteroid pulse therapy(CPT), 血漿浄化療法 plasmapheresis(PP)に加え, インターフェロン β Interferon-β(IFNβ)や免疫抑制薬など再発や進行を抑制する病態修飾療法 disease modifying therapy(DMT)が進歩して, MS の治療法に画期的な変化が生じつつある.

　CPT で十分な効果が得られない場合は PP が有用である. 維持期(生活期), 寛解期の再発予防には IFNβ が推奨される. IFNβ が無効な場合には, 各種の免疫抑制薬が試みられる. NMO では IFNβ は症状を増悪させたり再発させたりする報告があり, 現時点では新規の使用は見合わせる[8)].

　そのほか多彩な障害に対する対症療法として,

表10-32 多発性硬化症のリハビリテーションプログラム(病期別)

病期	急性期, 再発(増悪)期	亜急性期, 回復期	維持期(生活期), 寛解期
目的	廃用症候群の予防, 合併症の予防	機能回復訓練, ADL向上, 家庭復帰支援, 再発予防	能力維持, QOL向上, 社会復帰支援, 再発予防
内容	・重症 体位変換, 良肢位保持, 他動ROM訓練, 口腔ケア, 体位ドレナージ, 病室環境整備 ・中等症 上記の必要事項に加えて筋力維持訓練, ADL維持訓練, 呼吸訓練, 嚥下訓練など ・軽症 他動・自動ROM訓練, 筋力維持訓練, ADL維持訓練など	障害に応じた訓練プログラム(筋力増強訓練, ADL維持訓練, IADL訓練, 職業前訓練など) 自助具, 装具療法の併用 退院前訪問, 家屋環境整備 家庭内役割分担の調整	維持的リハビリの継続 home exercise指導 移動手段の確保・調整 職能訓練, 労働環境調整 運転に関する指導・調整 生活指導 身体障害者手帳, 65歳以上では介護保険など社会福祉資源の活用
注意点	疲労を生じない範囲にとどめる. 症状の変動に注意する. 心理的支援を心がける.	運動量や訓練時間を柔軟に調節する. 症状変動要因に留意する.	再発時の連絡方法や対応先を確保周知しておく. 精神症状や心理状態の変化に注意する.

表10-33 障害度別一般的運動ガイドライン

障害レベル	EDSSレベル	プログラム
なし:疲労や温度感受性なし	0	全力, 有酸素・抵抗運動, 過度なスポーツは禁止
軽度:一定の疲労と温度感受性あり. ややバランスあるいは歩行に問題あり	1〜2	モニター下での訓練プログラム(種々の種目を使った筋力増強訓練と持久力向上訓練を含む), 熱感受性があればあらかじめクーリングする, オーバートレーニングは避ける
中等度:一定の歩行障害. 痙縮, 脱力, 失調, バランスに問題あり	3〜5	障害に応じた訓練プロトコル(できる範囲の方法を用いた筋力増強訓練と持久力向上訓練を含む), 歩行, 自転車得る語メータ, 必要ならあらかじめクーリングする
重度:日常生活活動制限. 短い距離の介助歩行のみ可能	6〜7	移動手段の確保, ストレッチング, 課題に特有な練習に必要な目標に絞った筋力増強訓練
寝たきり	8〜9	動作を維持するための基本的な他動運動, 呼吸訓練

〔Heesen C, Romberg A, et al:Physical exercise in multiple sclerosis:supportive care of a putative disease-modifying treatment. Expert Rev Neurother 6(3):347-355, 2006 より改変〕

痙性麻痺に対しては中枢性あるいは末梢性の抗痙縮薬を用いる. 有痛性強直性痙攣には, カルバマゼピン, フェニトインやクロナゼパムが有効なことがある. 神経因性膀胱に対しては, 排尿障害のパターンに応じて, 排尿筋収縮力増強薬, 尿道・前立腺弛緩薬, 排尿筋弛緩薬を用いる. 残尿が持続する場合には, 自己間欠導尿を指導する.

4 リハビリテーションの実際

目標設定の原則は, 個人の生活様式や能力のなかでの自立度や自己決定能力を高め, さらにQOLを最大限に高めることである. MSは, 原因不明かつ再発性, 進行性疾患で, 多くの中枢神経症状が重複し, 医学的合併症や職業, 家庭生活など社会生活上の問題も多く発生する. 個々の障害や問題に対して, 専門多職種がチームとして目標を達成するために適切に対応しなければならない. また, 再発期と寛解期, あるいは患者間で症状が大きく異なるので, その病期や障害度に応じて症例ごとに個別のリハビリプログラムが必要となる.

病期別のプログラムの要点を**表10-32**に，障害度別のプログラムの要点を**表10-33**に示す．再発の誘因，入浴や温熱，過度の運動による一時的な症状増悪，MS特有の疲労感，異常知覚や電撃痛，有痛性痙攣など，日常生活のなかでこれらを避ける工夫や対処の仕方について患者に具体的に説明する．また，MSでは特に，疲労や温熱効果による症状変動のみならず，うつや再発・増悪に対する不安，家庭生活，職場復帰に対する不安，結婚や妊娠・出産に関する不安など，心理的社会的要因でも症状が変動することを理解しておかなくてはならない．

A 急性期，再発(増悪)期のリハビリテーション

リハビリプログラムは病勢と検査や治療計画を考慮して進める．重症例では，気管切開や人工呼吸器による呼吸管理が必要となることもある．体位変換や良肢位保持，他動ROM訓練，口腔ケア，体位ドレナージなど廃用症候群の予防，合併症の予防が主体となる．身体的安静のみならず精神的安静も重要である．静かで落ち着いた雰囲気など病室の環境にも配慮する．

中等症では，さらに筋力維持訓練やADL維持訓練を行う．症状に応じて呼吸や嚥下の訓練も実施する．いずれも疲労を生じない範囲にとどめる．

軽症の場合には，他動・自動ROM訓練，筋力維持，ADL維持訓練を行う．発症時の障害が軽度であっても数日間の経過で進行することもあるので症状の観察を怠らない．いずれの場合も，MSによる精神症状，CSによる心理的変動に注意する．

B 亜急性期，回復期のリハビリテーション

急性期を過ぎて症状が改善し始める時期には，運動麻痺，運動失調，感覚障害，視力障害，など各機能障害に応じた個別のリハビリプログラムを立てる．自助具や装具療法も併用する．可能なかぎり歩行と車椅子のどちらであれ自立した移動手段の確保をはかる．種々の要因で症状が変化することを理解し，訓練計画やメニューにかかわらず，日々の状態に応じて，①日中の早い時間帯に，②体調に合わせて自分のペースで定期的な休息を入れながら，③短時間(20分未満)に分けて実施する．など内容や負荷量を柔軟に調節する[7]．リハビリ後に一時的に症状が増悪したり新たな症状がでたりしても，熱誘発性のものであれば30分の安静で消失する．海外ではクールベストも利用されていて，保険適応はないが，わが国でも各種ベストが市販されており入手可能である．

再発の症状が不定愁訴から始まることもあるので，常に冷静な判断と訴えを正確に受け止める姿勢を忘れてはならない．障害がほぼ固定してきたら，時期を逸せず家庭復帰をはかる．わが国では中年女性の割合が高く，ADLのみならず家事動作などIADLの獲得が家庭復帰の可否を決定する因子となることも多い．男性や若年の場合には，職業前訓練や障害者職能訓練施設の利用も考慮する．

C 維持期(生活期)，寛解期のリハビリテーション

重度の障害が残存する場合は，廃用症候群や誤用症候群を生じないように障害に応じた生活期リハビリを継続する．難病特定疾患，身体障害者手帳の手続きを遅滞なく行い，若年では障害者総合支援法，65歳以上であれば介護保険を有効に利用する．青壮年者では，移動手段の確保が就労の可否や生活の質に大きくかかわってくる．通勤や余暇のために運転に関する指導や情報提供も行う．就労できない場合は，家庭内役割分担に対する配慮や，長期的に社会参加の機会を維持し増やす工夫がきわめて重要となる．国際的なMSのネットワークや国内の情報サイト，地域の患者会活動なども紹介する．

妊娠・出産の時期には，特に治療を担当する医療チームと生活支援を行う専門多職種チームの密な連携が求められる．地域の神経難病ネットワークなどを通じて，継続的・有機的に支援していく体制を構築しておくことが大切である．

■ 参考文献

- 黒岩義五郎,後藤幾生,他(編):多発性硬化症—基礎と臨床.新興医学出版社,1985
- Confavreux C, Lassmann H, et al (eds): McAlpine's Multiple Sclerosis, 4th edition. Elsevier, 2005
- 吉良潤一:日本人多発性硬化症の臨床研究における最近の進歩.臨床神経学 49(9):549-559, 2009
- [特集] 多発性硬化症—最近のトピック.Clin Neurosci 26(7):726-803, 2008
- Lennon VA, Kryzer TJ, et al: IgG marker of optic-spinal multiple sclerosis binds to the aquaporin-4 water channel. J Exp Med 202 (4):473-477, 2005
- [特集] MS(多発性硬化症)とNMO(視神経脊髄炎). Brain Medical 22(4):303-369, 2010
- 多発性硬化症. Carr J, Shepherd R(著),潮見泰藏(監訳):ニューロロジカルリハビリテーション—運動パフォーマンスの最適化に向けた臨床実践.医歯薬出版, pp384-402, 2012
- 日本神経学会,日本神経免疫学会,他(監修):多発性硬化症治療ガイドライン 2010.医学書院,2010
- Frankel D: Multiple sclerosis. Umphred DA: Neurological Rehabilitation, fourth edition. Mosby, pp595-615, 2001
- Widener GL: Multiple sclerosis. Umphred DA, Lazaro RT, et al: Neurological Rehabilitation, sixth edition. Elsevier, pp585-600, 2007

第 7 章
筋萎縮性側索硬化症

1 基礎的知識

1894年にJean Martin Charcotにより報告された筋萎縮性側索硬化症amyotrophic lateral sclerosis(ALS)は，上位(一次)運動ニューロン，下位(二次)運動ニューロンがともに変性する進行性疾患である．大リーグで活躍し，ALSに侵され亡くなったHenry Louis Gehrigの名前をとり，Lou Gehrig病ともいわれる．ALSの90%以上は孤発性で，残りが遺伝性である．遺伝性では，SOD1遺伝子変異によるALS1が最も多い[1]．有病率は2〜7人/10万人で，男女比は約2：1であるが，徐々に1：1に近づいている．発症年齢は30〜80歳代にわたり，発症のピークは70歳である[2]．

ALSの大半は，二次運動ニューロン細胞質内にBunina小体やユビキチン陽性封入体(skein様封入体)の出現を特徴とする．遺伝性ALSの病型10では，skein様封入体に蛋白TDP-43が確認された．TDP-43は，ALSと前頭側頭型変性症との関連でも注目されている[1]．

臨床経過はさまざまであるが，典型的には一側上肢遠位部の筋力低下，筋萎縮，線維束性攣縮により始まり，残りは下肢の突っ張り感や筋力低下により，または球筋では言語が不明瞭となることや，むせやすくなることにより始まる．次いで，四肢筋力低下，舌の麻痺と萎縮および線維束性攣縮，強制泣き笑いがみられる．最後は，球麻痺，呼吸筋麻痺のため，人工呼吸器を装着しないなら呼吸不全で死亡する．発症から2〜5年で死の転帰をとる予後不良の疾患である．

一般にALSでは感覚障害，外眼筋麻痺，膀胱直腸障害，褥瘡はみられず，四大陰性徴候とも呼ばれる．しかし，人工呼吸器を長期間装着した例では，陰性徴候とされる系統へも障害が波及する．運動ニューロン以外にも広範に病変がおよび，広汎型ALSと呼ばれ，ALSの病態が本質的に運動系を越えて広がる可能性が示唆される[3]．

薬物療法として認可されているのはリルゾールのみで，進行を遅らせ延命効果はあるが，筋力・ADLに効果はない．根治療法がない現状では，緩和ケアが重要である．

2 診断・評価

診断については厚生省特定疾患神経変性疾患調査研究班におけるALS診断基準[4]を満たせば，ほぼALSの確定診断とみなされる．

ALS臨床症状の評価のポイントは，症状の進行がきわめて早いので評価は頻回に行い，残存機能の把握を行うことである．球症状は生命の予後に関係があり，評価により呼吸不全や嚥下障害にも早期に対応することができる．徒手筋力テスト(MMT)，関節可動域(ROM)テストは定期的に行う．

代表的評価法には，ALSFRS-R(The ALS Functional Rating Scale-Revised)，Modified Norris Scale，疾患特異的QOLスケールとしてALSAQ-40，面接法を用いたQOL調査法であるSEIQoL-DWがある．ここでは，ALSFRS-Rを表10-34に示す．ALSFRS-RはALS患者の日常生活をみるもので，①球機能，②上肢のADL，③下肢のADL，④呼吸状態，の4つのパートで構成され，各項目0〜4の5段階で採点する．ALSの包括的重症度指標として，患者の病態，進行の程度の把握，予後予測に用いる[5]．

ALSでは，呼吸不全が最大の問題でその評価法を表10-35に示す．臨床症状として動作時の

表 10-34　ALSFRS-R(ALS Functional Rating Scale-Revised)

1. 言語
- 4　正常
- 3　軽度の言語障害
- 2　繰り返すと理解できる
- 1　言語以外の伝達方法を併用
- 0　言葉にならない

2. 唾液
- 4　正常
- 3　口に唾液がたまり夜間に漏れる
- 2　中程度に唾液が多く，少し漏れる
- 1　明らかに唾液が多く，漏れる
- 0　絶えずティッシュ紙やハンカチをあてる

3. 嚥下
- 4　なんでも飲み込める
- 3　時々むせる
- 2　食事内容の工夫を要する
- 1　経管栄養が補助的に必要
- 0　全面的に非経口栄養

4. 書字
- 4　正常
- 3　遅く拙劣だが判読できる
- 2　判読できない文字がある
- 1　ペンを握れても書けない
- 0　ペンを握れない

5. 胃瘻ありかなしかのどちらか選択　(胃瘻なし)食事用具の使い方
- 4　正常
- 3　少し遅く拙劣でも介助不要
- 2　フォーク・スプーンは使えるが，箸は使えない
- 1　食物は誰かに切ってもらわなければならないが，なんとかフォークまたはスプーンで食べることができる
- 0　全面介助

5. 胃瘻ありかなしかのどちらか選択　(胃瘻あり)指先の動作
- 4　正常
- 3　ぎこちないがすべての指先の作業ができる
- 2　ボタンやファスナーを留めるのにある程度手助けが必要
- 1　身の回りの動作に手助けが必要
- 0　まったく指先の動作ができない

6. 着衣と身の回りの動作
- 4　障害なく正常に着る
- 3　努力を要するが遅くても完全自立
- 2　時々介助あるいは工夫を要する
- 1　介助が必要
- 0　全面介助

7. 病床での動作
- 4　障害なくできる
- 3　努力を要し，遅いが自立
- 2　一人で寝返りを打ったり，寝具を整えられるが非常に苦労する
- 1　寝返りを始めることはできるが，一人で寝返りをうったり，寝具を整えることができない
- 0　自分ではどうすることもできない

8. 歩行
- 4　正常
- 3　やや歩行が困難
- 2　補助歩行
- 1　歩行不能
- 0　意図した下肢の動きができない

9. 階段を昇る
- 4　正常
- 3　遅い
- 2　軽度に不安定，疲れやすい
- 1　介助を要する
- 0　昇れない

10. 呼吸困難
- 4　ない
- 3　歩行時にでる
- 2　食事，入浴，身支度の1つ以上ででる
- 1　座位あるいは臥床安静時にでる
- 0　呼吸器が必要

11. 起座呼吸
- 4　ない
- 3　息切れのため夜間の睡眠がやや困難
- 2　眠るのに支えとする枕が必要
- 1　座位でなければ睡眠できない
- 0　睡眠できない

12. 呼吸不全
- 4　ない
- 3　間欠的にBiPAPを使用する
- 2　夜間はBiPAPを継続する
- 1　夜間，昼間ともBiPAPを継続する
- 0　気管挿管または気管切開で呼吸器装着

表 10-35　呼吸障害の評価

- 臨床症状
- 呼吸機能検査：%努力肺活量(FVC)，%最大自発換気量(MVV)
- 動脈ガス分析：呼吸筋力評価
　　　　　　　最大吸気圧(PImax)，最大呼気圧(PFmax)
　　　　　　　SNIP(sniff nasal inspiratory pressure)
　　　　　　　呼気最大流量(CPF)
- 電気生理学的評価：横隔神経伝導検査，針筋電図検査，経頭蓋磁気刺激検査

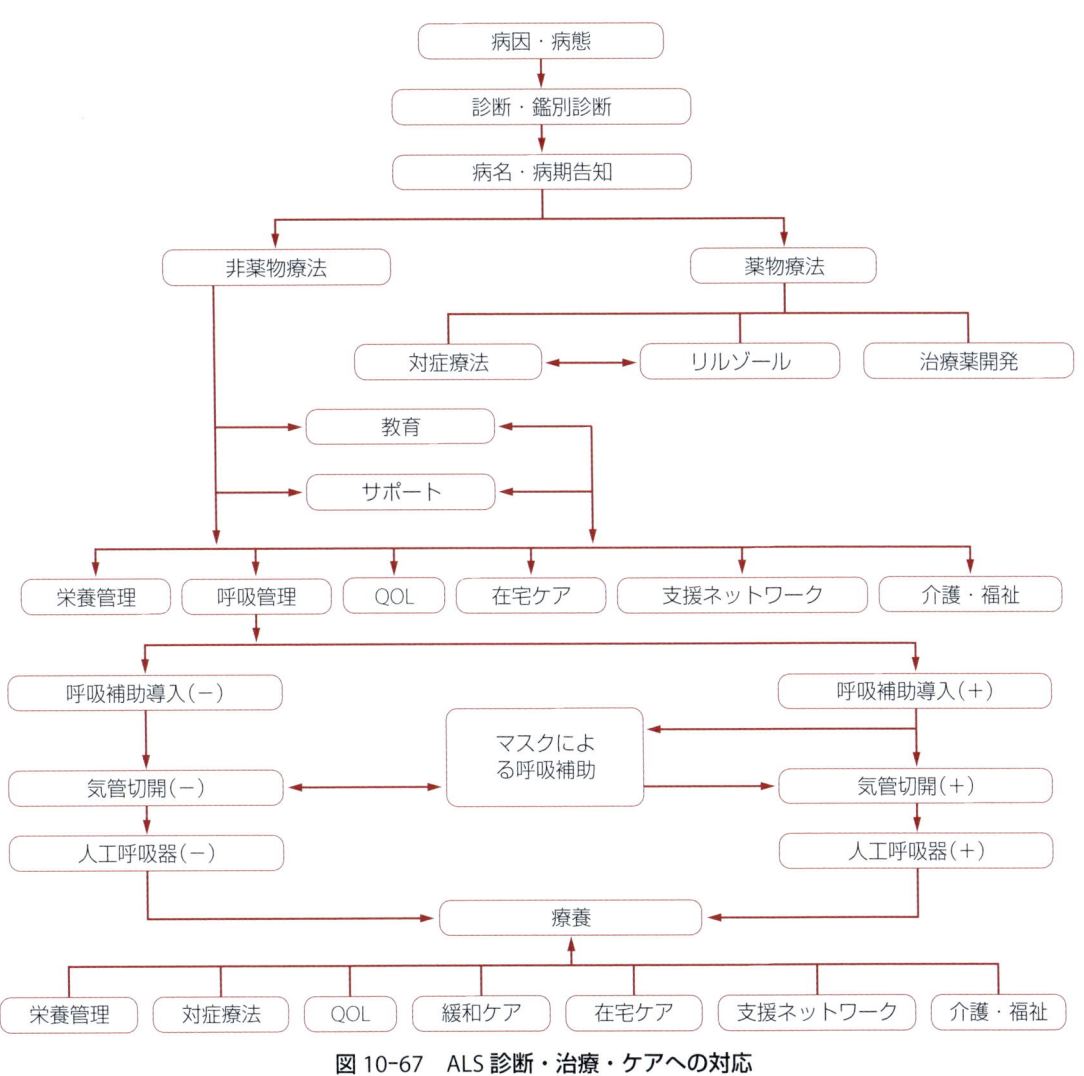

図10-67 ALS診断・治療・ケアへの対応

息切れ，起座呼吸，夜間不眠，起床時頭痛，発声量低下，発声時間短縮があげられる[6]．

摂食・嚥下機能評価には嚥下造影 videofluorography，喉頭内視鏡，あわせて，体重，栄養指標のモニタリングも行う．

3 治療プログラム

まず，日本神経学会による「ALS 治療ガイドライン 2002」にまとめられた ALS 診断・治療・ケアへの対応の流れを図示する（**図 10-67**）[4]．ALS の治療は，患者・家族の QOL を第一に考える．そのためには，医師，理学療法士，作業療法士，言語聴覚士，看護師，管理栄養士，医療ソーシャルワーカーなどの多職種連携で行うチーム医療体制が必要である．

ALS と診断がついたら，病名と病期の告知を主治医が行う．症状が進行するとともに栄養管理，呼吸管理，コミュニケーション，精神衛生上の問題が重要となってくる．ALS の嚥下・栄養管理のアルゴリズムを**図 10-68**に示す[7]．経管栄養や胃瘻造設，気管切開，人工呼吸器装着などの医療処置を受けるか否かは，患者本人が家族と事前に十分検討し自己決定する．そのため医師を含めた医療チームは，患者，家族が正しく判断できるように早期から十分な情報を提示することが

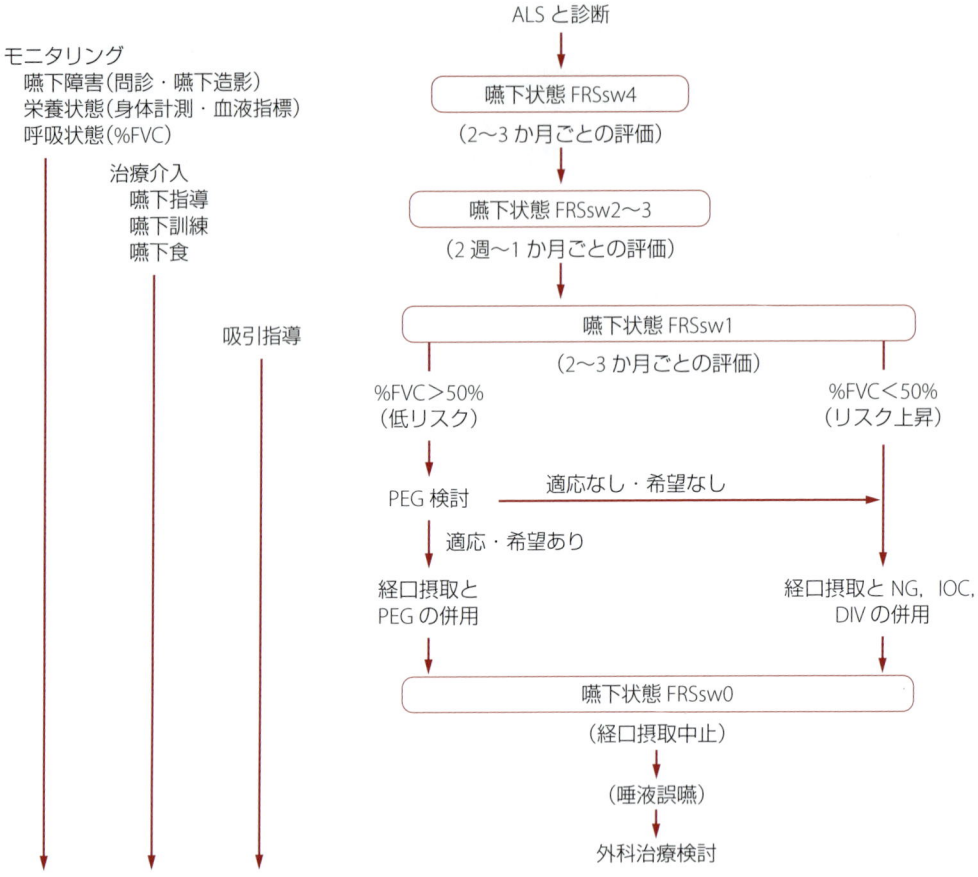

図10-68　ALSの嚥下・栄養管理のアルゴリズム

PEG：経皮内視鏡的胃瘻造設術，NG：経鼻経管栄養法，IOC：間欠的経口経管栄養法，DIV：点滴静脈注射

FRSsw は ALSFRS-R の 3 の嚥下の 0～4 の段階を表す．なお，呼吸筋麻痺の進行に伴い，外科治療を嚥下障害の早期に行わなければならない場合があるが，外科治療後人工呼吸管理下では，%FVC にかかわらず PEG の作成が可能である．

求められる．人工呼吸器による療養生活を継続するには，本人の強い意志と家庭的，医療的，経済的，社会的環境を整えることが不可欠であることを理解できるように説明しなければならない．人間としての尊厳を維持しつつ，ALS 終末期に生じる疼痛，強度の不安，苦しみ，恐怖を緩和するために，精神安定剤やモルヒネを使用し緩和療法を行う．

4 リハビリテーションの実際

ALS のリハビリの目的は，①廃用症候群の予防，②歩行可能で ADL 自立の期間の延長，③最後まで人間の尊厳を維持し QOL の向上に努めることである．

1 廃用症候群

ALS 患者が脱力を訴える時期までに，筋萎縮部位に相当する運動ニューロンの 80％を消失しているといわれる[8]．ALS での筋力トレーニングでは overwork による筋損傷を防ぎながら，廃用性筋萎縮を防ぎ，筋力低下の進行をできるだけ遅くするように細心の注意をはらうべきである．

リハビリの治療プランは，①病期の進行速度，②脱力や痙縮の分布，低酸素症にいたる呼吸要因，易疲労性，球症状，③進行時期，を考慮しな

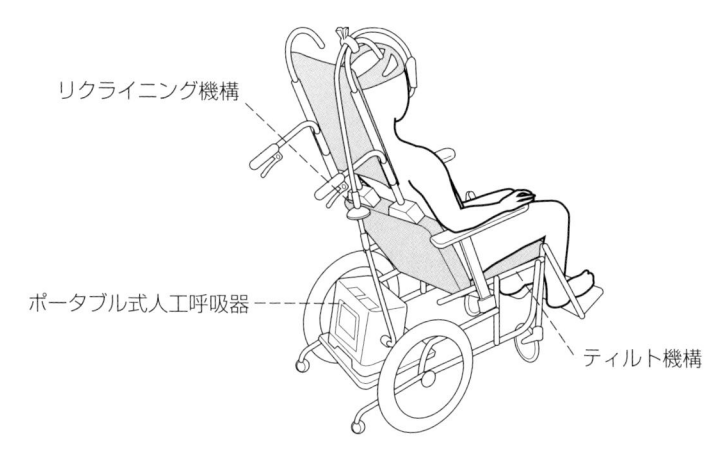

図10-69 リクライニングティルト機構付き車椅子
ティルト，リクライニングしてもポータブル式人工呼吸器を搭載できる車椅子．

ければならない[7]．

症状が軽いうちから，廃用症候群予防のため筋力維持訓練，筋力強化訓練（疲労を残さない範囲），ROM訓練を行う．上肢遠位部筋力低下で書字・食事の際，バネ箸や把持しやすいスプーン・フォーク，コップの把持装具などの自助具が必要となる（第8部第5章参照）．下肢遠位部の痙性麻痺や筋力低下で内反尖足や下垂足を生じるので，プラスチック性短下肢装具を処方する．頸部-上部体幹筋群の筋力低下による頸部保持困難に対し頸椎装具を装着する．歩行不能となり車椅子を処方するときは，症状の進行が早いことを考慮する．上肢筋力低下で車椅子駆動ならびに体幹・頸部の保持ができなくなるのを想定し，リクライニングティルト機構付き車椅子がよい．さらに，呼吸障害のため早晩人工呼吸器が必要となるので，ポータブル式人工呼吸器を搭載できる車椅子が望ましい（図10-69）．

2 痛み

ALSの痛みは体の痛みそのものでなく，全人的苦痛として捉えられている．そのため多職種による緩和ケアを行う．リハビリでは，不動による筋肉痛や関節痛に対し温熱療法，ポジショニング，愛護的に他動運動を行う．

3 呼吸障害

ALSの呼吸障害は，呼吸筋力低下による拘束性換気障害で，特に肋間筋，横隔膜が障害される．さらに，球麻痺で嚥下障害が出現し，閉塞性換気障害を併発する．基本的に，呼吸筋が保たれている時期は呼吸筋訓練も考慮するが，呼吸障害が進行するにつれケアの側面が強くなる．リハビリの実際で脊柱胸郭可動域の維持，呼吸介助と呼吸法の体得が主目的となるが，呼吸筋力低下を補い，気道クリアランスを保つための排痰訓練・介助も重要である．球麻痺の程度と呼吸筋麻痺の程度を勘案し，NPPV（非侵襲性陽圧換気療法）導入，さらに進行するとTPPV（気管切開による人工呼吸療法）へと移行する．病態に応じた呼吸リハビリの代表的手技を図10-70に示す．

4 コミュニケーション障害

コミュニケーション障害は，患者のQOLを大きく左右する因子であり，作業療法士や言語聴覚士の指導で診断後早期よりパソコンを中心としたIT機器に習熟しておく．コミュニケーション手段の確保は，リハビリのなかでも最重要課題である．患者の残存機能，療養環境，IT機器への習熟度に応じて，コンピュータ支援コミュニケーション機器とのマン・マシン・インターフェスの特殊スイッチが重要である．図10-71は，筋電

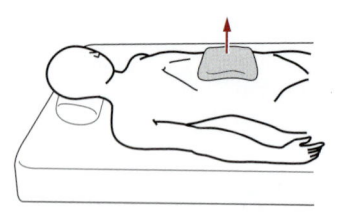

1. 呼吸筋の筋力トレーニング
吸気時に 500 g〜2 kg 程度の砂のう(負荷)を押し上げる.
ただし疲労のおこらない範囲で実施する.

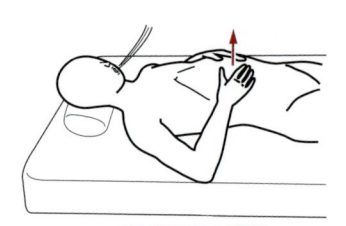

2. 腹式呼吸の練習
両手を腹部に当て,腹部の上下を感じる.呼気は口をすぼめて長く吐く.

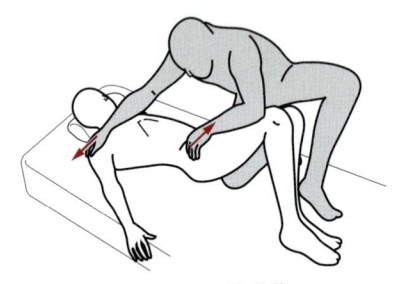

3. 体幹の回旋運動
両膝を立て足を片方へ倒し,上部体幹を固定し体幹をひねる.

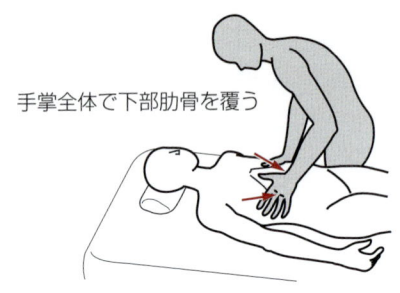

4. 下部胸郭の徒手的呼吸介助
呼吸にあわせてゆっくりと胸郭を絞る.側方から内側・下方へ呼吸介助を実施する.

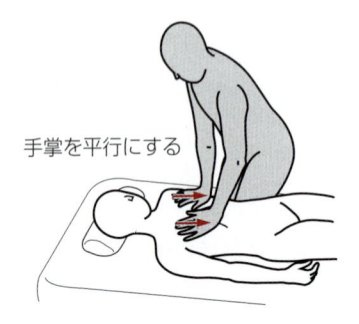

手掌全体で下部肋骨を覆う

5. 上部胸郭の徒手的呼吸介助
呼気に合わせてゆっくりと上部胸郭を下方に押しつける.

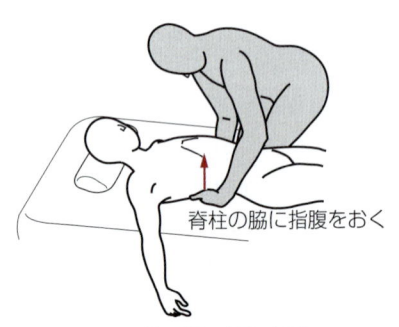

手掌を平行にする

6. 胸腰椎の持ち上げ
手の甲でベッドを押さえ,呼気に指腹で胸郭を持ち上げて体幹を伸展させる.

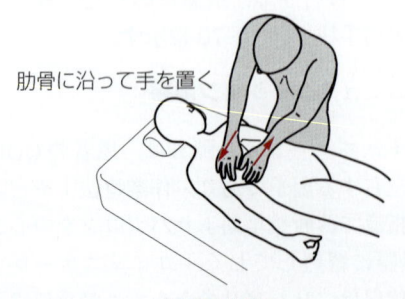

脊柱の脇に指腹をおく

7. 肋骨の捻転
呼気に合わせてタオルを絞るように両手を近づけて肋間筋を伸ばす.

肋骨に沿って手を置く

図 10-70　呼吸リハビリテーションの手技

表10-36 ALSによる摂食・嚥下障害の病態と対応

病期(重症度)	病型	病態	対応
初期 (ADL自立期)	球型	摂食・嚥下に関与する筋群の筋力低下による食物の食道への送り込み障害(特に口腔期障害)	間接的訓練(呼吸訓練を含む), 直接的訓練, 食物形態の検討
	普通型	上肢の筋力低下による先行期・準備期の障害	上肢のROM訓練, 上肢の筋力維持訓練, 自助具の検討
進行期 (ADL介助期)	球型	摂食・嚥下に関与する筋群の筋力低下による食物の食道への送り込み障害, 喉頭挙上・喉頭閉鎖筋群の筋力低下による誤嚥	間接的訓練(呼吸訓練を含む), 直接的訓練, 食物形態・経管栄養法・手術の検討, 窒息時の救急対応(家族への教育を含む)
	普通型	上肢の筋力低下による先行期・準備期の障害, 体幹筋の筋力低下による座位・頸部保持障害, 呼吸機能障害による誤嚥と誤嚥性肺炎のリスク増大	上肢のROM訓練, 上肢の筋力維持訓練, 呼吸訓練, 上肢装具・自助具の検討, 座位・頸部保持の検討(装具療法を含む), 食物形態の検討
ターミナル (ADL全介助期)	すべてに共通	上記の病態が混在	間接的訓練(排痰訓練などの呼吸訓練を含む), 口腔ケア, 経管栄養法の検討

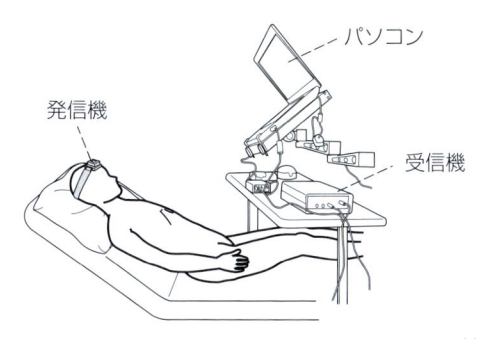

図10-71 マン・マシン・インターフェイスの特殊スイッチとコンピュータ支援コミュニケーション機器
本人の視力や見やすさ, 眼の動く範囲などから, パソコンの角度を設定する. 特殊スイッチを用い前頭筋の筋収縮でコンピュータ支援コミュニケーション機器によるパソコン上のキーボードを操作する.

信号, 眼球インパルス, 脳波などの生体信号を感知しスイッチをいれる機器である. このように機器を利用して意思疎通をはかられるだけでなく, テレビや家電機器も患者自身が操作できる. インターネットにより情報収集や社会ともつながり, 社会参加も可能となった. 音声合成システム利用すれば, 人工音声で会話もできる.

5 嚥下障害

球麻痺による嚥下障害では, 必要栄養量や水分量の確保, 誤嚥・誤嚥時の排出困難への対応が重要である. 早期の嚥下障害には送り込みが少しの労力ですみ, 口腔内残留が少なくてすむゼリー, プリン, ムース食など嚥下食で対応する. 食事介助では1回飲み込むごとに喉頭挙上を確認する. 誤嚥の頻度が増大し, 栄養確保が困難になったら経管栄養や胃瘻造設を考慮する. 誤嚥性肺炎の予防に口腔ケアは必須である. **表10-36**[9]に摂食・嚥下障害の病態と対応を示す.

■ 引用文献
1) 水澤英洋：運動ニューロン疾患と筋萎縮性側索硬化症とは. Clin Neurosci 29(9)：980-981, 2011
2) 中野今治：疫学, 症候, 神経病理. Clin Neurosci 29(9)：982-986, 2011.
3) 吉田眞理：原発性側索硬化症, 下位運動ニューロン病, 広汎型ALS. Clin Neurosci 29(9)：991-994, 2011
4) 日本神経学会治療ガイドラインALS治療ガイドライン作成小委員会：ALS治療ガイドライン2002. 臨床神経42(7)：669-719, 2002
5) 大生定義：Norris Scale, ALSFRS-R ALSAQ-40. 臨床リハ15(4)：364-371, 2006
6) 小森哲夫：筋萎縮性側索硬化症の包括的呼吸ケアにおける呼吸リハビリテーションの役割. Jpn J Rehabil Med 49(7)：392-396, 2012
7) 野崎園子, 他：湯浅班嚥下グループのまとめ. 湯浅龍彦：厚生労働省精神・神経疾患研究委託費 政策医療ネットワークを基盤にした神経疾患の総合的研究 総括研究報告書(平成15-17年度). pp151-164, 2006
8) Hallum A：神経筋疾患. Umphred DA(編), 乗松尋道(総監訳)：アンフレッド脳・神経リハビリテーション大辞典. 西村書店, pp380-401, 2007
9) 水野雅康, 才藤栄一, 他：神経難病. 総合リハビリ28(5)：435-440, 2000

第 8 章
末梢神経障害

1 Bell 麻痺

1 基礎的知識

a. 表情筋と顔面神経の特殊性

骨格筋には一対の運動線維と感覚線維があり，筋紡錘によって筋緊張は一定に保たれている．また関節を挟んで伸筋と屈筋の拮抗筋があり，巧緻動作や歩行に合目的性に作用している．これに対して，表情筋にはⅠa求心性線維や筋紡錘はなく，頭蓋骨に起始し皮膚に停止する皮筋である．顔面神経幹には神経束構造も欠落している．

顔面筋は，表情筋と咀嚼筋に分類される．表情筋の役割は，生物学的には顔面開口部である眼，鼻，口，耳の閉鎖である．陸生動物であるヒトでは，第一に危険を回避するびっくり反射による閉眼現象である．次いで，感情を表情筋に反映することである．

b. 神経変性と再生

表情筋の機能不全に対して，神経再生を促せば顔面神経麻痺は回復すると考えがちであるが，これは誤っている．むしろ再生を抑制することが重要である．顔面神経麻痺のリハビリの目標は，迷入再生を抑制して病的共同運動を予防軽減することである．

Bell 麻痺の多くが，単純ヘルペス・タイプⅠ型の膝神経節部での再活性化による神経炎である．さらに骨性顔面神経管内での炎症浮腫によって，神経幹は絞扼障害される．円筒内での圧迫絞扼障害は，4,000 本近くの密接した神経線維を均一に損傷する．軽症の症例では脱髄によるニューラプラキシーになり，中等度では血行不全による求心性の遡行変性による軸索断裂になり，重症になると神経断裂がおこり遠心性の Waller 変性に陥る．内膜損傷があるために，再生時に迷入再生が生じる（図 10-72）．

神経変性とほぼ同時に再生がおこる．神経再生を促通するために最も有効な手段は，支配筋収縮である．脱髄および軸索断裂線維のみであれば，神経内膜は断裂していないために，強い随意収縮あるいは低周波刺激による筋収縮を行っても，迷入再生は生じない．しかし神経断裂線維があると，強い筋収縮によって神経断裂線維の再生も促され，神経内膜も断裂しているために迷入再生が生じて，病的共同運動も増悪する．

c. 回復過程

再生突起の指向性は，随意運動や筋収縮の方向に向かい，強度によって迷入再生の重症度が決まる．正常神経線維の再生スピードは 1 mm/日である．脱髄や軸索断裂線維では遅くとも 3 か月で表情筋に到達する．神経断裂線維では再生線維の伝導遅延のほかに，病変部での再生回路形成時間によって表情筋までの到達時間の遅延が生じる．強力な随意運動によって，最速で迷入再生線維は発症 4 か月で表情筋に到達する．この場合，過誤支配によって病的共同運動が顕在化する．

3～4 か月で完治しない症例では，4 か月以降に迷入再生線維が順次到達して，病的共同運動が顕在化する．随意運動あるいは低周波刺激による表情筋収縮を継続すると，迷入再生回路を強化して病的共同運動はますます増悪する．

d. 慢性期の症候

迷入再生回路があると，1つの筋あるいは一群の筋の収縮によって，残りの 20 個余の表情筋はすべてが一塊となって収縮する．1日 20,000 回の生理的瞬き，さらに同じ回数の食べる，喋る動作によって，表情筋の短縮は促される．表情筋は自動的に伸長することはなく，拮抗関係にある表情

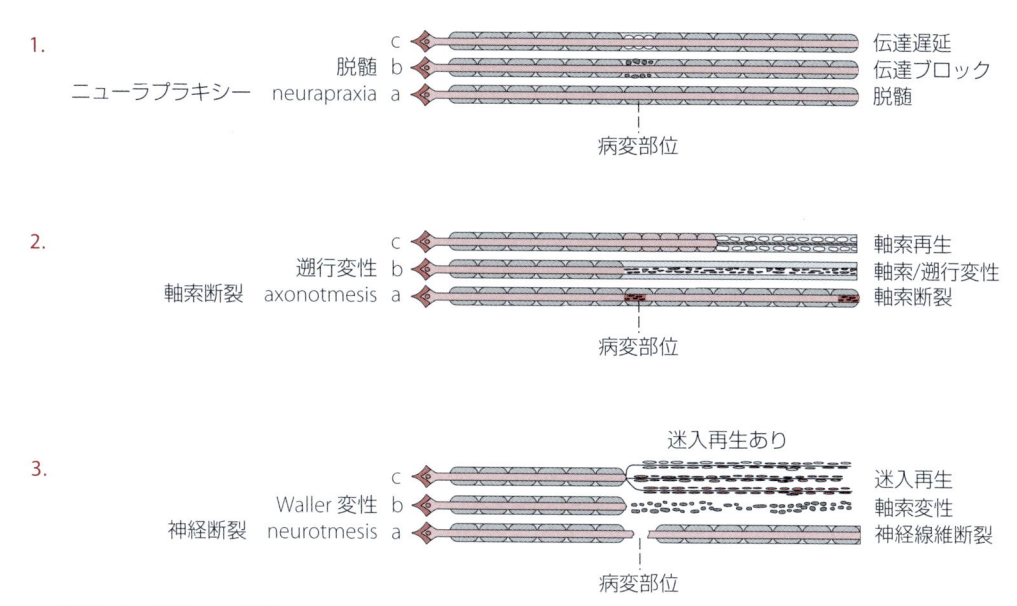

1.
ニューラプラキシー neurapraxia a　　　　c　　　　伝達遅延
　　　　　　　　　　　脱髄 b　　　　　　　伝達ブロック
　　　　　　　　　　　　　 a　　　　　　　脱髄
　　　　　　　　　　　　　病変部位

2.
軸索断裂 axonotmesis a　　　　c　　　　軸索再生
　　　　遡行変性 b　　　　　　　　　　軸索/遡行変性
　　　　　　　 a　　　　　　　　　　　軸索断裂
　　　　　　　　　病変部位

3.
　　　　　　　　　　　　　　迷入再生あり
神経断裂 neurotmesis a　　　　c　　　　迷入再生
　　　　Waller変性 b　　　　　　　　　軸索変性
　　　　　　　　 a　　　　　　　　　　神経線維断裂
　　　　　　　　　　病変部位

a：発症，b：変性，c：再生

図 10-72　神経変性と再生
膝神経節部での神経炎と絞扼障害によって神経線維は損傷される．骨性顔面神経管の形状は円筒に近いことから，量的損傷は質的損傷と一致する．2では内膜は温存されている．3では軸索と内膜は断裂している．
〔馬場正之：ニューロパチーの病態生理．柏森良二，他（編）：末梢神経麻痺の評価―電気診断学とリハビリテーション，医歯薬出版，p18，1992より引用〕

筋も同時に収縮することから，表情の「金縛り」状態によって「こわばり」が生じ，しかも相対的に筋力低下がおこる．強い随意運動の継続によって，安静時でも表情筋は短縮して患側の眼裂狭小化，鼻唇溝深化，頬筋膨隆，口角外転偏位を呈する．これが顔面拘縮である．しかも表情筋は短縮しているために，これ以上の短縮は難しく筋短縮性筋力低下も加わる．

発症から1〜2か月の間の強力な筋収縮によって，脱髄や軸索断裂線維の回復は良好で直線的なカーブを描く．しかし神経断裂線維がある症例では同時に迷入再生回路が生じる．順調な回復を呈することから，筋力低下が重症の症例ほど，誤解して随意運動や低周波刺激による筋収縮を行ってしまう傾向がある．これによって4か月以降の病的共同運動，顔面拘縮，顔面の「こわばり」，顔面痙攣，筋短縮性筋力低下，などの機能異常が生じる．

2 診断・評価

どのくらいで完治するか，あるいは4か月以降にどの程度の機能異常が出現するかにとって，機能予後の診断が重要である．電気生理学的評価法は，軸索変性が完成する発症2週間後の表情筋の複合筋活動電位の患側と健側振幅比であるENoG（エレクトロニューログラフィ electroneurography）で神経断裂の有無と重症度を診断する．ENoG≧40％の症例では，4か月以降に病的共同運動は出現せず，脱髄と軸索断裂線維に限定され3か月で完治する．ENoG＜40％の症例では，4か月以降に病的共同運動が出現する．（40－ENoG）％が神経断裂による迷入再生危険率になる．個々の表情筋を支配する固有神経線維数は迷入再生分だけ減少するために，筋力は以前の状態に戻ることはない．

抗重力レベルを基準にしたMMTは使えない．臨床的評価法にはSunnybrook法と柳原40点法が使われている（表10-37）．Sunnybrook法の長所は，後遺症である機能異常の評価が可能である点があげられる．柳原40点法では，発症からの点数とENoGと相関があり，機能予後を決定することができる．発症から2週間で20点であれ

表 10-37 顔面神経麻痺の 2 つの評価法

1. Sunnybrook法

安静時対称性
健側と比較

		随意運動時の対称性

随意運動時の対称性 — 健側と比べて筋伸張の程度

		標準表情	運動なし	わずかに動く	ある程度動く	ほぼ完全に動く	完全に動く
眼	正常 0	額のしわ寄せ	1	2	3	4	5
	狭小 1	弱閉眼	1	2	3	4	5
	開大 1	開口微笑	1	2	3	4	5
	眼瞼手術 1	上唇挙上・前歯見せ	1	2	3	4	5
頬(鼻唇溝)	正常 0	口笛	1	2	3	4	5
	欠落 2	非対称性	著明	重度	中等度	軽度	正常
	浅い 1						
	深い 1						
口	正常 0						
	口角低下 1						
	口角上昇外側ひき 1						

安静時非対称性スコア □
得点スコア— 得点×5 □

随意運動スコア □ 得点 得点×4

病的共同運動 — 各表情の不随意筋収縮の程度

	なし	軽度	中等度	重度
額のしわ寄せ	0	1	2	3
弱閉眼	0	1	2	3
開口微笑	0	1	2	3
上唇挙上・前歯見せ	0	1	2	3
口笛	0	1	2	3

病的共同運動スコア □

随意運動スコア □ −安静時非対称性スコア □ −病的共同運動スコア □ =複合スコア □

2. 柳原40点法

	正常 4	部分麻痺 2	高度麻痺 0		正常 4	部分麻痺 2	高度麻痺 0
安静時対称性				ウインク			
額のしわ寄せ				鼻翼を動かす			
軽い閉眼				頬ふくらまし			
強い閉眼				イーと歯を見せる			
				口笛			
				口をへの字に曲げる			
				合計			

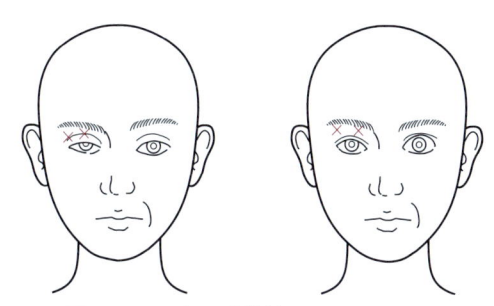

図 10-73　上眼瞼挙筋による開瞼運動
上眼瞼挙筋（図中の×）を使って開瞼する．これによって眼輪筋に対するストレッチングを行う．
〔栢森良二：顔面神経麻痺が起きたらすぐに読む本—顔がひきつる！目・口が動かない！，A・M・S，p44, 2011 より引用〕

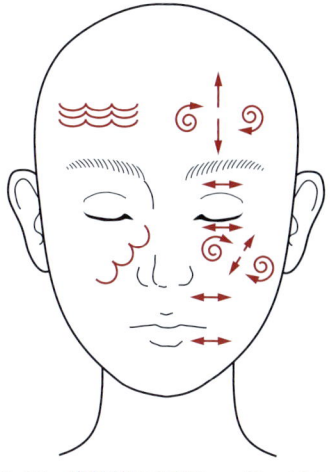

図 10-74　表情筋の伸張マッサージの実際
矢印は伸張マッサージの方向を示している．渦巻き状の矢印は，縦，横，丸く描くようにマッサージを行う．向かって左側に描かれている波形は，患側用の頬部伸張を示しており，鼻唇溝を挟んでストレッチングを行う．
〔栢森良二：顔面神経麻痺が起きたらすぐに読む本—顔がひきつる！目・口が動かない！，A・M・S，p43, 2011 より引用〕

ば3～4週間で完治し，4週間で20点であれば3か月で完治する．8週間で20点以下であれば4か月以降に病的共同運動が出現する可能性が高く，随意運動を回避し，ストレッチングを頻回に行う必要がある．

3　治療プログラム・リハビリテーションの実際

a. 急性期リハビリテーション

ENoG≧40％の症例は，簡単なマッサージあるいはストレッチングで3か月以内に完治する．ENoG＜40％の症例では，病的共同運動と顔面拘縮の予防軽減するアプローチが必要である．このために，①粗大な表情の随意運動と低周波刺激を禁止する，②表情筋の頻回の伸張マッサージで筋短縮を予防する，③動眼神経支配である上眼瞼挙筋による開瞼運動を頻回に行う．これは眼輪筋に対するストレッチングである（図10-73）．この3つの基本的手技を徹底的に行う．自発的瞬き，しゃべる，食べるなどの眼輪筋，口輪筋の生理的筋収縮を回避できないために，マッサージの時間は20秒程でよいが，回数をできるだけ多くする．

留意点は，表情筋の皮膚を擦らないように，皮下にある表情筋をマッサージで伸張する．マッサージの方向性は，前頭筋のしわに対して垂直に，鼻唇溝に対して垂直方向に行い，眼や口周囲は水平方向に引き伸ばすようにする（図10-74）．

b. 慢性期リハビリテーション

発症4か月以降の顔面拘縮と病的共同運動を軽減するアプローチである．表情筋の筋力低下が著明な症例ほど，筋力強化を行う傾向が高く，4か月以降に病的共同運動が容易に出現する．発症から8～10か月になると，病的共同運動と顔面拘縮が最も顕著になる．

この時期でも前述の3つの基本的手技は有効である．さらに患側口角外転偏位に対して，「瞬き」で増悪することから，健側口角を外転させ引っ張る習慣付けを行う．また口周囲筋が拘縮のために十分な動きがない場合，示指と母指を口腔内に入れて患側の唇をつまみ，内側から患側口周囲筋に対して強力にストレッチングを行う．

(1) 治療手技

発症から1年以上経過して，用手的な方法で病的共同運動や顔面拘縮の改善が難しい症例に対してボツリヌス療法を行う．表情筋を軽く麻痺させることによって迷入再生回路をブロックし，さらに筋短縮に対して伸張効果を目指すものである．ボツリヌス施注前に3つの基本的手技を十分に習得させておく必要がある．表情筋の筋力強化によって病的共同運動や顔面拘縮が増悪する機序を理解させる必要がある．ボツリヌス施注後に，急性期リハビリ手技を行わなければ十分な効果は得られない．

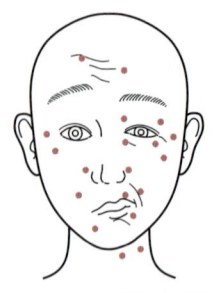

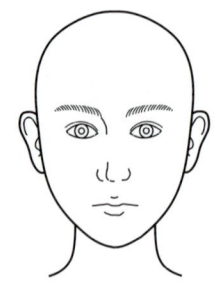

図10-75 ボツリヌス治療
左の赤点がボトックス®施注部位である．右は治療後の表情を示している．ボトックス®施注によって筋力低下が著しくなるために，健側にもその1.5倍量施注して筋力バランスを代償する．
〔栢森良二：顔面神経麻痺が起きたらすぐに読む本―顔がひきつる！目・口が動かない！．A・M・S, p49, 2011 より引用〕

● 認知行動療法

　これまで百面相などの随意運動を行っている症例が多い．このアプローチを変更させ，強力表情運動を回避して，表情筋を伸張する3つの基本的手技アプローチの指導をすることは難しいことが多い．ボツリヌス療法の前に，強く目を閉じること，口笛吹き，頬膨らまし，額挙上などの随意運動を表面筋電図で記録して，病的共同運動を客観的に評価する．この記録結果を一緒に見ながら，強力随意運動がほかの表情筋を同時に収縮するために，病的共同運動，顔面拘縮，筋短縮性筋力低下が生じることを学習する．鏡を使いながら，あるいはビデオや写真を使いながら，口笛吹きによって閉瞼がおこること，強い閉眼によって口角が患側に偏位することを視覚的に学習する．さらに鏡を見ながら，額の収縮をしないようにして開瞼練習をする．健側口角を外側に引っ張ることによって，口周囲筋の拘縮が改善されることを確認する．

● ボツリヌス療法

　短縮筋にボトックス®を施注する．表情筋の筋力低下が著明のため，1か所の用量は0.25～0.75単位ときわめて少ない（図10-75）．いったん，ある程度病的共同運動と顔面拘縮を改善させて，新たに急性期と同じリハビリ手技を改めて実施することになる．

● 神経筋再学習

　ある程度顔面拘縮や病的共同運動が抑制されるが，表情筋の筋力低下をきたすことが多い．2～3日後から急性期と同様のリハビリ手技を行う．強い随意運動によって機能異常が出現することから，日常生活において表情運動を，病的共同運動が出現しないように意識しながら，ゆっくり軽く行う．この意識的な表情運動を習得することによって，迷入再生回路を優位化しない．

2 急性炎症性脱髄性多発根神経炎（ギラン・バレー症候群）

1 基礎的知識

　ギラン・バレー症候群 Guillain-Barré syndrome（GBS）は，下痢・感冒といった比較的軽微な感染症のあとに，急激に弛緩性運動麻痺をきたす疾患である．従来は，末梢神経に炎症性に脱髄をおこす急性炎症性脱髄性多発根神経炎 acute inflammatory demyelinating polyneuropathy（AIDP）と考えられていたが，近年，電気生理学検査の進歩により，軸索が障害される軸索型GBSの存在が明らかとなった．また，軸索型には，運動神経の軸索が障害される急性運動性軸索型神経炎 acute motor axonal neuropathy（AMAN）と，感覚神経の軸索も障害される急性運動感覚性軸索型神経炎 acute motor sensory axonal neuropathy（ASAN）の2つがあり，現在GBSはAIDPとAMAN，ASANをあわせた疾患とされている[1]．

　症状は，4週間以内にピークに達し，多くは6か月以内で回復がみられ，予後良好な疾患という印象が強い．しかし，重症例では急性期に呼吸筋の麻痺から人工呼吸器管理を要し，自律神経障害による不整脈や心停止などから死亡する例もある．軸索型GBSは，症状が遷延し後遺症を残す場合も多い．治療は，免疫グロブリン大量静注療法と単純血漿交換療法があるが，有効性に有意差はない．

2 診断・評価

　①先行感染の存在，②急激に発症し，進行性の左右対称な弛緩性麻痺，③四肢の腱反射低下ない

表10-38　Hughesの機能的重症度

Grade 0	正常
Grade 1	軽微な神経症候を認める
Grade 2	歩行器，またはそれに相当する支持なしで5 mの歩行が可能
Grade 3	歩行器，または支持があれば5 mの歩行が可能
Grade 4	ベッド上あるいは車椅子に限定（支持があっても5 mの歩行が不可能）
Grade 5	補助換気を要する
Grade 6	死亡

表10-39　ギラン・バレー症候群の予後不良因子

- 先行症状としての下痢
- 50歳以上
- 治療開始の遅れ
- 球麻痺症状の早期出現
- 呼吸筋麻痺，人工呼吸器装着
- 急速に進行する四肢筋萎縮
- 強い自律神経症状，感覚障害
- 筋電図でCMAPが正常の20%以下
- 抗GM1抗体の存在

〔松尾秀徳：ギラン・バレー症候群の治療. 医学のあゆみ 226(2)：161-164, 2008 より引用〕

し消失，④脳神経麻痺（顔面神経麻痺，球麻痺，外眼筋麻痺など），⑤髄液の蛋白細胞解離，⑥電気生理学的検査で脱髄，軸索損傷を示す所見，⑦抗ガングリオシド抗体陽性，などから診断を確定する．特徴的な臨床症状からGBSと診断するのはさほど困難ではないが，急性の麻痺を生じるほかの疾患を除外する必要があり，電気生理学的検査や髄液所見などをふまえて確定診断にいたる．

急性期には，麻痺が進行中なのか停止したのか，筋力回復の有無を判定するために徒手筋力テスト（MMT）の評価を行い，拘縮を生じやすいためROMの評価を行う．呼吸筋麻痺や嚥下障害の進行も念頭に置き，呼吸機能評価や嚥下評価を適宜行う．

GBSの重症度の指標には，Hughesの機能的重症度 functional grade がよく用いられている（表10-38）．

3　治療プログラム

自然回復が見込まれる症例が多い一方で，急性期に集中治療室管理が必要な重篤例や後遺症を残す症例もあるため，入院時より予後を予測し，治療プログラムを立てる．GBSの予後不良因子を表10-39[2)]に示す．現在は，1施設で長期間にわたり治療を行うことが困難なため，地域連携を強化し，急性期から回復期，回復期から維持期（生活期）のリハビリへとスムーズに移行できるように配慮する．回復遷延例でも，発症から数年にわたってADLの改善を認める報告もあるため[3,4)]，長期的な視点をもつことが大切である．

4　リハビリテーションの実際

a. 急性期のリハビリテーション

麻痺が進行している時期であり，筋萎縮や拘縮の予防と二次的合併症の予防が中心である．重症例は集中治療室で全身状態の管理が優先される時期であるが，重症例こそ回復が遷延する場合が多く，拘縮や合併症を防ぎ後遺症を小さくするためにも，発症早期からのリハビリの開始が重要である．

クッション，体位交換枕などでの良肢位保持のためのポジショニングを行う．また，筋萎縮を防ぎROMを保つために愛護的なROM訓練を行う．特に拘縮をおこしやすい足関節や手指は，のちにADLを大きく低下させる要因となるため，足関節は足底板などで尖足を防ぎ，手指はスポンジやスプリントで拘縮を予防する．2時間ごとの体位交換で褥瘡の発生を防ぎ，静脈血栓症の予防に弾性ストッキングや弾性包帯を使用する．

呼吸筋麻痺により呼吸障害がある症例に対しては，肺理学療法が必要である．体位排痰法，呼気介助法で排痰を促し，リラクセーション，ストレッチなどで胸郭可動域を維持する．状態にあわせ腹式呼吸や口すぼめ呼吸の練習を行うが，疲労させないように注意する．球麻痺症状が強い場合は，経管栄養が実施されるが，経口摂取可な症例でも嚥下機能が低下している場合もあるため，水飲みテスト，反復唾液嚥下テストなどの嚥下スクリーニングを行う．誤嚥予防のため食事形態の選定（トロミ付きの食事など）や食事姿勢，1口量の指導を行う．起立性低血圧，不整脈といった自律

神経症状を合併する場合もあるため，重症例ではモニターなどでバイタルサインをチェックしながら訓練をすることが望ましい．

b. 回復期，維持期(生活期)のリハビリテーション

麻痺の進行が停止し，筋力の回復がみられるようになってから，筋力強化訓練などの積極的なリハビリ訓練が開始される．長期臥床から起立性低血圧をおこしやすいため，斜面台での全身調整で耐久性を高め，弾性ストッキングを使用することもある．筋力強化訓練は，麻痺筋の筋力に応じて行う．筋力がMMTで0～1の場合は，他動運動や低周波刺激による筋再教育訓練，2の場合は自動支助運動，3の場合は自動運動，4～5の場合は自動抵抗運動を行う．筋疲労によりかえって筋力が低下する過用をおこしやすいため，訓練は翌日まで筋痛や疲労をもち越さない程度に調整する必要がある．訓練は，低負荷で休憩をはさみながらの反復練習が基本である．

また単一筋を目標に訓練するだけでなく，起き上がり訓練，起立・歩行訓練といった動作を伴った訓練で筋力を強化することで，ADLの向上に結びつける．下肢装具や自助具，車椅子などの補装具を積極的に利用し，ADLを向上させる．GBSは筋力，ADLが徐々に回復する疾患であるため，回復時の状況に応じ，必要な装具を選択する．近位筋から回復しやすく，上肢，下肢とも遠位筋の筋力低下が残存しやすい．大腿四頭筋の筋力が弱く，膝折れが生じる場合には膝装具や長下肢装具での歩行訓練を行い，膝折れがなくなった場合は，短下肢装具へと変更する．リハビリの遅れなどから手指に拘縮を生じている症例に対しては，スプリントを使用し，積極的に拘縮の改善をはかり，自助具の使用で食事，整容動作の自立を目指す．

発症から半年～1年を経て，ADLの回復が落ち着いてくると自宅退院に向けての支援が必要となる．住宅改修のアドバイスや使用できる社会福祉サービスの情報提供(身体障害者手帳の取得，補装具の支給，支援費制度の利用，高齢者は介護保険サービスの導入)を行う．GBSは発症から数年は機能の回復が見込まれる[3,4]ため，2～3年間は外来でのリハビリ訓練で医学的な経過観察がなされることが望ましい．

3 シャルコー・マリー・トゥース病，慢性炎症性脱髄性多発根神経炎

1 基礎的知識

a. シャルコー・マリー・トゥース病

シャルコー・マリー・トゥース病 Charcot-Marie-Tooth disease(CMT)は，遺伝性の末梢神経疾患であり，左右対称性に下肢遠位筋優位に筋萎縮や筋力低下が徐々に進行する．致死的な疾患ではなく寿命に影響しないが，歩行や巧緻動作などADLに障害を生じる．有効な治療法が確立されておらず，発症早期から適切なリハビリを行うことが大切である[5]．多くは青年期から中年期にかけて症状が進行するが，杖歩行を継続できる人から電動車椅子が必要となる人まで，障害の程度は一様でない．

脱髄型か軸索型か，遺伝形式(常染色体性優性，常染色体性劣性，X染色体性)，遺伝子座および原因遺伝子によって分類される[6]．近年，原因遺伝子が数多く明らかとなり，遺伝子異常に基づいた分類が行われるようになった．最も多いタイプは脱髄型のCMT1Aであり，ミエリン構成蛋白の*PMP22*(peripheral myelin protein 22)遺伝子の重複が原因である．CMTは遺伝的多様性があり，家系内でも症状や重症度が異なることもある．

b. 慢性炎症性脱髄性多発根神経炎

慢性炎症性脱髄性多発根神経炎 chronic inflammatory demyelinating polyradiculoneuropathy(CIDP)は，慢性進行性あるいは再発性に末梢神経に脱髄を生じる自己免疫性の末梢神経疾患である．四肢末梢の運動感覚障害を呈するが，臨床経過や症状は多岐にわたり，詳しい病態は明らかでない．症状はCMTと似ており，CMTの鑑別疾患として重要である．小児から高齢者まで幅広く発症し，やや男性に多い．わが国の成人での有病率は10万人あたり1.61人と報告されている[7]．治療として免疫グロブリン大量静注療法，血漿交換療法，副腎皮質ステロイド療法が有効である．

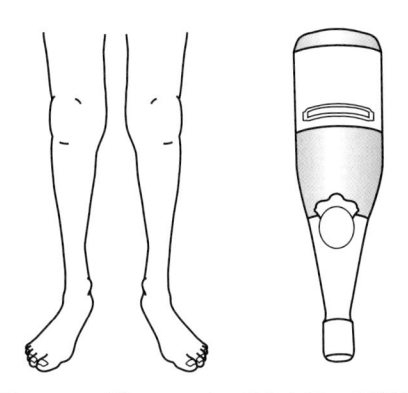

図 10-76　逆シャンペンボトル型の筋萎縮

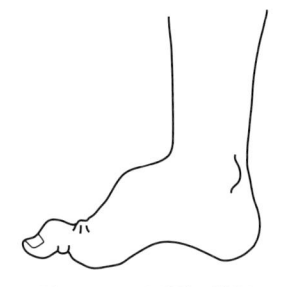

図 10-77　凹足，槌趾

2 診断・評価

a. 診断

(1) CMT

病歴，家族歴，身体所見から本疾患を疑い，神経伝導検査と遺伝子検査によって確定診断される．四肢末梢の筋萎縮を生じ，四肢遠位筋ほど早期から障害されやすい．

下肢では，大腿1/3以下の遠位部ほど筋萎縮が目立つ逆シャンペンボトル型の筋萎縮(図10-76)が特徴的であり，下垂足や凹足，槌趾を認める(図10-77)．上肢では手内筋の筋萎縮を認め，鷲手や猿手を呈することがあり，そのため筋力は保たれていても巧緻動作障害を認める．神経伝導検査によって脱髄の障害か軸索の障害か診断し，遺伝子検査によって原因遺伝子を同定する．

(2) CIDP

臨床症状は多岐にわたるが，典型的な臨床症状は左右対称性の筋力低下，しびれであり，遠位筋だけでなく近位筋にも筋力低下を生じる．脳神経障害や呼吸筋障害を合併することもある．神経伝導検査で脱髄所見を確認する．

b. 評価

CMT，CIDPいずれも，ROM，四肢の筋力，筋萎縮の程度と範囲，手足の変形の有無，感覚障害，巧緻動作，歩行，ADLの評価を行う．下腿三頭筋の筋力低下があると静止立位を保持できない竹馬徴候を認める．歩行では下垂足による鶏歩が特徴的である．

3 治療プログラム

#1 ROM訓練，ストレッチ，#2筋力強化訓練，#3手指巧緻動作訓練，#4起立歩行訓練，#5装具の検討，#6自主訓練の指導

CMTに対する有効な治療がないため，診断を受けたあと，医療機関への受診やリハビリを行っていない症例が多い．しかし緩徐ではあるが症状が進行するため，リハビリと定期的なフォローを行う必要がある．リハビリは症状の進行に応じて行う．発症早期から手足の変形や拘縮の予防のため，ROM訓練やストレッチが大切である．リハビリを十分量実施しても拘縮が改善しなければ，足部変形に対して腱延長術や骨切り術などの整形外科的治療も検討する．

筋力強化訓練は，低負荷・高頻度が基本であり，過負荷に注意する．CMT患者では軽度から中等度の筋力強化訓練が有効で安全に行え，数週間の訓練を行うことで，下肢の筋力や歩行能力が改善したとの報告がある[8~13]．一般的に末梢神経障害では過用性筋力低下に注意が必要であるが，CMTでも過用性筋力低下を認める可能性がある[14]．

CIDPは，慢性の経過をたどり，再発，再燃した際には筋力低下や歩行の悪化がおこり，機能評価と症状に応じたリハビリが重要である．

4 リハビリテーションの実際

CMT，CIDPともに発症早期から下腿三頭筋の持続伸張訓練を行うことが重要である．自重を

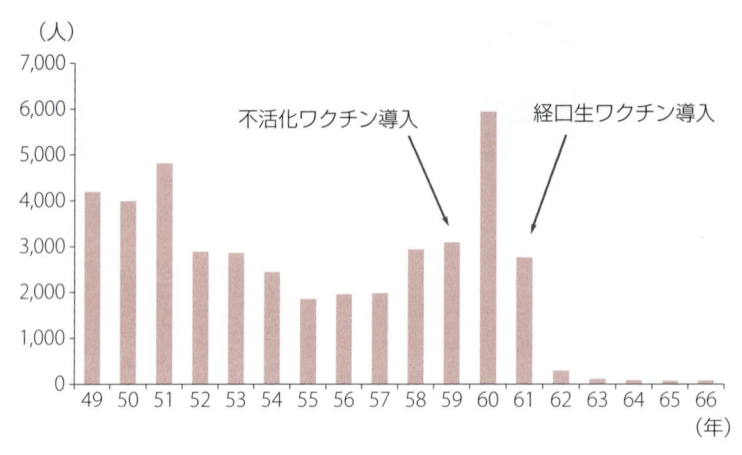

図10-78 ポリオの発症

利用した起立台による下腿三頭筋の持続伸張訓練や，ストレッチが効果的である．また，踵の高い靴を履かないように指導することも大切である．足関節の背屈方向へのストレッチ，手指MP関節屈曲方向へのストレッチ，母指の対立位保持，股関節の伸展方向へのストレッチ，膝関節の伸展方向へのストレッチが重要である．温熱療法は，疼痛の緩和や局所の循環改善の目的で用いられ，ROM訓練に先行して行えば，筋血流を良好な状態に保ち，組織の伸張性を増すことができる．

CMTでは，一般的に仕事や通学，家事を行っており，活動性が高い症例に対しては積極的な筋力強化訓練は必要でなく，活動的な生活を継続するように指導する．活動的でない症例に対しては活動的な生活をすすめ，筋力強化訓練を指導する．筋力強化訓練は低負荷・高頻度で行う．過負荷に注意し，運動翌日に普段とは異なる筋力低下，筋肉痛，疲労感などを認める場合は，運動負荷を調整する．血液中のクレアチンキナーゼ（CK）を測定し，筋破壊の目安とする．CK値が普段よりも急に高くなった場合，運動や生活強度が過剰であると判断し，運動量を減らす指導を行う．

また，手内筋の筋力低下に対しては，書字や箸の使用などの細かい動作の訓練や粘土細工などによる筋力強化訓練を指導する．

歩行障害に対しては，筋力に応じて適切な装具を選択することが大切であり，下垂足に対しては軟性装具やプラスチック製短下肢装具が用いられ，近位筋の筋力低下がある例では長下肢装具も用いられる．また，歩行が困難な症例には電動車椅子や電動補助車椅子の適応がある．手内筋の萎縮がある場合，手で把持するT字杖などは使用しにくく，松葉杖やロフストランドクラッチ，プラットホーム型クラッチの使用がすすめられる．

4 ポリオ後症候群

1 基礎的知識

ポリオ後症候群 post-polio syndrome（PPS）とは，ポリオ罹患者が中高年になり，新たな筋力低下や歩行障害などの身体症状をきたす病態のことである．近年，ポリオ罹患者の高齢化に伴いPPSが大きな問題となってきた．

PPSの原疾患であるポリオは，ポリオウイルス1型，2型，3型による感染症である．ポリオウイルスに感染しても大部分は不顕性感染のみであり，微熱や咽頭痛などの非特異的症状を発現するのは感染者の4～8%，無菌性髄膜炎（非麻痺型）を生じるのは1～5%である．麻痺型はきわめて稀で，四肢に弛緩性麻痺を生じる脊髄障害型や，嚥下や呼吸障害を生じる延髄障害型は0.1%にすぎない．わが国では1960年にポリオの大流行があったが，経口生ワクチンの導入により発症は急激に減少し，1980年以降は野生株による発症は

なくなった(図10-78). しかし, ワクチン由来ポリオウイルスによるワクチン関連麻痺が年間2～3例発症して社会問題となり, ようやく2012年に経口生ワクチンから不活化ワクチンへ変更された.

PPSの発症率は, 母集団の設定や用いる診断基準により異なるが, ポリオ罹患者の15～80%に発症する[15]. 北九州市における身体障害者手帳に基づく調査によると, PPSの有病率は18.0/人口10万人であり, PPS発症率はポリオ罹患者の75%であった[16].

2 診断・評価

下記の手順で臨床的に行われており, 類似した症状を呈する疾患を除外することがポイントである[17].

①ポリオにより運動ニューロン消失による弛緩性麻痺がある.
②この弛緩性麻痺は部分的にあるいは完全に回復し, 症状の安定した時期が15年以上続く.
③新たに進行性あるいは持続する筋力低下や易疲労性が出現する.
④これらの症状は1年以上持続する.
⑤同様の症状を呈するほかの神経疾患, 内科疾患, 整形外科疾患を除外できる.

ポリオの既往は, 感染して数十年以上を経過しているのでカルテは保存されておらず, ウイルスの分離同定や中和抗体検査も未実施であり, 確定することは困難である. 両親の話から, 当時医師にポリオあるいは脊髄性小児麻痺と説明された話や, 乳児期に高熱を生じ解熱したころ, 突然麻痺を生じ, 脚がぶらぶらになり歩けなかったなどのエピソードを親から伝え聞いていれば, ポリオである可能性は高い. 時に, 医師の婉曲的説明や両親の意識的解釈で脳性麻痺を小児麻痺としている場合もあるので, 患肢が痙性麻痺か, 弛緩性麻痺か, 確認し鑑別する必要がある.

評価としては, 知的スクリーニング, 下肢の脚長差, 上下肢の主な筋のMMT, ROM, 深部腱反射, 感覚障害, 歩行の観察を行う. 現役で社会的に活躍していれば, MMSEやHDS-Rによるスクリーニングは不要であるが, もしこれらの検査で知的低下があれば, ポリオではなく周産期の脳障害を想定する必要がある. 下肢の脚長差は, 上前腸骨棘と内果の距離を巻尺で測定する. 膝関節に屈曲拘縮がある場合は, 大腿と下腿の長さではなく直線距離で測定する. 歩行時の機能的下肢長は, 患側足関節の尖足変形, 非障害側の膝関節屈曲姿勢, 骨盤や体幹の代償により, 脚長差どおりの異常肢位を呈するとは限らない. 筋力では大腿四頭筋が重要であり, ROMでは膝伸展制限と足関節尖足の有無が重要である. 患肢の深部腱反射や感覚障害の有無は, 必ず1回は実施すること. 反射亢進や感覚障害があればPPSは否定できる. 歩行は, 機能的歩行分類(FAC)で全体的状況を把握し, 次に局所的な状況を評価する. 立脚期では, 膝折れや反張膝, 足関節の不安定性や踵接地, 骨盤の傾きや体幹の揺れ, 遊脚期では下肢の振り出しや下垂足の有無を観察する.

3 治療プログラム

PPS患者の自覚的愁訴を図10-79に示すが, 疲労感や筋力低下に関連する訴えが主体である. これらをリハビリ治療課題としてまとめると, ①筋力低下, ②歩行障害, ③疲労感, ④疼痛, ⑤冷感, ⑥就業上の問題, などになる.

a. 筋力低下

筋力低下に対しては, 過用が原因であれば過度の筋負荷を避けるようにし, 廃用が原因であれば抵抗運動による筋力強化訓練を行う(図10-80)[18].

b. 歩行障害

歩行障害に対しては, 筋力およびROM所見をもとに, 歩行障害を生じている原因を明確にして, その原因を改善あるいは代償する訓練や装具使用を検討する. 一般にPPSでは筋力回復は期待できないことが多いが, 膝の伸展制限は伸張訓練で改善し, わずかでもこの伸展制限が改善すると立脚期の膝折れは減少する. 安定性の確保のために杖の使用をすすめ, 足関節の不安定性に対しては靴べら型短下肢装具あるいは両側支柱付短下肢装具, 膝折れを含む歩行障害にはカーボン製長下肢装具(第8部第3章 3 図8-107参照), 高度の歩行障害や長距離の移動には車椅子を処方する.

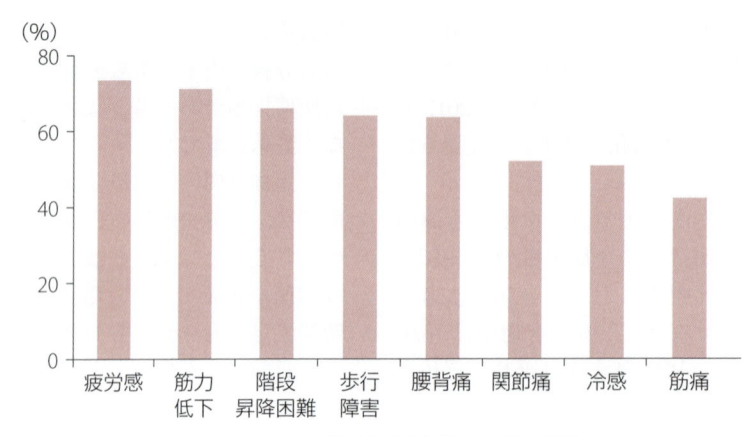

図10-79　ポリオ後症候群患者の自覚的訴え

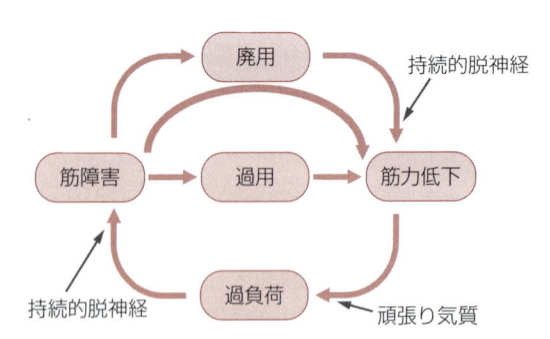

図10-80　過用と廃用
〔蜂須賀研二：ポリオ後症候群：その診断と治療．リハ医学 39(10)：642-647, 2002 より引用〕

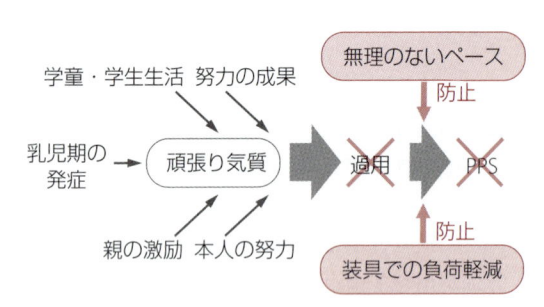

図10-81　頑張り気質を改善する取り組み
〔蜂須賀研二：ポリオ後症候群：その診断と治療．リハ医学 39(10)：642-647, 2002 より引用〕

c. 疲労感

疲労感がある場合は，過負荷を避け，仕事は無理をせずに途中で休憩を入れて自分の障害に適したペース配分を指導する．疼痛に対しては，まず原因を精査する．最も多いのは変形性膝関節症であり，NSAIDsの処方やホットパック，必要に応じて膝装具やサポーターを用いる．下肢の冷感に対しては吸湿発熱素材を用いた下着やタイツをすすめる．就業上の問題に対しては，産業医とも相談し，作業中に休憩を入れ過負荷を避け，作業内容を変更して移動や力を要する仕事を避けるようにする．

4 リハビリテーションの実際

a. 筋力低下

筋力低下があればその原因を，PPS，廃用，加齢，整形疾患・神経疾患，などに判別する．

(1) PPS

病歴から過用のエピソードがあり，針筋電図で脱神経所見があればPPSによる筋力低下である．過用のエピソードとは，たとえば事務職であったポリオ罹患者が配置転換で営業担当となり，顧客を毎日訪問して歩く距離が著しく増加し，2年後に大腿四頭筋の筋萎縮を生じた症例がある．採血してCK値で過用を判定する方法もあるが，これは横紋筋融解を示すが神経障害の程度は反映しない．過用が原因であれば頑張りすぎず無理のない自分のペースを確立するように生活指導をして（図10-81）[18]，カーボン製長下肢装具や車椅子を活用して過負荷を避ける．

ポリオ罹患者の過用の誘因としては，「頑張り気質」が関係している[18]．ポリオの発症は乳児

期であり，小さいころより両親に激励されて育てられ，頑張り努力をして健常な児童に負けないライフスタイルが確立している．そのままのライフスタイルを続けていると，中高年になりPPSを生じやすい状況になるのであろう．事実，過用を生じて十分な病態の説明を受けたにもかかわらず，毎朝1kmの散歩を止めることができないPPS患者もいる．

(2) 廃用

たとえば，定年になり仕事を辞め自宅にいつもいるようになり筋力が低下したなど，活動量低下を示すエピソードがある．臨床的には廃用が原因であり，針筋電図でも脱神経所見がなければ，抵抗運動による筋力強化訓練を指示する．低負荷多数回反復を原則とし，高負荷の抵抗運動や遠心性筋収縮は避けるようにする．

(3) 加齢

加齢が原因であれば筋力強化訓練による改善は少ない．加齢に伴い活動性が減少し生活範囲が狭まっている場合は，散歩や外出をすすめると筋力や体力は向上する．

(4) 整形疾患・神経疾患

変形性膝関節症や腰部脊椎症などにより，筋力低下を生じることは稀ではない．患側膝関節に不安定性や反張膝があり，非障害側下肢を主軸にして歩行している場合，非障害側膝関節に変性膝関節症を生じる．原疾患の治療のほかに，NSAIDsの処方，等尺性筋力強化訓練，ホットパック，膝装具やサポーターを使用する．変形性脊椎症の場合も原疾患の治療をまず行い，NSAIDsの処方，コルセットの作製，腰椎牽引，抵抗運動による筋力強化訓練を行う．

b. 歩行障害

筋力低下が一側下腿に限局している場合は，プラスチック製靴べら型短下肢装具または両側支柱付短下肢装具を処方，大腿部も含めて筋力低下がある場合は歩行時の膝折れ防止のためにカーボン製長下肢装具を作製する．両側支柱付長下肢装具でもよいが，PPSは筋力低下があるので重い装具は歩行時の負担が大きいので，軽量で耐久性があり下肢によく適合するカーボン製長下肢装具が適している．プラスチックを利用して軽量化した長下肢装具でもよい．脚長差に対しては，1/3〜1/2程度を補正する．脚長差を放置していると，腰痛や変形性膝関節症の誘因となる．

PPS患者は，装具を使用しなくてもなんとか歩行できる．しかし，将来的に転倒骨折を生じるか，あるいは尖足，反張膝，変形性脊椎症などを生じ，その後の治療にしばしば難渋するので，適切な装具を処方することが望ましい．装具は歩行効率を改善させ[19]，負荷を軽減し，安全を確保して変形を防止することができる．

c. 疲労感

装具や車椅子で負荷を軽減し，途中で休憩を入れる最適のペース配分を身につける必要があるが，長年のライフスタイルを変えることは困難なPPS患者が多い．多くのPPS患者は積極的であり活動的である．

d. 冷感

頻度の高い愁訴であるが，医療機関では問題として取り上げられないことが多い．また，血管性の要素を鑑別する必要もある．PPSでは筋肉量の減少が冷感の原因であり，衣類を工夫して保温に努める．

e. 就業上の問題

PPS患者は，なんらかの仕事をしていることがあり，事務系の仕事自体には支障はない．営業で屋外を歩くことが多い職務，立位で作業をする業務は過用の原因となる．装具や車椅子を活用して過負荷を避けるか，産業医と相談して作業内容の変更を検討する．

5 感覚性ニューロパチー

1 基礎的知識

感覚性ニューロパチーは，感覚神経が優位に障害される末梢神経障害のことである．感覚神経は，太い有髄線維(直径6〜12μm)，細い有髄線維(直径2〜5μm)と無髄線維(0.5〜2μm)からなっている．大径有髄線維は，触覚と位置覚・振動覚を伝達し，この神経線維が欠落すると触覚が鈍麻し，静止立位が困難となり，失調性歩行を呈する．小径有髄線維や無髄線維は，温覚・痛覚などを伝達し，この神経線維が欠落すると沸騰したお湯が入っている鍋を触っても熱くない，足の指

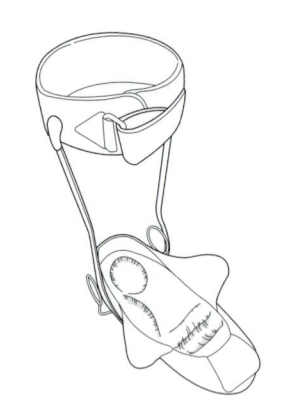

図 10-82 ピアノ線支柱付き短下肢装具
支柱はピアノ線を用い，底背屈方向に抵抗はあるが可動性もある．中敷きはアーチサポートとメタタルザルバーを付け，踵と中足趾節関節部に接する部分は削り込んだ．

をドアにぶつけても痛くない，足部に無痛性の難治潰瘍を生じる，などの症状を示す．

遺伝性ニューロパチーのなかに，遺伝性感覚根性ニューロパチー（下肢の温痛覚と発汗の障害），先天性感覚根性ニューロパチー（上下肢の温痛覚，触覚・位置覚・振動覚の障害），などが報告されている[20]．後天性のものには，深部覚優位の障害を生じる亜急性感覚性ニューロパチー，温痛覚優位の障害を生じる糖尿病性ニューロパチー，尿毒性ニューロパチー，などがある．

2 診断・評価

四肢の徒手筋力テストおよび感覚テスト（温痛覚，触覚，位置覚）を行う．筋力に比して感覚障害が著しく高度であるのが特徴である．大径有髄線維に障害があれば，感覚神経伝導速度は遅延する．腓腹神経生検を行うこともある．

3 治療プログラム

大径有髄線維の障害による運動失調，小径有髄線維および無髄線維の障害による難治潰瘍が問題となる．リハビリ治療課題としてまとめると，手指巧緻性障害，静止立位障害，失調性歩行，難治潰瘍，などである．

a. 手指巧緻性障害

視覚的フィードバックを利用して，ペグボードなどの手指巧緻性訓練を実施する．

b. 静止立位障害

背屈を制動した短下肢装具で改善するが，実用的ではない．

c. 失調性歩行

底背屈を若干制動する靴べら型短下肢装具やピアノ線支柱付き短下肢装具（図 10-82）を処方し，開眼および閉眼での歩行，異なる床材の上での歩行，バランスボード訓練を行う[21]．

d. 難治潰瘍

まず創部の処置を行う．次に，創部保護と足底局所（踵や中足趾節関節など）への圧集中を防ぐために，圧分散用の中敷きを入れた靴型装具を作製する[22]．この靴型装具は，糖尿病用靴と同じコンセプトでほぼ同じ形状である．

4 リハビリテーションの実際

最も難渋するリハビリ課題は，足部に生じる難治潰瘍である．患者は痛みがないので潰瘍部に微細な外傷を繰り返して創治癒が遷延し，最悪の場合は骨髄炎を生じて切断を余儀なくされる．靴型装具の中敷きは，潰瘍部や骨隆起部に接する部分を削り込み，そのほかの部位は盛り修正を加える．中敷きが適切に作製されているかは，フイルム状の感圧センサーを敷いて圧分散を確認するのが望ましい．

感覚障害による失調性歩行の訓練効果は，Berg Balance Scale, Timed Up and Go Test などでは改善するが，重心動揺検査では有意な改善はなかった[21]．装具としては底背屈を軽度制動すると安定するので，靴べら型短下肢装具あるいはピアノ線支柱付き短下肢装具の適応がある．

■ 引用文献

1) 日本神経治療学会/日本神経免疫学会合同神経免疫疾患治療ガイドライン委員会：ギラン・バレー症候群（GBS）・慢性炎症性脱髄性多発ニューロパシー（CIDP）治療ガイドライン．
2) 松尾秀徳：ギラン・バレー症候群の治療．医学のあゆみ 226(2): 161-164, 2008
3) 川手信行，水間正澄，他：ギラン・バレー症候群，慢性炎症性脱髄性多発ニューロパチーの治療とリハビリテーション．臨床リハ 14(7): 620-627, 2005
4) 本白水博，松尾洋史：長期間にわたり運動機能回復を認めたギランバレー症候群の一症例．理学療法湖都 28: 39-43, 2009
5) 松嶋康之，蜂須賀研二：シャルコー・マリー・トゥー

ス病のリハビリテーション．Peripheral Nerve 22(1)：31-38, 2011
6) CMT 診療マニュアル編集委員会(編)：シャルコー・マリー・トゥース病診療マニュアル．金芳堂，2010
7) Iijima M, Koike H, et al：Prevalence and incidence rates of chronic inflammatory demyelinating polyneuropathy in the Japanese population. J Neurol Neurosurg Psychiatry 79(9)：1040-1043, 2008
8) Pareyson D, Marchesi C：Diagnosis, natural history, and management of Charcot-Marie-Tooth disease. Lancet Neurol 8(7)：654-667, 2009
9) Sackley C, Disler PB, et al：Rehabilitation interventions for foot drop in neuromuscular disease. Cochrane Database Syst Rev 8：CD003908, 2009
10) Aitkens SG, McCrory MA, et al：Moderate resistance exercise program：its effect in slowly progressive neuromuscular disease. Arch Phys Med Rehabil 74(7)：711-715, 1993
11) Kilmer DD, McCrory MA, et al：The effect of a high resistance exercise program in slowly progressive neuromuscular disease. Arch Phys Med Rehabil 75(5)：560-563, 1994
12) Lindeman E, Leffers P, et al：Strength training in patients with myotonic dystrophy and hereditary motor and sensory neuropathy：a randomized clinical trial. Arch Phys Med Rehabil 76(7)：612-620, 1995
13) Chetlin RD, Gutmann L, et al：Resistance training effectiveness in patients with Charcot-Marie-Tooth disease：recommendations for exercise prescription. Arch Phys Med Rehabil 85(8)：1217-1223, 2004
14) Vinci P, Esposito C, et al：Overwork weakness in Charcot-Marie-Tooth disease. Arch Phys Med Rehabil 84(6)：825-827, 2003
15) Farbu E, Gilhus NE, et al：EFNS guideline on diagnosis and management of post-polio syndrome. Report of an EFNS task force. Eur J Neurol 13(8)：795-801, 2006
16) Takemura J, Hachisuka K, et al：Prevalence of post-polio syndrome based on a cross-sectional survey in Kitakyushu, Japan. J Rehabil Med 36(1)：1-3, 2004
17) Gonzalez H, Olsson T, et al：Management of postpolio syndrome. Lancet Neurol 9(6)：634-642, 2010
18) 蜂須賀研二：ポリオ後症候群：その診断と治療．リハ医学 39(10)：642-647, 2002
19) Hachisuka K, Makino K, et al：Oxygen consumption, oxygen cost and physiological cost index in polio survivors：a comparison of walking without orthosis, with an ordinary or a carbon-fibre reinforced plastic knee-ankle-foot orthosis. J Rehabil Med 39(8)：646-650, 2007
20) Ropper AH, Samuels MA：Diseases of the Peripheral Nerves. Adams and Victor's Principles of Neurology, 9th ed. McGraw-Hill Education, New York, pp1251-1325, 2009
21) Missaoui B, Thoumie P：How far do patients with sensory ataxia benefit from so-called "proprioceptive rehabilitation"? Neurophysiol Clin 39(4-5)：229-233, 2009
22) 蜂須賀研二, 千野直一, 他：Hereditary sensory radicular neuropathy の 1 症例―足底部の難治性潰瘍に対する減圧装具の試み．整形外科 29(8)：779-783, 1978

■ 参考文献
- 栢森良二：顔面神経麻痺のリハビリテーション．医歯薬出版，2010
- 栢森良二：顔面神経麻痺が起きたらすぐに読む本―顔がひきつる！目・口が動かない！．A・M・S，2011

第 9 章
進行性筋ジストロフィー

1 基本的知識

　進行性筋ジストロフィーは，ミオパチーの一分類であり，骨格筋の変性，壊死を主病変とし，臨床的には進行性の筋力低下をみる遺伝性の疾患とされる．ジストロフィン遺伝子の発見により，その病態の解明は大きく進歩した．すなわちDuchenne型においては，その遺伝子の欠損により細胞膜の支持機構をもつジストロフィン蛋白が形成されないことが細胞膜の不安定性をもたらし，特有の病態を引き起こすとされている[1]．
　筋ジストロフィーは，従来多くの疾患の総称であり，その遺伝形式と臨床症状より分類されてきた．遺伝子解析の進歩により，現在ではほとんどの病型の遺伝子異常が解明されており，疾患単位は遺伝子あるいは遺伝子座によって規定されるようになっている．
　病型により発症時期，症状，進行速度が異なるが，小児発症で最も発症率が高いとされるDuchenne型においては，多くの例では処女歩行はやや遅れるものの，1歳6か月ごろまでに獲得されるが，生涯にわたって獲得されない例も少なくない．歩行を獲得した例においても，下腿筋の仮性肥大，登攀性起立，動揺性歩行(図10-83)などの徴候が出現し，平均9歳で歩行不能となる．平均15歳で座位保持困難となり，自然経過では平均20歳で呼吸不全や心不全で死亡する．
　近年では，人工呼吸器管理の普及や心不全の治療成績の向上により，生存期間は延長してきている[2]．現在有効とされる内科的治療としてステロイド療法があるが，進行を遅らせることはできても止めることはできない．

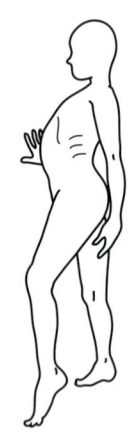

図10-83　Duchenne型筋ジストロフィーの立位姿勢
股関節の屈曲拘縮，尖足と著明な腰椎前弯を認める．

2 診断・評価

a. ステージ分類

　筋ジストロフィー，特にDuchenne型では侵される筋の順序がほぼ一定であるため，障害のステージ分類が行われてきた．Swinyard(表10-40)[3]のものが有名であるが，これは移動を中心とした基本動作能力による分類である．厚生省研究班により作成された分類(表10-41)も基本は同様であり，そこに這行動作を加えたり，1つのステージを細分化したりしたものである．上肢機能は，松家の分類(表10-42)[4]が用いられている．

b. 四肢の拘縮・変形[5,6]

　進行とともに四肢の拘縮・変形が著明となる．その原因としては，筋力不均衡，重力の影響，姿勢，筋の過用・廃用，習慣，痛み，などが複雑にからみ合っているとされているが，初期に目立つ

表10-40　Swinyardの分類

1. 動揺性歩行と著明な前弯を呈するが階段や坂を介助なしに登れる
2. 動揺性歩行と著明な前弯を呈し，階段や坂を登るのに支えが必要である
3. 動揺性歩行と著明な前弯を呈し，階段や坂は登れないが，普通の高さの椅子から立ち上がることができる
4. 動揺性歩行と著明な前弯を呈し，普通の高さの椅子から立ち上がれない
5. 車椅子自立．座位姿勢がよく，車椅子での日常生活が自立している
6. 車椅子介助．車椅子駆動はできるがベッドや車椅子上で介助が必要
7. 車椅子介助．車椅子駆動は短距離のみ可能で，姿勢保持に背もたれが必要
8. 寝たきり．どの日常生活動作にも最大介助が必要

〔Swinyard CA, Deaver CG, et al : Gradients of functional ability of importance in rehabilitation of patients with progressive muscular and neuromuscular diseases. Arch Phys Med Rehabil 38(9) : 574-579, 1957 より引用〕

表10-41　筋ジストロフィー機能障害度の厚生省分類

stage I	階段昇降可能
	a-手の介助なし
	b-手の膝おさえ
stage II	階段昇降可能
	a-片手手すり
	b-片手手すり膝手
	c-両手手すり
stage III	椅子からの起立可能
stage IV	歩行可能
	a-独歩で5 m以上
	b-1人では歩けないが物につかまれば歩ける(5 m以上)
	ⅰ)歩行器　ⅱ)手すり　ⅲ)手びき
stage V	起立歩行は不可能であるが四つ這いは可能
stage VI	四つ這いも不可能であるが座位による移動(いざり)は可能
stage VII	座位による移動も不可能であるが座位保持は可能
stage VIII	座位の保持も不可能であり，常時臥床状態

表10-42　上肢機能障害段階分類

1. 500 g以上の重量を利き手に持って前方から真上へ挙上できる
2. 500 g以上の重量を利き手に持って前方 90°まで挙上できる
3. 重量なしで利き手を前方から真上へ挙上できる
4. 重量なしで利き手を前方 90°まで挙上できる
5. 重量なしで利き手を肘関節 90°以上屈曲できる
6. 机上で肘伸展による手の水平前方への移動できる
7. 机上で体幹の反動を利用し肘伸展による手の水平前方への移動できる
8. 机上で体幹の反動を利用し肘伸展を行ったあと手の運動で水平前方への移動できる
9. 机上で手の運動のみで水平前方への移動できる

〔松家　豊：上肢機能障害．祖父江逸郎，他(編)：筋ジストロフィー症の臨床．医歯薬出版，p95, 1985より一部改変〕

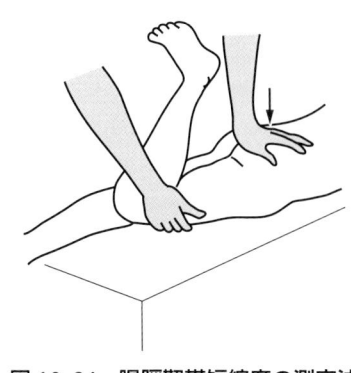

図10-84　腸脛靱帯短縮度の測定法

患者を腹臥位にし，被検側の股関節は伸展，外転位，膝関節軽度屈曲位を開始肢位とする．徐々に内転しながら，中間位 0°までの内転不足角度を測定する．このとき，検者は，反対側の手で骨盤を固定し，股関節伸展位を保持する(矢印)．基本軸は左右の後上腸骨棘線，移動軸は大腿中央線．

ものは筋の短縮である．下肢筋の短縮は，ハムストリングス→大腿筋膜張筋→腓腹筋→腸腰筋→足内反筋の順にみられるとされる．また腸脛靱帯の短縮は早期よりおこり特徴的である(図10-84)．これらの部位の拘縮は，初期よりおこり移動能力に大きな影響を与え，しばしば最終的に著明な変形をきたす．上肢の拘縮は，下肢よりも遅く発生し，肩の屈曲制限，内転拘縮，肘屈曲拘縮，前腕回内拘縮，手指の白鳥のくび状変形が多い．

c. 筋力低下[5, 6]

筋力の測定は，Danielsの方法に準じるが，関節拘縮や変形などのために規定の検査姿勢がとれない場合は，特定の姿勢による変法を用いて検査する．また，患者の疲労や trick motion には注意が必要である．特に，股関節の内外転については，股関節の内外旋，膝関節の屈曲，骨盤の回旋，体

幹の側屈などがおこらないようにし，股関節に40°以上の屈曲拘縮を認めるときは検査を行わない．

d. 脊柱変形，座位保持

筋ジストロフィーでは，体幹筋はより早期に筋力低下をきたし，脊柱を支えることができなくなる．それに伴い，脊柱の変形は徐々に進行する．脊柱変形のパターンは，Gibson[7]により stable pathway と unstable pathway に分けられている．前者は前弯を呈するもので比較的側弯が進行せず，後者は後弯を呈するもので側弯の進行が著しい．

e. 呼吸障害

筋ジストロフィーでは，呼吸筋力の低下に伴い呼吸不全をきたす．その初発症状としては，呼吸困難よりむしろ易疲労感，不眠，食欲不振などの非特異的症状が多いとされる．呼吸に関して重要な指標は，肺活量，maximum insufflation capacity（MIC），cough peak flow（CPF），動脈血酸素飽和度，終末呼気炭酸ガス濃度，などである[8]．肺活量は，本疾患の呼吸障害の最も基本的な指標であり，可能であれば臥位と座位で測定する．肺活量減少が明らかであれば，強制的に救急蘇生バッグなどで空気を送り込んで溜められる量（MIC）を測定する．CPFは，ピークフローメータを用いて咳の流速を測定するものである．いずれの測定も通常はマウスピースでよいが，口唇の閉鎖が不十分で空気が漏れる場合は，フェイスマスクを用いて行う．

f. 心筋障害

心筋が侵される筋ジストロフィーは少なくない．Duchenne 型では，より早く移動能力が低下するため運動負荷が問題となることは稀であるが，そのほかの型で四肢筋力低下に比べ心筋障害が進行した例では，運動制限が必要になる場合がある．

g. 知的問題

Duchenne 型では，平均して健常児より IQ が低いことが知られており，また福山型先天性筋ジストロフィーや先天性筋強直性ジストロフィーでは，全例に重度の知能障害がみられる．

表 10-43　筋ジストロフィー患者の問題点の例

# 1	拘縮
# 2	筋力低下
# 3	脊柱変形
# 4	呼吸障害
# 5	運動負荷（心筋障害）
# 6	知的問題
# 7	摂食・嚥下障害
# 8	歩行・移動障害
# 9	セルフケア障害
# 10	自宅復帰・介護者
# 11	教育
# 12	遺伝の問題

3 治療プログラム

筋ジストロフィー患者の問題点の例をまとめると表 10-43 のようになる．リハビリに関する基本的な考え方は，①進行性の疾患であるのでその見通しを患者・家族に十分に与えること，②人工呼吸器の装着などの重大な転機に，患者・家族が適切な時期に適切な治療法を選択できるよう，前もって十分な情報を与えておくこと，③さらに病状が進行した際の能力低下を最低限にするよう，その前段階から備えておくこと，④常に生活，行動範囲の拡大を意識すること，である．

次の 4 でその概要について述べる．

4 リハビリテーションの実際

a. 四肢の拘縮・変形

拘縮・変形は，十分な ROM 訓練をもってしても進行を止めることは困難であるが，その程度を軽減することはリハビリ上非常に重要である．

関節拘縮は，筋の短縮から始まるゆえに伸張訓練が行われる．伸張訓練の原則は，肢位の固定を確実にする，患者を十分リラックスさせる，時間をかけてゆっくり伸長する，痛みに注意する，場合により温熱を併用する，などである．

下肢については，大腿筋膜張筋，ハムストリングス，下腿三頭筋の伸張訓練（図 10-85）を主に行い，早期よりホームプログラムとして家族に指導する．方法としては，徒手によるもの，砂のう，ひも，起立台などを使用するもの，などがある．

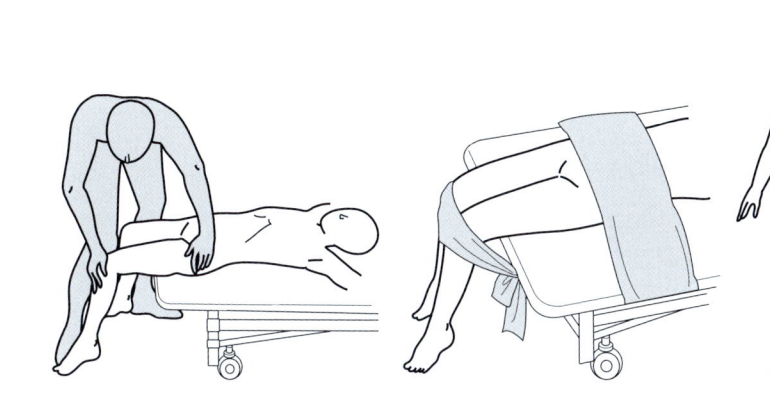

1. 大腿筋膜張筋のストレッチ-1
セラピストの下肢で骨盤の旋回を防ぎ、一方の手で骨盤の前傾を防いでいる。骨盤をしっかり固定してから、他方の手で患肢を内転、伸展する。

2. 大腿筋膜張筋のストレッチ-2
抑制帯を利用する方法もある。

3. 起立台による下肢のストレッチ
- 骨盤の前傾を防ぐため体幹下部を固定する
- 股関節は内転させ、内旋を防ぐ
- 膝を伸展させる
- 膝を外反させない（必要ならば両膝の間に枕を入れる）
- 脚は内反を矯正、足尖を外へ開く
- 尖足矯正のためくさびを入れる

図 10-85　下肢のストレッチ

体幹については、徒手的な体幹の側屈、回旋のほか、ベッド上で紐、砂のうを用いて持続的なストレッチを行う。上肢については、手関節の掌屈制限、背屈制限、尺側偏位がおこりやすいため、体重を利用しての伸張や四つ這いなどの動作訓練を行う。

b. 筋力低下

理学療法においても、疾患に起因する筋力低下は防ぎようがなく、筋力の維持は廃用の防止によるものと考えられる。筋ジストロフィー患者では、過用により筋障害が加速されるとされてきたが、適切な運動強度の決定方法は確立していない。日常生活の活動制限を厳しく行うべきではないが、理学療法では積極的に筋力強化をはかるのではなく、軽負荷で廃用の防止・改善にとどめるべきであろう[9]。

c. 脊柱変形

脊柱変形は徐々に進行するが、これに対しては筋力低下のない特発性側弯症と同様のアプローチは無効である。装具療法や座位保持のための工夫は、脊柱変形の進行防止よりも姿勢の維持を行い、ADLに寄与するために行われる。根本的なアプローチとして手術療法が行われるが、手術が行われる施設は限られている。Rideauら[10]は、早期の予防的手術を推奨しており、その患者のピークの肺活量が少ないほど、Cobb角が小さいうちに手術すべきだとしている。

d. 座位保持

座位保持困難が著明となるのは、電動車椅子を使用するようになってからがほとんどである。筋ジストロフィー患者の座位保持のポイントは、①骨盤傾斜や殿部の筋肉のやせにより、圧迫による痛みやしびれをおこしやすいため座面の形状に留意する、②座位の安定性を得ると同時に電動車椅子の操作や机上での作業をしやすい姿勢とする（両者はしばしばtrade-offであり、症例に応じて考える必要がある）、③排泄や移乗の介助をしやすいよう考慮する、などである。

e. 呼吸障害[8]

筋ジストロフィー患者の呼吸不全は、肺胞低換気がその本態であり、進行すれば人工呼吸器なしでは生存できない。人工呼吸器使用を選択するのであれば、それを有効に使用できる肺を保つことが重要である。さらにさまざまな機械の使用に慣れ、いろいろな場面に対処できるようにすることが、患者の自立度を増す大きな要素である。呼吸リハビリの目標は、肺のコンプライアンスの維持、気道の清浄化、換気の正常化である。

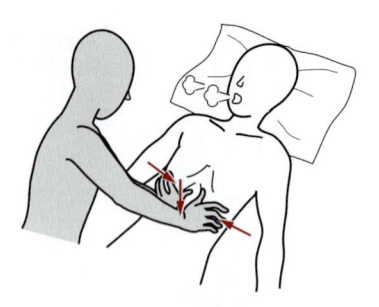

図10-86 徒手介助による咳
患者の咳と同時に，胸部を圧迫し，呼気の流速を高める．

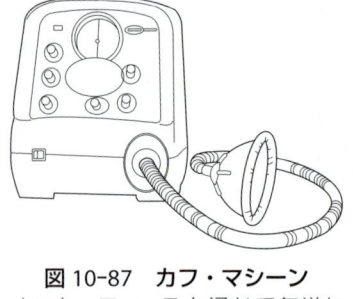

図10-87 カフ・マシーン
インターフェースを通じて気道に＋40 cmH$_2$O程度の陽圧をかけた後，急激に陰圧にシフトすることにより咳の補助を行う．

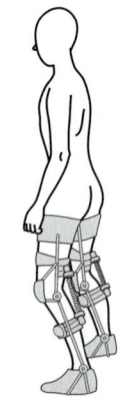

図10-88 筋ジストロフィーの歩行用長下肢装具
下肢諸問題の拘縮の程度と脊柱変形，体幹のバランスによりアライメントが決定させる．股・膝関節を軽度屈曲位とすることで，腰椎前弯が減少する．バネによる伸展補助装置が取り付けられている．

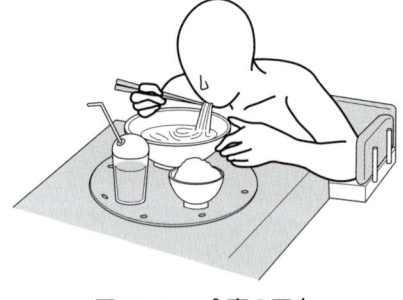

図10-89 食事の工夫
筋力低下は近位筋で著しいため，食卓の高さ調節や肘台で対応する．回転式テーブルでも目的とする食器にアプローチしやすくなる．

(1) 肺のコンプライアンスの維持
　強制的に肺に空気を送り込み，溜める（air stacking）訓練を行う．強制吸気の方法としては，舌咽呼吸，従量式人工呼吸器による複数回の吸気，アンビューバッグ®，などがある．

(2) 気道の清浄化
　排痰は，呼吸リハビリの重要なポイントの1つである．徒手介助による咳（図10-86）や強制吸気およびその組み合わせが有効である．患者と介助者がタイミングを合わせる必要があるので，日ごろからピークフローメーターを用いてどの方法が有効か確認し習熟しておく．これを機械で行うものがmechanical insufflation-exsufflation（図10-87）であり，これも使用するには日常より手技に習熟しておく必要がある．

(3) 換気の正常化
　呼吸筋力低下が進行すれば，人工呼吸器によらざるを得ない．非侵襲的陽圧換気 non-invasive positive pressure ventilation（NPPV）が使用可能な状況であれば，これを使用することが世界的な標準と考えられている．

f. 歩行障害・移動障害
　近位筋の筋力低下により，あひる歩行 waddling gaitと呼ばれる独特の歩行姿勢を示す．腰椎を前弯させ，筋力低下がかなり進行するまで歩行可能であるが，歩行不能となる前に長下肢装具が導入される場合がある．長下肢装具（図10-88）

は下肢各関節の拘縮を考慮して作製するが，尖足位で膝関節屈曲位となることがほとんどである．アキレス腱延長術が行われる場合もある．このごろでも，四つ這いや座位による移動が可能で，屋内の実用的な移動手段となっている場合もある．実用的な歩行が困難になれば，その操作能力に応じて車椅子の作製を検討する．

g. セルフケア

食事動作は，筋力低下がかなり進行するまで可能であるが，近位筋の筋力が先に低下するため，食卓の高さ調節，食器の工夫などが行われる(図10-89)．

h. そのほか

在宅生活を継続するにあたっては，特に人工呼吸器を使用する場合などに，その危機管理やモニタリングシステムを考慮しなければならない場合がある．なお，教育や遺伝相談の問題については割愛した．

■ 引用文献

1) 小沢鍈二郎："新"細胞膜障害説または sarcolemmopathy. 厚生省精神・神経研究委託費筋ジストロフィー研究連絡協議会(編)：筋ジストロフィーはここまでわかった Part2. 医学書院, p7, 1999
2) Ishikawa Y, Miura T, et al : Duchenne muscular dystrophy: survival by cardio-respiratory interventions. Neuromuscul Disord 21(1) : 47-51, 2011
3) Swinyard CA, Deaver CG, et al : Gradients of functional ability of importance in rehabilitation of patients with progressive muscular and neuromuscular diseases. Arch Phys Med Rehabil 38(9) : 574-579, 1957
4) 松家 豊：上肢機能障害．祖父江逸郎, 他(編)：筋ジストロフィー症の臨床．医歯薬出版, p95, 1985
5) 厚生省精神・神経疾患研究委託費，筋ジストロフィーの療養と看護に関する臨床的・社会学的研究班リハビリテーション分科会(編)：筋ジストロフィーのリハビリテーション-理学療法・作業療法．徳島出版, 1987
6) 厚生省精神・神経疾患研究委託費，筋ジストロフィーの療養と看護に関する臨床的・社会学的研究班リハビリテーション分科会(編)：筋ジストロフィーのリハビリテーション-理学療法・作業療法-運動機能評価(改訂)．徳島出版, 1994
7) Gibson DA, Wilkins KE : The management of spinal deformities in Duchenne muscular dystrophy. A new concept of spinal bracing. Clin Orthop Relat Res 108 : 41-51, 1975
8) Hull J, Aniapravan R, et al : British Thoracic Society guideline for respiratory management of children with neuromuscular weakness. Thorax 67 (Suppl 1) : i1-i40, 2012
9) 花山耕三：運動単位疾患(motor unit disease)のリハビリテーション．Jpn J Rehabil Med 46(10) : 628-632, 2009
10) Rideau Y, Glorion B, et al : The treatment of scoliosis in Duchenne muscular dystrophy. Muscle Nerve 7 (4) : 281-286, 1984

第10章
多発性筋炎

1 基礎的知識

A 疾患概念

多発性筋炎 polymyositis (PM) とは，四肢・体幹筋の多発性の炎症に伴い，筋力低下，筋痛，運動障害が引き起こされる疾患で，重症例では嚥下障害，呼吸障害も呈する．これらの症状に加え，皮膚症状を伴うと皮膚筋炎 dermatomyositis (DM) と呼ばれる[1,2]．わが国の PM/DM の推定患者総数は約17,000人で，両者はほぼ同数，男女比は1：3で女性に多く，発症年齢は小児期（5～9歳）と成人（50歳代）に2つのピークがある[1]．

病因は不明だが，①抗核抗体がみられる，②病理組織学的にリンパ球浸潤がみられる，③副腎皮質ステロイドや免疫抑制剤が有効，などから自己免疫機序が考えられている．治療の主体はステロイドであるが，罹病期間が長期にわたるため，リハビリによる機能，日常生活能力の維持が重要である．

B 臨床症状

筋・皮膚症状を中心に多彩な症状がみられ（表10-44）[3]，多発性筋炎，皮膚筋炎，悪性腫瘍を伴う型，小児皮膚筋炎，膠原病を伴う型の5型に分けられる[2]．

1 筋症状

左右対称性の四肢近位筋の筋力低下で発症することが多く，進行すると頸筋，咽頭・喉頭筋，顔面筋の罹患もみられる．これにより，起立や歩行，上肢挙上，背臥位での頭部挙上の障害，嚥下障害などがもたらされ，ADL が障害される．症状は徐々に進行するが，比較的急速な進展をみることもある．筋痛は一般に急性期，亜急性期に多く，把握痛，圧痛，時に自発痛が肩，頸部，上肢，下腿などにみられる．

2 皮膚症状

皮膚筋炎では，ヘリオトロープ疹と呼ばれる上眼瞼のむくみを伴う紫紅斑や顔面，前胸部のびまん性紅斑，膝や指関節の背側の落屑性紅斑，などがみられる．これらは慢性化すると萎縮性皮膚変化を呈する．爪床部の毛細血管拡張もよくみられる．手指の指節間関節や中手指節関節の背側には，Gottron 徴候と呼ばれる紫色の丘疹ないし紅斑を生じる．小児では，皮下組織，筋などの石灰化が高頻度におこる．

3 そのほかの症状

Raynaud 現象や多発性関節痛がみられることもあるが，通常その程度は軽い．ただし，ほかの膠原病に伴っておこる筋炎では，発熱，筋肉痛，関節痛などの全身症状，間質性肺炎や心筋炎に伴う咳嗽，呼吸困難，不整脈，など多彩な症状を呈する．中高年で発症する DM では，肺癌，胃癌など悪性腫瘍が高い頻度で合併する．

2 診断・評価

A 診断

厚生省研究班により1992年に発表された診断基準を表10-45に示す[1]．特有の臨床症状と，筋崩壊を示す生化学的所見，筋電図上の筋原性変化，筋生検での筋炎の証明を根拠に診断される．

表 10-44 多発性筋炎の症状の頻度

症状	頻度(%)
下肢筋力低下	88
上肢筋力低下	82
深部反射減弱・消失	70
筋萎縮	67
皮膚変化	54
筋痛	48
頸筋力低下	39
嚥下障害	31
関節痛	22
Raynaud 現象	19
咬筋力低下	18
筋硬結	15
顔面筋力低下	14
拘縮	11
仮性肥大	5
眼瞼下垂	4
眼球運動障害	2

102 例
〔祖父江逸郎:多発性筋炎. 里吉営二郎, 豊倉康夫(編):筋肉病学. 南江堂, p447, 1973 より引用〕

表 10-45 多発性筋炎・皮膚筋炎の改訂診断基準

診断基準項目
1. 皮膚症状
  a. ヘリオトロープ疹:両側または片側の眼瞼部の紫紅色浮腫性紅斑
  b. Gottron 徴候:手指関節背側面の角質増殖や皮膚萎縮を伴う紫紅色紅斑または丘疹
  c. 四肢伸側の紅斑:肘, 膝関節などの背側面の軽度隆起性の紫紅色紅斑
2. 上肢または下肢の近位筋の筋力低下
3. 筋肉の自発痛または把握痛
4. 血清中筋原性酵素〔クレアチンキナーゼ(CK)またはアルドラーゼ〕の上昇
5. 筋電図の筋原性変化
6. 骨破壊を伴わない関節炎または関節痛
7. 全身性炎症所見(発熱, CRP 上昇, または赤沈亢進)
8. 抗 Jo-1 抗体陽性
9. 筋生検で筋炎の病理所見:筋線維の変性および細胞浸潤

診断基準
- 皮膚筋炎:1 の皮膚症状の a〜c の 1 項目以上を満たし, かつ経過中に 2〜9 の項目中 4 項目以上を満たすもの
- 多発性筋炎:2〜9 の項目中 4 項目以上を満たすもの

(厚生省研究班, 1992 より引用)

本診断基準には MRI は含まれておらず, 診断法の進歩に診断基準を追従させるべく, 国際的な新診断基準が策定されようとしている.

B 障害構造とその評価

PM/DM では, 四肢・体幹筋の障害のみならず, 嚥下障害, 構音障害, 骨・関節障害, 心肺系の障害など多彩な障害がみられ, それに伴って日常生活や社会生活においてさまざまな制約がもたらされる(図 10-90). 本症のリハビリにあたっては, その障害構造をよく理解し, 問題点を的確に評価することが大切である. ただし, 急性期や活動期には, 評価自体が負荷となり, 経過に悪影響を与える可能性もあるので, 必要最小限にとどめる. また, 可能なかぎり標準化された尺度で評価し, 質の高いデータを蓄積していくことが本症のリハビリを体系化していくうえで重要である.

1 筋障害

最も基本的な障害で, その評価は, 筋障害の分布と程度の判定, 疾病の経過の把握, 薬物療法や筋力強化訓練の効果の判定, 再燃の早期発見のために重要である[4].

a. 筋力の評価

徒手筋力テスト(MMT)による評価が基本となるが, 抵抗のかけ方, 肢位および代償運動に注意する. 経過観察のためには, 指標となる筋を決め(頸部屈筋, 僧帽筋, 三角筋, 上腕二頭筋, 腸腰筋, 大殿筋, 中殿筋, 大腿四頭筋など), MMT の総スコアを経時的に追うとよい[5]. ただし, MMT は非直線的な順序尺度のため定量性に欠け, 細かく筋力の変化をとらえることは困難である. これを補う目的で, ダイナモメーター, ストレインゲージ, 等運動性筋力測定装置などによる定量的評価も試みられている. MMT や筋原酵素が正常化しても, 定量的測定ではまだ異常が認められ, 臨床状態のより鋭敏な指標となる[6]. また, 近位筋優位の障害とされる本症において, 定量的測定では筋力低下は遠位筋にも同等にみられることが示されている[7].

さらに個々の筋の評価と合わせ, 筋機能を総合的に表す尺度も経過観察に有用である(表 10-46)[5,8,9]. childhood myositis assessment scale (CMAS)[10] は, 小児の炎症性ミオパチーにおける

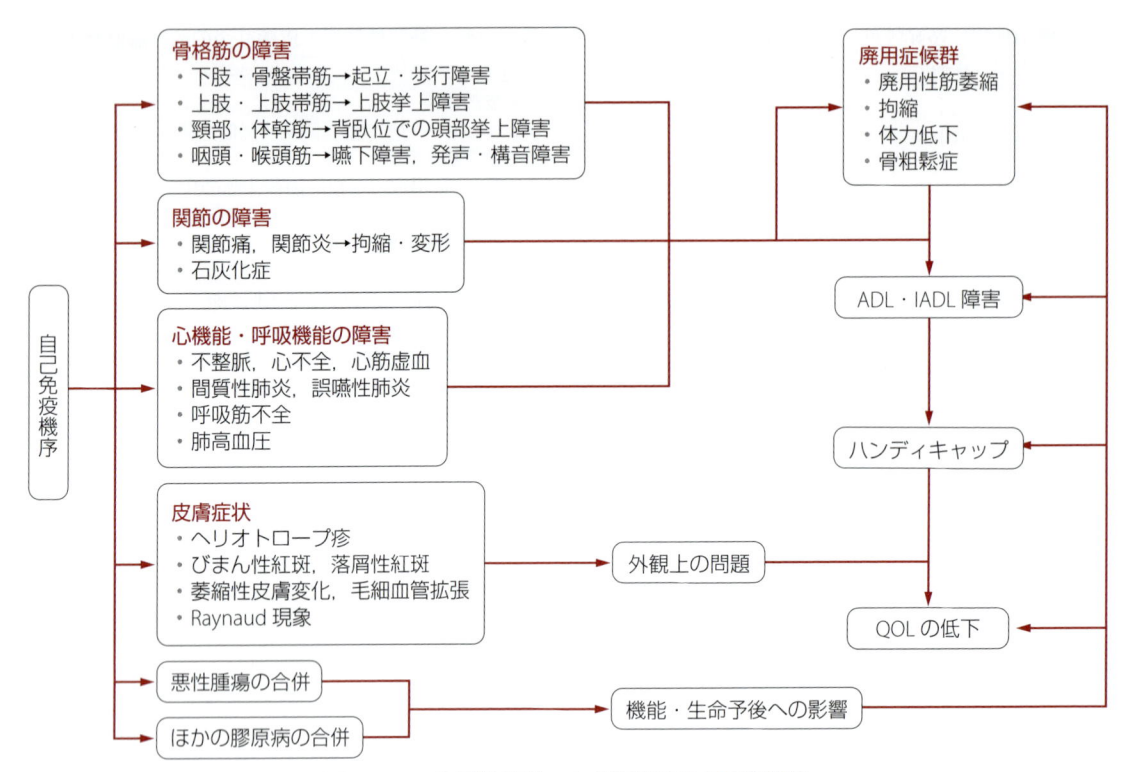

図10-90　多発性筋炎・皮膚筋炎患者の障害構造

表10-46　治療を受けた群(n＝100)における機能障害グレードの推移

	グレード	定義	治療前(%)	最良時(%)	観察終了時(%)
1	障害なし/ほとんどなし	仕事，余暇活動の制約なし 上肢機能正常，走行やや困難でも可	0	35	35
2	軽度の障害	歩行補助具なしで移動可 上肢は近位/遠位の一方のみ障害	12	21	21
3	中等度の障害	上肢近位/遠位筋両方の障害 下肢機能の障害	63	35	43
4	重度の障害	車椅子が必要または臥床状態	25	9	1

〔Henriksson KG, Sandstedt P : Polymyositis-treatment and prognosis-A study of 107 patients. Acta Neurol Scand 65 : 280-300, 1982 より引用〕

筋障害の重症度を14項目で評価する尺度で，総スコアは視覚アナログ尺度(VAS)上の総合評価，MMT，血清CK(クレアチンキナーゼ)値，juvenile arthritis functional assessment report scoreと相関し，検者間・検者内信頼性も良好とされる．

b. 生化学検査

血清CK，GOT，LDH，アルドラーゼ，ミオグロビン値の上昇や尿中クレアチン排泄量増加とミオグロビン尿がみられ，筋の炎症や破壊の程度の指標となる．CKは特に診断的価値が高く，訓練を進めるうえでのよい指標となる[4]．すなわち，CKが高い活動期には安静と良肢位保持が中心となるが，CKが下降し始めたら，CKと筋力の推移をみながら徐々に筋力強化訓練を行う．経過中にCKの再上昇，筋力低下の進行，易疲労性の増悪がみられたら負荷を減らす．

c. 画像診断

超音波, CT, MRI は, 筋病変の分布を形態学的に把握するうえで有用である[4]. 超音波は, 簡便かつ被曝がなく, 繰り返し施行できる利点があるが, 個々の筋の詳細な評価はできず, 深部の描出は困難である. 炎症性ミオパチーでは, 組織診断と対比した超音波診断の診断上の感度は82.9%で(筋電図92.4%, 血清CK値68.7%), 真陽性予測値95.1%, 真陰性予測値89.2%, 正確度91.3%であったという[11]. CT は, 多数筋を同時にかつ個々の筋を分けて評価可能という特徴があり, 臨床的に筋力が正常な筋においても顕著な異常が認められることがあり, 筋炎の診断上, 有用とされる(組織診断との対比では, 正確度84.8%, 真陽性予測値95.5%, 真陰性予測値63.6%)[12]. MRI のT1強調画像は, 脂肪変性の描出に有用であり, T2強調画像は自由水の増加(浮腫, 炎症)を鋭敏に反映する. PM/DM例において, 大腿筋のT1, T2値は, 症状や臨床評価と相関するが, 血清CK値が正常の例でもT2強調画像で炎症所見がみられるという[13].

^{31}P-MRS では, 運動負荷前後のpH, クレアチニンリン酸(PCr), 無機リン酸(Pi), PCr/Pi を指標に骨格筋のエネルギー代謝の異常を非侵襲的に評価可能である. 本症において, MRS上の代謝異常は高頻度にみられ, 運動により増強し, 一部の症例ではほかの変化に先立ってみられ, 炎症消失後も持続したという[13]. ニューラルネットを用いた解析を治療のモニターや再燃の予測に活用するという報告もある[14].

d. 電気生理学的検査

安静時筋電図における筋線維の被刺激性の亢進や脱神経電位は, 病勢を反映するとされ, これらの所見の消退は病状改善の初期徴候, 再出現は再燃の徴候, と考えられている[15]. 随意収縮時には, 回復に伴い, 筋の再生や神経再支配により持続の長い高振幅多相性の運動単位がみられ, 干渉波は正常化する.

2 心機能障害

心合併症としては, 不整脈, 房室伝導障害, 洞不全症候群, うっ血性心不全, 冠動脈硬化症, 僧帽弁逸脱, 左室収縮期過活動, 心外膜炎, 肺高血圧に伴う肺性心, などがみられる[16]. 無症状でも検査で異常が認められる例も多く, 積極的な評価が望まれる. 胸痛, 起座呼吸, 動悸, 脳虚血症状, 浮腫, 体重変化, 不整脈, チアノーゼ, 頸静脈怒張, 胸部聴診所見, 肝脾腫, 肝–頸静脈逆流, などに注意する. 心電図, 心エコー, 胸部X線写真, ホルター心電図などにより, 不整脈, 心筋虚血, 心不全などの評価を行い, 必要に応じて運動負荷試験やSwan-Ganz法による血行動態の評価を追加する.

3 呼吸機能障害

呼吸器合併症としては, 間質性肺炎, 呼吸筋障害による高炭酸ガス血症性呼吸不全, 嚥下障害に伴う誤嚥性肺炎, 胸水貯留, 肺高血圧症, などがみられる[16]. 病歴, 身体所見, X線写真, 肺機能検査, 血液ガス, 喀痰検査, 気管支鏡生検などにより病態を診断するとともに, 呼吸障害の重症度を呼吸数, 呼吸パターン, 呼吸困難度, 肺機能検査, 動脈血ガス, 呼吸筋機能などにより評価する.

4 嚥下障害

嚥下障害は, 急性期には30〜40%, 慢性期には10数%にみられ, 栄養障害や誤嚥性肺炎の原因となる. 病態としては, 口腔乾燥による食塊形成障害, 咽頭・軟口蓋筋機能不全, 輪状咽頭筋の弛緩不全や閉塞, 平滑筋障害に伴う食道・胃の食物排出の障害, などが認められる[17,18]. 嚥下障害は通常, ステロイドに反応するが, ステロイド抵抗性の急性輪状咽頭筋閉塞や食道病変も報告されている. 食事場面の観察, 水のみテスト, 反復唾液嚥下テストなどのスクリーニングおよびビデオ嚥下造影, ビデオ内視鏡, 食道内圧測定, などにより病態を評価する. あわせて炎症所見や栄養状態の評価も行う.

5 骨関節系障害

筋力不均衡や廃用の結果として生じる拘縮・変形, 合併する関節炎による障害, 小児で多い全身性石灰化症によるROM制限, などが問題となる. ROM の測定にあたっては, 基本軸を正しくとり, 固定を十分行うとともに, 関節の痛みや二関節筋の短縮の影響を十分に考慮して行う.

表 10-47　多発性筋炎・皮膚筋炎患者でみられる運動障害の種類と頻度

運動障害のタイプ	治療前(%)	最良時(%)	観察終了時(%)
いずれかの筋の筋力低下	100	81	78
発声障害	16	9	7
嚥下障害	39	14	16
枕からの頭部挙上困難	52	18	12
上肢肩より上への挙上困難	78	39	36
手指筋力低下	56	24	20
運搬の困難	80	41	44
椅子からの立ち上がり困難	75	30	34
床からの立ち上がり困難	92	48	51
膝折れ傾向	53	22	25
階段昇り困難	88	38	41
階段降り困難	67	27	24
爪先立ち困難	52	20	18
踵立ち困難	73	33	37
平地歩行やや困難	77	36	37
平地歩行で杖必要	44	20	27
走行困難	91	53	52

107例のDM/PM患者を平均5年間観察
〔Henriksson KG, Sandstedt P : Polymyositis-treatment and prognosis-A study of 107 patients. Acta Neurol Scand 65 : 280-300, 1982 より引用〕

6 動作障害

下肢近位筋・体幹筋の障害による起居・歩行動作障害，頚部屈筋の障害に伴う頭部挙上や起き上がりの障害，上肢近位筋の弱化による上肢挙上障害がよくみられる(表10-47)[8]．動作そのものをよく観察したうえで，筋力，可動域などの要素的機能との関連を分析し，動作指導や補装具の処方に活かす．ただし，評価により過度の負荷がかかり過ぎないように配慮する．PM/DM用に開発された尺度としては，functional neuro-muscular scaleがあり(表10-48)[19]，薬物療法の効果判定にも用いられている[6]．

7 体力低下

本症では，筋力低下や動作障害のために臥床がちになり，廃用性のフィットネスの低下をきたしやすい．実際，PM/DM患者の好気的能力は，対照群の53%に低下していたという報告もあり[20]，心肺系のリスクに十分注意しながら，段階的運動負荷試験により体力を評価する．体力の指標としては，最大負荷を要する最大酸素摂取量や最大心拍数は実用的ではなく，最大下負荷で得られる無酸素閾値 anaerobic threshold(AT)や心拍酸素係数(心拍数と酸素摂取量の回帰係数)などが有用である．

8 ADL

起居・歩行動作や上肢挙上を要するADLが障害されやすい．標準化された尺度を用いた報告は少ないが，Nzeusseuら[5]は薬物療法の効果判定にFIMを用いている．また，Huberら[21]は，小児DM患者の評価にchildhood health assessment questionnaire(CHAQ)を利用している．これは8領域(更衣と整容，立ち上がり，食事，歩行，清拭，リーチ，把握，活動)，30項目からなり，0：困難なく施行可能，1：施行に困難あり，2：介助または器具が必要，3：施行不能の4段階で評価される．

9 社会的不利

家屋構造，介護体制，経済状況，教育環境，職

表 10-48　functional neuro-muscular scale

四肢筋	0：不能，1：大変困難，2：かなり困難，3：困難なし
	上肢を頭上に挙上
	介助なしに更衣
	肘を支持に使わずに髪をとかすまたは鬚をそる
	1 kg の重りを両手で頭上に持ち上げる
	トイレで介助や支持なしに立ち上がる
	椅子から介助や支持なしに立ち上がる
	椅子から介助で立ち上がる
	平地を1人で歩く
	介助なしに 5 cm の高さの段を上がる
	介助なしに階段1段を昇る
	介助なしに階段15段を昇る
体幹筋・嚥下・咳	0：不能，2：大変困難，4：かなり困難，6：困難なし
	介助なしに寝返る
	介助なしに臥位から座位をとる
	介助なしに端坐位をとる
	液体を嚥下する
	固体を嚥下する
誤嚥	0：常に，2：食事ごとに数回，4：食事ごとに1回，6：決してない
咳の効率	0：咳不能，2：非常に低下した効率，4：低下した効率，6：正常の咳

総スコア 0～75

〔Herson S, Payan C, et al : Evaluation of muscle disability in adult polymyositis and dermatomyositis with a functional assessment score. Arthritis Rheum S168, 1995 より引用〕

場環境，制度利用の状況などを評価し，問題点を把握しつつ，患者・家族が治療を受けながら安心して家庭生活・社会生活を営めるように支援する．

10 心理的問題

　日常生活・社会生活を送るうえでの制限や，皮膚症状などの外見上の問題に伴う心理的問題およびステロイド長期服用に伴う精神症状などが問題となる．面接，行動観察，心理検査などを通して評価する．QOL の尺度としては，リウマチ用に開発された arthritis impact measurement scale を用いた報告がある[9]．これは 9 領域（移動，身体活動，巧緻性，社会的役割，社会的活動，ADL，痛み，気分，不安），45 項目からなり，

PM/DM 例の 1/3 で，身体活動の項目が「悪い～とても悪い」という評価であったという．

11 治療の副作用

　経過中に筋力低下が生じた場合には，筋炎の再燃とステロイドミオパチーとの鑑別が重要になる．ステロイドミオパチーでは，投与開始後 3～20 か月ごろに易疲労性，腰帯部の筋力低下がみられ，CK 値は正常～軽度上昇だが，尿中クレアチン排泄量は増加する[22]．筋炎の再燃では通常 CK の上昇がみられ，鑑別点となる．

　また，長期間のステロイド投与に加えて，筋収縮刺激や荷重刺激の減少により，骨粗鬆症がもたらされ，少しの外傷でも骨折をおこしやすくなる．腰椎，大腿骨頸部などの単純 X 線写真，二重エネルギー X 線吸収測定法（DXA）による骨密度の測定などを行う．

3　治療プログラム

A　予後をふまえたプログラム

　リハビリを行うにあたり，本症の生命・機能予後とその予測因子を知っておくことは重要である．Benbassat ら[23]の後方視的研究では，主な死因は，悪性腫瘍，虚血性心疾患，肺合併症で，診断後 1 年間に死亡率が加速度的に上昇し，その後 7 年間は上昇が緩徐で，予後不良因子は，寛解導入の失敗，白血球増多症，発熱，高齢，短い罹病期間および嚥下障害であった．Maugars ら[24]によると生存率は，1 年目 82.6%，2 年目 73.9%，5 年目 66.7%，9 年目 55.4% で，死亡の予測因子は，DM では年齢，悪性腫瘍，間質性肺線維症，無力症-食欲不振，PM では年齢，治療 1 か月後に筋力改善がないこと，初発症状として筋痛がないことであった．生存例の 84.6% で筋障害がまったくなく，機能予後は良好であったが，小児 3 名は全身性石灰化症により寝たきりであった．Chwalinska-Sadowska ら[25]によるプレドニゾロン（PSL）単独またはシクロホスファミド（CPA）併用療法後の帰結は，50 名中，完全寛解が PM17.6%，DM24.2%，症状改善が PM64.7%，DM57.6%，17 年生存率が PM100%，DM78.8% であった．予

後不良因子は，女性，高い発症年齢，呼吸器合併症であった．以上を参考に長期的な見通しに立ったプログラムを組む必要がある．

B 病期・活動性に合わせたプログラム[26〜28]

1 急性期

炎症所見が強く，血清CK値の上昇も高度な急性期には，安静，感染予防，栄養補給などの全身管理とともに，廃用症候群の予防が重要である．この時期には評価自体が経過に悪影響を及ぼしうるため，筋力や動作障害の評価は最小限にとどめ，握力，他動的ROM，四肢周径，体重，筋画像診断など負担が少ない評価を中心に行う．

リハビリは，適切な体位の保持，定期的な体位変換，ADLの十分な介助など看護ケアが重要となる．拘縮予防のためには，他動的に全身の関節を1日数回，最大範囲で動かすが，筋石灰化や関節周囲の損傷をおこさないように痛みのない範囲で注意深く行う．嚥下障害や心肺合併症のある例では，栄養法の工夫や誤嚥性肺炎の予防，不整脈，心不全，低酸素血症などの治療と，リハビリ施行中のリスク管理が必要となる．

2 亜急性期

炎症が沈静化し始める亜急性期には，血清CK値，筋力の推移，疲労などをみながら，他動的ROM訓練，斜面台起立，座位耐久性訓練，遠位筋，体幹筋の軽い自動運動，セルフケア訓練，などを加えていく．疾病の活動性に合わせたきめ細かい負荷量の調節が重要である（表10-49）．CK値は必ずしも臨床的改善と一致しないが，再燃・増悪時の早期診断の手がかりとしての価値は高く，週1回程度チェックし，臨床的経過に合わせてプログラムを修正する．さらに負荷量は，訓練中の負荷だけでなく，トイレへの移乗など日常生活全体における負荷も含めて考慮する必要がある．

3 慢性期

炎症所見がないか軽度で，血清CK値がほぼ正常域内で変動する慢性期には，残存障害に合わせ

表10-49　多発性筋炎・皮膚筋炎の活動性の指標

臨床症状
1. 筋力低下の進行
2. 強い筋痛
3. 全身症状（発熱，疲労感など）

検査所見
1. 血清CK値，アルドラーゼ
2. 尿中ミオグロビン
3. 筋電図上の脱神経所見
4. 筋生検所見における細胞浸潤
5. パーフォリン
6. 細胞接着分子（可溶性ICAM-1，VCAM-1）

たプログラムが必要となる．筋力，ROM，起居・移動動作やADLの評価とともに，今後の生活設計に必要な家庭や職場などの生活環境を評価する．機能訓練は，関節拘縮予防，残存筋強化，起居・移動動作訓練，ADL訓練が中心となる．さらに障害に合わせた補装具や自助具の処方，家屋調整，職場環境の調整を行う．在宅例では不活発な生活から廃用症候群をきたし，より不活発になるといった悪循環がみられやすい．さらに感冒などによる臥床を機に，急速に廃用が進行しうる．このような場合は，短期間の外来または入院での集中訓練が効果的である．

また，慢性期に活動性が再燃することもあり，その徴候を早期にとらえ，適確な対応をとる必要がある．本症は，経過が多様，かつ長期にわたり障害像が変動しうるので，長期の経過観察が必要となる．

4 リハビリテーションの実際

A 筋力強化訓練

筋力強化訓練は，注意深くモニターして行えば，疾病に悪影響を与えることなく，筋力の向上や機能的改善をもたらすことが示唆されている（表10-50）[29]．しかしながら，筋力強化訓練の開始時期，至適負荷量や負荷方法に関して，広く認められたガイドラインはなく，症例ごとに疾病の活動度や訓練後の反応をみながら経験的に行っているのが実情である．Hicksら[26]は，表10-51に示すような病期・活動性に合わせた段階的運動療法プログラムを提案している．

表10-50 成人の炎症性筋炎患者における運動療法に関する報告

報告/デザイン	患者(n)	診断名	活動性	運動/期間	負荷強度(%Max)	効果尺度	効果	安全性の尺度	安全性
抵抗トレーニング									
Hicksら(1993)(症例報告,対照あり)	1	PM	慢性期	等張性 6週間	60	等張性 PT	+	CPK	0
Escalanteら(1993)(オープンスタディ)	5	PM/DM	活動期	動的運動, ROM 8週間	記載なし	等張性 PT	+	CPK	0
Spectorら(1997)(オープンスタディ)	5	PM/DM	慢性期	動的運動 12週間	50〜70	等張性 PT 3 VRM	0 +	CPK 生検	0 0
Alexandersonら(1999)(オープンスタディ)	10	PM/DM	慢性期	動的運動 12週間	記載なし	筋持久力 QOL	+ +	CPK 生検 MRI	0 0 0
Alexandersonら(2000)(オープンスタディ)	11	PM/DM	活動期	動的運動 12週間	記載なし	筋持久力 QOL	+ +	CPK 生検 MRI	0 0 0
Heikkilaら(2001)(オープンスタディ)	22	PM/DM IBM	慢性期	動的運動 3週間	記載なし	筋持久力 QOL	+ 0	CPK	0
Arnardottirら(2003)(オープンスタディ)	7	IBM	慢性期	動的運動 12週間	記載なし	等張性 PT 筋持久力	0 0	CPK 生検	0
Varjuら(2003)(オープンスタディ)	19	PM/DM	慢性期 活動期	動的運動	記載なし	等張性 PT FVC 活動制限	+ + +	CPK	0
Harris-Love(2005)(症例報告,対照あり)	1	PM/IBM?	慢性期	遠心性 12週間	70	等張性 PT	+	CPK 痛み ROM	0 0 0
Alexandersonら(2007)(オープンスタディ,反復測定)	8	PM/DM	慢性期	動的運動 7週間	70	5 VRM 筋持久力 活動制限	+ + 0(+/-)	CPK 生検 6-item コアセット	0 0 +
Chungら(2007)(RCT, 二重盲検)	37	PM/DM	慢性期	動的運動 20週間	記載なし	機能的能力 筋持久力 筋力 QOL 不安/抑うつ	+ + + 0 0	CPK MRS 痛み	0 + 0
Johnsonら(2007)(オープンスタディ)	7	IBM	慢性期	動的運動 16週間	記載なし	筋力 機能的能力	+ +	CPK 痛み	0 0
Gualanoら(2010)(症例報告)	1	IBM	慢性期	動的運動 駆血	60-70	筋力 バランス QOL 大腿断面積	+ + + +	生検	0
好気的運動									
Wiesingerら(1998)(RCT)	14	PM/DM	慢性期	6週間	60	VO$_2$peak 等張性 PT 活動制限	+ + +	CPK	0
Wiesingerら(1998)(対照試験)	13	PM/DM	慢性期	24週間	60	VO$_2$peak 等張性 PT 活動制限	+ + +	CPK	0
Johsonら(2009)(オープンスタディ)	7	IBM	慢性期	12週間	80	VO$_2$max 機能的能力	+ 0	CPK	0

PM:多発性筋炎, DM:皮膚筋炎, IBM:封入体筋炎, PT:ピークトルク

〔Alexanderson H, Lundberg IE:Exercise as a therapeutic modality in patients with idiopathic inflammatory myopathies. Curr Opin Rheumatol 24:201-207, 2012 より引用〕

表 10-51　段階的運動療法プログラム

病期	訓練種目	解説
急性期初期	可動域訓練，伸張運動	特に拘縮が早期に起きやすい小児皮膚筋炎例において重要
回復期初期（活動性が低下し始めた時期）	等尺性筋力強化訓練	鍵となる筋群に対して追加
回復期後期（活動性安定期）	等張性筋力強化訓練	軽度の等張性筋力強化訓練を追加
慢性活動期	好気的運動	低強度の自転車，ステップ，プールなど

〔Hicks JE : Role of rehabilitation in the management of myopathies. Curr Opin Rheumatol 10 : 548-555, 1998 より作成〕

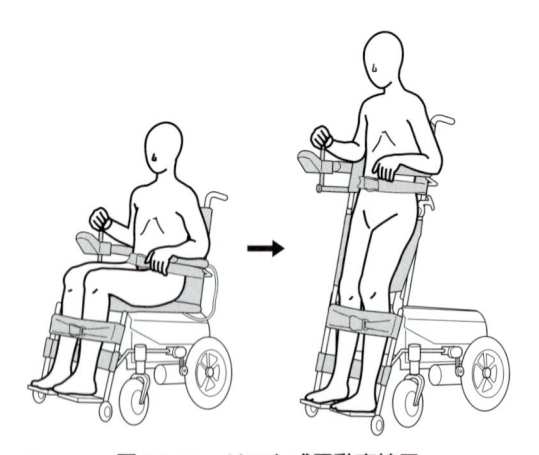

図 10-91　リフト式電動車椅子

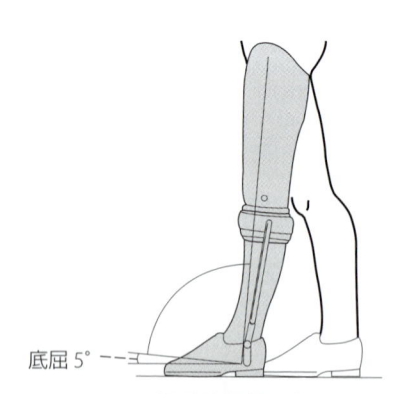

底屈 5°

図 10-92　短下肢装具の考え方

　一方，機能的に意味のある動作や ADL の訓練を通して機能を獲得させながら，筋力・持久力をつけるアプローチ[30]も，かけられる負荷が限られている本症では有用と思われる．必要とされる動作をよく分析し，それらを弱化した筋に対する要求度に従って難易度，負荷の程度の順に配し，段階的に訓練を進めていく．たとえば上肢の機能訓練においては，初期にはモービルアームサポートにより肩甲帯筋が弱くても上肢使用が可能となるように工夫し，機能の向上とともに机上作業から徐々に上肢挙上を要する作業へと進めていく．

B　動作障害への対応

　頸部屈筋の弱化により，頭部挙上やベッドでの起き上がりが困難な例では，ギャッチアップで起き上がらせ，座位保持訓練を行う．下肢・骨盤帯筋の弱化により，ベッドからの起立が困難な例では，座面を高くして立ち上がりやすくするとともに，セラピストが患者の膝をおさえ，膝折れを防ぎながら立ち上がりを介助する．レバー制御のブースターシート，椅子の底面につける挙上用アタッチメントなども用いられる[26]．重度例では，床からの立ち上がりやベッドへの移乗を容易にするため座面昇降機（電動）やリフト式電動車椅子（図 10-91）を検討する．

　一度立ってしまえば，下肢近位筋の筋力低下をうまく補い，腹部を突き出した前弯姿勢で両膝を軽度屈曲してゆっくりと歩行可能な場合もあるが，膝折れが顕著な例では，底屈位に固定した短下肢装具を考慮する（図 10-92）．歩行困難例では車椅子を処方するが，上肢筋力の不足を補うためにハンドリムに滑り止めやノブの追加を考慮する．

表 10-52　若年性皮膚筋炎患者における運動と運動耐容能に関する報告

報告/デザイン	患児/健常児	活動性	帰結尺度	結果
Omori ら(2010) （症例報告）	1/1	慢性期	VO₂max MMT CPK	＋ ＋ 0
Maillard ら(2005) （1回の運動）	20/20	慢性期/活動期	ハンドヘルドダイナモメーター PAG 疾患活動性(VAS) MRI CPK LDH	0 0 0 0 0
Hicks ら(2002) （対照研究）	14/14	慢性期 低～中等度	VO₂peak Wpeak	患者群は健常児群より VO₂peak, Wpeak が低下
Takken ら(2008) （対照研究）	13	活動期/寛解期	VO₂peak Wpeak	活動期群は寛解期群より VO₂peak, Wpeak が低下
Takken ら(2003)	15	活動期/寛解期	VO₂peak 相対的 VO₂peak 運動時間（トレッドミル）	患児群は健常データより VO₂peak, 相対的, VO₂peak 運動時間が低下
Takken ら(2005)	16	慢性期	WAnT VO₂peak Wpeak（エルゴメーター）	WAnT テストの信頼性は許容 範囲で, 好気的運動負荷 試験は非常に高い信頼性

WAnT : Wingate anaerobic exercise test
〔Alexanderson H, Lundberg IE : Exercise as a therapeutic modality in patients with idiopathic inflammatory myopathies. Curr Opin Rheumatol 24 : 201-207, 2012 より引用〕

上肢挙上障害やリーチの障害に対しては，柄の長いリーチャー，ヘアブラシ，歯ブラシ，背中ブラシ，シャワーの握り延長，などを工夫する．さらに重力を除くことにより，自立度を高める目的でスプリングバランサーが処方される（第6部第4章図6-34参照）．これは balanced forearm orthosis（BFO）と比較して，運搬が容易で家庭外でも使用でき，安価で，メインテナンスや調整がほとんど不要という利点がある[31]．書字の障害がみられる場合は，パソコンの導入などを検討する．家事動作では，上肢近位筋の障害により，肩より上の物がとりにくくなるので，家事用品を低い位置に設置するようにする．さらに動作障害の状況に応じて，段差解消，トイレ，風呂の手すり設置，シャワーチェア，ベッドなどの福祉機器の導入をアドバイスする．

C　フィットネスの向上

PM/DM および若年性 DM（JDM）における運動トレーニングのフィットネスに対する効果に関するこれまでの報告を，**表 10-50, 52** にまとめて示す[29]．身体活動性の低下により，心肺系フィットネスの低下がおこりやすい本症では，十分なリスク管理下での好気的トレーニングが有用と思われる．

D　嚥下障害への対応

病態の評価をもとに，食形態や摂食姿勢の工夫などを行う．窒息や誤嚥性肺炎などの重篤な合併症の予防にも十分注意を払い，経口摂取困難例では経管栄養も考慮する．また，咽頭蠕動の低下が軽度で，輪状咽頭筋の弛緩不全が優位な例では，輪状咽頭筋切離が有効であり[18]，手術の時期を逸しないようにする．

増悪・緩解を繰り返す PM/DM では，嚥下障害は病状把握のための指標の1つになるともいわれている．そのため，日ごろから患者自身が，むせや開鼻声，食事動作による疲労，所要時間などを記録しておくように患者教育を行うことは，外来で早期に病勢をとらえるうえでも大切である[18]．

E 心肺機能障害への対応

生命のリスクをもたらしうる心合併症がある場合には，病態に合わせた治療とともに，リハビリ施行中のリスク管理に注意する．日常生活やリハビリ場面では，心機能障害の程度に応じて適切な運動制限を設け，訓練中も心電図で不整脈や心筋虚血をモニターしながら慎重に行う．

呼吸器合併症に関しては，効率のよい呼吸法の指導，呼吸筋訓練，排痰訓練などを病態に応じて行い，換気の改善と痰の排出促進に努め，無気肺や肺炎を予防する．嚥下障害に伴う誤嚥性肺炎の予防も重要である．呼吸不全をきたした例では，動脈血ガス分析や呼吸機能検査による評価に基づいて，酸素療法や人工呼吸の要否を検討する．rocking bed や pneumatic belt による呼吸補助や間欠的陽圧換気の利用が有効な場合もある[32]．

F 小児例における特殊性

小児例では，早期から筋の拘縮および皮下組織・筋などに石灰化がみられることに注意する（30〜70％）．殿部，膝，肘に好発し，潰瘍や皮膚離開もおこしうる[26]．石灰化のある関節を強く伸張すると痛みをおこし，炎症を増加させる．石灰化周囲の関節は可動域がしばしば急速に減少し，ADL に大きな問題をもたらす．急性期からの受動的 ROM 訓練と良肢位保持が重要である．関節痛や関節炎の頻度も高く，関節の屈曲拘縮がよくみられる．さらに副腎皮質ステロイドの大量継続投与は，長期的には成長障害を引き起こすこともあり，経過観察と投与方法の工夫が必要となる[28]．

■ 引用文献

1) 診断・治療指針(医療従事者向け)多発性筋炎・皮膚筋炎(公費対象)．難病情報センター．http://www.nanbyou.or.jp/entry/293
2) Bohan A, Peter JB : Polymyositis and dermatomyositis. N Engl J Med 292 : 344-347, 403-407, 1975
3) 祖父江逸郎：多発性筋炎．里吉営二郎，豊倉康夫(編)：筋肉病学．南江堂，p447, 1973
4) 里宇明元：筋疾患の臨床検査．総合リハ 21 : 513-519, 1993
5) Nzeusseu A, Brionet F, et al : Functional outcome of myositis patients : can a low-dose glucocorticoid regimen achieve good functional results? Clin Exp Rheumatol 17 : 441-446, 1999
6) Miller LC, Michael AF, et al : Quantitative muscle testing in childhood dermatomyositis. Arch Phys Med Rehabil 69 : 610-613, 1988
7) Resnick JS, Mammel M, et al : Muscular strength as an index of response to therapy in childhood dermatomyositis. Arch Phys Med Rehabil 62 : 12-19, 1981
8) Henriksson KG, Sandstedt P : Polymyositis-treatment and prognosis-A study of 107 patients. Acta Neurol Scand 65 : 280-300, 1982
9) Drouet B, Le Loët X, et al : A study of long-term survival, functional outcome and quality of life in patients with polymyositis or dermatomyositis. Rev Rhum Engl Ed 63 : 321-330, 1996
10) Lovell DJ, Lindsley CB, et al : Development of validated disease activity and damage indices for the juvenile idiopathic inflammatory myopathies. II. The Childhood Myositis Assessment Scale (CMAS) : a quantitative tool for the evaluation of muscle function. The Juvenile Dermatomyositis Disease Activity Collaborative Study Group. Arthritis Rheum 42 : 2213-2219, 1999
11) Reimers CD, Fleckenstein JL, et al : Muscular ultrasound in idiopathic inflammatory myopathies of adults. J Neurol Sci 116 : 82-92, 1993
12) vd Vliet AM, Thijssen HO, et al : CT in neuromuscular disorders : a comparison of CT and histology. Neuroradiology 30 : 421-425, 1988
13) Park JH, Vital TL, et al : Magnetic resonance imaging and P-31 magnetic resonance spectroscopy provide unique quantitative data useful in the longitudinal management of patients with dermatomyositis. Arthritis Rheum 37 : 736-746, 1994
14) Park JH, Kari S, et al : Analysis of 31P MR spectroscopy data using artificial neural networks for longitudinal evaluation of muscle diseases : dermatomyositis. NMR Biomed 11 : 245-256, 1998
15) 廣瀬和彦，小森哲夫：多発性筋炎とリハビリテーション．障害像とその評価．臨床リハ 4 : 911-914, 1995
16) Schwarz MI : Pulmonary and cardiac manifestations of polymyositis-dermatomyositis. J Thorac Imaging 7 : 46-54, 1992
17) Sonies BC : Evaluation and treatment of speech and swallowing disorders associated with myopathies. Curr Opin Rheumatol 9 : 486-495, 1997
18) 小原朋子，松本真以子，他：症例 皮膚筋炎・多発性筋炎・封入体筋炎 2. 嚥下障害がみられる症例 1). J Clinical Rehabilitation 別冊神経難病のリハビリテーション-症例を通して学ぶ 2012, pp139-143
19) Herson S, Payan C, et al : Evaluation of muscle disability in adult polymyositis and dermatomyositis with a functional assessment score. Arthritis Rheum S168, 1995
20) Wiesinger GF, Quittan M, et al : Aerobic capacity in adult dermatomyositis/polymyositis patients and

healthy controls. Arch Phys Med Rehabil 81 : 1-5, 2000
21) Huber AM, Lang B, et al : Medium- and long-term functional outcomes in a multicenter cohort of children with juvenile dermatomyositis. Arthritis Rheum 43 : 541-549, 2000
22) Askari A, Vignos PJ Jr, et al : Steroid myopathy in connective tissue disease. Am J Med 61 : 485-492, 1976
23) Benbassat J, Gefel D, et al : Prognostic factors in polymyositis/dermatomyositis. A computer-assisted analysis of ninety-two cases. 28 : 249-255, 1985
24) Maugars YM, Berthelot JM, et al : Long-term prognosis of 69 patients with dermatomyositis or polymyositis. Clin Exp Rheumatol 14 : 263-274, 1996
25) Chwalinska-Sadowska H, Maldykowa H : Polymyositis-dermatomyositis : 25 years of follow-up of 50 patients disease course, treatment, prognostic factors. Mater Med Pol 22 : 213-218, 1990
26) Hicks JE : Role of rehabilitation in the management of myopathies. Curr Opin Rheumatol 10 : 548-555, 1998
27) 澤井里香子, 眞野行生, 他：多発性筋炎とリハビリテーション．急性期〜亜急性期のリハ処方と問題点．臨床リハ 4：915-919, 1995
28) 山口　明, 大仲功一, 他：多発性筋炎とリハビリテーション．慢性期のリハ処方と問題点．臨床リハ 4：920-924, 1995
29) Alexanderson H, Lundberg IE : Exercise as a therapeutic modality in patients with idiopathic inflammatory myopathies. Curr Opin Rheumatol 24 : 201-207, 2012
30) Deshaies LD, Yasuda Y, et al : Occupational therapy management of a patient with severe polymyositis. Arthritis Care Res 7 : 104-107, 1994
31) King TI : Wheelchair-attachable deltoid aid. Am J Occup Ther 37 : 564-565, 1983
32) Malpe RR, Lee MHM, et al : Rehabilitation techniques in polymyositis. NY State J Med 73 : 1208-1210, 1973

第11章
筋痛・捻挫・靱帯損傷

　日常診療上で診る筋痛は種々雑多な原因に基づいていて，肩こり，腰痛，筋・筋膜性疼痛症候群 myofascial pain syndrome（MPS）のような局所的なものから，リウマチ性多発筋痛症や線維筋痛症 fibromyalgia（FM）のように全身に痛みが生じるものまである．そしてその訴えも痛みだけではなくこわばった感じ，こり，張った感じと患者によって表現もさまざまであり，典型的なものは別として，診断をつけにくいことも少なくない．

　また捻挫と靱帯損傷は，関節に正常範囲以上の外力が加えられ，関節包や靱帯が引き伸ばされて損傷を受けた状態をいうもので，軽度のものを一般的に捻挫といい，断裂などの重度の場合は部位を限局して○○靱帯損傷ということが多い．

1 基礎的知識

A 筋痛

　筋痛 myalgia とは，筋肉やその周囲に生じる痛みを総称したもので，臨床的には漠然としている．筋自身に変化のあるもの，筋膜，腱，筋膜・骨膜移行部に病変があるもの，内臓や関節からの関連痛もある．ブラジキニン，セロトニン，プロスタグランジン E_2 などの内因性発痛物質による刺激や筋収縮による牽引刺激が原因となることがある．急性痛や慢性痛があり，器質的な身体的側面のみならず心理的側面が影響していることも多い．

B 捻挫，靱帯損傷[1]

　靱帯は，主としてコラーゲン線維からなる結合組織で，骨と骨をつなぎ関節包を補強する役割をもつ．関節の生理的な運動を維持・制御するが，関節が生理的可動域の許容範囲を超えて運動を強制されると種々の程度で損傷を生じる．スポーツ外傷として生じることが多く，特に足関節，膝関節に多発するが，上肢でもみられる．

　骨折や脱臼を伴わないものを一般的に捻挫 sprain と呼び，3段階に分類される．

1 第1度捻挫

　狭義の捻挫．明らかな損傷を伴わないもので，靱帯の一部線維の断裂を認めることもある．関節包は温存される．

2 第2度捻挫

　靱帯の部分断裂．関節包が損傷されることが多い．

3 第3度捻挫

　靱帯の完全断裂．関節包断裂を伴い，関節の不安定性を伴う．

2 診断・評価

A 筋痛

　痛みの治療には，適切な診断が必要である．痛みの部位などの問診や視診，触診などの診察ののち，X線写真やCT，MRIなどの画像診断，また全身の筋痛を伴う疾患が疑われれば血液検査も併せて行う．

　筋・筋膜の外傷や炎症などの原因が明らかなものによる筋・筋膜性疼痛以外に，検査上異常がみられない MPS や FM がある．筋痛が全身性にあるか，1〜2個所の限局された部位にあるかといっ

た違いが主である．MPS は，Simons[2]による診断基準が示されており，筋肉での索状硬結をふれる，索状硬結に沿った1点での強烈な圧痛点があるなどがあげられている．また FM は，2009年から日本線維筋痛症学会が発足し，ガイドラインも 2011 年から発刊されている．

B 捻挫，靱帯損傷

受傷時の状況，関節にかかった外力は直接的か間接的かを知るところから始まる．症状は，自発痛，圧痛，腫脹，運動制限を認める．第1度では関節血症を認めないが，第2度では関節血症に加えて軽度の異常可動性を認め，第3度では症状がすべて強く，靱帯完全断裂になるため，関節の不安定性が特徴的である．圧痛は断裂部に強く，時に陥凹部を触知できる．

ベッドサイドでは関節にストレス負荷を行い関節の不安定性を検出するが，疼痛が激しいときは反射的に力が入るため不安定性を評価できない場合もある．その際は，局所麻酔のうえ，検査を行い関節の不安定性を評価する．関節の不安定性の客観的評価では，ストレス負荷時のX線像を健側と比較する．また画像診断では，MRI が有用であり，膝の場合は半月板損傷の合併の有無も同時に評価できる[1]．

3 治療プログラム

A 筋痛

炎症性疾患においては，急性期期間の安静を配慮し，次いで安静と活動とのバランスをとるようにする[3]．理学療法については次の項目にて述べる．

非ステロイド性消炎鎮痛薬（NSAIDs）や筋弛緩薬，抗うつ薬，抗痙攣薬，漢方薬による薬物療法を併用する．2012年6月からはプレガバリンの効能効果に「線維筋痛症に伴う疼痛」が追加承認されている．MPS はトリガーポイントに起因する関連痛であり，トリガーポイントブロックも有効である．

B 捻挫，靱帯損傷[4,5]

靱帯損傷の程度を判断し，患者の年齢，自覚症状，活動レベルなどを考慮して，保存療法か手術療法かを決定する．

保存療法としては，一般に RICE 療法（安静 rest，冷却 ice，圧迫 compression，挙上 elevation）の原則に従って治療する．安静を保つために重症度に応じてテーピングや装具，キャストで固定する．固定中もできるかぎり痛みのない範囲で関節可動域（ROM）訓練や筋力訓練を行い，筋力低下を最小限にとどめるよう努める．

そして固定除去後は速やかにリハビリへ移行する．異常動揺性の著明な重症例では，一般に3〜6週間のキャスト固定を行うが，外科的修復を要することもある．膝関節では，内側側副靱帯損傷では多くの場合保存的治療で治癒するが，前十字靱帯損傷ではその可能性が低くなり，手術を選択することが多くなる．

4 リハビリテーションの実際

A 筋痛[3]

1 温熱療法（寒冷療法を含む）

温熱が治療に用いられる目的として以下の3つが考えられる．①少量で不快な感覚を軽減させ，痛みを減じる．②筋の緊張を取り去り痙性を減じて鎮静させる．③筋およびそのほかの軟部組織の拘縮を解除する．基本的に急性期は寒冷療法，慢性期には温熱療法を用いる．

表層の疼痛に対しては，表層性温熱療法であるホットパック，パラフィン浴が，深部の疼痛に対しては深達性温熱療法である超短波，極超短波，超音波が適応となる．範囲が全身に及ぶ場合は赤外線や浴形式のものがよい．

2 マッサージ

以前はよく用いられていたが，最近ではあまり使用されない．しかし民間療法として最も利用されている．一時的な軽快は認められるが，長時間は続かない．

表 10-53 膝蓋腱による鏡視下前十字靱帯再建術後のリハビリの流れ

術前（　/　）		評価〔大腿・下腿周径，関節弛緩性，ROM，筋力(BIODEX)，歩容など〕 筋力改善訓練 神経運動器協調訓練 ストレッチ（ハムストリングス，腓腹筋，腸脛靱帯など）
手術当日 （　/　）	寒冷療法 筋力訓練 協調訓練	アイシング（5日間） 下肢周囲筋セッティング，上肢，体幹，腱側下肢の等尺性収縮訓練 足指の屈伸運動
術1日後 （　/　）	装具療法 ROM訓練 荷重・歩行 筋力訓練 協調訓練	仮Kyuro膝装具を装着 膝蓋骨モビライゼーション，屈伸0～60°の範囲でROM訓練開始 松葉杖での移動，耐えられるだけ荷重可能 通電刺激，下肢挙上訓練（膝屈曲位で下肢挙上），股・足関節の等尺性訓練 足指のジャンケン運動
術2日後 （　/　）	協調訓練	足指把握訓練（シーツたぐり寄せ，ビー玉つかみなど）
術3日後 （　/　）	ROM訓練 CKC訓練 筋力訓練 協調訓練	屈伸0～70°の範囲で行う 軽度屈曲でスクワットを行う 膝周囲筋の等張性訓練 壁に足底をつけて足を上下に這わせる 座位にてボールや不安定板の制動訓練
術5日後 （　/　）	装具療法 ROM訓練 荷重・歩行 筋力訓練	患者本人用Kyuro膝装具を装着 屈伸0～80°の範囲で行う 松葉杖なしで歩行 OKC（セラバンドを用いた大腿四頭筋，ハムストリングスの求心性および遠心性筋力訓練） CKC（スクワット，壁背姿勢での膝屈伸運動，ランジなどにて荷重下筋力訓練）
術7日後 （　/　）	ROM訓練 協調訓練	屈伸0～90°に拡大 腹臥位で足指を床につけて膝を伸展する（膝を浮かせる） 立位ボール制動，立位不安定板訓練
術10日後 （　/　）	ROM訓練	屈伸0～110°に拡大
術14日後 （　/　）	ROM訓練 協調訓練	屈伸0～130°に拡大 自転車エルゴメーター，立位不安定板訓練
術3週後 （　/　）	ROM訓練	屈伸0～140°に拡大 通常の退院時期
術4週後 （　/　）	ROM訓練	屈伸0～150°に拡大
術7週後 （　/　）	ROM訓練 筋力評価	完全屈伸可動域の獲得 180°/秒で評価する
術8週後 （　/　）	筋力評価 装具療法	30，60°/秒で評価する 膝装具除去
術5か月後 （　/　）		ジョギング開始
術1年後 （　/　）		完全なスポーツ復帰

入院期間：通常3週間
〔井原秀俊：鏡視下前十字靱帯再建．井原秀俊（編）：下肢疾患の加速的リハビリテーション―在院日数短縮への道標．南江堂，pp177-192，1999 より改変〕

3 運動療法

運動療法の目的は，患者の運動機能障害を最大回復に向けて治療し教育することで，予防効果も期待できる．具体的には組織の循環，ROM・筋力の維持・改善，協調性の獲得，スピードと巧緻性の改善，リラクセーションの習得があげられる．一般に痛みに対して耐えられる範囲で自動運動を開始し，痛みが緩解の方向へ進んでから他動運動や抵抗運動を始めるのがよい．運動の協調性を獲得することが重要で，痛みのため望ましい運動ができず，その代償運動を行うようなことは避けなければならない[3]．

B 捻挫，靱帯損傷

損傷した部位，程度によって治療方針もリハビリの進め方も異なってくる．また手術後のリハビリプログラムやスポーツ復帰までの期間は，その術式や施設により異なるため，手術を受けた医師の指示に従う．

ここでは損傷頻度の高い足関節捻挫（足関節外側靱帯損傷）と，前十字靱帯損傷について述べる．

1 足関節捻挫 [4,5]

足関節外側靱帯は，前距腓靱帯，踵腓靱帯，および後距腓靱帯より構成され，最も一般的な足関節損傷では足関節底屈位と足部内がえしによる前距腓靱帯損傷である．

保存療法では，急性炎症症状が消褪したのち，足関節固定装具やキャストによる固定を行う．損傷の程度によって固定の期間を決定する．軽い捻挫のときは数日間，重症の場合は3〜5週固定を続ける．

亜急性期には，引き続き腫脹，炎症，疼痛の減少を目標とし，関節運動と筋力強化，指導下の適切な荷重を開始する．関節運動は修復された前距腓靱帯への過負荷を避けるため，内がえし・外がえしを避け，底背屈のみ痛みのない範囲で行う．

リハビリ期になると，筋力，持久力，バランスおよび荷重時の固有感覚の回復に焦点を当てる．この時期に訓練を繰り返すことで，機能的にも構造的にも靱帯の強度が増す．スポーツ復帰はサポーターなど足関節装具装着下に許可し，再発予防のために，機能的な反復練習や多方向のバランス訓練，腓骨筋の予防的筋力強化を行う．

2 前十字靱帯損傷（再建術）[6]

当院で用いられている膝蓋腱を用いた鏡視下前十字靱帯再建でのリハビリの流れを表10-53に示す．

再建材料の選択，再建材料の固定法の改良，鏡視下手術の発達など，手術自体の改良もあり，術後早期からの膝関節可動域訓練と荷重歩行訓練が可能となっている．

筋力訓練では，術当日から下肢周囲筋のセッティングを行い，日常生活に即した閉鎖運動連鎖 closed kinetic chain（CKC）訓練を早期から取り入れ，その後個々の最大筋収縮を得られる開放運動連鎖 open kinetic chain（OKC）訓練を組み合わせて行う．

手術5か月後からジョギングを開始し，徐々にスポーツ復帰プログラムを介して，完全なスポーツ復帰は術1年後としている．

■ 引用文献

1) 玉井和哉：外傷総論．加藤博之：軟部組織損傷．国分正一，鳥巣岳彦（監修）：標準整形外科学，第10版．医学書院，pp618-656, 2008
2) McCain GA : Fibromyalgia and myofascial pain syndromes. Wall PD, Melzack R (eds) : Textbook of Pain, 3rd ed. Churchill Livingstone, New York, pp475-493, 1994
3) 岩倉博光：痛みの治療原理．津山直一（監修）：標準リハビリテーション医学，第2版．医学書院，pp115-120, 2000
4) Stephenson K, et al（著），小久保哲郎（訳）：足と足関節の損傷．Brotzman SB, 他（著），木村彰男（監訳）：リハビリテーションプロトコール—整形外科疾患へのアプローチ，第2版．MEDSi, pp618-636, 2010
5) 須田康文，他：前十字靱帯損傷，内側側副靱帯，足関節捻挫とそのリハビリテーション．千野直一，他（編）：骨関節疾患のリハビリテーション，金原出版，pp195-206, 2003
6) 井原秀俊：鏡視下前十字靱帯再建．井原秀俊（編）：下肢疾患の加速的リハビリテーション—在院日数短縮への道標．南江堂，pp177-192, 1999

第12章
骨関節疾患

1 変形性膝関節症，人工膝関節置換術

A 変形性膝関節症

1 基礎的知識

変形性膝関節症（膝OA）は，関節の退行変性により軟骨と骨に破壊と増殖性変化をきたす疾患である．国内の潜在患者数は2,400万人，有症患者数は820万人と推計されており，ロコモティブシンドロームの原因疾患の主要な1つとなっている[1]．

その成因は明らかではないが，発症・進展に関与すると考えられる因子としては，全身的には遺伝，人種，性別，年齢，女性ホルモン，骨密度，喫煙，内科疾患，局所的には肥満，下肢アライメント，下肢筋力，関節動揺性，外傷，日常の活動性，職業，スポーツ，などがあげられている．日本人ではアメリカの白人と比べ有病率が高く，肥満女性の内反型が多数を占めている[2]．

病理学的には，関節軟骨には菲薄化や不整がみられ，進行すると軟骨下骨が露出する．骨では骨棘が形成され，軟骨下骨は硬化，破壊性変化として骨囊腫が形成される．

主症状は，膝関節の疼痛，ROM制限，それに伴う歩行障害などのADL障害であるが，剝離した軟骨片に対する異物反応や変性断裂した半月板などの刺激により，滑膜炎を生じ，時に関節水腫を生じる．

有症患者は，潜在患者の1/3とされ，必ずしもX線所見と臨床症状とは一致しない．lateral thrust（歩行立脚初期にみられる膝の急激な内反運動，図10-93）など膝関節の異常な動きは，変形性関節症の発症や進行や症状の発現に関与している[3]．また，屈曲拘縮を生じると膝のスクリューホーム運動 screw home movementが障害され，伸展位での膝関節の安定性が得られず，異常可動性の誘因となる．

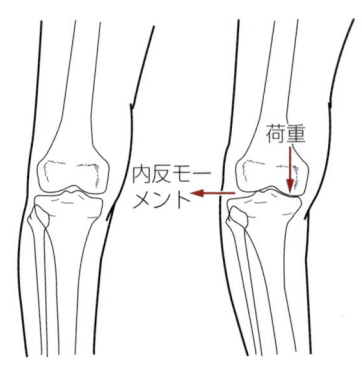

図10-93 lateral thrust

2 診断・評価

a. 診断

X線評価は，国際的にはKellgren and Lawrence分類が用いられ，gradeⅡ以上が膝変形性関節症と診断される（表10-54）．X線所見に比べ症状が強い場合は，半月板損傷の合併や膝関節特発性骨壊死の鑑別のためMRI検査を検討すべきである．腫脹，熱感などの炎症所見が強い場合は，関節リウマチ，化膿性膝関節炎，結晶誘発性関節炎（痛風，偽痛風）などとの鑑別が必要で，血液検査や関節液検査が行われる．

b. 評価

治療者立脚型の評価基準としては，国内では日本整形外科学会膝OA治療成績判定基準（JOAスコア）が用いられることが多い．患者立脚型の評

表 10-54　Kellgren and Lawrence 分類

Grade	X線像
0	正常．
I	関節裂隙狭小化や骨棘形成の疑いあり．
II	明らかな骨棘あり，軽度の関節裂隙狭小化あり．
III	中等度の多発性骨棘あり，関節裂隙は狭小，軟骨下骨の硬化や関節面の変形がみられる．
IV	大きな骨棘あり，関節裂隙は消失し，著明な軟骨下骨の硬化や関節面の変形がみられる．

価方法としては，WOMAC(Western Ontario McMaster universities osteoarthritis index)が国際的には用いられることが多いが，わが国の文化を反映した患者立脚型疾患特異的QOL評価尺度である，日本版変形性膝関節症患者機能評価尺度Japanese knee osteoarthritis measure(JKOM)の使用も広まってきている[4]．

運動機能の評価には，10 WMT，Timed Up and Go test(TUG)，開眼片脚時間などが一般的である[5]．

3 治療プログラム

変形性膝関節症は，加齢に起因する疾患であり，重症例を除けば進行防止を含めた保存的療法が中心となる．保存的療法としては生活指導，運動療法，物理療法，装具療法(足底板など)，薬物療法としては非ステロイド性消炎鎮痛薬(NSAIDs)，関節注射(ヒアルロン酸，ステロイド)，などがあげられる．進行例では，手術療法(膝関節鏡視下デブリドマン，高位脛骨骨切り術，人工膝関節置換術など)が考慮されるが，手術の適応にあたっては患者が望むQOLと患者の全身状態や手術によって得られる機能改善の程度を十分に勘案する必要がある．

近年，OARSI(osteoarthritis research society international)により変形性関節症に関するガイドラインが公表され，それに対する日本整形外科学会変形性膝関節症診療ガイドライン策定委員会による適合化が行われた(日本整形外科学会ホームページ)．そのなかでリハビリに関しては，理学療法士による評価と運動療法の指導(推奨度89％)，定期的な有酸素運動，筋力強化訓練および関節可動域訓練の継続(推奨度96％)など運動療法が，膝関節装具(推奨度76％)や温熱療法(推奨度64％)と比べ高く評価されている．

膝関節の異常可動性は，発症や進行の大きな要因であることから，運動療法では筋力強化訓練，特に伸展筋力の強化による荷重時の膝関節の安定性の獲得が重要である[3]．体幹のバランスが膝関節の動きに影響を与えるが，特に股関節外転筋は歩行中の骨盤傾斜を制御して，膝関節にかかる内転モーメントを軽減させることから，その強化も必要である[6,7]．

関節軟骨は，荷重，除荷の周期的運動によって関節液がその内部に取り込まれ，正常な代謝が維持されている．また，そのほかの関節構成体も正常な代謝維持には力学的な負荷が必須である．さらに，微細な異常可動性を制御するためには，バランスや固有感覚の訓練が必要である．このような観点から，スクワットと片脚起立からなるロコトレも有用な手段と言える．

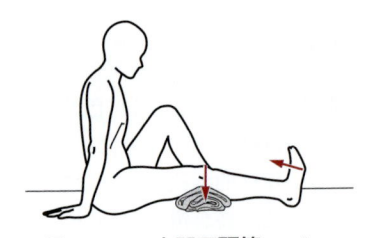

図 10-94　大腿四頭筋 setting

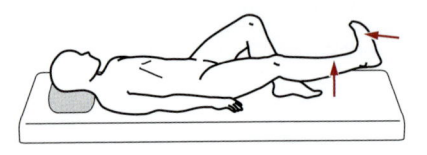

図 10-95　SLR 訓練

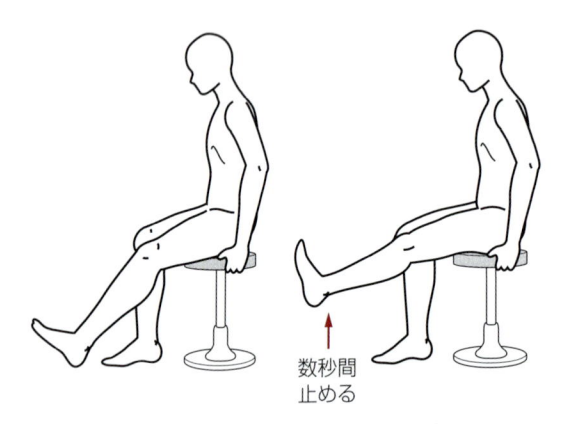

図 10-96　等張性膝伸展筋訓練

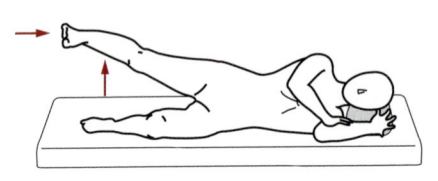

図 10-97　股関節外転筋力訓練

4　リハビリテーションの実際

　長期に経過する疾患であり，ホームプログラムの指導が中心となるが，継続性を考慮すれば，プログラムが過大とならないことと定期的な指導が必要である．

a. 膝伸展筋力訓練[6,8]

(1) 大腿四頭筋 setting（図 10-94）
　仰臥位または座位で，膝の下にタオルなど軟らかいものを置き，足関節を背屈しつつ，数秒間これを押しつぶすように力を入れる．

(2) 下肢伸展挙上 straight leg raising（SLR）訓練（図 10-95）
　仰臥位または座位で，足関節を背屈しつつ，下肢を 20〜30 cm 伸展挙上，数秒間保持する．

(3) 等張性膝伸展筋訓練（図 10-96）
　椅子に座り膝関節を伸展，足関節を背屈しつつ数秒間膝関節伸展位を保持する．膝蓋大腿関節への負荷軽減のため屈曲約 45°からとする．

　(1)〜(3)のいずれかを 1 日に 20〜30 回，2〜3 セット行う．腰部への負荷を軽減するため，反対側の膝は 90°以上曲げて行う．

b. 股関節外転筋力訓練（図 10-97）

　側臥位で足関節を背屈，下肢を 20〜30 cm 外転挙上し数秒間保持する．1 日に 20〜30 回，2〜3 セット行う．

　変形性膝関節症の膝痛の背景には，膝関節周囲の線維化と疼痛閾値の低下があるとの仮説のもと，疼痛許容範囲で積極的に膝最大伸展訓練と最大屈曲訓練を意識的に行うことで，短期的には最大屈曲角度や歩行時痛の改善を認めたとの報告があり，今後の検討課題である[9]．

B　人工膝関節置換術

1　基礎的知識

　人工膝関節置換術は，内側または外側コンパートメントのいずれか一方だけを置換する単顆置換術 unicompartmental knee arthroplasty（UKA）と，両方のコンパートメントと膝蓋大腿関節のすべてを置換する全置換術 total knee arthroplasty（TKA）に分けられる．2010 年には，その手術件数は 7 万件弱と年々増加の一途をたどっている．これは高齢化による患者増だけではなく，東洋人の生活様式や趣味的活動にも配慮した深屈曲可能な TKA の開発など機種の進歩，ナビゲーション

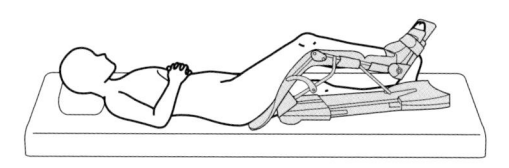

図 10-98　CPM(continuous passive motion)

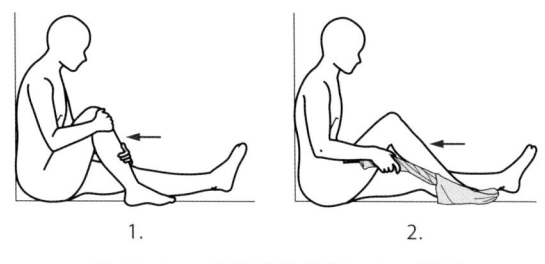

図 10-99　自動介助訓練 ROM 訓練

システムや最小侵襲人工膝関節置換術など新たな手技の導入，周術期医療の進歩による安全性の向上，などが要因となっている．今日，人工膝関節置換術には単に歩行能力の改善のみでなく，広く患者の望む QOL に対応することが求められている．

2 診断・評価

術前の運動機能や目標とする QOL などに基づいて達成目標を設定する．術後の ROM に関与する因子（術前 ROM，術中の軟部組織バランス，インプラントの種類やサイズなど）を把握することは，リハビリを進めていくうえで役立つ．

3 治療プログラム

予定手術であるので，術前に術後の治療プログラムについて説明するとともに基本的プログラムについて実技指導しておくことは，術後の患者の不安を取り除き，訓練をスムーズに進めていくうえで有用である．

手術では膝伸展機構に侵襲が加えられるため，これに過度の負担が加わらないよう配慮して，ROM 訓練，筋力訓練，起立歩行訓練を進めていく．

ROM 訓練は，術直後は CPM（図 10-98）を使用するが，自動屈曲可能となればヒールスライドな

表 10-55　リハビリプログラムの一例

- 術前日：患者の評価とともに術後の訓練内容を説明，簡単に指導を行う．
- 術当日〜術後 1 日目：足関節の屈伸運動（DVT 予防）．
- 術後 2 日目：CPM，SLR 訓練開始．
- 術後 5〜7 日：自動介助訓練 ROM 訓練，平行棒内起立歩行訓練開始
- 術後約 10 日：歩行器歩行訓練開始
- 術後 2〜3 週：杖歩行開始
- 術後 3 週〜4 週：屋外歩行，床上動作指導，階段昇降訓練など

どの自動介助訓練に移行する．ROM 訓練では，疼痛や訓練に対する恐怖心を生じる高強度の訓練より，低強度の訓練を長時間行うほうが有効である．また，クーリングなど温熱療法で疼痛を軽減し，マッサージなどで筋の防御収縮を取った状態で行うことが肝要である[10]．

筋力訓練では，負担の少ない SLR 訓練から始め，等張性膝伸展筋訓練で膝関節のコントロールがある程度可能となれば，起立歩行訓練へと進めていく．術直後は関節の腫脹が強く，クーリングによる炎症の抑制を行う．

近年，TKA 術後の深部静脈血栓症 deep vein thrombosis(DVT)や肺塞栓症 pulmonary embolism(PE)が問題となっており，術直後から歩行開始までは予防のため，積極的な足関節屈伸運動を行わせることが必要である．

4 リハビリテーションの実際

済生会八幡総合病院におけるリハビリプログラムを示す（表 10-55）．

自動介助訓練 ROM 訓練では，壁を背にして行うと体幹が後方に倒れない（図 10-99 1）．屈曲が不十分な場合は，タオルなどを足部にかけて引っ張る（図 10-99 2）．

昨今の医療改革の流れのなかでは在院日数の短縮を求められており，充分なリハビリをして退院することは難しくなってきている．ただし，術後数か月は ROM，筋力とも改善が期待できるため，退院後のホームプログラムや外来での定期的指導が望まれる．

表 10-56　日本整形外科学会変形性股関節症病期分類

判定／項目	関節裂隙	骨構造の変化	臼蓋・骨頭の変化
4	ほぼ正常	ほとんどなし	形態はほぼ正常
3（前股関節症）	関節面の不適合軽度 狭小化なし	骨梁配列の変化がありうる	先天性，後天性の形態変化あり
2（初期股関節症）	関節面の不適合あり 部分的な狭小化	臼蓋の骨硬化	軽度の骨棘形成
1（進行期股関節症）	関節面の不適合あり 部分的な軟骨下骨質の接触	臼蓋の骨硬化 臼蓋あるいは骨頭の骨囊胞	骨棘形成あり 臼底の増殖性変化
0（末期股関節症）	関節面の不適合あり 荷重部関節裂隙の広範な消失	広汎な骨硬化，巨大な骨囊胞	著明な骨棘形成や臼底の2重像 臼蓋の破壊

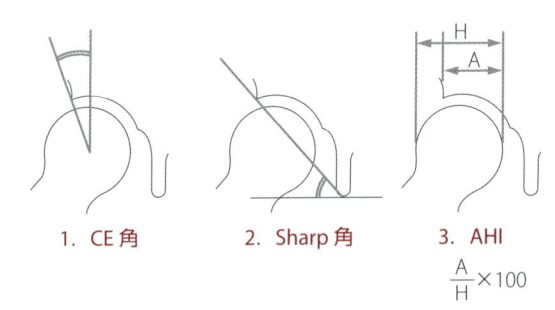

1. CE角　　2. Sharp角　　3. AHI $\dfrac{A}{H}\times 100$

図 10-100　CE角，Sharp角，AHIの計測法

2　変形性股関節症，人工股関節全置換術

1　基礎的知識

　変形性股関節症は，なんらかの原因で関節軟骨に損傷が生じ，摩耗あるいは増殖性変化がおこり，さまざまな関節変化が進行していく退行性骨関節疾患である．一次性と二次性に大別され，前者は原因不明の，後者は先天性股関節脱臼や臼蓋形成不全，Perthes病，大腿骨頭壊死，外傷，など原因が同定できるものである．加齢とともに発症頻度が高くなり，単純X線診断によるわが国の有病率は1.0〜4.3%で，男性0〜2.0%，女性2.0〜7.5%と女性に多く，80〜90%が二次性変形性股関節症で，臼蓋形成不全による亜脱臼性股関節症が大部分を占めている．

2　診断・評価

　変形性股関節症の診断基準で世界的にコンセンサスの得られているものはないが，米国リウマチ学会の基準では股関節痛があり，①赤血球沈降速度（ESR）<20 mm/時，②大腿骨頭あるいは臼蓋の骨棘形成，③関節裂隙の狭小化，の3項目のうち2項目以上が該当するものとされている．

　単純X線検査による日本整形外科学科変形性股関節症病期分類（表10-56）では，前股関節症，初期股関節症，進行期股関節症，末期股関節症に分類される．末期に至ると，疼痛やROM制限が高度となり，筋萎縮や脚長差も加わり，歩行やADLの制限が著しくなる．二次性変形性股関節症では，骨頭の被覆率評価が重要で，center edge角（CE角，骨頭中心を通る垂線と骨頭中心と臼蓋外側縁を結んだ線とのなす角度），Sharp角（涙痕下縁と臼蓋外側縁を結ぶ線と左右の涙痕下縁を結んだ線のなす角度），acetabular head index（AHI，大腿骨頭内側端から臼蓋外側端までの距離を大腿骨頭横径で割った値），などが指標として用いられる（図10-100）．

　臨床評価基準として国際的に統一されたものはなく，わが国では日本整形外科学会股関節機能判定基準 JOA hip score（表10-57）が用いられることが多い．

　変形性股関節症の症候や身体所見の特徴としては，股関節可動域制限（特に内旋制限），鼠径部痛，跛行，脚長差〔棘果間距離 spina malleolar distance（SMD）の測定〕，筋萎縮などがあり，Patrick徴候〔股関節屈曲 Flexion・外転 Abduction・外旋 External Rotation 時に疼痛がおこる現象（FAbERテストとも呼ばれる），図10-101〕やTrendelenburg徴候（外転筋不全のため片脚立

2 変形性股関節症，人工股関節全置換術

表 10-57　日本整形外科学会股関節機能判定基準 JOA hip SCORE

疼痛	右	左	可動域	右	左	歩行能力		日常生活動作	容易	困難	不可
股関節に関する愁訴がまったくない．	40	40	屈曲 伸展			長距離歩行，速歩が可能，歩容は正常．	20	腰かけ	4	2	0
不定愁訴（違和感，疲労感）があるが，痛みはない．	35	35	外転 内転			長距離歩行，速歩は可能であるが，軽度の跛行を伴うことがある．	18	立ち仕事（家事を含む）*2	4	2	0
歩行時痛みはない（ただし歩行開始時あるいは長距離歩行後疼痛を伴うことがある）．	30	30	点数*1	屈曲		杖なしで，約30分または2km歩行可能である．跛行がある．日常の屋外活動にほとんど支障がない．	15	しゃがみこみ・立ち上がり*3	4	2	0
自発痛はない．歩行時疼痛はあるが，短時間の休息で消退する．	20	20		外転		杖なしで，10～15分程度，あるいは約500m歩行可能であるが，それ以上の場合1本杖が必要である．跛行がある．	10	階段の昇り降り*4	4	2	0
自発痛はときどきある．歩行時疼痛があるが，休息により軽快する．	10	10	*1：関節角度を10°刻みとし，屈曲には1点，外転には2点与える．ただし屈曲120°以上はすべて12点，外転40°以上はすべて8点とする．屈曲拘縮のある場合にはこれを引き，可動域で評価する．			屋内活動はできるが，屋外活動は困難である．屋外では2本杖を必要とする．	5	車，バスなどの乗り降り	4	2	0
持続的に自発痛または夜間痛がある．	0	0				ほとんど歩行不能．	0	*2：持続時間約30分．休息を要する場合困難とする．5分程度しかできない場合，不能とする． *3：支持が必要な場合，困難とする． *4：手すりを要する場合は困難とする．			
具体的表現						具体的表現					

右左，各100点満点

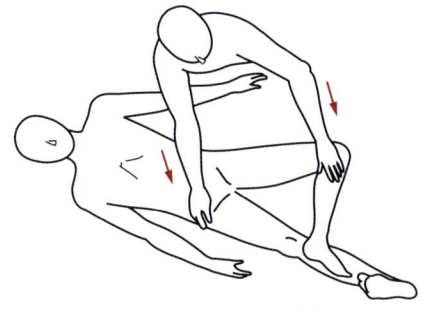

図 10-101　Patrick 徴候
変形性股関節症では，股関節を屈曲，外転，外旋すると股関節痛を訴える．この誘発テストが Patrick 徴候であり，反対側の上前腸骨棘を固定して誘発側の膝を押し広げる．

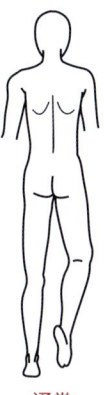

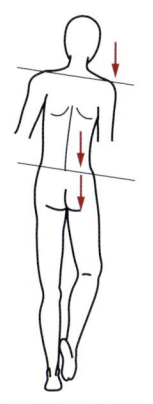

通常　　1. Trendelenbung 徴候　　2. Duchenne 徴候

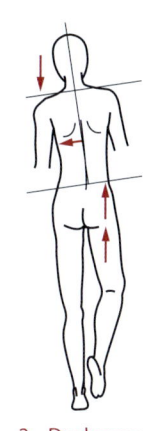

図 10-102　特有の身体所見

位時に骨盤を保持できなくなり遊脚側の骨盤および肩が沈下する現象，図10-102 1)），Duchenne徴候(Trendelenburg徴候での遊脚側の骨盤沈下を防ぐために立脚側に重心を移動し，体軸が立脚側に傾き肩が下がる現象，図10-102 2)）などがあり，他疾患との鑑別にも有用である．

3 治療プログラム

変形性股関節症の治療では，基本的には保存療法が優先されるべきであるが，病期と年齢に応じて外科的治療を考慮することも必要となる．漫然と保存的治療を続けることで病期が進行して，術式の選択に影響を与える可能性も出てくる．

保存療法では，薬物療法，理学療法とあわせて，股関節への負荷を軽減させる生活指導などの患者教育を行い，進行を予防することが重要である．

手術療法は，関節温存手術と関節を温存しない手術に大別される．前者は，①骨盤側手術(臼蓋形成術，Chiari骨盤骨切り術，寛骨臼回転骨切り術)，②大腿骨側手術(大腿骨内反骨切り術，大腿骨外反骨切り術，大転子移行術)，③関節鏡視下手術(関節デブリドマン，関節形成術，筋解離術，など)がある．関節温存手術は，病期，年齢，可動域，関節適合性，対側下肢の支持性，社会的背景，などを配慮して決定される．

後者では，人工股関節全置換術，関節固定術がある．人工股関節全置換術は，病期が進行して，保存療法では疼痛が改善されず機能障害の強い例で，比較的高齢者が適応とされてきた．しかし最近では，耐摩耗性に優れたインプラントの開発や手術手技の進歩などによる耐用年数の向上に伴い，若年者にも適応が拡大されてきている[11]．セメント使用とセメント非使用の人工関節があるが，最近は両者ともに早期離床のパスが使用されることが多く，荷重時期に関しても差をつけていない施設が多い．関節固定術は，疼痛や機能障害が強く，関節温存術や人工股関節全置換術が適応とならない若年者で片側例に行われる．将来，人工股関節全置換術へ移行することも可能である．

4 リハビリテーションの実際

変形性股関節症に対するリハビリの主たる目的は，ROMの改善と股関節周囲筋の筋力強化をは

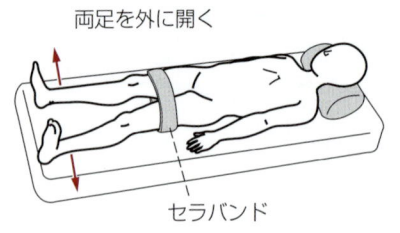

図10-103 仰臥位での股関節外転筋の強化運動

かり，荷重動作における関節の安定性を向上させ，ADL能力を改善することにある．

a. 患者教育

日本整形外科学会の「変形性股関節症診療ガイドライン」[12]では，患者教育の長期的な病期進行予防効果に関しては不明であるが，症状の緩和に対して有効であり，行うべきとされている．患者教育では，股関節の解剖や疾患の理解，ADLの指導，杖や装具の指導，家庭での運動指導，などがある．和式から洋式生活への切り替え，長距離歩行や長時間の立位作業の回避，荷物は健側上肢で持つなどの生活指導や，減量，杖の使用，補高による履物の調整，などを行う．

b. 運動療法

ガイドライン[12]では，運動療法(筋力強化訓練，ストレッチ，機能訓練，水中歩行)の長期的な病期進行予防効果に関しては不明であるが，短期的な疼痛，機能障害の改善には有効とされている．

筋力強化訓練としては，まずは股関節周囲筋(特に外転筋である中臀筋，大腿筋膜張筋，小殿筋と，伸展筋である大臀筋)と大腿四頭筋への訓練が中心となる．特に重要な股関節外転筋の強化では，仰臥位でセラバンドを使用して下肢に抵抗を加えながら外転させようとする等張性収縮訓練(図10-103)や，伸縮性のないバンド(バスタオルなどを利用)で固定して外転させようとする等尺性収縮訓練や，側臥位で外側に下肢を挙上する訓練(負荷をかける場合は下腿部に重りをつける，図10-97)を行う．大腿四頭筋訓練では，patella setting(タオルなどを大腿後面に置き，下肢を伸ばして膝を床に押し付ける)や下肢伸展挙上訓練 straight leg raising exercise(SLR，負荷をかける

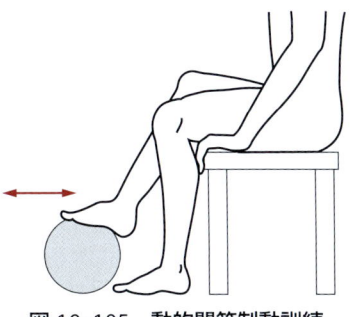

図 10-104　外転運動

図 10-105　動的関節制動訓練

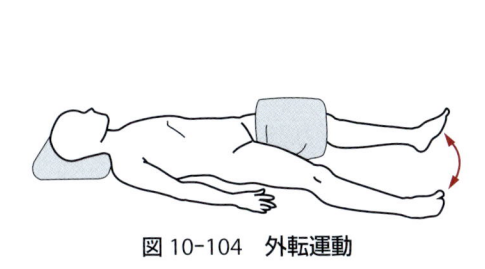

場合は下腿部に重りをつける)を行う.
　十分な荷重が可能であれば，下肢の安定性獲得を目的に，同時収縮により動作に関連した筋群の強化のためにスクワットや起立-着座訓練など，閉鎖運動連鎖 closed kinetic chain(CKC)での訓練を行う.
　おのおのの筋力強化訓練は，20回を1セットとして1日3セットを目安に行う．また水中歩行は，水の粘性や浮力を利用して，関節に負担をかけずに筋力強化が可能である．

c. 温熱療法
　ガイドライン[12]では，温熱療法の治療効果は明らかではないが，短期的な QOL の改善には有効とされている．ホットパックや極超短波が用いられ，関節や筋の痛みを和らげ，血流改善効果も期待できる．運動療法の前処置として行われることが多い．

d. 人工股関節全置換術 total hip arthroplasty (THA) におけるリハビリテーション
　人工股関節全置換術においては，早期離床・早期歩行を行って筋力強化訓練，ROM 訓練，ADL 訓練は最も基本となり重要である．

(1) 術前のリハビリテーション
　術前評価を行い，十分にオリエンテーションをしておく．術後のリハビリプログラムを説明し，脱臼肢位の確認を行い理解してもらっておく．後方アプローチの場合は，日常生活において過度の「屈曲・内転・内旋」肢位を避けるように，また前方アプローチの場合には，「伸展・内転・外旋」肢位を避けるよう指導する．そして，起居・移乗動作や車椅子操作，術後にベッド上で行う自主訓練や松葉杖歩行などの指導を実際に行っておく．

(2) 術後のリハビリテーション
　術後下肢肢位は，内外旋中間位で外転枕を使用して 15～20°の外転位とし，体位交換や車椅子乗車時にも外転枕で外転位を保持する．
　術当日より，足関節および足趾の自動底・背屈運動 calf pumping と大腿四頭筋の setting を積極的に行わせる．また，健側下肢や両側上肢の強化運動も励行させる．術後2日目より，ドレーン抜去後には臥位での active SLR や外転運動(外転枕を使用した状態で，下肢を中間位に保ち外転運動を行う，図 10-104)を開始し，筋力回復に応じて抵抗運動へと変更していく．また車椅子乗車を行い，疼痛の許容範囲で荷重制限は行わずに平行棒内歩行や歩行器歩行訓練を進めていく．股関節の屈曲は 90°までとして，過度の屈曲は行わないようにする．
　筋力の回復に伴い，T字杖歩行訓練へ移行して，応用歩行訓練や屋外歩行訓練を進めていく．階段昇降では，昇りは健側より降りは手術側より行わせ，二足一段歩行より開始する．立位バランスや歩行の安定化獲得のため，不安定板やボールを使用しての動的関節制動訓練 dynamic joint control training(DYJOC，図 10-105)を行う．
　また，更衣，排泄，入浴(浴槽の出入りなど)などの ADL 訓練，台や椅子を利用しての床からの立ち上がりなど和式生活に即した訓練，車の乗降や交通機関の利用などの社会生活行為の訓練を行っていく．必要に応じて，住宅環境の整備や身体障害者手帳の申請を行う．
　退院後は，股関節への負担軽減のため洋式生活への変更が望ましい．また，脱臼予防のため，過度の前かがみや内股での動作(椅子からの立ち上

がり，靴・靴下を履くとき，下の物を取るとき）を避けるようにさせ，リーチャーやソックスエイド，靴べらの使用など，退院後の生活指導を行う．また，退院後のホームプログラム指導を行う．

(3) 周術期における静脈血栓塞栓症の予防

静脈血栓塞栓症 venous thromboembolism（VTE）や肺血栓塞栓症 pulmonary thromboembolism（PTE）は，長期の安静臥床や下肢の手術後に発症するとされ，放置すると致死的障害をもたらす危険性も高く，その予防は重要である．「静脈血栓塞栓症予防ガイドライン」[13]において，股関節手術はハイリスク群に位置付けられており，周術期から管理が必要である．股関節全置換術においては，フットポンプや間欠的空気圧迫法 intermittent pneumatic compression device（IPCD）などの，物理療法と薬剤を使用した化学療法による血栓予防が推奨されている．予防対策として，術中には弾力包帯で下肢の圧迫を行い，術後にはフットポンプや弾力ストッキングを使用する．また，早期離床・早期歩行訓練の実施が重要であり，早期荷重により深部静脈血栓症のリスクが低下する．

3 骨折

1 基礎的知識

骨折とは，骨がなんらかの原因によってその解剖学的連続性を断たれた状態である．しかし単に骨組織の破綻にとどまらず，局所周辺の筋，靱帯，関節包などの軟部組織，血管，神経が損傷されることも多く，運動遂行機能に大きな影響を与える．よって骨折の治療は，骨癒合をはかればよいだけではなく，合併症による機能低下も最小限にすることが肝要である．

a. 骨折の分類
(1) 原因による分類
- 外傷性骨折

骨になんらかの外力が働くことによっておこる．外力には骨に直接作用する場合の直達外力と，骨折部以外の部位に屈曲，捻転，剪断，などが働く介達外力がある．

- 病的骨折

腫瘍，代謝性疾患，先天性骨疾患，感染，などにより骨自身が脆弱した状態では，ごく軽微な外力で発生する．

- 疲労骨折

比較的軽度の外力が，骨の同一部分に繰り返し作用することによって発生する．

(2) 創との交通の有無による分類
骨折部と外界が交通していない骨折は単純骨折（皮下骨折，閉鎖骨折），創を介して骨折部と外界が交通している骨折は複雑骨折，開放骨折と呼ばれる．

(3) 骨折線による分類
横骨折，斜骨折，螺旋骨折，粉砕骨折がある．

(4) 骨折の状態による分類
剝離骨折，嵌入骨折，亀裂骨折，圧迫骨折，陥没骨折，若木骨折がある．

(5) 転位の状態による分類
骨折端のずれを転位という．転位した末梢骨片の状態で，側方転位，長軸転位（短縮，離開），屈曲転位，回旋転位，陥没転位に分ける．

2 臨床症状

全身症状と局所症状に分けられる．

a. 全身症状
外傷性のショックをきたし，顔面蒼白，ふるえ，冷汗，などを認める．

b. 局所症状
- 疼痛

強い自発痛，運動時痛，圧痛を認める．

- 腫脹，皮下出血

炎症や内出血による腫脹，皮下に出血を認める．

- 機能障害

骨による支持や安定が得られなくなり，疼痛も加わり運動機能に障害を生じる．

- 変形

骨折端に転位があれば変形がみられる．

- 可動性の異常

関節以外に可動性を認める．

3 治癒過程

骨折で出血が生じると血腫が形成される．血液

凝固機転が働き，フィブリンが析出して凝固塊となる．そこに線維芽細胞と毛細血管が侵入し，器質化が促進されて結合組織が新生される．その結合組織からは，骨芽細胞の働きで類骨組織（結合織性仮骨）が形成される．この類骨組織にCa，Pなどの無機物が沈着し，骨性仮骨ができる．その後，骨性仮骨の吸収と再生が繰り返され，最終的に骨癒合に至る．

4 癒合条件

骨折の骨癒合は，骨折の部位・重症度，感染の有無，軟部組織の損傷程度，全身状態，年齢に影響をうけるが，次の3つの条件は特に重要である．

a. 十分な血流

骨への栄養血管が破綻すると骨癒合ができず，骨壊死，偽関節を生じる．特に骨膜のない関節内骨折，軟部組織の介在，感染には注意する．

b. 骨折端の接触

骨癒合には，骨折端を解剖学的な位置で接触させることが必要である．骨再生の盛んな小児では，骨折端の一部を接触させるだけで骨癒合が得られることがある．粉砕骨折では骨折端に軟部組織が介在し血流が阻害されるため，骨癒合が遅れる．

c. 骨折部の固定

骨の癒合には，長軸方向への適度な圧縮力と局所の安静が重要である．骨折部に可動性があると，局所で再生してきた類骨組織や骨性仮骨が破壊されてしまうからである．骨折した部位により，癒合日数は異なるが，癒合日数内では原則として骨折部の安静固定を行う．

5 癒合日数

骨折の癒合日数を**表10-58**に示す．これは阻害因子のない標準的な日数である．小児の場合にはこれより20～30％早い．

6 合併症

骨折によって，皮膚，筋肉，靱帯，血管，神経など周辺組織が障害されると，重大な合併症を引き起こすことがある．

表10-58 骨折の癒合までの日数

中手骨	2週間
肋骨	3週間
鎖骨	4週間
前腕骨	5週間
上腕骨体部	6週間
脛骨，上腕骨頸部	7週間
下腿骨，大腿骨	8週間
大腿骨頸部	12週間

a. 感染

開放骨折では感染は必発であり，十分な洗浄，デブリドマンが必要である．また内固定では金属挿入部に感染すると骨髄炎を発症することがある．その結果，関節拘縮や偽関節を引き起こしたり，切断にまで至ってしまったりする場合がある．

b. 血管損傷

骨折により動脈を損傷すると，その灌流域が壊死する危険がある．可及的早期に血管の縫合などが必要となる．

c. 神経損傷

上腕骨骨幹部骨折での橈骨神経麻痺のように，骨折により末梢神経が直接障害されることがある．またコンパートメント症候群による阻血性神経損傷などのように，一次的に末梢神経が障害される場合，骨折の治療の際の肢位やギプス，シーネ（副木）の圧迫，など二次的に末梢神経が損傷されることがある．

d. 肺塞栓，脂肪塞栓，静脈血栓症

脂肪塞栓は，骨盤骨折，大腿骨骨折などの受傷直後から数日内に骨髄内の脂肪滴が血管内に入ることによって生じる．静脈血栓症は受傷または受傷後の不動によって，血液の凝固能が亢進し形成された血栓が血管内に入ることによって生じる．どちらも肺塞栓の原因となる．

7 治療プログラム

骨折の治療とは，骨折部位を解剖学的位置に整復し，軟部組織の介在や局所の感染などの阻害因子を除去して，局所を安静固定し骨の再生を促進させることである．

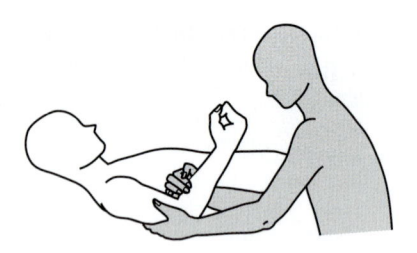

図 10-106　前腕の骨折における肘の ROM 訓練
肘部と前腕を保持して骨折部に力が加わらないようにする．

a. 整復

　非観血的整復術と観血的整復術がある．非観血的整復術には徒手的な整復法と直達牽引，介達牽引がある．非観血的整復術が基本だが，解剖学的整復が得られない場合には，観血的整復術を選択する．

b. 固定

　固定には，内固定と外固定がある．手術により骨折部を金属などによって固定するのが内固定であり，ギプス，シーネなどにより固定するのが外固定である．

c. リハビリテーション

　骨折後には，骨癒合促進のため固定が必要であるので，その固定期間に筋の萎縮や関節の拘縮が発生しやすい．また骨折の種類（程度）によっては長期臥床を余儀なくされることもあり，その場合には呼吸循環機能を含めた全身的な機能低下も考慮しなければならない．リハビリの目的は，固定によるこうした全身の廃用のデメリットを最小限にして患者の骨癒合を促進し，早期に骨折を治癒，家庭復帰，社会復帰させることである．

(1) 筋力強化訓練

　骨折部位周辺の筋に限らず，骨折部以外の四肢，体幹の筋も均等に強化することが肝要である．これは単に固定関節以外の関節拘縮を防ぐだけでなく，固定周囲筋の運動により固定部の血流を増加させ，骨癒合を促進する効果がある．たとえば下腿骨の骨折の場合，早期に PTB 免荷装具装着により，膝関節の自動運動が可能となる．また固定されていても関節運動ができない場合は，等尺性収縮による筋力訓練を行う（第 4 部第 1 章参照）．

　セラピストによる訓練時間は限られているため，理解力がよければ，患者本人に自主訓練の指導を行う．

(2) ROM 訓練

　骨折後に最も注意しなければならない合併症は，関節の拘縮である．原因は，関節の骨折によるものや固定による関節周囲の関節包，靱帯，筋などの軟部組織の癒着や短縮である．また感染などによる関節の腫脹も拘縮を促進する．可及的速やかに ROM 訓練を行うことが望ましい．セラピストによる徒手的な ROM のほか，持続他動運動 continuous passive motion（CPM）のような他動的な機器による訓練も有効である．徒手的な ROM 訓練を行う場合は，骨折部に負荷をかけないよう注意すべきである．しかし，関節周囲の軟部組織の損傷，軟骨の損傷などにより微小な出血がおこり，異所性骨化などが発生すればかえって訓練が逆効果となる．特に伸張訓練では，骨折固定部位はしっかり保持し，注意深く，中等度の力で伸張していく．伸張はゆっくり時間をかけ，愛護的に行い，翌日に痛みや浮腫などが生じないようにする．

　外固定が長期にわたるときは，固定に関与していない関節が拘縮しないようにする．自動運動が可能な場合は，最低 1 日 2 回はすべての関節を自己にて ROM 訓練を行うよう指導する．それが難しい場合は，セラピストにより他動的に訓練を行う．なお小児の骨折では，骨折部周囲の軟部組織に重度の損傷がない限り，拘縮は生じにくく，仮に発生しても自然治癒が多い．しかし関節構造が未熟なため，愛護的に関節を動かす．

　技術的な要点として，上肢・下肢の骨折では，骨折部に直接，力が加わらないようにする．具体的には，骨折部を軸にしたモーメントがかかることを防ぐために，骨折肢の遠位に過度な力が加わらないようにする（図 10-106）．

(3) 早期離床訓練

　骨折の治療過程において，特に高齢者では呼吸・循環機能，精神機能の低下をできるかぎり防止するために，早期からベッドサイドにおいて座位や立位の訓練をする必要がある．可能なかぎり ADL 訓練などもベッドサイドで積極的に行い，なるべく離床時間を長くするように心がけるべきである．

d. 物理療法

運動療法の前処置として行う場合と，骨自身の癒合を目的として行う場合がある．

(1) 温熱療法と水治療法

水治療法は，訓練スペース，維持，管理上の問題から行われなくなってきている．しかし，その温熱効果，物理的刺激効果により，上肢の訓練ではパラフィン浴，渦流浴，交代浴などが用いられる．

(2) 電気療法

以前は電磁波，直流電流，交流電流を骨折部，特に難治性遷延性の骨折部に流していた．しかし近年では低出力超音波パルス刺激の有効性が認められ，一般に行われている[14]．

8 骨折の後遺症

a. 遷延治癒と偽関節

仮骨形成が不十分なため，骨癒合に必要な日数を経過しても骨癒合が得られない状態を遷延治癒と呼び，適切な固定により将来的に骨癒合が期待できる．

一方，骨折端に瘢痕組織が介在し，骨折部に可動性を認め，将来にわたっても骨癒合が得られない状態を偽関節という．偽関節では観血的な処置が必要となる．

b. 変形治癒[15]

転位した状態で骨癒合した状態を変形治癒という．成人では自家矯正力が弱く，運動障害の原因となり，将来，変形性関節症を発症することがある．また審美的にも問題があり，できるかぎり変形は矯正されなければならない．

一方，小児では多くの骨折では自家矯正力が強く問題とならないが，骨端線部の骨折は骨の成長障害をおこし，二次性の変形を残すことがあり，観血的整復を要する．

c. 関節拘縮・強直

これらは長期の固定に続いておこることから，できるかぎり早期からリハビリを行う．しかし関節内骨折では拘縮や強直などがおこしやすい．

d. 異所性骨化

外傷による軟部組織の損傷による場合もあるが，暴力的な整復操作，訓練時の暴力的なROM訓練などでも発生する．

e. 骨萎縮

外傷後に著明な骨萎縮を生じることがあり，Sudeck骨萎縮と呼ばれる．強い疼痛と浮腫が特徴で難治性である．交感神経系の障害による末梢循環障害が原因といわれている．リハビリには温熱療法，運動療法などが推奨されているが，交感神経ブロックや交感神経の切除などの治療を行うこともある．

f. 変形性関節症

関節内骨折は，変形性関節症をきたしやすい．また関節に障害がなくても変形治癒により荷重面が変化すると，変形性関節症に進展することがある．

9 代表的骨折

a. 大腿骨近位部骨折

大腿骨近位部骨折は，その90％以上の原因が転倒である．今後も高齢者人口の増加に伴い増加が予想される大変重要な骨折である．

(1) 治療プログラム

骨折部位により，大腿骨骨頭骨折，大腿骨頸部骨折，大腿骨頭基部骨折，大腿骨転子部骨折，大腿骨転子下骨折に分類される．医学的な治療は保存療法と手術療法に分けられるが，患者自身の手術拒否や全身状態の悪化によって手術が困難な場合を除いて手術療法が施行される．手術療法には骨接合術と人工骨頭置換術があり，骨折の状態によっていずれかが選択される．

(2) リハビリテーションの実際

リハビリの基本方針としては早期運動，早期離床である．全身状態に問題なければ，術直後よりリハビリを開始する．術直後から深部静脈血栓症には十分に注意する．間欠的空気圧迫治療を行ったり，弾性ストッキングを着用したりしながら，並行して下肢の筋力強化，ROM訓練を行う．また股関節が外旋位をとる場合，腓骨頭付近での圧迫から総腓骨神経麻痺を発症することがあるため，常に足関節の背屈に注意を払う．

以上のようにベッドサイドから積極的にROM訓練，筋力強化訓練，ギャッチアップ，座位訓練へと進めていくが，バイタルサインが安定した状態で車椅子移乗が10〜15分程度可能になればリハビリ室でリハビリを行う．筋力強化訓練は，股

関節周囲筋（特に大腿四頭筋，股関節外転筋などが中心となる）の筋力強化が重要であるが，松葉杖歩行を円滑に行うためにも上肢の筋力強化も行う．疼痛などがみられた場合，無理せず薬物によるコントロールや物理療法などを考慮する．

b. 胸椎・腰椎椎体骨折

骨粗鬆症を基礎にもつ高齢女性に発症しやすい骨折である．骨の脆弱性を伴うことが多いため，転倒や椅子からのずり落ちはもちろん，くしゃみや咳嗽などの非常に軽微な外力であっても発症することがある．X線像から骨折の発症時期を特定することが難しい場合が多く，その場合MRIが有用である．

(1) 治療プログラム

基本方針としては椎体の圧潰，神経症状，脊柱変形，廃用を防止することにある．そのためには疼痛に対する薬物治療，装具，ギプスによる固定などの保存療法，運動療法が中心となる．しかし椎体の変形が強く脊椎アライメントが不良である場合や，神経症状が出現してきた場合では手術療法が選択されることがある．とにかく受傷者はほとんどが高齢者であるため，早期に離床を進めADLを獲得させる．

(2) リハビリテーションの実際

椎体骨折の急性期のリハビリにおいては，廃用症候群の予防が重要である．ベッドサイドでの等尺性運動中心の上下肢の筋力訓練，拘縮予防のためのROM訓練から開始する．褥瘡，肺炎，深部静脈血栓症，認知症，などの合併症を防止する意味でも早期離床は重要である．薬物による疼痛コントロールと装具装着によって，骨折した椎体部を固定して早期に座位にもっていく．

離床が進んだ場合でも運動麻痺や感覚障害などの神経症状の進行がないか常に注意し，疼痛の自制内でADLの拡大をはかる．コルセットの装着を過信せず，絶えず患者の症状に気を配ることが肝要である．受傷後3～4週間を経過すると疼痛もコントロールされ，活動量を増やすことができる．コルセットは長期にわたって装着すると体幹筋の筋力低下を招くので，漫然と装着し続けることは好ましくない．また患者もできるだけ早くはずしたいと考えているので，できるだけ装着期間を明示してコンプライアンスをはかる．コルセット除去後は，積極的に体幹筋の筋力強化，下肢筋力強化訓練を行い，転倒を予防する．

c. 橈骨遠位端骨折

高齢者が転倒などにより手をついた際にみられる骨折である．手を背屈位でついたとき，橈骨の末梢骨片が背側に中枢骨片が掌側に転位する場合をColles骨折，逆に手を掌屈位でついたとき，橈骨の末梢骨片が掌側に中枢骨片が背側に転位する場合をSmith骨折というが，頻度はColles骨折のほうが多い．

(1) 治療プログラム

治療では，まずは矯正整復が重要である．その上転位のない安定型の骨折の場合には保存療法が選択される．固定肢位は手関節を背屈位とし，4～6週間ギプス固定されるのが一般的である．

一方，矯正整復しても不安定性，転位が残る場合には手術療法が選択される．術式はいろいろあるが，いずれにしても早期にリハビリが可能になることは大きな利点である．固定期間は1～2週間である．

(2) リハビリテーションの実際

ギプス固定や手術療法による固定後は，患側の手指，肘，肩の骨折部以外の自動運動をする．また並行して健側上肢でのADL訓練は行う．固定期間（ギプス固定：4～6週間，手術療法：1～2週間）を過ぎたら手関節，手指のROM訓練を自動運動で開始し，自動介助運動，セラピストによる他動運動へと進め，場合によっては温熱療法などを併用して拘縮をおこさないように留意する．ADL訓練のなかで患側手の使用をすすめる．

4～6週間以降は骨折部も安定するため，筋力強化訓練を追加し，両手を用いた巧緻動作訓練も行う．合併症としては，浮腫に伴う循環障害，複合性局所疼痛症候群，三角線維軟骨複合体損傷，腱損傷，神経損傷，などに注意する．

4 肩関節周囲炎

1 基礎的知識

a. 疾患の概要

肩関節周囲炎は，肩に生じた炎症によっておこる肩の疼痛の総称である．Duplay（1872）によっ

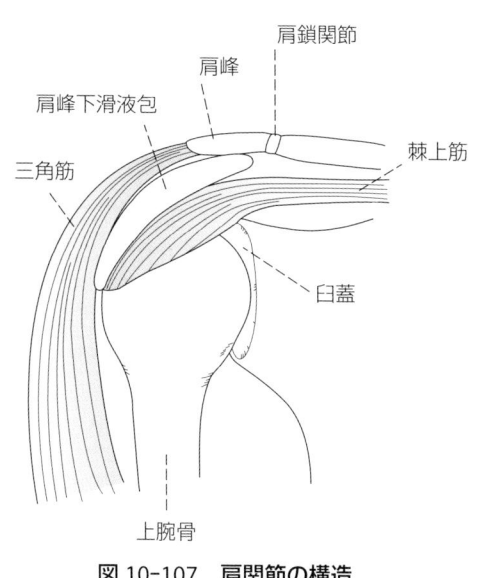

図 10-107　肩関節の構造

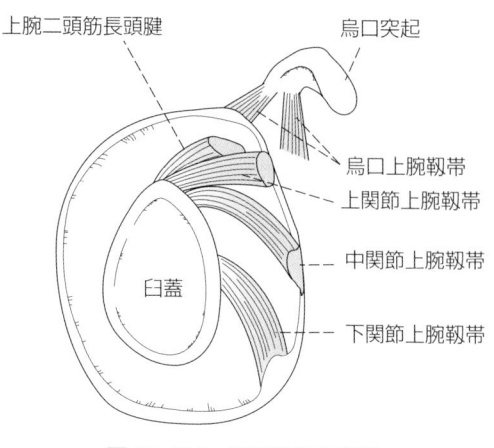

図 10-108　肩関節包の構造

て，肩峰下滑液包の炎症によって生じる疾患として命名された．最近は，疼痛の原因が明らかな腱板断裂や石灰沈着性腱板炎は，肩関節周囲炎とは区別して治療されるようになった．すなわち肩に痛みを生じる病態で原因が明らかではないものを，肩関節周囲炎と診断している[16]．日本には古くから五十肩という俗称があり，この病態が肩関節周囲炎に類似していることから，四十肩，五十肩と呼ばれることもある．"いわゆる五十肩"は，肩関節周囲炎と同様の意味で使用される．

　肩関節周囲炎は，肩関節を構成する腱板の加齢変化を基盤として炎症が生じて，それが肩峰下滑液包や肩関節包に波及し，疼痛と肩関節拘縮を生じる．痛みのために安静を保つと，肩関節の拘縮が進行して運動時痛が増悪する悪循環に陥りやすく，拘縮で動かなくなった状態は凍結肩 frozen shoulder と呼ばれる[17]．

b. 肩関節の解剖

　肩関節は，鎖骨，肩甲骨，上腕骨の骨から構成される．鎖骨と肩甲骨は肩鎖関節で結ばれている．肩甲骨と上腕骨は筋肉と関節包，上腕二頭筋長頭腱で結ばれ，肩関節の可動性を保つために緩い結合となっている（図 10-107）．

　肩関節の機能を保つのに重要な役割を担っているのが，三角筋，腱板，上腕二頭筋長頭腱，肩峰下滑液包である．三角筋は，鎖骨，肩峰，肩甲棘から上腕骨三角筋粗面に付着している．肩の外転，屈曲，伸展などの運動において最も重要な筋肉である．腱板は，棘上筋，棘下筋，小円筋，肩甲下筋からなり，肩甲下筋腱は上腕骨小結節に付着し，ほかの筋は上腕骨大結節に付着する．腱板には，肩の運動の最初の時点で上腕骨を関節窩に付着させて運動の支点をつくるという重要な役割がある．腱板が損傷されると，この機能が消失して肩の運動ができなくなる．上腕二頭筋長頭腱は，結節間溝から肩関節腔内を走行して関節窩粗面に付着する．肩の運動時に上腕骨の不安定性をおさえ，運動を安定して行うのに役立っている（図 10-108）[18～21]．

2　診断・評価

　診断は，発症様式，診察，画像所見で行う．軽微な外傷や明らかな誘因なく痛みが出現し，患者は夜間に痛みのために眠れないと訴えることが多い．また運動時に肩の痛みが誘発される．診察時の圧痛点は，大結節，烏口突起，結節間溝，など複数の箇所に認めることが多い．肩峰下滑液包を炎症の場とするために，滑液包が占める広範囲に炎症が及ぶ．X線検査，MRI検査にて腱板断裂や腱板内に石灰沈着がないことを確認して，肩関節周囲炎と診断する．

　評価は，肩関節の ROM 制限と疼痛の程度で行

834　第12章　骨関節疾患

> **自動運動時の注意点**
> ①必ず臥位で行う．座位では肩甲骨の動きに代償されて完全な屈曲ができない．
> ②枕は使用しない．
> ③両手を組んで正常側と一緒に屈曲運動を行う．
> ④風呂上がりなど，肩を温めておいて行うと効果がある．

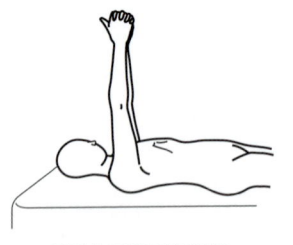

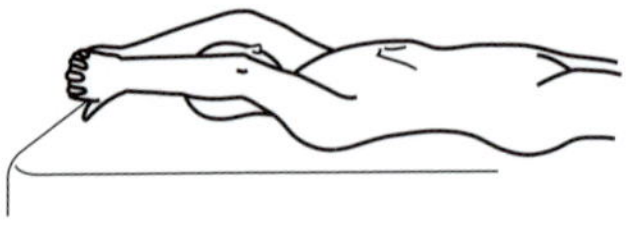

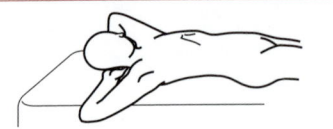

①臥位で両手を組む．

②両手が耳の横に達するまで挙上する．

③挙上が可能となったら手を頭の後ろに置いて肘を開く運動をする．

図10-109　肩関節の自動運動
屈曲が改善されたら，屈曲と外旋を組み合わせた運動を行う．必ず屈曲拘縮を除いてからこの運動を行う．

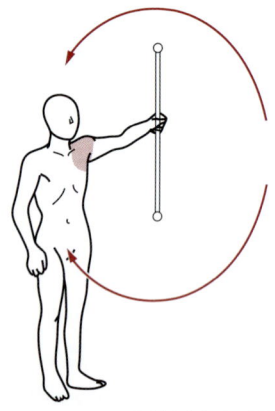

①患側の手で球竿棒を握り水平に横にあげ，腕を内，外へ十分に回す(内外旋)．

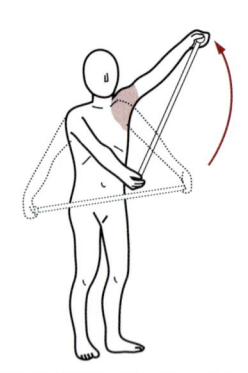

②棒の両端を手掌で握り健側の手で患側の上肢を伸ばしたまま患側の外側へつきあげる(外転)．

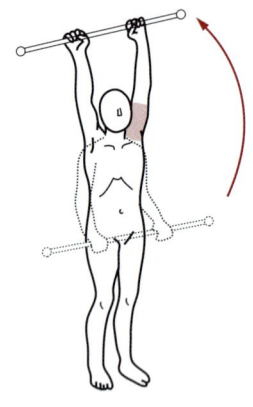

③掌を体のほうへ向けて棒の中ほどを握り，両腕を伸ばしたまま頭の上へあげる(屈曲)．

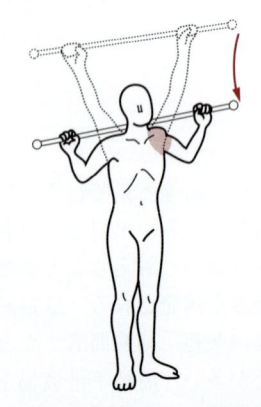

④棒の外側を握り，頭の上にあげ，頭の後ろ，肩の高さまでおろす．この動作は五十肩の場合最も難しい．できないときは無理にさせない(肩甲骨内転・肩外旋)．

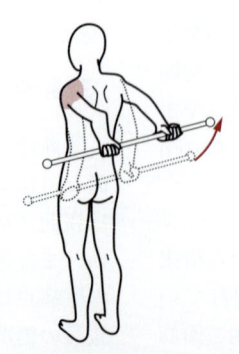

⑤腰の後ろで手掌を後ろに向け，棒の中ほどを握り，腕を伸ばしたまま後ろのほうへあげる(伸展)．

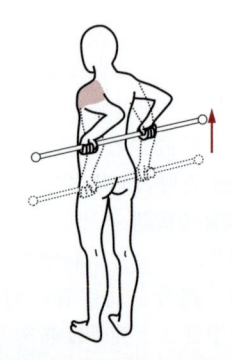

⑥腰の後で手掌を後ろに向け，棒の中ほどを握り，棒を体に擦るようにして肘を曲げ背中のほうへあげる(肩甲骨内転・肩内旋)．

図10-110　肩関節の可動域改善訓練

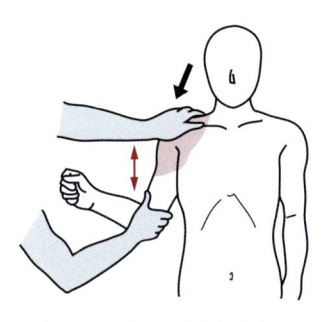

①一方の手で肩を上から押さえ，他方の手で曲げた肘を持って上下に動かす．

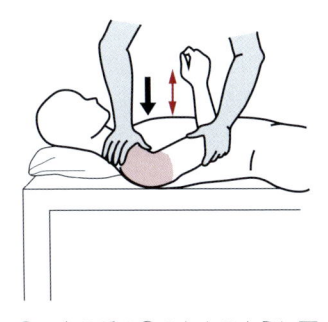

②一方の手で①のときのように肩を押さえ，上腕を前後に動かす．肘をバンドでとめる方法もあるが，とめないでもできる．

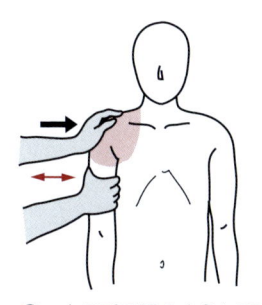

③一方の手で図のように肩を外方より固定し，他方の手で上腕をつかみ，内外に動かす．

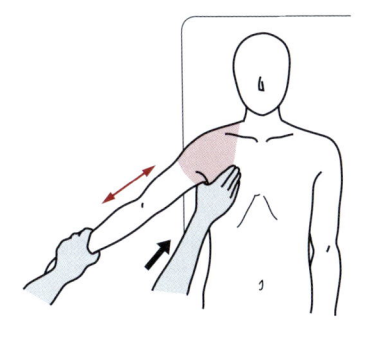

④肩甲部か腋窩を一方の手で固定し，他方の手で外転した上腕を引いたり押したりする．

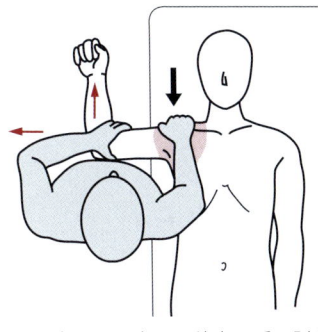

⑤一方の手を肩に当てて固定し，他方の手で肘を握り外方へ引きのばしながらセラピストの腹を上腕にあてて外転させる．第4部第5章図4-74を利用する．以上は疼痛があっても患者が耐えうる範囲内で行い，限度を超えてはならない．

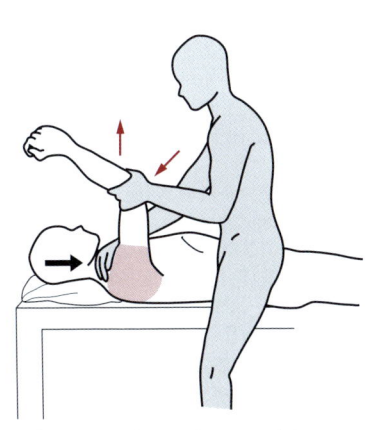

⑥一方の手を肩に当てて固定し，他方の手を肘を握り，上方に引きのばしながら屈曲させる．以上の操作は肩を外旋気味にして行う．

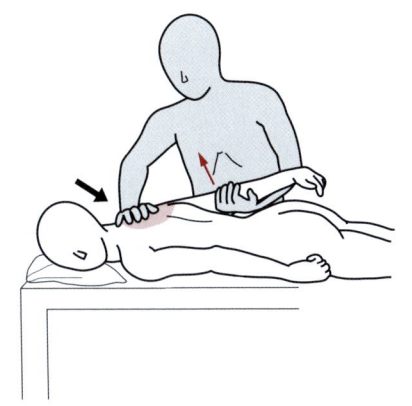

⑦一方の手を肩に当てて固定し，他方の手を肘を握り下方に引き伸ばしながら伸展させる．

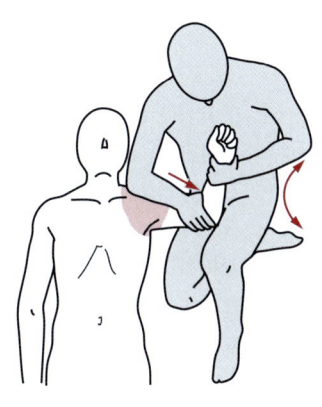

⑧⑤と同じように肘を外方に引きながら内外旋をする．このときはセラピストの肘で肩と上腕を押えて固定する．

図 10-111　肩拘縮の徒手的伸張法(細川)

う．ROM 制限が大きく，夜間痛で眠れない状態が，進行した状態である．ROM 制限の有無の診断は，必ず他動的に行い同時に疼痛の誘発を確認する．少しでも ROM 制限がある症例は，早期に治療を開始して ROM 制限を除去する．

3 治療プログラム

治療は，肩の拘縮の有無によって 3 段階に分けて行う．

a. 肩関節に拘縮のない場合

肩に拘縮のない，安静時，運動時の疼痛が主訴の患者には，NSAIDs の内服，肩の保温，自動運動を推奨する．風呂の中で肩関節を十分に温めてから，肩の運動を多方向に行う．自動運動によって肩関節の ROM を維持することで早期の回復が期待できるので，痛みのために肩を動かしたくない患者によく説明をして協力を求める．自動運動は，必ず臥位で肩甲骨の動きを制限して行う．座位や立位では肩甲骨が肩関節の ROM を代償するため，拘縮の除去が完全に行えない可能性がある．また運動によって過度の疼痛が誘発されると，そのあとに防御反射を生じて拘縮を悪化させることがあるので，初期には自動運動で ROM を維持し，徐々に ROM を改善させるのがよい（図10-109，110）．

b. 肩関節に拘縮（軽度～中程度）を認める場合

肩の拘縮は，他動的に肩を屈曲させて拘縮のある部位での痛みの誘発で検査する（terminal pain）．必ず他動的に確認しなければ見逃してしまう．正常側との比較が重要で，わずかでも肩に拘縮のある患者は，できるだけ早期に除去する必要がある．まずは自動運動で肩関節の ROM を改善させる．

外来でのリハビリの指導方法を図 10-109 に示した．肩峰下滑液包への局所麻酔剤とステロイドの注射も効果がある．NSAIDs と坐薬，外用剤を処方する．外来での他動的なリハビリが必要であれば，自動運動訓練に準じて理学療法士が補助をしながら拘縮を除去する（図 10-111）[22,23]．

c. 凍結肩

肩の拘縮が著明で，運動時痛が強い症例は凍結肩と呼ばれる．運動時痛のために ROM が徐々に制限され，その悪循環が凍結肩を生じさせる．一度凍結肩になってしまうと，NSAIDs やリハビリでは改善しない症例が多い．肩関節内に局所麻酔剤を注入して肩関節包を広げる治療が必要となる．この治療で改善しない場合は，全身麻酔下で関節鏡を用いて関節包の拡張と癒着剥離を行う．手術後は早期から肩の ROM 訓練を行い，ROM を改善させる[24,25]．

■ 引用文献

1) 川口 浩，阿久根徹，他：変形性関節症の疫学研究の現状と問題点—ROAD（Research on Osteoarthritis Against Disability）研究．日整会誌 83(12)：978-981, 2009
2) 津村 弘，池田真一，他：変形性膝関節症の危険因子と予防．日整会誌 83(12)：982-986, 2009
3) 大森 豪，古賀良生，他：疫学調査から見た内側型変形性膝関節症の発症要因．日整会誌 80(12)：927-932, 2006
4) 赤居正美，岩谷 力，他：疾患特異的・患者立脚型変形性膝関節症患者機能評価尺度—JKOM（Japanese Knee Osteoarthritis Measure）．日整会誌 80(5)：307-315, 2006
5) 岩谷 力（監修），内尾祐司，他（編）：変形性膝関節症の保存的治療ガイドブック．メディカルレビュー社, 2006
6) 鳥巣岳彦：変形性膝関節症（OA）．CLINICIAN 41(9)：854-857, 1994
7) 佐々木友基，大沼 寧：変形性膝関節症に対する股関節外転筋訓練の有効性について．整スポ会誌 31(3)：240-243, 2011
8) 黒澤 尚：変形性膝関節症に対するホームエクササイズによる保存療法．日整会誌 79(10)：793-805, 2005
9) 朱 寧進，宗田 大，他：変形性膝関節症に対する積極的膝伸展・屈曲訓練介入研究の短期成績．日整会誌 85(10)：740-744, 2011
10) 高山正伸，長嶺隆二，他：人工膝関節置換術後屈曲角度に影響を及ぼす可動域訓練因子の検討．膝 31(2)：286-290, 2007
11) 内藤正俊：変形性股関節症．糸満盛憲（編）：骨盤・股関節．中山書店, pp272-285, 2006
12) 日本整形外科学会診療ガイドライン委員会，変形性股関節症ガイドライン策定委員会（編）：変形性股関節症診療ガイドライン．南江堂, 2008
13) 日本整形外科学会肺血栓塞栓症/深部静脈血栓症（静脈血栓症）予防ガイドライン改訂委員会（編）：日本整形外科学会静脈血栓塞栓症予防ガイドライン．南江堂, 2008
14) Heckman JD, Ryaby JP, et al : Acceleration of tibial fracture-healing by non-invasive, low-intensity pulsed ultrasound. J Bone Joint Surg Am 76(1)：26-34, 1994
15) 大谷 清：外傷．大谷 清：リハビリテーション整形外科学，第 4 版．医学書院, pp56-73, 1997
16) 冨田恭治：肩関節周囲炎 診断と治療．NEW MOOK 整形外科 10：77-85, 2001

17) 三木威勇治：所謂五十肩. 日整会誌 21(1)：18-20, 1947
18) 信原克哉：肩―その機能と臨床, 第4版. 医学書院, 2012
19) Codman EA : The shoulder. Thomas Todd, Boston, 1934
20) DePalma AF : Surgery of the Shoulder, 3rd ed. Lippincott, Philadelphia, 1983
21) Rockwood CA : Fracture in Adults. Lippincott, Philadelphia, 1984
22) Meyer AW : Chronic functional lesions of the shoulder. Arch Surg 35(4)：646-674, 1937
23) Neviaser JS : Arthrography of the shoulder joint. Study of the findings in adhesive capsulitis of the shoulder. J Bone Joint Surg Am 44A：1321-1359, 1962
24) 津田英一, 川岸利光：肩関節周囲炎に対する関節拡張法(joint distention). Orthopaedics 23(2)：1-7, 2010
25) 相澤利武：難治性肩関節周囲炎(凍結肩)に対する手術療法. 関節外科 21(11)：1328-1333, 2002

第13章
骨粗鬆症

1 基礎的知識

　骨粗鬆症は，低骨量と骨組織の微細構造の異常を特徴とし，骨の脆弱性が増大し，骨折の危険性が増大する疾患である[1]．近年高齢化が急速に進み，加齢に伴う骨粗鬆症の患者が増加している．女性では50歳前後で閉経に伴う女性ホルモン（エストロゲン）の欠乏によって，閉経後10年ほどの間に骨量は著しく減少する（図10-112）．骨粗鬆症は女性に多く，わが国で40歳以上の骨粗鬆症の有病率は，腰椎で男性3.4%，女性19.2%，大腿骨頸部で男性12.4%，女性26.5%と報告されている[2]．

　また骨粗鬆症は，骨折の最大の危険因子であり，骨粗鬆症があると転倒や軽微な外傷によって大腿骨近位部骨折，脊椎圧迫骨折，橈骨遠位端骨折，などの骨折を生じる．転倒・骨折は，わが国では高齢者の要介護の原因の約10%と多く，骨粗鬆症の予防とともに転倒の予防が重要である．骨粗鬆症は，ADLやQOLを低下させるだけでなく，長期的には骨折の有無にかかわらず死亡リスクを有意に上昇させる（図10-113）[2]．

　骨粗鬆症のメカニズムは，骨吸収と骨形成のバランスの破たんによる骨量減少（骨密度低下）と酸化ストレスの蓄積や糖化の亢進，ビタミンDやビタミンKの不足，などによる骨質の劣化である．骨粗鬆症は，加齢や閉経に伴う原発性骨粗鬆症と，内分泌疾患や廃用，薬物などが原因の続発性骨粗鬆症に分類される（表10-59）．

図10-112　骨量の経年的変化
〔鈴木隆雄：骨量の自然史と骨粗鬆症，骨折の予防戦略．日臨 62（増2）：225-232, 2004 より改変〕

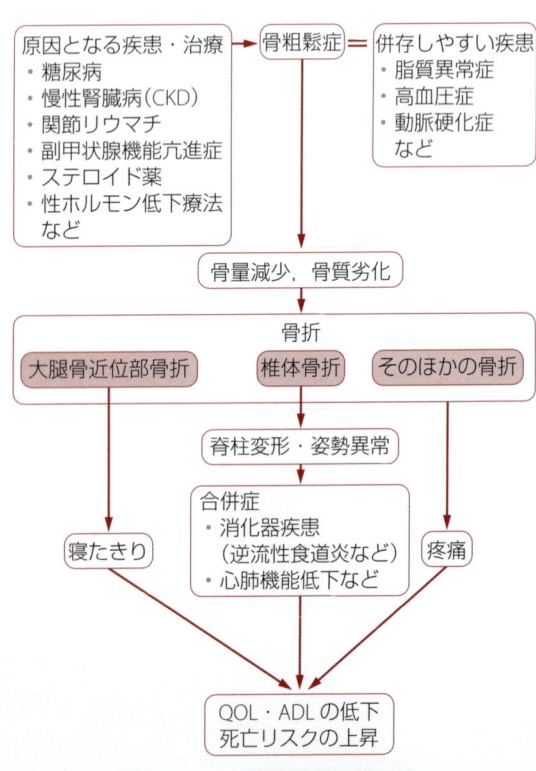

図10-113　骨粗鬆症の臨床像
〔骨粗鬆症の予防と治療ガイドライン作成委員会（編）：骨粗鬆症の予防と治療ガイドライン2011年版．ライフサイエンス出版，2011 より引用〕

続発性骨粗鬆症は，性差に乏しく男性でも大きな問題となる．

骨粗鬆症は，加齢とともに形態や機能が自然史的に変化をし，年齢ごとに予防方針や予防対策が変化する(図10-114)[3]．予防としては，第一に成長期における骨量を十分に増加させること，次に女性においては閉経後の急速な骨量減少者を早期にスクリーニングして，骨量のさらなる減少をくい止めることである．さらに骨量がすでに著しく低下している高齢者においては，骨量の維持とともに転倒の予防が重要である[2]．

骨粗鬆症の治療として，薬物療法，食事指導，運動がある．薬物療法によって骨密度の増加や骨折の抑制が期待でき，脆弱性骨折がある場合や，脆弱性骨折がなくても骨粗鬆症があり脆弱性骨折を予防する目的で行われる．骨粗鬆症治療薬として，カルシウム製剤，女性ホルモン製剤，選択的エストロゲン受容体モジュレーター，活性型ビタミンD3製剤，ビタミンK2製剤，カルシトニン製剤，副甲状腺ホルモン製剤，ビスホスホネート製剤，など多くの種類があり，患者個別の状態に応じて選択される．食事指導としては，カルシウム，ビタミンD，ビタミンKを多く含む食品の摂取が推奨されている．

表10-59 続発性骨粗鬆症の原因

内分泌性	副甲状腺機能亢進症，クッシング症候群，甲状腺機能亢進症，性腺機能不全など
栄養性	胃切除後，神経性食欲不振症，吸収不全症候群，ビタミンC欠乏症，ビタミンAまたはD過剰
薬物	ステロイド薬，抗痙攣薬，ワルファリン，性ホルモン低下療法治療薬，選択的セロトニン再取り込み阻害薬，メトトレキサート，ヘパリンなど
不動性	全身性(臥床安静，対麻痺，廃用症候群，宇宙旅行)，局所性(骨折後など)
先天性	骨形成不全症，Marfan症候群
そのほか	糖尿病，関節リウマチ，アルコール多飲(依存症)，慢性腎臓病(CKD)，肺疾患など

〔骨粗鬆症の予防と治療ガイドライン作成委員会(編)：骨粗鬆症の予防と治療ガイドライン2011年版，ライフサイエンス出版，2011より改変〕

2 診断・評価

骨粗鬆症の診断は，腰背部痛などの有症者，骨粗鬆症検診での要精密検査者，などを対象に行う．病歴の聴取，身体診察，画像診断，血液・尿検査(骨代謝マーカーの測定を含む)，骨評価(骨密度測定および脊椎X線撮影)後に鑑別診断を行い，原発性骨粗鬆症の診断基準(表10-60)によって診断を確定する[2,4]．脆弱性骨折がある場合や，脆弱性骨折がなくても若年成人平均値と比較した

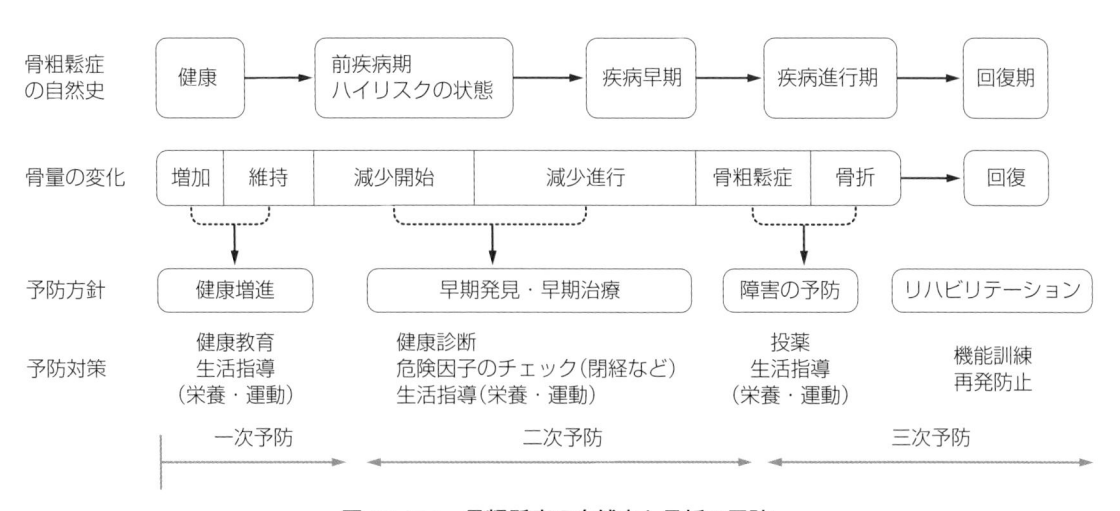

図10-114 骨粗鬆症の自然史と骨折の予防

〔鈴木隆雄：骨量の自然史と骨粗鬆症，骨折の予防戦略．日臨62(増2)：225-232，2004より改変〕

表 10-60　原発性骨粗鬆症の診断基準（2012年度改訂版）

低骨量をきたす骨粗鬆症以外の疾患または続発性骨粗鬆症を認めず，骨評価の結果が下記の条件を満たす場合，原発性骨粗鬆症と診断する．

1. 脆弱性骨折[*1]あり
   a. 椎体骨折[*2]または大腿骨近位部骨折あり
   b. そのほかの脆弱性骨折[*3]があり，骨密度[*4]がYAMの80%未満
2. 脆弱性骨折なし
   骨密度がYAMの70%以下または−2.5 SD以下

YAM：若年成人平均値（腰椎では20〜44歳，大腿骨近位部では20〜29歳）
[*1]：軽微な外力によって発生した非外傷性骨折．軽微な外力とは，立った姿勢からの転倒か，それ以下の外力を指す．
[*2]：形態椎体骨折のうち，2/3は無症候性であることを留意するとともに，鑑別診断の観点からも脊椎X線像を確認することが望ましい．
[*3]：そのほかの脆弱性骨折：軽微な外力によって発生した非外傷性骨折で，骨折部位は肋骨，骨盤（恥骨，坐骨，仙骨を含む），上腕骨近位部，橈骨遠位部，下腿骨のいずれか．
[*4]：骨密度は原則として腰椎または大腿骨近位部骨密度とする．また，複数部位で測定した場合にはより低い%値またはSD値を採用することとする．腰椎においてはL1〜L4またはL2〜L4を基準値とする．ただし，高齢者において，脊椎変形などのために腰椎骨密度の測定が困難な場合には，大腿骨近位部骨密度とする．大腿骨近位部骨密度には，頸部またはtotal hip（total proximal femur）を用いる．これらの測定が困難な場合には，橈骨，第二中手骨の骨密度とするが，この場合は%のみ使用する．

〔日本骨代謝学会，日本骨粗鬆症学会合同原発性骨粗鬆症診断基準改定検討委員会：原発性骨粗鬆症の診断基準（2012年度改訂版）．Osteoporosis Japan 21(1)：9-21, 2013より改変〕

骨密度の低下によって診断される．脆弱性骨折の有無は，X線写真によって行われ，胸腰椎のX線写真は椎体の骨折，変形，骨粗鬆化の判定や，骨粗鬆症に類似した腰背部痛や円背，低骨量を呈する疾患との鑑別に必要である．また新鮮椎体骨折の診断には，MRIが有用である．骨密度は二重エネルギーX線吸収測定法（DXA）にて評価し，腰椎および大腿骨近位部の2部位の検査が望ましい．

また近年，血中や尿中の骨吸収マーカーや骨形成マーカー，骨マトリックス関連マーカーなどの多くの骨代謝マーカーが開発され，治療薬の選択や効果判定の指針として用いられている．身体診察では，椎体骨折による身長の短縮，円背や脊椎弯曲の有無，腰背部痛の有無に注意する．生活歴として運動習慣と食生活とともに，危険因子である喫煙や多量のアルコール摂取がないか聴取する．

骨粗鬆症の評価とともに，転倒リスクを評価することが必要である．転倒の危険因子としては，①転倒の既往，②歩行能力（脚運動能力）の低下，③睡眠薬などの特定薬物の服用，などがあげられる[2]．一般的に転倒の危険因子は，本人自身の要因である内的要因と，生活環境などの外的要因に分けられる．内的要因としては，脳血管疾患，パーキンソン病，変形性関節症，認知症などの疾病や，筋力，バランス能力，歩行速度，視力などの身体機能があり，外的要因としては段差の有無や床や照明の状態などがあげられる．転倒リスクは，身体機能とともにADLや住環境を含めて総合的に評価することが大切である．

3 治療プログラム

1 骨粗鬆症の予防

#1 歩行，ランニング，エアロビクスなどの身体活動の増加，#2 体重管理（適正体重の維持，やせの防止），#3 栄養指導，#4 禁煙，過度の飲酒を避ける．

2 骨粗鬆症の治療

#1 歩行，ランニング，エアロビクスなどの身体活動の増加，#2 衝撃荷重運動，#3 抵抗荷重運動，#4 腰背部痛に対する物理療法

3 転倒・骨折の予防

#1 バランス訓練，下肢筋力強化訓練などの運動を含む多角的介入，#2 ヒッププロテクター装着

4 リハビリテーションの実際

1 骨粗鬆症の予防

骨粗鬆症の発症予防のためには，若年期にできるだけ高い最大骨量を獲得すること，閉経後の骨量減少を抑制することが重要である．そのためには食習慣と運動習慣が大切である．身体活動の活発な人では，骨粗鬆性骨折が少ないことがわかっており，歩行やランニング，エアロビクスなどの身体活動を増加させることを指導する．閉経後女性において有酸素運動や荷重運動を行うと，腰椎骨密度が有意に上昇する．低BMI者の骨折リスクは男女とも高く，中高年男女には，適正体重の維持，やせの防止を推奨する．喫煙者と常習的飲酒者の骨折リスクは男女とも高く，喫煙を始めない，禁煙する，過度の飲酒を避けることを推奨する[2]．

2 骨粗鬆症の治療

運動の励行によって，骨密度の維持・上昇効果が期待できる．運動の効果は，そのほかに筋力強化，バランス改善，QOL向上，転倒抑制などがあるが，骨折抑制のエビデンスは少ない[2]．

エストロゲンの分泌状態や年齢，さらには運動の内容によって効果の程度は異なるが，一般的に衝撃荷重運動や抵抗荷重運動が，骨密度の増加に有効である[2]．運動の強度は中等度で，種類は歩行，ランニング，エアロビクスなどでよい．閉経前後の女性では若年者の運動に比べ，強度はより低く，1日に1時間弱とより長く，頻度は週に2～3回の実施で，生活習慣病予防のための運動処方に近い内容でも効果がある．レジスタンストレーニングも効果的であり，中高年者では1RM（repetition maximum）の40％で15～20回，または80％で8回をおのおの3セット実施すると，大腿，体幹，上腕など訓練部位の骨密度が増加する[2]．骨密度の維持のためには散歩などでよいが，高齢者の椎体骨折予防のためには背筋を鍛えるような運動が望ましい．

骨粗鬆症による腰背部痛には，温熱療法や電気療法などの物理療法が有効であるが，漫然と使用せずに適宜治療効果を判断する必要がある．

3 転倒・骨折の予防

転倒予防のための介入方法には，①運動介入，②運動以外の介入，③多角的介入がある．①運動介入としては，筋力強化訓練，バランス訓練，歩行訓練，ストレッチなどを行う．下肢筋力強化訓練やバランス訓練，ストレッチ，エアロビクスなどを組み合わせた複合運動指導によって転倒は減少する．また太極拳[5]や1日3回1分間の開眼片足起立運動[6]も転倒減少に有効である．②運動以外の介入としては，転倒危険因子である特定薬物を減量・中止する服薬指導，食事指導，環境整備，行動変容のための教育，などを行う．③多角的介入としては，運動介入と運動以外の介入に加えて，身体・知的機能，環境，医学的評価に基づいた対策を行う．

施設入居高齢者に対しては，ヒッププロテクターの装着が転倒による骨折予防に有効である[7]．ヒッププロテクターは，地域在宅高齢者に対しては使用のコンプライアンスが低いこともあって効果のエビデンスはないが，転倒リスクの高い人には個別に使用を考慮してもよい．

■引用文献

1) Assessment of fracture risk and its application to screening for postmenopausal osteoporosis. Report of a WHO study group. World Health Organ Tech Rep Ser 843, 1994
2) 骨粗鬆症の予防と治療ガイドライン作成委員会（編）：骨粗鬆症の予防と治療ガイドライン2011年版．ライフサイエンス出版，2011
3) 鈴木隆雄：骨量の自然史と骨粗鬆症，骨折の予防戦略．日臨 62（増2）：225-232, 2004
4) 日本骨代謝学会，日本骨粗鬆症学会合同原発性骨粗鬆症診断基準改定検討委員会：原発性骨粗鬆症の診断基準（2012年度改訂版）．Osteoporo Jpn 21（1）：9-21, 2013
5) Chan K, Qin L, et al : A randomized, prospective study of the effects of Tai Chi Chun exercise on bone mineral density in postmenopausal women. Arch Phys Med Rehabil 85（5）：717-722, 2004
6) Sakamoto K, Nakamura T, et al : Effects of unipedal standing balance exercise on the prevention of falls and hip fracture among clinically defined high-risk elderly individuals : a randomized controlled trial. J Orthop Sci 11（5）：467-472, 2006
7) 原田 敦：ヒッププロテクターの骨折予防効果．日医師会雑誌 137（11）：2286, 2009

第14章
関節リウマチ

1 基礎的知識

関節リウマチ rheumatoid arthritis(RA)は，遺伝的要因に環境因子が加わった自己免疫応答によっておこる全身性炎症性疾患である．なんらかの原因で異常な免疫応答が生じ，関節内の滑膜の炎症を引き起こして，軟骨組織の変性や骨の破壊へと病態が進行する．朝のこわばりが特徴的症状であり，慢性の経過のもとで対称性に多発性に関節障害をきたす．血管炎，Sjögren症候群，肺線維症，アミロイドーシス，といった関節外症状を合併することも多い．1998年の疫学調査での有病率は0.5％であった．女性に多く，男女比は1：4～5程度と報告されている．女性の発症は35～55歳に，男性の発症は40～60歳にピークがある．

RAの進行は，発病から2～3年が最も急激で，10年以内になんらかの不可逆的な関節障害を生じ，さらに炎症症状が持続すればADLに介助を要する状態となるといわれてきたが，早期診断と治療法の進歩により，今後は大きく様相が変わる可能性がある．予後不良因子として，女性，喫煙，40歳代での発症，リウマチ因子陽性，関節外症状の重症度，機能障害の重症度，があげられる．わが国では「慢性関節リウマチ」という病名が長く定着していたが，2002年4月より「関節リウマチ」へと変更された．

2 診断・評価

A 診断

米国リウマチ学会 American College of Rheumatology(ACR)の分類基準(1987年改訂)を用いる(表10-61)．少なくとも7項目中4項目を満たす症例をRAとする．近年の薬物療法の進歩に伴ってより早期の診断が求められているが，この分類基準では，関節症状は6週間以上持続しなければRAと診断できないという問題点がある．このため早期診断を目的とした診断基準も考案されている．日本リウマチ学会での早期RAの診断基準は，発症1年以内の早期RAの診断を目的に作成された(表10-62)[1]．この基準では，左右対称性の関節炎とX線診断の2つの項目が含まれないことが特徴である[2]．さらに早期診断のさまざまな試みがなされ，2010年には欧州リウマチ学会と米国リウマチ学会によってRA分類基準が改訂された(表10-63)．この基準は，骨びらんもしくは持続性関節炎をRAと定義し抽出する基準として作成された[3]．

検査所見として，リウマトイド因子(RF)は，RA診断の血清マーカーとして利用されてきたが，感度は高いものの特異性に乏しく，早期RAでは検出率が低いため診断としての価値は高くない．一方，抗シトルリン化蛋白抗体(ACPA)は，滑膜組織で高度に検出され，RAにおける感度は70～80％，特異度は90％以上と早期診断マーカーとして有用性が高い．そのほか臨床検査では赤沈の亢進，CRP値が炎症の程度と相関するが，増殖する滑膜組織が特異的に分泌するマトリックスメタロプロテアーゼ-3(MMP-3)は関節破壊をより正確に反映するだけでなく，発症早期から滑膜組織に発現しているため，早期診断に有用性が高い[4]．

画像診断として，RA病変の進行の程度をSteinbrocker分類(表10-64)やLarsen分類を用いて進行度を評価していたが，近年，関節MRIや関節エコーなどの画像検査が用いられるようになった．関節MRIは，滑膜炎，骨びらん，骨髄

表10-61 米国リウマチ協会(現,米国リウマチ学会)による関節リウマチの分類基準

項目	定義
1. 朝のこわばり	朝のこわばりは少なくとも1時間以上持続すること.
2. 3関節領域以上の関節炎	少なくとも3つの関節領域で,軟部組織の腫脹または関節液の貯留を医師が確認すること.判定すべき関節領域は左右のPIP関節,MCP関節,手関節,肘関節,膝関節,足関節,MTP関節の14か所である.
3. 手の関節炎	手関節,MCP関節またはPIP関節の,少なくとも1か所の関節領域に腫脹があること.
4. 対称性の関節炎	対称性に関節炎が同時に認められること.PIP,MCP,MTP関節領域では完全に左右対称でなくともよい.
5. リウマトイド結節	骨が突出した部分または関節周囲の伸側にみられる皮下結節を医師が確認すること.
6. 血清リウマトイド因子	いずれの方法でもよいが,正常対照群が5%以下の陽性率を示す方法で異常値を示すこと.
7. X線像の変化	手関節または指のX線前後像で関節リウマチに典型的な変化を示すこと.すなわち,関節もしくはその周囲にびらんまたは限局性の骨萎縮が認められること(変形性関節症様の変化のみでは不十分).

少なくとも4項目を満たす症例をRAとする.なお,項目1~4までは少なくとも6週間持続していること.
〔Arnett FC, Edworthy SM, et al : The American Rheumatism Association 1987 revised criteria for the classification of rheumatoid arthritis. Arthritis Rheum 31(3) : 315, 1988 より引用〕

浮腫を早期に捉え,RAの早期診断に有用である.関節エコー検査は,簡便で侵襲が少ないことから複数の関節を検査することが可能であり,腱炎,腱鞘炎,腱断裂など軟部組織の評価も可能である.

B 疾患活動性の評価

1 ACR コアセット

治療法の有効性を評価する指標として,ACRコアセットが広く用いられている(表10-65).圧痛関節数,腫脹関節数,VASでの患者による疼痛評価・活動性全般的評価,医師による活動性全

表10-62 早期関節リウマチの診断基準

1. 3関節以上の圧痛または他動運動痛
2. 2関節以上の腫脹
3. 朝のこわばり
4. リウマトイド結節
5. 赤沈20 mm以上の高値またはCRP陽性
6. リウマトイド因子陽性

以上6項目中,3項目以上を満たすものを早期RAとし,該当する患者は詳細に経過を観察し,病態に応じて適切な治療を開始する必要がある.

(日本リウマチ学会,1994)

表10-63 欧州リウマチ学会と米国リウマチ学会による関節リウマチの分類基準

適用対象集団
1か所以上の関節に明確な臨床的関節炎(腫脹)がみられる
滑膜炎をより妥当に説明するほかの疾患がみられない

RAの分類基準(A~Dのスコアを加算する.RA確定例への分類にはスコア6/10以上が必要)	
A. 罹患関節	スコア
大関節1か所	0
大関節2~10か所	1
小関節1~3か所(大関節の罹患の有無を問わない)	2
小関節4~10か所(大関節の罹患の有無を問わない)	3
11か所以上(1か所以上の小関節を含む)	5
B. 血清学的検査(分類には1回以上の検査結果が必要)	
RF陰性かつACPA陰性	0
RF低値陽性またはACPA低値陽性	2
RF高値陽性またはACPA高値陽性	3
C. 急性期反応物質(分類には1回以上の検査結果が必要)	
CRP正常かつESR正常	0
CRP異常またはESR異常	1
D. 症状の持続期間	
6週未満	0
6週以上	1

大関節:肩・肘・股・膝・足関節,小関節:MCP・PIP・第2~5 MTP・母指指間間・手関節,RF:リウマトイド因子,ACPA:抗シトルリン化蛋白抗体,CRP:C反応性蛋白.ESR:赤血球沈降速度.
〔Aletaha D, Neogi T, et al : 2010 Rheumatoid arthritis classification criteria : an American College of Rheumatology/European League Against Rheumatism collaborative initiative. Arthritis Rheum 62(9) : 2569, 2010 より引用〕

表 10-64　Steinbrocker 分類

stage I：初期
*1. X線像に骨破壊像はない．
 2. X線像の所見として骨粗鬆症はあってもよい．

stage II：中期
*1. X線像で軽度の軟骨下骨の破壊を伴う．あるいは伴わない骨粗鬆症がある．軽度の軟骨破壊はあってもよい．
*2. 関節運動は制限されていてもよいが，関節変形はない．
 3. 関節周囲の筋萎縮がある．
 4. 結節および腱鞘炎のような関節外軟部組織の病変はあってもよい．

stage III：高度進行期
*1. 骨粗鬆症に加え，X線像で軟骨および骨の破壊がある．
*2. 亜脱臼，尺側偏位，あるいは過伸展のような関節変形がある．線維性または骨性強直を伴わない．
 3. 強度の筋萎縮がある．
 4. 結節および腱鞘炎のような関節外軟部組織の病変はあってもよい．

stage IV：末期
*1. 線維性あるいは骨性強直がある．
 2. それ以外は stage III の基準を満たす．

* 印のついている基準項目は，特にその病期，あるいは進行度に，患者を分類するために必ずなければならない項目である．

〔Steinbrocker O, Traeger CH, et al：Therapeutic criteria in rheumatoid arthritis. JAMA 140(8)：659-662, 1949 より〕

表 10-65　ACR コアセットと 20%改善基準

1. 圧痛関節数(68 関節) ┐必須項目
2. 腫脹関節数(66 関節) ┘
3. 患者による疼痛の評価(VAS など) ┐
4. 患者による疾患活動性の全般的評価(VAS など) │
5. 医師による疾患活動性の全般的評価(VAS など) ├ 3 項目以上
6. 患者による身体機能評価(HAQ または AIMS の身体評価部分など) │
7. 赤沈値あるいは CRP 値 ┘

1，2 がともに 20%以上の改善．
3～7 の 5 項目中，3 項目が 20%以上の改善．
50%，70%改善も同様に計算．

〔Felson DT, Anderson JJ, et al：American College of Rheumatology. Preliminary definition of improvement in rheumatoid arthritis. Arthritis Rheum 38(6)：727-735, 1995 より〕

般的評価，HAQ(health assessment questionnaire，表 10-66)，などによる，患者による身体機能評価，赤沈，CRP による急性期反応値の項目のうちの改善の割合について，治療前後に 1, 2 がともに 20%以上改善し，かつ表中 3～7 の 5 項目のうち 3 項目以上が 20%以上改善した場合，その治療法は ACR 20 で有効と判定される．同様に改善度に応じて ACR 50，ACR 70 という基準が用いられる．

2 DAS28, SDAI, CDAI

臨床的寛解の目標となる疾患活動性の評価として，DAS(disease activity score)，SDAI(simplified disease activity index)，CDAI(clinical disease activity index)がある．DAS はヨーロッパリウマチ学会が推奨する疾患活動性の評価法であり，評価する関節を 28 関節として，圧痛関節数，腫脹関節数で評価する DAS 28 が用いられることが多い．DAS 28 が 2.6 未満を寛解，2.6 以上 3.2 以下を低疾患活動性，3.2 より大きく 5.1 以下を中疾患活動性，5.1 より大きいものを高疾患活動性と評価する．ただ 2.6 未満の寛解基準では，骨破壊の予防には不適切ということが判明し，臨床的寛解の指標として SDAI(圧痛関節数＋腫脹関節数＋血清 CRP 値＋自覚的全般的健康状態)3.3 未満を推奨するとした．CDAI は SDAI から血清 CRP 値を除いたもので，2.8 未満を寛解とする．

C　機能評価

RA 治療の目的は機能的改善・寛解であり，その指標として患者の QOL や健康度をより詳細に評価する必要がある．

関節炎患者の身体機能および QOL 評価法として，HAQ，mHAQ(modified HAQ)，AIMS(arthritis impact measurement scale)，AIMS 2 が，一般的 QOL 評価法として SF-36 が用いられている(第 1 部第 9 章参照)．

1 HAQ および mHAQ

HAQ は，RA 患者の身体機能障害評価の指標として世界中で広く用いられている．日本語訳として J-HAQ が作成されており，衣服着脱および身支度，起床，食事，歩行，衛生，伸展，握力，活動の 8 項目に関して 20 の質問からなっており，4 段階で評価する．

mHAQ は，HAQ をより簡便にした方法であ

表 10-66 HAQ(health assessment questionnaire)

各項目の ADL について，この1週間のあなたの状態を平均して右の4つから1つ選んでレ印をつけてください．	何の困難もない（0点）	いくらか困難である（1点）	かなり困難である（2点）	できない（3点）
1. 衣類着脱および身支度				
a.靴ひもを結び，ボタンかけも含め自分で身支度できますか	□	□	□	□
b.自分で洗髪できますか	□	□	□	□
2. 起床				
c.肘掛けのない垂直な椅子から立ち上がれますか	□	□	□	□
d.就寝，起床の動作ができますか	□	□	□	□
3. 食事				
e.皿の肉を切ることができますか	□	□	□	□
f.いっぱいに水が入っている茶碗やコップを口元まで運べますか	□	□	□	□
g.新しい牛乳のパックの口を開けられますか	□	□	□	□
4. 歩行				
h.戸外で平坦な地面を歩けますか	□	□	□	□
i.階段を5段登れますか	□	□	□	□
5. 衛生				
j.身体全体を洗い，タオルで拭くことができますか	□	□	□	□
k.浴槽につかることができますか	□	□	□	□
l.トイレに座ったり立ったりできますか	□	□	□	□
6. 伸展				
m.頭上にある5ポンドのもの（約2.3kgの砂糖袋など）に手を伸ばして，つかんで下に降ろせますか	□	□	□	□
n.腰を曲げ床にある衣類を拾い上げられますか	□	□	□	□
7. 握力				
o.自動車のドアを開けられますか	□	□	□	□
p.広口のビンの蓋を開けられますか（すでに口が切ってあるもの）	□	□	□	□
q.蛇口の開閉ができますか	□	□	□	□
8. 活動				
r.用事や買い物で出かけることができますか	□	□	□	□
s.車の乗り降りができますか	□	□	□	□
t.掃除機をかけたり，庭掃除などの家事ができますか	□	□	□	□

1〜8の各カテゴリーのなかの最高点をその点数とし，最高点総和/回答したカテゴリー数を求める．
〔Fries JF, Spitz P, et al：Measurement of patient outcome in arthritis. Arthritis Rheum 23(2)：137-145, 1980 より引用〕

る．衣服着脱および身支度，起床，食事，歩行，衛生，伸展，握力，活動の8項目からなる8の質問について患者が各項目の困難度を4段階で自己評価し，その平均点で評価する．

2 AIMS および AIMS 2

AIMS は，RA 患者を対象とした QOL 評価での標準測定法の1つである．現在は，AIMS 2 が用いられる．AIMS 2 の QOL 評価では，12の項目（移動能，歩行能，手指機能，上肢機能，身辺機能，家事遂行能，社交，社会的支援，疼痛，仕事遂行能，緊張，不安）と，健康に対する満足度，障害の患者起因程度，障害の改善優先度を測定する．

AIMS 2 は QOL の評価法であるが，身体機能面，疼痛の評価が含まれるので RA 患者の生活機能を多面的に評価するのに有用であり，日本語版の信頼性・妥当性も評価されている．

3 SF-36

SF-36 は，健康関連 QOL を測定するための評価として世界的に使用されている．36項目の質

問から構成され，8つの健康概念について評価する[3]．

3 治療プログラム

RAに対する薬物治療のプロトコールは，ここ数年で大きく変化した．抗リウマチ薬（メトトレキサート）や生物学的製剤の認可によって関節破壊の進行が抑制できるようになり，寛解導入や治癒も可能になってきた．そこで非可逆的な関節破壊の進行はRA発症数年以内に生じることから，その期間に治療を始めるべきであるという考えに基づき，そのための確実なRAの早期診断と予後予測の方法が提唱され，有効な薬物治療による寛解導入，さらには薬物なしでも寛解状態を維持できる状態すなわち治癒が期待されるまでになっている．

しかし罹病期間がすでに長期に及ぶ場合には，生物学的製剤の効果は小さく，関節破壊は修復されずADLも低下する．そのためRAを早期に診断して治療を開始し，発症早期から積極的な治療を行う必要がある．同時に寛解導入に至るまでの間に，機能障害をおこさないようなリハビリを行うことが重要となる．慢性期症例に対しては，薬物療法による炎症や免疫異常のコントロールと，リハビリによる機能の維持，改善，生活指導が重要である．すなわち薬物治療で病態の進行をできるだけおさえ，その進行状況に応じた最大限の機能を発揮できるようにすることが大切である[5]．

4 リハビリテーションの実際

1 生活指導

急性期は安静の重要性を教育する．安静は全身性の安静と炎症関節局所の安静に分けられるが，発病初期の全身倦怠感が強いときには安静臥床が必要である．関節局所の安静には，粘着性テープでの固定や，固定用の装具を用いる．手指は関節破壊や変形が多く，重量物の運搬は避けるよう日常生活のなかで関節保護法を指導する（**表10-67**）．

生活環境の整備も，関節への負担の軽減に重要である．家具の高さの設定，しゃがまずにすむ収

表10-67 関節保護法

関節名	保護のための方法
肩関節	痛みが増す動作は行わない． 痛みのある側から袖を通し，痛みの少ない側から脱ぐ． ROM制限のあるときは自助具を使用．
肘関節	痛みを伴う動作は避ける． 自助具の使用．
手関節	掌屈，回旋を伴う動作を避ける． 重いものを持つこと，引っ張ることを避ける． 橈屈を伴う動作を避ける． 安静時に尺屈を避ける． 手関節を中間位で使用する． 物を持つときは前腕と体幹を使う．
中手指節間関節	両手で持つ． 指の代わりに掌を使う． ループストラップの使用．
指節間関節	手内筋プラス肢位を避ける（本を持つ，手の甲で頬杖をつく）． 指の屈曲を避ける．
股関節	減量． しゃがみ動作を避ける． 椅子の高さ調整．
膝関節	不整地の歩行を避ける． 階段の昇りはよい側から，降りは痛む側から． 膝伸展の強化． サポーターの使用．
足関節，足部	適切な靴，中敷．
頸椎	頸を中間位に保つ． ネックカラーの装着． 机の高さを肘を支える高さに調整． 傾斜したテーブルの使用． 目の高さに本を置く． うつぶせで寝ない． 硬いマットレスの使用． かぶりシャツは避ける．
胸腰椎	腰背部をまっすぐに保つ． 腰背部のストレスを少なくする． 背部のリラクセーション． 背もたれがまっすぐの椅子． 長時間の座位を避ける． 膝の位置を高くした座位姿勢． 腰背部の回旋を避け，体全体を回転させる． しゃがんで物を持つ． 横向きに寝る． 膝の下に枕を入れて寝る．

〔Melvin JL : Rheumatic Disease in the Adult and Child : Occupational Therapy and Rehabilitation, 3rd ed. pp419-437, FA Davis, Philadelphia, 1989 より引用〕

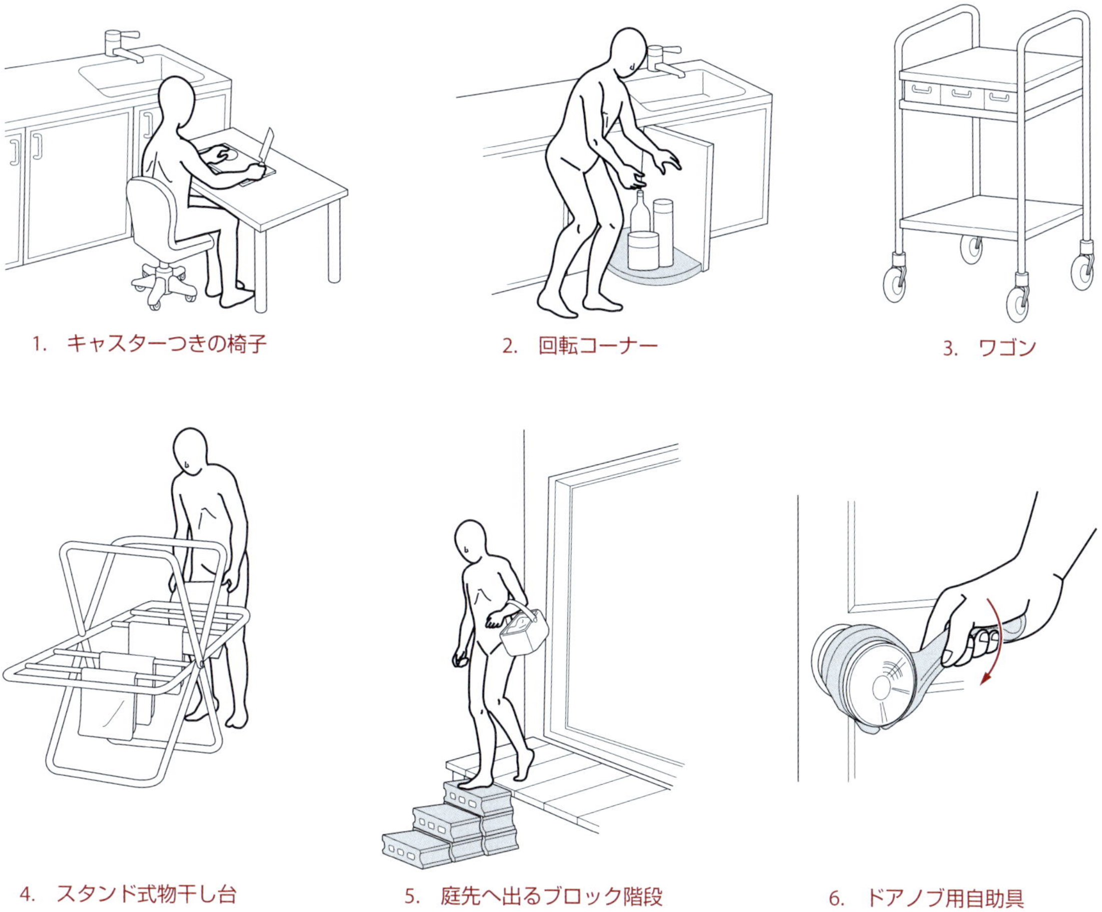

1. キャスターつきの椅子　　2. 回転コーナー　　3. ワゴン

4. スタンド式物干し台　　5. 庭先へ出るブロック階段　　6. ドアノブ用自助具

図 10-115　生活環境の整備

納スペース，段差の解消など，作業が安楽に行える適切な高さを設定する．ドア，水道の蛇口，引き出しの滑り，冷蔵庫の扉，掃除機などは，できるだけ弱い力で操作できる軽いもの，あるいは軽く操作できる工夫が必要となる（**図 10-115**，そのほか第 4 部第 8 章・第 6 部第 4 章参照）．

2 物理療法

朝のこわばりや痛みの軽減に，温熱療法が用いられることが多い（ただし関節炎の急性期には温熱療法は禁忌であり，コールドパックなどの寒冷療法が適応となる）．炎症症状が落ち着き，運動時の関節痛や荷重時痛が問題となる時期には，さまざまな温熱療法が適応となる．痛みに対する緩和の目的では，運動療法の前に施行する．急激で短時間の温熱は，炎症を亢進させ関節破壊を進行させる可能性があるため，緩徐に長時間の温熱を用いるようにする．

温熱療法の生理学的効果は，痙縮や筋緊張の軽減，末梢血管の拡張・血流の増大，新陳代謝の亢進，などがあげられる．ホットパックは最も簡便な表面温熱であり，温熱であるため皮膚の湿潤性が高まり，心理的なリラクセーション効果もある．手指，手関節などの小関節には，パラフィン浴が用いられる．マイクロ波（極超短波）や超音波は，関節内部に作用する深部温熱であり，肩関節や股関節などに適用される．しかし照射部位に人工関節などの金属がある場合や，ペースメーカーを挿入している患者では禁忌となる（第 4 部第 9 章参照）[6,7]．

3 運動療法

運動療法は，常に関節保護を念頭において施行することが重要である．薬剤により，痛みの少ない時間帯や時期に行う工夫も必要である．またRAの症状は日内変動があり，気候にも影響されるため，個々の患者の状態に応じた運動療法を行うべきである．関節可動域（ROM）の維持には，関節保護の指導と愛護的ROM訓練が必要である．拘縮予防のため，全身関節について痛みのない最大可動域範囲での訓練を少なくとも1日1回は行うようにする．

筋力強化訓練は，炎症のコントロールが不十分な場合や関節の破壊進行が危惧される場合は，関節の負担が少ない等尺性筋力訓練が推奨される．炎症が十分にコントロールされ，痛みが強くなく関節破壊が軽度な場合は，抵抗運動での積極的な筋力強化訓練が可能となる．

易疲労性・体力低下に対しては，ダンスや卓球，水中運動，など関節負担の少ない全身運動が有効である．下肢の関節拘縮や筋力低下により基本動作が困難な場合は，関節への負担が少ない安全な動作方法を選択し，反復練習を行う．両側の人工膝関節置換術を行った場合などは，水中歩行訓練が有効である[4]．自主訓練では，大腿四頭筋の強化を目的に臥位で下肢を伸展したまま挙上して保持する訓練〔straight leg raising（SLR）訓練，第10部第12章 **1** 図10-95参照〕や，ゴムバンドを使用しての大腿四頭筋・中殿筋の筋力強化訓練（第4部第1章参照），足内在筋トレーニングとなる足趾の屈曲伸展を繰り返すタオルギャザー訓練（図10-116），などがよい．歩行訓練は，下肢の関節の状態や痛みを観察したうえで慎重に行う必要がある．

水中歩行訓練は，浮力により荷重が免荷され関節の負担が軽減するため，最も推奨される有酸素運動である．過重負荷となる高強度の運動プログラムは，関節破壊を認める患者では破壊の進行因子となるため控えるべきである．リウマチ体操は，関節破壊が少なくあまり痛みを伴わない症例に適応があり，ラジオ体操よりもゆっくりとしたリズムで行う．疼痛を誘発することなく関節を可能な範囲で動かして，筋力やROM維持を目的と

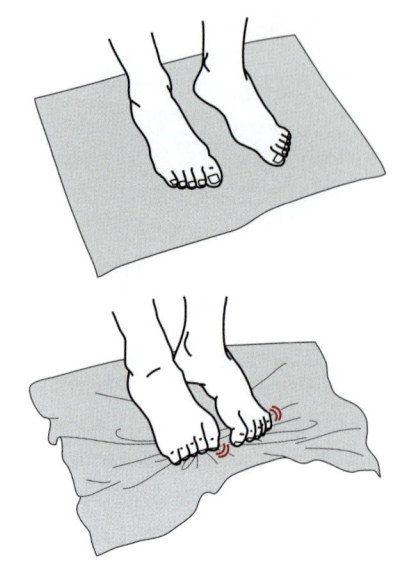

図10-116　足趾の筋力強化運動とストレッチ

する[6]．

4 装具療法・自助具

RAにおける装具の役割としては，関節の保護と関節機能の補助または代償があげられる．炎症の活動期で関節の破壊が進行している場合，炎症が鎮静化した後に変形が進行している時期には治療用装具として使用する．炎症の鎮静化，関節の破壊による変形の予防と矯正の目的で用いる，固定，免荷，予防・矯正装具がある．これらは疼痛の対策として効果的であり，薬物や手術療法の効果をさらに有効にするために用いる．安静を目的とする場合，プラスチックなどで簡単に自作して装着させ，装着の時機を逸しないよう注意する．

関節の機能の補助または代償としては，炎症が鎮静化し変更の進行も認められなくなった時期に使用する．装具自体による治療効果は望めないもので，破壊され不安定な関節（動揺関節）や筋力低下の補助のための固定装具，関節変形などの関節の機能の代償として使用し，生活用具ともいえるものである．装具装着により残存機能が制限されないように注意が必要である（第8部第3章参照）．

a. 肘関節

肘関節は，屈曲拘縮から強直になる場合と関節

図 10-117　プラスチック製肘装具

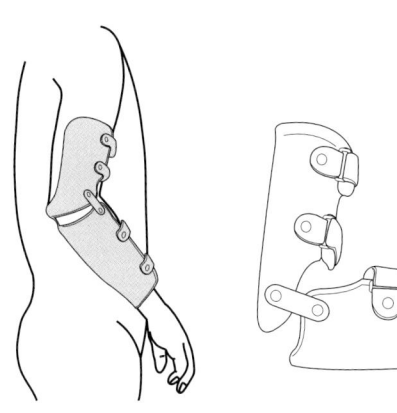

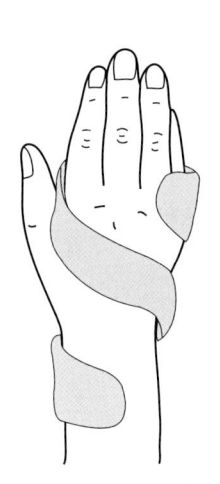

図 10-118　尺側偏位防止用装具

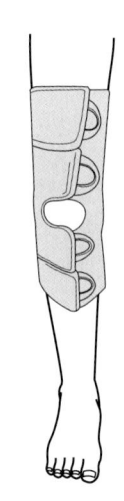

図 10-119　幅を広くした面ファスナーにストラップを付けた膝装具

が崩壊して動揺関節になる場合がある．動揺関節でも筋力が保たれれば支障ないが，過可動性のため疼痛があれば，安静のため肘サポーターやプラスチック製の肘スプリントを用いる（**図 10-117**）．

b. 手関節と手指関節

手根骨部は，最も侵されやすい関節であり，肘関節と同様に骨性強直に陥る場合と崩壊して動揺関節になる場合がある．機能的には強直では手関節は安定し握力は保たれるが，動揺関節になると屈曲位となり，尺側偏位も伴って握力が低下する．このような場合には，手関節背屈装具の尺側偏位予防矯正機能付きや革サポーターを使用し，背屈位で手関節を固定する．また炎症が強く腫脹や疼痛がある場合にも安静固定の目的で用いる．この場合はある程度の可動性があり，着脱しやすく，軽量でさらに水にも強い装具が求められる．

MP 関節の尺側偏位は，中手骨頭形態の偏心性，背側・橈側関節包と側副靱帯および指背腱膜の弛緩，伸筋腱の尺側掌側脱臼，手関節の橈側偏位，手内筋や屈筋の緊張などに，重力やつまみ動作など，日常動作が外力として加わり基節骨の掌側脱臼を伴って生じる．変形予防・矯正用として長対立装具の尺側偏位予防矯正機能付き尺側偏位防止用装具（**図 10-118**），短対立装具を用いる．

MP 関節の伸展拘縮には，ナックルベンダ型装具や長対立装具の MP 関節屈曲補助付を用いる．白鳥のくび状変形は，MP 関節滑膜炎により側索が MP 関節掌側へ滑って緊張が強くなり，MP 関節過伸展，PIP 関節伸展，DIP 関節屈曲が生じる．予防・矯正用として三点支持指装具を用いる．ボタン穴変形は，PIP 関節滑膜炎により中央索が弛緩し，側索が PIP 関節掌側へ滑り PIP 関節の屈曲として働くことにより生じる．予防矯正用として安全ピン型指伸展装具やナイトスプリントを用いる[7]．

また適切な自助具の選択は重要であり，リーチャー，ソックスエイド，ボタンエイド，坐薬挿入器，ループ付きタオル，長柄のヘアブラシ，太柄のスプーン・フォーク・滑り止めマット，瓶のふた開け，など個々の症例の必要性を考慮して選択する（第 6 部第 4 章・第 8 部第 5 章参照）．

c. 膝関節

膝関節では，関節変形や動揺膝が認められる．変形性膝関節症では内反膝変形が大多数であるが，RA 患者では膝関節の外側面の破壊による外反膝変形もおこりやすい．固定，矯正，一部免荷を目的として，長下肢装具，膝装具，外反矯正用膝パッド，軟性膝装具を使用する．長下肢装具，膝装具は着脱が困難な場合が多く，患者の理解，家族の協力が不可欠である．軟性膝装具は，比較

的固定性もよく，軽量で扱いやすいため処方されやすいが，着脱を容易にするため固定部分の面ファスナー幅を広くし，ストラップを持ちやすくするなどの工夫が必要である(図10-119).

d. 足関節と足趾関節

靱帯の弛緩により荷重時に外反か内反が生じてくる．足根間関節は強直をおこしやすく，靱帯の弛緩により縦のアーチが低下し扁平足になりやすい．荷重により徐々にアーチが消失し，外反が高度になる．したがって初期より矯正，免荷を目的，変形に対しては靴の中に挿入する足底板を使用する．内反が高度な場合にはストラップ付き短下肢装具を使用する．前足部では横アーチの消失とともに，足趾では外反母趾，立ち指 cock up toe，槌趾，鉤爪趾，小趾の内反がおこり，前足部扁平三角形の足趾となる．足趾の中足骨下部や足趾変形の突出部に胼胝や鶏眼がある場合は，中足骨パッドで免荷を行う．

e. 頸椎

頸椎の病変は，上位のほうが下位より比較的多く，特に環軸椎前方亜脱臼は注意を要する．亜脱臼は，頸椎装具では固定しにくく，頸椎装具は急激な外力から保護するためと，頸椎の動きを制限して症状の軽減をはかるために使用する．固定性をあまり要しない場合は，軟性カラー，ポリネックカラーを使用し，固定性を高める場合にはフィラデルフィアカラーを用い，術後などにはハローベストを使用する．

■ 引用文献

1) 山前邦臣：慢性関節リウマチの早期診断基準試案．日本医事新報 3360：43-47, 1988
2) 久保俊一：関節リウマチ．内田淳正(監修)：標準整形外科学，改訂第11版．医学書院，pp229-244, 2011
3) 関節リウマチ．岩本幸英(編)：神中整形外科学上巻，改訂第23版．南山堂．pp488-532, 2013
4) 水落和也：関節リウマチ．伊藤利之，他(編)：今日のリハビリテーション指針．医学書院，pp169-179, 2013
5) 三浦靖史，佐浦隆一：オーバービュー．臨床リハ(18)2：102-107, 2009
6) 猪飼哲夫：関節リウマチのリハビリテーション．総合リハ 40(5)：571-575, 2012
7) 伊勢眞樹：リウマチの装具．川村次郎(編)：義肢装具学，第3版．医学書院，pp343-351, 2004

第15章
脊椎疾患

1 基礎的知識

A 頸椎部疾患

1 頸椎症　cervical spondylosis

頸椎椎間板変性を基盤とし，椎間板狭小化，椎体骨棘形成，椎間関節変性がX線所見で観察される．症状は，頸部痛や肩甲帯部痛あるいは重だるさ，違和感が主体で，特に起床時に悪い例が多い．しかしながら，上肢，下肢の神経症状はなく，保存的治療が第一選択となる．

2 頸椎椎間板ヘルニア　herniated disc of the cervical spine

頸椎部の椎間板が後方へ脱出し，神経根，あるいは脊髄を圧迫することによりさまざまな症状をおこす．椎間板の高位によっても，症状の差異がみられる．頸部から肩甲部の痛みで始まり，主に神経根を圧迫障害すると，その神経根に沿った放散痛，しびれ，筋力低下を生じる．頸部の動きなどでも症状を誘発し，Jacksonテストあるいはspurlingテストが陽性となることが多い．脊髄まで圧迫すると，脊髄症を引き起こす．すなわち，手指の巧緻運動障害，筋力低下，下肢の歩行障害，痙性歩行，排尿排便障害，などを生じる．

治療は，保存的治療が第一選択であるが，四肢の神経症状が明白となれば，手術的に神経の圧迫を解除する必要がある．

3 頸椎症性神経根症　cervical spondylotic radiculopathy

椎間板の変性とともに生じる椎体骨棘により，神経根を圧迫することにより生じる．神経根管を強制的に狭窄させるJacksonテストあるいはSpurlingテストが，陽性に現れることがきわめて多い．主には，当該神経根に沿った放散痛が特徴で，進行すると筋萎縮を生じることもありうる．保存的治療が第一選択であるが，頑固な上肢痛や麻痺を生じた例では，手術適応となる．

4 頸椎症性脊髄症　cervical spondylotic myelopathy

椎間板の変性とともに生じる椎体骨棘，あるいは変性肥厚した脊柱管後方の黄靱帯により，脊髄を圧迫することで生じる疾患である．頸部痛が先行し，多くは手指のしびれから発症する．症状が進行すると，手指の巧緻運動障害を伴うようになり，ボタンかけや箸の動作，書字などの細かな日常運動が不自由となる．さらには，下肢症状として歩行障害を伴うようになる．階段の降りが不自由となることから始まり，進行すると平地歩行も困難となり，痙性歩行を呈する例も稀ではない．最終的には，下肢筋力も低下し起立不能となる場合もある．脊髄障害の1つとして，排尿障害，排便障害などの神経因性膀胱直腸障害を呈する場合もある．手のしびれ程度では，保存的観察が主体であるが，明白な脊髄症を発生すると，手術適応となる．

5 頸椎後縦靱帯骨化症　ossification of posterior longitudinal ligament（OPLL）

脊柱管の前方にある後縦靱帯，後方にある黄靱帯のいずれも，肥厚し骨化する可能性がある．その結果，脊柱管にある脊髄が圧迫され症状を呈するようになる．その症状は，主に脊髄の圧迫症状であるが，稀に神経根の症状もおこすこともある．靱帯の骨化は，非常にゆっくりしか進行しな

いので，脊髄も圧迫に順応し，かなりの圧迫になって初めて脊髄障害を呈するようになる．その脊髄症状は，前述の頸椎症性脊髄症などと同様である．まずは，保存的治療を行うが，明らかな脊髄症や麻痺の出現例では，手術適応となる．

B 腰椎部疾患

1 変形性腰椎症
osteoarthritis of lumbar spine

椎間板変性とともに椎間関節も加齢とともに関節症変化を生じる．腰痛の最も多い原因で，特に起床時の腰痛や殿部痛が特徴である．症状は，流動的であり，時に強い腰痛を伴うこともあるが，通常は，日常生活には支障をきたさないことがほとんどである．体重管理，筋力強化，柔軟性の維持が重要である．

2 腰椎椎間板ヘルニア lumbar disc herniatim

20～30歳代の若年者に多く，椎間板の変性初期にみられることが多い．椎間板変性が高度となれば，髄核自体の弾力性も消失するためヘルニア形成は稀となる．中高年では，椎間板変性とともに，椎間板全体が肥厚し，いわゆるハードディスクとなり脊柱管狭窄の原因となる．画像所見では脊柱管への椎間板膨隆のためヘルニア様にみえるが，いわゆる若年者にみられる髄核脱出ではなく，線維輪の肥厚などを主にした椎間板全体の膨隆であり，純粋なヘルニアとは異なることが多い．

椎間板ヘルニアとは，椎間板中心部にある髄核が，周辺を囲んでいる線維輪の断裂部から脱出し，後方の神経根あるいは馬尾を圧迫するものである．腰椎の屈曲や軸圧などの外力が椎間板にかかると，椎間板内圧が上昇し，線維輪の断裂がおこることがある．この線維輪の断裂部から，髄核が脱出し，脊柱管の存在する神経根や硬膜，馬尾などでの神経組織を圧迫すると，さまざまな神経症状を引き起こすことになる．正中に脱出すれば両下肢に，片側に脱出すればその側に症状をおこす．

一方，髄核が前方に脱出したり，なかには隣接椎体内に脱出したりすること(Schmorl結節)もあるが，これらでは腰痛程度で神経症状はおこさず，保存的治療で軽快する例がほとんどである．神経症状の多彩さは，ヘルニアの高位と左右の場所，それに個体のもつ神経組織の多様さによる．

椎間板ヘルニアが，必ずしも症状をおこすわけではなく，またおこった症状が永続するわけでもない．圧迫の程度が軽微であれば，神経組織の弾力的対応で，症状が自然治癒する例も少なくない．また，症状は軽快しても，通常ヘルニアの大きさは変わらないことが多いが，なかにはヘルニアの縮小する例も存在する．特に線維輪から脱出し硬膜外腔に穿破したヘルニアは，免疫反応で自己貪食され消失する例が少なくない．

腰椎椎間板ヘルニア自体は，よくみられる疾患であり，その治療は保存的治療が第一選択であるが，下肢痛のために日常生活や仕事に支障をきたし，その期間が3か月以上にも及ぶ場合には，手術的にヘルニアを摘出する手術を考慮する．稀に下垂足や排尿障害などの麻痺を呈する例があり，これらでは可及的早期に神経組織の圧迫を解除する必要がある．

3 腰部脊柱管狭窄症
lumbar spinal canal stenosis

椎間板ヘルニアが，若年層に多い疾患である反面，脊柱管狭窄症は，50歳代以上の中高年によくみられる疾患である．加齢変性とともに，脊柱管を形成する椎間板の全体的な膨隆(ハードディスク)，椎体の骨棘，椎弓，椎間関節の肥厚，黄靱帯の肥厚などにより，脊柱管が狭窄し，馬尾あるいは神経根症状を引き起こす．よくみられる臨床症状は，間欠性跛行である[1]．すなわち，臥床や座位ではいいが，立位，歩行の継続で下肢の痛みやしびれ，脱力を生じ，長時間歩行が困難となる．重度例ではわずか5～10mの歩行で座り込む例もあるが，1km程度の歩行で症状を生じる軽度例もある．一方，間欠性跛行には血管性間欠性跛行がある．この跛行では，同様に歩行で下肢の痛みしびれが増強するが，そのときに座位で休憩する必要はなく，立ち止まって休むだけで症状が緩解し，次の歩行が可能となる．

腰椎脊柱管狭窄での間欠性跛行は，立ち止まる

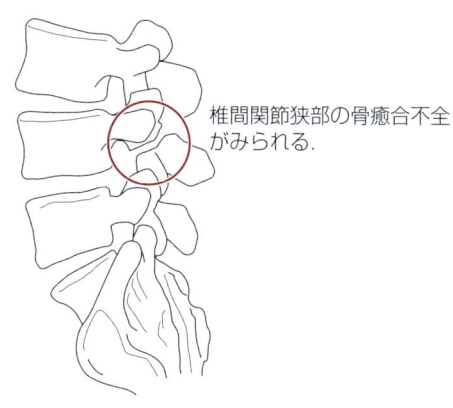

図 10-120　腰椎分離症

椎間関節狭部の骨癒合不全がみられる.

図 10-121　腰椎変性すべり症

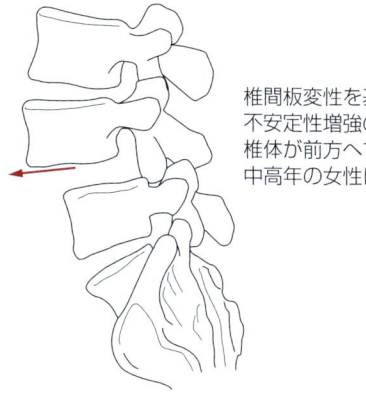

椎間板変性を基盤とし不安定性増強のため，椎体が前方へずれる中高年の女性に多い.

だけではなく，座る，しゃがむ，などの腰椎前屈動作を必要とする例が多い．これは腰椎の屈曲位で神経組織の圧迫が改善し，一方，伸展位では圧迫が増強することが多いためである．高度肥満例や腹筋脆弱例では，腰椎伸展位となることが多いので，体重と筋力の維持は予防のためにもきわめて重要である．

脊柱管狭窄状態は，MRIなどの画像では，50代以上では少なからずみられるが，狭窄があるからといって必ずしも症状を引き起こすわけではない．すなわちMRIでは腰椎部に狭窄があっても，神経症状のない例は少なくない．たとえ症状がおこっても，どんどん進行する疾患ではなく，まずは保存的治療を行うことが第一選択である．神経障害が出現し，間欠性跛行が10分程度となれば日常生活にも支障をきたす．また，下肢麻痺あるいは排尿障害を呈するようになれば，手術的に神経組織の除圧をはかる必要がある．

4 脊椎分離症 spondylolysis，脊椎分離すべり症 spondylolytic spondylolisthesis

脊椎分離症とは，脊椎骨の後方部にある関節突起間部 pars interarticularis，すなわち上・下関節突起間部において骨性連続性が離断した状態である（図10-120）．このため，1つの脊椎骨が椎体を中心とした大きな前方部分と分離部後方の椎弓，棘突起からなる小さな後方部分の2つに分けられる．前方部分の椎体が，前方に滑る状態になると脊椎分離すべり症である．脊椎分離症の原因としては，第二次成長期あたりでの過度なスポーツなどのストレスにより，同部の最終骨化が阻害され骨癒合不全に陥るためと考えられている．わが国での分離症の発生頻度は4〜7％であり，男子は女子の2倍である[2]．これは，外国でもほぼ同様の頻度である．アラスカのエスキモー族では，約30％と高頻度にみられることも知られている[3]．

診断は，単純X線腰椎斜位像で容易に判断できるが，分離があっても無症状症例は稀ではないので，X線所見を直接症状と結びつけるのではなく，総合的に診断する必要のある疾患である．分離症の発生は，下部腰椎に多く，なかでもL5における発生が80％以上と最も多く，次いでL4に多い[2]．

分離症では，椎弓の癒合不全に伴う局所の不安定性により，10〜20歳代の若年期から腰痛を引き起こす可能性がある．特に，腰椎伸展位で分離部の不安定性が大きくなり腰痛を増強する．分離椎弓を皮膚から局所的に押さえても，痛みを誘発する．腰痛の程度はさまざまで，激しいスポーツや重労働以外では，問題にならないことが多い．万一，分離部の痛みで仕事やスポーツなどの障害となるのであれば，分離部を手術的に固定することも可能である．

5 腰椎変性すべり症 lumbar spondylolisthesis

女性に多くみられ，L4に最も多く発生する．椎間板変性とともに腰椎前弯の頂点でもある

表10-68 日本整形外科学会頸髄症治療判定基準

運動機能	上肢	手指	0 [不能]	自力では不能(箸，スプーン・フォーク，ボタンかけすべて不能)
			1 [高度障害]	箸，書字は不能，スプーン・フォークでかろうじて可能
			2 [中等度障害]	箸で大きなものはつまめる，書字かろうじて可能，大きなボタンかけ可能
			3 [軽度障害]	箸，書字ぎこちない，ワイシャツの袖のボタンかけ可能
			4 [正常]	正常
		肩・肘機能	−2 [高度障害]	三角筋または上腕二頭筋 ≦2
			−1 [中等度障害]	〃 =3
			(−0.5) [軽度障害]	〃 =4)
			−0 [正常]	〃 =5
	下肢		0 [不能]	独立，独歩不能
			(0.5)	立位は可能
			1 [高度障害]	平地でも支持が必要
			(1.5)	平地では支持なしで歩けるが，不安定)
			2 [中等度障害]	平地では支持不要，階段の昇降に手すり必要
			(2.5)	〃　　，階段の降りのみ手すり必要)
			3 [軽度障害]	ぎこちないが，速歩可能
			4 [正常]	正常
知覚機能	上肢		0 [高度障害]	知覚脱失(触覚，痛覚)
			(0.5)	5/10以下の鈍麻(触覚，痛覚)，耐えがたいほどの痛み，しびれ)
			1 [中等度障害]	6/10以上の鈍麻(触覚，痛覚)，しびれ，過敏
			(1.5) [軽度障害]	軽いしびれのみ(知覚正常))
			2 [正常]	正常
	体幹		0 [高度障害]	知覚脱失(触覚，痛覚)
			(0.5)	5/10以下の鈍麻(触覚，痛覚)，耐えがたいほどの痛み，しびれ)
			1 [中等度障害]	6/10以上の鈍麻(触覚，痛覚)，絞扼感，しびれ，過敏
			(1.5) [軽度障害]	軽いしびれのみ(知覚正常))
			2 [正常]	正常
	下肢		0 [高度障害]	知覚脱失(触覚，痛覚)
			(0.5)	5/10以下の鈍麻(触覚，痛覚)，耐えがたいほどの痛み，しびれ)
			1 [中等度障害]	6/10以上の鈍麻(触覚，痛覚)，しびれ，過敏
			(1.5) [軽度障害]	軽いしびれのみ(知覚正常))
			2 [正常]	正常
膀胱機能			0 [高度障害]	尿閉，失禁
			1 [中等度障害]	残尿感，怒責，尿切れ不良，排尿時間延長，尿もれ
			2 [軽度障害]	開始遅延，頻尿
			3 [正常]	正常
合計			17	

〔山内裕雄, 平林 洌, 他：日本整形外科学会頸髄症治療成績判定基準. 日整会誌68(5)：490-503, 1994より引用〕

L4/5に力学的負荷が加わり，L4椎体が前方へ移動する(図10-121)．後方の椎間関節は変性肥大化するため，脊柱管狭窄の大きな原因となる．初期は，腰痛のみであるが，次第に脊柱管狭窄症と同様の症状を伴うことが多くなる．すなわち，間欠性跛行を中心とした下肢症状である．

さらに進行すると，下肢筋力低下や排尿排便障害も出現する可能性もある．日常生活に支障をきたすようになれば，手術的治療の対象となる．肥満と筋力低下による腰椎前弯の増強例に多くみられるため，体重と筋力の維持が重要なポイントとなる．

2 診断・評価

痛みやしびれの部位，知覚，筋力の検査および各深部腱反射や病的反射などの神経学的所見が，最も重要である．症状の誘発動作や軽快動作など

表 10-69 日本整形外科学会腰痛治療判定基準

〔29 点満点〕

I. 自覚症状 (9点)

1. 腰痛に関して
   - a. まったく腰痛はない … 3
   - b. 時に軽い腰痛がある … 2
   - c. 常に腰痛があるか,あるいは時にかなりの腰痛がある … 1
   - d. 常に激しい腰痛がある … 0
2. 下肢痛およびしびれに関して
   - a. まったく下肢痛,しびれがない … 3
   - b. 時に軽い下肢痛,しびれがある … 2
   - c. 常に下肢痛,しびれがあるか,あるいは時にかなりの下肢痛,しびれがある … 1
   - d. 常に激しい下肢痛,しびれがある … 0
3. 歩行能力について
   - a. まったく正常に歩行が可能 … 3
   - b. 500 m 以上歩行可能であるが疼痛,しびれ,脱力を生じる … 2
   - c. 500 m 以下の歩行で疼痛,しびれ,脱力を生じ,歩けない … 1
   - d. 100 m 以下の歩行で疼痛,しびれ,脱力を生じ,歩けない … 0

II. 他覚所見 (6点)

1. SLR(hamstring tightness を含む)
   - a. 正常 … 2
   - b. 30°〜70° … 1
   - c. 30°未満 … 0
2. 知覚
   - a. 正常 … 2
   - b. 軽度の知覚障害を有する … 1
   - c. 明白な知覚障害を認める … 0
   - 注1:軽度の知覚障害とは患者自身が認識しない程度のもの
   - 注2:明白な知覚障害とは知覚のいずれかの完全脱出,あるいはこれに近いもので患者自身も明らかに認識しているものをいう
3. 筋力
   - a. 正常 … 2
   - b. 軽度の筋力低下 … 1
   - c. 明らかな筋力低下 … 0
   - 注1:被検筋を問わない
   - 注2:軽度の筋力低下とは筋力4程度を指す
   - 注3:明らかな筋力低下とは筋力3以下を指す
   - 注4:他覚所見が両側に認められる時はより障害度の強い側で判定する

III. 日常生活動作 (14点)

	非常に困難	やや困難	容易
a. 寝がえり動作	0	1	2
b. 立ち上がり動作	0	1	2
c. 洗顔動作	0	1	2
d. 中腰姿勢または立位の持続	0	1	2
e. 長時間坐位(1時間位)	0	1	2
f. 重量物の挙上または保持	0	1	2
g. 歩行	0	1	2

IV. 膀胱機能 (−6点)

- a. 正常 … 0
- b. 軽度の排尿困難(頻尿,排尿遅延,残尿感) … −3
- c. 高度の排尿困難(失禁,尿閉) … −6
- 注:尿路疾患による排尿障害を除外する

〔井上駿一:腰痛治療成績判定基準.日整会誌 60(3):391-394,1986 より引用〕

の問診も重要であり,時間的経過も把握しておく必要がある.頸椎疾患では,上肢症状を生じるが,たとえば肘関節の肘部管症候群による尺骨神経麻痺や,手関節での手根管症候群なども鑑別するために,それらを念頭において問診や診察評価をする必要がある.同様に,腰椎疾患では,変形性股関節症,変形性膝関節症,変形性足関節症,足根管症候群などを念頭において鑑別する必要がある.

画像診断には,X線検査,CT,MRI があるが,それぞれに特徴と意味があり重要である.

評価法としては,頸椎用と腰椎用それぞれに日本整形外科学会の評価法があり,よく用いられている.**表 10-68,69** に頸髄症と腰痛の治療判定基準を掲載した.

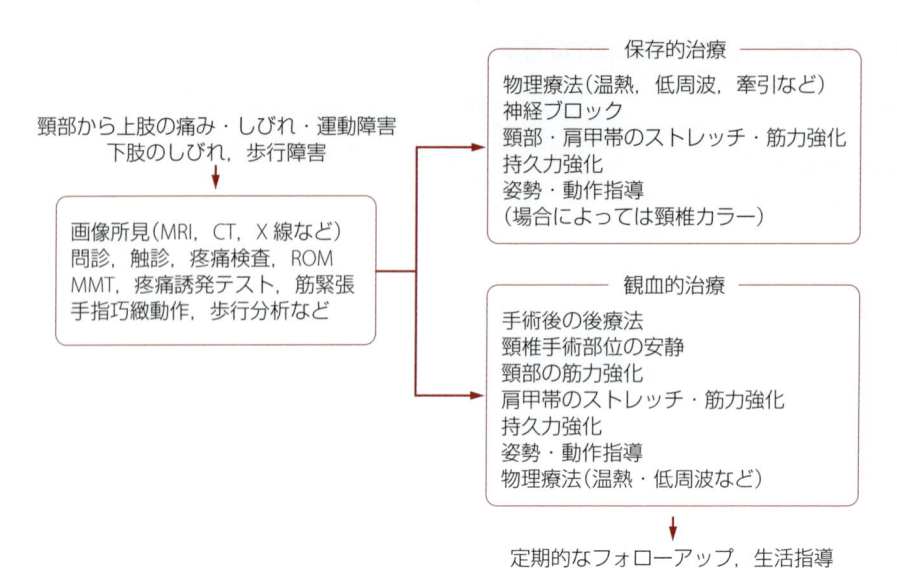

図10-122 頸椎部疾患治療フローチャート

頸部から上肢の痛み・しびれ・運動障害
下肢のしびれ，歩行障害
↓
画像所見(MRI，CT，X線など)
問診，触診，疼痛検査，ROM
MMT，疼痛誘発テスト，筋緊張
手指巧緻動作，歩行分析など

保存的治療
- 物理療法(温熱，低周波，牽引など)
- 神経ブロック
- 頸部・肩甲帯のストレッチ・筋力強化
- 持久力強化
- 姿勢・動作指導
- (場合によっては頸椎カラー)

観血的治療
- 手術後の後療法
- 頸椎手術部位の安静
- 頸部の筋力強化
- 肩甲帯のストレッチ・筋力強化
- 持久力強化
- 姿勢・動作指導
- 物理療法(温熱・低周波など)

↓ 定期的なフォローアップ，生活指導

図10-122 頸椎部疾患治療フローチャート
〔菊地臣一，星加一郎，他：腰椎疾患における神経性間歇跛行(第1報)―分類と責任高位・部位診断．整形外科 37：1429-1439, 1986 より一部改変〕

腰痛，下肢の痛み・しびれ
↓
画像所見(MRI，CT，X線など)
問診，触診，運動時痛
ROM，MMT，疼痛誘発テスト
アライメント，脊柱・骨盤運動など
→ 脊髄 関節 筋 →

保存的治療
- 物理療法(温熱，低周波，牽引など)
- 各種マニュアルセラピー
- ストレッチング
- 腰部脊柱安定化エクササイズ
- McKenzie エクササイズ
- 体幹筋力・筋持久力強化
- 生活指導・動作指導
- 体力強化
- 神経ブロック

観血的治療
- 手術後の後療法
- 腰椎手術部位の安静
- ストレッチング
- 腰部安定化エクササイズ
- 体幹筋力・筋持久力強化
- 生活指導・動作指導
- 体力強化

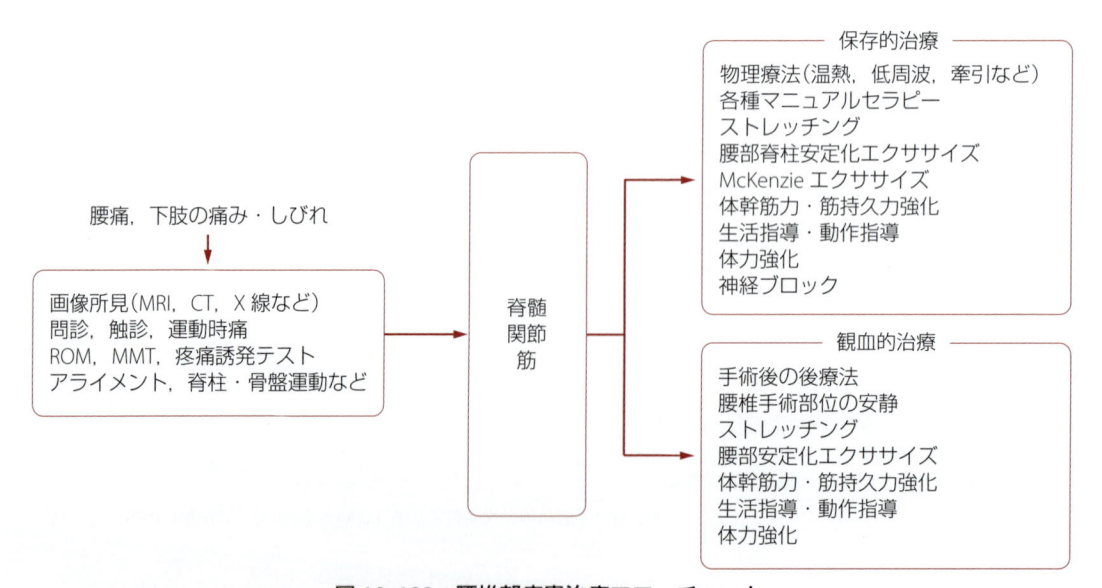

図10-123 腰椎部疾患治療フローチャート
〔菊地臣一，星加一郎，他：腰椎疾患における神経性間歇跛行(第1報)―分類と責任高位・部位診断．整形外科 37：1429-1439, 1986 より一部改変〕

3 治療プログラム

A 頸椎部疾患

頸椎の疾患では，脊椎の変形や骨棘の形成，脊柱管での靱帯の肥厚や骨化，椎間板の突出などで神経に圧迫が加わり，頸部から上肢のしびれ，疼痛，運動障害あるいは症状によっては下肢のしびれや歩行障害を引き起こすこともある．神経(脊髄)の圧迫度合いでは，転倒などによる軽微な外

力で四肢麻痺(脊髄損傷)を引き起こすおそれもあり，注意が必要となる．

物理療法(温熱，低周波，頸椎牽引)や神経ブロックなどによる保存的治療と，観血的治療で神経の圧迫を取り除く方法がある．手術が必要でない症例では，リハビリで疼痛に対して温熱療法や低周波治療，星状神経節へのレーザー照射，頸椎牽引，などが施行される．

また，運動障害に対して筋力強化やストレッチなども行う．頸部と肩甲帯周囲の筋力強化と柔軟性を維持する方向で運動を行っていく．持久力の強化としては，自転車エルゴメーターが利用しやすい．下肢に重度の運動障害がある場合を除いて操作可能であり，安全性が高い．上肢のエルゴメーター(ハンドエルゴメーター)では，下肢に重度の運動障害がある患者でも操作ができ，負荷をかけた運動が簡便にできる．

頸部の運動の際に注意するべき点として，運動の方向がある．症状の悪化する方向への運動は極力控える．特に頸椎過伸展は非骨傷性頸髄損傷の危険性があり[4]，慎重に対応したい．場合によっては頸椎カラーなどにより運動を制限する方法もとられる．症状の悪化がなければ，等尺性収縮による頸部の運動で筋力の維持強化や，セルフストレッチングによる頸部や肩甲周囲筋群の疼痛や筋緊張の緩和，関節可動域(ROM)の維持改善を行っていく．

頸椎部疾患の診断から治療方法選択における流れをフローチャートにまとめる(図10-122)．

B 腰椎部疾患

1 治療フローチャート

腰椎部疾患の症状として，腰痛あるいは下肢の痛み・しびれがあげられる．それらが出現した部位，MMT，疼痛誘発テストなどにより，障害部位が推測できる．確定診断には，画像所見やブロック注射が不可欠である．診断・評価の結果，保存的治療や観血的治療が選択される．腰椎部疾患の診断から治療方法選択における流れをフローチャートにまとめる(図10-123)．

2 腰椎部疾患と動作の関係

動作によって誘発される痛みなどの症状は，それぞれの腰椎部疾患において特徴的である．痛みの出現する姿勢を聴取することで，腰椎部疾患を推測することもできる．各腰椎部疾患と動作の関係を図10-124にまとめる．

3 治療プログラムの考え方

腰部疾患の治療プログラムの概要は，以下のとおりである(表10-70)[4]．

観血的治療が行われた場合，術直後や創の痛みにより，安静を強いられるケースもあるが，早期に治療プログラムを開始することが重要である．

a. 活動性の維持

身体機能維持のためには，活動性を確保しておく必要がある．必要以上の安静は，身体機能の低下をもたらし，さらに保存的あるいは観血的治療により症状が改善したあとの回復期間が長引くとの報告がある[5]．

b. 下肢筋の伸張(図10-125)

骨盤の傾斜は，骨盤に付着している筋の伸張度に影響を受ける．適度な骨盤前傾は，適切な腰椎の前弯をもたらす．不適切な腰椎の弯曲はフラットバックやスウェイバックなどの不良姿勢をつくり，腰部に掛かる負担をさらに増強させる．

腸腰筋，大腿直筋，ハムストリングス，殿筋，脊柱起立筋などの筋を伸張させるため，セラピストによる他動ストレッチ，あるいはセルフストレッチング方法を指導する．

c. 体幹筋強化による脊柱の安定化(図10-126)

脊柱の安定化には，体幹の深層筋の強化が重要であり，特に多裂筋や腹横筋の関与が大きい．なんらかの動作を行う際，腰部にかかる負担を減らすため，腹圧を高める必要がある．しかし，腹直筋など表層の筋では，腹圧を高めることはできない．腹横筋・多裂筋といった，深層の筋が作用することで，腹圧が高められ，脊柱が安定化する．

多裂筋は，脊柱の分節的・局所的安定化に作用する．体幹筋は，脊柱の大きな動きに作用する「グローバル筋」と隣接した脊柱の安定に作用する「ローカル筋」に分類できる．脊柱起立筋や腹直筋などは「グローバル筋」，多裂筋は「ローカ

表 10-70　腰部疾患治療プログラムの考え方

活動性の維持
下肢筋の伸張
脊柱の安定化
ADL の自己管理

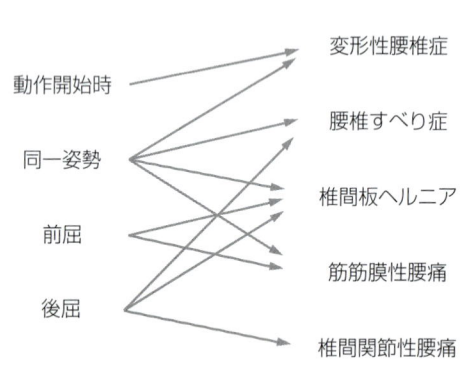

図 10-124　腰痛疾患と動作の関係

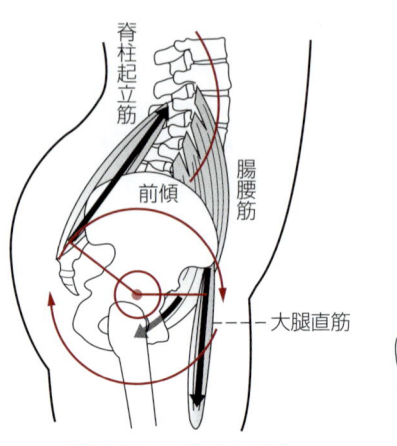

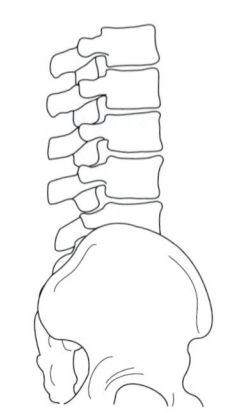

図 10-125　下肢筋の伸張
1. 骨盤傾斜と下肢筋の関係
2. 腰椎のフラットバック
腰椎の前弯が消失している例

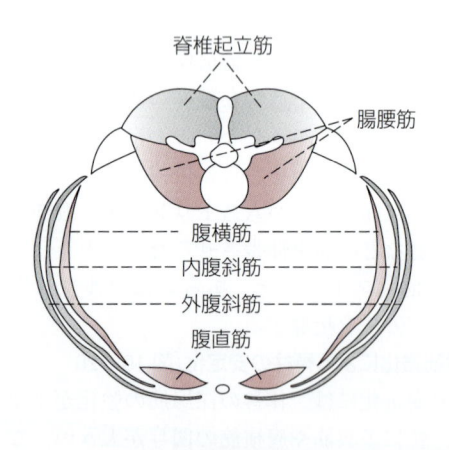

図 10-126　体幹筋強化による脊柱の安定化
1. 腹横筋
腹部を一周するように走行している．
2. 多裂筋
分節的に付着しており，隣りあう脊椎をつなぐ．

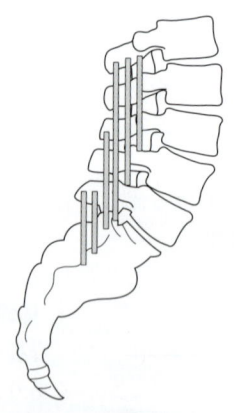

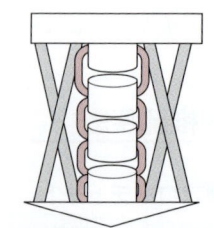

図 10-127　体幹筋
グローバル筋（灰）とローカル筋（色）が共働して脊椎を支えている．

ル筋」である．どの筋にアプローチするかを意識したうえで，治療プログラムを考える（図 10-127）．

d. ADL の自己管理

日常生活における動作や姿勢の指導は，重要なプログラムである．適切な腰椎の弯曲を維持したうえで，腰部に過度な動きがおこらないような動作方法を指導する．動作の際には，腹横筋を意識し，腹圧を高める意識をもたせる．重量物を持つ際に腰部にかかる負担を減らす方法や，長時間の

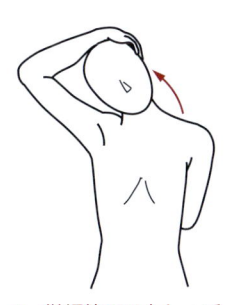

1. 僧帽筋のストレッチ
右手で頸椎を右側屈する。左手は腰背部に置く。

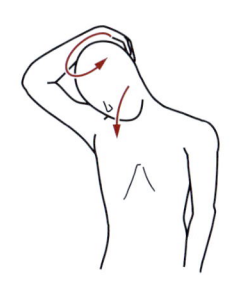

2. 肩甲挙筋のストレッチ
右手で左後頭部を引き寄せ、頸椎を右回旋した後、屈曲する。

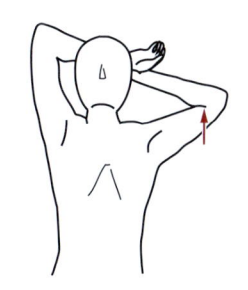

3. 広背筋・大円筋のストレッチ
左手で右手首を把持し、右前腕を後頭部にあてる。頸椎を伸展して、左前腕を後方へ押す。

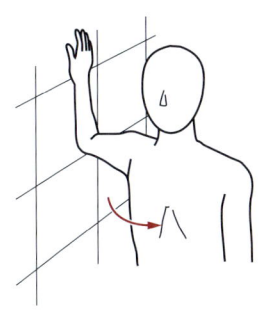

4. 大胸筋のストレッチ
右肩関節外転位、前腕回内位で壁につけ、体幹を左回旋し、右肩関節を伸展する。

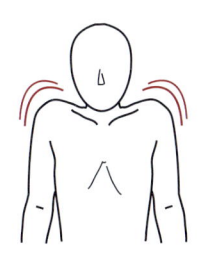

5. 肩のリラクセーション
肩をすくめて5秒間保持し、脱力する。

図 10-128　頸部・肩甲帯の柔軟性改善

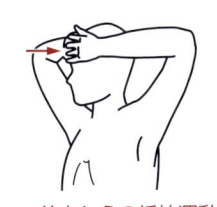

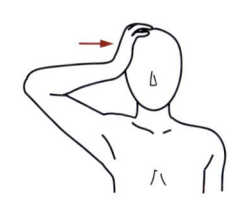

1. 前方からの抵抗運動
2. 側方(左右)からの抵抗運動
3. 後方からの抵抗運動

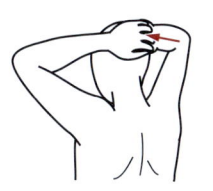

図 10-129　頸部・肩甲帯の筋力強化

同一姿勢を避ける方法を指導する。問診により得られた日常生活の状況や職業の内容に応じて、その患者に合ったものを指導することがより有効である。

腰痛体操と具体的なADL指導については後述する。

4 リハビリテーションの実際

A 頸椎

1 頸部・肩甲帯の柔軟性改善（図10-128）

頸部・肩甲帯周囲の疼痛や筋緊張を緩和し、ROMの改善、血液循環の促進、疲労の改善など

を目的にストレッチを実施する．オーバーストレッチや頸部の痛みを伴う運動は避け，主に頸部や肩甲帯を中心に行う．特に急性期の神経症状の存在する場合は禁忌である．

2 頸部・肩甲帯の筋力強化（図 10-129）

頸部とそれに関連する肩甲帯の筋力強化を行う．目的は，頸椎に対し筋肉による安定性を付加し，良肢位保持のための十分な筋力を獲得し，疼痛惹起を防止することである．また，筋の自発的な収縮と弛緩をはかることで静脈還流を促進し，筋緊張や疼痛の改善をはかることや廃用予防などにも効果がある．痛みや神経症状の増悪に配慮するため，等尺性収縮で実施することにより急性期にも使用できる[6]．

3 物理療法

運動療法とあわせて必要に応じて用いる．頸椎椎間板ヘルニアに対しては牽引療法，そのなかで主に間欠牽引を用いる．神経根圧迫症状の緩和，ROM の拡大，疼痛の緩和，筋弛緩，循環の改善が期待できる．急性期の頸椎捻挫，炎症性の関節炎などには禁忌である．

温熱療法は，疼痛の緩和，循環の改善，ROM の拡大などが期待できる．急性の損傷や炎症には禁忌である．

頸椎疾患に主に適用される電気刺激療法は，治療的電気刺激 therapeutic electrical stimulation（TES）である．TES を併用しながらの筋力強化運動も有効である．疼痛の緩和を目的とした経皮的電気神経刺激 transcutaneous electrical nerve stimulation（TENS）も適用される．

4 生活指導

第一に姿勢の改善を行い，適宜上記で述べた頸部や肩甲骨周囲筋のストレッチを行うよう指導する．長時間の同一姿勢も避けるようにする．姿勢の指導では，鏡を用いて正常なアライメントを日常生活でも意識させる．特に頸椎の後屈動作など，症状の発現や増悪に影響するポジションを見つけることも重要である．

B 腰椎

1 体幹・下肢の柔軟性改善（図 10-130）

保存的治療，観血的治療後どちらでも，リハビリの大半は痛みやしびれを主訴とする患者に対して，その軽減を目的に実施される．治療選択のポイントとして，痛みやしびれの軽減や ROM 拡大が認められる治療を見きわめることが重要である．

また，McKenzie エクササイズはリハビリに多く用いられている運動療法の1つである．腰椎の伸展運動療法は，腰痛の大多数は侵害刺激受容器を含む組織の構造的ストレスといった機械的根拠に基づいているため，力学的な作用により治療できるという考えであり，急性期より積極的に行われる方法として提唱された．腰椎椎間板障害や急性腰痛に対して効果は認められるが，慢性腰痛に対する効果は明確ではないとされている．

2 体幹・下肢の筋力強化

グローバル筋，ローカル筋それぞれに有効な運動を図 10-131 にあげていく．

プール内運動も筋力・筋持久力強化に有効である．水中では浮力が働き，水面が臍部の高さであれば50％，剣状突起では70％，顎では90％の体重が免荷される．水深と水の抵抗の関係も考慮する必要がある．水中歩行では，腰椎前弯を増強させないよう骨盤傾斜のコントロールを理解した状態での大股歩き，上半身も使った捻り歩きなどが有効である．

3 腰痛体操

腰痛患者に対し，柔軟性，筋力，筋持久力，心循環器系機能を改善する目的で処方する．実際には，通常の腰痛体操に加え，対象に合わせて前述の柔軟性改善，筋力強化，腰部安定化運動，体力の向上運動を組み合わせていく．実際の臨床において多種目の指導を行うとかえって患者に混乱が生じることがあるため，単純なプログラムに絞り込んで処方すべきである．

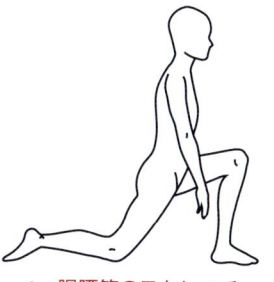

4　リハビリテーションの実際　861

1. 腸腰筋のストレッチ
膝立てした左下肢に体重を移動し，左下肢を屈曲しながら腰椎を伸展，右股関節を伸展する．

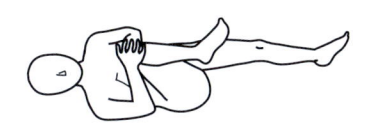

2. 大殿筋のストレッチ
右膝を左腋窩に近づけるように両手で引き寄せ，右股関節を屈曲・内転する．

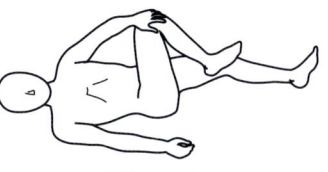

3. 中殿筋のストレッチ
左手で右膝を左斜め上方に押しつけるように，右股関節を内転する．

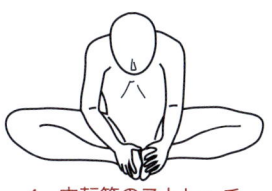

4. 内転筋のストレッチ
体幹を前屈しながら両股関節外転を増大する．

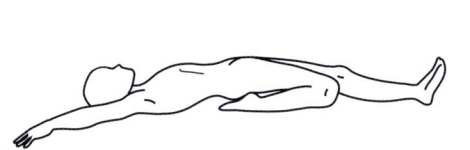

5. 大腿四頭筋のストレッチ
右膝関節屈曲位のまま背臥位になる．

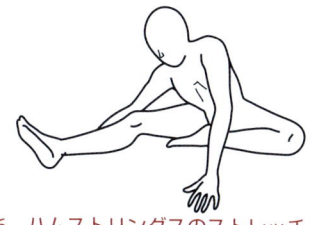

6. ハムストリングスのストレッチ-1
伸展した足のほうに体幹を前屈する．

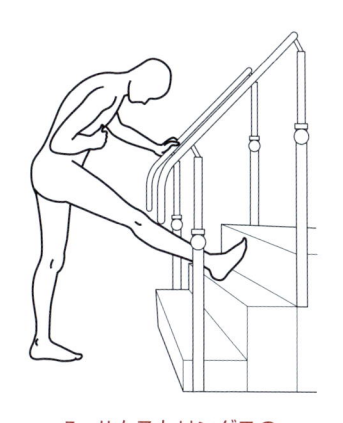

7. ハムストリングスのストレッチ-2
階段上の足のほうに体幹を前屈する．

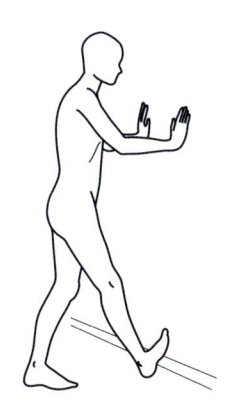

8. 腓腹筋のストレッチ-1
前方に重心を移動し，右足関節背屈を増大する．

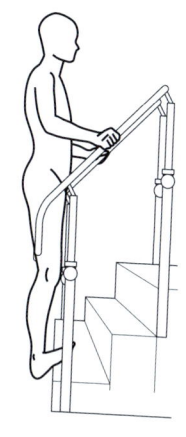

9. 腓腹筋のストレッチ-2
後方に重心を移動し，両足関節背屈を増大する．

図 10-130　**体幹・下肢の柔軟性改善**

862　第15章　脊椎疾患

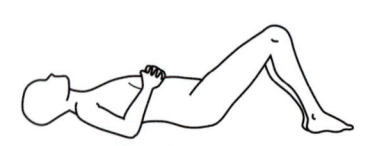

1. ペルビック・ティルト
下部腹筋に軽く力を入れて，骨盤を後傾させる．下部腹筋強化と過度の骨盤前傾を改善．

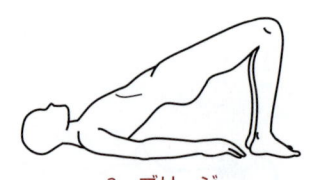

2. ブリッジ
肩と足部を支点に肩，骨盤，大腿を一直線にする．背筋，殿筋の強化と骨盤，腰椎の協調性を改善．

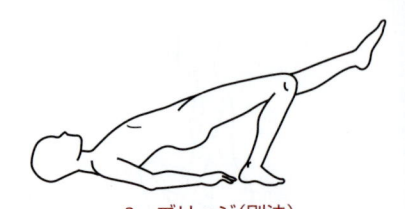

3. ブリッジ(別法)
片足は伸展させ，肩と臀部を支点に肩，骨盤，大腿を一直線にする．

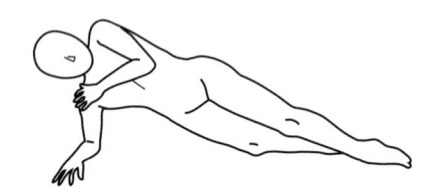

4. サイドブリッジ-1
肘と足部を支点に肩，骨盤，下肢を一直線にする．体幹筋のバランスを改善．

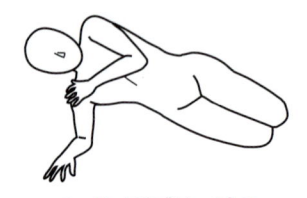

5. サイドブリッジ-2
肘と膝を支点に肩，骨盤，大腿を一直線にする．

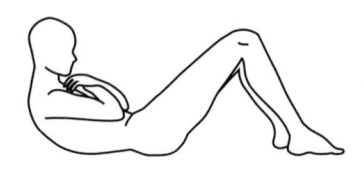

6. 腹筋
立脚仰臥位で肩甲骨下角が床から離れるまで体幹を屈曲する．

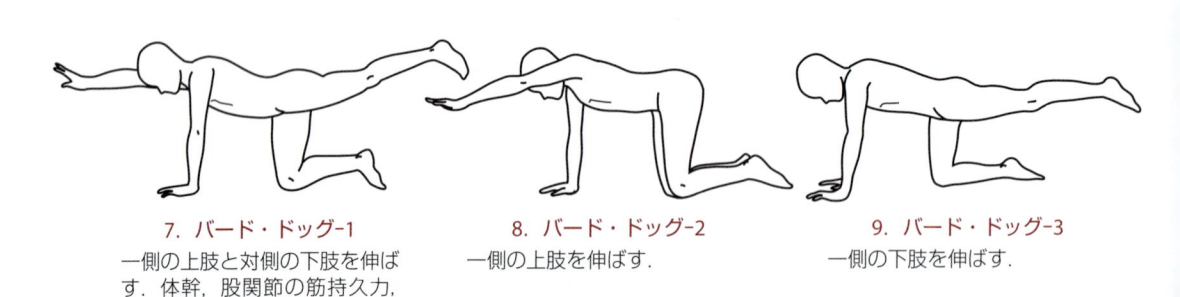

7. バード・ドッグ-1
一側の上肢と対側の下肢を伸ばす．体幹，股関節の筋持久力，安定性の向上．

8. バード・ドッグ-2
一側の上肢を伸ばす．

9. バード・ドッグ-3
一側の下肢を伸ばす．

図10-131-1　体幹・下肢の筋力強化

4 ADL指導

　腰痛は脊柱，特に腰椎の正常弯曲からの歪みに多少とも関連しておこり，逆に腰痛がこの歪みをおこすこともある．また腹筋群の筋力低下も目立つ．したがって常に脊椎の正常カーブを維持することと腹筋群を含む表層筋の強化，さらに脊柱を安定させる深層筋の強化こそ腰痛治療の基礎となる．日常生活または作業において無意識のうちにこの正常カーブを維持する習慣をつけるため，図10-132に示すような生活指導が必要となる．

5 物理療法

　急性期では，寒冷療法や超音波療法などが用いられる．一方，腰椎牽引療法は，急性腰痛や急性坐骨神経痛に対しては近年の研究において有効性が低いとの報告があり，安易な牽引療法の選択には注意が必要である．
　慢性期では，温熱療法，超音波療法，TENS，レーザー治療，牽引療法，などが用いられる．温熱療法は，腰痛に対しては急性および亜急性腰痛が混在する対象の疼痛およびADLを軽減し，運動療法を追加することで疼痛をさらに軽減し，機能を改善することができると推奨されている．温

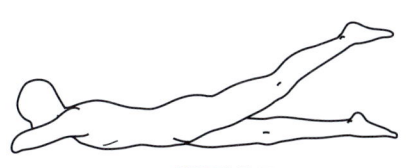

10. 股関節伸展
膝を伸ばしたまま下肢を持ち上げる．体幹筋，大殿筋，ハムストリングスの強化．

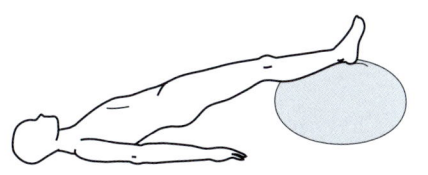

11. ボールエクササイズ-1
股関節を伸展しながら殿部を持ち上げる．背部筋群の筋力強化．

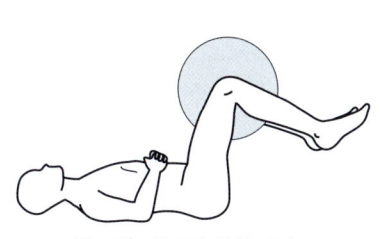

12. ボールエクササイズ-2
両膝でボールを挟み，下肢を屈曲する．腹筋，股関節筋群の強化．

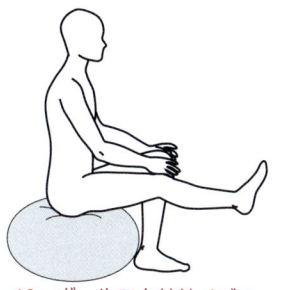

13. ボールエクササイズ-3
ボールの上に座り，右膝を伸展する．体幹を安定させる．

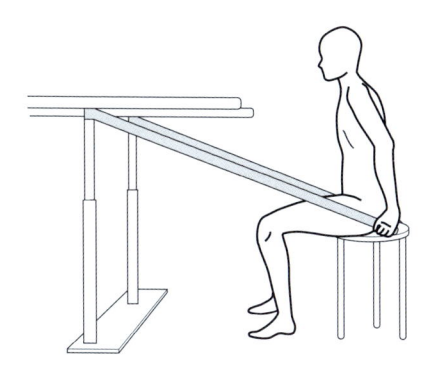

14. チューブエクササイズ
肩関節の伸展運動を行う．背部筋の強化．

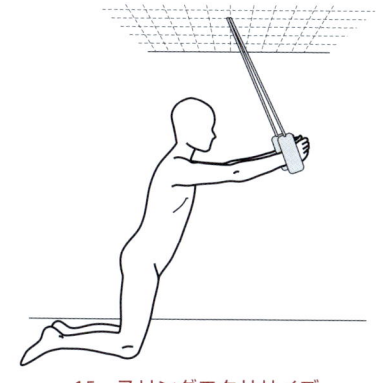

15. スリングエクササイズ
膝立ち位にて重心を前後方向に移動する．体幹，下肢筋群の強化．

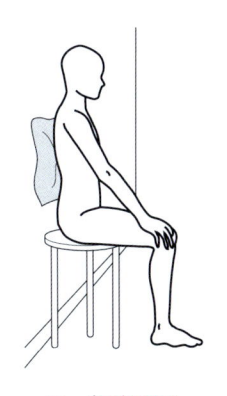

16. 多裂筋強化
座位にて，背中を壁に押しつけるように力を入れる．

図 10-131-2　**体幹・下肢の筋力強化**

1. 骨盤傾斜

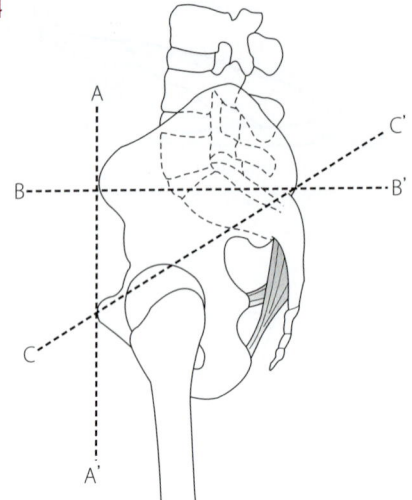

正常の骨盤傾斜では，上前腸骨棘と恥骨結節を結ぶ線 AA' が垂直に，上前腸骨棘と下後腸骨棘とを結ぶ BB' が水平になっている．この線がなんらかの理由で傾くと，腰椎は生理的弯曲より歪みをおこし，腰痛の原因となる．したがって患者には脊柱，特に腰椎の生理的弯曲を保たせるように指導することが，治療の第一歩となる．

骨盤傾斜角とは，下後腸骨棘と恥骨結合を結ぶ線 CC' と水平線とのなす角をいう．骨盤傾斜が増すとは CC' が垂直に近づくことであり，骨盤傾斜が減るとは CC' が水平に近づくことである．

2. ADL 指導

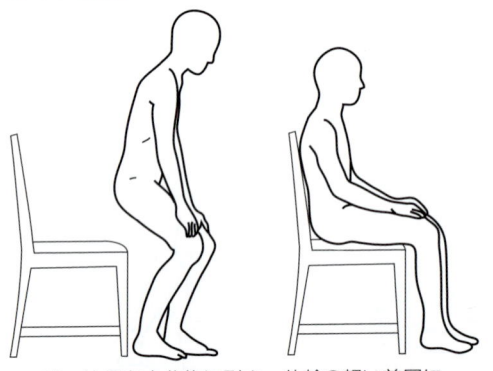

良：片足を十分後に引き，体幹の軽い前屈にあわせて両下肢のスムーズな屈伸で座ったり立ったりする．膝股関節は 90°屈曲位となる．

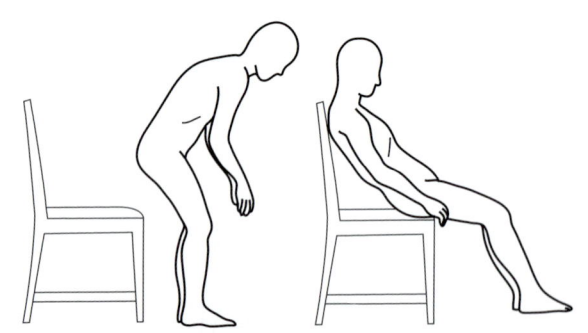

不良：体幹を強く屈曲したり，体重が腰仙部にかかるような椅子座位をしたりしてはならない．

a.

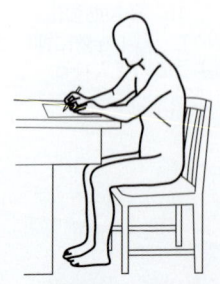

良：体幹の前屈を脊柱でなく股関節で行い，脊柱を伸展位に保つ．机は前腕部での支持と作業に適したものを選ぶ．

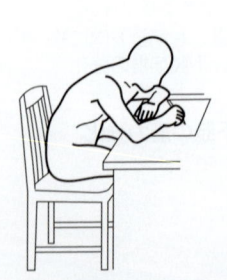

不良：脊柱で前屈し，胸部や腹部を圧迫し，頭を前屈する．低すぎる机もよくない．

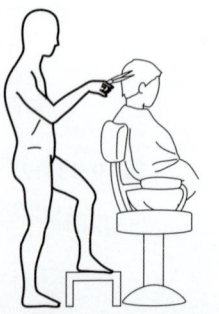

良：歯科医，主婦，理髪業のときは，一方の足に小さい台を使用すると腰椎カーブが平らとなる．

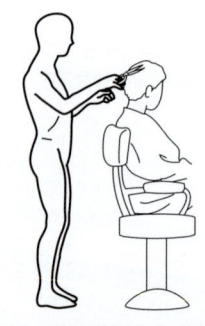

不良：両足をそろえて立つと，腸腰筋を緊張させ腰椎カーブが強くなる．

b.   c.

図 10-132-1　骨盤傾斜

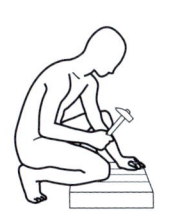

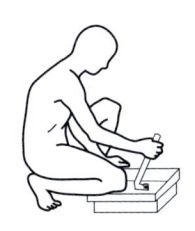

良：一側の足を後方に引き，両足で体のバランスを保ち，下肢屈曲度合と台の使用で高低を適度に加減する．

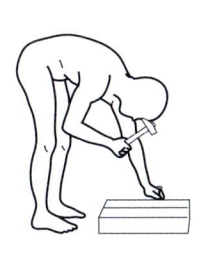

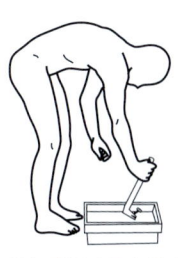

不良：両足をそろえ，体幹を前屈すると最大の伸展が脊柱や股関節伸筋に要求され，上半身の重みが腰仙部にかかる．

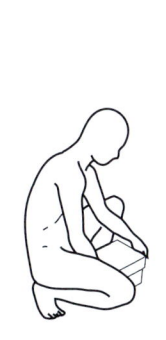

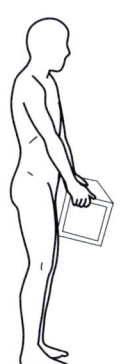

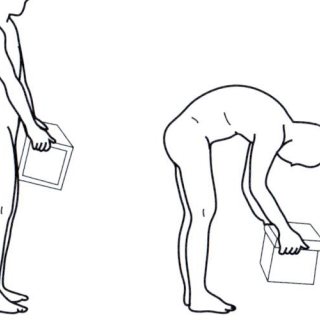

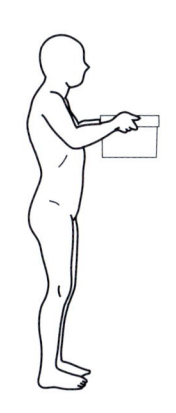

d.

良：荷物を体の重心線に近く持ってきて，下肢を伸展する力で持ち上げる．

不良：上体と荷物の負荷がすべて脊柱の伸筋にかかるような持ち上げ方はよくない．

e.

図 10-132-2　骨盤傾斜

熱ラップ治療（持続的な低温度の温熱療法）などがすすめられる．除痛目的には，主に超音波療法やTENSが使用される．

■ 引用文献
1) 菊地臣一，星加一郎，他：腰椎疾患における神経性間歇跛行（第1報）―分類と責任高位・部位診断．整形外科 37：1429-1439, 1986
2) 森崎直木：脊椎分離症．津山直一（編）：講談社整形外科大事典 5．講談社，pp137-140, 1986
3) Stewart TD : The age incidence of neural-arch defects in Alaskan natives, considered from the standpoint of etiology. J Bone Joint Surg Am 35-A(4) : 937-950, 1953
4) 出田良輔：中心性頸髄損傷の機能解剖学的特性．理学療法 27(6)：765-775, 2010
5) 伊藤俊一，白土　修：根拠に基づいた腰痛理学療法の評価と治療．伊藤俊一，他（編）：腰痛の理学療法．三輪書店，2008
6) 新田　收，中丸宏二，他：腰痛予防のためのエクササイズとセルフケア―バックケアマニュアル．ナップ，2009

■ 参考文献
- Liddle SD, Gracey JH, et al : Advice for the management of low back pain : a systematic review of randomised controlled trials. Man Ther 12(4) : 310-327, 2007
- 小峰美仁，白土　修：頸椎の運動療法．MB Med Reha 74：17-27, 2006
- 鈴木重行（編）：アクティブ ID ストレッチング．三輪書店，2007

第16章
閉塞性動脈硬化症

1 基礎的知識

閉塞性動脈硬化症 arteriosclerosis obliterans (ASO)は，中年以上の男性に多く，腹部大動脈から膝窩動脈までの大きな動脈に発生する．内膜肥厚と血栓形成により，次第に血管内腔が狭くなり閉塞する．最初は冷感，しびれ感を生じ，間欠性跛行 intermittent claudication (IC)をきたし，最後には激烈な痛み，壊死をおこし切断に至る．

末梢動脈疾患 peripheral arterial disease (PAD)の診断，治療を標準化した国際ガイドラインは，2000年に欧米14学会によりTrans-Atlantic Inter-Society Consensus (TASC)として発表された．その後，日本などが参加し2007年にTASC II が公表された．そのなかでIC肢の5年後の転帰は，跛行症状が改善，不変が70～80％を占め，跛行が悪化は10～20％，重症下肢虚血 critical limb ischemia (CLI)は5～10％にすぎず，その1年後に切断に至るものはCLIの30％程度にとどまり，死亡は25％であった．

ASOは動脈硬化の1つの表現形であり，ほかの動脈硬化性疾患を合併しやすい．ICを有する患者の5年後の死亡率は10～15％で，その死因の75％は心血管イベントに起因しており，肢の予後よりも生命予後が不良である[1]．本章では，診断と治療に関してPADをASOと同義として解説する．

表10-71 PAD患者の症候分類

Fontaine 分類		Rutherford 分類			
度	臨床所見	度	群	臨床所見	客観的基準
I	無症状	0	0	無症状	
II	間欠性跛行	I		間欠性跛行	
a	軽度		1	軽度	トレッドミル負荷完遂可能 運動後AP＞50 mmHgであるが安静時と比較し20 mmHg低下
b	中等度～重度		2	中等度	1群と3群の中間
			3	重度	トレッドミル負荷完遂不可 運動後AP＞50mmHg
III	安静時疼痛	II	4	安静時疼痛	
IV	潰瘍・壊死	III	5	組織小欠損	
			6	組織大欠損	

AP：足関節血圧

〔Fontaine R, Kim M, et al：Surgical treatment of peripheral circulation disorders. Helv Chir Acta 21(5-6)：499-533, 1954, Rutherford RB, Baker JD, et al：Recommended standards for reports dealing with lower extremity ischemia：revised version. J Vasc Surg 26(3)：517-538, 1997 より改変〕

2 診断・評価

問診によりしびれ，疼痛，冷感の程度を把握し，ICが生じている場合はその症状を確認する．症状による分類として，Fontaine分類[2]とRutherford分類[3]がよく用いられる（表10-71）．視診では足部の萎縮，皮膚の色調，栄養状態（脱毛，爪脆弱化）を観察するが，虚血が軽度の段階では皮膚は蒼白だが，重症化すると暗紫色のチアノーゼを呈し，乾燥による落屑，脱毛，爪の変形がみられる．触診では足背動脈，後脛骨動脈の拍動を触知し，中枢の動脈や対側肢についても行い，比較する．

機器による検査では，ドップラー超音波血流計による血流速度測定，サーモグラフィー，脈波測定，血管造影，超音波検査，CT，MRI，などが

ある．

足関節上腕血圧比 ankle-brachial index（ABI）の測定を重要視する．危険因子をもつものを対象にABI測定を行うことが重要で，安静時ABIが0.9以下であればPADと診断する．また，0.9以上でも間欠性跛行がある場合には，歩行運動負荷（トレッドミル3.2 km/時，傾斜10～12％または階段昇降や平地歩行で跛行症状が出現するまで施行，または5分間）後1分以内にABIを測定して，15～20％のABI低下があればPADと診断する[1]．

A 間欠性跛行（IC）

歩行を持続することにより下肢に疼痛が生じ，休憩すると改善するものである．ASOでは浅大腿動脈や膝窩動脈に好発するため，腓腹部に疼痛を生じることが多いが，腸骨動脈に閉塞があると殿部や大腿部に疼痛が生じる場合がある．重症度分類は表10-71のRutherford分類のⅠ度に示す[3]．一般的に跛行出現距離，最大歩行距離を測定する．

B 重症下肢虚血（CLI）

典型的な慢性虚血性疼痛や，潰瘍や壊疽などの虚血性病変を示し，Fontaine分類のⅢ度，Ⅳ度に相当する．CLIという言葉は症状が2週間以上持続する症例に用いるべきである[1]．

3 治療プログラム

PADの治療指針を図10-133に示す．保存療法では第一にリスクファクターの改善があげられ，原因疾患の治療が必要である．禁煙指導，局所の保温，外傷の予防，感染の予防，など患者教育も重要である．薬物療法では，血栓形成にかかわる血小板の粘着や凝集機転に対する抗血小板薬，末梢血管の拡張作用や血小板凝集抑制作用をもつプロスタグランジン投与などが行われる．

無症状またはICでは，監視下の運動療法と薬物療法を行い，3～6か月で症状の改善がなければ血行再建療法をすすめる．CLIでは最初から血行再建療法が推奨され，今日では血管外科的な血行再建術が発展し，血管内手技には，バルーン血管形成術，ステント，ステントグラフト内挿術，プラーク削減法がある．外科的選択肢には自家あるいは人工血管バイパス術，動脈内膜切除術，術中ハイブリッド法がある[1]．その適応はTASC分類に基づき決定されるが，血管内手技の適応となる部位や範囲が拡大されている．血行再建術が適応外で，耐えがたい痛みや感染の拡大がある場合は切断術を施行する．

4 リハビリテーションの実際

A 間欠性跛行（IC）

1 運動療法

入院時に行う監視下運動療法と，医師の指導のもとに在宅で行う非監視下運動療法がある．TASC Ⅱでは，最大の効果をあげるためには3か月以上の監視下運動療法の実施をすすめているが，わが国における医療費の包括化，入院期間の短縮化のもとでは長期入院は困難になっている．実際には2～3週間の入院による監視下運動療法で運動方法や強度を習得し，退院後は通院による監視下運動療法の継続が望ましい[4]．

a. 運動の種類

トレッドミルによる歩行訓練を行う．筋力トレーニングよりも，トレッドミルによる歩行が有効である[5]．最近では，抵抗訓練や上半身の運動の有効性を示した報告もある[6]．

b. 運動強度

初め，傾斜12％，速度2.4 km/時で行い，中等度の痛みである「ややきつい」程度（6～8/10）の下肢疼痛が生じるまで歩く．跛行出現時に中断すると最適な効果は現れない．患者が普段の低負荷の歩行で，中等度の跛行痛を生じることなく10分以上歩けるようになれば，次いで速度を3.2 km/時とするか，傾斜を大きくする．さらに4.8 km/時と速度を上げることもできる．

c. 持続期間・間隔

1回30分以上で60分までとする．頻度は1日に1～2回行い，週3回以上は実施する（できれば

図10-133 治療指針

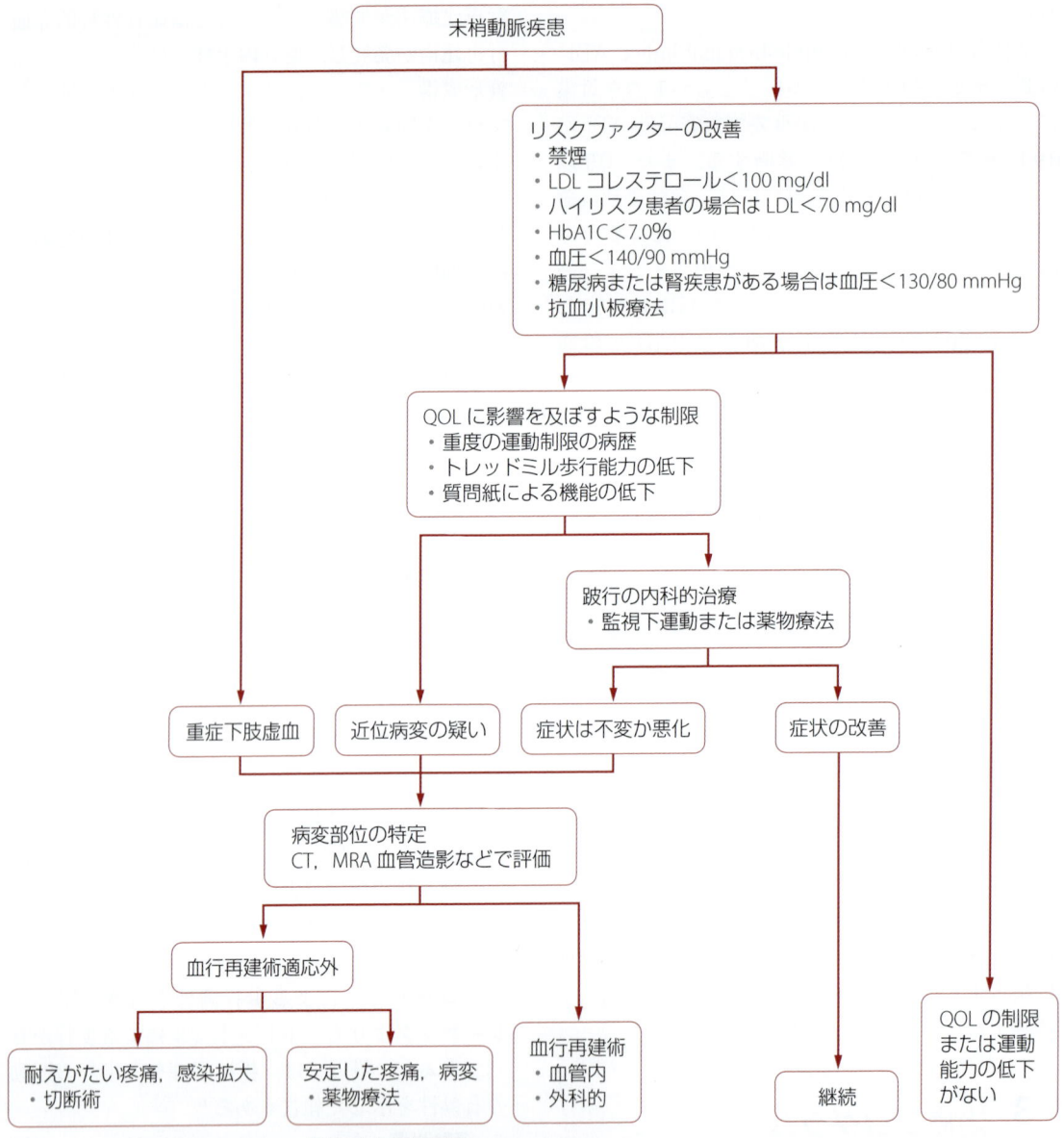

```
末梢動脈疾患
├─→ リスクファクターの改善
│     ・禁煙
│     ・LDLコレステロール＜100 mg/dl
│     ・ハイリスク患者の場合はLDL＜70 mg/dl
│     ・HbA1C＜7.0%
│     ・血圧＜140/90 mmHg
│     ・糖尿病または腎疾患がある場合は血圧＜130/80 mmHg
│     ・抗血小板療法
│
│   QOLに影響を及ぼすような制限
│     ・重度の運動制限の病歴
│     ・トレッドミル歩行能力の低下
│     ・質問紙による機能の低下
│
│   跛行の内科的治療
│     ・監視下運動または薬物療法
│
├─ 重症下肢虚血
├─ 近位病変の疑い
├─ 症状は不変か悪化
└─ 症状の改善 → QOLの制限または運動能力の低下がない / 継続

病変部位の特定
CT, MRA血管造影などで評価
├─ 血行再建術適応外
│   ├─ 耐えがたい疼痛, 感染拡大 ・切断術
│   └─ 安定した疼痛, 病変 ・薬物療法
└─ 血行再建術
    ・血管内
    ・外科的
```

HbA1c：ヘモグロビンA1c，LDL：低比重リポ蛋白質

図10-133　治療指針

〔TASC II Working Group(著), 日本脈管学会(訳)：下肢閉塞性動脈硬化症の診断・治療指針II．メディカルトリビューン，pp17-24, 37-49, 50-60, 81, 2007 より改変〕

表10-72　運動習慣を身につけてもらうためのポイント

- 患者の話をよく聞き，生活習慣を変える現実可能な具体的なアドバイスをする．
- できるだけ一緒に歩く．
- 具体的な現実可能な運動処方を話し合いながら決める．
- 運動日誌と歩数計を活用し，家族の協力を得る．
- 数字目標を具体的に設定する．
- 毎日，数字目標をみて確認する．家族に毎日言ってもらう．

〔安　隆則，齋藤宗靖，他：血管疾患に対する運動療法．心臓リハビリテーション 13(1)：39-42, 2008 より改変〕

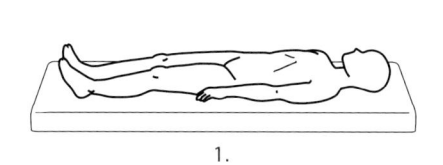

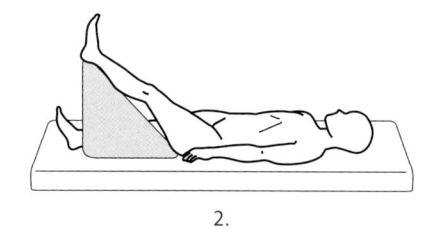

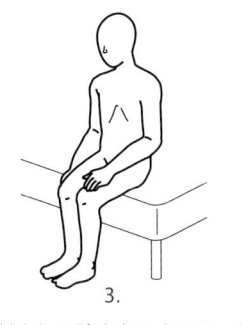

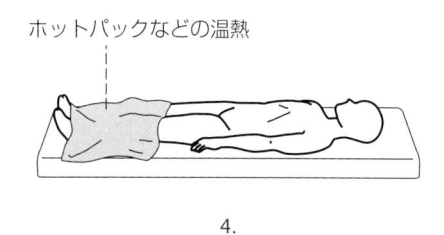

1: ベッドまたは診察台の上にゆったりと背臥位になる.
2: 患肢を60～90°まで挙上し, 支えの上に乗せ, 30秒～3分そのまま保つ.
3: 次にベッドの縁から下に下肢を下げ, 足趾が発赤するまで, 約2～5分おく. 十分な発赤をおこすに要する時間より約1分長く下垂することを基準にする. 自動運動(足関節背屈・底屈, 外反・内反, 足趾伸展・屈曲)を加えてもよい(Allen の変法).
4: 3～5分間静かにベッド上に患肢を横たえる. その間, 電気または湯たんぽで温める.
以上の挙上と下垂, 水平位の3動作は約6～10分かかる. 約1時間に6～7回繰り返し, 少なくとも日中1時間交代で1日6～7時間行う.

図 10-134　Buerger(-Allen)exercises
現在は温熱としてはホットパックなどを用いる.

週5日以上). 運動時間中は先の疼痛に達するまでの歩行と, 疼痛が緩和するまでの休息(1～5分程度)を繰り返す. 治療期間は, 3～6か月が一般的で, 2～3か月の継続が必要である.

d. 監視項目

負荷の際には重要臓器の虚血出現の有無を監視する必要がある. 特に, 虚血性心疾患, 不整脈などの出現に対応できるようにするため, 心拍, 脈拍数, 血圧管理は必須として, 心電図モニターによる監視も実施する[7].

e. 動機付け

PAD患者では, 満足な運動習慣が身につく確率は監視下運動療法で20%, 非監視下運動療法で5%と報告されている. 運動習慣を習得するのは困難が伴うが, 彼らは身につけるポイントを**表10-72**のように報告している[8].

2 Buerger(-Allen)exercises

患肢の挙上と下垂を繰り返す自動運動によって血行改善をはかるものである. 原法は**図 10-134**のようにして行う. ただし, 一時はよく利用されたが否定的な意見もある[9].

3 物理療法[10]

一般には温熱療法, 交代浴などが用いられる. 温熱療法は, 交感神経性血管緊張を除去して血流を増加させたり, 新陳代謝を促進させたりする. 赤外線, ホットパック, 極超短波, 温流浴などが用いられる. ただし, 狭窄の程度によっては虚血部位に直接温熱刺激を与えることは禁忌になることもあり, 注意を要する. 人工炭酸浴治療は, 虚血肢の鎮痛と冷感の改善, 血流改善が期待できると報告があるが不明な点が多い. そのほかの治療として, 交感神経節ブロックや高圧酸素療法が試みられている.

B 重症下肢虚血(CLI)

1 生活指導

潰瘍や壊疽が下肢切断に至る可能性が高いことを説明して，いかに潰瘍や壊疽の予防が重要であるかを理解させる．足や足趾のセルフケアも重要である．清潔にして乾燥させておくとともに，水疱，傷，発赤，腫脹などがないか毎日点検し，異常所見があればすぐに適切な処置を行うように指導する．靴に関しては，窮屈なものは避け，toe-box（先芯）が高く，幅が広くやわらかめの靴を選ぶ．糖尿病の予防や禁煙などの生活指導も重要である．

2 装具療法

潰瘍部分を除圧した足底板や，部分的にくり抜いた靴型装具を作製し，早期治癒を促す．適切な装具は，足部のアライメントを整え足部を安定させ，足自体の衝撃吸収機能を高め，潰瘍形成の予防にも効果がある．

3 運動療法

運動療法は禁忌とされている．しかし，患肢の関節可動域(ROM)維持・拡大，健側肢の筋力強化，立位保持訓練は実施し，廃用症候群を予防する必要がある．生命予後を脅かす重症感染などにより切断を余儀なくされた患者では，適切な断端ケアを実施し，義肢適応者には早期から断端成熟を促し，残存筋力強化，ROM訓練に努める．

4 物理療法

局所の直接の加熱は新陳代謝を亢進させ，組織の酸素供給が需要を上回り逆効果であり，むしろ禁忌である．

■ 引用文献
1) 末梢動脈疾患の疫学，間歇性跛行，慢性重症下肢虚血，血行再建術．TASC II Working Group（著），日本脈管学会編（訳）：下肢閉塞性動脈硬化症の診断・治療指針 II．メディカルトリビューン，pp17-24, 37-49, 50-60, 81, 2007
2) Fontaine R, Kim M, et al : Surgical treatment of peripheral circulation disorders. Helv Chir Acta 21(5-6) : 499-533, 1954
3) Rutherford RB, Baker JD, et al : Recommended standards for reports dealing with lower extremity ischemia : revised version. J Vasc Surg 26(3) : 517-538, 1997
4) 太田 敬，他：PADの治療．飯田 修（編）：閉塞性動脈硬化症(PAD)診療の実践―間歇性跛行に対するアプローチ．南江堂，pp100-104, 2009
5) Hiatt WR, Wolfel EE, et al : Superiority of treadmill walking exercise versus strength training for patients with peripheral arterial disease. Implications for the mechanism of the training response. Circulation 90(4) : 1866-1874, 1994
6) Parmenter BJ, Raymond J, et al : A systematic review of randomized controlled trials : Walking versus alternative exercise prescription as treatment for intermittent claudication. Atherosclerosis 218(1) : 1-12, 2011
7) 松尾 汎：大血管リハにおける「末梢動脈閉塞性疾患の運動療法」．心臓リハビリテーション 14(1) : 34-38, 2009
8) 安 隆則，齋藤宗靖，他：血管疾患に対する運動療法．心臓リハビリテーション 13(1) : 39-42, 2008
9) Wisham LH, Abramson AS, et al : Value of exercise in peripheral arterial disease. J Am Med Assoc 153(1) : 10-12, 1953
10) 坂本親宣：末梢動脈疾患．総合リハ 38(9) : 836-842, 2010

第17章
切断

1 基礎的知識

切断 amputation とは，外傷・疾病による四肢の欠損で，関節で切離されると離断 disarticulation と呼ぶ．わが国の切断者数は，身体障害者手帳所持者でみると総人口の2%である．ここでは，上肢では母指1指，または示指を含む2指以上，下肢では Lisfranc 関節より中枢の切断であるから，多数の指のみの切断者は含まれていない．切断部位は，上肢では前腕切断，上腕切断の順に，下肢では下腿切断，大腿切断の順に多い．男女比は5:1で，切断時の年齢は以前は青壮年に多かったが，近年，高齢者が増加傾向にある．これは切断原因の変化による．切断原因は，外傷(高度挫滅)・末梢循環障害・悪性腫瘍・炎症(ガス壊疽)・神経疾患・先天奇形・著明な脚長差，などがある．また従来，わが国の切断原因の大多数は労働災害・交通事故による外傷であったが，近年，閉塞性動脈硬化症 arteriosclerosis obliterans (ASO)，糖尿病性壊疽 diabetic gangrene を中心とする末梢循環障害による切断が，高齢者を中心に増加している．

大腿義足では，吸着式四辺形ソケットからライナー式坐骨収納型ソケットに，下腿義足でも，PTB(patellar tendon bearing)ソフトインサート式から TSB(total surface bearing)ライナー式に主流が移りつつある．歩きやすく転倒しにくい，また応用歩行(階段・坂道歩行)の獲得には，義足のパーツの発展(バウンシング・イールディング機構付高機能多軸膝継手，遊脚相での歩調追随型コンピューター膝継手制御，エネルギー蓄積足部など)に応じた知識の習得が不可欠である．義手においては，筋電義手の知識が必要である．

切断のリハビリにおいて重要なことは，早期に安定した成熟断端を作り，早期義肢装着を行い，目標とする ADL を獲得し，社会復帰をはかることである．

A 切断部位の選択(第8部第2章参照)

従来切断部位として不適当であった部位も，義肢の発展とともに大部分は可能となった．現在は断端をなるべく長く残し，義肢の製作・適合により断端機能を最大限にいかすのが原則である．しかし以下の部位は問題があり，選択されない．

①大腿切断で坐骨結節から5cm以内の短断端では，断端の屈曲外転拘縮による疼痛により大腿義足が装着できず，股義足では邪魔になる．②下腿切断で膝関節より5cm以内の短断端では，下腿義足装着が困難で，リンク膝継手の膝関節離断・義足が必要である．③下腿切断で下腿15cm以上の長断端では，循環不良による創をつくりやすい．④Chopart 切断は内反尖足変形，Lisfranc 切断は尖足変形を生じる．

B 切断術

切断手技は，創治癒に加え痛みがなく，安定した断端の獲得と義肢装着を考慮し，最大限の義肢機能を発揮できるように配慮が必要である．

1 皮切

良好な断端は，皮膚の適度な可動性と緊張が重要である．上肢・下肢とも前後皮膚弁が等長の魚口状の皮膚切開線を原則とする．下肢では体重負荷を考慮する場合には，前方皮膚弁を多少長くする．一方，末梢循環障害では，血行の良好な後方皮膚弁を長くする．

2 血管

動脈は，二重結紮，静脈は一重結紮し，完全な止血をはかる．血腫発生防止が，良好な創治癒と感染予防につながる．循環障害では，軟部組織の層間の分離を避け血行を保ち，愛護的手技が必要である．

3 神経

断端神経腫の形成防止と随伴血管からの出血防止が重要である．神経断端が骨膜・瘢痕組織に接触していると痛みの原因となるので，筋肉内におく．

4 骨

電動鋸で切断し，骨断端をやすりでまるくする．下腿切断では，脛骨前下端を斜めに切り，腓骨を1〜2 cm短くする．骨膜は，骨と同じ高さで切離する．

5 筋

関節筋は，切断により機能を失い萎縮するが，断端の機能を有効に義肢に伝達するためには，緊張のある生理的断端が望まれる．筋膜縫合・筋肉形成・筋肉固定があるが，骨に孔をあけて固定し，拮抗筋同士を縫合する筋肉形成部固定術を行うことにより，吸着ソケットとの良好な適合が得られる．

2 診断・評価

精神状態・全身状態・断端の機能，切断原因と合併症を診断・評価し，義肢の適応があるか，適応があるなら最もふさわしい義肢の選択と装着訓練を決定し，安全面に配慮して切断者のADL/QOLの向上に寄与することを目的に行う．

A 全身の評価

一般状態と合併症，切断前の歩行状態，全身状態・バイタルサイン，視診・触診，形態（身長・体重・四肢長），身体面（感覚・疼痛・幻肢・幻肢痛・関節可動域（ROM）・筋力・姿勢・バランス・移動手段・体力・持久力），心理面（認知・うつ・意欲など）．

B 断端の評価

断端長，周径，左右径，前後径，断端周囲の関節可動域・筋力，形状，皮膚の状態．

3 治療プログラム

A 切断術後の断端成熟

早期の義足装着には早期の断端成熟が必要で，出血防止と浮腫のコントロールが重要である．十分な止血と持続吸引ドレーンを挿入し，術後の血腫防止をはかる．ドレーンは48時間後に抜去する．術後の断端ケアには，soft dressing（弾力包帯），rigid dressing（ギプスソケット），semi rigid dressingなどがある．術後のケア方法は，断端の血行状態，感染の有無，年齢，意欲などの精神状態，切断チームの編成により選択する．

rigid dressing法（ギプス包帯法）は，断端の感染や著しい循環障害以外に適応があり，近年最も行われている断端管理であり，通常2か月で本義足が作製できる．ギプス包帯を用い術直後に断端に巻き込む．断端安静固定・血腫と浮腫の防止，静脈の灌流促進をはかることが，創治癒が良好で，安定した成熟断端が早期に得られる．筋形成固定術を併用すれば断端萎縮が少ない，断端痛や幻肢痛が少ない，などにつながる．しかし，正確にギプスソケットをつくる技術が要求される，断端の変化にあわせて頻回にギプスソケットを交換する必要がある，断端の状態を観察できない，などの欠点がある．

B 術直後（図 10-135）

切断後はベッドや車椅子上での肢位が重要である．特に大腿切断短断端では，股関節屈曲・外転・外旋筋力が拮抗筋に比べて強いため，股関節屈曲・外転・外旋拘縮が生じやすい．このため断端を下肢架台に置くことを禁止する，頻回に腹臥位をとり股関節を伸展位に保つ，側臥位では健側

1. 大腿, 下腿切断

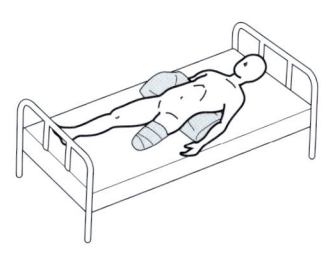

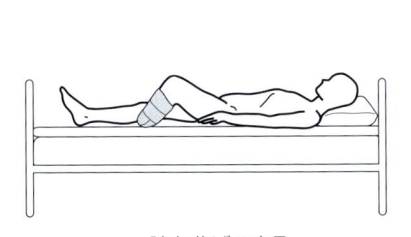

a. 背中を曲げる.

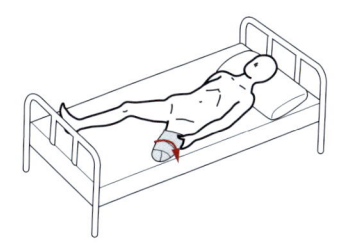

b. 断端を外転する.

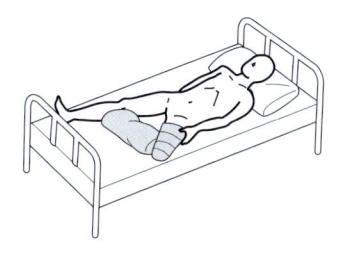

c. 股を開き, 枕をその間に置く.

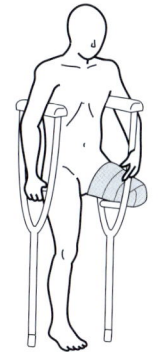

d. 断端を松葉杖の握りに乗せて休む.

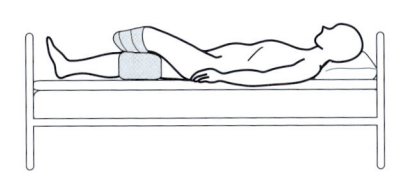

e. 大腿または膝の下に枕を置く.

2. 下腿切断

a. 膝を曲げて寝る.

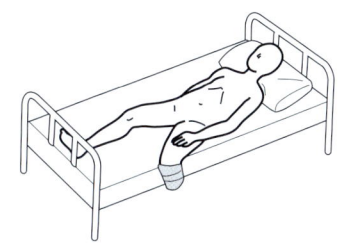

b. 断端をベッドよりたらす.

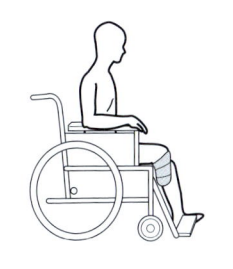

c. 断端を屈曲して車椅子に座る.

図 10-135 切断後にとってはいけない肢位
上腕, 前腕切断に対しては, 特に禁忌となる肢位はないが, できれば上肢を頭の横に挙上して休むことが望ましい.

を下にして断端を内転・伸展位に保つ, 骨盤を水平とし腰椎前弯を小さくする, などの配慮が必要である.

高齢者や断端痛の強い例では断端拘縮を生じやすい. 大腿切断の屈曲拘縮に対しては, 腹臥位で腹部へクッションを入れ, 腰椎の過伸展を防いで股関節を過伸展位にする. しかし拘縮筋の過剰な矯正力は, 痛みによる過緊張を生じて有効でなく, むしろ伸張時間を長くする長時間伸張法が効果的である. 拘縮除去の ROM 増強の前に, 超音波やアイスマッサージなどの物理療法を併用することは, 痛みや筋緊張の軽減に有効である.

下腿切断では, 屈曲拘縮が生じやすいが, 背臥位で骨盤を固定し, 砂袋で股関節を軽度過伸展にし, 徒手または重錘バンド, 砂袋や滑車を用いて伸張する. 術後約 48 時間でドレーンを抜去したら, 早期に自動運動, 抵抗運動を開始し, 同時に離床し松葉杖歩行を行う. 局所の安静は必要であるが, 健側を含め全身運動は積極的に進める.

C　術10日〜2週後(図10-136, 137)

　ギプスを除去し抜糸したあと，断端訓練を開始する．徒手，砂袋，滑車による抵抗運動を筋力に応じて行う．下腿切断では，膝関節屈曲筋と伸展筋，大腿切断では膝継手の安定性をますための股関節伸展筋，側方の安定性をますための外転筋力を重点的な対象として行う．健常な姿勢の保持，体幹筋訓練，健脚訓練として，健脚起立・片足跳び・膝関節屈伸運動を同時に行う．

D　術2週後(図10-138)

　早期義肢装着の観点から切断術2週後にギプスソケットによる仮義足を製作し，装着訓練を開始する．断端成熟には，早期義足装着と夜間の弾力包帯装着が断端の浮腫と過度な脂肪組織を除き，断端の安定をはかることにつながる．弾力包帯は下腿切断では幅10 cm，大腿切断では幅12.5 cmのものを2〜4 m使用する．断端の長軸に沿って2〜3回巻き，断端の末梢ほど強く圧迫するように斜めに巻く．大腿切断では骨盤まで，下腿切断では大腿部まで義足装着時以外1日中圧迫し，1日4〜5回巻き変える．

　最近では断端成熟をより簡便に行える，スタンプシュリンカー®やシリコンライナーの利用が便利である．

E　術2〜3週後

1　義足装着訓練(図10-139, 140)

　吸着式では，ソケットに十分に吸着させるために，断端をややサイズの小さいソケットに入れる必要があり，高齢者では装着を会得するのに苦労する．①断端・断端袋・ソケット内面にタルクを塗り，断端袋をしわのないように前は鼠径部・後ろは坐骨結節までかぶせる．②座位でソケットのバルブ穴から断端袋を出し立ち上がる．③義足を少し前に出し，切断側の手で膝折れしないように膝継手部を押さえ，膝を屈伸しながら少しずつ断端を入れ，断端袋を健側の手で引っ張る．断端袋は前後左右均等に引っ張り，長内転筋腱がソケット内前方壁の角にくることを目安にする．④バルブを取り付け，ソケット内を陰圧とし，上縁周囲の緊張を調節する．

　ライナー式には，ソケットとライナーの結合方法としてキャッチピン式とシールイン式がある．キャッチピン式では，断端末の間に隙間がないようにライナーを装着する．その際，ライナーの先端のキャッチピンが断端長軸上に位置するようにライナーを装着する．ライナー装着後，座位または立位でソケット底部にあるキャッチピン受けに向かってライナーを挿入する．最後にキャッチピン受けについているボタンを回して，ライナーをソケット内に完全に引き込む．

　シールイン式では，まずキャッチピン式と同様にライナーを装着する．ライナー装着後，ライナー下部のアンブレラ部分にアルコールスプレーを吹き付ける．ライナーをソケットに挿入し，立位で荷重をかけながら密閉状態となるまでライナーをソケットに押し込んでいく．

2　義足歩行訓練

(1) 基本訓練(図10-141〜146)

　切断者は，不安はあるもののすぐに歩こうとする．しかし，まず断端がソケットに慣れ，荷重する感覚や平衡感覚を得ることが重要で，基本的訓練を行うことが歩行獲得の近道である．一度不正な立位姿勢や歩容を覚えると矯正は容易でない．まず立位バランスの獲得を行うため，平行棒・壁面・肋木を用いる．壁面・肋木の前に立ち，上体を倒し，股伸展筋を働かせて膝折れを防ぐ．また後ろ向きに立ち，後方に倒れるようにして，膝折れしないように立位バランスを保つ．

　平行棒内では，体重の平衡訓練，交互膝屈曲訓練，前方歩行基礎訓練，前方歩行訓練，側方歩行訓練，内外旋運動訓練，と順を追って行う．平行棒で立位バランスが得られたら，平行棒内で支持なしでボール投げをする．前後左右の立位バランスが得られたら，ボールをドリブルしながら身体を回す．

(2) 歩行訓練

　義足への重心移動が円滑にでき，義足のコントロールが得られれば，歩行訓練を開始する．健側下肢を前後にステップ，義足を前後にステップ，

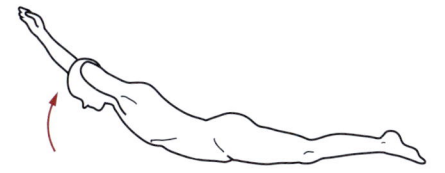

①腹臥位となり，両腕を頭上に伸ばす．あごを引き，頭と両手を上げ，胸を反らす．ゆっくり繰り返す．

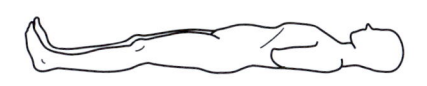

②背臥位になり，両手は体側へつける．項部を床に押しつける．

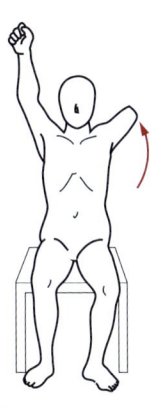

③椅子座位をとる．両手は体側へつけた位置から両手を横よりできるだけ上へあげる．

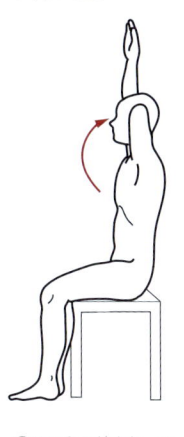

④両手は体側へつけた位置から，両手を前よりできるだけ上へあげる．

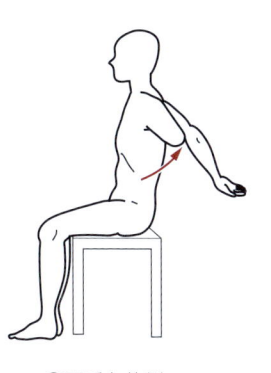

⑤両手を体側へつけた位置から，両手を後ろへできるだけあげる．

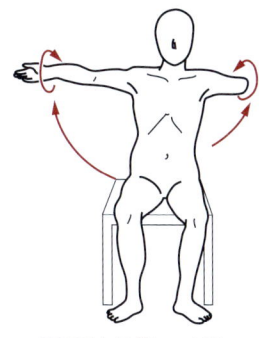

⑥両手を体側へつけた位置から，両手を肩の高さまで横にあげ，両手を外旋する．

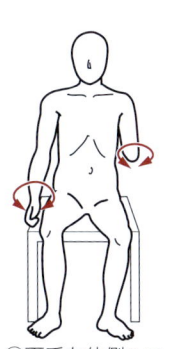

⑦両手を体側へつけ，両手をできるだけ内外旋する．

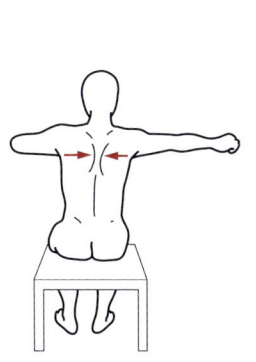

⑧両手を肩の高さまであげ，両手をできるだけ後方へ引き，両肩甲骨を同時に内転する．

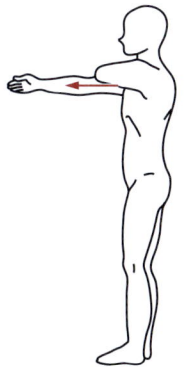

⑨立位をとり，両手で肩の高さまで前方へあげ，両手を前方へ突き出し，両肩甲骨をできるだけ外転する．

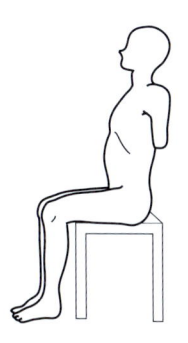

⑩できるだけ胸を大きく拡げて深呼吸をする．

図10-136　上肢切断：断端訓練，健側強化，姿勢・体幹筋強化
前腕切断のときは以上のものに上肢側方挙上をして肘屈伸，肘屈曲をして前腕回内外を行う．

876　第17章　切断

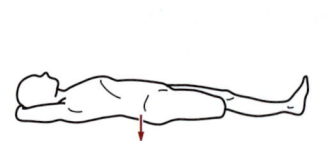

①背臥位となり，腰を床に押しつける．

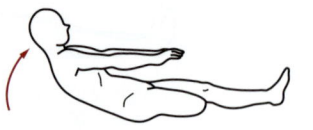

②腰を床に押しつけて，頭・肩を起こす．

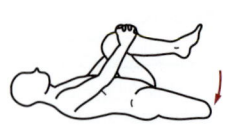

③断端を伸展して床に押しつけて，健脚の股関節を屈曲する（腰椎前弯を増加させない）．

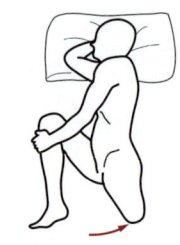

④切断肢を上にした側臥位で，健脚の股・膝を屈曲して，切断肢の股関節を伸展する．

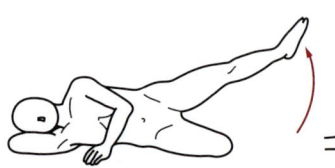

⑤側臥位で股関節の外転を行う．健脚を上として，健脚の外転筋も強化する．

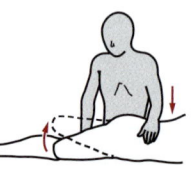

⑥腹臥位または治療台にうつ伏せて，股伸展運動を行う．

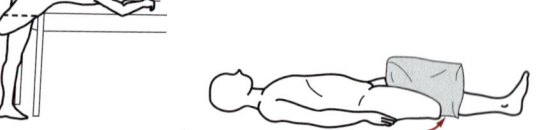

⑦仰臥位で，両股の内転筋訓練を行う．両大腿に枕を挟んで，締め付ける．

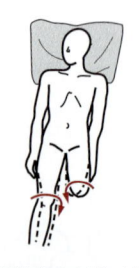

⑧両下肢を内外旋する．

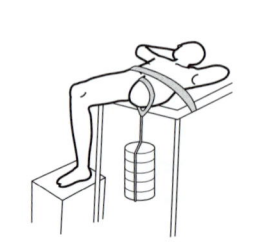

⑨股屈曲抵抗運動を行う．

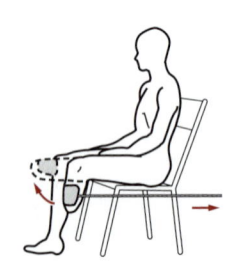

⑩膝伸展抵抗運動を行う．

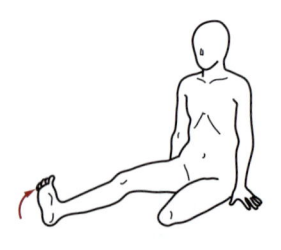

⑪長座位で，足を背屈する．

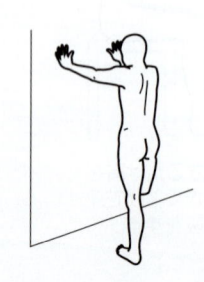

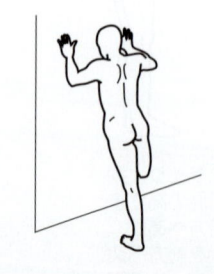

⑫壁に真っ直ぐ起立し，肘を曲げてアキレス腱を伸張する．

図10-137　下肢切断：断端訓練，健脚強化，姿勢・体幹筋強化

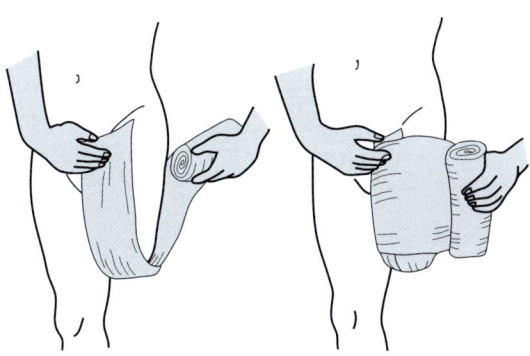

①前方鼠径部より始め，十分に断端を包みこみ，後方は大殿部横しわのところまでいき，少なくとも2回は往復させる．

②後方で折り返したあと内側より外側へ数回巻いて，ずり下がるのを一応とめる．

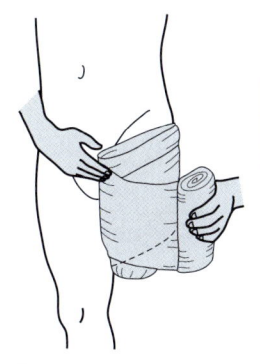

③断端の先端より上方に向かって8の字型に巻いていくが，先端ほど堅めにしめ，上にいくにしたがってゆるくする．

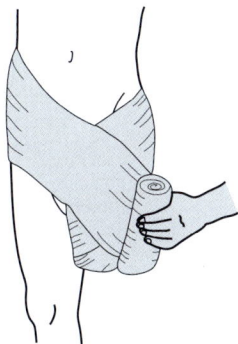

④固定を完全にするため，骨盤の上に大きく回し，断端の外側で交差させる．

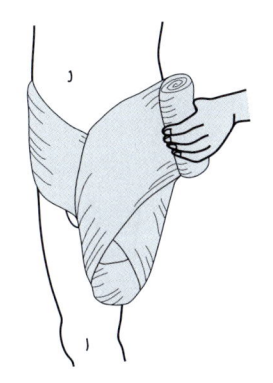

⑤この骨盤にかけての穂状巻き(spica turn)は少なくとも2度は会陰部まで入念に行い，巻き残して筋肉の盛り上がりをおこしてはならない．

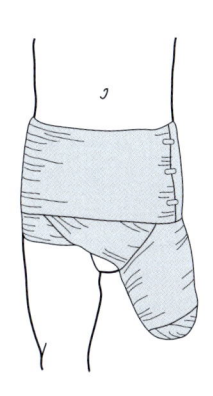

⑥最後は腰に巻いてとめる．右図は先端のよくない巻きかたで「犬の耳」になっている．要するに巻き終わったときはきちんとしまった快適な感じでなければならない．

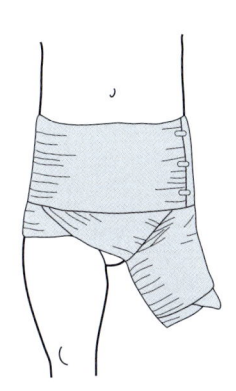

1. 大腿切断

図 10-138-1　弾力包帯の巻き方

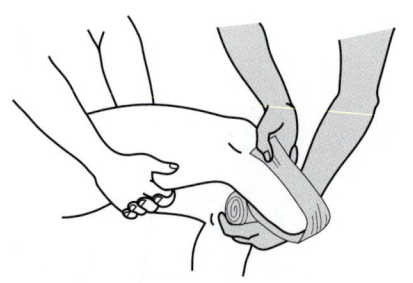

① 前面膝蓋骨の下より始め，後は膝窩部まで少なくとも2度は往復させる．

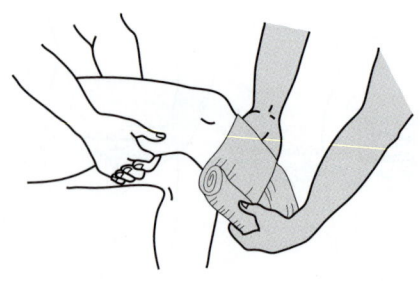

② 最後は後ろで折り返し，内側より外側へややゆるめに数回まわしてずり落ちないように固定する．

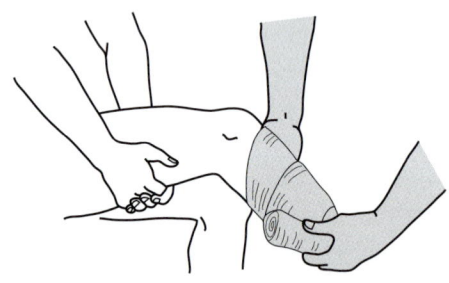

③ 8の字型に先端に向けて巻いて行く．

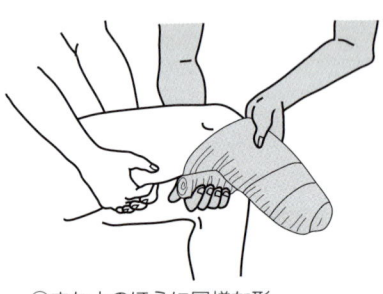

④ また上のほうに同様な形に巻きつづけ，最後は大腿上顆の上にまでいく．

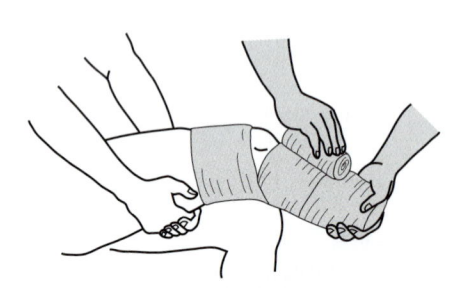

⑤ しかし関節運動を妨げないように膝蓋骨は避けて露出させる．

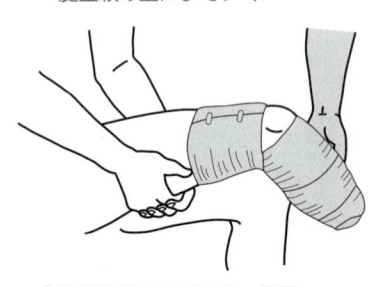

⑥ 先端ほどしめていき，最後は膝の上でとめる．

2. 下腿切断

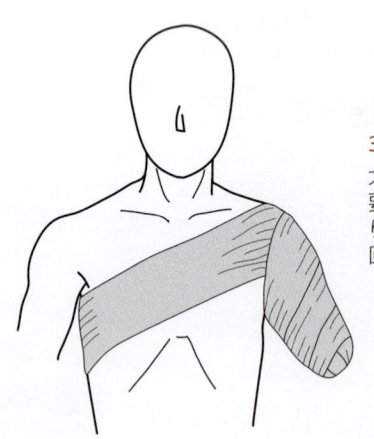

3. 上腕切断
大腿切断に準じて行う．要領はすべて同じ．ずり落ちないように腕に回してとめる．

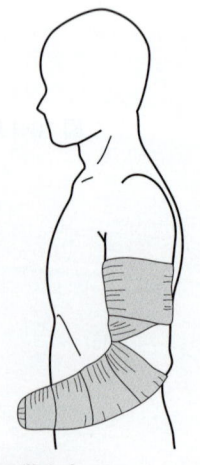

4. 前腕切断
下腿切断に準じ，要領はすべて同じである．肘関節は運動のため巻き残す．

図 10-138-2　弾力包帯の巻き方

3 治療プログラム 879

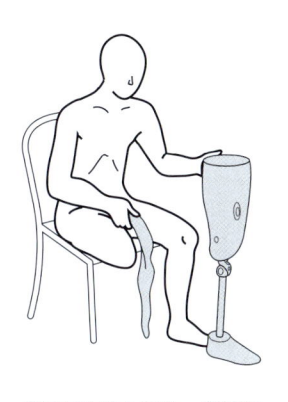

①椅子座位となり，断端にタルク（天花粉）を塗る．

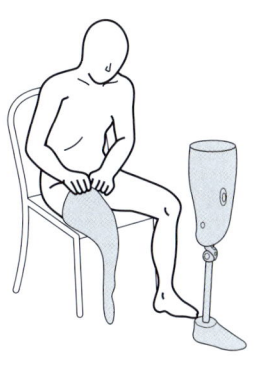

②断端袋を前は鼠径部まで，後ろは坐骨結節まで断端全体にしわが寄らないように巻く．断端袋はナイロン風呂敷やナイロン靴下でもよい．

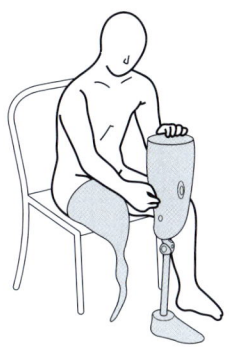

③吸着弁をはずす．

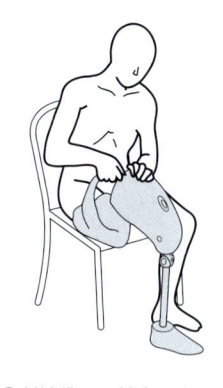

④断端袋の下端をソケットの中に入れる．

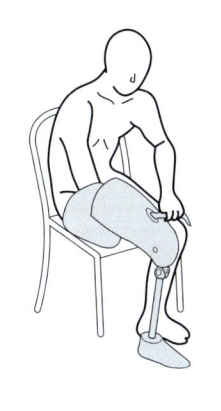

⑤断端袋の先端をバルブ穴より取り出す．

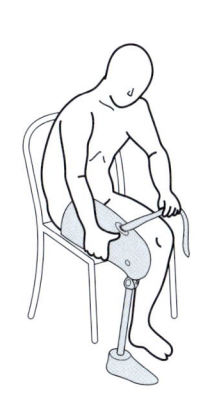

⑥断端をソケットに差し込む．

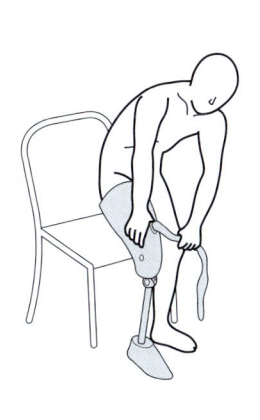

⑦立位となり断端袋を引っ張りながら，断端を挿入する．手で膝の前を押し，膝折れを防ぐ．

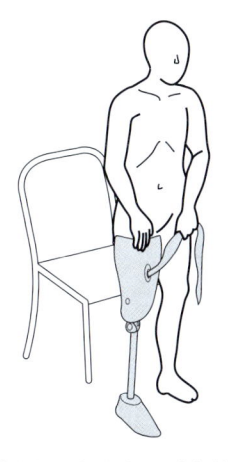

⑧断端の内前側の長内転筋腱が，ソケット前方壁の角にくるように断端袋を引き抜く．

図 10-139　大腿義足の吸着ソケットの装着

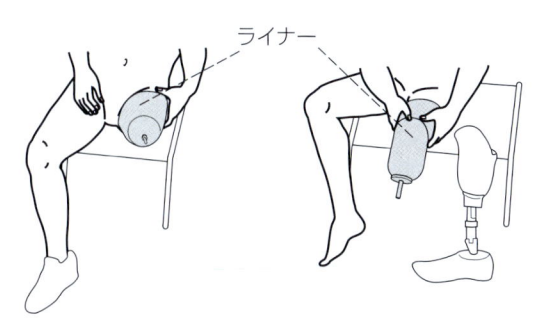

ライナー

1. 坐骨収納ソケット　　　2. TSB ソケット

図 10-140　ライナー式ソケット

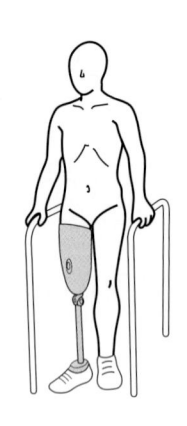

①両足部間を 10 cm あけて起立する.

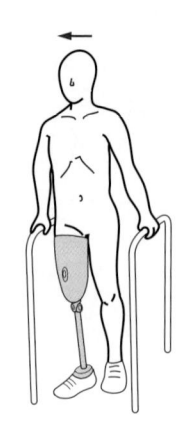

②健脚から義足へ，義足から健脚へ体重を横移動する．体重を足底外側縁を越えて交互に移動し，肩よりも骨盤を動かす．肩と骨盤を平行にそろえて動かす．

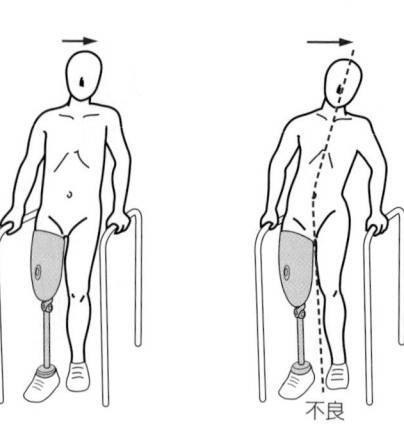

③健脚の膝を屈曲したり，体幹を側屈したりしてバランスをとらない．

不良

図 10-141　平行棒内での平衡訓練

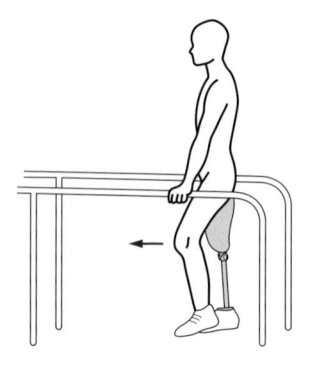

①平行棒で，膝を交互に屈曲する．

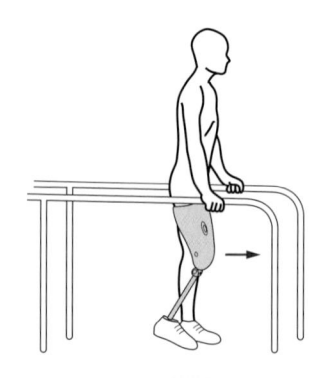

②床から踵をゆっくりと上げ，義足の膝の屈曲方法を理解する．

図 10-142　交互膝屈曲訓練

健側と義足を交互にステップ，義足の膝を屈曲させ下腿部を前にもってくる，義足の踵接地に膝継手を伸展しソケット後壁を押し膝を安定させる，などの訓練を行う．そのほか踵・足尖部での回旋運動，立位バランス回復，骨盤挙上，膝屈伸運動を行う．義足への荷重が不十分な場合は，切断側上肢に砂袋を持って歩行し，歩幅が左右不同な場合は，床に足型・線を描いて，それに合わせて下肢を振り出す感覚を覚える．

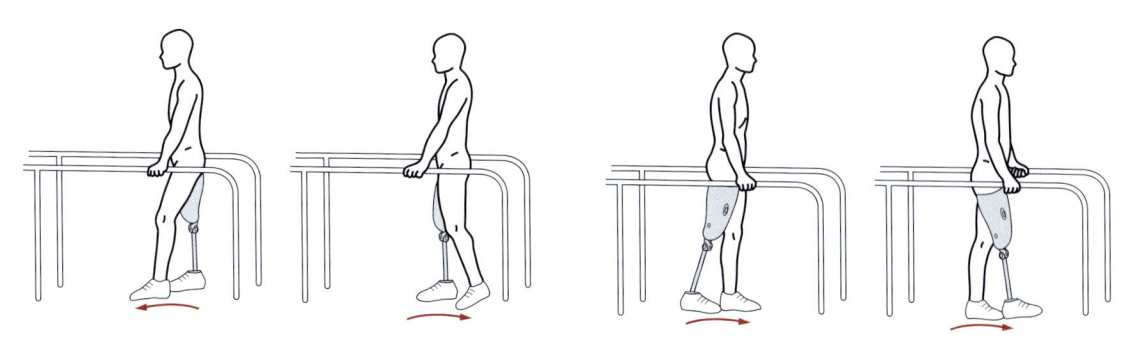

1. 健脚前後運動　　　　　　　　　　　　2. 患脚前後運動

① 健脚を義足に近づけてまっすぐ前後にステップし，義足で体重を負荷する．義足が健脚の前にあるときは，膝折れしないように注意する．
② 義足を前後にステップする．ステップの始まりと終わりに膝折れしないように伸展位に保つ（上体を前傾しない）．
③ 健脚と義足を交互にステップする．

図 10-143　前方歩行基本訓練

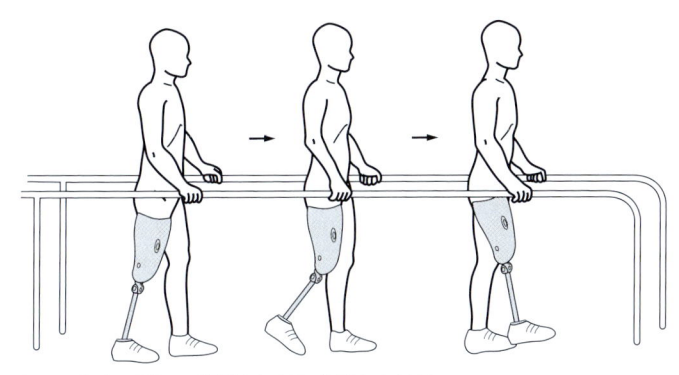

① 健脚で一歩踏みだし，義足より前に体重をかける．
② 断端を屈曲させて膝継手を曲げ，次いで下腿部を振り出して伸展位にする．
③ 膝継手が完全に伸展し，踵接地時に断端をソケット後壁に押しつけて，膝折れを防ぐ．

図 10-144　平行棒内前方歩行訓練

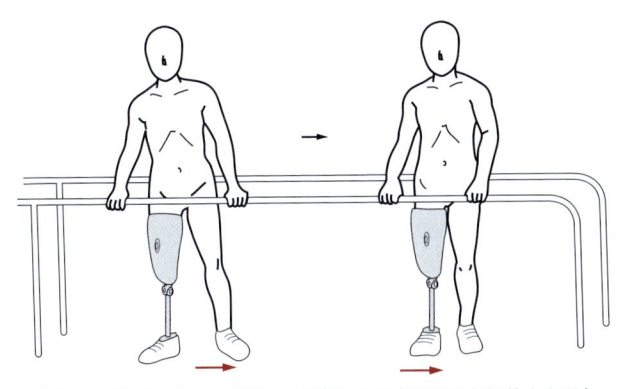

① 義足で体重負荷し，健脚を外側に出す（義足は内転位となる）．
② 健脚に体重を移し，義足を内側にそろえる．
③ 健脚で負荷し，義足を外転位とする．
④ 義足に体重を移し，健脚を内側にそろえる．

図 10-145　側方歩行訓練

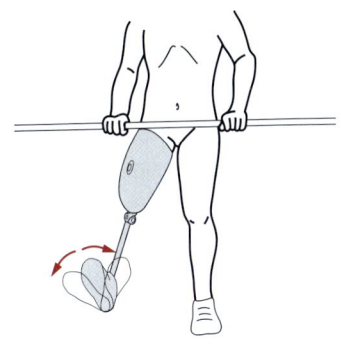

① 健脚に体重をかけて，義足を前方に出し，義足を内外旋する．
② 健側の踵に体重をかけて起立し，患側の踵を軸に先を内外旋する．
③ 足尖に体重をかけ，足尖を軸に踵を内外旋する．

図 10-146　内外旋運動訓練

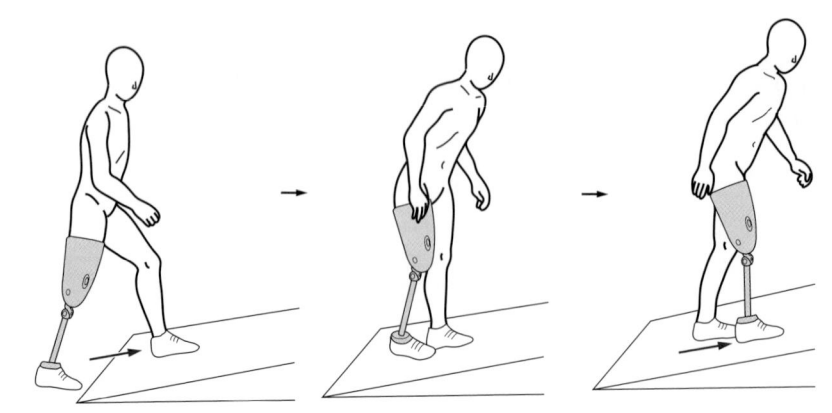

①義足の足先が引っかからないように，長い歩幅で健脚を出す．
②義足の足先が引っかからないように，義足の股関節を曲げて振り出す（外転しないように）．
③義足は短い歩幅で出す．膝折れしないように，ソケット後壁を断端で押す．体幹は少し前屈する．

図 10-147　坂道昇り

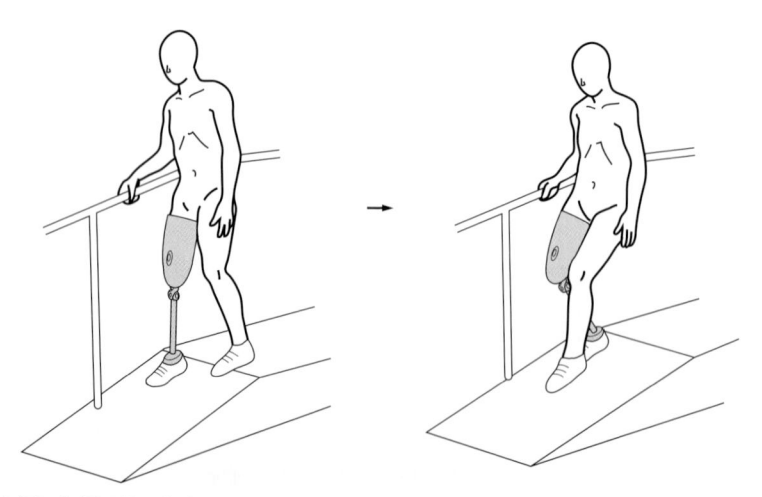

①義足を短い歩幅で前へ出す．
②膝折れしないように，断端でソケットを後方へ押す．健脚が接地するまで，義足にかけた体重をぬかない．

図 10-148　坂道降り

(3) 応用動作訓練（図 10-147〜152）

坂道昇降，階段昇降，不整地歩行，障害物をまたぐなどの応用動作を行う．また，スポーツなども状況に応じて導入する．

(4) ADL 訓練（図 10-153〜156）

ズボン・靴下・靴の着脱，椅子に腰掛け次いで立ち上がる，床への座りと床からの立ち上がり，重量物を持って歩く，自転車をこぐ，エスカレーターに乗る，公共交通機関を利用する，などのADLや応用的ADLを生活スタイルにあわせて行う．適切な切断術を行い，術後の断端管理はギプスソケットを行えば，10日間の入院のみで済み，以後の早期義足装着・歩行訓練は外来通院で十分行える．断端成熟は2か月までに一応得られ，本義足は2か月で製作できる．その後も断端は変化するため，随時ソケットの修正，膝継手の調整などが必要である．

以上，大腿切断を中心に述べたが，下腿切断ではもう少し日数が短縮される．

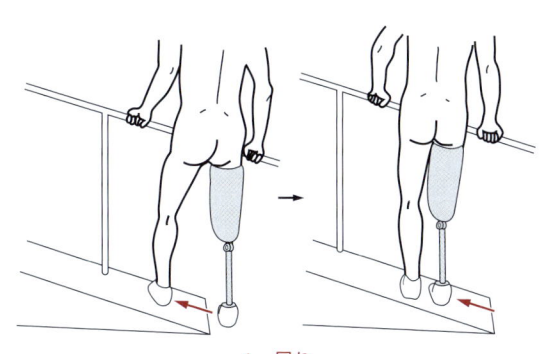

図 10-149 横向き斜面昇降動作

1. 昇り
①斜面の高いほうの側へ健脚をおいて横向きに立ち，義足で体重を支え，健脚を高いうへ横に出す．
②次に健脚で体重を支え，義足を健脚のそばへ上げて引きよせる．

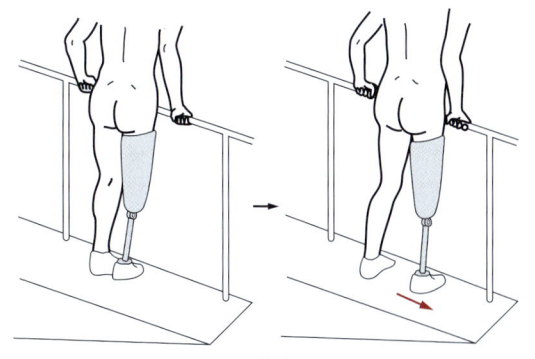

2. 降り
①昇りと同様に斜面の高いほうへ健脚をおいて横向きに立つ．義足を低いほうへ出す．義足が接地するとき，健脚の膝を少し曲げる．
②体重を義足にかけ，健脚を義足の横へ降ろす．

初心者，高齢者，短断端の切断者，あるいは滑りやすいところでは横向きでの昇降を教える．

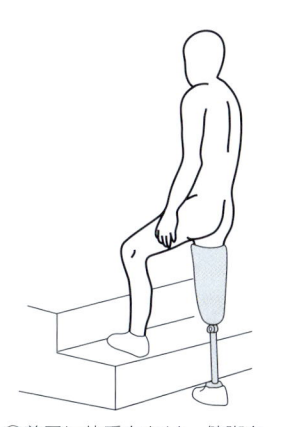

図 10-150 階段昇降（一段ごと）動作

①義足に体重をかけ，健脚を上の段に上げる．
②健脚の股・膝を伸ばして，身体を持ち上げる．
③義足を降ろす．
④義足の横へ健脚を降ろす．

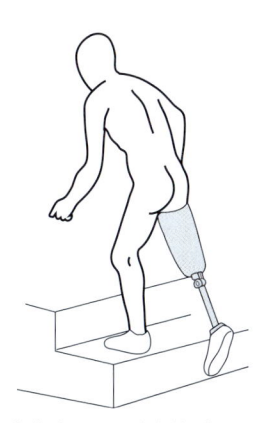

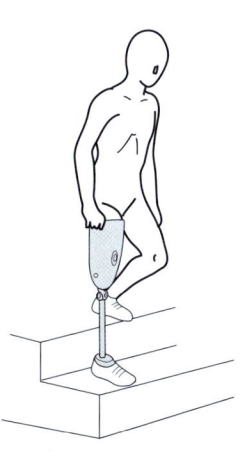

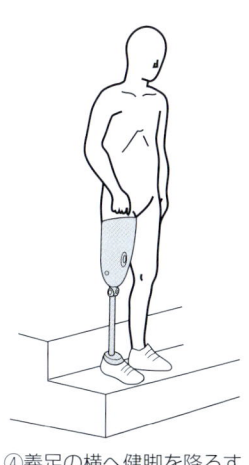

4 リハビリテーションの実際

義手の役割は外観と機能の代行であり，使用目的から装飾用義手・作業用義手・能動義手に分類される．

A 上腕能動義手

ソケットは通常，切断端を安定させる内ソケットと，上肢長をそろえる外ソケットの2重ソケットからなる．上腕8字ハーネスと横方向懸垂紐により義手は体幹に固定される．複式コントロールケーブルは，ハーネスの背部に取り付けられ，肩関節の屈曲・外転により肘屈曲と手先具の開閉を行い，肘継手の固定・遊動は，ハーネスの前から連絡する肘継手コントロールケーブルを肩関節の伸展により操作する．

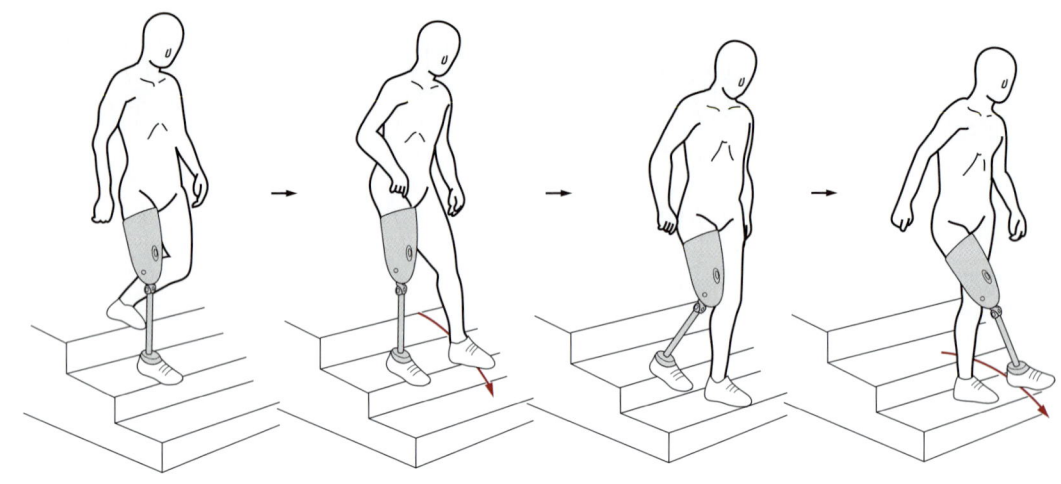

①健脚・断端筋力・断端長が十分な場合に可能となる(交互階段昇りは困難).
②踏み板の縁に義足を降ろし，足先を出す．ソケット後壁を断端で押し，義足の膝を伸ばし，体重をかける．
③健脚を振り出し，接地と同時に義足の股・膝を曲げる．

図 10-151　交互階段降り動作

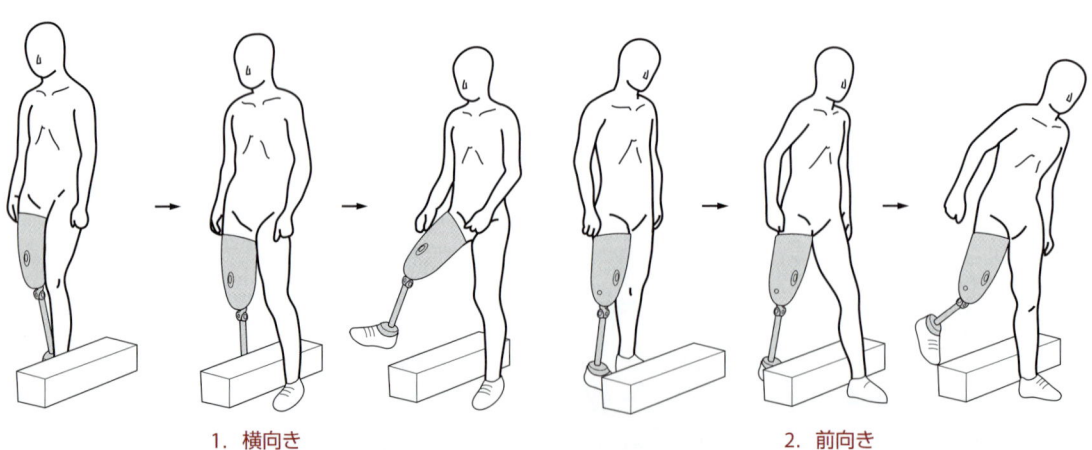

1. 横向き

①障害物の側へ健脚がくるように横向きに立つ．
②義足へ体重をかけ，健脚で障害物をまたぐ．
③健脚に体重をかけ，義足を前方へ高く振り上げて障害物をまたぐ．
多くの切断者は義足を前へ上げながら健脚を軸とし回転して，障害物をまたぐ．

2. 前向き

①障害物に前向きになって立つ．
②義足へ体重を移し，健脚でまたぐ．
③健脚に体重を移し，十分に体を前に曲げ，義足の股関節を伸ばし，ついでに義足を張り出し障害物をまたぐ．

図 10-152　障害物またぎ動作

B　断端訓練

創の良好な治癒と成熟断端の早期獲得のために必要な訓練は，義手を装着する前の理学・作業療法を中心とした訓練で，弾力包帯またはギプスソケットによる断端管理，義手操作に必要な肩関節のROM，良好な姿勢の維持，筋力強化などである．断端の屈筋・伸筋の等尺性収縮運動は，義手の操作とともに断端周径の増大による筋収縮時の懸垂・安定に重要である．

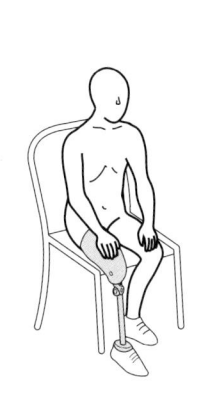

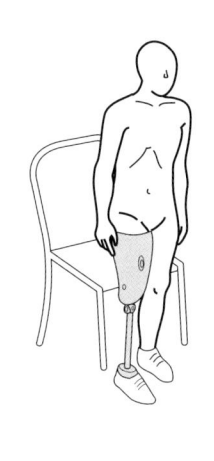

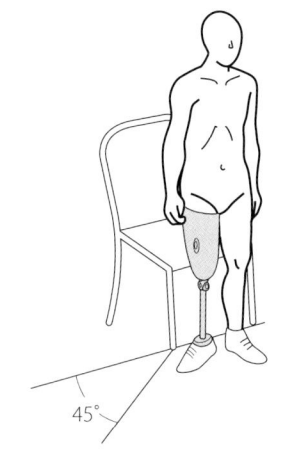

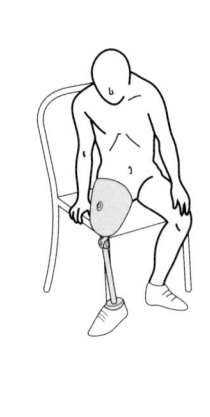

①義足より健脚を後ろに引き，上体を前屈させる．　②バランスを取りながら，股・膝関節を伸展させ立ち上がる．　③椅子へ義足を近づけ，足部を45°外旋して立つ．　④上体を曲げながら，義足膝継手を屈曲させ，健脚で身体を低くする．

図 10-153　椅子座位動作訓練

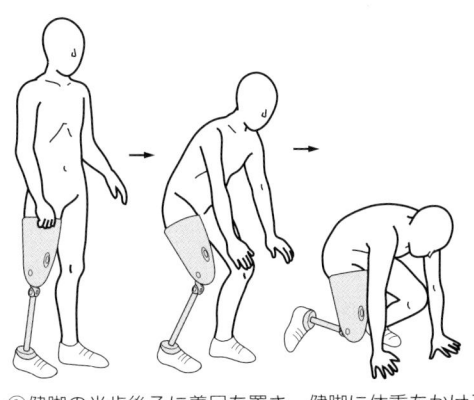

①健脚の半歩後ろに義足を置き，健脚に体重をかける．
②腰と股関節を屈曲し，健脚に体重をかけて両手を床につく．

図 10-154　床面座り動作

C　義手コントロール訓練

作業療法士により，義手・部品の名称，操作のメカニズムが説明され，デモンストレーションが行われたあとに切断者に義手コントロール訓練を開始する．

1　義手装着訓練

上腕義手の前面を上にして，ハーネスやケーブルがもつれないように机の上に置く．健手で義手ソケットを固定し断端をソケットに入れ，断端で義手を高くあげ，ハーネスを背中に垂らし，健手を後ろに廻し腋窩ループの中に差し入れ，健手をあげてハーネスを肩に入れ，手を降ろし装着が完了する．

2　肘継手のコントロール訓練

作業療法士は肩に手を置き，義手手先を後方に押し，ケーブルの緊張により肘継手が固定・遊動を行うのを確認する．次に切断者自身で行うが，断端を後方に押すと同時に，肩を突き出し，全体の動作を小さくする．続いて肘継手を遊動とし，90°屈曲位を保つ練習から，前腕部をゆっくりと少しずつ屈伸し，最終的にはフックが口につくまで屈曲する．次いで肘継手を屈曲させた状態で，肘継手の固定・遊動を練習する．肘継手を90°屈曲位で，肩を前に出し断端を下でやや後方に押し，肘継手が固定される．

3　手先具の開閉動作訓練

肘継手固定しているとき，肩関節を屈曲し前腕部を前に押し出すと，ケーブルが緊張し手先が開大をする．肘継手の45°，90°，最大屈曲位でフックの開閉を行う．義手を60°側方に挙げ，肘継手

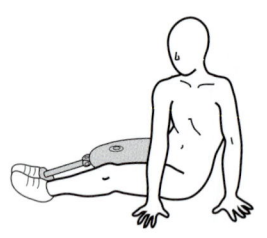

①義足を上にし，両手をついて横座りする．　②健脚膝を曲げ，両手で支え身体をひねる．　③手と健脚で押し上げる．

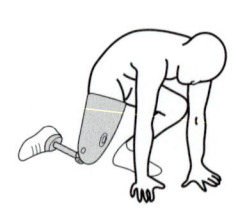

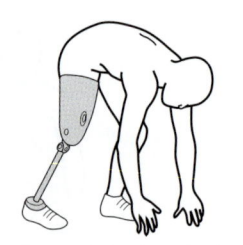

図 10-155　床面からの起立動作

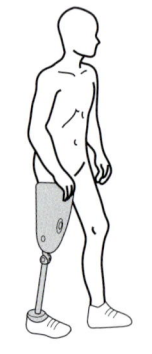

①義足のなるべく前方に健脚を出す．　②体重を健脚にかけ，股・膝関節を曲げていき，静かに義足の膝をつく．　③義足の膝を最大屈曲し，義足に体重をかける．　④体重を健脚にかけ，腰を前に曲げる．　⑤健脚の股・膝関節を伸ばして立ち上がる．

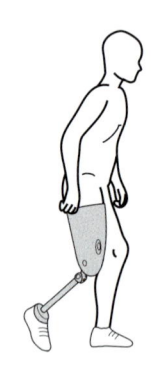

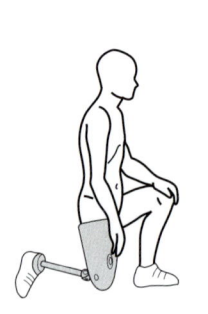

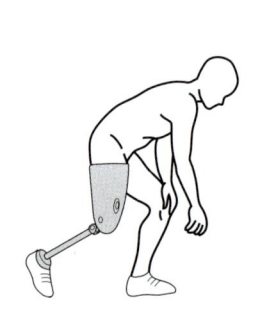

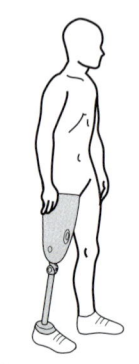

図 10-156　膝まずき，立ち上がり動作

90°屈曲位での上腕部の内外旋とフック開閉を行う．具体的には，フックで物を挟んで床上に置いて離す，床上の物を挟んで肩の高さの棚の上に置く，三角立方体・四角立方体・円柱・球などの種々の形をしたゴム・木・金属などを挟んだり，離したりする，といった訓練を行う．

4 義手使用訓練（表 10-73, 74）

ADL での義手使用訓練の基本は，把握する対象物に都合のよい位置に手先を設定することから始める．続いてフックの固定側を対象物に接触させ，平行に遊動側を広げて把持する．肘継手の屈曲角も重要で，財布から紙幣を取り出すときは 90°屈曲，炊事動作・靴紐結びは軽度屈曲位，髪をとく・ネクタイを締めるなどは 90°以上の屈曲が必要である．衣服着脱動作（ズボンをはく，シャツのボタン留め，ネクタイ，靴紐結び，上着・シャツの着脱），食事動作，書字動作，整容動作，排泄動作，入浴動作，家事動作などのほかに必要に応じて自動車運転などの関連動作訓練も行う．

D　前腕能動義手

前腕義手ソケットは，断端長によりミュンスター式，断端駆動式スプリット型，倍動肘ヒンジ継手などが製作される．8字ハーネスのほかに，9字ハーネスが選択されることもある．コントロールケーブルの役割は，手先具の開閉のみである．前腕能動義手訓練も基本的には，上腕能動義手と同じであるが，リストユニット回旋，屈曲装置などの操作が加わることがある．

表10-73 上腕・肩離断義手の検査

上腕・肩離断義手の検査表
氏名_____ 年齢____歳 性別 男・女
切断側_____ 長さ_____ A/E 義手の種類 ハーネス ハンド フック
検査月日 月 日 検査者氏名_____

検査番号	検査項目	成績（上腕）	成績（肩離断）	標準
①	義手装着時の断端の可動範囲	屈曲 ° 伸展 ° 外転 ° 回旋 °		屈曲 90°（健 180°） 伸展 30°（健 60°） 外転 90°（健 180°） 回旋 45°（健 60°）
②	義手の肘屈曲範囲			義手の肘屈曲 135°
③	義手装着時の肘の能動屈曲範囲	°	°	肘完全屈曲 135°
④	肘完全屈曲に要する肩の屈曲角	°	°	肩の屈曲角は45°を超えてはならない
⑤	肘を（90°から）屈曲するのに必要な力	kg	kg	4.5 kgを超えてはならない
⑥	コントロールシステム操作方式の効率	%	%	効率は少なくとも50%以上であること
⑦	肘90°屈曲位でのフックの開大あるいは閉鎖	cm %	cm %	肘90°屈曲位で末端装置は完全開大あるいは閉鎖すること
⑧	口およびズボンの前ボタンの位置でのフックの開大と閉鎖	口 cm % ボタン cm %	口 cm % ボタン cm %	末端手部装置の開大あるいは閉鎖は最小限度50%はできなくてはならない
⑨	トルクに対するソケットの安定性			肘軸より約30 cmの先端部で内外側ともに約1 kgの引っ張りに抵抗できなければならない
⑩	下錘力に対する張力安定性	cm	cm	約23 kgの牽引力に対して断端からソケットが2.5 cm以上移動してはならない
⑪	適合感とソケット圧迫時の快適さ			加圧力が患者に不適合，具合の悪さ，痛みを与えてはならない
⑫	義手の重さ	kg	kg	

（九州労災病院リハビリテーション資料より）

表10-74　前腕義手の検査

前腕義手検査表

氏名＿＿＿＿＿＿＿＿＿＿＿＿＿＿＿＿＿＿　年齢＿＿歳　性別　男・女

切断側　　　　長さ　　　　B/E　　義手の種類　　ハーネス　ハンド　フック

検査月日　　　月　　　日　　　　　　検査者氏名

検査番号	検査項目	成績	標準
①	義手装着時および除去時の肘の屈曲度	装着時　° 除去時　°	自動屈曲は装着時も除去時も同程度でなければならない
②	義手装着時および除去時の前腕の回旋度	装着時　° 除去時　°	装着時の自動回旋角度は除去時の1/2はできなければならない
③	コントロールシステム操作方式の効率	％	効率は70％以上はあるべきである
④	肘90°屈曲位でフックまたは手の開大率あるいは閉鎖率	％	他動的開大，閉鎖の程度まで自動的に完全に開大，閉鎖できなければならない
⑤	口およびズボンの前ボタンの位置でのフックまたは手の開大あるいは閉鎖	口　　cm 　　　％ ボタン　cm 　　　％	肘90°屈曲時の自動完全開閉の70％以上はできなければならない
⑥	下錘力による張力安定性（移動の長さ）	cm	約23 kgの牽引力で断端からソケットが2.5 cm以上ずれてはならない．またハーネスが破損してはならない
⑦	適合とソケット圧迫時の快適さ		加圧力が患者の不具合や痛みの原因となってはならない
⑧	義手の重さ	kg	

5　幻肢痛

　切断端の痛みは，断端の循環障害，筋の異常緊張，断端神経腫などもあるが，幻肢・幻肢痛が重要である．幻肢は運動知覚，視覚，触覚などすべての神経統合が，突然絶たれたことによる分離された部分の幻覚として現れたものとして解釈されている．幻肢の現れ方は，実大型・遊離型・断端密着型・痕跡型・断端嵌入型に分類され，一般に幻肢は，はじめ健側肢と同一部位にあり，時間とともに中枢側に移行し断端内に入り込む．幻肢と義肢を一体化すれば，円滑な義肢の操作が可能となる．

　幻肢痛に対する対応は，断端神経腫・癒着・瘢痕が誘因となることから，手術的に切除するか，超音波・低周波・水治療などの理学療法，早期にギプスソケットを製作し，義肢装着訓練を行い，新しい末梢からの感覚をあたえる．中枢性鎮痛剤としてイミプラミン，プレガバリン，神経ブロック，心理療法，などが有効とされている．

■参考文献
- 澤村誠志：切断と義肢．医歯薬出版，2007
- 川村次郎，陳　隆明，他：義肢装具学，第4版．医学書院，2009

第18章

脳性麻痺

1 基礎的知識

A 脳性麻痺の定義，発症頻度，原因

日本では「厚生省小児脳性麻痺研究班報告」(1968年)で定められた次の定義が長く使用されてきた．

脳性麻痺 cerebral palsy(CP)とは，受胎から新生児期(生後4週間以内)までの間に生じた脳の非進行性病変に基づく永続的な，しかし変化しうる運動および姿勢の異常である．その症状は満2歳までに発現する．進行性疾患や一過性運動障害，または将来正常化するであろうと思われる運動発達遅滞は除外する．

しかしこの定義は受傷時期が不明な例も多く，また「運動および姿勢の異常」の程度と障害についての関連に言及がなく，さらに複合的な障害であるという点が表現されていないなど，現在の視点からは不十分な点もある．

近年では2004年に米国 Bethesda で開かれた，「CPの定義と分類のための国際ワークショップ」から検討が開始され，決定された定義がよく引用されるようになっている[1]．以下にそれを示す．

CPとは，活動の制限の原因となる運動と姿勢の発達の永続的な障害群であり，その原因は発達しつつある胎児または乳児の脳に生じた非進行性の障害である．CPの運動障害には，感覚，知覚，認知，コミュニケーション，行動の障害，てんかん，二次的な筋骨格系の問題がしばしば合併する．

発症頻度は，1,000出生に対し2ないし2.5人であり，男児に多く1.3対1の割合と報告されている．発症原因として，先天性脳奇形，脳血管障害，母体感染，分娩時の低酸素，新生児脳症，後天性の脳損傷や感染症，などがあげられる．発症の危険因子として，子宮内感染，早産，多胎が重要といわれる．周産期や出生後の要因による発症は減少し，産前の要因による発生が増加している[2]．

B 病型分類

従来，運動の異常性による分類(痙性，アテトーゼ，失調，低緊張，混合型など)と，麻痺の分布による分類(片麻痺，重複片麻痺，両麻痺，四肢麻痺など)の組み合わせによって分類されてきたが，両麻痺と四肢麻痺，四肢麻痺と重複片麻痺の違い，などのように判別基準にあいまいさがあった．

1998年の欧州多施設共同研究(Surveillance of Cerebral Palsy in Europe)により，新たな病型分類システムが提案された[3]．また痙直型両麻痺と痙直型四肢麻痺の区別がなくなり，片側型と両側型に分類されるようになった．麻痺の性質は，筋緊張などの特徴により「痙直型」「ジスキネジア型」「失調型」「分類不能」の4つに分類され，「ジスキネジア型」をさらに「ジストニア型」と「舞踏病-アテトーゼ型」に区別する．

C 合併障害

1 併存障害

姿勢・運動以外にも多様な障害が合併し，リハビリテーションに大きな影響を与える．てんかんが1/3以上に合併し，知的障害の合併も45%前後にみられ，学習障害や広汎性発達障害などの合併も稀ではない．さらに運動性構音障害，難聴，自閉性障害，知的障害などによるコミュニケー

ション障害が40％以上に存在し，社会参加に大きな影響を与える．視覚障害，視知覚障害や聴覚障害の合併にも注意しておかなければならない[2,4]．

「超重症児」「準超重症児」と呼ばれる重症の子供も多くなっており，嚥下や呼吸，消化機能など生命維持に直結する機能の障害を合併している．小児科，呼吸器科，耳鼻咽喉科，小児外科，泌尿器科など，必要な専門家との連携が重要である．

2 二次障害

CPは人生初期から一生続く障害であるために，さまざまな二次的な障害が発生してくる．適切な母子関係や兄弟関係の成立の困難や，未経験や成長の各時期において期待される社会的役割を果たせないことなどによる，自尊感情の低下や思春期以降に退行を示すといった心理的，精神的障害の可能性にも慎重な配慮が必要である[4]．

筋骨格系の二次的障害として，幼少期に発生する麻痺性股関節脱臼，児童期から発生することが多い脊柱側弯症，成人ジストニアに多い頸椎症性頸髄症が主要なものである．麻痺性股関節脱臼と脊柱側弯症は，障害程度が重いほど発生頻度が高くなる．脊柱側弯症に対する治療として，装具療法などの保存療法の効果は確証されていない．股関節脱臼予防のために，早期から定期的なX線検査が必要である．頸髄症はもとからの脳性の運動障害の存在やコミュニケーション障害のために発見が遅れることが多い．関係者がその発生の可能性について認識し早期に発見すれば，除圧手術などにより症状を軽減することができる．

そのほかに足部変形，大腿骨過前捻，脛骨過外捻などは，歩行機能，バランス機能を阻害する[5]．さまざまな関節の拘縮・変形も重大な機能障害を生じる．また加齢や廃用による早期からの機能低下も重大な課題である．

重症CPでは，抗てんかん薬や不動の影響による骨粗鬆症が発症し，病的骨折を生じることも多い．内科的治療に加え，立位訓練も有効であるという報告もみられる[4]．

2 診断・評価

A ハイリスク児の評価とCPの診断

新生児のビデオ観察によるGeneral movementsの質的評価(Prechtl法)，新生児神経学的評価(Dubowitz法)により，CPへの発展の危険性を新生児期に予測することが可能という報告がある[4,6]．またボイタの7つの姿勢反応による判定も，CPの徴候が明らかになる前にそのリスクを判断できるという．しかし，これらの判定には主観的判断が入りやすく，偽陽性や偽陰性を避けるためには，きちんとした研修を受ける必要がある．

MRIや経頭蓋エコーなど画像診断も補助診断として大変有効である．CPの診断の確定には，原始反射や深部腱反射，諸姿勢反射，筋緊張などの神経学的所見や，自発運動の観察が最も重要である．しかし失調型やジスキネジア型の麻痺の診断は困難であり，慎重に経過観察する必要がある．

B CPの重症度分類

粗大運動の重症度分類として，1997年に開発された粗大運動能力分類システムgross motor function classification system(GMFCS)が世界共通の分類として広く使用されている．麻痺の病型に関係なく，日常的に行っている粗大運動を基準にレベルⅠ～Ⅴまでに分類する（表10-75）．これは判別的な尺度であると同時に，予後判定の尺度でもある．

手の操作能力の重症度分類として，手指操作能力分類システムManual Ability Classification System(MACS)も開発されており，その妥当性，信頼性も高いと報告されている（表10-76）．

2011年には，コミュニケーション機能分類システムCommunication Function Classification System(CFCS)も提案されている．このような信頼性の高い病型分類と重症度分類システムによって，専門家の間での共有できる科学的情報交換が可能になり，CPに関する治療効果の科学的検証や治療方法の確立などに寄与すると期待される．

表 10-75 粗大運動能力分類システム(GMFCS)—改訂日本語版 ver.1.1

レベルⅠ	制限なしに歩く．より高いレベルの粗大運動技能に制限あり
レベルⅡ	歩行補助具を使って歩く．屋外と近隣を歩く際に制限あり
レベルⅢ	歩行補助具を使って歩く．屋外と近隣を歩く際に制限あり
レベルⅣ	自力移動が制限．屋外および近隣では移送されるか電動車椅子を使う
レベルⅤ	補完的な技術(電動車椅子や環境制御装置)を使っても自力移動が非常に制限されている

レベルの決定は，以下の時点で日常的に行っている粗大運動を判断基準にして決定する．
　2歳の誕生日の前日まで，2～4歳の誕生日の前日まで，4～6歳の誕生日の前日まで，6～12歳の誕生日の前日まで

〔近藤和泉訳より(http://www.fujita-hu.ac.jp/FMIP/reha/PDF/GMFCS%20E%&%20R_J.pdf)〕

表 10-76 脳性まひ児の手指操作能力分類システム(MACS)(4～18歳)

レベルⅠ	対象物の取り扱いが容易にうまく成功する．より早さと正確さを求められるような場合は容易でないこともあるが成功する．けれども，日常生活活動作の自立には影響を与えない．
レベルⅡ	対象物の取り扱いはたいていのもので達成できるが，うまさ，早さという点で少し劣る．達成には困難を伴うかもしれないし，困難な動作は避けることもある．代替方法を使うこともあるが，日常生活活動作はほとんど制限されることはない．
レベルⅢ	対象物の取り扱いには困難が伴うため，準備と課題の修正が必要となる．質的にも量的にも成功する確率が減少し，スピードも遅くなる．準備や修正をしてあげると達成することができる．
レベルⅣ	かなり環境調整した限定した場面でも簡単に取り扱えられるような物であれば取り扱うことができる．動作において部分的に困難を伴い，成功も限られている．環境・課題とも簡単なものに設定し，あらゆるところで継続した介助が必要となる．
レベルⅤ	すごく簡単な動作でさえも困難である．全介助が必要．

〔今川忠男訳より(http://www.macs.nu/pphlogger/dlcount.php?=idmacs&url=files/MACS_Japanese_2010.pdf)〕

C. 評価法

先にあげた GMFCS，MACS など判別を目的とする評価のほかに，予後を予測する評価，経時的変化を評価するものがある．

経時的変化判定を目的とするものとして，粗大運動能力尺度 Gross Motor Function Measure (GMFM)，子供の能力低下評価法 Pediatric Evaluation of Disability Inventory (PEDI)，子供のための機能自立度評価法 Functional Independence Measure for Children (WeeFIM)，カナダ作業遂行測定 Canadian Occupational Performance Measure (COPM)，日本広範小児リハ評価セット Japanese Assessment Set of Pediatric Evaluation for Rehabilitation (JASPER)，などが日本で使用されている[4,5]．

欧米では，サービスの評価として機能・活動の評価だけではなく「参加」や QOL の評価，さらにサービス提供への保護者や家族による評価なども重要視されているが，まだ日本ではこの面についての評価は定着していない．

歩行の予後判定の評価法として，Bleck の歩行予後テスト(表 10-77)や Beals の重症度指数(表 10-78)などが用いられてきた[7]．手支持なしでの座位保持や，交互性四つ這い移動が 24～36 か月までに達成できる場合に，なんらかの歩行が可能

表 10-77 Bleck の歩行予後テスト

・非対称性緊張性頸反射(ATNR)	1点
・首の立ち直り反射	1点
・Moro 反射	1点
・対称性緊張性頸反射(STNR)	1点
・伸展突張	1点
・パラシュート反射	出現していなければ 1点
・足の台乗せ反応	出現していなければ 1点

12月齢以上で判定．
2点以上：歩行の予後不良，1点：歩行の可能性あり，0点：歩行の予後

になるとするものが多い．先に述べたように GMFCS も歩行の予後予測としての機能ももつ．

障害程度が重いほど粗大運動の上限は低く，その達成時期は早い．障害程度が軽くても8歳前後で上限に達する[8]．このような CP の歩行に関する発達経過は，1960年代の報告でも最近の報告

表10-78 痙性両麻痺脳性麻痺の歩行予後 Beals の重症度指数 severity index

重症度指数	歩行予後
12以上	7歳までに独歩可能
10〜11	独歩可能となる可能性あり
9	クラッチ歩行可能
9未満	歩行不能

重症度指数とは，3歳時点での粗大運動発達月齢に相当する．

でも大きな変化はない．このような移動機能に関する予後予測は，リハビリ計画や治療的介入の方法や時期を決定するうえで非常に重要である．

コンピュータによる運動分析も，実用的な評価手段として臨床応用されている．歩行分析から得られる各関節に作用するモーメントや力，筋電図データ，臨床所見を組み合わせることにより，異常歩行の原因の特定・推定が可能となった．これにより段階的に行ってきた整形外科手術も，同時に多部位の手術を行うことができるようになった[5]．

3 治療プログラム

A ハイリスク児への早期介入

新生児集中治療室(NICU)での，ハイリスク児への介入も試みられている．ハイリスク新生児のストレス軽減のために，NICU内の音，光，温度などを適切に保つ環境調整やカンガルーケアを導入している施設も多い．欧米では，ストレス軽減とともに新生児自身の環境への積極的適応を高める目的で，Newborn Individualized Developmental Care and Assessment Program (NIDCAP)というプログラムが試みられている．

そのほかに適切な姿勢保持や安静を目的としたポジショニング，呼吸理学療法なども効果があるという報告がある．一方，積極的介入はストレスを高めリスクが増すという報告もあり，実施には慎重でなければならない[4,6]．

NICU入院中から，または退院後を含めての継続的な育児指導やリハビリの実施が有効という報告もあり，NICU退院児について経過観察に加えて具体的な育児指導や簡単なポジショニングや体操の指導が必要である．

B リハビリテーションにおける家族・保護者の重要性

小児という特性のために，リハビリ実施において家族・保護者への配慮が欠かせない．保護者，特に母親の子供の障害に関する受容を，単なる心理的過程ととらえる障害受容の「段階論」は現実的ではないと批判される．障害が受け入れられにくい社会状況で，その受容を保護者に迫ることは不適応や過剰適応を生じる可能性もある．時には保護者の心理的サポートや精神科治療が必要な場合もある．また当事者グループへの参加による「ピアカウンセリング」も有用である．さらに子供の育児をより容易にする，子供の発達に気づくなど，具体的・実践的な過程に参加することも重要であり，保護者の指導のための親子入院は有効である．

保護者のリハビリへの参加の意義は，単に訓練頻度を確保するためにセラピストの代役としての役割を果たすことではなく，保護者が主体的に関与することである．それにより子供の発達上の課題や子供の興味・関心について敏感になり，また現実的な観点をもつことにつながる．保護者の経済的状況や生活上の困難，心理的ストレスに配慮しながら関与を促すことは，心理的にはよい効果があるという報告も多い[6]．

リハビリサービス提供の原則として，欧米では「family-centered approach」という枠組みが提唱されている．それは，両親の意思決定を尊重し，彼らの社会的役割と保護者という役割を果たすことを援助し，サービス提供者と対等のパートナーとして協働すること，保護者が選択可能なリハビリサービスの複数の選択肢を提供すること，スキルだけではなく子供の社会的役割の発達を重視すること，などがその基本的な考えである[6]．

C 補装具，支援機器

CP児，特に痙直型やジストニック型の子供は異常で定型的な姿勢や運動を早期から日常的に経験し続け，さまざまな変形や拘縮が発生する．臥

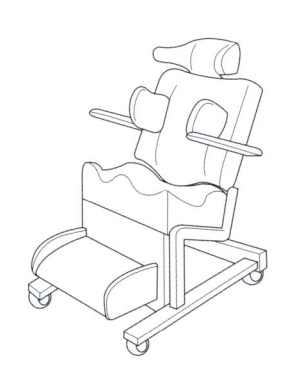

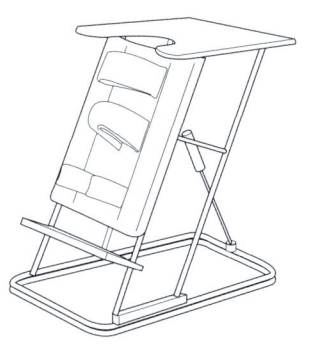

| 1. 座位保持装置 | 2. 立位保持装置 | 3. 立位保持装置 |
| seating system | prone board | standing table |

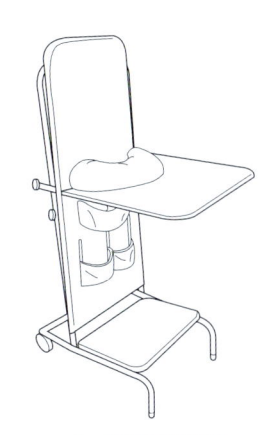

図 10-157 姿勢保持のための装置

位，座位，立位で良好なアラインメントを保ち，変形・拘縮を予防するとともに，姿勢を安定化することにより上肢や体幹の機能を促進することを目的とした姿勢保持具が，CPのリハビリでは多用される（図10-157）．特に骨盤と肩甲帯のアラインメントが重要であり，骨盤の後傾・回旋・傾斜と肩甲帯の後退を避けるための工夫が必要である[9]．

さまざまな歩行器が歩行補助具として用いられる（図10-158）．屋内でしか実用的でない場合や遊びとしての使用であっても，意欲や自己有用感を高め，空間認知の獲得にもよい影響を与える．車椅子や電動車椅子の早期からの導入は，歩行への意欲を削ぐとして導入をためらう保護者も多いが，逆に移動，探索への意欲を高め，空間認知の獲得を促進するなどよい効果があり，歩行予後を考えながら早期からの導入も検討する[4,6]．

コミュニケーションが成人後の生活で最も重要な機能と考えられていることが示されている[7]．コミュニケーション障害を合併している場合，早期からの拡大代替コミュニケーション augmentative and alternative communication（AAC）手段の導入を検討する．コンピュータ技術を用いた高度で高価なものから，簡単な手作りの文字盤やコミュニケーションブックまで，さまざまなものがある．手指による機器の操作やポインティングが最も効率的だが，困難であれば上肢，下肢，頭部，視線など随意的に使用できる部位を利用する．実際に活用できるものにするためには，本人の生活環境や運搬性にも配慮した機器，手段を考えなくてはならない．また本人の知的能力以外に，興味・関心なども考慮する必要がある．

D CPの運動機能障害治療手段

現在，使用可能なCPの運動機能障害の治療手段とその特徴は表10-79のとおりである（運動療法は除く）．それぞれに特徴と限界があり，計画的，戦略的に用いなければならない．そのためにさまざまな専門家の関与とそれを調整・統合する役割を担うリハビリ医の役割が重要である．

1 新しい痙縮治療[5]

ボツリヌス菌毒素注射療法（ボトックス®療法），選択的後根切断術 selective dorsal rhizotomy（SDR），バクロフェン髄腔内持続投与療法 intrathecal baclofen therapy（ITB療法）が，現在，保険診療として実施可能である．

フェノールブロックは，確実に運動点に注射しなくてはならず技術的に難しく，全身麻酔を必要とすることが多かったが，ボトックス®療法は手技的には簡単で全身麻酔を必要としないことが多い．しかし，高価であり，効果持続期間が短い．注射した筋のみをブロックするという特性と，簡単に実施でき，可逆的であるという特徴を理解し，ほかの治療方法と組み合わせて用いれば有用

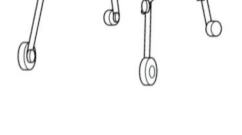

1. Posture control walker (PCW)　　2. spontaneous Reaction Control (SRC) 歩行器　　3. UFO 歩行器　支持部が回旋する

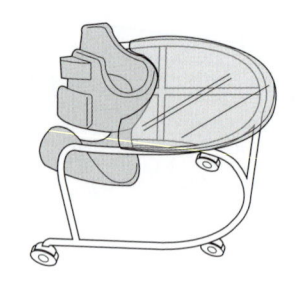

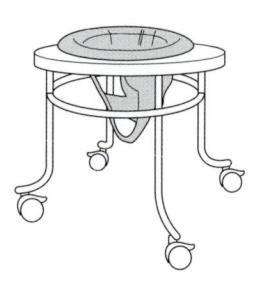

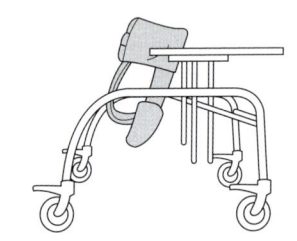

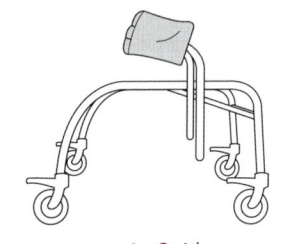

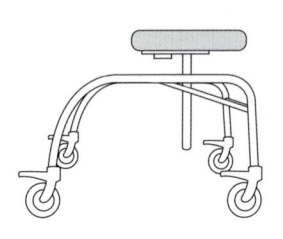

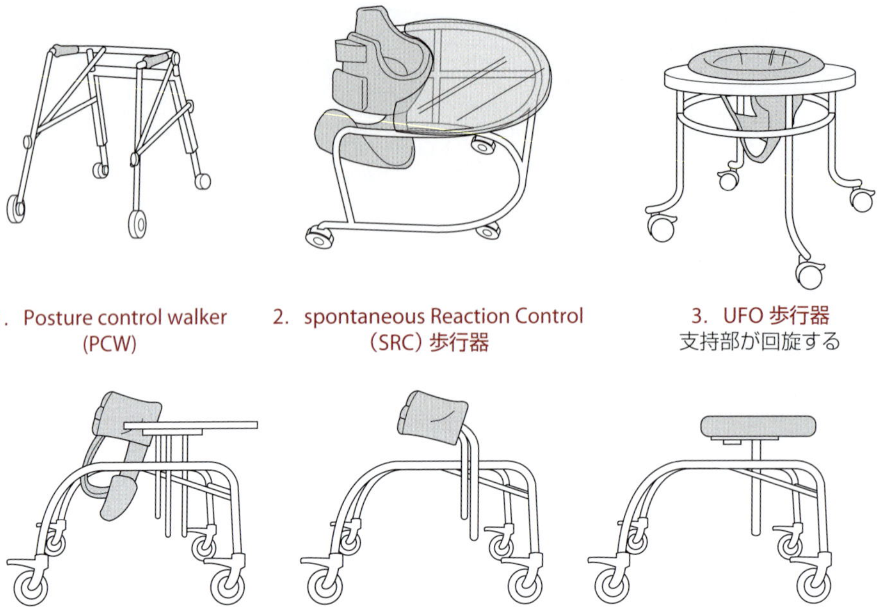

4. Strider　支持部を多機能に変更可能

図 10-158　CP で用いられる歩行器
2〜4 は北九州市立総合療育センターで開発

表 10-79　CP の運動機能障害の治療手段とその特徴

治療手段	対象部位	適応年齢	長所	主な短所
投薬	全身	制限なし	全身的効果	鎮静などの全身的副作用
装具，ギプス	制限なし	制限なし	アラインメント改善	痙性には効果なし
整形外科手術	制限なし	制限なし	アラインメント矯正　変形矯正	痙性には効果なし　再発，逆変形，不可逆的
神経ブロック	局所的	制限なし	注射筋の痙性減弱	一時的
SDR	下肢	4〜8 歳	下肢全体の痙性減弱	不可逆的
ITB 療法	主に体幹，下肢，時に上肢	体重など体格による制限	筋緊張程度を調整できる	合併症が多い

な治療手段である．
　SDR は，下肢筋の筋紡錘からの入力を遮断することで痙縮を軽減する治療法である．まだ日本では実施機関が少ないが，リハビリ科医や整形外科医との連携のもとで実施されれば有用な治療手段である．純粋な痙直型麻痺で，機能障害程度が軽い年少の CP 児に効果が高いとされる．また術前後の強力なリハビリ実施の重要性が強調されている．
　ITB 療法は，筋弛緩剤の経口投与では対応できないような強い筋緊張のあるジストニア型麻痺には，非常に有効な治療法である．まだ副作用が多いことや，少なくても 7 年ごとにポンプの入れ替えが必要なことなどの問題があり，安易な実施

はすすめられないが，緊急時に対応できる社会的条件が備わっていれば考慮に入れるべき治療法である．ただし腹部皮下にポンプを設置できるだけの体格でなければならず，おおよそ体重が15 kg程度であれば可能といわれる．

2 運動療法

運動療法として世界的に多用される手法としてボバースアプローチ〔神経発達的アプローチ，neuro-developmental treatment(NDT)〕が有名であり，日本でも最も普及している手法である．異常な運動パターンを抑制し，同時に正常な運動パターンを促通する手技を通して，子供の自発的な運動コントロールを引き出し汎化させることを目指す．

日本では，ほかにボイタ法や上田法，感覚統合療法，集団指導療法(ペトー法)などが実施されている．いずれの手法もそれぞれの研修会を受講したうえでの実施が前提であるが，理論的根拠やその効果に関する科学的根拠が必ずしも明確ではない[4,6,10]．

神経の可塑性についての最近の知見やダイナミックシステム理論など，新たな運動制御理論，そして運動学習理論に基づく運動療法がCPにも適応されるようになってきた．そのような手法として，筋力強化療法，CI療法(constraint-induced movement therapy)，部分体重免荷トレッドミルトレーニング(partial body weight-supported treadmill training)などがCP児にも適応されるようになっている．また実践的で実生活に結びついた活動の繰り返しを重視し，課題や環境設定などの外部要因を変更することによって，機能的活動改善を目指すリハビリの有効性が報告されている(task-oriented training, goal-directed functional therapy, context-focused interventionなど)[4,6]．

Bobath法など既存の運動療法が目指すのは，正常な運動パターンの獲得であり，それらが最も効率的な運動であり変形や拘縮を予防するとされる．しかしダイナミックシステム理論などを基礎にした新しい介入方法では，その点があいまいであり，異常な運動パターンであれ，CP児にとっては最も合理的なものとして肯定的にとらえる．この両者の相違をどのように解決するのかが今後の課題である．

4 リハビリテーションの実際

CPは単一疾患ではなく，麻痺のタイプも運動機能レベルも非常に幅広い疾患群であるうえに，多彩な合併障害ももつことが多い．呼吸や嚥下機能の改善が最大の課題である子供がいる一方で，フィットネストレーニングが必要な子供もいる．そのため画一的な運動療法の手技を提示することが難しい．そこで，GMFCSレベルⅡやⅢの運動機能障害が軽度から中等度で，知的障害のない幼児を想定して課題別の運動療法の実際を提示する．

A 屋内独歩と屋外歩行器歩行を目標としたアプローチの実際

1 症例

3歳の女児．痙直型両麻痺でGMFCSレベルⅡであり，知的障害やほかの障害の合併はない．座位は長座位，あぐら座位，横座りなどさまざまな座位がとれるが，割り座が一番安定している．床上は交互性四つ這いで移動，台につかまって立ち上がり，つたい歩き可能．促せば2, 3秒間1人で立つことができ，1, 2歩歩くことができるが立ち止まることはできない．ADLでの移動は，居室内では四つ這いが中心で，床上テーブルやテレビ台など，つかまりやすく本人の興味を引くものがある場所ではつたい歩きをしている．屋外では抱っこかバギーで移動している．

2 目標と戦略

GMFCSレベルⅡでは，家庭内独歩が2〜3歳までに24%が可能，4〜12歳までに89%が可能とされる．長期目標を屋内独歩と屋外歩行器歩行とし，短期目標は家庭内独歩の獲得とする．

そのためにリハビリ室内では，かがみ肢位crouching postureの改善，歩行に必要な股関節・膝関節の協調運動の学習，立位バランスの向上，足踏み反応stepping responseの強化を行い，普段の生活では，つたい歩き，手引き歩行を促し，

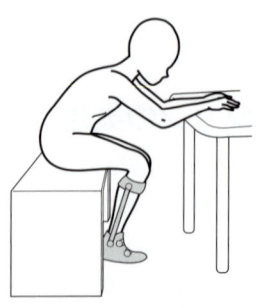

1. 立ち上がり動作
浅く腰かけた状態から，手で台を押しながら立ち上がる．足は膝より後ろに置く．

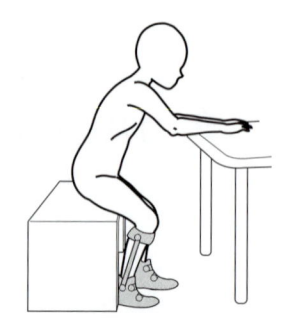

2. しゃがみ動作
ゆっくりと股関節，膝関節を曲げて浅く腰かける．

図 10-159　立ち上がり動作としゃがみ動作の練習

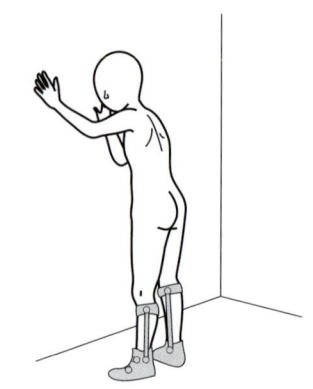

図 10-160　壁を支えてのつたい歩きの練習
股関節を伸展し，内転回内旋の動きを出さないように気をつける．

歩行器(PCW)を導入し，屋外での立位移動を試すことにする．つたい歩きを自然に行いやすいように家具の配置を変更し，どのような場面で手引き歩行を取り入れることができるのか家族と検討するなどの環境調整を行う．尖足傾向が強くなれば短下肢装具の使用を考える．

重要なことは，目標とする課題を現在の能力で無理なく行えるものにして達成感を感じるものにすることと，生活のなかで自発的・能動的に繰り返し練習できる環境を整えることである．

3 理学療法プログラム

a. 立ち上がり動作としゃがみ動作の練習
● 目的
　かがみ肢位改善のための股関節，膝関節伸展筋力の強化．スムーズな股関節，膝関節の協調運動の学習．
● 実際
　椅子に浅く座った位置から，手掌で台や壁を押しながら立ち上がる．このとき重心移動が容易に行えるように，足の位置が膝より前に出ないように気をつける(図 10-159 1)．立ち上がったときに股関節と膝関節を最大伸展するように，声かけで励ましたり，伸筋群へのタッピングなどをしたりする．椅子に座るときは，股関節と膝関節をゆっくり屈曲していき，浅く腰かけるように促す(図 10-159 2)．股関節と膝関節の協調的な運動の学習のためには，反動をつけて立ち上がらないようにする．また，座るときには膝関節の屈曲が不十分なまま尻もちをつくようにして，深く座ってしまわないようにする．椅子の高さは膝より高いものから始め，徐々に高さを低くしていく．

b. 股関節伸展での横歩きの練習
● 目的
　かがみ肢位改善のための股関節の外転筋力強化．
● 実際
　壁や平行支持台を支えて側方へつたい歩きを行う．体幹伸展位を保つことで，股関節屈曲・内転・内旋の動きを出さずに，支持側下肢の伸展位支持と運動側の股関節外転を引き出すことができる(図 10-160)．

c. 立位バランスと踏み出し反応の練習
● 目的
　独立位保持のための平衡反応の強化と足踏み反応の誘発．
● 実際
　はじめは背中で壁にもたれバランスを補助した状態で行う．玩具などで誘い手を伸ばさせ，前後・左右へ重心移動を促し平衡反応の強化を行う(図 10-161)．誘導はその速さや方向・範囲に変化をもたせ，背中の支持を減らしながら徐々に難易度を増し，独立位保持時間を延ばしていく．立位保持時間が延びてきたら上前方へ誘い踏み出し

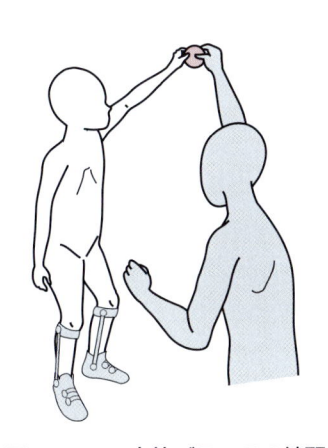

図 10-161 立位バランスの練習
おもちゃに手を伸ばさせ左右への重心移動を誘発する．壁での支えを徐々に減らしていく．

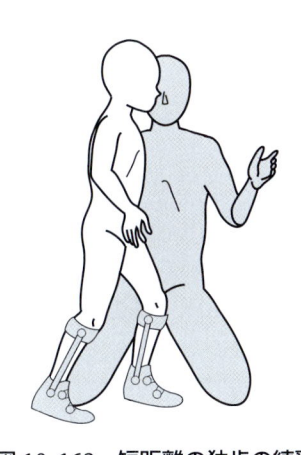

図 10-162 短距離の独歩の練習
数歩先を目標に1歩ずつ独歩することを促す．

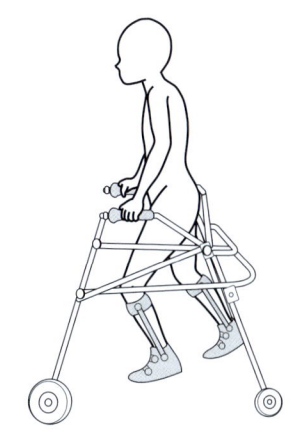

図 10-163 歩行器（PCW）歩行の練習
日常生活に導入しバランスや耐久性を養う．PCWの後方バーが殿部の高さになるように調整する．

を促す．同時に，踏み出したあとに止まることも学習させる．

d. 短距離の独歩の練習

- **目的**

  家庭内での短距離独歩の達成．

- **実際**

  c.の練習で踏み出したあと，踏みとどまることができるようになってきたら，1歩ずつ前へ歩くことを促す．はじめは数歩歩いたところを目標点とし，徐々に距離を延ばしていく（図10-162）．移動においても能動的な目的を達成することで達成感が得られるため，歩行距離が延びてきたらリハビリ室内だけでなく，子供の生活の場で使用できるよう環境調整を行う．

e. 歩行器歩行の練習

- **目的**

  少し長い距離の移動での歩行器歩行の実用化．

- **実際**

  歩行器（PCW）は前方にしか移動しないため，後方への体重移動に対する不安が軽減する．股関節と体幹の伸展を容易にし，安定した姿勢で歩行が可能となるように，殿部が歩行器後方の後方バーに当たるような高さに調整し使用する（図10-163）．移動範囲を拡大させるとともに歩行の耐久性向上を目指す．子供の生活の場で使用できるよう環境調整を行う．

B 座位保持の安定を目標としたアプローチの実際

1 症例

2歳の男児．痙直型両麻痺でGMFCSレベルⅢと予測している．重い知的障害やほかの障害の合併はない．寝返りや腹這い移動は可能．しかし腹這い移動時に両下肢は伸展してしまう．四つ這いをとることや手を離して座位を保つことは難しい．両手で床を支えれば長座位やあぐら座位を数秒保持することができるが，持続するには大人が子供の体幹を支えなければならない．食事は母親が抱っこして全介助で食べさせている．普段の姿勢はもっぱら背臥位および腹臥位である．屋外は抱っこまたはバギーで移動している．

2 目標と戦略

移動手段としては，歩行補助具を使用しての屋内移動が長期目標となるが，現時点では座位保持を早く達成させたい．それは臥位以外の姿勢で過ごすこと，および上肢の操作を促すことにつながるからである．

リハビリ室での理学療法として，座位保持と座位バランス強化の基礎練習を行う．食事や遊びの場面に座位保持装置を導入し，日常的に座位の練習ができるようにする．また，床上座位を自然に

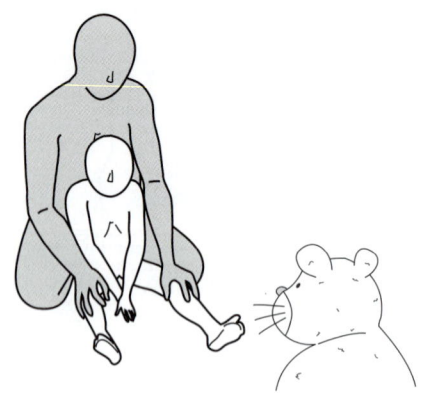

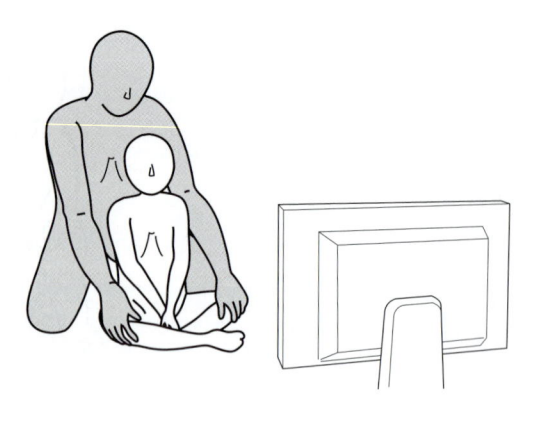

1. 長座位でのハムストリングスのストレッチング
2. あぐら座位での内転筋群のストレッチング

図 10-164　ハムストリングスと内転筋群のストレッチング
保護者の胸で後方へ倒れることを防ぎながら膝を押さえる．玩具など興味を引くものを前に置き頭を起こすように誘いながら行う．いずれも，保護者に家庭でテレビを見ながらなどゆっくりと時間をかけて行うことを指導する．

日常生活のなかに取り入れるよう，具体的な場面および方法を保護者と検討する．

3　理学療法プログラム

a. ハムストリングスと内転筋群のストレッチング

- 目的

骨盤後傾や股関節内転による支持面を狭くするハムストリングス，内転筋群の痙性を弱め拘縮を防止．

- 実際

短縮したハムストリングスを伸張するために，たとえば家庭ではテレビを見るときなどに介助して長座位姿勢を取り入れる．保護者が子供の後方に密着して座り，両手で屈曲している膝を押さえ，同時に後傾してくる体幹・骨盤を保護者の体幹で受け止めるように指導する（図 10-164 1）．膝は軽い力で押さえる．通常，リハビリ室などで行うストレッチングと比べて，テレビなどを見ながらリラックスして長時間にわたり実施できる．

同様にあぐら座位も選択し，内転筋群を伸張する（図 10-164 2）．

b. 座位バランス練習

- 目的

座位平衡反応の強化．主に重心移動時の体幹の立ち直り反応の強化．

- 実際

対面して子供の注意をひきつけながら，体幹下部を支え台の上に座らせる（図 10-165 1）．ハムストリングスの緊張から生じる骨盤後傾と円背により体幹を垂直に保持できない場合は，介助つき端坐位にするとハムストリングスが緩み体幹を垂直位にさせやすい．次に子供の頭部・体幹をゆっくり傾け，立ち直り反応を誘発する．その姿勢を数秒間保持させる．この一連の反応を前後左右の各方向で実施することで，体幹の立ち直り反応を強化していく（図 10-165 2）．

上手になれば傾ける角度や速度を増していき，また子供を支持しているセラピストの手の位置を少しずつ下げていき，より子供自身が体幹をコントロールするように仕向ける．

家庭では，ソファ，こたつ，椅子の上や保護者の膝の上や大腿の上で行うよう指導する（図 10-165 3）．この場合，同じ方向を向いてテレビやビデオを見ながら行ってもよい．

c. 両手支持座位の練習

- 目的

両手で支えた長座位やあぐら座位の保持能力の獲得．

- 実際

子供に長座位をとらせるが，円背，骨盤後傾，膝屈曲が強いようであれば軽度の股関節外転・外

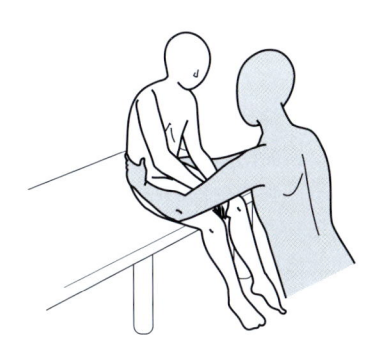

1. 端坐位でのバランスの練習-1
骨盤の後傾と体幹の円背が出現しないよう，骨盤を支えるセラピストの手でコントロールする．

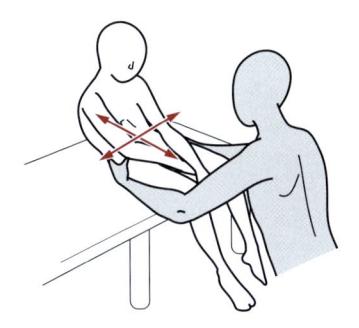

2. 端坐位でのバランスの練習-2
左右，前後にゆっくりと傾けて立ち直り反応を誘発する．

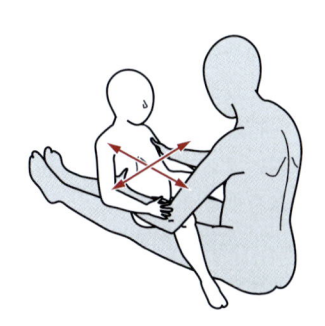

3. 保護者の膝を利用したバランスの練習
対面して膝・大腿の上に座らせ，左右，前後に傾けて立ち直り反応を誘発する．家庭で実施しやすい方法である．

図 10-165　座位バランス練習

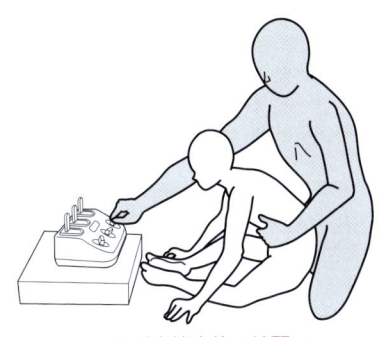

1. 両手支持座位の練習-1
前に玩具などを置き，両手を床につかせて，胸を片手で支えて実施する．

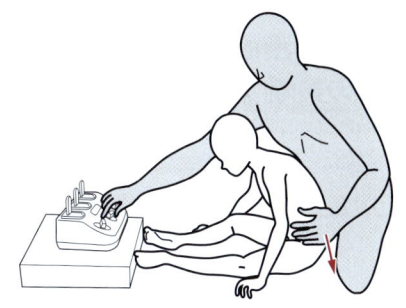

2. 両手支持座位の練習-2
上手になれば支える手を下方に下げるなど，支持を減らしていく．

図 10-166　両手支持座位の練習

旋や膝屈曲をゆるしてもよい．セラピストは子供の後ろに位置し，子供の前には玩具や絵本などを置く．

子供の手を膝の外側（または内側）に置き，セラピストの片手で子供の胸を支える（図 10-166 1）．もう一方の手で子供の上下肢の位置の修正および玩具の操作を行う．この姿勢を保持することが上手になるに従い，子供の胸に当てた手の支持をより下方に置き，子供自身での姿勢保持を強める（図 10-166 2）．片手の支え方を手掌全面から指のみの接触にしたり，手掌から与える圧を減らしたりすることによっても，介助量を調整することができる．子供が前方の玩具などに手を伸ばそうとしてバランスが崩れそうになれば，セラピストが補助しながらバランスをとる練習にする．あぐら座位でも同様に練習する．

家庭での取り組みも同様であるが，保護者が片手で子供の姿勢をコントロールすることが難しければ，テレビなどを見せながら両手で支えて練習するとより容易である．

d. そのほかの理学療法プログラム

下肢は全体として伸展・内転位になりやすいので，この状態を緩和するために"四つ這い位保持練習"を行う．これは上肢の支持性向上にも有効である．腹臥位から座位への起き上がりや，つかまり立ち上がり，つたい歩きおよび歩行器歩行な

どの獲得のための練習にもなる．また，座位保持のための介助量が減ってくれば，側方・後方パラシュート反射の練習を取り入れる．また，もたれ立ち保持練習や両腋窩介助歩行など立位・歩行練習も開始する．いずれも座位が完成する前から取り組みを開始する．

e. 座位保持装置の導入

座位保持装置を導入して机上での遊びや食事練習に使用することで，より頻繁に座位保持の経験をさせる．自治体によっては年齢が低いという理由で身体障害者手帳が交付されないこともある．そのような場合，三層強化段ボールなどを用いて簡易で必要な支持部を備えた椅子を自作することも指導する．

足関節底屈位をとりやすく足部が不安定になるときには，短下肢装具の使用も考える．

C 食事動作の獲得を目標としたアプローチの実際

1 症例

3歳の男児．アテトーゼ型四肢麻痺．GMFCSレベルⅢ，MACSレベルⅢで知的能力，呼吸，嚥下機能には障害がない．主な移動手段はうさぎ跳びbunny hopping，短い距離であればつたい歩きが可能である．独座位は割り座で保持できるが，何か上肢で操作しようとするとバランスがくずれやすい．

上肢機能は，前方に手を伸ばして物を握ったり離したりすることが可能だが，不随意運動のため物を握り続けて操作することは難しい．左右差があり右手を優位に使用している．両手で物を持つことはできない．食事は，普通食を一口大にしたものを食べており，スプーンを持って食べようとするが，上手くできず口に入れる前にこぼしてしまう．握りやすいものは手づかみで食べることが可能である．

2 目標と戦略

準備・設定された環境での自力摂取の獲得．座位保持機能と手指操作機能に制限が強いため，機器の導入を積極的に進めると同時に，食事動作を簡略化し学習を容易にする．

重要なことは，環境を整えたうえで，自発的に行えるよう生活のなかで練習できる時間を与えることである．その際，自発的に食べるという形で課題を達成できるよう，食事動作の一連の流れの運動感覚を支助自動運動のなかで促通していく．これにより，成功感・達成感が得られやすく，さらなる意欲へつながるよう促すことができる．

3 作業療法プログラム

a. 座位保持の練習

- 目的

上肢操作時の座位の安定性向上．

- 実際

短下肢装具を装着して，箱椅子にまたがって座る．下肢での体重支持と体幹を伸展保持した状態から前後の体重移動を学習する．はじめは，カットアウトテーブルを使用しバランスを補助した状態で行う．ままごと遊びで前方の皿に食べ物を運ぶといった活動で体重移動を誘導する．段階づけは，徐々にリーチの方向性・範囲を広げていくことに加え，カットアウトテーブルを低くしていき，最終的には除去することで，重心移動の範囲を広げていく（図10-167）．

b. お絵かきやスタンプ押し遊び

- 目的

肘を支点にした上肢操作の獲得．目と手の協調性の向上．

- 実際

セラピストが肘関節部を外側より覆うようにして固定し，肘が支点になるよう支持の方向性を誘導する．この状態で肩関節内外旋・肘関節屈伸の動きでお絵かきをする．線を描くことは水平方向の動きであり，すくい動作につながりやすい．動かしやすい方向から始め，徐々に点結びなど描く方向性を指定することで段階づけし，コントロール性を学習していく．

また，スタンプ押しはインクをつけ紙に押すという動作で，机上から手を持ち上げることが必要となる．これは肘を支点にした垂直方向の動きであり，口に運ぶ動作につながりやすい．机上より少し高いところに紙を設定し，その高さや位置を変えることで段階づけすることができる（図10-

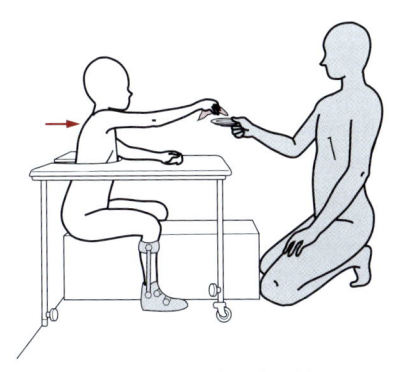

図 10-167　座位保持の練習
箱椅子にまたがって座り，前方に手を伸ばすように誘い前後の重心移動を誘導する．

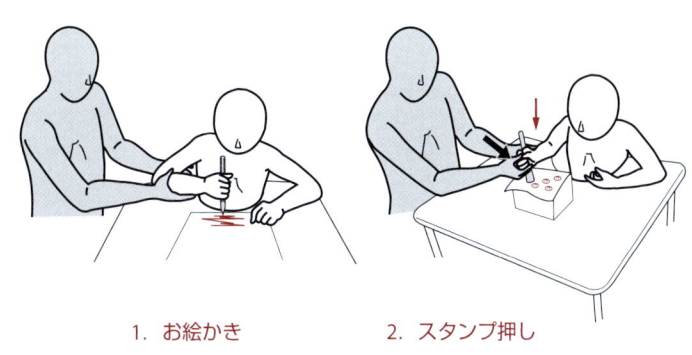

1. お絵かき　　2. スタンプ押し

→ 肘関節部を外側より覆うように固定し支持を促す
➡ 前腕部を支え動かす方向性を誘導する

図 10-168　お絵かきとスタンプ押し遊び
1，2ともに子供がコントロールして行うことが難しい場合は，支持と動かす方向性を誘導する．

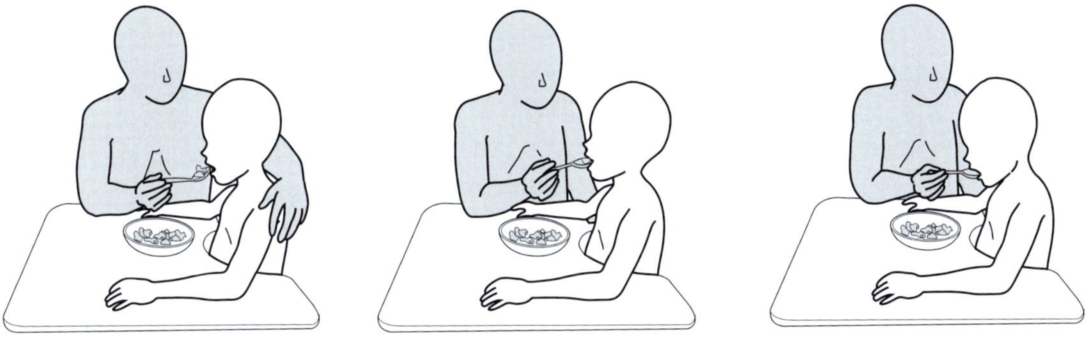

1. スプーンの挿入（水平）　　2. スプーンの挿入（やや下方）
スプーンを口に対して水平あるいはやや下方から口に挿入する．

3. 口唇の閉鎖
頸部の屈曲にあわせた口唇の閉鎖を促す．

図 10-169　口腔機能（取り込み）の向上

168）．

c. 口腔機能の向上
- 目的

　取り込みの向上．

- 実際

　手と口の協調性が必要な取り込みが向上することは，スプーン操作の効率が改善しやすい．介助での食事の際に，スプーンを口に対して水平に挿入し，頸部の屈曲にあわせた口唇の閉鎖を促す．徐々にやや下方から挿入することで段階づけする（図10-169）．

4 スプーン操作を中心とした食事動作の練習

a. 座位姿勢の安定
- 目的

　不随意運動・異常筋緊張の減少．頭頸部・体幹・肩甲帯の安定による上肢機能の改善．

- 実際

　座位保持装置の導入．子供は上肢で操作しようとすると体幹が動揺し，下肢が伸展して不安定になる．頸部は過伸展位あるいは過屈曲位で固定しやすい．また，姿勢を保とうと過剰に努力することで非対称な姿勢を強める．

　座位保持装置は，骨盤の後傾や回旋を防止するための骨盤後・側面支持部と，安定した荷重面を

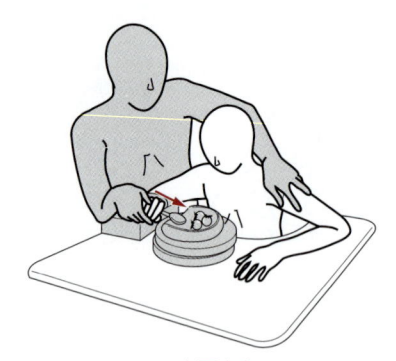

1. 水平方向
スプーンを皿の上に置き，滑らせるように水平方向へ皿の縁まで動かす．

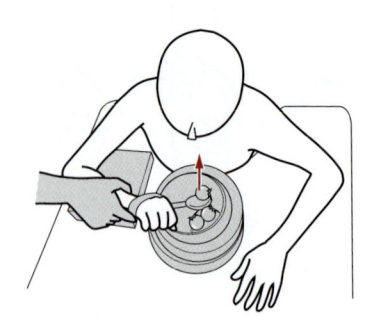

2. 垂直方向
そのまま縁をつたいながら垂直方向へスプーンを動かす．

図 10-170　すくい動作のスプーンの方向性

確保するための股関節内転防止パッド付の座面とした．体幹の安定と肘の安定した支点を確保するためにカットアウトテーブルを使用した．また，短下肢装具の装着や非利き手を支持に用いることで，より対称姿勢を保ちやすくし安定性を得るようにした．

b. スプーン装着式手関節背屈保持装具の導入
- 目的
  安定したスプーンの把持．
- 実際
  回内握りが可能だが，手関節掌尺屈位となる．また不随意運動により把持が持続せず，スプーンを落としてしまう．手関節背屈位で握りを太くするなどして手の空間を埋めるとスプーンの把持が安定し，ほかの関節も動かしやすくなり，操作性が向上することが多い．しかしこの子供は，手関節掌尺屈が強く手指運動の制御が難しいため，ベルトや握りの形の工夫だけでは改善がみられなかった．そのため，スプーンを取り付けた手関節背屈保持装具 cock-up wrist hand orthosis を使用することにした．

c.「すくい動作」のためのテーブル・食器の工夫と練習
- 目的
  「すくい動作」の簡素化と食器の工夫による容易化．
- 実際
  皿の食物を突き刺すように肩関節外転・肘関節屈曲してすくおうとするが，不随意運動のために食物がこぼれる．肩関節外転・屈曲位で，肘頭の下に補高パッドを置き，肘を支点にして一連の動作を行うようにした．これにより皿にリーチする際，上肢を持ち上げる動作を減らすことができる．また，運動させたい関節の近くに支点を置くことで，不随意運動のコントロールが行いやすくなる．皿は，すくいあげる動作に必要な前腕回外の動きを補うため，ガード部分の形が深くなっているガード付皿を利用した．左手での皿の固定ができないため，皿を埋め込み固定できるよう台を作製し使用した．また，食物に注意を向けやすくするためにコントラストがはっきりするような色の皿を選んだ．肩関節内旋・肘関節屈曲の動きによって，「すくい動作」が水平方向と垂直方向の2成分の運動で行えるように，これらの補助具の位置を設定した(図10-170)．

この設定のもとで，セラピストが子供の前腕部を背側から持ち，スプーンを皿に押し付けすべらせるように動かす方向を誘導し，不随意運動の抑制と正しい運動を学習させる．アプローチの初期では，モチベーションの維持向上のため好みの食物を用い，また成功しやすいように粘性の高い食物やすくいやすい大きさの食物を選定するとよい．

d. スプーンの皿状部分の方向の調整と，口までのスプーンの軌道の簡素化と誘導
- 目的
  食物をこぼさず口に運ぶことの容易化．

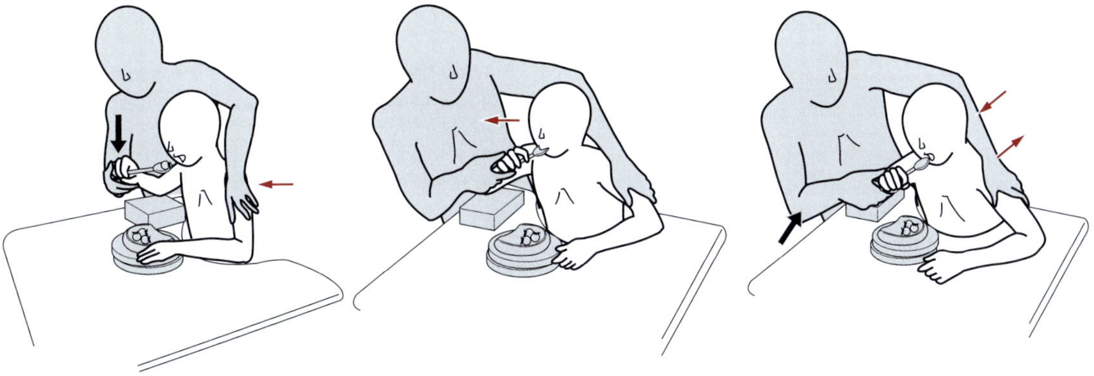

1. 口に運ぶ
口に運ぶために肩を支え体幹の前傾を誘導する．また肘関節の急速な屈曲に対し前腕部背側から抵抗をかける．

2. 取り込む
取り込むために視線を前方に向けるよう意識させる．

3. 口から抜く
口から抜くときは，肩を支えて後頭部を軽く押すことで頸部の屈曲を誘導する．また，肘関節の突発的な伸展方向の動きを屈曲位で止める．

→ 誘導する方向，
⇒ 抵抗をかける方向

図 10-171　口に運ぶ，取り込む，口から抜く動作の流れ

- 実際

　スプーンの皿状部分の方向が口に直交するような角度にスプーンの柄を橈側に曲げる．ただし，食物をすくい取って口に運ぶまで，スプーンの皿状の部分が水平を保つ角度になるよう，皿と肘頭の補高パッドの高さとも一致させる．

　不随意運動によって肘屈曲が急に生じないよう，セラピストが前腕部背側から抵抗を加えながらゆっくりと肘屈曲させる．食物をスプーンから取り込むために口をスプーンに近づけるようセラピストの反対の手と前腕・肘で肩と頭部を支え，上肢の動きに合わせて体幹の前傾を誘導する（図10-171 1）．

e. 食物を取り込むときの適切な頭部の位置

- 目的

　食物をこぼさずに口に取り込むこと．

- 実際

　「すくう」ことに一生懸命となり頭部が前傾し，食物を取り込む際に頭部が下を向くため，スプーンを口に入れることが上手くできず，また食物を取り込んだあとに食べこぼしてしまう．これを避けるために視線を下ではなく前方に向けるように促し，頭部を上向きに誘導することで取り込みを容易にし，食べこぼしを少なくする（図10-171 2）．

f. スプーン引き抜き時の頸部過伸展の防止

- 目的

　スプーンの引き抜きと食物の取り入れを容易にし，次の「すくい動作」に備える．

- 実際

　スプーンを口から引き抜くとき，頸部が過伸展し，スプーンが歯に引っかかり抜けにくくなる．セラピストは，子供の肩と後頭部を手と前腕・肘・上腕で支え，頸部の屈曲を誘導し，肘伸展と頭部の伸展を協調させるように促す．また，肘関節伸展の動きが突発的な運動になりやすいので，スプーンを持つ手をセラピストがコントロールして肘関節屈曲位で止め，次の「すくい動作」のための段階的運動へ切り替える（図10-171 3）．

　CPのリハビリについて食事動作を中心に述べてきた．CPは姿勢と運動の障害のみならず知的障害や感覚・知覚障害などを含む複合障害であることも多い．その問題は生涯続くため，ライフステージを考慮し長期的視点に立ってアプローチしていくことが大切である．

(執筆協力：北九州市立総合療育センター　相良美和子，岩下文治，三木美樹)

■ 引用文献
1) Rosenbaum P, Paneth N, et al : A report : the definition and classification of cerebral palsy April 2006. Dev Med Child Neurol Suppl 109 : 8-14, 2007
2) Dodd KJ, 他(原著)，上杉雅之，他監訳：脳性麻痺のクリニカルリーズニングアプローチ—理学療法・作業療法評価と治療. 医歯薬出版，2011
3) Surveillance of Cerebral Palsy in Europe(SCPE) : Surveillance of cerebral palsy in Europe : a collaboration of cerebral palsy surveys and registers. Dev Med Child Neurol 42(12) : 816-824, 2000
4) 日本リハビリテーション医学会(監修)：脳性麻痺リハビリテーションガイドライン，第2版. 金原出版，2014
5) Gage JR, Schwartz MH, et al : The Identification and Treatment of Gait Problems in Cerebral Palsy, 2nd ed. Mac Keith Press, 2009
6) 日本リハビリテーション医学会(監修)：脳性麻痺リハビリテーションガイドライン. 医学書院，2009
7) Bleck EE : Orthopaedic Management in Cerebral Palsy. Mac Keith Press, 1987
8) Rosenbaum PL, Walter SD, et al. : Prognosis for gross motor function in cerebral palsy : creation of motor development curves. JAMA 288(11) : 1357-1363, 2002.
9) Teresa EP, 他(著)，今川忠男(監訳)：脳性まひ児の24時間姿勢ケア. 三輪書店，2006
10) 佐伯　満，北原　佶，他：脳性麻痺児の運動機能訓練. 小児内科 33(8) : 1103-1107, 2001

第19章
二分脊椎

1 基礎的知識

二分脊椎は椎弓の癒合不全であり，そこに髄膜・脊髄・神経根などの脱出を伴う先天性脊椎奇形である．二分脊椎の分類は，潜在性および囊胞性に大別される．囊胞性は脊柱管の内容物が披裂椎弓部から脱出し，くも膜が皮下に腫瘤を形成したものである．さらに囊胞性は髄膜瘤および脊髄髄膜瘤の2グループに分かれる．本章では，運動器・中枢神経・泌尿器の合併症のため，多角的なリハビリ介入を必要とする囊胞性二分脊椎（脊髄髄膜瘤）について述べる．

2 診断・評価

リハビリを行うにあたり，麻痺の高位診断および筋力の評価が必要である．Menelausの評価法に基づいた麻痺レベルは，筋力が残存する最下位の脊髄髄節レベルで表記される（表10-80）．麻痺の分布は必ずしも横断性ではなく，左右差があったり運動・知覚が残存する領域が散在したりする．下肢変形は麻痺によってもたらされる動筋と拮抗筋の筋力不均衡に起因する．囊胞性二分脊椎の80〜90%はChiari奇形Ⅱ型や水頭症の中枢神経系異常を合併し，これらの障害は上肢機能，平衡機能，知能・認知機能の発達に影響を与える．神経因性膀胱はほとんどの患者にみられ，生涯にわたる排尿管理が必要となる．

3 治療プログラム

幼児期からリハビリを開始することが望ましい．脊椎・下肢の安定性と可動域の維持は最低限必要であり，就学時に移動手段を確立させ，学齢期以降は社会参加を支援することが重要である．麻痺レベルに基づいた実用的移動手段のゴールは，胸髄およびL1〜2レベルでは車椅子，L3レベルでは長下肢装具と杖を使った歩行，L4レベルでは短下肢装具と杖を使った歩行，L5レベルでは短下肢装具のみの独歩，仙髄レベル（S1〜3）では装具を必要としない独歩である．移動手段獲得の過程で考慮しなければならない障害因子は，運動器および中枢神経系合併症，肥満および褥瘡

表10-80 髄節レベルと下肢筋力との関係

髄節レベル	筋力
胸髄	股関節に随意運動を認めない
L1	腸腰筋：筋力2以上
L2	腸腰筋・縫工筋・すべての内転筋：筋力3以上
L3	大腿四頭筋：筋力3以上，かつL2レベルの基準を満たす
L4	内側ハムストリング・前脛骨筋：筋力3以上，かつL3レベルの基準を満たす
L5	外側ハムストリング：筋力3以上，かつL4レベルの基準を満たす 中殿筋：筋力2以上 第三腓骨筋：筋力4以上 後脛骨筋：筋力3以上
S1	下腿三頭筋：筋力2以上，中殿筋：筋力3以上，大殿筋：筋力2以上，のうち2つを満たす，かつL5レベルの基準を満たす
S2	下腿三頭筋：筋力3以上 中殿筋・大殿筋：筋力4以上，かつS1レベルの基準を満たす
S3	すべての下肢筋力は正常

麻痺レベルは筋力が残存する最下位の髄節で表記する．
〔Broughton, NB et al：Cause of deformity, examination and assessment, In Menelaus' Orthopaedic Management of Spina Bifida Cystica. 3rd ed., WB Saunders, London, pp19-31, 1998より引用〕

である.

たとえ高位麻痺のため実用歩行が不可能と予測されても，小児期の一定期間歩行補助具を使って歩く経験をさせることは，将来の車椅子を使った生活においても移乗能力とQOLを促進させる.

より積極的な社会参加のため，排尿管理を自立させることが必須である．巧緻運動，体幹機能，知能・認知機能などに障害を併発する小児の場合，間欠自己導尿の手技獲得にあたり，泌尿器科・小児外科・整形外科・看護師に作業療法士を加えたチームアプローチが有効である．

4 リハビリテーションの実際

A 移動手段獲得のためのアプローチ

歩行能力はHoffer分類（表10-81）に基づいて，community ambulator(CA)，household ambulator(HA)，non-functional ambulator (NFA)，non ambulator(NA)に分類される．

また，Sharrard分類による歩行能力の予測は，Ⅰ群：NAまたはNFA，Ⅱ群：HA，Ⅲ群：HAないしはCA，Ⅳ～Ⅵ群：CAである．Sharrard分類のⅠ群とⅡ群では骨盤帯付長下肢装具ないしは長下肢装具を，Ⅲ群では長下肢装具ないしは短下肢装具を，Ⅳ群では短下肢装具ないしは靴型装具を選択する（表10-82）．歩行能力は合併症の大きさに影響される．また，CAへの到達年齢の上限は概ね9歳である．

1 1～2歳（介入開始の時期）

胸髄およびL1～2レベルの高位麻痺では，座位で遊ぶ機会を増やしながら，移動することへの意欲を高める．L3レベル以下のほとんどの例は，1歳を過ぎるころにつかまり立ちやつたい歩きを始める．この時期に立位で遊ぶ機会を増やし，下肢・体幹の筋力強化と立位感覚の発達を促す．筋力と平衡機能の発達に従って，手引き歩行や歩行補助具（歩行器など）を使った歩行を行わせる．

2 3歳～就学時（移動手段獲得の時期）

Sharrard分類のⅠ～Ⅱ群の高位麻痺では，骨盤帯付長下肢装具を使って立位をとらせたり交互

表10-81　Hofferの歩行能力分類

- community ambulatory(CA)：屋内，屋外ともに歩行可能（補装具の使用は問わない）
- household ambulator(HA)：日常生活では杖歩行と車椅子移動を併用
- non-functional ambulator(NFA)：日常生活では車椅子移動，訓練時のみ杖歩行が可能
- non ambulator(NA)：移動のすべてに車椅子を要する

歩行装具reciprocating gait orthosis(RGO)を使って歩くことを経験させたりする（第8部第3章**3**参照）．この経験を通して立位感覚を習得させ，徐々に平行棒，歩行器，松葉杖を使った歩行へと進める．しかし，実用的歩行は期待できないため，車椅子操作や移乗動作の訓練を並行して行う．

Sharrard分類のⅢ群では，体幹・四肢のコントロールが安定し，3歳相当の知能・認知機能に発達すればロフストランドクラッチを使った歩行訓練を導入する．下肢の変形・拘縮によるアライメント不良例や筋力低下によるコントロール不良例では，長下肢装具ないしは短下肢装具を併用する．Sharrard分類のⅣ群以下は独歩するが，筋力と足部変形に応じて下肢装具を選択する．

幼稚園や保育園などの集団生活のなかでは，積極的に自力移動するように促す．Hoffer分類によるHA，NFAでは，歩行訓練を続ける一方で，車椅子による実用的移動手段を導入する．NAでも，移乗動作に必要な体幹・四肢機能の強化を目的に起立・歩行訓練を行う．

3 学齢期以降（社会参加の時期）

達成された移動手段を強化あるいは維持しながら，社会参加を支援する．Hoffer分類によるNAやNFAでは，車椅子移乗能力の維持，下肢変形や褥瘡予防が主体である．立位や歩行訓練は，子供が興味を示す学齢期前半は行ってもよい．学齢期の後半は，社会参加の範囲は拡大するが，周囲の人々の移動速度が相対的に速くなる時期でもある．HAのケースでは参加する社会環境と移動効率の観点から，杖歩行よりも移動速度が速い車椅子にシフトすることが多い．CAの青年・成人期において歩行能力を低下させる要因は，下肢の変

表10-82 麻痺レベル別にみた歩行能力予測と必要な下肢装具

	Sharrard分類	Ⅰ群	Ⅱ群		Ⅲ群		Ⅳ群	Ⅴ群	Ⅵ群
	髄節レベル	胸髄	L1	L2	L3	L4	L5	S1	S2, 3
歩行能力	CA 独歩群								
	CA 杖歩行群								
	HA 杖歩行と車椅子を併用群								
	NFA 訓練時のみ杖歩行可能群								
	NA 車椅子移動群								
	必要な下肢装具	骨盤帯付	長下肢装具		長下肢装具		短下肢装具	靴型装具	無

Sharrard分類Ⅲ群において，麻痺レベルL3ではCAとHAが混在する．

〔沖　高司：二分脊椎．総合リハビリテーション 27(15)：403-409, 1999 より改変〕

形・拘縮，中枢神経系合併症，肥満および褥瘡などであり，これらの二次障害を予防することが重要である．

B 社会参加と排尿管理へのアプローチ

二分脊椎における排尿管理の問題は大きく，その自己管理の成否が社会参加に大きく影響する．特に尿道へのカテーテル挿入は医療行為であり，医師・看護師と家族以外は行えない．そのため，就学後の学校生活の自立を目標に，養育者・看護師・作業療法士が協同し，その所属集団に適した間欠自己導尿を獲得させる必要がある．

1 発達的観点からの排尿管理

作業療法士に求められる課題は，子供の成長に伴って変化する．就学準備期と就学以降に分けて目標を設定する．

a. 新生児期～2歳（排泄未発達の時期）

時間排泄の必要性を養育者に理解させ，ドライタイムの間隔を観察し，オムツ内に失禁のない状態を経験させる．この経験が臭いに対しての気づきや自立した排泄管理への基礎となる．子供の下部体幹・下肢のボディーイメージや上肢機能の発達を促すことの大切さを養育者に教える．子供にできる範囲で排泄動作の協力をさせて興味をもたせることは，排泄への自立心を育てていく最初のステップである．

b. 3歳～就学時（排泄の自立と就学準備の時期）

3～6歳の間で間欠導尿を行っている場合，この時期から自己導尿の自立を目標とした訓練を開始する．自己導尿に必要な上肢機能の評価も行う．チェックリストを作成して自己導尿の動作で課題となる項目を把握し，子供ができる項目から行わせる．将来予測される姿勢をとらせて間欠導尿を行うことも，操作手順を理解するうえで効果的である．

同時に更衣や後始末の関連動作も訓練する．Sharrard分類のⅠ～Ⅱ群の高位麻痺では，導尿時の姿勢保持のため補助具を併用することも考慮する．水頭症などの中枢神経系の合併症のため知的発達の遅れや認知機能低下がある場合，心理評価のうえ，その知能・認知特性に沿った訓練方法を工夫する．

c. 就学以降（排泄の確立と社会参加の時期）

集団生活における排泄行動の確立のため，間欠自己導尿や定時のおむつ交換に必要な環境整備について，学校と話し合うことも重要な作業である．また，移乗や更衣動作が不完全でもカテーテルの挿入を自分でできれば，医療行為に該当しない導尿前後の操作を介助者が援助できる．その場合，介助者用に手順書を作成し，手技を統一することが望ましい．子供が自分の疾患や障害の程度を理解するように，作業療法士がかかわっていくのもこの時期である．

908　第19章　二分脊椎

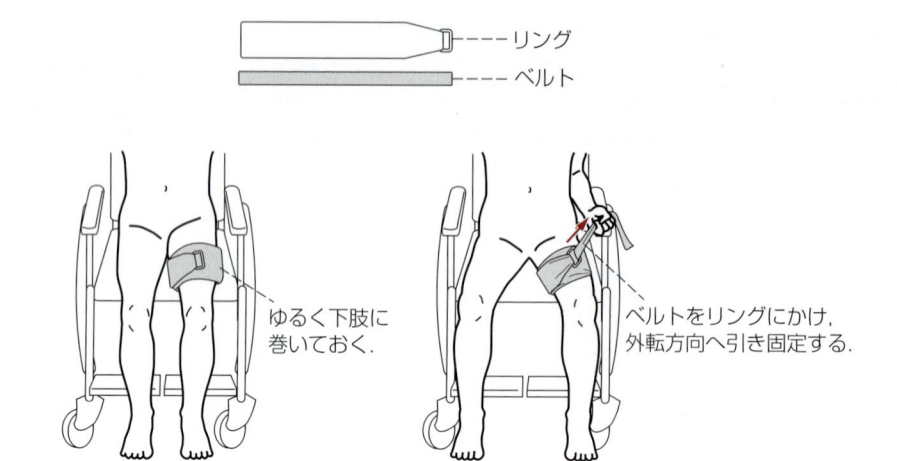

---- リング
---- ベルト

ゆるく下肢に巻いておく．

ベルトをリングにかけ，外転方向へ引き固定する．

上肢機能によって固定方法を工夫する．また，布の素材や幅は適時調整する．
1．股関節外転位保持ベルト

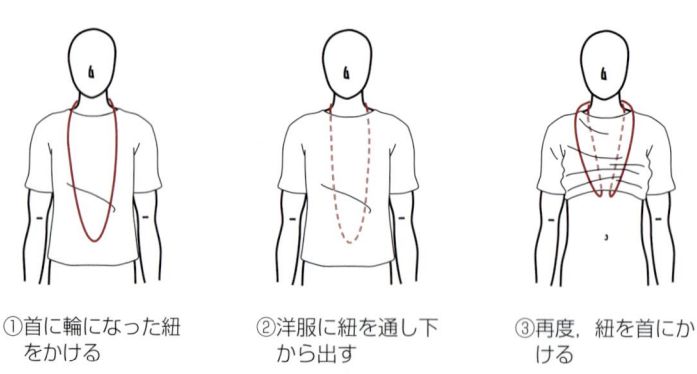

①首に輪になった紐をかける　②洋服に紐を通し下から出す　③再度，紐を首にかける

導尿の際，洋服の裾が汚れる，手元が見えにくい場合に使用するとよい．
2．洋服の裾を挙げるための紐

図10-172　自助具の例

2 具体的なアプローチ

a. 自己導尿を行う環境の設定

　自己導尿の前提条件は安定した姿勢を保ち，陰部までリーチし，カテーテル操作ができることである．導尿時に股関節の外転位保持が困難である場合，外転位保持ベルトを用いることがある（図10-172 1）．Hoffer分類によるCAの子供は，更衣動作の制限は少なく，さまざまな環境に即して自己導尿ができるため，作業療法士が介入する機会は少ない．日常的に車椅子を使用するHAやNFAの場合，車椅子を乗り入れることができる排泄環境が必要である．効率的な移乗動作が可能であれば，便座上での導尿を検討する．便座への移乗時に腹圧で尿が漏れる場合は，車椅子上で脱衣と導尿を行うことも選択肢の1つである．NAの場合，平行移動で移乗ができれば，車椅子と便座を同程度の座高にすることによって便座上で導尿が可能になる．

　移乗能力のみならず，効率的な更衣動作が必要である．つかまり立ちまたは車椅子上で更衣できることが望ましい．上肢・体幹筋力の強化と狭い空間を想定した更衣動作の訓練を行う．さらに，補助具を考案したり，洋服を改良したりすること

で更衣動作の効率の上げる工夫をする（図10-172 2）．

b. 男女別のアプローチ

カテーテル挿入の難易度は男女で大きく異なる．男性では，尿道口を視覚的に確認させてカテーテルを挿入する．陰茎の保持が安定しない場合は，ティッシュペーパーなどを丸めて敷き込み尿道口の向きを固定する工夫を行う．女性では骨盤の後傾位と股関節外転位を保持しながら両上肢を使用するため，麻痺レベルが高位になるほど難易度が高くなる．また，尿道口の確認が視覚的に難しく，陰部の知覚障害を伴うため指先の知覚だけを使って尿道口を探すことになる．

一般的なカテーテルの挿入手技としては，陰唇を開大して指先の感覚で尿道口を探索して挿入方向を指で示しながらそれに沿って行う方法と，設置した鏡を見ながら尿道口を確認して行う方法がある．カテーテルの挿入方向がわからない場合，鏡を使って方向を確認させる．また，本やイラストを用いて，尿道口と尿道の位置関係のイメージをつくらせると効果的である．初期の段階は鏡を使って手を置く位置や挿入方向を確認させるが，学習効果により鏡を使わなくても操作が可能になるケースもある．

■ 参考文献

- Broughton NB, et al : Cause of deformity, examination and assessment. Broughton NS, et al（eds）: Menelaus' Orthopaedic Management of Spina Bifida Cystica, 3rd ed. WB Saunders, London, pp19-31, 1998
- Hoffer MM, Feiwell E, et al : Functional ambulation in patients with myelomeningocele. J Bone Joint Surg Am 55（1）: 137-148, 1973
- Lindseth RE : Myelomeningocele. Lovell WW, et al（eds）: Lovell and Winter's Pediatric Orthopaedics, 5th ed. Lippincott Williams and Wilkins, Philadelphia, pp601-632, 2000
- 林　恵子：心理臨床の視点から．石堂哲郎，他：尿路管理，性機能，結婚について．増田信代：排尿，排便の自己管理にむけて．石堂哲郎：二分脊椎のライフサポート―育つ力（本人）と育む力（家族，教育，福祉，看護，医療）をつなげて．文光堂，pp19-29, 80-88, 97-107, 2001
- 沖　高司：二分脊椎．総合リハビリテーション 27（15）: 403-409, 1999
- 辛島千恵子，山根早由理：二分脊椎児の排泄障害とトイレットトレーニング．作業療法ジャーナル 26（6）: 413-418, 1992
- 沖　高司，他：二分脊椎．陣内一保，他（監修）：こどものリハビリテーション医学，第2版．医学書院，pp172-195, 2008
- 玉垣幹子，一木愛子：清潔間欠自己導尿に向けたOTアプローチ．作業療法ジャーナル 46（5）: 461-465, 2012
- 芳賀信彦，滝川一晴，他：乳児期から15歳以降まで経過観察した開放性脊髄髄膜瘤患者の移動能力．Jpn J Rehabil Med 45（6）: 365-370, 2008

第20章
呼吸器疾患

1 基礎的知識

A 呼吸リハビリテーションとは

2006年より呼吸リハビリが健康保険の適応となった．さらに，2013年のアメリカ胸部学会・ヨーロッパ呼吸器学会による呼吸リハビリのステートメントでは，「徹底した患者評価に基づいた包括的な医療介入である．続いて，運動療法，教育，行動変容だけではなく，患者個人に対してオーダーメイド治療を行い，慢性呼吸器疾患患者の心身状態を改善し，長期のアドヒーランスを増強する行動を促進しようとするものである」と述べられたように，包括的呼吸リハビリについては，多職種による患者教育，行動変容の方法，社会的支援まで含まれる．

B 呼吸リハビリテーションとCOPD

呼吸リハビリは，慢性閉塞性肺疾患chronic obstructive pulmonary disease（COPD）においてエビデンスが蓄積されており，気管支拡張薬，酸素療法に加え相加的に効果があり，運動能力を改善し，呼吸困難の減弱，健康関連QOLの改善およびCOPDに伴う不安と抑うつを軽減し，医療経済効果においてもエビデンスAとされている（GOLD 2013）．呼吸リハビリは早期に開始する必要があり，在宅酸素療法適応前には導入が終了していることが望まれる．

COPDでは，低酸素血症による呼吸困難だけでなく，呼気の気流制限に伴い運動によって呼吸が速くなり，呼出が不十分となる（エアトラッピング）．さらに運動を続けると，一回換気量の増大とともに，エアトラッピングが蓄積していき，呼気終末肺気量end expiratory lung volume（EELV）が増加，動的肺過膨張を生じる．動的肺過膨張によって患者の吸気容量，息を吸う余裕である最大呼気量inspiratory capacity（IC）は次第に減少し，運動時の一回換気量tidal volume（TV）が制限される．その結果，呼吸は浅くて速い呼吸となる．

図10-173に示すように，重症COPDでは呼吸困難によって日常の活動性が低下し，さらに栄養障害も重なり，四肢筋の能力の低下と廃用をもたらす．能力の低下した筋肉では動作時の筋肉内での乳酸の産生が亢進し，代謝性アシドーシスとなる．代謝性アシドーシスは，呼吸中枢に作用し換気を亢進させ，労作時の呼吸困難を一層悪化させる．

COPDでは，さらに高齢者に特有の問題に加え，うつ状態，骨粗鬆症をはじめとする全身併存症なども加わり，社会から孤立することが多く，悪循環に陥る（図10-173）．

また，COPDでは身体活動性が高い患者の予後のほうが良好であることが知られている．ネガティブに向かう患者の行動変容を促し，身体活動性を高め，それを継続できるようなサポートも呼吸リハビリには求められる．

2 診断・評価

A 必須の評価

1 フィジカルアセスメント

問診では，咳，痰，呼吸困難などの呼吸器症状，既往歴，喫煙の状況（ブリンクマン指数Brinkman Index：平均本/日×年数），職業歴，運動習

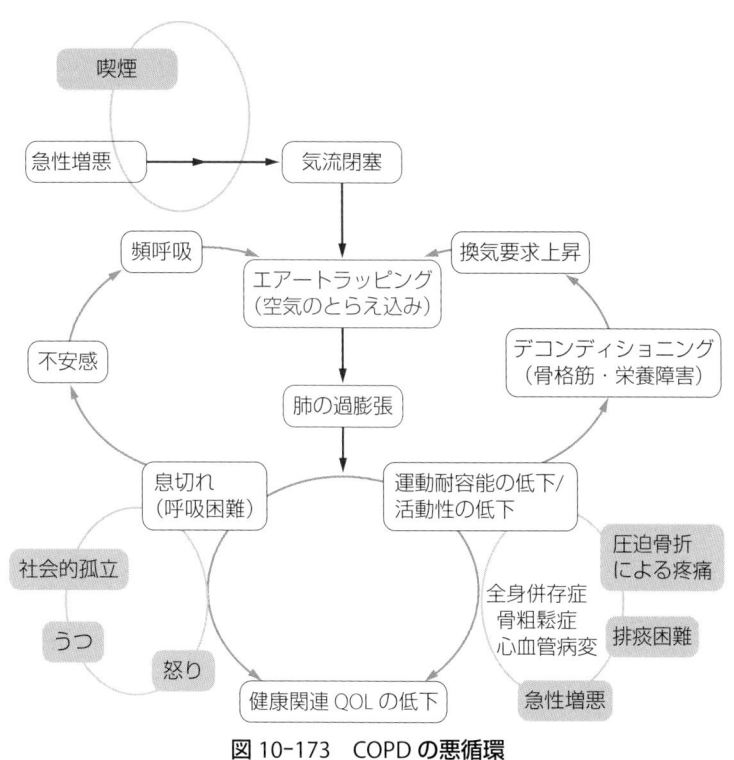

図10-173 COPDの悪循環

慣・リハビリ経験の有無，家族構成・介護者の有無，家屋環境（段差，エレベーターの有無，ベッドの有無，生活動線，など），呼吸困難感のために行えなくなった趣味，などについて聴取する．

身体所見では，体格（身長，体重，BMI，%IBW），バイタルサイン，呼吸状態（呼吸パターン，胸郭拡張差，呼吸補助筋の筋活動など），ばち状指，チアノーゼ，胸郭変形など，視診・触診・打診・聴診の評価を行い，病態を把握する．

2 呼吸困難の評価

医療スタッフが評価する間接的評価 Modified Medical Research Council（修正 MRC，表10-83）と，直接患者自身が評価する直接的評価（修正 Borg scale，VAS），がある（第1部第9章参照）．最近は修正 MRC が使用されることが多く，Fletcher Hugh-Jones 分類を使用する機会は少ない．運動療法中の変化を観察する場合は，直接的評価を用いる．

表10-83 修正MRC（mMRC）質問票

Grade 0	激しい運動をしたときだけ息切れがある．
Grade 1	平坦な道を早足で歩く，あるいは緩やかな昇り坂を歩くときに息切れがある．
Grade 2	息切れがあるので，同年代の人よりも平坦な道を歩くのが遅い，あるいは平坦な道を自分のペースで歩いているとき，息切れのために立ち止まることがある．
Grade 3	平坦な道を約100 m，あるいは数分歩くと息切れのために立ち止まる．
Grade 4	息切れがひどく家から出られない，あるいは衣服の着替えをするときにも息切れがある．

呼吸リハビリテーションの保険適応については，旧MRCのGrade 2以上，すなわち下記mMRCのGrade 1以上となる．
〔Global Initiative for Chronic Obstructive Pulmonary Disease. Global strategy for the diagnosis, management and prevention of chronic obstructive pulmonary disease, 2011 Available at www.goldcopd.com〕

3 肺機能検査

閉塞性換気障害，拘束性換気障害の有無を評価する．フローボリューム曲線ではピークフローの

ほか，そのパターンで病態を判断する．COPDの病期は，%FEV₁（予測1秒量に対する%）で区分される（**表10-84**）．

4 胸部単純X線写真

運動療法施行前の呼吸・循環系の病態，気胸など合併症の有無，無気肺などを評価する．COPDに特徴的な滴状心，横隔膜平低化，肺野の低吸収域などの有無や，肺性心による右心後負荷の有無も評価する．特に吸気と呼気での撮影は，横隔膜の動きをチェックするためにも有用である．

5 心電図

COPDでは心血管系の問題を合併することが多く，虚血性心疾患，不整脈などを評価する．

6 経皮的酸素飽和度の測定

パルスオキシメーターで測定し，動脈血酸素化の指標とする．動脈血ガス分析と比べ，簡便で非侵襲的ながら，使用する際には注意が必要である．

動作時には，酸素飽和度90%を確保できるように酸素流量の設定を行う．手先の冷えや貧血がある場合，マニキュアをつけている場合などは，酸素飽和度が低めに提示されるので注意が必要である．

7 フィールド歩行試験

6分間歩行テストとシャトルウォーキングテストがある．運動耐容能の評価は運動療法の処方，効果判定には必須の評価である．

a. 6分間歩行テスト(6 MWT)

2012年より時間内歩行試験として，6 MWTが健康保険の適応となった（第1章第9部参照）．呼吸リハビリ前後では，臨床的に意味のある最小変化量（MCID）は，54～80 mである．最重症COPD患者では24～28 mとの報告がある．

安定期のCOPD患者では，200 m以下でほぼ外出不能．350～400 m以上あれば，ほぼADLは自立した状態である．

b. シャトルウォーキングテスト

(1) 漸増負荷シャトルウォーキングテスト
incremental shuttle walking test(ISWT)

この検査は，CDの発信音に合わせて，9 mの

表10-84　COPDの病期分類

病期	定義
Ⅰ期　軽度の気流閉塞	%FEV₁≧80%
Ⅱ期　中等度の気流閉塞	50%≦%FEV₁<80%
Ⅲ期　高度の気流閉塞	30%≦%FEV₁<50%
Ⅳ期　きわめて高度の気流閉塞	%FEV₁<30%

気管支拡張薬投与後の1秒率（FEV₁/FVC）70%未満が必須条件
〔日本呼吸器学会COPDガイドライン第4版作成委員会（編）：COPD（慢性閉塞性肺疾患）診断と治療のためのガイドライン，第4版．メディカルレビュー社，p30, 2013〕

コースを往復歩行させ，1分ごとに速度を速くする漸増運動負荷試験である．6 MWTよりも再現性・妥当性に優れ，最高酸素摂取量との相関も高いと報告されている．MCIDは47.5 mと報告されている．

(2) 一定負荷シャトルウォーキングテスト
endurance shuttle walking test(ESWT)

一定の速度でどれだけ長く歩けるかを評価する試験で，わが国ではISWTを一部改訂したNagasaki University Endurance Shuttle Walking Testが用いられている．方法は，ISWTにて得られた最大歩行レベルの1段階下のレベルの速度にて，最大20分CDの発信音に合わせて往復歩行を行う．

8 握力測定

握力計を用い，立位で左右3回ずつ測定し，その最大値を採用する．利き手を代表値とし解釈は日本人の年齢別握力標準値を参考にする．

B　行うことが望ましい評価

1 日常生活評価

日常生活のなかで，どのような動作をしているのか（手順・方法・速さ），できているのか，動作を行ううえでの息切れの状態はどうなのか，疲労感，バイタルサインの変動，休憩・回復時間，在宅酸素療法 home oxygen therapy(HOT)の有無，を確認しておくことが，運動療法の目標設定に重要となる．HOT患者に対しては，酸素流量，吸入デバイスの種類，チューブの長さ，酸素濃縮器

表 10-85　NRADL 評価表（入院版）

項目	動作速度	息切れ	酸素流量	合計
食事	0・1・2・3	0・1・2・3	0・1・2・3	
排泄	0・1・2・3	0・1・2・3	0・1・2・3	
整容	0・1・2・3	0・1・2・3	0・1・2・3	
入浴	0・1・2・3	0・1・2・3	0・1・2・3	
更衣	0・1・2・3	0・1・2・3	0・1・2・3	
病室内移動	0・1・2・3	0・1・2・3	0・1・2・3	
病棟内移動	0・1・2・3	0・1・2・3	0・1・2・3	
院内移動	0・1・2・3	0・1・2・3	0・1・2・3	
階段	0・1・2・3	0・1・2・3	0・1・2・3	
外出・買い物	0・1・2・3	0・1・2・3	0・1・2・3	
合計	/30点	/30点	/30点	
連続歩行距離	0：50 m以内, 2：50〜200 m, 4：200〜500 m, 8：500〜1 km, 10：1 km以上			
			合計	/100点

〔動作速度〕
0：できないか，かなり休みをとらないとできない
　　（できないは，以下すべて0点とする）
1：途中で一休みしないとできない
2：ゆっくりであれば休まずにできる
3：スムーズにできる
外来版もあり.

〔息切れ〕
0：非常にきつい，これ以上は耐えられない
1：きつい
2：楽である
3：まったく何も感じない

〔酸素流量〕
0：2ℓ/分以上
1：1〜2ℓ/分
2：1ℓ/分以下
3：酸素を必要としない

〔千住秀明：呼吸リハビリテーション入門，第4版．神陵文庫，p80, 2004 より一部改変〕

の設置場所，外出時の酸素ボンベ運搬方法，なども確認する．どのような動作が困難で，必要な動作は何かを知るために，動作のみならず生活パターンや家屋状況についても問診する．

標準的な ADL 評価（FIM や BI）は，呼吸器疾患患者においては，呼吸困難や動作の困難さが判定に反映されず，重症であるにもかかわらず高スコアとなる．このため，長崎大学呼吸器日常生活活動評価表 Nagasaki University Respiratory Activities of Daily Living Questionnaire（NRADL, 表 10-85）などの呼吸器疾患特異的評価が用いられる．

2 上下肢筋力測定

重錘を用いた1RMの測定や徒手筋力計，等運動性筋力計（トルクマシーン），などを用いることが多い．用いた測定方法を明記し，数値化しておく．徒手筋力テスト（MMT）は用いないことが多い．

3 健康関連 QOL 評価

COPD 患者は，呼吸困難のために健康関連QOL が障害される．その評価は重症度やリハビリの効果判定において重要である．

質問票として和訳された疾患特異的評価法には，CRQ（Chronic Respiratory Disease Questionnaire），SGRQ（St. George's Respiratory Questionnaire），CAT（COPD Assessment Test, 表 10-86）がある．包括的評価法には SF-36 がある．CAT は COPD に特化されるが，簡便でかつ SGRQ と良好な相関があり，呼吸リハビリ前後の反応性も優れている（CAT はグラクソ・スミスクライン株式会社のホームページで入手可能）．

4 栄養評価

COPD などの慢性呼吸器疾患患者では，るいそうが著しく，栄養評価が重要である．

直近6か月の体重の変化，喫煙，飲酒などの嗜好を確認する．また，最近の食事内容（総カロ

表 10-86　CAT（COPD Assessment Test）

項目	点数	項目
まったく咳が出ない	0〜5	いつも咳が出ている
まったく痰がつまった感じがない	0〜5	いつも痰がつまっている感じがする
まったく息苦しくない	0〜5	非常に息苦しい
坂や階段を上っても，息切れがしない	0〜5	坂や階段を上ると，非常に息切れがする
家での普段の生活が制限されることはない	0〜5	家での普段の生活が非常に制限される
肺の状態を気にせずに，外出できる	0〜5	肺の状態が気になって，外出できない
よく眠れる	0〜5	肺の状態が気になって，よく眠れない
とても元気だ	0〜5	まったく元気がない

合計 40 点で判定　　　　〔http://www.catestonline.org/english/index_Japan.htm より〕

リー，食事回数，栄養バランス，家族内でだれが買い物や食事の世話をしているかなど）について聴取する．身体所見から得られた情報をもとに，基礎代謝エネルギー消費量 basal energy expenditure（BEE）を算出し，目標エネルギー需要量 resting energy expenditure（REE）を割り出し，管理栄養士と協力して患者の体重管理を行う．BEE の算出には Harris-Benedict の式が用いられ，REE＝1.2 BEE を計算し，REE の 1.5〜1.7 倍を基本として目標設定をする．生化学検査として総蛋白，アルブミンなどを把握しておくことが求められる．除脂肪体重 fat-free mass（FMM）が，運動耐容能と運動療法の効果を規定する因子とされている．可能ならば，体成分分析を行うことが望ましい．

- Harris-Benedict の式（BEE の算出）
  男性：66＋13.7×体重（kg）＋5×身長（cm）−6.8×年齢（歳）
  女性：66.5＋9.6×体重（kg）＋1.7×身長（cm）−4.7×年齢（歳）

C　可能であれば行う評価

1　心肺運動負荷試験

トレッドミル，またはエルゴメーターを使用する評価として，漸増運動負荷試験と定常運動負荷試験がある（第 10 部第 21 章参照）．

呼吸器疾患患者では，運動中止の主な原因は呼吸困難感であり，予測最大心拍数に達する症例は少ない．酸素吸入下には施行できないため，中等症から重症患者には適応できないことが多い．

2　呼吸筋力測定

加齢や低栄養状態などに加えて，肺過膨張に起因する吸気筋の短縮と収縮効率の低下や胸郭変形などによって呼吸仕事量が増大し，呼吸筋の弱化，さらには疲労をきたしやすい状態となっている．このような呼吸筋機能低下が示唆される症例では，呼吸筋力の評価が必要である．

評価は，口腔内圧を測定する方法が簡便で一般的である．最大吸気圧 maximal inspiratory pressure（PImax），最大呼気圧 maximal expiratory pressure（PEmax）を指標とする．PImax が 60 cmH$_2$O を下回る場合には，呼吸筋力が有意に低下していると考えられ，呼吸筋トレーニングの適応が考慮される．

- PImax 予測式
  男性：PImax＝45.0−0.74×年齢（歳）＋0.27×身長（cm）＋0.60×体重（kg）
  女性：PImax＝−1.5−0.41×年齢（歳）＋0.48×身長（cm）＋0.12×体重（kg）
- PEmax 予測式
  男性：PEmax＝25.1−0.37×年齢（歳）＋0.20×身長（cm）＋1.20×体重（kg）
  女性：PEmax＝−19.1−0.18×年齢（歳）＋0.43×身長（cm）＋0.56×体重（kg）

3 動脈血ガス分析

PaO_2, $PaCO_2$, pH, HCO_3^- などを指標に，肺での酸素化，ガス交換機能，代償機構をみる．正常値は pH：7.35〜7.45，PaO_2：80〜100 Torr，$PaCO_2$：35〜45 Torr，HCO_3^-：22〜26 mEq/L．

4 心理社会的評価

HADS（Hospital Anxiety and Depression Scale，不安・抑うつ測定尺度），CES-D（Center for Epidemiologic Scale of Depression，うつ病自己評価尺度），GHQ（General Health Questionnaire，精神健康調査），などが用いられている．COPD 患者には，20〜60％にうつや不安を合併していることが報告されており，リハビリを阻害し，身体活動度を低下させる重要な因子である．

5 身体活動量測定

歩数計，活動計，加速度計が用いられ，COPD では身体活動度が高いほど予後が良好である．

6 心臓超音波検査

運動療法前に肺高血圧合併の有無を評価することが望ましい．

7 セルフマネジメント能力・認知機能評価

吸入薬・酸素療法機器の操作や呼吸器疾患の知識，セルフマネジメント能力について検討するため，HDS-R や MMSE などの認知機能についても評価することが望ましい．また，セルフマネージメント能力の検討には LINQ テスト[5]が使用されることが多い．

3 治療プログラム

まず，運動療法を円滑に施行するための手技として，コンディショニングから始める．このなかには，呼吸法訓練，リラクセーション，口すぼめ呼吸，呼吸パターンの訓練，吸気筋トレーニング（IMT），胸郭のモビライゼーション，排痰法（自分で楽に痰を出す方法）が含まれる．

ADL トレーニングは，呼吸困難があるすべての呼吸器疾患患者に対して行われるが，運動療法が行えないような重症の COPD，低酸素血症をきたしやすい間質性肺炎の患者では，ADL トレーニングが呼吸リハビリの主体となる．その大きな柱として，運動療法があり，持久力トレーニング（下肢および上肢），筋力トレーニングが行われる．

上述のように，重症の患者ではコンディショニングや ADL トレーニングが主体となるが，逆に，軽症となるほどコンディションづくりや ADL トレーニングは不要となり，運動も開始時から高負荷を設定することが可能である．

4 リハビリテーションの実際

A コンディショニング

1 リラクセーション，パニックコントロール

頸や肩の呼吸補助筋を用いた，浅く速い呼吸を行っている患者に適応となる．①楽な安楽肢位（図 10-174），② Jacobson's progressive relaxation（漸進性筋弛緩法），③呼吸補助筋のマッサージ（図 10-175）・ストレッチ，④呼吸介助法，などがあげられる．前傾座位は，肺機能の改善，呼吸困難の軽減，呼吸仕事量の低下，呼吸補助筋群の筋活動の減少，などに効果がある．

パニックコントロールの修得は，運動療法の動機付けや継続，自信の獲得のために重要である．安楽な姿勢は患者ごとで異なるため，あらかじめ体験してもらう（図 10-174）．

2 呼吸練習

a. 口すぼめ呼吸（図 10-176）

呼気時に口唇をすぼめ，ゆっくりと息をはくことにより末梢気道の閉塞を防ぎ，肺胞でのエアトラッピング（空気のとらえ込み）を軽減し，呼吸を楽にする呼吸法である．呼吸困難を自覚するCOPD，気管支喘息など，閉塞性換気障害や呼吸パターンを修正させたい場合に用いられる．

まず，リラックスできる姿勢や呼吸困難の軽減する体位を選択し，そのあと，座位，立位，歩行での練習を行う．

①鼻から息を吸い，唇を軽く閉じてゆっくりと

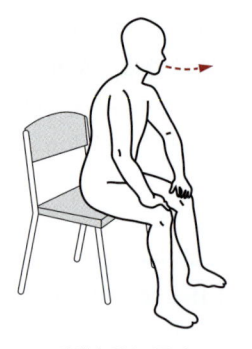

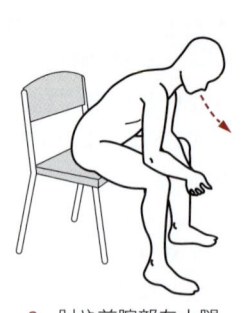

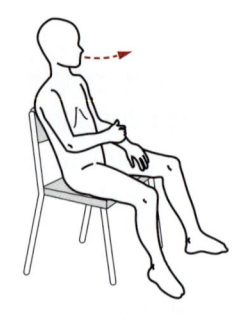

1. 手掌を膝に置く．
2. 肘や前腕部を大腿前面に置く．
3. 背もたれに寄りかかる．
4. テーブルを使用する場合はクッションを置く．
5. 高側臥位．必要に応じて背中や腕，頭部，足に枕やクッションを重ねて側臥位をとる． 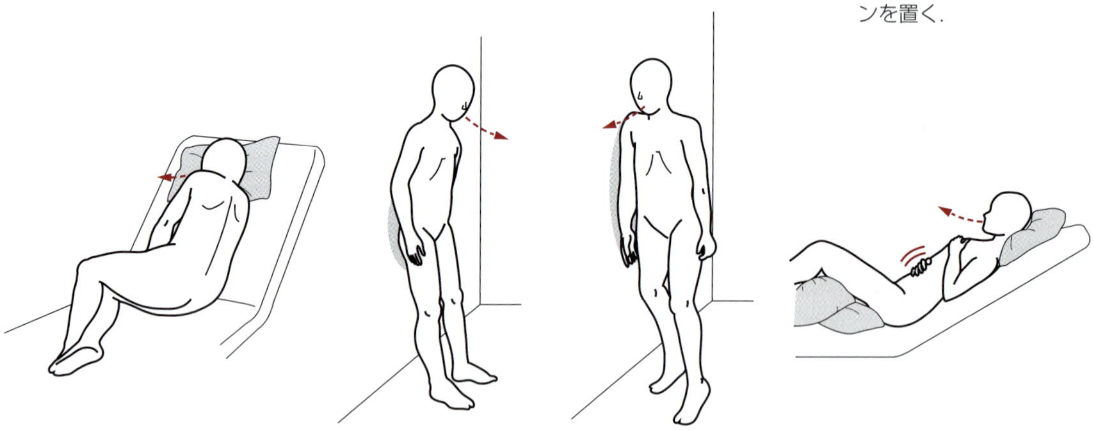
6. 足部を壁から20〜30 cm程度離した状態で壁に寄りかかる．上肢や頸部の力を抜き前方に垂らす．
7. 体側で体重を支えながら呼吸を整える．
8. セミファーラー位．安楽肢位をとり，口すぼめ呼吸・呼吸介助を合わせる．

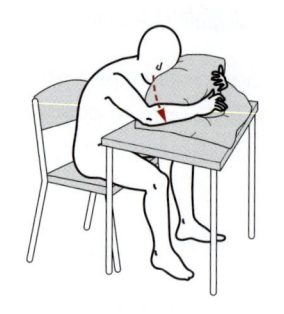

図 10-174　安楽肢位
安楽肢位をとり，口すぼめ呼吸・呼吸介助を合わせる．前傾や側臥位になることで，内臓が挙上され横隔膜の長さと張力の関係を最大に発揮できる．また，上肢を支持することで呼吸補助筋を呼吸に利用できる．

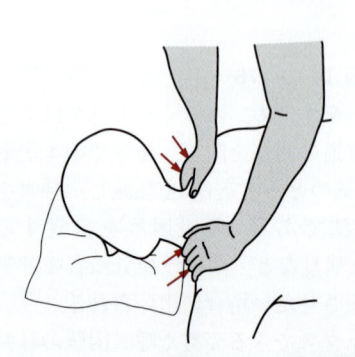

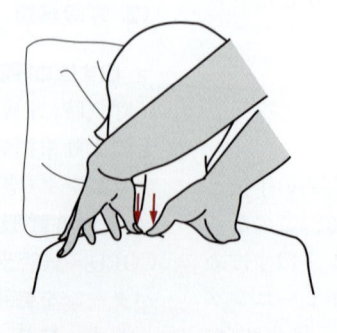

鼻から吸って口から吐く

図 10-175　呼吸補助筋のマッサージ
端坐位または枕にもたれかからせた前傾姿勢をとらせる．
筋線維に垂直に指腹で圧迫する．
過緊張している筋を5〜6秒間圧迫する．強く押しすぎないこと．

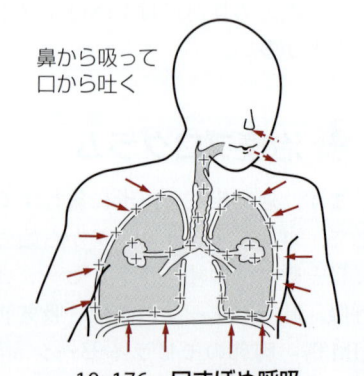

10-176　口すぼめ呼吸
唇をすぼめて呼気に抵抗をかけることで，末梢気道の閉塞が防げる．

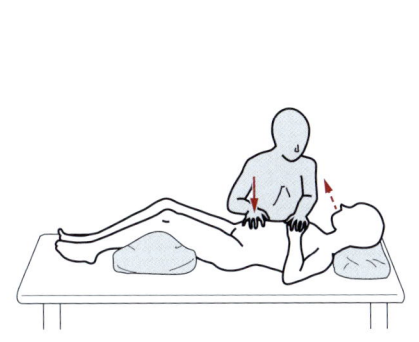

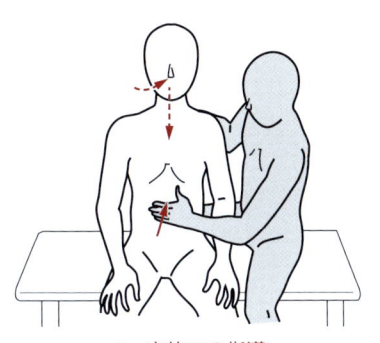

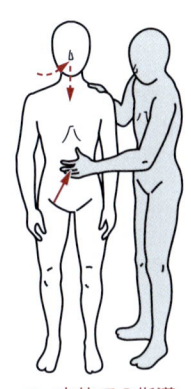

1. 背臥位での指導　　　　2. 座位での指導　　　　3. 立位での指導

1：患者の利き手を上腹部に，もう一方の手を上胸部に置き，セラピストはその上に手を重ねる．口すぼめ呼吸を指示して，呼気時に軽く腹部を内下方へ圧迫し，呼気を促進する．吸気時は腹部の手を腹で持ち上げるように指示する．吸気の途中で，軽く腹部に断続的な圧迫を加えると患者は横隔膜の動きを理解しやすい．
2：臥位と同様に行う．体幹を軽度屈曲位（両手を膝についた状態）で行うとやりやすい．胸式呼吸であるかどうかを，セラピストは呼吸補助筋を触診し確認する．
3：臥位と同様に行う．吸気時に腹部が少し膨らむ程度でよい．ADL場面において横隔膜呼吸を強要すると，かえって呼吸困難感を生む場合があるので注意が必要．

図10-177　横隔膜呼吸（介助者あり）

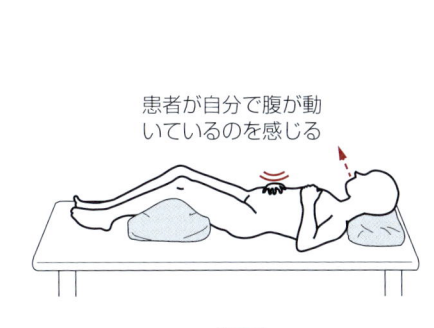

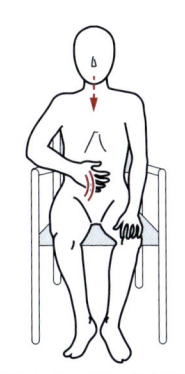

患者が自分で腹が動いているのを感じる

1. 背臥位　　　　2. 両足を軽く開いた椅子座位

1：患者は利き手を上腹部に，もう一方の手を上胸部に置く．呼気は吸気の2倍の時間をかけて口すぼめ呼吸を行い，ゆっくり腹部が沈むことを意識する．腹部に0.5 kgまたは1.0 kgの重錘を乗せることで，横隔膜の動きが理解しやすくなる．
2：体幹を伸展した前傾座位で，利き手を腹部に，もう一方の手は椅子の上か膝の上に置く．肘関節伸展位で上体を支持する．呼気時に腹部に当てた手で軽く圧迫し，呼気を促す．吸気は，腹部で手を押すように横隔膜の収縮を意識する．

図10-178　横隔膜呼吸（介助者なし）

息を吐く．②呼気は吸気の2倍の時間をかけて息を吐くようにし，徐々に呼気を延長する．③連続性ラ音が聴取される場合，口すぼめの強さはラ音の軽減，または消失できる程度がよい．④このとき，腹部周囲筋や口周囲は過度に緊張させない．⑤呼吸数は20回/分以下を目標に，徐々に呼吸数を少なくする．

b. 横隔膜呼吸（図10-177, 178）

　吸気時に主に横隔膜運動を増幅させ，それに伴う腹壁の拡張運動を協調させて換気を行う呼吸法であり，呼吸仕事量の軽減と換気効率の改善，呼吸困難の軽減（呼吸困難発生時の早期回復），動作能力の向上が得られる．
　慢性肺疾患（COPD，気管支喘息，そのほか閉

表 10-87　呼吸介助法の禁忌

絶対的禁忌
- 胸部の広範な熱傷による植皮術後

相対的禁忌
- 循環動態不安定
- 多発肋骨骨折（フレイルチェストを伴う）
- 離開した術創の存在
- 皮膚の脆弱化
- 骨粗鬆症の合併

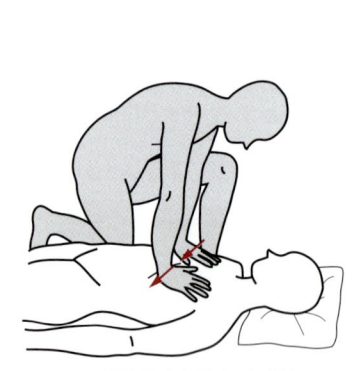

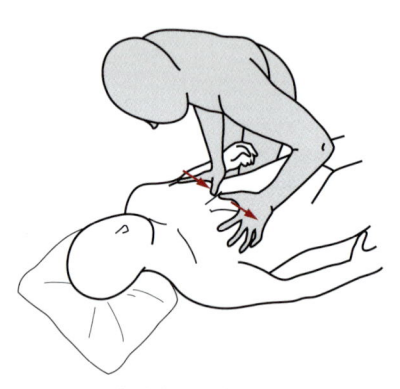

1. 背臥位上部胸郭介助法
2. 背臥位下部胸郭介助法
3. 背臥位一側胸郭介助法
4. 側臥位
5. 座位上部胸郭介助法
6. 座位下部胸郭介助法

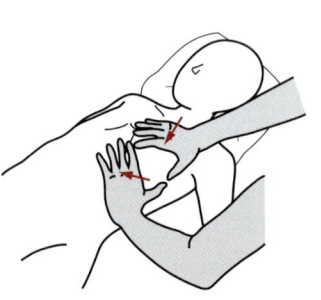

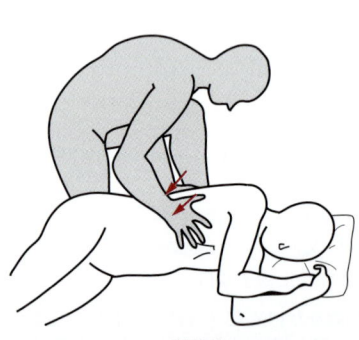

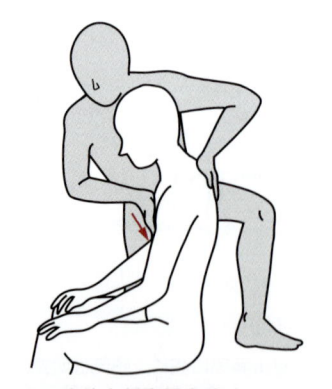

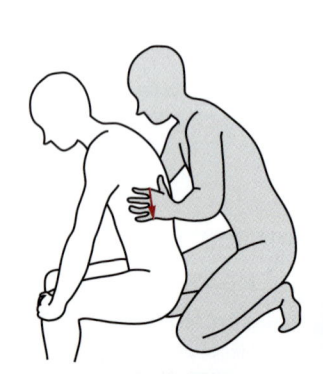

図 10-179　呼吸介助実施時のポイント

胸郭の動きに合わせる．5, 6 は呼吸困難感軽減時やパニック時の呼吸介助法．
1：押し下げる方向は，下方へ約 45°．胸骨がまっすぐに臍へ向かうような感じで押し下げる．適応は，呼吸困難がありかつ上部胸郭の可動性が低下した患者や，上腹部術後などで横隔膜運動を抑制している患者．
2：親指を剣状突起に合わせ，患者の乳頭の高さよりやや下方（女性は乳房下部）で，手掌を前胸部から外側胸部にあてる．臍もしくは骨盤に向かって下背側方向に押し下げる．
3：一方の手を上部胸郭に，他方の手を下部胸郭に置く．呼吸介助の方法は，上部と下部の胸郭呼吸介助を同時に行う方法である．適応は，肺結核後遺症や肺切除術後で健側肺の換気を強調させたい患者や，ベッドの位置により一側だけ介助が可能な場合に行われる．
4：胸郭下部に母指を腋窩中線上に合わせ両手を密着させ，骨盤に向かって下方に引き下げる．無気肺などの術後肺合併症予防に用いる．
5：介助者は患者の側方に立ち，一方の手を患者の胸骨に，もう一方の手は固定のため背部から肩甲骨の間に置き，両手を密着させ，胸骨を内下方に押し下げる．ギャッチアップなどで背側からアプローチできない患者に行われる．
6：患者は両手に膝を当て，上体を安定させ，介助者は患者の後方から，腋窩中線上の下部肋骨に手をあて，胸郭運動のリズムに合わせて，軽く呼吸運動の方向（内下方）へ圧迫する．呼吸困難が強い患者は，しばしば起座呼吸をとる．感染症による急性増悪時や気管支喘息発作時に行われる．

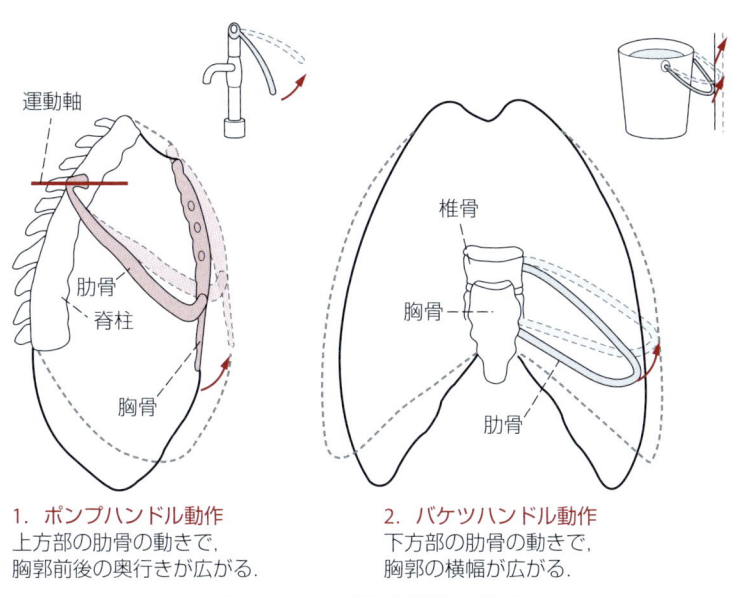

1. ポンプハンドル動作
上方部の肋骨の動きで，胸郭前後の奥行きが広がる．

2. バケツハンドル動作
下方部の肋骨の動きで，胸郭の横幅が広がる．

図 10-180 呼吸と胸郭の動き

塞性および拘束性肺疾患）において労作時の呼吸調節，呼吸困難軽減，神経筋疾患による呼吸機能障害，胸部・腹部外科周術期の深呼吸，肺容量の増大，換気の改善に用いられる．ただし，横隔膜が平低化している重症の COPD 患者では，横隔膜の動きが不規則となり，かえって非効率的な呼吸となるので推奨されない．

3 呼吸介助法

胸郭運動を徒手にて他動的に介助することで，換気量の改善，気道分泌物の移動，呼吸仕事量減少，呼吸困難感軽減などをはかるものである．急性あるいは慢性呼吸器疾患を問わず適応となるが，禁忌を表 10-87 に示す．

仰臥位・座位（上部・下部），側臥位で行う．呼吸介助実施時のポイントは以下のとおりである．①患者の胸郭に手掌の全面を均等に接触させる．②患者の呼気時に胸郭を生理的運動方向へゆっくりと圧迫を加える．この際，手掌には均等に圧がかかるようにする．③患者が吸気に移行すると同時に圧迫を除去する（図 10-179）．

図 10-180 のように，呼吸と胸郭の動きを知っておくことが必要である．吸気時は外肋間筋が収縮すると下部の肋骨は持ち上がり，胸骨を外方に動かす．これにより胸郭の前後径が増大して，胸腔を広げる．呼気は通常の呼吸以上に吐くときは内肋間筋が使われ，肋骨は下方に下がり胸腔体積は縮小する．

4 排痰法/気道クリアランス法

排痰の適応は，慢性呼吸不全では 1 日 30 ml 以上痰がある場合，急性呼吸不全では 1 回の吸引で 5 ml 以上の痰がある場合，あるいは痰の喀出が困難な場合である．

目的は，①呼吸困難感の軽減，②感染予防，③急性期肺合併症の予防と治療，④肺機能の改善エネルギー代謝亢進の抑制，⑥ ADL 向上，である．

またその方法は，①修正体位排痰法（図 10-181），②咳嗽介助法（図 10-182），③軽打法，④振動法，⑤揺すり法，⑥ハッフィング（図 10-183），⑦咳嗽・咳嗽介助，⑧自動周期呼吸法（ACBT，図 10-184），⑨アカペラ，フラッターバルブなど器具を使用した方法（後述，図 10-185），などを用いる．

排痰法のポイントは以下のとおり．①痰の粘性が高くなると分泌物の移動が困難となり，気道に貯留するため，超音波ネブライザーなどを用いて気道を加湿することで，分泌物の粘性が低下し移動しやすくする．②聴診によって貯留部位の確認を行う．③一定の肢位を長く取ると下側肺に分泌

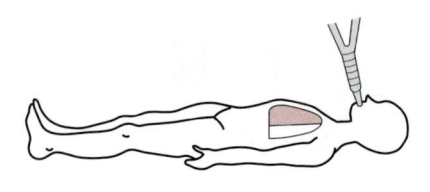

1. 背臥位　S_1, S_3, S_8
肺尖区，前上葉区，前肺底区

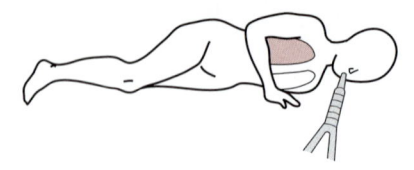

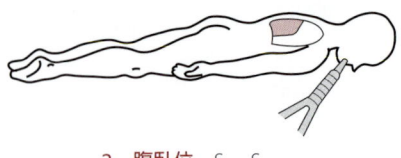

2. 腹臥位　S_6, S_{10}
上・下葉区，後肺底区

3. 側臥位　S_9，患側上の肺野
外側肺底区，患側上の肺野

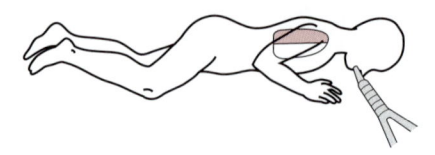

4. 前方へ45°傾けた側臥位　S_2, S_6, S_{10}
後上葉区（上・下葉区，後肺底区）

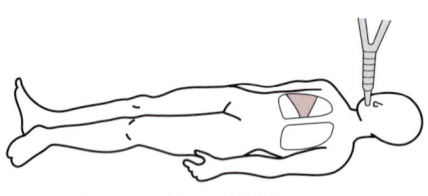

5. 後方へ45°傾けた側臥位　S_4, S_5
中葉・舌区

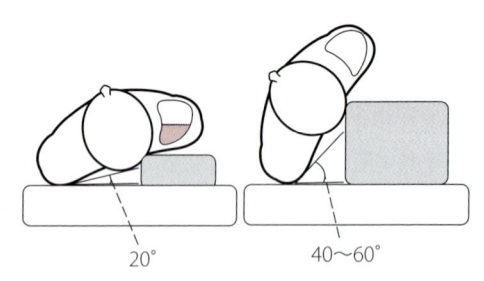

6. 20°の側臥位では十分な排痰効果は得られない．最低でも40〜60°の側臥位が必要．

図10-181　修正体位排痰法
〔宮川哲夫：呼吸理学療法．沼田克雄（監修）：入門・呼吸療法．克誠堂出版，pp147-190, 1994 より一部改変〕

物が貯留するため，重力を利用した体位を選択する．④換気量が低下すると分泌物が気道に貯留するため，排痰時に深呼吸やハッフィング，呼吸介助を行い，換気量を増やすことで排出しやすくする．⑤最大吸気，声門閉鎖，腹部周囲筋の緊張，声門の爆発的開放のタイミングを合わせ，効果的な咳を行い，最終的に分泌物を気道から排出する．

体位ドレナージと併用した場合は以下のとおり．①呼吸パターンを意識せず，リラックスして呼吸する．②ゆっくりとした吸気後，3秒間保持して自然に呼気を行う．呼吸介助を行ってもよい．③ハッフィングと呼吸コントロールを繰り返す．④上部気道に移動したら，強くて速いハッフィングまたは効果的な咳を行い，排痰を行う．⑤上部気道まで移動しなければ，呼吸コントロールを繰り返す．

（1）振動PEP療法

振動PEP（positive expiratory pressure）療法とは，呼気時に陽圧と振動刺激を加え，気道の開存と分泌物の遊離，移動を促す排痰法であり，排痰器具にアカペラ，フラッターバルブがある（図10-185）．

アカペラの特徴と実施方法は以下のとおり．①呼気に0〜30Hzの振動をかけられ，振動数/抵抗は可変．②緑色タイプ：15ℓ/分または3秒以上の呼気フローが必要，青色タイプ：15ℓ/分または3秒以下の呼気フローが可能．③気管切開チューブに接続可能．④いろいろな体位で可能．⑤吸気と呼気の比が1：3〜4になるように適切な抵抗量を1〜6を調節する．⑥FRCのレベルま

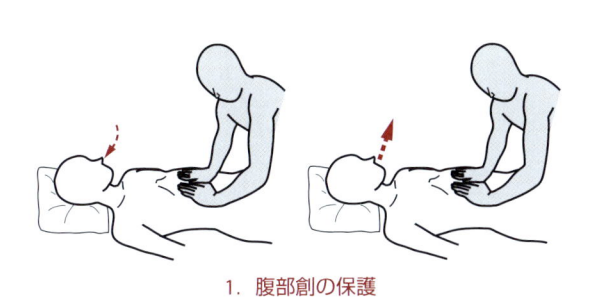

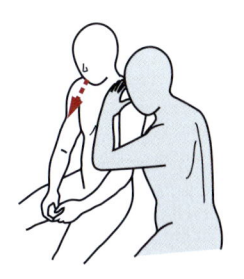

1. 腹部創の保護　　　　　　　　　　　2. 後側方切開創の保護

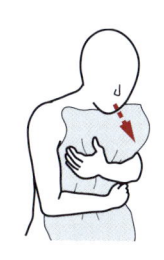

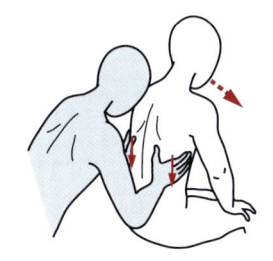

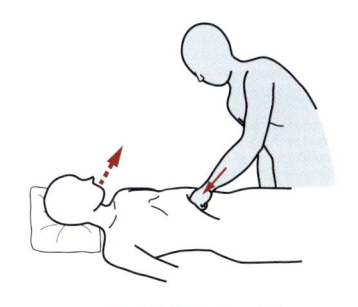

3. 胸骨縦切開創の保護　4. 内科系疾患患者に対する方法　5. 脊髄損傷患者の介助

1：術後は，術創を両手で固定しながら咳を促す．上腹部術後は，膝を立てた背臥位で腹部創を固定しながら行う．
2：座位で，咳のタイミングに合わせて前後から切開創を固定する．
3：座位で前後から固定するか，枕を抱かせ咳のタイミングに合わせて両手で固定する．
4：両手で下部側胸郭に置き，最大吸気後に咳と合わせて胸郭を内下方へ圧迫する．
5：咳のタイミングに合わせて，握りこぶしで上腹部を固定する．腹部大動脈瘤など腹部の病変に細心の注意を払うべきである．

図 10-182　咳嗽介助法

で振動 PEP 呼吸を 10～20 回行い，2～3 回のハッフィングを行う．

5 胸郭可動域練習/胸郭モビライゼーション

肺結核後遺症などでは，胸膜肥厚や胸郭変形のため胸郭の可動性が低下，COPD では，肺の過膨張によって胸郭運動は制限され，頸部の呼吸補助筋が緊張していることが多く，頸部，肩甲帯の緊張を解くことが大切である．胸部外科術後の患者では，術創部の軟部組織の瘢痕化，肋骨の欠損，肋椎関節などの可動性低下により，胸郭運動が制限される．このため，胸郭の可動性，柔軟性を改善し，呼吸運動に伴う呼吸仕事量を軽減することを目的とする．

前述の呼吸介助法，徒手胸郭伸張法（図 10-

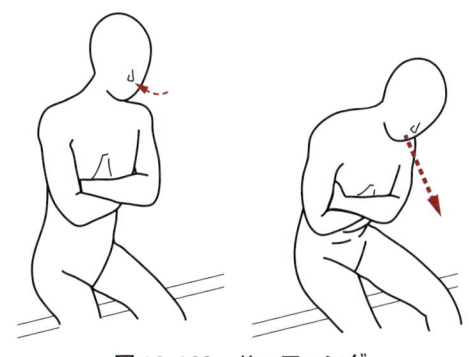

図 10-183　ハッフィング
腕組みの姿勢にて，口を軽く開けた状態で吸気後に側胸部を上腕で，腹部を前腕で圧迫しながら，「ハッ！ハッ！」と強く速い呼気を行わせる．末梢気道からの分泌物を移動させるためには，中等度の吸気後，口を軽く開けゆっくりと長く「は～～～～っ」と絞り出す．分泌物が中枢気道に移動したら，最大吸気位から可能なかぎり速く短く「ハッ！ハッ！」と 1～2 回行う．

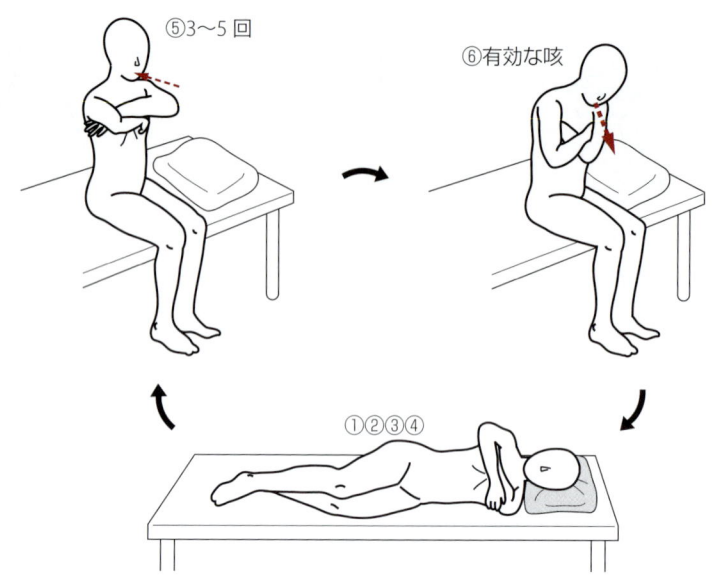

①体位ドレナージ，②安静呼吸，③3〜4回の深呼吸，④数回のハッフィングを繰り返し，⑤起きあがってハッフィングして痰を出す．この際は胸を抱え込むように脇の下に手を入れ，大きく息を吸い，一気に吐き出す．そのとき，肘を引くように両腕を胸で押さえ込み，⑥咳をする．

図10-184　Active Cycle of Breathing Technique(ACBT)

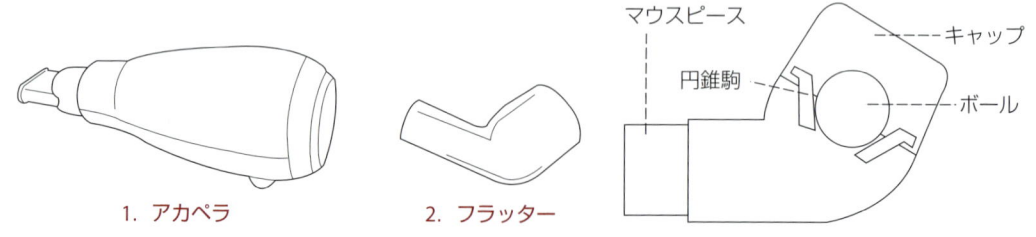

1：間欠的に開閉するシーソー式弁に対して息を吐くことで，抵抗と振動が生じる．Acapella™に取り付けられた可変抵抗ダイヤルを回すことで呼気抵抗を調節できる．ネブライザーボトルを取り付けることで，吸入療法も併用できる．
2：パイプ型の外観の中にあるスチール製のボールが呼気に対する抵抗となって，呼気抵抗と振動を生じさせる．パイプ内のボールの動きは，重力によって影響を及ぼすため，器具を持つ角度について注意書をよく確認する．

図10-185　アカペラ，フラッターバルブ

186)，関節モビライゼーション，肋間筋ストレッチ(図10-187)，呼吸筋ストレッチ体操(図10-188)などを用いて，筋の柔軟性の回復とROMの改善をはかる．多発肋骨骨折，開胸術後，骨粗鬆症患者，胸腔ドレーン挿入部では禁忌となる．

6 ADLトレーニング

慢性呼吸器疾患患者では，呼吸困難が原因でADLが徐々に困難となり，QOLが低下する悪循環に陥る．ADLトレーニングは，向上させたい具体的な動作に対してアプローチしていく．

a. ADLトレーニングのポイント

まずは，患者自身が呼吸困難をおこす動作(動作の種類，強度)を認識し，呼吸困難を自己管理できることが重要である．

動作中は息を止めないように，動作と呼吸の同調(呼気のタイミングと動作を合わせる)を行う．また，動作のスピードも呼吸に合わせる．呼気に

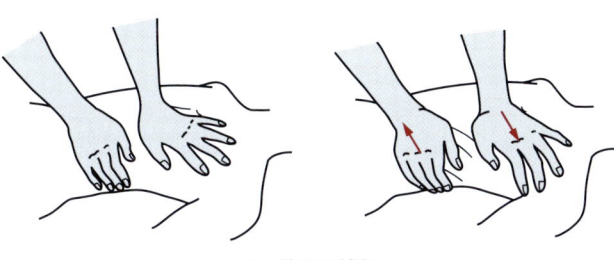

1. 肋骨の捻転

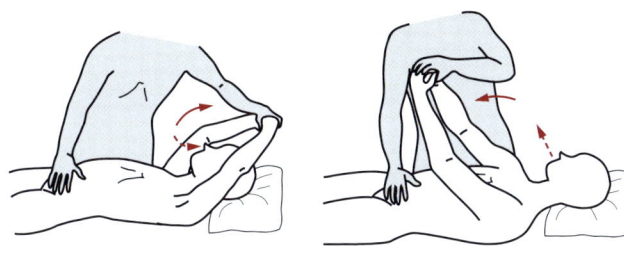

2. シルベスター法

1：術者は肋骨の走行に沿って胸郭に手を当てる．患者の頭側の手は上から，腹側の手は背部から当てるようにする．患者の深吸気の後，呼気に合わせて頭側の手は上から肋骨を押し下げるように，腹側の手は下から肋骨を引き上げるようにして胸郭を捻っていく．

2：仰臥位，または座位で行う．術者は側方に位置する．患者に両手を組ませ，術者の一側の手で患者の両上肢を支持する．両腕を頭上に挙上すると同時に大きく息を吸い，下ろしたときに吐くように指示する．

図 10-186　徒手胸郭伸張法

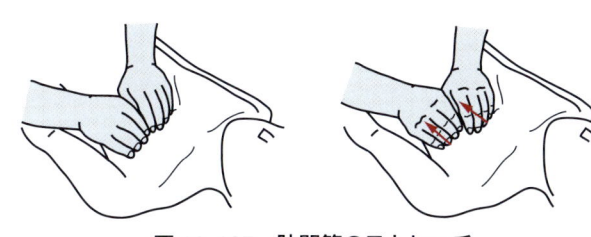

図 10-187　肋間筋のストレッチ
基本姿勢は仰臥位．肋間に術者の 8 本の指を当てる．患者の呼気に合わせて，指を引き下げるようにする．吸気には力を緩め，胸郭の動きを妨げないようにする．

動作を合わせるのが基本であるが，上肢の挙上や体幹の後屈など，吸気に同調するとスムーズになる動作では，動作を吸気に合わせてもよい．

動作のパターンや呼吸を工夫しても呼吸困難が増強する動作は，動作の途中で休憩を入れ，呼吸を整えるようにするとよい．パルスオキシメーターで確認しながら管理を行う．

在宅酸素療法では，器具の取扱いや酸素携帯方法などの練習も必要となる．動作のなかには，カニューラを外さなければならないことがあるが，できるかぎり短時間になるよう工夫する．動作のポイントを**表 10-88** に示す．

b. ADL トレーニングの実際

ADL はバイタル（血圧，心拍数，酸素飽和度）の変動をモニターしながら患者と一緒に行う．

(1) ベッド上

重症例では，ベッド上のトレーニングとともに座位保持トレーニングを短時間から開始する．

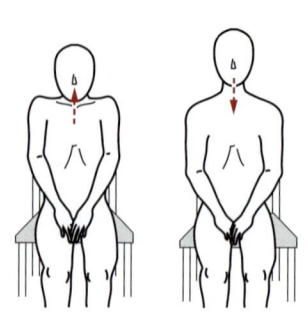

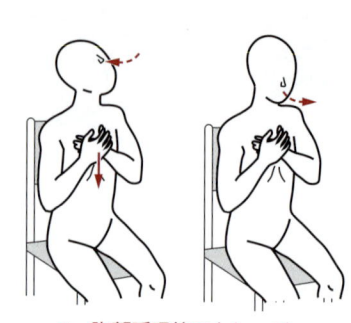

1. 頸部呼吸筋ストレッチ
2. 胸郭呼吸筋ストレッチ
3. 前胸部・側胸部呼吸筋ストレッチ
4. 背部の吸気筋ストレッチ
5. 側胸部呼吸筋ストレッチ
6. 前胸部呼吸筋ストレッチ

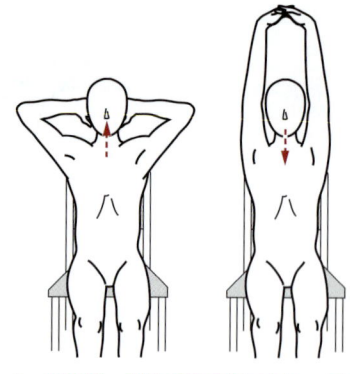

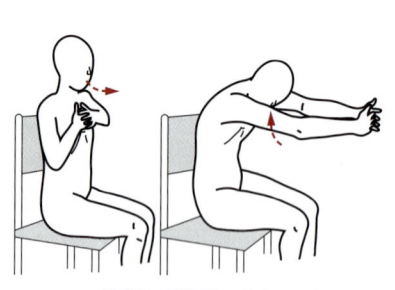

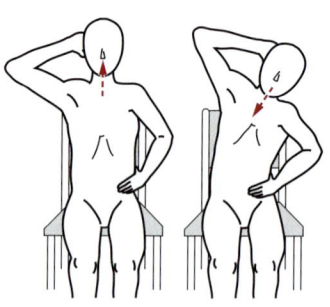

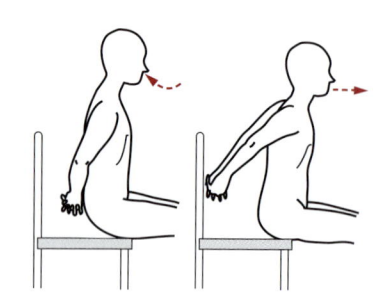

1：鼻から深呼気を行いながら，両肩をすくめるように挙上する．息をゆっくり吐きながら，肩の力を抜いて下ろす．
2：ゆっくり息を吸いながら，頸部を伸展する（胸を手で押し下げるように）．開始姿勢に戻しながら，ゆっくりと息を吐く．
3：頭の後ろで手を組み，息を吸う．ゆっくり息を吐きながら腕を伸ばし，背伸びをしていく．息を吐ききったら，元の姿勢に戻る．
4：胸の上で手を組み，息を吸い，吐き出す．吐き切ったら，息を吸いながら腕を前へ伸ばし，背中を丸める．
5：一方の手を頭の後ろに，反対の手を腰に当てて，ゆっくり息を吸う．息を吐きながら，頭に当てた側の肘を持ち上げるようにして体幹を側屈する．息を吐き切ったら，元の姿勢に戻す．
6：両手を後ろに組み，リラックスする．息を吸いながら両肩を前方に閉じていく．ゆっくり息を吐きながら，腰から少し離して肩を後上方へ引く．

図10-188 呼吸筋ストレッチ体操

表10-88 動作のポイント
- 動作を行う前に呼吸を整える
- 呼吸に合わせてゆっくり行う
- 1つの動作が終わったら，ひと休みする
- 息を吐き始めると同時に動作を開始する
- 着替えなどは椅子に座って行う
- 無駄な動作をはぶく

(2) 端坐位

安定した端坐位保持が可能であれば，動作のタイミングに呼気を同調させながら上下肢トレーニングを行う．自重または鉄アレイやゴムバンドなどを用いてもよい．

(3) 立位動作

起立性低血圧に注意し，立位保持時間を長くしていく．起立・着座動作練習を行い，呼吸困難の強い患者では，動作パターンや呼吸のタイミングを指導する．鼻から吸い，口すぼめ呼吸で吐く．

(4) 歩行と階段昇降

歩行の際には，特に呼吸との同調や口すぼめ呼吸を行う．吐きながら動作を行うのが基本である．下肢に重錘をつけた足踏み運動やエルゴメーターを使用した運動療法は，下肢筋力を強化する基礎トレーニングになるので，並行して行うよう

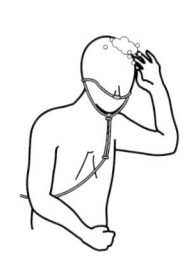

片手ずつ交互に使用する，または，肘をついて洗うことで上肢挙上位を避ける．

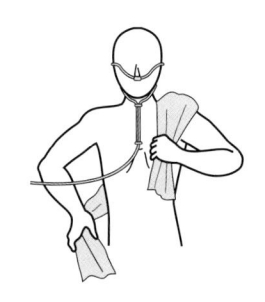

長いタオルを使用して，上肢があがりすぎないようにする．

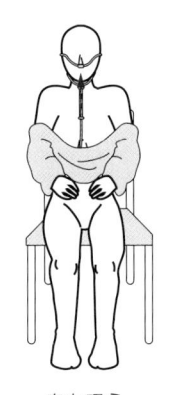

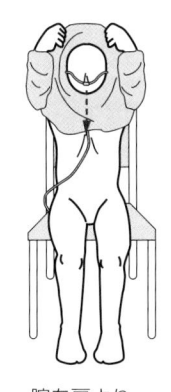

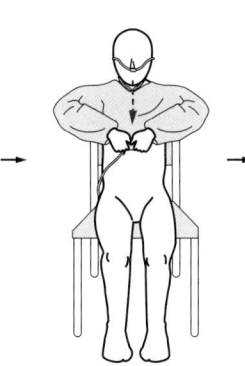

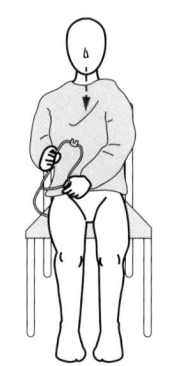

息を吸う．　　腕を肩より　　息を吐きながら酸素　　息を吐きながら酸素
　　　　　　　上に上げない．カニューラをはずさ　カニューラを引き出
　　　　　　　　　　　　　　ないで着る．　　　　　す．

図10-189　上肢挙上動作

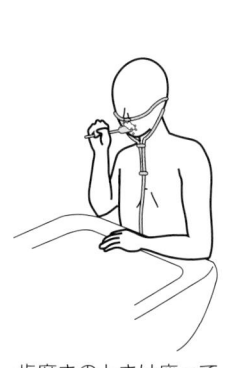

歯磨きのときは座って肘をつくと楽である．

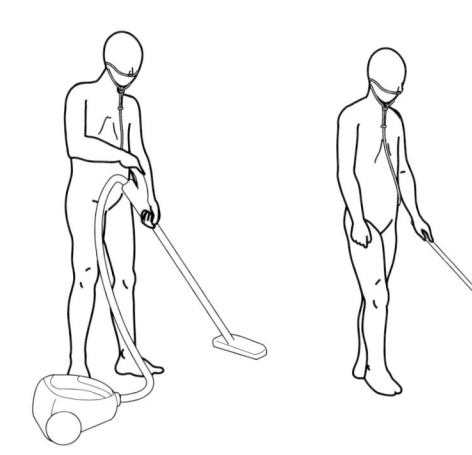

掃除機は，前かがみにならないように掃除機の柄を高くする．拭き掃除は，柄の長いモップなどを使用するとよい．1度に行わず，計画的に行う．

図10-190　反復動作

にする．階段昇降では，特に下肢の動きの速さと呼吸の同調に注意する．1段ごとにゆっくりと呼気のタイミングで昇るようにする．

(5) 上肢挙上動作(図10-189)

　洗髪，上着の着脱，高いところの物をとるなど，腕を肩より挙げる動作では，呼吸補助筋を使うた

め，また，呼吸にかかわる胸郭の動きを制限するため呼吸困難を生じやすい．

(6) 反復動作(図10-190)

歯を磨く，体を洗う，掃除機をかける，など，上肢をあまりあげすぎず，ゆっくり呼吸にあわせて反復動作を行う．

(7) 息を止める動作(図10-191)

洗顔，排便，など息を止めないようにゆっくり行う．

(8) 腹部が圧迫されるような動作(図10-192)

横隔膜の動きを制限するため呼吸困難が生じる．靴下やズボン，靴を履く，足を洗う，下の物をとる，などがあげられる．

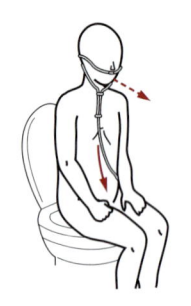

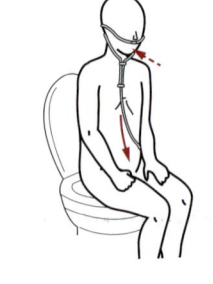

B 運動療法(持久力，筋力トレーニング)

慢性呼吸器疾患患者は，運動時の呼吸困難に対する不安感や恐怖感を抱いていることが多く，運動を敬遠する傾向にある．まずは運動を楽しむことのできる強度から開始する．息切れなしで運動できること，運動の爽快感を体験してもらう．以下FITTに基づいて解説する．

- **頻度** frequency

連日が望ましいが，最低でも3回/週以上実施する．6～8週以上継続する．

- **運動強度** intensity

心肺運動負荷試験で得られたpeak $\dot{V}O_2$ により強度を決定することが望ましいが，運動処方の方法については追って述べる．

- **持続時間** time

最初は5分程度から開始し，徐々に時間を延ばして20分以上を目標とする．自覚症状が非常に強い患者や低酸素血症が著しくみられる患者には，1回あたりの運動時間を短縮して1日合計で20分を目標にする．数回の小休止をはさみ，インターバルトレーニングが行われる．運動の開始と終了時に5～10分のウォームアップ(準備運動)とクールダウン(整理運動)を設ける．

- **種類** type

全身持久力トレーニング(歩行やエルゴメー

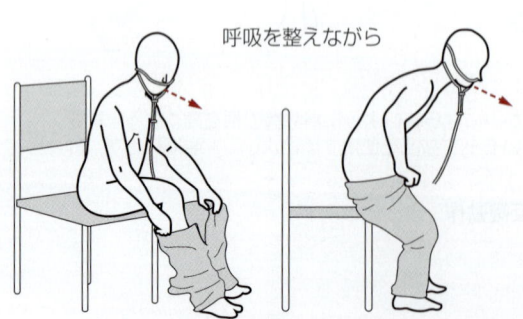

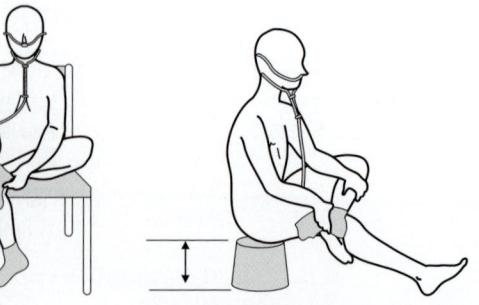

口すぼめ呼吸でゆっくり吐きながら，徐々に腹圧をかける．

呼吸を整え，息は大きく吸わず，腹圧はかけたままあまりゆるめない．

図10-191　息を止める動作
息を止めないように，ゆっくり行う．最後の拭く動作は，速く行いがちであるため，ペーパーを取って，呼吸を整え，吐きながら拭く．

呼吸を整えながら

椅子に座って呼吸を整えながら，ゆっくり行う．靴下は腹部を圧迫しないように，足を組んで行うとよい．靴は，柄の長い靴べらを使用すると楽である．

40 cm程度以上の高めのシャワーチェアを使用し，腹部を圧迫しないように足を組み，呼吸を整えながら洗う．

図10-192　腹部が圧迫されるような動作

ター，階段昇降），筋力トレーニング(運動器具，セラバンドを用いる）の 2 つがある．

洗髪や衣服を着る際の上肢を用いた動作時に呼吸困難を訴える場合には，上肢の筋力トレーニング(0.5～1 kg の重りまたはペットボトル）を考慮する．

1 全身持久力トレーニング

全身持久力トレーニングの効果は，筋組織への酸素拡散能向上，乳酸値の改善，CO_2 産生減少，呼吸困難の軽減，QOL 改善，などがある．運動療法において，下肢の運動による全身持久力トレーニングのエビデンスは最も高い．

トレーニング効果は，日常生活での身体活動レベルより高くなければ発揮されず（過負荷の原理），6～12 週の呼吸リハビリは有益な効果をもたらすが，12～18 か月で徐々に消失し，もとにレベルに戻ってしまう（可逆性の原理）．またトレーニング効果は，トレーニングに関与した臓器にのみ特異的に現れる（特異性の原理）．トレーニング時は，必要に応じて酸素吸入を行い，SpO_2 が 90 ％以上に維持できるように調整する．

運動処方は，患者個人に合った FITT に合わせ処方する．

a. 運動強度

運動強度は患者の自覚症状に応じて選択していく．低負荷（最大能力の 40～60 ％），高負荷（最大能力の 60～80 ％）のどちらでも臨床的効果は得られるが，重症患者や高齢者では低負荷で行う（表 10-89）．

(1) 6 MWT を使用

例：6 MWT が 300 m で 70 ％負荷強度を処方する．

6 MWT 測定時の歩行速度(3.0 km/時）の 70 ％であるため，速度(2.1 km/時）を設定する．

(2) ISWT から予測 peak $\dot{V}O_2$ を算出

例：歩行距離 200 m で，70 ％peak $\dot{V}O_2$ を処方する．

上記式の距離に 200 m を代入し，peak $\dot{V}O_2$ を求め，その 70 ％値に相当する速度を表 10-90 より求める．

(3) 最大心拍数を使用

心拍数を指標とする方法には，％最大心拍数法（目標心拍数/最大心拍数）と Karvonen 法がある．心拍数を利用する方法は簡便であるが，運動時換気量の限界点が反映されないこと，β_2 刺激剤を用いている場合は安静時心拍数が高めであること，などの制約がある．

(4) 多段階運動負荷試験を使用

多段階運動負荷試験で得られた peak $\dot{V}O_2$ を利用する方法で，peak $\dot{V}O_2$ の 40～80 ％で処方する．

表 10-89 高強度負荷と低強度負荷

	高強度負荷	低強度負荷
定義	患者個々の peak $\dot{V}O_2$ に対して 60～80 ％の負荷	患者個々の peak $\dot{V}O_2$ に対して 40～60 ％の負荷
利点	同一運動刺激に対して高い運動能力の改善がみられ，生理学的効果は高い	在宅で継続しやすい 抑うつや不安感の改善効果は大きい リスクが少ない アドヒアランスが維持されやすい
欠点	すべての患者に施行は困難 リスクが高いため，付き添い，監視が必要 患者のアドヒアランス低下	運動能力の改善が少ない 運動効果の発現に長時間を要する
適応	モチベーションが高い症例 肺性心，重症不整脈，器質化心疾患などがないこと 運動時に SpO_2 が 90 ％以上であること	高度な呼吸困難症例 肺性心合併例 後期高齢者(75 歳以上)

〔日本呼吸ケア・リハビリテーション学会呼吸リハビリテーション委員会ワーキンググループ，他（編）：呼吸リハビリテーションマニュアル─運動療法，第 2 版．照林社，p48, 2012 より一部改変〕

表 10-90 ISWT のプロトコール

距離(m)	速度(km/h)	peak $\dot{V}O_2$ (ml/kg/min)	METs
0～30	1.8	4.4～4.9	1.3～1.4
40～70	2.4	5.2～5.9	1.5～1.7
80～120	3.0	6.2～7.2	1.8～2.1
130～180	3.6	7.4～8.7	2.1～2.5
190～250	4.2	8.9～10.4	2.5～3.0
260～330	4.8	10.7～12.4	3.1～3.5

〔日本呼吸ケア・リハビリテーション学会呼吸リハビリテーション委員会ワーキンググループ，他（編）：呼吸リハビリテーションマニュアル─運動療法，第 2 版．照林社，p48, 2012 より一部改変〕

例：peak $\dot{V}_{O_2}$ = 40 mL/kg/min，70％運動強度で処方する場合は，

70％peak $\dot{V}_{O_2}$ = 40×0.7 = 28 mL/kg/min

28 mL/kg/min に相当する（自転車エルゴメーター 50 ワットで 1 日 60 分以上，もしくはトレッドミル 3.0 km/h で 1 日 60 分以上）処方を行う．

(5) エルゴメーターによる最大仕事量を使用

多段階運動負荷試験から得られた最大仕事量（WRmax）を使用し，40〜80％の運動強度で処方する．

例：最大仕事量 40 ワットで，70％運動強度で処方する場合は，

40×0.7 = 28 ワットの負荷量で処方する．

(6) METs（代謝当量）を使用

安静座位での酸素消費量を 1 METs とした場合の相対的運動強度を測る．

実測 peak $\dot{V}_{O_2}$ が 10 METs であった場合，80％運動強度では 8 METs となる．運動の種目の選択は，日常生活やレクリエーションの METs を参考にするとよい．

(7) 自覚症状（修正 Borg scale）を使用

運動中の自覚的運動強度が，修正 Borg scale 4〜5（ややきつい〜きつい）の範囲の運動を処方する．ただし，呼吸困難を感じない慢性呼吸不全患者も存在し，注意が必要である．

2 筋力トレーニング

四肢筋力の低下は，軽症，中等症〔GOLD stage（表 10-84）Ⅰ，Ⅱ〕でも約 30％においても認められる．身体運動能力や ADL 能力の低下につながるため，筋力トレーニングは積極的に行う必要がある（第 4 部第 3 章参照）．

COPD 患者に対する効果として，①筋力および筋持久力の改善，②筋横断面積の拡大，③酸化酵素活性の増加などが報告されている．また適応は，①筋力，筋持久力および ADL 能力低下があるもの，②上肢動作での呼吸困難感が強いもの，③職業上，強い筋力が必要なもの，などがあげられる．

呼吸筋力（主に吸気筋）トレーニングは，呼吸筋力，持久力の増大が証明されているが，運動能力や呼吸困難，健康関連 QOL の改善に及ぼす影響については一致した見解が得られていない．

筋力トレーニングには，過負荷の原則，特異性の法則が重要であり，頻度，強度，時間，トレーニングの種類などの設定が必要である（第 4 部第 1 章参照）．

運動の種類については移動動作に必要な下肢筋群はもちろん，上肢を使用した ADL と関連する上肢筋群のトレーニングも有効である．

トレーニングの効果は 4 週程度から出現し，効果を持続させるためには継続が必要である．

3 運動療法（持久力・筋力トレーニング）指導時の注意・リスク管理

呼吸困難をコントロールしながら行うことが大切である．①呼気に合わせて行う，②息こらえを伴う等尺性収縮を避ける，③休止をとらずに連続的に動作を行うことを避ける，などがポイントになる．重症例では多くの筋群を一度に収縮させないこと，回数を少なめにし，休止時間を確保するなどの配慮を行う．

また，その日の体調に合わせて負荷量や回数の調整を行ったり，あるいはトレーニングを中止したりすることも必要である．運動前に短時間作用型の気管支拡張薬を吸入することや，排痰を行い気道抵抗や運動に伴う咳嗽を軽減させることで，患者の負担を軽減してトレーニングを行うことができる．

運動時に低酸素血症をきたす患者には，酸素吸入を行うことで，運動耐容能の向上もはかれる．

4 運動療法の中止基準

以下の場合，中止する．
- 急性の呼吸器感染症を認める場合
- 安静時にも呼吸困難が高度の場合
- 運動中に修正 Borg scale が 7〜9 になった場合
- 胸痛，動悸，疲労，めまい，ふらつき，チアノーゼなどが認められた場合
- 酸素吸入下でも SpO_2 が 85％以下となった場合（患者によって例外あり）
- 安静時で心拍数が 120 拍/分以上または運動中に年齢別予測心拍数の 85％に達した場合（肺性心を伴う COPD の場合は予測心拍数の 60〜70％）
- 高度に収縮期血圧が低下した場合や拡張期血圧

が上昇した場合
- 患者本人が運動を拒否した場合

5 維持プログラム

呼吸リハビリは継続することが重要である．在宅での継続にあたってはFITTに基づいて，持久力トレーニングや筋力トレーニングを主体とし，運動習慣が患者の日常生活に組み込まれることが望ましい．また，歩数計の利用は患者の日常活動度の指標としても有用である．運動を継続するためには，患者自身のモチベーションや理解だけでなく，医療スタッフや家族のサポートも不可欠である．患者，家族と共同して目標を設定し，モチベーションを保てるような工夫が必要である．

そのため運動日誌を作成し，自覚症状，運動内容を記録する．また運動療法のみでなく，魅力あるプログラムとするため，精神心理面に問題を抱えることが多い患者に対し，ストレスコントロールを目的とした代替医療（ヨガ，アロマセラピー，音楽療法，リラクセーション）を取り入れることも，患者の身体活動度を高めるためには重要である．

継続的な呼吸リハビリを実施するため，医療保険を用いた外来呼吸リハビリプログラム，介護保険を用いたデイケアでの呼吸リハビリの継続，訪問呼吸リハビリなど，患者のニーズに合わせて多様なプログラムを提供する．特に，引きこもりがちになりやすい在宅酸素療法患者を前向きにすることが重要である．

C 急性期の呼吸リハビリテーション

救急・集中治療室における呼吸リハビリの目的は，①気道内に貯留する分泌物の誘導排出，②末梢気道の開存と均等な肺胞換気の維持・改善，③酸素化の改善，④効率のよい自発呼吸の促進，⑤自発的な体動の支援と早期離床，である．呼吸器合併症を予防・治療し，人工呼吸器からの離脱や早期離床を促進させることで，医療費の軽減へつながる．急性期の呼吸リハビリの禁忌は表10-91のとおりである．また，手技に伴うリスクについても知っておく必要がある（表10-92）．

表10-91 呼吸リハビリテーションの禁忌

絶対的禁忌
- 胸腔ドレーンの挿入されていない気胸
- 喀血を伴う肺内出血
- 肺血栓塞栓症
- コントロール不良な重症心不全・ショック，急性心筋梗塞，重症不整脈
- 頸髄損傷（簡易的固定を含む）

相対的禁忌
- 不安定な循環動態
- 鎮痛不十分な多発肋骨骨折，肺挫傷，フレイルチェスト
- 肺瘻を伴う膿胸
- 脳外科術後・頭部外傷後の脳圧亢進
- 頸髄損傷の損傷部保存的固定状態

〔眞渕 敏（編）：早わかり呼吸理学療法．メディカ出版，pp106-110, 2004より引用〕

表10-92 急性期呼吸リハビリテーション手技と主な合併症・リスク

手技	合併症およびリスク
体位ドレナージ	SpO_2低下，呼吸困難，酸素消費量増大，血圧変動，心拍数増大，不整脈，痰による気道閉塞，反対側への痰流入，感染巣拡大
用手的呼気介助	SpO_2低下，痰による気道閉塞，胸腔内圧上昇，血圧低下，頭蓋内圧上昇，痛み，筋骨の損傷，無呼吸（一過性）
吸引	SpO_2低下，無気肺，気管支攣縮，粘膜損傷・出血，徐脈，頭蓋内圧上昇，感染，苦痛・ストレス
バッグ加圧	圧損傷，ファイティング，血圧低下，頭蓋内圧上昇，感染
腹臥位療法	循環動態の変動，チューブ・ライントラブル，皮膚損傷，創部の確認困難，反対側への痰流入（感染拡大），呼吸数増加，苦痛
パーカッション	SpO_2低下，不整脈，気管支攣縮，皮下出血，頭蓋内圧上昇，痛み，肋骨骨折

〔神津 玲（監修）：コメディカルのための呼吸理学療法最新マニュアル．呼吸器ケア夏季増刊，2005より引用〕

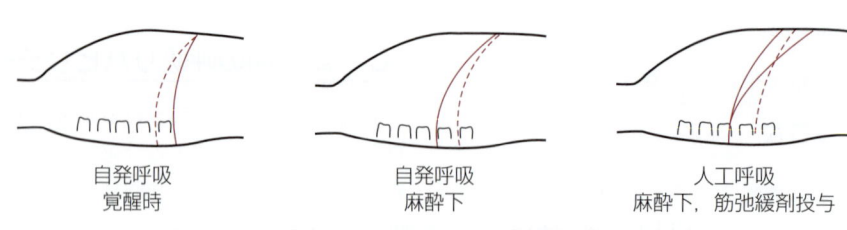

図10-193　麻酔・人工呼吸下での横隔膜の動きの変化

（自発呼吸 覚醒時／自発呼吸 麻酔下／人工呼吸 麻酔下，筋弛緩剤投与）

表10-93　腹臥位管理による変化と機序

酸素化の改善
- 即時効果：体位変換直後からの変化
- 退発効果：一定時間の体位保持による変化

人工呼吸関連肺傷害の予防

酸素化改善の機序
- 背側の横隔膜運動の改善
- 換気血流比の改善
- 気道分泌物の排出
- 静水圧の変化

表10-94　腹臥位管理の禁忌

絶対的禁忌
- 顔面または骨盤骨折
- 腹側の熱傷または開放創
- 脊椎不安定
- 頭蓋内圧亢進状態（>25 mmHg）
- 急性出血状態
- 致死的不整脈

相対的禁忌
- 気管切開術直後
- 脊椎や開腹術後
- 多発外傷
- 治癒されていない不整脈
- 左心不全の合併（適切な治療によっても収縮期血圧<90 mmHg）
- 肥満
- 患者が非協力的
- せん妄や高度の不安
- 強い疼痛

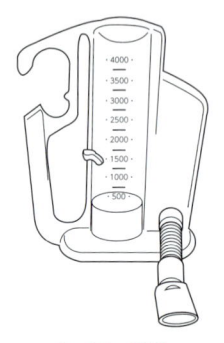

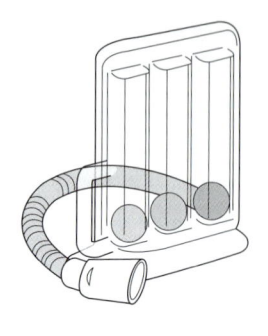

1. コーチ2　容量型（ボリュームタイプ）
2. トリフローⅡ　流量型（フロータイプ）

図10-194　incentive spirometry

1　下側肺障害に対する体位変換とポジショニング

下側肺障害とは，下側になった肺領域の重量によって現れる肺水腫，分泌物貯留，無気肺などが混在する病態である．高齢者，意識障害，炎症反応の強い全身疾患，侵襲の大きな術後，臓器不全状態，体液量過剰，下気道感染のある患者に注意が必要である．特に図10-193に示すように，麻酔下では横隔膜が頭側に移動し，さらに人工呼吸下では腹側のみ横隔膜が押し下げられるため，背側の換気低下，無気肺が発生しやすくなる．

これを防ぐためには，①仰臥位の制限（必要な処置・検査以外は仰臥位禁止），②側臥位（2時間ごとに左右45°へ変換）のほか，挿管チューブの管理や四肢の圧迫などに厳重な注意が必要である．体位変換で上側となった背側の肺障害部位の吸気を促進するため，用手的呼吸介助を加える．腹臥位管理による効果（表10-93）と禁忌（表10-94）を示す．

2　体位ドレナージと徒手排痰手技

重力を利用した体位をとり，末梢肺領域における貯留分泌物の誘導排出をはかる治療手段である．徒手排痰手技を併用し，最終的には気管内吸引または咳嗽によって除去する．

a. **各種気道クリアランス手技**（詳細は前述の排痰法の項参照）

咳嗽，ハッフィング，自動周期呼吸法（ACBT），振動PEP療法，体位ドレナージ，用手排痰手技を併用した体位ドレナージ，気管支鏡による分泌

物除去，などを行う．

(1) 徒手肺過膨張手技
無気肺などでエアエントリーが改善しない場合に行う．

(2) 呼吸練習
深呼吸の促進，シルベスター法（図10-186 2)）やincentive spirometry（図10-194）を行う．

(3) 四肢の運動とモビライゼーション（第4部第7章参照）
急性期呼吸障害に対しては，①ベッド上での上下肢運動，②座位練習（ギャッチアップ～端坐位）・座位での上下肢運動，③立ち上がり練習・立位保持練習・足踏み運動，④歩行練習，などがある．

3 急性呼吸窮迫症候群（ARDS）

a. 体位変換
急性呼吸窮迫症候群 acute respiratory distress syndrome（ARDS）においては，肺内のうっ血や水分貯留により肺重量が増加し，特に下側になった肺胞が虚脱し無気肺をきたしやすく，低酸素血症を悪化しやすい病態である．病変が存在する肺野が上側になる体位を一定時間保持することで，無気肺の防止・改善，換気血流比不均等分布の是正をはかり，ガス交換能の改善に効果を認める．

b. 呼吸介助法
呼吸パターンの効率化をはかり，換気能の改善，呼吸仕事量の軽減などに効果がある．

c. 気道クリアランス
ARDSにおける無気肺の発生や気道内分泌物の貯留を認められた場合にのみ効果がある（体位ドレナージにより低酸素血症の増悪や酸素消費量の増加などを引き起こすことがあるので，施行の際は病態の変化や施行中の循環動態の変化など安全性に配慮しながら行うことが重要である）．

4 周術期，術後

周術期における呼吸リハビリの目的は，呼吸器合併症の予防である．術後早期は，麻酔や疼痛の影響で呼吸リハビリに協力を得るのは困難であるが，術前の対策として，①最低8週間の禁煙，②呼吸練習，③喀痰喀出時の疼痛対策，④早期離床などについて患者教育を行うことが重要である．

また，術後は，ギャッチアップ座位も含めた離床を促す．

a. incentive spirometry（図10-194）
術前術後の呼吸練習においてincentive spirometry を導入するが，流量式よりも容量式のほうを選択し，横隔膜呼吸を行わせる．この場合には容量式のものが有効であり，COPDなどに対する呼吸トレーニングでは流速式のものが有効である．上腹部手術，開胸術後の肺機能の回復が早く，肺合併症の発生率は低く，入院日数は有意に減少する．

禁忌は，①患者の協力や理解が得られない場合，②呼吸・循環予備能が乏しく，深吸気の持続困難なもの，③VC（肺活量）が10 ml/kg以下やICが基準値の1/3以下のもの，④過換気，⑤強度の疼痛，⑥広範囲な肺虚脱や浸潤陰影，⑦気腫性肺の圧外傷，⑧気管支攣縮，⑨疲労，⑩感染，⑪フェイスマスクなどによる酸素吸入が中断される場合，⑫気管切開，などである．

方法は，術後第1病日までは1時間に1回の頻度で10回行い，最大吸気を3～5秒間保持させる．その後3日から1週間は行う．術前のVCあるいはICの50％なら4時間ごと，60％なら1日4回，65％なら1日2回，75％に回復すれば中止する．

排痰法では，ハッフィング，咳嗽，ACBTなどを指導するが，術後は疼痛を伴うため，胸郭固定法やタオル・枕を使用した咳嗽や介助を行う．全身状態が安定すれば，早期より離床を促すことが必要不可欠である．ベッド上での四肢・体幹モビライゼーション，ギャッチアップ，端坐位，椅子座位，立位，歩行へと循環動態をモニタリングしながら段階的に進める．

5 COPD急性増悪

a. ベッド上安静期
強い呼吸困難を自覚する時期は，気道クリアランスや呼吸困難を軽減させることを目的に，呼吸介助，ポジショニング，排痰手技が主体となる．

b. 離床準備期
安静時の呼吸困難が軽減する時期は，ベッドサイドにて四肢の運動，座位練習や立位練習，下肢筋力とトレーニングを行う．必要に応じて，非侵

襲性陽圧換気（NPPV）の換気補助効果を利用したトレーニングを実施し離床を促す．

c. 離床期
労作時の呼吸困難感が軽減する時期は，端坐位，立位練習，歩行練習を積極的に進め，ADL改善を目指す．

d. 自立期
労作時の呼吸困難が軽減し，日中の活動量が増える時期は，入院前のADL獲得を目標に，SpO₂のモニタリングをしながら積極的なトレーニングを行う．急性増悪の再発防止の教育が大切である．

（執筆協力：霧ヶ丘つだ病院リハビリテーション科　金田瑠美，新貝和也，柿内香保里，山口清香，岡本一紀，進藤崇史，池内智之，田中雄也）

■ 参考文献
- 日本呼吸ケア・リハビリテーション学会呼吸リハビリテーション委員会ワーキンググループ，他（編）：呼吸リハビリテーションマニュアル―運動療法，第2版．照林社，2012
- 日本呼吸ケア・リハビリテーション学会呼吸リハビリテーション委員会，他（編）：呼吸リハビリテーションマニュアル―患者教育の考え方と実践．照林社，2007
- Waschki B, Kirsten A, et al : Physical activity is the strongest predictor of all cause mortality in patients with COPD : a prospective cohort study. Chest 140(2) : 331-342, 2011
- Puhan MA, Chandra D, et al : The minimal important difference of exercise test in severe COPD. Eur Respir J 37(4) : 784-790, 2011
- 木田厚瑞（編著）：LINQによる包括的呼吸ケア―セルフマネジメント力を高める患者教育．医学書院，2006
- 宮川哲夫（編著）：動画でわかるスクイージング―安全で効果的に行う排痰のテクニック．中山書店，2005
- 千住秀明：呼吸リハビリテーション入門―理学療法士の立場から，第4版．神陵文庫，2004
- 塩谷隆信，高橋仁美（編著）：現場の疑問に答える呼吸リハビリ徹底攻略Q & A．中外医学社，2009
- 千住秀明：他（監修），石川　朗，他（編）：呼吸理学療法標準手技．医学書院，2008

第21章

循環器疾患

1 基礎的知識

　従来，心疾患，特に急激に発症する心筋梗塞ないし狭心症を主とした虚血性心疾患には，安静が第一とされた．事実，安静により各種症状は消失または軽減する．しかし疾患そのものは安静により改善されない．それどころか過度の安静は体力，筋力の低下といったデコンディショニングとともに心理的に患者を消極的にし，障害を一層重度にしてしまう．その結果として回復はもちろん，社会復帰も著しく遅れてくる．

　そこでわが国では，1950年代に木村（登）らにより，注意深い積極的な運動療法が試みられた．その後，2002年に日本循環器学会合同研究班により「心疾患における運動療法ガイドライン」が発表された．さらに，2007年に「心血管疾患におけるリハビリテーションに関するガイドライン」として改訂され，2012年にも一部改訂が行われ，現在では日本の多くの医療機関がこのガイドラインをもとに運動療法を行っている．

A 心血管系のリハビリテーションの時期的区分

　「心血管疾患におけるリハビリテーションに関するガイドライン」では，急性期，回復期，維持期（生活期）に分類される．その治療プログラムは，①運動トレーニングと運動処方，②危険因子の軽減と二次予防，③心理社会的因子および復職就労に関するカウンセリング，の3つの構成要素を含み，実施時期から「急性期（第Ⅰ相 Phase Ⅰ）」「回復期（第Ⅱ相 Phase Ⅱ）：回復期前期（Early Phase Ⅱ）と回復期後期（Late Phase Ⅱ）」「維持期（第Ⅲ相 Phase Ⅲ）」の3期に分類される[1]．各疾患における心臓リハビリに関しては，この病期分類をもとに説明する．

表10-95　運動負荷と心拍数（井川）

	最高心拍数（/分）	peak $\dot{V}O_2$ 60%負荷時の心拍数（/分）	peak $\dot{V}O_2$ 40%負荷時の心拍数（/分）
20歳代	190	140	110
30 〃	185	135	〜
40 〃	175	130	105
50 〃	165	125	〜
60 〃	155	120	100

B 運動量の決定

　一般に運動量は，「運動量＝運動強度×持続時間」で表現される．運動強度は，その人の最高酸素摂取量 peak $\dot{V}O_2$ の何％の酸素摂取量のときの運動かで示される．井川によると，健康人の場合持続時間を休息を間にはさみ20分ずつ3回するものとして，だいたい60％ peak $\dot{V}O_2$ 程度が適量であり，自覚的には「楽である」と「ややきつい」の中間位とした．酸素摂取量測定は簡単ではないので，負荷された運動強度と心拍数の間の直線的関係を利用して類推する．ただ最高心拍数は年齢によって差があり，表10-95のようになる．

2 診断・評価

　以下には，運動量の決定を自覚症状による方法と運動負荷テストによる方法に分けて述べる．

1 自覚症状による方法

　訴えは患者の性格や，これまでの生活態度により左右されるので正確でないが，1つの基準とは

表 10-96 NYHA の心臓重症度と最大活動時消費カロリー

〔Rusk HA, 片山・木村(訳)〕

重症度 cardiac functional classification		最大活動能力 (cal/分)	
		持続的	間欠的
I度	心疾患があるが，身体活動は制限されない．日常の身体活動により不当な疲労・動悸・息切れ・狭心痛はおこらない．	5.0	6.6
II度	身体活動が軽度に制限される心疾患者．安静時に愁訴なく，日常の身体活動により疲労・動悸・息切れ・狭心痛をおこす．	2.5	4.0
III度	身体活動が著明に制限される心疾患者．安静時に愁訴なく，日常の身体活動以下の労作で疲労・動悸・息切れ・狭心痛をおこす．	2.0	2.7
IV度	不快を伴わずにいかなる身体活動もできない心疾患患者．安静時にも心不全症状ないし狭心症状があることがある．身体活動をすると苦痛が増強する．	1.5	—

(modified from Jones)

表 10-97 日常労作・スポーツ・職業のエネルギー消費およびエネルギー代謝率

〔Passmore, Durnin, 片山・木村(訳)〕

労作	cal/分	RMR
静臥	1.25	0
静座	1.60	0.3
起立	1.7〜2.0	0.4〜0.6
平地歩行 1 km/hr	2.0 前後	0.6 前後
平地歩行 4 km/hr	3.5〜4.0	1.8〜2.2
平地歩行 8 km/hr	8.5〜9.0	5.8〜6.2
階段上昇	6.0〜10.0	3.8〜7.0
書字	1.9〜2.2	0.5〜0.8
着衣・洗面	2.5〜2.6	1.0〜1.1
床みがき	4.5	2.6
ベッド作り	5.4	3.3
じゃがいも皮むき	2.4	0.9
じゅうたんちり払い	7.8	5.2
草取り	4.4〜5.6	2.3〜3.5
自動車運転	2.8	1.3
自転車	5.0〜10.0	3.0〜7.0
ゴルフ	5.0	3.0
テニス	7.1	4.7
ダンス	5.2	3.2
登山	12.1〜13.2	8.7〜9.5
タイピスト	1.5	0.2
印刷工	2.2〜2.5	0.8〜1.0
ラジオ組立	2.7	1.2
洋服仕立	1.9〜3.5	0.5〜1.8
製靴	3.0	1.4
農業	3.3〜8.4	1.6〜5.6
大工	5.7〜9.1	3.6〜6.3
道路工夫	10.0	7.0
郵便配達	10.0	7.0
座位で座って食事	1.4	
会話	1.4	
車椅子駆動	2.4	
差込便器使用	4.7	(Levitas 論文より引用追加)
下肢伸展挙上	4.8	
装具着用松葉杖歩行	8.0	
Master 2 階段テスト	8.5	
プッシュアップ	9.0	

なる．具体的な運動量を知るには表 10-96, 97 の組み合わせによるものがよい．

　たとえば片山，木村は次のようにしている．NYHA 心機能分類 II 度のものに平地歩行をさせようとすると，この患者の持続的最大活動能力は表 10-96 より 2.5 cal/分であり，表 10-97 の平地歩行をみると，1 km/時は 2.0 cal/分前後であることがわかるので，1 時間 1,000 m，すなわち 6 分で 100 m のブラブラ歩きを許可すれば，相当の距離を歩いてよいことになる．

　現在，多くの医療期間で用いられている運動強度の決定方法は，Borg scale による運動処方 (11〜13) や，心拍数から適切な運動強度を予想する Karvonen 法による処方が用いられる．また，最大心拍数 (HR max, 実測または 220 − 年齢) や，最大心拍数から安静時心拍数を引いた心拍数予備能 heart rate reserve (HRR) を用いる方法もある (表 10-98)．ただし，β遮断薬など運動時の脈拍の上昇を妨げる薬剤が処方されているときは，これらの方法は解釈に注意を要する．また，「HR max＝220−年齢」という式は誤差が大きく，男女とも 40 歳未満で過小評価，40 歳以上で過大評

表10-98 有酸素運動の各種運動処方

1. 最大心拍数(220-年齢，または実測値)の50〜70%
2. 最大酸素摂取量(peak $\dot{V}O_2$)の40〜60%
3. 無酸素閾値(AT)による運動処方
   a. AT時の心拍数
     (ATの1分前の心拍数という意見もある)
   b. ATの1分前の(ワット)数
     (ATはpeak $\dot{V}O_2$の45〜55%程度なので，AT時のワット数がAT1分前のワット数の10%増し程度と考えると，AT時ワット数はpeak $\dot{V}O_2$の50〜60%程度の強度となり，結果的に間違った運動強度ではない，という意見もある)
4. 心拍数予備能(HRR)の40〜60%
   HRR＝最大心拍数から安静時心拍数を引いたもの
5. Karvonen法{(最高HR-安静時HR)×k+安静時HR}による処方
   定数(k)として0.4〜0.6を用いる．低体力者や心筋梗塞後患者は0.2から開始
6. Borg scale(RPE scale)による処方
   11(楽)〜13(ややきつい)ぐらいに感じる程度の運動強度を選択
   13(ややきつい)がおおよそATの運動強度に相当
7. 心拍数の推移を連続的に監視しながら行う方法
   心拍数が漸増しなければその運動強度はAT以下と判断する．
   ただし，β遮断薬など運動時の脈拍の上昇を妨げる薬剤が処方されているときは注意を要する．

AT : anaerobic threshold, HRR : heart rate reserve, RPE : rating of perceived exertion

価となる．最近では，最大心拍数のより正確な評価「HR max＝206.9-(0.67×年齢)」が導入されることもある[2,3]．

2 運動負荷テストによる方法

これには等尺性筋肉運動を主とした静的負荷と等張性筋肉運動を主とした動的負荷，つまりエルゴメーターやトレッドミルがあるが，トレッドミルが再現性が高く任意性に依存しないし，慣れた動作であるので優れている．

a. Master 2階段テスト

木村(登)，戸嶋は潜在性の冠不全を見つけるために，どんなところにもあって，日常使われているMasterの2階段を利用した．木村らは運動負荷前後に血圧，心電図をとる簡単な方法で適した運動量を決め，この運動量を負荷して積極的に治療する方法を案出し，この方法が一時期広く日本で行われた．しかし，この方法では運動強度の定量化はできず，負荷中の心電図をモニターしなかったり，高齢者が転びやすかったりする安全性の問題があり，さらに診断精度が低いため，専門病院ではほとんど使用されなくなった．

b. 6分間歩行試験(6 MWT)

6分間で最大何m歩行できるかで評価する(第1部第9章参照)．虚血誘発を目的としたものではなく，歩行時の息切れや易疲労感を評価しようとするものである．無酸素閾値 anaerobic threshold(AT)レベルよりやや強い強度で，6分間で症候限界となるような歩行速度で歩く場合が，最もよい成績が出せる症候限界性最大負荷試験の1つである．再現性の低さや施設間での比較が困難，治療介入の評価における感度が悪いという難点はあるが，設備を必要とせず簡便にできる負荷試験なので，心疾患のみならず呼吸器疾患でも利用されている．

c. トレッドミル負荷試験

トレッドミル負荷試験は，ベルトコンベア様の装置を用い，角度と速度を電動で調整して，歩行(ないしは走行)を行う負荷検査である(第3部第4章参照)．検査を行う場合は，速度は時速0.1 kmから0.1 km刻みで時速15 km程度，角度は0〜20%程度を外部から制御できるものを使用する．運動負荷試験プロトコールは，一段階負荷，多段階漸増負荷，直線的漸増負荷(ランプ負荷)の3種類がある．

一段階負荷試験は，負荷試験として用いられることは少なく，AT以上の運動強度での3分目の酸素摂取量と6分目の酸素摂取量の差をみる場合か，実際のトレーニングないしそのシミュレーションとして行われることにとどまる．

多段階漸増負荷試験は，虚血誘発目的で行われ，考案者の名前を冠した多くのプロトコールがある．代表的なものとしてはBruce法が最も広く用いられている．3分ごとに比較的大きく運動強度が増加するので，生理的応答が追従できず，運動時間や負荷量から予測する場合と比較して運動能力を過大評価することがある．一方で，Naughton法やBalke-Ware法のような負荷増加量の少ないプロトコールは，高齢者やデコンディショニング状態の患者に適している．また，修正Bruce法と呼ばれるBruceのStageⅢの前やStageⅠとⅣの間に新たに1〜2 Stageを挿入し，

日本人でよりスムーズな運動強度の増加が得られるよう工夫したものもある．

ランプ負荷試験は，直線的に運動強度を増加させる負荷法で，心肺運動負荷試験などで換気指標の応答をみるためには必須のプロトコールである．ランプ負荷試験の利点としては，①大きな不均一負荷量の増加を回避，②均一な血行動態や生理学的応答の増加，③運動能力と換気閾値のより正確な評価，④個人に合わせた負荷プロトコール（個別化されたランプ負荷法），⑤運動負荷時間の設定，があげられる[2]．通常はトレッドミルでは運動強度を定量できないが，傾斜と速度の2乗に運動強度が比例することを利用し，トレッドミルランプ法が開発されている．

d. 自転車エルゴメーター負荷試験

トレッドミルが運動強度を定量できないのとは対照的に，エルゴメーターは運動強度の定量化，安全性などに優れ，急性期の患者や安全域の狭い患者，不整脈を有する患者などに使用される（第3部第4章参照）．しかし，動員される骨格筋群が少なくpeak $\dot{V}O_2$ はトレッドミルより1割程度低いこと，「0ワット」に設定しても自分の下肢を動かすエネルギーとして1.6～2.0 Metsの負荷がかかることに注意が必要である．また，通常のエルゴメーターでは回転数が毎分40～80回転程度の範囲で設定された仕事率を想定しているため，その範囲を超えるとずれが大きくなる．エルゴメーターを用いたランプ負荷試験では，3～4分間のウォーミングアップに続いて，1.5～6秒ごとに1ワットずつ（毎分10～40ワットの増加率）増加させる方法が一般的である．

e. 呼気ガス分析を併用する運動負荷試験

通常の運動負荷試験に呼気ガス分析を併用して，運動耐容能をより詳細に検討する負荷試験が，心肺運動負荷試験 cardio-pulmonary exercise test（CPX）である．しかし，通常の運動負荷心電図検査に比べて手間のかかること，ある程度の呼吸生理学的な知識が必要なこと，評価するパラメーターが多岐にわたることから，必ずしも実施や解釈が容易ではないが，得られる情報量はきわめて多い．そのなかでも酸素摂取量で表現される指標は，心・肺・全身の運動能力の指標であり，客観的かつ標準的な指標である．peak $\dot{V}O_2$ は運動終点時の酸素摂取量のことで，心疾患の重症度とよく相関し，予後判定の指標としても有用であり，心臓移植の絶対適応や相対適応の評価にも用いられている．

また，運動強度と換気量の関係を細かく観察すると，運動の経過中に閾値をもった呼吸促迫の出現が2回観察される．早期のものがATであり，後期のものが呼吸代謝開始点 respiratory compensation point（RCP）である．またこれらの指標のうち，ATはBorg scaleの13（ややきつい），RCPはBorg scaleの17（かなりきつい）の自覚症状に相当するとされる．ATとはいわゆる"有酸素運動"の上限の負荷強度で，これ以上の負荷強度になると嫌気代謝が加わる．よって，最大負荷よりも低い運動強度で測定が可能であり，主観的要素が少なく，定量性に富むなどの利点がある．しかも，ATレベル以下の運動では乳酸の持続的蓄積がなく，アシドーシスや交感神経活性の過剰な亢進を認めない．したがって，一定強度の運動が長時間安全に可能である．

3 治療プログラム

A 虚血性心疾患

急性期の理学療法では，表10-99に示すような合併症の管理下で，安全かつ速やかに入院期間中のADLを向上し，無事に自宅生活へ結びつけることが主な目的となる．急性期の心臓リハビリにおいて，各ステージは日を変えて運動負荷が漸増する多段階の運動負荷試験と同様の構成となる．

つまり，表10-100に示す理学療法プログラムの進行基準に沿って日々運動負荷を増量し，問題がなければ次のステージへ進行していく[4]．プログラム進行過程で進行基準を満たさない場合は，同一負荷で行わせ，基準を満たした場合に運動負荷を増加する．心不全，狭心症，不整脈などの合併を有している例に対しては，薬物療法を併用し十分治療して注意しながらリハビリを進めていく．

1 第Ⅰ相（急性期）

急性期の安静臥床の目的は，身体労作や交感神

表 10-99 急性期の重篤合併症

- 心破裂
- 乳頭筋不全・断裂
- 心室中隔穿孔
- 持続する心筋虚血症状(胸痛，遅発性心筋逸脱酵素上昇)
- 著しい左室機能低下(うっ血性心不全，心拡大や胸水の出現)
- ショック症状(意識レベル低下，尿量減少，アシドーシスの出現)
- 重症不整脈(持続性心室頻拍，心房細動)
- 伝導障害(MobitzⅡ型，完全房室ブロック)
- 重症心膜炎
- 心臓以外の持続的合併症(呼吸器感染症，腎不全など)

表 10-100 入院期理学療法プログラム進行基準

- 収縮期血圧 ≧ 30 mmHg(発症後 1 週間以内は ≧ 20 mmHg)の上昇，または収縮期血圧≧10～20 mmHg の下降がないこと
- 心拍数(HR)≧120 拍/分以上にならないこと(心房細動は≧140 拍/分)
- 心電図による ST レベル≧1 mm(上昇型では≧2 mm)の下降，もしくは≧2 mm の上昇がないこと
- 重篤な不整脈の出現がないこと(Lown 分類Ⅳb 以上)，新たな心房細動の出現がないこと
- 胸痛，動悸，息切れ，めまい，疲労感の症状出現がないこと

経刺激による心拍数や心筋酸素消費の増加をおさえることであるが，過剰になればデコンディショニングを生じる．急性期の虚血性心疾患に対する治療として血行再建術が一般的に行われるようになり，重篤な合併症を伴わない場合は，安静臥床時間を 12～24 時間以内とする．大動脈バルーンパンピング，呼吸管理が必要な重症例では，極力ベッド上でできる低強度のレジスタンストレーニングが，デコンディショニングや骨格筋の萎縮，血栓塞栓症などを予防するうえで有用である．合併症がなく室内歩行程度の歩行負荷試験がクリアできれば，一般病棟へ転出し，回復期前期心臓リハビリに移行する．それぞれの段階で次の段階に進むための判定基準は **表 10-100** を参考にする．

現在は，**表 10-101** に示すような急性期心筋梗塞クリニカルパスが用いられる．このクリニカルパスでは，絶対安静は 1 病日のみであり，2 病日より 5～10 分の座位となり，下肢への血液貯留を促す重力負荷を行い，心血管反応を確認する．また，起立性低血圧に注意をしながらベッド周囲歩行を行う．3 病日には座位時間を 10～20 分に延ばし，トイレ歩行を行う．院内での活動範囲の拡大に伴う身体活動量の増加は，同時にダメージを受けた心臓への負担を増大させる可能性がある[5]．そのため，残存する心機能や出現しうるリスクに応じて進行度を調整しつつ歩行距離を延長していき，7 病日ぐらいからは階段昇降を行う．同時に入浴も許可となり，約 2 週間で退院が可能である．具体的方法についていくつか解説する．

a. 絶対安静

発熱，白血球増加，血沈促進，CRP の陽性化，GOT，GPT，LDH，HBD など細胞内酵素の上昇がみられる間は急性期である．以前は，細胞内酵素の上昇がみられる時期を絶対安静としていたが，現在は酵素の正常化を待たない．絶対安静の解除は ST 上昇の推移を追求し，ST が完全に基線に復帰したとき行う．

b. 体位変換

脳卒中と違って，最初から患者自身の力で行わせる．

c. 他動的起座

最初 15°，後で 45° とバックレストを使い，次第に上半身を起こす．

d. 自動的起座と身のまわり動作

最初は食間に 10 分間ベッドに座らせ，次第に時間を延長して食事の間座らせるようにする．そして同時に，食事，整髪，脱着衣などの上肢を主とした身のまわり動作を積極的に行う．

e. ベッド横起立，食間 30 分椅子座位，ベッド周囲歩行，室内歩行，室外歩行

これらは心電図をその動作の前後にとるか，心電図モニター装着下に過負荷になっていないことを確認しつつ，次第に追加していく．

2 第Ⅱ相前期(回復期前期・入院中)

回復期心臓リハビリでは，活動範囲を拡大し，身体機能のみならず良好な精神的状態で職場や社会に復帰することが目的である．また，突然死や再梗塞のリスク軽減をはかり，予後を改善させる

表 10-101 心臓リハビリテーションプログラム

ステップ	1	2	3	4	5	6	7	8	9
安静度	ベッド上	自力座位	室内歩行		廊下歩行	院内つきそい歩行		院内自由	
行動範囲	絶対安静歩行禁止	ベッドの上に自分で座れます.	病室内は自由に動けます.	検査は車椅子で看護師が一緒に行きます.		病棟内は自由に動けます. 検査・リハビリの際は,エレベーターをご使用ください.			
洗面	介助いたします.		ベッド上で自分でしていただけます.	病室内の洗面台を使用できます.		病棟内の洗面台を使用できます.			
清潔	看護師が介助し,ベッド上で体を拭きます.		自分で体を拭けます.		シャワーを浴びられます.			入浴できます.	
排泄	ベッド上で寝たまま.	室内トイレを使用できます.		病棟内のトイレに行けます.					
食事	水分のみ摂取できます.	医師の許可によりお食事が始まります.	ベッドまで食事をお持ちします.	自分で配膳下膳しても構いません.					
娯楽	家族のみ面会できます.			面会できます.					
	ラジオを聞くことができます.	ラジオを聞く,テレビを見ることができます.	ラジオ,テレビ,新聞,雑誌を読み聞きすることができます.					売店までお買い物に行けます.	
リハビリ		座位(5〜10分)ベッド周囲歩行	座位(10〜20分)トイレ歩行	廊下1周	廊下2周	廊下4周	階段1階分昇降	階段2階分昇降	
		1日2回	1日2回	1日2回(運動療法室でのリハビリも開始)					
日付	/	/	/	/	/	/	/	/	/
PTサイン	/	/	/	/	/	/	/	/	/

(産業医科大学病院)

ことも重要である.そのために運動処方に基づく積極的な運動療法を行いつつ,栄養指導や服薬指導,禁煙教育などを包括的に実施する必要がある.つまり医師,理学療法士,看護師のみではなく,栄養士や薬剤師,心理士など含めたチーム医療が重要となる.

運動処方に先立って,心筋梗塞後の病態およびリスクを評価したうえで,治療・心臓リハビリの方針を立てる.ここでリスクとは,梗塞サイズ,左室機能や心不全の有無,心筋虚血の有無,低血圧の有無,不整脈,運動耐容能,などに基づく重症度を含む.急性期では壊死心筋の瘢痕化が不十分であり,運動負荷試験による心機能の評価が困難であるため,これに基づいたリスクの層別化が行えない症例が多い.これに対し回復期以降においては,運動負荷試験によって運動時の心機能の評価が可能となるため,明確なリスクの層別化が可能であり,より積極的な心臓リハビリプログラムが実施可能となる[6].

運動負荷試験の結果をもとにしたリスクの層別化としては,American Association of Cardiovascular and Pulmonary Rehabilitation (AACVPR,表 10-102)[2]の分類が有名である.臨床的に低リスクと考えられる症例では,4〜7日目には運動処方のための最大下負荷試験を行い,運動処方にしたがって持久性運動を開始する.この時期は比較的安全域が狭いので,できるかぎりエルゴメーターを用いた CPX を実施して AT を確認する.この時期の運動負荷試験の目的は虚血誘発ではなく,AT を超えるか,ガス交換比(R)が1程度,血圧も 160〜170 mmHg 程度を上限に中止する.

表10-102 心疾患患者のためのリスクの層別化（AACVPR）

低リスク：このリスクファクターのすべてを満たすときに低リスクとする
- 運動中や運動後に心室性不整脈の出現がない
- 狭心症状およびほかの明らかな症状（運動中および運動後に生じる異常な息切れ，めまい）がない
- 運動負荷試験中および負荷後の正常な循環動態（負荷増加や終了に伴う適切な心拍と収縮期血圧の増加と減少）が保たれている
- 運動耐容能＞7.0 Mets

負荷試験以外の所見
- 安静時左室駆出率＞50％
- 合併症のない心筋梗塞や再灌流療法
- 安静時に重篤な心室性不整脈がない
- うっ血性心不全がない
- イベント後や処置後の虚血症状や徴候がない
- 抑うつ症状がない

中程度のリスク：項目のいずれかを満たす場合中程度のリスクとする
- 強い運動強度（＞7 Mets）においてのみ狭心症状かほかの明らかな症状（息切れ，めまい）が出現する
- 運動負荷試験中または運動負荷後軽度から中等度の無症候性虚血が出現する（ST低下が基線から2 mm未満）
- 運動耐容能＜5 Mets

負荷試験以外の所見
- 安静時左室駆出率40〜49％

高リスク：項目のいずれかを満たせば高リスクとする
運動中や運動後に心室性不整脈の出現
- 5 Mets未満の運動や運動終了後回復時に狭心症状やほかの明らかな症状（運動中および運動後に生じる異常な息切れ，めまい）が出現
- 運動負荷試験中または運動負荷後ST低下が基線から2 mm以上の高度の無症候性虚血が出現
- 運動時の異常血行動態（負荷が増加するが収縮期血圧は変化しない，または低下，chronotropic incompetence），または回復期での出現（重度の負荷終了後の低血圧）

負荷試験以外の所見
- 左室機能不全（左室駆出率＜40％）
- 心停止の既往や突然死の生存者
- 安静時の重症心室性不整脈
- 合併症のある心筋梗塞または再灌流療法
- うっ血性心不全の既往
- イベント後や処置後の虚血症状や徴候
- 抑うつ症状

〔山崎 元（訳）：運動処方の一般的な原則．アメリカスポーツ医学会（編），日本体力医学会体力科学編集委員会（監訳）：運動処方の指針—運動負荷試験と運動プログラム，原書第8版．南江堂，pp157-228, 2011 より引用〕

表10-103 急性心筋梗塞 第Ⅱ相後期以降の運動強度決定方法

- 心拍数予備能（＝最高HR－安静時HR）の40〜60％のレベル
  Karvonen法：（最高HR－安静時HR）×k＋安静時HR
  K：通常（合併症のない若年AMIなど）0.6，高リスク例では0.4〜0.5，心不全は0.3〜0.5
- ATレベルまたはpeak V_{O_2} の40〜60％の心拍数
- 自覚的運動強度：「ややつらい」かその手前（Borg scale：12〜13）のレベル
- 簡便法：安静時HR＋30 bpm（β遮断薬投与例は安静時＋20 bpm）

ただし，高リスク患者〔①低左心機能（LVEF＜40％），②左前下行枝の閉塞持続（再灌流療法不成功例），③重症3枝病変，④高齢者（70歳以上）〕では低強度とする．
〔循環器病の診断と治療に関するガイドライン（2011年度合同研究班報告）心血管疾患におけるリハビリテーションに関するガイドライン（2012年改訂版）．p39. http://square.umin.ac.jp/jacr/link/doc/JCS2012_nohara_h.pdf（2013年11月閲覧）より引用〕

CPXができない場合には，予測最大心拍数の50〜70％，心拍予備能の40〜60％の処方とするが，心拍応答能が低下している場合が多いので注意が必要である．運動負荷試験ばかりでなく運動療法中は危険な不整脈の出現，ST変化にも注意が必要である．AT以下で血圧150 mmHg未満，虚血性ST変化のないレベルでの運動強度を処方し，10分程度から徐々に30分程度まで運動時間を延ばしていく．

また，歩行練習や有酸素運動に加えて，軽負荷でのレジスタンストレーニングも実施する．対象となる筋群は，立位や歩行で重要となる大腿四頭筋や下腿三頭筋などの抗重力筋となる．退院後の必須ADL項目であるトイレ動作や入浴動作についての指導も重要であり，運動負荷試験が行えた患者においては，この結果をもとに退院後のADLの許容範囲の指導を行う[5]．

3 第Ⅱ相後期（回復期後期・外来）

退院後は2週に1回程度，外来通院して経過をみることが多いので，並行して禁煙，食事，生活指導を含めた包括的プログラムを入院に引き続き行う．病前のADLを目標に，リスク管理下で個人に合わせた運動療法プログラムを作成する（**表10-103**）[1]．運動の時間・頻度については，10分×2回/日から開始し，20〜30分×2回/日をまで

徐々に増加し，安定期には30～60分×2回/日を目指す．週3回以上，できれば毎日行うことが望ましい．冠危険因子多数保有例では週5～7回，重症心不全例では週3回を目標とする．ただし前回の運動による疲労が残らないように，初期には時間・回数を少なくして，トレーニング進行とともに漸増していく．

4 第Ⅲ相（維持期・外来）

維持期（生活期）心臓リハビリは心疾患に基づく身体的/精神的影響を軽減し，症状を緩和し，突然死や再梗塞のリスクを軽減することを目的とするものであり，生涯にわたって継続することを目指す．心臓リハビリが生活の一部に取り込まれることが望ましい．この時期の運動処方もCPXを行い，ATを基準とすることがすすめられるが，この時期には安全域が広がっているので，最大運動負荷試験による最高心拍数，すなわちKarvonen法などによる心拍数を目安とした運動強度の設定でもよい．維持期心臓リハビリを行った報告においても，非実施群と比較して，死亡を56%，心筋梗塞再発を28%減少させたことが示されており[7]，維持期心臓リハビリの必要性は高い．

B 心臓外科手術後

1 急性期

心臓外科手術後の過剰な安静臥床は身体デコンディショニングを生じたり，各種合併症の発症を助長したりする．そのため，心臓外科手術後の急性期心臓リハビリでは，循環動態の安定化と並行して離床を進め，早期に術前の身体機能の再獲得を目指すことが重要である．また，退院後の生活についての指導や二次予防に向けた教育を開始することが重要である[1]．

近年，手術の低侵襲化に加えて心筋保護液や術後管理の進歩などから，手術当日に人工呼吸器を離脱し，手術後1日目から立位および歩行を開始し，4～5日で病棟内歩行の自立を目指すプログラムが採用されるようになってきており，心筋梗塞後のプロトコルを参考として行える．心臓外科術後管理として行われる各種治療の最中でも，たとえば術後の心嚢ドレーン挿入中でも立位までは可能であり，Swan-Gantzカテーテル挿入中でも離床訓練を行える．血管作動薬に関しては，腎血流も目的とした2～3μg/ml/分程度であれば離床可能である．集中治療室では，呼吸/咳嗽練習および起居動作と病室内ADLの拡大を中心に行い，一般病床への転床後に歩行距離を段階的に漸増する．およそ200～400mの連続歩行が可能となれば運動療法室での有酸素運動を開始する[5]．

リハビリプログラムの進行の速度は，術前からの身体機能の低下がなく，心機能低下が軽度から中等度の患者は1日ごとにアップが可能であり，心機能が中等度以上（左室駆出率で40%未満）の患者や左室形成術や大動脈弓部置換術などの大きな手術の場合や，僧帽弁前尖に対する人工腱索を用いた弁形成術などについては，ゆっくりめに進めていく[4]．

2 回復期以降

心臓血管術後の回復期以降の心臓リハビリの目的は，心筋梗塞後のリハビリと基本的には同じであるが，手術を受けたことによる精神的問題やグラフト開存の問題など多少異なる点もある．運動強度の関しては，CPXが実施できればATの決定や心機能評価などが可能なため，運動処方は容易である．一般に30～200m歩行負荷が可能となった術後4～10日目ごろに，CPXまたはそれに代わる運動負荷試験を行い，運動器具を使用した有酸素運動を主体とした運動療法を開始する[1]．

有酸素運動であるが，デコンディショニングの強い例や，心不全合併例などでは術後早期に運動負荷試験が実施できないことがあり，その場合はBorg scale 11～13を目安に十分な監視のもとで歩行などから開始する．しかし，なるべく早期にCPXを行うことが必要である．その結果からATレベルで有酸素運動を行う．なおエルゴメーターでは，胸骨離開の危険性を避けるため，運動負荷施行時にはハンドルを強く握らないように指導する．しかし呼気ガス分析ができない場合は，症候限界性運動負荷心電図を行い，Karvonen法による心拍数による運動処方を行うこともできる

表 10-104 心不全の運動療法における運動処方

運動の種類	・歩行（初期は屋内監視下），エルゴメーター，軽いエアロビクス体操，低強度レジスタンストレーニング ・心不全患者には，ジョギング，水泳，激しいエアロビクスダンスは推奨されない
運動強度	【運動初期】 ・屋内歩行 50〜80 m/分×5〜10 分間またはエルゴメーター 10〜20W×5〜10 分間程度から開始する ・自覚症状や身体所見を目安にして 1 か月程度をかけて時間と強度を徐々に増量する ・簡便法として，安静時 HR＋30 bpm（β遮断薬投与例では安静時 HR＋20 bpm）を目標 HR とする方法もある 【安定期到達目標】 a) 最大酸素摂取量（peak $\dot{V}O_2$）の 40〜60％のレベルまたは無酸素閾値（AT）レベルの HR b) 心拍数予備能（HRR）の 30〜50％，または最大 HR の 50〜70％ 　Karvonen 法〔（最高 HR－安静時 HR）×k＋安静時 HR〕において，軽症（NYHA I 〜 II）では k＝0.4〜0.5，中等症〜重症（NYHA III）では k＝0.3〜0.4 c) Borg scale 11〜13（自覚的運動強度「楽である〜ややきつい」）のレベル
運動持続時間	・1 回 5〜10 分×1 日 2 回程度から開始，1 日 30〜60 分（1 回 20〜30 分×1 日 2 回）まで徐々に増加させる
頻度	・週 3〜5 回（重症例では週 3 回，軽症例では週 5 回まで増加させてもよい） ・週 2〜3 回程度，低強度レジスタンストレーニングを併用してもよい
注意事項	・開始当初 1 か月間は特に低強度とし，心不全の増悪に注意する ・原則として開始初期は監視型，安定期では監視型と非監視型（在宅運動療法）との併用とする ・経過中は，常に自覚症状，体重，血中 BNP の変化に留意する

〔循環器病の診断と治療に関するガイドライン（2011 年度合同研究班報告）心血管疾患におけるリハビリテーションに関するガイドライン（2012 年改訂版）．p70. http://square.umin.ac.jp/jacr/link/doc/JCS2012_nohara_h.pdf（2013 年 11 月閲覧）より引用〕

が，これは安全域の広くなった術後 1 か月以降に用いるほうが安全である．

CPX で得られる AT を使わずに術後早期から運動処方を行う場合には，ランプ負荷試験において血圧と心拍数を 10〜15 秒ごとにモニターし，二重積（収縮期血圧×心拍数）の増加の程度が急峻になる点を決定すれば AT の代用として運動強度の指標とできるとの報告もある[1]．また，開心術後患者は胸骨切開を行っていることが多いため，術後 3 か月間は上肢に過大な負荷のかかるレジスタンストレーニングは行ってはならない．

一方，過度の上肢の安静は胸骨切開周囲の軟部組織の癒着を招くため，ROM を拡大する運動は術後 24 時間以内に開始したほうがよいとされる．術後 3 か月経過し，胸骨の安定した症例には上肢のレジスタンストレーニングも取り入れる．

C 慢性心不全

過去において慢性心不全患者に対する治療の原則は安静であったが，現在では適切な心臓リハビリの実施により QOL の改善や心不全の急性増悪を減少させることが可能である．「心血管疾患におけるリハビリテーションに関するガイドライン」における運動処方の指針を表 10-104 に示す[1]．この際，心臓リハビリの適応となるのは，安定期にあるコントロールされた心不全で，NYHA II〜III 度の症例である．「安定期にある」とは，少なくとも過去 1 週間において心不全の自覚症状（呼吸困難，易疲労性など）および身体所見（浮腫，肺うっ血など）の増悪がないことを指す．心不全患者に対する心臓リハビリは，運動負荷によって病態を悪化させる可能性があることを念頭にモニタリングをしながら行っていくことが重要である．心不全の運動療法の禁忌について表 10-105 に示す[1]．心不全患者に推奨される運動の種類として，屋内での歩行，エルゴメーター，軽いエアロビクス体操，低強度レジスタンストレーニング，などが推奨される．通常の心臓リハビリで推奨されるジョギング，水泳，テンポの速いエアロビクスダンスは，心臓への負荷が大きいので心不全患者には推奨されない．

以前は，心疾患患者には筋力強化トレーニングは心負荷を増加させるため禁忌と考えられたが，

表 10-105　心不全の運動療法の禁忌

絶対的禁忌
1) 過去1週間以内における心不全の自覚症状(呼吸困難,易疲労など)の増悪
2) 不安定狭心症または閾値の低い〔平地ゆっくり歩行(2 Mets)で誘発される〕心筋虚血
3) 手術適応のある重症弁膜症,特に大動脈弁狭窄症
4) 重症の左室流出路狭窄(閉塞性肥大型心筋症)
5) 未治療の運動誘発性重症不整脈(心房細動,持続性心室頻拍)
6) 活動性の心筋炎
7) 急性全身性疾患または発熱
8) 運動療法が禁忌となるそのほかの疾患(中等症以上の大動脈瘤,重症高血圧,血栓性静脈炎,2週間以内の閉塞症,重篤な多臓器障害など)

相対的禁忌
1) NYHA IV度または静注強心薬投与中の心不全
2) 過去1週間以内に体重が2 kg以上増加した心不全
3) 運動により収縮期血圧が低下する例
4) 中等症の左室流出路狭窄
5) 運動誘発性の中等症不整脈(非持続性心室頻拍,頻脈性心房細動など)
6) 高度房室ブロック
7) 運動による自覚症状の悪化(疲労,めまい,発汗多量,呼吸困難など)

禁忌とならないもの
1) 高齢
2) 左室駆出率低下
3) 左心補助人工心臓(LVAS)装着中の心不全
4) 植込み型除細動器(ICD)装着例

〔循環器病の診断と治療に関するガイドライン(2011年度合同研究班報告)心血管疾患におけるリハビリテーションに関するガイドライン(2012年改訂版).p69. http://square.umin.ac.jp/jacr/link/doc/JCS2012_nohara_h.pdf(2013年11月閲覧)より引用〕

最近では心不全患者や高齢者など筋力低下が著しい場合には,個別筋群に対するレジスタンストレーニング(低～中強度負荷の反復筋力強化運動)を全身の好気的運動と組み合わせると,運動耐容能およびQOL改善に有効とされる[1].弾力包帯や軽いダンベル(1～2 kg)を使用した四肢筋の個別的な屈伸運動の繰り返しをBorg scale 11～13の強度で15～20分間,週2～3回行う.運動強度は,低強度かつ短時間の運動トレーニングの複数回繰り返しから開始し,自覚症状や身体所見を観察しながら徐々に(通常1週ごとに)時間と強度を増していくことが基本である[5].

運動療法プログラムの開始時に,運動中の安全を確認するとともに対象患者のおおよその運動耐容能を把握して初期運動量を決定する目的で,亜最大負荷(Borg scale 13～15程度)によるエントリー試験(屋内歩行,自転車エルゴメーター,トレッドミルなど)を実施することが望ましい.

安定期の運動強度の決定方法には,表10-104に示す3つの方法がある.心不全患者の運動処方を決定する際には,可能であれば呼気ガス分析を併用した症候限界性CPXを実施すべきである.なぜなら,心不全患者では運動に対する心拍数反応が低下しているうえ,近年ほとんどの症例にβ遮断薬が投与されており,心拍数による運動強度決定の精度が低下しているからである[1].一般的には,peak $\dot{V}O_2$ の40～60%またはATレベルでの運動強度で行うことが適切である.ただし重症心不全や高齢患者では,周期性呼吸のためCPXにおいてATの決定が困難な場合もある.心拍数予備能を用いる場合は,心不全例の場合はKarvonenの式において軽症(NYHA I～II度)ならk=0.4～0.5,中等症～重症(NYHA III度)ならk=0.3～0.4の低強度とすることが望ましい.なお症候限界性CPXは,正確なデータを得るためには,運動療法初日よりも導入後約1週間～10日程度経過して患者が運動に少し慣れた時点で施行するほうが望ましい[5].

運動強度決定に際しては,その時点での自覚症状と運動耐容能データのみに基づくのではなく,左室機能,血中BNPの推移,投薬内容などの心不全重症度や臨床背景を考慮に入れることが重要である.特にBNPは,呼吸困難感を主訴に受診した患者群においてBNP 100 pg/mLをカットオフとして心不全診断を行うと,感度が90%,特異度が74%であると報告されており,非常に感度の高い検査である.心臓リハビリを行う際にも,開始時にBNP 400 pg/mL以上を示す症例は,運動負荷をきわめて低強度とし,運動療法開始後の心不全の悪化を注意深く観察する必要がある.

運動の持続時間と頻度は,初期ではきわめて低強度の運動を持続時間5～10分間を,15～30分の休憩をはさんで2回繰り返す程度(10～20分/日)から開始し,約1か月かけて徐々に目標運動強度まで増加させていく.運動量増加の順序は,まず短時間運動(5～10分)の繰り返し回数(2～3

回)を増し，次に運動強度は据え置いたまま1回の運動持続時間を延長し，1回の運動時間が15分程度に達したのちに運動強度を増すのが原則である．安定期においては，1回20～30分の持続で2回繰り返し，合計40～60分/日とする．運動の頻度は，重症心不全例は週3回とし，軽症例では週5回まで増量してもよい[1]．

D 慢性末梢動脈閉塞症

末梢血管疾患のうちで運動療法が貢献しうる主なものは，末梢動脈の慢性閉塞のために虚血となり，間欠性跛行 intermittent claudication の症状を訴えている症例である．したがって，それには病態にかかわらず，慢性の虚血を呈する例がすべて含まれており，慢性末梢動脈閉塞症と総称して述べる．これには，炎症性で青壮年に多く，前腕，下腿より末梢の細動脈にくる Buerger 病〔別名：閉塞性血栓血管炎 thromboangiitis obliterans (TAO)〕と，中年以上の男性に多く，腹部大動脈から膝窩動脈までの大きい動脈に発生し，その成因の1つとして糖尿病が75%も関係している閉塞性動脈硬化症 arteriosclerosis obliterans (ASO) の2つがある．いずれも内膜肥厚と血栓形成により，次第に血管内腔が狭くなり，ついには閉鎖する．最初は患肢に冷感，しびれ感を生じ，そのうちに間欠性跛行をおこし，よく神経痛と間違えられる．そして最後には激烈な痛みを訴え，足趾から始まる壊死，特発性脱疽 spontaneous gangrene をおこし，切断の止むなきに至る．今日は血管外科で ASO に血栓内膜削除，バイパス移植などの動脈再建がされるが，対症療法にすぎない．

虚血による跛行肢への運動療法の有効性について，その作用機序としては側副路の発達を促すとされていたが，有効とされるデータは少ない．したがって，いまだ不明瞭ではあるが，現在までにレオロジーの改善，筋肉における酸化代謝能力の改善，痛み閾値の変化，歩行技術能力の向上，血流分布の変化，および毛細血管の増加，などがあげられている．跛行の改善には，筋代謝，側副血行，血管内皮機能，歩行効率，炎症反応の改善，などの関与が推定される．

リハビリは，①血管攣縮除去，②血管拡張，③側副血行路形成の3つの目的のために行う．
以下，各手技について述べる．

1 体位

Kottke は，ベッドの頭側を20～40 cm 高くした頭高足低で寝かせることを主張する．Williams, Montgomery, Horwitz は，乏血足を18 cm 水平より下げることだけで足趾皮膚の酸素分圧 oxygen tension が13%増すことを認めている．また，もたれた半座位で上半身を高くしてもよい．

2 温熱療法

多くの種類の温熱が用いられるが，1つの制約がある．元来，温熱が血管拡張をおこすことは顕著な事実であり，鎮痛作用また血管攣縮寛解，側副血行路形成促進に役立つことも明らかである．しかし，循環障害があるときは血行により熱を奪い，局部温度の上昇を防止する作用が低下していることと，血行障害領域に感覚鈍麻が早期に出現することとあいまって，熱傷の危険が非常に多い．また前述のように温熱による局部新陳代謝増加が血行改善による O_2 供給を上回ることもあり得る．たとえば高周波がそうである．また Delore は高温浴はむしろ血管攣縮をおこすとさえ述べている．したがって局所に直接応用するならば，ホットパック，ペロイド湿布，高周波のようなものは避け，それほど血行障害が著明でない症例に赤外線のような温和なものを注意しつつ行う程度にする．

3 運動療法

運動トレーニングは，①ウォーミングアップ，②歩行運動，③クールダウンの順番で，プログラムを建てて行う．運動の強度を指定できることが有効であるため，トレッドミルやエルゴメーターなどの機器を使用するほうが実施しやすいが，ペースメーカ付きのトラックなどを歩行することもよい．

主な病変が下腿以外の場合，特に TAO では，末梢部での虚血による筋肉への負荷が調整できる体操が試みられ，Ratschow 体操と Buerger 体操

を紹介する．Ratschow体操はドイツのMax Ratschowにより考案され，その内容は，①ベッド上仰臥位にて下肢を挙上し，疼痛が出現するまで足関節の回転運動を実施する，②座位になり足趾が紅潮色になるまで下肢を下垂する，からなる．

一方，Buerger体操は，①ベッドまたは治療台の上にゆったりと背臥位になる．②患肢を60～90°まで挙上し，支えの上に乗せ30秒～3分そのまま保つ．③次いでベッドの縁から下に下肢を下げ，足趾が発赤するまで約2～5分おく．十分な発赤をおこすのに要する時間より約1分長くということを基準にする．④さらに3～5分間静かにベッド上に患肢を横たえる．その間，電気または湯タンポで暖める．⑤以上の挙上，吊り下げ，水平位の3動作はだいたい6～10分かかる．だいたい1時間に6～7回繰り返し，少なくとも日中1時間交代で1日6～7時間行う．これらは原則であって，症例に応じ時間，回数を加減してよい．このBürger体操の③で足の自動運動（背屈・底屈，外反・内反，足趾伸展・屈曲）を加えたものがAllenの変法，つまりBürger-Allen体操である．

運動強度は，初めは傾斜12%・速度2.4 km/時で行い，「ややつらい」程度（New Borg scale 6～8/10）の下肢疼痛が生じるまで歩き，この亜最大負荷が推奨されている．この強度で10分以上歩けるようなら，次いで速度を3.2 km/時とするか，傾斜を強くする．さらに4.8 km/時と速度を速めることもできる．1回に行う歩行時間は30分以上で，1時間までとする．頻度は日に1～2回行い，週3回以上は実施する．運動時間中は，先の疼痛に達するまでの歩行と，疼痛が緩和するまでの休息（1～5分程度）とを繰り返す．治療期間は3～6か月が一般的である．

4 リハビリテーションの実際

運動療法は，ウォーミングアップ，持久性運動，レジスタンストレーニング，クールダウンから構成される．「心血管疾患におけるリハビリテーションに関するガイドライン」では，持久力トレーニングは週3～5回行い，レジスタンストレーニングは週2～3回補足的に行うことが推奨される[1]．

ウォーミングアップあるいはクールダウンの一部として，ストレッチングを組み入れてもよい．運動の構成時間はウォーミングアップ約5～10分，ストレッチング約10分，持久性運動が20～60分，次いでレジスタンストレーニングを10～30分，随意にレクリエーションやゲームを入れて，最後にクールダウンを5～10分行う[1]．トレーニングの構成を，時間と心拍数の関係から見たものを図10-195に示す．

A ウォーミングアップとクールダウン

目的とする運動療法の前後には，障害の予防と不整脈や低血圧などを予防する目的でウォーミングアップとクールダウンが推奨されている[1,2]．ウォーミングアップは，骨格筋を収縮・伸展させ血液循環を促進し，安静時の代謝を持久性運動のレベルに近づける．また結合織の伸展性を高め，ROMを広げ，骨関節の障害を予防する．ウォーミングアップの強度は，安静時から徐々に高め，トレーニング時の目標心拍数幅の下限まで増していくとよい．

ウォーミングアップの一部として広く行われている運動に，ストレッチングがある．ストレッチングは，骨格筋-腱群を引き伸ばしたあと，筋長を一定に保ち，外的な圧を緩和することが定義されている．アメリカスポーツ医学会（ACSM）の運動処方の指針では，ストレッチングは，①全身の大きな筋群の腱を4回以上，トータルで最低10分以上行うこと，②静的なストレッチングと動的なストレッチングを適宜組み合わせること，③静的ストレッチングでは15～60秒間，ストレッチングした状態を維持すること，④ストレッチ運動は，ROMの範囲できつさを感じる限界まで行うが，それ以上は行ってはいけない，などがすすめられている．図10-196に代表的なストレッチングの方法を示す[1]．

クールダウンでは，急激な血圧低下と静脈還流の低下を防ぎ，徐々に安静時の心拍数・血圧に戻して低血圧症状を予防することが目的である．速

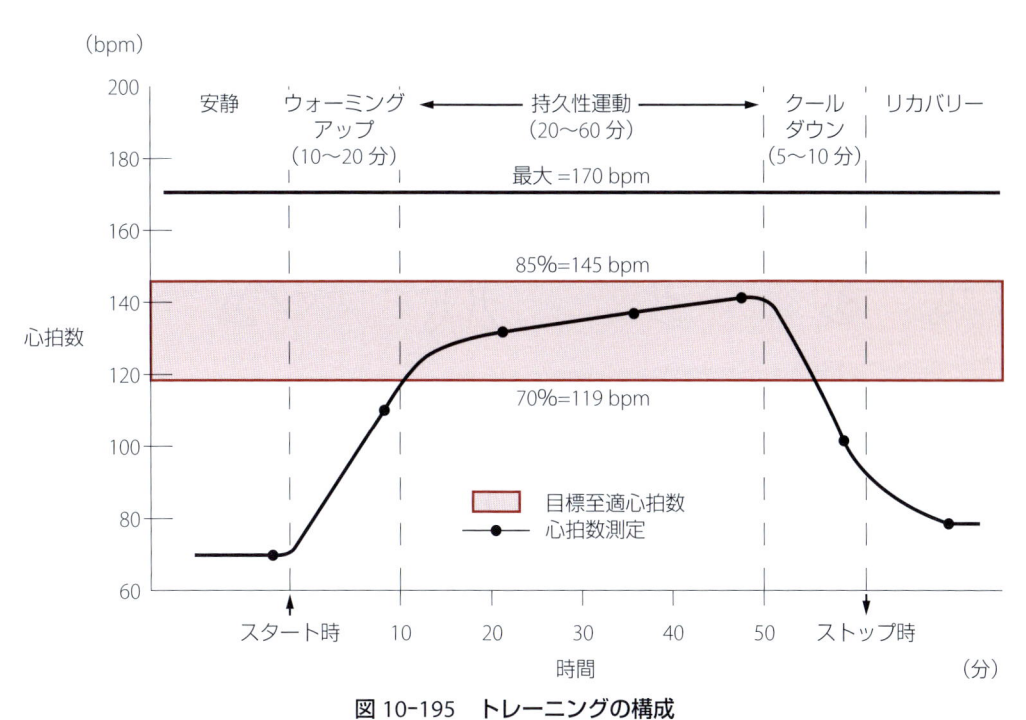

図10-195 トレーニングの構成
ウォーミングアップ，持久運動，クールダウンからなる運動セッションにおける時間と心拍数の関係を示す．

度を落とした歩行や負荷を軽減したエルゴメーター駆動，ストレッチングなどの整理体操を行い，また上昇した体温を下げ，乳酸をすばやく排泄させ，さらに運動後にみられるカテコールアミンの悪影響を取り除くことができる．

B 持久性運動

持久性運動では，単一の筋群を連続的に動かす運動だけでなく，大きな筋群を使うリズミカルな動的運動も実施するのがよい．運動の種類としては，歩行，走行，サイクリング，水泳などが該当し，なかでも歩行は力学的にバランスが取れ，身体への負担が小さい運動である．ただし，心臓リハビリ開始初期には，エルゴメーターやトレッドミルは，自覚症状をはじめとする各種バイタルサインをモニタリングしたり，心疾患についての各種指導を行ったりしながら運動をすることができるため最適である[5]．心血管疾患患者の運動強度は peak $\dot{V}O_2$ の 40〜60%，最大心拍数の 55〜69%，心拍数予備能では 40〜60%（Karvonen 法の k = 0.4〜0.6）である．可能なかぎり，心臓リハビリ開始前に CPX を行い，AT による運動処方を作成し，その処方に従って行うことが推奨される．しかし，もともと運動能力が低い，またはデコンディショニングが強く認められる患者には比較的低い強度から開始する．運動時間は持久的あるいは間欠的な有酸素運動を 20〜60 分行う．

患者によっては持続的な有酸素運動が困難な場合もあり，そのような症例にはインターバルトレーニングが推奨される[4]．Meyer らは，冠動脈バイパス術後の男性患者を対象にインターバルトレーニング（種目：エルゴメーター，強度：最大心拍数の 86% を 1 分ごとに強弱を繰り返す，20〜25 分間）を実施し，持続的なトレーニングと比べて，運動中の血圧，血中カテコールアミン濃度に差を認めず，3.5 週間後の運動耐容能増加と，同一負荷時の乳酸濃度の低下を認めたと報告している[8]．

一般的なインターバルトレーニングは，運動耐容能の 50% の負荷量で 30 秒間の運動を行い，その後 60 秒間の休息をおくプロトコルを 10 回繰

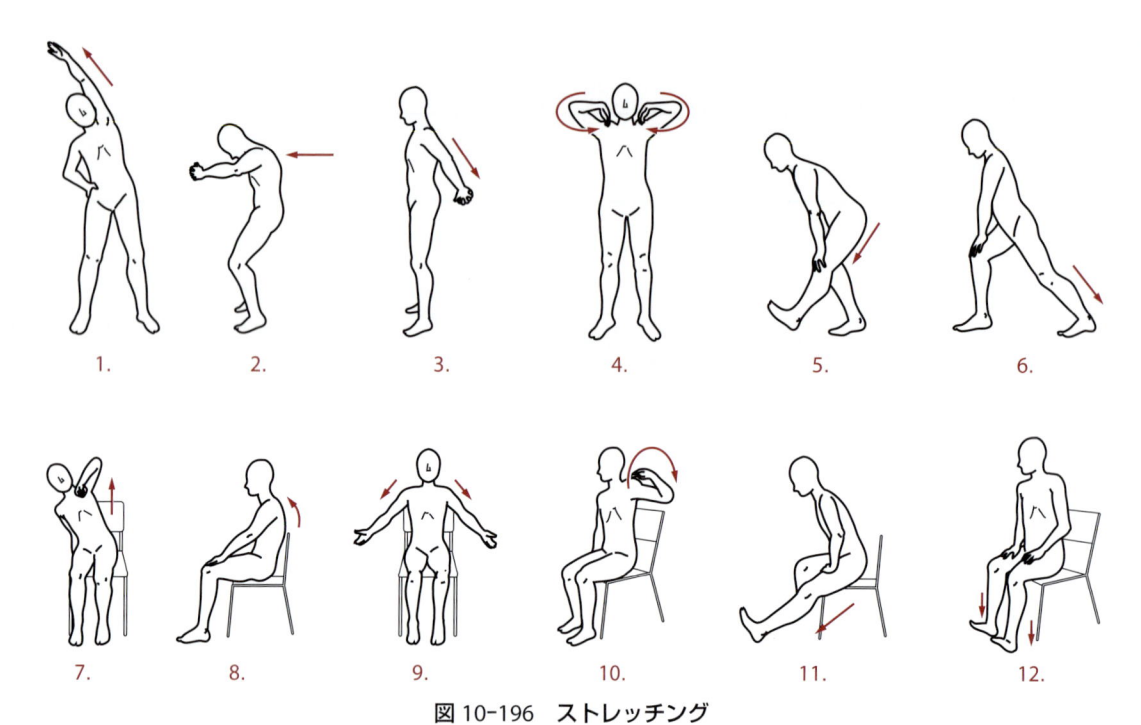

図 10-196　ストレッチング
上肢，体幹，下肢の代表的なストレッチングを示す．同じ部位のストレッチをそれぞれ立位用（1〜6），座位用（7〜12）で示した．

り返し，計15分間の運動を行う[6]．また，「心血管疾患におけるリハビリテーションに関するガイドライン」では，慢性心不全の場合，低強度かつ短時間の運動トレーニングの複数回繰り返しから開始し，自覚症状や身体所見を観察しながら徐々に（通常1週ごとに）時間と強度を増していくことを推奨している[1]．

C　レジスタンストレーニング

近年，心血管患者にはより積極的にレジスタンストレーニングを取り入れるべき，とする報告がなされた[9]．心血管系のリスクが低度の場合は心血管系の精査は不要であり，中等度から高度リスクの場合は適切な運動処方を行い，ガイダンス，サーベランスを行うことで安全に施行可能であるとされた．また，心不全患者においても検討すべき点はあるものの安全に施行可能であるとして，初めてすべての心疾患群において推奨された（表10-106）[10]．

筋力の強化には，通常の日常生活で使用する負荷以上の負荷量を筋に与える必要がある．具体的な強度設定は，1回反復できる最大負荷（1 RM）を求め，その相対的割合で処方する（表10-107）[1]．しかしながら，厳密な1 RMの測定が困難である場合には，換算表（表10-108）を用いて，1 RMの相対強度を把握する．たとえば，12回繰り返し反復運動が可能な運動強度であれば，その重さは70% 1 RMということになる．心血管疾患に対して1 RMを用いて処方する場合は，上肢運動は1 RMの30〜40%，下肢運動では50〜60%の負荷で開始し，徐々に漸増させていく．Borg scaleはレジスタンストレーニングにおいても有用な指標であり，心血管疾患患者でBorg scale 11〜13が至適とされている[9]．反復回数は，たとえばダンベルを健常人では8〜12回，高齢者や心血管疾患患者では12〜15回楽に持ち上げられる程度で開始し，徐々に負荷を増していく．頻度としては週2〜3回が推奨される[9]．

心臓リハビリにおけるレジスタンストレーニングの種類としては，フリーウェイトを用いたもの，弾力包帯を用いたもの，特に機器を用いずに

表10-106 レジスタンストレーニングプログラムの推奨レベル

Step	目的	タイプ	強度	回数	量
Step 1 pre-training	・正しい方法を学ぶ ・感触を覚える ・筋のコーディネーションを改善	ダイナミック	30% 1 RM RPE<12	5〜10	2〜3 セッション/週 1〜3 サーキット/セッション
Step 2 resistance/endurance training	・局所有酸素持久力 ・筋のコーディネーションを改善	ダイナミック	30〜40% 1 RM RPE<12〜13	12〜25	2〜3 セッション/週 1 サーキット/セッション
Step 3 strength training/muscle build up training	・筋肥大 ・筋のコーディネーションを改善	ダイナミック	40〜60% 1 RM RPE<15	8〜15	2〜3 セッション/週 1 サーキット/セッション

表10-107 レジスタンストレーニング

強度	強度設定			頻度	
	%最大1回反復重量(1 RM)	自覚的運動強度(Borg scale)	1セットあたり(回)	1日あたり(セット)	1週間あたり(日)
低強度負荷	20〜30%	10〜11	8〜15	1〜3	2〜3
中強度負荷	40〜60%	11〜13	8〜15	1〜3	2〜3
高強度負荷	80%	13〜16	8〜15	1	2〜3

%1RMの%は,個人の実測値に対する値という意味.年齢から予測される基準値に対するものではないことに注意.
〔循環器病の診断と治療に関するガイドライン(2011年度合同研究班報告)心血管疾患におけるリハビリテーションに関するガイドライン(2012年改訂版).p24. http://square.umin.ac.jp/jacr/link/doc/JCS2012_nohara_h.pdf(2013年11月閲覧)より引用〕

自重を利用したもの,があげられる.フリーウェイトを用いたものとしては,ダンベルまたは重錘バンドを用いることが多く,これらを用いる四肢のレジスタンストレーニングの特性は,四肢を自由に動かす筋と体幹を固定する筋の両者が働く点である.弾力包帯を用いたレジスタンストレーニングの特徴としては,運動の方向と範囲を自由に設定できることである.

また,トレーニング機器そのものの重さが関節にかからないことから,高齢者や骨関節疾患を有する患者にも適応できる.それ以外にも,機器を用いずに自重を利用した,立位で膝を屈伸するスクワット,立位で踵を挙上するカーフレイズ,なども用いる.

■ 引用文献
1) 循環器病の診断と治療に関するガイドライン(2011年度合同研究班報告)心血管疾患におけるリハビリテーションに関するガイドライン(2012年改訂版).http://square.umin.ac.jp/jacr/link/doc/JCS2012_nohara_h.pdf(2013年11月閲覧)

表10-108 レジスタンストレーニングにおける負荷と回数の関係

%1 RM	繰り返しが可能な回数
60	17
70	12
80	8
90	5
100	1

2) 山崎 元(訳):運動処方の一般的な原則.アメリカスポーツ医学会編,日本体力医学会体力科学編集委員会監訳:運動処方の指針―運動負荷試験と運動プログラム.原書第8版.南江堂,pp157-228, 2011
3) Gellish RL, Goslin BR, et al : Longitudinal modeling of the relationship between age and maximal heart rate. Med Sci Sports Exerc 39(5) : 822-829, 2007
4) 増田 卓,松永篤彦:循環器理学療法の理論と技術.メジカルビュー社,pp154-333, 2009
5) 江藤文夫,上月正博,他:呼吸・循環障害のリハビリテーション.医歯薬出版,pp212-293, 2008
6) Giannuzzi P, Tavazzi L(Working Group on Cardiac

Rehabilitation & Exercise Physiology and Working Group on Heart Failure of the European Society of Cardiology) : Recommendation for exercise training in chronic heart failure patients. Eur Heart J 22(2) : 125-135, 2001
7) Witt BJ, Jacobsen SJ, et al : Cardiac rehabilitation after myocardial infarction in the community. J Am Coll Cardiol 44(5) : 988-996, 2004
8) Meyer K, Samek L, et al : Physical responses to different modes of interval exercise in patients with chronic heart failure--application to exercise training. Eur Heart J 17(7) : 1040-1047, 1996
9) Williams MA, Haskell WL, et al : Resistance exercise in individuals with and without cardiovascular disease : 2007 update : a scientific statement from the American Heart Association Council on Clinical Cardiology and Council on Nutrition, Physical Activity, and Metabolism. Circulation 116(5) : 572-584, 2007
10) Piepoli MF, Conraads V, et al : Exercise training in heart failure : from theory to practice. A consensus document of the Heart Failure Association and the European Association for Cardiovascular Prevention and Rehabilitation. Eur J Heart Fail 13(4) : 347-357, 2011

第22章
糖尿病

1 基礎的知識

A 糖尿病

　糖尿病とは，インスリン作用不足による慢性の高血糖状態を主徴とする代謝疾患群である．

　1型糖尿病は，インスリンを合成・分泌する膵ランゲルハンス島β細胞の破壊・消失が主要な原因であり，2型糖尿病は，インスリン分泌低下やインスリン抵抗性をきたす素因を含む複数の遺伝因子に，過食（特に高脂肪食），運動不足，肥満，ストレスなどの環境因子および加齢が加わり発症する[1]．

B インスリン抵抗性

　インスリン抵抗性とは，血中のインスリン濃度に見合ったインスリン作用が得られない状態をいう．早朝空腹時の血中インスリン値が$15\mu U/ml$以上を示す場合には明らかなインスリン抵抗性の存在が考えられる[1]．

C 合併症

　糖尿病の合併症には，糖尿病昏睡や感染症などの急性合併症と，全身の血管病変である以下の慢性合併症がある．
①細小血管症：網膜症，腎症，神経障害
②大血管症（動脈硬化性疾患）：脳血管障害，虚血性心疾患，閉塞性動脈硬化症
③糖尿病足病変：神経障害，閉塞性動脈硬化症，外傷，感染症，などを背景とした潰瘍や壊疽．

2 診断・評価

A 糖尿病の診断

　病歴聴取と身体所見の診察に加えて血液検査を行い，糖尿病の診断を行う．血液検査では，血糖値とHbA1c（hemoglobin A1c，グリコヘモグロビン）が用いられる．HbA1cは，採血時から過去1，2か月間の平均血糖値を反映し，血糖コントロール状態の指標となる．2013年4月1日以降は，従来わが国で用いていたJapan Diabetes Society（JDS）値からNational Glycohemoglobin Standardization Program（NGSP）値の単独表記への移行が進んでいる．耐糖能正常者の基準値は，HbA1c（NGSP値）4.6～6.2%である．

B リハビリ計画にあたっての評価

　安全に糖尿病のリハビリを行うには事前のメディカルチェックが不可欠である．糖尿病患者では，無症候性の急性心筋梗塞をおこすことが少なくない．心血管イベントについて自覚症状や病歴，胸部X線写真，心電図，さらに要すれば負荷心電図，ホルター心電図，心エコーなどの確認を行う．細小血管症について，網膜症では急激な血圧上昇をきたす運動を避ける．増殖前網膜症，増殖網膜症へ進行した場合は運動の制限が必要である．尿蛋白1g/日以上となる腎症第3期B（顕性腎症後期）からは運動を制限する．自律神経障害を有すると運動中の血圧変動や不整脈をおこしやすくなるため，慎重にリハビリプログラムを進める．

　高齢者では変形性関節症など整形外科的疾患の合併が多い．足病変についても事前に確認する．

表 10-109 運動療法を禁止あるいは制限したほうがよい場合

- 糖尿病の代謝コントロールが極端に悪い場合(空腹時血糖値 250 mg/dl 以上,または尿ケトン体中等度以上陽性).
- 増殖網膜症による新鮮な眼底出血がある場合(眼科医と相談する).
- 腎不全の状態にある場合(血清クレアチニン,男性 2.5 mg/dl 以上,女性 2.0 mg/dl 以上)
- 虚血性心疾患や心肺機能に障害のある場合(各専門医の意見を求める).
- 骨・関節疾患がある場合(専門医の意見を求める).
- 急性感染症
- 糖尿病壊疽
- 高度の糖尿病自律神経障害

〔運動療法.日本糖尿病学会(編):糖尿病治療ガイド 2012-2013 血糖コントロール目標改訂版.文光堂,p43-45, 2012 より引用〕

表 10-110 身体活動量の目安

- 軽労作(デスクワークが主な職業,主婦など)　25〜30 kcal/kg 標準体重
- 普通の労作(立ち仕事が多い職業)　30〜35 kcal/kg 標準体重
- 重い労作(力仕事の多い職業)　35〜 kcal/kg 標準体重

〔食事療法.日本糖尿病学会(編):糖尿病治療ガイド 2012-2013 血糖コントロール目標改訂版.文光堂,p39-42, 2013 より一部改変〕

運動療法を禁止あるいは制限したほうがよい場合を**表 10-109** にあげる[2]).

3 治療プログラム

A 食事

食事療法は,糖尿病治療の基本である.一般的にエネルギー摂取量=標準体重×身体活動量として算出される.標準体重(kg)は,身長(m)×身長(m)×22 で求められ,身体活動量は体を動かす程度によって決まるエネルギー必要量(kcal/kg 標準体重)である(**表 10-110**)[3]).個人の状況に応じて体重変化を参考にしながら食事内容の調整をはかる.食事療法の導入には患者へ日々食べた物の内容や量,時刻についての記録を指導し,自分の食生活を認識してもらうこともよい.

B 運動

運動には,急性効果としてブドウ糖,脂肪酸の利用促進,慢性効果としてインスリン抵抗性の改善ほか,多面的な効果が期待できる.2 型糖尿病では運動により心肺機能の改善,血糖コントロールの改善,脂質代謝の改善,血圧低下,インスリン感受性の増加が認められる[4]).1 型糖尿病においても進行した合併症がなく,血糖コントロールが良好であれば,インスリン療法や補食を調整することにより,いかなる運動も可能である.**表 10-109** にあげたような進行した合併症のため積極的な運動療法が行えない場合にも,安静臥床を強いられることは稀であり,日常生活における身体活動量を低下させないよう指導する.

C 薬剤

スルホニル尿素(SU)薬,速効型インスリン分泌刺激薬の内服やインスリン療法は単独でも低血糖をおこしやすい.加えて運動により低血糖を誘発することもあり,注意が必要である.よく動かす部位の血流増加に伴って皮下からのインスリン吸収が早まることを考慮し,たとえばジョギングをする前は大腿への注射を避け,腹壁を選択する.

4 リハビリテーションの実際

A 運動の種類

歩行,ジョギング,自転車,水泳などの有酸素運動が基本となる.自重や重り,ゴムチューブなどを用いて抵抗負荷をかける抵抗運動も,筋量の増大によって基礎代謝量の維持,増加やインスリン抵抗性の改善に有用である.

B 運動の強度

有酸素運動の強度は最大酸素摂取量の 50%前後の運動がすすめられ,運動時の心拍数によって程度を判定する.示指,中指,環指で対側の橈骨動脈を触知し,15 秒間の測定値を 4 倍(もしくは 4 倍+10)して心拍数を測る.脈の触知には頸動

表 10-111 運動の消費エネルギー量(kcal/kg/分)と代謝当量(METs)および1単位(80 kcal)の運動時間

運動の強さ	種目	METs	エネルギー消費量(kcal/kg/分)	1単位(80 kcal)の運動(体重を60 kgとして)
非常に軽い	散歩	2.0	0.0464	約30分間
	草むしり	2.5	0.0552	約25分間
軽い	歩行(70 m/分)	3.0	0.0623	約20分間
	階段(降り)	3.0	0.0658	約20分間
	掃除	3.3	0.0676	約20分間
	自転車(平地 10 km/時間)	4.0	0.0800	約15分間
	ゴルフ(平均)	4.5	0.0835	約15分間
中等度	階段(昇り)	7.0	0.1349	約10分間
	ジョギング(軽い)	7.0	0.1384	約10分間
	テニス練習	7.0	0.1437	約10分間
	リズム体操	(7.0)	0.1472	約10分間
強い(きつい)	ランニング	8.0	0.1561	約8分間
	水泳(平泳ぎ)	10.0	0.1968	約7分間

〔運動療法.日本糖尿病療養指導士認定機構(編):糖尿病療養指導ガイドブック 2013.メディカルレビュー社,pp47-53, 2013 より引用〕

脈を用いる方法もある.目標心拍数はKarvonen法により〔(220−年齢)−(安静時心拍数)〕×40〜60%+安静時心拍数で求める.不整脈や心拍数に影響する薬物(β遮断薬など)のために脈拍数を指標にできない場合は主観的運動強度を用い,「楽である」「ややきつい」(Borg scale 11〜13相当)を目安とする.抵抗運動では冠動脈疾患リスクや網膜症,自律神経障害に配慮して急激な血圧上昇に注意し,いきまないように気を配る.

C 運動の時間

効率的な脂質の燃焼には1回の運動時間が20分以上が望ましい.歩行であれば1回15〜30分,1日2回行い日常生活全体で1万歩/日を目指す.運動によって付加する消費エネルギーは160〜300 kcal/日程度が適当である(表10-111)[5].

エレベーターでなく階段を用いるなど,日常生活の合間に短時間の運動を積み重ねることでも効果を期待できる.最適なタイミングは食後1〜2時間であり,食後高血糖の是正効果を得られる.

D 運動の頻度

1回の運動の効果は持続しないため,1週間に3日以上の頻度で行うことが望ましい.患者の生活や運動の好みを理解して継続可能な運動を提案する.行動変容を促しながら達成感をもてるよう援助していく姿勢が必要である.

E 運動器への配慮

対象に高齢者や肥満者が多く,運動療法による骨関節疾患の増悪に留意する.運動療法の導入時や靴を変えたときは靴擦れができやすい.適切な靴の選択とともに,日ごろから小石など靴内の異物のチェックや足の観察を行うよう指導する.

■ 引用文献

1) 糖尿病疾患の考え方.日本糖尿病学会(編):糖尿病治療ガイド 2012-2013.文光堂,pp8-16, 2012
2) 運動療法.日本糖尿病学会(編):糖尿病治療ガイド 2012-2013 血糖コントロール目標改訂版.文光堂,pp43-45, 2013
3) 食事療法.日本糖尿病学会(編):糖尿病治療ガイド 2012-2013 血糖コントロール目標改訂版.文光堂,pp39-42, 2013
4) 運動療法.日本糖尿病学会(編):科学的根拠に基づく糖尿病診療ガイドライン 2010.南江堂,pp41-49, 2010
5) 運動療法.日本糖尿病療養指導士認定機構(編):糖尿病療養指導ガイドブック 2013.メディカルレビュー社,pp47-53, 2013

第23章
がん

1 基礎的知識

がん cancer(悪性腫瘍)は，すべての組織，臓器に発生する．発生する細胞から，皮膚や臓器，生殖器などの上皮細胞にできる癌(または癌腫 carcinoma)，筋肉や骨などの非上皮細胞にできる肉腫 sarcoma，血液やリンパ液などの造血器由来の細胞に生じるもの，に分類される．

がんのリハビリは，がんそのものあるいはその進行や治療に伴う二次的な機能障害の，身体面，社会面，心理面，職業面に生じる制限を軽減するために支援するプロセスであり，学際的なアプローチが必要である．いずれのがんも，診断の時点から終末期まですべての時期がリハビリの対象となる．リハビリのプログラムは，がんの病期や治療により変動する身体や精神の状態に配慮しながら進める．

2 診断・評価

治療計画の立案には，障害の診断と評価に基づいた問題点の抽出が重要である．がん特有の症状，合併症，治療を考慮する．

1 全身状態

全身状態は，予後予測の参考となる．performance status(PS，表10-112)[1]や Karnofsky performance scale(KPS，表10-113)[2]がある．

2 食事摂取・栄養状態

悪液質の影響，痛み，抑うつ，薬剤・化学療法・放射線療法が原因となり，悪心・嘔吐，食欲不振をきたし，栄養が悪化することが多い．

3 睡眠・覚醒状況

身体の異常，痛み，不安やストレス，薬の副作用などが原因で睡眠不足をきたすことがある．また，脳転移などによる意識障害にも留意する．

4 認知機能

化学療法・放射線療法や脳転移だけでなく，がん自身も認知機能低下の原因となる．高齢者では認知症の併存が問題となる．MMSEなどでのスクリーニングや各種知能心理検査を行う．

5 心理的評価

がん患者の心理的苦痛は多要因からなり，身体症状や QOL に大きく影響する．つらさと支障の寒暖計[3]で評価する．

6 痛み

がんの痛みには，内臓痛，体性痛，神経障害性疼痛がある．局在，性状，程度，パターン(持続痛，突出痛)などを評価する．性状は，ズーンと重い，電気が走るなどと具体的に記述する．痛みの程度は，NRS(numerical rating scale)や VAS で評価する．

7 疲労・倦怠感

がん患者の70〜90%には，労作の程度に比例せず，日常生活を妨げるほどの疲労が続くことが多く，この疲労を癌関連疲労・倦怠感 cancer related fatigue(CRF)と呼んでいる．cancer fatigue scale(CFS)[4,5]で評価する．

表10-112　performance status(PS)の日本語訳

Score	定義
0	まったく問題なく活動できる．発病前と同じ日常生活が制限なく行える．
1	肉体的に激しい活動は制限されるが，歩行可能で，軽作業や座っての作業は行うことができる．例：軽い家事，事務作業
2	歩行可能で自分の身のまわりのことはすべて可能だが，作業はできない．日中の50%以上はベッド外で過ごす．
3	限られた自分の身のまわりのことしかできない．日中の50%以上をベッドか椅子で過ごす．
4	まったく動けない．自分の身のまわりのことはまったくできない．完全にベッドか椅子で過ごす．

〔出典：Common Toxicity Criteria. Version 2.0 Publish Date April 30, 1999. http://www.jcog.jp/ より〕

表10-113　Karnofsky performance scale(KPS)の日本語訳

%	症状
100	正常，臨床症状なし
90	軽い臨床症状があるが正常の活動可能
80	かなり臨床症状があるが努力して正常の活動可能
70	自分自身の世話はできるが正常の活動・労働することは不可能
60	自分に必要なことはできるが時々介助が必要
50	病状を考慮した看護および定期的な医療行為が必要
40	動けず，適切な医療および看護が必要
30	まったく動けず，入院が必要だが死は差し迫っていない
20	非常に重症，入院が必要で精力的な治療が必要
10	死期が切迫している
0	死

〔Karnofsky DA〕

8　身体機能評価

関節可動域(ROM)，MMTなどのほか，歩行速度，起き上がりなど，個々の障害に合わせて身体障害を評価する．

9　ADL

BIやFIM，小児ではWeeFIMが用いられる．

10　QOL評価

SF-36®のほか，癌に特異的なEORTC QLQ (European Organization for Research and Treatment of Cancer Quality of Life Questionnaire)[6]などがある．

11　癌の進行度

TNM分類とステージ分類を用いる．TNM分類は腫瘍ごとに定められ，癌の大きさ(T：primary tumor)，所属リンパ節転移の有無と広がり(N：regional lymph nodes)，遠隔転移の有無(M：distant metastasis)で表現する．TNM分類をもとに，ステージ分類(Ⅰ～Ⅳ度)が行われる．

3　治療プログラム

がん患者へのリハビリの治療プログラムの方針は，がんの進行状況や治療の状態により異なるが，次の4期に分けられる[7]．

1　がんと診断されてから治療前までの時期

治療前に身体機能や社会環境を評価し，障害の発生の予測に基づいてリハビリでの予防や対応策を検討する．

2　治療中の時期

治療中は，不動による廃用症候群の発生を予防する．手術療法では，周術期を切れ目なくサポートし，放射線療法，化学療法では，副作用を配慮しながらリハビリを進める．

3　治療後の寛解とフォローアップの時期

治療後のがんサバイバーでは，栄養や体力の低下に加え，病期の進行や治療の副作用，合併症により，神経麻痺，筋炎，認知障害，慢性疼痛，傍腫瘍症候群，軟部組織線維化，リンパ浮腫，などさまざまな問題が残存しADLやQOLの低下を招く．リハビリにより体力の回復とこれらの問題解決をはかる．また，再発に対する恐怖やボディーイメージの障害などの精神心理学的問題

や，在宅復帰・職場復帰などの社会的問題にも対処する．

4 がんの再発や進行により積極的治療が困難となる時期

　積極的治療が困難になると，悪液質による身体機能や体力の低下がおこりやすい．また，同時に抑うつやせん妄などが発生し，ADLが急速に低下する．リハビリにより，症状の緩和をはかりながら，機能低下を代償動作や補助機器，環境などでカバーし，ADLを確保し，本人の希望に添う形でQOLを実現することをゴールとする．しかし，身体機能やADLの向上が必ずしもQOLを向上するとは限らず，本人の意向を十分くみ取る必要がある．患者との信頼関係は重要で，症状の緩和が実現できるとプログラムを進めやすい．身体機能の向上が難しい場合でも，リハビリの継続は精神的な支えになる．

4 リハビリテーションの実際

A がんのリハビリ特有の問題

　がんは病態の変動や悪化を生じやすく，リスク管理が必要である．リハビリ中止の基準は一般の中止基準を使用するが，積極的治療が困難となる時期には状況に応じて対応する．

1 告知の状況の確認

　原発がんの状況，転移の有無や予後について，本人または家族がどの範囲まで告知を受けているか，リハビリ開始時・継続中にインフォームドコンセント（説明と同意）を把握する．がんの告知が行われても進展度や転移は告知されていないこともある．

2 リスク管理

a. 化学療法・放射線療法の副作用

　化学療法・放射線療法の共通した副作用として骨髄抑制がある．好中球は1000/μℓ以下になると易感染性となり，500/μℓ以下では感染予防対策が必須となる．一方，血小板は3万/μℓ以上では問題ないが，1〜2万/μℓでは抵抗運動を控え，1万/μℓ未満では積極的な訓練を控え，関節や筋肉内の出血を避ける．

　化学療法では，悪心・嘔吐の副作用が多い．心機能障害，腎機能障害，末梢神経障害，間質性肺炎もきたしやすい．

　放射線療法では，照射後すぐにおこる急性反応と，照射後6か月程度たっておこる晩発反応がある．急性反応では，食欲不振や倦怠感，浮腫，紅斑，潰瘍，口腔粘膜のびらん，喉頭や唾液腺の腫脹疼痛，などが生じリハビリを阻害する．しかし，照射が終わると回復しリハビリが再開できる．晩発反応では，中枢や末梢の神経障害，骨折や骨頭壊死，皮下の硬化，などが問題となる．

b. 骨転移

　転移部の疼痛と骨折が問題となる．薬物療法，装具，放射線照射，外科的治療，などで管理する．転移部の安定化には装具，免荷には杖や歩行器などを導入する．長管骨や脊椎に骨折のリスクがある場合は，荷重時，捻転や衝撃に注意する．病的骨折は，①骨皮質の破壊が50%以上，②局所的な介入にもかかわらず荷重痛が継続または再燃する場合，③大腿骨の近位で病変が2.5 cmの径を超える場合や小転子の剝離がある場合，に生じやすい[8]．脊椎転移の大部分は，放射線療法とコルセットで対処できるが，転移が脊柱管内へ及ぶと脊髄麻痺を生じる．

B 治療手技

1 運動療法

　治療中・後での有酸素運動は，廃用症候群を防ぎ，筋力や運動耐容能の改善，CRFの軽減，抑うつや不安感の改善に効果がある．また，免疫能を上昇させ，生命予後の改善をもたらすことが指摘されている．エルゴメーター，トレッドミル，床上歩行の実施が多く，筋力訓練，ストレッチなどと組み合わせる．強度は，軽度から中程度（40〜70%HRmax）に設定し，化学療法・放射線療法中は日々の状態に合わせて行う．

2 複合的理学療法

　リンパ浮腫は，線維化が進行すると回復が難し

く，早期から予防・改善をはかる．複合的理学療法 complex or complete physical therapy（CPT）と日常生活指導（表10-114）とを同時に行う．CPTでは，集中治療期に用手的リンパドレナージ medical manual lymph drainage（MLD），セルフケア（スキンケア，ネイルケア），弾力包帯，弾力包帯装着下での運動を行う．浮腫が軽減してくれば維持期に移行し，弾力着衣を毎日装着，MLDの施行，自宅での運動，セルフケアを行う．MLDは皮膚表層のリンパ流の，弾力包帯装着下での運動は筋肉の収縮によるリンパ流の改善を目的とする．間欠的空気圧迫装置も浮腫軽減に効果があるが，効果が一時的であるため，ほかの療法と組み合わせる．日常生活での注意事項は，National Lymphedema NetworkのWEBサイト上のLymphedema Risk Reduction Practicesが参考となる．

3 物理療法

温熱療法は，関節の拘縮，皮膚のひきつれの改善や疼痛の軽減に利用される．温熱療法はがんに禁忌との記載も多いが，その根拠ははっきりとしない．主に表在熱（ホットパック）に限って行われる[8]．電気治療では，特に経皮的電気神経刺激 transcutaneous electrical nerve stimulation（TENS）が，疼痛緩和に用いられる．刺激の強度や頻度は個々の状況にあわせる．

4 ADL訓練

手技的には通常のリハビリと大きく変わることはない．麻痺や手術により身体に障害が生じる場合には，早い段階からADL・IADLの対応が必要である．一方，身体に障害がでない場合でも，治療に伴う廃用や全身状態の悪化により，ADL・IADLは低下する．リハビリで一度回復したADL・IADLが，病期の進行とともに再度低下する場合や，生存期間が限られる場合があることを念頭におく必要がある．

5 環境整備・在宅支援

在宅復帰に向けて，生活が自立できるように，障害の状態にあわせて補助機器・器具の導入や環境の整備を行う．家族への負担も考慮する．また

表10-114　リンパ浮腫日常生活指導の一例

1. 患肢のスキンケア
   a. 皮膚のケア
      清潔，保湿．適切なネイルケアを行う．
      刺激の強い化粧品や石けんを避ける．
   b. 創傷の予防
      日焼けや虫さされを防止する．
      手袋，長袖，靴下で保護する．
      患側への注射・点滴や採血を避ける．
      熱傷や凍傷に注意する．
2. 患肢のリンパ流の維持．
   a. 患肢の締め付けを防止する．
      ・上肢：血圧計測や重いカバンの把持は健側で行う．
      ・下肢：長時間足を組まない．
      装飾品や下着・衣服で締めつけない．
   b. 重力や不動による腫れを防ぐ．
      ・上肢：腕を心臓より高い位置に挙上する．
      ・下肢：長時間の立位，座位を避ける．
   c. 適切な運動の施行
      疲労やむくみのでる運動は避ける．
   d. 肥満（リスクファクター）の回避
   e. 適正な水分管理
3. 患肢の観察
   a. むくみや感染徴候に注意する．

病期の進行している場合では，ADL・IADLの急速な低下を念頭に対処する．特に末期の場合は，本人の希望に沿った形での支援を行い，介護保険との連携も考慮する．

C 各がんにおけるリハビリのポイント

1 脳腫瘍

原発転移を含め発生部位にもよるが，麻痺や失調，高次脳機能障害などの症状を呈する．脳卒中のリハビリが応用でき，その効果も脳卒中と同程度とされる．原発性腫瘍では手術による除去で回復が大きいこともあるが，再発や腫瘍の成長が急速な場合は機能低下が進行する．また，放射線療法により亜急性の認知障害が発生することに留意する．

2 乳癌

薬物療法や放射線療法の併用により温存手術が主流となり，センチネルリンパ節生検によりリン

パ郭清は限定的となった．しかし，上肢リンパ浮腫や肩関節のROM制限は依然として問題となる．術直後より手指，手関節，肘の訓練から始め，ドレーン抜去後は段階的に肩関節の自動可動域を拡大し，抜糸後は他動可動域を拡大する．また，術後2〜3週後以降に腋窩のリンパ切除部位に軟部組織の索状物が生じ，ROMを制限する腋窩リンパ管線維化症候群 axillary web syndrome が発生する．段階的ROM訓練，局所温熱，ストレッチなどが有効で，自宅で訓練を継続する[9]．上肢リンパ浮腫には，CPTを行い，血栓症や感染の併発による浮腫の悪化を防ぐ．

3 頭頸部癌

頭頸部癌では，嗅覚，摂食嚥下，構音発声などの重要な機能が障害されるうえ，顔面の形状や表情にも問題を生じるため，QOLを大きく損なう．大きく舌を切除する場合には，皮弁などでの再建を行う．また，喉頭の摘出を行う場合には，人工喉頭や食道発声などの導入や気管孔の管理を行う．頸部郭清で副神経を損傷する場合は，僧帽筋が麻痺し肩の挙上が困難となる．肩関節の自動あるいは自動介助運動，肩甲周囲筋の強化，代償動作の学習，神経筋再教育，などを行う[10]．

4 消化器癌（食道癌など）・肺癌

手術で開胸，開腹が必要となり，呼吸器合併症と廃用症候群をきたしやすい．術前からの介入が重要で，肺を拡張する手技などの呼吸リハビリを行い，早期離床をはかる．歩行訓練は，合併症の低減に効果がある[11]．喫煙や呼吸器合併症などのリスクファクターには注意する．

食道癌は嚥下障害をきたしやすく，嚥下リハビリを行う．大腸癌では，排泄機能や性機能の障害などを伴いやすく，ストマを造設した場合には管理が習得する．

5 前立腺癌

尿失禁などの排尿障害を伴いやすいが，回復することが多い．内分泌療法の副作用である倦怠感の緩和には，有酸素運動や抵抗運動の効果がある．

6 子宮癌・卵巣癌

広汎子宮全摘出術では，高率に膀胱直腸障害をきたす．リンパ節郭清を行った場合，下肢や外陰のリンパ浮腫を発生しやすい．

7 骨軟部腫瘍

長管骨の腫瘍では，病的骨折に配慮する．患肢温存術や四肢切断により大きく機能障害を生じる．義肢や補助機器を使用してADLの確保をはかる．義肢のリハビリは基本的に一般の切断と同じであるが，体力が低下していると，義足歩行は困難な場合がある．また，放射線療法により断端荷重面にびらんが発生すると，ソケット装着が困難となる．

8 造血器がん

化学療法と放射線療法が中心となるため，骨髄抑制や悪心・嘔吐，全身倦怠感などが問題となりやすい．造血幹細胞移植が行われる場合は，移植前の前処置での安静，移植後の合併症，クリーンルームでの長期隔離で，廃用症候群をきたしやすい．

D 緩和ケアとリハビリテーション

緩和ケアは終末期に行われるイメージがあるが，必要があれば，がんの診断直後よりシームレスに介入する．緩和ケアチームに参加すると，他職種と連携がスムースになり，より適切な対応が可能となる．

■ 引用文献

1) Oken MM, Creech RH, et al : Toxicity and response criteria of the Eastern Cooperative Oncology Group. Am J Clin Oncol 5(6) : 649-655, 1982
2) Karnofsky DA : The clinical evaluation of chemotherapeutic agents in cancer. Evaluation of chemotherapeutic agents. Columbia Univ Press, p196, 1949
3) Akizuki N, Yamawaki S, et al : Development of an Impact Thermometer for use in combination with the Distress Thermometer as a brief screening tool for adjustment disorders and/or major depression in cancer patients. J Pain Symptom manage 29(1) : 91-99, 2005
4) Okuyama T, Akechi T, et al : Development and vali-

dation of the Cancer Fatigue Scale : a brief, three-dimensional, self-rating scale for assessment of fatigue in cancer patients. J Pain Symptom manage 19(1) : 5-14, 2000
5) Cancer Fatigue Scale ―マニュアル―. 国立がん研究センター精神腫瘍学グループホームページ. http://plaza. umin. ac. jp/~pcpkg/cfs/cfs-manual.pdf
6) Aaronson NK, Ahmedzai S, et al : The European Organization for Research and Treatment of Cancer QLQ-C30 : a quality-of-life instrument for use in international clinical trials in oncology. J Natl Cancer Inst 85(5) : 365-376, 1993
7) Dietz JH Jr : Rehabilitation of the cancer patient. Med Clin North Am 53(3) : 607-624, 1969
8) Harrington KD : Impending pathologic fractures from metastatic malignancy : evaluation and management. Instr Course Lect 35 : 357-381, 1986
9) Fourie WJ, Robb KA : Physiotherapy management of axillary web syndrome following breast cancer treatment : discussing the use of soft tissue techniques. Physiotherapy 95(4) : 314-320, 2009
10) McGarvey AC, Chiarelli PE, et al : Physiotherapy for accessory nerve shoulder dysfunction following neck dissection surgery : a literature review. Head Neck 33 (2) : 274-280, 2011
11) Das-Neves-Pereira JC, Bagan P, et al : Fast-track rehabilitation for lung cancer lobectomy : a five-year experience. Eur J Cardiothoracic Surg 36(2) : 383-391, 2009

■ 参考文献
- 辻　哲也(編)：がんのリハビリテーションマニュアル：周術期から緩和ケアまで. 医学書院, 2011
- 日本リハビリテーション医学会がんのリハビリテーションガイドライン策定委員会(編)：がんのリハビリテーションガイドライン. 金原出版, 2013

第24章
感覚障害と疼痛

1 基礎的知識

感覚障害と疼痛は，神経疾患のみならず末梢循環器疾患，運動器疾患に伴い，時にはそれが主症状となっている．リハビリ医療の現場では，慢性疼痛の治療に難渋することが多い．

A 感覚障害

感覚は大きく，表在感覚(触覚，痛覚，温度覚)，深部感覚(運動覚，位置覚，振動覚)，複合感覚(二点識別覚，立体覚など)に分類される．表在感覚の障害は，その消失，鈍麻，過敏と異常感覚として表現される．深部感覚の障害は，広い意味での協調性障害，特に運動失調として表現される．感覚障害は，重度であると歩行能力向上やADL向上の阻害因子となり，訓練を進めるうえで問題となる．

B 疼痛

疼痛は，国際疼痛学会の定義で「実際になんらかの組織損傷がおこったとき，または組織損傷をおこす可能性があるとき，あるいはそのような損傷の際に表現される，不快な感覚や不快な情動体験」と説明されている[1]．疼痛は，神経障害性疼痛，侵害受容性疼痛，心因性疼痛に分類できる．
神経障害性疼痛は，脳や脊髄，末梢神経の損傷や機能障害による疼痛であり，幻肢痛や三叉神経痛，帯状疱疹後疼痛，複合性局所疼痛症候群 complex regional pain syndrome (CRPS)，などが含まれる(表10-115)[2]．侵害受容性疼痛は，体の組織の損傷によって侵害受容器を介した疼痛であり，骨折や熱傷，関節炎などによる疼痛，筋肉痛，腹痛，などが含まれる．癌性疼痛も多くは侵害受容性疼痛である．心因性疼痛は，心理的な原因によっておこる疼痛である．うつや不安があると疼痛は増強する．神経障害性疼痛，侵害受容性疼痛，心因性疼痛は，オーバーラップして複数の要素を併せもつものもある．また疼痛は，就業や経済的問題，人間関係の悪化，訴訟や補償の関与，などの社会的側面にも影響される．

また急性疼痛と慢性疼痛に分けることもできる．慢性疼痛は「治療を要すると期待される時間の枠組みを越えて持続する痛み，あるいは進行性の非がん性疾患に関連する痛み」とされている[2]．急性疼痛では疾患や外傷の治療が優先されるが，慢性疼痛では疼痛そのものが主症状となり，治療の対象となる．慢性疼痛として近年，線維筋痛症が問題となっている．線維筋痛症は，関節周囲組織，筋肉，腱，靱帯の付着部位，などの

表10-115 神経障害性疼痛の原因となる神経疾患

1. 末梢神経系
   幻肢痛・断端痛
   複合性局所疼痛症候群
   多発性神経障害
   代謝性(糖尿病性など)，感染性(HIV感染など)，
   遺伝性，炎症性，癌性，傍腫瘍性など
   帯状疱疹後疼痛
   三叉神経痛，舌咽神経痛，後頭神経痛
   神経根損傷
   神経叢損傷(癌性，自己免疫性，放射線後など)
   術後瘢痕疼痛症候群
2. 中枢神経系
   脳卒中後痛(視床痛を含む)
   脊髄損傷後疼痛
   多発性硬化症
   脊髄空洞症
   Parkinson病

〔日本神経治療学会治療指針作成委員会(編)：標準的神経治療：慢性疼痛．神経治療 27(4)：592-622, 2010 より一部改変〕

激しいびまん性の疼痛と，明瞭な圧痛点が，一定の部位に認められる筋骨格系慢性疼痛の代表的な疾患である[2]．

2 診断・評価

A 感覚障害の診断

感覚は，自覚的なもので客観性がなく，心理的な影響を受けやすく，個人差が多い．感覚障害では，その分布，範囲，性質をよく評価する．感覚障害が末梢神経の分布に沿っているか，神経根の分布に沿っているか，脊髄障害か，脳幹障害か，大脳半球障害か，その局在を診断する（図10-197）[3]．

B 疼痛の診断

疼痛の診断は，詳細な問診と診察，検査によって神経障害性疼痛，侵害受容性疼痛，心因性疼痛のいずれか診断される．疼痛は，その部位や程度，性状をよく評価する．疼痛の強さの評価は，VASやFace Scaleで行う（第1部第9章参照）．

疼痛の出現様式が自発痛か誘発痛か，誘発痛であればどのような刺激で誘発されるか，など明らかにする．また疼痛によって，ADLや社会生活にどれほど支障があるか評価する．情動面の影響が強い場合には，不安やうつに対する心理検査が必要である．また，就業や経済的問題，人間関係の悪化，訴訟や補償の関与，など社会的側面の影響も評価する．

難治性疼痛で，疼痛の作用機序を判別し，効果のある薬剤を選択する試験としてドラッグチャレンジテストがある．作用機序の異なる薬剤を1日1薬剤のペースで静脈内投与を行い，有効な薬物があれば同じ作用機序の内服薬や神経ブロックなどを行うことで，疼痛の改善が期待できる．試験薬剤として，モルヒネ，ケタミン，フェントラミン，リドカイン，チアミラール，クロミプラミン，などを用いる[4,5]．

疼痛の原因を診断するために，X線やMRIなどの画像診断，神経伝導検査や針筋電図などの電気生理学的検査，炎症がある場合には血液検査を行う．CRPSでは，感覚異常に加えて血管運動性変化や浮腫・発汗異常，萎縮性変化を伴うため，疼痛部の皮膚温測定（サーモグラフィー），血流量測定（レーザードップラー），皮膚交感神経反応，骨シンチグラフィー，発汗状態，などの検査および測定が必要となる[2]．

3 治療プログラム

A 感覚障害に対して

＃1感覚再教育，＃2バイオフィードバック，＃3課題指向的訓練，＃4歩行訓練，＃5日常生活動作訓練

感覚再教育は，感覚のみを個別に促通するのではなく，鏡を利用した視覚のフィードバックや聴覚のフィードバックを用いて，課題指向的な訓練を行う[6]．感覚障害が重度であると歩行や日常生活に支障をきたすため，歩行訓練やADL訓練を行う．

B 疼痛に対して

＃1薬物療法，＃2物理療法，＃3徒手療法，＃4関節可動域訓練，＃5筋力強化訓練，＃6神経ブロック，＃7心理療法，＃8刺激療法

薬物療法としては，急性疼痛には非ステロイド性消炎鎮痛薬（NSAIDs），ステロイド，オピオイド鎮痛薬，などが使用される．神経障害性疼痛では，第一選択薬として三環系抗うつ薬，セロトニン・ノルアドレナリン再取込み阻害薬，Ca^{2+}チャネルα_2-δサブユニット結合薬が使用される[7]．

物理療法としては，温熱療法，寒冷療法，牽引療法，経皮的電気神経刺激（TENS）を疾患の状況に応じて行う．

筋肉痛に対しては，徒手療法を行う．

疼痛による拘縮や筋力低下に対しては，関節可動域（ROM）訓練，筋力強化訓練を行う．

神経ブロックとしては，局所静脈内ブロック，トリガーポイントブロック，関節内ブロック，硬膜外ブロック，交感神経ブロック，などが行われる．

心理療法としては，リラクセーション，行動療

960　第24章　感覚障害と疼痛

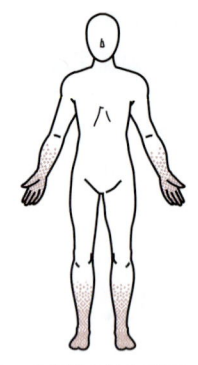

1. 末梢性の神経障害
（多発神経炎）

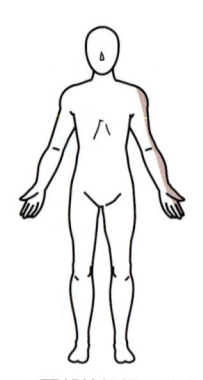

2. 頸部神経根の障害

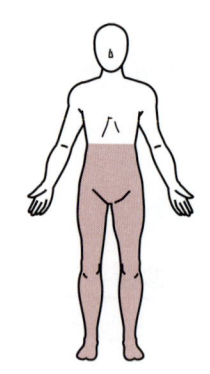

3. 完全な脊髄の横断障害
（T_7）

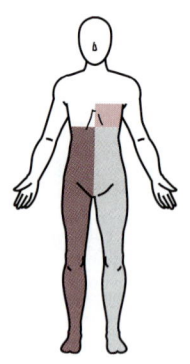

4. 左胸髄半側の障害
（T_4）

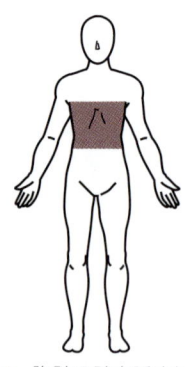

5. 胸髄の髄内腫瘍初期
（T_4-T_9）

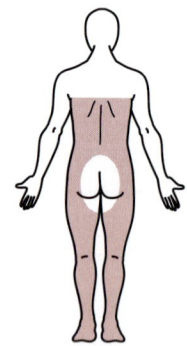

6. 胸髄の髄内腫瘍進行期（背面）
（T_4-T_9）仙髄領域回避
（sacral sparing）に注意

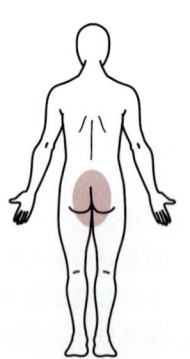

7. 馬尾障害（背面）

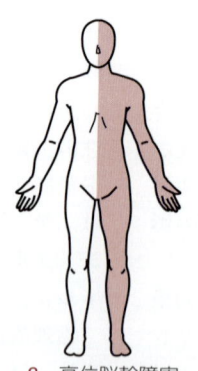

8. 高位脳幹障害
（中脳以上）

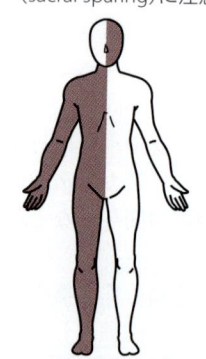

9. Wallenberg 症候群

■ 触覚，痛覚，温度覚の障害（1 は四肢末端になるほど著明な触覚，痛覚，温度覚障害を示す）

■ 痛覚・温度覚のみの障害（4, 5, 9 に認める）

■ 振動覚，位置覚のみの障害（4 のみに認める）

図 10-197　感覚障害の分布
（Collins. illustrated manual of neurologic diagnosis より）

法，認知行動療法，などがある．

難治性疼痛のうち，主に神経障害性疼痛に対して，脳深部電気刺激療法，大脳運動野電気刺激療法，脊髄硬膜外電気刺激療法，経頭蓋磁気刺激療法，などが行われる．

4 リハビリテーションの実際

A 感覚障害のリハビリ

手の感覚障害がある場合には，手の皮膚への単純な感覚刺激から物品の判別へと進み，粗大な判別から詳細な判別へ課題を難しくし，課題を日常生活の場面で使用できるように一般化させていく．

重度の深部感覚障害のある片麻痺の症例では，麻痺側下肢への荷重が不十分であり，起立や歩行に際して視覚や聴覚のバイオフィードバックを利用した訓練を行う．起立時に麻痺側下肢を体重計に乗せ，荷重をフィードバックしたり，靴の足底に圧センサーが埋め込まれており荷重時にピーと音が鳴るバイオフィードバック機器によって歩行訓練を行ったりすることも有用である[6]．

B 疼痛のリハビリ

疼痛の原因や種類はさまざまであり，神経ブロックはペインクリニックで行われることが多く，心因性疼痛に対しては心療内科や精神科がかかわるなど多職種によって治療されていることが多い．疼痛の治療は多職種が共働し，包括的なアプローチを行うことが重要である．リハビリも疼痛治療の一環であることを意識し，他職種と連携することが大切である．

温熱療法としては，ホットパックや渦流浴などを行う．CRPSでは温熱と寒冷を交互に行う交代浴も有用である．また徒手療法やマッサージもしばしば行われるが，効果がないのに漫然と継続しないように注意し，目標と治療期間を決めて適宜効果判定を行う．疼痛が続くと拘縮や機能障害を引き起こすために，予防的に早期からROM訓練や筋力強化訓練を行う．訓練を行う際には，疼痛を増強させないように注意する必要がある．

■ 引用文献

1) Loeser JD, Treede RD : The Kyoto protocol of IASP basic pain terminology. Pain 137(3) : 473-477, 2008
2) 日本神経治療学会治療指針作成委員会(編)：標準的神経治療：慢性疼痛．神経治療 27(4)：592-622, 2010
3) 田崎義昭，他：感覚障害の診かた．田崎義昭，他：ベッドサイドの神経の診かた，第17版．南山堂，pp191-198, 2010
4) 蜂須賀明子，松嶋康之，他：腕神経叢損傷後の複合性局所疼痛症候群にドラッグチャレンジテストが有用であった1例．Jpn J Rehabil Med 49(8)：512-517, 2012
5) 有田英子，林田眞和，他：薬理学的疼痛機序判別試験（ドラッグチャレンジテスト）．麻酔 57(11)：1330-1336, 2008
6) 木村美子：感覚障害 課題指向的アプローチで対処を！．大峯三郎，他(編)：すぐに役立つ効率的理学療法の実践．文光堂，pp61-77, 2012
7) 日本ペインクリニック学会神経障害性疼痛薬物療法ガイドライン作成ワーキンググループ(編)：神経障害性疼痛薬物療法ガイドライン．真興交易医書出版部，pp11-38, 2011

第25章
熱傷

1 基礎的知識

　熱傷は，熱・化学物質・電気・放射線などへの曝露による組織損傷である．局所病変は，熱傷による蛋白変性により細胞の死滅した領域を，循環障害から細胞壊死に陥りそうな領域が取り囲み，さらにその周辺で組織が充血する．熱傷の範囲が広く深達度が深ければ，直接的な皮膚の障害だけでなく，急性腎不全，呼吸器合併症，消化管障害，代謝障害，易感染状態を引き起こし，ショックなどの重篤な病態に陥る．熱傷の急性期は，呼吸管理，補液管理，感染予防，など生命を守るための全身管理が中心となる．医師は，体温，脱水症状，血圧の上昇・低下などの全身的な変化に対し，補液，抗菌薬などの治療をする必要がある．

　リハビリ専門医の立場からは，関節拘縮や筋力低下を予防し，熱傷を負った患者の日常生活や社会復帰に向けて訓練を行い，心理的ケアにも配慮することが重要である．

2 診断・評価

A 深達度分類

　熱傷の深達度はⅠ〜Ⅲ度に分類される．Ⅰ度熱傷は表皮のみの損傷，Ⅱ度は真皮までの損傷，Ⅲ度は皮膚よりさらに深部に達する損傷を表す（表10-116）．Ⅱ度は，真皮浅層までの浅達性と真皮中層〜深層までの深達性に細分される．

B 熱傷面積の算定（9の法則，小児5の法則，Lund-Browderの法則）

　熱傷面積の算定にあたって，成人では9の法則（図10-198）が用いられる．会陰部を全体表面の1％とし，残りを11等分割すると身体の各部位の面積が9％ずつとなり，面積を大まかに即座に判定できる．幼児・小児には5の法則が用いられる（図10-199）．輸液量の決定など，熱傷面積を詳細にする場合にはLund-Browderの法則を用いる．

C 重症度判定

　重症度は深達度と熱傷面積で判断するが，Ⅱ度の熱傷では体表面積の15％以上，Ⅲ度熱傷では2％以上で中等度以上と判定し入院治療を要する[1]．Ⅱ度熱傷30％以上，Ⅲ度熱傷10％以上は重症とする．

3 治療プログラム

A 急性期

　重症熱傷の急性期には，生体に著しい侵襲が加わるために，全身管理や創治癒に重点が置かれる．リハビリとしては，創が瘢痕化して治癒するまでの間のポジショニング，気道熱傷による肺合併症予防の呼吸リハビリ，循環障害による浮腫予防，鎮痛，関節可動域（ROM）訓練，筋力強化訓練，褥瘡予防のほか，精神面へのサポートに配慮する．

　熱傷後のリハビリのゴールは，早期のADL自立である．受傷直後は，血管透過性亢進と細胞外液の喪出によりショックをおこし，生命の危険を伴う．このために出現する浮腫は粘稠性であり，皮膚は腫脹して固くなり，関節の自動・他動運動を困難にするため，浮腫のある四肢の挙上などポ

表 10-116 熱傷深達度の分類

深達度	名称	組織学的分類	外見	症状	後遺症（瘢痕形成）
第Ⅰ度	表皮熱傷	表皮	発赤，紅斑	疼痛，熱感	一時的な色素沈着，瘢痕（−）
第Ⅱ度	浅達性真皮熱傷	真皮（汗腺，毛囊）	水疱	強い疼痛，灼熱感	色素沈着および脱失，瘢痕（−）
	深達性真皮熱傷		びらん	知覚鈍麻	瘢痕（＋）
第Ⅲ度	皮下熱傷	脂肪	壊死	知覚脱失	瘢痕（＋），難治性潰瘍

ジショニングが重要である．ショックを脱したら，ただちに ROM 訓練を開始する[2]．

B 回復期

積極的なリハビリを行う時期であり，筋力強化訓練や持続伸張を主体とする ROM 訓練を行い，拘縮に対しては装具を作製する．起立歩行訓練を行って耐久性を強化し，ADL 自立を目標に手指巧緻動作訓練を含めて積極的に行う．

C 維持期（生活期）

急性期から維持期にかけて手術を繰り返すことが多く，局所管理は永続的に行われる．維持期においても急性期における対応が含まれており，熱傷における維持期の特徴といえる．創傷の治癒過程で生じる皮膚瘢痕は，正常の皮膚に比べて弾力性に乏しく，肥厚性瘢痕の防止を含めた ROM 訓練を行う．手指の巧緻性のさらなる獲得，心理的サポート，社会復帰へのサポートを行う．

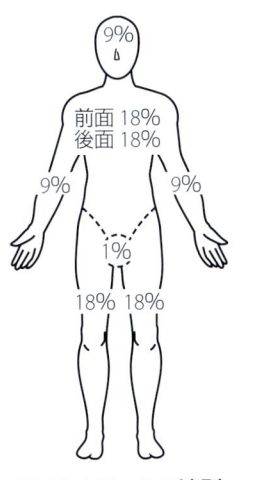

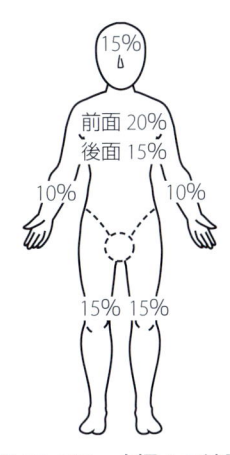

図 10-198　9 の法則　　図 10-199　小児 5 の法則

環が安定していれば，可及的早期に座位をとらせ，横隔膜を下げることによって，より効率的に訓練を行う．特に気道の熱傷を合併した場合，気道の浮腫，分泌液増加による閉塞性換気障害が発生する．

また前胸部や背部，肩関節部に熱傷が及ぶ場合には，瘢痕による ROM 制限や拘縮のため胸郭運動障害による拘束性換気障害がおこりやすいので注意する[3]．急性期に用いられるウォーターベッドやエアベッドでは胸郭の後弯の姿勢を取りやすく，胸郭の拡張が障害されやすいので注意する．

4 リハビリテーションの実際

A 呼吸リハビリテーション

呼吸機能訓練は，人工呼吸器からの離脱や肺炎・低酸素血症など，呼吸器合併症の予防を目的とする．肺の末梢気管に貯留している分泌物の除去を促し，酸素化の改善するために排痰法や胸郭・肩関節・脊柱の可動性を高める訓練を行う．喀痰排出のためのリハビリとしては，ネブライザーとともに体位ドレナージ法が有用である．循

B ポジショニング

熱傷の部位や深達度，面積の評価から，将来に起こりうる皮膚の拘縮・変形および予後を最善な状態に保つ肢位をとるようにする．

ポジショニングは急性期から開始する．局所の

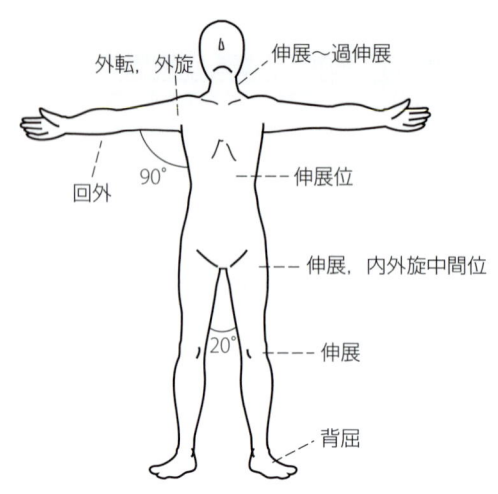

図10-200　急性期の拘縮予防ポジション

状態を考慮しながらスプリントや鋼線牽引などによる圧迫や伸長を加え，体位変換と合わせながら良肢位に保つ．熱傷による疼痛を緩和するため，患者は四肢を屈曲内転して臥床する傾向がある．この肢位は関節拘縮を引き起こすため，急性期から良肢位保持を行うことはADL低下を予防するうえで重要である．原則的には四肢が伸展外転する肢位が望ましく[4]．顔面や腋窩，肘，手，会陰部，膝関節，足関節は機能障害をおこしやすい領域であるため特に注意を払う（図10-200）．浮腫の予防・改善のために四肢の挙上も重要である．

C　関節可動域訓練

受傷後早期より開始し，維持期から回復期にかけても継続して行う．ROM低下は皮膚の瘢痕拘縮，疼痛による筋緊張亢進によっておこる．創傷処置や温浴，デブリードマン中に皮膚の状態を確認しながら，1肢全体を持続して伸長するように訓練を行う．1日に3～4回行うことが望ましく，最低でも2回は実施する[3]．

1　急性期

急性期には，固定必要部位を除いて罹患側だけでなく全身に行う．鎮静下では他動可動域訓練が主体となるが，従命可能であれば自動介助訓練を行う．運動は大きく，ゆっくりと，筋の緊張を防ぐために疼痛が少ない部分から行う．採皮部は手術翌日から積極的に動かす．エアマットの沈み込みで体幹，股関節，肩関節の拘縮が見逃されることが多いので注意する．植皮後は包帯交換時に，どの時期からどのようなROM訓練を行うか検討する．生着が良好な場合は自動運動を開始する．関節部にかかる深い熱傷には時間をかけて行う．植皮部位は下垂位をとらせることが生着を妨げるので注意する．

急性期から回復期になると，ROM訓練の目的は可動域の維持から拘縮を取り除くストレッチの要素も加わる[5]．

2　維持期

維持期には，温浴療法を行いながらROM訓練を行うと，疼痛逃避反応が軽減するため，比較的容易にROM訓練を行うことができる．熱傷皮膚の衛生処理や疼痛緩和にも有用である．熱傷組織を伸長する際には，ゆっくりと持続的に伸張するほうが反復運動より効果的である．徒手的に持続的な伸張を与え続けるのは困難なため，斜面台を利用して持続的な足関節背屈や膝関節伸展を行い，滑車を利用して肘関節伸展や肩関節屈曲運動を行う．その際にホットパックやパラフィン浴などの物理療法を併用すると，より効果を期待できる[6]．熱傷組織の持続伸張には，持続他動運動continuous passive motion（CPM）も有用[6]である．ROMの目標設定は，患者や取り巻く環境を考慮し，今後の生活を見据えたうえで個別的な対応をする必要がある．最大限のROM獲得拡大が目標であるが，なんらかの手段で代償可能な場合には，その方法を指導することも選択肢の1つである[4]．

D　筋力強化訓練

急性期において鎮静されず意識レベルが良好な場合は，自動運動を用いた筋力維持・強化を行う．自動運動は筋のコンディショニング，血流増加，浮腫の軽減，瘢痕形成の軽減にも役立つ．運動に伴い疼痛が出現する場合は，鎮静されている時間に合わせて行う．筋力強化訓練に際しては，熱傷に伴う末梢神経障害が関与している可能性も

あるので，過負荷に注意を払う必要がある[5]．

急性期には，十分に運動が行えず，廃用症候群を合併して慢性期に移行する場合も多い．廃用症候群の改善には活動性の向上が不可欠であり，状況に応じた全身運動を行い，日常生活全体で活動性を向上できるようにプログラムし指導を行う．全身運動における活動性の向上は，筋骨格系，心肺機能を含む循環器系や消化吸収系の改善を促し，熱傷部治癒を促進する．

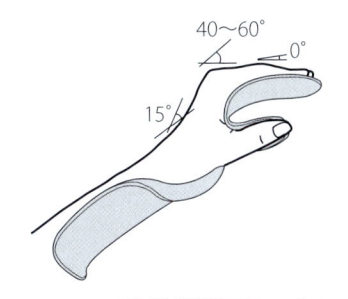

図 10-201　手指拘縮矯正用スプリント

E　温水治療

分泌物や痂皮の除去や創の清浄，循環の改善，創処置に伴う疼痛の軽減，ROM 訓練の実施のために有用である．温水の温度は体温と近い 34～37℃に設定する．急性期では，水治療の前・中・後には体温の上昇や血圧の下降，脈拍の変化に注意する．冷汗や顔面蒼白，チアノーゼ，悪心・嘔吐，呼吸困難，不整脈，などの症状が出現したら速やかに中止する．

F　座位訓練

全身状態が落ち着いて受傷部に問題がない場合は，できるだけ早期に座位をとらせる．車椅子への移乗，立位保持，起立，歩行，などの基本動作も積極的に取り入れる．バイタルサインの変化に注意を払い，呼吸循環モニター監視下で運動療法を行う．循環障害による起立性低血圧がある場合には，腹部や下肢の弾性包帯固定が有用で，植皮部上でも浮腫を防ぐ意味から問題ないとされている[5]．座位では，浮腫を予防するため下肢をよく振り動かさせることが大切である．座位は横隔膜を下げ，効率的な呼吸を可能にする．

G　起立歩行訓練

荷重は，熱傷部位が問題なければ亜急性期から可能である．罹患部位によっては座位よりも起立を優先する．歩行は，筋力低下や感覚障害などからバランス障害があることを考慮し，歩行器などを使用する．車椅子座位保持が 20 分程度可能となったらリハビリ室での訓練へと移行し，寝返り・起き上がりなどの基本動作訓練から平行棒内立位・歩行へと進める．

H　ADL 訓練

熱傷では，さまざまな後遺症が残存するが，瘢痕拘縮による ROM 制限は上肢機能を障害し，多くの ADL を阻害する因子である．熱傷による障害が日常生活において問題となる場合には，生活環境調整が必要となる．ADL 自立促進に向けた自助具などの福祉用具の活用は QOL の向上に寄与する．福祉用具の活用の際には，福祉用具を有効かつ効果的に活用できるように促し，患者に適した福祉用具を選定することが重要である．

I　装具療法

手関節から手指にかけての安静保持や拘縮予防肢位が保持できない場合は，変形・拘縮予防のために手指拘縮矯正用スプリントを使用する（図 10-201）．また熱傷後の肥厚性瘢痕に対しては圧迫が有効であり，頸部，体幹の瘢痕に対しては弾性包帯，頸部の瘢痕に対しては頸椎カラーを用いる．顔面の肥厚性瘢痕に対しては，シリコン製のフェイスマスクで圧迫する．開口障害に対しては，口角鉤などの開口装具を用いる．

J　顔面熱傷に対するリハビリテーション

急性期では，浮腫や疼痛のため非運動に対する廃用を防ぐことが重要であり，拘縮の予防と関

節・筋肉の運動機能の維持に重点を置く．急性期にリハビリが行えなかった場合，維持期に再建を行っても筋拘縮により十分な効果が得られにくい．急性期から顔面は表情筋を動かし，頸部は伸展位として可能であればROM訓練を行う．また，自然の上皮化や植皮手術が終了して創が安定すると疼痛も軽減するため，この時期から積極的にROM訓練を行う．表皮は薄く乾燥し，強い摩擦により剝離しやすいため注意する．維持期では，急性期の良肢位固定と自動他動可動域訓練に加えて筋力強化訓練を行う．

■引用文献
1) Helm PA, Fisher SV : Rehabilitation of the patient with burns. Delisa JA, Gans BA : Rehabilitation medicine, principle and practice, 2nd ed. Lippincott, Philadelphia, pp1111-1130, 1993
2) 齋藤大蔵, 岡田芳明, 他：熱傷の急性期リハビリテーション. 臨床リハ 9(2)：148-153, 2000
3) 林 康子, 他：熱傷後のリハビリテーション. 木所昭夫(編著)：熱傷治療マニュアル. 中外医学社, pp397-406, 2007
4) 管野敦哉, 他：急性期理学療法, 松井恒太郎, 他：顔面頸部熱傷, 普天間朝上, 他：手の熱傷治療とリハビリテーション―手の熱傷の特殊性とリハビリテーション, 小林規彦：慢性期理学療法. 柏森良二(編)：熱傷のリハビリテーション. Monthly book Medical Rehabilitation 69：9-14, 22-27, 28-34, 35-40, 2006
5) 石神重信, 新舎規由, 他：広範囲熱傷. 総合リハ 30(11)：1099-1101, 2002
6) 吉永勝訓：熱傷. 米本恭三(監修)：最新リハビリテーション医学, 第2版. 医歯薬出版, pp339-344, 2005

第26章

廃用症候群

1 基礎的知識

廃用症候群 disuse syndrome とは，不活動 inactivity あるいは不動化 immobilization により生じる二次障害の総称である（表10-117）[1]．多彩な症候をまとめた呼び名であり，廃用症候群という独立した疾病があるのではない．英語圏では，廃用症候群という用語はほとんど使用されることはなく，不活動，不動化，運動低下，臥床，など廃用を生じる原因をそのまま記載している．わが国の廃用症候群に最も近い用語は，"非調整 deconditioning（不動により生じる筋骨格系やそのほかの器官の機能低下）"であり，臨床的にもしばしば用いられている．

米国でも1950年以前は，外傷や急性疾患の治療として，ベッド上安静や不動化が広く行われていた．亜急性期や慢性期の病態に対するベッド上安静は，悪影響が治療効果を上回り，機能的成果ばかりではなく病態をより複雑にして医療コストに影響を与えた[2]．骨折の治療を例にあげれば，不動は傷害部位の治癒を促進させるが，関節拘縮や筋萎縮などの好ましくない影響を生じる．不動は，筋力低下，持久力低下など筋骨格系に機能障害を生じ，心拍出量や運動耐性など心循環系にも影響を与え，起立性低血圧，深部静脈血栓症，骨粗鬆症などを生じる．これらの変化は，高齢者，慢性疾患患者，障害者により生じやすく，臨床経験から必然的に早期離床が指示され，不動に伴う合併症も減少し入院期間は短縮した．

一方，わが国では1970年代より安静臥床による二次障害を表す用語として，廃用症候群が用いられるようになった．脳卒中急性期治療に安静臥床が頻用されていたこと，リハビリ医療の重要な二次障害として廃用，過用，誤用の重要性が注目

表10-117 廃用症候群にみられる症候

筋骨格系	関節拘縮，筋力低下，筋萎縮，骨粗鬆症，高カルシウム血症
呼吸器系	換気障害，排痰困難，肺炎
循環器系	循環血液量減少，起立性低血圧，深部静脈血栓症，体力低下
消化器系	便秘，食欲低下，体重減少
泌尿器系	排尿障害，尿路結石，尿路感染症
内分泌代謝系	電解質異常，耐糖能異常，副甲状腺ホルモン上昇
精神神経系	せん妄，見当識障害，意欲低下，うつ状態，不安，知的能力減退
皮膚系	褥瘡

表10-118 リハビリテーション医療の代表的二次障害

- 廃用：不活動や不動化により生じる症候
- 過用：身体の過度な使用により生じる症候
- 誤用：身体や補装具の誤った使用により生じる症候

されたこと（表10-118），さらに2000年に回復期リハビリ病棟が新設され入院該当疾患として廃用症候群の保険病名が明記されたこと，などの経緯により廃用症候群の用語が広くリハビリ医療関係者に周知されるに至った．

現在では，急性期病院の入院期間の短縮，早期離床の普及，回復期リハビリ病棟の整備，などにより廃用症候群の症例は減少しつつある．米国に比べて少ない医療費とスタッフ数で，早期離床をも含めた急性期の集中的リハビリ治療を実施するのは困難であるが，医療制度も含めて一層の効率化を検討すべきである．

表 10-119　サルコペニア
- 原発性サルコペニア：加齢以外に明らかな原因なし
- 二次性サルコペニア
  1. 活動に関連：臥床，不活発なライフスタイル，非調整，無重力状態
  2. 疾患に関連：心臓，肺，肝臓，腎臓，脳などの臓器不全，炎症性疾患，悪性腫瘍，内分泌疾患
  3. 栄養に関連：食欲不振の原因となる悪液質，消化管疾患または薬物使用に伴うエネルギーや蛋白の不適切な食事摂取

2 診断・評価

　廃用や非調整の原因となる不活動（自宅に閉じこもりテレビを見ることが多くなった，定年退職をして何もしなくなった，脳卒中やうつなどに罹患した，など），不動化（医療関係者による安静臥床の指示，点滴やモニターの設置により患者が動けない状況にあった，骨折後のギプス固定，など），宇宙飛行による微小重力環境，などの病歴を明らかにし，筋力，筋持久力，体力を評価して低下を確認する．廃用症候群の症候として多くがあげられるが（表 10-117），いずれも非特異的であるので中核となるこれらの 3 症候を重視する．廃用の原因が明確であり，筋力，筋持久力，体力の低下があれば，廃用症候群と診断できる．

A　診断の注意点

1 廃用の規定基準

　病態を直接的に表現する疾病や機能障害がある場合は，あいまいな概念である廃用症候群に含めるのではなく，個々の病態を表現する用語を用いるべきである．たとえば，褥瘡は廃用の症候として記載されているが，安静臥床で仙骨部に褥瘡を生じた場合，廃用症候群と診断するのではなく褥瘡とすべきである．あるいは人工股関節全置換術後に生じた深部静脈血栓症も，廃用症候群とするのではなく深部静脈血栓症とすべきである．
　診療報酬上の廃用症候群は，外科手術または肺炎などの治療時の安静により，FIM が 115 点以下，BI が 85 点以下になり，ADL が低下した状態と規定されている．しかし，廃用の原因は必ずしも外科手術と肺炎ばかりではない．また，廃用の主要症候は筋力，筋持久力，体力の低下であり，ADL 低下は廃用により生じる二次的障害である．したがって，ADL 低下で廃用を規定すると，廃用以外の多くの要因が混入する可能性がある．

2 サルコペニアとの鑑別

　廃用と類似した注意すべき病態にサルコペニア sarcopenia がある（表 10-119）．1989 年に Rosenberg は，加齢に伴う筋量・筋力の低下をサルコペニアと述べた[3]．また，EWGSOP（European Working Group on Sarcopenia in Older People）によれば，サルコペニアは「筋量と筋力の進行性かつ全身性の減少に特徴づけられる症候群で，身体機能，生活の質の低下，死のリスクを伴うもの」と定められている[4]．臨床的な診断手順として，筋量低下（骨格筋量指数が健常成人の平均 − 2 SD 未満）があり，筋力低下（握力：男性 30 kg 未満，女性 20 kg 未満）もしくは身体機能低下（歩行速度 0.8 m/秒以下）があるものをサルコペニアとする．
　サルコペニアの分類によれば，加齢によるものを原発性，活動，疾患，栄養に関連したものを二次性とする．
　つまり廃用は，活動に関連した二次性サルコペニアとの位置づけになる．廃用や非調整をこの二次性サルコペニアに置き換える必要はないが，われわれが日常的に遭遇する筋力低下の患者をひとまとめに廃用症候群と呼ぶべきではない．筋力低下の原因を，身体活動，疾患，栄養に関連したもの，あるいは加齢によるものかを可能なかぎり判断すべきである．原因により予防や治療の方法が異なり，筋力強化訓練による反応も明らかに異なっている．

B　主な症候

1 筋萎縮・筋力低下

　筋萎縮は四肢の観察や殿部の触診（大殿筋や中殿筋が萎縮すると大腿骨骨頭を触知しやすくなる）で判定し，周径を計測しておくと改善の経過がわかる．筋力は臨床的には MMT を行い，経過を観察するには徒手筋力計（HHD）や等運動性

筋力計で測定した筋力が参考となる．しばしば低栄養状態が関連していることがあり，栄養状態のスクリーニングとしては主観的包括的評価（SGA）と簡易栄養状態評価（MNA）が用いられる[5]．

廃用性筋萎縮は，上肢よりも下肢の抗重力筋で明らかとなる．不動化による筋蛋白分解の亢進と合成の低下が筋萎縮の原因であり，さまざまな調節因子が明らかとなってきた[1]．筋重量の減少は，10日目までに減少量の50％程度に到達する．筋力低下は，安静臥床を厳格に行うと1週間で10～15％低下し，5週間で35～50％低下する[2]．

一方，健常男性に入院に近い状態で5週間のベッド上安静を指示すると，大腿四頭筋の筋力は19％減少する[6]．一般に筋力は筋横断面積に比例するが，この筋力低下は筋断面積の減少よりも大きい．

2 筋持久力・体力低下

筋持久力が低下すると筋収縮の反復で筋出力が早期に低下し，体力が低下すると全身的な運動耐性が低下する．筋持久力は筋疲労係数で評価する．等運動性筋力計を用いて，180°/秒，最大努力下で膝伸展/屈曲を50回繰り返し，最後の5回の平均筋力を最初の5回の平均筋力で割り，100を掛けた値（％）が筋疲労係数である．係数が100に近いほど筋持久力に優れる．体力は最大酸素摂取量，生理的コスト指数 physiological cost index，6分間歩行テスト（6 MWT）で評価する．

3 骨粗鬆症

骨粗鬆症は，二重エネルギーX線吸収測定法（DXA）を用いて骨塩量を測定する．

4 起立性低血圧

座位や仰臥位から立位へ姿勢を変えた際，3分以内に収縮期血圧降下が20 mmHgより大きい，あるいは拡張期血圧降下が10 mmHgより大きければ，起立性低血圧と診断する．不動化が長期化すれば，圧受容器の感受性が低下し循環血液量も減少するため起立性低血圧を発症する．

3 治療プログラム

廃用を生じる状況を改善し，離床をすすめ，活動的な生活を指導する．筋力低下が軽度の場合は，肋木を利用した椅子からの起立着座訓練，階段昇降訓練などを行う．筋力低下が中等度の場合は抵抗運動，重度の場合は自動介助または徒手抵抗運動を行う．

4 リハビリテーションの実際

脳卒中発症後の廃用症候群を予防するには，早期離床をすすめ，ベッドサイドで起立着座訓練を開始し，装具を用いた歩行訓練につなげる．訓練が終了したあともベッドで臥床するのではなく，デイルームで過ごす，中庭に出るなど，活動的な病棟生活を送るように促す．在宅患者の場合は，身のまわりのことは自分で行い，散歩や買い物などの外出の機会をつくり，デイケアやデイサービスを活用して，活動的なライフスタイルとなるように指導する．

A 筋力強化訓練

脳卒中急性期患者がベッドサイドで行える筋力強化訓練としては，起立着座訓練がすすめられる．ゆっくりと5秒間をかけて患側下肢にも荷重をさせながら起立し，同じく5秒間をかけて着座する．50～100回程度反復させるが，負荷量自体は大きくないので，急性期患者あるいは軽度の筋力低下の患者によい適応がある．筋力がある程度改善すれば階段昇降訓練やトレッドミル訓練など，より応用的な訓練に移行させる．

大腿四頭筋の筋力がMMT 4以上の場合は，1 RMを測定して，その50～80％の負荷量で10～15回反復筋収縮をさせ，1筋につき2セット繰り返し，週5回実施する．2週後に再度1 RMを設定して訓練を継続する．筋力がMMT 2～3の場合は自動介助あるいは徒手抵抗による筋力強化訓練を行う．

B 筋持久力・体力向上訓練

筋持久力の向上には，最大筋力の30～40％程度の負荷の筋収縮をできるかぎり反復させる．体力向上には，トレッドミルやエルゴメーターを用いた訓練で運動負荷を加えて10～20分間実施する．

C 骨粗鬆症

ビスフォスフォネート製剤，ビタミンD製剤などの薬物療法が主体である．運動としては骨に体重をかけることを促すために，階段昇降訓練，散歩などを指導する．

D 起立性低血圧

廃用による起立性低血圧は，5分間のギャッチアップ30°より15～20°ずつに角度を漸増し，2～3日かけて繰り返す．斜面台を用いて45～60°の起立刺激より開始し，15～20°ごとに角度を増加させる．2～3回の訓練で改善する．

■ 引用文献

1) 松嶋康之, 蜂須賀研二：廃用症候群：定義, 病態. 総合リハ 41(3)：257-262, 2013
2) Halar EM, Bell KR：Immobility and inactivity：physiological and functional changes, prevention, and treatment. DeLisa JA (ed)：Physical Medicine and Rehabilitation：Principles and Practice, 4th ed. Lippincott Williams & Wilkins, Philadelphia, pp 1447-1467, 2005
3) Rosenberg IH：Epidemiologic and methodologic problems in determining nutritional status of older persons. Am J Clin Nutr 51：531-534, 1990
4) Cruz-Jentoft AJ, Baeyens JP, et al：Sarcopenia：European consensus on definition and diagnosis：Report of the European Working Group on Sarcopenia in Older People. Age Ageing 39(4)：412-423, 2010
5) Wakabayashi H, Sashika H：Malnutrition and rehabilitation outcome of disuse syndrome：a retrospective cohort study. J Rehabil Med 48(Suppl)：67-68, 2010
6) Gogia P, Schneider VS, et al：Bed rest effect on extremity muscle torque in healthy men. Arch Phys Med Rehabil 69(12)：1030-1032, 1988

第27章
褥瘡

1 基礎的知識

褥瘡は，以前は一般的に皮膚の圧迫による血流障害により発生した皮膚潰瘍と定義されてきたが，ずれ力 share force も発生に大きな影響を与えることや（図10-202），皮下から発生する褥瘡という概念も確立され，予防や早期発見，治療についてもさまざまな提言がされるようになってきた．また，栄養状態も褥瘡の発生に及ぼす影響は大きく，多職種のかかわりによる予防，治療が求められている．

幅広いリハビリの分野では，物理的な要因も褥瘡発生の一因であることより，在宅・病院・施設などでの療養生活や治療生活への，力学的観点および生活様式などへの介入がセラピストに求められている．

2 診断・評価

診断・評価は，主に外観の理学所見により行われる．しかし皮下の褥瘡の概念からすると，超音波エコーで皮下の状態を調べることも重要である．また皮下の深達度，骨への炎症の波及などについては，MRI や CT での検査が有用である．現在よく使われている評価には，創面状態評価法である DESIGN や褥瘡の深達度による分類，Shea の分類，NPUAP の分類，などがある．

3 治療プログラム

治療法は，褥瘡の原因，発生状況，創状態に合わせて考えていく．創の治癒環境を整えることと同時に，除圧などの物理的な要因の除去も重要である．もちろん予防が重要なことはいうまでもない．セラピストに求められることは，麻痺・筋力・関節可動域（ROM）などの状態，皮膚の状態などを評価し，物理的な対処法，姿勢などの予防策，除圧の工夫を提案，実行することにある．

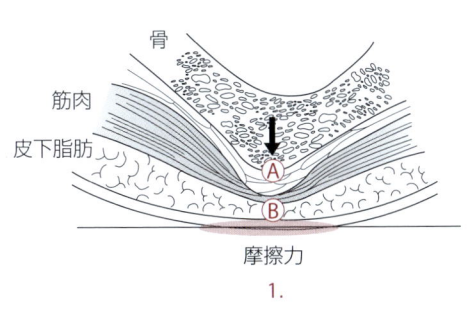

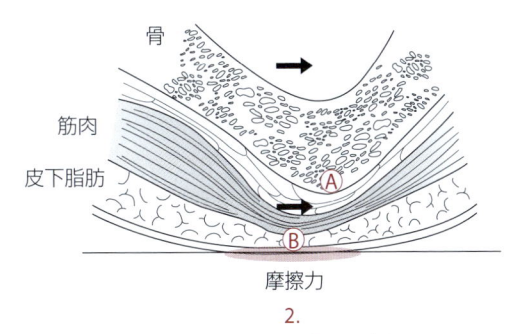

1から2へ右方向に荷重が動くと，接地面との摩擦力によりⒷの部位は動かないがⒶは右方向にずれる．このように垂直とは別の横方向の力が皮下組織に加わることになる．これをずれ力という．ずれ力により皮下の血流が部分的に途絶えて壊死を生じることになる．

図10-202 皮下に生じるずれ力

A 予防

　前述の発生様式から考えると，局所の圧迫やずれ力を防ぐことが必要となる．骨折治療の際に使用されるギプスやシーネによる褥瘡発生を防ぐためには，骨突出部位は慎重に固定装具を当て，クッション材を十分に使用する，疼痛の訴えにはすぐに対処する，可動が許される部位に対しては積極的に可動を行わせて局所の組織血流をできるだけ保つ，などの対処が必要と考える．

　低活動の状態にある患者に対しては，同一姿勢が長時間続くことをできるだけ避けるように指導することや，病態が許すのであれば離床をはかるなど，できるだけ早期にリハビリの介入を行うことが重要である．さらに，体位変換，ベッド上座位や車椅子座位の姿勢にも，病棟の看護師・介護職員などとも協力して注意をはらうことが大切である．

　麻痺患者に対しても，同様に長時間の同一姿勢を防ぐ．特に重度の麻痺があれば自身での体位変換による除圧が困難となり，また，感覚障害があれば疼痛を自覚できないために，介護者の注意・配慮が必要となる．

B 治療

　褥瘡潰瘍の治療は，潰瘍の創面の状態や深達度により手段を選択していく．まずは感染徴候の有無を判断し，必要があれば抗菌薬を使用する．また，栄養状態にも注意が必要である．低栄養の状態であると判断されれば，積極的な栄養状態の改善をはかることも重要である．浅い褥瘡であれば，外用薬や被覆剤を上手く使い分け治療を行う．潰瘍が深くなると浸出液が増えることが多いために，外用薬や持続陰圧閉鎖療法などでの加療，場合によっては皮弁形成などの観血的な治療が必要なことも多い．

4 リハビリテーションの実際

　リハビリの役割としては，患者に対する予防指導の段階から介入することが必要である．いうまでもなく，褥瘡は予防が可能な疾患である．理学的な観点から予防策を伝える役割を，われわれが担うことは重要である．また，褥瘡を生じる患者の大部分はやはり障害をもっていることも，われわれがかかわっていかなければならない理由の1つであろう．

　最も重要なポイントは除圧対策である．物理的な対策とともに，患者や病院・施設のスタッフ，家族を含めた介護者の指導も考えていかなければならない．まずは，患者の理学所見をもとに，褥瘡発生につながるような要因を確認し対処方法を考えていく．以下に具体的な方法を述べる．

A 姿勢

　ベッド上安静が指示されている患者であれば，通常のROM訓練などを行うと同時に，食事などギャッチアップの際の姿勢の確認を行う．ギャッチアップを行う際に背もたれのみを起こした場合，殿部が足部方向にズルズルと下がってしまい，この際に仙骨部にずれ力がかかり，ポケットを伴う褥瘡の発生につながることが多い．ギャッチアップを行う際には，まずは膝を少し挙上し，殿部がずれることを防止することが必要となる（図10-203）．側臥位をとる際には，30°以上の側臥位で仙骨部の除圧が得られるといわれており，ベッド上訓練を行う前後で，われわれもしっかりと除圧ができているか確認を行うことを習慣づける．

　また，上体を起こすときも殿部にかかるずれ力には注意をはかり，しっかりと下肢を固定して殿部がずれないように上体を起こしていく．

　近年では，さまざまな体圧分散マットレスが発売されており，それぞれの製品の特長をうまく利用して臥床時の除圧に役立てていくことも必要である．

B 車椅子の調整

　車椅子座位をとる際も，姿勢には十分注意をはらわなければならない．体幹の支持性が弱い場合によくみられるが，骨盤前屈位でずり落ちるような座位姿勢となっていることがある．仙骨部にはずれ力が働いてしまい，褥瘡を生じやすい状態と

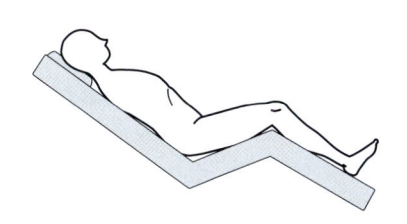

図 10-203 ベッド上ギャッチアップでの姿勢
膝を上げることにより体幹から下方にずれることを防ぎ，仙骨部のずれ力を解消することになる．

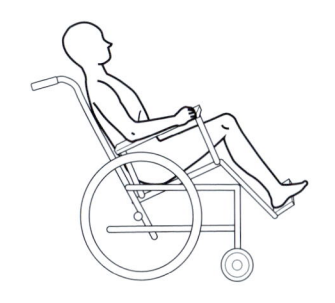

図 10-204 車椅子坐位での姿勢
車椅子にティルト機構を追加することにより，座面が傾きずれ力を解消することになる．

なっている．自己修正がきかない場合は，適宜座り直しを介助もしくは指示にて行う．患者自身にうまく適合している車椅子を使用することは大前提であるが，それでも適切な座位姿勢が保てない場合は，ティルト機構のついた車椅子を使用するのも1つの方法である（図10-204）．

また，車椅子座位では坐骨部に高い圧力がかかるため，褥瘡のリスクが高い患者についてはクッションの選択も重要となる．マットレス同様，患者の状態に応じてうまく使い分けることが必要である．

C 徒手訓練，運動療法

もちろんROM訓練を十分に行い，関節拘縮を予防することは重要である．しかし他動運動を行う際には，身体との接地面における圧迫力やずれ力などへの配慮も求められる．接地面に体圧分散効果のある敷物を使用するなどの工夫も，褥瘡リスクの高い患者であれば必要である．

そのほかには，患者の状態に応じた適切な全身および局所運動を行うことにより，皮膚血流が保たれ，褥瘡の予防にもつながると考えられるため，運動参加などの提案を行うこともよい．

D 物理療法

褥瘡局所治療ガイドラインでも，電気刺激療法や近赤外線療法，超音波療法，電磁波刺激療法などの効果は一応認められているが，あくまでも補助療法としてとらえられている．すでに褥瘡を生じている場合は少しでも治療期間を短縮し，その間の活動性が低下することによる廃用を少しでも避けるために，これらをうまく使用することを提案するのもよいであろう．

E 環境調整，介護者・患者教育

在宅では，普段の生活での注意が褥瘡予防につながる．われわれがなかなか在宅環境を確認することは困難であるが，訪問リハビリでかかわるケースや家屋調査でかかわるケース，また退院前指導を家族などに行う場合にも，患者の褥瘡発生の危険因子をふまえたうえで，家族へうまく予防策を伝えることが必要である．

物理的な問題としては，ベッドマットレスや長時間座る可能性のある椅子のクッション，脊髄損傷であれば便座の固さも問題となることがある．

介護者にも，できるだけ殿部をずらないような，なおかつ介護者に負担をかけないようなトランスファーを指導する．力の弱い介護者であれば座面と殿部の間に滑りのよい材質の布などを敷きこみ，トランスファーを行う．

また理解力のある患者に対しては，具体的な動作を通じてわれわれが褥瘡発生要因を伝え，患者に予防について意識させることも重要である．

■ 参考文献
- 褥瘡予防・管理ガイドライン（第3版）．2012.6 日本褥瘡学会．http://www.jspu.org/jpn/info/pdf/guideline3.pdf
- 大浦武彦：わかりやすい褥瘡予防・治療ガイド―褥瘡になりやすい人，なりにくい人．照林社，2001

第28章
高齢者と認知症

1 基礎的知識

　わが国の総人口に占める65歳以上の高齢者人口の割合(高齢化率)は，年々上昇している．1994年には「高齢社会」である14％を超え，2012年10月1日時点で24.1％となっており，高齢者人口の増加は大きな社会的問題である．医療の分野においても障害をもつ高齢者が増えてきており，リハビリ医学の重要性は高くなってきている．高齢者のリハビリ対象疾患は，脳卒中だけではなく，認知症，大腿骨近位部骨折，肺炎などによる廃用症候群，循環器疾患や呼吸器疾患などの内部障害など，多岐にわたることが特徴である．また，一律に若年成人と同様の訓練内容を行うのではなく，高齢者特有の身体機能の変化の特徴を考慮にいれなければならない．よって高齢者のリハビリにおいては，高齢者特有の疾患と身体的特性を十分に理解したうえで障害評価を行い，それに基づいた治療計画を立案することが重要である．
　Strehlerは，生理的老化の特徴として普遍性，進行性，内在性，有害性の4点をあげており[1]，高齢者の身体は老化現象により運動，感覚，認知などすべての機能が加齢とともに徐々に内的要因により低下する．これらのうちリハビリを実施するうえで理解する必要がある症候について，以下に述べる．
　筋は，老化により筋容量が減少することで萎縮し，筋線維数は減少，さらに機能的な運動単位数が減少する．また，高齢者は疾病や外傷により不活動状態になると，急速に筋萎縮が進行する．
　骨は，骨密度と骨量が低下し骨粗鬆症となる．骨粗鬆症となった場合，転倒などに伴う橈骨遠位端骨折，椎体骨折，大腿骨近位部骨折など，骨折の受傷頻度が上昇する．また関節は，関節軟骨が変性することによる関節変形と，それに伴う疼痛・筋力低下・関節拘縮をきたす．
　心臓は，老化により心肥大と交感神経の感受性低下をきたし，心機能は徐々に低下する．
　脳は，加齢とともに神経細胞が減少し，脳の重量が減少することで萎縮し，認知機能は徐々に低下する．また，高齢になるほど認知症の罹患率が高くなる．認知症の主な原因疾患として，Alzheimer病，血管性認知症，Lewy小体型認知症，前頭側頭型認知症，などがある．

2 診断・評価

　高齢者の身体的特性に関連した評価法について述べる．筋萎縮は，四肢の周径を計測することで評価する．筋力は，MMTで評価する．また，徒手筋力計(HHD)を用いると簡便に定量的な筋力評価を行うことができる(第1部第9章参照)．
　骨粗鬆症は，脆弱性骨折の既往の有無，骨密度の測定，X線像での骨粗鬆化の有無で診断する．骨評価は，二重エネルギーX線吸収測定法(DXA)による腰椎と，大腿骨近位部の骨密度測定にて行う．また骨粗鬆症の病態評価，治療方針の決定，治療効果の判定のために，骨代謝マーカーを測定する場合がある．ROM評価には，日本整形外科学会と日本リハビリ医学会による「関節可動域表示ならびに測定法」を用いる(第1部第9章参照)．
　ADL制限は，標準化された評価法を用いる．特に高齢者においては，活動量の低下が廃用症候群を引き起こす直接の要因となるため，その評価は重要である．基本的ADLの代表的評価法としては，BI[2]とFIM[3]があり，応用的ADLの代表的評価法としてはFrenchay Activities Index

(FAI[4]，表10-120)がある(第1部 第9章，第6部第4章参照)．FAIはライフスタイルの評価であり，高齢者の活動性を測るには特に重要な評価法である．

認知機能の評価には，MMSEやHDS-Rを用いる(第1部第9章参照)．

3 治療プログラム

治療プログラムの代表的なものとして，筋力強化訓練，ROM訓練，耐久力強化訓練，認知症のリハビリがある．具体的な内容については，次の 4 を参照．

4 リハビリテーションの実際

a. 筋力強化訓練

高齢者の筋は，不活動の影響を受けやすく容易に萎縮するため，安静は必要最小限にとどめ，日常の活動性を高めるよう指導する．

筋力強化訓練(第4部第1章参照)は，等張性運動，等尺性運動，等運動性運動に大別されるが，どの運動を行うかは高齢者の筋力や合併症により決定する．

等張性運動は，一定の筋張力のもとで関節運動を伴う筋収縮であり，手や足に重錘を負荷して持ち上げる訓練がこれにあたる．高齢者にも理解しやすい運動であるため，変形性関節症などの問題がない場合には，これを選択する．筋力強化訓練の運動量を規定するのは，負荷重量，回数，セット数であるが，高齢者に行う場合には筋や関節に過度の負荷がかからないように負荷重量を軽くし，その分回数を増やす．具体的にはすべての主要筋を鍛えるように，8～10種類の運動を1日1セット行う．負荷重量は，自覚的運動強度の12～13(ややきつい)程度となるようにし，1セットで10～15回の運動を週2回以上行う．また，在宅高齢者の下肢筋力低下に対しては，椅子からの立ち上がり訓練や階段昇降訓練など，生活のなかで取り入れやすい内容を指導する．

等尺性運動は，関節運動を伴わず筋の全長が一定の状態で筋収縮を行う運動である．代表的な訓練に，大腿四頭筋のセッティングエクササイズがある．これは膝の裏に小さな枕などを入れ，足関節を背屈しながら膝の裏で枕を押しつけるようにして，大腿四頭筋を収縮させる運動である．筋力強化のためには，5秒程度の持続的筋収縮を1日5～10回行う．等尺性運動は，関節の動きを伴わないため，関節リウマチや変形性関節症などの骨関節疾患患者に有用である一方，筋収縮による筋血流の減少，末梢血管抵抗の増大から血圧が上昇しやすいため，心疾患やコントロール不良の高血圧には禁忌である．

等運動性運動は，一定の角速度のもとで行う筋収縮で，安全に効率的に筋力強化ができるが，専用の特殊な機器を必要とするため，高齢者の筋力強化訓練として一般的ではない．

b. 関節可動域訓練

ROM訓練には，自動運動，自動介助運動，他動運動があるが，どの運動を行うかは筋力を含めた患者の状態で決定する．関節拘縮の予防のためには，おのおのの関節を数回ずつ全ROMにわたって動かし，この運動を1日2回行う．また，既に拘縮をきたしている関節については，セラピストが徒手的に行う徒手伸張訓練や器械や装具などを用いた持続伸張訓練を行う．ホットパックなどの温熱療法は，腱，軟部組織，関節包などのコラーゲン線維の伸張性を高め，鎮痛・鎮痙縮作用もあるため，伸張訓練前に実施すると訓練効果が高くなる．

c. 耐久力強化訓練

高齢者の耐久力強化訓練として有酸素運動を行う．有酸素運動は，循環機能を効率よく高めるだけでなく，高血圧，糖尿病，心血管疾患などの予防および治療効果がある．運動内容は，病院や施設であれば自転車エルゴメーターやトレッドミルを使用した運動が一般的である．運動量を規定するのは，運動の強度とその実施時間および実施頻度である(第4部第1章参照)[5]．

運動強度を決定する場合，本来は運動負荷試験を実施することが望ましいが，実際の臨床場面では実施できないことが多い．そこで心拍数や自覚的運動強度を指標とすることが，簡便で実際的である．

心拍数を指標にする場合には，予備心拍数(最大心拍数－安静時心拍数)を利用したKarvonen

表 10-120　改訂版 Frenchay Activities Index 自己評価表

最近の3か月間の生活を振り返り，最も近い回答を1つ選び○印を記入してください．

1. 食事の用意：買い物はこれに含めない．
   - 0( )していない．
   - 1( )稀にしている．
   - 2( )週に1〜3回．
   - 3( )週に3回以上している．

2. 食事の後片付け
   - 0( )していない．
   - 1( )稀にしている．
   - 2( )週に1〜3回．
   - 3( )週に3回以上している．

3. 洗濯
   - 0( )していない．
   - 1( )稀にしている．
   - 2( )月に1〜3回．
   - 3( )週に1回以上している．

4. 掃除や整頓：ほうきや掃除機を使った清掃，衣類や身のまわりの整理・整頓など．
   - 0( )していない．
   - 1( )稀にしている．
   - 2( )月に1〜3回．
   - 3( )週に1回以上している．

5. 力仕事：布団の上げ下ろし，雑巾で床をふく．家具の移動や荷物の運搬など．
   - 0( )していない．
   - 1( )稀にしている．
   - 2( )月に1〜3回．
   - 3( )週に1回以上している．

6. 買い物：自分で選んだり購入したりすること．
   - 0( )していない．
   - 1( )稀にしている．
   - 2( )月に1〜3回．
   - 3( )週に1回以上している．

7. 外出：映画，観劇，食事，酒飲み，会合などに出かけること．
   - 0( )していない．
   - 1( )稀にしている．
   - 2( )月に1〜3回．
   - 3( )週に1回以上している．

8. 屋外歩行：散歩，買い物，外出などのために，少なくとも15分以上歩くこと．
   - 0( )していない．
   - 1( )稀にしている．
   - 2( )月に1〜3回．
   - 3( )週に1回以上している．

9. 趣味：園芸，編物，スポーツなどを自分で行う．テレビを見るのは含めない．
   - 0( )していない．
   - 1( )稀にしている．
   - 2( )月に1〜3回．
   - 3( )週に1回以上している．

10. 交通手段の利用：自転車，車，バス，電車，飛行機などを利用すること．
    - 0( )していない．
    - 1( )稀にしている．
    - 2( )月に1〜3回．
    - 3( )週に1回以上している．

11. 旅行：車，バス，電車，飛行機などに乗って楽しみのために旅行すること．
    - 0( )していない．
    - 1( )稀にしている．
    - 2( )月に1〜3回．
    - 3( )週に1回以上している．

12. 庭仕事
    - 0( )していない．
    - 1( )草抜き，芝刈り，水撒き，庭掃除などの庭仕事を時々している．
    - 2( )庭仕事を定期的にしている．
    - 3( )庭仕事を定期的にしている．掘り起こし，植え替えなどの作業もしている．

13. 家や車の手入れ
    - 0( )していない．
    - 1( )電球の取り替え，ネジ止めなどをしている．
    - 2( )ペンキ塗り，室内の模様替え，洗車などをしている．
    - 3( )前記のほかに，家の修理や車の整備もしている．

14. 読書：通常の本を対象とし，新聞，週刊誌，パンフレット類はこれに含めない．
    - 0( )読んでいない．
    - 1( )稀に読んでいる．
    - 2( )月に1回程度読んでいる．
    - 3( )月に2回以上読んでいる．

15. 仕事：常勤，非常勤，パートを問わないが，収入を得るもの．ボランティア活動は仕事には含めない．
    - 0( )していない．
    - 1( )週に1〜9時間働いている．
    - 2( )週に10〜29時間働いている．
    - 3( )週に30時間以上働いている．

〔蜂須賀研二，千坂洋巳，他：応用的日常生活動作と無作為抽出法を用いて定めた在宅中高年齢者のFrenchay Activities Index 標準値．リハ医学 38(4)：287-295, 2001 より引用〕

の式〔目標心拍数＝予備心拍数×目標運動強度（％）＋安静時心拍数〕を用いることが多い．最大心拍数の予測式は多くあり，そのなかで「最大心拍数＝220－年齢」は古くから使用されてきた方法であるが，簡便である反面，誤差の大きいことが指摘されており，Gellishらの予測式〔最大心拍数＝206.9－（0.67×年齢）〕はより正確である．Karvonenの式で求める目標心拍数は，目標運動強度（％）を設定することで決まる．一般成人では40～85％の範囲が推奨されているが，高齢者の場合には40～60％の低負荷より開始する．重度の耐久力低下，心機能障害，高度肥満などのある高齢者は，さらに運動強度を低く設定する必要がある．また，β遮断薬など心拍数に影響を与える薬剤を内服している場合には，心拍数は運動強度の指標にならない．

自覚的運動強度として，Borg scaleがよく用いられる（第1部第9章参照）．一般成人が有酸素運動を行う場合にはBorg scaleの「ややきつい」で表現される13程度の運動が推奨されているが，高齢者や耐久力が極度に低下した患者では「楽である」の11程度から開始する．

運動の頻度（1週間のうちで運動をする日数）と実施時間は，一般成人の場合には中等度の運動を1日30分以上，週5日以上，または高強度の運動を1日20～25分以上，週3日以上，または両者の組み合わせを20～30分以上，週3～5日行うことが推奨されている[5]．高齢者の場合には，患者の全身状態や耐久力を考慮し，より低頻度で短時間の運動から開始し，耐久力の増強とともに徐々に頻度と時間を増すようにする．

高齢者は慢性的な不活動状態であることが多い．そのため，病院や施設での定期的な耐久力強化訓練が実施できない場合には，そのライフスタイルを把握したうえで日常生活の活動性に関する助言を行うことが，耐久力の維持・向上につながる．日常生活のなかで最も簡便に行えるのは歩行であるため，1日30分間の散歩や毎日5,000歩以上歩くなどの具体的な目標を提示すると取り組みやすくなる．

d．認知症のリハビリテーションを行う際の注意点

認知症のリハビリを行う場合，医療者側の考える治療の必要性を認知症患者が理解できず，拒否などで訓練がスムーズに行えないことを経験する．そうならないためには，認知症および認知症患者の特性について十分に理解し，認知機能と身体機能の評価に基づいた適切なアプローチを行うことが重要である．

認知症患者に対して訓練を行う場合には，混乱を避けるために実施時間や場所をできるだけ一定にし，訓練場所は慣れた環境で行う．入院中の患者がリハビリ室に行くことを拒否する場合には，ベッドサイドで行ってみる．家族の付添いがあると落ち着いて実施できることがある．また，在宅療養中であれば，訪問リハビリの実施を検討する．

訓練内容は，単純な動作の繰り返しや，楽しみながら行える内容や慣れ親しんだ活動内容を取り入れる．以前の職業や趣味などに関連する作業は，認知症患者にとって取り組みやすい内容の1つである．

疼痛などの苦痛を伴う訓練は，可能なかぎり避ける．しかし，関節拘縮に対するROM訓練など，必要な訓練についてはできるだけマイルドに実施し，すべての訓練メニューの最後に行うよう配慮する．

■引用文献

1) Strehler BL : Time, cells and aging, 2nd ed. Academic Press, New York, 1979
2) Mahoney FI, Barthel DW : Functional Evaluation : the BARTHEL Index. Md State Med J 14 : 61-65, 1965
3) 慶應義塾大学医学部リハビリテーション科（訳）：FIM：医学的リハビリテーションのための統一データセット利用の手引き，原書第3版，慶應義塾大学医学部リハビリテーション医学教室，1991
4) 蜂須賀研二，千坂洋巳，他：応用的日常生活動作と無作為抽出法を用いて定めた在宅中高年齢者のFrenchay Activities Index標準値．リハ医学38（4）：287-295, 2001
5) American College of Sports Medicine（編），日本体力医学会体力科学編集委員会（監訳）：運動処方の指針—運動負荷試験と運動プログラム，原書第8版．南江堂，2011

第29章
障害者スポーツ

1 歴史

　障害者スポーツの起源は，1888年ドイツで始まった聴覚障害者のスポーツが公式とされている．現在のパラリンピックの原点は，ルードウィッヒ・グットマン卿が，イギリスのストーク・マンデビル病院において脊髄損傷者の治療にスポーツを取り入れたことが始まりである．1952年オランダで第1回国際ストーク・マンデビル大会が開催され，国際的にも認知されるようになった．

　わが国においては，1964年に東京で第2回パラリンピック競技大会が開催され，翌年，岐阜県において第1回全国身体障害者スポーツ大会が開催され，徐々に障害者スポーツが普及していった[1]．

2 種類

　2011年6月24日に公布されたスポーツ基本法において，「スポーツを通じて幸福で豊かな生活を営むことは，全ての人々の権利であり，全ての国民がその自発性の下に，各々の関心，適性等に応じて，安全かつ公正な環境の下で日常的にスポーツに親しみ，スポーツを楽しみ，又はスポーツを支える活動に参画することができる機会が確保されなければならない」と明記している．障害者に限らず，すべての人がスポーツに取り組む権利を有する．

　障害者スポーツは，リハビリの一環として取り上げられたリハビリスポーツ（医療スポーツ），健康の維持増進，余暇の過ごし方としての生涯スポーツ（市民スポーツ），パラリンピックを頂点とした競技スポーツ，に分類できる．既存のスポーツのルールや道具をほぼそのまま使えるスポーツもあれば，既存のスポーツのルールや道具を障害者向けに変更したスポーツ，特定の障害者向けにつくられたスポーツもある（表10-121）[2]．

　近年は，アダプテッドスポーツ，ユニバーサルスポーツ（障害者や高齢者，子供あるいは女性などが参加できるように考案されたスポーツ．高さの違う2対のゴールを使った車椅子ツイン・バスケットボール，競技用ディスクをゴールに投げ通過した回数を競うフライングディスク・アキュラシー競技，など）と呼ばれる，障害の種類や程度に関係なく，また健常者でも有利不利なく参加できるスポーツも盛んに行われるようになった[3]．

3 クラス分類[4]

　障害者スポーツにおいて，競技者の競技における対等性を保証するためにクラス分類が行われる．障害の程度と競技力には当然関連があるが，一方で競技に要求される能力（可能性）とは異なる点もある．そのため医学的な運動機能評価とプレー中の技術評価（競技者がどのような技能を要求され，障害による限界がどこにあるか）を総合的に判断し，クラス分類することが重要となる．

　障害別クラス分類を以下に記す．

1 車椅子競技者のクラス分類（表10-122）

　頸髄損傷者においては上肢機能別に，脊髄損傷者においては体幹機能（座位バランス，体幹回旋・前後屈・側屈）別に，クラス分類される．

　車椅子バスケットボールでのクラス分類を例にあげれば，Medical classifier が医学的な機能レベル（運動，感覚）をまず評価し，次に Technical classifier が実際の競技能力を評価する．具体

表10-121 障害者スポーツの例

既存のスポーツのルールや道具などで行えるもの
バレーボール，バスケットボール，サッカー，ソフトボール，陸上競技，水泳，スキー，自転車，アーチェリー，卓球，ボウリング，バドミントン，グラウンド・ゴルフ，スポーツ吹矢など
既存のスポーツのルールや道具などを障害者向けに変更したもの
車椅子バスケットボール，車椅子テニス，脳性麻痺者7人制サッカー，視覚障害者5人制サッカー，電動車椅子サッカー，フライングディスク，シッティングバレー，ふうせんバレー，バドミントン，グランドソフトボールなど
特定の障害者向けにつくられたもの
ボッチャ(重度脳性麻痺)，サウンドテーブルテニス(視覚障害)，ゴールボール(視覚障害)，ハンドサッカー(重度肢体不自由)，ウィルチェアーラグビー(四肢麻痺)など

〔佐藤広之：障害者スポーツにおけるリハ医の役割，地域障害者スポーツの普及．臨床リハ21(8)：763-769, 2012 より一部改変〕

表10-122 車椅子競技のクラス分類

機能レベル	表現
C6	肘が曲がり手首が曲がる
7	肘が伸ばせるが指の屈伸はできない
8	指の屈伸はできるが手内筋は利いてない
T1 2 3 4 5 6 7	座位バランスがない
8 9 10 11 12 L1	体幹の回旋ができる
2 3 4 5	座位バランスがある / 体幹の前後屈ができる
S1 2 軽度障害	体幹の側屈ができる

〔日本障害者スポーツ協会医学委員会：2009障害者スポーツクラス分けマニュアル．2009 より引用〕

には体幹の回旋テスト(車椅子の両サイドでボールを両手でバウンドさせ，両手でとる)，矢状面での前屈テスト(ボールを両手で持ち，前屈した状態から頭上に持ち上げる)，前額面での側屈テスト(車椅子のサイドに置いたボールを両手で頭上まで持ち上げ逆サイドに置く)を行い，3つのテストの可否でクラスを1~4に分類する．また実際の競技中も動作を観察し，クラス分類が適切であったか検証する．

2 脳性麻痺者のクラス分類 (表10-123)

車椅子の駆動能力，上肢および体幹機能，立位バランス・歩行能力によってクラス分類される．

3 視覚障害者のクラス分類

・B1：視力0から光覚弁まで(どんな方向，距離からも形が認識できない)
・B2：指数弁から視力0.03までか，視野5度まで
・B3：視力0.03から視力0.1までか，視野20度まで

視力測定は，最良の矯正方法で得られたよいほうの片眼視力をもって評価する．また，視野測定は国際標準であるゴールドマン視野計の基準視標で評価する．

4 切断者のクラス分類

競技ごとに下記分類を基本としてクラスが設けられている．

・大腿切断：膝関節離断を含む大腿部での切断およびこれに類する先天的肢異常(奇形)
・下腿切断：足関節離断を含む下腿部での切断およびこれに類する先天的肢異常(奇形)
・足部切断：足根骨から足趾での切断(たとえばLisfranc関節離断，Chopart関節離断)
・上腕切断：肘関節離断を含む上腕部での切断およびこれに類する先天的肢異常(奇形)
・前腕切断：手関節離断を含む前腕部での切断およびこれに類する先天的肢異常(奇形)
・手部切断：手根骨から手指での切断

表 10-123 脳性麻痺者のクラス分類

クラス	参加形態	日常生活	機能	診断
1	電動車椅子,または介助用車椅子.	電動車椅子,または介助用車椅子.	上肢の関節可動域制限が著明.投げ動作不良.体幹バランスはきわめて不良.下肢機能なし.	重度の痙直型四肢麻痺,または重度のアテトーゼ.
2	車椅子で参加.	上肢でボールを投げられるが,動きが悪く,うまく離せない.静的バランスは中等度,動的バランスは不良.下肢型:下肢で車椅子を駆動できる.立たせると歩ける場合もある.上肢型:上肢で車椅子を駆動できる.しかし機能は悪い.	上肢でボールを投げられるが,動きが悪く,うまく離せない.静的バランスは中等度,動的バランスは不良.下肢型:下肢で車椅子を駆動できる.立たせると歩ける場合もある.上肢型:上肢で車椅子を駆動できる.しかし機能は悪い.	車椅子を常用する重度の痙直型四肢麻痺,または車椅子を常用する重度のアテトーゼ.
3	車椅子で参加.	車椅子を常用するが,介助,または補装具で歩行可能の場合もある.体幹の機能は中等度障害されているが,投げ動作の際若干の動きがみられる.痙性のために前屈に制限がある.捻転ほとんど不能.上肢は中等度障害されている.	車椅子を常用するが,介助,または補装具で歩行可能の場合もある.体幹の機能は中等度障害されているが,投げ動作の際若干の動きがみられる.痙性のために前屈に制限がある.捻転ほとんど不能.上肢は中等度障害されている.	中等度四肢麻痺,または車椅子を常用する重度の片麻痺.
4	車椅子で参加.	上肢,体幹の機能は比較的良好.	装具なしでは長距離歩行は不能.日常生活では歩行可能.スポーツの際に車椅子を使用.	中等度～重度の痙直型両麻痺.
5	立位で参加.	立位や投げ動作に杖を使用してもよい.歩行可能.静的バランスは良好だが,動的バランスは不良.	日常生活では歩行自立.長距離に杖を使用することあり.	歩行の自立した両麻痺.
6	立位で参加.	上肢機能はクラス5より不良.下肢機能はクラス5より不良.静的バランスより,動的バランスのほうが良好.	歩行自立.	アテトーゼ,または失調型脳性麻痺.
7	立位で参加.		歩行自立.	片麻痺(中途障害でもよい).
8	立位で参加.			きわめて軽い両麻痺,アテトーゼ,片麻痺,そのほか分類不能群.

CPISRA 痙性スケール

日常的にあまり用いられないが,マニュアル内に記載されていることがあるのでここに掲げる.
0:低緊張
1:正常
2:緊張はやや亢進しているが,動きを制限するほどではない.
3:緊張は亢進し,動きを妨げる.
4:緊張は亢進し,他動運動が困難,または不可能.

〔日本障害者スポーツ協会医学委員会:2009 障害者スポーツクラス分けマニュアル.2009 より引用〕

表 10-124　上肢片側 12 筋と下肢片側 8 筋

上肢	肩関節屈曲筋，肩関節伸展筋，肩関節外転筋，肩関節内転筋，肘関節屈筋，肘関節伸展筋，前腕回内筋，前腕回外筋，手関節掌屈筋，手関節背屈筋，手指屈筋，手指伸筋
下肢	股関節屈曲筋，股関節伸展筋，股関節外転筋，股関節内転筋，膝関節屈曲筋，膝関節伸展筋，足関節背屈筋，足関節底屈筋

表 10-125　海外遠征などで携帯すべき物品

- 治療用ベッド
- 物理療法機器〔電気式簡易ホットパック，治療的電気刺激(TES)，超音波，など〕
- テーピング，包帯各種
- インソール用チップ
- アイシング各種用具
- ストレッチボード
- パッド類，そのほか消耗品

5 そのほかの機能障害者のクラス分類

障害となった診断名にかかわらず，関節拘縮，筋力低下，側弯症，低身長，などに適応される機能的クラス分類である．障害は，永続的であるか進行性である必要がある．

・上肢の麻痺(筋力低下)：徒手筋力テストにおいて，上肢片側 12 筋(60 点満点)で両側 20 点以上の減点があるもの．
・下肢の麻痺(筋力低下)：徒手筋力テストにおいて，下肢片側 8 筋(40 点満点)で両側 10 点以上の減点があるもの．
・表 10-124 にそれぞれの筋をあげる．
・ROM 制限：股関節 60°以下，膝 30°以下，肩 135°以下，肘 45°以下，手と足関節は強直があるもの．
・下肢の短縮：両下肢の脚長差(SMD；同側の上前腸骨棘から足関節内果の長さ)が 7 cm 以上あるもの．
・体幹の障害：永続する先天的あるいは，これに合併する側弯症で可動性が高度に低下したもの．Cobb 法角度測定で 60°以上．
・低身長：骨軟骨形成不全などによって，男性 145 cm 以下，女性 140 cm 以下のもの．選手は 18 歳以上でなければならない．

6 メディカルサポート

パラリンピックに代表される国際大会では，メディカルサポートが重要である．医師，看護師，スポーツトレーナーによる競技中の選手および役員の健康管理をチームアプローチとして行う．大会中の相談としては，約 3 割は整形外科疾患であり，関節捻挫，打撲，腱鞘炎，腱板損傷，腰痛症，などが中心となる[5]．トレーナーは，物理療法を併用した疲労回復，ストレッチ，テーピング指導，インソール，などを利用した負担軽減などを行う．表 10-125 に海外遠征などで携帯すべき物品の例を示す．

■ 引用文献
1) 陶山哲夫：障害者スポーツの概略．臨床リハ 21(8)：734-741, 2012
2) 佐藤広之：地域障害者スポーツの普及．臨床リハ 21(8)：763-769, 2012
3) 矢部京之助，草野勝彦，他：アダプテッド・スポーツの科学—障害者・高齢者のスポーツ実践のための理論．市村出版，2005
4) 日本障害者スポーツ協会医学委員会：2009 障害者スポーツクラス分けマニュアル．2009
5) 鳥取部光司，上野友之，他：北京パラリンピックにおけるメディカルサポート．日臨スポーツ医会誌 19(2)：362-366, 2011

和文索引

数字

1本杖歩行訓練　285
1 RM（1Repition maximum）
　　　　　　109, 178, 841, 913
2極通電法　393
2点支持歩行　281
2点歩行（2 point gait）　287
2動作歩行　282
3点支持の原理　593
3点歩行（3 point gait）　287
3動作歩行　281
4極通電法　393
4点ひきずり歩行（4 point shuffle gait）　287
4点歩行（4 point gait）　287
6極通電法　395
6分間歩行試験（6 MWT）
　　　　　47, 110, 912, 935, 969
9の法則　962
10 m 歩行試験（10 MWT）
　　　　　　　　47, 110, 821

あ

アームサポート　628
アームスリング（腕吊り）　579
アイススプレー　350
アイスパック　350
アイスマッサージ　350, 678, 873
アウターマッスル　171
アカペラ　919
アクシデント　20

アッパー，靴の　611
アライメントスタビリテイ　563
あぐら座位　101
愛護的他動運動　698
悪性腫瘍　952
握力・ピンチ力強化器具　452
足関節矯正起立板　140
足関節捻挫　819
足装具　616
足継手　565, 593
足の内側縦アーチ　613
圧センサー　131
圧中心点　125
圧注　365
圧迫法　424
圧分布測定器　131
安静肢位　915
安静時弛緩　98
安全膝　564

い

イオン浴　430
インシデント　20
インスリン抵抗性　949
インディアンクラブ　218
インナーマッスル　171
医学的支援　522
医学的リハビリテーション　3, 5
医師
　――，摂食・嚥下障害における
　　　　　　　　　　　　545
　――，補装具にかかわる　83
医療安全　19

医療ソーシャルワーカー（MSW）
　　　　　　　　　　14, 82
　――，補装具にかかわる　84
医療保険　24, 654
医療用（治療用）装具　81
医療用装具費　85
異所性骨化　831
移乗動作　291, 464, 647
移乗動作訓練
　――，車椅子からトイレへの　296
　――，ベッドから車椅子への　291
　――，床から車椅子への　297
移乗動作支援機器　640
移乗用手すり　146
移動機器　71, 551
移動動作　464
移動補助具　618
椅子起座動作　291
椅子起座動作訓練　289
　――，切断の　885
意思伝達装置　83, 467
維持運動療法　102
維持期（生活期），脳卒中の　699
維持期（生活期）リハビリテーション　74, 89
遺伝性痙性対麻痺　749
息こらえ嚥下　544
板材　451
痛みの評価　57
一次性進行型 MS（PPMS）　771
一段階負荷試験　935
一定負荷シャトルウォーキングテスト　912
咽頭期　538

う

ウィスコンシン・カード分類課題　58
ウィリアムス型装具　590
ウェクスラー記憶検査(WMS-R)　57, 516, 711
ウェクスラー成人知能検査（WAIS-Ⅲ）　57, 711
ウエスタン失語症総合検査　534
ウォーミングアップ，循環器疾患における　944
うつ状態，脳卒中後　703
うつ病自己評価尺度　915
うなずき嚥下　544
後ろ向き移乗　294
運動学習　173
運動技能とプロセス技能の評価　438
運動障害　739
運動制御　247
運動制御理論　158
運動負荷試験　112
運動負荷抵抗　451
運動分解　750
運動麻痺の評価　110
運動療法　65, 96
　——，RAの　848
　——，がんの　954
　——，筋痛の　819
　——，周術期の　103
　——，変形性股関節症の　826
　——，慢性末梢動脈閉塞症の　943
　——の開始時期　102
　——の禁忌症　104
　——の実施場所　102
　——の前処置　102
運動療法機器　71
　——の分類　132
運動療法室　71, 147
　——，回復期病院の　150
　——，急性期病院の　149

え

エネルギー蓄積足部　871
エルゴメーター　113, 140, **196**, 927, 936
園芸療法　529
遠心弛緩　99
遠心静弛緩　98
遠心性収縮　98
遠心性等張性運動　178, 181
遠赤外線療法　400
嚥下訓練，パーキンソン病の　768
嚥下障害　80, 351, 538, 694
　——，ALSの　783
嚥下造影検査　541, 779
嚥下体操　541
嚥下内視鏡検査　541
嚥下リハビリテーション，脳卒中の　678

お

オーバーストレッチ　257
オーバーヘッドフレーム　146
オッペンハイマー型装具　579
オルソカラー　587
オルト杖　623
お絵かき　900
押し運動　543
押す人症候群　685
起き上がり　464, 647
　——，脊髄損傷の　723
凹円背姿勢　251
凹足　791
応用歩行訓練　288
横隔膜呼吸　188, 917
大里式紅斑量計　406
大振り歩行　287
重りによる抵抗自動運動　183
重り負荷法　203, 755
音楽療法　528
音声・言語機能障害　26
温湿布　360

か

カーボン製下肢装具　601, 604, 794
カテーテル挿入　909
カナダ作業遂行測定　438, 891
カナダ式股義足　554
カナダ杖　623
カフ・マシーン　802
カプラン型装具　581
カンファレンス　8
がん　952
下肢懸振性テスト　189
下肢伸展挙上訓練(SLR)　827
　——，膝OAの　822
下肢切断　876
下肢装具　592
下肢のストレッチ，筋ジストロフィーの　801
下垂足　791
下側肺障害　930
下腿義足　565
　——のアライメント　566
下腿切断　878
化骨性筋炎　697
可動域維持訓練　218
　——，肩関節の　835
可変摩擦膝　562
仮性球麻痺症状　351
家事動作訓練用具　466
家事用具　551
家族性痙性対麻痺　749
家庭用ゲーム機　462
荷重ブレーキ膝　564
渦流浴　361, 961

温水治療，熱傷の　965
温泉　357
温熱作用　374
温熱療法　213, 336
　——，筋痛の　817
　——，骨折の　831
　——，慢性末梢動脈閉塞症の　943
温冷交代浴　361

渦流浴槽　143
過用　696
臥位　248
臥位基本動作　260
介護保険　24, 552, 654, 670
　──のサービス　670
介護予防事業　670
介護老人福祉施設　703
介護老人保健施設　701
介助起座　264
介助起立訓練　272
介助ベルト　320
介助歩行，SCDにおける　755
介助用車椅子　636
回復期，脳卒中の　680
回復期治療プログラム，脳卒中の　688
回復期リハビリテーション　74, 89
　──病院　714
改訂長谷川式簡易知能評価スケール（HDS-R）　30, 516, 685
改訂水飲みテスト　539
改良型 Pogo stick 装具　608
開眼片脚時間　821
開放運動連鎖　172, 819
階段昇降訓練　288, 291
　──，片麻痺患者の　279
階段昇降（一段ごと）動作，切断の　883
外骨格義肢　554
外傷性脳損傷　706
外側股継手付　608
外転運動，THAの　827
外泊訓練　695
外反矯正板　231
外反膝　615
外乱　253
咳嗽介助法　919
鉤爪趾　615
拡張総合障害度（EDSS）　772
殻構造義肢（外骨格義肢）　554
片手動作訓練，脳卒中の　693
肩外転装具　579
肩関節，ROM訓練における　216

肩関節亜脱臼　697
肩関節拘縮　231
肩関節持続的他動運動訓練装置　140
肩関節周囲炎　377, 832
肩関節輪転運動器　139, 692
肩義手　578
肩こり　816
肩装具　579
活動制限　11
活動分析　435
滑車　142, 144
　──の操法　105
構え　245
紙細工　459
空嚥下　543
仮義肢　85
革細工　460
干渉電流療法　393
看護師
　──，摂食・嚥下障害における　546
　──，補装具にかかわる　84
乾性温熱　337
患者教育
　──，褥瘡の　973
　──，変形性股関節症の　826
寒冷運動療法　214
寒冷療法　348
　──，筋痛の　817
間欠牽引　414
間欠性跛行（IC）　867, 943
間欠的空気圧迫法　828
間欠導尿法　746
間欠浴（グローブ法）　344
幹部（支持部），義手の　572
感覚障害　739, 958
感覚性ニューロパチー　795
感伝波　381
管理栄養士，摂食・嚥下障害における　546
関節可動域（ROM）　212
関節可動域訓練　212
　──，高齢者の　975

　──，骨折の　830
　──，作業活動の　481
　──，脊髄損傷の　741
　──，熱傷の　964
関節可動域測定　30, 108
関節可動域評価表　39
関節可動域保持訓練，滑車・器具による　690
関節強直　212, 831
関節拘縮　831
関節トルク　128
関節の不動化　212
関節パワー　128
関節保護　507
関節モーメント　128
関節モビライゼーション　922
関節リウマチ　352, 377, 842
関導子　382
緩和ケア　956
環境制御システム　307, 650
環境整備　955
　──，褥瘡における　973
簡易栄養状態評価（MNA）　969
簡易嚥下誘発テスト　541
簡易型車椅子　695
簡易上肢機能検査（STEF）　44
簡易精神状態検査（MMSE）　30, 685, 711
観血的整復術　830
観血的治療，TBIの　708
観念運動失行　511
観念失行　511
灌注　366
眼球測定障害　751
眼鏡　83
眼輪筋に対するストレッチング　787
癌関連疲労・倦怠感　952
癌腫　952
癌性疼痛　958
顔面熱傷　965
顔面マッサージ　426

き

キャスター上げ，脊髄損傷の 744
ギプスソケット 872
ギプス包帯法 872
ギャッチアップ，褥瘡の 972
ギラン・バレー症候群(GBS) 788
企図振戦 751
気化冷却法 349
気道クリアランス法 919, 931
気泡浴 361
利き手交換訓練，脳卒中の 693
記憶更新検査 443
記憶障害
　── の評価 441
　── のリハビリテーション 715
起居動作 464
起座位 264
起座基本動作 264
起立基本動作 270
起立訓練，独力での 275
起立訓練動作，脳卒中の 679
起立性低血圧 738, 740
　──，廃用の 969
起立動作 199
起立歩行訓練，熱傷の 965
起立歩行時間試験 47
基本訓練肢位 100
機械的制御膝 562
機械療法 68
機能障害 10
機能障害評価 771
機能的自立度評価法(FIM)
　　　　　　53, 516, 710, 721
機能的電気刺激(FES) 381
機能的電気刺激装置 469
機能的歩行分類(FAC) 47
機能統合的運動療法 66, 304
機能予後予測，脳卒中の 682
偽関節 831
義眼 83
義肢 83, 550, 554
義肢装具外来 553

義肢装具士 82, 84
義手 554, 567
義手コントロール訓練 885
義手使用訓練 886
義手装着訓練 885
義足 554
義足装着訓練 874
義足歩行訓練 874
拮抗筋 99
拮抗筋通電法 390
脚長差 615
逆T字型背臥位 101
逆Y字型背臥位 101
逆シャンペンボトル型の筋萎縮
　　　　　　　　　　　　791
求心弛緩 99
求心静弛緩 98
求心性収縮 98
求心性等張性運動 178
急性運動感覚性軸索型神経炎
　（ASAN） 788
急性運動性軸索型神経炎
　（AMAN） 788
急性炎症性脱髄性多発根神経炎
　（AIDP） 788
急性期，脳卒中の 676
急性期病院 712
急性期リハビリテーション 74, 89
急性呼吸窮迫症候群（ARDS） 931
急性心筋梗塞 939
急性疼痛 958
居住環境
　──，高齢者の 667
　──，障害者の 668
挙上位の保持 544
虚血性心疾患 933, 936
共同運動障害 201, 750
共同筋 99, 171
協調運動障害 201, 486, 750
協調収縮異常 750
協調性訓練 201
協調性・巧緻性訓練 486
胸郭可動域練習 921
胸郭モビライゼーション 921

胸髄損傷 739
胸椎・腰椎椎体骨折 832
胸腰仙椎装具（TLSO） 588
強擦法（按捏法） 422
教育的リハビリテーション 3
経頭蓋磁気刺激 166
矯正的手法 213, 218
局所照射法 408
局所性脳損傷 706
局所適用，温熱 338
局所浴 361, 366
棘状波 381
近赤外線存法 401
金属支柱付長下肢装具 604
金属支柱付膝装具 602
筋萎縮 697
　──，廃用の 968
筋萎縮性側索硬化症 777
筋機能回復 152
筋緊張感 188
筋緊張低下症 751
筋・筋膜性疼痛症候群（MPS） 816
筋硬度計 119
筋硬度測定 118
筋固定位通電法 384
筋再教育 179
筋弛緩訓練 187
筋弛緩の相 98
筋持久力 169, 476
　──，廃用の 969
筋収縮性保持 384
筋収縮の相 98, 177
筋出力 201
筋痛 816
筋電義手 571, 871
筋電（EMG）フィードバック
　　　　　　　　　167, 191
筋トルク 120
筋肉痛 958
筋肉パンピング通電法 384
筋パワー 169
筋力強化運動 168
筋力強化訓練 152
　──，PMの 810

——, RA の 848
——, 高齢者の 975
——, 骨折の 830
——, 作業療法の 476
——, 脊髄損傷の 741
——, 熱傷の 964
筋力強化用具 141
筋力測定 31, 109, 119
筋力低下, 廃用の 968
筋力トレーニング 169
——, COPD の 928
——, 人工膝関節全置換術の 174, 175
筋力不均衡 204
緊張性頭痛 189

く

クールダウン, 循環器疾患における 944
クラス分類
——, 車椅子競技者の 978
——, 視覚障害者の 979
——, 切断者の 979
——, 脳性麻痺者の 979
クリッカー 349
クレイグ社会的不利評価報告手法 711
クロナキシーメーター 384
グラスゴー昏睡尺度 707
グラスゴー転帰尺度 709
くも膜下出血 677
口すぼめ呼吸 915
靴型装具 610
靴底 611
靴の分類 612
車椅子 83, 626
——, エスカレーターの乗降方法 334
——, エレベーターの乗降方法 334
——, 段差の昇降 298
——, ドアの開閉動作 332

—— からの立ち上がり訓練, 脊髄損傷の 745
—— の処方 638
—— の操作, 脊髄損傷の 730
—— の分類 631
車椅子移動, SCD の 757
車椅子駆動, 脊髄損傷の 744
車椅子訓練, 脊髄損傷の 743
車椅子バスケットボール 978
訓練肢位（姿勢） 99
訓練用具
——, 作業療法の 449
——, 理学療法の 132
訓練用バンド（ロール） 142

け

ケアマネジャー 703
系列行為の障害 512
計測 118
経頭蓋直流電気刺激（tDCS） 380
経皮的電気神経刺激（TENS） 381
軽擦法 421
痙縮 351, 699
頸胸椎装具（CTO） 587
頸椎牽引 414
頸椎後縦靱帯骨化症 851
頸椎症 851
頸椎症性神経根症 851
頸椎症性脊髄症 851
頸椎装具（CO） 585
頸椎椎間板ヘルニア 851
頸部可動域訓練 543
頸部筋力強化 860
頸部柔軟性改善 859
血管性認知症 974
肩甲上腕関節 216
肩甲上腕リズム 216
肩甲帯 216
肩甲帯筋力強化 860
肩甲帯柔軟性改善 859
肩手症候群 697
牽引療法 412
腱固定作用 311, 499

懸垂装置 559
懸垂による自動介助運動 181
幻肢痛 888, 958
言語訓練
——, SCD の 757
——, 脳卒中の 694
言語性刺激 104
言語治療 533
言語治療室 534
言語聴覚士 532, 545
—— の定義 79
言語聴覚療法 79
原発性骨粗鬆症の診断基準 839

こ

コース立方体組み合わせテスト 447
コールドパック 350
コミュニケーション機能分類システム 890
コミュニケーション障害, ALS の 781
コントロールケーブルシステム 578
コンピュータ支援コミュニケーション機器 781
ごまかし運動 41
子供のための機能自立度評価法 891
子供の能力低下評価法 891
小振り歩行 287
呼気ガス分析 936
呼吸介助法 915, 919, 931
呼吸筋ストレッチ 922
呼吸筋測定 914
呼吸訓練（練習） 543, 915, 931
呼吸障害, ALS の 781
呼吸リハビリテーション 910
——, ALS の 781
——, 熱傷の 963
固定筋 99, 171
固定膝 564
固有感覚 205

固有受容覚性神経促通法 204
固有受容性訓練 205
股関節外旋 695
股関節外転位保持ベルト 908
股関節外転筋の強化，変形性股関
　節症の 826
股関節外転筋力訓練 822
股関節拘縮 239
股関節周囲筋の強化方法 176
股関節戦略 253
股関節内転 695
股義足 554
　──のアライメント 556
股・膝屈曲位拘縮 695
股装具（HO） 605
股継手 596
誤用 696
口腔期 538
口腔ケア 545
口唇・舌・頬のマッサージ 543
口唇閉鎖訓練 543
巧緻協調動作 489
叩打法 422
交互嚥下 544
交互階段降り動作，切断の 884
交互反復運動障害 750
交互ひきずり歩行 287
交互歩行装具 906
交流刺激装置 380
光線療法 68, 398
行動性無視検査（日本版） 444
更衣動作 323, 466, 493, 644
　──，脊髄損傷の 733, 745
拘縮 212
紅斑 400
紅斑形成 403
紅斑量 406
紅斑量測定法 406
高次脳機能訓練 694
高次脳機能障害 515
　──の評価 57, 441
高周波療法 68, 369
喉頭内視鏡 779
構音障害 80, 351, 694

構成失行 512
構文訓練 536
構文検査 534
酵素浴 365
国際疾病分類（ICD） 73
国際障害分類（ICIDH） 10, 73, 303
国際シンボルマーク，障害者のた
　めの 640
国際生活機能分類（ICF） 10
極超短波 372
極低温空気発生装置 350
腰掛け座位 101
骨萎縮 697, 831
骨格構造義肢（内骨格義肢） 554
骨折 828
　──の癒合日数 829
　──の予防 841
骨粗鬆症 703, 838, 974
　──，廃用の 969
骨軟部腫瘍 956
骨盤挙上 260
骨盤傾斜 864
骨盤帯付長下肢装具 605, 906
骨盤の移動 209

さ

サルコペニア 968
サンディング 479
サンディングブロック 451
サンディングボード 450
サンドペーパー 451
左右開脚立位 101
佐野の shaping 項目 469
作業活動 434
　──の適応 437
作業台 450
作業用義手 569
作業療法 434
　──の機能 75
　──の手技 77
　──の定義 72

作業療法士
　──，摂食・嚥下障害における
　　 546
　──，補装具にかかわる 84
作業療法室での訓練 477
作業療法用具 454
砂浴 364
坐骨支持免荷装具 607
坐骨収納ソケット 879
座位 101, 248, 255, 464
　──，脊髄損傷の 723
座位移動基本動作 270
座位訓練 260
　──，脊髄損傷の 742
　──，熱傷の 965
座位体幹前屈運動 267
座位による移動（いざり） 270
　──，脊髄損傷の 727
座位バランス訓練 265
座位保持基本動作 265
座位保持装置 83
　──，CP の 893
座面昇降機（電動） 812
座面昇降機構付車椅子 637
再学習法 512
再発・寛解型 MS（RRMS） 771
最大筋力 169, 476
最大酸素摂取量 111
在宅訓練 654
在宅酸素療法 912
在宅支援 955
在宅中高齢者標準値 53
在宅訪問活動 654
在宅リハビリテーション 90
在来式下腿義足 565
坂道降り，切断の 882
坂道の駆動，脊髄損傷の 744
坂道昇り，切断の 882
錯知覚症 391
三角巾の固定方法 697
三角波 381
三叉神経痛 958
参加制約 11

し

シールイン式　874
シャッフルボード　718
シャトルウォーキングテスト　912
シャルコー・マリー・トゥース病（CMT）　790
シャワーキャリー　646
シリコンライナー　874
シルバーカー　625
シルベスター法　931
ジャックナイフ訓練，脊髄損傷の　745
ジュエット型装具　588
ジョブ・コーチ　525
子宮癌　956
支持基底面　245
支助自動的伸張法　225
支柱付装具　587
四肢・体幹装具　579
四肢における測定障害　201
弛緩体操　191
肢位　245
肢体不自由　26
姿勢　245
　──の安定性　245
姿勢アライメント　249
姿勢回復（調整）訓練　245
姿勢鏡　136
姿勢矯正　250
姿勢制御　247
姿勢戦略　253
姿勢反射障害　764
思春期特発性側弯症　251
施設訓練　661
施設での基本訓練技術　661
紫外線療法　402
視覚失認　514
視覚探索訓練　513
視神経脊髄炎（NMO）　770
視神経脊髄型 MS（OSMS）　770
視知覚・視空間障害の評価　443
歯科医師　545

歯科衛生士　545
自原抑制　192
自己間欠導尿法　746
自己教示法　512
自己紹介カード　658
自己他動運動　218
　──，滑車・器具による　692
自己導尿　908
自習用階段　279
自助具　307, 495, 642
自宅復帰，脊髄損傷の　748
自転車運動訓練器　140
自転車エルゴメーター　140, 196
自転車エルゴメーター負荷試験　936
自動運動　97, 181
自動介助運動　180
自動支助運動　97
自動周期呼吸法（ACBT）　919
自動昇降便座　644
自由自動的伸張法　225
自立支援システム　524
自律神経過反射　740
児童福祉法　81
持久性運動，循環器疾患の　945
持続牽引　414
持続他動運動（CPM）　218, 830
　──，熱傷の　964
持続的冷却装置　351
持続浴（浴中法）　345
時間測定異常　751
色素沈着　403
敷居またぎ　288
失語，脳血管障害による　537
失語症　80, 694
失語症語彙検査　534
失語テスト，急性期の　534
失語リハビリテーション　532
失行　694
失行症　511
失調　53
失認　694
失認症　511
　──の作業療法　512

疾患特有の評価　53
湿性温熱　337
湿布　360
質問紙　539
質量中心　245
膝 OA　820
膝関節矯正装具　602
膝関節拘縮　239
膝関節持続的他動運動訓練装置　141
膝前十字靱帯（ACL）損傷再建術　218
実用手　306
社会的行動障害のリハビリテーション　716
社会的不利　10
社会的リハビリテーション　3
社会復帰，脊髄損傷の　748
斜面及段　137
斜面台　145, 272
斜面歩行訓練　288, 289
尺側偏位防止用装具　583
手関節駆動式把持装具　582
手関節拘縮　231
手関節固定装具　581
手関節掌背屈運動器　139, 692
手関節装具　579
手関節背屈保持装具　579, 902
手関節背側支持装具　581
手関節輪転運動器　692
手工芸　459, 479
手・指装具　583
手指機能評価　44
手指筋力測定機器　439
手指拘縮矯正用スプリント　965
手指操作能力分類システム　890
手段的日常生活活動（IADL）　302, 492
手動車椅子　731
主観的包括的評価（SGA）　969
主治医意見書　27
主動筋　99
主動筋通電法　390

修正 Ashworth 尺度(MAS)
　　　　　　　　　44, 721
修正 Borg scale　48, 911
修正 MRC　911
修正 Rankin 尺度(mRS)　44
修正体位排痰法　919
就労支援制度　525
住環境整備のポイント，パーキンソン病患者の　769
重症下肢虚血(CLI)　867, 870
重心動揺検査　125
重錘バンド　142, 453
揉捏法　422
準備期　538
準補助手　306, 501
書字動作指導　329
小児5の法則　962
小脳の機能　154
床上動作　464
床上動作訓練，脊髄損傷の　742
床面からの起立動作，切断の　886
床面座り動作，切断の　885
消化器癌　956
消化器機能障害　739
障害者スポーツ　748, 978
障害者総合支援法
　　　　　85, 524, 552, 656
障害者手帳　525
障害受容　658
障害年金　27
障害半球側　684
障害評価尺度　709
障害評価テスト　13
障害物またぎ動作，切断の　884
上位運動ニューロン障害　152
上下肢筋力　259
上眼瞼挙筋による開瞼運動　787
上肢運動補助器具　453
上肢機能訓練用具　449
上肢機能スコア　439
上肢協調テスト　53
上肢訓練支援ロボット　467
上肢スケーターボード　452
上肢切断　875

上肢装具　579
上肢の治療プログラム，脳卒中における　689
上中下検査　443
上腕義手　578
上腕義手ソケット　572
上腕上部関節　216
上腕能動義手　883
情報伝達機器　327
蒸気圧注　367
蒸気浴　366
蒸発冷却法　349
静脈血栓塞栓症　828
食事姿勢，パーキンソン病患者の　768
食事動作　310, 465, 493, 642
　──，脊髄損傷の　732
　──，脳卒中の　679
　──の学習　512
　──の練習，スプーン操作を中心とした　901
食事の工夫，筋ジストロフィーの　802
食事療法，糖尿病の　950
食道癌　956
食道期　539
職業的リハビリテーション　3
職業前訓練　522
職業リハビリテーション　524
職場復帰　480, 717
褥瘡　740, 971
褥瘡予防　738
　──，脊髄損傷の　741
心因性疼痛　958
心筋梗塞　933
心血管系のリハビリテーション
　　　　　　　　　933
心臓外科手術後　940
心臓リハビリテーションプログラム　938
心肺運動負荷試験　914, 936
心拍数予備能　934
伸張法　213, 218
伸展法　424

伸展補助装置　562
身体障害者手帳　26
身体障害者福祉法　81, 656
身体障害者用衣類　324
侵害受容性疼痛　958
神経筋再学習，Bell 麻痺の　788
神経障害性疼痛　958
神経心理ピラミッド　517
神経発達的アプローチ　895
振戦　424, 751
振動 PEP 療法　920
振幅変調周波数(AMF)　395
浸浴　359
深達性温熱　338
深部静脈血栓症(DVT)　823
進行性筋ジストロフィー　798
進行性再発型 MS(PRMS)　771
診療放射線技師，摂食・嚥下障害における　546
新生児神経学的評価　890
人工関節置換術　259
人工股関節全置換術(THA)　827
人工膝関節全置換術(TKA)
　　　　　174, 218, 822
人工炭酸浴　363
人体皮膚透過力　399
靱帯損傷　816

す

スウェーデン式膝装具　603
スタインドラー型装具　588
スタンディングテーブル　465
スタンプ押し遊び　900
スタンプシュリンカー　874
ステップ踏みこし訓練
　──，階段での　279
　──，ベッドサイドでの　278
ストレッチ　861
ストレッチング，循環器疾患の
　　　　　　　　　944
スプリング　227
　──の操法　106
スプリングバランサー　496, 813

スプリント材　464
スプリント装着　215
スポーツ用車椅子　636
スライディングボード　648
ずれ力　971
水銀蒸発燈　405
水治運動療法用具　143
水治温度療法　359
水治機械療法　361
水治療法　354
　――，骨折の　831
水中歩行訓練，RAの　848
遂行機能検査　712
遂行機能障害症候群の行動評価日本版（BADS）　57, 712
　――の評価　444
　――のリハビリテーション　716
睡眠呼吸障害　751
錘運動器　142
随意運動介助型電気刺激装置　469
随意収縮時弛緩　99
砂　68

せ

セミファーラー肢位　416
セラバンド　183, 453
セラプラスト　452, 478
セルフケア，脳卒中の　689
世界作業療法士連盟（WFOT）　78
正弦波　381
生活関連活動（APDL）　53, 302, 492
生活環境の整備　846
生活機能向上プログラム　76
生活指導　654
　――，RAの　846
生活の質　53
生理的コスト指数　49, 969
清潔間欠導尿　754
静止弛緩　99
静止静弛緩　98
静水圧　354
静的アライメント　558, 566
静的安定機構　564

静的姿勢　246
静的収縮　98
静電気療法　68
整復，骨折の　830
整容動作　320, 466, 493, 644
　――，脊髄損傷の　733
　――，脳卒中の　679
赤外線療法　398
脊髄小脳変性症　749
脊髄損傷　720
脊髄損傷患者　298
脊髄長大病巣（LESCL）　771
脊髄通電法　391
脊柱側弯症　251
脊椎圧迫骨折　377
脊椎牽引療法　412
脊椎分離症　853
脊椎分離すべり症　853
切断　871
摂食・嚥下訓練，脳卒中の　694
摂食・嚥下障害，ALSの　783
摂食障害　80, 538
舌筋力増強訓練　543
仙腸ベルト　591
仙椎装具（SO）　591
先行期　538
先天性筋強直性ジストロフィー　800
尖足　694
線維筋痛症　816
選択的筋弛緩　189
選択的後根切断術　893
遷延治癒　831
全身持久力トレーニング，COPDの　927
全身持久力の評価　110
全身照射法　408
全身調整訓練　194
　――，臥位での　194
　――，座位での　196
　――，立位での　199
全身適用，温熱　338
全身熱気浴　430
全身浴　360, 366

前後開脚立位　101
前十字靱帯再建術後の測定　121
前十字靱帯損傷　819
前庭・迷路性 Romberg 徴候　750
前頭側頭型認知症　974
前頭葉機能検査（FAB）　712
前頭葉性行動質問紙（日本版）　447
前方歩行基本訓練，切断における　881
前立腺癌　956
前弯姿勢　250
前腕回内外運動器　139, 692
前腕回内外拘縮　231
前腕義手　578
前腕義手ソケット　572
前腕能動義手　886
前腕プラットホーム型松葉杖　623
漸進的弛緩法　188, 915
漸増抵抗運動　275
漸増負荷シャトルウォーキングテスト　912

そ

ソケット　572
ソックスエイド　498
ソミーブレース　587
咀嚼訓練　543
粗大運動能力尺度　891
粗大運動能力分類システム　890
粗大パターンの訓練，脳卒中の　690
双極通電法　383
早期からの拡大代替コミュニケーション　893
早期離床訓練，骨折の　830
相貌失認　514
創面状態評価法　971
装具　83, 550
装具療法，熱傷の　965
装飾用義手　568
総合障害度　772
操作用具　551
造血器がん　956

足関節拘縮　239
足関節上腕血圧比　867
足関節戦略　253
足部部分義足　567
側臥位　101, 262
側方移乗　296
側方歩行訓練, 切断の　881
側弯症装具　591
測定　118
測定過小　750
測定過大　750
測定機器
　──, 作業療法の　438
　──, 理学療法の　118
測定機能付き自力運動訓練装置　143

た

ターンバックル型カラー　586
タオルギャザー訓練　848
タッピング測定器　439
ダーメンコルセット　591
ダンベル　141
他動運動　97, 216
他動的起座　264
他動的伸張法　225
立ち上がり　464
立ち上がり訓練, 床からの　276
立ち上がり動作, 切断の　886
多系統萎縮症　749
多軸膝　562
多段階漸増負荷試験　935
多発性筋炎(PM)　804
多発性硬化症　770
多目的スペース　149
体位ドレナージ　930
体位排痰　426
体位変換　216
体外力源義手　569
体幹　208
体幹・下肢の治療プログラム, 脳卒中の　688
体幹筋強化　857

体幹装具　585
体内力源義手　570
体力回復訓練　275
体力強化訓練, 脊髄損傷の　741
体力低下, 廃用の　969
対流冷却法　349
耐久力強化訓練, 高齢者の　975
帯状疱疹後疼痛　958
大腿義足　556
　──のアライメント　557
大腿骨近位部骨折　831
大腿四頭筋 setting, 膝 OA の　822
大腿切断　877
大転子ベルト　591
大脳基底核の機能　155
大脳皮質の機能　154
代償運動　184, 309
代償的嚥下法　544
代償動作　498
代理体験　494
台昇降訓練　288, 291
正しい姿勢　247, 507
立膝骨盤ひねり　260
縦移動　262
単位系　118
単顆置換術(UKA)　822
単極通電法　382
単語レベル訓練　535
単軸膝　562
炭素弧光灯　405
短下肢装具　273, 597
　──, PM における　812
短潜時体性感覚誘発電位　412
短対立装具　583
段差昇降, 脊髄損傷の　744
断端訓練　884
弾力包帯　755, 872, 877
弾力包帯装着法　203
談話訓練　536

ち

チェアバック型装具　590
地域社会統合質問票　710

地域包括ケアシステム　93
地域保健　659
地域リハビリテーション　88
地誌的障害　514
治療訓練用具　550
治療的運動療法　66
治療的電気刺激(TES)　380
治療的療法, 運動療法の　304
治療的レクリエーションプログラム　528
治療用ゲーム　462
知覚異常　391
知的スクリーニングテスト　30
遅発性筋痛　171
着衣失行　512
着脱動作　325
中周波療法　68, 393
中枢神経麻痺　390
注意障害
　──の評価　442
　──のリハビリテーション　714
長下肢装具(KAFO)　273, 604
長座位　101
長時間伸張法　873
長対立装具　582
超音波骨量測定法(QUS)　114
超音波(超音射)療法　373, 873
超回復　170
超重症児　890
超短波　369
腸洗浄　365
調理動作　651
聴覚的語音反応検査　442
聴覚的刺激　104
直接体験　494
直流刺激装置　380
直角波(矩形波)　381

つ

つたい歩き　621
　──, SCD の　756
積み木　483
対麻痺　195

椎間板ヘルニア　377
通院(外来)リハビリテーション
　　　　　　　　　　　　90
通所リハビリテーション
　　　　　　　　24, 90, 700
通常型 MS(CMS)　771
杖　618
杖なし歩行，脳卒中の　689
杖なし歩行訓練　286
継手　572
槌指　694
槌趾　615, 791
爪切り　322
吊帯の操法　105

て

テーラー型装具　588
テノデーシス・アクション　499
デイケア　90, 507, 700, 969
デイサービス　507, 969
デブリードマン　964
手先具　577
── の開閉動作訓練　885
手・肘関節運動誘導器　693
低周波療法　68, 378
定位　245
定性的評価法　118
定摩擦膝　562
定量的 CT 法(QCT)　114
定量的評価法　118
抵抗運動，高齢者に対する　172
抵抗自動運動　97, 182
抵抗自動的伸張法　225
転倒骨折　23
転倒の予防　841
伝導冷却法　349
電気刺激療法　378
電気水治療法　68
電気水浴　365
電気療法　369
── ，骨折の　831
電動車椅子　83, 633, 730
電動ハンド　571

と

トーキングエイド　467, 649
トーマス型懸垂装具　579, 581
トップダウンアプローチ　517
トランスファ，脊髄損傷の　727
トランスファー訓練，脊髄損傷の
　　　　　　　　　　　　743
トランスファーボード　641, 728
トルクマシーン　913
トレーニング効果の特異性　170
トレッドミル　138, 745, 914
── ，ASO における　867
トレッドミル負荷試験　935
徒手胸郭伸張法　921
徒手筋力計(HHD)　41, 122
徒手筋力テスト(MMT)
　　　　　　31, 41, 109, 179
── 測定　685
徒手的伸張法，肩拘縮の　835
徒手による自動介助運動　180
徒手による抵抗自動運動　182
徒手肺過膨張手技　931
徒手排痰手技　930
凍結肩　834
疼痛　958
陶芸　456
等運動性筋力計(IKD)　31, 42
等運動性収縮　98
等尺性運動　120, 177, 544
等尺性収縮　98
── による筋力強化　477
等速性運動　120
等速性筋力測定機器　120
等張性運動　178
等張性膝伸展筋訓練，膝 OA の
　　　　　　　　　　　　822
等張性収縮　98
糖尿病　949
頭頸部癌　956
頭部挙上訓練　543
橈骨遠位端骨折　832
同時収縮　98
同時ひきずり歩行　287
動作解析装置　126
動作分析　435
動的アライメント　559, 566
動的安定機構　564
動的関節制動訓練(DYJOC)　205
── ，THA の　827
動的姿勢　246
動的収縮　98
動力義手　571
導子　376
特異性(specificity)，トレーニン
　グ効果の　170
特殊的運動療法　66
独立歩行，SCD の　755

な

ナイト型装具　590
ナイトテーラー型装具　589
ナックルベンダ　227, 583
ナックルベンダ型装具　849
内外旋運動訓練，切断の　881
内骨格義肢　554
内側股継手付　610
内反矯正板　231
内反膝　615
内反足　694
中敷き，靴の　616
長崎大学呼吸器日常生活活動評価
　表　913
軟性カラー　850
軟性コルセット　591

に

二次障害，CP の　890
二次性進行型 MS(SPMS)　771
二次的精神荒廃　696
二重エネルギー X 線吸収測定法
　(DXA)　114
二分脊椎　905
日本広範小児リハ評価セット　891
日本式昏睡尺度　709

日本整形外科学会股関節機能判定基準（JOA hip score） 824
日本版ウェクスラー成人知能評価尺度Ⅲ（日本版 WAIS-Ⅲ） 516
日本版変形性膝関節症患者機能評価尺度 821
日本版リバーミード行動記憶検査 441
日常生活活動（ADL） 53, 302, 492
日常生活用具 81, 552
日光療法 68
入浴動作 316, 466, 493, 646
　——，脊髄損傷の 736, 747
　——，パーキンソン病患者の 767
乳癌 955
尿失禁 313
尿道留置カテーテル 746
認知行動療法，Bell 麻痺の 788
認知症 974
　—— のリハビリテーション 977
認知症対応 507

ね

寝返り 262, 464
　——，脊髄損傷の 722
寝返り・起き上がり動作訓練，脊髄損傷の 742
熱可塑性スプリント材 463
熱気圧注 429
熱気療法 68
熱傷 962
捻挫 816
粘土 452

の

のどのアイスマッサージ 543
能動義手 569
能動ハンド 569
能動フック 569
能力障害 10
脳幹・脊髄の機能 157
脳梗塞 676

脳腫瘍 955
脳出血 677
脳振盪 706
脳性麻痺（CP） 889
脳卒中 22, 676
脳卒中運動機能障害重症度スケール（JSS-M） 685
脳卒中機能障害評価法（SIAS） 42, 686
脳卒中高次脳機能スケール（JSS-H） 686
脳卒中上肢機能検査 439
脳卒中片麻痺患者 3
脳損傷者
　—— の回復過程 161
　—— の課題学習 164
脳損傷による運動機能障害 159
鋸引き 479
乗物昇降動作 332

は

ハーネス 577
ハイスピードカメラ 127
ハイリスク児 890
ハッフィング 919
ハバードタンク 362
ハローベスト 588, 850
ハンズ療法 469
ハンドエルゴメーター 857
ハンドヘルドダイナモメーター 122
バウンシング・イールディング機構付高機能多軸膝継手 871
バクロフェン髄腔内持続投与療法 893
バスステップ 137
バスボード 646
バックサポート 264, 626, 636
バネル型装具 579
バランス向上運動 208
バランスの評価 47
バランス練習，脊髄損傷の 745
バランスボール 255

バルーン法 544
パーキンソン体操 763
パーキンソン病 759
パイロン義足 554
パソコンを用いた訓練 463
パック 360
パニックコントロール，COPD の 915
パラフィン 68
パラフィン浴 344
パラフィン療法 343
はさみ足歩行 231
把持固定 307, 501
把持装具 582
背臥位 101
肺癌 956
肺血栓塞栓症 828
肺塞栓症（PE） 823
肺のコンプライアンスの維持，筋ジストロフィーの 802
肺理学療法 739
　——，GBS の 789
排泄動作 313, 466, 493, 644
　——，脊髄損傷の 735, 746
　——，脳卒中の 679
　——，パーキンソン病患者の 766
排痰法 919
排尿管理，二分脊椎の 907
排尿障害 703
廃用 696
廃用手 306, 501, 692
廃用症候群 696, 967
　——，ALS の 780
　—— の評価 114
白杖 620
白鳥のくび状変形 799, 849
機織り 479
発達障害者支援法 657
反張膝 694
反復拮抗運動障害 201
反復挙上運動 544
反復性経頭蓋磁気刺激（rTMS） 468
反復唾液嚥下テスト 539

半起立訓練，ベッドサイドでの 275
半側空間無視 512, 684
半導体レーザー 410
半松葉杖 623

ひ

ヒッププロテクター 841
ヒヤリ・ハット 20
ヒュー・ジョーンズ分類 53
ビーズ手芸 481
ピアカウンセリング 892
ピアノ線支柱付き短下肢装具 796
ピークフローメーター 802
ひきずり歩行 695
びまん性軸索損傷 706
皮質性小脳萎縮症 749
皮膚筋炎（DM） 804
非温熱作用 374
非観血的整復術 830
非侵襲的陽圧換気 802
非調整 967
疲労回復 426
疲労重症度スケール 773
微動マッサージ 374
髭剃り 322
膝折れ 694
膝伸展筋力訓練 822
膝接吻 270
膝装具（KO） 602
膝立ち位 101, 416
膝立ちバランス訓練 267
膝立ち保持基本動作 265
膝立て座位 101
膝立て背臥位 101
膝継手 562, 593
膝まずき動作，切断の 886
肘関節拘縮 231
肘関節持続的他動運動訓練装置 141
肘装具 579
肘継手のコントロール訓練 885
左利き用道具 307

表在性温熱 338
表情筋の伸張マッサージ 787
表面筋電図 178
評価
——，ADL/IADL の 492
——，高次脳機能障害の 516
——，作業療法の 438
——，早期離床の 115
——，理学療法の 108
——，リハビリテーション医療の 12
標準意欲評価法 444
標準高次視知覚検査 57, 443
標準高次動作検査 57, 445
標準失語症検査（SLTA） 58, 534
標準抽象語理解力検査（SCTAW） 534
標準注意検査法（CAT） 58, 442, 712
病棟での訓練 476
病棟内リハビリテーション，脳卒中の 687

ふ

フィラデルフィアカラー 586, 850
フィルム型圧センサー 131
フードテスト 539
フェイスマスク 965
フットサポート 627
フラッターバルブ 919
フリーウェイト 172
フレーム型カラー 585
フレンケル（Frenkel）体操 201, 203
フレンケル（Frenkel）の訓練法 754
フレンチャイ活動指数（FAI） 53, 686, 974
ブラシ浴 365
プール浴 362
プッシュアップ，脊髄損傷の 726
プッシュアップ訓練，脊髄損傷の 742

プッシュアップ台 142
プラスチック製肘スプリント 849
プラスチック短下肢装具 597
プラットホーム型クラッチ 792
プラットホームマット 145
プリズム順応 513
プローブ 401, 410
プロセスモデル，摂食・嚥下障害の 539
不安定板 205
不安・抑うつ測定尺度 915
不活動 967
不感温度 359
不関導子 382
不規則支持歩行 286
不動化 967
浮腫 384
浮力 356
——による負荷 227
踏み出し戦略 253
部分熱気浴 429
復職チャート 522
福祉就労 524
福祉住環境コーディネーター 552
福祉用具 81, 550, 665
——の給付・貸与 552
福祉用具専門相談員 552
福祉用具プランナー 552
福山型先天性筋ジストロフィー 800
腹臥位 101
腹式呼吸 188
腹痛 958
複合性局所疼痛症候群 698, 958
複合的理学療法，がんの 954
複数回嚥下 545
物品の使用障害 511
物理療法 66, 213
——，RA の 846
——，がんの 955
——，腰痛の 862
物理療法機器 149

へ

ベッドサイドリハビリテーション 677
ベル麻痺 784
ベンチアライメント 557, 566
ペグ 483, 513
ペグボード 454, 488
ペトー法 895
ペロイド 68, 336, 428
ペロイド療法 428
平行棒 135
平行棒内前方歩行訓練，切断の 881
平行棒内歩行訓練 280
平背姿勢 250
併存障害，CP の 889
閉鎖(的)運動連鎖（CKC） 121, 172, 819, 827
閉塞性血栓血管炎 943
閉塞性動脈硬化症（ASO） 866, 943
米国脊髄損傷学会機能障害尺度 53, 720, 739
片麻痺 195, 695
片麻痺上肢回復予測テスト 8
片麻痺テスト 42
片麻痺歩行回復予測テスト 8
変形性関節症 831
変形性股関節症 824
変形性膝関節症 820
変形性腰椎症 852
変形治癒 831
胼胝 615

ほ

ホーエン・ヤールの重症度分類 53, 761
ホットパック 68, 961
ホットパック療法 341
ボイタ法 895
ボールエクササイズ 208, 863
ボールセラピー 208
ボストン型装具 592
ボタンエイド 644
ボツリヌス菌毒素注射療法（ボトックス療法）
　——，Bell 麻痺の 788
　——，CP の 893
ボトムアップアプローチ 517
ボバースアプローチ 895
ポータブルトイレ 313, 644
ポジショニング，熱傷の 963
ポリオ後症候群（PPS） 792
ポリネックカラー 585, 850
歩行器 83, 624
　——，CP の 894
歩行基本動作 280
歩行訓練 260
　——，脊髄損傷の 745
　——，脳卒中の 680
　——，パーキンソン病の 764
歩行訓練用階段 136
歩行計測 126
歩行車 624
歩行動作訓練，脊髄損傷の 744
歩行の評価 47
歩行補助杖 83
歩行浴槽 144
歩調追随型コンピューター膝継手制御 871
保存的治療，TBI の 708
補高便座 313, 644
補助手 306, 692
補装具 81
　——の定義 81
補装具費支給制度 84
訪問リハビリテーション 91, 654, 701
膀胱機能障害 739

ま

マクラメ編み 461
マシントレーニング 172
マッサージ 192, 420
　——，筋痛の 817
　——，呼吸補助筋の 915
またぎ動作訓練 288
麻痺の回復過程 681
股のぞき 270
街並失認 514
末梢神経障害 784
末梢神経麻痺 384
末梢動脈疾患 866
松葉杖 622, 792
　—— 車椅子で電車の乗降方法 334
　—— 乗用車への乗降方法 332
　—— ドアの開閉動作 332
　—— 乗物車内での立位方法 334
　—— バスへの乗降方法 332
松葉杖歩行訓練 286
慢性炎症性脱髄性多発根神経炎（CIDP） 790
慢性心不全 941
慢性疼痛 958
慢性閉塞性肺疾患（COPD） 910
慢性末梢動脈閉塞症 943

み・む

ミルウォーキー型装具 592
三宅式記銘力検査 57, 711
身のまわり動作，脳卒中の 689
溝またぎ 288
　—— 訓練 291
道順障害 514
無酸素閾値 111

め

メカノレセプター 201
メディカルサポート 981
メンデルソン手技 543
酩酊歩行 750
免荷装具 606
　——，Perthes 病に対する 607
免荷装置付きトレッドミル 138

も

モービルアームサポート（MAS, BFO） 496, 585
モールドジャケット 588, 589, 590
モンスターペイシェント 16
盲人安全杖 83
木工 454, 478
問題患者 16

や

薬剤師，摂食・嚥下障害における 546
薬浴 365

ゆ

ユニバーサルニューカフ 643
有痛性筋攣縮 351
遊脚相制御 562
床反力 125
床反力計 123
指関節拘縮 231

よ

よろめき歩行 750
予防的運動療法 102
四つ這い位 101, 248
四つ這い動作訓練，脊髄損傷の 742
用手的リンパドレナージ 955
洋服の裾を挙げるための紐 908
腰髄損傷 739
腰仙椎装具（LSO） 590
腰椎牽引 416
腰椎椎間板ヘルニア 852
腰椎変性すべり症 853
腰痛 816
腰痛症予防 507
腰痛体操 860
腰部脊柱管狭窄症 852

浴温 357
浴形式療法 357
浴槽内昇降機 646
横アーチ 614
横向き 262
横向き嚥下 544
横向き斜面昇降動作，切断の 883

ら

ライナー式坐骨収納型ソケット 871
ラクナ梗塞 676
ランプ負荷試験 936
卵巣癌 956

り

リーチャー 497, 506
リーチング 164
リウマチ性多発筋痛症 816
リクライニングティルト機構付き車椅子 781
リスク管理 19
リハビリテーション医療 88
リハビリテーションエンジニア 82, 84
リハビリテーションカンファレンス 686
リハビリテーション室 148, 687
リハビリテーション処方 6, 14
リハビリテーションスポーツ（医療スポーツ） 978
リハビリテーションチーム 14
リハビリテーションの父 2
リフト 649
リフト式電動車椅子 812
リラクセーション，COPDの 915
理学療法士
 ――，摂食・嚥下障害における 546
 ――，補装具にかかわる 84

理学療法士及び作業療法士法 64, 72
理学療法
 ――に必要な器具 71
 ――の定義 64
 ――の分類 65
離床開始基準，脳卒中の 677
離断 871
立位 101, 248, 256
立位バランス訓練，平行棒内 278
立位保持基本動作 278
立位保持装置，CPの 893
立位練習，脊髄損傷の 745
立脚相制御 563
流涎 351
流体制御膝 563
流体抵抗 356
両側金属支柱付短下肢装具 597
両手協調動作 489
良肢位保持 215
良姿勢保持訓練 248
療養型病床 702

れ

レーヴン色彩マトリックス検査（日本版） 447
レーザー療法 409
レクリエーション 527
レクリエーション用具 551
レジスタンストレーニング 170
 ――，循環器疾患の 946
レッグエクステンション・フレクション 143
レッグサポート 628
冷湿布 360
冷水浴 350
練習用腰掛台 145

ろ

ロープの操法 105
ローマ浴 430

ロフストランドクラッチ
　　　　　　　623, 755, 792
老健式活動能力指標　53
肋木　138
肋間筋ストレッチ　922

わ

ワークシミュレーター　439
輪むすびのしかた　105

欧文索引

A

abdominal respiration 188
acetabular head index(AHI) 824
ACL 218
actinotherapy 68
active assistive movement 180
active movement 181
activities of daily living(ADL) 53, 302, 492
activities parallel to daily living (APDL) 302, 402
acute inflammatory demyelinating polyneuropathy(AIDP) 788
acute motor axonal neuropathy (AMAN) 788
acute motor sensory axonal neuropathy(ASAN) 788
acute respiratory distress syndrome(ARDS) 931
adiadochocinesis 750
ADL 53, 302, 492
 ──,腰痛の 862
 ── の5つのセルフケア 492
 ── の機械的代償 305
 ── の補完機能 305
ADL 訓練
 ──,がんの 955
 ──,脊髄損傷の 745
 ──,熱傷の 965
 ──,脳卒中の 693
 ──,パーキンソン病の 766
 ──,COPD の 922

ADL 訓練用具 464
adolescent idiopathic scoliosis (AIS) 251
AFO 273, 597
agnosia 511
AIMS 845
AIMS 2 845
alignment stability 563
all-fours 101
ALSAQ-40 777
ALSFRS-R(The ALS Functional Rating Scale-Revised) 777
Alzheimer 病 515, 974
American Association of Cardiovascular and Pulmonary Rehabilitation(AACVPR) 938
AMM 442
amplitude modulation frequency (AMF) 395
AMPS 438
amputation 871
amyotrophic lateral sclerosis (ALS) 777
anaerobic threshold(AT) 111
ankle-brachial index(ABI) 867
ankle-foot orthosis 273
ankle joint 593
ankle strategy 253
ankylosis 212
antagonist 99
A-ONE(Árnadóttir OT-ADL 神経行動学的評価) 516
APDL 53, 302, 492
apraxia 511

APT 715
Archimedes の原理 356
ARGO(advanced RGO) 609
arm sling 579
arm support 628
Arndt-Schulz の法則 340
arteriosclerosis obliterans(ASO) 866, 943
arthritis impact measurement scale 2 53
ASIA impairment scale 53, 720, 739
Assessment of Motor and Process Skills(AMPS) 438
asynergia 750
Attention Process Training (APT) 715
attitude 245
Audio-Motor Method(AMM) 442
auditory stimulation 104
augmentative and alternative communication(AAC) 536, 893
autogenetic inhibition 192

B

back support 626
balanced forearm orthosis(BFO) 496, 585
ball-bearing feeder orthosis 585
Barthel 指数(BI) 53, 516, 721
base of support(BOS) 245

Behavioural Assessment of the Dysexecutive Syndrome (BADS) 58, 712
Bell 麻痺 784
Berg Balance Scale (BBS) 49, 113, 796
Bi-Manu-Track 467
Biodex 42, 120
bipolar method 383
BIT 行動無視検査日本版 57, 444
Bleck の歩行予後テスト 891
body powered upper limb prosthesis 569
Borg scale 48, 977
Boston brace 592
Broca 失語 533
Broca 領域 515
Brunnstrom ステージ 42, 110, 161, 685
Buerger 体操 943
Buerger 病 943
Buerger-Allen 体操 869, 944
Bunnell type orthosis 579

C

calf pumping 827
Canadian Occupational Performance Measure (COPM) 438, 891
Canadian-type hip disarticulation prosthesis 554
Cancellation and Detection Test 442
cancer 952
cancer fatigue scale (CFS) 952
cancer related fatigue (CRF) 952
carbon arc lamp 405
carcinoma 952
cardio-pulmonary exercise test (CPX) 936
CAS 444
CAT (COPD Assessment Test) 913

CDAI (clinical disease activity index) 844
center edge 角 (CE 角) 824
center of gravity (COG) 245
center of mass (COM) 245
cerebral palsy (CP) 889
cervical spondylosis 851
cervical spondylotic myelopathy 851
cervical spondylotic radiculopathy 851
CES-D (Center for Epidemiologic Scale of Depression) 915
chair-back type 590
Charcot-Marie-Tooth disease (CMT) 790
CHART 711, 721
childhood myositis assessment scale (CMAS) 805
chronic inflammatory demyelinating polyradiculoneuropathy (CIDP) 790
chronic obstructive pulmonary disease (COPD) 910
―― 急性憎悪 931
CI 療法 (CIM 療法) 468
claw toe 615
clean intermittent catheterization (CIC) 754
CLI 867, 870
Clinical Assessment for Attention (CAT) 442, 712
Clinical Assessment for Spontaneity (CAS) 444
closed kinetic chain (CKC) 121, 172, 819, 827
CO 585
cock-up wrist hand orthosis 579, 902
Codman 体操 239
cold therapy 348
combination of isotonics 204
Communication Function Classification System (CFCS) 890

community integration questionnaire (CIQ) 710
complex or complete physical therapy (CPT) 955
complex regional pain syndrome (CRPS) 698, 958
concentric isotonic exercise 178
constant friction knee 562
constraint-induced movement therapy (CIMT) 468
constructional apraxia 512
continuous immersion 345
continuous passive motion (CPM) 218, 830, 964
Continuous Performance Test (CPT) 443
contracture 212
control cable system 578
conventional MS (CMS) 771
conventional type trans-tibial prosthesis 565
coordination disorder 201, 750
COPM 438
cortical cerebellar atrophy (CCA) 749
cosmetic upper limb prosthesis 568
CP 889
CPM (continuous passive motion) 218, 823
Craig handicap assessment and reporting technique (CHART) 711, 721
crook lying 101
crook sitting 101
crossed leg sitting 101
CRQ (Chronic Respiratory Disease Questionnaire) 913
cryokinetic shaker 349
cryokinetics 214
CTO 587
Cybex 120

D

Damen corset　591
DAS(disease activity score)　844
decomposition of movement　750
deconditioning　967
deep vein thrombosis(DVT)　823
dermatomyositis(DM)　804
DESIGN　740, 971
diaphragmatic respiration　188
DIP extension assist orthosis　584
disability rating scale(DRS)　709
disability status scale(DSS)　772
disarticulation　871
disuse syndrome　696, 967
disuse　696
dorsal wrist hand orthosis　581
dressing apraxia　512
drunken gait　750
dual energy X-ray absoptiometry (DXA)　114
Dubowitz 法　890
Duchenne 徴候　826
dynamic joint control training (DYJOC)　205, 827
dynamic posture　246
dynamic reversal　204
dynamic stabilizing　564
dyschronometria　751
dysdiadochokinesis　201, 750
dysesthesia　391
dysmetria　201, 750
dyssynergia　201

E

early supported discharge(ESD) サービス　695
eccentric isotonic exercise　178
electromyographic biofeedback (EMG)　191
endoskeletal prosthesis　554

endurance shuttle walking test (ESWT)　912
environmental control system (ECS)　307, 650
environmental control units (ECU)　650
EORTC QLQ(european organization for research and treatment of cancer quality of life questionnaire)　953
exoskeletal prosthesis　554
expanded DSS(EDSS)　772
extension aids　562
externally powered upper limb prosthesis　571

F

FAB　712
FAbER テスト　824
FAC　47
Face Scale　959
FAI　53, 686, 974
familial spastic paraplegia(FSP)　749
family-centered approach　892
fatigue severity scale(FSS)　773
FES　381
fibromyalgia(FM)　816
FIM　53, 516, 710, 721
Finger Function Quotient Test (FQ テスト)　439
FIT(Full-time integrated) プログラム　688
fixator　99
fluid control knee　563
Fontaine 分類　866
food test(FT)　539
foot orthosis　616
foot support　627
frame type collar　585
Frenchay activities index(FAI)　53, 686, 974
Frenkel 体操　201, 203

Frontal Behavioral Inventory (FBI)　447
frozen shoulder　834
Fugl-Meyer 評価(FMA)　44
functional ability scale(FAS)　48
functional assessment measure (FAM)　516, 710
functional assessment of MS (FAMS)　772
functional grade　789
Functional Independence Measure for Children (WeeFIM)　891
functional integration therapy　304
Functional Reach test　259
functional system(FS)　772

G

Gait Solution(GS)　599
general conditioning exercise　194
——— in lying position　194
——— in standing position　199
General movements の質的評価　890
GHQ(General Health Questionnaire)　915
Glasgow coma scale(GCS)　115, 708
Glasgow outcome scale(GOS)　709
glenohumeral joint　216
gross motor function classification system(GMFCS)　890
Guillain-Barré syndrome(GBS)　788

H

HADS(Hospital Anxiety and Depression Scale)　915
halo vest　588
hammer toe　615

hand-held dynamometer (HHD) 40, 122
HANDS 療法　469
HAQ (health assessment questionnaire)　844
harness　577
HDS-R　30, 516, 685
heading disorientation　514
heart rate reserve (HRR)　934
heliotherapy　68
hemispatial neglect　512
hereditary spastic paraplegia (HSP)　749
herniated disc of the cervical spine　851
high-frequency　369
hip joint　596
hip orthosis (HO)　605
hip strategy　253
Hoffer 分類　906
home oxgen therapy (HOT)　913
HRC (Hyogo Rehabilitaion Center) 式装具　603
Hughes の機能的重症度　789
Hybrid Assistive Neuromuscular Dynamic Stimulation therapy　469
hydrocollator pack　341
hydrocollator steam packs　341
hydrotherapy　354
hypermetria　750
hypometria　750
hypotonia　751

I

IADL　302, 492
Ibaraki prefectural university finger dexterity test　439
ICARS　53, 751
ICD　73
ICF　10
ICIDH　10, 73, 303
ideational apraxia　511

ideomotor apraxia　511
IKD　30, 42
immobilization　212, 967
inactivity　967
incentive spirometry　931
incoordination disorder　486
incremental shuttle walking test (ISWT)　912
infrared therapy　398
instrumental activities of daily living (IADL)　302, 492
Integrated Volitional control Electrical Stimulator (IVES)　469
intention tremor　751
interferential current therapy　393
intermittent claudication (IC)　867, 943
intermittent pneumatic compression device (IPCD)　828
internally powered upper limb prosthesis　569
International classification of functioning, disability and health (ICF)　10
International classification of impairments, disabilities and handicaps (ICIDH)　10, 73, 303
international cooperative ataxia rating scale (ICARS)　53, 751
intrathecal baclofen therapy (ITB 療法)　893
IP extension assist orthosis　584
IP flexion assist orthosis　584
IPU 巧緻動作検査　439
ISMG の分類 (鷹野改)　721
isokinetic dynamometer (IKD)　31, 42
isokinetic movement　120
isometric exercise　177
isometric movement　120
isotonic exercise　178
IT 機器の活用　665

IVES　469

J

Jackson テスト　851
Jacobson's progressive relaxation　915
Japan coma scale (JCS)　115, 709
Japanese Assessment Set of Pediatric Evaluation for Rehabilitation (JASPER)　891
Japanese knee osteoarthritis measure (JKOM)　821
Jewett type　588
JOA hip score　824
joint　572
Joint moment　128
joint power　128
Joint torque　128
JSS-H　686
JSS-M　685

K

KAFO　273, 604
Kaplan splint　581
Karnofsky performance scale (KPS)　952
Karvonen 係数　111
Karvonen の式　975
KBM 式下腿義足　566
Klapp の匍匐運動　240, 252
kneading　422
knee-ankle-foot orthosis (KAFO)　273, 604
knee joint　593
knee orthosis (KO)　273, 602
kneeling　101
Kneipp 療法　367
Knight-Taylor type　589
Knight type　590
knuckle bender　583
Kohs block design test　447
Kondylen-Bettung-Münster　566

Kurtzke の評価法　772
Kyuro 膝装具　604

L

landmark agnosia　514
Lawton の手段的 ADL　53
leg support　628
Lewy 小体型認知症　974
Lich-und Sonnentherapie　68
load-activated friction knee　564
loading weight　203
long opponens wrist hand orthosis　582
long sitting　101
longitudinally extensive spinal cord lesions extending 3 or more vertebral segments (LESCL)　771
LSO　590
lumbar disk herniation　852
lumbar spinal canal stenosis　852
lumbar spondylolisthesis　853
Lund-Browder の法則　962

M

Manual Ability Classification System (MACS)　890
Manual Function Score (MFS)　439
Manual Function Test (MFT)　439
manual muscle test (MMT)　31, 39, 109, 179
MAS　44, 721
Master 2 階段テスト　935
McGill Pain Questionnaire (MPQ)　54
McKenzie エクササイズ　860
MDS-UPDRS (movement disorder society-unified parkinson's disease rating scale)　759
mechanical control knee　562

mechanical insufflation-exsufflation　802
mechanoreceptor　201
mechanotherapy　68
medical manual lymph drainage (MLD)　955
medical social worker (MSW)　14, 82
──, 補装具にかかわる　84
Memory Updating Test　443
Menelaus の評価法　905
mercury vapor lamp　405
mHAQ　844
Milwaukee brace　592
mini-mental state examination (MMSE)　30, 685, 711
misuse　696
MMSE 日本版 (MMSE-J)　516
MMT　30, 109, 179, 685
MNA　969
mobilization　216
Modified Medical Research Council　911
Modified Norris Scale　777
modified water swallowing test (MWST)　539
molded jacket　588, 589, 590
motor activity log　47
motor control　247
MP 関節屈曲補助付　849
MP extension assist hand orthosis　583
MP flexion assist hand orthosis　583
MPQ　53
mRS　44
MSA-P　751
MSQOL-54　772
multiple sclerosis quality of life inventory (MSQLI)　772
multiple sclerosis (MS)　770
multiple system atrophy (MSA)　749
muscle imbalance　204

muscle reeducation　179
myofascial pain syndrome (MPS)　816

N

Nagasaki University Endurance Shuttle Walking Test　912
Nagasaki University Respiratory Activities of Daily Living Questionnaire (NRADL)　913
National Institute of Health Stroke Scale (NIHSS)　42
naturliches Sonnenbad　68
neuro-developmental treatment (NDT)　895
neuromyelitis optica (NMO)　770
NIDCAP (Newborn Individualized Developmental Care and Assessment Program)　892
NIPPV (非侵襲的陽圧換気)　754, 781, 802
Nottingham health profile　53
NPUAP の分類　971
NRS (numerical rating scale)　952
NYHA 心機能分類　53
NYHA 心機能分類Ⅱ度　934

O

O 脚　615
occupational therapy　434
ocular dyskinesia　751
OMC 型装具　592
open kinetic chain (OKC)　172, 819
Oppenheimer spring wire splint　579
opticospinal MS (OSMS)　770
orientation　245
ORLAU (orthotic research and locomotor assessment unit) Para Walker　610
Ortho-collar　587
orthosis for scoliosis　591

orthosis with stays and uprights 587
Osaka Medical College type brace 592
ossification of posterior longitudinal ligament(OPLL) 851
osteoarthritis of lumbar spine 852
overuse 696

P

Paced Auditory Serial Addition Test(PASAT) 443
Para Walker 610
paraffin bath 344
Parapodium 609
paresthesia 391
Parkinson 病 515, 759
patella setting 826
patellar tendon bearing transtibial prosthesis 565
Patrick 徴候 824
Pediatric Evaluation of Disability Inventory(PEDI) 891
peloid 428
percussion 422
performance status(PS) 952
peripheral arterial disease(PAD) 866
perthes 病用免荷装具 608
perturbation 253
Philadelphia collar 586
physiological cost index(PCI) 49, 969
PNF 204
polycentric knee 562
polymyositis(PM) 804
Polyneck collar 585
position change 216
Position Stroop Test 443
positive locking 564
post-polio syndrome(PPS) 792
postural control 247

postural strategies 253
posture 245
Posture control walker(PCW) 896
PRE 275
Prechtl 法 890
prehension orthosis 582
pressing 424
primary-progressive MS 770
prime mover 99
Primewalk 610
process model 539
progressive-relapsing MS 770
progressive relaxation 188
progressive resistive exercise(PRE) 275
Promoting Aphasics' Communicative Effectiveness(PACE) 536
prone 101
prone board 893
proprioceptive exercise 205
proprioceptive neuromuscular facilitation(PNF) 204
proprioceptive sense 205
prosopagnosia 514
prosthesis(prostheses) 554
prothése tibiale à emboitage supracondylien 566
PSB 732
PTB 式下腿義足 565
PTB 式短下肢装具 606
PTES 式下腿義足 566
pulmonary embolism(PE) 823
pulmonary thromboembolism(PTE) 828
pusher syndrome 685
pushing exercise 543
pylon prosthesis 554

Q

qualitative evaluation 118

quantitative computed tomography(QCT) 114
quantitative evaluation 118
quantiative ultrasound(QUS)法 114

R

RA 842
range of motion(ROM) 212
Ratschow 体操 943
Raven's Colored Progressive Matrices(RCPM) 447
RBMT 441
reciprocating gait orthosis(RGO) 608, 906
re-conditioning 275
recreation 527
relapsing-remitting MS 770
relaxation exercise 187
REM sleep behavior disorder(RBD) 751
Reo-Go 468
repetitive saliva swallowing test(RSST) 539
resistance training(RT) 170
resistive active movement 182
reverse T 101
reverse Y 101
rheumatoid arthritis(RA) 842
rhythmic stabilization 204
RICE 処置 214
rigid dressing 872
Rivermead behavioral memory test(RBMT) 441
ROM 212
―― テスト 685, 777
Romberg 徴候 201, 750
rubbing 422
Rusk 2
Rutherford 分類 866

S

sacroiliac belt 591
safety knee 564
sarcopenia 968
scale for the assessment and rating of ataxia(SARA) 53, 751
scapulohumeral rhythm 216
SCD 749
Schroth 法 252
scientific exercise approach to scoliosis 法 253
scissors gait 231
Scoliologic Best Practice 法 253
scoliosis 251
SDAI(simplified disease activity index) 844
SEAS 法 253
seating system 893
secondary-progressive MS 770
SEIQoL-DW 777
selective dorsal rhizotomy(SDR) 893
selective relaxation 189
self help device 307
self-rating depression scale(SDS) 773
semi rigid dressing 872
setting-up exercise 275
SGRQ(St. George's Respiratory Questionnaire) 913
Shaker exercise 543
shaking 424
share force 971
Sharp 角 824
Sharrard 分類 906
Shea の分類 971
short-form 36(SF-36) 53, 772, 845, 913, 953
short latency somatosensory evoked potentials(SSEP) 412
short opponens hand orthosis 583

shoulder abduction orthosis 579
shoulder girdle 216
shoulder hand syndrome(SHS) 697
shoulder subluxation 697
shuffle-alternate gait 287
shuffle-simultaneous gait 287
SIAS 42, 686
sickness impact profile 53
side position 101
silver car 625
single axis knee 562
sitting on chair 101
sitting position 101
SK(Supracondylar Knee)式装具 603
sleep disordered breathing (SDB) 751
SLTA 57
SO 591
socket 572
soft corset 591
soft dressing 872
Span(記憶範囲) 442
spasticity 699
specificity 170
speech language hearing therapist(ST) 532
SPINAL MOUSE 118
spinocerebellar degeneration (SCD) 749
splinting 215
spondylolysis 853
spondylolytic spondylolisthesis 853
spontaneous Reaction Control (SRC)歩行器 894
Spurling テスト 851
stability 245
stabilizer 99
staggering or reeling gait 750
Standard Language Test of Aphasia(SLTA) 58, 534

Standard Performance Test for Apraxia(SPTA) 445
standing position 101
standing table 893
static electricity therapy 68
static posture 246
static stabilizing 564
STEF 44
Steindler type 588
stepping strategy 253
sternooccipital mandibular immobilizer(SOMI)brace 587
straight leg raising exercise (SLR) 822, 827, 848
stretching 213, 218, 424
stride standing 101
Strider 894
stroke 676
stroke impact scale 53
stroke impairment assesment set (SIAS) 42, 686
stroking 421
supine 101
suprahumeral joint 216
surface electromyography (EMG) 178
swing through gait 287
swing to gait 287
Symbol Digit Modalities Test (SDMT) 443
Syme 義足 567
synergist 99

T

T ストラップ 597
TASC II 866
Taylor type 588
TBI 706
tendon action 311
tenodesis action 499
tenseness 188
tension headache 189
terminal device 577

terminal pain 834
test for pendulousness of the legs 189
test of lexical processing in aphasia(TLPA) 534
therapeutic electrical stimulation(TES) 380, 860
therapeutic exercise 96
therapeutic therapy 304
Thermotherapie 336
Thomas 位 416
Thomas suspension splint 581
thromboangitis obliterans(TAO) 943
tilting table 272
Timed Up and Go Test(TUG) 47, 113, 259, 796, 821
TKA 線 557
TLSO 585
topographical disorientation 514
total hip arthroplasty(THA) 827
total knee arthroplasty(TKA) 174, 218, 822
total surface bearing trans-tibial prosthesis 566
TPPV(気管切開による人工呼吸療法) 781
trail making test(TMT) 58, 711
Trans-Atlantic Inter-Society Consensus(TASC) 866
transcranial direct current stimulation(tDCS) 380, 468
transcranial magnetic stimulation(TMS) 166
transcutaneous electrical nerve stimulation(TENS) 381
traumatic brain injury(TBI) 706
tremor 751
Trendelenburg 徴候 824

trochanter belt 591
TSB 式下腿義足 566
TSB ソケット 879
TSB(total surface bearing)ライナー式 871
TUG 47, 113, 259, 796, 821
turn buckle type collar 586

U

UFO 歩行器 894
ulnar drift deformity orthosis 583
ultraviolet therapy 402
under arm brace(TLSO) 592
unicompartmental knee arthroplasty(UKA) 822
unified MSA rating scale(UMSARS) 752
unipolar method 382
upper arm brace(CTLSO) 592
utility hand 569
utility hook 569

V

variable friction knee 562
venous thromboembolism(VTE) 828
verbal stimulation 104
videoendoscopic evaluation of swallowing(VE) 541
videofluorography 779
videofluoroscopic examination of swallowing(VF) 541
visual agnosia 514
visual analogue scale(VAS) 54, 911, 952, 959
Visual Perception Test for Agnosia(VPTA) 443

W

walk standing 101
Walkabout 610
walker 624
walkerette 624
Warmetherapie 336
Wechsler adult intelligence scale for children-third edition(日本版 WAIS-Ⅲ) 57, 516, 711
WeeFIM 953
Wernicke 失語 533
Wernicke 領域 515
Wernicke-Mann 肢位 682
Western Aphasia Battery(WAB) 534
WFOT 78
wheel chair 626
wide-based gait 750
Williams 体操 239
Williams type 590
Wisconsin card sorting test(WCST) 712
WMS-R 57, 711
Wolf motor function test 46
WOMAC(Western Ontario McMaster universities osteoarthritis index) 821
work arm prosthesis 569
wrist driven prehension orthosis 582
wrist immobilization orthosis 581

X・Y・Z

X 脚 615
Y ストラップ 597
Zancolli 上肢機能分類 721